超声心动图学

TEXTBOOK OF ECHOCARDIOGRAPHY

第5版 | FIFTH EDITION

主　　编　王新房　谢明星

副 主 编　邓又斌　吕　清　朱天刚

主编助理　王　静　杨亚利　张　丽
　　　　　李　玲　贺　林　袁　莉

人民卫生出版社

图书在版编目（CIP）数据

超声心动图学/王新房,谢明星主编.—5 版.—北京：
人民卫生出版社,2015
　ISBN 978-7-117-21712-5

　Ⅰ.①超… Ⅱ.①王…②谢… Ⅲ.①超声心动图
Ⅳ.①R540.4

中国版本图书馆 CIP 数据核字(2015)第 270830 号

| 人卫智网 | www.ipmph.com | 医学教育、学术、考试、健康,
购书智慧智能综合服务平台 |
| 人卫官网 | www.pmph.com | 人卫官方资讯发布平台 |

ISBN 978-7-117-21712-5

超声心动图学
第 5 版

主　　编：王新房　谢明星
出版发行：人民卫生出版社(中继线 010-59780011)
地　　址：北京市朝阳区潘家园南里 19 号
邮　　编：100021
E－mail：pmph @ pmph.com
购书热线：010-59787592　010-59787584　010-65264830
印　　刷：三河市宏达印刷有限公司（胜利）
经　　销：新华书店
开　　本：889×1194　1/16　印张：69
字　　数：2870 千字
版　　次：1981 年 4 月第 1 版　　2016 年 8 月第 5 版
　　　　　2022 年 1 月第 5 版第 6 次印刷(总第 14 次印刷)
标准书号：ISBN 978-7-117-21712-5/R・21713
定　　价：598.00 元

编著者（以姓氏笔画为序）

马小静　武汉亚洲心脏病医院

王　艺　华中科技大学同济医学院附属协和医院暨心血管病研究所

王　浩　中国医学科学院阜外心血管病医院

王　斌　华中科技大学同济医学院附属协和医院暨心血管病研究所

王　静　华中科技大学同济医学院附属协和医院暨心血管病研究所

王　蕾　华中科技大学同济医学院附属协和医院暨心血管病研究所

王志刚　重庆医科大学附属第二医院

王威琪　复旦大学电子工程系

王新房　华中科技大学同济医学院附属协和医院暨心血管病研究所

方凌云　华中科技大学同济医学院附属协和医院暨心血管病研究所

尹立雪　四川省人民医院

邓　京　Department of Medical Physics & Bioengineering of University College London

邓又斌　华中科技大学同济医学院附属同济医院

田志云　Division of Cardiology, The Children's Hospital of Philadelphia

田家玮　哈尔滨医科大学第二附属医院

冉海涛　重庆医科大学附属第二医院

毕小军　华中科技大学同济医学院附属同济医院

吕　清　华中科技大学同济医学院附属协和医院暨心血管病研究所

朱天刚　北京大学人民医院

朱向明　皖南医学院弋矶山医院

任卫东　中国医科大学盛京医院

任建丽　重庆医科大学附属第二医院

向慧娟　中国人民解放军广州军区武汉总医院

刘　俐　北京大学深圳医院

刘伊丽　南方医科大学南方医院

刘娅妮　华中科技大学同济医学院附属同济医院

刘夏天　浙江大学绍兴医院

刘晓伟　首都医科大学附属北京安贞医院

江　勇　中国医学科学院阜外心血管病医院

许　迪　南京医科大学第一附属医院

孙振兴　华中科技大学同济医学院附属协和医院暨心血管病研究所

李　军　第四军医大学西京医院

李　珂　华中科技大学同济医学院附属协和医院暨心血管病研究所

李　玲　华中科技大学同济医学院附属协和医院暨心血管病研究所

李　越　中国人民解放军总医院

李玉曼　华中科技大学同济医学院附属协和医院暨心血管病研究所

李永青　中国医学科学院阜外心血管病医院

李治安　首都医科大学附属北京安贞医院

李嵘娟　首都医科大学附属北京安贞医院

杨　娇　首都医科大学附属北京安贞医院

杨　娅　首都医科大学附属北京安贞医院

杨亚利　华中科技大学同济医学院附属协和医院暨心血管病研究所

杨好意　华中科技大学同济医学院附属同济医院

杨浣宜　中国医学科学院阜外心血管病医院

吴　瑛　深圳市第一人民医院

吴文谦　华中科技大学同济医学院附属协和医院暨心血管病研究所

吴晓霞　中国武警总医院

余正春　武汉亚洲心脏病医院

张　军　第四军医大学西京医院

张　运　山东大学齐鲁医院

张　丽　华中科技大学同济医学院附属协和医院暨心血管病研究所

张　纯　首都医科大学附属北京安贞医院

张　荔　华中科技大学同济医学院附属协和医院暨心血管病研究所

张　梅　山东大学齐鲁医院

张　强　华中科技大学同济医学院附属协和医院

张　静　华中科技大学同济医学院附属协和医院暨心血管病研究所

张文竞　华中科技大学同济医学院附属协和医院暨心血管病研究所

张晓玲　四川大学华西医院

张潇潇　华中科技大学同济医学院附属协和医院暨心血管病研究所

陈立新　深圳市人民医院

武　彧　华中科技大学同济医学院附属协和医院暨心血管病研究所

周　青　武汉大学人民医院

周启昌　中南大学湘雅二医院

郑春华　首都儿科研究所附属儿童医院

郑宗锷　George Washington University Medical Center（USA）

赵博文　浙江大学医学院附属邵逸夫医院

查道刚　南方医科大学南方医院

逄坤静　中国医学科学院阜外心血管病医院

洪　柳　华中科技大学同济医学院附属协和医院暨心血管病研究所

费洪文　广东省人民医院

姚　静　南京医科大学第一附属医院

贺　林　华中科技大学同济医学院附属协和医院暨心血管病研究所

袁　莉　华中科技大学同济医学院附属协和医院暨心血管病研究所

钱菊英　复旦大学附属中山医院上海市心血管病研究所

钱蕴秋　第四军医大学附属西京医院

郭瑞强　武汉大学人民医院

唐　红　四川大学华西医院

曹铁生　第四军医大学附属唐都医院

黄润青　华中科技大学同济医学院附属同济医院

葛均波　复旦大学附属中山医院上海市心血管病研究所

韩　伟　华中科技大学同济医学院附属协和医院暨心血管病研究所

智　光　中国人民解放军总医院

舒先红　复旦大学附属中山医院

谢明星　华中科技大学同济医学院附属协和医院暨心血管病研究所

简文豪　北京军区总医院

穆玉明　新疆医科大学第一附属医院

主编介绍

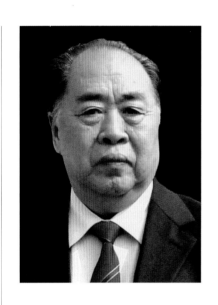

　　王新房　男,汉族,河南洛阳人,1934 年出生。1953 年由洛阳中学考入中南同济医学院(现名华中科技大学同济医学院)医疗系,1958 年毕业,并留校在武汉医学院附属第一医院(现名华中科技大学同济医学院附属协和医院)工作。

　　王新房是中国超声心动图创始人之一,1961 年起始用超声液性平段诊断肝脓肿获得成功,并将此法推广用于检查多囊肝、胸腔积液、心包积液等疾患。1963 年他发现胎心超声反射,论文发表于《中华妇产科杂志》(1964),这是国内外有关胎儿超声心动图检查的最早文献,现已为国际上权威专家所公认。1963—1964 年研究并制成能和心电图、心音图同步显示的 M 型超声心动图仪,并对正常和异常二尖瓣曲线开展研究,首次对二尖瓣双峰曲线上各波的产生机制、二尖瓣狭窄时曲线的改变以及开瓣音的形成原因作出了合理的解释,与当时国际上的同类研究相比,处于领先地位。1975 年他与王加恩编写了我国第一部《超声心动图学》(内部发行),促进了我国超声心动图学的普及与发展。1978 年在国际上首创过氧化氢(双氧水)声学造影法,在实验中,他首先作为志愿者自身静脉反复注射证明药物安全有效,而后再应用于临床,该项研究也受到国外许多专家的关注与认可。1985 年率先开展彩色多普勒检查。1991 年他在国内开始双平面经食管超声心动图研究,并对照离体心脏的多种切割面,提出了一些比较实用的心脏纵轴切面,此项研究与国外同步进行,具有国际先进水平。其后又开展薄壳型三维超声成像(1992)、动态三维超声心动图(1995)、彩色三维多普勒成像(1999)、实时三维超声心动图(2002)和立体三维超声心动图(2008)研究,均具国内领先与国际先进水平。

　　王新房先后主编多部专著,除早期内部发行的《超声心动图学》(1975)与《心脏声学造影》(1982)外,还包括人民卫生出版社出版的《超声心动图学》(1~5 版)、《彩色多普勒诊断学》、《中华影像医学:超声诊断学卷》,湖北人民出版社出版的《超声心动图图谱》等。他以第一作者发表论文 180 余篇,其中 9 篇载于《中华医学杂志》英文版,5 篇载于 *American Heart Journal* 和 *Echocardiography:A Jrnl. of CV Ultrasound & Allied Tech.*。

他多次应邀赴日本、美国、德国、法国、韩国、希腊、印度、荷兰等国参加超声医学国际会议,为提高我国超声心动图事业在国际上的声誉作出了较大贡献。由于科研成绩突出,王新房教授曾先后以第一作者3次获得国家级科技进步奖,7次获得省、部级科技进步一等奖。1979年国务院授予他"全国劳动模范"称号;1988年获卫生部"有突出贡献的中青年专家"称号;同年被世界超声医学生物学联合会授予"History of Medical Ultrasound Pioneer Award(超声医学历史先驱者奖)"。1990年国务院批准他为博士生导师,2001年他成为华中科技大学特聘教授和博士后导师。2011年王新房被国际心血管超声学会褒奖为"the Father of Modern Echocardiography(现代超声心动图之父)";2012年美国超声心动学会授予其为该学会"Honorary Fellow of ASE(荣誉研究员)";2015年中国医师协会超声医师分会授予王新房教授"中国超声医师终身成就奖"。

王新房曾任中华医学会超声医学分会主任委员、《中华超声影像学杂志》总编辑、《中华医学超声杂志》名誉总编辑、湖北省医学会超声学会主任委员、国际心脏多普勒学会和国际心血管超声学会理事会理事等。

主编介绍

谢明星 男,汉族,湖北赤壁人,1964 年 4 月出生。1986 年毕业于湖北省咸宁医学院(现湖北省科技学院),获临床医学专业学士学位。1993—1996 年、1996—1999 年于华中科技大学同济医学院(原同济医科大学)分别攻读影像医学与核医学(超声专业)硕士和博士学位。博士毕业后于华中科技大学同济医学院附属协和医院超声影像科工作至今。2003 年被聘为教授、主任医师、博士生导师。2000 年任超声影像科副主任并主持工作,2003 年任超声影像科主任,2010 年任协和医院心血管研究所副所长,2012 年任国家二级教授。

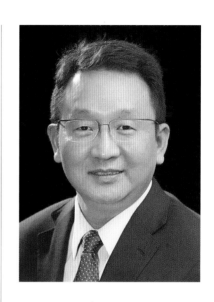

2007—2009 年赴美国 Texas 州心脏中心(Texas Heart Institute)和 Baylor 医学院德州儿童医院(Texas Children's Hospital of Baylor Medical College)从事心肌干细胞移植与复杂先心病超声诊断工作。作为访问学者,曾多次出访美国、欧洲。2012 年 5 月被推选为国际心血管超声学会常务理事(FISCU),同年 11 月被推选为美国超声心动图学会理事(FASE)。

长期致力于超声心动图的临床、科研与教学工作,对复杂先心病、瓣膜病、冠心病等的超声诊断和经食管心脏超声、胎儿心脏超声等有深入研究,经验丰富,临床技能在专业同行与患者中享有很高声誉。1993 年在导师王新房教授指导下,在国内率先开展三维超声心动图研究。2003 年在国内率先致力于胎儿复杂先心病的临床诊断研究,2004 年后致力于纳米超声造影剂的基础与应用研究,2007 年在国内率先开展超声二维斑点追踪的临床应用研究,2012 年后在国内率先开展胎儿复杂先心病超声诊断与解剖、心血管铸模的对照研究。此外,对三维超声心动图、冠脉血流显像、组织多普勒成像、超声造影、应变与应变率成像以及介入超声等超声心动图诊疗技术的临床应用,亦进行了深入研究。

主持国家自然科学基金项目,973 计划子项、863 计划子项目及其他省部级研究课题 20 余项。在国内外专业期刊发表论文 480 余篇,其中以第一作者及通讯作者发表论文 300 余篇,SCI 收录 50 多篇,多篇发表于 *International Journal of Cardiology*、*American Journal of Cardiology*、*Journal of the American Society of Echocardiography*、*Echocardiography* 等国际期刊。作为主要研究

者和主持人,科研成果多项获奖,其中 1998 年《经食管超声心动图临床应用研究》项目获国家科技进步奖二等奖,1998 年《动态三维(四维)超声心动图临床应用研究》获卫生部科技进步奖三等奖,2003 年《三维超声临床应用研究》获教育部科技进步一等奖,2004 年《无创性经胸多普勒超声心动图对冠状动脉血流动力学的实验及临床应用研究》获教育部科技进步奖二等奖,2005 年《三维超声临床应用研究》获国家科技进步二等奖,2011 年《超声新技术评价心血管力学特征的基础与临床应用研究》获湖北省科技进步一等奖与武汉市科技进步一等奖。此外,还荣获其他多项省、部、市科技进步奖。2004 年被授予湖北省有突出贡献的中青年专家荣誉称号,2006 年被评为武汉市优秀科技工作者。

曾任与现任海峡两岸医药卫生交流协会第二届超声医学专家委员会副主任委员、中国医师协会超声分会副会长、中国超声工程学会超声心动图分会和介入分会副主任委员、中国超声医学工程学会常务理事、中国医师协会超声心动图工作委员会常委、中国医学影像技术学会常委、中国生物医学工程学会常务理事、中国医疗装备协会超声装备分会常委、教育部高等学校医学技术类专业教学指导委员会委员、湖北省超声学会主任委员、湖北省超声医师学会会长、武汉市医学会超声分会主任委员等。

主编和参编《超声心动图学》第 5 版、《超声影像学》(研究生规划教材)、《中华影像医学·超声诊断学卷》和《影像医学与核医学诊疗常规》等专业著作 20 余部。现任《临床心血管杂志》副主编,《中华超声影像学杂志》、《华中科技大学学报(医学版)》、《中华医学超声杂志》、《中国医学影像技术》、《中华实用诊断与治疗杂志》、《中华现代影像学杂志》、《临床超声医学杂志》、《中国临床医学影像学杂志》、《生物医学工程与临床》、中华医学研究杂志》等杂志编委或常务编委。

第5版前言

《超声心动图学》是原武汉医学院第一附属医院(现名华中科技大学同济医学院附属协和医院)于1975年在我国编写的有关超声心动图的第一部专著,由湖北省卫生厅以内部资料形式印制交流。其后在人民卫生出版社组织下,几次重新修订编写,先后于1981年、1985年、1999年、2009年4次公开出版,对普及推广这一技术,提高国人超声心动图的诊断水平发挥了较大的作用。2013年受人民卫生出版社的委托,由王新房、谢明星、邓又斌、朱天刚、吕清诸位教授分别担任主编、副主编,同时邀请一些著名超声心动图专家和优秀青年医师,根据各自的丰富经验和深刻体会,并参阅国内外在先进性、创造性、科学性、实用性方面成就突出的最新专著和文献,对原书再次进行较大幅度的增订与修改,编写出《超声心动图学》第5版。我们希望通过认真总结,高度概括,突出重点,简明论述,能为新近从事超声心动图检查的工作人员,临床心脏内科与外科医师,以及相关专业的研究者和研究生,提供与心脏超声相关的信息和资料。笔者期待,通过参阅本书,读者能较全面地了解超声心动图的原理,仪器类型与特性,熟悉各种心脏疾患的病理解剖特点与血流动力学的异常变化,明了各种病变的图像特点,掌握图形变化的规律和正确的检查方法,通过临床实践,逐步掌握不同心脏病种的诊断依据、鉴别要点,并为临床诊断、手术和介入治疗的监护方面提供重要信息,力争做到"知其然亦知其所以然",能够迅速提高临床应用的技能和研究工作的水平。

本书各个章节由不同作者撰写,其观点和认识不尽相同,本着"百花齐放,百家争鸣"的精神,本书兼收并蓄,以保持各个章节的系统性和完整性。作者们在编写时力争做到既尊重国外学者的开拓精神,也不漠视我国研究人员曾做出的杰出贡献。特别对于国内学者在超声医学发展早期所进行的开发性研究与取得的独创性成果,经过临床证实有效者均予保留,并适当发扬。对国内外新近提出的有关超声心动图检查进一步标准化、规范化的意见和超声指南等,也作了较详细介绍,希望能更快地促进我国超声心动图诊断水平的提高。

本书前4版中对M型、二维、实时三维超声、心脏超声造影、组织谐波成像、组织斑点追踪、心肌声学造影等做了较为详细的介绍。在本版编写时又对新近发展起来和有待研发的超声技术,如超声分子成像、立体三维超声成像、心腔内超声心动图、经鼻咽食管超声心动图、谐振频率检测压力、多种影像技术的融合成像等作了介绍,力求使读者既能掌握国内外专家的成熟经验,又能了解尚处萌芽状态的新技术。我们相信其中某些项目经过深入探讨,有可能进一步发展并应用于临床。推出这些信息,目的是让读者能了解动向、广开思路、推理演绎、由此及彼,创造更多的新方法。

由于二维、三维超声成像和彩色多普勒技术的改进和提高,目前M型超声心动图和右心声学造影的作用有被忽视的倾向。为充分发挥M型超声和右心声学造影精细的时相分辨力,准确显示造影剂出现部位和先后程序的性能,以及这些观察在紫绀型心脏病诊断上的功效,本书在有关章节中对这两种技术作了较为详细的介绍,希望能引起读者的关注,使之在临床上起到应有的作用,详情将在有关章节中论述。

M型超声与心电图和组织多普勒(包括斑点追踪)频谱曲线同步记录或对照观察,对了解各个波段的时相、产生机制及其临床诊断意义方面将会有很大帮助。

有关超声多普勒的分型与命名问题,作者在《彩色多普勒诊断学》一书和有关论著中曾将多普勒分为两大类:彩色多普勒(包括二维彩色多普勒血流成像和M型彩色多普勒血流图)与频谱多普勒

（包括脉冲型频谱多普勒和连续型频谱多普勒）。对多普勒血流状态分为层流（laminar flow）、湍流（overfall flow）、紊流（turbulent flow）和漩流（circle flow）等四种。此外将 aliasing 一词译为"倒错"，说明频谱上下颠倒，色彩显示混乱。这些意见已得到多数学者的首肯，故在《超声心动图学》第 5 版中继续按此法分型与命名。此外在有关章节中又增加一些新近提出，翻译尚未统一或有争议的名词，有待专家和读者参考与审定。

《超声心动图学》第 5 版编写过程中，国内众多专家学者以及在国外工作的留学人员积极参与，全力帮助，收集文献，认真撰稿。国内外许多医院、厂家、公司和学术团体对此书的编著和出版作出很大贡献。美国乔治·华盛顿大学郑宗锷教授、美国 Alabama 大学 Navin Nanda 教授在本书编写时曾给予指正和帮助，并惠赠珍贵照片和示意图。书中个别插图引自 Netter、Otto、Feigenbaum，Kerut、Murphy 等作者的专著。于此我们谨向这些单位和学者致以崇高的敬意和衷心的感谢。

书名《超声心动图学》六字由我国著名书法家周永基先生于 1975 年题写。书中有些示意图引自其他专著，部分线条图由皮玉生、何有源等同志绘制，特向他们表示敬意。

王加恩教授是本书第 1、2 版的主编之一，在书稿撰写与编排方面曾作出过很大贡献。他于 1993 年不幸逝世，是我国超声事业的一大损失。在本书第 5 版出版之际，谨向王加恩教授表示我们深切的悼念。

由于编者水平所限，本书还存在不少缺点，诚希专家与读者不吝指正，使之能在再版时更趋完善。

王新房　谢明星

2016 年 7 月

第4版前言

《超声心动图学》是1975年武汉医学院第一附属医院(现名华中科技大学同济医学院附属协和医院)在我国编写的有关超声心动图的第一部专著,由当时的湖北省卫生厅以内部资料形式发行。其后于1981年、1985年和1999年三次由人民卫生出版社出版公开发行(即本书第1、2和3版)。随着电子计算机和声学理论研究的飞速发展,超声心动图技术也有很大提高,特别是近年来由于多普勒成像、三维超声、腔内超声和声学造影等检查的广泛应用,不仅能探测心脏结构形态,而且可以直观、形象地显示心内血流动力学改变,拓宽了检查的范围,在心血管疾病诊断、手术和介入治疗的监护上具有重要价值。为了及时反映超声心动图领域基础理论、仪器研制和临床应用方面的最新成果,促进超声心动图的深入研究和普及应用,由王新房教授担任主编,邀请一些著名专家,根据各自的丰富经验,参阅国内外最新专著和文献,对原书进行较大幅度的增订与修改。

1. 考虑到国内超声诊断队伍人员组成的实际情况,书中较多地介绍了有关心脏疾病的发病机制、病理解剖特点与血流动力学的异常变化。我们希望这将有助于一些读者能清楚了解各种异常图像的产生机制,掌握图形变化的规律,做到知其然亦知其所以然,举一反三,迅速提高临床应用技能和研究工作水平。

2. 本书前三版中对M型、二维、三维超声与心脏声学造影的描述比较详细,此次修订时着重增加了有关组织谐波成像、组织斑点追踪、心肌声学造影、腔内超声、实时三维和真正的立体显示三维超声的介绍。这些新近发展起来的超声技术,对认识与了解病变的性质、部位、范围、立体方位与毗邻关系等有较大帮助,对于心血管疾病的诊断、鉴别诊断、病情估计以及外科手术和介入治疗的监护具有重要意义。通过介绍,力求使读者既能掌握国内外专家的成熟经验,又能了解正在发展中的新技术与新动向。

3. 有关超声多普勒的分型与命名问题,作者在《彩色多普勒诊断学》一书中曾将多普勒分为两大类:彩色多普勒(包括二维彩色多普勒血流成像和M型彩色多普勒血流图)与频谱多普勒(包括脉冲型频谱多普勒和连续型频谱多普勒)。对多普勒血流状态分为层流(laminar flow)、湍流(overfall flow)、紊流(turbulent flow)和漩流(circle flow)四种。此外将aliasing一词译为"倒错",说明频谱上下颠倒,色彩显示混乱。这些意见已得到多数学者的首肯,故在《超声心动图学(第4版)》中继续按此法分型与命名。

4. 由于二维、三维超声成像和彩色多普勒技术的改进和提高,目前M型超声心动图和右心声学造影的作用有被忽视的倾向。为充分发挥M型超声和右心声学造影精细的时相分辨力、准确显示造影剂出现部位和先后程序的性能及其在紫绀型心脏病诊断上的功效,本书在有关章节中对这两种技术作了较为详细的介绍,希望能引起读者的关注,使之在临床上起到应有的作用。事实上,通过观察右心系统有无负性造影区、左心系统是否出现分流血液,往往可以"一锤定音",确立诊断,其敏感性和准确性常常超过其他方法。如能将M型超声与心电图和组织多普勒(包括斑点追踪)频谱曲线同步记录或对照观察,对了解各个波段的时相、产生机制及其临床诊断意义将会有很大帮助。

5. 书中对超声心动图研究中部分尚处于萌芽状态的新技术也作了介绍。我们相信其中某些项目经过深入探讨,有可能进一步发展并应用于临床。提出这些信息,目的是让读者能了解动向、广开思路、推理演绎、由此及彼,创造更多的新方法。

本书各个章节由不同作者撰写,其观点和认识不尽相同,个别问题在看法与阐述方面可能有所差异或重复,本着"百花齐放,百家争鸣"的原则,兼收并蓄,保持各个章节的系统性和完整性,以供读者参考。

《超声心动图学》(第4版)编写过程中得到了华中科技大学同济医学院附属协和医院与同济医院、北京军区总医院、哈尔滨医科大学第二附属医院、南方医科大学南方医院、清华大学华信医院、山东大学附属齐鲁医院、上海复旦大学中山医院与电子工程系、深圳北京大学深圳医院、深圳市第一人民医院、首都医科大学附属安贞医院、皖南医学院弋矶山医院、武汉大学人民医院、西安第四军医大学西京医院与唐都医院、新疆医科大学第一附属医院、浙江大学医学院附属邵逸夫医院、中国人民解放军总医院、中国医科大学第一附属医院、中国医学科学院阜外医院、中南大学湘雅二院、重庆医科大学附属第二医院、美国费城儿童中心医院、英国伦敦大学物理生物工程医学部、Acuson 与美中互利工业公司、Aloka 株式会社、Philips 公司、GE 公司等单位和团体的全力支持和帮助。美国 Birmingham 州 Alabama 大学 Navin Nanda 教授对本书的出版予以大力支持,惠赠部分照片和示意图。书中个别插图引自 Netter、Otto、Feigenbaum、Kerut、Murphy 等作者的专著。于此我们谨向这些单位和学者致以崇高的敬意和衷心的感谢。

书名"超声心动图学"六个字由我国著名书法家周永基先生于 1975 年题写,书中部分线图由皮玉生、何有源等同志绘制,特向他们表示敬意。

王加恩教授是本书第 1、2 版的主编之一,在书稿撰写与编纂方面曾做出过很大贡献。他于 1993 年不幸逝世,是我国超声事业的一大损失。在本书第 4 版出版之际,谨向王加恩教授表示我们深切的怀念。

由于编者水平所限,本书还存在不少缺陷,诚希专家与读者不吝指正,使之能在再版时更趋完善。

编者谨识

2008 年 10 月

第1版前言

超声心动图是近二十年来发展起来的一种新的诊断技术。由于此法简便易行,无损伤与痛苦,且有较高的准确性,故受到临床的重视。

我国的超声心动图研究工作是从六十年代初期开始的。由于党的正确领导和各地超声诊断工作者的不断努力,使这一技术进展较快,取得了一些成绩。目前超声心动图在临床上已得到比较广泛的应用,对许多心脏疾病的诊断起到一定作用。为了进一步促进超声心动图的深入研究和普及应用,我们根据本院历年来在临床工作中的一些体会,并参考国内外有关文献,编写了这本《超声心动图学》。书中着重介绍超声心动图的原理、检查方法、各种心脏疾病的病理改变、典型波征、产生机理及诊断与鉴别要点。为了便于读者了解,在有关章节中还附有示意图及超声心动图的正常和异常图像。

在本院开展超声心动图研究的过程中,武汉市无线电研究所、武汉市电子仪器厂、武汉市电子仪器三厂等单位,给予我们大力支持;在本书编写过程中,北京军区总医院、北京阜外医院、北京医学院第三附属医院、上海市第六人民医院、上海市第三人民医院、上海市长海医院、广东省人民医院、浙江医科大学第一附属医院、浙江省中医医院与武汉医学院附属第二医院等单位曾提供资料与惠赠图片。许多兄弟单位给予关心鼓励,并从多方面进行帮助。于此,我们谨致以衷心的感谢。

编 者

1980 年 5 月

目　录

第 1 章　超声心动图国外研究概况 ························· 王新房　邓又斌　刘夏天　1

第 2 章　我国超声心动图发展史略 ························· 王新房　谢明星　刘夏天　11

第 3 章　心血管疾病超声诊断的物理基础 ··············· 王新房　朱天刚　贺林　18

第 4 章　M 型超声心动图的工作原理、检查方法、探测部位、波群与基本曲线 ······· 王新房　王静　29

第 5 章　二维超声心动图的工作原理、检查方法、探测部位与基本图像 ······· 王新房　王静　张强　41

第 6 章　三维超声心动图的成像原理、检查方法与

　　　　　基本图像 ························· 王新房　谢明星　贺林　杨亚利　曹铁生　64

第 7 章　超声多普勒的基本原理 ························· 张运　张梅　87

第 8 章　频谱多普勒的工作原理、观察与分析方法 ········· 张运　张梅　94

第 9 章　彩色多普勒血流成像的原理、观察和分析方法 ······· 王新房　贺林　王威琪　109

第 10 章　组织多普勒成像的原理、观察和分析方法 ········· 杨好意　邓又斌　122

第 11 章　斑点追踪超声心动图 ························· 邓又斌　134

第 12 章　右心系统声学造影 ························· 王新房　赵博文　144

第 13 章　左心系统声学造影 ························· 刘伊丽　查道刚　王新房　162

第 14 章　超声分子成像 ························· 王志刚　舟海涛　任建丽　182

第 15 章　经食管超声心动图 ························· 王新房　谢明星　杨亚利　191

第 16 章　心腔内超声心动图 ························· 尹立雪　217

第 17 章　血管内超声 ························· 葛均波　钱菊英　238

第 18 章　负荷超声心动图 ························· 朱天刚　简文豪　254

第 19 章　心脏功能测定 ························· 张运　张梅　269

第 20 章　超声心动图测量及其正常值 ························· 谢明星　张丽　简文豪　289

第 21 章　正常超声心动图 ························· 王新房　袁莉　杨亚利　曹铁生　306

第 22 章　二尖瓣狭窄 ························· 吕清　王新房　王斌　330

第 23 章　二尖瓣关闭不全 ························· 李越　354

第 24 章　二尖瓣脱垂 ························· 许迪　姚静　377

第 25 章　主动脉瓣狭窄 ························· 谢明星　李玲　392

第 26 章　主动脉瓣关闭不全 ························· 谢明星　钱蕴秋　王蕾　403

第 27 章　主动脉瓣脱垂 ························· 谢明星　吴文谦　414

第 28 章　三尖瓣狭窄与关闭不全 ························· 吴瑛　陈立新　420

第 29 章　感染性心内膜炎 ························· 毕小军　邓又斌　429

第 30 章　心脏人工瓣 ························· 李治安　张纯　440

第 31 章　心脏移植 ························· 田家玮　谢明星　杨亚利　费洪文　463

第 32 章　**Marfan** 综合征 …………………………………… 谢明星　方凌云　王斌　**469**

第 33 章　主动脉夹层与主动脉瘤 ………………………………… 刘娅妮　邓又斌　**478**

第 34 章　肺动脉夹层动脉瘤 ……………………………………… 谢明星　孙振兴　**494**

第 35 章　**Valsalva** 窦瘤 ………………………………………………… 刘俐　杨亚利　**499**

第 36 章　肺动脉栓塞 ……………………………………………… 李治安　刘晓伟　**513**

第 37 章　心包疾病 ………………………………………… 吕清　郑宗锷　武彧　**521**

第 38 章　冠心病 ……………………………………………………… 智光　吴晓霞　**529**

第 39 章　心肌病 ……………………………………………………… 田家玮　朱天刚　**558**

第 40 章　左室心肌致密化不全 …………………………………… 谢明星　张潇潇　**580**

第 41 章　心肌炎 ………………………………………………………………… 朱向明　**589**

第 42 章　川崎病 ……………………………………………………… 向慧娟　邓又斌　**595**

第 43 章　心室憩室 …………………………………………………… 谢明星　贺林　**600**

第 44 章　心脏肿瘤 ……………………………… 杨娅　谢明星　张文竞　李嵘娟　杨娇　**607**

第 45 章　心脏血栓形成 ………………………………………………………… 朱天刚　**632**

第 46 章　先天性心脏病的特点及超声心动图分段诊断法 …… 谢明星　王新房　李治安　杨亚利　**646**

第 47 章　某些少见的先天性瓣膜畸形 …………………………………… 王静　王艺　**664**

第 48 章　先天性主动脉疾病 ………………………………………… 吕清　张丽　**679**

第 49 章　主动脉瓣下狭窄 ………………………………… 谢明星　费洪文　李珂　**687**

第 50 章　肺静脉畸形引流 …………………………………………… 黄润青　邓又斌　**691**

第 51 章　先天性肺动脉疾病 ………………………………………… 吕清　李珂　**700**

第 52 章　特发性肺动脉高压 …………………………………………………… 穆玉明　**706**

第 53 章　肺动脉闭锁 ………………………………………………………………… 李越　**714**

第 54 章　主-肺动脉间隔缺损与肺动-静脉瘘 ………………………… 刘俐　杨亚利　**722**

第 55 章　左位上腔静脉及其他体静脉异常引流 ………………… 吕清　杨亚利　**733**

第 56 章　冠状静脉窦畸形 …………………………………………… 谢明星　孙振兴　**745**

第 57 章　冠状动脉畸形 ……………………………………………… 杨亚利　张静　**754**

第 58 章　三房心 ……………………………………………………… 杨浣宜　郑春华　**774**

第 59 章　三尖瓣下移畸形 …………………………………………… 杨浣宜　郑春华　**781**

第 60 章　房间隔缺损 ………………………………………………………………… 任卫东　**787**

第 61 章　室间隔缺损 ………………………………………………… 郭瑞强　周青　**811**

第 62 章　心内膜垫缺损 ……………………………………………… 王浩　江勇　**830**

第 63 章　动脉导管未闭 ………………………………………… 吕清　袁莉　张荔　**837**

第 64 章　**Fallot** 四联症 ……………………………………………… 张丽　吴文谦　**849**

第 65 章　**Fallot** 三联症 ……………………………………………… 袁莉　王蕾　**865**

第 66 章　右室双出口 ………………………………………………… 唐红　张晓玲　**875**

第 67 章　大动脉转位 ………………………………………… 王静　李玉曼　谢明星　**887**

第 68 章　永存动脉干 ………………………………………………… 王浩　逄坤静　**901**

第 69 章　三尖瓣闭锁 ………………………………………………………………… 李越　**908**

第 70 章　单心室 ……………………………………………………………………… 贺林　**917**

第 71 章　心位异常 …………………………………………………………………… 杨亚利　**923**

第 72 章　心律失常的超声心动图征象 ……………………………… 王蕾　王新房　**930**

第 73 章　超声心动图在心脏外科手术中的应用 …………………… 王浩　李永青　**950**

第 74 章　复杂先天性心脏病术后超声心动图评价 …… 谢明星　马小静　杨亚利　余正春　**959**

第 75 章　胎儿超声心动图基础、检查与

　　　　　分析方法 ……………… 谢明星　周启昌　王新房　韩伟　洪柳　田志云　邓京　**974**

第 76 章　心脏再同步化治疗的超声心动图评价 ……………………………… 舒先红　**998**

第 77 章　超声心动图在先天性心脏病介入治疗中的应用 …………………… 张军　李军　**1004**

第 78 章　对超声心动图研究工作的几点期望 ………………………………… 王新房　**1022**

缩略词 ……………………………………………………………………………………… **1032**

参考文献 …………………………………………………………………………………… **1035**

索引 ………………………………………………………………………………………… **1073**

CONTENTS

1. THE HISTORY OF ECHOCARDIOGRAPHY ABROAD ·· 1
2. THE HISTORY OF ECHOCARDIOGRAPHY IN CHINA ·· 11
3. PHISICAL BASIS OF ULTRASOUND DIAGNOSIS IN CARDIOVASCULAR DISEASE ········ 18
4. M-MODE ECHOCARDIOGRAPH: THE PRINCIPLES, METHODOLOGY,
   TRANSDUCER POSITION, ECHO PATTERNS AND ESSENTIAL CURVES ················· 29
5. TWO-DIMENSIONAL ECHOCARDIOGRAPHY: THE PRINCIPLE, METHODOLOGY,
   TRANSDUCER POSITION AND ESSENTIAL IMAGES ················· 41
6. THREE-DIMENSIONAL ECHOCARDIOGRAPHY: THE PRINCIPLE,
   EXAMINE METHODOLOGY AND ESSENTIAL IMAGES ·················· 64
7. PRINCIPLES OF DOPPLER ULTRASOUND ·················· 87
8. SPECTRAL DOPPLER: THE PRINCIPLE AND METHODS OF OBSERVATION
   AND ANALYSIS ·················· 94
9. COLOR DOPPLER FLOW IMAGING: THE PRINCIPLE, METHODS OF
   OBSERVATION AND ANALYSIS ·················· 109
10. TISSUE DOPPLER IMAGING: PRINCIPLE AND METHODS OF OBSERVATION
    AND ANALYSIS ·················· 122
11. SPECKLE TRACKING ECHOCARDIOGRAPHY ·················· 134
12. RIGHT-SIDED CONTRAST ECHOCARDIOGRAPHY ·················· 144
13. LEFT-SIDED CONTRAST ECHOCARDIOGRAPHY ·················· 162
14. ULTRASONIC MOLECULAR IMAGING ·················· 182
15. TRANSESOPHAGEAL ECHOCARDIOGRAPHY ·················· 191
16. INTRACARDIAC ECHOCARDIOGRAPHY ·················· 217
17. INTRAVASCULAR ULTRASOUND ·················· 238
18. STRESS ECHOCARDIOGRAPHY ·················· 254
19. MEASUREMENT OF CARDIAC FUNCTION ·················· 269
20. ECHOCARDIOGRAPHIC MEASUREMENTS AND THE NORMAL VALUES ·················· 289
21. NORMAL ECHOCARDIOGRAPHY ·················· 306
22. MITRAL STENOSIS ·················· 330
23. MITRAL REGURGITATION ·················· 354
24. MITRAL VALVE PROLAPSE ·················· 377
25. AORTIC STENOSIS ·················· 392
26. AORTIC REGURGITATION ·················· 403
27. AORTIC VALVE PROLAPSE ·················· 414

28. TRICUSPID STENOSIS AND REGURGITATION ·················· 420
29. INFECTIVE ENDOCARDITIS ·················· 429
30. CARDIAC PROSTHETIC VALVE ·················· 440
31. HEART TRANSPLANT ·················· 463
32. MARFAN SYNDROME ·················· 469
33. AORTIC DISSECTION AND AORTIC ANEURYSM ·················· 478
34. DISSECTING PULMONARY ARTERY ANEURYSM ·················· 494
35. ANEURYSM OF SINUS OF VALSALVA ·················· 499
36. PULMONARY EMBOLISM ·················· 513
37. PERICARDIAL DISEASES ·················· 521
38. CORONARY HEART DISEASE ·················· 529
39. CARDIOMYOPATHY ·················· 558
40. NONCOMPACTION OF THE LEFT VENTRICULAR MYOCARDIUM ·················· 580
41. MYOCARDITIS ·················· 589
42. KAWASAKI DISEASE ·················· 595
43. VENTRICULAR DIVERTICULUM ·················· 600
44. CARDIAC TUMORS ·················· 607
45. CARDIAC THROMBUS ·················· 632
46. CHARACTERISTICS OF CONGENITAL HEART DISEASE AND ITS SEGMENTAL
    DIAGNOSIS WITH ECHOCARDIOGRAPHY ·················· 646
47. RARE CONGENITAL VALVULAR ABNORMALITIES ·················· 664
48. CONGENITAL AORTIC DISEASE ·················· 679
49. SUBVALVULAR AORTIC STENOSIS ·················· 687
50. ANOMALOUS PULMONARY VENOUS CONNECTION ·················· 691
51. CONGENITAL PULMONARY DISEASES ·················· 700
52. IDIOPATHIC PULMONARY HYPERTENSION ·················· 706
53. PULMONARY ATRESIA ·················· 714
54. AORTO-PULMONARY SEPTAL DEFECT AND PULMONARY
    ARTERIO-VENOUS FISTULA ·················· 722
55. PERSISTENT LEFT SUPERIOR VENA CAVA AND ANOMALOUS DRAINAGE
    OF SYSTEMATIC VENOUS ·················· 733
56. CORONARY SINUS MALFORMATION ·················· 745
57. ANOMALIES OF CORONARY ARTERY ·················· 754
58. COR TRIATRIATUM ·················· 774
59. EBSTEIN ANOMALY ·················· 781
60. ATRIAL SEPTAL DEFECT ·················· 787
61. VENTRICULAR SEPTAL DEFECT ·················· 811
62. ENDOCARDIAL CUSHION DEFECT ·················· 830
63. PATENT DUCTUS ARTERIOSUS ·················· 837
64. TETRALOGY OF FALLOT ·················· 849
65. TRILOGY OF FALLOT ·················· 865
66. DOUBLE-OUTLET RIGHT VENTRICLE ·················· 875
67. TRANSPOSITION OF THE GREAT ARTERIES ·················· 887

68. PERISISTENT TRUNCUS ARTERIOSUS ·················· 901

69. TRICUSPID ATRESIA ·················· 908

70. SINGLE VENTRICLE ·················· 917

71. ECTOCARDIA ·················· 923

72. ECHOCARDIOGRAPHIC SYMPTOM OF ARRHYTHMIA ·················· 930

73. THE APPLICATION OF ECHOCARDIOGRAPHY IN CARDIAC SURGERY ·················· 950

74. THE APPLICATION OF ECHOCARDIOGRAPHY ON POSTOPERATIVE FOLLOW-UP OF COMPLEX CONGENITAL HEART DISEASE ·················· 959

75. THE BASIS, EXAMINATION AND ANALYSE METHOD OF FETAL ECHOCARDIOGRAPHY ·················· 974

76. ECHOCARDIOGRAPHIC EVALUATION OF CARDIAC RESYNCHRONI-ZATION THERAPY ·················· 998

77. THE APPLICATION OF ECHOCARDIOGRAPHY IN INTERVENTION TREATMENT OF CONGENITAL HEART DISEASE ·················· 1004

78. SEVERAL EXPECTATIONS FOR ECHOCARDIOGRAPHIC STUDY ·················· 1022

ABBREVIATION ·················· 1032

REFFERENCES ·················· 1035

INDEX ·················· 1073

超声心动图国外研究概况

THE HISTORY OF ECHOCARDIOGRAPHY ABROAD

◎王新房　邓又斌　刘夏天

M 型超声心动图	2	负荷超声	6
二维超声心动图	3	腔内超声	6
超声多普勒	4	一、经食管超声	6
一、频谱多普勒	4	二、血管内超声	7
二、彩色多普勒	4	三、心腔内超声	7
三、组织多普勒	5	三维超声	8
四、由组织多普勒演进而提出的几种显示技术	5	心脏介入超声	8
心脏超声造影	5	结语	8

　　对超声进行研究的历史相当久远，早在 18 世纪，意大利物理学家 Abbe Lazzaro Spallanzani 证明蝙蝠的眼睛虽然没有视觉，但却能借助人耳听不见的一种声音反射进行导向而飞行于空间，这种反射的声音即为现在大家所熟知的超声波。1842 年，奥地利天文学家 Christian Johann Doppler 著文阐明发光物体的光谱就像发声物体的声调一样，随着物体朝向和背离观察者运动而变化，例如远离地球的天体，其光谱产生"红移"，并将此现象命名为多普勒效应（Doppler effect）（图 1-1）。1880 年，法国居里兄弟（Jacques Curie 和 Pierre Curie）发现压电现象，他们注意到，对某些晶体物质沿电轴方向对称地进行压缩或拉伸时，可使晶体产生电的极化，他们后来还发现此现象是可逆的，电极化又可使晶体厚度发生变化，从而产生高频声波。1883 年 Galton 做成一支短笛，能产生 25000 周/秒的高频振动，这是发射超声的最早尝试。第一次世界大战中法国 Langevin 进行实验，用石英晶体产生超声波，其强度之大足以造成水槽中的鱼类死亡。1929 年 Sokolov 首次用超声对金属进行探伤。第二次世界大战中（1942年），美国工程师 Floyd Firestone 出于军事目的，成功应用超声进行非破坏性探测。他的工作激发了人们将超声用于医学诊断的极大兴趣。1950 年，德国 Keidel 等率先试用超声对心脏开展非损伤性检查，应用超声透射心脏，

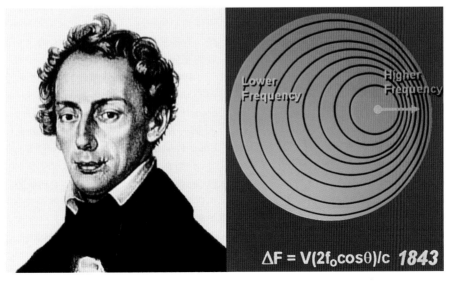

图 1-1　奥地利天文学家 Christian Johann Doppler

1

在胸壁的另一侧记录超声的变化,希望用此法测量心脏的容积,受技术水平的限制,未能取得成功。

真正应用超声探查心脏由20世纪50年代起始,经过众多学者半个多世纪的研究,取得了令人振奋的成果,目前已成为心血管疾病诊断中必不可缺的重要工具。超声心动图(echocardiography)的诞生被认为是心脏病学的十大里程碑事件之一。本章简略介绍超声心动图在国外发展的历史,而对其在国内研究和应用的情况,将在本书第2章作详细介绍。

M 型超声心动图

1953 年 5 月,瑞典的 Inge Edler(图 1-2)和 Hellmut Hertz 将西门子制造的工业用脉冲回波探伤仪用于检查心脏。他们所获得的心脏超声图像能清晰地显示左室后壁和二尖瓣前叶(最初曾误认为是左房前壁)。1954 年,他们发表论文"The use of ultrasonic reflectoscope for the continuous recording of movements of heart walls"〔Kungl Fysiogr Sallsk i Lund Forhandl,1954,24(5):1〕,将所记录到的心脏结构的曲线称为"超声心动图(ultrasound cardiogram)"(图 1-3,图 1-4)。他们发现二尖瓣狭窄患者与正常人的活动曲线有明显差异。翌年他们又报告用超声发现一例左房

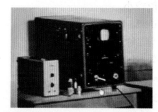

图 1-4　Edler 所用仪器及发表的论文

血栓。目前世界各国学者一致认为 Edler 和 Hertz 是超声心动图技术的创始人,他们的研究和发现使超声在心血管病学领域内获得了突破性的进展。

1957 年美国学者 Wild 和 Reid 首次报道了应用 M 型和二维超声检查离体心脏的心肌梗死。同年,Effert 在欧洲发表了心脏超声检查的论文。其后,1959 年 Effert 又报道用"M 型超声心动图"发现一例左房黏液瘤。

1962 年 Claude Joyner 和 John Reid 在美国首次应用 M 型超声心动图研究活体心脏;他们在美国心脏学会会议上报道了 260 例患者的研究结果,相关论文发表于 1963 年的 *Circulation* 杂志。

1965—1966 年 Feigenbaum,Segal 与 Moss 等分别用超声探测心包积液、二尖瓣狭窄和主动脉瘤获得成功。但这些均为零星报道,应用范围较小,尚未引起心血管病从业者的充分重视。

1967 年在 Segal 等学者的主持之下,美国首次召开超声心动图研讨会〔Symposium on Echocardiography(Diagnostic Ultrasound)〕,并于同年 *American Journal of Cardiology* 第一期上发表了 Segal、Hertz、Edler、Gustafson、Joyner、Ultan、Feigenbaum、Evans、Winters 和 Kingsley 等作者的研究,介绍在二尖瓣狭窄与关闭不全、三尖瓣狭窄、人工瓣膜、心包积液、先天性心脏病、主动脉瘤等疾病中应用超声进行检查所获得的结果,这些论文的刊出,在心血管领域引起很大震动,由此开始了广泛深入研究超声心动图的新时代,对这一学科的发展和推动发挥了很大的作用。

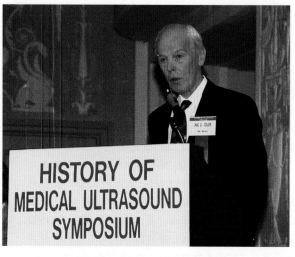

图 1-2　瑞典学者 Inge Edler

照片由王新房 1988 年于华盛顿拍摄

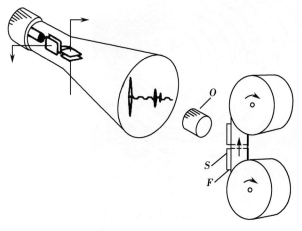

图 1-3　Edler 研制的 M 型超声心动图示意图

对于超声心动图的命名,早期 Edler 称其为"ultrasound cardiography",1967 年 Bernie Segal 等参照脑超声检查(echoencephalography）的命名方法，建议将心脏超声检查法命名为"echocardiography"。从英语角度看这一名词较"ultrasound cardiography"稍为简便顺口，有其优点，故很快被广泛接受。Echocardiography 的缩写字为"Echo"而不是"ECG"，借以避免和心电图的缩写词 ECG 相混淆。但对中文来说，多数学者认为"超声"与"回声"字数相同，且"超声心动图"含义更为明确，已广泛使用，没有必要模仿国外的命名改为"回声心动图"。

二维超声心动图

早期的二维超声心动图仅能获得心脏结构的静态图像，临床实用价值较小。

1952 年，Wild 与 Reid 首先提出一种能显示切面结构的超声成像系统，称为"二维回声仪"（two-dimensional echoscope）。同年，Howry 与 Bliss 研制一种类似仪器，称为"声像仪"（sonoscope）。1957 年，Wild 等经过改进，提出一种新的仪器，探头为一椭圆形水盒，下有透声窗，以此探头对离体心脏进行扫查，显示出其切面图像。

1958 年，Donald 报道了复合扫描超声检查，主要用于腹部脏器的探测。Baum 等将 PPI（plan position indicator，即平面位置指示器）军用扇扫雷达加以改装，制成扇形超声扫描仪（sector-scanning sonoscope），获得了比较精确的眼球及眼眶图像。这些研究使切面超声显像技术进入了实用时期，虽未用于心脏检查，但已显示出二维超声在临床上的广阔前景。

1962 年，Hertz 研制成功二维超声机械扫描器。

1967 年，日本东北大学抗酸菌研究所的海老名和田中等应用超声心脏断层图法（ultrasono-cardiotomography）记录心脏活动。

1967 年，Ebina 等提出一机械驱动的复合扫描仪，形成一静态的心脏切面超声图像，称超声断层图（ultrasonotomogram）。同年 Asberg 制造了一个与水槽连在一起的机械扫描器，能产生每秒七帧的动态切面图像。稍后，Siemens 公司推出 Vidoson 实时超声仪，当时用于腹部脏器及妇产科疾患的扫查。由于帧数少（15 帧/秒），且因声束为肺及肋骨等所阻挡，故未能在心血管疾患诊断上得到应用，但从发展过程来看，对以后实时观察心脏是有启发的。

1969 年，芝加哥 Magnaflux 公司推出一实时的机械扇形扫描仪，换能器固定于杠杆上，由马达牵动使之往返摆动。其图像虽然粗糙，但毕竟能观察到心脏的活动。其后经 Nimura（1971）、King（1973）等逐步改进，在临床诊断上可起一定作用，但成像过程缓慢且易受呼吸及心律不齐的干扰，图像质量较差，未能广泛应用，在实时成像技术成熟后，此法已被淘汰。

1973 年，荷兰 Bom 与 Kloster 等报告真正的实时超声显像仪，作者用 20 个平行排列宽度 4mm 的小晶体片轮流发射，快速循环，荧光屏上能显示出 8cm 宽的心脏结构的超声切面图，这是第一个能用于心血管疾病诊断的实时切面超声仪（real-time sonoscope）。同期 David Sahn 描述了这种实时二维超声成像在发绀型先天性心脏病上的应用。初时，业者对此技术寄以很大希望，很快发现由于每帧扫描线太少（20 条），图像分辨力差，且近场太宽（8cm），受胸骨、肋骨和肺组织的阻挡，很难获得满意的心脏图像（图 1-5）。其后经工程人员的改进，这一成像方法发展为线阵型超声探头，在腹部和其他脏器检查方面发挥了巨大的作用。

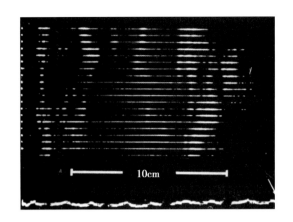

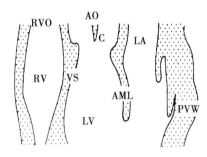

图 1-5 荷兰学者 Bom 研制的线阵型超声仪所记录的心脏长轴切面

1974 年，Griffith 与 Henry 等报告了一种进行心脏显像的机械扇扫仪（mechanical sector-scanning sonoscope），可放置于胸前肋间隙内进行扫描（图 1-6）。早期的探头与体表直接接触，有振动感。后经改进，将压电晶体片裹以油囊

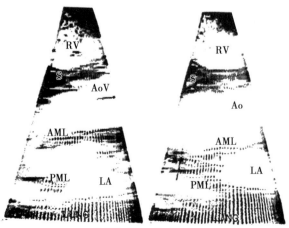

Griffith-Henry System

图 1-6 美国学者 Griffith 研制的超声机械扇扫仪所记录的心脏图像
左为二尖瓣开放，右为二尖瓣关闭

进行间接扫查,此即其后市售的摆动型或转动型机械扇扫仪的雏形。

1968年,Somer提出了电子扇形扫描(electronic sector scanning)的原理。1974年Thurstone,von Ramm与Kisslo等据此原理,研制成相控阵超声系统(phased array ultrasound system),并应用于临床。所用探头由32个晶体片组成,用电子线路控制,使声束自动转向,进行扇形扫查,能清晰显示出心脏的结构轮廓,并可同时选择取样线作M型观察,受到心血管临床医生与超声工作者的高度重视。此型仪器经过众多声学理论专家、工程技术人员和临床医务人员的共同努力,潜心钻研,殚精竭虑,不断改进,使二维超声仪器的灵敏度、分辨力、成像速度、清晰程度等得以迅速提高,成为临床心血管病检查中必不可缺的工具。

超声多普勒

一、频谱多普勒

1842年Christian Johann Doppler首先提出光学的多普勒效应,其后Buys Ballot将这一原理引入声学领域。1955年日本学者里村茂夫(Shigeo Satomura,图1-7)与仁村泰治等人用超声多普勒研究心脏的活动,评估外周血管的血流速度。

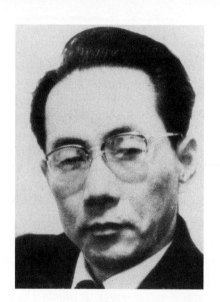

图1-7　日本学者里村茂夫(Shigeo Satomura)

同期,Lindstrom与Edler也将多普勒用于临床检查。美国Rushmer、Frankin与Baker等在20世纪50年代后期从事超声多普勒的研究工作。他们设计成功流动时间计测仪(transit time flowmeter),推出了最早的连续波多普勒(continued wave Doppler,CW),并进行过动物实验。1962年日本Kato证实里村所观察到的噪声来自红细胞的后散射(backscatter)。Johnson等于1965年报告了频谱多普勒在妇产科胎心探查上的应用。

为了克服连续多普勒存在的缺陷,Reid、Baker与Watkins等于1966年研制了第一部脉冲多普勒仪(pulsed Doppler equipment)。其后英国学者P. N. T. Wells(1969)、法国学者Peronneau(1969)也分别建立了类似的选通门多普勒系统(range-gated Doppler system)。在20世纪60年代,研究人员将这种脉冲多普勒与M型超声心动图相结合,即用M型曲线进行深度定位,而用多普勒频谱曲线观察血流的变化。1972年,Johnson及其同事首次发表应用多普勒经皮测量血流,并依据频谱曲线的特点探测有无血流紊乱,这对临床诊断有一定帮助。

为克服探测血流与观察结构所要求的取样线方向的矛盾,1974年华盛顿大学Baker、Tome与Reid等开发了机械旋转式扫描器,成功地研制出双工型脉冲多普勒回声扫描系统(duplex pulse-echo Doppler scanning system)。Moritz及其同事(1976)开发了一种"声定位系统(sonic locator system)"。这两种系统均将机械扇形扫描超声心动图与脉冲多普勒结合起来,以前者进行解剖结构定位,用后者观测各个心腔与大血管内的血流。这种组合还可使检查者能测知声束与血流方向间夹角的大小,进而以其余弦值(cos θ)矫正血流速度的测值。第一部商售的脉冲多普勒是与M型定位系统相结合的并于1975年推出。Stevenson及其助手(1977)用时间间期直方图(time interval histography)来鉴别心内分流和瓣膜反流。

1976年,Holen及其同事报告用多普勒技术进行检查,借助Bernoulli方程检测血流阻滞区前后的压力阶差。Stevenson及其助手(1977)用时间间隔直方图(time interval histography)检查心内分流和瓣膜反流。Hatle与Angelsen(1977)在新的基础上重新启用连续波多普勒,使Nyquist极限频率大大提高,故能成功地测量高速血流,估计跨瓣压差,在心脏疾病非损伤性定量诊断中发挥巨大作用。Light,Cross,Magnin及Goldberg等曾进行大量工作,证明连续波多普勒在检测心功能方面有较大的价值。

二、彩色多普勒

脉冲多普勒与连续多普勒频谱曲线分析虽然在观察血流方向与速度上有重要意义,但检查费时甚多,且常有漏误。彩色多普勒血流成像(color Doppler flow imaging,CDFI)的发展可追溯到20世纪70年代末期。由Fish(1975)、Kanaka(1976)、Matsuo(1978)和Brandestini(1979)发展起来的多道选通门脉冲多普勒法(multigated pulsed-Doppler method)可以测定沿M型曲线上各点速度的剖面图。1980年,日本Kasai提出的自相关技术(autocorrelation technology)改进了脉冲多普勒流速的探测方法。这些均为发展彩色多普勒打下了基础。1981年,Stevenson报告彩色编码数字型多道选通门多普勒(color-codes digital multigated Doppler)在房室瓣关闭不全探测上的应用,虽然在频谱分析时速度缓慢,难以进行实时二维血流成像,但在彩色多普勒发展过程中是一良好的开端。

1982 年，彩色多普勒血流成像研究获得巨大成功，日本 Aloka 公司推出了世界上第一台彩色多普勒血流显像仪。美国 Bommer 的题目是"实时二维彩色多普勒血流成像在心血管疾病诊断上的应用"。日本 Namekawa 的题目是"自相关血流成像法"。在后一研究的基础上，Omoto（尾本良三）等详细报告了彩色多普勒的临床应用情况，并在短期内证明此技术对先天性心脏病、瓣膜疾病和主动脉瘤诊断上的实用价值。1983 年 Omoto 出版的彩色多普勒图谱，以及同期由 Aloka 公司在市场上推出的彩色多普勒仪（图 1-8），对普及这一技术起到很大的推动作用。此后 Toshiba、ATL、Diasonics、HP、Acuson、Vingmed、Biosound 等公司相继推出自己的超声多普勒仪，使其临床应用更为广泛。

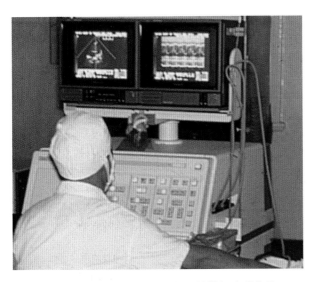

图 1-8　Aloka SSD-880 彩色多普勒超声成像仪
1983 年日本 Aloka 公司在国际上第一次推出的供临床使用的 SSD-880 彩色多普勒超声仪，此图由武汉协和医院于 1985 年所摄

1993 年 Rubin 等报告一种新型彩色能量多普勒（color power Doppler imaging），其特点是以多普勒信号强度的平方获得能量曲线。该能量的大小由单位面积下产生平均多普勒频移的红细胞通过的数量及其产生信号振幅大小所决定。此曲线较少受 θ 角的影响，无频谱倒错现象，并提高了检测血流的灵敏度，但对血流方向则不能显示。以此曲线下的面积进行彩色编码，所形成彩色二维图像可用于观察比较微弱的血流分布状况，故受到高度重视。其后进一步发展为方向性彩色能量多普勒，它既有能量图的敏感性，又有彩色多普勒血流显像的方向性，将两者所长结合起来，从而标志着无创性血管造影技术的重大进步。

近几年国际上对彩色多普勒研制和开发的形势有新的突破。Acuson 加盟 Siemens，HP（超声部）和 ATL 加盟 Philips，Vingmed 等加盟 GE，Aloka 加盟 Hitachi，新的组合与格局使之在经济实力、技术水平方面有很大提高，各自推出多种具有高水平的新产品，使超声心动图的研究和应用有很大改进和提高（详见第 6 章、第 9 章、第 15 章与第 16 章）。

三、组织多普勒

组织多普勒成像技术（tissue Doppler imaging，TDI）的研究始于 1955—1956 年，Yoshida 等首先利用超声多普勒原理获得心脏的活动信息。1972 年 Kostis 等应用脉冲多普勒取样容积记录来自左室后壁的瞬时速度。至 1990 年，McDicken 等开始将彩色多普勒原理应用于组织运动模块的研究，两年后提出将基于自相关信号处理的彩色编码技术应用于模拟组织多普勒超声评价组织速度的大小和方向，该技术在心脏功能评价、心肌激动程序研究等方面的应用得到深入发展。1992 年由 Sutherland 等首次发表有关彩色编码组织多普勒成像速度模式的临床研究，Miyatake 等也在同期发表了有关彩色组织多普勒的临床研究。1998 年，Heimdal 和 Voigt 等首次将变应率成像应用于临床。

四、由组织多普勒演进而提出的几种显示技术

近年来，一些公司相继推出多种显示心肌活动的新技术，主要的有以下几种：

在组织多普勒基础上发展起来的定量组织速度成像（quantitive tissue velocity imaging，QTVI）、组织追踪成像（tissue tracking imaging，TTI）、组织同步显像（tissue synchronization imaging，TSI）以及应变和应变率成像（strain and strain rate image，SI & SRI）。

速度向量成像（velocity vector imaging，VVI）可将二维超声心动图上组织结构的活动方向、速度、距离、时相、应变等参数以向量图矢状线的形式显示，使数据形象化，观察更准确。

基于二维应变显像（2D strain imaging）而研发的斑点追踪技术（speckle tracking imaging，STI），由于克服了组织多普勒技术的角度依赖性，可从多个方向上评价心肌的二维应变，目前主要用于在检测心脏室壁运动。今后通过进一步研究有可能在检测血流方面发挥较大作用。

心脏超声造影

心脏声学造影（cardiac acoustic contrast）又称造影超声心动图（contrast echocardiography）。Contrast 一词一般情况下的含义是"对比""对照"，但在影像医学方面译为"造影"更为恰当，所以本书中均使用后一词汇。Joyner 于 1966 年曾在心内注射生理盐水，观察有造影剂的反射，并以此研究二尖瓣，可能作者对此现象的意义未予重视，没有深入研究，故失之交臂。其后 1967 年 Gramiak 等在进行心导管检查的同时研究超声心动图，偶尔发现心内注射染料靛氰蓝绿（indocyanine green）后，心腔内出现回声反射。这一现象使他产生了极大兴趣，以此研究主动脉根部和主

动脉瓣的解剖结构定位和辨识,获得很大成功。1968 年,他们将这一方法发表于 *Invest Radiol*(《放射研究》杂志)。此后 Gramiak 等又继续深入研究,其结果 1969 年刊载于 *Radiology*(《放射学》杂志)上,题名"Ultrasound Cardiography:Contrast Studies in Anatomy and Function"(《超声心动图:造影在解剖和功能研究上的应用》),证明此法对确定超声心动图所代表的解剖结构,探查瓣膜关闭不全,观察心内血液分流等有重大价值。Tajik 和 Seward 对这一技术的应用起到了推动作用,证明此法对超声心动图研究中识别心脏结构、判断心内血液分流有重要意义。

1980 年 DeMaria 等在美国心脏学会年会上首先报告了心肌灌注超声造影(myocardial perfusion contrast echocardiography)的实验研究。1981 年,Bommer 和其他作者也相继开展了类似研究。

1984 年 Feinstein 等首次用声振法制作超声造影剂,所产生的气泡直径甚小,可通过肺毛细血管进入左心系统。

随着超声造影的不断发展,新的造影剂不断开发研制,药用超声造影剂 Albunex 和 Optison 分别于 1994 年和 1995 年进入市场。1995 年 Optison 成为美国 FDA 批准的第一个含氟烷气体(halothane gas)的超声造影剂。

1995 年 Porter 和谢锋共同提出了微泡气体构成理论,认为改变微泡造影剂所含气体的结构成分,能产生不同的心腔及心肌显影效果。1996 年学者们提出的二次谐波技术以及此后发展起来的瞬间反应显像、脉冲反相谐波成像、对比脉冲序列成像和背向散射积分等技术的应用使造影效果不断改善。

超声造影剂的研究经历了三个阶段:第一代:游离微气泡无壳膜造影剂(例如 H_2O_2,CO_2 等),无法通过肺循环,只能在右心系统显影。第二代:包裹空气微气泡有壳膜造影剂(例如 Albunex、Levovist 等),可以通过肺循环达左心,使左心腔显影。第三代:包裹高分子氟碳气体微气泡有壳膜造影剂(例如 Optison、SonoVue 等),由于气体具有低弥散度、高分子量,提高了在循环中的稳定性,可通过冠脉循环使心肌显影。声诺维(SonoVue)为意大利 Bracco 公司生产的含六氟化硫(SF_6)的微泡造影剂。目前已进入我国市场,临床上可用于心内膜边界的检测,同时也可观察心肌灌注情况。目前,靶向超声造影剂(targetable ultrasonic contrast agent)正在研究之中,可望实现药物和治疗基因的靶向输送。超声造影剂可作为药物或基因转染的载体,以表面黏附或内部包裹的方式携带药物或目的基因,经静脉注射后,释放于特定的靶器官或组织,通过其生物学效应,提高药物的治疗效果或体内局部组织细胞的基因转染和表达。

负 荷 超 声

双嘧达莫(dipyridamole)负荷超声心动图(stress echocardiography)试验首先由 Tauchert 于 1976 年提出。1979 年 Wann 与 Mason 等分别开展了 M 型超声心动图运动负荷试验,借以检测由于运动而诱发的心肌缺血。但由于 M 型对室壁运动的观测有较大的局限性,致使此技术未能得到推广。同年,有作者用小角度(30°)的扇形二维超声心动图进行运动试验,检查心肌缺血。但早期二维超声仪的图像质量不佳,受呼吸干扰,完全依赖录像的重放分析,也影响其临床应用。1983 年,Robertson 等用宽角度(90°)的扇形超声仪使 90% 以上的患者获得满意的图像。在 20 世纪 80 年代中期,以数字型微处理器为基础的超声仪问世,进一步改善了超声图像质量,而应用图像储存及连续回放技术,可以选择不同心动周期的图像进行分析,从而减轻了呼吸的干扰问题。

1984 年 Palac 使用多巴酚丁胺(dobutamine)进行药物负荷超声心动图,获得了比双嘧达莫更好的临床效果和更少的副作用,使药物负荷试验与运动负荷试验并驾齐驱,成为负荷超声心动图最主要的两种技术。步入 20 世纪 90 年代以后,随着超声仪器及电脑技术的进步,以及临床经验的积累和丰富,使负荷超声心动图检测诊断的范围日渐广泛,检测诊断的敏感性、特异性、准确率不断提高,迄今已成为诊断与心肌缺血有关的病变及病理状态的重要工具,也是对某些疾病的功能状态进行判断的有力武器,由此开始这种技术被临床所广泛采用。

腔 内 超 声

一、经食管超声

1971 年,英国伦敦 Guy 氏医学院的 Side 与 Gosling 将直径 5mm 的压电晶片作为换能器,镶嵌于胃窥镜的顶端,插入食管,用发射频率 5MHz 的连续多普勒观察胸主动脉内的多普勒效应。此项研究在当时处于实验阶段,其结果发表于 *Nature*(《自然》杂志),虽未引起广泛重视,但就经食管超声心动图领域来说,确系首次报道。1972 年 Olson 与 Shelton 用此法显示了胸主动脉直径的波动性变化。同年 Duck 第一次使用脉冲多普勒进行研究。1975 年 Daigle

开始应用经食管超声心动图观察心脏血流的变化。

1976 年美国 Frazin 等提出 M 型经食管超声心动图(M-mode transesophageal echocardiography),所用换能晶体片的直径为 9mm,频率 3.5MHz,镶嵌于胃窥镜的顶端,能插入食管 30~40cm,所见心脏图像非常清晰。作者指出,在阻塞性肺部疾病的患者,经胸壁探查不能显示主动脉与二尖瓣者,经食管检查时均能显示 M 型曲线的主动脉与二尖瓣波群。这种经食管探查所获得的 M 型超声心动图曲线,虽能以一维形式显示心脏的形态与动态,但对解剖结构的确认和图像方位的识别仍有一定的困难,致使其在临床应用方面受到限制。

1980 年日本 Hisanaga 等率先报道了第一代经食管切面超声心动图（transesophageal cross-sectional echocardiography）。其扫描装置由一镶嵌胃镜顶端浸在注满油的球囊内的单一旋转式超声元件构成。此系统有机械扇形和机械线性两种扫描器，可进行水平和纵向扫描，所获图像比较清晰。但因探头顶端较粗，硬管部分较长，实时性较差，机械振动感亦较明显，故未能在临床上推广应用。

1982 年德国 Schlüter 等推出相控阵食管探头，这是经食管超声心动图研究工作中的一大进步。换能器由 32 个晶体片组成，嵌附于管体的前端，可以灵活地前后倾曲和左右位移，以观察心脏各个部位的形态和活动。

Hanrath 于 1981 年、1982 年先后报告用单平面和双平面探头检查心室的结果，后者是由矩阵型双平面相控阵改进而成，可进行呈直角的双平面扫描。

20 世纪 80 年代中期，彩色多普勒技术迅速发展，使经食管超声心动图检查增添了新的活力。为了克服因形体过大、难用于儿童的缺点，1988 年 Aloka 公司推出了直径较细的儿童专用彩色多普勒经食管超声心动图探头（pediatric transesophageal color Doppler echocardiographic probe），图像上能清晰显示房间隔缺损、室间隔缺损等多种畸形。1990 年该公司又推出直径仅 4.5mm 特细的婴儿用探头，据报告效果良好。

由于相控阵型单平面探头只能作水平扫描，不便于立体地了解心脏解剖结构，Aloka 公司于 1988 年推出两种双平面彩色多普勒食管探头。其一是标准双平面经食管超声心动图探头（standard double-planed echocardiographic probe），水平扫描和纵向扫描两组换能器上下排列；其二是矩阵型双平面经食管超声心动图探头（matrix double-planed echocardiographic probe），其大小与普通探头相似，将压电晶体片纵横各自切割成 32 等份，由电子计算机控制晶片以两个相互垂直方向交替发射，进行横向和纵向扫描，在荧光屏上分别同时显示左右两幅方位不同、互相正交的图像。

1990 年起 Omoto，Seward 等应用双平面相控阵食管探头的彩色多普勒超声心动图仪进行检查，由于图像质量清晰，在临床上非常实用。

1992 年 Hewlett Packard 公司推出一种新型的多平面相控阵食管探头（phased array milti-planed echocardiographic probe），换能器呈圆形，密封于探头顶端的侧面，根据检查者的需要，晶片可作 180° 旋转，除能获得标准的纵轴切面和横轴切面之外，尚可从多个方向进行扫查，观察各种斜切的二维图像，对心脏疾病的诊断有很大帮助。Flachskampf、Roelandt 与 Omoto 等对此分别做了有益的贡献。

2005 年，Kohl 等报告应用血管内超声探头进行了胎儿经食管超声检查。2008 年，Cannesson 等报告应用心腔内超声探头进行了新生儿经鼻-食管超声术中监测。

2006 年 Handke 等报告一种新型的半机械化的经食管超声探头，外形呈圆柱状，由 24 个有效发射孔径 8mm 的换能晶片组成。但据作者报告的结果来看，探头直径甚大且

长，图像质量差，难以在临床上应用。

其后 Philips 公司所推出的经食管矩阵型实时三维超声探头，能由左房后侧获得非常清晰的心脏结构图像，在导管室和手术室中进行观测、诊断、监护、判断疗效等方面发挥更大作用。

2009 年，Philips 推出微型经食管超声（microTEE）探头，大小仅为普通儿童经食管探头的 1/3，可用于体重 2.5kg 以上婴幼儿或新生儿，是目前世界上最小的多平面经食管超声探头。

美国 ImaCor 公司新近研制出一种微小经食管超声探头，直径仅 5.5mm，可在人体内留置长达 72 小时，用于危重患者或术后患者心脏功能、血流动力学相关指标的实时监测。

二、血管内超声

第一个试图发展导管超声成像的计划可以回溯到 1960 年，Cieszynski 最早的设计是做心内观察。1964 年 Kimoto 试图进行静脉内超声检查。1967 年，Stegall 等首次应用安装在心导管尖端的连续多普勒探头记录了冠状动脉的血流速度。1969 年，Benchimol 等应用安装连续多普勒探头的导管，在主动脉根部首先测量了人体冠状动脉的血流信号。Bom 于 1972 年进行血管内超声探头的研制。1983 年，Marcus 等研制成功冠状动脉内多普勒导管。最早的血管内超声临床应用研究发表于 1988 年（Hodgson、Pandian、Yock 等），应用此法可以显示动脉壁结构和粥样硬化成分的细致变化并揭示血管造影的不足之处。1989 年 Tobis 确立了一种指导介入性血管治疗的新方法。1990 年，Doucette 等首先应用多普勒导丝测量冠状动脉血流，导丝可插入严重狭窄的冠状动脉，可在介入性治疗的同时测量流速。中国学者葛均波为国际血管内超声在冠心病诊疗中的应用方面做出了杰出贡献，他在德国 Essen 大学工作期间（1991 年前后）利用血管内超声在冠状动脉综合征方面做了深入研究，他的一些发现改变了目前对有些类型心绞痛的治疗措施。目前冠状动脉内多普勒超声在定量评价冠状动脉狭窄程度、介入性治疗的疗效以及观测冠状动脉血流动力学变化方面显示了其优势，这一技术在临床上逐步获得广泛应用。

三、心腔内超声

1960 年，Cieszynski 最早设计出进行心血管腔内观察的超声换能器。Bom 于 1972 年进行心腔内超声探头的研制，他将由 32 个元件组成的直径纤细的环阵换能器镶嵌于导管的顶端，能实时显示心腔及血管内膜的解剖形态。1994 年 Chu E 等和 Chu C 等报道了心腔内超声在射频消融及左室容量和射血分数测定方面的应用。1999 年 Acuson 公司推出了性能较佳的导管式探头，可用于观察心脏细微解剖结构，标测心肌电兴奋所诱导的心肌机械兴奋，并用于监护多种心内介入手术。自 2000 年开始，美国芝加哥大学儿童医院在先天性心脏病房间隔缺损的介入治疗中应用了心腔内超声技术。

1

三 维 超 声

早在20世纪70年代,Dekker、Moritz与Matsumoto等分别开始超声领域的三维成像研究,借以显示左心系统的解剖结构。80年代超声仪器和计算机技术均获长足进步,Geiser、Maurer、Chandra、Ghosh、Nikravesh等先后应用手动或自动心内膜勾边法重建左室、二尖瓣与二尖瓣装置的立体轮廓,使静态三维超声心动图(static three dimensional echocardiography)实现真正突破。

1989年,Wollschlager等开展了经食管平行的多层面超声检查,获得能显示心脏腔室瓣膜结构及其功能的动态三维图像(dynamic three dimensional imaging)。Pandian,Roelandt等在20世纪90年代早期的研究工作加速了三维超声心动图的技术飞跃,他们应用平行切割法自动采集心脏结构各个断面的全部信息,经计算机叠加重建后总体显示出代表不同心动时相、具有灰阶层次、多部位、多结构、可准实时地反映心脏腔室与大血管形态及其空间关系的立体图像。随后,Pandian,Nanda等的研究进一步将三维超声心动图推向初步的临床应用阶段,他们应用经食管多平面旋转扫查法重建出瓣膜病、间隔缺损、心内新生物等的心血管病变图像,获得了远较二维超声心动图丰富准确的病变信息,称为"动态三维超声心动图(dynamic three dimensional echocardiography)"。

1990年,美国杜克大学的Von Ramm等研制出最早的实时容积三维超声心动图系统,但因图像分辨率甚低,不能满足临床诊断的需要,未获得广泛应用。后来随着微电子技术、计算机技术以及声学理论研究的不断深入,由美国杜克大学提出,经Philips等公司精心研发的实时三维超声成像技术(real-time or live three-dimensional echocardiography)于2000年前后获得成功。这是三维技术发展的一个里程碑式的飞跃。由计算机控制发射脉冲群的程序及位相,使矩阵型换能器(matrix array transducer)形成的声束方向可上下左右自动转向,单位时间内可获得更多的金字塔形图像三维数据库,建立实时三维心脏结构动态图像。该仪器操作简便,成像快速,图像清晰,立体感强,能从多个方位显示心脏结构的立体关系、腔室大小、血管走向、瓣膜形态与活动规律,对心血管疾病的诊断和介入治疗具有重大价值。2004年前后,GE公司在实时三维显示的基础上,又推出实时三平面超声成像技术;最近该公司又推出新型的三维超声成像装置彩色多维星BT08,所获图像取名"4D Stereo Vision",观察者双眼戴以不同的滤色镜时,能看到立体感极强、直观真实、远近结构对比清晰的三维声像图,根据其图像的特点和原理,笔者建议命名为"立体三维超声成像法(stereo three-dimensional echo imaging)"。

新近有公司推出单心动周期全容积成像(single beat real-time full-volume three-dimensional echocardiography),无需心电门控,无需屏气,无多个心动周期图像的拼接,可提供90°×90°大扇角的容积图像,特别适用于心律失常、无法屏气配合的患者。

心脏介入超声

1976年,Mary最早开始术中超声探测,将超声心动图换能器置于心外膜,监护二尖瓣修补术。

1980年,Matsumoto报道经食管M型超声心动图术中监测左室的变化。

1990年,Hellenbrand等最先报道术中应用经食管超声心动图监测心脏间隔缺损封堵术,能清晰观察封堵器与房间隔的空间位置关系和引导封堵器的送入、放伞,并判断位置是否合适及有无残余分流等。

1995年,美国学者He等经动物实验证实超声是心内消融术中一种潜在的、可供选择的能源,特别对消融起源部位较深的心律失常可能更有价值。

1999年,德国学者Seggewiss和Faber等将心肌超声造影定位用于肥厚性梗阻性心肌病的消融术中。

2001年,Tomas Kohl详细论述了如何对人类胎儿进行开创性的尝试,包括使用经皮超声导引下用穿刺针直接穿刺心脏,以针杆作为插入起搏导线、瓣膜成形术用物或电极导管的通道,来修补最小的(胎儿)心脏。

结 语

超声心动图已有60年的历史,近年来发展尤为迅速,众多学者为其发展作出了杰出的贡献,国外不少厂家及公司强强联合,优势累加,推出多种优质新型超声心动图仪(图1-9～图1-13),更促进了这一技术的快速提高。

由于各个专家为不同刊物撰写许多高水平论文,出版了高质量的专著,文献浩瀚,难以尽数。本文主要选择各个时期、各种技术初始节段开展情况予以记述,挂一漏万,遗误颇多,如能得到专家和读者指正,笔者将不胜感激。

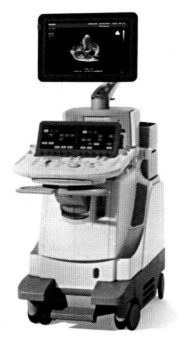

图 1-9　Philips iE Elite 新一代高效
超声诊断系统

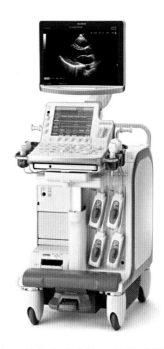

图 1-11　日立-阿洛卡推出了最新全智能调制
平台旗舰产品 Aloka Prosound F75

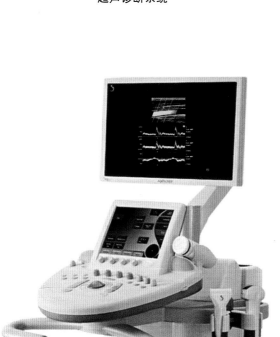

图 1-10　法国声科影像（Supersonic Imagine）研制
的 Aixplorer 超声诊断仪

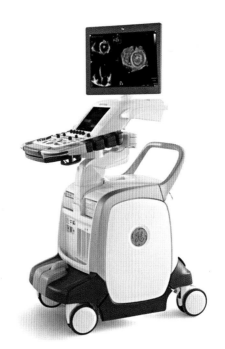

图 1-12　GE 通用电气（中国）医疗集团 2014 年 10
月推出了 Vivid E9 With XDclear 高档彩色多普勒
超声系统

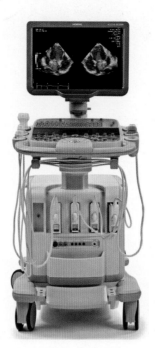

图 1-13　Siemens 最近推出的
Acuson S3000 超声诊断系统

我国超声心动图发展史略

THE HISTORY OF ECHOCARDIOGRAPHY IN CHINA

◎王新房　谢明星　刘夏天

M 型超声心动图	……	11	经食管超声心动图	……	15
胎儿超声心动图	……	13	三维超声心动图	……	15
二维超声心动图	……	13	血管内超声	……	15
心脏超声造影	……	13	其他研究工作	……	15
超声多普勒	……	14	获得的一些荣誉	……	16

　　1954 年瑞典学者 Edler 首先报告在正常二尖瓣及其狭窄时超声心动图的特点,此后各国学者相继开展研究,新的技术与方法不断涌现,在心血管疾病的诊断上发挥了很大的作用。1958 年,上海市第六人民医院安适先生成功地使用经过改装的上海造船厂制造的江南 1 型超声金属探伤仪(A 型超声,发射频率 2.5MHz)检查人体(图 2-1),并联合上海多家医院组建了一个专门的"上海市超声医学应用研究小组",用超声探查四肢软组织、骨骼及肝、胆、肾、乳腺等,并于 1960 年在《中华医学杂志》上发表了初步的研究成果——"超声波临床诊断应用的初步报告",这是国内公开发表的第一篇超声医学诊断系统性论文。1960 年 3 月上海研制成功我国首台 ABP 超声波显像诊断仪。1962 年我国开始进行超声心动图研究,是国际上最早开展这一工作的国家之一,曾做出过较大贡献。目前除常规的 M 型曲线、二维超声、频谱与彩色多普勒、声学造影已广泛应用之外,经食管超声、三维超声与血管内超声等也得到了推广。为总结经验,发扬成绩,吸取教训,迅速提高,现就我国心血管超声发展历史作一概述。

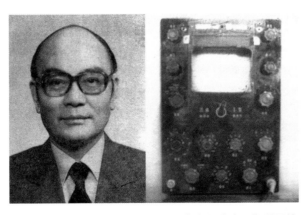

图 2-1　上海市第六人民医院安适先生和该院早期所用的上海江南造船厂所制造的超声探伤仪

M 型超声心动图

　　1962 年上海第一医学院(现名复旦大学上海医学院)附属中山医院徐智章用 A 型示波法和自制的 M 型超声心动图(由 ABP 超声切面显像仪上加锯齿波慢扫描电路而成)观察心脏与大血管的活动波形(图 2-2),并于 1964 年在《上海第一医学院学报》和《中华医学杂志》上发表有关结果。

2

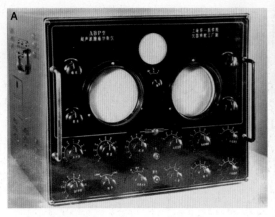
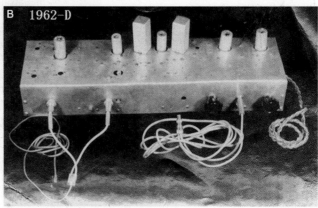

图 2-2　上海第一医学院中山医院研制的超声仪器
A. ABP 超声仪,可以进行 M 型超声心动图检查;B. 多普勒仪,可进行组织结构动态检查

1962 年武汉医学院附属第一医院(现名华中科技大学同济医学院附属协和医院)王新房用手法推动 BP 型超声的辉度调制扫描线,借以记录膈肌与心脏结构活动曲线。1963 年王新房、高浴等又研制成慢扫描驱动的 M 型超声心动图和能与心电图、心音图同步直接记录二尖瓣超声曲线的装置,对正常人和二尖瓣狭窄进行检查,并对曲线上各波的产生机制提出新的解释,在国内外首次报告并阐明了二尖瓣狭窄开瓣音与二尖瓣 E 峰的关系(图 2-3,图 2-4)。其结果曾于 1963 年武汉超声学术年会、1964 年上海超声学术会议和兰州全国心血管会议上交流,并在 1965 年《中华内科杂志》上发表。1964 年西安第四军医大学附属第一医院(现名西京医院)钱蕴秋、武汉医学院附属第二医院(现名华中科技大学同济医学院附属同济医院)张青萍、高如岳等也开展了 M 型超声的研究工作。

1972 年武汉医学院附属第一医院在全国推广 M 型超声心动图,并于 1975 年编写了我国第一部《超声心动图学》(王新房、王加恩主编,内部发行,图 2-5)。1976 年,内容包括有超声心动图的《超声诊断学》(郭万学主编)也与读者见面,对推广超声诊断技术发挥很大作用。于此期间,武汉、汕头、上海与厦门等地的厂家和研究部门推出多种 M 型超声仪供应各地用户。20 世纪 70 年代中期北京阜

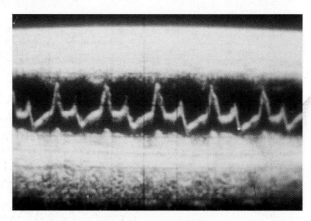

图 2-4　二尖瓣波群
此为武汉医学院附属第一医院于 1963 年记录的
M 型超声心动图

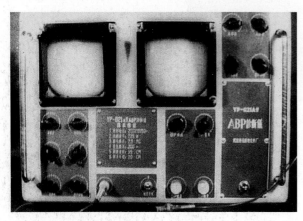

图 2-3　武汉市无线电元件厂研制的 ABP 超声诊断仪
1963 年武汉医学院第一附属医院在此仪器基础上添加
Y 轴慢扫描装置,可以记录 M 型超声心动图

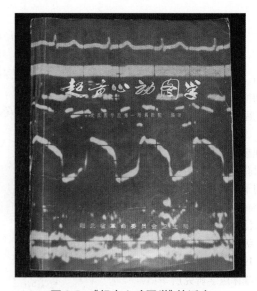

图 2-5　《超声心动图学》的诞生
1975 年,武汉医学院第一附属医院编著了我
国的第一部《超声心动图学》(内部发行),对
普及推广这一技术发挥了较大的作用

外医院刘汉英等应用超声心动图诊断先天性心脏病和左房黏液瘤等疾病取得较大的成效;北京军区总医院简文豪

等对心脏各腔室与大动脉进行检查,测定了大量数据;北京医学院第三附属医院(现名北京大学第三医院)张武、

301 医院李翔、第二军医大学长海医院赵玉华等在检查瓣膜病方面作出了有益的贡献。

胎儿超声心动图

1963 年王新房在武汉超声学术年会上报告 A 型和 M 型胎心与胎动超声反射的观察方法和临床价值,1964 年王新房和肖济鹏、上海第六人民医院周永昌分别在《中华妇产科杂志》第四、第五期上先后报告这一发现。这是国内外有关胎心超声检查最早的文献。由于众所周知的原因,国外对此不太了解,误认是欧洲人 1967 年最早发现,多年之后,当他们看到《中华妇产科杂志》刊载的论文图片才承认中国超声工作者是胎心超声检查的创始人。

随着超声技术的发展、仪器性能的提高,自 20 世纪 80

年代中后期,国内许多医院深入开展了胎儿超声心动图的临床应用工作。近十年来深圳、长沙、武汉、北京、上海、西安等地结合 M 型超声、二维超声、彩色多普勒、频谱多普勒等对妊娠中期及晚期胎儿心脏结构、血流动力学、心功能等发育情况进行监测和综合评价,及时诊断先天性心脏畸形和心律失常,取得了骄人的成绩。近时问世的三维超声心动图和时间-空间相关成像(spatio-temporal image correlation, STIC)技术,有望能进一步提高心血管畸形产前筛查诊断的准确性。

二维超声心动图

北京阜外医院(1976)、浙江中医学院(1977)先后引进了荷兰多晶体线阵型超声仪。1978 年上海第二军医大学长海医院自制此种仪器,并应用伪彩色编码形式显示图像,开展二维超声心动图检查,观察心脏形态与活动。1979 年中国医学科学院生物医学工程研究所、阜外医院和四川绵阳超声厂合作研制机械扇扫超声成像仪获得成功。同年北京军区总医院引进日本 Aloka SSD-110C 机械扇扫超声心动图仪。1980 年武汉医学院附属第一医院、西安第四军医大学附属第一医院引进美国 Varian V-3000 相控阵超

声心动图仪。西安交通大学与第四军医大学合作自行研制相控阵超声心动图仪。此后数年,各地医院相继购买各种型号机械扇扫和相控阵扇扫超声仪,李英杰、陈福杰、赵玉华、方文绣、王佩显、姜楞、张楚武、范惠然、赵砚峰、张爱宏、李润南、王加恩、王新房等对多种疾病进行检查,使我国在二维超声心动图的早期研究得以逐步提高和推广。目前我国在二维超声仪器研制和临床应用方面已有长足进步,跻身于世界医学先进行列,今后继续努力,必能取得更好的成绩。

心脏超声造影

1968 年国外应用靛氰蓝绿进行心脏超声造影法获得成功。1975 年武汉医学院附属第一医院王新房、王加恩等得知国内用双氧水静脉注射治疗肺心病时可出现氧气栓塞的副作用,联想到双氧水产生的氧气泡将会在心血管腔内形成强烈的反射,如剂量适当,有可能变弊为利,成为一种理想的超声造影剂。在动物实验后复经作者自身静脉注射获得成功证明安全有效,没有副作用后,于 1978 年开始用于临床,此即双氧水心脏声学造影法(hydrogen peroxide contrast echocardiography)。有关资料发表之后受到临床关注,在国内外得到广泛应用,并分别获得省级、部级及国家级科技进步奖。

1980—1982 年,上海第一医学院中山医院徐智章、无锡市临床医学研究所华祖卿和阜外医院刘汉英等分别以维生素 C、醋酸或盐酸与碳酸氢钠相加,产生二氧化碳(carbon dioxide),注入静脉后进行右心系统超声造影取得良好效果。

1983 年王新房、王加恩应用肺小动脉嵌顿注射双氧水进行左心超声造影(left heart ultrasonic contrast),可以观察由左向右分流的心脏间隔缺损和二尖瓣反流。

1986 年同济医科大学附属协和医院邓又斌、王新房报告双氧水心肌灌注在心肌缺血梗死范围估计方面的实验研究。

1987 年新疆医学院汪师贞等经气管插管在小支气管注入双氧水进行左心超声造影获得成功。

1988 年北京邮电医院徐南图、张汉京等报告 2505 例造影超声心动图测定右心功能的结果。

1989 年 301 医院谢锋报告冠状动脉内注射微气泡剂量与心肌灌注显影效果的关系。

1991 年北京邮电医院徐南图、张汉京报告心肌造影实验研究的结果。

1993 年西安西京医院刘金耀、钱蕴秋报告实验用心肌造影剂的制备方法。

1993 年前后同济医科大学协和医院赵博文、吕清、王新房等用声振泛影葡胺或葡萄糖进行右心声学造影取得良好效果。

1995 年广州南方医院与解放军 157 中心医院刘伊丽、罗支农、宾建平等合作经周围静脉或冠状动脉内注射声振 706 代血浆等进行左心造影获得成功。

1996—1997年北京阜外医院谢锋应用新型含有氟烷类物质的微气泡静脉注射结合谐波成像技术,以评价心肌血流灌注的实验研究,认为可产生比较恒定的心肌造影作用。

近年来,北京阜外医院、广州南方医院、西安西京医院、山东大学齐鲁医院、重庆医科大学、第三军医大学新桥医院等进行左心造影获得成功,应用新型含氟烷类物质的微气泡静脉注射结合谐波成像技术可产生比较恒定的心肌造影作用。

南方医科大学南方医院刘伊丽、查道刚等研制的全氟显(人血白蛋白包裹全氟丙烷气体微泡),已经过Ⅲ期多中心临床试验,经静脉注射后,左心室内膜的分辨效果显著增强,明显提高对室壁节段性运动状态的判定。左室心肌亦获得较满意显影。该造影剂不良反应少且轻微,最近已被国家药监局批准,将很快能在临床上应用。

重庆医科大学附属第二医院王志刚等的实验研究,以超声微泡造影剂作为体内基因转染载体,微泡破裂定向释放目的基因于靶器官或组织,使局部基因浓度大幅增高,为实现靶向基因治疗等带来一线希望。

超声多普勒

1964年上海第一医学院中山医院(现名复旦大学中山医院)徐智章、上海第二医学院(现名上海交通大学医学院)仁济医院燕山在国内率先自制连续多普勒仪,以此探测心脏活动、血管、胎心、胎动及断肢再植后血管是否通畅等,在临床上有一定作用。此法在20世纪70年代后期曾被一些医院采用,但因这是一种简易型多普勒仪,检测对象是组织结构的超声反射,而非红细胞的后散射,不能显示血流有无及其方向与速度,故逐渐为后来居上的新型多普勒装置所替代。

1982年北京军区总医院简文豪、郭万学,301医院李翔、金元等率先引进频谱型脉冲多普勒开展研究,对观察血流速度、瓣膜狭窄与反流和间隔缺损所致的分流等有重要价值。

1985年同济医科大学附属协和医院、北京中日友好医院与上海医科大学中山医院在我国率先引进日本Aloka SSD-880彩色多普勒血流成像仪并开展研究。

1986年王加恩、王新房、姜楞、刘汉英等分别报告彩色多普勒在先天性心脏病间隔缺损所致心内血液分流和瓣膜病狭窄、关闭不全时血流异常的表现。

山东医科大学附属医院(现名山东大学齐鲁医院)张运在国外学习期间对多普勒测量血流作过深入研究,1986年回国后对推广这一技术发挥了较大作用。

1995年北京军区总医院简文豪对组织多普勒成像原理和临床应用作了详细介绍。1996年上海沈学东、沈理、陈丽、张国辉等协作,应用彩色多普勒组织成像进行心肌梗死面积的定量分析以及心壁运动和激动顺序的实验研究。

1994—1995年同济医科大学附属协和医院邓又斌,第四军医大学附属西京医院张军、钱蕴秋与福建医学院附属协和医院张贵灿等报告彩色多普勒血流会聚法在瓣膜疾患与间隔缺损诊断与定量分析上的应用。

1996年同济医科大学附属同济医院、301医院等在彩色能量多普勒应用方面作了比较深入的研究。

1996—1997年同济医科大学附属协和医院率先引进Acuson Sequoia彩色多普勒仪,能较好显示心肌内冠状动脉及其分支,对观察心肌供血有所帮助。

近几年来,北京、武汉、上海、重庆等地多家医院应用高帧频心肌多普勒曲线M型速度图(CM-TVI)和应变率图(CM-SRI)可以观察心肌活动的多项指标,观察心肌激动和兴奋传导过程,在心律失常、心肌缺血、心肌存活性的研究方面取得良好成绩,其临床价值受到高度重视。

我国在彩色多普勒仪器研制方面也有很大进展。1989年底,深圳安科公司与美国Analogic公司合作研制彩色多普勒血流仪获得成功并推向市场,受到用户欢迎(图2-6)。在新世纪到来前后国内多家公司如汕头超声仪器研究所、沈阳东软、深圳迈瑞、深圳开立等公司推出多种彩色多普勒诊断仪,能比较准确地显示正常血流及分流、反流、狭窄所形成的层流与湍流,对临床诊断有较大帮助。

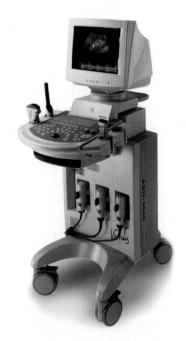

图2-6 深圳安科公司于20世纪80年代推出的第一代彩色多普勒超声仪

经食管超声心动图

1988 年上海医科大学中山医院姜楞、曹期龄等在国内首先开展单平面经食管超声心动图。

1989—1990 年同济医科大学附属协和医院王新房、王加恩、李治安开展了单平面与双平面经食管超声心动图，并对照离体心脏的多种切割面，提出了一些比较实用的心脏横轴与纵轴切面。

1992 年前后北京协和医院、安贞医院、上海长海医院、石家庄白求恩医院相继开展经食管超声心动图检查，使这一技术在临床上逐渐普及，得到广泛应用。

1993 年山东医科大学附属医院张运等开展了多平面经食管超声心动图，在横轴与纵轴切面之间观察一些新的切面。同年阜外心血管病医院也开展这一研究，并举办学习班，促进了经食管超声心动图的推广。

目前经食管超声心动图在临床上已经逐渐普及，在心血管疾病诊断上发挥重要作用。

三维超声心动图

1987 年哈尔滨医科大学李英杰与哈尔滨船舶工程学院李天福等报告，使用自制的网格型静态三维超声心动图，观察正常人与扩张型心肌病左室的形态初步获得成功。

1990 年浙江中医学院马孔阜与上海医疗器械研究所陆平报告薄壳型彩色编码静态三维超声心动图观察正常人及冠心病患者左室形态的特点。

1991 年同济医科大学王新房、李治安和上海医疗器械研究所陆平报告经食管静态三维超声心动图在正常人、瓣膜病和各种先天性心脏病检查和诊断上的价值，图像上能同时显示多个结构及其空间关系。

1994 年上海医科大学沈学东与上海医疗器械研究所陆平报告动脉血管腔内超声显像三维重建的方法。

1995 年同济医科大学王新房、李治安和上海医科大学沈学东等分别报告使用 TomTec 三维成像系统进行动态三维超声心动图临床应用研究，结果表明这一新的技术在观察心脏形态、活动、瓣膜疾病、各种先天畸形及容积测量方面具有重要意义。

1996 年山东医科大学张运等报告三维超声在左室壁活动异常及心功能测定上的应用。

2002 年武汉、济南、上海、北京、西安、成都、福州等地在国内相继使用装有矩阵型换能器的 Philips Sonos 7500 成像仪开展实时三维超声心动图检查，已取得良好效果。

2007 年北京、上海、济南等地报告实时三维经食管超声心动图在心脏介入和外科手术治疗心脏疾患过程中的应用，能清晰显示病变立体形态，实时监测手术进程及其效果，受到临床的高度赞誉。

血管内超声

20 世纪 90 年代初期，在德国 Essen 大学工作的我国学者葛均波对血管内超声（intravascular ultrasound imaging，IVUS）研究作出了巨大贡献，他将这一新技术在国内多次示范表演，在普及推广方面发挥很大作用。1993 年北京军区总医院在国内率先开展血管内超声检查，1995 年上海医科大学中山医院、第四军医大学西京医院、阜外心血管病医院、北京协和医院、湖北省人民医院等相继开展此项技术，在冠心病介入治疗方面起到较大的作用。1996 年上海医科大学中山医院开展了血管内超声的三维成像研究，取得较好成绩。目前国外的血管内超声技术发展非常迅速，在冠心病介入治疗中已显示有很大潜力，故我国应给予足够的重视，多科协作，互相配合，共同努力，积极开展，以期在较短的时间内赶上国际先进水平。

其他研究工作

1988 年阜外心血管病医院刘汉英、杨浣宜等开展彩色编码与组织定征研究，对心肌病变进行细致分析。

1993—1994 年上海中山医院施月芳、舒先红、沈学东，阜外心血管病医院刘醒、刘汉英，山东医科大学张运、张梅等先后报告使用声学定量（AQ）技术测定左室容量，评价心脏功能的经验。

1996 年阜外心血管病医院樊朝美，1997 年上海长海医院查长松、赵玉华，山西医科大学邢艳秋等报告彩色心壁动力技术观察心内膜轮廓的变化，对显示室壁活动幅度、节段性运动失常、异常活动及室壁瘤形成等有较大意义。

1996 年上海中山医院沈学东等开展了超声粉碎血管内粥样斑块的研究。

近年来，四川省人民医院尹立雪等应用心内超声探头对心肌激动、兴奋过程的研究颇具新意。

国内在超声监护下开展间隔缺损封堵、肥厚型心肌病消融等介入治疗方面也取得了良好的成绩。另外,国内超声工作者应用组织多普勒、实时三维超声等进行心脏再同步化治疗适应者的选择和起搏器程控优化方面的研究,展现出了较好的临床价值。

近几年,我国超声工作者积极紧跟超声技术发展的最前沿,在对定量组织速度成像(quantitive tissue velocity imaging,QTVI)、组织追踪成像(tissue tracking imaging,TTI)、组织同步显像(tissue synchronization imaging,TSI)、应变和应变率成像(strain and strain rate image)、速度向量成像(velocity vector imaging,VVI)、二维应变显像和斑点追踪技术(speckle tracking imaging,STI)等超声新技术的研究和临床应用方面,取得了令人振奋的成果。

一些现时在国外工作的中国学者如姜楞、曹期龄、任建方、谢锋、孙静平、沈学东、田志云、邓京、葛舒平等专家,他们各有专长,造诣深厚,在超声心动图领域内做过杰出的贡献。他们身在异邦,心怀祖国,经常回归讲学,及时将国际上的先进技术在全国各地介绍、演示,对促进和提高我国超声心动图的迅速发展起到很大作用。特别是20世纪50年代初期赴美留学,在乔治·华盛顿大学医学部任教的郑宗锷教授从70年代参与组织 US-China Physicians Friendship Association(美中医师友好协会),在促进中美医学交流,向国外介绍中国心脏病学发展与取得的成就,向国内介绍世界心脏病学新进展方面作了大量工作,并在指导青年医师进行科研,对外发表论著方面发挥了重要作用。

获得的一些荣誉

由于我国学者对超声医学的认真钻研和深入探讨,取得了多项优异的成果,曾多次获得由国务院颁发的国家级科技成果奖和省部级颁发的优秀成果奖。

1986年《中国超声医学杂志》曾向国内各省市超声医学临床工作者和仪器研制专家发出220封调研公函进行无记名投票,评选出在开发我国超声医学事业、仪器研制、创建学术组织及技术革新、学术交流等做出贡献的人员,并于同年8月在广州会议上按评选结果名次,向郭万学、周永昌、戚兆清、张青萍、徐智章、张武、伍于添、王新房、朱世亮、姚锦钟前十位专家颁发奖状和纪念品。

1988年10月 World Federation of Ultrasound in Medicine and Biology,WFUMB(世界超声医学与生物学联合会)和 American Institute of Ultrasound in Medicine,AIUM(美国超声医学协会)在华盛顿召开的"History of Medical Ultrasound Symposium(医学超声历史研讨会)"上对于这一学科在早期发展中有杰出贡献的中国超声医学工作者邹贤华、任建方、徐智章、张爱宏、王新房、王威琪、冯若、张缙熙共八位学者授予"超声医学历史先驱者奖(History of Medical Ultrasound Pioneer Award)"。

2011年5月,the International Society of Cardiovascular Ultrasound,ISCU(国际心血管超声协会)授予王新房教授"the Father of Modern Echocardiography(现代超声心动图之父)"称号。

2012年、2014年,American Society of Echocardiography,ASE(美国超声心动图学会)先后为王新房教授、张运教授授予 Honorary fellow of ASE(ASE 荣誉理事)称号。

2015年中国医师协会超声医师分会在北京召开的中国超声医师学术大会上授予王新房、张缙熙二位教授"中国超声医师终身成就奖"称号。同年在北京召开的中华医学会全国超声医学学术会议表彰了"中华超声杰出贡献专家"董宝玮、钱蕴秋二位教授。

我国老一代专家在超声医学的开拓和发展方面,曾做出过杰出的贡献。今天的年轻一代精力旺盛,才华过人,基础理论扎实,受过良好的训练,由于他们掌握着新的动向,能提出独到的见解,高起点开展研究工作,取得更加辉煌的成就,先后出版了多种超声医学专著(图2-7)。目前,

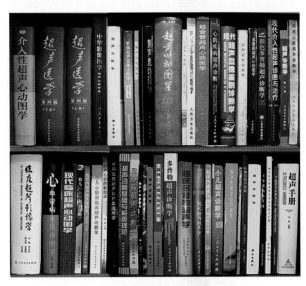

图 2-7 众多的超声医学专著
改革开放以来,我国超声心动图研究迅速发展,取得巨大成绩,超声专著如雨后春笋,受到专家和读者的欢迎,并给予高度评价

我国各家超声研发公司人才济济,技术力量雄厚,是英雄用武之地,最近他们推出了多种高水平的超声新仪器,详情可与有关厂家咨询(图2-8～图2-11)。

综上所述,在过去五十多年中,我国超声心动图工作者付出了艰辛的劳动,取得令人鼓舞的成绩。为了中国超声医学的快速发展,我们一定要做到:新老专家,团结一心,高瞻远瞩,见微知著,群策群力,携手前进,开拓进取,勇于创新,在攻坚克难中取得举世瞩目的成果,建功立业,独占鳌头,为民造福,为国增光。

限于篇幅,本文仅就每一时期、每一新技术在当时的研究状况,以及各地作者在会议上交流和在杂志上论文发表先后,介绍其中若干率先应用者。新近许多单位和学者发表了大量高水平的论著,已在有关章节中作过介绍,详情可查阅本书在卷后所附的参考文献,于此恕不一一赘述。

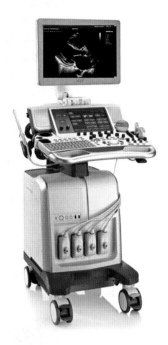

图 2-8　深圳 Mindray 迈瑞公司新近推出
的 DC-8 彩色多普勒超声系统

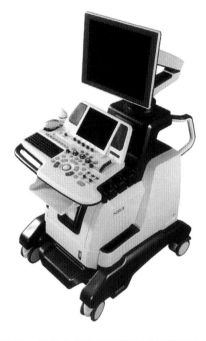

图 2-10　汕头市超声仪器研究所 SIUI 研制的
Apogee 5800 全数字超声多普勒诊断仪

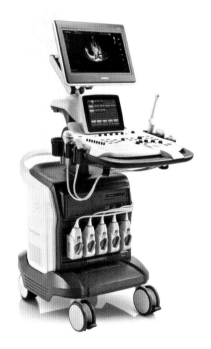

图 2-9　深圳开立研制的 SonoScape S40 优质
彩色多普勒超声仪

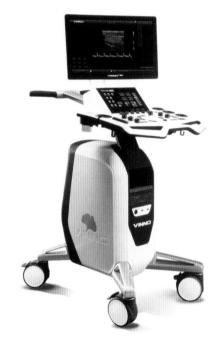

图 2-11　苏州飞依诺科技有限公司研制的
VINNO E30 彩色多普勒超声诊断仪

第 3 章

心血管疾病超声诊断的物理基础
PHISICAL BASIS OF ULTRASOUND DIAGNOSIS IN CARDIOVASCULAR DISEASE

◎王新房　朱天刚　贺　林

超声波的基本物理概念 …………………… 18	二、少反射型 ………………………………… 22
一、超声波的定义及其与声波的关系 …… 18	三、多反射型 ………………………………… 23
二、超声的发射与接收 …………………… 19	四、全反射型 ………………………………… 23
三、声波的物理参数 ……………………… 19	超声心动图分辨力 ………………………… 23
超声波的物理性能 ………………………… 20	一、显现力与波长 ………………………… 23
一、方向性 ………………………………… 20	二、空间分辨力 …………………………… 24
二、反射与透射 …………………………… 20	三、对比分辨力 …………………………… 24
三、折射 …………………………………… 21	四、时相分辨力 …………………………… 24
四、吸收与衰减 …………………………… 21	五、相关的几个问题 ……………………… 25
五、绕射、散射与声学定量 ……………… 21	超声波的生物效应 ………………………… 26
六、多普勒效应 …………………………… 21	一、超声生物效应的产生和分类 ………… 26
七、非线性传播和谐波技术 ……………… 22	二、超声生物学效应的影响 ……………… 27
人体组织声学类型 ………………………… 22	三、超声安全性监测与临床使用建议 …… 27
一、无反射型 ……………………………… 22	

　　超声波应用于心血管疾病的诊断始于 20 世纪 50 年代,问世后即迅速发展。其早期被称为 Ultrasound Cardiography,后简化为 Echocardiography,甚至直接简化为 Echo,即为超声心动图。这种技术主要是利用超声波穿透和反射等物理特性,对超声波通过组织各层结构时的反射及散射信号进行编码,经过数-模转换在监视器上显示为图像。应用于心脏与相邻大血管的检查时,可观察心脏腔室与大血管的结构形态与搏动状况,了解房室收缩、舒张与瓣膜关闭、开放的活动规律,为临床诊断提供具有重要价值的参考资料。由于这种方法能较准确诊断多种心血管疾病,且几乎无痛苦与创伤,因此已成为常规的检查手段之一。本章就超声波物理基础理论方面的有关问题作一简略介绍,期望对读者进一步提高超声心动图的诊断水平有所帮助。

超声波的基本物理概念

一、超声波的定义及其与声波的关系

　　声波(sound wave)是一种振动产生的疏密波(纵波),需要介质的介导才能传播,在真空中无法传播。一般情况下,振动频率介于 20 ~ 20 000Hz 之间是能被人类耳朵所感知的,这种可以被人耳听到的频率范围内的振动称为声振动(图 3-1),由声振动激起的疏密波即为声波,低于或高于此频率的振动人类无法用耳朵感知。低于此频率的称为次声波,高于此频率的称为超声波(ultrasound wave)。

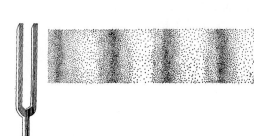

图 3-1　音叉发出的声波能被人类耳朵所感知

超声波在本质上与声波一样,都是振动产生的疏密波,因此在基本物理性质上相似,只是频率更高而具有某些特有的物理性质。目前医学诊断用超声波频率一般为1~30MHz,用于成人经胸超声心动图检查为1.5~3.5MHz,婴幼儿则使用5~10MHz,成人经食管超声心动图为3.5~7MHz,婴幼儿经食管超声心动图为7~9MHz,外周血管及浅表组织器官检查使用频率为7~14MHz,而冠脉内超声检查频率可高达20~30MHz。

二、超声的发射与接收

（一）压电晶体与压电效应

自然界某些晶体如石英等具有特殊的性能,当在它的一定方向上施加压力或拉力时,晶体的两侧表面上即出现异名电荷。反之,如将此晶体置于交变电场之中,并使电场方向与晶体压电轴的方向一致,则可发现晶体厚度有所改变,出现压缩或扩张。这种压力与电荷互相转换的物理现象称压电效应(piezoelectric effect)。由压力(机械能)而产生电荷(电能)为正压电效应,反之由电荷(电能)而产生压力(机械能)为逆压电效应(图3-2)。具有此种物理性能的晶体即为压电晶体(piezoelectric crystal),亦称换能器(transducer)。

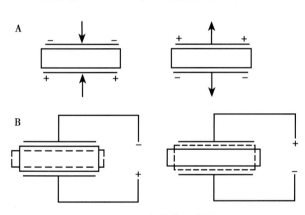

图3-2　压电效应示意图
A. 正压电效应;B. 负压电效应

换能器目前采用最多的是以含铅的锆钛酸铅(PZT)系材料为主的压电陶瓷,其主要成分是氧化铅,从其材料制造到最终废弃的过程中不可避免地对环境带来铅污染,危害人类健康。尽管含铅压电陶瓷元器件因为替代技术难度大,暂未被法规限制,但是所有超声仪器的生产厂家和相关机构都在大力研发无铅基压电陶瓷。此外,传统压电材料PZT是一种多晶复合物,由于晶粒边界限制,仅有部分偶极子能够在电场中对位而参与到材料的声电转换反应中。这样由于每个偶极子的不完全对位导致相应的材料电机械偶联效率下降,这大大影响换能器的效能。目前以弛豫铁电单晶体为代表的新一代换能器材料已出现,此类单晶体为人工培育,结构均匀,具体缺漏很少,也没有粒子界面,在进行任意方向的极化时,双极子的取向几乎完全一致(接近100%),极大地提高了机电特性。其电声能量转换效率大大提高,频带宽度也有了大幅度的扩展,以此为材料制作的超声探头的性能和图像质量有了很大提高。但因为制备难度大,无法大规模生产,因此仅在各大厂家的高端仪器上以"纯波探头"为名得到应用。

（二）逆压电效应与超声波的发生

诊断用超声波的发生,系将仪器产生的高频脉冲,即高频交流电压信号加在压电晶体上,利用逆压电效应,使晶体片发生机械性的体积胀缩,推动周围介质使之振动,形成疏密波。疏密波的频率则与输入之电振荡频率一致。

（三）正压电效应与超声波的接收

当超声波在介质中传播时,遇有声阻不同之界面即发生反射,这些反射回来的反射波与发射波物理性质相近,当其作用于压电晶体时,由于正压电效应使晶体片两侧产生异名电荷并不断变化,把这种高频变化的微弱电信号接收、放大后,最后显示在示波屏上,形成代表界面反射强弱的光点与波幅。

简单地说,超声的发射是利用逆压电效应,接收则利用正压电效应,在超声仪器工作时,超声波的发射和接收是由压电晶体同时完成的。

三、声波的物理参数

（一）频率

频率(f)为单位时间内通过介质中某点的完整疏密波的数目,单位为赫兹(Hz),1Hz即每秒振动1周(c/s)。频率是超声波的物理常量,在传播的过程中保持不变。用于超声心动图的超声频率多为1.5~3.5MHz,即1 500 000~3 500 000c/s。

（二）周期

声波在传播中通过波形上相位相同的相邻两点(即一完整波长)之间所经历的时间即为周期,频率愈高周期愈短。以公式表示:

$$周期 = \frac{1}{频率}$$

（三）波长

沿声波传播方向,振动一个周期所传播的距离,或在波形上相位相同的相邻两点间距离(图3-3),称为λ,单位为米(m)。

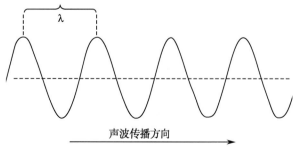

图3-3　声波的传播与波长

波长、声速与频率之间有密切的关系,可用公式表示:

$$波长 = \frac{声速}{频率}$$

（四）声速

指声波在介质中单位时间内传播的距离,单位为米/秒(m/s),其快慢与介质的密度及弹性有关,而与声波的频率无关。声波的传播速度在高密度、弹性大的介质中较高,反之较低。因此一般情况下,声速在气体中传播速度最小,液体中传播速度较大,固体中传播速度最大。例如:空气中声速为360m/s左右,水中为1500m/s左右,而在金属中则为4500m/s左右。人体软组织中之声速与水中相近,亦为1500m/s左右。

超声波的物理性能

一、方 向 性

我们知道,普通声波传播是没有方向性的,类似于石子投入水中产生的涟漪,向四周扩散。而诊断用超声波的频率远高于普通声波,其波长很短,因此拥有某些类似于高频电磁波(如光波)才拥有的特性,方向性就是其中很重要的一个。超声波在发射后主要集中于一个方向传播,声场分布呈柱状,声场宽度与产生超声波晶体片的大小相接近,因此具有明显的方向性,故称为超声束(图3-4,图3-5)。

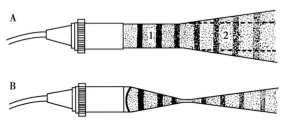

图3-4 探头与声束

A. 非聚焦探头(换能器),近场(1)声束平行,与压电晶体片直径相近,远场(2)声束扩张,逐渐增宽;实线与虚线间的夹角即扩散角(θ);B. 聚焦探头,近场声束窄分辨力高,经过焦点后逐渐增宽

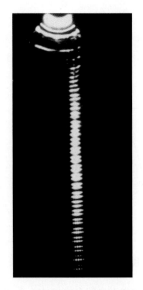

图3-5 超声切面显像中的声束

但是,由于超声波在本质上仍然是一种声波,因此其方向性是相对性的,在传播过程中仍会发生扩散。一般来说在近场(接近探头处)声束直径可能较换能器直径小,远场则宽于换能器的直径。

近场范围可用以下公式计算:

$$L = \frac{r^2 \cdot f}{C}$$

其中 L 为近场长度,r 为振动源的半径,f 为频率,C 为声速。

在远场(即距探头稍远处)则因声束逐渐增宽存在扩散角。扩散角的大小可用以下公式计算:

$$Sin\theta = \frac{1.2\lambda}{D}$$

θ 为扩散角,λ 为超声波之波长,其值愈小,扩散角愈小;D 为压电晶体片之直径,其值愈大,扩散角愈小。各种超声频率的扩散角见表3-1。

表3-1 各种超声频率的扩散角
(换能器直径为12mm)

频率(MHz)	1.0	2.5	5.0	10	15
扩散角(°)	8.6	3.35	1.75	0.86	0.57

二、反射与透射

超声在传播中,经过两种不同介质的界面时,由于界面前后介质的不同,超声传播的方向将发生变化。一部分能量由界面处返回第一介质,此即反射(reflection),其方向与声束和界面间的夹角有关,反射角和入射角相等。如声束与界面相垂直,即沿原入射声束的途径返回。另一部分能量能穿过界面,进入第二介质,此即透射(transmission),此时声束方向可能改变,其角度大小依折射率而定。声能在界面处反射与透射之总值不变,与入射的能量相等,但反射之多少则随界面前后介质的声阻差异而有所不同(图3-6)。

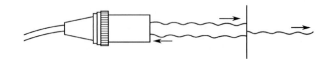

图3-6 超声波发射示意图

超声波发射之后,沿探头方向前进,遇有声阻抗差异之界面时,部分声能可被反射。另一部分可通过界面进入深层,其量之大小与界面前后声阻抗之差及声束与法线间夹角有关

所谓声阻(acoustic impedance)即声阻抗率,等于介质的密度与超声在该介质中传播速度的乘积。设 Z 为声阻,P 为密度,C 为声速,则:

$$Z = P \times C$$

两介质声阻相差之大小决定在界面处之反射系数。以式表之：

$$声压反射系数\ R_A = \frac{Z_1 - Z_2}{Z_1 + Z_2}$$

$$声强反射系数\ R_1 = \left(\frac{Z_1 - Z_2}{Z_1 + Z_2}\right)^2$$

Z_1 为第一介质之声阻，Z_2 为第二介质之声阻。

由式中可以看出：两介质声阻相差愈小，则界面处反射愈少，透入第二介质愈多；反之，声阻相差愈大，则界面处反射愈强，透入第二介质愈少。

三、折　射

折射（refraction）是指超声波在传播中，经过两种不同介质的界面时，进入第二介质时超声波传播的方向可能发生变化，其方向与超声束和界面间的夹角有关。如超声束与界面相垂直，透入第二介质的声束沿原入射超声束的方向前进。如声束方向与界面不垂直，存有夹角，则透入第二介质的声束发生折射，方向将会发生改变，其折射角度的大小与折射率有关。

四、吸收与衰减

超声波在介质中传导时，声波能量使介质发生振动，介质质点之间发生弹性摩擦（内摩擦），这个过程使得声波能量（机械能）转化为热能。热能一部分被组织吸收，另一部分通过介质的热传导及辐射而消失，这种现象即为声能吸收。声能吸收的多少主要与超声波频率、介质本身的性质（包括黏滞性和导热性）、传播的距离、温度环境有关。

声能吸收是超声能量衰减的原因之一。此外，超声在传播过程中，发生扩散使能量分散，超声的反射、散射，这些都使得原声束方向上的声能减弱。因此有多个高反射界面的组织，如肺、骨骼中的声能衰减非常明显，较均一的液体组织，如尿液、血液，声衰减较小（具体见表3-2）。

表 3-2　不同生物组织的密度、传导速度和吸收系数

组织	密度（g/cm³）	传导速度（m/s）	吸收系数（cm⁻¹）（f=1MHz）
肝素化鲜血	1.055	1580	0.034
颅骨	1.738	2770	1.5
脑	1.03	1460	0.06
鲜脂肪	0.937	1479	0.07
心肌（牛）	1.048	1546	0.185
肾（牛）	1.040	1572	0.09
鲜肝	1.064	1569	0.149
鲜肺（狗）	0.4	658	4.3
肌肉	1.07	1566	0.15
水	1.0	1500	

五、绕射、散射与声学定量

当超声波束遇到大于波长的、声阻不同的组织界面时，仪器通过接收反射波来显示图像。而当超声波束遇到小于声波长的1/2且声阻不同的界面时声波绕过障碍物继续传播，出现绕射（衍射）（diffraction）现象，继续前进，仅在障碍物表面的四周产生微弱的散射，其能量向各个方向辐射。这种现象与超声束的显示力密切相关：当障碍物直径大于λ/2，声波在障碍物表面产生反射，其边缘产生少量绕射；如果障碍物直径小于λ/2，超声探测时仅能收集并显示沿原发射声束方向返回的微弱的散射，这种朝向探头方向（与入射角呈180°）的散射波称为背向散射（backscatter），又称后散射。心脏在收缩和舒张过程中，心肌的几何形态发生微小的变化，背向散射信号亦有所改变，因此其具有高度敏感性。

利用自动边缘检测技术（automatic border detection，ABD），区分组织和血液两种信号，通过分析心肌和血液的背向散射积分实时描绘并显示心内膜，计算心腔面积、容积及其变化率，得到心脏的泵功能和心肌收缩力各项指标，此即声学定量（acoustic quantification，AQ）技术。

彩色室壁动态技术（color kinesis，CK）是以声学定量方法为基础将心内膜位移进行彩色编码从而建立起反映室壁运动的彩色图像的一种方法。它采用ABD的原理，将声学定量技术加以延伸，由计算机自动对比和分析来自组织和血液的不同回声强度，并以此确定二者界面。在这种图像显示中，同一色彩表示收缩期同一时相位移，而这种位移的宽度则代表该时相中心内膜的运动幅度。一般情况下，当心室收缩，心腔内由血液的信号转变为心肌组织时，彩色编码顺序为红-黄-蓝-绿，而心室舒张，心腔由心肌组织信号变为血液信号时，彩色编码顺序为红-蓝-绿-黄。由于心脏收缩和舒张期时相长短不一，心室壁各部位动力不同，心内膜彩色位移有一定的差别，对其进行分析能更完整直观地观察室壁整体与局部运动状态。它不仅可以评价心室的收缩和舒张功能，而且由于它可节段分析室壁运动的幅度和时间，从而可提高负荷超声的敏感性，对评价心肌存活性具有重要的临床意义。

六、多普勒效应

多普勒效应是奥地利物理及数学家多普勒·克里斯琴·约翰（Christian Johann Doppler）于1842年提出的。多普勒推导出当光波发射源和观察者有相对运动时，观察者接收到的波频会改变，当时他试图用这个原理来解释双星的颜色变化。后将这种波源与接收器之间的相对运动而引起的接收频率与发射频率之间的差异称为Doppler（多普勒）频移，此种物理效应称之为多普勒效应（Doppler effect）（图3-7）。人们通过检测多普勒频移，依据多普勒方程可计算出声源与反射体之间相对运动速度，这一技术称为多普勒技术。

将多普勒技术应用于超声血流测量时，超声诊断仪获取血液中血细胞（主要是红细胞）的背向散射信号，用计算机对运动界面返回的讯号与发射讯号之间的差异进行快速傅里叶变换（fast Fourier transformation，FFT），实现自动

3

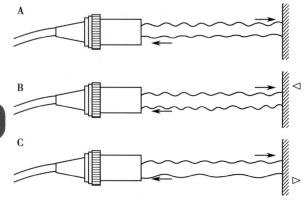

图 3-7 Doppler 效应示意图

A. 反射界面不动，返回之声频与发射之声频无差异；B. 反射界面向声源靠近，返回声频升高；C. 反射界面远离声源，返回声频降低

频谱分析，从而求得频移的大小，了解血流的速度，分析血细胞的多普勒频移（一般为 0.5～10kHz），即可得到细胞的运动速度，从而推算出血液流速。超声诊断仪最终得到的多普勒图像有两种：频谱多普勒（spectral Doppler）和彩色多普勒（color Doppler）。频谱多普勒是将多普勒频移大小以频谱曲线的方式显示，包括脉冲和连续多普勒两种类型。彩色多普勒则将超声扫描线上各点的频移方向、大小进行伪彩色编码，以红、蓝、绿等颜色显示，包括二维彩色多普勒成像与 M 型彩色多普勒血流图两种类型。频谱多普勒能显示血流方向与速度，对血流量化分析具有重要意义；而彩色多普勒则能动态观察血流的流动方向、速度、有无反流与分流等多种信息。超声多普勒技术的临床应用，是超声诊断发展史上的一次关键性进步，为心血管疾病的无创检测带来了革命性变化。

根据多普勒原理，任何产生频移的现象均产生多普勒效应。如果把人体心脏作为超声靶器官，那么由此产生的二次声源的多普勒信号应该有两种成分：血液中运动的红细胞和运动的心肌组织，正常血流的速度范围为 10～150cm/s，而心肌的速度范围一般不超过 10cm/s，血液运动

振幅为 40Db，比心肌振幅低。因此，血流为高频移低振幅而运动的心肌则为低频移高振幅，通过改变多普勒滤波系统的阈值，可分别获得血流或心肌的频移信号。通过高通滤波器同时提高增益可检测血流反射回来的频移信号，用低通滤波器和降低增益则检测心肌反射回来的频移信号。滤掉血流频移信号，保留心肌频移信号并进行成像，这就是目前广泛应用的组织多普勒成像技术（tissue Doppler imaging，TDI）。目前在此基础上衍生出许多新的组织运动分析技术，如应变、应变率、组织同步追踪分析，在室壁运动分析、心肌同步化评估等方面具有重要的临床价值。

七、非线性传播和谐波技术

严格地讲，声波的传播过程是非线性过程，假定其为线性传播是为了研究和理解的方便。

声波在传播中遇到介质界面时，可发生反射和折射，此即声波在介质中的线性传播的表现。而当声波遇到不规则界面时，声波在组织中传播时可发生波形畸变、谐波成分增多和声衰减系数增大等变化，声波的这种传播方式称为非线性传播。在传统的超声信号处理中，声波的非线性信号往往被看作是噪声而被滤掉。后随着对声波非线性信号的研究，人们发现超声主声束与旁瓣的非线性信号具有显著差异，如果采用以某一频率发射而以两倍于前者的频率接收由组织产生的背向散射二次谐波信号而生成灰阶图像，即二次谐波成像技术（second harmonic imaging），可明显减少伪像，显著提高成像信噪比，目前大多数超声诊断仪都采用这类技术。

此外，声学造影剂具有较强的非线性信号的特点，声波通过声学造影剂产生非线性传播，波形畸变，谐波成分明显增多，而其他组织发出的谐波成分与声学造影剂相比较少，利用声学造影剂这种声学特征，通过二次、甚至更高的多次谐波成像技术，大大提高了声学造影的成像质量。目前左心造影技术已经逐渐成熟，左心腔造影剂和造影技术已经获得认可，而实验证明：分析心肌组织内造影剂时间-声强度曲线变化，可对心肌的血流状态进行定性和定量评估，这将会具有广泛而重要的临床应用价值。

人体组织声学类型

人体是由不同的组织组成，结构复杂，其声学特征有很大不同。现将超声检查时经常探及的组织、器官和有关物质的密度、声速与声阻抗等列表于下（表 3-3）。

我们根据声阻相差大小与组织结构内部的均匀程度等，曾于 1962 年试将人体组织、器官等的声学类型分为四种，曾在诊断肝脓肿、胸腔积液、心包积液及囊肿方面获得良好效果，可供超声检查时参考。

一、无 反 射 型

液性物质（包括血液、脓液、胆汁、腹水、尿液等）质地均匀，其内无声阻不同的声学界面，即使人为地假设一界面，因其前后为同一物质，声阻值相同，代入公式计算后，

其反射系数为 0，故超声波通过时，在相应区域无反射波，即使采用较高的增益，图像也显示为暗区。这种反射类型是液体的特点，故称为无回声区或液性暗区。由于反射少，且吸收亦少，声能能很好地透射与传导，故在其后壁处反射有增强现象。

二、少 反 射 型

在结构比较均匀的实质组织和脏器（如肝脏、脾脏等），超声经过时，反射较少且弱，故采用通常增益检查时，在相应区域回声较少或为暗区。但提高灵敏度时，原被抑制之反射被放大而显示出来，呈现较密集的光点，此即少反射型或低回声区。

表 3-3　人体组织密度、声速及声阻抗数值表

组织器官	密度 （g/cm³）	声速 （m/s）	声阻抗 [×10⁵ g/ （mm²·s）]
生理盐水	1.002	1534	1.537
血液	1.055	1570	1.656
脑脊液	1.000	1522	1.522
大脑	1.038	1540	1.599
小脑	1.030	1470	1.514
体液	0.9973	1495	1.492
肌肉（均值）	1.074	1568	1.684
肝	1.050	1570	1.648
软组织（均值）	1.016	1500	1.590
脂肪	0.955	1476	1.410
骨骼	1.800	3380	6.084
空气（处于肺和 肠腔内）	0.001 29	332	0.000 428

三、多反射型

在结构杂乱（如乳腺）的实质组织脏器中，超声波经过时，反射较多且强，低增益检查时已有多个光点，当提高增益时，光点更为密集，回声也较强，此称多反射型或谓高回声区。两种组织或结构交界处，因界面前后声阻差异较大，亦属此型。

四、全反射型

在软组织（如胸壁、腹壁）与含气组织（如肺、肠腔等）交界处，界面前后声阻分别为 $1.59×10^5$ g/（mm²·s）与 $0.000\,428×10^5$ g/（mm²·s），相差3000多倍，代入上述公式后，反射系数为99.9%，即近于全部反射，不能透入第二介质。此时声波在此界面与探头反射面间往返振荡，可形成有一定间距的多次反射，或为杂乱的强反射，界面后的组织则无法显示，故称全反射型。

心脏及其连接的大血管，其结构复杂，内有多个腔室，存在多个反射界面。但从声学观点来看，此种结构可分别归属于上述四种反射类型：①心腔内的血液属无反射型；②心壁与间隔的心肌组织结构较均匀，故属少反射型；③心内膜、瓣膜及大血管壁与血液间有声阻差较大的界面，属多反射型；④心壁与肺（含气组织）之间的界面则属全反射型。因此，心脏与大血管虽有多层结构，但其反射强弱有一定规律。如无反射型的血液呈现液性暗区，可清楚显示房室及大血管之内径；进出心壁、间隔较强的反射，则代表心内膜及心外膜面等；而进出两反射间的少反射型区域，即为心壁与间隔的心肌厚度。这些交错出现的声学变化为超声检查提供了良好的物理基础，在心脏疾患诊断上有重要参考价值。

由于心脏外缘为肺组织所遮盖，两者之间为全反射型，超声不能透入。另因心脏位于胸骨及肋骨之后，骨骼与软组织之间声阻差亦较显著，反射率极高，故亦影响超声对心脏结构的探测。现在临床检查均在肋骨间隙软组织处即所谓"心脏声学窗口"（cardiac acoustic window）进行观察。胸骨上窝、剑突下及经食管探查可以弥补心前区探查之不足。

超声心动图分辨力

超声成像分辨力是超声分辨目标的能力，分为空间分辨力、对比分辨力及时间分辨力。

一、显现力与波长

声波在介质中传播时，超声波束遇到大于波长的、声阻不同的组织界面时，超声波将发生反射返回探头，仪器接收反射波经处理后转变为视频信号，显示为我们看到的图像。而超声波束遇到小于波长且声阻不同的界面时则会产生散射，这时不易探及回声。能探及回声而发现的物体的最小直径即为超声的显现力（discoverable ability）。从

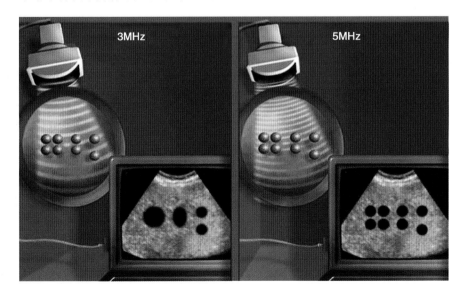

图 3-8　声束发射频率与空间分辨力的关系：频率越高，分辨力越佳

理论上看,最高的显现力是波长的1/2。频率愈高,波长愈短,能探及的物体愈小,其显现力亦愈高;反之则显现力较低(图3-8)。兹将常用的超声频率与波长的关系列表如下(表3-4):

表3-4 人体软组织中超声波频率与波长的关系

频率(MHz)	1	2.5	5	10	15
波长(mm)	1.5	0.6	0.3	0.15	0.1

二、空间分辨力

空间分辨力,即超声仪器实际能够显示两个目标之间的最小距离,依据方向不同,可分为纵向分辨力、横向分辨力和厚度分辨力。

(一)纵向分辨力

纵向分辨力(longitudinal axis or depth resolution)指超声仪器在声波纵轴方向传播时能够分辨两个目标之间的最小距离(图3-9)。纵向分辨力主要与发射脉冲宽度(即持续时间)有关。超声仪器是脉冲式发射声波,每次发射持续很短的时间然后停止,经过一段时间后再次发射。而每个超声脉冲从发射到接收是往返双程,当发射脉冲宽度超过声束方向上两点间距的两倍时,这两点的回波发生重叠,我们得到的图像上只能看到一个点。只有当发射脉冲宽度小于声束方向上两点间距的两倍时,这两点的回波存在时间差,才能在图像上分别显示。因之,发射脉冲愈宽,纵向分辨力愈低;而发射脉冲愈窄,纵向分辨力愈高。

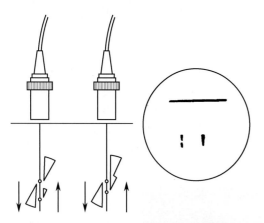

图3-9 脉冲宽度与纵向分辨力关系示意图

由于人体软组织中声速为1500m/s,即1.5mm/μs,所以脉冲宽度与纵向分辨力有以下关系(表3-5):

表3-5 脉冲深度与纵向分辨率的关系

脉冲持续时间(μs)	10	5	2	1	0.5	0.2
脉冲宽度(mm)	15	7.5	3	1.5	0.75	0.3
纵深分辨率(mm)	8	4	2	1	0.4	0.2

又因超声发射频率高者,其脉冲宽度(即持续时间)较窄,故分辨力较高;超声发射频率低者,其脉冲宽度较宽,故分辨力亦较低。现临床上在检查表浅的小器官时,采用高频超声,其纵深分辨力可以提高;检查深部形体较大的脏器时,使用低频超声,其纵深分辨力虽然降低,但透入深度大,能较全面地观察整体轮廓。

(二)横向分辨力

横向分辨力(lateral resolution)指超声仪器在与声波传播方向垂直的平面上能够分辨两个目标之间的最小距离(图3-10)。决定横向分辨力的主要是发射声束的直径和数量,在与声波传播方向垂直的平面上,通过单位面积的声束直径越小、数量越多(即密度越高),横向分辨力越好。如果此平面上两点的间距小于声束直径,那么两点的反射波将会重叠,显示的将只有一点;如果此平面上两点的间距大于声束直径,那么两点的反射波将会被分别接收,它们将会被分别显示。

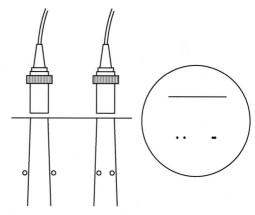

图3-10 声束宽度与横向分辨力关系示意图

由于超声探头发射的声束并不是平行而是有发散现象的,这会导致横向分辨力变差。为了提高横向分辨力,可以提高发射频率,减小声束扩散角度,使声束变窄,也可以采用各种声束聚焦方法控制声束的扩散,这就是声束的聚焦,目前的超声仪器都能进行动态聚焦及多重聚焦(图3-11)。

(三)厚度分辨力(thickness resolution)

近年来,随着探头技术的进步,新一代采用相控阵技术的矩阵探头广泛应用于临床。在传统探头的阵元的分割基础上,矩阵探头在传统分割的垂直方向上再次进行分割,大大增加了阵元密度。传统探头在厚度方向上无法对声束进行聚焦,而矩阵探头除可增加纵深和横向分辨力外,尚可在切面厚度方向进行聚焦(矩阵聚焦),大大提高了厚度分辨力。

三、对比分辨力

对比分辨力(contrast resolution)是超声仪器所能显示相邻组织反射的灰度差异的能力,主要取决于组织的声阻抗差。而超声仪器的处理能力和监视器的显示能力对最终图像的对比度也有不小的影响。

四、时相分辨力

时相分辨力(time resolution)指对于活动界面在时相方面的分辨能力,如常规M型超声心动图的扫描线频率可

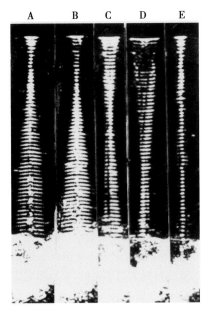

图3-11 声束的宽度与动态聚焦
普通探头发出的声束可以聚焦,但其焦点区的位置不能改变。多晶体探头的各晶体片的激励脉冲可以调节延迟,故声束的焦点区可以改变,这就是动态聚焦。A. 近场聚焦:声束在近场最窄,中场变宽,远场最宽;B. 未用动态聚焦,聚焦区在近场和中场之间;C. 中场聚焦:中场声束最窄,近场远场较宽;D. 远场聚焦:远场声束最窄,中场和近场较宽;E. 全程聚焦:近、中、远场声束均较窄,大大提高横向分辨力,但大大减低图像帧数,主要用于不活动的脏器和组织的观察

达4000~6000Hz,能清晰显示在主动脉瓣关闭不全时二尖瓣前叶曲线上的高速颤动,而解剖M型超声心动图的扫描线和二维超声心动图的帧频每秒只有数十次,很难观察二尖瓣的这种高速颤动。时间分辨力对于活动器官和组织特别是心脏探查是十分重要的,单位时间内二维成像的帧数,是代表时间分辨力的指标,帧频越高,时间分辨力越好。如果时间分辨力不够,很可能会遗漏重要的信息。成像帧频与扫描线数和探查深度有一定关系,提高扫描线数和探查深度会降低成像帧频。但目前的超声仪器,特别是较高档的仪器已经通过多声束等技术初步地解决了问题,在保证图像质量的前提下提高了成像帧频,具有较好的时间分辨力。

五、相关的几个问题

(一) 声束频率与穿透力

增加发射声束的频率,可以获得更好的纵向及横向分辨力,所得的图像也越清晰。但是,随着频率的上升,声波在组织内的衰减也会越快越明显,超声穿透力变弱(图3-12,图3-13)。因此,必须根据实际应用的需要在超声分辨力和穿透力的取舍之间找到平衡:对于浅表组织、血管探查特别是腔内超声,分辨力更为重要,这时可以选用高频

探头。例如对部位表浅、范围较小之病变(如眼球、乳腺、周围血管等)不需透入太深者,为清楚显示其形态及结构,也可用高频率之超声波,如7~10MHz。而冠脉内的超声探头,因冠状动脉细小,而且需要显示冠脉内的斑块,只有非常高的频率才能使结构显示清晰,因此其探头频率通常为20~30MHz。而某些时候,如对肝脏、妊娠子宫、腹部肿瘤等,欲观察其轮廓、性质及其与周围脏器之关系者,穿透力显得比较重要,探头的频率较低,需用较低之频率如2~3.5MHz。心脏形体较大,前后径15cm左右,使用7~10MHz之超声时,后部结构常不能显示,影响观察,故现多用2.25~3.5MHz之频率。幼婴及儿童因心脏形体较小,胸壁较薄,故可用频率较高,如5~8MHz。

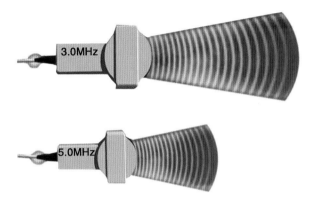

图3-12 探头的频率与声束的穿透力
同样为应用于腹部探查的凸阵探头3MHz较频率更高的5MHz穿透力更好

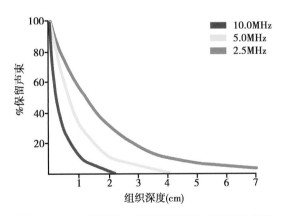

图3-13 声束的频率与传播时能量衰减的关系曲线
声束的频率越高,在介质中传播时能量衰减得越快,穿透力越差

随着超声探头的不断改进,超声探头从原来的单频、多频、多频变频探头,发展到现在的超宽频带探头,结合影像融合技术和扩展信号处理技术等,使超声图像的质量得到不断提高。超宽频带探头的频率范围通常在1.8~12MHz,它能同时发射频率范围内的声波,并且能同时接收频率范围内的所有信号,通过影像融合技术,将低频信号的远场图像和高频信号的近场图像选择性接收和融合成一幅图像,使二维图像更加清晰,同时,由于一个探头能具

3

有多个探头的频率，因此无需更换探头，只需调节融合频率和选择不同的融合方式，即使检查不同的患者，也可获得高质量和高分辨力的图像。

（二）脉冲重复频率

脉冲重复频率（pulsed repeated frequency，PRF）是指每秒超声脉冲群发射的次数，一般为数千次。也就是说，探头在发射一组超声波脉冲之后，需要短时间延迟后才会发射下一组。脉冲重复频率的 1/2 被称为尼奎斯特频率极限（Nyquist frequency limit）。如果多普勒频移超过此极限，称为频率倒错（脉冲多普勒检测的频率改变就会出现大小和方向的伪差（frequency aliasing）。也就是说，如果两次脉冲发射的时间间隔小于尼奎斯特极限，频移的方向及大小均能得到准确显示，若大于尼奎斯特极限，频移的方向及大小就不能得到准确显示。

超声波的生物效应

一、超声生物效应的产生和分类

自超声应用于医学诊断以来，其安全性一直受到关注。以往的观点一直认为超声检查是无损伤的，但近年来随着超声诊断仪性能的提高（更高的灵敏度和更好的图像质量）和功能的加强（多普勒和谐波成像），超声诊断仪输出的声压、声强和声功率均有相应增高。超声波在生物组织中的传播不能简单认为是线性过程，非线性效应和与之相关的声学现象随之产生，主要包括：波形畸变、空化、辐射压力、加热等。这些现象对生物组织的影响主要表现为热效应（thermal effect）和机械效应（mechanical effect）。

（一）热效应

声波在非理想媒介内传播时，因媒质存在黏滞性、热传导和弛豫过程，声能会部分转化为热能。热效应对生物组织的主要影响是组织温度升高，其后果则是因为高温而导致的生物组织的相关变化。

与热效应密切相关的声学参数主要是声压、声强和声功率，声压、声强和声功率越高，产生的热效应越明显。热效应对生物组织的实际影响还与组织特性、耐受力、局部血流灌注（散热能力）有关。热指数用于评价超声导致生物组织中温度升高的程度和造成的结果。人体在不同的生理环境下对温度升高有一定的耐受力。然而，动物实验表明，在迅速复制和分化细胞形成器官期间，胚胎和胎儿组织易于受到热损伤。温度升高 2.5~5.0℃ 时，可能导致发育畸形和胎儿死亡。温度升高小于 1.0℃，持续时间很短时，对胎儿一般无损害。

（二）机械效应

声波在媒体内传播时，会出现谐波滋生、辐射压和空化作用，影响作用于生物组织即产生机械效应。空化作用（cavitation）是其中最具代表性的一种现象，有学者认为应将空化效应单独列为一种类型。

空化效应是强超声在液体中引起的特殊的物理现象，在不同声场条件下，空化气泡的运动形式也各不相同。一般来说，在线性声场中，气泡随声场频率作小振幅波的球形脉动，这通常称为"稳态空化"。而在有限振幅波声场中，气泡作多模式的复杂运动：随着声强的增加，首先会依次产生二次以上的高阶谐波；在声强达到一定阈值时，还会依次产生 1/2 次分谐波等；当声强更高时，气泡会发生剧烈压缩乃至泡壁完全闭合，此即为"瞬态空化"。此时，气泡将在瞬间产生各种局部极端效应（高压、高温、发光、放电、射流、冲击波等）可能造成生物组织的最大损伤。所以，在考虑与安全性相关的问题时，机械效应实际上主要是指空化效应。

与机械效应密切相关的声学参量主要是声压负压峰值，机械指数（mechanical index，MI）则是评价空化效应发生可能性和影响程度的主要参数，在声波频率不太高时，MI 与声波发射频率基本呈线性关系。

空化阈值（cavitation threshold）是指液体出现空化现象的负压临界值。纯净不含气体的液体的空化阈取决于液体分子之间内聚力所形成的结构强度，常温下水的结构强度为 –100MPa。若液体内部存在气体（微小气泡，即空化核）时，空化阈值大大下降。在生物组织内，空化阈值还受许多因素影响而难以简单计算。现有资料表明，无空化核的状态下，人体软组织中的空化阈值约为 8MPa，有空化核时约为 1MPa。

近年来随着超声造影技术的发展，高分子聚合物包膜微泡造影剂现已广泛应用于临床，这种微泡可作为空化核降低液体的空化阈值，为超声诊断安全带来新的隐患。幸好目前研究表明，这种微泡和以往的无包膜微泡（自由微泡）在声场下的行为有很大不同，安全性较高（表 3-6）。这种现象产生的原因可能是因为高聚物包膜具有较好的弹性，要使其发生瞬态崩塌需要很强的声压才行。

表 3-6　高聚物包膜微泡和自由微泡在声场作用下的行为差异

	自由微泡	高聚物包膜微泡
低 MI	小振幅线性脉动	小振幅线性脉动
中 MI	大振幅非线性振动滋生高次谐波及分谐波运动	大振幅振动，有附于母泡的小自由泡逸出
较高 MI	崩塌发光、放电、高压等极端物理效应之后出现多次反跳	小自由泡逸出与母泡分离并逐渐消失

注：MI：mechanical index，机械指数

二、超声生物学效应的影响

（一）对细胞结构和功能的影响

近年来研究表明:低强度超声通过空化产生的微流使细胞膜通透性增加,可促进离子和代谢产物的跨膜扩散,引起细胞电生理和生化方面的改变,从而调节细胞信号传递、基因表达。在此基础上,采用超声破坏微泡的方法,其空化效应在瞬间产生的振动波使细胞膜表面出现可逆性小孔,大幅度增加细胞膜的通透性(声孔效应),外源基因因此能较容易地经细胞膜上的小孔进入细胞内,从而增强外源基因的摄取、转染和表达。

此外超声波能够促进或者抑制细胞增殖,也可以诱导细胞凋亡,超声辐照剂量是主要影响因素。一般情况下,小剂量超声可以促进细胞增殖,大剂量则会出现抑制效应。而超声诱导凋亡可能有两种机制:①热效应:低强度超声被组织吸收后可产生少量热能,使其在不破坏酶的同时通过增强对温度变化敏感的酶的活性,促进细胞代谢。而较高剂量超声使组织细胞过热导致酶的活性破坏,抑制细胞代谢,从而影响基因表达,导致细胞凋亡。②空化效应:较高强度超声通过空化效应使细胞膜、DNA和其他细胞结构损伤,亦可抑制细胞增殖,诱导细胞凋亡。

（二）对生物大分子和细胞的效应

超声对生物大分子的影响已被证实,主要是超声被大分子吸收所引起。分子量小于10^4的大分子,只观察到腔化作用,而无去极化作用。分子量大于10^4的大分子可记录到去极化作用,而没有腔化作用的发生。分子量愈大,愈容易发生去极化作用。超声强度为3~5W/cm^{2}时,显示水溶性的碱基发生降解。可能的机制是释放的自由基作用于碱基。在溶液中,20mW/cm^{2}的声强可以使DNA发生降解。根据超声照射条件的不同,溶液中的酶可以被激活或失活。

培养基中的细胞和微生物,在声波的作用下,可以显示细胞从功能失调到细胞破坏的全过程。细胞死亡的主要机制似乎是腔化作用和热效应。在细胞分裂期细胞最易受损。超声照射同样表明可改变细胞表面的电荷、增加细胞膜对钾离子的通透性,并可引起细胞膜的结构崩解。声波作用诱发的超微结构的损伤可累及内质网、线粒体、溶酶体、微管和微丝。这些作用的最大可能的机制是腔化作用、热效应和剪切力作用的结果。

（三）对组织、器官和各系统的影响

1. 对眼睛的作用　动物实验超声所致的眼损伤包括晶状体混浊、虹膜水肿、眼内压增高、玻璃体溶解、视网膜萎缩、视神经受损等。损伤的类型、部位和范围由多种因素决定,其中包括声强、时间-强度关系、照射的频率和超声的方式,如连续波和脉冲波等。这些作用的机制似乎是热效应。

2. 对肝脏的作用　在哺乳动物的肝脏,实验性声波作用可产生多方面的损伤。这些损伤包括细胞的损害、超微结构的崩解如:线粒体的损害、DNA的减少、RNA的增加、

脂肪的降解、葡萄糖的损耗等。实验研究证明高强度超声照射动物肝脏,聚焦区可出现肝组织块状坏死。

3. 对肾脏的作用　声强在1W/cm^2,频率从880kHz到6MHz,照射时间1秒到20分钟,对肾脏的损害包括肾小球和肾小管的功能改变、出血、水肿和肾脏体积缩小等。热效应机制可能是其主要因素。

4. 甲状腺　动物甲状腺在0.8MHz频率,0.2~2W/cm^{2}声强的作用下证实其摄碘率减低、滤泡减小和甲状腺素水平降低。

5. 中枢神经系统　动物实验表明脉冲波超声可引起神经系统损伤和出血。1~6MHz的频率,超声强度是诱发生物效应的主要因素。哺乳动物的胚胎神经组织和白质较成年动物的神经组织和灰质易于受损。较低的声强和较长时间的照射可产生热效应,腔化作用在高声强和短时间照射时产生。0.5w/cm^{2}声强的连续波可以引起神经系统传导速度和动作电位的变化。

6. 血液　足够的声强可以影响所有的血细胞和血小板,离体超声照射时其形态出现改变、水肿和聚集。红细胞经高声强照射后,显示红细胞功能减低、膜的通透性发生改变、表面抗原的丢失和氧合血红蛋白离解曲线的位移。白细胞则表现为吞噬细菌、溶解细菌和氧的利用能力下降。

7. 胎儿发育的影响　许多学者对诊断用超声对胎儿发育的影响进行了研究,发现由于超声强度较小,无明显的副作用,未导致胎儿生长迟缓、流产、胎儿畸形(骨、脑和心脏)和行为异常等。重庆医科大学经实验研究证明:治疗用的高强度超声照射猴的妊娠子宫,可引起流产。

三、超声安全性监测与临床使用建议

（一）安全阈值与临床实时监测

超声诊断的安全阈值主要取决于人体组织内是否产生空化及温度升高的程度,可以用机械指数(mechanical index,MI)及热指数(thermal index,TI)来衡量。这两者是相互独立而又相互联系:机械指数反映机械损伤,热指数则反映热损伤,同时温度高低对空化阈值的大小有影响,空化效应会导致邻近组织的局限性温度升高。因此,诊断安全阈值应该在两个指数的合理组合基础上建立。此外,安全阈值应在损伤阈值的基础上施加一定的保险系数,以防止过量超声对人体产生潜在的危害。

目前在实际临床应用时,实际是超声检查医生在选择和控制机械指数和热指数,而医生并没有办法在实际操作过程中了解是否发生或可能发生空化现象和过高温升。因此,超声诊断仪上拥有实时监控空化和温升的技术装置,是必然的发展趋势。

（二）临床使用建议

超声对组织的损伤是一种阈值效应,简单地说就是在安全阈值内的超声能量是无害的,而且无剂量累计效应,而超过安全阈值后可以产生生物效应。因此一般情况下,

对超声诊断医生来说,在有 MI 和 TI 实时监控的诊断仪上,使用能得到清晰的图像和多普勒信号的最低值,并控制超声辐照时间即可。

对于人们最为关心的胎儿诊断问题,国际上有关组织及协会制定了相对具体和量化的使用建议。2005 年 11 月,于北京召开的"中国超声医学工程学会第二届超声诊断安全阈值及胎儿畸形研讨会"上,推出了"关于胎儿检查中超声安全使用的建议",为超声诊断医生在实际操作过程中具体选择 MI 和 TI 值提供了很好的借鉴与参照。

第4章

M 型超声心动图的工作原理、检查方法、探测部位、波群与基本曲线

M-MODE ECHOCARDIOGRAPH：THE PRINCIPLES，METHODOLOGY，TRANSDUCER POSITION，ECHO PATTERNS AND ESSENTIAL CURVES

4

◎王新房　王　静

M 型超声的工作原理与检查方法 ·············· 30
一、记录方法、工作原理与仪器类型············· 30
二、仪器的调试·· 31
三、探查方式··· 31
检查部位及波形命名 ································ 32
一、心前区探查·· 32
二、胸骨上窝探查······································· 35
波群的识别 ·· 36
一、掌握某些曲线的特征····························· 36
二、观察曲线与体表间的距离······················ 36
三、波形的连续性······································· 36
四、结构层次分析······································· 36
五、声学造影··· 36
六、与已知生理记录相比较························· 36
M 型图像的观测项目 ······························ 37
一、幅度··· 37
二、间期··· 37
三、速度··· 37
四、内径··· 37
五、厚度··· 37

影响因素 ·· 37
一、体型··· 37
二、体位··· 37
三、身高、体重和体表面积························· 37
四、呼吸··· 37
五、妊娠··· 37
六、肺及胸膜病变······································· 37
七、探头位置及声束方向····························· 37
M 型超声曲线的潜力 ······························ 38
一、时相分辨力（time resolution）··············· 38
二、观察心脏结构的活动轨迹······················ 38
三、实时计测心腔容量································· 38
四、测量声学造影剂流线的速度··················· 38
五、研究心音的产生机制····························· 38
六、心律失常的鉴别··································· 38
七、探讨多普勒频谱和 M 型曲线的关系········· 38
八、M 型彩色多普勒探测血液反流与分流········ 39
九、M 型组织多普勒曲线的临床意义············· 39
十、解剖 M 型超声心动图的应用··················· 40

　　随着电子技术的发展更新与临床应用范围的不断扩展，超声仪器种类也日益增多。但在心血管超声诊断研究的最初期，心脏结构层次与运动规律是通过单个压电晶体探头在示波器上显示回声振幅（A 型）及深度信号来观察的。M 型超声心动图仪（M-mode echocardiograph）是在 A 型超声仪的基础上于 1955 年瑞典学者 Edler 研制开发，曾被称为运动扫描型（motion scanning），即时间-运动扫描（time-motion scanning，T-M），和时间-位置扫描（time-position scanning，T-P）。M 型超声心动图（M-mode echocardiography）具有独特的快速时间取样技术，它利用单探头仅发出一条取样线，记录声束方向上（即一维方向上）心脏各层组织反射的灰阶信号形成的运动-时间图，显示界面厚度、距离、活动方向与速度和心动周期关系的曲线。M 型超声的脉冲频率可高达 3850 次/秒。极高的取样率实现了精确记录心脏结构在心动周期内的细微运动，可用于心腔和大血管内径测定及运动心脏结构细致运动信息的观察，是超声心动图检查的重要组成部分。本章就 M 型超声心动图仪的工作原理、检查方法、探测部位、基本波群命名以及技术的发展逐一作介绍。

M 型超声的工作原理与检查方法

一、记录方法、工作原理与仪器类型

（一）Edler 记录法

早期的超声心动图属 M 型曲线,因当时条件限制,设备比较简陋。Edler 等最早应用的记录方法是将 A 型诊断仪荧光屏上的图像成像于另一胶片可活动的电影摄影机内,摄影机感光胶片前设一平行于时基扫描线的狭缝,遮盖波幅的其他部分,仅存近基线处的反射,形成一条类似灰度显示的扫描线。当胶片沿着与时基扫描线垂直的方向匀速移动时,即可将活动界面的反射展开,呈现出一种能观察心脏结构活动规律的 M 型超声心动图。

（二）单线直接记录法

20 世纪 60 年代初期,欧洲一些作者提出应用一选通电路,摒弃胸壁、心前壁、室间隔及左室后壁的反射回声,直接描记二尖瓣前叶的活动曲线,系在一维信息的扫描线上,仅接收左心腔内前后活动的二尖瓣前叶回声,将其在时基扫描(快扫描)Y 轴上时间先后的变化,转换为电压高低的变化,从而使记录器上代表前叶活动幅度的指针沿 Y 轴上下跳动,当记录纸沿 X 轴走动时,即可同步描记二尖瓣前叶活动幅度和速度。这种方法使用仪器简单,图像上曲线比较清晰,并能与心电图、心音图同步记录,故有较大临床意义。但因观察的信息较少(只能显示一个界面),故以后被一些新型仪器所替代。

（三）慢扫描驱动法

20 世纪 60 年代所使用的慢扫描驱动法是在荧光屏上将时基扫描线沿 Y 轴快速扫描,再在 X 轴上加以慢扫描电压,即可将界面活动轨迹展开而成 M 型超声心动图。其工作原理如下:

时基扫描电路起始工作后产生一尖陡的锯齿波,扫描时间很短(50～270 微秒),故又称快扫描电压,当施加在垂直偏转 Y1、Y2 上,即形成一条自上而下的时基扫描线,如适当调节扫描速度,可使此线代表一定的距离与深度。

由触发电路产生的讯号同时激励高频发射电路与时基扫描电路,使二者起始工作。高频发射电路的高频讯号通过探头压电晶体片的逆压电效应转变为高频超声的机械能。后者在介质中传播时,当遇有声阻不同的界面即发生反射,回转后可冲击探头的压电晶体,通过正压电效应,将超声的机械能变为高频的电讯号。这些电讯号在荧光屏上沿扫描线依次排列,显示为一串光点。介质中界面声阻差大,则光点强;声阻差小,则光点弱。反射面距探头近者,反射光点距始脉冲近;反射面距探头远者,反射光点距始脉冲远。因此,由垂直扫描线上光点之强弱、多少及远近,即可推知介质中质地是否均匀,组织结构是否复杂及各界面之距离、大小等。

为了解其活动规律,仪器之慢扫描电路,使水平偏转板 X1、X2 之电压呈宽锯齿样变化,周而复始,连续进行,故心内结构之反射点依次展开,在长余辉荧光屏上形成一幅能显示时间、距离、幅度及反射光点强弱的时间-位置活动的曲线,此即所谓 M 型超声心动图(图 4-1)。

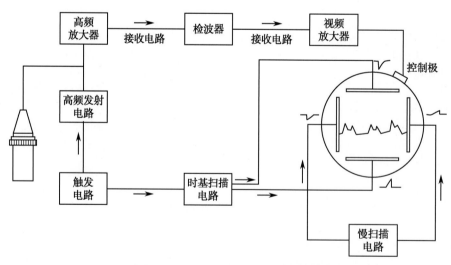

图 4-1　M 型超声心动图成像原理示意图

（四）带式图像记录器

20 世纪 70 年代中期,出现了一种连续的纤维光束型带式图像记录法,用紫外线感光纸或干银记录纸加热成像,形成黑白反差鲜明、线条清晰的 M 型曲线。记录时间长短可随意控制,对于观察界面动态、连续关系及其他生理讯号对比等有很大帮助,其结果亦便于保存。

（五）数字扫描 M 型超声仪

随着电子技术的不断更新进步,M 型超声成像仪不仅可以与心电、心音图并联,而且还能与压力曲线、心尖、颈动脉搏动图及 Doppler 曲线同时观察,具有很多优点。图像经数字扫描转换器处理后,在示波屏上呈现为一种推进式连续图像,观察中还可根据需要冻结、存储、回放、测量、录像,使用极为方便。上述四种观察记录方法已为这一新型仪器所取代而不复使用。

二、仪器的调试

目前所用超声心动图仪设计新颖,性能优异,数字扫描转换器显示的 M 型曲线能与心电图、心音图在时间上保持严格同步,所测有关时值数据的准确性很高。检查时可在二维超声心动图的引导下进行,即先由二维图像观察心脏整体形态和各个结构的部位与连接关系,而后根据需要,选定 M 型取样线的方位,显示有关结构层次的细致活动。

仪器上各项调试指标和测量参数均有相应旋钮、按键或字框控制,操作非常方便。

三、探 查 方 式

(一)定点探查

将探头固定于某点,声束方向不变,观察心脏某一径线上各界面活动的规律。此探查方法多应用于测量腔室大小、心壁厚度及活动速度。在探查时,应注意以下事项:

1. 患者取平卧位或左侧卧位,平静呼吸,尽量减少心脏的位移。

2. 全面观察,由内向外,从下到上,逐肋间进行探查,以期了解心脏的全貌。

3. 探查某点时,尽量使探头与胸壁垂直,如波形显示不够清晰,可将探头稍加转动,以获得比较满意的图像。

4. 探头位置及声束方向固定,借以了解不同心动周期中心脏界面活动有无变化。

(二)滑移探查

探头置于肋间隙内,缓慢移行,声束方向亦稍加转动,借以观察心脏水平切面上各个结构的相互连续关系。

1. 部位及手法　一般在胸骨左缘 3~4 肋间二尖瓣水平进行扫查,当出现二尖瓣波群后,探头由内向外徐徐滑动。

2. 正常波形　当探头沿肋间逐渐向外滑动时,右室、室间隔、二尖瓣逐渐消失,心室腔渐小,过渡为心尖,最后在图像上呈现密封的左室腔。

(三)扇形扫查

探头位置保持不动,但扫查声束方向有变,扫查范围为扇形,根据方向不同,可分两种。

1. 纵轴扇形扫查

(1)部位及手法:探头一般置于胸骨左缘 3~4 肋间,在找到二尖瓣波群后,减缓扫描速度,然后将探头斜向内上,逐渐沿心脏纵轴由内向外下弧形转动探头,进行扇形扫查(图4-2)。

(2)正常波形:根据我们的观察结果,结合 Segal 等的报告,在由心底向心尖方向作扇形扫查的过程中,心底波群逐渐向二尖瓣波群过渡,主动脉前壁延续为室间隔,主动脉后壁延续为二尖瓣环,而后逐渐移行为二尖瓣前叶。当再向下扫查时,二尖瓣前后叶同时出现,左房后壁则演变为左室后壁。继续向心尖部探查,二尖瓣波群则向心室波群移行,二尖瓣前后叶逐渐消失,左室后壁处常可见乳头肌反射,最后心室波群逐渐移行为心尖波群。

2. 横轴扇形扫查

(1)部位及手法:在胸骨左缘 3~4 肋间先找到二尖

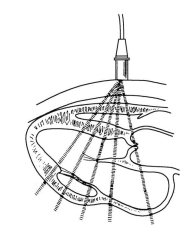

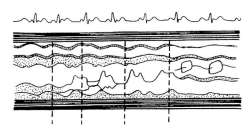

图4-2　心前区心脏纵轴扫描示意图
声束由心尖向心底扫描,依次出现心尖波群、心室波群、二尖瓣(前后叶)波群、二尖瓣(前叶)波群和心底波群

瓣,然后探头尾部向左倾斜,使声束向右或右下探查,当看到三尖瓣后,则逐渐沿心脏横轴由右向左扇形扫查(图4-3)。

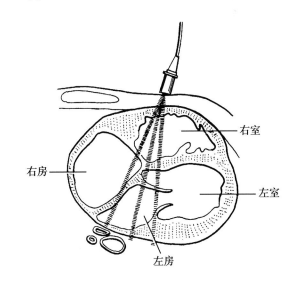

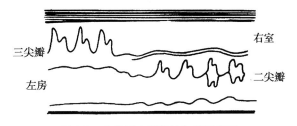

图4-3　心前区心脏横轴扫描示意图

（2）正常波形：

1）右区：自上而下为右室前壁、右室腔、三尖瓣、右房、房间隔、左房及左房后壁。

2）左区：从右区向左扇形扫查则移行于左区。此区三尖瓣逐渐消失移行为室间隔，而房间隔则逐渐变为幅度较大之房室环，以后移行为二尖瓣前叶，左房后壁则逐渐移行为左室后壁。

随着二维超声心动图应用的普及与图像质量的日益

提高，心脏结构的形态和连续关系显示清晰，滑移和扇形扫查已较少使用，故目前 M 型超声心动图的检查方法也随之简化快捷。一般均在二维切面图像上确定取样线位置后，再进行 M 型扫描，观察、分析时相变化中心脏各结构的活动规律。实际上即是应用二维图像对心脏结构进行宏观巡视，辅以 M 型曲线对局部结构运动进行精准观察。二者结合，可以更全面、细致地反映心脏、大血管在心动周期中的运动规律。

4 检查部位及波形命名

一、心前区探查

（一）心底波群（the echo pattern of the heart base）

于胸骨左缘第 3 肋间探查，心底短轴观或左心长轴观上经主动脉根部取样，即可显示此波群。其解剖结构自前至后分别为胸壁、右室流出道、主动脉根部及左房。由于此等结构均在心底部，故称心底波群（图 4-4）。

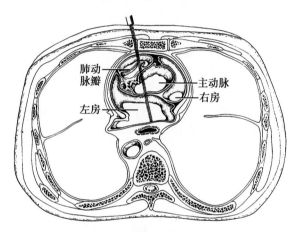

图 4-4　心底横切面解剖结构图

1. 主动脉根部曲线（the echo curve of the aortic root）
心底波群中主动脉根部显示为两条明亮且前后同步活动之曲线：上线代表右室流出道后壁与主动脉前壁，下线代表主动脉后壁与左房前壁。两线在收缩期向前，舒张期向后，多数患者尚见重搏波。曲线上各点分别称为 U、V、W、V′。U 波在心电图 R 波之后，为曲线之最低点。V 称主波，在 T 波之后，为曲线之最高点。其后曲线下降至 W，再上升形成 V′，称重搏波。主动脉根部 M 型曲线可反映左房内径在心动周期中的变化（图 4-5）。

收缩期左房充盈，内径增大，至收缩末期二尖瓣开放前达最大值；舒张早期左房内径快速减小，舒张中期平坦，舒张晚期（心电图 P 波后）心房收缩，内径继续缩小。心室内径在舒张末期测量，但左房内径最大值位于收缩末期，因此左房内径的测量时相应选择收缩末期。但各种心脏疾病左房扩大并不局限于前后方向，也存在左右和上下方向上的扩大，必要时需要应用心尖四腔心等二维切面测量左房上下径和左右径。

2. 主动脉瓣曲线（the echo curve of the aortic valve）　主

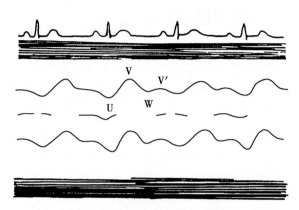

图 4-5　心底波群 M 型示意图

动脉根部曲线间，有时可见一六边形盒样结构的主动脉瓣活动曲线。收缩期两线分开，分别靠近主动脉前后壁；舒张期则迅速闭合呈一单线，位于中心处（图 4-6，图 4-7）。

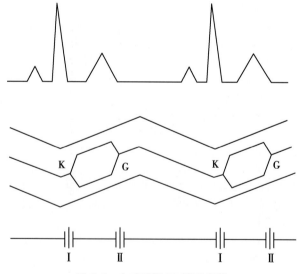

图 4-6　主动脉瓣 M 型示意图

经解剖切面和声学造影确定，盒状前方开放的主动脉瓣为右冠瓣，后方开放的主动脉瓣为无冠瓣。曲线分开处称 K 点（开，kai），位于心电图 R 波及第一心音之后，相当于等容收缩期末，主动脉瓣开放。曲线闭合处称 G 点（关，guan），在 T 波之后，恰当第二心音处，相当于主动脉瓣关闭。有时主动脉瓣开放显示不清，仅见舒张期瓣

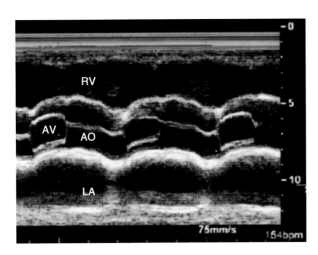

图4-7　心底波群M型曲线图

此为正常人心底波群,图中两条平行活动的光带为主动脉前后壁的反射。两光带之间可见清晰的主动脉瓣活动曲线,收缩期右冠瓣和无冠瓣分离;舒张期瓣叶合拢成一条单线

膜关闭时之曲线,起点处即G,终点处即K。测量时相主动脉内径为心电图R波的顶点,左房内径为心电图T波的终点。主动脉根部运动幅度与心排出量大小有关。主动脉瓣M型曲线亦可用于测定左室射血前期(PEP)和射血时间(LVET)。

(二)二尖瓣波群(the echo pattern of the mitral valve)

于胸骨左缘第3~4肋间探查,左心长轴切面上经过二尖瓣前叶选择M型取样线时即可见一组比较特异的波群,其内有一条活动迅速、幅度较大的曲线,经解剖定位与声学造影证实为二尖瓣前叶的反射。以此为标志,可以向前或向后逐层识别其他解剖结构。由于二尖瓣在这些结构中特异性最强,故命名为二尖瓣波群(图4-8)。

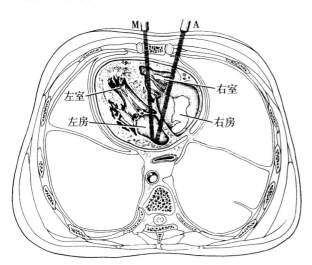

图4-8　心脏房室瓣区横轴切面解剖结构图

M线可显示探查二尖瓣波群所显示的结构,依次为胸壁、右室前壁、右室、室间隔、左室、二尖瓣前叶及左房;A线代表心房波群所显示的结构,依次为胸壁、右房、房间隔和左房

根据声束方向之不同,所见的解剖结构亦有所差异。探头稍向上指时,可见胸壁、右室、室间隔、左室流出道、二尖瓣前叶、左房及房室环区左房后壁,此为二尖瓣(前叶)波群,即3区。探头稍向下指时,其解剖结构为胸壁、右室、室间隔、左室流出道、二尖瓣前后叶及左室后壁。

二尖瓣(前后叶)波群主要曲线如下:

1. 二尖瓣前叶曲线(the echo curve of the anterior mitral leaflet)　二尖瓣搏动曲线和心律具有相同的周期性。临床上将其波动周期标记为A、B、C、D、E、F、G七个时间点。正常人二尖瓣前叶曲线呈舒张早期E波和舒张晚期A波特征性双峰曲线。A点位于心动图P波之后,由心房收缩,血液推动二尖瓣开放形成A峰。心房收缩后,心房内压力下降,二尖瓣位置复位,形成B点。一般心房收缩之后,心室立即收缩,二尖瓣关闭,B点往往不甚明显,而房室传导阻滞患者B点清晰可见。C点在第一心音处,二尖瓣关闭。D点在第二心音后等容舒张期之末,收缩期从关闭起点(C点)至终点(D点)称为CD段,二尖瓣随左室后壁前移(图4-9,图4-10)。

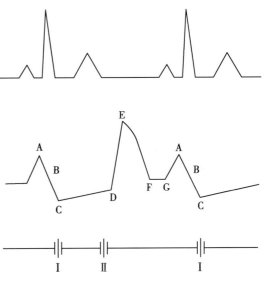

图4-9　正常人二尖瓣前叶曲线和心电图,
心音图相互关系示意图

通常从A点至C点二尖瓣前叶下降斜坡呈直线状,如果左室舒张末压升高,或因P-R间期延长,M型二尖瓣运动曲线上则可见"B驼峰"或称"AC肩"。D点时左室开始舒张,心室压力低于心房压力,二尖瓣立即开放至最大,形成E峰,位于心电图T波之后。E点和室间隔间的距离称为EPSS。EPSS增宽(不存在二尖瓣狭窄时)通常提示左室扩大、左室收缩功能减退或主动脉瓣反流。二尖瓣狭窄时,CD段与正常人相同,E峰后由于房室压力梯度的锐减,二尖瓣位置下降至F点,F点至G点,心室缓慢充盈,曲线下降缓慢,曲线平直,直至心房再次收缩,进入下一心动周期。

2. 二尖瓣后叶曲线(the curve of the posterior mitral leaflet)　正常人在舒张期二尖瓣后叶与前叶活动方向相反,幅度较小,形成倒影样曲线,故对曲线上与A峰、E峰

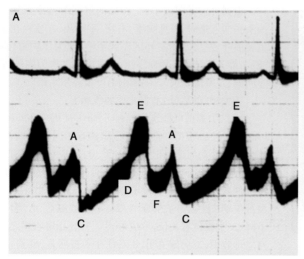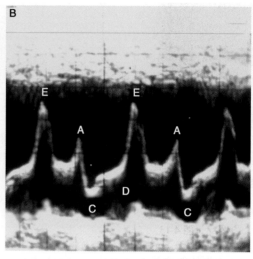

图 4-10　正常人二尖瓣前叶 M 型曲线图
A. 直接记录的二尖瓣前叶曲线；B. 用慢扫描驱动的 M 型曲线；二者均由武汉医学院第一附属
医院于 1964 年检查时录制

相对应处之下降点分别称为 A′峰与 E′峰。二者在收缩期合拢，在曲线上形成共同之 CD 段。舒张期瓣口开放，后叶与前叶分离，形成单独活动的二尖瓣后叶曲线（图 4-11）。

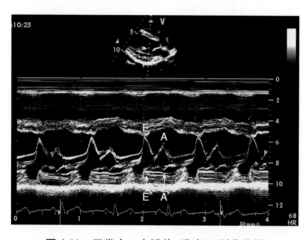

图 4-11　正常人二尖瓣前、后叶 M 型曲线图

二尖瓣狭窄时，后叶在舒张期随前叶向前移动，方向相同，但幅度低，其起止点仍命名为 A′峰与 E′峰（图 4-12）。

（三）心室波群（the ventricular echo pattern）

于胸骨左缘第 4 肋间探查，在左心长轴切面上经过二尖瓣腱索水平选择 M 型取样线时可见心室波群。自前至后，所代表的解剖结构分别为胸壁、右室前壁、右室腔、室间隔、左室腔（及其内的腱索）与左室后壁。此波群可以测量心室腔的大小与心室壁的厚度等（图 4-13）。

1. 室间隔曲线（the echo curve of the interventricular septum） 在二尖瓣波群中部，于二尖瓣前叶之前可见活动幅度较小的室间隔曲线。正常室间隔左室面曲线在收缩期向后，舒张期向前，与左室后壁呈逆向运动。在右心容量负荷增加时，则曲线收缩期向前运动，舒张期向后运动，与左室后壁呈同向运动。

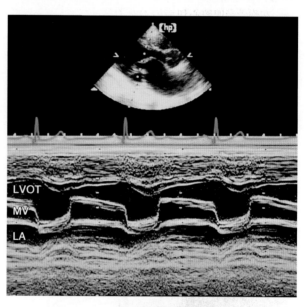

图 4-12　二尖瓣狭窄患者的二尖瓣前、后叶 M 型曲线图

二尖瓣狭窄患者之曲线图，前叶曲线在 E 峰后下降缓慢，形似城垛。后叶受牵拉，在舒张期向前，与前叶呈同向运动

2. 左室后壁曲线（the echo curve of the left ventricular posterior wall） 正常左室 M 型图像上收缩期室间隔朝后方、左室后壁朝前方运动，左室后壁的运动幅度大于室间隔的运动幅度。美国超声心动图（ASE）推荐测量标准为，测量时相左室舒张末期为心电图（ECG）QRS 波的起点，收缩末期则为室间隔后向运动的最低点，测量时从一界面前沿（leading-edge）至另下一界面前沿。实践中，左室内径的测量可经由胸骨旁左室长轴切面或左室短轴切面，引导 M 型取样线穿过左室短轴中线。室间隔和左室后壁厚度测量时，则应注意识别右室调节束、室间隔束、腱索、乳头肌等组织。如 M 型取样线无法避开这些组织，可应用二维切面帮助确定室间隔和左室后壁的心内膜面。

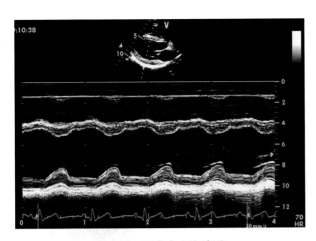

图 4-13　正常人心室波群

心室波群图像上由前至后,依次显示为右室前壁、
右室腔、室间隔、左室腔、左室后壁

（四）三尖瓣波群（the echo pattern of the tricuspid valve）

在胸骨旁四腔心切面检查时选择经过三尖瓣前叶的取样线,可见一活动幅度较大的双峰曲线,距体表较近,为三尖瓣前叶的反射。正常人探测时稍困难,常不能获得连续完整的曲线;当右心扩大,有顺钟向转位则易于观察。此波群曾称 5 区。

由于探头方向不同,所见的解剖结构亦有所差异。当声束向右上倾斜时,依次可见胸壁、右室前壁、右室腔、三尖瓣、右房、房间隔与左房。而当声束斜向左下时,在三尖瓣之后依次为室间隔、左室腔(有时其内可见二尖瓣)及左室后壁。

三尖瓣前叶曲线的形态及波形产生机制与二尖瓣相似,故曲线上各点亦以 A、B、C、D 等命名(图 4-14)。

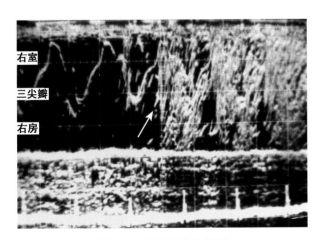

图 4-14　剑突下右心波群

剑突下探查可见右室、三尖瓣及左房,注射双氧水
后见造影剂反射先出现于右房,随心室舒张,造影
剂可穿过三尖瓣口,进入右室

（五）肺动脉瓣波群（the echo pattern of the pulmonary valve）

肺动脉瓣波群通常只可记录到一个瓣叶的活动,通常为后瓣曲线。于胸骨左缘第 2、3 肋间,右室流出道长轴切

面基础上引导取样线记录 M 型曲线。肺动脉瓣叶收缩期瓣开放曲线朝后移动,舒张期瓣叶关闭曲线朝前移动。此波群曾称 6 区。瓣叶开放前于舒张晚期(心房收缩)可见瓣叶轻度后向移位,即为 a 凹。a 凹振幅正常为 2 ~ 7mm。肺动脉瓣狭窄,a 凹加深(>7mm);肺动脉高压时,a 凹减低或消失(图 4-15)。

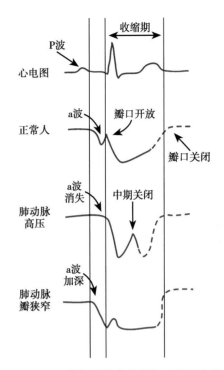

图 4-15　正常与异常肺动脉瓣 M 型示意图

二、胸骨上窝探查

1972 年,Goldberg 等提出经由胸骨上窝探查,自上而下,可探及主动脉弓、右肺动脉及左房等结构。笔者通过声学造影,所得结果与此稍有差异:①起始处为左无名静

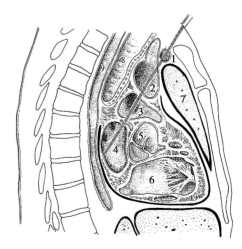

图 4-16　胸骨上窝探查 M 型示意图

胸部正中矢状切面,胸骨上窝探查时声束所通过的
结构。1. 左无名静脉,2. 主动脉弓,3. 肺动脉干,
4. 左房,5. 主动脉瓣,6. 右房,7. 肺组织,8. 气管,
9. 食管

脉,其下为主动脉弓;②肺动脉当声束下指或稍向左偏移时,所见之肺动脉代表肺动脉干,仅当声束右偏时,可见右

肺动脉。正常人前者较宽,在 20mm 以上;后者较窄,多在 18mm 以下,检查时应予以鉴别(图 4-16,图 4-17)。

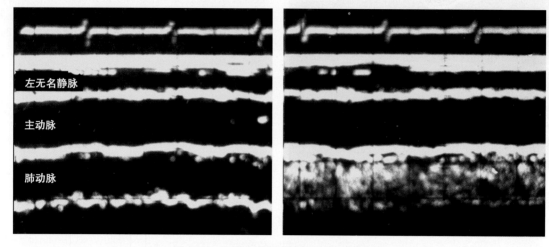

图 4-17　胸骨上窝探查时的心底血管波群

胸骨上窝区探查时,曲线自上而下依次显示为左无名静脉、主动脉弓、肺动脉干及左房等。左图为注射双氧水前,血管内无云雾影。右图为注射双氧水后,见肺动脉干内有密集的造影剂反射。因无分流,故主动脉与左房内仍为清晰的无回声区

波群的识别

在 M 型超声心动图检查过程中,为更好地观测和分析图像,必须正确认识各组波群中每一曲线所代表的解剖结构。由于二维超声心动图的普及应用,能清晰显示心脏各部位的切面图像,在此图上选择 M 型取样线,进而显示感兴趣区内相应结构的 M 型活动曲线,两种图像对照观察,有利于对解剖结构的辨识。经过多年探讨,目前对 M 型超声各个波群与曲线已有较深刻的了解,如有困难,可借助以下方法进行辨认。

一、掌握某些曲线的特征

心脏结构比较复杂,每一结构在活动时大多有一定的特征,其中瓣膜等组织的活动曲线特异性极强(如二尖瓣前叶呈双峰曲线,主动脉瓣呈六边形盒样曲线)。根据这些特征,即可从多条曲线中,首先区别出这些比较特殊的解剖结构。

二、观察曲线与体表间的距离

两侧房室瓣在活动时由于血流动力学的改变相似,故曲线形态亦有类同之处。但三尖瓣位置表浅,距体表较近,成人在 30~50mm 处;二尖瓣位置较深,距体表较远,在 60~80mm 处。故根据曲线与体表间的距离,可以进行鉴别。

三、波形的连续性

心脏某些结构互相连续,可供观察时参考。例如主动脉前壁与室间隔,主动脉后壁与二尖瓣前叶互相移行。转动探头,可以分别显示其间的连续关系。如能识别其一,即可确定其二。

四、结构层次分析

心脏各结构的前后排列有一定顺序,只要确定其中一层结构,由此向前、向后逐层分析,即可一一辨认。如二尖瓣前叶曲线之前为左室流出道,再前方即为室间隔。以此类推,即可确定右室腔和右室前壁。

五、声学造影

经周围静脉或在心内某一腔室注射声学造影剂后,根据反射出现的区域,即可确定所代表的腔室和结构,这对观察图像有一定帮助。

六、与已知生理记录相比较

临床上常用的心电图、心音图为已知的生理参数,可以清晰地显示心动周期。将这些记录曲线与超声心动图同步记录比较,对照观察曲线的活动方向,依据开放与关闭的起止点,即可推断所代表的瓣膜结构。

M 型图像的观测项目

M 型超声心动图能细致展示心脏各结构的活动状态，对曲线上各种数据的观测，对临床诊断和心脏功能的研究有很大意义。为使观测方法大致统一，现将曲线的幅度、间期、速度、内径及心壁厚度等数据的测量方法举例说明如下。

一、幅　　度

幅度指曲线上两点间的垂直距离，通常以 cm（或 mm）计算。测量时应注意均取曲线的上缘。如二尖瓣前叶曲线上 EC 幅度，可由曲线上 E、C 两点的上缘各作水平线，测量此两线间的垂直距离即是。

二、间　　期

间期即曲线上两点，或心电图、心音图上某点与超声心动图曲线上某点间所经历的时间，通常以秒计算，如时值很短，亦可用毫秒为单位。由于曲线较粗，故测量时均由两点的左缘处计算。如 QC 间期即由心电图上 Q 波（如 Q 波不清，可以 R 波上升支的起点）与二尖瓣曲线上 C 点的左缘各作垂线，再测两线水平方向的长度，即可自动显示出该两点间的时间（秒或毫秒）。

三、速　　度

速度是指某界面在单位时间内活动的距离，通常以 cm/s 计算。兹以二尖瓣前叶曲线 E 峰后下降速度为例说明之。测量时由 E 峰到 F 点作一连线，再在 E 峰处作一水平线，由此点开始在水平线上 1 秒处作一垂线，测量垂线与 EF 延长线交叉处的实际毫米数，即为 EF 下降速度。目前使用仪器上均有计测程序，检查者只要在曲线上选取两点，荧光屏上即可自动读写其间的距离、间期及其速度。

四、内　　径

M 型超声心动图上测量某一腔室的垂直长度即为其内径，通常以 cm 计算。测量由该腔室前壁反射的下缘到后壁反射的上缘间的距离即是（此值可能较心腔实际数值稍小）。如在心室波群上由心电图 Q 波（或 R 波上升支）处作一垂线，通过室间隔与左室后壁，取室间隔左室面反射的下缘到左室后壁内膜面反射的上缘的长度，此即舒张末期左室内径。

五、厚　　度

厚度指心脏某一实质结构的前后径，单位亦为 cm。测量时应适当调节灵敏度，由进此结构反射的上缘到出此结构反射的下缘即为其厚度。如在心室波群中测定室间隔厚度，应取其右室面上缘到左室面下缘的垂直距离，此值可能较实际厚度稍大。

影　响　因　素

在临床操作中，心脏及大血管的测量参数容易受多种因素影响，造成误差，现将一些常见影响因素分述如下：

一、体　　型

体型不同，心脏在胸腔内的位置也会有所变异。肥胖者心脏多为横位，心底波群、二尖瓣波群位置多数偏高，右室内径一般偏小，仪器灵敏度应稍加提高。瘦长者横膈较低，心脏多为悬垂型，各波群位置一般下移，右室内径一般稍大，仪器灵敏度应稍为减小。

二、体　　位

受检者坐位时心脏下移，各波群测量位置相应变低。右侧卧位时，心脏右移，右室测值多数减小。左侧卧位时，右室测值则往往变大。

三、身高、体重和体表面积

心脏内径所有测量值几乎与身高、体重两个参数成正比关系，目前心脏内径判断多采用体表平米面积以校正之。

四、呼　　吸

呼吸运动时，因可改变肺边缘部位的伸缩状态，影响心脏绝对浊音界的位置，故探查时应予以注意。如心前区心脏的波群显示不清晰时，可嘱患者深呼气，由于肺边界缩小，常能较好地观测。剑突下探查时，可嘱患者深吸气，使心脏位置下移。胸骨上窝探查时，嘱患者深呼气，使心脏上移，此种状态下，波群显示通常较清晰。

五、妊　　娠

妊娠后期，循环血容量增加，心脏趋向横位。同时，胎盘内生理性的动静脉短路形成，促使右室增大，肺动脉增宽，也有发现左室增大者。

六、肺及胸膜病变

右侧胸腔积液及左侧肺不张或胸膜增厚时，心脏左移，右室内径测值增大。左侧胸腔积液与右侧肺不张或胸膜增厚，导致心脏右移，右室测量一般较为困难，其测值也可能变小。此时应采用剑突下（或右侧胸骨旁）探查，避免误差。

七、探头位置及声束方向

探头放置部位及声束方向对 M 型超声心动图的测值

结果均有较大的影响。往往在同一位置,因声束方向不同,图像变异甚大。因此探查时,要注意探头的位置及声束方向,结合声束所穿过的结构层次及生理、病理变异,综合分析图形,以期减少误差。

M 型超声曲线的潜力

随着二维超声、声学造影、频谱多普勒、彩色多普勒、经食管超声、血管内超声与三维超声等新技术的推广应用,M 型超声心动图的作用相对减弱,但此项检查是否已到达无足轻重、面临淘汰的境地? 现就其发展前景及如何进一步发掘其潜力作简略探讨:

一、时相分辨力(time resolution)

二维超声虽然图像清晰,方位分辨极佳,能显示各结构形态、轮廓、走向、连续关系与活动状态,但由于图像帧频多在 25 ~ 50 帧/秒,两帧间隔为 40 ~ 20 毫秒,对感兴趣区的取样率甚低,故时相分辨力欠佳,不可能观察振动频率超过百次的二尖瓣高速颤动。M 型超声心动图检查时声束方向固定不变,扫描线集中通过所探查对象的某一点一条线上,取样频率等于脉冲重复频率,取样信息量甚大,对感兴趣区扫描线数可达 2000 ~ 5000 条/秒,间期观察用微秒计,为二维成像的百倍以上,故时相分辨力极高,能区分心脏结构活动时相的微小差异。瓣膜的每次微小快速振动可由 10 个左右的取样线点进行显示,故当主动脉瓣关闭不全时,其舒张期反流血液冲击二尖瓣前叶或因腱索断裂导致二尖瓣尖端游离而出现收缩期高速颤动时,M 型曲线上能清晰观察到此种速度极快、幅度大小不一的细颤,该特征在估计瓣膜病变程度和血流动力学变化有较大意义。

二、观察心脏结构的活动轨迹

M 型曲线可连续记录多个心动周期内心脏各结构的运动变化,故较二维切面图能更清晰、简便地显示舒张期、收缩期变化,观察心壁与瓣膜的活动规律,由曲线的活动轨迹及其斜率能准确了解室壁与瓣膜的运动和速度,如:①正常室间隔中下段收缩期呈向后运动,舒张期向前运动,与左室后壁呈逆向活动,有一定规律;②房室瓣与半月瓣的开放和关闭速度、活动幅度大小以及射血时间长短等项指标的测定。这些均系 M 型超声心动图的优势,非其他方法所能替代。

有些仪器上可以在二维超声图像的顶端,发出两条甚至三条 M 型取样线,同步显示二尖瓣和主动脉瓣或其他结构的活动轨迹,对照二者活动在时相上的差异,可以准确检测等容收缩期(房室瓣关闭到半月瓣开放)和等容舒张期(半月瓣关闭到房室瓣开放)起止点及间期长短。这些参数在评价心肌收缩与舒张功能具有较大意义,可惜目前多数新型仪器遗弃了这一有效功能,建议予以重视。

三、实时计测心腔容量

由于 M 型曲线能清晰显示心内膜的位置与动态活动,准确计测收缩末期与舒张末期左室前后径,进而估计心腔容积,是临床上一种行之有效的传统方法。随着声学定量(acoustic quantification,AQ)技术的出现,仪器能快速自动勾画心内膜边缘并测量其前后径的长度,实时计测心腔每一瞬间(包括收缩末期与舒张末期)的容积,推算出每次心搏量与每分钟排出量,这对及时了解心功能变化有重要意义。

四、测量声学造影剂流线的速度

声学造影检查时,M 型超声心动图上可以观察到代表血流内微气泡活动轨迹的流线,其斜率即微气泡的运行速度。有作者证实气泡流线速度与红细胞后散射多普勒频移速度间高度相关($r=0.98$);亦有观察发现收缩期肺动脉瓣口微气泡的斜率与右室压力成正比。理论上讲:微气泡和红细胞在心血管腔内与血液系同步活动,由微气泡流线直接测得的血流速度,应比用快速傅立叶转换间接推算的血流速度更为可靠,故临床上借助微气泡流线的斜率可以监测与校正多普勒的测值。

五、研究心音的产生机制

M 型超声心动图可与心电图、心音图及心内压力曲线同步显示,在探讨心音产生机制方面有重要作用。例如二尖瓣关闭(相当于二尖瓣曲线的 C 点)出现第一心音;主动脉瓣关闭(相当于主动脉瓣曲线的 G 点)产生第二心音,且心音的强弱与瓣叶关闭时其间的距离有密切关系;第三心音位于 M 型曲线 E 峰之后和脉冲多普勒 E 峰的峰尖,可能为舒张早期左房血流进入左室,冲击心壁所产生;第四心音与 A 峰同步,与舒张晚期心房收缩,主动排血,再次推起二尖瓣有关;而二尖瓣狭窄时的开瓣音恰当二尖瓣曲线的 E 峰,系因瓣叶由后侧迅速前移,形成气球样膨出,引起瓣叶振动所致。

六、心律失常的鉴别

二尖瓣 M 型曲线可反映左房与左室间压力差的变化,由曲线的形态可以间接推断有无心律失常。一度房室传导阻滞时 AC 段上可以出现一停滞的 B 点。二度与三度房室传导阻滞时 A 峰、E 峰的出现顺序错乱,分别出现于 P 波与 T 波之后。交界区心律时心率缓慢,E 峰间距相等,但 A 峰则消失。心房扑动与心房纤颤时则 E-E 峰的间距各不相同,但心房扑动时 E 峰后出现的波动幅度较高,整个舒张期波动的数目较同期的房扑数目少一个;而心房纤颤者 E 峰后的波动数目与幅度宽窄均无规律。胎儿心律失常者,心电图不易显示,而 M 型超声心动图能观察其瓣膜活动规律,对心律失常类型的发现与鉴别有较大帮助。

七、探讨多普勒频谱和 M 型曲线的关系

由于多普勒频谱和 M 型瓣膜曲线代表的都是血流所

产生的动力学变化,故二尖瓣口多普勒频谱和二尖瓣 M 型曲线上的 A 峰与 E 峰的出现时间、方向、幅度和波形宽度均非常相似;二尖瓣曲线上的 DE 斜率和多普勒 E 峰的血流速度、主动脉瓣曲线上 K 点开放时的斜率和心尖五腔心图像上主动脉瓣口的血流速度均密切相关。临床上借此可以互相佐证,探讨多普勒频谱和 M 型曲线二者间的关系。

八、M 型彩色多普勒探测血液反流与分流

M 型彩色多普勒的取样线可达到每秒 2000 条以上,能

清晰准确地判断左室流出道内的血流方向、起止时间及其与二尖瓣开放的时间关系,对判断有无主动脉瓣反流及室间隔缺损由右向左分流量和时相等均有重要价值。主动脉瓣反流时,二尖瓣波群上可见在主动脉瓣关闭之后,二尖瓣开放之前,彩色血流线由室间隔处向下直指二尖瓣曲线的 DE 段,有时这种彩色血流能在二尖瓣前侧持续显现于舒张全期,流线方向是由左上向右下(图 4-18)。而在室间隔缺损伴有右向左分流时,左室流出道可见彩色流线,时间短暂,止于 E 峰之前,流线方向也是由左上向右下(图 4-19)。

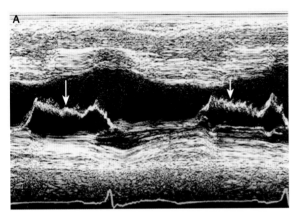
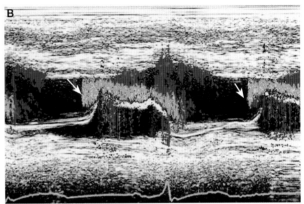

图 4-18　M 型超声心动图显示的二尖瓣高速扑动

A. 主动脉瓣关闭不全患者,舒张期反流冲击二尖瓣前叶,在 M 型超声心动图曲线上看到高速扑动(箭头所示),这一征象在二维图像上很难显示;B. M 型彩色多普勒可准确观察到主动脉瓣反流束起始于二尖瓣开放之前的等容舒张期,终止于二尖瓣关闭后的等容收缩期

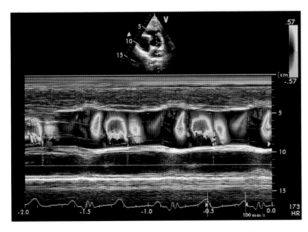

图 4-19　M 型超声心动图显示的法洛四联症患者的室间隔分流

M 型彩色多普勒显示室间隔连续中断处收缩早期为红色左向右分流束,收缩晚期与舒张期则为蓝色右向左分流束

九、M 型组织多普勒曲线的临床意义

二维组织多普勒图像对直观显示室壁运动及心律失常兴奋点有所帮助,但如能联合高帧频的 M 型组织多普勒曲线(M-mode Doppler tissue imaging)进行观察,每秒取样扫描线大大增加,故能用于:①显示室壁在心动周期的等容收缩期、射血期、等容舒张期、快速充盈期与缓慢充盈期及心房收缩期等不同时相中的活动规律;②了解心壁各层

在收缩期跨壁速度梯度的差异;③观察心肌运动的先后收缩顺序,了解室性期前收缩患者异常兴奋点的位置,确定预激综合征患者的心室预先激动点;在束支传导阻滞和右心起搏器的患者,亦可发现异常的心室去极化位置及除极的先后,这些信息对确定心律失常的原因和起搏点的位置将有重要价值(图 4-20)。

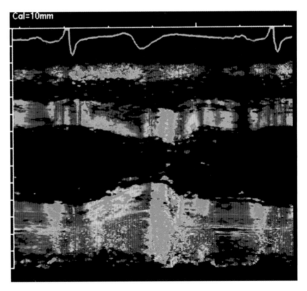

图 4-20　M 型组织多普勒曲线

M 型彩色多普勒曲线的每秒取样扫描线大大增加,能用于显示室壁在心动周期各个时相内的运动规律

十、解剖 M 型超声心动图的应用

由于传统 M 型超声心动图具有良好的时间和空间分辨率,因此在不存在左室壁节段性运动异常的情况下,传统 M 型超声心动图仍然是目前检测左室内径和收缩功能最为实用的检测方法。随着计算机后处理技术的高速发展,新近有厂家推出脉冲重复频率和二维图像帧数极高的超声仪,解剖 M 型超声心动图(anatomic M-mode echocardiography)目前较为广泛地应用于临床。这种仪器与传统 M 型超声心动图的取样线一端固定于图像的顶端不同,该系统可显示 M 型曲线任意中心点上 360°方向旋转及任意多条取样线装置,从而使取样线与所需探测部位的心脏结构垂直,使测值更真实准确,并可同步观察多室壁节段性运动异常,为评价心脏形态功能提供更丰富、更准确的信息。另外尚可将取样线变为曲线,沿心壁圈划,应用 M 型彩色组织多普勒同步记录多个区域心壁活动特征,在判断心肌缺血的部位和严重程度上有重要参考价值,大大拓宽了传统 M 型超声心动图的临床应用范围(图 4-21)。但值得注意的是,解剖 M 型超声心动图的声束取样频率取决于二维图像的显示帧频,每帧图像上扫描线明显减少,故图像质量欠佳。

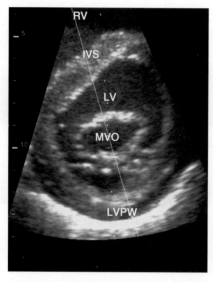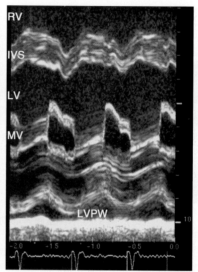

图 4-21 解剖 M 型超声心动图显示的心室波群

采用任意 M 型取样线经二尖瓣口切面(左)所获取的解剖 M 型超声心动图心室波群(右),曲线上清晰显示右室腔、室间隔、左室(及其内的二尖瓣前后叶)与左室后壁等结构

第5章

二维超声心动图的工作原理、检查方法、探测部位与基本图像

TWO-DIMENSIONAL ECHOCARDIOGRAPHY：
THE PRINCIPLE，METHODOLOGY，
TRANSDUCER POSITION AND ESSENTIAL IMAGES

5

◎王新房　王　静　张　强

工作原理 …………………………………… 41	二维超声心动图的基本图像 …………… 47
仪器类型 …………………………………… 42	一、心前位 ……………………………… 47
一、静态二维超声心动图仪 …………… 42	二、心尖位 ……………………………… 50
二、多晶体线阵型（linear array type）超声	三、剑突下位 …………………………… 53
扫描仪 ……………………………… 42	四、胸骨上窝位 ………………………… 56
三、机械扇形超声扫描仪 ……………… 43	五、多平面经胸旋转扫描探查 ………… 58
四、环阵型超声扇扫仪 ………………… 43	二维超声新技术的开发与应用 ………… 58
五、相控阵超声扫描仪 ………………… 43	一、数字化图像的观察、冻结、回放、存储与
六、矩阵型探头的兴起 ………………… 44	录像 ………………………………… 58
七、微型凸阵（micro type convex array）超声	二、数字化技术 ………………………… 59
扫描仪 ……………………………… 45	三、换能器技术更新 …………………… 59
八、二维超声心动图仪器类型的比较 … 45	四、相干图像形成技术 ………………… 59
检查方法 …………………………………… 46	五、信息强化技术 ……………………… 60
一、仪器调节 …………………………… 46	六、自然组织谐波成像技术 …………… 60
二、患者体位 …………………………… 46	七、组织活动轨迹成像技术 …………… 62
三、探测部位 …………………………… 46	八、其他 ………………………………… 62
四、图像方位 …………………………… 47	

二维超声心动图（two-dimensional echocardiography，2DE）又称切面超声心动图（cross-sectional echocardiography），是在M型超声心动图基础上发展起来的一种新技术。自20世纪50年代初Howry和Bliss首次报道应用这一超声成像技术以来，随着科技的不断进步，二维超声心动图在技术革新上屡次有重大突破，能清晰、直观，实时地显示心脏结构的空间位置、连续关系等，在临床上得以广泛应用。有关其发展的历史在前面已作过介绍，本章就其工作原理、仪器类型、检查方法、探测部位、基本图像等逐一进行介绍。

工 作 原 理

二维超声心动图实属亮度调制型（brightness modulation），系将回声信号以光点亮度或灰度形式加以显示，故又称为B型超声（B mode ultrasonography）。其工作原理是以光点亮度或灰度方式显示回波信号，即将单条声束传播途径中遇到各个界面所产生的一系列散射和反射信号，在示波屏时基扫描线上以光点灰度形式表达。回波信号反射强，则光点亮；回波信号反射弱，光点则暗；如回波信号无反射，则在扫描线相应部位表现为暗区。因此，时基扫描线上之光点的分布代表了声束一条线方向上（one dimension）之组织结构。此时如将探头所发出的声束指向及位置加以改变，并使荧光

屏上时基扫描线亦作相应地同步移动(包括位置与方向),则每一单条声束线上的光点群依次分布连成一幅声束所扫过组织结构的平面图像。但由于心脏组织结构复杂且活动迅速,一般切面显像法所获得之图像随界面活动,光点上下摆动而成锯齿状模糊的光带,临床上不易观察分析,只有声束在体内快速连续重复扫查,荧光屏上出现快速连续重复之图。当达每秒 16 帧以上之画面时,心脏(或其他活动脏器)平面结构之活动情况即可实时显示(real-time display)而被肉眼清晰观察,此种仪器即所谓二维(或切面)超声心动图仪(two-dimensional or cross-sectional echocardiograph)。

B 型超声仪的主要组成部分包括超声换能器即探头和主机包括脉冲信号发射和接收系统、显示与记录设备以及电源等部分组成(图 5-1)。

就 B 型超声仪器的工作过程而言,首先系由探头内的压电晶体,将仪器发射系统产生的短促高频电脉冲信号转化成高频机械振动,即由逆压电效应产生超声信号,并通过体表向人体组织器官内发射。探头随即接收体内多种不同界面反射回来的强弱不同的信号(机械振动),即由正

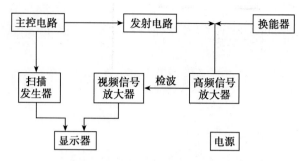

图 5-1 B 型超声的工作原理示意图

压电效应转换成高频电信号。超声仪的接收系统将高频电信号加以接收和放大,通过对数放大器压缩动态范围,经过时间增益补偿(TGC)、灰阶变换等前处理和后处理,并经过数字扫描转换器(DSC),将探头扫描获得的系列回声信号变成视频信号,同时在荧光屏上显示出来。这种人体内部组织器官系列回声通过超声扫描构成反映人体局部断层切面图,即声像图(ultrasonography)。

仪 器 类 型

一、静态二维超声心动图仪

在实时二维超声仪出现之前,曾有一种静态的二维超声心动图仪,此系由复促扫描的超声仪改进而成。检查时只选取每一心动周期中某一瞬间在时基扫描线上出现光点,代表该方位上心脏结构的反射。随探头方向改变,时基扫描线亦同步改变,经过几十个心动周期的积累,图像上出现几十条扫描线,组成一幅静态的心脏结构切面回声图。虽然这种方法可以观察心脏的形态,但由于各个方位的扫描线并非来自同一心动周期,易出现失真现象,故已被废弃。

二、多晶体线阵型(linear array type)超声扫描仪

此型仪器由 Bom 等首先提出,探头长 8cm,宽 1cm,由

20 个平行排列的小晶体片(每片面积 0.4cm×1cm)组成,仪器用电子开关,将高频发射脉冲依次通向各压电晶体片(换能器),并于每次发射以后将同一晶体片接收的回波讯号送至接收电路。由于荧光屏上的扫描线亦受电子开关控制,依照各压电晶体的工作程序,相应改变其位置,故在荧光屏上显示出代表 8cm×16cm 大小的切面图像(图 5-2,图 5-3)。此仪器每秒可连续出现 150 帧图像,故能看到心脏结构活动的实时影像,对观察心脏活动规律和各结构的空间关系有一定帮助。但由于仪器换能器晶体片很小(1cm×0.4cm),发射与接收时电能-声能转换率稍低,加之每帧图像扫描线数仅 20 条,故图像不够清晰。另因探头长 8cm,其两端部分的声束常被肺、胸骨、肋骨所阻碍,所观察范围窄小,仅相当于肋间隙宽度,对胸壁与肋骨后的三尖瓣、房间隔等结构不易窥及,因此对心脏疾病的检查存在

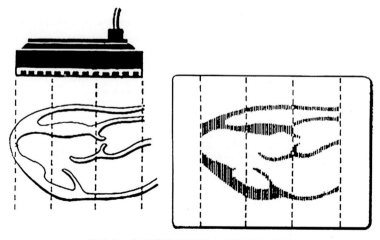

图 5-2 多晶体线振型超声成像仪示意图
左为探头放置胸壁时发射与接收的情况;右为荧光屏上所显示的图像

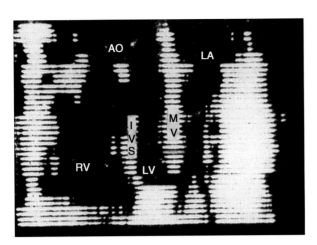

图 5-3　线阵型超声成像仪显示的图像
此为使用线阵型超声成像仪检查法洛四联症
患者所获得的图像

较大局限。后经过各厂家的大力改进,发展成为在超声诊断领域内发挥重大作用的线阵型 B 超仪器,适于腹部脏器、妇产科疾患、肢体和小器官的检查,已不再用于心脏检查。

三、机械扇形超声扫描仪

采用雷达平面位置指示器(plane position indicator, PPI)的原理进行扫描,探头根部位置固定,但扫描线方向可转动形成一扇形切面。早期均用单一的晶体片进行左右摆动,往返一次即为两帧,检查时每秒活动 10 次左右,故能获得 20 帧/秒的实时切面图像。此种图像中心处稍稀

疏,边缘处较密集,另外探头的机械噪声亦较明显。有的厂家加以改进,将探头内装置多晶体片(2~4 片),晶体之间呈 90°~120°~180°排列并沿同轴作高速转动。此种图像扫描线分布均匀,闪烁感较小,噪声亦低,颇受使用者赞赏(图 5-4)。

由于机械扇扫仪探头由单个晶体片组成,面积与通常的 M 型相近,电能声能转换率较高,发射的声能较强,声束的分辨率较高,侧瓣反射少,且声束穿透胸壁后呈扇形展开,故能通过较小透声窗,探查较大范围的结构,图像清晰,曾在临床上发挥过较大作用。

四、环阵型超声扇扫仪

环阵型超声扇扫描仪(annulus array ultrasonography)的大体结构与机械扇形超声扫描仪颇为相似,但换能器有所不同,不是单个圆形的大晶体片,而是将晶体片切割为多个大小不等的、同心圆形、呈环状排列换能器,由计算机控制发射程序,外周先发,中心稍后发,由此来调节聚焦的范围和深度,产生在 Y 轴、Z 轴上均具有高分辨力的圆形声束,成像质量优异,在灰阶二维超声应用时代受到用户的称赞(图 5-5)。

五、相控阵超声扫描仪

(一)成像原理

相控阵(phased array)技术是 20 世纪 70 年代提出的一种实时超声扫描方法。换能器由 16、20 或 32 个极小的压电晶体片(每片宽约 0.4mm)所组成,总面积与普通的 M 型探头相近,体积较小。扫描仪发射时按雷达相控阵的原理,由微型电子计算机控制每一发射脉冲通向各晶体片的

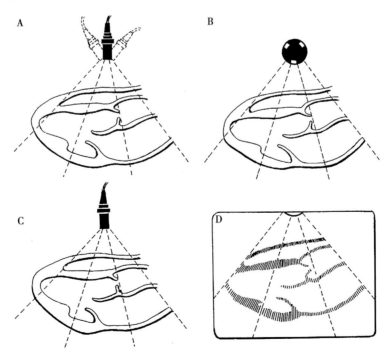

图 5-4　二维超声心动图仪结构示意图
A. 单晶片摆动型机械扇形二维超声成像仪;B. 多晶片旋转型机械扇形二维超声成像仪;C. 相控阵电子扇形二维超声成像仪;D. 荧光屏上显示的扇形二维超声图像

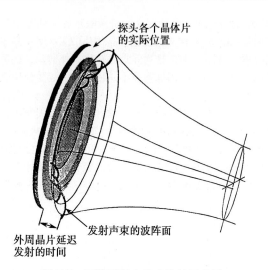

图 5-5　环阵型超声声束发射示意图

环阵型超声扇扫仪的探头由多个同心圆环状晶体片所构成，外周先发，中心稍后，能产生具有高分辨力的圆形声束（此图引自 Angelsen BAJ, et al. European Journal of Ultrasound, 1995, 2:151.）

时间，如果未经延迟同时到达各晶体片，则各产生一小的点状声源。依据 Huygens 原理，这许多点状声源在前进时逐渐形成一共同的波阵面，声束的前进方向与探头的法线方向平行。如果发射脉冲经电子计算机延迟装置处理后在相位上有所差异，一侧在前，另一侧延后，其间各点依次排列，则各晶体片所发出的声波波阵面亦有变化，未延迟的一侧在前，延迟的一侧在后，此时声束的方向与探头法线之间出现倾斜角 θ。如调节不同的延迟时间，波阵面的形式可有改变，声束的倾斜角可大可小，可正可负。故探头虽然固定不动，但所发出的声束能自动转向，到达扇面内的任何部位。当调节恰当时，声束可进入体内作规律的、分布均匀的扇形扫描。由于延迟发射的波阵面可呈凹面形，故发射的声束有聚焦作用。扇扫的方位角一般为 80°左右，探查的深度依需要而改变，一般为 10～20cm（图 5-6）。

（二）相控阵探头的优点

1. 仪器的纵深及侧向分辨力较高，能比较准确地显示心脏各结构的空间方位及活动情况。

2. 声束穿透胸壁后再呈扇形扩散，故在透声窗较小的情况下能避开胸骨与肋骨的阻挡，观察较大范围的心脏结构，包括各组瓣膜及房室间隔等。

3. 换能器晶体片与皮肤直接接触，声束直接进入人体，在体外无多次反射，对图像的近区无干扰现象，声能消耗少，故有较高的灵敏度。

4. 可在切面图上任选一条、两条甚至三条扫描线作 M 型显示，对界面的活动情况作细致分析，观察对比，于显示心脏全貌的同时观察某一局部结构的细微活动有较大帮助。

5. 二维扇扫和 M 型探测可同时进行，在定位、定时方面有其优势。

6. 在大范围观察二维灰阶图像时，能同步显示较小范围感兴趣区内的彩色多普勒的动态血流，此即相控阵成像取代机械扇扫的根本原因。

7. 声束可自动转向，无机械振动感与噪声。

8. 探头无机械磨损，使用期较长。

（三）不足之处

1. 结构复杂、造价较昂贵。

2. 声束由多个点状声源组合而成的波阵面构成，聚焦性能逊于单一晶体片，故图像质量不如机械扇扫者清晰。

3. 声束的侧瓣反射较明显，可在强回声的两侧出现"胡须"样光带，影响图像清晰度。

六、矩阵型探头的兴起

矩阵型换能器（matrix array transducer）是在相控阵基础上发展起来的新型探头。制作时将探头晶体片沿纵向、横向多线均匀切割，每一阵元细如发丝，按矩阵排列，其阵元数多达 60×60 = 3600（或 80×80 = 6400）。这些阵元发出的点状声源在前进时渐次形成一共同的波阵面。如果调节不同的延迟时间，能使声束上下、左右按需进行方位转向（azimuth steering）和立体仰角转向（elevation steering），

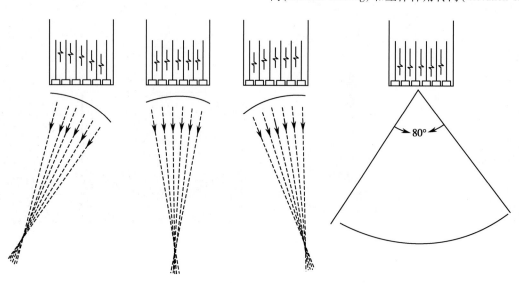

图 5-6　电子相控阵声束扇形扫描示意图

在不同方向获取二维图像,构建金字塔形图像三维数据库。这是目前技术含量最高、性能优良的成像方法,主要用于实时三维超声心动图检查。

七、微型凸阵(micro type convex array) 超声扫描仪

同腹部凸阵探头的电子线路原理相似,但宽度较小,故可用于心脏疾病的检查。此类仪器的图像比较清晰,造价稍低,可供基层单位使用。其缺点是:

1. 探头呈凸面,与体表接触欠佳。
2. 探头相对较大。

3. 彩色多普勒敏感性差。

八、二维超声心动图仪器 类型的比较

用于心脏切面超声显像的仪器主要是相控阵、环阵扫描、机械扇形扫描和微型凸阵扫描四种类型,四者在性能上有某些差异,各有所长,其中相控阵和环阵扫描在声束断面上的形态有较大区别,影响图像分辨力和成像清晰度(图 5-7)。

现将四种类型成像方法的各项性能列表比较如下(表 5-1):

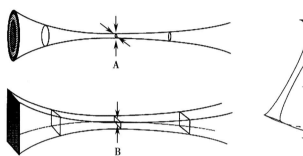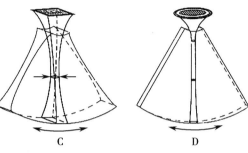

图 5-7　环阵型超声与电子相控阵超声声束聚焦示意图

A. 环阵型超声声束聚焦区轴向对称,横断面呈圆形;B. 相控阵超声声束聚焦区轴向不对称,横断面呈矩形;C. 相控阵超声的切面上在声束扫描方向能够聚焦,分辨力尚佳,但在切面厚度方面不能聚焦,故分辨力较差;D. 环阵型超声的切面上在声束扫描方向与切面厚度方面能对称聚焦,故总体分辨力良好(此图引自 Angelsen BAJ,et al. European Journal of Ultrasound,1995,2:151.)

表 5-1　相控阵、环阵扇扫、机械扇扫及微型凸阵扫描性能比较表

	相控阵	环阵扇扫	机械扇扫	微凸扫描
M 型与二维图像同时显示	能	不能	不能	能
双通道 M 型显示	能	不能	不能	能
Doppler 与二维同时显示	能	不能	不能	能
发射与接收电路	复杂	复杂	较简单	较简单
通过小声窗作广角检查	容易	稍差	稍差	稍差
侧轴(Y 轴)上电子聚焦	能	能	不能	能
前后轴(Z 轴)上电子聚焦	不能	能	不能	能
侧瓣的影响	较显著	不明显	不明显	较显著
近场图像清晰度	良好	良好	稍差	尚好
探头的形体	较小	较大	较大	较小
探头磨损	不明显	较明显	较明显	不明显
仪器价格	较高	较高	一般较低	一般较低

检 查 方 法

目前临床上常用的切面超声心动图仪有机械扇形扫描仪与电子相控阵超声仪,在超声探测时应注意以下诸项:

一、仪 器 调 节

(一) 发射能量(emitted energy)

发射能量是指超声发射脉冲能量的大小,检查时应适当调节。儿童患者胸壁较薄,心脏较小,故发射能量应当减小。而成人因胸壁厚,心脏形体较大及心脏结构显示不够清晰者,发射能量应适当增强。在使用过程中应尽量避免将能量开至最大,否则压电晶体片容易过热受损。

(二) 灵敏度(sensitivity)

灵敏度主要包括增益、抑制及补偿等控制钮的调节。在超声探查时,应该注意仪器灵敏度的调节,从而获得符合诊断要求的清晰图像,其标准如下:

1. 心房、心室及大血管腔内回声应显示为无回声区。

2. 心脏各结构反射清晰。瓣膜、心内膜面、大血管壁界面(液体与实质组织的交界处)的反射较强但不应过度,以免因界面回声过强增宽,而使心壁显示厚度增大而失真。

3. 心肌区域的反射较弱,但应可以辨识。

4. 适当调整深度补偿,使心脏近场和远场结构均能清晰显示,且其反射强度大致相等。

(三) 灰阶(gray scale)

调节灰度与对比度,使反射的强度能以适当的明暗阶差予以显示。无反射区应为黑色,强反射区应为白色,余者分别为深灰,灰色及浅灰等,这种方法称为灰阶显示(grayscale display)。早期的超声仪器将灰阶的动态范围分为8~16级,也有更为精细地分为32~64级,近时更有分为128~256级者。从理论上看,灰阶的动态范围愈大,组织结构的层次愈丰富,能分辨的组织结构愈精细。

(四) 发射频率

发射频率(transmit frequency)高低不仅影响图像的纵深分辨力,也影响其透入深度。成人患者进行超声心动图检查时多选用2.5~3.5MHz的频率,该频率段具有较深穿透性,但分辨力稍低;而对儿童则可选用4.5~7MHz的频率,该频率段的穿透性虽浅,但分辨力较高。

(五) 扫描深度(scanning depth)

仪器扫描深度视个体情况而定,一般选用15cm已可窥察心脏全貌,如有心脏明显扩大者则可用18~25cm。幼儿因心脏形体较小,在画面上所占比例甚小,故用8~10cm的扫描深度已可满意观察。

(六) 帧频(frame rate,FR)选择

目前所用仪器中,相控阵超声仪与机械扇扫仪的帧频一般系自动调整,操作者不需要作任何选择。扫描深度过大或彩色多普勒取样面积过宽,帧频将会减少;而扫描深度减小或彩色多普勒取样面积变窄,帧频则会自动提高。由于现用仪器均以数字扫描转换器显示,不论帧频高低,图像不会产生闪烁现象。但当帧频低于10帧/秒时,活动较慢,可有缓慢停顿的非实时感。

二、患 者 体 位

经胸探查心脏,受检者一般取平卧位或向左侧倾斜30°~45°,必要时可达90°。如遇心功能不全者,可将患者的头胸位抬高,以减轻气急、心慌等症状。如作胸骨上窝探查,嘱患者取坐位或仰卧于检查台上,并将颈肩部垫高,头低位,充分裸露颈部。对于肋间隙较窄,声束进入有困难者,嘱左臂上举可能会改善图像质量。

三、探 测 部 位

(一) 心前区

所谓心前区系指左胸前区,上起左锁骨下缘,下至心尖部,内以胸骨左缘,外以心脏左缘(即肺未遮盖的透声窗)所包括的区域。如在右侧探查,则应注意标明。

(二) 心尖区

所谓心尖区系指左侧心尖搏动处探查,如为右心尖,应予说明。

(三) 胸骨上窝区

将探头置于胸骨上窝,向下指向心脏。

(四) 剑突下区(或称肋下区)

探头置于剑突之下,指向心脏,以取得不同的切面(图5-8)。

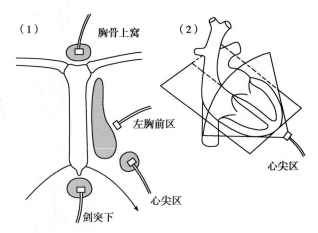

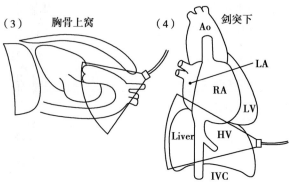

图5-8 二维超声心动图主要探测部位

（五）经食管探查

将专用经食管探头经口腔插入食管内,在不同扫描深度由后向前进行扫查,可得到心脏不同切面的图像。

四、图 像 方 位

为了使超声心动图的检查过程更规范,检查所用术语更专业统一,便于国际、国内的学术交流,减少不必要的繁琐的描述,有必要对图像方位的描述采用统一的标准。

（一）方位的确定

二维超声心动图绝大多数用扇形显示,其尖部(扇尖)为近场,代表身体表浅处结构的反射,一般均位于荧光屏的上部。声束扫描线散开的深部(扇弧)为远场,代表体内深处的反射,一般位于荧光屏的下部。由于扇形图像近场狭窄,远处增宽,故可通过较小的透声窗(如肋间隙等),观察深部较大范围的心脏结构。

图像的方位随探头扫描平面所通过的结构而异,为便于标记图像方位,最初国外曾有作者建议在探头扫描平面的一侧安装标志物以确定图像的方位,但未被临床广泛采用。目前临床上每种超声仪器上则均已有本身标志方法,或以沟槽,或以图案,或以突出物,或以特殊的结构形态等指示扫描平面,无法一一详述,仪器使用者亦不需一一记忆。如无法辨别探头一侧的标记,可以在探头涂上耦合剂后,以手指触摸探头扫描声束发射处或使探头一侧接触体表,另侧悬空,观察荧光屏上图像位置的改变,从而弄清探头扫描平面的方向及其与荧光屏上图像左右侧的相互关系。明确方位后,再转动探头的方向与角度,即可获取标准图像。

（二）图像的标准方位

二维超声心动图检查心脏时,基本上使用三个相互垂直的平面,即矢状面、横断面与冠状面来描述心脏、大血管的形态结构。由于心脏的位置与此等平面并不平行,之间具有一定的夹角,超声所观察的切面与上述三平面亦不完全相同,故命名时用长轴切面,短轴切面与四腔图三词来代之。

1. 长轴切面(long axis view)　该探查平面纵向扫描心脏,与前胸体表垂直,与心脏的长轴平行,相当于患者平卧,检查者由左向右观察心脏各结构的矢状切割时的图像。扇尖为前胸壁,扇弧为心脏后部,图右为头侧,图左为足侧(此方位与腹部声像图相反)。由于心脏长轴有一定倾斜,故长轴切面与解剖学上之矢状面间有一个 30°左右的夹角(图5-9)。

2. 短轴切面(short axis view)　该探查平面横断心脏,

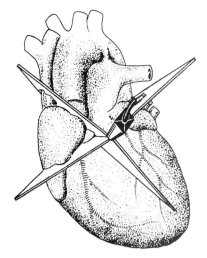

图5-9　心前区声束扫描方位示意图

探头置于心前区,依声束扫描方位不同可取心脏长轴或短轴切面,二者之间垂直相交

与前胸体表及长轴相垂直,相当于患者平卧,检查者由足侧向头侧观察心脏的横断面。图像上下方分别为心脏的前后面。图左为心脏右侧,图右为心脏左侧(此方位与腹部声像图相同)。

3. 四腔图(4-chamber view)　该探查平面大致上与心脏长轴及短轴相垂直,而与冠状切面近于平行。扇尖为心尖部,扇弧为心底部,图左为心脏右侧,图右为心脏左侧。

（三）方位的描述

在描述图像方位时为避免和社会上传统图像的左右侧与实际解剖的左右侧相混淆,均以解剖学的实际方位上、下、左、右、前、后为标准。如正常人心底短轴切面上按传统的图像描述法是"主动脉根部居中,肺动脉瓣在其右上方",此说易于引起误解。如按真正的解剖学描述法是"主动脉根部居中,肺动脉瓣位于其左前方",这种描述比较严谨,且不易误解。

（四）图像的倒转

某些仪器上,扇形图像可以上下倒转,即扇尖在下,扇弧在上,随着压控制钮而改变其方向。二维超声心动图研究的早期曾用此法将四心腔切面倒置,使图像上下方位与解剖上下关系基本一致,后来随着超声检查的逐步普及,检查者对各种图像方位也非常熟悉,已无必要再作此改变。临床仅在进行经食管超声心动图检查时,为使其图像方位与经胸超声心动图相一致,而将图像上下方位倒转,便于检查者观察。

二维超声心动图的基本图像

心脏体积较大,且结构复杂,探头在心前区任何部位随意放置,即能获得一幅图像,故国内外作者在报告中列举出数十种切面。但过多的切面常使初学者无所适从,难以掌握。为便于学习、使用、相互交流及图像的标准化,现就常见的基本图像分述如下。

一、心 前 位

（一）胸骨旁左室长轴切面(the long axis view of the left ventricle)

探头置于胸骨左缘第三、四肋间,探头上标点指向 9～

10点钟,探测平面与右肩与左腰方向平行,使声束沿室间隔方向垂直下切,便可获取清晰的左室长轴切面。该图应清晰显示右室、室间隔、左室、左房、主动脉、主动脉瓣与二尖瓣等结构。位于左房底部相邻二尖瓣后叶根部的管腔为冠状静脉窦横断面,而位于该切面左上方的圆形管腔,则为降主动脉横断面(图5-10,图5-11)。

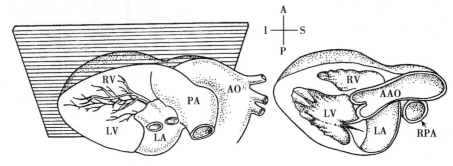

图5-10 左心长轴切面解剖结构示意图

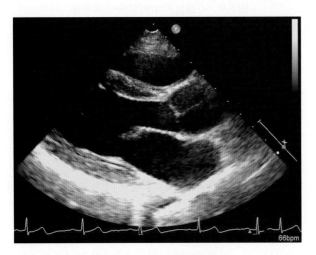

图5-11 左心长轴切面图

检查时应注意使探头平面与左心长轴平行,并探及真正的心尖,否则图像可能失真,使长轴较实际值变短。同时,如果将探头下移,置于心尖处,可获得心尖位左心长轴切面(the apical long axis view of the left heart)。此切面上所显示的结构与胸骨旁所显示的左心长轴切面相同,但因声束与左心长轴基本平行,能更完整地观察左室的全貌,显示左室内血流的方向与速度。

此图像在临床上的重要价值是:

1. 观察心腔形态,判断右室,左室及左房是否扩大。

2. 观察主动脉根部有无增宽,Valsalva窦有无扩张,主动脉壁有无剥离。

3. 观察二尖瓣装置有无异常,瓣叶的活动幅度及开口大小,有无脱垂(包括连枷现象),是否增厚,反射强度如何及有无赘生物形成等。

4. 观察主动脉瓣的反射强度、厚度、开口幅度,有无连枷现象,有无赘生物等。

5. 视主动脉前壁与室间隔的连续完整性,有无中断及骑跨等。

6. 视主动脉后壁与二尖瓣前叶延续关系。

7. 探查心壁厚度,特别是室间隔与左室后壁厚度比例,有无增厚及因肌性隆起导致的左室流出道狭窄。

8. 测定室间隔的活动幅度、方向及与左室后壁运动的对应情况,确定为同向或逆向运动。

9. 注意心壁各区运动情况,视有无节段性运动失常。

10. 注意左心后壁房室交界处的冠状窦有无增粗。

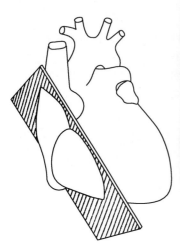

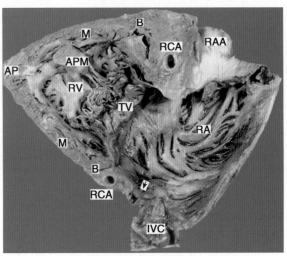

图5-12 胸骨旁右室流入道解剖结构示意图

11. 观察心内有无异常反射,如黏液瘤、血栓形成、左室的异位腱索及三心房心的隔膜等。

12. 心外有无异常反射,如心包积液与肿物等。

13. 测定心腔直径大小,计算容量与心脏排血功能等。

（二）胸骨旁右室流入道长轴切面（the long axis view of the right ventricle inlet tract）

在胸骨旁左室长轴切面基础上将探头向受检者右腰方向略微倾斜,即可获取此切面。在此切面上可观察右房、右室、三尖瓣前叶、后叶、还可见冠状静脉窦长轴并开口于右房以及下腔静脉右房入口处。在此图像上可以测定右房、右室大小、评价三尖瓣叶附着位置,还是观察流入道型或心内膜垫型室缺的理想切面(图 5-12,图 5-13)。

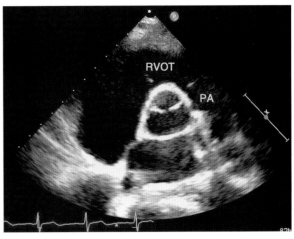

图 5-14　胸骨旁右室流出道切面图

图中可见右室流出道、肺动脉瓣和肺动脉干

（四）心底短轴切面（the short axis view of the heart base）

探头置于胸骨左缘第二、三肋间,心底大血管的正前方,探查平面与左腰与右肩方向平行。此图应显示出主动脉根部及其瓣叶、左房、右房、三尖瓣、右室流出道、肺动脉近端、肺房沟与左冠状动脉主干等,如切面稍向上倾斜,则可见肺动脉主干及其左右分支等(图 5-15 ~ 图 5-18)。

此图像可观察内容如下:

1. 观察主动脉根部形态,视有无扩张,Valsalva 窦瘤及动脉夹层形成。

2. 右室及右室流出道有无增宽及狭窄。左、右房有无扩大,其内有无肿物。

3. 观察主动脉瓣的形态、厚度、活动度,有无二叶或四叶畸形。

4. 观察三尖瓣及肺动脉瓣的形态及活动情况。

5. 注意肺动脉干有无增宽或狭窄,左右分支的大小、位置有无异常。

6. 左、右冠状动脉显示是否清晰,主干有无狭窄,有无动脉局限性扩张。

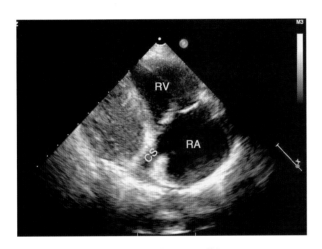

图 5-13　胸骨旁右室流入道切面图

图中可见右房、右室,以及冠状静脉窦
（CS）在右房的开口

（三）胸骨旁右室流出道切面（the parasternal view of right ventricular outflow tract）

在标准胸骨旁左室长轴切面的基础上将探头向受检者左肩方向倾斜,便可出现该图像。在这个切面上可以观察右室流出道、肺动脉瓣及其部分肺动脉,评价室间隔缺损和肺动脉瓣的距离(图 5-14)。

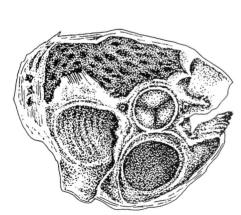

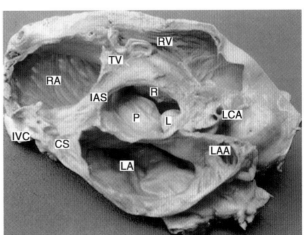

图 5-15　心底短轴切面解剖图

图中可见右房、三尖瓣、右室、肺动脉瓣、肺动脉干、主动脉瓣及左房

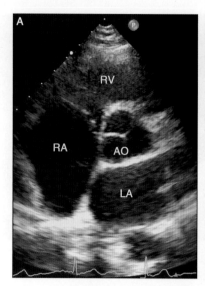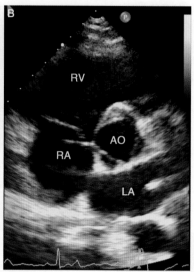

图5-16 心底短轴主动脉切面图

A. 图像中央圆型光环即为主动脉壁,其内见三个主动脉瓣叶,舒张期闭合呈Y字形;B. 三个主动脉瓣叶收缩期开放时构成一尖向下的近似三角形主动脉瓣口。主动脉前为右室流出道(RVOT),后为左房(LA),右为右房(RA)

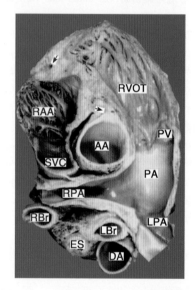

图5-17 心底短轴肺动脉干切面解剖图

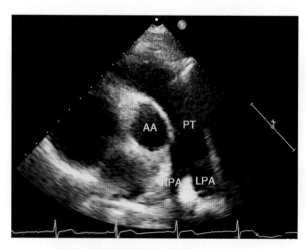

图5-18 心底短轴肺动脉干长轴切面图

图内可见主动脉、肺动脉干及其分支:
右肺动脉与左肺动脉

7. 主动脉根部与肺动脉间有无瘘管,肺动脉分支与降主动脉间有无交通。

(五)二尖瓣水平短轴切面(the short axis view at the mitral valve level)

探头置于胸骨左缘第三、四肋间,在心底大动脉短轴切面基础上将探头继续向下倾斜,即可出现此图。此图可见右室、室间隔、左室与二尖瓣口等(图5-19)。如继续将探头稍向下倾斜,即可获得腱索水平左室短轴之图像。

此图像上可观察内容如下:

1. 观察心脏形态,左、右室腔的大小及其比例。

2. 观察室间隔厚度、活动度、走向与弯曲度,有无连续中断。

3. 观察二尖瓣的形态,有无狭窄、脱垂、瓣裂等情况,并测定瓣口面积。

4. 视心内有无肿物,心外有无积液。

5. 局部心壁有无节段性运动异常。

(六)乳头肌水平短轴切面(the short axis view at the papillary muscle level)

探头置于胸骨左缘第四肋间,探测平面亦与左肩右肋弓连线平行。在二尖瓣短轴切面基础上继续缓慢向下倾斜,二尖瓣叶即会逐渐消失,取而代之的便是左、右两个乳头肌。一个位于4~5点钟的是前外乳头肌,位于7~8点钟处的称为后内乳头肌。在此图上可观察左、右室内径、室间隔,左室后壁厚度,局部心肌运动状态与评价乳头肌功能(排除心肌缺血)等(图5-20)。

(七)心尖水平短轴切面(the short axis view at the apex level)

探头置于前胸壁心尖搏动处或稍近端可记录到心尖水平的左室短轴切面,主要观察左室心尖部分的心壁厚度及活动情况(图5-21)。

二、心 尖 位

(一)心尖位四腔图(the apical four-chamber view)

探头置心尖搏动处,指向右侧胸锁关节,探头标点指向3点钟方向。此图显示室间隔起于扇尖,向远端伸延,与

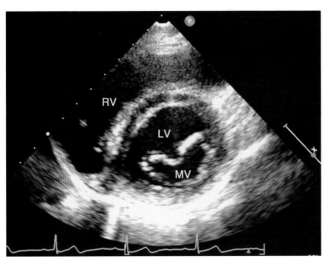 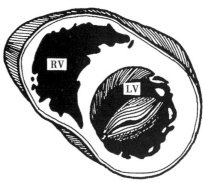

图 5-19　左室短轴二尖瓣水平短轴切面图

此图中可见左室呈圆型(左侧部分边缘未能显示),二尖瓣口开放,幅度正常

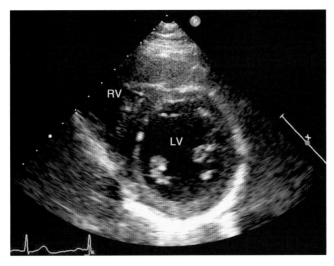 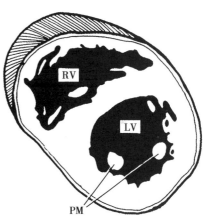

图 5-20　左室短轴乳头肌水平短轴切面图

此图中可见左室腔内的前外侧乳头肌和后内侧乳头肌

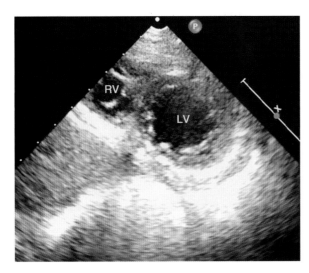 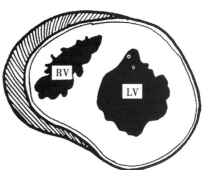

图 5-21　左室短轴心尖水平短轴切面图

房间隔连接,后者止于心房穹隆。十字交叉位于中心处,向两侧伸出二尖瓣前叶及三尖瓣隔叶,二尖瓣口及三尖瓣口均可显示。由于室间隔、房间隔连线与二尖瓣、三尖瓣连线呈十字形交叉,故将左、右心室,左、右心房清晰地划分为四个腔室,故称心尖位四腔图(图5-22)。在此切面的

基础上如将探头稍向上倾斜或稍顺时针略微转动,扫描平面经过主动脉根部,使四腔之间又出现一半环形的主动脉口,此即所谓心尖五腔图(the apical five-chamber view),此图是评价左室流出道、主动脉瓣和室间隔膜部解剖的理想切面(图5-23)。

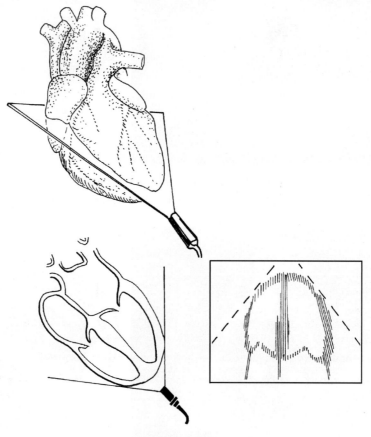

图5-22 心尖四腔图探查方法、图像方位示意图

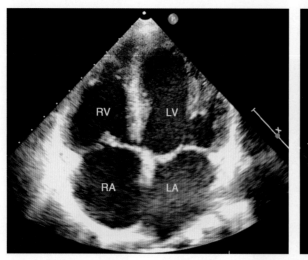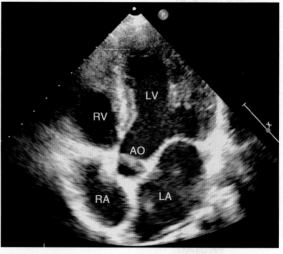

图5-23 心尖四腔心(左),五腔心切面图(右)

实际操作中因探头置于心尖,距离较远。另外,向上倾斜度较大,声束透过肋间隙时容易受阻,故心尖四腔图像常不够清晰。如遇到以上情况,临床上常将探头内移,

置于左侧第四肋间胸骨旁线与锁骨中线之间并减小探头倾斜度(45°左右),所见图像常更为理想。此时仍可见上述结构及四个心腔,但室间隔不位于扇尖,而稍偏向旁侧,

右室占据图像的上半部,与心尖四腔图有所不同,我们称胸骨旁四腔图(the parasternal four-chamber view),在此切面上房间隔和声束方向近于垂直,因此排除房间隔缺损极为理想(图5-24)。

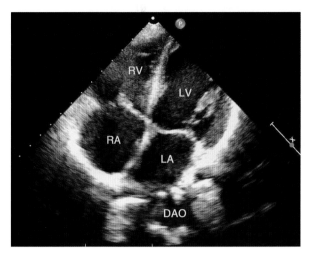

图5-24　胸骨旁四腔心切面图

DAO:降主动脉

观察四腔图时扇尖仍在荧光屏的上部,而扇弧在下部,此时图像的左右方位与解剖一致,但上下位置则颠倒,在超声描述时应注意。如图像上房间隔在十字交叉的下方,而室间隔在其上方,但报告时应为"十字交叉上方房间隔及十字交叉下方室间隔回声连续性如何"。如果仪器上有图像倒置装置者,可使扇尖位于下侧,扇弧位于上侧,这将更易理解和描述。但实际上无论何种形式,一旦习惯之后,都能得心应手的检查,是否倒置图像对临床超声诊断无大影响。

心尖四腔图在二维超声心动图检查中非常重要,其主要观察内容如下:

1. 观察各房室腔的大小与形态,测量左、右室长轴及横径的长度,并测定心功能。

2. 探查室间隔及房间隔回声的连续性,视有无连续中断并注意观察缺损的类型。

3. 观察两侧房室瓣的形态、厚度、活动度、开口大小、腱索,乳头肌有无异常。

4. 探查两侧瓣叶附着位置是否正常,瓣叶有无瓣裂、脱垂、穿孔及骑跨。

5. 观测室壁厚度及活动情况,视有无节段性运动失常及室壁膨出。

6. 观察肺静脉是否回流正常,有无存在部分或完全性畸形引流。

7. 确定心房的方位,心房与心室的对位关系等。

8. 注意心腔内有无肿物(黏液瘤及血栓形成)。

(二) 心尖二腔图(the apical two-chamber view)

探头位置同前,稍向外移,沿左心长轴取纵轴切面,声束与室间隔走向平行,但不通过室间隔,着重显示左室与左房,因而称心尖位二腔图。探查时应注意使切面能清晰观察心尖、左室前后壁及二尖瓣口,以获取真正的长轴,完整地观察左室全貌(图5-25)。此图像的作用在于:

1. 观察左室的长径,估计其大小并进一步计测心脏功能。

2. 探测心壁厚度、活动度、观察有无节段性室壁运动异常及局部室壁膨出。

3. 确定二尖瓣口血流频谱和彩色多普勒血流成像的变化,测定二尖瓣狭窄和关闭不全的程度。

上述心尖位三个切面:心尖位左心长轴切面(图5-26)、心尖四腔图与心尖二腔图互相之间的夹角是60°,分别显示左室前壁、下壁(二腔图)、前间隔与左室后侧壁(左心长轴切面)、左室前侧壁与后间隔(四腔图)等各个室壁的形态与活动。

三、剑 突 下 位

由于剑突下扫查避开肺组织的遮挡和肋间隙狭窄限制,从理论上可以评价所有心内结构并直接确定肝脏及下腔静脉位置,可以明确心脏和右房位置及心尖朝向。近年来,随着超声诊断仪的更新发展,临床研究的不断深入细致,剑突下探查在临床应用的也越来越广泛。尤其是小儿患者,剑

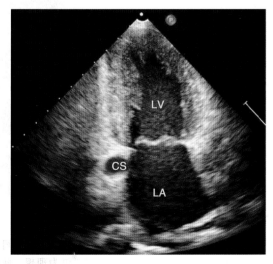

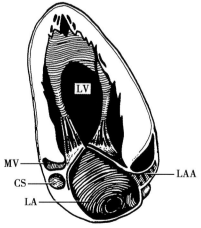

图5-25　心尖二腔心切面图

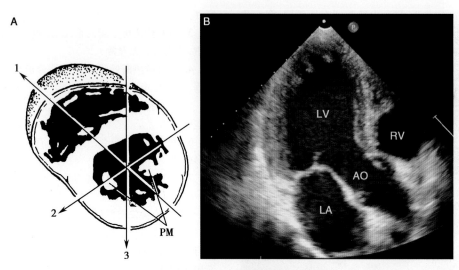

图5-26 心尖部探查扫描平面示意图与心尖位左心长轴切面

A. 探头置于心尖部向上扫查心脏,依扫描平面方位不同,可有三种图像:1. 扫描平面接近冠状面,可获得心尖四腔图;2. 扫描平面反时钟转位,避开室间隔,可获得心尖二腔图;3. 扫描平面接近与矢状面,可获得心尖位左心长轴切面;B. 心尖部(APEX)探查,可清晰显示左房与左室的全貌

突下图像更为理想,是诊断先天性心脏病的重要扫查区。

(一)剑突下长轴切面

1. 剑突下四腔心切面(the subcostal four chamber view) 探头置于剑突下,指向左肩,稍向上倾斜30°,接近冠状切面。在图像近区扇尖处可见肝实质反射,再为右房、右室、左房与左室等。由于心脏与探头之间隔有肝脏等结构,常使心脏轮廓不能完整显示,故应考虑延长扫描深度(20cm左右)(图5-27,图5-28)。

此图的意义与前述的心尖位四腔图相似,但重点观察以下内容:

(1)观察房间隔的连续性,视有无中断(缺损)及其部位、类型和长度。

(2)房间隔向何侧膨胀突出,有无波动及其与心脏舒缩的关系。

(3)室壁特别是心尖区的活动状态,有无减低或矛盾运动以及局限性室壁膨出。

(4)肺静脉回流的入口部位及其与左房的关系,亦可观察上腔静脉与右房的连接关系。

(5)探测肺静脉、腔静脉回心血流及左右心房间有无分流。

(6)房室形态结构和二、三尖瓣的开放状态。

(7)评价心房与心室的对位关系。

2. 剑突下下腔静脉长轴切面(the subcostal long axis view of the inferior vena cava) 探头置于剑突下偏向右侧,扫描平面与下腔静脉平行,图像上能显示右房、下腔静脉及肝静脉。有时尚见三尖瓣部分瓣叶、右室、房间隔、左房及下腔静脉瓣等(图5-29)。探查时应注意与腹主动脉的无回声带相鉴别,后者有波动且有比较固定的分支(腹腔动脉、肠系膜上动脉等)。

此图的作用如下:

(1)观察下腔静脉及肝静脉有无扩张(淤血所致)及搏动现象。

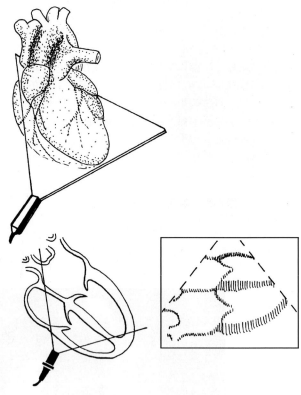

图5-27 剑突下四腔图探查方法与图像方位示意图

(2)注意有无下腔静脉闭塞。

(3)观察右房壁与膈肌间有无较窄的无回声带,借以诊断少量心包积液。

(4)声学造影时,观察有无造影剂反射向下腔静脉及肝静脉反流,并注意其出现的时间和心动周期的关系。

3. 剑突下长轴左室流出道切面(the subcostal long axis view of the left ventricular outlet tract) 在剑突下四腔心切

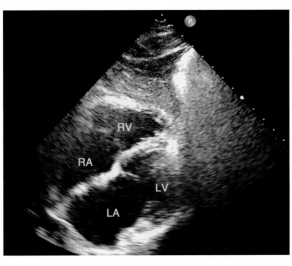
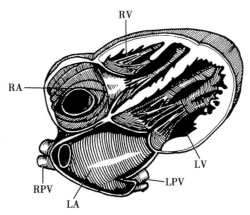

图 5-28　剑突下四腔图切面
声束从剑突下穿过肝脏,清晰显示心脏的四个房室和房间隔、室间隔、二尖瓣与三尖瓣

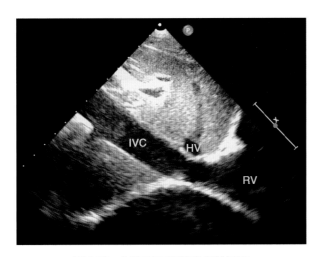

图 5-29　剑突下下腔静脉长轴切面
此由剑突下探查所得,取矢状切面,可以显示右房(RA)、下腔静脉(IVC)和肝静脉(HV),与 IVC 比邻的前方结构为肝脏

面的基础上,探头继续稍向上倾斜 15°,即可获取该切面。此切面可以完全显示整个左心室通往主动脉的流出道及升主动脉和部分主动脉弓。因此该切面可以评价左心室和大动脉的对位关系,升主动脉左侧是肺动脉横断面,右侧是上腔静脉及与其连接的右心房。该切面对诊断法洛四联症、永存动脉干、左室双出口等畸形有重要价值。

4. 剑突下右室流出道切面(the subcostal view of the right ventricular outlet tract)　在剑突下长轴左室流出道切面的基础上,探头继续稍向上倾斜 15°,即可获取该切面(图 5-30)。此切面充分显示整个右室流出道及部分肺动脉瓣,是评价右室与肺动脉对位关系,诊断右室双腔心、右室流出道狭窄及右室双出口的极佳切面。

5. 剑突下冠状静脉窦切面(the subcostal long axis view of coronary sinus)　在剑突下四腔心切面的基础上,探头稍向下倾斜 15°,即可显示该切面。此切面可观察到狭长的冠状静脉窦沿左侧房瓣环的后下方走行并与右房相接。

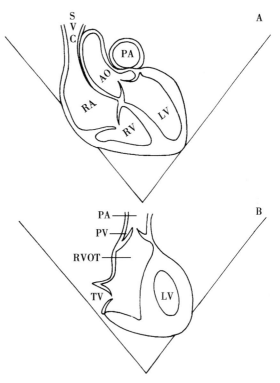

图 5-30　剑突下左室流出道,右室流出道长轴图像方位示意图
A. 剑突下左室流出道长轴切面示意图;
B. 剑突下右室流出道长轴切面示意图

注意当房室瓣消失时,瓣环后下方出现的才是冠状静脉窦。不要误将该入口视为房间隔缺损。冠状静脉窦之上可看见左心房及其左右下肺静脉入口。同时部分房间隔和右心房亦可清楚看见。

(二)剑突下短轴切面(the subcostal short axis view)
将探头上标点向上指向 12 点方向并使声束朝向受检者右肩,然后缓慢从右肩向左肩以 30°、45°、60°、90°顺时针方向扫查,便可依次获取四个不同的剑突下短轴切面:

1. 剑突下下腔静脉短轴切面(the subcostal short axis

view of inferior vena cava) 该切面可以确定上、下腔静脉与右房的连接关系,可排除腔静脉缺如或异常引流;也是确定右肺静脉引流入下腔静脉(Scimitar综合征)及上腔型房间隔缺损等畸形的极佳切面(图5-31)。

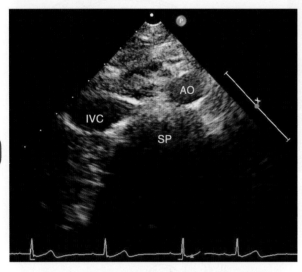

图5-31 剑突下下腔静脉与腹主动脉短轴切面

2. 剑突下短轴主动脉弓切面(the subcostal short axis view of aortic arch) 通过该切面可从剑突下观察升主动脉、整个主动脉弓及部分降主动脉。

3. 剑突下右室流出道长轴切面(the subcostal long axis view of right ventricular outlet tract) 由于该切面的右侧为右室流出道长轴,左侧的为二尖瓣短轴,故又称二尖瓣短轴切面。此切面为评价右室流出道解剖及肺动脉形态、评价二尖瓣形态的良好切面。尤其在诊断心内膜垫缺损合并共同房室瓣时,此观察角度能很好地评价二,三尖瓣形态结构(图5-32)。

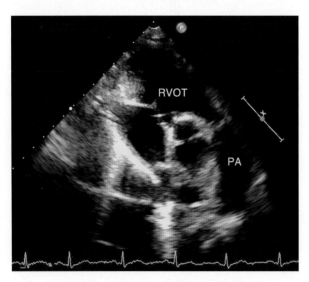

图5-32 剑突下右室流出道长轴切面

4. 剑突下短轴左室心尖切面(the subcostal short axis view of left ventricular apex) 在该切面上可以准确评价左室乳头肌的大小,数目,除外降落伞样二尖瓣等畸形。

（三）剑突下双房切面(the subcostal view of dual atria)

在剑突下上,下腔静脉基础上,探头顺时针旋转90°,并朝向头侧倾斜30°～40°,可显示左、右心房、房间隔、肺静脉与左房的关系,是判断房间隔缺损部位,肺静脉畸形引流等的极佳部位(图5-33)。

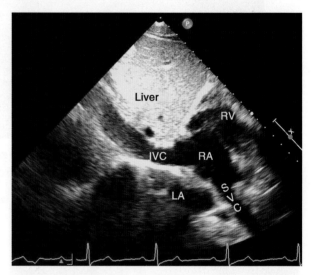

图5-33 剑突下双房切面
图上可见上、下腔静脉回流右房。SVC:上腔静脉,
IVC:下腔静脉,Liver:肝脏

四、胸骨上窝位

（一）胸骨上主动脉弓长轴切面(the suprasternal long axis view of the aortic arch)

探头置于胸骨上凹,探头示标指向12～1点钟方向,探测平面朝向后下,通过主动脉弓长轴(接近矢状切面),可依次显示升主动脉、主动脉弓和降主动脉,从右向左分别为无

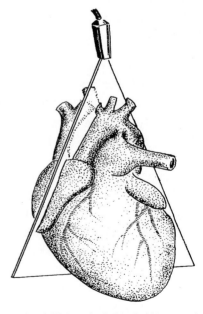

图5-34 胸骨上凹主动脉弓长轴切面示意图
声束扫描平面与主动脉弓走向平行,接近于矢状切面

名动脉、左颈总动脉和左锁骨下动脉三个主动脉分支,其周围可见右肺动脉及上腔静脉等结构(图5-34,图5-35)。

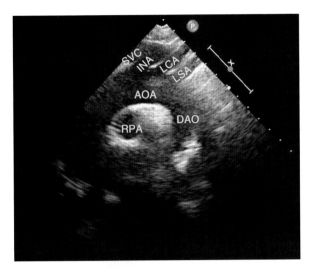

图 5-35　胸骨上凹主动脉弓长轴切面

图中可见主动脉各段,升主动脉、主动脉弓及其三个分支、降主动脉等,主动脉弓后方的圆形无回声区为右肺动脉。

AOA:主动脉弓,DAO:降主动脉,INA:右无名动脉,LCA:左颈总动脉,LSA:左锁骨下动脉,SVC:上腔静脉,RPA:右肺动脉

(二)　胸骨上主动脉弓短轴切面(the suprasternal short axis view of the aortic arch)

探头位置同上,顺时针转动90°,探头示标指向3点钟方向,即可横切主动脉弓(接近冠状切面),获取该切面。该切面上主动脉弓短轴呈圆形,尚能探及肺动脉干分叉处及右肺动脉,有时在近场尚可见左无名静脉、上腔静脉等,是观察上腔静脉的内径以及上腔静脉和右心房的连接的理想切面(图5-36,图5-37)。

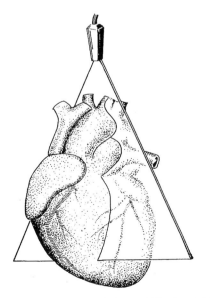

图 5-36　胸骨上凹主动脉弓短轴切面示意图

声束扫描平面与主动脉弓相垂直,接近于冠状切面

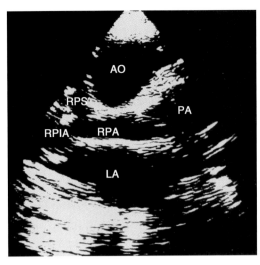

图 5-37　胸骨上凹主动脉弓短轴切面

此图可见主动脉、肺动脉主干、右肺动脉及其分支右肺上动脉(RPSA)及右肺下动脉(RPIA),左房位于右肺动脉下侧

此上两个切面在观察时应互相对照,作连贯性扫查。其目的在于了解以下情况:

1. 确定主动脉各节段的宽度,视有无缩窄或主动脉夹层形成。
2. 确定主动脉弓的走向、方位,视有无畸形与转位等。
3. 测定肺动脉干及右肺动脉宽度。
4. 观察上腔静脉有无增宽或梗阻。
5. 探查有无动脉导管未闭。
6. 探查主动脉弓左旁有无异常管道,排除左位上腔静脉和肺静脉畸形引流。

(三)　胸骨上窝左心房-肺静脉切面(the suprasternal view of left atrium and the pulmonary veins)

在标准胸骨上窝短轴切面的基础上,探头示标指向3点钟处同时探头略微向下方倾斜,左心房可以完全显露。

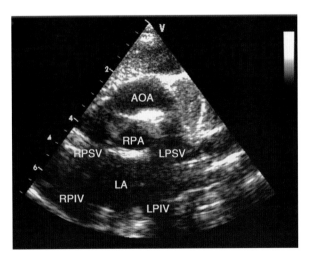

图 5-38　胸骨上窝左心房-肺静脉切面

此图可见四支肺静脉分别汇入左房。LPSV:左肺上静脉,LPIV:左肺下静脉,RPSV:右肺上静脉,RPIV:右肺下静脉

如果仔细观察,可以看见四只肺静脉分别开口于左心房四个角,似一只螃蟹立在主动脉下方。故又称"螃蟹"切面。该切面可以很好观察肺静脉与左房连接关系,有助于明确肺静脉畸形引流的诊断(图5-38)。

（四）胸骨上窝左肺动脉长轴切面（the suprasternal long axis view of left pulmonary artery）

在胸骨上窝长轴切面基础上,探头逆时针旋转,标志指向11点,同时,探头向受检者左肩倾斜,可显示左肺动脉长轴和降主动脉。此切面上观察左肺动脉畸形、动脉导管未闭效果很好。

五、多平面经胸旋转扫描探查

美国 Boston 市 Tufts 大学医院应用 HP 公司推出的经胸多平面超声探头(类似多平面经食管探头)进行检查,在每一部位上使探头扫描平面旋转180°,观察到许多对估计心脏形态有重要意义、介于纵轴和横轴之间、而平时被忽略的非典型切面,受到学者们的关注。现将多平面探头在有关部位旋转时所见主要结构及其示意图简介如下,供读者在使用一般二维探头进行检查时参考,避免因探头方向未充分转动而可能被遗漏重要的病变(图5-39)。

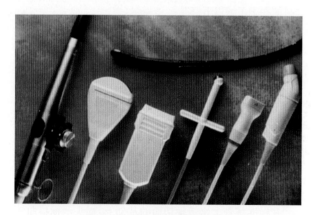

图5-39　经胸多平面超声探头
HP 公司推出的仪器中附有多种探头,其中之一为可以旋转的经胸扫查的多平面探头(图右侧第一个探头),能从多个方位观察心脏结构,应用比较方便

（一）胸骨旁位
探头置于胸骨旁侧,首先取左心长轴切面(即以此为0°)进行扫描,显示出二尖瓣、主动脉瓣、左室与左房等。因声束方向不同,可以选择性重点显示二尖瓣、主动脉瓣和右室流入与流出道等结构。

1. 二尖瓣装置　取左心长轴切面,将声束中轴线通过二尖瓣口,由此起始,驱动多平面探头由0°到180°进行旋转扫查。在不同的方向可探及二尖瓣根部、体部、游离缘、结合部与内外侧乳头肌等结构。

2. 主动脉瓣口　将声束中轴线通过主动脉瓣口进行旋转扫查,升主动脉近端、主动脉瓣的左右冠状动脉瓣与无冠状动脉瓣三个瓣叶及其结合部、室间隔膜部均可清晰显示。

3. 右室流入道切面　声束中轴对向三尖瓣环,以平行与右室流入道的切面为0°起始点旋转探查,在不同方向可见三尖瓣前叶、后叶、隔叶,右室前后壁、侧壁及室间隔,前后与隔部乳头肌等。

4. 右室流出道切面　当取心底(主动脉)短轴切面为起始点,且声束中轴通过右室流出道和肺动脉瓣口旋转扫查时,所探的主要结构依次为右室流出道、肺动脉瓣、肺动脉干及其分叉处,在20°～30°处能显示最长的右肺动脉节段。

（二）心尖位
在0°处观察心尖长轴时,左室前后壁及二尖瓣前后叶的中部均可探及。随着扫描平面的转动,可以分别显示二尖瓣前后叶结合部、与瓣尖相连接的内外侧乳头肌以及左室前后壁等。

（三）剑突下位
经剑突下声窗处探查,对儿童和阻塞性肺气肿患者能探及大多数心脏结构。在0°处可观察剑突下四腔图;20°～40°处可见三尖瓣的短轴切面;60°处可见右室流出道;80°～100°能显示三尖瓣口短轴切面。探头稍倾斜可探及剑突下五腔图,此时主动脉口位于图像中央,在50°～60°可见室间隔、三尖瓣和二尖瓣短轴切面;90°～110°见主动脉短轴、右房与右室;140°～150°可见肺动脉干及其分叉。

（四）胸骨上窝位
经胸骨上窝探查,在0°处可显示主动脉弓长轴与肺动脉短轴;60°～90°见主动脉弓短轴、右肺动脉长轴、上腔静脉、左房及其相连接的左右肺静脉;110°～130°处能探及升主动脉和左肺动脉。

二维超声新技术的开发与应用

近年来随着超声工程技术的飞跃发展,换能器晶片的制造技术和数字化信息处理技术都得到长足进步。这些技术都显著地提高了临床二维超声图像的分辨力与清晰度,显著提高超声临床诊断准确率。现简单介绍如下:

一、数字化图像的观察、冻结、回放、存储与录像

从20世纪80年代起,由于新技术的不断出现,超声仪器的性能有了很大提高,在进行二维超声心动图检查时,均为实时显示,观察非常方便。现所有的彩色多普勒成像仪上均设有图像冻结(freeze)及电影回放(cine-loop)装置,可以用实时或慢动作观察冻结图像前多个心动周期的活动,也可选择任一特定时间或时相观察心脏和瓣膜的活动或静止情况,从而获得所期望的图像。有些仪器可作双幅显示,清晰对比收缩与舒张两期的变化。这些方法可以使观察更为细致,时相分辨更为清楚,特别在探查瓣膜活动情况、测量瓣口面积、判断有无脱垂及腱索断裂方面或了解声学造影剂分流的方向、时间、先后程序时有重要意义。

新近推出的仪器上大都设有图像存储装置,可用硬盘和软盘储存大量图像,这种图像因系数字存储,信息无任何丢失,故与原图同样清晰,可供以后观测、分析、复制和摄影。另外也可将荧光屏上实时活动的图像用录像机记录,在需要时可以重放进行观察。现时所用的录像机上有多种功能,可以与记录时相同的速度作实时放映,也可减慢速度以慢动作显示。如需要可以停帧,或单帧前进,选择最佳状态进行研讨。

二、数字化技术

超声数字化处理技术的进展为临床提供了高品质、实时动态的图像,它可分为数字化前处理和数字化后处理技术。早期的超声成像仪采用的数字扫描转换(digital scan conversion,DSC)技术是在回声信号模拟放大处理后进行的数字化后处理技术,模拟回声信号经 A/D 转换成数字信号进入图像存储器,然后按帧读出,实现图像存储、冻结、无闪烁及动态显示。常规模拟声束形成器的工作模式为:延迟→求和→检波→采样,它不可能实现连续的动态聚焦,且在改变焦点位置时会产生干扰噪声,难于获取高品质的二维图像。数字式波束形成器的工作模式则为:采样→延时→聚焦,通过软件控制各通道的不同采样时间来实现动态聚焦、动态孔径。数字声束形成技术利用正交分解法获取经回波信号复包络的实部和虚部,经求模后的二维图像比实信号经包络检波的图像分辨率更为清晰,并有效消除旁瓣引起的伪像。这实际上是由软件控制实现了回声信号的前端数字化处理,多通道同时处理提高了二维图像的成像速度。具有数字式声束形成器的超声成像系统称为全数字化超声成像系统,它能够进一步减少非线性衰减延迟的相关失真和信号传输损失,实现了按像素点聚焦声束。目前该系统也在临床得以广泛应用。

三、换能器技术更新

换能器的性能指标对超声成像系统发挥性能起制约作用。换能器的频率特性是整个超声系统的主要频带限制部分。早期超声应用频率为 2.5、3.5、5、7、10MHz 等的探头,其频带宽约 1MHz,此类窄带探头不足之处在于探测深度有限,深部组织的信息损失较大,影响二维超声图像的清晰度及灵敏度。近十年来人们根据超声在生物组织中的衰减规律(衰减与频率的平方成正比)及其对超声图像的影响,相继研制出多种高性能、适应各种临床需要的探头,探头的线密度,相对带宽都不断提高,出现高密度,超宽频带,高频,变频,微型探头,如 256 阵元的线阵探头,工作频率可达 60MHz,外径 1mm 的血管内探头等。目前一般探头的相对带宽为 50% 左右,要获得超宽频带(ultra-wide band)换能器要求在压电阵子表面制作多层 λ/4 匹配层,各匹配层的声阻抗及厚度的误差要求十分高,层次越多,要求越高,现已开发出相对带宽在 90% 以上,工作频带在 2～12MHz 的各类探头。超宽频带换能器在检测浅表小器官时由于频率高而提高图像分辨率,对深部组织则因频率低回声信号衰减较少,从而清晰显示深部组织图像。高频微型专用探头则可通过体腔或血管直接靠近受检脏器,

因使用频率远高于传统的频率范围,故可达到很高分辨率(图 5-40)。

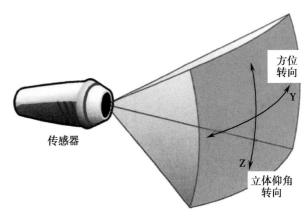

图 5-40　实时三维矩阵型超声探头采用的实时扇扫方法

二维阵列换能器的晶体片呈二维矩阵型排列,使发射的声束按相控阵方式沿 Y 轴进行方位转向,再沿 Z 轴方向扇形移动进行立体仰角转向,采集三维信息数据库

四、相干图像形成技术

(一)原理

超声波的回波信号中,包含有振幅(amplitude)和相位(phase)两类信息。传统超声成像时,信号经过接受声束形成器产生接受声束后,其相位信息由于无法利用而被摈弃,仅将振幅信息送往后续部分进行成像显示。这样就使得当声束组合到一起时,声束间缺少应具有的相位信息,切断了声束与声束的关系,仅依靠将两侧声束内含有的振幅信息平均后充填进去,进行"差补",故容易遭受干扰,出现伪像。为利用相位信息,保证同一目标在不同声束中产生的信号相位的一致性,Acuson 公司提出的相干图像形成(coherent image formation)技术,采用了专门的方法校正声束间的相干性,利用相位的信息,使波幅上每一点均可以用相位和振幅来描绘,使它们之间所有的点均可以被准确地预测,从而减少了信息的不确定性(图 5-41)。

(二)作用

1. 同时采用振幅和相位的信息,使在相同时间内获取的信息量成倍增长,提高了细微分辨率。

2. 采用准确的相位替代扫描线的差补,使伪像大为降低,动态范围与信噪比都得以提高,故图像对比分辨率有所改善。

3. 在二维空间中能准确复现声束间原有的相位信息,并利用组合波束技术,使空间分辨率得以提高。

4. 时间分辨率的提高,可以利用控制相位和振幅的量来重建图像,从而有效提高帧率。

5. 超声采样率、空间和时间分辨率的提高,使彩色多普勒的敏感度也相应有所改进。

6. 二维图像质量的提高,使很多新技术如实时三维超声心动图、组织多普勒成像、心肌声学造影成像等在定性、定量研究分析从中获益。

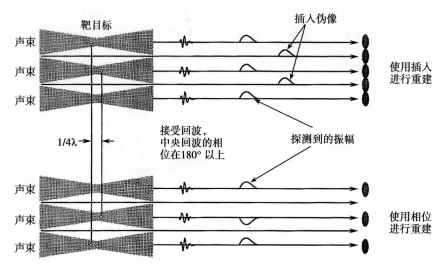

图 5-41　相干图像形成技术示意图

图上部显示传统方法只接纳振幅信息而摈弃相位信息,形成伪像,没有反映出靶目标的真实原貌;图下部显示利用了相位的信息,最终结果真实反映出靶目标的原貌

五、信息强化技术

(一)原理

评估二维图像质量的标准主要有以下三个方面:①细微分辨率:即在纵向、横向、轴向上对细微结构的分辨能力;②对比分辨率:包括在显示强回声存在的同时能够分辨出弱回声的能力,并且能够分辨出两种回波较为接近的组织;③全场的均匀性:在扫查范围内对每一个探测深度的二维图像保持均匀一致的细微分辨率及对比分辨率。当解剖构造及病理结构呈等回声时,因为像素密度及回声相似,不能被显示,这是二维超声诊断中最困难的问题。Acuson 发展的信息强化技术其优势为增加对比分辨率及保持细微分辨率,使二维图像与解剖结构的形态更为接近。

它主要由边缘增强(EDGE)及回声差异强化(DELTA™)技术构成。后者不是一般的图像后处理技术,而是一种在一体化工作站中实时进行的非线性方式的电脑成像技术。其基本原理是依据散射体的声散射性质和密度来测量区域斑纹噪声,进而比较每一个区域和相邻区域的灰阶水平,并可调节区域灰阶水平使之与邻近区域形成差异。它可以强化仅有微弱声散射性质变化的区域,使其能够被分辨检出,而且可以由操作者来决定强化的量。回声差异强化(DELTA™)技术重要的意义在于我们能够使二维图像所带来的信息更真实地接近和反映出细微的解剖结构,使我们从宏观的大体形态学进展到微观的细微形态学上,在保持细微分辨率的同时提高对比分辨率。

(二)回声差异强化(DELTA™)技术的作用

1. 利于早期小病灶(结核、肿瘤等)的检出,使疾病能得到早期诊断。

2. 增强不同组织层面及边界,提高图像的分辨力。例如二尖瓣位机械瓣的图像质量一般较差,但在应用回声差异强化(DELTA™)技术后我们可以观察其细微的结构(图5-42)。

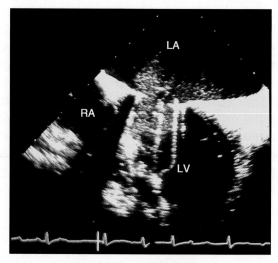

图 5-42　二尖瓣位机械瓣

二尖瓣位机械瓣的二维图像,应用回声差异强化(DELTA™)技术可以显示其细微的结构

3. 在心肌灌注声学造影谐波成像研究中,由于采用了回声差异强化(DELTA™)技术,可以明显减少造影剂反射产生的声影,使后壁心肌得以清晰显现(图5-43)。

六、自然组织谐波成像技术

注入心血管腔内的微气泡造影剂具有较强的非线性传播特点,当探头发射的声波通过微泡的非线性传播时出现波形畸变,其谐波成分增多。若探头发射频率为2.5MHz,被检对象(包括组织与气泡)产生的谐波仍为2.5MHz,此即基调谐波(fundamental harmonic 简称基波),而冠状动脉血管内的微泡不仅有与发射频率相同的基波2.5MHz,并产生频率增加两倍的5MHz谐波,此即二次谐波(second harmonic)。微泡形成的二次谐波较其他组织的二次谐波增强1000倍以上。利用微泡这种二次谐波的特性,在接收回波时有意抑制基波,重点接收两倍于发射频

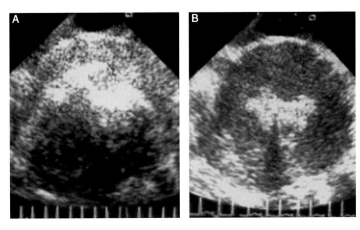

图 5-43　心肌灌注声学造影

A. 左室短轴切面，心肌灌注造影谐波成像时，明显的声影使左室后壁被掩盖，不能显示；B. 显示使用同等剂量的造影剂进行谐波成像时，由于采用了回声差异强化（DELTA™）技术，声影消失，左室后壁得以清晰显示

率的二次谐波后散射信号，故微泡灌注正常区造影剂的回波明显增强，而周围其他组织的回波甚弱，这种用灰阶图像显示心肌灌注状况的方法称为二次谐波成像（second harmonic imaging，SHI）。

实践中发现，这种二次谐波成像不仅在声学造影中有明显功效，对心肌组织和心内膜亦有增强作用，可以进行心脏解剖结构的成像研究。据认为心肌组织不同层次之间在声波的作用下通过相互挤压也可产生非线性的谐振

效应，虽然此特性较微泡造影剂的谐振效应为弱，但通过放大处理仍能获得心脏结构的二次谐波成像图。由于探头发射频率较低，增加了穿透性，而接受频率较高，使所获图像信噪比提高，质量改善，特别是在肥胖等透声窗不好的患者中，能增加心内膜边界及瓣膜的清晰度。这种没有注射造影剂而使组织清晰显像的新方法称为自然组织谐波成像（native tissue harmonic imaging）技术（图 5-44）。为了达到用一个频率发送声波而接受到两倍于该频率的信

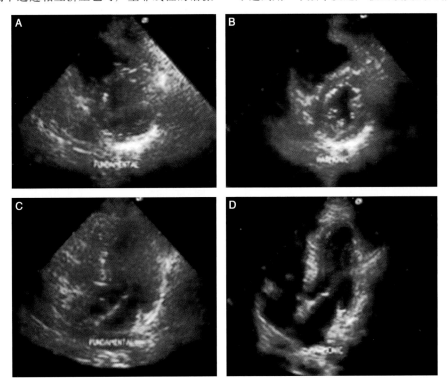

图 5-44　自然组织谐波成像

A. 心室短轴切面，为未经二次谐波成像处理的基础谐波成像，心内膜边缘不清晰；B. 同一方位检查，但经二次谐波成像处理，室间隔及各部位的心内膜边缘反射增强，图像清晰度明显提高；C. 四心腔图，亦为未经二次谐波成像处理的基础谐波成像，室间隔、二尖瓣与心内膜边缘均不清晰；D. 同一部位的图像，经二次谐波成像处理处理之后，室间隔、瓣膜及各部位的心内膜边缘反射增强、清晰，图像质量明显提高

号,必须应用宽频带超声系统和探头(broadband ultrasound system/scanhead)。目前,Philips、GE 和 ACUSON 的 Sequoia 512/C256 均具有这种功能。

七、组织活动轨迹成像技术

Toshiba 推出一种显示心脏组织结构活动轨迹的成像技术(tissue locus imaging,TLI)。检查过程中可以选定一个完整心动周期的图像进行冻结后,系统可将某结构在各帧图像上的反射点连续积累重叠,记录于一幅图像上。静止的结构因其反射回声未移位,故在图像上形成一孤立光点;而活动的结构其反射位置有所变动,光点产生移位,变成一条短粗的光带。这种方法能观察心脏各个结构的活动轨迹,其主要作用是定性的评价室壁运动的规律,由光点的轨迹,确定心室收缩活动的中心点和向量,发现异常的心壁运动,其临床价值尚有待进一步探讨。

八、其 他

目前一些厂家推出了两种观察心肌声学造影的方法:其一是脉冲倒转谐振法(pulse inversion harmonics),可以评估心壁的运动、厚度和心肌灌注的情况;其二是能量造影谐波成像技术(power contrast harmonic imaging),能在二维灰阶图像上以彩色编码显示造影剂反射,增强左室边缘,确定心肌内造影剂的强度(图5-45)。

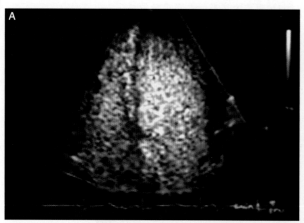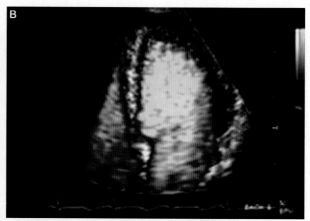

图5-45 能量造影谐波成像技术

A. 进行造影谐波成像时,见心腔内有密集的云雾影,心壁反射亦有增强;B. 加用能量造影谐波成像时,
见心内膜边缘显示非常清晰

Philips 推出的融合成像系统是利用宽频技术,将由高频到低频多种频率成分相汇集,设定增益与压缩以及多达15个不同的信号参数,将高低频图像组合为一幅融合图像,使之既有很高分辨率,又具有足够穿透力。这种图像伪差很小,边缘清晰,灰阶范围更宽,从而获得改善了组织的纹理定界与心内膜的清晰度的效果。

组织斑点追踪(tissue speckle tracing)技术问世,使超声心动图不仅可以定量计测整体心室的收缩与舒张功能,更能评价局部心肌的复杂运动与功能。斑点追踪技术克服组织多普勒技术存在角度依赖性的缺陷,可对心肌长轴、径向及圆周方向的运动速度、应变、应变率,以及心室扭转角度等参数进行无创定量评价,为深入研究生理与病理状态下心肌的运动模式提供了手段。此外,斑点追踪技术也分别用于心脏同步性评价及指导心脏再同步化治疗(CRT)、心律失常领域均显示独特的优势。

超声图像中包含了众多均匀分布于心肌内的声学斑点,这些自然声学标志与组织同步运动,且形状在相邻两帧图像间变化不大。在超声图像中辨认这些斑点,并应用空间与时间图像处理算法逐帧追踪其几何位置的移动,即可获取组织的运动与形变信息。相邻两斑点间的距离(随时间的)变化即可反映组织的舒缩形变(应变率与应变)(图5-46)。

Siemens 公司则应用超声二维斑点追踪技术,以速度向量的方式在二维图像上叠加心肌运动的速度大小与方向,亦能直观、准确地反映局部心肌在纵向、轴向和环向上的机械力学特征(图5-47)。以上技术将在相关章节进行详细介绍。

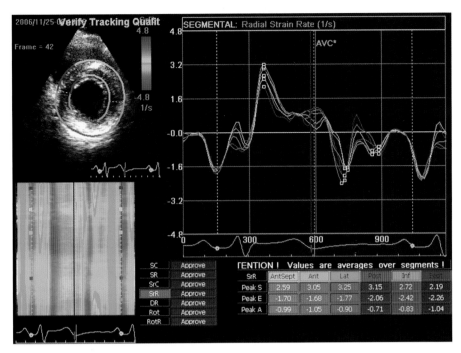

图 5-46　超声二维应变成像技术

左室短轴二尖瓣环水平的二维应变率曲线图

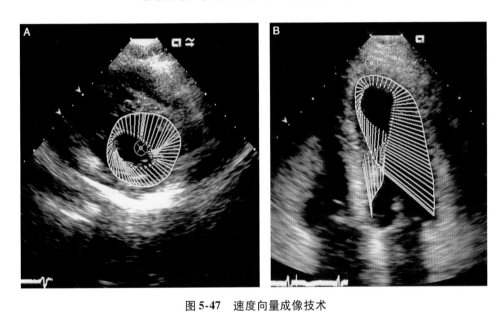

图 5-47　速度向量成像技术

A. 胸骨旁左室短轴乳头肌水平观显示同一节段心肌的径向速度向量方向基本一致；

B. 心尖四腔观显示各局部室壁的纵向速度向量方向基本一致

第6章

三维超声心动图的成像原理、检查方法与基本图像

THREE-DIMENSIONAL ECHOCARDIOGRAPHY：THE PRINCIPLE，EXAMINE METHODOLOGY AND ESSENTIAL IMAGES

◎王新房 谢明星 贺 林 杨亚利 曹铁生

6

静态三维超声心动图 ……………………… 64
一、图像采集 ……………………………… 65
二、三维重建 ……………………………… 65
三、显示方法 ……………………………… 65
动态三维超声心动图 ……………………… 65
一、图像采集 ……………………………… 65
二、立体数据库的建立及三维图像重建 …… 66
三、重建三维图像的优化 ………………… 66
实时三维超声成像 ………………………… 66
一、实时三维超声探头的结构 …………… 66
二、声束的转向与三维图像数据库的形成 … 66
三、实时三维图像显示方法 ……………… 67
实时三维超声心动图的临床应用 ………… 69
一、显示房室壁及各腔室的立体形态并快速
　　估算心腔容积 ………………………… 69
二、在瓣膜疾病诊断上的应用 …………… 69
三、先天性心脏病诊断上的应用 ………… 71
四、在冠心病诊断上的应用 ……………… 74

五、在心脏占位病变及其他异常结构诊断上的
　　应用 …………………………………… 74
六、在心腔容积、心肌重量及心功能测量上的
　　应用 …………………………………… 75
七、三维彩色血流成像的临床应用 ……… 75
八、心脏手术和介入治疗的监护 ………… 77
三维超声心动图的标准化切面及命名 …… 77
一、三维超声心动图标准化切面的必要性 … 77
二、三维超声心动图标准化切面方法的建立 … 77
三、三维超声心动图标准化成像方法的演进 … 78
四、关于三维超声心动图标准化成像方法的
　　建议 …………………………………… 78
三维超声心动图的发展前景 ……………… 82
实时三维经食管超声心动图 ……………… 83
一、检查方案 ……………………………… 84
二、临床应用与展望 ……………………… 84
三维成像最新进展——用3D打印技术建立心脏
　　超声模型 ……………………………… 85

　　心脏为一结构复杂而又活动快速的立体器官。检查者为了观察各个房室、瓣膜及大血管的形态、空间方位与毗邻关系，只能进行多方位二维超声探查，在自己的头脑中"构想"出一幅立体图像，才能做出正确的判断。这一过程通常十分困难，且不够准确，检查者与临床医师之间也难以据此互相交流与沟通。从20世纪70年代开始，Dekker、Moritz和Matsumoto等分别开始在超声领域建立三维成像的探讨，其后许多学者相继进行研究，经历了从静态、动态到实时三个主要阶段，取得较大进展。现将三维超声心动图（three-dimensional echocardiography，3DE）的成像原理、重建方法、发展历程与临床应用等问题分别讨论如下。

静态三维超声心动图

　　1974年，Dekker等首先报道使用与机械臂相连的经胸探头进行心脏三维图像重建研究，标志着静态三维超声心动图（static three-dimensional echocardiography）的诞生，20世纪80年代，国内哈尔滨、武汉、上海等也积极开始研究，并取得较好的成绩。

一、图 像 采 集

检查时可采用经胸壁超声心动图或经食管超声心动图采集二维图像。前者多用于小儿或胸前透声窗良好的成年人。后者多用于胸前透声窗不佳的成人，如肥胖、肺气肿或胸廓畸形者，或感兴趣区结构经胸超声图像显示不佳者，如左心耳、二尖瓣位人工瓣、房间隔等。

二、三 维 重 建

将获得的二维图像数据输入计算机三维图像重建工作站中，依据心电图用帧频捕捉器确定用于重建的二维图像，以鼠标手动勾画各帧图像上心内膜或外膜的边缘轮廓线，由计算机将所描绘的各个光点进行数字化处理，再按原图像的空间位置关系彼此横向连接组合，重建出心脏形态的三维立体图像。

三、显 示 方 法

心脏结构静态三维图像显示常用表层显像（surface-rendering display）技术，包括网格型（network-like）显示法和薄壳型（shell-like）显示法两种：

（一）网格型显示法

三维重建时将各二维切面结构轮廓勾画线上的相应光点，按其空间方位用线条彼此连接，以网格样形式显示心血管结构的立体形态，借以了解心脏与大血管的形态。网格显示法简单快速，但外形粗糙，立体感较差。

（二）薄壳型显示法

将网格型图像上线条间的网格空间用像素进行填充，形成多个小块薄壳状"覆盖面"（skin object），并根据各平面法向矢量与入射光线的关系，组成灰阶明暗不同并带有某种彩色的立体图像。薄壳型图像外表光滑，形态逼真，可以代表心血管某一结构内膜轮廓、形态与大小（图6-1）。

网格型与薄壳型图像虽能显示某些结构的表面形态，其缺陷是不能观察心壁的厚度及其内部的复杂层次，也不能显示心壁的动态运动。

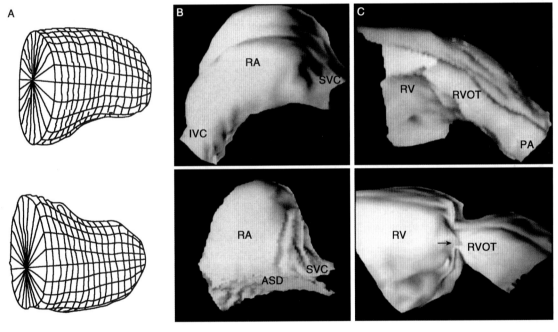

图6-1　静态网格型与薄壳型三维超声图像

A. 网格型左室三维成像，上下两图从前后两个方向显示其形态（李英杰教授惠赠）；B. 薄壳型右房三维成像，上下两图分别显示正常人与有房间隔缺损者的心房形态（武汉协和医院摄制）；C. 薄壳型右室流出道三维成像，上下两图显示正常人与有右室流出道狭窄者的右室形态（武汉协和医院摄制）

动态三维超声心动图

1989年，Wollschlager等首先报道使用经食管超声建立动态三维超声心动图（dynamic three-dimensional echocardiography）图像。美国Pandian和荷兰Roelandt在20世纪90年代早期的研究工作加速了三维超声心动图的技术飞跃。随后，Pandian、Nanda及国内学者进一步获得了远较二维超声心动图丰富准确的病变信息，将动态三维超声心动图推向临床应用阶段。

一、图 像 采 集

经胸与经食管超声扫描两种途径来采集二维图像数据。检查时先用二维超声对心脏进行实时扫描。采集图像的方式有三种：①平行扫描法；②扇形扫描法；③旋转扫描法。无论采用上述哪种扫描方法,在每一方位上必须于一个完整的心动周期内采集二维图像,获取的图像帧数一般为10~20帧。在每一方位获取一完整心动周期的全部信息,而后由计算机处理,建立动态三维超声心动图。

二、立体数据库的建立及三维图像重建

二维图像经计算机三维图像重建软件重组、像素插补后,根据扫描方式的不同,即可生成不同形状的立体数据库,重建出感兴趣区结构的动态三维超声心动图图像。三维图像显示时还可在X、Y、Z轴上对三维图像进行旋转及倾斜,从而可在多个方向上显示三维图像,以准确反映重建部位的立体形态。

三、重建三维图像的优化

三维图像重建后,可综合调节有关参数:①灰度阈值;②透明度值;③距离值;④纹理;⑤灰度渐变等对图像进行优化处理,原理是假设有一光源投射重建结构,由于各结构表面视角不同,直视面亮,侧视面暗,从而使图像具有丰富的层次感,优化图像,显示物体表面轮廓,增加图像的立体感。

实时三维超声成像

6

早期出现的静态及动态三维超声图像虽有一定的立体感,但采集和处理耗时费力,图像质量也受到心律失常和呼吸幅度的影响,在临床应用上受到较大限制。为了使三维超声真正应用于临床常规检查,研究者进一步开始了实时三维超声技术的研究。1990年,美国Duke大学的Von Ramm等研制出最早的实时容积三维超声心动图系统,但因图像分辨率较低,不能满足临床诊断的需要,未获得广泛应用。随着21世纪的到来,微电子技术、计算机技术以及声学理论研究的不断深入,超声换能器的研制和显示方法已取得长足进步,使得实时三维超声心动图技术日益成熟,最终由美国Duke大学和Philips等公司合作精心研发的实时三维超声心动图技术于2000年前后获得成功。

一、实时三维超声探头的结构

实时三维超声成像的探头结构较常规探头远远复杂,采用矩阵换能器(matrix array transducer),由纵向、横向多线均匀切割为矩阵排列的多达60×60=3600或更多个直径细如发丝的微小阵元(elements)构成(图6-2)。为了提高换能器的性能和改善成像质量,新的实时三维超声探头几乎均采用单晶探头材料;在换能器阵元的后侧,探头内密布上百个微型线路板,所有阵元分别经过10 000多条数据通道与这些微型线路板及主机相连接。

二、声束的转向与三维图像数据库的形成

矩阵换能器是依靠计算机控制,依据多方位声束快速扫描原理进行工作。发射时由电子计算机控制着每一发射脉冲通向各阵元的时间,使每一阵元产生一小的点状声源,依Huygens原理,这些点状声源在前进时渐次形成一共同的波阵面。如发射脉冲同时激励所有阵元,声束前进方向与探头的法线方向平行。如果调节不同的延迟时间,发射脉冲经电子计算机延迟装置处理后在相位上有所差异,波阵面的方向可有改变,使声束的倾斜角可上可下,可左可右,声束的焦距深浅也可变化,故探头虽然固定不动,指向不变,但所发出的声束却能控制转向,到达靶区内的任何方向。当发射的声束沿预定方向X轴前进时,可形成一

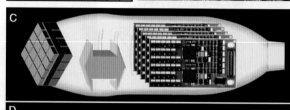
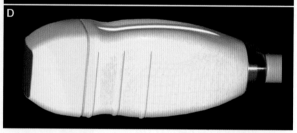

图6-2　实时三维超声探头的换能器图解

A. 发射晶体片被纵向、横向多线均匀切割成多个微小阵元,可达3000~6000个;B. 阵元晶体片直径细如发丝(图中间之竖条),呈矩阵型排列;C. 实时三维超声换能器结构示意图;D. 实时三维超声换能器的外形

条扫描线(即一维显示);按相控阵方式沿Y轴进行方位转向(azimuth steering)形成二维图像;再使二维图像沿Z轴方向扇形移动进行立体仰角转向,由于声束在互相垂直的三个方向进行扫描,故最后形成一个覆盖靶区各个部位立体结构的金字塔形图像三维数据库(图6-3)。

为了克服成像扫描速度缓慢这一技术瓶颈,设计者采用了一种全新的"微电子技术",其特点是矩阵换能器在发射扫描线时,不是按通常的1∶1方式每次发射1条声束扫描线,而是以16∶1并行处理的方式获取扫描金字塔形容积(16∶1 parallel processing to scan a pyramidal volume),能同

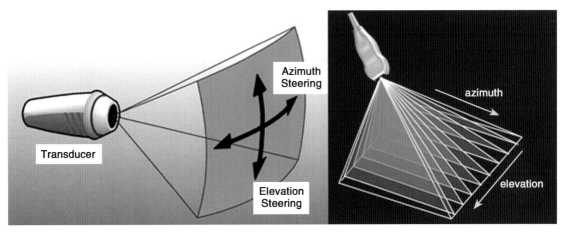

图 6-3　实时三维成像声束扫描示意图

声束按相控阵方式沿 Y 轴进行方位转向(azimuth steering)形成二维图像;再沿 Z 轴进行立体仰角
转向(elevation steering),最后形成一金字塔形三维图像数据库

时发射多条声束扫描线(图 6-4)。发射脉冲数虽然增多,但仍有足够长的脉冲间期,超声透入人体组织的深度随之增大。快速发射的声束沿 Y 轴作方位转向,另沿 Z 轴作仰角转向,单位时间内可获得更多的金字塔形图像三维数据库,因而能在较大容积内提供相当于二维图像扫描线密度的实时三维心脏结构动态图像。

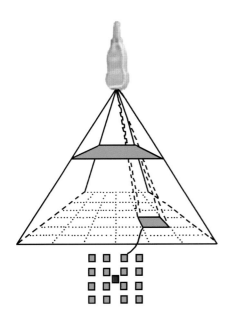

图 6-4　矩阵换能器的扫描方式

矩阵换能器按 16∶1 并行处理方式发射扫描线,获得与二维图像扫描线密度相当的金字塔形三维容积图像

三、实时三维图像显示方法

实时三维超声成像所用的扫描方法主要有三种类型(图 6-5):

(一) 实时窄角显示(live narrow angle 3D)

矩阵探头扫描时,声束扫描线在 Y 轴上作 60°方位转向、在 Z 轴上作 30°仰角转向扫描,获取扇形约为 60°×30°的立体数据库(图 6-6),并实时显示出此扫描范围内心脏

结构的三维超声心动图。这种方法为真正的实时成像,快速清晰,图像直观,伪像很少,对临床诊断有重要价值。通过对所显示的三维图像进行任意方向任意角度的旋转,可从多个方位对感兴趣区结构进行多方位的实时观察。如观察房室瓣口、房室间隔等结构,通过旋转可显示类似外科视野观的三维图像,十分有助于了解瓣口和间隔缺损的整体形态、轮廓、面积,在临床诊断上有重要应用价值。不足的是三维图像范围较小,不易显示心脏结构的全貌。早期 Philips 公司推出的"live 3D"的成像大小是固定的,即60°×30°的范围不能改变,其后 GE 公司研发出实时宽度与深度可调节的三维成像模式,即根据显示结构的需要,可将60°×30°调整为45°×40°等大小,但立体数据库的总体大小不变。

(二) 全容积宽角三维成像(full-volume wide angle 3D imaging)

全容积显像即"宽角金字塔样显示"扫描,图像由紧密相邻的四个 15°×60°实时窄角"瓜瓣图"组合相加,形成 Y 轴方向方位转向与 Z 轴仰角转向均为 60°,即 60°×60°的"金字塔形"数据库(图 6-7)。这种成像方式的优点是获取的数据范围大,能包含较大范围的结构,显示探测目标的全貌,各结构的毗邻关系显示清楚,心壁残缺现象较少,对观测心搏量、心肌重量、心壁动态、心肌灌注造影等有很大帮助。不足之处是图像系由先后 4 个或更多心动周期的实时三维图像组成,属于"准实时显示",衔接可有错位,检查时应嘱患者静卧勿动,短暂屏气,避免心脏移位,借以改善图像的质量。

心律失常(如房颤)的患者如需要取全容积图像,常规多心动周期采集存在一定局限,获得的图像常会出现错位及不完整,为了解决这一问题,厂家开发了单心动周期(one beat)成像技术,使得在一个心动周期内即可获得完整的全容积数据,大大拓展了全容积三维超声心动图的应用范围。美中不足的是单心动周期获得的三维图像的分辨力及帧率较多心动周期有所下降。

(三) 彩色多普勒窄角方锥形显示

彩色多普勒窄角方锥形显示(color Doppler narrow an-

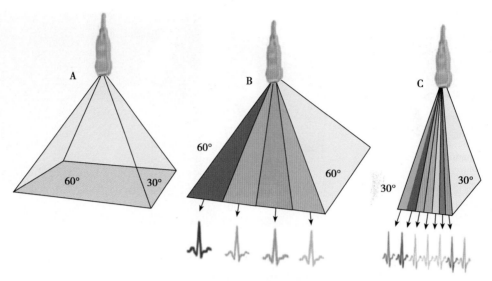

图 6-5　实时三维超声心动图成像的三种显像方式
A. 实时显像；B. 全容积；C. 血流彩色多普信号三维显示

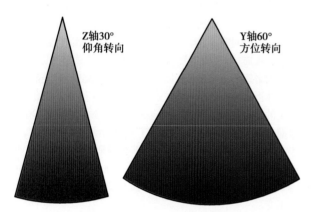

图 6-6　实时三维显像示意图
左为沿 Z 轴仰角转向 30°，右为沿 Y 轴方位转向
60°，形成实时窄角三维图像

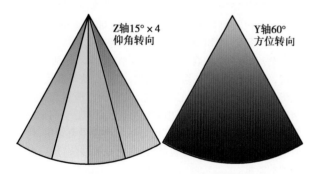

图 6-7　"全容积"显像示意图
左为将相邻的 4 个沿 Z 轴仰角转向 15°图像相加而
成 60°图像；右为沿 Y 轴方位转向 60°图像；检查时
由心电图控制，选取四个连续（或相间）心动周期中
相邻的实时窄角（15°）三维图像，互相合并，组成宽
体方锥形"准实时"三维超声图像

gle pyramid display）是在普通实时三维超声心动图的基础
上，显示血流信息的成像方法，其扫描方式和操作方法与
"全容积"扫描与成像方法基本相似。不同的是采图时系

在连续心动周期中选取相间的 7 个紧密相邻的纵宽约
30°，厚度约 4.3°的实时动态窄角薄片状立体数据库，后组
合成大小为 30°×30°"方锥形"的立体数据库（图 6-8）。目
前该成像方法的帧率和成像范围仍不能让人满意，同时此
种扫描方式也非真正的实时显示，但该方法可立体显示瓣
膜反流束和心内间隔缺损分流束的位置、时相、方向、长
度、宽度、面积、流量、起止点和严重程度，并能利用三维图
像计算工具对反流和分流进行比较精确的定量。

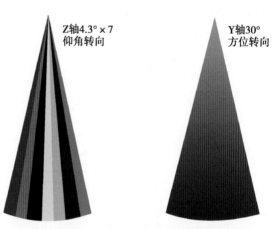

图 6-8　彩色多普勒窄角方锥形显示
左为将相邻的 7 个沿 Z 轴仰角转向 4.3°图像相加
而成 30°图像；右为沿 Y 轴方位转向 30°图像

（四）实时三平面超声显像

2004 年前后，GE 公司在实时三维显示的基础上，推出
实时三平面超声成像技术（real-time three plane echo ima-
ging）。检查时用矩阵型换能器快速发射夹角为 60°三个平
面，收集三平面上各部位的信息，而后在夹角之间插补相
应区域的数据，建立可供观察分析的三维超声数据库（图
6-9）。此种成像方式虽然含有为数众多的插补信息，精确
度有所降低，但因可以实时成像，在较大范围内快速显示
心脏的整体形态和心壁各部位的动向，对检测心脏功能和

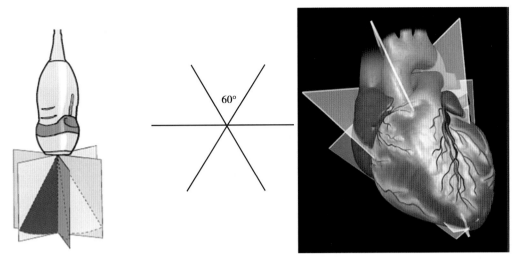

图 6-9 实时三平面超声显像

由矩阵型换能器快速发射夹角60°的三个方向的二维扫描切面,使之分别代表心尖二腔、左心长轴和四腔的图像,收集信息,建立实时三平面超声数据库。由于此种扫描方式在每一方向所获的切面帧数增多,图像质量良好,在夹角之间插补相应数据后建立的左室心肌结构动态牛眼图更为快速准确

心肌激动程序方面具有重要意义。

（五）立体三维超声成像

目前已经开展的三维超声检查虽有一些立体感,但毕竟是将三维图像在平面上压缩而成,如同现有的照片、电影、电视一样,是将所获取的三维信息被压缩在平面显示的图像装置上。但是,在立体电影院所看到的立体电影与此不同,由于摄制时采用左右两个方向稍有差异的镜头收集信息,汇合成一种特殊三维图像数据库。在电影放映时,观察者的左眼和右眼戴不同的色彩或偏振光的眼镜,每只眼镜中的色彩滤过器或偏振片将只接受适合它的图像成分,而后大脑将收集的信息,整合为非常清晰、真切的立体电影图像。汲取上述立体电影成像原理,数年前 GE 公司推出一种新型的实时三维超声成像模式,取名"4D Stereo Vision",利用软件算法将三维图像重新编码,观察者双眼戴以不同的滤色镜时,能看到立体感极强、直观真实、远近结构对比清晰的三维声像图。对于这种成像技术,我们建议命名为"立体三维超声成像法（stereo three-dimensional echo imaging）"。

实时三维超声心动图的临床应用

实时三维超声心动图的实验研究与临床应用将医生的视角和诊断思维从二维切面上真正引入到三维图像的空间里。实时三维超声心动图可获取心脏感兴趣区结构的立体数据库,显示心脏与大血管空间解剖结构的固有立体形态。三维图像可显示出心脏结构与病变的整体形态、大小、范围、毗邻结构的复杂解剖位置关系以及动态变化,从而能够更为直观与准确地对心脏结构病变进行定性诊断与定量分析。尽管该技术目前还存在一定的局限性,但近年来的临床应用表明实时三维超声心动图有着巨大的潜在应用价值,在诸多疾病的应用上体现了三维超声心动图在定性与定量诊断上的突出优点。诸多学者对实时三维超声心动图的成像方法与应用价值正在进行深入的研究。现对实时三维超声心动图的临床应用进行简要介绍。

一、显示房室壁及各腔室的立体 形态并快速估算心腔容积

实时三维超声能实时显示不同深度房室壁的整体形态及其动态变化,对肌小梁形态、乳头肌的空间位置以及各结构的层次与毗邻关系也显示十分清楚。全容积成像时,在左心或右心面将参考剖切平面调节至与房室间隔相平行的方位,显示出了房、室间隔的整体形态及其周边结构的立体关系,房、室间隔均能得到完整的显示。左心室假腱索患者,三维图像可显示出假腱索的长度、粗细、走向与起止部位。

目前的实时三维成像技术已和自动内膜勾画技术相结合,可利用全容积图像自动快速勾画心脏各个房室的轮廓,建立心腔的薄壳样动态立体图像,在此基础上故能快速计测心腔瞬时容积和描记容积变化曲线,进而准确推算出左室与右室的心搏量、心排出量及射血分数,同法也能了解心房容积的动态变化。获得的左室轮廓三维图还可按 16 节段（或 17 节段）分割法,分别估算各个节段的搏出量与射血分数。

二、在瓣膜疾病诊断上的应用

实时三维超声能观察二尖瓣、三尖瓣的立体形态,以及房室壁、瓣环、瓣叶、腱索、乳头肌组的房室瓣复合装置的结构形态。在心房或心室侧与房室瓣环相平行的剖面方位显示鸟瞰图,可观察二、三尖瓣瓣叶的完整形态与实

时活动。如对二尖瓣环实时三维动态变化的研究显示，二尖瓣环在整个心动周期中持续呈"马鞍"样空间立体构型，其前外侧联合、后内侧联合部位更靠近心尖，位置较低。前叶侧瓣环、后叶侧瓣环中部更靠近心底，位置较高（图6-10～图6-12）。运用图像的旋转与切割功能键，三维超声图像可以从不同方位显示各个瓣膜的整体轮廓、边缘厚度、腱索形态、活动状况以及瓣膜病变波及的范围，准确定量评价狭窄口面积，清晰显示关闭不全时瓣叶对合处的缝隙。

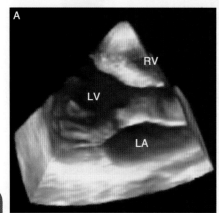 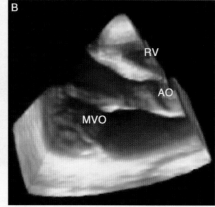 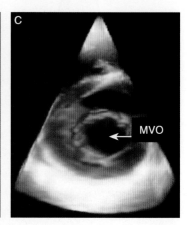

图6-10 正常人左心实时三维成像

A. 经胸检查收缩期左心长轴图像；B. 舒张期左心长轴图像；C. 舒张期二尖瓣口鸟瞰图。
LV：左室，LA：左房，RV：右室，AO：主动脉，MVO：二尖瓣口

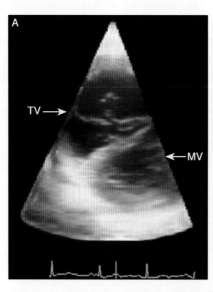 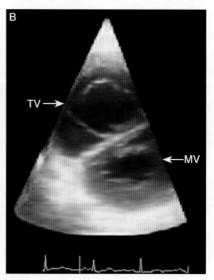

图6-11 实时三维三尖瓣口鸟瞰图

A. 收缩期；B. 舒张期；TV：三尖瓣；MV：二尖瓣

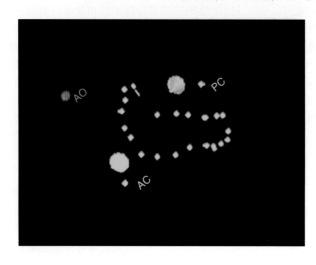

图6-12 二尖瓣环的立体几何形态

在三维工作站上标记瓣环后，显示二尖瓣环为前、后连合处位置较低，室间隔、后壁处较高的"马鞍形"。AO：主动脉，AC：前外侧连合，PC：后内侧联合

风湿性二尖瓣狭窄患者,能十分清晰地显示狭窄瓣口的真实形态、狭窄的程度、瓣叶粘连增厚的部位与范围,以及粘连增厚的腱索等(图6-13)。在左心长轴切面方位上,能清楚地观察到二尖瓣前叶"气球样改变"的立体形态与动态变化。二尖瓣脱垂患者,在左心长轴切面方位上,显示出脱垂的前瓣瓣叶与后瓣收缩期对合的立体形态与空间位置关系,更为准确地显示出瓣叶脱垂的部位、范围以及在心动周期中的时相改变等(图6-14)。

6

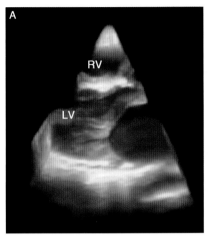 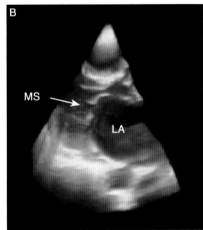 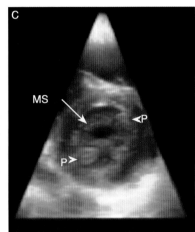

图6-13　二尖瓣狭窄实时三维超声成像

A. 左心长轴观,收缩期二尖瓣口关闭,前后叶对合尚好,但左房明显扩大;B. 同一图像,舒张期二尖瓣开放,但因有狭窄,开口甚小(箭头所指);C. 舒张期二尖瓣口鸟瞰图,瓣口有狭窄(箭头所指)。LV:左室,LA:左房,RV:右室,MS:二尖瓣狭窄,P:乳头肌

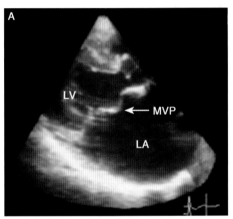 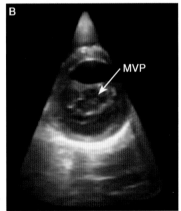 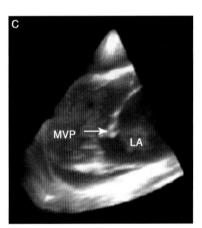

图6-14　二尖瓣脱垂实时三维超声成像

A. 左心长轴观,收缩期二尖瓣前叶脱入左房侧,箭头示脱垂的二尖瓣前叶呈一"瓢匙状"凹陷;B. 同一患者二尖瓣口水平短轴观,显示二尖瓣前叶脱垂;C. 另一患者,左心长轴观,收缩期二尖瓣前叶明显脱入左房侧。LV:左室,LA:左房,MVP:二尖瓣脱垂

对于某些瓣膜先天畸形,如二尖瓣裂(图6-15)、双孔二尖瓣、二叶或四叶主动脉瓣,三维超声能准确显示其所在部位、病变形态、严重程度和累及范围。外科医生可以根据三维图像了解瓣叶的病变性质和程度,从而确定进行瓣膜置换或者瓣膜修补。在人工瓣膜置换术后,三维超声可在左心长轴切面方位上以及在左室侧与人工瓣相平行的方位上显示人工瓣整体形态和活动状况,如有反流者,可以区分为瓣环内异常血流或瓣周异常血流,对判断手术效果具有重要意义(图6-16)。

三、先天性心脏病诊断上的应用

实时三维超声能快速显示房、室间隔的整体形态,判断房、室间隔缺损的部位、大小、范围、类型、立体关系、动态变化及其与周边结构的空间关系(图6-17,图6-18),有助于治疗方案(手术或封堵)的选择和制订。我科研究人员用实时三维超声心动图进行测量,发现房间隔缺损的面积在心动周期中有明显变化,且有一定规律,在收缩末期其面积最大,而舒张末期缺损面积最小(图6-19)。而房间隔缺损面积在心动周期中的变化率小者为15.2%,大者可达76.9%,其平均变化率为49.0%。Cheng等的结果表明以三维超声法所测房、室间隔缺损的直径和外科手术直视检测结果较之二维超声有更好的相关性($r=0.92$ vs $r=0.69$)。

在房、室间隔缺损修补术后,可以从右房或左房侧,右

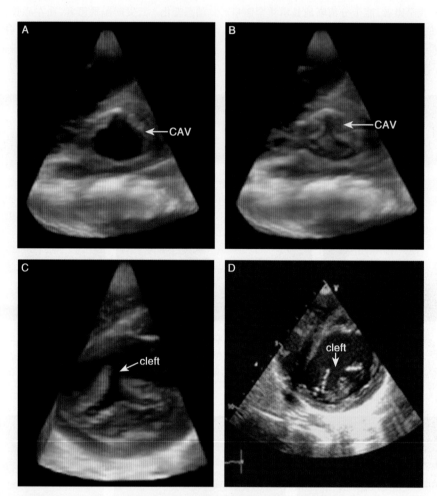

图 6-15 房室瓣先天畸形的实时三维超声成像

A. 瓣口水平短轴观,显示一例完全型心内膜垫缺损的共同房室瓣,此为舒张期,
瓣口呈开放状态;B. 同一患者,共同房室瓣,收缩期瓣口关闭;C. 瓣口水平短轴
观,显示一例部分型心内膜垫缺损,并有二尖瓣前叶裂;D. 同一患者,二维超声瓣
口水平短轴切面,显示二尖瓣前叶裂。CAV:共同房室瓣,cleft:二尖瓣前叶裂

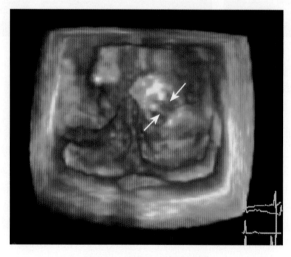

图 6-16 双叶人工机械瓣

瓣口水平鸟瞰图,清晰显示二尖瓣位双叶碟瓣的活
动状态。此为舒张期,瓣口开放,见两个瓣叶平行
排列(箭头所指)

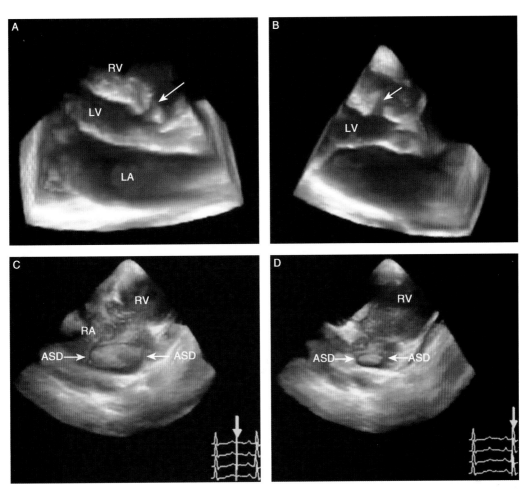

图 6-17　房、室间隔缺损

A、B. 为室间隔缺损患者的左心长轴图像,各结构显示清晰,实时三维成像时可从不同方位观察到管状室间隔缺损(箭头所指);C. 房间隔缺损患者收缩末期的间隔右侧观,显示缺孔面积增大;D. 同一患者舒张末期的间隔右侧观,显示缺孔面积减小。LV:左室,LA:左房,RV:右室,RA:右房,ASD:房间隔缺损

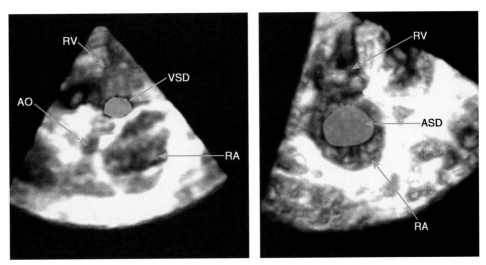

图 6-18　三维超声测量房、室间隔缺损面积

AO:主动脉,RV:右室,RA:右房,VSD:室间隔缺损,ASD:房间隔缺损

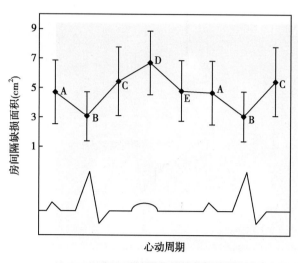

图6-19　三维超声心动图测量房间隔缺损面积
房间隔缺损面积大小与心动周期的关系

室或左室侧探查，显示补片的位置、大小、完整形态，以及与心壁间的缝接关系，确定有无残余漏等（图6-20）。三维超声心动图还可观察心壁、间隔与大血管的连续状态。大动脉关系正常者，在动态三维图像上显示升主动脉与肺动脉干互相垂直，即当前者为短轴时，后者则为长轴。而大动脉转位的患者，升主动脉与肺动脉干走向平行，二者同时显示为长轴或短轴。对 Fallot 四联症、Fallot 五联症、右室双出口、大动脉转位等先天性复杂心脏畸形患者，三维超声检查时，通过剖切，对多个非标准切面进行观察，能完整地显示出病变的复杂空间结构关系和血管走向，对明确诊断有很大帮助。

四、在冠心病诊断上的应用

传统二维负荷超声心动图由于扫查切面的局限，对室壁运动的评价缺乏整体性，且对冠心病血流动力学方面的判断是基于对左室整体及局部功能的定性分析来进行，观

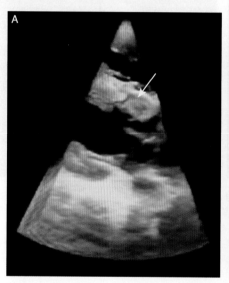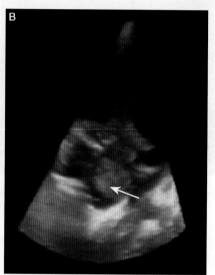

图6-20　补片三维超声心动图成像
室间隔缺损（A）和房间隔缺损（B）修补术后实时显示补片形态（箭头所指）

察结果具有一定的主观性，易受观察者经验影响。三维负荷超声心动图，能更全面评价心肌缺血和梗死区域。对左室局部与整体功能亦能进行准确的定量评价，如评价心肌梗死患者的整体和节段性左室容积变化，这对冠心病的准确诊断和评估预后有重要的临床意义。

心肌灌注声学造影能显示心肌的正常血供和诊断心肌缺血与梗死。利用二维超声进行声学造影检查时，扫查切面有限，难以全面显示心壁各个区域的造影效果，常会遗漏心肌负性造影区，造成误判。实时三维超声心动图结合心肌声学造影检查，在注射造影剂后，能实时或在 3～4 个心动周期内获取感兴趣区的立体数据库，完成全部心肌灌注区的三维声学造影显像，从而可全面评价及定量分析正常心肌灌注造影区和缺血心肌的负性造影区，能更精确评价心肌缺血或梗死区所在部位、范围大小以及正常、异常灌注造影区的体积和比率（图6-21），或者利用三平面或多切面同步现象的方法在一

个心动周期内显示多节段心肌灌注情况，这对冠心病诊断及正常心肌、顿抑心肌或梗死心肌的鉴别诊断有重要价值。

目前的实时三维超声心动图可与斑点追踪技术结合，在同一心动周期内全面了解左室各节段心肌的应变、应变率，获得纵向、轴向和环向心肌扭转和心肌各类运动时间参数，大大丰富了心肌力学的超声评估手段，特别对于传统方法难以判断的心肌运动异常和心律失常情况下的心肌运动分析有十分重要的临床价值。

五、在心脏占位病变及其他异常结构诊断上的应用

实时三维超声能清晰地显示心腔内及心壁上肿块，判定肿块的确切附着部位、形状和大小。临床上对左房血栓、心腔内肿瘤如黏液瘤（图6-22）和赘生物的位置、形态、体积（大小）及与邻近结构的解剖关系的显示，较二维超声

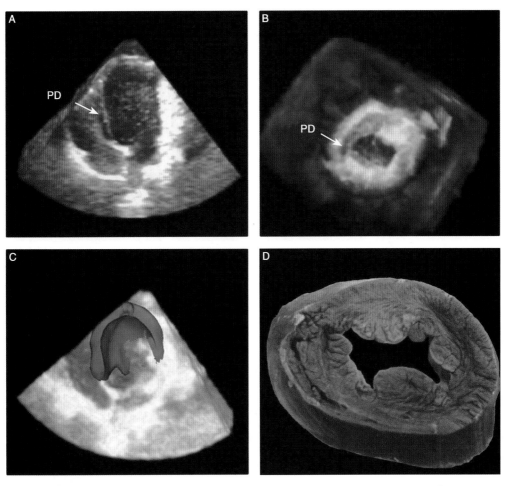

图 6-21　实时三维超声心动图心肌灌注显像
显示的心肌灌注"充盈缺损区"（箭头）。A、B. 实时三维超声显示左室灌注缺损区；C. 三维超声
测量缺损区心肌重量；D. Evan's Blue 染色标本显示缺血心肌。PD：灌注缺损区

更具优势。也可对心脏内外其他异常结构如心室憩室的
位置、形态、范围及毗邻关系进行整体评估。

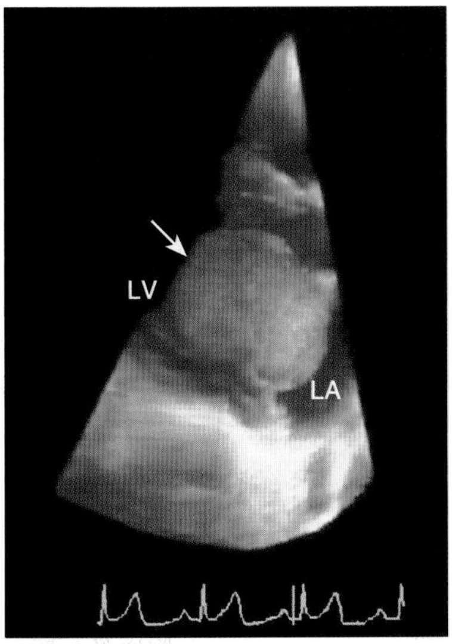

图 6-22　左房内黏液瘤三维超声成像
箭头示舒张期内黏液瘤自左房进入左室。
LA：左房，LV：左室

六、在心腔容积、心肌重量及心功能测量上的应用

实时三维超声图像能显示心腔容积在不同时相的立
体形态，无需借助假设的几何模型对心腔容积和结构的体
积进行准确计算（图 6-23），对准确测定心脏功能具有重要
临床应用价值。国内外学者应用三维超声心动图对心室
容积测量进行了大量研究，动物实验和临床研究均表明，
三维超声心动图在测量心室容积和评价心功能方面较二
维超声心动图有明显优势。尤其是对形态不规则的右室
与变形的左室腔容积的测量，其结果更为准确。三维超声
心动图测量结果与 MRI、多层螺旋 CT 测量结果有良好的
相关性。利用三维容积数据库，采用同样的方法可以计算
心室壁心肌和心脏占位病变的体积与重量。实时三维超
声心动图还能以三维牛眼图显示左室各节段在心动周期
中的运动，能够定量分析左室各节段的容积及其随时间变
化的规律（图 6-24），从而评价左室收缩的机械同步性，对
评价同步化治疗效果亦具有重要意义。

七、三维彩色血流成像的临床应用

动态三维超声心动图对二维彩色多普勒进行三维

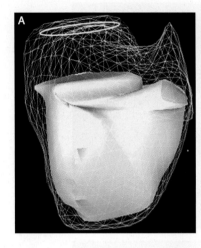 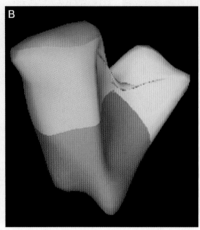 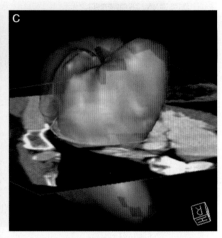

图 6-23　实时三维超声心动图容积测量

A. 三维超声工作站显示的右室形态、容积和三尖瓣环平面立体图；B. 三维超声 RVQ 法显示的右室形态和容积；C. 多层螺旋 CT 法显示的右室整体形态和容积。三种方法显示的形态相似，容积非常接近，证实三维超声结果比较准确可信

6

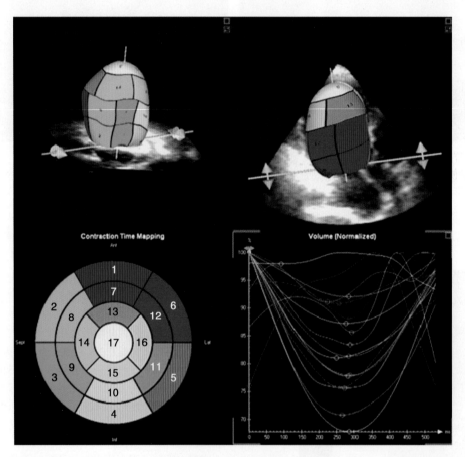

图 6-24　三维牛眼图

实时三维超声心动图以三维牛眼图显示左室各节段的容积及其在心动周期中的变化

重建时，在采集图像过程中可将心脏结构的反射尽量抑制，仅留彩色多普勒血流信息，再按灰阶编码进行动态三维图像重建，即可获得动态和立体的多普勒血流灰阶信号，藉此可了解心内血流的位置、途径、范围等。对轻度或中度的瓣膜反流，或较小的心内分流，实时三维彩色血流成像可显示血流束的立体形态，从而分析血流束的位置、时相、方向、长度、宽度、面积、流程、起止点和严重程度。对显示偏心性瓣膜反流和评估其反流程度，三维超声心动图较二维超声心动图更为直观、准确（图 6-25）。

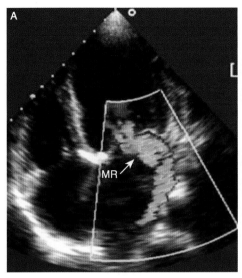
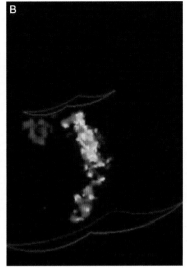
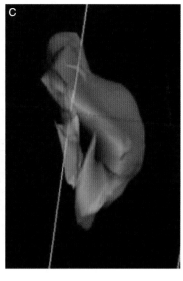
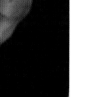

图 6-25 三维彩色血流重建显像
A. 箭头所指为二尖瓣偏心反流束的二维图像；B. 三维彩色血流成像显示的彩色反流束外观；
C. 三维成像显示的二尖瓣性反流束的形态和容积

八、心脏手术和介入治疗的监护

目前的实时三维超声可以在手术室、导管室、监护室及床边进行观测，对临床有很大帮助，特别是经食管实时三维超声心动图技术的出现使得其应用范围大大拓展：①可在手术中实况直观显示心脏各个结构的轮廓，观察心脏瓣膜的形态，探测间隔缺损的部位、大小、形态，及时了解手术后病变矫正的效果，包括补片的位置、大小，确定有无残余漏等，以便外科医师及时处理；②在瓣膜置换术和二尖瓣球囊成形术中，可以及时反馈人工瓣膜的形态、位置、活动及血流动力学性能，判断球囊扩张后二尖瓣边缘有无撕裂等，改进其安全性；③在二尖瓣成形术中，术中判断二尖瓣装置的形态、功能，术后了解反流的减少情况，有无瓣口狭窄、左室流出道梗阻等并发症等；④在室间隔、房间隔缺损和动脉导管未闭封堵术中，可根据缺损大小协助选择封堵伞的大小和类型，观察引导钢丝的位置方向，确定封堵伞的放置的部位、状态、效果，检查有无漏误，及时发现残余分流及瘘管，有助于提高封堵手术的成功率；⑤在右室活检术中可迅速观察全部右室腔，引导活检钳放置于需要采集病变组织的部位，提高活检的成功率。在此基础上，今后有可能用实时三维超声引导输送夹具，把基因载体和新生长的细胞准确地送达心脏局部进行治疗。

三维超声心动图的标准化切面及命名

一、三维超声心动图标准化切面的必要性

三维超声心动图，特别是实时三维超声心动图是一项重要的超声技术突破，这种技术和传统二维超声心动图有很大不同，可以从各种不同的方向观察心脏的立体结构，这使得从整体上观察心脏结构和功能变得更容易，同时获得更多的图像信息。但随之最终获得的立体图像，特别是全容积图像，信息量巨大，心脏各个结构隐于其内，因此进行切割成像的随意性明显增加，在不同部位、方向和深度获得许多不规范图像，这使得对心脏结构方位的辨识产生一定困难，仅仅通过想象，图像的显示和定位会有所限制，同时三维成像定量化分析的准确性也将受到影响。故有必要采用统一的方法显示图像方位及显像平面，并在原始全容积图像上标志解剖方位，注明上下、左右、前后，在剖切图像时，根据标志符号判明解剖结构方位，这对于我们理解并分析三维超声图像有很大的帮助。

二、三维超声心动图标准化切面方法的建立

目前进行实时三维超声心动图检查时，显像的方式分为三种："实时三维（live 3D）"、"全容积（full volume）"和"彩色三维（3D color）"。普遍采用的标准采集成像切面是标准心尖四腔心切面，在此获取全容积数据库。其后在三维工作站的显示屏上调取图像进行剖切。显示屏上将显示四幅图像：左上为心脏的冠状断面显示心脏四腔图，右上为矢状断面显示心脏长轴，左下为横断面显示心脏短轴，右下为三维图像（图 6-26）。

如果是在非常规位置获取的三维全容积图像，则需要在三维工作站调取图像，首先进行任意角度的剖切，寻查心脏的矢状断面、冠状断面与横断面，然后再进行标注。

从不同切面采集的三维图像所能显示的空间结构如下，胸骨旁位观：此部位数据库可显示与二维切面相对应的左室长轴、大动脉短轴、左室短轴、心尖短轴等锥状三维

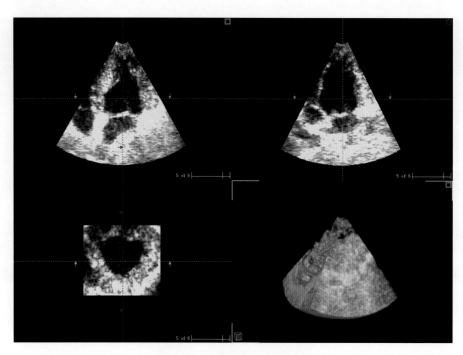

图 6-26 三维图像的各种断面

在三维图像工作站中获得的图像,其中左上为心脏的冠状断面,右上为矢状断面,
左下为横断面,右下为三维图像

图像,对 Y 轴方向上心脏结构的显示,可观察到完整的二尖瓣、主动脉瓣、左室流出道及其周围毗邻,可从左、右房观察到间隔缺损的立体形态,对肺动脉及其分支、升主动脉的显示较好。心尖部位观:此部位数据库可显示与二维切面相对应的心尖四腔、心尖两腔、心尖长轴观三维图像,对显示心房、心室后壁,二、三尖瓣的瓣下结构(瓣叶、瓣环、乳头肌及腱索),从左右方向切割数据库,还可完整显示房、室间隔。这些解剖信息对诊断房、室间隔,二尖瓣、三尖瓣及心室病变意义重大。剑突下部位观:是对上述方位观的补充,可清晰显示房间隔缺损与腔静脉的关系,右室流出道的形态,房室瓣形态等。胸骨上部位观:可显示升主动脉、主动脉弓及其分支和降主动脉,经前后和上下方向的切割可显示大血管的纵切面和横断面。随着三维探头的小型化,以往难以在瘦小或儿童患者胸骨上窝得到满意图像的问题也得到了改善,胸骨上部位观获取三维图像的实用性也大大增强。任意方位观:是对常规方位观的补充,结合二维图像显示所需的理想切面,进行三维数据成像,如对肺动脉瓣、心室内异位肌束、冠状动脉瘘的显示。

三、三维超声心动图标准化成像方法的演进

自三维超声成像方法问世以来,很多学者就认识到三维标准化成像方法的重要性并做了相关工作。在我国,上海新华医院早在 1999 年就对离体心脏标本提出了自己的剖切方法。2002 年实时超声心动图技术出现后,制定三维标准化成像方法更显重要。2003 年 11 月在美国 Orlando 举行的 AHA 会议上召开了"实时三维超声心动图检查方法讨论会",次年由国际著名的超声专家 Nanda、Kisslo、Lang 和 Pandian 等教授代表"三维超声心动图检查方法草案工作组(Adhoc 3D Echo Protocol Working Group)"起草了《三维超声心动图检查方法草案(Examination Protocol for Three-Dimensional Echocardiography)》。

四、关于三维超声心动图标准化成像方法的建议

目前的三维超声心动图标准化成像建议是在《三维超声心动图检查方法草案》基础上,Nanda 等根据各国专家意见修改于 2004 年提出的,现介绍如下:

（一）心脏的三维显像和定位

1. 解剖方位 实时三维超声心动图定位的起点就采用了标准的解剖方位。解剖定位假设身体直立,面向观察者,双脚平放于地面。双臂下垂,置于身体两侧。掌心向前,拇指向下(图 6-27)。心脏的长轴与身体轴线呈一定的角度,而这些心脏的平面是有关心脏本身的,而与身体轴线无关(图 6-28)。所有的图像都是面对患者获得的。标准的超声心动图声窗仍同以前:胸骨左缘、胸骨右缘、心尖、剑突下、胸骨上窝和右锁骨上窝。这些标准探头位置被用于获得心脏的全容积数据库。

2. 图像方位 正如解剖学研究一样,超声心动图图像可以被切割成许多平面。在切割平面的过程中,最常用的平面是矢状面、冠状面和横断面,且这些切面相互垂直。

矢状面(长轴)是将器官分成左右两个部分的垂直平面。沿着矢状面切割即得到一个矢状切面。

冠状面(四腔)是一个平行于地面的水平平面,它将器官分成上下两个部分。沿着冠状面切割即得到水平或冠状切面。

传感器位置

3D Echo 全容积

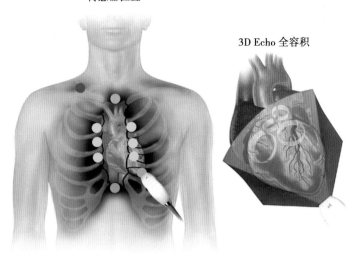

图 6-27　探头放置的标准位置
超声心动图探头放置的标准位置及其所获得的心脏三维全容积图像

6

身体长轴 vs 左心长轴

心脏断面

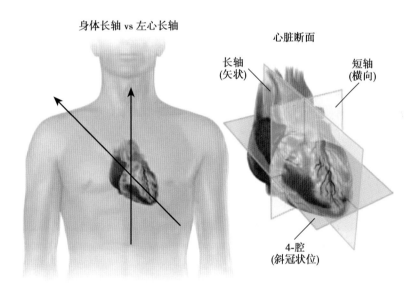

图 6-28　心脏长轴和身体长轴间的夹角
左心长轴和身体长轴间有一夹角,心脏自身断面的轴线不同于身体的轴线

　　横断面(短轴)是将器官分成前后两个部分的一个垂直平面。沿着横断面切割即得到横断切面。

　　这些平面过去常用来描述解剖标本和超声图像中的心脏结构。使用解剖平面描述实时三维超声心动图图像,我们可从六个方位观察瓣膜、心房及心室。每个心脏结构都能够从这些解剖图像中进行评价(图 6-29)。心脏的描述可以使用两种描述性术语,平面(plane)和视角(perspective)。

(二)　实时三维超声心动图基本切面

　　矢状切面(长轴)——从左往右看(图 6-30)。

冠状切面(四腔)——从上往下看(图 6-31)。
横断切面(短轴)——从心底往心尖看(图 6-32)。
倾斜的平面可在必要时采用。

　　实时三维超声显像提供了一个新的评价心脏结构的方法。使用虚拟的切割平面和透视的方法,对命名协商一致并达到统一,这将有助于对心脏重要解剖结构的识别。一个包括解剖定位的标准化的实时三维超声心动图检查将会改善瓣膜节段的识别、对病变进行精确定位,以选择最理想的手术方案。

6

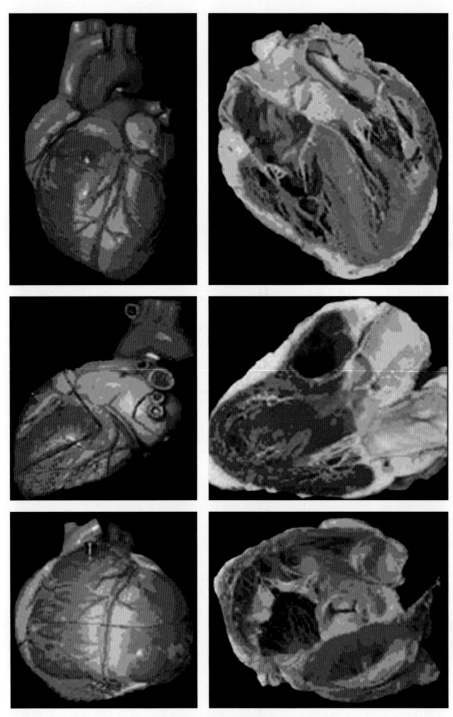

图6-29 观察心脏的各种方位

从三对(六个)方位观察瓣膜、心房及心室。图左自上而下分别显示从前、左、下(心尖方向)所见的心脏外观。图右显示按此方位剖切后的解剖断面,自上而下依次为冠状断面、矢状断面和横断面

6

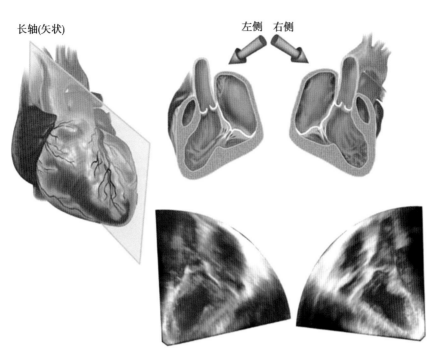

图 6-30 矢状(长轴或纵轴)断面
从左侧或右侧进行观察

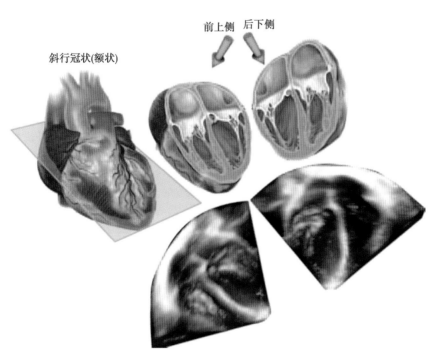

图 6-31 斜行冠状(额状)断面
由前上侧或后下侧进行观察

6

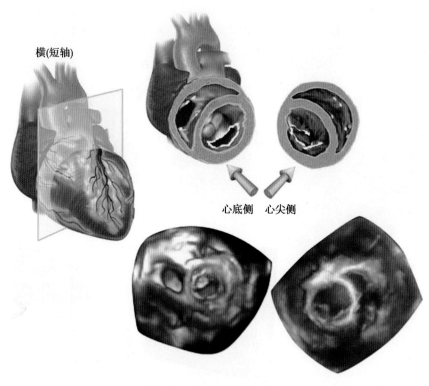

横(短轴)

心底侧　心尖侧

图 6-32　心脏横(短轴)断面
由心底侧或心尖侧进行观察

三维超声心动图的发展前景

　　三维超声心动图虽然取得了长足进步,但是还存在某些不足之处。首先其成像质量相对二维图像较差,仍有待提高,并且实时性和宽角度成像不能兼得;其次,三维成像分析手段和效率不如二维图像。在今后的发展中,三维超声心动图还有许多方面值得深入研究和进一步发展:

　　1. 为了简化实时三维超声心动图的观察和图像的记录,有必要规范实时三维超声的图像方位、剖切方法、成像平面,并统一采图方法、格式和术语。

　　2. 如将实时三维成像技术或三平面取图法和彩色组织多普勒超声成像相结合,显示心肌组织运动的多普勒信号,可以观察心肌活动的先后顺序,进而推衍心肌各个区域心脏激动起源、传导顺序,分析心律失常的异位起搏点、传导途径等诸多问题,将能为临床提供一种观察心律失常的新方法。

　　3. 实时三维超声虽能瞬时显示心脏各个部位的立体形态,但进行观察时往往近侧结构遮盖远侧结构,影响整体观测。为了解决这个问题,研究人员将整个心壁各个区域投影于一圆形平面图上,心尖居中,心腰位于中环,基底位于周边,形成所谓牛眼图(illustration of the bull's eye)或靶心图。则心壁各个部位的活动状态、速度、方向、激动程序等信息,能在同一个平面上清晰显示,便于实时观察、分析、对比,它将在心律失常诊断和同步化治疗方面发挥重要作用,但目前该技术还难以做到实时显示,需要耗时较长的后处理分析后才能获得。如能快速获得此牛眼图,

在观察心肌灌注声学造影时,一次弹丸注射之后,瞬时之间可获取整体心肌灌注后缺血心肌的灌注缺损区所在部位、范围,即可计算正常、异常灌注造影区的范围和比率,这将大大提高超声对冠心病的诊断能力,对正常、冬眠、顿抑或梗死心肌的判定及治疗方案的选择均有较大的参考价值。

　　4. 速度向量成像(velocity vector imaging,VVI)是将二维超声心动图上组织结构的活动方向、速度、距离、时相、应变等参数以向量图矢状线显示,使数据形象化,观察更准确。如果速度向量成像能进一步和实时三维相结合,成为实时三维速度向量成像,则可直观显示心肌立体活动状态、激动程序、肌力强弱、速度快慢、应激情况、是否同步,其潜力之大,将非常可观。

　　5. 今后如能将实时三维、声学造影和能量多普勒结合,借以建立立体的冠脉血管树,显示其空间走向、狭窄部位与侧支循环,这种显示方式对临床诊断将有重要作用。

　　6. 目前某些厂家将超声二维图像与其他更高分辨力的影像学图像(如CT、MRI)结合进行成像,对某些占位病变的定性和定位诊断有重要的诊断价值,称之为"融合成像(fusion imaging)"技术,如能将三维超声图像(特别是彩色多普勒信息)和CT或MRI三维图像进行融合,再用于心脏显像,则既能显示心血管结构清晰精确的形态,又能观察其这些结构的动态、血流的活动方向和速度,它将可能开拓一个影像医学的新时代,为心血管系统解剖学和生

理学提供更丰富更精确的信息。

综上所述,可以看出实时三维超声有其独特的优点,具有广阔的发展前景,目前正在高速发展阶段。希望制作者和临床医师密切协作,深入研究,改进成像方法,提高声束的分辨力,获取更高质量的图像,使之在临床诊断和治疗上发挥更大作用。

实时三维经食管超声心动图

21世纪初,Philips公司率先对矩阵型实时三维换能器作重大改进,减小直径,提高频率,镶嵌于食管探头管体的前端,制成经食管实时三维超声心动图探头,经临床初步试验,能清晰、准确、快速显示心内结构的立体形态(图6-33~图6-35),遂正式进入临床应用。其后多个厂家相继推出各自的实时三维经食管超声心动图探头,使这一技术在临床逐渐得到推广应用。

与经胸实时三维超声心动图一样,经食管三维超声探头亦采用全矩阵阵列换能器、高通量数据处理系统和实时三维成像等先进技术,能同时获取"金字塔形"三维容积库中的数据,并将它们集中在一个小的感兴趣区域内(ROI)。其三维成像模式包括:①窄角实时三维成像(live 3D),可实时显示30°金字塔形图像;②局部三维放大成像(3D zoom),可实时显示感兴趣区的局部放大三维图像,拥有更高空间分辨率和时间分辨率;③全容积成像(full volume),图像采集由心电图触发,通过获取4~7个心动周期的窄角三维数据合并成1个心动周期的最大达120°宽角金字塔形图像,采集的解剖范围增大,通过切割、旋转等后处理能显示感兴趣的解剖目标及其与周边毗邻结构的关系;④彩色多普勒血流容积成像:前述三种成像模式均能叠加彩色血流信息,可提供血流动力学信息。

临床研究显示,实时三维经胸超声心动图在多种心脏疾病的术前诊断和术后评估中具有重要的临床价值,但由于其受到体位、肥胖、肺气、胸廓畸形等条件的干扰和限制,临床应用受到一定的限制。实时三维经食管超声心动

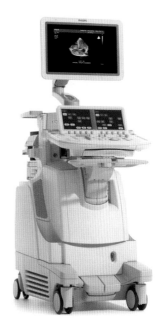

图6-33 具有完善经食管实时三维成像能力的 Philips iE33 V2008 彩色多普勒超声成像仪

该仪器除可进行常规经食管超声心动图彩色多普勒检查外,尚可进行实时三维超声检查。近时推出的X7-2t经食管超声探头形体缩小,能清晰显示心脏各个结构,对临床诊断和手术监护有重要价值

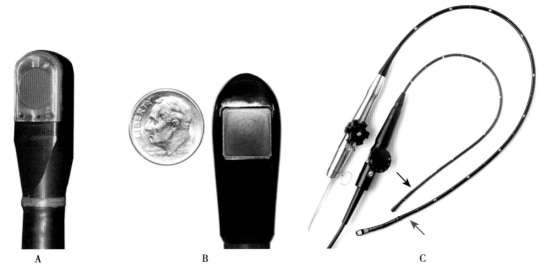

A B C

图6-34 IE33 X7-2t 经食管超声探头

A. 普通经食管探查用超声探头OMNI Ⅲ;B. Philips将纯净波、xMATRIX和实时三维技术互相融合,制成直径较小(相当于1美分)X7-2t经食管实时三维超声探头的换能器;C. Philips IE33超声仪可使用两种经食管超声探头,黑箭头所指为小儿经食管检查使用的探头,红箭头所指为X7-2t经食管实时三维超声探头

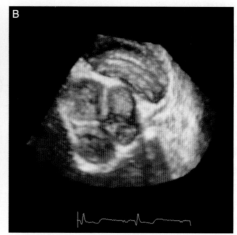

图 6-35　使用 X7-2t 经食管实时三维超声探头检查所获得的图像
A. 二尖瓣口鸟瞰图,清晰显示前后叶舒张期开放时瓣口的面积及各个径线大小;
B. 主动脉瓣口鸟瞰图,可见舒张期三个瓣叶闭合良好,无任何缝隙

图解决了经胸超声的不足,发挥了经食管超声的固有的优点,具备良好的声窗,显著提高了图像分辨率,能获得更精细的解剖信息,便于临床医生更好地理解和利用三维空间结构。

此外,因实时三维经食管超声心动图特别适合于对复杂空间结构如二尖瓣装置等的评估,加上其特有的实时采样、在线切割与分析能力、心脏疾病的准确定位及病理学方面的精确鉴别诊断以及内置软件快速量化三维数据集等优势,使得该技术成为常规围术期监测项目之一。在术中应用时,还可为外科医生提供心脏内部结构的"外科视野图",提高外科医生与超声医生之间诊断性交流的效率。

一、检查方案

用实时三维经食管探头检查时,应先从实时窄角成像模式开始,而且只要心电图及呼吸门控许可,应进行包括彩色血流多普勒成像在内的门控三维成像检查,以获取更高的空间和时间分辨率。

与标准的二维 TEE 检查相比,由于三维 TTE 图像包含了成像平面的面积与深度两个方面,因此探头的操纵相对简单。此外,独特的三维图像鸟瞰观、灵活的实时转动与切割功能以及方便的脱机定量分析,将提供更多解剖信息,提高诊断的准确率和精细程度,并最终提高临床的决策水平。欧洲超声心动图协会(EAE)和美国超声心动图协会(ASE)在 2012 年联合发表的《关于三维超声心动图图像采集与显示的建议》中提出了经食管三维超声心动图的检查方案(表 6-1),可供超声从业者参考。

表 6-1　EAE/ASE 推荐经食管三维超声心动图检查方案

主动脉瓣	左心室/右心室	肺动脉瓣	二尖瓣	房间隔	三尖瓣
三维及三维彩色成像的 60°食管中段短轴切面观(局部放大或全容积采集);三维及三维彩色成像的 120°食管中段长轴切面观(局部放大或全容积采集)	左心室:包括全部左室的 0°~120°食管中段切面观(全容积采集)右心室:适当倾斜探头,右心室置于图像中心,选取包括全部右室的 0°~120°食管中段切面观(全容积采集)	三维及三维彩色成像食管上段 90°切面观(局部放大采集)三维及三维彩色成像食管中段 120°三腔心切面观(局部放大采集)	三维及三维彩色成像食管中段切面观(局部放大采集)	0°起始旋转探头,显示房间隔(局部放大或全容积采集)	三维及三维彩色成像食管中段在 0°~30°间选取四腔心切面观(局部放大采集)探头前屈,三维及三维彩色成像 40°经胃底切面观(局部放大采集)

二、临床应用与展望

(一)二尖瓣病变

最近研究表明,实时三维经食管超声心动图在评价二尖瓣形态和腱索断裂方面优于二维经食管超声,且显示的图像与术中发现有更好的相关性。例如,不仅可在任意平面观察脱垂瓣膜的空间解剖结构,而且还可定量脱垂瓣膜的范围、脱垂程度等,为患者治疗方案的确定提供了更加准确的信息。

在二尖瓣外科手术中,实时三维经食管超声心动图较其他超声技术能更清晰直观地显示二尖瓣病变的程度和范围,能快速模拟显示二尖瓣瓣口的外科切面,较之心脏停跳后切开软瘪空瘪的心脏来观察二尖瓣形态,该技术能让外科医师在心脏充盈和不断跳动的状态直观清晰地观察二尖瓣装置的立体结构,在二尖瓣病变患者手术方式的选择方面发挥了重要作用。而在二尖瓣球囊扩张术中,不仅能在术中及时评估二尖瓣的病理解剖、瓣口面积,还能直观、清晰、实时地显示球囊扩张使二尖瓣口面积得到改善的全过程,研究表明这一技术的应用缩短了手术时间,减少了手术医生受放射线照射的辐照量。此外,还可在介入治疗室或"镶嵌"(hybrid)手术间对瓣膜经皮置换术进行实时指导。

实时三维经食管超声心动图从左房后面实时三维成像,不受机械瓣声影的影响,能清晰完整地显示机械瓣瓣叶、瓣环以及瓣周组织的全貌,因而特别适合于二尖瓣人工瓣膜的术后评估。研究表明该技术对于瓣叶是否卡瓣、有无血栓、赘生物形成、有无瓣周漏等能直观准确地做出诊断,优于经胸三维超声心动图和二维经食管超声心动图。

(二) 主动脉瓣病变

由于主动脉瓣位置靠前,实时三维经食管超声心动图对主动脉瓣的显示效果次于二尖瓣。但该方法可提高对左室流出道面积、每搏排出量、主动脉瓣面积以及主动脉瓣反流量测定的准确性,并可显示主动脉瓣与瓣周结构之间的关系,为经皮主动脉瓣置换术和评价主动脉瓣赘生物情况等提供了更加有用的信息,在协助完成主动脉瓣修复、成形中具有重要的临床价值。

(三) 三尖瓣和肺动脉瓣病变

和主动脉瓣类似,由于探头的距离问题,实时三维经食管超声对三尖瓣与肺动脉瓣的显示效果要次于二尖瓣和主动脉瓣。并非所有的患者能清晰地显示三尖瓣或肺动脉瓣的三维图像,因此其在评估三尖瓣和肺动脉瓣的大小、形态和功能方面仍具潜力。

(四) 房间隔与左心耳

三维经食管超声能清晰地显示房间隔,临床已用于指导房间隔缺损和卵圆孔未闭的封堵治疗。对于二维超声不能很好地显示的房间隔缺损数目和形状,三维经食管超声技术不仅可全面显示房间隔缺损,为缺损的空间定位、解剖位置和毗邻结构提供额外的信息,并可安全引导穿刺解剖结构变异的房间隔。

经食管超声已广泛应用于左心耳的评价。研究表明,与三维经食管超声和 CT 相比,二维经食管超声会低估左心耳的面积,而前两种技术在评价方面无明显差异。同时,三维经食管超声还可提供一些腔内超声和二维经食管超声不能显示的左心耳正面解剖图像。

(五) 左室功能评价

在三维经食管超声技术问世之前,大量研究运用三维经胸超声对左室容积和射血分数进行了定量评价,认为尽管三维超声易低估左室容积,但与二维超声相比,其射血分数测值更加准确,可重复性更好。目前全自动边界描记技术还处于实验研发阶段,但其研究进展可进一步提高三维超声准确性,同时大大缩短人工分析数据的时间。由于三维经食管超声技术图像质量更加清晰,能清除勾勒左室内膜面,其在左室功能评价中的应用前景将更加广泛。

(六) 右室功能评价

鉴于右室复杂的立体结构,三维超声避免了对几何假想模型的依赖,对右室容积的测量具有天然优势。三维经胸超声可较三维经食管超声更好地显示右室,因此部分制约了后者在右室功能评价的运用。但对于经胸图像质量欠佳的患者,如肺心病患者,实时经食管超声技术仍有着广阔的应用前景。

三维经食管超声技术尚有一些不足之处:①由于三维成像角度受限,部分心内结构特别是近场结构不能完整显示;②探头体积较大,只适用于体重大于 20kg 的受检者;③三维图像缺乏与 CT 和 MRI 一样的空间定位系统,对操作者的要求较高,初学者不易理解图像上所显示的心脏内部解剖结构。相信随着超声影像技术的不断发展,该技术将在结构心脏病的诊断和治疗中得到更为广泛的应用。

三维成像最新进展——用 3D 打印技术建立心脏超声模型

普通喷墨打印机所打印出来的文件或图片资料是二维的(2D 打印),所呈现的是一幅只有 x、y 两个轴向的平面资料,那是因为纸上所能留下的墨层非常薄,z 轴方向上的厚度可以忽略。但如果打印机喷头所喷出的是粉末状金属或塑料等可粘合起来的材料,打印一次在 z 轴方向的厚度就不能忽略,利用逐层叠加打印的方式,就可以逐渐加大打印物品的厚度,即增大 z 轴长度,从而构造出物体立体的结构,这就是所谓的 3D 打印(3D printing)或三维打印技术。3D 打印技术又常常被称作积层制造(additive manufacturing, AM)技术。3D 打印机与普通打印机的工作原理很相似,但所用的打印材料不同,普通打印机的打印材料是墨水和纸张,而 3D 打印机内装有金属、陶瓷、塑料、砂等不同的"打印材料"。3D 打印机与电脑连接后,通过电脑控制把"打印材料"通过多次叠层打印,就可以将计算机上的蓝图变成实物。因此,3D 打印技术是一种增材成型技术,是将材料逐层添加来制造三维物体的。3D 打印机利用热熔喷嘴、激光束等方式,将塑料、金属粉末、陶瓷粉末、细胞组织等材料进行逐层堆积粘结,一层层叠加成型,最终形成三维实体产品。3D 打印工作方式大大降低了制造的复杂程度,可以直接将电脑图形数据转换成任何形状的物品,可以说是一项具有革命性的生产制造方式。

三维打印的设计过程是:先通过计算机建模软件,再将建成的三维模型"分区"成逐层的截面,即切片,从而指导打印机逐层打印。设计软件和打印机之间协作的标准文件格式是 STL 文件格式。

3D打印在医学领域有广泛的用途,3D打印的义齿、骨骼已经成功地用于人体,组织和器官的打印技术也正在研究中。再生医学公司(Organovo)已经研制出了首台商业化的3D生物打印机,他们已经成功打印出了人体肝脏。除了开展已经成熟的应用领域外,目前一些单位正在研究将这些心脏三维超声心动图数据打印成心脏模型,供教学或临床医师参考使用。2015年美国超声心动图学会主办的杂志 JASE 发表的编辑部文章(Echocardiography and Three-Dimensional Printing:Sound Ideas to Touch a Heart)指出,3D打印技术是可将超声心动图所获取的心脏三维图像资料打印成可触摸得到的实际物体的技术,有广阔的应用前景。利用这一技术可以打印出复杂先心病的心脏结构实体模型,并可直接在打印出的塑料模型上观察 VSD 的形状,测定其大小等。特别是在心脏外科领域,复杂的先天性心脏病需要术前充分的准备,这种准备将可以大大缩短手术时间,提高手术质量,有利于患者早期康复。目前我国西安唐都医院和上海中山医院研制成功了能够满足临床需要的专用3D打印机,目前已经开始用于解决胸廓畸形的矫治和心脏结构的修补,并取得了满意的效果(图6-36,图6-37)。

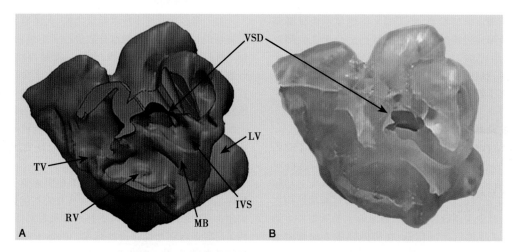

图 6-36　3D 数字模型和打印成实物模型的对比

A. 西安唐都医院用三维超声心动图数据经分割而建成3D心脏数字模型;B. 数字模型进而被打印成真实的、可摸得到的心脏实体模型。IVS,室间隔;LV,左室;MB,节制束;RV,右室;TV,三尖瓣;VSD,室间隔缺损

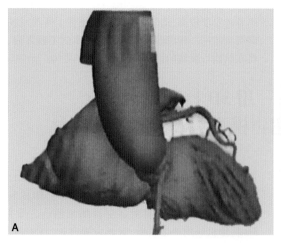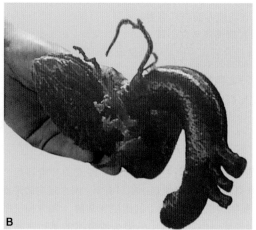

图 6-37　3D 数字模型和打印成心脏图像和模型

A. 上海中山医院现已建成3D心脏数字图像;B. 用3D技术打印成立体、可视、且可触摸的心脏实体模型

第 7 章

超声多普勒的基本原理

PRINCIPLES OF DOPPLER ULTRASOUND

◎张 运 张 梅

多普勒效应及多普勒方程 …………… 87	二、稳定流体与非稳定流体 …………… 90
一、多普勒效应的基本原理 …………… 87	三、均匀流动与非均匀流动 …………… 90
二、多普勒方程的意义 …………… 89	四、流体的黏性 …………… 90
流体运动的基本概念 …………… 90	五、流速和流量 …………… 92
一、理想流体与实际流体 …………… 90	六、连续性方程 …………… 93

7

多普勒超声成像是应用超声波的多普勒效应评价心腔和大血管血流动力学的一种成像方法,本章简要介绍有关超声多普勒的基本知识和血流动力学的基本概念。

多普勒效应及多普勒方程

1842 年,奥地利数学家和天文学家约斯琴·约翰·多普勒(Christian Johann Doppler)首次描述了一种物理学效应,即他在观察来自星球的光色变化时,发现当星球与地球迎向运动时,光色向光谱的紫色端移位,表明光谱频率升高;反之,当星球与地球背向运动时,光色向光谱的红色端移位,产生红移现象(red-shift),表明光谱频率降低。这种由于光源和接收器之间的相对运动而引起的接收频率与发射频率之间的差别称为多普勒频移(Doppler shift),此种物理效应被命名为多普勒效应(Doppler effect,DF)。

多普勒效应适用于各种类型的波源和接收器之间的运动,在日常生活中经常可以观察到。例如,当火车鸣笛由远而近驶来时,尽管笛声本身的音调即频率保持不变,但人耳却感到笛声变尖,即声波频率升高;反之,当火车鸣笛由近而远驶去时,人耳可感到笛声变粗,即声波频率降低。当我们迎着水波驶船时,可以看到水波的波纹变密,即水波的频率升高;反之,当背着水波驶船时,可看到水波的波纹变疏,即水波的频率降低。

一、多普勒效应的基本原理

(一) 波源和接收器相对运动的多普勒效应

波源(wave source)和接收器之间的相对运动,使发射波频率与接收波频率之间发生改变,二者差异即频移,从而形成多普勒效应。假设波源的发射频率为 f_0,波长为 λ_0,波在介质中的传播速度为 C,波源相对于介质的运动速度为 V_0,接收器接收的频率为 f_1,接收器相对于介质的运动速度为 V_1(图 7-1)。

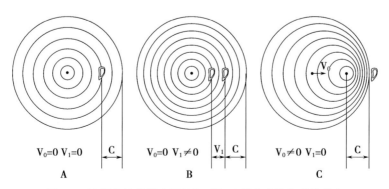

图 7-1 波源和接收器之间的相对运动所产生的多普勒效应
C:波的传播速度,V_0:波源相对于介质的运动速度,V_1:接收器相对于介质的运动速度

1. 假设波源和接收器都相对于介质静止,即 $V_0 = 0$, $V_1 = 0$(图 7-1A)。由于波源的频率为 f_0,波长为 λ_0,可知,

$$\lambda_0 = \frac{C}{f_0} \qquad (7-1)$$

当波源发出的波传播到接收器时,波动在单位时间里继续向前传播的距离等于波速 C,而在单位时间里通过接收器的波数即等于接收器所接收的频率 f_1,C 和 f_1 的关系为:

$$f_1 = \frac{C}{\lambda_0} \qquad (7-2)$$

代入式(7-1)得

$$f_1 = \frac{C}{C/f_0} = f_0 \qquad (7-3)$$

上式说明,当波源和接收器都相对于介质静止时,接收频率等于发射频率,即多普勒频移值为零,也就是说,在这种情况下,不产生多普勒效应。

2. 假设波源相对于介质静止,即 $V_0 = 0$,而接收器以速度 V_1 向波源运动(图 7-1B)。当波源所发射的波传播到接收器时,在单位时间里波动继续向前传播的距离为 C,同时在单位时间里,接收器本身又向波源前进了一段距离 V_1,这样就使接收器在单位时间里所接收的波数即接收频率不再是 f_0,而是 $\frac{C+V_1}{\lambda_0}$,即

$$f_1 = \frac{C+V_1}{\lambda_0} \qquad (7-4)$$

将式(7-1)代入得:

$$f_1 = \frac{C+V_1}{C/f_0} = \left(1 + \frac{V_1}{C}\right)f_0 \qquad (7-5)$$

在上式中,由于 $\frac{V_1}{C} > 0$,所以 $f_1 > f_0$。这说明,当接收器迎向波源运动时,接收频率大于发射频率。

在图 7-1B 中,若接收器以速度 V_1 背离波源而运动,则:

$$f_1 = \frac{C-V_1}{\lambda_0} = \frac{C-V_1}{C/f_0}$$
$$= \left(1 - \frac{V_1}{C}\right)f_0 \qquad (7-6)$$

在上式中,由于 $\frac{V_1}{C} > 0$,故 $f_1 > f_0$。这说明,当接收器背离波源运动时,接收频率小于发射频率。

综合接收器运动的上述两种情况,我们有:

$$f_1 = \left(1 \pm \frac{V_1}{C}\right)f_0 = \left(\frac{C \pm V_1}{C}\right)f_0 \qquad (7-7)$$

当接收器迎向波源运动时,上式取正号,当接收器背离波源运动时,上式取负号。

3. 假设接收器相对于介质静止,即 $V_1 = 0$,波源以速度 V_0 向接收器运动(图 7-1C)。当波源发出波后,在单位时间里波动向前传播的距离为 C,同时由于波源跟在波的后面作同向运动,在单位时间里前进的距离为 V_0,这样,本来分布于距离 C 上的 f_0 个波现在要分布于 $(C-V_0)$ 的距离内,相当于把波长压缩了,当波传播到接收器时,波长不再是 λ_0,而是 $\frac{C-V_0}{f_0}$ 了,因此接收器所接收的频率为:

$$f_1 = \frac{C}{\lambda} = \frac{C}{\frac{C-V_0}{f_0}} = \frac{C}{C-V_0}f_0 \qquad (7-8)$$

在上式中,由于 $(C-V_0) < C$,因此 $f_1 > f_0$。这说明,当波源迎向接收器运动时,接收频率大于发射频率。

在图 7-1C 中,若波源以速度 V_0 背离波源而运动,则:

$$f_1 = \frac{C}{C+V_0}f_0 \qquad (7-9)$$

在上式中,由于 $C < (C+V_0)$,故 $f_1 < f_0$。这说明,当波源背离接收器运动时,接收频率小于发射频率。

综合波源运动的上述两种情况,我们有:

$$f_1 = \frac{C}{C \pm V_0}f_0 \qquad (7-10)$$

当波源迎向接收器运动时,上式取负号;当波源背离接收器运动时,上式取正号。

4. 假设波源和接收器均相对于介质而运动即 $V_1 > 0$, $V_0 > 0$,我们可将式(7-7)和(7-10)结合起来,成为下面的形式:

$$f_1 = \frac{C \pm V_1}{C \pm V_0}f_0 \qquad (7-11)$$

当波源和接收器之间作迎向运动时,上式中的分子取正号,分母取负号;当波源和接收器作背向运动时,上式中的分子取负号,分母取正号。

(二)探头与血细胞相对运动的多普勒效应

现在让我们来考察一下探头与血流中的红细胞之间的相对运动所产生的多普勒效应。在图 7-2 中,假设探头发射的超声波进入人体后入射到一流向探头的红细胞,超声波由红细胞反射回探头,成为接收信号。这一过程可分解为以下步骤:

1. 当探头发射脉冲波时,探头为波源,发射频率为 f_0,运动速度为零,红细胞接受脉冲波因而为接收器,其运动速度为 V_1,在这一过程中,由于接收器运动而波源静止,因此红细胞的接收频率 f_1 可由式(7-7)得出,

$$f_1 = \frac{C+V_1}{C}f_0 \qquad (7-12)$$

2. 超声脉冲波入射到红细胞表面时,部分超声波由红细胞发射回探头。此时,红细胞反射脉冲波,变为波源,反射波的频率仍为 f_1,波源的运动速度为 V_1;探头接受反射波,变为接收器,运动速度为零。在这一过程中,由于波源运动而接收器静止,探头的接收频率 f_2 可由式(7-10)得出,

$$f_2 = \frac{C}{C-V_1}f_1 \qquad (7-13)$$

3. 将式(7-12)代入式(7-13),我们就得到了探头发射频率 f_0 与接收频率 f_2 之间的关系,

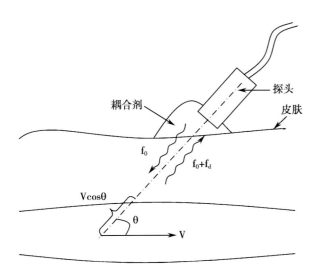

图 7-2　探头与红细胞之间的相对运动所产生的多普勒效应

f_0:探头发射频率,f_d:多普勒频移,V:血流速度,
θ:声束-血流夹角

$$f_2 = \left(\frac{C+V_1}{C}\right)\left(\frac{C}{C-V_1}\right)f_0 = \frac{1+\dfrac{V_1}{C}}{1-\dfrac{V_1}{C}}f_0 \quad (7\text{-}14)$$

上式分子和分母同乘 $1+\dfrac{V_1}{C}$

$$f_2 = \frac{\left(1+\dfrac{V_1}{C}\right)^2}{1-\left(\dfrac{V_1}{C}\right)^2}f_0 = \frac{1+\dfrac{2V_1}{C}+\left(\dfrac{V_1}{C}\right)^2}{1-\left(\dfrac{V_1}{C}\right)^2}f_0 \quad (7\text{-}15)$$

由于红细胞的流速 V_1 远小于组织中的声速 C,故 $\left(\dfrac{V_1}{C}\right)^2$ 为高阶小量,略去得:

$$f_2 = \left(1+\frac{2V_1}{C}\right)f_0$$
$$= f_0 + 2f_0\frac{V_1}{C} \quad (7\text{-}16)$$

多普勒频移 f_d 等于接收频率与发射频率的差值,即:

$$f_d = f_2 - f_0 = 2f_0\frac{V_1}{C} \quad (7\text{-}17)$$

以上都假设探头的声束方向与红细胞的方向平行,若二者之间有一夹角 θ,则红细胞的运动速度 V 可分解为与声束方向垂直的速度矢量 V_a 和与声束方向平行的速度矢量 V_b,显然,只有 V_b 才产生多普勒频移,由图 7-3 可见:

$$V_b = V\cos\theta \quad (7\text{-}18)$$

将上式代入式(7-17)得:

$$f_d = 2f_0\frac{V\cos\theta}{C} \quad (7\text{-}19)$$

上式称为多普勒方程(Doppler equation,DE),这是多普勒超声心动图学中的一个基本公式。

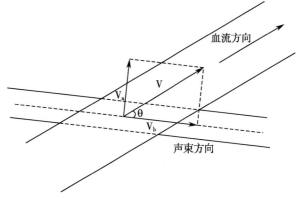

图 7-3　血流速度 V 与声束-血流夹角 θ 之间的关系

二、多普勒方程的意义

根据多普勒方程,可以得出以下结论:

1. 发生多普勒频移的必要条件是声源和接收器之间发生相对运动,多普勒频移与运动速度 V 成正比,若 V = 0,则无多普勒频移。

2. 多普勒频移值与声束和血流方向之间的夹角的余弦函数成正比。当 θ = 0°时,声束与血流方向平行且血流迎向探头流动,cosθ = 1,f_d 为最大正值;当 θ 角从 0°~90°之间逐渐增大时,cosθ 逐渐小于 1,f_d 亦逐渐减小;当 θ = 90°时,声束与血流方向垂直,cosθ = 0,f_d = 0;当 θ 角从 90°~180°之间逐渐增大时,cosθ 成为负值,但其绝对值逐渐增大,f_d 同样变为负值,其绝对值亦逐渐增加;当 θ = 180°时,声束与血流方向平行但血流背向探头流动,cosθ = −1,f_d 为最大负值。因此,在进行多普勒超声心动图检查时,为了获得最大频移信号,应使声束与血流方向尽可能地平行。表 7-1 给出了 θ 角从 0°~90°时的余弦函数。

表 7-1　θ 角的余弦函数值

θ 角	cosθ	θ 角	cosθ
0.0	1.0000	47.5	0.6756
2.5	0.9990	50.0	0.6428
5.0	0.9962	52.5	0.6088
7.5	0.9914	55.0	0.5736
10.0	0.9848	57.5	0.5373
12.5	0.9763	60.0	0.5000
15.0	0.9659	62.5	0.4617
17.5	0.9537	65.0	0.4226
20.0	0.9397	67.5	0.3827
22.5	0.9239	70.0	0.3420
25.0	0.9603	72.5	0.3007
27.5	0.8870	75.0	0.2583
30.0	0.8660	77.5	0.2164
32.5	0.8434	80.0	0.1736
35.0	0.8192	82.5	0.1305
37.5	0.7934	85.0	0.0872
40.0	0.7660	87.5	0.0436
42.5	0.7373	90.0	0.0000
45.0	0.7071		

当 θ 角从 90° 增大到 180° 时,cosθ 的绝对值与表 7-1 中的 cosθ 值相同,但变化方向相反,即从 0 增大到 1。

3. 多普勒频移 f_d 的大小与探头发射频率(probe transmission frequency)f_0 成正比,与声速 C 成反比。对于一定值的 f_d,f_0 越小,所测量的流速 V 越大。因此,为了测量高速血流,应尽可能地选用低频探头。

4. 由式(7-19)可求出血流速度 V 如下:

$$V = \frac{f_d \cdot C}{2f_0 \cdot \cos\theta} \tag{7-20}$$

在实际检查时,探头频率 f_0 一经选定则不再改变,声束 C 在人体中亦为定值,因此 f_0 和 C 可视为常数,以 k 代表,式(7-20)变为

$$V = k \cdot \frac{f_d}{\cos\theta} \tag{7-21}$$

若声束平行与血流方向,式(2-30)可简化为:

$$V = k \cdot f_d \tag{7-22}$$

上式说明,流速的大小取决于多普勒频移的数值。当探头频率 f_0 确定后,即可计算出 k 值。k 值称为探头定标系数。例如,已知探头频率为 3MHz 兆赫,声速为 1560m/s,使声束平行于血流方向,则 $\cos\theta = 1$,f_d 的单位取为 kHz,代入式(7-20),得:

$$V = \frac{f_d \times 1560 \times 1000}{2 \times 3\,000\,000 \times 1} = 0.26f_d$$

即 k 值为 0.26。当多普勒频移值为 10kHz 时,乘以 k 值得 V = 2.6m/s。

目前的超声仪器中,多普勒频移值自动转换为血流速度(假设 $\cos\theta = 1$)并计算出流速值。

流体运动的基本概念

7

一、理想流体与实际流体

理想流体(ideal fluid)是指不可压缩和无黏滞性的流体。实际流体(real fluid)是指自然界中实际存在的气体和液体。所有的实际流体都具有可压缩性和黏滞性,因此理想流体在自然界中并不存在。在某些特定的情况下,由理想流体所寻出的运动规律仍可适用于实际流体。

二、稳定流体与非稳定流体

当流体流动时,如果流体内任何一点速度的大小和方向均不随时间变化,这种流动称为稳定流动(steady flow)。在稳定流动时,流体内任何一点速度随时间的变化率即局部加速度(local acceleration)等于零。当流体流动时,如果流体内任何一点的速度大小和方向均随时间而变化,这种流动称为非稳定流动(unsteady flow)。在非稳定流动时,流体内任何一点速度随时间的变化率即局部加速度不等于零。

当流体以固定的速率沿一长管道流动时,为稳定流动,当流体以逐渐增加或逐渐减低的流速沿一长管道流动时,为非稳定流动。在人体内,静脉和毛细血管内的血液流动近似于稳定流动,动脉内的血液流动呈现脉动的性质,因而为非稳定流动。

三、均匀流动与非均匀流动

当流体流动时,如果在某一瞬间,流体内各点速度的大小和方向均保持相等,这种流动称为均匀流动(uniform flow)。在均匀流动时,流体内各点的速度随位移的变化率即迁移加速度(convective acceleration)等于零。

当流体流动时,如果在某一瞬间,流体内各点的速度的大小和方向不相等,这种流动称为非均匀流动(non-uniform flow)。在非均匀流动时,流体内各点的速度随位移的变化率即迁移加速度不等于零。

在实际流体的流动中,由于黏性摩擦力的存在,流速的空间分布总是不均匀的,靠近管壁的流层速度较低,而靠近管腔中心的流层速度较高。严格地说,实际流体的流动总是非均匀流动。但是,如果我们计算管壁横截面上的平均流速,而且这个平均流速的任一瞬间在管道的各个横截面上都相等(等截面管道),我们可以认为这种流动属于均匀性流动。因此,流体在等截面的直管中流动时为均匀性流动,在横截面积逐渐扩大或逐渐缩小的直管以及在弯管中流动时为非均匀流动。在人体中,血液流经等截面的直管时为均匀流动,而血液流经横截面积变化的血管或弯曲血管时为非均匀流动。

四、流体的黏性

所有的实际流体,包括气体和液体,都具有黏性(viscosity)。不同速度的流层之间相互制约,产生类似固体摩擦过程的力,称为内摩擦力。流体流动时产生内摩擦力的这种性质称为流体的黏性。在生理状态下,影响血液黏度的主要因素是红细胞的压积。当红细胞的压积增加时,血液黏度上升;反之,当红细胞的压积减少时,血液黏度下降。其次,血管的管径对血液黏度也有影响。当血液流入较小的血管(管径 0.5 ~ 1mm)时,血液的黏度降低。这是因为血细胞流动时,红细胞呈轴向集中,血细胞比容值在管腔中央较大,而在管壁附近较少。因此,当血液从大血管流向分支的小血管时,血液中含有较少的红细胞,这种现象被称为血浆提取(plasma skimming)。

牛顿流体(Newtonian fluid)的黏度总是一个常数。水和血浆都属于牛顿流体。非牛顿流体(non-Newtonian fluid)的黏度并不是一个常数。全血属于非牛顿流体。这是因为,在静止状态时,血液中的红细胞形成缗线状的聚集体。当施加切应力时,血液并不立即流动即切变率等于零。当切应力增大到足以破坏红细胞的聚集体时,血液才开始流动。一旦血液开始流动,则表现为牛顿流体的特征。一般认为,直径大于 2mm 的血管中,切应力和切变率之间基本上呈线性关系。此时,可将全血看作近似牛顿流

体而将全血黏度近似地看作一常数。

　　所有的黏性流体包括血液,在圆管中流动时都呈现出两种基本的流动状态——层流流动(laminar flow)和湍流流动(turbulent flow)。

(一)层流流动

　　在层流状态时,流体质点以相同的方向作规则的分层流动而无横向交换。如前所述,由于黏性摩擦力的存在,流体在圆管中作稳定流动时,各层流间将出现速度梯度。如果我们沿管腔作一纵剖面,并将各流层前缘的最大速度点连接为一条曲线,则构成二维平面上的流速分布(velocity profile)。速度分布的概念在多普勒超声心动图学中具有重要的意义。由于多普勒超声技术所探查的只是管腔中的局部血流,因此这一流速能否代表整个管腔中的平均流速将取决于探查部位的流速分布。

　　牛顿流体在圆管中作稳定流动时,单位时间的流量与管腔半径的四次方和管端压差成正比,与黏度系数和管道长度成反比,这个方程式是法国医生泊肃叶于 1846 年首先提出的,故被称为泊肃叶方程(Poiseuille equation)。

　　由式 $q = \Delta P \pi R^4 / 8 \eta L$ 我们可以计算出管腔横截面上的平均流速 V:

$$V = q / \pi R^2 = \Delta PR^2 / 8 \eta L \qquad (7-23)$$

　　牛顿流体在圆管中作稳定流动时,管腔横截面上的平均流速是最大流速的一半。

　　由泊肃叶方程的推导可知,这一方程的成立有五个前提:①黏度恒定;②流体不可压缩;③流体为层流状态;④流体作稳定流动;⑤管道为刚性的。

　　人体静脉血流比较符合上述前提。因此,在静脉血流中,流速分布常为抛物线形。但在动脉系统中,由于心脏收缩和舒张的影响,血流失去稳定性,因此流速分布不符合泊肃叶方程的规律(图 7-4,图 7-5)。

　　动脉系统流速分布的决定因素:

　　1. 血流的加速度在动脉系统中,由于心脏的收缩,血流在收缩早期产生加速度,在收缩晚期产生减速度。当血流为稳定流动时,驱动压差和流动阻力相平衡,形成抛物

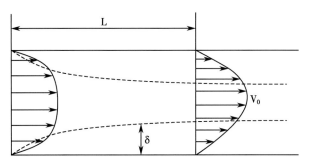

图 7-4　血流在管腔中流动时边界层厚度的变化

线形速度分布(parabolic velocity profile)。当血流加速时,流体的驱动压差逐渐增大,黏性摩擦力的作用不断减弱,边界层越来越薄,出现平坦化流速分布(flattening velocity profile)。当血流减速时,流体的驱动压差逐渐减少,黏性摩擦力的作用不断增强,边界层越来越厚,近管壁处甚至出现逆向血流,出现尖峰形流速分布(peaked velocity profile)。在舒张期当加速度和减速度的作用消失之后,驱动压差和流动阻力又趋向平衡,血流又逐渐恢复到抛物线形的流速分布。

　　2. 血流途径的几何分布形态　当血流流经一个横截面积突然缩小的管腔时,产生会聚形的血流面积(converging velocity profile)。由于通过管腔的流量不变,面积的缩小必然导致流速的增加,血流获得较大的动能,黏性摩擦力的作用相对减弱,出现平坦形的血流分布(flat velocity profile)。在生理情况下,会聚形的血流截面见于动脉分支的血流。当血流从大动脉流入小动脉分支时,小动脉入口处出现平坦形流速分布,此种现象称为入口效应(inlet effect)。当血流流经一个横截面积比较大的管腔时,产生扩散形的血流面积(diverging flow cross section)。由于通过管腔的流量不变,面积的扩大必然导致流速的减低。这种流速减低主要发生于血流的边缘部分,而血流的中心部分仍以原来的速度流动一段距离,因此形成尖峰形的流速分布。如果血流扩散程度较大,将造成血流与管壁的分离,从而导致涡流。当血流流入一个弯曲的血管时,流体内的

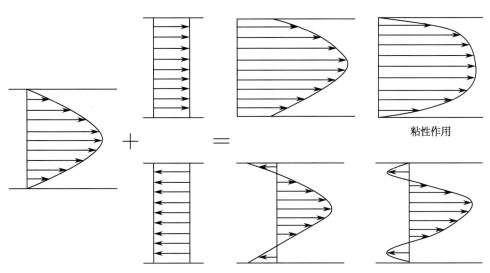

图 7-5　血流在管腔中流动时边界层厚度的变化

7

各点受到向心力的作用而产生向心加速度。向心力的方向由管腔的外侧缘指向内侧缘，这一向心力由一大小相同方向相反的压差所平衡，结果导致外侧缘的流动低于内侧缘。当血流绕过弯曲的血管后，由于流速较高的中心血流已具有较大的离心惯性，相对不受弯曲血管的影响导致管腔外侧缘的流速高于内侧缘。

3. 血液的黏性　在血液流动时，血液的黏性有助于对抗血液的剪切变形，稳定血流的层流状态，维持抛物线形的血流分布。当血流受加速度的影响出现平坦化的流速分布时，血液的黏性又逐渐使流速分布恢复至抛物线形。

在心血管系统中，取决于解剖部位，上述三个因素将在不同程度上影响流速的分布。在动脉系统中，血流的加速度和血流途径的几何形态对流速分布的形成起着主要作用。当血流自左右心室分别流向主动脉瓣环和肺动脉瓣环时，产生会聚形的血流截面，加上收缩期的血流速度，使这两个瓣环水平的流速分布变为平坦形。当血流自主动脉瓣和肺动脉瓣分别流向升主动脉和主肺动脉时，管腔截面积的增加产生扩散形的血流截面；管腔边缘的流速减低，但中心血流在起始段内仍将保持瓣环水平的流速。在升主动脉和主肺动脉明显扩张的患者，管腔中的流速分布可不规则，甚至出现湍流和涡流。当血流自升主动脉流向主动脉弓时，向心力的影响使弓内侧缘的流速高于外侧缘，导致流速分布的扭曲，这一解剖特点加上收缩晚期的血流减速可导致管壁附近的血流逆转，甚至出现明显的涡流。当血流自主动脉弓流向降主动脉时，血流黏性和惯性力的影响使内侧缘的流速减低而外侧缘的流速增高，流速分布出现相反的分布。在收缩晚期，血流的减速度常导致降主动脉的血流逆转。心腔和大血管中这些流速分布的变化，对于多普勒超声技术的体积血流测量具有重要的影响。

（二）湍流流动

1. 流速分布和流动阻力湍流的流速分解为二：一是沿血流方向的缓慢变速；二是方向不规则的速变流速。后者通常称为湍流速度成分，可以看作是沿主流运动的多变性小涡流。由于涡流方向的迅速空间变化，它并不产生流体的流动。与层流相比，湍流流体具有较大的动能，黏性摩擦力较弱，因此流速分布较为平坦。

2. 湍流的区域划分在心血管系统疾患中，湍流常发生于血流从一高压心腔经过一窄孔进入低压心腔时，这种窄孔可以为狭窄瓣口、狭窄隔膜、反流瓣口、异常缺损或分流通道。

（三）雷诺判别

雷诺数（regnolds number），用 Re 表示，作为判别流体运动状态的准则。

$$Re = \rho \cdot d \cdot v / \eta \qquad (7\text{-}24)$$

式中 ρ 为流体密度，d 为管道直径，v 为管腔横截面上的平均流速，η 为黏度系数。

雷诺数的判别值一般为 2000，当 Re ≤ 2000 时，流体为层流状态；当 Re > 2000 时，流体通常为湍流状态，但发生湍流的雷诺数与环境有关。在良好的实验状态下，有人在雷诺数达到 5000 时亦获得层流状态。

就其物理意义来讲，雷诺数代表了流体惯性力与黏性力之间的比值。惯性力取决于流体的质量，而黏性力取决于流体的黏度，因此，流体的质量密度 ρ 和速度 v 越高，管腔 d 越大，惯性力就越大。同样，流体黏度 η 越高，黏性力也就越大。当雷诺数较小时，流体惯性力较小而黏性力较大，后者足以削弱和消除引起流体质点紊乱的扰动，使流体保持在层流状态。当雷诺数较大时，流体的惯性力增大，黏性力不足以克服引起流体紊乱的各种扰动，因而流体出现湍流状态。

五、流速和流量

（一）流速

管腔中的所有红细胞均以同一速度流动，那么血流中的任一个红细胞的瞬时速度即可代表血流的瞬时速度。由于黏性摩擦力的存在，血流流动时流层间出现速度梯度，因而管腔中的红细胞将具有不同的瞬时速度。在这种情况下管腔横截面上所有红细胞的瞬时速度的平均值才能代表血流的瞬时速度，这一平均值称为空间平均速度（spatial-mean velocity）。

我们可以测量血流在一极短时间中流过的极短距离，由于时间很短，在这一时间内可以认为平均速度近似于瞬时速度。

由于血流的瞬时速度是随时间而变化的速度，速度随时间的变化率称为加速度。假设在一时间 t 内血流速度从 v_1 增加到 v_2，那么在这段时间里血流的平均加速度（mean-acceleration，a_m）为：

$$a_m = (v_2 - v_1) / t \qquad (7\text{-}25)$$

血液在血管中流动时可以产生两种速度变化，一种是在任一空间给定点，流速随时间而产生的变化，称为局部加速度（local acceleration）。另一种流速变化是在任一时间给定点，流速随位移而产生的变化，即迁移加速度（convective acceleration）。

（二）流量

所谓流量（volumetric flow）是指流体在一段时间里通过管腔横截面的体积。由于血管腔是圆形的。因此，我们可以把血流量 Q 看作是一圆柱体的体积，即：

$$Q = A \cdot L \qquad (7\text{-}26)$$

式中 A 为管腔的横截面积，L 为血流柱的长度，即在给定的时间里血流通过的距离。

对于匀速流动的流体，速度为一常数，因此距离等于速度与时间的乘积，

$$L = V \cdot t \qquad (7\text{-}27)$$

将式（7-27）代入式（7-26）

$$Q = A \cdot L \cdot t \qquad (7\text{-}28)$$

因此，对于匀速流动的流体来说，流量等于横截面积 A、流速 V 和时间 t 三者的乘积。

如果流体的流速随时间而变化，则不能以式（7-27）计算距离。如上所述，在非匀速流动时，将距离对时间进行微分，我们得到瞬时速度，反之，将瞬时速度 V_i 对时间 t 加以积分，我们得到在时间 t 内流动流体流动的距离 L，

$$L(t) = \int_0^t V_i(t)\,dt \qquad (7\text{-}29)$$

在人体中,血流距离与时间的关系皆为曲线关系,从速度-时间坐标中计算距离需采用积分的方法,因此,在多普勒超声心动图学中,血流距离亦称为流速-时间积分(velocity-time integral)或简称流速积分(velocity integral, VI)。在实际计算时,速度曲线下的面积可用计算机或求积仪求出。

将式(7-29)代入式(7-28)得:

$$Q = A\int_0^t V_i(t)\,d = A \cdot VI \qquad (7\text{-}30)$$

式中 VI 为流速积分。上式说明,对于非匀速流动的流体,流量等于横截面积 A 和流速积分的乘积。

六、连续性方程

流体沿流管作连续流动,在流管中任取两截面积 A_1 和 A_2,两处的瞬时速度为 V_1 和 V_2,流体密度各为 ρ_1 和 ρ_2,假设流速沿流管横截面上的分布一致,则在单位时间里,通过截面 A_1 的流体体积为 $A_1 \cdot V_1$,流体质量为 $A_1 \cdot V_1 \cdot \rho_1$,通过截面 A_2 的流体体积为 $A_2 \cdot V_2$,流体的质量为 $A_2 \cdot V_2 \cdot \rho_2$。由质量守恒定律通过这两个截面的流体质量应相等,即:

$$A_1 \cdot V_1 \cdot \rho_1 = A_2 \cdot V_2 \cdot \rho_2 \qquad (7\text{-}31)$$

如果流体不可压缩则流体密度不变,即 $\rho_1 = \rho_2$,上式变为

$$A_1 \cdot V_1 = A_2 \cdot V_2 \qquad (7\text{-}32)$$

上式即为连续性方程。由于 A_1 和 A_2 是两个任意截取的截面,因此这一方程适用于流体中任意两个截面。由于流体截面积和流速的乘积等于流率,因此连续性方程指出,对于不可压缩性流体,通过任意两截面的流率应当相等。

如果 A_1 和 A_2 不随时间而变化,而 V_1 和 V_2 随时间而变化,我们可以将每一心动周期中的两个截面的流率加以积分,连续性方程变为如下的形式:

$$\int_t^0 A_1 \cdot V_1(t)\,dt = \int_t^0 A_2 \cdot V_2(t)\,dt \qquad (7\text{-}33)$$

$$A_1 VI_1 = A_2 VI_2 = SV \qquad (7\text{-}34)$$

式中 t 为一次心动周期的时间,VI_1 和 VI_2 式通过截面积 A_1 和 A_2 的流速积分。此时,方程式两边代表的是在一次心动周期中通过两截面的流量,即心搏量(SV)。将式(7-34)加以整理,

$$A_1 = A_2 VI_2 / VI_1 = SV / VI_1 \qquad (7\text{-}35)$$

在多普勒超声成像中,式(7-35)是一个非常有用的公式。利用这一公式,可以计算出狭窄瓣口的面积。连续性方程是多普勒超声技术定量狭窄瓣口面积的重要理论依据。

第8章

频谱多普勒的工作原理、观察与分析方法

SPECTRAL DOPPLER：THE PRINCIPLE AND METHODS OF OBSERVATION AND ANALYSIS

◎张 运　张 梅

频谱型多普勒的工作原理	………	94
一、脉冲型频谱多普勒	………	95
二、连续型频谱多普勒	………	96
频谱多普勒的显示方式	………	97
一、音频显示	………	97
二、频谱显示	………	97
三、频谱分析和显示的局限性	………	98
检查方法、探测部位与基本图像	………	99
异常血流的定性分析	………	100
一、血流速度的异常	………	101
二、血流时相的异常	………	101
三、血流性质的异常	………	101
四、血流途径的异常	………	101
五、关于双向血流信号的鉴别	………	101
血流动力学的定量分析	………	102
一、血流容积的测量	………	102
二、压力阶差的测量	………	104
三、瓣口面积的测量	………	105
四、心内压力的测量	………	107

　　频谱多普勒主要包括频谱型脉冲多普勒(spectral pulse Doppler)、高脉冲重复频率式多普勒(high pulse repetition frequency Doppler)和连续多普勒(continuous Doppler)，主要用于显示一维方向上的血流信息。频谱多普勒是血流动力学定量分析中的首选手段。因此，本章将就频谱型脉冲多普勒和连续多普勒测量血流速度的基本原理和分析方法作一介绍。

频谱型多普勒的工作原理

　　依据发射和接收模式的特点，频谱型多普勒可分两种类型：

　　其一是脉冲型多普勒(pulsed wave Doppler，PW)，由同一换能器间断发射短瞬高频超声，再在发射后一定时间(自发射点至取样点所需时间，即取样点的深度)选取若干

微秒(即取样容积 sample volume，SV)，显示该取样点回波的频移大小、方向，进而计测该区域的血流性质和速度(图8-1)。此种方式能准确显示取样容积的深度、位置，但所测速度上限较低，大约 1.5～2m。

　　其二是连续型多普勒(continued wave Doppler，CW)，换能器工作时晶片分为两部分，一部分晶片专司发射高频超声，连续不断，其余部分晶片专司接收，观察声束所指方向全程回声频移的状况(图8-2)。此种方式能准确显示声束全程内不同深度的血流方向、速度，所测速度上限甚高，可达 6～8m，但不能分辨该血流的深度和位置。

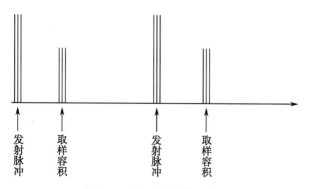

图8-1　脉冲型多普勒示意图

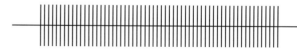

图8-2　连续型多普勒示意图

一、脉冲型频谱多普勒

脉冲式多普勒在很多方面相似于 M 型和二维超声心动图技术。超声换能器作为发射声源发射出一组超声脉冲后，即作为接收器接收反射的回声。接受回声的过程与 M 型和二维超声心动图不同，脉冲式多普勒的接收器并不接受反射的所有回声信号，而是在一段时间延迟（T_d）后，才接受反射的回声。已知组织中的声速为 C，那么在时间 T_d 内，脉冲波从探头到达声靶，再从声靶返回探头，其总距离应为 $C \cdot T_d$，而探头与声靶间的距离（R）则为总距离的一半，即：

$$R = C \cdot T_d/2 \qquad (8\text{-}1)$$

式（8-1）中，R 为产生回声信号的深度。由于声速 C 为常数，因此人为地改变时间延迟 T_d，就可得到来自不同深度的超声反射信号。这种沿声束的不同深度对某一区域的多普勒信号进行定位探查的能力称为距离选通（range gating）或距离分辨力（range resolution）。此区域称为取样容积（sample volume，SV）。取样容积是一个三维的体积，其宽度和高度等于探查区域处超声束截面的宽度和高度，其长度等于脉冲群（pulse packet）的长度即脉冲波的波长和脉冲波数目的乘积。在大多数仪器中，取样容积的宽度和高度是不可调节的，但通过调节发射脉冲波的数目，可达到调节取样容积长度的目的。这就使脉冲式多普勒技术可沿二维超声切面内的不同扫描线、每条扫描线的不同深度以及在每个深度上的不同取样长度进行定位调节，从而可适应对不同区域的血流进行定位探查的需要。脉冲式多普勒技术的距离选通功能，对于心脏疾患的定位诊断和体积血流的定量分析，是一个十分重要的优点。

脉冲式多普勒技术的主要缺点是所测流速的大小受到脉冲重复频率（pulse repetition frequency，PRF）的限制。所谓脉冲重复频率是指每秒钟超声脉冲群发射的次数，因此亦称为取样频率（sampling frequency）。脉冲重复频率不同于脉冲频率，后者是指每秒钟内脉冲波的个数，即探头的频率。在脉冲式多普勒技术中，脉冲频率一般为几兆赫（MHz），而脉冲重复频率一般只有几千赫（kHz）。

如前所述，脉冲式多普勒的换能器在发出一组超声脉冲波之后，需经过时间延迟 T_d 后才发出下一组超声脉冲，因此，脉冲式多普勒的脉冲重复频率（PRF）为：

$$PRF = 1/T_d \qquad (8\text{-}2)$$

根据取样定理，脉冲重复频率必须大于多普勒频移的两倍，才能准确地显示频移的方向和大小，即：

$$f_d < (1/2)PFR \qquad (8\text{-}3)$$

脉冲重复频率的 1/2 称为 Nyquist 频率极限（Nyquist frequency limit）。如果多普勒频移值超过这一极限，脉冲式多普勒所检出的频率改变就会出现大小和方向的伪差，称为频率失真（frequency aliasing）。在脉冲式多普勒的频谱显示中，如果 $f_d < (1/2)PRF$，频移的大小和方向均可得到准确的显示。如果 $PRF > f_d > (1/2)PRF$，则频谱充填（1/2）PRF 的范围后又折叠到 -（1/2）PRF 的部分，表现为正负双

向的单次折叠，称为单纯性频率失真（simple aliasing）（图8-3）。

在单纯性频率倒错时，只有频率的方向倒错，将正负方向的绝对频移值相加，仍可得出真实的频率。如果 $f_d >$ PRF，则频谱在充填（1/2）PRF 和 -（1/2）PRF 之后，再次折叠到（1/2）PRF 的部分，表现为正负方向上的多次折叠，称为复合性频率失真（complex aliasing）。在复合性频率倒错时，频率的大小和方向都发生倒错，此时，依靠脉冲式多普勒技术已无法确定真实的多普勒频移。脉冲式多普勒的频率失真曾在文献中造成概念的混淆。例如，高速射流本身是一种单向的层流，但利用脉冲式多普勒探查时，由于频率失真的技术限制，频谱显示为双向的频谱填充，因此这些信号曾被解释为"双向湍流"，甚至据此建立了诊断"湍流"的指标，而事实上这些指标只是反映频率失真的程度而已。将式（8-2）代入式（8-1），我们得到脉冲重复频率 PRF 和取样深度 R 之间的下列关系式：

$$PRF = C/2R \qquad (8\text{-}4)$$

由 Nyquist 频率极限，避免发生频率倒错的最小 PRF 为：

$$PRF = 2f_d \qquad (8\text{-}5)$$

合并上两式得：

$$f_d = C/4R \qquad (8\text{-}6)$$

将式（7-19）代入上式消去 f_d，设 θ 角为 0°，得：

$$RV = C^2/8f_0 \qquad (8\text{-}7)$$

式（8-7）给出了脉冲式多普勒技术的深度-速度乘积公式。这一公式说明，对于给定的探头频率 f_0，脉冲式多普勒的取样深度和测量速度的乘积是一个常数，增大取样深度就会降低流速测值；反之，减小取样深度就会增加流速测值。这是因为，取样深度增大时，脉冲波从探头到达声靶，再从声靶返回探头的时间就要延长，从而降低了脉冲重复频率和流速测值；反之，取样深度减小时，脉冲波往返时间缩短，从而增加了脉冲重复频率的流速测值。探查深度和流速测值的这种反比关系也是脉冲式多普勒技术的一个重要局限性。

由于脉冲重复频率与取样深度成反比，因此在超声近场取样时，脉冲重复频率较高，探头发射的脉冲群在到达取样部位以后，还要向超声的远场传播，如果在远场有较强的频移信号，这一信号除可在远场检出以外，还可反射回近场，在近场的取样部位再次检出，脉冲式多普勒的这一缺点称为距离不定（range ambiguity）。例如，在严重二尖瓣反流伴左房扩大的患者，取胸骨左缘左室长轴切面探查时，将取样容积置于左房内可探及一收缩期射流信号，在同一声束方向将取样容积逐渐移向近场时，可在右室流出道再次探及这一信号，可误诊为右室流出道梗阻。然而，在某些情况下，脉冲式多普勒的距离不定可有助于高速血流的测量。例如，当在远场存在高速血流信号时，由于取样深度大，脉冲重复频率低，脉冲式多普勒探查时可出现频率失真。如果在同一声束方向将取样容积移至近场，上述信号可再次出现，此时由于取样深度小，脉冲重复频率高，可测得血流信号的最大流速而不发生频率失真。

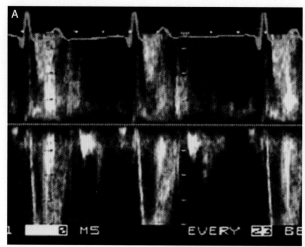
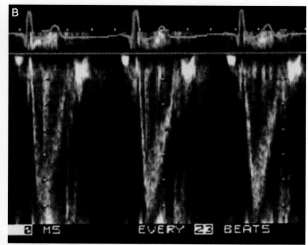
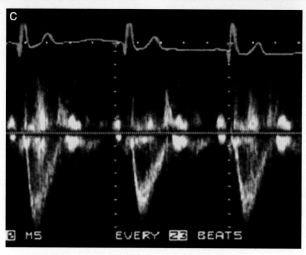

图8-3 脉冲多普勒单纯性频率失真

脉冲多普勒取样容积置于心尖五腔心切面的主动脉瓣上,记录收缩期正常的血流频谱。A. 脉冲重复频率较低,测试速度范围较小,收缩期可见血流频谱方向倒错,速度峰值无法测量;B. 脉冲重复频率逐渐提高后,可见倒错的频谱逐渐转为单纯反向的血流信号;C. 再提高脉冲重复频率,测试速度范围增大,频谱倒错现象消失,呈现清晰的收缩期层流频谱,速度峰值可以准确测量

二、连续型频谱多普勒

与脉冲式多普勒的单晶片工作方式不同,连续式多普勒技术使用的是双晶片工作方式。一个晶片连续地发射高频脉冲波,另一个晶片则连续地接收反射的回声。由于脉冲波的发射无时间延迟,因而在理论上连续式多普勒的脉冲重复频率为无穷大,接收频率与发射频率之差即为多普勒频移,流速测值只取决于多普勒频移值,而不受脉冲重复频率的限制。但实际上,连续式多普勒所测流速值要受到仪器中模数转换器工作速度的限制。尽管如此,在大多数仪器中连续式多普勒可测量大于7m/s的流速,这一测值已可满足临床的需要。连续式多普勒测量高速血流能力,对于心血管疾病的定量诊断,是一个非常突出的优点(图8-4)。

由于连续多普勒连续地发射和接收脉冲波,多普勒超声束内的所有回声信号均被记录下来,因此当声束与血流方向平行时,声束内包含的红细胞数量最多,因而出现特征性的音频信号和频谱形态。反之,当声束与血流方向之间出现夹角时,声束内的红细胞数量将锐减,音频信号和频谱形态出现明显的改变。与连续多普勒的声束相比,脉冲式多普勒的取样容积内只包含少量的红细胞,声束和血流之间的夹角并不造成音频信号和频谱形态的显著变化。因此,对于指导声束的方向,寻找理想方向的高速射流,连续多普勒明显优于脉冲式多普勒。

连续多普勒的主要缺点是无距离选通的能力。由于无法确定声束内回声信号的深度,故这一技术不能用于定位诊断。例如,在主动脉缩窄的患者,应用连续多普勒探测降主动脉血流时,可同时测得声束中混合的三种收缩期血流成分:左锁骨下动脉的血流,降主动脉缩窄段上游的血流以及缩窄段下游的血流。连续多普勒的这一缺点称为距离不定。但如果我们所要了解的是声束内的最大血流速度,如上例中的主动脉缩窄段的最大射流速度,则必须应用连续式多普勒技术。而异常血流的定位诊断需借助于脉冲多普勒或二维超声加以弥补。因此将脉冲与连续式多普勒技术相互结合,不仅可测量高速血流,而且可确定异常血流的来源,从而达到定位和定量诊断的目的。

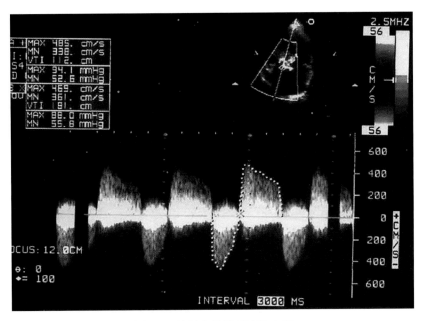

图 8-4 连续多普勒测高速血流

图为主动脉瓣重度狭窄患者的连续多普勒频谱,取样线通过心尖五腔心切面的
主动脉瓣环处,记录到主动脉前向加速血流及反流的连续多普勒频谱

频谱多普勒的显示方式

8

超声脉冲波进入人体后,将产生复杂的多普勒频移信号,因此,多普勒接收器所接收的必然是具有多种频率和振幅的复杂信号。为了正确显示这种复杂的频率变化,必须进行适当的频率分析和显示,才能转变为有用的血流信息。在现代的多普勒超声仪中,频谱分析一般采用快速傅立叶转换(FFT)的数学方法,最后形成实时显示的血流频谱。多普勒频移信号经过频谱分析之后,通过两种方式输出,一种是音频输出,另一种是图像输出。

一、音频显示

多普勒超声探头的发射频率和接收频率均在百万赫兹以上,因而超出了人耳的可听范围。但接收频率与发射频率之差即多普勒频移的范围一般为1000～20 000Hz,恰在人耳的可听范围之内。在多普勒超声仪中,这些信号被放大后输入扬声器,变为音频信号(audio signal)。音频信号在多普勒超声检查中具有十分重要的作用,因为音频信号的变化可以反映血流的性质。音调的高低反映频率的高低,而声音响度反映频移振幅的大小。高速血流产生高调尖锐的声音,而低速血流产生低调沉闷的声音。瓣膜、管壁和室壁运动产生的频移信号振幅高但频率低,因而音频信号的响度大但音调低,与血流的音频信号截然不同。管腔中不同的流速分布亦产生不同的声音特征,这如同我们能从管弦乐队的合奏中听出不同乐器的声音一样。取样容积或探查声束内的流速分布较均匀时,频率分布窄,产生单调的乐音。血流在流经心脏和大血管的不同部位时,由于血流动力学状态的不同,亦会产生不同的音频信号。对音频信号的正确识别可有助于判断血流的性质和

声束的方向。因此,听取音频信号是多普勒超声检查的一个重要组成部分。如同心脏听诊一样,一个有经验的多普勒超声心动图工作者应该能够通过音频信号判断出血流的性质和频谱的形态,也应该能够从血流的性质和频谱形态推断出音频信号的类型。

二、频谱显示

频谱显示是脉冲式和连续式多普勒图像输出的主要形式(图8-5)。通过这种显示可以得到以下五种信息:

(一)频移时间

以横坐标的数值表示,代表血流的持续时间,单位为秒。在不同的仪器中,横坐标相邻两个光点或两条竖线之间距离代表0.5秒或1.0秒。

(二)频移大小

以纵坐标的数值表示,代表血流速度的大小。单位有两种,一种是以频移的单位千赫兹(kHz)表示,另一种是以速度的单位米/秒(m/s)表示。

(三)频移方向

以频谱图中央的零位基线加以区分,基线以上的频移信号为正值,表示血流方向朝向探头;基线以下的频移信号为负值,表示血流方向背离探头。当基线位置调至图像的上限或下限时,流速的测值范围可增大。

(四)频谱辉度

以频谱的亮度表示,反映取样容积或探查声束内具有相同流速的红细胞相对数量的多少。速度相同的红细胞的数量越多,后散射的信号强度越大,频谱的灰阶也就越深。反之,速度相同的红细胞数量越少,后散射的信号强

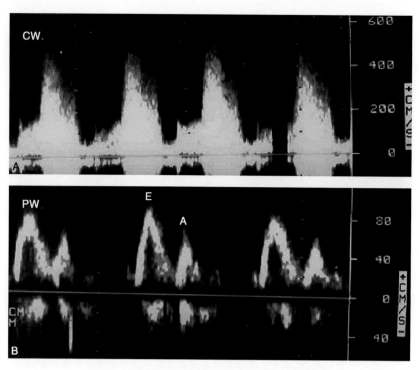

图8-5 多普勒频谱:连续多普勒与脉冲多普勒

A. 室间隔膜部瘤患者,CW取样线通过室间隔缺损处,记录到从左室进入右室的异常高速血流连续多普勒频谱,频谱特征均为高速、实填、离散度较大的涡流;B. 健康志愿者,脉冲多普勒(PW)取样容积置于心尖四腔心切面观二尖瓣口,记录到二尖瓣口前向血流频谱E峰和A峰,频谱的特征为窄带、中空、离散度小的层流

度就越低,频谱的灰阶就越浅。假设在心动周期的某一瞬间,取样容积中30%的红细胞以0.8m/s的速度流动,50%的红细胞以0.7m/s的速度流动,20%的红细胞以0.6m/s的速度流动,那么在该瞬间,频谱中0.7m/s处的灰阶最深,0.8m/s处的灰阶较浅,0.6m/s处的灰阶最浅。

(五)频率离散度

以频谱在垂直距离上的宽度加以表示,代表某一瞬间取样容积或探查声束内红细胞速度分布范围的大小。如速度分布范围大,频谱则增宽;反之,如速度分布范围小,则频谱变窄。在层流状态时,平坦形速度分布的速度梯度小,因此频谱较窄;抛物线形速度分布的速度梯度大,因此频谱较宽。在湍流状态时,速度梯度更大,频谱进一步增宽。当频谱增宽至整个频谱高度时,称为频谱充填。

由以上信息可以看出,频谱显示实际上是多普勒信号的三维显示,频谱的X轴(横坐标)代表时间,Y轴(纵坐标)代表频率,Z轴(灰阶)代表振幅,因此表达了多普勒信号的振幅、频率和时间三者之间的相互关系,准确明了地显示了多普勒信号的全部信息。这种显示方法对于反映取样部位的血流动力学变化,是一种较为理想的方法。

三、频谱分析和显示的局限性

(一)通过时间效应引起的频谱增宽和振幅失真

虽然利用快速傅立叶转换的数学方法,可实时的分析取样部位或探查声束内的速度分布,但这一方法也有误差。主波宽度Δf_t由下式决定:

$$\Delta f_t = 1/T_t \tag{8-8}$$

式中T_t为散射体即红细胞通过多普勒取样部位的时间,称为通过时间(transit time)。显然,通过时间越长,主波宽度Δf_t越窄。当T_t为无穷大时,Δf_t等于零。此时主波频率即等于多普勒频移值f_d。反之,T_t越小,Δf_t越宽主波频率就越确定。在实际情况下,红细胞通过多普勒取样部位的时间不可能无限长,因此T_t不可能为无穷大,主波必然保持一定的宽度。这意味着,实际多普勒频移值和多普勒频谱显示的频移值之间并无严格的一一对应关系,一个多普勒频移值在频谱中将显示为一组频移值。这种由于散射体通过多普勒取样部位的时间短暂所引起的频谱增宽,称为通过时间效应(transit time effect),有时也称为通过时间增宽(transit time broadening)或通过时间误差(transit time inaccuracy)。通过时间效应除引起频谱增宽以外,还引起振幅失真。在频谱中每一频率都有其相应的振幅。由于通过时间效应引起频谱增宽,使频率的分布发生变化,从而间接地引起振幅信号的失真,表现为频谱增宽部分的多余灰阶。通过时间的长短主要受两个因素影响:多普勒取样区域的长度和散射体的流动速度。假设取样区域的长度不变,当散射体的流动速度增加时,通过时间T_t将缩短,傅立叶转换后的主波宽度Δf_t因而增加;反之,当散射体的流动速度减低时,通过时间T_t将延长,傅立叶转换后的主波宽度Δf_t因而减少。这说明,在频谱显示中,当流速从零逐渐增加时,频谱的宽度也逐渐增加;在流速的峰值,频谱宽度达到最大;当流速从峰值逐渐减低时,频谱的宽度也逐渐减少。脉冲式多普勒技术具有距离分辨力,如果使声束平行于血流方向,散射体的通过长度主要由取样容积的长度所决定,如果取样容积短,则通过时间 T_t 亦短,主波宽度 Δf_t 和相对增宽率 $\Delta f_t/f_d$ 都将增加。脉冲式多普勒的频谱增宽,以至于将层流误认为湍流。因此,在进行脉冲式多普勒检查时,必须注意取样容积过小所导致的频谱增宽现象。连续式多普勒技术无距离分辨力,散射体的通过长度主要由散射体通过连续式多普勒声束的距离所决定。如果声束-血流夹角很小,则通过长度内可包括 20 个以上的振动波。此时,通过时间效应所引起的频谱相对增宽率小于 5%。

(二) 取样时间短暂引起的频率误差和振幅失真

在进行频谱分析时,取样区域内不同的流速分布产生不同的功率谱。为了确定取样区域内的频率分布和功率谱,必须假定在信号取样时间内流速不变。但实际上,由于心脏的搏动,血流速度每时每刻都在发生变化。因此,用于信号取样的时间必须足够短暂以减少血流速度波动对频谱分析的影响,一般取样时间不大于 10 毫秒。这一短暂的取样时间将造成频率分析误差,类似于通过时间效应导致的频谱增宽,取样时间越短,频率分析误差越大,但取样时间过长,血流速度的变化又将影响频谱分析的准确性。

(三) 通过时间效应和取样时间短暂造成频率分析率降低

如前所述,由于通过时间效应的存在,对于实际的单一频率,频谱分析将给出一组频率,这将降低多普勒超声的频率分析率。取样时间短暂同样引起频率分辨率的降低。对于具有临床意义的大多数多普勒频移信号,通过时间效应所限制的频率分辨率大于取样时间短暂所限制的频率分辨率。由于通过时间效应是不可避免的,因此一般使后者的频率分辨率等于前者的频率分辨率,在 10 毫秒的取样时间里,进行几次频谱分析,然后将其振幅信号加以平均,以减少取样时间短暂所引起的振幅信号的随机波动。

检查方法、探测部位与基本图像

利用脉冲多普勒技术,可以记录到正常心脏和大血管中各点的血流频谱。这些频谱所显示的血流信息,为心脏血管疾病的诊断和鉴别诊断提供了定量的依据。

为了获得血流速度的准确测量,应正确选择探查切面、取样部位和声束方向。目前的多普勒超声仪,将二维超声与脉冲多普勒技术相结合,使操作者能在二维图像所显示的解剖结构内确定取样容积的位置。然而,即使对于同一血流,在不同的二维切面内所测得的流速可能并不一致,因此应从多个位置扫查并选择流速测值最高的扫查切面。由于心腔或管腔横截面积的变化以及流速分布的差异,在不同的取样部位所测得的流速亦可不同。为了保证测量的重复性,应使取样部位标准化。此外,二维图像中所显示的解剖结构的走向与声束之间的平面角并不能代替血流方向与声束之间的空间角,因此在测量流速时,以二维超声所显示的解剖结构的走向指引声束的方向也可导致测量误差。另一方面,当声束与血流方向达到平行时,音频信号出现尖锐单纯的哨音,频谱中的高频成分,流速测值较夹角大者为高。经验表明,上述的音频信号和频谱形态的变化,目前仍是判断声束-血流夹角和指引声束方向的最佳方法。

利用脉冲多普勒测量心腔和大血管中流速的常用切面、取样部位和正常频谱表现总结于表 8-1。

表 8-1 脉冲型多普勒的测量方法和正常频谱

测量部位	常用切面	取样部位	频谱形态	频移时相	频移方向	最大流速(m/s)
上腔静脉	胸骨上窝上腔静脉长轴切面,剑突下四腔心切面	右房入口处的上腔静脉管腔中	窄带双峰形	收缩期和舒张期	胸骨上窝负向,剑突下正向	0.28~0.8(平均0.51)
下腔静脉	心尖与剑突下四腔切面	右房入口处的下腔静脉管腔中	窄带双峰形	收缩期和舒张期	负向	与SVC流速相似
右房	胸骨旁右室流入道,剑突下四腔切面	三尖瓣环上	窄带双峰形	舒张期	正向	0.38~0.74(平均0.47)
三尖瓣	同上	三尖瓣瓣尖	窄带双峰形	舒张期	正向	0.30~0.70(平均0.50)
右室流出道	胸骨旁心底短轴切面,剑突下右室流出道切面	肺动脉瓣环	窄带单峰形	收缩期	负向	0.60~0.90(平均0.75)

续表

测量部位	常用切面	取样部位	频谱形态	频移时相	频移方向	最大流速(m/s)
主肺动脉	同上	肺动脉瓣上	窄带单峰形	收缩期	负向	0.60~0.90 (平均0.75)
肺静脉	心尖与剑突下四腔切面与心尖二腔切面	左房入口处肺静脉管腔中	窄带双峰形	收缩期和舒张期	正向	0.35~0.60 (平均0.50)
左房	同上	二尖瓣环上	窄带双峰形	舒张期	正向	0.45~0.80 (平均0.58)
二尖瓣	同上	二尖瓣瓣尖	窄带双峰形	舒张期	正向	0.61~1.30 (平均0.90)
左室流出道	心尖五腔切面与胸骨上窝升主动脉长轴切面	主动脉瓣环	窄带单峰形	收缩期	心尖为负向胸骨上正向	0.70~1.10 (平均0.90)
升主动脉	同上	主动脉瓣上	窄带单峰形	收缩期	心尖为负向胸骨上正向	1.00~1.70 (平均1.35)
降主动脉	胸骨上窝升主动脉长轴切面	近端降主动脉管腔中	窄带单峰形	收缩期	负向	同上

异常血流的定性分析

利用多普勒超声技术诊断心血管疾患,有赖于对心腔和大血管中异常血流的检出(图8-6)。在多普勒超声检查中,血流的异常主要表现在以下四个方面:

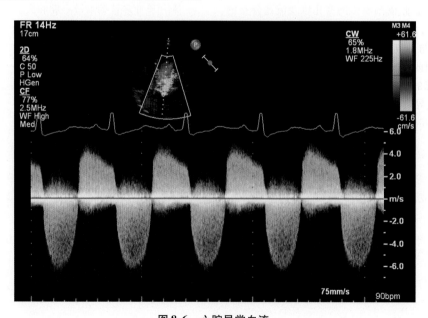

图8-6 心腔异常血流

主动脉瓣狭窄合并关闭不全患者,CW取样线通过心尖五腔图主动脉瓣口,记录到收缩期从左室进入主动脉,舒张期由主动脉进入左室的高速反流频谱

一、血流速度的异常

血流速度异常，是指所测流速高于或低于正常范围。大多数心脏疾患会产生血流速度异常。例如，二尖瓣狭窄患者舒张期二尖瓣口的血流速度明显升高，扩张型心肌病患者心功能的减退使各个瓣口的流速明显减低。在脉冲多普勒的频谱图中通过直接测量流速的大小，即可识别流速的异常升高或减低。

二、血流时相的异常

血流时相异常是指血流的持续时间长于或短于正常，或者出现于正常情况下不应出现的时相。例如，主动脉狭窄使主动脉血流持续时间延长，充血性心力衰竭使主动脉血流持续时间缩短。在正常情况下，舒张期左室流出道内无血流信号，但主动脉瓣反流可产生左室流出道内的占据整个舒张期异常血流。在脉冲多普勒的频谱图中，通过观察血流频谱与心动周期之间的关系，即可明确有无血流时相的异常。

三、血流性质的异常

血流性质的异常是指血流失去正常的层流状态而变为湍流状态。例如，二尖瓣反流的血液在左房内产生血流紊乱，形成湍流。主动脉窦瘤破裂的分流在右室内形成湍流等。在多普勒超声检查时，湍流的诊断有赖于脉冲式多普勒和彩色多普勒血流显像。在脉冲式多普勒技术中，湍流表现为多个粗糙的音频信号和高频双向的充填频谱。但利用上述表现诊断湍流时，必须排除频谱倒错、低滤波阈值和增益过强等技术因素造成的伪像。由于湍流中的红细胞向各个方向流动，湍流的检查并不需要声束与血流方向的平行。相反，只要将脉冲式多普勒的取样容积置于湍流区，无论声束与血流方向间的夹角有多大，总是可以检出湍流信号。因此，湍流的定性诊断并不困难，重要的是进一步发现湍流的来源。因为一个部位的湍流可以通过连续和诱导效应导致其他部位的湍流，亦可通过掩盖效应掩盖其他部位的湍流。

四、血流途径的异常

血流途径的异常是指血流流经正常心脏中不存在的血流通道。例如，左房的血流经过房间隔缺损流入右房，左室的血流经过室间隔缺损流入右室。在脉冲式多普勒超声技术中，血流途径的异常表现为在正常情况下无血流信号的部位测得明显的湍流或射流信号。

五、关于双向血流信号的鉴别

在判断血流途径异常时，应特别注意双向血流信号的鉴别。在多普勒超声检查时，双向血流可见于以下四种情况：

1. 应用连续式多普勒检查时，由于声束内存在方向相反的血流，因此记录到双向血流的频谱。例如，在隔瓣后型室间隔缺损合并三尖瓣反流的患者，从心尖部探查时，可同时记录到正向的室间隔缺损的分流频谱和负向的三尖瓣反流的频谱。此时，改用脉冲式多普勒技术即可显示不同深度的血流信号。

2. 当声束与血流方向近于垂直时，血流中不同的流速成分可产生双向的血流频谱。例如，在胸骨旁左室长轴切面探查左室流出道血流时，由于声束和血流的方向近于垂直，可同时记录到正负双向的血流频谱。此时，减小声束-血流夹角即可显示单向血流。

3. 当血流速度超过脉冲式多普勒的 Nyquist 频率极限时，产生频率失真，可记录到双向充填的血流频谱，例如，在室间隔缺损时，脉冲式多普勒可记录到充填的双向分流频谱，但实际上分流是单向的。此时，改用连续式多普勒即可显示单向血流。

4. 当多普勒增益过高时，频谱中可出现正负双向的镜像显示。减低多普勒增益即可显示实际的单向血流。

综上所述，利用多普勒超声技术诊断异常血流时，应对血流的速度、时相、性质及途径进行全面的分析。多数心脏疾病可出现多种血流异常，但某些心脏疾病可只出现一种或两种异常，因此不能只强调其中一种异常而忽视其他异常。文献中某些作者曾过分强调湍流的意义，认为多普勒超声的定性诊断就是检出湍流。实际上这种看法是不全面的。首先，多普勒超声心动图学中的湍流并不像血流动力学中的湍流那样严格。如前所述，脉冲式多普勒技术中的湍流是指多个粗糙的音频信号和低频充填的血流频谱。但这些定义都是人为的，且受到频谱倒错、滤波阈值和多普勒增益等多种技术因素的影响。在早期文献中，脉冲式多普勒探查高速射流时出现的频谱倒错曾被描述为湍流，但高速射流本身实际上是一种层流。其次，虽然多数心脏疾患时出现湍流，某些心脏疾患却无血流性质的改变。例如，在原发性肺动脉高压的患者，多普勒超声检查的唯一发现可能就是肺动脉血流速度和时相的异常，而肺动脉血流仍为层流。在巨大室间隔缺损的患者，通过缺损处的分流为窄带的层流频谱。这说明，血流性质的异常只是血流动力学异常的表现之一。再者，尽管正常心脏和大血管中的血流基本上为层流状态，但在心血管系统的某些部位和心动周期的某些时相，血流性质可变为湍流。基于以上理由，说明湍流的检出虽然是多普勒定性诊断的重要方面，但不是唯一的方面。在诊断湍流时，必须注意排除技术因素导致的误差，在检出湍流后，也必须结合血流异常的其他表现，对其临床意义进行综合判断。

8

血流动力学的定量分析

多普勒超声技术,为无创性血流动力学的定量分析提供了可靠的方法。目前,多普勒超声的定量诊断主要有以下四方面的内容。

一、血流容积的测量

血流容积(volumetric flow)是指在单位时间里流经心脏瓣口或大血管某一截面的血流量。在多普勒超声技术中,血流容积的测量是定量分析心搏量、心排出量、分流量和反流量等多种血流动力学指标的基础。

(一) 基本原理

利用多普勒超声技术测量血流容积基于如下原理:假设血流以均匀的流速 V 流经横截面积为 A 的圆形管道,那么在时间 t 内,血流在管道中流过的距离为 V·t,而通过管道和血流量 Q 可看作一圆柱体,其容积为,

$$Q = A \cdot V \cdot t \tag{8-9}$$

由式(8-9)可见,只要测量出瓣口或管腔的横截面积、血流速度和血流时间,即可计算出血流容积。然而,人体心脏瓣口和血管管腔并非规则的圆形管道,其横截面积和血流速度将随心动周期而变化,因此,上述原理的应用必须满足如下的前提:

1. 瓣口或管腔的横截面积不随时间而变化　对于心血管的许多部位,如房室瓣口、升主动脉、降主动脉和主肺动脉等,这一前提不能满足。但如果横截面积变化较小如主动脉瓣环和肺动脉瓣环,或者这一变化能加以矫正,例如计算心动周期中的平均面积,则横截面积可视为一常数。为了减小面积的测量误差,应尽可能地直接测量瓣口或管腔的横截面积。但在许多情况下,这种直接测量很困难甚至不可能。如果瓣口或管腔面积接近于规则的几何图形,横截面积可由直径加以推算。

2. 空间流速分布基本一致　这要求在所测量的横截面积上,血流速度比较均匀,即流速分布为平坦形。只有在这种情况下,脉冲式多普勒取样容积所测量的局部流速才能代表整个横截面积上的平均流速。实际上在人体心血管系统的多个部位如房室瓣下、升主动脉、降主动脉和主肺动脉等,空间流速分布并不一致。但对于某些部位如房室瓣环和半月瓣环等,流速分布基本上为平坦形。此时,脉冲式多普勒取样容积中的空间平均流速可以认为代表了血流横截面积上的空间平均流速。即使在这种情况下,由于血流的脉动,空间平均流速仍随时间而变化,因此需要将每瞬时的流速对时间加以积分,式(8-9)变为:

$$Q = A \cdot VI \tag{8-10}$$

式(8-10)中 VI 为取样容积中的空间平均流速积分。一般将脉冲式多普勒频谱中灰阶最深的轮廓线作为取样容积的空间平均流速。这一流速又称为模式速度(model velocity),利用计算机或求积仪对频谱的上述轮廓线积分,即可求出空间平均流速积分。由于积分得出的面积的单

位为 cm²,而频谱中的纵坐标单位为 cm/s,横坐标单位为 s,因此必须对积分后的面积进行单位换算方能得到流速积分的单位 cm。换算时,首先按下式求出定标系数 C:

$$C = t \cdot V/L \cdot H \tag{8-11}$$

式(8-11)中 t 为频谱曲线的时间,单位为 s,V 为频谱曲线的峰值,单位为 cm/s,L 为频谱曲线在横坐标上的长度,单位为 cm,H 为频谱曲线峰值在纵坐标上的高度,单位为 cm。由上式可见,定标系数的单位为 cm⁻¹。因此将这一系数乘以频谱曲线积分后的面积即可得出流速积分的单位。

3. 多普勒声束与血流方向的夹角为零,且不随时间而变化　这一前提要求操作者记录到与血流方向平行的最大流速,以避免低估流速。在心脏的多个取样部位,如房室瓣、半月瓣、升主动脉和降主动脉等,可以使声束与血流方向基本平行。为此,必须根据音频信号和频谱显示,而不单纯依据二维图像所显示的解剖结构,仔细调整探头的方向,力求记录到血流的最大频移。虽然在心动周期中,由于心脏的搏动,难以使声束与血流方向始终保持平行,但由此引起的声束-血流夹角很小,若夹角小于10°,速度测量误差只有2%,故可忽略不计。

根据公式(8-9)可计算心搏量,流速积分的含义是每次心搏中横截面积为 A 的血流柱所通过的距离。因此,流速积分又称为每搏距离(stroke distance)。

(二) 测量方法

1. 主动脉血流量的测量　利用多普勒超声技术测量主动脉血流量的部位尚不统一。文献中报告的测量部位有:主动脉瓣环、主动脉窦、升主动脉近端、升主动脉远端和降主动脉等。但根据体积血流测量的三个前提,目前多数学者认为,主动脉瓣环是测量主动脉血流量的较为理想的部位。

在大多数成人中,利用二维超声心动图直接测量主动脉的横截面积常较困难。由于主动脉的横截面积近于规则的圆形,因此通常测量其直径并由式(8-12)求出横截面积(A):

$$A = (\pi/4) D^2 \tag{8-12}$$

在文献中,曾利用 M 型和二维超声心动图测量主动脉直径。然而,M 型超声束常不易与主动脉的长轴相垂直,因而有可能高估主动脉的直径。此外,由于升主动脉走行过程中直径有所变化。为此,多采用二维超声心动图测量主动脉直径。

利用二维超声心动图测量主动脉直径时,受试者取左侧卧位,将探头置于胸骨左缘第 2～3 肋间,取左室长轴切面,充分显示左室流出道和主动脉根部。为了避免斜切,应仔细调整探头的角度,力求显示最大直径。在这一切面,超声束与主动脉壁近于垂直,因而可利用超声束的纵向分辨力较为准确地测量直径。如果测量升主动脉直径,

则首先冻结收缩期图像,采用电子游标测量主动脉前后壁之间的垂直距离。如果测量主动脉瓣环的直径,则同样冻结收缩期图像,利用电子游标在主动脉瓣叶附着点的水平,测量从主动脉瓣环前壁回声前缘至主动脉瓣环后壁回声前缘之间的垂直距离。我们通常采用后一种方法。为了减少呼吸的影响,应测量至少五个心动周期的直径并加以平均。

主动脉血流速度的测量一般采用脉冲式多普勒超声技术。取胸骨上窝升主动脉长轴切面,将取样容积置于所选择的测量部位,借助于音频信号和频谱显示,调整探头的角度。当听到单纯尖锐的哨音并记到窄带高速的血流频谱时,表明声束与血流方向相平行。当探查主动脉瓣环水平的流速时,为避免主动脉瓣的活动对血流信号的干扰,常需将取样容积置于主动脉瓣上水平。同时,取样容积应避开主动脉窦,因为收缩晚期主动脉窦内的湍流常可导致主动脉血流的负向频移。尽管大多数人于胸骨上窝可获得满意的主动脉血流信号,但在少数颈部短粗的患者以及当超声探头的直径较大时,于这一部位探查常较困难。根据我们的经验,对于探查的主动脉瓣环水平的流速,心尖区是更为理想的位置。在这一位置取心尖五腔心切面,将取样容积置于主动脉瓣下,首先使声束与左室流出道的方向相平行,然后借助于音频信号与频谱形态,仔细调整探头的方向,常可获得较胸骨上窝更高的流速。由于在瓣下取样,不受主动脉窦内湍流的影响,所获频谱更为清晰。此外,在心尖部探查时,亦可使用较大直径的探头。在记录到主动脉血流频谱后,应用电子计算机或求积仪将收缩期频谱曲线下的面积加以积分,即可得出收缩期主动脉流速积分。

2. 肺动脉血流量的测量 肺动脉血流量的测量部位尚不统一,文献中报告的测量部位有两个:肺动脉瓣环和主肺动脉近端。然而,根据体积血流测量的三个前提,肺动脉瓣环是较为可取的测量部位。

利用二维超声技术无法直接获得肺动脉瓣环和主肺动脉的短轴切面,因此通常利用二维超声测量的直径推算横截面积。取胸骨左缘心底短轴切面充分显示右室流出道和主肺动脉。如果显像仍不清晰,可让患者深吸气后深呼气,在呼气末记录二维图像。由于这些结构的显像利用的是超声束的侧向分辨力,在测量直径时,应测量两侧管壁回声中线间的距离,以避免直径的低估。如果测量肺动脉直径,应选择冻结早、中、晚期的肺动脉图像,测量肺动脉内径并加以平均,以减小横截面积的变化对流量测量所造成的误差。如果测量肺动脉瓣环的直径,则首先冻结收缩期图像,在肺动脉瓣叶附着点的水平测量瓣环两侧回声之间的距离。

在测量肺动脉血流速度时,一般采用脉冲多普勒技术。取心底短轴切面,将取样容积置于所选择的测量部位,借助于音频信号和频谱形态,指导声束的方向。当测量部位选在肺动脉瓣环时,应将取样容积置于肺动脉瓣下。但若有明显的声束-血流夹角,亦可将取样容积置于肺动脉瓣上,因为在理论上,肺动脉瓣上血流中心的空间最大流速应等于肺动脉瓣环水平的空间平均流速。如果测量

部位选在主肺动脉,则应将取样容积置于管腔中央。由于主肺动脉中流速分布的扭曲,假如取样容积靠近管壁,则可记录到异常形态的频谱。利用上述方法记录到肺动脉血流频谱之后,即可利用计算机或求积仪将收缩期的频谱曲线积分而得出收缩期流速积分。

3. 二尖瓣血流量的测量 二尖瓣血流量的测量较为困难,目前已提出两个测量部位:二尖瓣环和二尖瓣口。

在正常情况下,二尖瓣环平面与左室短轴切面之间存在一倾角,利用二维超声心动图无法直接显示二尖瓣环的短轴切面,因此只有测量二尖瓣环直径并按式(8-12)推算面积。通常采用心尖四腔心切面,冻结舒张中期图像,在二尖瓣叶附着点的水平测量瓣环两侧回声之间的距离。假设二尖瓣环为圆形,即可由直径推算出面积。然而,二尖瓣环的形态实际上为椭圆形,在心动周期中,瓣环的形态和面积都有较大的变化,因此利用这一方法测量瓣环面积有可能出现误差。

在绝大多数人,二尖瓣口平面平行于二维超声束的方向,因此可直接显示舒张期二尖瓣口的短轴切面。由于这一面积在舒张期中变化较大,因此必须加以矫正,求算出舒张期二尖瓣口的平均面积。以往的研究表明,舒张期二尖瓣口的形态近似于一椭圆形,其面积变化主要由于前后径的变化所致。因此,由前后径的变化即可测出舒张期面积的变化。测量时取二尖瓣口水平的左室短轴切面,冻结舒张早期二尖瓣口图像,测量二尖瓣口最大面积,然后将 M 型超声游标置于瓣口中央,记录二尖瓣的 M 型曲线。在 M 型超声心动图中,测量舒张期二尖瓣平均开放直径与最大开放直径的比值。此即为二尖瓣平均面积与最大面积的比值。将这一比值乘以短轴切面中测量的最大二尖瓣口面积即得出舒张期二尖瓣口的平均面积。

测量二尖瓣血流速度时,一般取心尖四腔心或二腔心切面,将脉冲式多普勒的取样容积置于二尖瓣环或二尖瓣口,借助于音频信号和频谱形态,调整探头的方向,力求记录到最大流速。需要注意的是,二尖瓣环和二尖瓣口的流速有明显的差别,因此在测量流量时,面积和流速的测量应选在同一水平。此外,为了减小呼吸的影响,应记录至少一个呼吸周期的血流频谱。利用计算机或求积仪将舒张期二尖瓣血流频谱曲线下的面积加以积分,即可得出舒张期流速积分。

4. 三尖瓣血流量的测量 利用二维超声技术只能测量三尖瓣环的直径,因此目前提出的测量三尖瓣血流量的部位只有三尖瓣环。

三尖瓣环直径的测量方法类似于二尖瓣环。一般取心尖四腔心切面,在清楚显示三尖瓣环的最大直径之后,冻结舒张中期三尖瓣环的图像。在三尖瓣前叶和隔叶附着点的水平测量瓣环回声内缘间的距离。假设三尖瓣环为圆形,即可由直径推算出面积。然而,由于三尖瓣环为椭圆形,其面积和形态都有较大的变化,这一测量方法有一定的误差。

三尖瓣流速的测量采用脉冲式多普勒技术。取心尖四腔切面,将取样容积置于三尖瓣环水平,借助于音频信号和频谱形态,仔细调整探头的角度,记录最大流速。由

于三尖瓣流速受呼吸影响较大,因此应至少测量一个呼吸周期的流速并加以平均。利用计算机或求积仪沿频谱中灰阶最深的部分描绘,即可求出舒张期流速积分。

(三)计算方法

按照上述方法测量出心脏瓣口或管腔的横截面积(A)和流速积分(VI)后,即可按下式求出心搏量(SV):

$$SV = A \cdot VI \qquad (8\text{-}13)$$

对半月瓣和大动脉的血流而言,上式中的 VI 为收缩期流速积分,对于房室瓣的血流而言,上式中的 VI 为舒张期流速积分。

心排出量(CO)可由心搏量与心率(HR)的乘积得出:

$$CO = SV \cdot HR = A \cdot VI \cdot HR \qquad (8\text{-}14)$$

在某些仪器中,利用电子游标描绘频谱曲线后,计算机软件测出的数值是平均流速而非流速积分。计算平均流速的方法有两种,一种是将频谱曲线下的面积即收缩期或舒张期流速积分除以频谱时间(T)得到收缩期或舒张期平均流速(V_m),此时心搏量可由下式求出,

$$SV = A \cdot V_m \cdot T \qquad (8\text{-}15)$$

心排出量仍由心搏量和心率的乘积求出:

$$CO = SV \cdot HR = A \cdot V_m \cdot T \cdot HR \qquad (8\text{-}16)$$

另一种方法是将收缩期或舒张期的流速积分除以整个心动周期的时间(T),得出心动周期的平均流速(V_m),此时心搏量由下式求出:

$$SV = A \cdot V_m \cdot T = A \cdot V_m \cdot (60/HR) \qquad (8\text{-}17)$$

心排出量由下式求出,

$$CO = SV \cdot HR = 60A \cdot V_m \qquad (8\text{-}18)$$

由此可见,当利用平均流速计算心搏量和心排出量时,应首先明确计算机所报告的数值是射血期内频谱曲线的平均流速抑或整个心动周期的平均流速。

二、压力阶差的测量

在各种先天性和后天性心脏疾患所致的狭窄病变时,压力阶差是定量狭窄程度的重要指标。利用连续式多普勒技术,可相当准确地测量出这些狭窄病变的压力阶差,从而可取代创伤性的心导管检查。

(一)基本原理

在人体心血管系统中,狭窄病变两端的压力阶差可由流体力学中 Bernoulli 方程(Bernoulli equation)计算出来。假设 ΔP 为压差,ρ 为血液密度,V_1 为狭窄口上游的流速,V_2 为狭窄口下游的流速,dv/dt 为血流流经狭窄口时的加速度,ds 为加速距离,R 为血液的黏性摩擦阻力,则一个完整的 Bernoulli 方程为:

$$\Delta P = 1/2 \cdot \rho (V_2{}^2 - V_1{}^2) + \rho \cdot \int (dv/dt)ds + R \qquad (8\text{-}19)$$

由式(8-19)可见,压差由三部分构成,其中方程式右边第一项为血流的迁移加速度(convective acceleration)造

成的压差,第二项为血流的局部加速度(local acceleration)造成的压差,第三项为黏性摩擦(viscous friction)造成的压差。

理论和实验研究表明,在膜性狭窄病变时,若血流的雷诺数足够大,则由血流的局部加速度和黏性摩擦力造成的压差部分可忽略不计,式(8-19)可简化为:

$$\Delta P = 1/2 \cdot \rho (V_2{}^2 - V_1{}^2) \qquad (8\text{-}20)$$

在大多数狭窄病变中,狭窄口下游的流速 V_2 远大于上游流速 V_1,因此,$V_2{}^2 \gg V_1{}^2$,略去 $V_1{}^2$,将 ρ 的数值代入,V_2 的单位以 m/s 表示,ΔP 以 mmHg 表示,式(8-20)进一步简化为:

$$\Delta P = 3.97 V_2{}^2 \approx 4 V_2{}^2 \qquad (8\text{-}21)$$

式(8-21)称为简化的 Bernoulli 方程,它说明:狭窄病变两端的压差等于狭窄病变下游最大射流速度的平方的四倍。必须注意,式(8-21)中的 ΔP 和 V_2 为同一瞬间的压差和流速。

(二)测量方法

1. 二尖瓣狭窄跨瓣压差的测量　在大多数二尖瓣狭窄患者中,舒张期二尖瓣血流速度超过了脉冲式多普勒的流速测量范围,因此需采用连续式多普勒技术。测量时患者取左侧卧位,将探头置于心尖部,取心尖二腔心或四腔心切面,首先使声束平行于二维超声显示的左室流入道或彩色多普勒显示的五彩射流束,然后根据音频信号和频谱形态的变化,仔细调整探头的方向。当听到单纯尖锐的哨音,同时记录到包绕轮廓呈最深灰阶的完整频谱曲线时,表明声束与射流方向相平行。从二尖瓣狭窄的射流频谱中,可测量出以下三种压差:

(1) 最大瞬时压差(peak instantaneous pressure gradient):此压差是指舒张期二尖瓣口两端压力阶差的最大值。在频谱中最大瞬时压差点相当于最大流速点,此点常位于舒张早期的 E 波。在轻度狭窄的患者,最大流速点有时位于舒张晚期的 A 波。将最大流速值代入式(8-21),即可求出最大瞬时压差。例如,在某二尖瓣狭窄患者,测得最大流速为 2m/s,则最大瞬时压差为 $4 \times 2^2 = 16$ mmHg。这一指标的优点是测量简便,但它只是某一瞬间的压差,不能反映舒张期二尖瓣口两端的压差变化,因此难以准确定量狭窄程度。

(2) 舒张末期瞬时压差(end-diastolic instantaneous pressure gradient):此压差是指舒张末期二尖瓣口两端的瞬时压差。将心电图与二尖瓣狭窄的射流频谱同步记录,在频谱中测量相当于心电图 R 波顶峰时的流速,并将这一流速值代入简化的 Bernoulli 方程,即可求出舒张末期瞬时压差。这一指标测量简便,但只是某一瞬间的压差,不能反映整个舒张期的压差变化及瓣口面积的大小,因此未得到广泛应用。

(3) 平均压差(mean pressure gradient):此压差是指舒张期二尖瓣口两端所有瞬时压差的平均值。由于瞬时流速和瞬时压差的平方关系,计算平均压差时必须将二尖瓣狭窄频谱中的每一瞬时速度都按照式(8-21)转化为瞬时压差,然后求其平均值,其计算公式为:

$$\Delta P_m = \left(\sum_{i=1}^{n} 4VI^2 \right) \quad (8\text{-}22)$$

式(8-22)中 ΔP_m 为平均压差，VI 为瞬时流速。目前的多普勒超声仪备有计算平均压差的软件，利用电子游标将射流频谱的轮廓描绘出来，计算机可自动报出平均压差。我们导出的下列简便公式也可计算。

在窦性心律失常的患者，二尖瓣射流频谱呈双峰波形，频谱内的平均压差(ΔP_m)可由式(8-23)求出，

$$\Delta P_m = 4/3 \left[a(V_E^2 + V_E V_N + V_N^2) \right. \\ \left. + bV_A^2 + d(V_A V_N + V_A^2) \right] \quad (8\text{-}23)$$

式(8-23)中 V_E 为 E 波的最大流速，V_N 为双峰交界处的最大流速，V_A 为 A 波的最大流速，a 为 E 波时间与左室充盈时间的比值，b=1-d 为 A 波加速时间与左室充盈时间的比值。

在心房纤颤的患者，A 波消失，式(8-23)可简化为，

$$\Delta P_m = 4/3 (V_E^2 + V_E V_N + V_N^2) \quad (8\text{-}24)$$

在心房纤颤的患者，若舒张期足够长，以至于舒张末期的流速为零，频谱变为三角形，式(8-23)进一步简化为，

$$\Delta P = (4/3) V_E^2 \quad (8\text{-}25)$$

实际应用时，可根据患者心律和频谱形态，选择上述公式进行计算。

在上述三种压差指标中，平均压差准确地反映了舒张期二尖瓣口两端的压差变化和二尖瓣狭窄的严重程度，因而已成为多普勒超声技术测量二尖瓣狭窄跨瓣压差的首选指标。

2. 三尖瓣狭窄跨瓣压差的测量　三尖瓣狭窄和二尖瓣狭窄具有相似的血流动力学，二尖瓣狭窄的定量诊断方法同样也适用于三尖瓣狭窄。取右室流入道切面或心尖四腔心切面，首先使声束平行于右室流入道或彩色射流束，然后根据音频信号和频谱形态，仔细调整声束的方向，力求记录到最大流速。在记录到三尖瓣狭窄的射流频谱之后，可采取与二尖瓣狭窄时相同的方法测量出最大瞬时压差、舒张末期瞬时压差和平均压差。在这三种压差中，平均压差同样是定量三尖瓣狭窄跨瓣压差的最佳指标。

3. 主动脉瓣狭窄跨瓣压差的测量　在绝大多数主动脉瓣狭窄患者中，主动脉瓣口的收缩期射流速度超过了脉冲式多普勒的测量范围，因此在测量跨瓣压差时，需采用连续式多普勒技术。最佳探查位置随年龄而异。在小儿和青少年中，探头置于胸骨上窝和胸骨右缘第 1~2 肋间常可获得满意的频谱记录；在老年人，心尖区和胸骨右缘第 1~2 肋间是较为理想的探查位置。由于主动脉射流的方向难以预测，因此应注意从各个超声窗口进行探查，包括胸骨上窝、肩胛上窝、胸骨左缘低位肋间、心尖区、胸骨右缘高位肋间和剑突下等。在上述探查位置，首先使声束平行于左室流出道或彩色射流束，然后根据音频信号和频谱形态的变化，调整探头角度，以记录最大射流速度。从主动脉瓣狭窄的射流频谱中，可测量出下列三种跨瓣压差：

(1) 最大瞬时压差：此压差是指收缩期主动脉瓣口两端压力阶差的最大值。在频谱中，最大瞬时压差点相当于最大流速点。将最大流速代入简化的 Bernoulli 方程，即可计算出收缩期该瞬间的最大压差。这一指标的优点是测量简便，但它只是某一瞬间的压差，不能反映收缩期压差的变化，因而难以准确地定量狭窄程度。

(2) 峰间压差(peak-to-peak pressure gradient)：此压差是心导管技术测量主动脉瓣狭窄跨瓣压差的常用指标。在心导管压力曲线中，峰间压差是指收缩期左室压力曲线峰值与主动脉压力曲线峰值之间的差值。因此，峰间压差不同于多普勒测量的最大瞬时压差。文献中有些作者曾将两种压差等同起来，但我们和其他作者的研究都表明，在主动脉瓣狭窄时，最大瞬时压差总是高于峰间压差，若以前者代替后者，可造成高估。我们的研究发现，若将主动脉射流频谱等分为收缩早期、中期和晚期三部分，则最大瞬时压差与收缩中晚期交点处测量的瞬时压差之间的均值与峰间压差极为接近，可用以代替心导管测量的峰间压差，我们将此压差称为均值压差(averaged pressure gradient)。测量此压差时，首先在主动脉射流频谱中测量最大流速(Vp)和收缩中晚期交界点的瞬时流速(V_L)，然后用下式求出均值压差(ΔP_A)：

$$\Delta P_A = 2(Vp^2 + V_L^2) \quad (8\text{-}26)$$

(3) 平均压差：此压差是指收缩期主动脉瓣口两端所有瞬时压差的平均值。多普勒超声仪配备有计算平均压差的软件，测量时只需将主动脉射流频谱的轮廓描绘出来，计算机即可自动计算出平均压差。

在上述三种压差中，平均压差对于反映主动脉瓣狭窄的严重程度具有最高的准确性，因而已成为多普勒超声技术测量主动脉瓣狭窄跨瓣压差的首选指标。

4. 肺动脉瓣狭窄跨瓣压差的测量　常用检查位置是胸骨左缘第 2~3 肋间，取心底短轴切面。为了充分显示右室流出道和主肺动脉，患者常需向左侧卧位 90°以上，甚至取左侧俯卧位。首先使连续式多普勒的声束平行于右室流出道或彩色射流束，然后根据音频信号和频谱形态的变化，仔细调整探头的方向，力求记录到最大流速。在儿童患者中，于剑突下右室流出道长轴切面可能获得较心底短轴切面更高的流速。在肺动脉瓣狭窄的射流频谱中，采取与主动脉瓣狭窄时相同的方法，可测量出最大的瞬时压差和平均压差。

三、瓣口面积的测量

在各种瓣膜狭窄病变时，瓣口面积是决定血流动力学改变的基本因素，也是定量狭窄程度的最可靠的指标。利用脉冲式和连续式多普勒技术，可以测量出狭窄瓣膜的瓣口面积。近年的研究表明，这些测值与心导管技术测量的瓣口面积之间存在高度的一致关系。

(一) 基本原理

多普勒超声技术测量狭窄瓣口面积的方法，主要是基于流体力学中的连续方程的原理。设有流体沿流管作连续流动，在流体中任意取两截面，其面积为 A_1 和 A_2，瞬时流速各为 V_1 和 V_2，流体密度各为 ρ_1 和 ρ_2，那么在单位时间里，通过截面 A_1 的流体体积为 $A_1 V_1$，流体质量为 $A_1 V_1 \rho_1$，通过截面 A_2 的流体体积为 $A_2 V_2$，流体质量为 $A_2 V_2 \rho_2$，由质

量守恒定律,通过两截面的流体质量应相等,即:

$$A_1 V_1 \rho_1 = A_2 V_2 \rho_2 \qquad (8-27)$$

由于液体是不可压缩的流体,因此流体密度不变,即 $\rho_1 = \rho_2$,代入式(8-27)中得:

$$A_1 V_1 = A_2 V_2 \qquad (8-28)$$

式(8-28)即为连续方程。由于 A_1 和 A_2 是两个任意截取的截面,故这一方程适用于流体中的任意两个截面。根据这一原理,当血液流经不同直径的血管时,由于流量不变,截面积的缩小必然使流速增大,反之,截面积的增大必然使流速减小。

在式(8-28)中,如果 A_1 和 A_2 不随时间而变化,而 V_1 和 V_2 随时间而变化,则我们可将一次心动周期中通过两个截面的流速积分,连续方程变为(8-29)的形式,

$$A_1 \cdot VI_1 = A_2 \cdot VI_2 = SV \qquad (8-29)$$

式(8-29)中 VI_1 和 VI_2 是一次心动周期中通过截面 A_1 和 A_2 的流速积分,即心搏量(SV)。若以 A_1 代表狭窄瓣口的面积,VI_1 代表通过狭窄瓣口的流速积分,A_2 代表正常瓣口的面积,VI_2 代表通过正常瓣口的流速积分,则

$$A_1 = (A_2 \cdot VI_2)/VI_1 = SV/VI_1 \qquad (8-30)$$

式(8-30)即为多普勒超声技术定量狭窄瓣口面积的常用公式。

(二)测量方法

1. 二尖瓣狭窄瓣口面积的测量 应用多普勒超声技术测量二尖瓣狭窄的瓣口面积,可采用下列两种方法:

(1)连续方程法:采用此种方法测量二尖瓣狭窄的瓣口面积时,首先应用二维超声心动图测量主动脉瓣环的面积(AOA),应用脉冲式多普勒技术测量流经主动脉瓣环的收缩期流速积分(SVI),由此可计算出主动脉每搏血流量(SV);然后应用连续式多普勒技术,测量经二尖瓣口的舒张期流速积分(DVI)。由连续性方程的原理,在单纯二尖瓣狭窄的患者,舒张期通过二尖瓣口的血流量应等于收缩期通过主动脉瓣口的血流量,因此二尖瓣口的面积(MVA)可由式(8-31)求出,

$$MVA = (AOA \cdot SVI)/DVI \qquad (8-31)$$

连续性方程对于计算二尖瓣狭窄瓣口的面积具有较高的准确性,但只适用于单纯二尖瓣狭窄的患者。当二尖瓣狭窄合并二尖瓣反流或者合并主动脉瓣反流时,舒张期通过二尖瓣口的血流量不等于收缩期通过主动脉瓣口的血流量,连续性方程的原理不再适用。

(2)压差半降时间法:利用此法测量二尖瓣口的面积,是基于如下的观察:在二尖瓣狭窄患者中,舒张期左房与左室之间的最大压差值下降一半所需的时间,与二尖瓣狭窄的程度成反比。这一时间称为压差半降时间(pressure half-time,PHT)。Hatle 等发现,当压差半降时间(PHT)等于 220 毫秒时,二尖瓣口的面积(MVA)通常等于 $1cm^2$,因此得出(8-32)的经验公式,

$$MVA(cm^2) = 220/PHT \qquad (8-32)$$

在频谱中测量压差半降时间时,首先测量舒张期 E 波最大流速(V_E),然后计算出 $0.7V_E$ 并在 E 波下降支中标出此点,从 V_E 点到 $0.7V_E$ 点之间的时间即为压差半降时间。将此时间代入式(8-32)即可求出二尖瓣口的面积。

利用压差半降法测量二尖瓣狭窄的瓣口面积时,如采用我们所导出的如下公式,可使测量和计算大为简便,

$$MVA = (0.75 \cdot L)/(H \cdot \tan\alpha) \qquad (8-33)$$

式(8-33)中 L 为频谱中 1 秒钟所占的距离(以 mm 表示),H 为 E 波高度(mm),$\tan\alpha$ 为 E 波下降斜度。应用目前多普勒超声仪的软件,可自动得出压差半降时间和二尖瓣口面积。

压差半降法定量二尖瓣口面积的准确性低于连续性方程,但可用于二尖瓣狭窄合并二尖瓣反流或联合瓣膜病变的患者,因此在临床上获得了广泛的应用。

2. 三尖瓣狭窄瓣口面积的测量 三尖瓣狭窄具有与二尖瓣狭窄相似的血流动力学改变,因此上述的定量二尖瓣狭窄瓣口面积的方法同样适用于三尖瓣狭窄。在单纯三尖瓣狭窄的患者,可采用连续性方程计算三尖瓣瓣口面积,正常瓣口的血流量的测量可选择肺动脉血流。如无主动脉瓣反流或二尖瓣反流,亦可选择测量主动脉血流量或二尖瓣血流量。在三尖瓣狭窄合并三尖瓣反流或其他瓣膜病变的患者,可采用压差半降时间法测量三尖瓣口的面积。

3. 主动脉瓣狭窄瓣口面积的测量 主动脉瓣狭窄瓣口面积的测量,主要基于连续性方程的原理。在单纯主动脉瓣狭窄的患者,舒张期通过二尖瓣口的血流量应等于收缩期通过主动脉瓣口的血流量,因此可采用前述的方法测量舒张期二尖瓣血流量,然后按下式计算主动脉瓣口的面积(AVA),

$$AVA = (CMA \cdot DVI)/SVI \qquad (8-34)$$

式中 CMA 为二维超声测量的舒张期二尖瓣口的平均面积,DVI 为脉冲式多普勒测量的舒张期二尖瓣血流的流速积分,SVI 为连续式多普勒测量的收缩期主动脉瓣口的流速积分。

在主动脉瓣狭窄合并主动脉瓣反流的患者,收缩期通过主动脉瓣口血流量不等于通过其他正常瓣口的血流量,但仍然等于收缩期通过主动脉瓣环的血流量,因此可应用二维超声测量收缩期主动脉瓣环的面积(AOA),应用脉冲式多普勒测量收缩期主动脉瓣环处的流速积分(SVI_1),然后应用连续式多普勒测量收缩期主动脉瓣口的流速积分(SVI_2),主动脉瓣口的面积(AVA)可由式(8-35)求出,

$$AVA = (AOA \cdot SVI_1)/SVI_2 \qquad (8-35)$$

4. 肺动脉瓣狭窄瓣口面积的测量 肺动脉瓣狭窄具有与主动脉瓣狭窄相似的血流动力学改变,因此可采用与主动脉瓣狭窄时相似的方法测量肺动脉瓣口的面积。在单纯肺动脉瓣狭窄的患者,可采用与式(8-34)相似的方法,测量经主动脉瓣口或二尖瓣口的血流量并除以经狭窄肺动脉瓣口的收缩期流速积分,即可得出肺动脉瓣口的面积。若肺动脉瓣狭窄合并明显的肺动脉瓣反流,可采用与

式(8-35)相似的方法,测量肺动脉瓣环处的血流量并除以肺动脉瓣口的收缩期流速积分,即可得出肺动脉瓣口的面积。

四、心内压力的测量

在临床心脏病学中,心腔和大血管中的压力是定量分析血流动力学改变的重要参数。长期以来,心内压力的测量有赖于创伤性的心导管检查。近年来的研究表明,脉冲式和连续式多普勒技术为无创性定量心内压力提供了新的途径。

(一) 基本原理

我们已知,在瓣膜狭窄病变时,利用连续式多普勒技术和简化的 Bernoulli 方程,可以由射流速度计算出跨瓣压差。这一原理同样可适用于瓣膜反流和心内分流性病变。在瓣膜反流时,假设高压心腔的压力为 P_2,低压心腔的压力为 P_1,V 为最大反流速度,则由简化的 Bernoulli 方程可得:

$$P_2 - P_1 = \Delta P = 4V^2 \qquad (8\text{-}36)$$

由(8-36)可见,应用连续式多普勒技术测量出最大反流速度,即可计算出反流压差 ΔP。如果已知低压心腔的压力 P_1,加上 ΔP 即为高压心腔的压力;反之,如果已知高压心腔的压力 P_2,减去 ΔP 即为低压心腔的压力。

上述原理同样适用于分流性病变的患者,假设高压心腔的压力为 P_2,低压心腔的压力为 P_1,V 为最大分流速度,同样可由式(8-36)求出分流压差 ΔP。若已知 P_2,减去 ΔP 即为 P_1;反之,若已知 P_1,加上 ΔP 即为 P_2。

(二) 测量方法

1. 左房压力的测量　在某些心血管疾患时,应用连续式多普勒可以测量出左房的压力。

在二尖瓣反流的患者,首先应用连续式多普勒测量二尖瓣反流的最大速度,然后按照简化的 Bernoulli 方程将这些速度转化为最大反流压差,此压差系收缩期左室压减去左房压的差值,因此,以袖带法测量的肱动脉收缩压代替左室收缩压,并减去反流压差即为收缩期左房压。

在二尖瓣狭窄的患者,首先应用连续式多普勒测量舒张期二尖瓣口的最大射流速度,然后按照简化的 Bernoulli 方程将这一速度转化为最大跨瓣压差,此压差系舒张期左房压减去左室压的差值。在单纯二尖瓣狭窄时,左室舒张早期压近于零,因此,这一跨瓣压差即可认为等于舒张早期的左房压。

2. 左室压的测量　在无左室流出道梗阻的患者,肱动脉收缩压与左室收缩压十分接近,可作为左室收缩压的估测值。在左室流出道梗阻如主动脉瓣瓣下狭窄、主动脉瓣狭窄和主动脉瓣瓣上狭窄等疾患时,首先应用连续式多普勒测量经狭窄口的最大射流速度并将此速度转化为最大跨瓣压差。此压差为左室收缩压减去主动脉收缩压的差值,因此以肱动脉收缩压代替主动脉收缩压并加上这一压差即为左室收缩压。

在主动脉瓣反流的患者,首先应用连续式多普勒测量舒张末期最大反流速度,并将这一速度转化为舒张末期反流压差。这一压差系主动脉舒张末压减去左室舒张末压

的差值。因此,以袖带法测量的肱动脉舒张压代替主动脉舒张压,并减去反流压差即为左室舒张末压。

3. 右房压的测量　右房压通常可由颈静脉充盈的高度加以推算。患者取半卧位,观察右侧颈静脉最高充盈点,测量此点至胸骨角的垂直距离(cm)并加上5cm 即为颈静脉充盈高度,将此高度除以1.36 即转化为 mmHg 的压力。在颈静脉压显著增高、右房扩大以及胸部畸形患者,这一方法的测值可出现较大的误差。

右房压的测量亦可采用估测法。当多普勒超声探查无三尖瓣反流或有轻度三尖瓣反流,右房大小正常时,右房压可估为 5mmHg;当有中度三尖瓣反流,右房轻度扩大时,右房压可估为 10mmHg;当有重度三尖瓣反流,右房明显扩大时,右房压可估为 15mmHg。

4. 右室压的测量　不同的疾病状态下,可采用不同的方法,例如:在室间隔缺损的患者,首先应用连续式多普勒测量经室间隔缺损的收缩期最大分流速度,并按照简化的 Bernoulli 方程将这一速度转化为最大分流压差,此压差为左室收缩压减去右室收缩压的差值。因此,以肱动脉收缩压代替左室收缩压,并减去这一压差即为右室收缩压。

在主动脉窦瘤破入右室的患者,首先应用连续式多普勒测量经窦瘤破口的收缩期最大分流速度并转化为收缩期最大分流压差,此压差为主动脉收缩压减去右室收缩压的差值,因此,以肱动脉收缩压代替主动脉收缩压并减去这一压差即为右室收缩压。

在三尖瓣反流的患者,首先应用连续式多普勒测量三尖瓣反流的最大速度,并转化为最大反流压差。此压差为右室收缩压减去收缩期右房压的差值。因此,将此压差加上前述的方法估测的右房压即为右室收缩压。

在肺动脉瓣狭窄的患者,首先应用连续式多普勒测量肺动脉瓣口的收缩期最大射流速度并将此速度转化为最大跨瓣压差。此压差为右室收缩压减去肺动脉收缩压的差值。因此,将肺动脉收缩压加上这一压差即为右室收缩压。肺动脉收缩压的估测采用下列方法:当多普勒测量的最大瞬时压差小于 50mmHg 时,肺动脉收缩压估为 30mmHg;当最大瞬时压差为 50~80mmHg 时,肺动脉收缩压估为 25mmHg;当最大瞬时压差大于 80mmHg 时,肺动脉收缩压估为 20mmHg。

右室舒张压等于右房压,因此采用前述的估测右房压的方法可得出右室舒张压。

5. 肺动脉压力的测量　在无右室流出道梗阻的患者,右室收缩压等于肺动脉收缩压,因此,利用前述的测量右室收缩压的方法可得出肺动脉收缩压。

在动脉导管未闭的患者,首先应用连续式多普勒测量经动脉导管的收缩期最大分流速度,并按照简化的 Bernoulli 方程将这一流速转化为收缩期最大分流压差。这一压差等于收缩期主动脉压力与肺动脉压力之间的差值,因此,以肱动脉收缩压代替主动脉收缩压并减去最大分流压差即为肺动脉收缩压。在这些患者中,同样可以测量出肺动脉舒张压。首先在分流频谱中测量出舒张末期的分流速度并转化为分流压差,这一压差代表了主动脉舒张压与肺动脉舒张压之间的差值。因此,以肱动脉舒张压代替主

动脉舒张压并减去分流压差即为肺动脉舒张压。

在肺动脉瓣反流的患者，首先应用连续式多普勒测量舒张早期最大反流速度，并按照简化的 Bernoulli 方程将这一流速转化为舒张早期最大反流压差，这一压差代表了舒张早期肺动脉压与右室压之间的差值，与肺动脉平均压十分接近，因此可作为肺动脉平均压的估测值。

在既无心内分流也无瓣膜反流的患者，可应用脉冲式多普勒测量的收缩时间间期估测肺动脉的收缩压和平均压。由于时间间期法间接反映肺动脉压，误差较大，临床上难以常规应用。

应用连续式多普勒测量舒张末期最大反流压差，右室舒张末压等于右房压，采用前述测量右房压的方法测量出右室的舒张末压，因此舒张末期肺动脉瓣反流压差加上右室舒张末压等于肺动脉舒张末压。

第9章

彩色多普勒血流成像的原理、观察和分析方法

COLOR DOPPLER FLOW IMAGING:THE PRINCIPLE,METHODS OF OBSERVATION AND ANALYSIS

◎王新房　贺　林　王威琪

成像原理 …………………………………… 110	三、频谱与色彩倒错 …………………… 117
显示方法与仪器调节 …………………… 111	四、室壁幻影 …………………………… 118
一、彩色编码的方式 ………………… 111	五、瓣叶赝像 …………………………… 118
二、血流的彩色编码显示 …………… 112	六、镜像反射 …………………………… 118
三、灵敏度 …………………………… 112	七、低回声伪像 ………………………… 118
四、仪器的调节 ……………………… 114	八、高幅回声伪像 ……………………… 118
血流状态的分类及其特点 …………… 115	功率型彩色血流成像 …………………… 118
一、层流 ……………………………… 115	一、概念 ………………………………… 118
二、湍流 ……………………………… 115	二、原理 ………………………………… 119
三、紊流 ……………………………… 115	三、特点 ………………………………… 119
四、旋流 ……………………………… 115	如何获得高质量的彩色多普勒图像 …… 120
彩色多普勒的观测与分析 …………… 116	一、在清晰的二维灰阶图像上启动彩色多普
一、探测部位 ………………………… 116	勒模式 ……………………………… 120
二、血流时相 ………………………… 116	二、调节适当大小的彩色取样框 …… 120
三、彩色种类 ………………………… 116	三、调整灰阶增益与彩色增益至
四、辉度强弱 ………………………… 116	平衡状态 …………………………… 120
五、范围大小 ………………………… 116	四、选择合适的速度范围 …………… 120
影响彩色多普勒图像质量的因素及其对策 … 117	对彩色多普勒的评价 …………………… 120
一、帧频过低 ………………………… 117	一、优点 ………………………………… 120
二、夹角改变 ………………………… 117	二、局限性 ……………………………… 121

9

超声诊断仪器从 A 型、M 型、B 型,发展到实时三维成像,这是超声医学一个又一个飞跃。其主要原因在于 A 型和 M 型超声诊断仪给予医务人员的信息属于一维曲线范畴,B 型超声诊断仪给予医务人员的信息属于二维图像范畴,而三维超声提供的则属于三维立体图像。二维和三维超声能显示组织结构的切面形态、质地密度和毗邻关系,为临床提供更多更有价值的诊断信息,从而大大推动了超声医学的发展。同样,早期超声多普勒在临床上所测得的血流信息也是频谱或曲线,它们在临床诊断上虽然起到一定作用,但由于缺少直观性,影响到超声多普勒技术的推广应用和诊断效果,因此需要新的超声血流成像技术,以期达到用图像来显示血流状态的目的。1970年 Baker 发表的距离选通脉冲多普勒仪能检测不同深度的血流。1972 年 Hokason 等用它在 B 型成像仪中进行辉度调制,勾画出了血管的流道。纵观初期的多普勒血流成像,只能显示血流,没有组织背景和解剖位置,成像效果欠佳。最大的进步出现在 1982 年,日本的 Namekawa、Kasai 及美国的 Bommer 分别率先研制出彩色实时血流成像系统。1983 年日本学者尾本良三出版的彩色多普勒图谱,以及同期由 Aloka 公司在市场上推出的彩色多普勒仪,对普及这一技术起到很大的推动作用(见图 1-8)。此后,彩色多普勒血流成像技术应用范围逐渐扩大,1986 年开始用于周围血管血流成像,1987 年用于腹部器官,1988 年用于颅脑血流成像。其后,彩色多普勒血流成像以及在此基础上发展的能量多普勒(power Doppler)流成像以及近年来出现的灰阶血流(B flow)成像,已成为超声诊断

不可缺少的技术。彩色多普勒对于血流的彩色显示,与照相机和摄像机那样基本真实再现物体色彩的原理不同,该技术主要用彩色编码的方法显示心内血流的方向、速度、范围、有无血流紊乱及异常通路等,能无创、实时地提供有关血流的信息,将超声血流测量技术和应用推向一个新的更高的层次,因此有人称之为非损伤性心血管造影法,认为是心导管技术之后在心血管疾病检查方法中最有意义的进步。现就其图像形成原理,检查注意事项及观察分析方法等介绍如下:

成 像 原 理

在常规的超声 B 型诊断仪上主要显示的是声束扫描平面内组织的边缘轮廓,属于黑白灰阶显示。此时心血管壁被显示,而心血管腔中的血流呈现无回声区或低回声区。在 B 型图像心血管腔中的无回声区内用彩色显示其血流,这将既能以灰阶图像显示组织的解剖结构又能以彩色显示血液的流动特性,这种成像方式将原有的 B 型成像和多普勒血流成像相结合,将各自的成像技术向前推进了一步,此种成像方法即彩色多普勒血流成像(color Doppler flow mapping,CDFM or color Doppler flow imaging,CDFI),国人俗称彩色多普勒。三维彩色成像原理与此类似。

彩色显示血液流动特性的关键问题是如何选择反映流动特性的三个基本参数即平均速度、速度方差和流向如何与彩色多普勒血流成像仪红、绿、蓝(R、G、B)三个基色相对应。流向一般用红色、蓝色来表示血流流向的正与反。所谓正向是指血流向着探头流动(速度与声束的夹角小于90°);反向是指血流背着探头流动(速度与声束的夹角大于90°);用它们的辉度即色饱和度以及明度表示平均速度;而用绿色表示其血流速度方差。

现有的(平均)速度估计方法有:快速傅里叶变换(fast Fourier transformation,FFT)、自回归估计、互相关、绝对差分值和宽带最大似然比。前两种方法属窄带估计,后三种方法属宽带估计。早期的彩色超声诊断仪多采用傅里叶变换,现在的超声诊断仪信息处理量巨大,常规情况下每帧图像有 32～128 条扫描线,每条扫描线有 250～300 个取样点,每帧图像内有 10 000 个以上的取样数据,为了实时成像,必须在几十毫秒内处理这些数据,因此必须采用比傅里叶分析更快的自相关技术。

自相关技术(autocorrelation technique)能在约2毫秒内处理大量的多普勒频移数据,并计算出血流速度、血流方向和速度方差。这里所计算的血流速度是每一瞬间内若干频率信号的平均速度,不能得出取样部位瞬时流速的分布范围,因此也不能得到瞬时的最大流速。自相关技术包括两个信号间相位差的检测,即检测接连发射的两个相邻超声脉冲回声信号的相位差,从求得相位差的公式可以计算检测位置的血流速度,从相位差的正、负性可了解血流的方向。超声诊断使用超声频率较高,均为兆赫(MHz)以上,而高频信号的处理比较困难,因此需通过一个正交检测器把回声信号转换成低频信号。经过正交检测器和相位差检测的回声信号,最后通过自相关检测处理,才能得到血流信号的显示。

要获取较纯净的彩色血流信号还需要 MTI 滤波器(motion target indication filter),目的是滤掉非血流运动产生的回声信号,例如血管壁、瓣膜等组织的低频运动产生的信号很强,对血流流动的信号干扰明显,因此在正交检测器和自相关检测器之间,插入 MTI 滤波器,以滤掉非血流产生的低频信号。MTI 滤波器具有不同的频率响应特性,以用于对静脉血流、心脏和大动脉血流的检测,对静脉血流用低频段频率响应高的 MTI 调节,对心脏和大动脉,则用对低频段频率响应抑制的 MTI 调节。

经过处理和滤波的信号必须经过伪彩色编码,由红蓝绿三种颜色组成动态的彩色图像显示才能被人辨识。彩色的辉度(包括明暗度和饱和度)与血流速度的高低成正比,速度高,彩色信号明亮鲜艳,速度低,彩色信号暗淡,例如朝向探头的血流速度高时,信号为明亮的红色,背离探头的血流速度低时,信号为暗蓝色。很多情况下由于血流速度很低,彩色信号过于暗淡,从荧光屏上分辨困难。因此需要设置彩色信号增强器,以增强低速血流的彩色信号显示。彩色信号的辉度增强与血流速度增快成正比,直至流速达到尼奎斯特极限(Nyquist frequency limit)。为了显示更快的血流速度,需要使用第三种颜色,即绿色帮助显示高速血流。朝向探头的血流用从暗红到明亮的红色信号表示,如血流速度更快,就从红色变为黄色(红色与绿色的混合),黄色再变绿色,三种颜色并存表示不同的流速。背离探头的血流,更快的速度就以青色(蓝色和绿色的混合)、绿色来表示(图9-1)。有的超声仪器上的彩色血流图(color map)分为两种,一种只有红、黄及蓝、青四种彩色,用于非心血管系的低速血流检测,另一种在每个方向上有三种彩色,用于心血管系的高速血流检测。

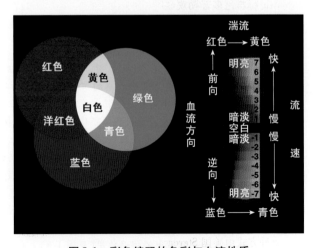

图 9-1　彩色编码的色彩与血流性质
图左为三原色的物理学搭配变化,图右为在正红负蓝编码基础上加入绿色后表现高速血流的方法

总的来说,彩色血流成像过程实际上是采用一相控阵扫描探头进行平面扫查,通过信号接收、处理、滤波、彩色编码等一系列过程将二维彩色血流信息重叠显示于同一监视器的二维黑白回声结构图像的相应区域内,从而实现解剖结构与血流状态两种图像互相结合的实时显示。其超声波发射和接收过程与普通 B 型超声略有不同:发射时,一根扫描线被重复地发射几次后再步进至下一根扫描线。接收时,回波信号被分为两路:一路经放大处理后按回声强弱形成二维黑白解剖图像;另一路对扫描线进行自相关技术处理,并用红绿蓝三基色进行编码,显示血流状态。这样彩色血流信号就显示在相应的二维黑白图像的液性暗区内。按照此法处理后,即成为既能探测心脏腔室大小形态,又能观察其内血流活动状态的彩色多普勒血流成像装置(图 9-2)。

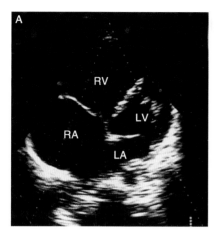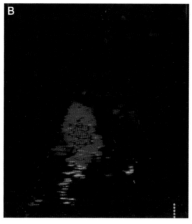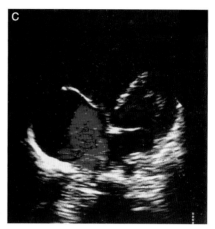

图 9-2　二维灰阶超声与彩色血流信号相结合
A. 只显示心脏解剖结构的二维灰阶图像;B. 只显示血流信号的彩色多普勒;C. 二者同步显示,形成二维彩色多普勒血流图,既能了解心脏的结构形态,又能观察心腔内的血流动态

此外,有人曾对彩色多普勒血流成像这个名称提出过非议,其理由是此项检测的原理是相关技术而不是一般的多普勒技术,若冠以多普勒,似乎不太恰当,而用 color flow mapping (CFM)、color flow imaging (CFI) 更为确切。但超声多普勒技术和超声成像技术已被临床所熟知,冠以彩色多普勒血流成像仪的名称可使广大超声工作者一目了然,易于理解和区别这种技术与频谱(声谱)多普勒技术的差异;再者,时域分析和频域分析本身存在映射关系,因此现用的习惯称呼"彩色多普勒血流成像仪",虽不太确切,但也无原则性错误。

显示方法与仪器调节

一、彩色编码的方式

在进行彩色多普勒观察时,为了在瞬时内观察某一切面或某一扫描线上众多部位的血流方向,将各个感兴趣区内的血流信号均用比较鲜艳的红蓝两色作编码显示(图 9-3)。

但究竟用红色或蓝色分别代表正向还是负向血流,日本与美国生产厂家的编码方法有所不同:

(一) 正红负蓝 (positive-red/negative-blue)

此法由日本 Aloka 公司首先提出,可以想象系利用"感情"的变化来处理编码的颜色。因为血流朝向探头时,二者接近,似有亲热之意,属暖调,故设计者以红色表示。而血流远离探头时,二者疏远,似有离愁之感,属冷调,故以蓝色表示。目前除日本之外,中国、东南亚及欧洲的一些国家也采用此种方法显示。

(二) 正蓝负红 (positive-blue/negative-red)

此种方式由美国 Stevenson、Bommer 等于 1982 年提出,作者似乎借鉴于光学原理而进行设计。因为在可见光谱中,当频率升高(波长变短)时,光线将趋于蓝色;而当频率

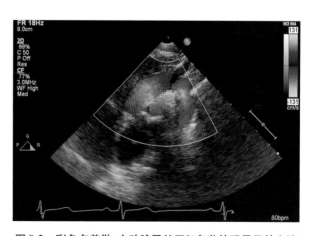

图 9-3　彩色多普勒:主动脉弓处正红负蓝编码显示的血流
胸骨上窝显示升主动脉向上走行延续为主动脉弓再向下移行为胸主动脉,其内血流在升主动脉至主动脉弓段朝向探头方向,故显示为红色;而主动脉弓至胸主动脉段血流方向背向探头,显示为蓝色

减低（波长变长）时，光线将趋于红色。超声多普勒技术中，当血流朝向探头时，频移（frequency shift）为正，频率升高，波长变短，故在彩色编码时用蓝色表示（蓝移）；而血流远离探头时，频移为负，频率降低，波长变长，故用红色表示（红移）。目前美国一些学者多应用此种方式进行观察。

这两种方式虽然在颜色编码上相反，但其实际意义、灵敏度等方面并无差异。无论从"感情冷热"角度或"光波频移"原理来看，均能正确区分出血流的方向与速度，经过一段时间适应之后，即可习惯并能正确掌握，不存在孰优孰劣问题。目前除在国际会议上进行学术交流时，因编码不同偶感不便之外，对临床与科研工作并无重大影响。事实上，就像电视中有 PAL 与 NTSC 等多种制式一样，彩色多普勒的正红负蓝与正蓝负红两种显示方式也可以长期共存，各行其是，没有硬性规定、强行统一的必要。

二、血流的彩色编码显示

在彩色多普勒血流成像仪的显像管上，血流信息以伪彩色编码的形式来显示（图 9-4）。

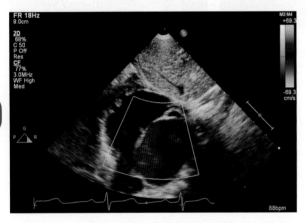

图 9-4 彩色多普勒血流成像

剑突下双房切面显示卵圆窝处有细小左向右分流束，为较明亮红色信号，其中夹杂少量黄色。同时可见舒张期左房内红色的肺静脉回流信号与右房内暗淡的来自上腔静脉的蓝色血流信号

（一）血流方向与彩色类别

如前所述，现国内通用者为正红负蓝，即朝向探头的正向血流以红色表示，而远离探头的负向血流以蓝色表示，因此由彩色的类别即可清楚判断血流的方向。如改变声束与血流方向间的夹角，即可影响所出现的颜色。如将扇形扫描声束的中轴垂直指向同一血管时，中心处因与血流血流方向垂直，颜色不能显示，两侧部在血流通过时，其向心端呈现红色，而离心端呈现蓝色。由于血流速度与血液的含氧状态毫无关系，故绝不能将彩色编码的红蓝两色与动脉血、静脉血内血红蛋白含氧量不同所出现的鲜红色、紫红色相混淆。

（二）血流速度与彩色辉度

血流速度的快慢决定着红细胞后散射频移的高低，在频谱多普勒上用纵轴波幅高低来表示。血流速度快，频移大，其频谱曲线的幅度高；而血流速度慢，频移小，其频谱曲线的波幅低，故由波幅高低能计测出血流速度。在彩色多普勒图像上用编码方式，将速度大小用红蓝两种明暗不同的颜色辉度级来显示。即流速愈快，红、蓝色愈鲜亮；流速愈慢，其红、蓝色愈暗淡。由最亮到最暗的分级可代表不同的血流速度。由于人的视觉对颜色辉度的分辨能力有一定的局限，故只能根据色彩明暗，大致估计其速度快慢，而不能作出精确的定量。如前所述，此处所指的速度是平均速度，而在目前使用的彩色多普勒血流成像仪上，可将取样点放置于二维图像的某一区域，仪器能直接以频谱方式显示该区血流的速度和正负值，此为彩色与频谱多普勒血流图并行显示，观察简便准确，受到临床的欢迎。

（三）流速离散度的显示

在正常状态下，血流处于层流（laminar flow）状态，同一瞬间内其速度成分比较单一，故在彩色多普勒图像上，代表该区流速的红色或蓝色，色调纯净，说明其离散度较小。而当出现血流紊乱时，其信号与正常状态有很大差异。在同一时相内，其血流速度成分中有快有慢，参差不齐，即速度分布甚为杂乱，离散度增大。如仅以平均速度显示时，就不能反映紊乱血流的实际情况。在彩色多普勒上，对此种离散度很大的信号，如仅以单一的红色或蓝色显示，势必使鲜亮的高速色调掩盖了暗淡的低速部分，这不利于观察紊乱血流的真实情况。考虑及此，仪器设计时在血流信号显示方面增加绿色成分，以此代表紊乱的血流，而且以其辉度强弱代表血流紊乱的程度，凡紊乱较轻者绿色暗淡，程度较重者绿色鲜亮。如前述，红加绿为黄色，蓝加绿为青色，故正向血流如有紊乱者在显示器上呈黄色，而负向血流有紊乱者则呈青色。因此检查时由颜色的类别与辉度不但可确定血流方向，还可确定有无血流紊乱及其程度。

（四）五彩镶嵌血流图像的形成

当血流经过狭窄处流入一宽阔的空腔时，流线立即分散，中心处的流线继续向前，而旁侧者可向各个方向离散，部分流线甚至向后折返，形成多个很小的旋涡。声束通过此区域时可发现血流方向异常，由单一变为多样，方向有正有负，速度有快有慢，其离散度极大。故在彩色多普勒上，在有显著血流紊乱的区域，红、黄、绿、蓝、青，五彩缤纷，多色混杂，交互出现，错综分布，形成十分特异的"五彩镶嵌（color mosaic）"的血流图像（图 9-5）。

三、灵 敏 度

彩色多普勒的灵敏度是指它能最大限度地提取血流信息并显示血流状态可见度的能力。这种可见度需要准确、可信，例如血流成像和 B 型组织成像在解剖结构上的相位上要一致，而不引起伪差。

灵敏度与穿透深度存在一定联系，穿透深度由组织的声衰减所决定，而灵敏度是在超声的穿透深度范围内固定超声频率下的 B/CFM（彩色多普勒）仪器性能的体现。彩色多普勒与 B 型超声相比，血流散射信号弱于组织回波信号，这是物理性能所决定的，对所有仪器都一样。有许多因素影响彩色多普勒的灵敏度，其中最主要有以下几种：

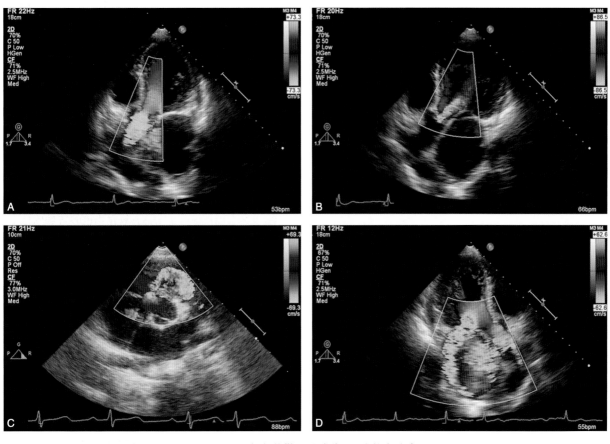

图 9-5　彩色多普勒血流成像：血流状态分类

A. 正常人收缩期左室流出道至主动脉内的血流信号，表现为彩色层流，颜色单一，明亮度均匀；B. 心尖四腔图显示主动脉瓣反流，具有湍流的特点，即血流色彩明亮，以红色为主，其中高速区混有黄绿色；C. 大动脉短轴切面，显示嵴下型室间隔缺损，分流血流表现为涡流，即红黄蓝绿杂乱分布，五彩镶嵌；D. 心尖三腔图显示重度二尖瓣反流，反流束沿左房后壁向上到达心房顶部后再出现折返，速度逐渐减弱，在主流的对侧-心房前壁形成一反向血流，具有旋流的特征

（一）组织与血流的鉴别

即彩色多普勒具有的运动鉴别能力，主要表现为从运动或静止的组织中鉴别出血流：人体内许多组织经常处于活动状态，引起体内组织运动的原因有心脏的舒缩、血管的搏动和呼吸运动等。这些运动在彩色多普勒中表现为闪烁干扰（flash artifact）或运动干扰。一般采用高通滤波器（high pass filter）去除干扰。但低速血流特别是腹部脏器血流会低于滤波器的阈值，而使低速血流不能显示。所以不仅从多普勒频移高低，而且需要从回波的特性和它的多普勒频谱等多个方面在低速运动的组织中鉴别出低速血流。如何判别仪器对于运动鉴别性能的好坏，最简单的办法是检测正常肾血流，因为肾脏要随呼吸而运动，来自肾实质的回波包含血流和解剖结构的混合信号。

（二）时间分辨力

彩色多普勒的时间分辨力是指它具有实时显示血流状态改变的能力。性能好的彩色多普勒应该能捕捉（capture）到所要检测血流的快速变化。与 B 型成像技术一样，彩色多普勒的时间分辨力也取决于帧频。对一个扫描位置，B 型只需发射一次声束，而彩色多普勒要重复多次发射声束，所以彩色血流图像的帧频比灰阶 B 型图像的帧频低，致使彩色多普勒的时间分辨力受到限制。补救的方法是使用局部采样窗，实际上是减少彩色多普勒的显示范围（面积）而增加帧频。帧频低时，时间分辨力不足，将可能引起同幅彩色多普勒中或彩色多普勒与 B 型图像时相上的不同步。

当然，观察不同的脏器要求不同的帧频，小儿心室间隔缺损患者心率可达 145 次/分，双向喷射（Dual-origin jet）的情况仅在几分之一秒的时间内出现，帧频低即时间分辨力差时，可能会漏检这种征象。简易测试时间分辨力的办法是对照彩色多普勒和多普勒频谱图，特别是在频谱图上出现三相血流的情况下，观察彩色多普勒中是否也存在对应的颜色变化。

（三）空间分辨力

彩色多普勒的空间分辨力是指它具有检测细小结构中血流并同时正确显示其空间位置、毗邻的能力，例如能区分肾脏皮质内相邻很近的叶间动脉和静脉。彩色多普勒空间分辨力的测试要用特殊实验设备，但 B 型超声的空间分辨力也可间接反映,故为简便起见,也可采用 B 型超声的组织模块(phantom)作为代用品。

四、仪器的调节

为了在彩色多普勒上清晰准确地显示血流信息,仪器设有多种调节装置,现就其主要控制键钮分述如下:

(一) 血流增益(flow gain)

彩色多普勒图像上红蓝两色的辉度代表着血流速度,此亮度又受血流增益旋钮的控制。增加增益可使彩色辉度增大,降低增益则辉度变暗。检查时应使增益适中,使较微弱的血流得以清晰显示而无明显噪声信号。若增益过高时图像上出现黄色或青色的噪声成分,将会与血流紊乱的图像相混淆,但如过低,则丢失血流信息,使速度较慢者不能正常显示。

(二) 彩色抑制(color rejection)与血流滤波(flow filter)

二者功能相似,均用于消除彩色血流成像中的低速成分,可以减少室壁等组织运动及噪声的干扰,提高超声多普勒图像的清晰度。但如抑制过大或滤波过度,也将丢失信息,影响正常血流的显示。

(三) 速度范围或标尺(velocity range or velocity scale)

速度范围或标尺的设定须与被检测的血流速度相匹配,对高速的血流如速度标尺设定偏低,很容易出现彩色信号的混叠;对低速血流如速度标尺偏高,则低速血流(例如静脉血流)可能不被显示或显示不完全。一般以调节发射脉冲的脉冲重复频率(pulsed repeat frequency,PRF)完成,PRF 低者 2kHz,高者可达 8 ~ 10kHz。如减低脉冲重复频率可以显示慢速血流,提高重复频率则能消除色彩倒错,准确显示速度更快的血流。但提高重复频率必然缩短脉冲的间期,减小探查的深度,因此提高速度范围和提高扫描深度不可兼得。目前在所有的仪器上在色标的上下端,分别标明血流范围的阈值,观察非常方便。

(四) 彩色零线(基线)的移动(color baseline shift)

当彩色多普勒出现色彩倒错时,除通过改变速度范围(即脉冲重复频率)的方法得以改善之外,也可以像频谱多普勒上移动零线减少频谱倒错一样,上下移动彩色多普勒的零线,借以消除或减轻色彩倒错,使超声多普勒能更准确地反映血流动态。

(五) 彩色类别

此程序主要控制彩色多普勒上颜色的类别、辉度及其与血流速度的关系。各个仪器可有不同,目前的仪器上大致有四种状态可供选择:

标准状态:正红负蓝的辉度均与其血流速度呈正相关,最暗至最亮共分为若干级。在通常情况下多以此种状态进行检查,由图像上彩色的分布、亮度与动态,不仅能了解血流的方向,而且可大致估计血流的速度,适于心脏与大血管血流的检测。

低速血流状态:处此状态下血流仍有正红负蓝两色编码,但无辉度分级,即所有血流不论快慢,一旦显示,即表现为全红或全蓝,故只能观察血流的有无与方向,而不能评价其速度快慢。此种显示方式临床上多用于检查流速较低的静脉系统或末梢血管,观察其内血流的分布与走向。

正向:此状态下只显示红色,不显示蓝色,亮度不同,目的是细致观察朝向探头的(toward transducer)正向血流。

负向:只显示蓝色,不显示红色,亮度不同,借以细致地观察背离探头的(away from transducer)负向血流。

更多的机器为了方便检查者操作与习惯,根据检查部位的不同预置了彩色类别。

(六) 二维及彩色选择显示

在各个不同厂家所推出的仪器上,均有"二维及彩色选择显示"功能选择,可选择二维灰阶图像、彩色血流图像一起或单独显示。合并显示时有助于判断血流讯号的所在部位;单独显示二维灰阶图像方便检查者确认异常血流信号出现处解剖结构的异常,例如观察分流信号处房间隔缺损或室间隔缺损的连续中断;单独显示彩色血流信号能使血流信号的清晰度有所提高。

(七) 取样容积(sample volume)调节

用彩色多普勒血流成像技术检测血流时,如显示的彩色血流信号"溢出"心腔或血管外,除与增益调节过高有关,还由于取样容积过大,使彩色信号描绘的血流失真。彩色多普勒技术显示的血流大小,与心腔的大小和血管的内径并不完全相等,不能用测量彩色血流信号的粗细来代表血管的内径。应恰当调节取样容积的大小,使彩色血流信号完整地充盈心腔及血管,但又不"溢出",而对低速、低流量的血流,可适当增大取样容积,以便于"捕捉"血流。

(八) 取样框大小的调节

电子相控阵探头的扇形扫查角度,在目前使用的绝大部分超声仪是可变的,例如可选择 30°、45°(50°)、60°、90°(80°)。当使用超声仪的彩色多普勒血流成像这一功能时,有一取样框用以观察感兴趣区的血流,取样框的大小也可调节。扇扫角度或取样框大小(主要调节取样框的角度)的调节,可以调节图像的帧速。帧速在心血管检测时非常重要,帧速太慢,时间分辨力下降。有关帧速的公式如下:

$$nTNF = 1$$

上式中 N 为组成一帧图像的扫描线数,T 为发射脉冲的间隔时间(T = 1/PRF),n 为在同一方向上发射超声脉冲多普勒的数量,F 为帧速。因此,如想提高帧速,可通过降低 T 即提高脉冲重复频率 PRF 来达到,但 PRF 提高后,能检测的最大深度变小。降低 n 和 N,即减少单位时间内发射脉冲多普勒的数量和减少每帧图像的扫描线数,后者即为缩小扇扫的角度或取样框的角度。

血流状态的分类及其特点

心血管系统结构特殊,其内进行循环的血流状态也十分复杂,为便于对心内血流的超声多普勒更好地了解,现根据前几章中有关频谱多普勒的原理结合本章中血流的彩色多普勒显示方法和临床观察到的现象等,将各种血流状态的特点逐一讨论。

一、层　流

血流在心血管腔内各段直径没有太大变化的管道中前进时,其速度剖面图上有一特征:中心处血流最快,边缘处血流最慢,中心与边缘之间血流速度依次递减。如以流线代表管腔内各处在某一瞬间的血流速度时,可见横向上相邻流线的速度相差很少,互相平行,各行其道,无干扰回旋现象,在速度分布剖面图上为一中心处靠前,两侧在后的曲线状,故称层流(laminar flow)。在多普勒频谱曲线上频移幅度(代表速度)可高可低,但因取样容积内红细胞速度比较一致,离散度小,故形成光带比较窄细,且与零线间有一空窗的曲线。听取血流声时,其音色单一,悦耳,无吵噪刺耳之感。彩色多普勒上呈现颜色单纯、中心鲜亮、旁侧逐渐变暗的清晰图像。层流主要见于管径基本一致的血管(如主动脉、腔静脉)及没有狭窄的瓣膜口(瓣口直径与前后两腔的横径相差较少),说明血流途径上无任何阻碍,能顺利通过(图9-6)。

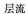
层流

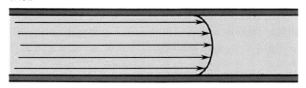

图9-6　层流形成示意图

二、湍　流

湍流在自然界是常见的一种流动状态。人们对于湍流的物理本质尚不甚清楚,以致很难对其作出确切的定义。湍流的流向及其数据均呈随机性。临床上观察到当血流通道内有狭窄时,其流线将发生改变。狭窄处流线集中,当进入宽大的管腔时流线将会放散。有的流线继续向前,速度较快;有的流线偏向旁侧,速度减慢;在边角处,有的流线甚至出现回旋现象。这种紊乱的血流即所谓湍流(overfall flow)。由于取样容积内各点的血流速度快慢相差甚远,故湍流在频谱多普勒上离散度甚大,在Y轴上曲线明显变宽,光点弥散,有近顶峰,有近零线,曲线与零线间空窗消失,代之以信号浓密的实填区,和层流的频谱有明显差异。血流声音复杂,粗糙,为噪声。彩色多普勒上该区

血流彩色明亮,正向血流红中带黄,负向血流蓝中带青,由于方向基本相同、单一,故无五彩镶嵌现象。二尖瓣狭窄及各个瓣口关闭不全时常出现这种异常的血流改变。

三、紊　流

当血流通过重度狭窄的管道进入较大的空腔时,其流线将发生显著变异,形成许多小的旋涡,部分流线向前,部分流线向后,速度剖面上有快有慢,有正有负,方向非常杂乱,故称紊流(turbulent flow)。多普勒频谱曲线上离散度极大,不仅与零线间的空窗消失,而且在零线上下方均有实填的光点,双向对称分布,幅度较高。血流声嘈杂,刺耳,响度亦大。彩色多普勒上也有其特色,由于出现双向血流,正负交错,故该区显示红黄蓝绿杂乱分布、五彩镶嵌的特异图像。此类图像在临床上多见于室间隔缺损右室侧、瓣膜口重度关闭不全及动脉干内有明显狭窄的患者(图9-7)。

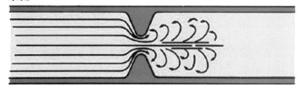
紊流

图9-7　紊流形成示意图

上述两种异常血流(湍流和紊流)有时难以区分,特别瓣口狭窄或经小孔高速分流的患者,超声检查时如取样线与主流方向平行时,可能呈单向的湍流;当取样线和主流方向夹角较大时,可能呈杂乱的紊流。故临床在评估时可参考血流频谱图上速度高低,彩色多普勒血流图异常血流的方向和范围,综合分析,确定病变的种类、性质、部位和严重程度。

四、旋　流

当血流进入大的空腔,其主流方向朝前,到达空腔顶壁后,发生折返,在主流旁侧形成一相反方向的血流。此时腔内血流有正有负,各有一定范围,总的看来在空腔内有一形似巨大旋涡的血流,故称旋流(circle or rotational flow)。旋流在彩色多普勒上易于识别,在空腔内一侧呈红色,另侧呈蓝色,其间界线明确互不渗透。频谱曲线上一侧为正向血流,另一侧为负向血流,方向相反,但各自的离散度不大,均为层流。此种图像常见于二尖瓣偏心性反流的左房内、部分动脉导管未闭患者的肺动脉干内以及动脉瘤异常扩张处和假性室壁瘤凸出的腔内(图9-5D,图9-8)。

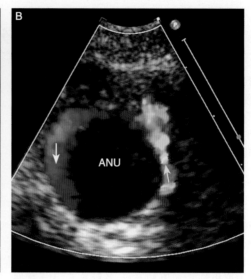

图 9-8 旋流

A. 冠状动脉瘤患者的心底短轴切面,可见主动脉分出的前降支(LAD)的正向血流进入冠状动脉瘤内(ANU),沿瘤壁流动,形成左红右蓝的旋流。其右前方部分血流经瘘管进入右室流出道;B. 局部放大,旋流更为清晰

彩色多普勒的观测与分析

9

彩色多普勒血流成像的原理与显示方式等已如前述,临床上根据二维图像上各个部位多普勒信号的彩色编码,实时而又直观地判断出血流的方向、快慢、流经范围及有无异常。与频谱多普勒相似,在观测与分析时应注意以下诸项。

一、探 测 部 位

进行彩色多普勒检查时,依据病变部位不同,可将探头置于心前区(心底、胸骨旁、心尖)胸骨上凹、剑突下、两侧颈部、腹部或四肢。检查过程中,首先将二维图像显示清楚,了解各个反射所代表的解剖结构,再判明每一液性暗区所代表的腔室与血管断面,测量其大小,了解其形态。而后启动控制彩色显示的按钮,观测各区域的血流情况。取样框放置部位应尽量接近血流的中心,减小声束与血流方向间的夹角。为减少误差,可从不同的方向进行扫查,视血流彩色的变化,进而准确地了解血流的方向与分布等。

二、血 流 时 相

目前临床上使用的彩色多普勒血流成像装置上均附有同步显示的心电图曲线。当二维彩色多普勒图像冻结后,根据心电图上游标的位置可了解心动周期中血流的时相。此外通过图像回放暂存系统(cine-loop),能单帧步进观察彩色成像的变化,了解收缩与舒张期血流的动态,判断血流动力学有无异常。暂存系统能减低图像回放速度,缓慢显示心脏结构及血流的动态,特别对心率较快时观察反流与分流血液的时相有很大帮助。如使用 M 型彩色多普勒血流图观察,取样线方向血流动态扫描线每秒达千条以上,具有极高的时间分辨力,这有助于精确确定反流与分流血液运行方向、起止点、持续时间等,弥补二维彩色多

普勒血流成像的不足,在心血管疾病诊断上有重要价值。

三、彩 色 种 类

前已指出,我国所用的彩色多普勒血流成像仪均以正红负蓝编码方式进行显示。即血流朝向探头,回声脉冲频率增加,频移为正值者以红色表示。血流背离探头,回声脉冲频率降低,频移为负值者以蓝色表示。如某部位有涡流形成,血流方向错综复杂,有正有负,随时变化者,则该区形成红蓝交错、五彩镶嵌的特殊图像。在某些间隔缺损、瓣口狭窄或关闭不全患者常有此表现。故检查者根据二维血流成像上各个部位的彩色类别及有无五彩镶嵌,即可帮助诊断各种不同的心脏疾患。

四、辉 度 强 弱

血流频谱进行彩色编码时,除考虑到以红蓝代表方向之外,也考虑到以彩色的明暗程度即辉度级代表血流的速度。色彩暗淡者示血流速度缓慢,色彩鲜亮者示血流速度迅速。但有三种情况应予注意:①辉度显示属于定性检查,对速度只能大致估计,不能精确读数,如欲求得进一步的结果,应改用频谱多普勒测定速度;②声束与血流方向间夹角应尽量减小,避免因夹角过大,将高速血流以暗淡色彩显示,造成误解;③当血流速度过快,频移过高,超过发射脉冲重复频率的阈限时可出现倒错(或称混叠)现象,应注意与五彩镶嵌相鉴别。

五、范 围 大 小

二维彩色多普勒血流成像除能探测血流的性质、方向与速度之外,尚能观察血流的范围,在图像上显示出血流

由何处起始、何处终止、宽度如何、有无改向等。如房间隔缺损者可见异常血流经缺损处，由左房进入右房，并能通过三尖瓣口到达右室。二尖瓣关闭不全者可见异常血流在收缩期通过瓣口由左室逆返左房，有时还能显示沿腔壁流动的范围及其折返的方向，临床上根据此异常血流的区域，即可诊断关闭不全的严重程度。在动脉瘤患者，由彩色血流的分布范围，勾画出真腔假腔的界限，显示出管腔内血栓的轮廓，对诊断有很大帮助。

影响彩色多普勒图像质量的因素及其对策

彩色多普勒对心脏及大血管内血流状态的显示在诊断上具有重要意义，但由于超声本身性能的局限及仪器调节上的某些问题，在检查过程中常出现某些伪像（pitfalls and artifacts），这对血流状态的正确判断可能有一定影响。不少学者对此曾进行较深入的研究，并对其产生的原因、图像的特点及如何消除等作过论述，这些意见值得临床上予以重视。

一、帧频过低

如前所述，彩色多普勒每秒内的帧数代表扫描线每秒内通过该区的次数，与通常二维灰阶成像相比，其帧频要降低甚多。帧频降低导致时间分辨力降低，在检测心脏时，会造成图像的停顿或断续，容易遗漏持续时间较短的血流信号。目前随着彩色多普勒成像仪硬件技术的进步和处理能力的提高，高端的仪器能在全屏彩色取样状态下达到 20Hz 左右的帧频，在此基础上如果降低扫查深度或是减小彩色取样框，使帧频进一步上升，基本可以满足检查需要。

二、夹角改变

声束与血流束间夹角的改变能引起彩色多普勒中颜色的改变。由于血管弯曲和超声入射角度的差异，同一血流速度在彩色多普勒上可以呈现不同的颜色。为获得接近于实际流速的测值，需不时改变探头的位置和声束的方向。在使用线阵扫描型超声时，可用转动声束（steering）的方法减小夹角，改善血流的显示。

三、频谱与色彩倒错

任何相位敏感型速度检测系统都会存在频谱与色彩倒错（spectral and color aliasing）的问题。所谓倒错（又称混叠或倒置，aliasing）是一种伪像，出现的原因是由于血流速度过快，频移过高，当最大频移（f_{max}）超过脉冲重复频率（pulse repeat frequency，PRF）的 1/2 时，超过此阈值部分的频移即显示为相反的色彩（图9-9，图9-10）。

由于红蓝转变处频移恰在阈限的峰顶处，显示的色彩辉度最高，故在图像上见外周处色彩较暗，向内逐渐增强，色彩非常鲜艳，形成最亮的光环，继而突然红蓝转变，呈现相反的颜色，而后渐次变暗。此种红蓝两色互相包围的图像称环绕包裹现象（wrap-around phenomenon），在二维彩色多普勒血流成像与 M 型彩色多普勒血流图上均可出现。这种现象常可使图像的判断和认识复杂化，带来不利的影响。

色彩倒错虽然是彩色多普勒显示技术上的一个缺陷，但如应用恰当，也可以作为一种新的检查血流动力学的手段。用血流会聚区（flow convergence region，FCR）检测间隔缺损和瓣膜病，病变区血流动力学的变化就是其中一例，此法将球面状的鲜亮的红蓝交界线作为 Nyquist 测量速度临界值和半径的指标，计测特定区域的面积和流量，因而受到重视。以此原理为基础发展来的二维等速表面面积法（2D proximal isovelocity surface area，PISA）及三维等速表面面积法（3D PISA）已经作为二尖瓣反流定量的重要方法。

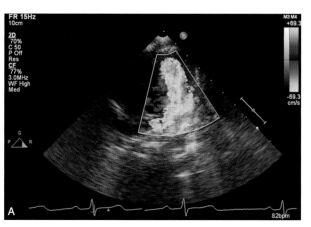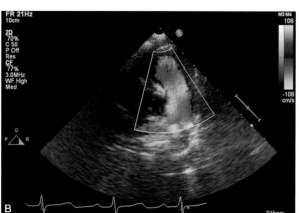

图9-9　彩色多普勒血流成像：彩色倒错

心底短轴切面显示的肺动脉内收缩期血流：A. 由于彩色速度范围较低，为 ±69cm/s，此时肺动脉内血流出现彩色倒错，显示蓝中带红的杂乱信号；B. 彩色速度范围提高为 ±108cm/s，已超过肺动脉血流的最高速度，故彩色多普勒显示为纯净的蓝色信号

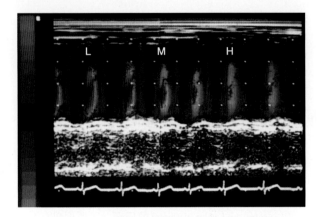

图 9-10 M 型彩色多普勒血流成像彩色倒错

M 型取样线通过肺动脉取样,由左至右血流成像速度范围(即脉冲重复频率范围)由低调高,彩色图像亦从倒错的以红色为主(L),蓝中带红(M),转为纯蓝色(H)

四、室壁幻影

在进行多普勒检查时,常发现来自心壁活动而产生的一些类似血流色彩的低频信息,此称多普勒室壁活动幻影信号(Doppler wall motion ghost signal)。

(一)幻影信号的特点

1. 信号频移值较低,色彩暗淡且闪烁不定。

2. 信号的颜色及辉度与心后壁活动的方向及速度有关,收缩期后壁向前,此信号为红色;舒张期后壁后移,故信号呈蓝色。

3. 此信号所出现的范围较大,弥散分布于心腔周围的心壁区。

(二)消除室壁活动幻影的主要措施

1. 起用彩色抑制与血流滤波装置,调整管壁滤波器的阈值(截止频率),提高血流信号滤波的阈限,削去室壁低速活动的信号(即较慢的频移信号)。

2. 用彩色边缘增强的功能,限制覆盖在实质器官区的彩色信号。

五、瓣叶赝像

心脏瓣膜活动速度远较心壁活动为快(常接近血流速度),来自心脏瓣膜回声的能量也远较红细胞的后散射为高,故由瓣活动而产生的多普勒信号非常强烈,色彩极其鲜艳,甚至在超声穿透不佳,血流信号显示有困难的区域,瓣叶活动的彩色多普勒信号仍能很好显示。如左室长轴切面及 M 型二尖瓣波群的彩色多普勒图像上,在收缩起始时二尖瓣前叶向后关闭,故由瓣膜活动产生的多普勒信号显示为蓝色;而当舒张早期,二尖瓣前叶向前快速开放,故显示为红色。这种由瓣叶活动而产生的多普勒信号与血流信号非常相似,且能引起混淆,故称瓣叶赝像(valvular artifact)。

瓣叶活动所产生的赝像不易消除,但与血流信号易于鉴别,其要点如下:①赝像出现的部位在瓣叶旁侧,二者紧密相邻;②出现时间与瓣口的开放与关闭过程完全一致;③赝像呈现的色彩(正红负蓝)与瓣叶活动方向有密切关系;④瓣叶赝像在心动周期中的持续时间极短,以二尖瓣前叶为例,仅在 AC 段与 DE 段即瓣叶快速活动时出现;⑤如与脉冲型频谱多普勒相对照,可见赝像与频谱上瓣叶活动的短促高频振动在同一时间,且持续时间相同。

六、镜 像 反 射

当心腔内出现较强的多普勒信号时,在心后壁之后侧可能出现与心腔血流色彩相反的多普勒信号,此种现象的产生与超声二次反射有关。因为由前胸壁向心脏后侧传递的声束通过快速血流区时,部分声能遇红细胞时产生后散射,依据血流的方向与速度的变化,出现有一定特异性的频移,显示为红色或蓝色的血流信息。另一部分声能通过血流区到达后壁心外膜,并在此处产生回声。此回声由后向前,当第二次通过血流区时,亦可产生后散射,由于声束方向的改变,故此次在血流区产生的后散射,传至心外膜处又被反射,并被探头接受。但与前次所产生的后散射不同,其频移的方向恰恰相反。如舒张期心腔内二尖瓣口血流呈红色,而由二次反射在心脏后侧出现的血流信号则呈蓝色,其所在部位与心腔内的血流相互对称,宛如以心外膜为镜面而产生的影像,故称镜像反射(mirror reflection)。此种现象多数在声束与心后壁心外膜面相垂直时出现,改变探头在体表上的放置部位,转动声束方向,改变声束与心外膜间的夹角时,镜像反射多能消除或明显减弱。

七、低回声伪像

无回声或低回声的慢速运动组织产生低速、低振幅的多普勒信号。它们不容易被运动鉴别方法所剔除,在这种情况下很难与血液流动相区分。

八、高幅回声伪像

低速运动的组织、患者呼吸或移动探头所产生的高幅回声在壁滤波器的阈值以上,不能被壁滤波器滤掉而产生伪像。周围血管中特别在收缩期常产生高振幅低频振动引起的伪像,这种效应在高速血流状态如动静脉瘘的周围可能被观察到。至于室壁与瓣叶活动所产生的伪像已在前文述及。

功率型彩色血流成像

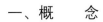

一、概　　念

彩色多普勒问世初期,主要应用于心脏疾病的诊断和研究。随着此项技术在临床上应用日益广泛,希望能测量腹部、小器官的小血流(红细胞少)或低速血流,这意味着检测方法需具有更高的灵敏度,使得在噪声背景强的情况下能将微弱的血流信息检测出来,因而就产生了一种和通常的彩色多普勒即速度型彩色血流成像(velocity CFM)有所不同的新方法——功率型彩色血流成像（power CFM），后者国人习惯称为彩色能量多普勒（power color Doppler 或 Doppler power imaging）。

二、原　　理

在红细胞之间相互独立的假设下，超声经红细胞散射后，换能器上接收到的后散射信号的功率与超声采样容积内红细胞的浓度成正比。而信号的功率与振幅（严格说是振幅的平方）有关。因此功率型彩色多普勒是用信号的振幅（或振幅平方）作为表征血流状态的一个参数去调制彩色显像管，它是继平均速度作为血流状态的一个参数去调制彩色显像管以后的另一种超声血流彩色（编码）成像。从原理上来看，二者的不同仅在于彩色编码所取的参数有异，前者为平均速度（频率），后者为平均功率（振幅），在应用上，两者各有所长，有不同的适应范围。

三、特　　点

在功率型彩色血流成像中，超声血流后散射信号的振幅通常用单色调制，例如橘黄色。其色调明亮表示信号的幅度大，即红细胞的浓度大；其色调暗淡，表示信号的振幅小，即红细胞的浓度小。与通常的速度型彩色血流成像相比，具有以下特点：

（一）检测灵敏度高

1. 功率型血流成像使用的是振幅估计，速度型血流成像使用的是频率估计。振幅估计的固有噪声比频率估计来得小，可检测到更小的血流。

2. 血流散射信号的振幅与血流速度无关。振幅大小基本上不随心率而产生脉动性变化，每帧之间变化不大，可以用多帧叠加平均来提高信噪比。

（二）图像不受声束与血流之间夹角的影响

在声束方向的速度分量与夹角有关，故对相同速度的一段血管而言，因其与扇形或凸形声束扫描线的夹角变化，在彩色多普勒上所显示的颜色会不一样。特别当夹角为 90°时，即声束与血管垂直，声束方向的速度分量为零，图像上呈现暗区。若用速度彩色多普勒显示与探头垂直的流体管道，就可以看到管道中左右两端颜色不一，中间暗区。同样的体外实验，若用功率型彩色血流显示，则显示出管道中充满了同种颜色。对于与探头倾斜的流体管道，因检测距离增加，衰减增加而使被接受的散射信号振幅减少，功率型彩色血流成像也会显示管道中的颜色不一致，但他可以通过接受通道的处理例如 STC 加以弥补。

（三）不产生倒错（aliasing）现象

在脉冲式发射系统中，信号频谱按脉冲重复频率（PRF）周期性重复。因此，当流速产生的多普勒频移大于 1/2 PRF 时，则会产生倒错，即在声谱图上出现上下折返，速度型彩色血流成像上产生颜色突变。而功率型彩色血流成像中信息来自散射信号的振幅，从原理上看不会产生倒错现象。

（四）存在的缺点

1. 不能反映血流的特性，如方向、流速等，因此不能区分动脉和静脉血流。这是由于功率型彩色血流成像取自后散射信号的振幅信息，它没有方向性和脉动性。

2. 散射信号的振幅（平方）是否线性地反映了散射体（红细胞）的浓度，还存在争议。

功率型彩色血流成像虽有上述缺点，但并不影响其在临床上的推广应用，因为它能较灵敏地检测血流的有无，特别是存在小血流与否，就能在临床诊断上起到较大的作用，可帮助判别肿瘤的性质。在原有功率型彩色血流成像的基础上，各家公司都推出各种不断改进的技术，如 B-flow（灰阶血流成像）等，在敏感性、信噪比以及观察的直观性方面都有了不小的提高，现已广泛应用于腹部、妇产、小器官的超声诊断中（图 9-11）。

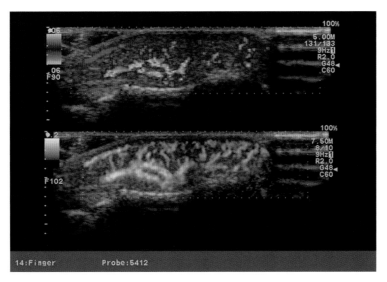

图 9-11　能量多普勒成像
使用 Aloka 公司的 α10 彩色多普勒诊断仪对手指末梢血流进行探测，上图为普通彩色多普勒成像；下图为改进型能量多普勒（e-flow），显示的血流远较上图完整清晰，敏感度明显提高

如何获得高质量的彩色多普勒图像

要想获得清晰、对比分明的彩色多普勒图像,笔者建议注意如下几点:

一、在清晰的二维灰阶图像上启动彩色多普勒模式

二维灰阶图像是彩色多普勒成像的基础,只有在二维图像清晰的情况下,才能使彩色血流的范围、起止、走向得以良好显示,血流与心内结构的关系才能得以明确,检查医师才能准确诊断。

二、调节适当大小的彩色取样框

观察心脏需要较高的图像帧频,为了得到足够的帧率,取样框的宽度和深度应调整到合适的水平,在清晰显示感兴趣区血流的基础上,减小取样框的大小,有助于获得较高帧频的彩色图像,防止遗漏持续时相较短的血流信号或对血流时相判断错误。

三、调整灰阶增益与彩色增益至平衡状态

在观察彩色血流的时候,灰阶增益应适当减小,特别是如检测人工瓣血流时更应减小灰阶增益,以免彩色血流信号受过强灰阶信号的掩盖而不能清晰显示。彩色血流增益则应调至既不出现彩色噪声信号而较弱血流信号有可显示的水平。目前的彩色多普勒仪器大多非常灵敏,弱小血流都能良好显示,宜选择较低的彩色增益,以免造成如高估瓣膜反流一类的判断错误。

四、选择合适的速度范围

根据所要探查的血流性质选择恰当的彩色速度范围,例如室间隔缺损、主动脉窦瘤破裂的高速分流,宜选择高速范围,减少周围血流干扰,使高速血流显示分明;若是低速血流,如肺动脉高压情况下的房间隔分流,应选择低速范围,避免遗漏。

对彩色多普勒的评价

9

彩色多普勒开发时间已超过 30 年,技术已基本成熟。现就其优点及局限性讨论如下:

一、优　点

1. 二维彩色多普勒血流成像能在切面上实时显示心血管内的血流方向、状态、速度与范围等参数,而三维彩色多普勒血流成像则进一步提高了显示及分辨能力。分流性血流异常者彩色多普勒检查时,可以明确分流的起源和部位。反流性血流异常者彩色多普勒可以明确反流的起源、方向、分布、速度和性质。在狭窄性病变时血流在狭窄处增速明显,离开狭窄口进入远端,其血流中心部分可与原来的方向一致,外周部分则形成湍流或涡流。由彩色多普勒的颜色、时相、空间特性能揭示活体组织中血流动力学所反映出的生理、病理状况,对这些类型疾病的诊断与鉴别提供重要的信息。可以这样说,彩色多普勒直观形象,易于理解,已将超声诊断从形态诊断上升至"形态-血流动力学"诊断,超声工作者与临床医师在检查和讨论过程中有共同语言,有益于疑难病例的诊断,使其准确率有很大提高。目前 Aloka、Toshiba、Philips、Siemens 和 GE 等公司所推出的仪器在性能上都已非常优越,受到广泛好评(图 9-12)。

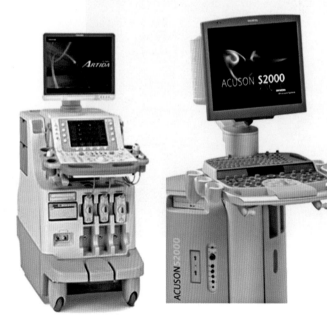

图 9-12　彩色多普勒超声仪
图左为 Toshiba 公司 Artida 彩色多普勒超声仪;图右为 Siemens 公司 S2000 彩色多普勒超声仪

2. 由于二维彩色多普勒能全面、快速、实时显示血流动态，在血流成像正常部位能快速判定，而对可疑之处可以快速确定有无异常血流、出现时间、所在部位与波及范围，明显地缩短了扫查的时间，提高了检查的效率，并减少漏误，提高诊断正确率。

3. 由于 M 型超声多普勒具有极高时间分辨力，可精确观察异常血流出现的时相和持续时间长短，了解血流与心电图及 M 型超声曲线的先后关系，这对鉴别二尖瓣和主动脉瓣关闭不全、探查室间隔缺损的双向分流等具有重要价值（图9-13）。

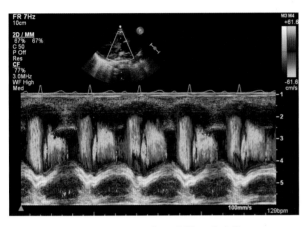

图 9-13　M 型彩色多普勒血流成像

Fallot 四联症患者，M 型取样线通过左室长轴室间隔缺损处所获图像。由于患者右室流出道和肺动脉严重狭窄，右室压力已高于左室，室间隔分流以右向左为主，仅见少量左向右分流，二维彩色难以清晰显示，而 M 型彩色多普勒则能清晰显示整个心动时相的分流血流出现部位、流向、持续时间

4. 利用食管探头的彩色多普勒显像，可发挥两者的优点，由心脏后侧观察心房、房室瓣、房间隔、肺静脉及降主动脉的结构形态与血流状况，清晰度极佳，对经胸探查图像不清及某些疑难心血管疾病的诊断有决定性意义。

5. 现在几乎所有的彩色多普勒血流成像仪上均设有 coronary（冠脉成像）程序，启动之后可较好显示心肌内冠状动脉血流信号（图9-14），再结合负荷试验以及心肌造影技术对估计冠脉血流状态及储备有较大帮助，受到临床的重视。

二、局　限　性

彩色多普勒虽有诸多优点，但也有某些不足之处，有待改进：

1. 彩色编码系将速度（实质上是速度的声束方向分量）大小用彩色辉度显示，由于人眼分辨能力有限，在血流速度测量方面只能大致估计，不能精确定量，故在检查心功

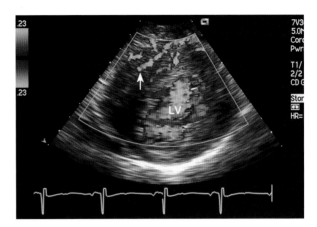

图 9-14　能量多普勒冠脉血流成像

胸骨旁切面显示室间隔内冠状动脉血流（箭头所指）

能、计算排血量与反流量的问题上有一定缺陷。目前各厂家所推出的彩色多普勒血流成像仪上均附有脉冲型频谱多普勒和连续型频谱多普勒。使用时以二维彩色血流成像作宏观巡视，迅速发现异常血流的位置、方向、角度与范围，而后再在二维图像引导下，对重点部位进行取样容积选择，从微观上更精确地测量与计算血流方向、速度及其衍生的各种参数。二者彼此补充，相得益彰，可取得良好效果。

2. 三维彩色多普勒的成像速度较慢，目前技术较成熟的实时三维彩色成像帧频及分辨力均不甚理想，而且显示扇角较小。只有用数个心动周期的数据加以拼合才能有所改善，今后随着探头技术的进步和仪器性能的进一步增强，可能出现真正意义上具有良好诊断价值的实时三维血流成像（图9-15）。

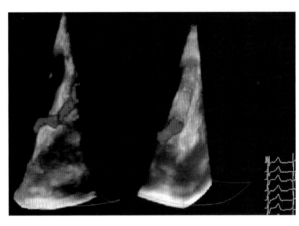

图 9-15　实时三维彩色血流多普勒成像

左冠状动脉异常起源于肺动脉，冠状动脉血流流动并最后进入肺动脉腔的空间走行一目了然

9

第10章

组织多普勒成像的原理、观察和分析方法

TISSUE DOPPLER IMAGING: PRINCIPLE AND METHODS OF OBSERVATION AND ANALYSIS

◎杨好意　邓又斌

成像原理 ……………………………… 122	二、组织追踪图 …………………………… 130
一、组织多普勒速度成像 ……………… 123	三、应变和应变率 ………………………… 130
二、组织追踪成像 ……………………… 125	四、能量图 ………………………………… 130
三、应变和应变率成像 ………………… 126	五、加速度图 ……………………………… 131
四、组织同步成像 ……………………… 127	临床应用研究 ……………………………… 131
组织多普勒成像的调节及其影响因素 … 129	一、左心功能 ……………………………… 131
一、帧频的调节 ………………………… 129	二、右心功能 ……………………………… 131
二、提高二维图像质量 ………………… 129	三、定量负荷超声心动图 ………………… 131
三、声束角度的控制 …………………… 130	四、再同步治疗 …………………………… 131
四、组织多普勒应变和应变率成像的	五、心脏电生理研究 ……………………… 131
调节 ………………………………… 130	六、各种心脏病 …………………………… 132
正常心脏运动的组织多普勒成像 ……… 130	七、心肌灌注研究 ………………………… 132
一、速度图 ……………………………… 130	局限性与发展前景 ………………………… 133

10

　　血管壁和组织运动时有一定速度,尽管这种组织运动速度较血流速度为低,但根据多普勒原理,也可以用 Doppler 方法检测组织的运动,此即组织多普勒成像(tissue Doppler imaging,TDI)。1989 年,法国学者 Isaaz 用带有脉冲多普勒的常规超声心动图仪,在胸骨旁左心长轴切面,记录到正常心肌室壁运动速度的多普勒曲线图,此曲线图包括三个主要波形,即收缩期的 S 波,舒张早期的 E 波和舒张晚期的 A 波。1992 年,Southerland 等设计了第一个展示室壁运动速度的软件和原型,可以精确地测量心肌收缩和舒张的速度,为彩色组织多普勒定量分析心肌运动速度的临床应用奠定了科学依据。

　　组织多普勒技术能将心肌运动产生的低频多普勒频移用彩色编码或频谱实时显示出来,如同血流彩色成像那样,将组织的运动信息检测后进行彩色编码成像,有效地反映心肌运动的方向与速度、局部室壁运动和增厚的程度,提示心肌局部缺血和损伤的范围,突破了既往超声心动图目测分析室壁运动的局限性,为心脏生理学、病理学和临床研究提供了一个新的方法。

成 像 原 理

　　组织运动的原因可以由心脏的舒张、收缩和呼吸等外部应力引起。组织运动和血流运动一样也可以产生超声 Doppler 效应,它们之间的不同在于:前者振幅大、频移小;后者振幅小、频移一般都较大。如图 10-1 所示,只要在振幅和频率上进行双重鉴别,就可以将组织的运动信息从血流信息中分离出来。

　　传统多普勒以相对于组织而言高速运动(10~100cm/s)的血流红细胞为观察目标,对所产生的后散射信号运用高通滤波装置,删除组织运动信号,提取、处理速度高、振幅低的血流信号。组织多普勒则以低速运动(6~24cm/s)的心

肌组织为观察对象,将其产生的回波信号(速度低、振幅高)通过降低总增益和经过低通滤波器方法,输送到自相关器估计速度,再以二维彩色图像或频谱曲线形式将心脏运动的信息实时地显示出来(图 10-2)。

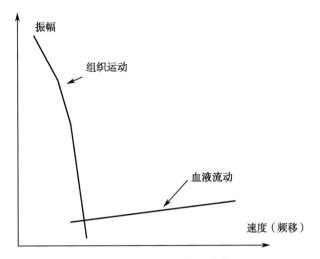

图 10-1　血流运动和组织运动的特征
组织运动产生的多普勒信号振幅大、频移小;血流流动产生的多普勒信号振幅小、频移一般都较大

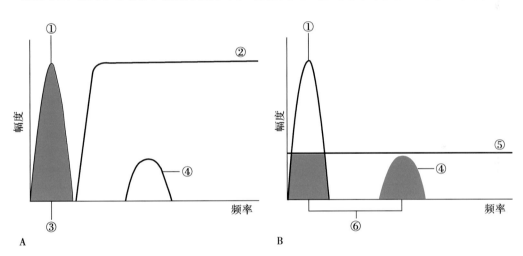

图 10-2　不同来源的多普勒信号提取示意图
A. 血流运动的多普勒信号提取;B. 室壁运动的多普勒信号提取;①来自室壁运动的多普勒信号;②高通滤波;
③通过高通滤波消除信号;④来自血流的多普勒信号;⑤增益调节;⑥通过增益调节消除信号

组织 Doppler 成像的应用领域以心脏为主,其优点在于它与心脏整体运动相对独立,这就有利于分析局部的、区域性的心脏功能,有助于鉴别诊断局部心肌功能障碍。

一、组织多普勒速度成像

组织多普勒速度成像是测量和显示局部心肌运动速度的技术,可被计算并显示为脉冲多普勒频谱或者彩色编码的图像。根据多普勒原理,组织多普勒信号的频率与采样区组织速度有关,可通过公式表示:

$$f_d = \frac{2f_0 v}{C}$$

式中 f_0 是发射超声的脉冲频率,C 是超声在组织中的传播速度,v 是超声束方向的组织速度。与血流多普勒一样,在测量组织最大速度时受到限制,这个界限称为 Nyquist 速度。如果所测量的实际速度高于这个界限,将出现频率混叠现象,导致速度的错误显示。通过调节脉冲重复频率 PRF 或者发射超声频率 f_0 可克服 Nyquist 速度的局限性。组织多普勒速度成像有以下几种成像模式和显示方法。

(一)脉冲多普勒组织速度成像

和脉冲多普勒血流成像一样,在脉冲多普勒组织速度成像中,频谱振幅被传译成灰阶强度,纵轴代表多普勒频移,也可以表示为速度,频谱在某一瞬时的宽度代表了取样区内所有组织运动速度的瞬时空间分布,因此可从频谱图上测量每一取样区内心肌组织运动的瞬时最高速度、瞬时最低速度和瞬时平均速度。横轴代表时间(图 10-3)。

(二)彩色多普勒组织速度成像

和彩色多普勒血流成像一样,在彩色多普勒组织速度成像中,组织运动速度依其速度快慢被编码成不同的颜色,将组织运动的二维彩色多普勒信号重叠到二维灰阶图像上,形成二维彩色多普勒组织速度成像图。彩色编码范围朝向探头的通常从暗红色到明黄色,分别代表低速度到高速度,而背离探头则以深蓝色代表低速度,明青色代表高速度(图10-4)。

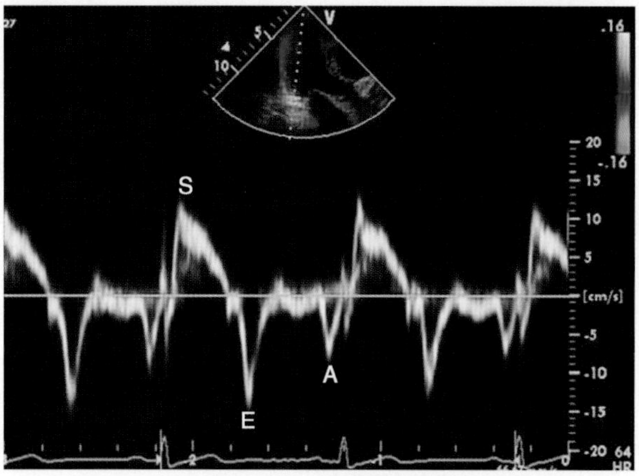

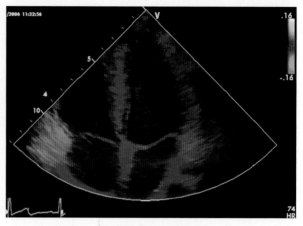

图 10-3　正常人左室后壁二尖瓣环的脉冲多普勒组织速度图

S、E、A 分别为收缩波、舒张早期波和舒张晚期波

图 10-4　心尖四腔切面收缩末期彩色多普勒组织速度成像图

从右上角的彩色编码条图可见,朝向探头的通常从暗红色到明黄色,分别代表低速度到高速度,而背离探头则以深蓝色代表低速度,明青色代表高速度

彩色多普勒组织速度成像中,每个多普勒信号都是从一个深度和一个超声束收集的,这通常需要较长的时间。因此,每一多普勒信号在单位时间内的取样数比脉冲多普勒少。这样常常限制了对图像中每一部位所有信号频谱的计算能力,故用平均多普勒频率计算每一部位的信息。

彩色多普勒组织速度成像除了用以上二维的方式显示外,还可以用 M 型的方式显示。传统 M 型可显示一条直线上心肌组织运动速度的多普勒频移信息。曲线解剖 M 型(curved anatomical M-mode,CAMM)是彩色多普勒组织速度成像数据的另一种显示方式。该方式在高帧频二维图像引导下,可以沿着心肌勾画出任意形状的曲线,从而获得同一心动周期内任意位点的心肌运动信息。图10-5显示的是在心尖四腔切面,曲线从后室间隔的基底部起,经心尖,然后到左室侧壁的基底部的曲线解剖 M 型图像。

(三) 定量组织速度成像(quantitative tissue velocity imaging,QTVI)

定量组织速度成像技术是在高帧频二维彩色多普勒组织速度成像基础上发展起来的一项新的显示方式。每一帧二维彩色多普勒组织速度图中均含有心肌运动速度的信息,对每一帧二维彩色多普勒组织速度图中不同心肌节段的速度信息进行采样提取,以时间速度曲线的方式显示,此即定量组织速度成像曲线。曲线的纵轴代表速度,

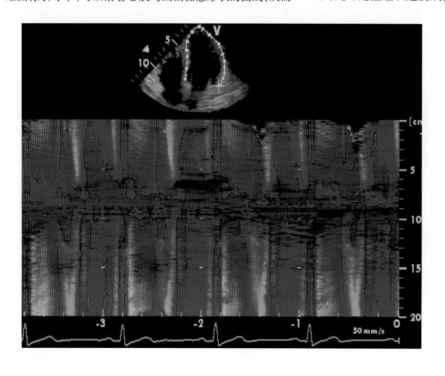

图 10-5　彩色多普勒组织速度成像的曲线解剖 M 型显示

上、中、下分别对应室间隔、心尖及左室侧壁

横轴代表时间(图 10-6)。定量组织速度成像时间速度曲线类似于传统的脉冲多普勒组织速度成像图。两种方法的不同之处在于,脉冲多普勒组织速度成像同步只能记录一个部位的速度信息,而定量组织速度成像时间速度曲线可以同步记录多个心肌节段的速度信息;脉冲多普勒组织速度成像显示的速度信息为取样区内心肌组织运动速度的空间分布情况(即可从频谱上测量每一取样区内心肌组织运动的瞬时最高速度、瞬时最低速度和瞬时平均速度),而定量组织速度成像时间速度曲线显示的是取样区内心肌组织运动的平均速度。

二、组织追踪成像

组织追踪(tissue tracking,TT)成像是一种显示心肌组织在一定时间内位移大小的成像方式。对组织多普勒速度成像所获取的心肌运动速度进行积分可获取组织追踪图(图 10-7)。

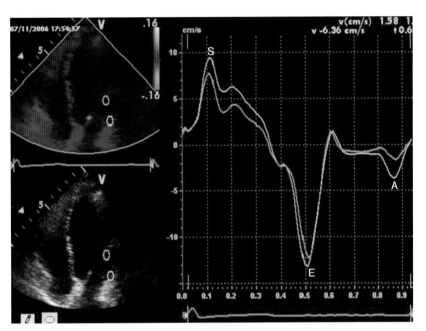

图 10-6　正常人左室侧壁两个心肌节段的心肌运动速度曲线
S、E、A 分别为收缩期、舒张早期和舒张晚期峰值速度

10

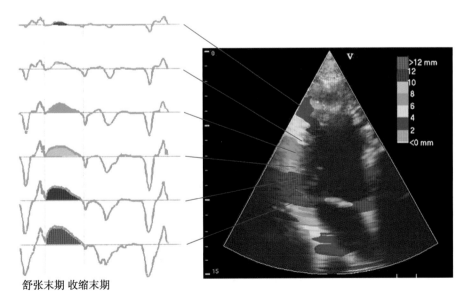

舒张末期　收缩末期

图 10-7　组织追踪彩色编码示意图
图左从上到下为左室心尖切面上心尖部到基底部各室壁节段心肌运动速度曲线,对收缩期速度积分(即计算收缩期速度曲线下的面积)可得出相应部位的收缩期位移,对不同部位不同大小位移进行彩色编码并重叠于二维超声图像上即可得出右侧图像

$$d = \frac{T}{T_0} \int v(t)\,dt$$

组织追踪表示的是心肌节段在心动周期一定时间段组织的位移(图10-8)。在这个方程式中，T_0和T分别是整个时间周期的开始和结束。$v(t)$是时间点t的速度。将T_0设在收缩期的开始而将T设在收缩期末，即可计算出收缩期组织的位移d。

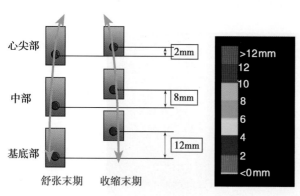

图10-8　组织追踪示意图
室壁不同部位不同大小的位移用不同的颜色表示，
即彩色编码技术

组织追踪成像是基于组织多普勒速度成像的一种超声心动图新技术，能够实时、直观地评价收缩期左室所有心肌节段向心尖方向的运动距离。组织追踪可以用曲线或二维彩色标记图像显示，后者也被认为是"组织追踪图"，可用7种不同层次的颜色表示不同心肌节段收缩不同大小的位移(图10-9)。

图10-10显示正常人左室侧壁基底部的组织追踪曲线。从上述公式中可看出，组织追踪位移是通过组织运动速度计算得来的，速度是组织追踪位移的斜率。当速度为

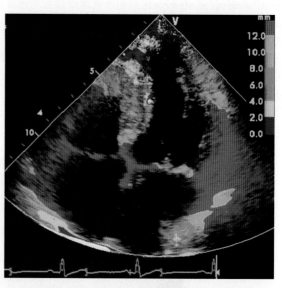

图10-9　正常人心尖四腔切面组织追踪图
显示室间隔和左室侧壁不同节段的位移幅度，可见位移
从心尖部到基底部逐渐增加

正值时，组织追踪位移增加；而当速度为负值时，组织追踪位移减小。当速度为零线时，组织追踪位移不变化。从上述公式中还可看出，组织追踪位移的大小还与观察的时间长短有关，目前临床上观察组织追踪的时间一般为整个收缩期(图10-11)。

三、应变和应变率成像

应变(strain，ε)和应变率(strain rate，SR)是对心肌形态改变的测量，1973年Mirsky和Parmley最早提出这一概念。

应变反映了心肌在张力的作用下发生变形的能力，常用心肌长度的变化值占心肌原长度的百分数表示。对单一

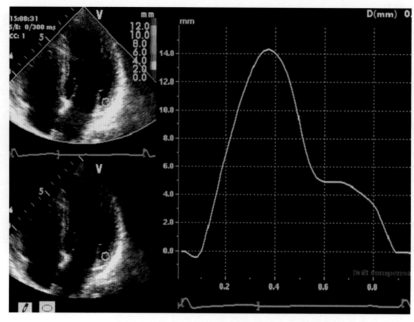

图10-10　正常人左室侧壁基底部组织追踪曲线
该曲线可显示心动周期中室壁某一节段位移的瞬时变化

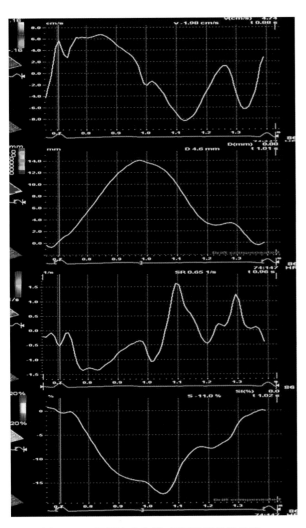

图 10-11　组织速度曲线、组织追踪位移曲线、应变率曲线和应变曲线的关系

图中 4 条曲线从上到下依次为一正常人室间隔中部同一部位组织速度曲线、组织追踪位移曲线、应变率曲线和应变曲线。将速度曲线进行时间积分，可获取心肌组织位移曲线，从图可以看出，当速度为正时，组织追踪位移增加；当速度为负时，组织追踪位移减小；当速度为零时，组织追踪位移不变化。将心肌速度曲线进行空间微分计算，可获取心肌应变率曲线，进一步将应变率曲线进行时间积分，可获取心肌应变曲线，从图中可见，当应变率为负时，应变的绝对值增加，当应变率为正时，应变的绝对值减小，当应变率为零时，应变不变化

平面的变形，如缩短或伸长，最简单的测量方法是常规应变法，它描述了两种状态长度的相对改变。如一个物体的初始长度为 L_0，延伸或缩短成新的长度 L，则

$$\varepsilon = \frac{L - L_0}{L_0}$$

应变值是没有单位的，可以小数或百分数表示。如果 L 比 L_0 大，则应变为正值，表示心肌伸长；如果 L 比 L_0 小，则应变为负值，表示心肌缩短；如果 L 等于 L_0，则应变为零，表示心肌长度没有改变。

应变率是应变的时间倒数，反映了心肌发生变形的速率。标准的应变率单位是 $1/s$ 或 s^{-1}，可读作"每秒"。正应变率表示心肌伸长，而负应变率表示心肌缩短，如果心肌长度不变，应变率为零。

根据组织多普勒所测量的心肌运动速度可计算出相应节段的心肌应变率。同时测量两个取样容积的速度，应变率即为局部两点之间的速度差除以两点之间的距离。

应变和应变率的显示方式有二维彩色图像、彩色 M 型图像以及应变率曲线和应变曲线（图 10-12 ~ 图 10-14）。二维彩色图像中，红色编码负值应变或应变率，表示心肌缩短；蓝色编码正值应变或应变率，表示心肌伸长。绿色编码零应变或零应变率，表示心肌长度不变。颜色的深浅与应变大小一致，即颜色越深，应变越大。

组织追踪位移、应变率和应变的数据获取均与组织多普勒技术所测得的心肌运动速度密切相关。将心肌速度进行空间微分计算，可获取心肌应变率值，进一步将应变率进行时间积分，可获取心肌应变；直接将速度进行时间积分，可获取心肌组织位移，进一步将组织位移进行空间微分，可获取心肌应变。因此，可通过两种途径获取心肌应变。

四、组织同步成像

组织同步成像（tissue synchronization imaging，TSI）是一种基于组织速度成像的时间参数显示工具，用于评价心肌室壁运动的同步性。组织同步成像技术分析图像中的组织速度信号，测量心动周期中心肌各部位到达收缩期峰值速度的时间。组织同步成像以不同颜色直接显示心电图 QRS 波起始至心肌峰值收缩速度的时间。绿色表示正常时相（20 ~ 150 毫秒）；黄色至橙色表示中度延迟（150 ~ 300 毫秒）；红色表示重度延迟（300 ~ 500 毫秒）。因此，不同的彩色反映了室壁运动延迟的定性和定量信息（图 10-15）。

另外，组织多普勒成像方法还有能量模式和加速度模式。

能量模式是以室壁运动的多普勒信号强度（振幅）为信息来源，以它的平方值表示其能量，可以得到能量-频率曲线，将曲线下面积进行彩色编码，形成二维彩色心肌组织运动图像。由于多普勒信号中的强度主要取决于运动物体的散射体的数量，而与超声束和室壁运动方向的夹角无关，夹角的变化只改变曲线下面积形态的变化，而不能改变曲线下面积的大小，因此能量图相对不受室壁运动部位和方向与超声束夹角的影响。此外，由于室壁运动的多普勒信号强度大于噪声中多普勒信息，且能量图反映的是强度平方值的和，故有可能将背景噪声处理成均匀一致的单色，而不影响室壁运动多普勒信息的表达。能量图能识别心肌多普勒信号的强度和范围，多用于声学造影时心肌灌注的研究（图 10-16）。

10

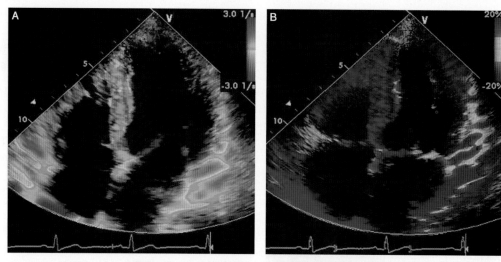

图 10-12　正常人应变率(A)和应变(B)二维图像

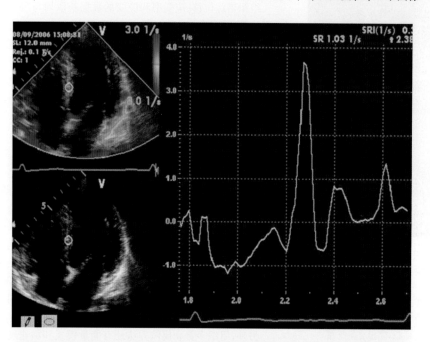

图 10-13　正常人室间隔
中部应变率曲线

收缩期室间隔收缩变短,应变
率为负值,故显示在曲线下方;
舒张期室间隔舒张变长,应变
率为正值,故显示在曲线上方

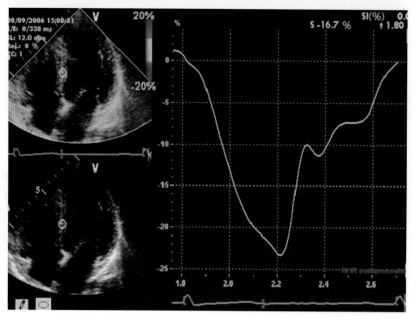

图 10-14　正常人室间隔中
部应变曲线

该曲线可显示室壁应变在心动
周期中的瞬时变化

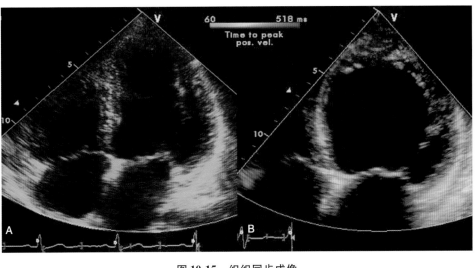

图 10-15　组织同步成像

A. 正常人心尖四腔切面显示后室间隔和左室侧壁同步运动,显示为均匀一致的绿色;B. 扩张型心肌病患者后室间隔和左室侧壁运动不同步,侧壁收缩中度延迟,显示为黄色

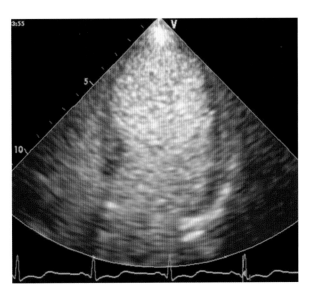

图 10-16　组织多普勒成像能量模式

心肌声学造影时可以清晰分辨心肌组织和血液界面

加速度模式是对心肌运动的加速度(即单位时间内心肌运动的速度变化)进行编码,它利用特殊的电路逐帧记录速度的变化,然后将前后的加速度显示为二维彩色图像。它有指示或不指示心肌运动方向两种选择。指示心肌运动方向时,心肌运动朝向或背离探头分别被编码成红色或蓝色,较亮的色彩表示较高的加速度;不指示方向时,蓝、绿、红依次表示低、中、高加速度。加速度模式可检测心肌组织的运动速度变化率,常用于评价心电的传导功能、心肌的激动顺序和心肌的活力。

组织多普勒成像的调节及其影响因素

一、帧频的调节

脉冲多普勒组织速度成像采用频谱显示,故具有很高的时间分辨率。二维彩色多普勒组织速度成像时,为了观察快速活动的心脏,过低的帧频不能捕捉完整的心肌组织运动信息,必须尽可能采用高帧频成像。目前,二维彩色多普勒组织速度成像的帧频常需达 100 帧/秒以上。通过调节取样线密度,减小探查深度、缩小取样框等方法,可最大限度提高二维彩色多普勒组织速度成像的帧频。

二、提高二维图像质量

通过调节超声波发射频率、调节增益到适当大小,以清晰显示心肌室壁和心内膜,尽量减少心室内结构和血流对心肌运动的干扰,取得理想的二维图像。

三、声束角度的控制

所有的多普勒技术都有角度依赖问题。组织多普勒检查最常用的切面是心尖四腔、二腔和心尖左心长轴切面。因此,在进行组织多普勒超声检查时,应尽可能使超声束与被检测的心肌组织运动方向平行,必要时应对不同的室壁节段用不同的超声探头位置分别取样。

四、组织多普勒应变和应变率成像的调节

目前组织多普勒应变和应变率成像是根据多普勒组织速度成像的基础上通过回归速度计算所获取的。相邻两点间速度的比较对图像噪声非常敏感,所获取的应变和应变率曲线与二维彩色组织多普勒速度图的质量有很大的关系。在获取二维彩色组织多普勒速度图时要尽量避免二次反射等伪像的出现。另外,还要保持合适的帧频(100 帧/秒以上)。脉冲重复频率要合适,避免混叠现象。应用谐波成像技术有助于改善图像质量。

二维彩色多普勒组织速度成像必须应用高帧频,但这同时使图像的空间分辨率降低。空间分辨率的降低使室壁和心腔内的多普勒信号容易混淆,增加图像的噪声以及应变和应变率曲线的噪声。因此,应尽量减小二维彩色多普勒组织速度成像的取样框,以增加空间分辨率。另外,应随时调节定量组织多普勒取样容积的位置,以保证在整个心动周期中取样容积均位于心肌内。

在二维彩色多普勒组织速度图像上取样获取应变和应变率曲线是一维的。调节取样容积位置以保持其在整个心动周期中位于心肌节段内,但必须注意,即使这样,由于心脏的复杂运动,所观察的心肌节段在心动周期中可能会移到所观察的切面外。心肌节段这种移到观察切面外的运动(through-plane motion)对收缩期的应变和应变率的测量影响不大,因为心肌峰值应变和应变率发生在收缩早期。但对于舒张期应变和应变率的测量影响较大。当心肌缺血出现室壁运动异常时,这种影响也会变大。

正常心脏运动的组织多普勒成像

一、速度图

正常心脏运动时,组织多普勒速度成像图显示不同心动时相中不同部位心肌随着运动速度和方向的变化而不断变换着色彩与亮度。

(一)正常心脏速度图

正常心脏同步运动表现为心肌向心性收缩,其重心位置并不在心腔的中央,而是位于心底至心尖连线约69%处。在心尖位超声图像上,无论是否进行角度校正,组织多普勒成像显示心脏基底部的心肌运动速度均高于心脏中部,而心尖部的运动方向则与其他部位相反。如收缩期心尖四腔切面显示心底及室壁中部朝向探头运动,显示为红色,而心尖部显示背离探头运动的蓝色;舒张期恰好相反,心底及室壁中部背离探头运动,显示为蓝色,心尖部则显示为朝向探头运动的红色。这种心脏运动的特征最初由 Ingel 描述,后通过动物实验及外科术中植入心肌标志物得到进一步证实,它可能与心肌纤维的结构和排列有关。心脏的向心性同步运动特征是组织多普勒成像分析室壁运动的基础。

左室壁各节段收缩期平均峰值速度:基底段 5~8cm/s;中段 3~7cm/s;心尖段 2~5cm/s。舒张早期平均峰值速度:基底段 6~10cm/s;中段 4~9cm/s;心尖段 2~6cm/s。舒张晚期平均峰值速度:基底段 3~7cm/s;中段 2~6cm/s;心尖段 1~4cm/s。

(二)正常心肌跨壁速度梯度

正常心肌存在跨壁速度梯度,即心室壁各层心肌活动并非均匀一致,而是心内膜下最高,心外膜下最低,组织多普勒成像能将这种正常的差别显示为一种跨壁速度梯度(myocardial velocity gradient),即同一部位同一时相室壁自心内膜向心外膜呈现为不同亮度色彩。一般正常人前间壁的跨壁速度梯度低于左室后壁。

二、组织追踪图

正常心肌收缩期向心尖方向的位移以二尖瓣环水平最大,而心尖部最小,呈现由心底部到心尖部逐渐减低的特点。在二维组织追踪图上,表现为红、橙、黄、绿、蓝、靛、紫的颜色层次改变。左室壁各节段收缩期平均位移:基底段 9~14cm;中段 5~12cm;心尖段 3~8cm。

三、应变和应变率

正常心肌径向应变和应变率值高于纵向,右室纵向的应变和应变率值高于左室。在室间隔及左室的各个室壁,纵向的应变和应变率值在基底段、中间段和心尖段的各个节段上大小均衡,并不像心肌速度或位移那样从瓣环水平向心尖逐渐递减。与左室不同,右室的应变和应变率的分布呈现不均衡性,心尖部和右室游离壁中间段的应变和应变率值较高。

左室壁各节段收缩期平均峰值应变率:基底段 0.7~1.7s^{-1};中段 0.8~1.6s^{-1};心尖段 0.7~1.5s^{-1}。舒张早期平均峰值应变率:基底段 1.5~2.3s^{-1};中段 1.5~2.1s^{-1};心尖段 1.2~2.5s^{-1}。舒张晚期平均峰值应变率:基底段 0.8~2.5s^{-1};中段 0.6~2.1s^{-1};心尖段 0.4~2.4s^{-1}。左室壁各节段收缩期平均峰值应变:基底段 14%~25%;中段 14%~21%;心尖段 14%~25%。

四、能量图

正常心肌组织多普勒成像能量图显示为收缩期呈现色彩均匀饱满的金黄色,舒张期色彩变暗,至舒张末期某

一瞬间可见金黄色失落呈紫黑色。

五、加速度图

正常心脏加速度图显示模式中心肌运动的方向性变化多已消失,在心动周期中,随着心肌运动的加速度由低到高的变化,可以观察到心肌色彩由蓝色向红色变换。在同一时相,心内膜下心肌多为红色而心外膜下心肌为蓝色,表示心内膜下心肌先于心外膜下心肌激动,整个心肌断面以左室后壁心肌加速度最大呈亮红色。动物实验中,组织多普勒成像可确定心肌的激动顺序,心尖四腔切面上心肌激动的顺序依次为:后室间隔中上部左室面,侧壁心内膜下心肌和右室壁全部,整个室间隔和整个侧壁,最后是心尖部。心尖两腔切面上心肌激动的顺序为:左室前壁上部,前壁中上部,整个前壁和下壁,最后是心尖部。心尖左室长轴切面上心肌激动的顺序为:前间隔上中部,前间隔上部和后壁上部,整个前间隔和后壁,最后是心尖部。这些观察结果与心肌传导的电生理研究结果基本相符,表明加速度图能直视心肌传导上的差异,再现心肌激动的顺序,为评价心脏传导系统的疾病提供了客观依据。

临床应用研究

一、左心功能

超声心动图一直是无创性评价心功能的重要方法。但目前评价心脏功能的方法,如每搏量、射血分数以及传统的用 M 型超声心动图测定二尖瓣环下移距离等方法都是估测心脏的整体功能。目测法观察节段性室壁运动异常虽然可以了解心脏的局部功能,但为半定量性,而且需要有一定的经验,受主观因素影响较大。组织多普勒可以记录到高帧频的图像,从而记录局部心肌运动的速度,并且记录到由心肌运动速度演变得到的参数,如心室壁各节段收缩期和舒张期的心肌运动速度、位移、应变率和应变,这些参数可用以评价心肌局部功能。

研究发现,组织多普勒测量的二尖瓣环收缩期运动速度及位移与射血分数以及二尖瓣环下移距离呈高度相关性,从而可以准确评价左心整体收缩功能。传统的多普勒二尖瓣口血流频谱评价左室舒张功能受心率、前后负荷等多种因素影响而存在假性正常化,而组织多普勒受这些因素影响较小,可以用于判断左室舒张功能。

心肌应变率和应变的测量数据优于测量心肌速度,对于评价局部心肌功能更有价值,因为各个节段心肌速度的测量受邻近节段心肌运动的影响。研究发现,心尖缺血时,非缺血的基底段心肌速度降低,但是基底段的应变却无改变。在多巴酚丁胺试验中,非缺血心肌节段的速度因受到邻近节段缺血心肌或瘢痕的牵拉而降低,而组织应变则不受这些因素的影响。

年龄对所有心肌速度指标都有影响。舒张早期速度随着年龄的增加而降低,舒张晚期速度随着年龄的增加而升高,这种现象反映了与年龄有关的舒张期功能改变。年龄对心肌位移的影响比对心肌速度的影响小,这可能与钙的循环随着年龄的增加而减慢,导致心脏收缩期延长有关。虽然心肌速度有所降低,但心脏收缩期心肌的总位移不降低。然而,在应变率和应变的测量中,仅发现舒张晚期应变率与年龄呈正相关,可能是由于应变率和应变的分析中干扰波太多掩盖了年龄的影响。

二、右心功能

右心腔解剖形态的复杂性影响了射血分数、容量和面积的计算,因此不能用计算左室功能的方法计算右室功能。心导管可测定右心室内最大压力变化,但为有创的方法,而且费时,不能用于常规临床工作。超声心动图测量三尖瓣反流计算的 dP/dt 或 Tei 指数受前负荷的影响,而加速时间、射血时间、右室缩短分数等受后负荷的影响。但在许多临床情况下,右室功能的评估具有非常重要的意义。组织多普勒成像技术是一种有发展前途的测定右室心肌和三尖瓣环运动速度及位移的无创方法,提供了新的有关右室收缩和舒张功能的定量信息。

三、定量负荷超声心动图

自 1979 年超声负荷试验首次应用于临床以来,目前已成为冠心病诊断治疗中不可缺少的重要检查方法。将组织多普勒成像技术应用于超声负荷试验,对负荷状态下局部心肌的收缩和舒张功能进行定量分析,可防止主观判断造成的误差,并可使超声负荷试验进行量化分析,为临床诊断冠心病心肌缺血和评估存活心肌提供了可靠的超声定量方法。

四、再同步治疗

心电图 QRS 波增宽提示心室间和心室内的收缩存在不协调。心室间的不同步收缩是一种不协调的右室和左室收缩类型,而心室内的不同步表示邻近心肌节段之间收缩的不连续。心脏同步化治疗(cardiac resynchronization therapy,CRT)可以改善心力衰竭患者的临床症状和血流动力学状态,尤其是双室起搏器对心力衰竭患者进行再同步治疗是目前备受关注的治疗心力衰竭的新方法。

然而,心电图 QRS 波增宽并非判断心室不协调的完美方法。组织同步显像技术以及组织多普勒的频谱分析模式和 M 型模式能够对心肌不同区域的速度和加速度指标和时相进行测定,在评价心室间和心室内不协调、预测心室对起搏器治疗的反应性、指导起搏器的安装以及评价起搏器的治疗效果中具有重要作用。

五、心脏电生理研究

组织多普勒成像的速度图与加速度图因能反映心肌运动的速度和变化,故可通过观察心肌运动的先后顺序而了解心电活动的异常兴奋点。如二维组织多普勒成像可用高帧频彩色多普勒定位预激综合征患者的心室预激区，并可观察到射频消融治疗后相应于心电图上δ波时相的心室提早收缩区域的色彩消失；可分辨预激综合征患者嵌入左室的附属旁路及成功切除旁路后心脏正常的收缩模式；在束支传导阻滞和安装了起搏器的患者中可发现异常的心室去极化；在室性期前收缩的患者中可定位异常兴奋点等。

六、各种心脏病

（一）缺血性心脏病

节段性室壁运动异常是缺血性心脏病在二维超声心动图上的突出特征。研究表明，在心肌缺血时，左室舒张功能异常先于收缩功能异常出现。目测法在评价心肌运动时受主观因素影响，观察者之间的差异较大。组织多普勒成像通过定量分析左室节段动力学改变，为同时测定左室节段的收缩和舒张功能提供了一种新的无创性方法。组织多普勒成像技术通过测定节段舒张功能，可作为检测心肌缺血的最早改变的敏感方法。动物实验和临床研究发现，缺血心肌节段的平均舒张早期E峰的峰值速度明显低于正常节段，舒张晚期A峰的峰值速度与正常节段没有明显差异，而E/A比值在缺血心肌节段和正常节段之间有显著性差异，表明心肌缺血主要影响心室快速充盈期的主动舒张过程。研究还发现，缺血心肌的收缩期S峰的峰值

速度、位移、应变和应变率亦均低于正常节段。左室整体舒张和收缩功能异常并不取决于舒张和收缩功能异常节段的部位，而是取决于组织多普勒成像发现的舒张和收缩功能异常节段的数目。众多报道表明，组织多普勒成像可检出急性心肌梗死的危险区、陈旧性心肌梗死的坏死区部位及范围，与病理切片或心电图提示的梗死部位高度相关。

（二）肥厚型心肌病

常规超声心动图检测肥厚型心肌病左室收缩和舒张功能受前负荷的影响，射血分数等收缩功能指标是正常的，甚至是增高的，舒张功能也易出现假性正常化。组织多普勒成像显示虽然大部分心肌节段径向收缩期峰值速度稍高于正常人（差异无统计学意义），但肥厚与非肥厚心肌节段纵向峰值速度均明显低于正常人相应室壁节段。肥厚型心肌病患者局部舒张功能表现为快速充盈期延迟和舒张期运动不协调。

（三）扩张型心肌病

在扩张型心肌病患者中，定量组织速度成像所测量的左室各室壁节段收缩期心肌纵向运动速度和组织追踪技术所测量的纵向位移比正常人相应室壁节段明显减低。应用定量组织速度成像技术测量二尖瓣环运动速度，发现扩张型心肌病患者二尖瓣环舒张早期峰值速度E峰以及E/A比值明显低于正常人，从而可以准确评价扩张型心肌病患者左室舒张功能（图10-17）。

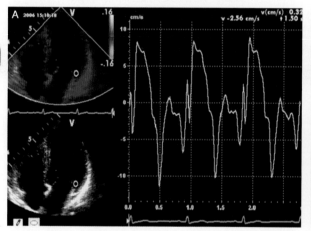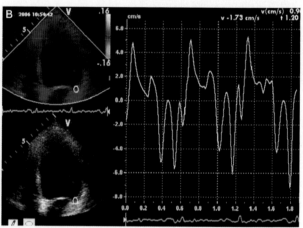

图10-17　组织多普勒速度曲线
A. 正常人左室侧壁二尖瓣环的心肌运动速度曲线；B. 扩张型心肌病左室侧壁二尖瓣环的心肌运动速度曲线，与正常人相比，可见S峰和E峰速度明显减低，E/A小于1

（四）限制型心肌病和缩窄性心包炎

限制型心肌病与缩窄性心包炎在临床上鉴别诊断较为困难，常常需要借助于外科探查或心内膜活检以明确诊断。组织多普勒成像作为一种无创性检查方法，能为其鉴别诊断提供一定帮助。初步研究表明，左室壁心肌纵向收缩期心肌最大运动速度S峰和舒张早期心肌最大运动速度E峰在正常人与缩窄性心包炎组之间无明显差别，但明显高于限制型心肌病组。多变量分析显示E峰是鉴别两种疾病最好的预测指标。因E峰与二尖瓣口血流E/A比值、二尖瓣环位移相关性很差，与射血分数EF无明显相

关，故在舒张功能研究中也有一定价值（图10-18）。

七、心肌灌注研究

组织多普勒成像能量图能有效地检测心肌中的半乳糖类声学造影剂。因造影剂进入心肌灌注后可改变心肌运动的能量，而组织多普勒成像能量图能评价这一细微的能量变化，提高心肌灌注的显像能力。研究表明能量图较速度图对超声造影心肌灌注显像更敏感，并能减小造影剂用量，获得满意的左室心肌灌注图像，在冠脉缺血时清晰勾勒出灌注缺损的范围。

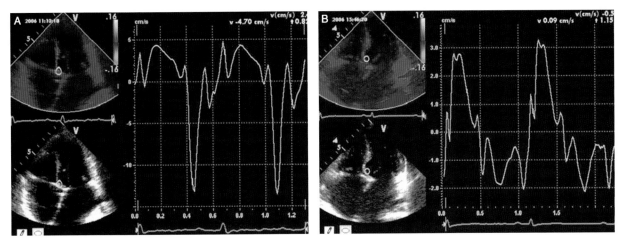

图 10-18　组织多普勒速度曲线

A. 缩窄性心包炎后室间隔基底部的心肌运动速度曲线，与正常人相比，收缩期速度和舒张期速度均无明显变化；

B. 限制型心肌病后室间隔基底部的心肌运动速度曲线，与正常人相比，可见 S 峰和 E 峰速度明显减低

局限性与发展前景

与任何新技术在发展初期尚不成熟一样，组织多普勒成像在方法学上存在一定局限性。如心肌运动方向与超声束的夹角、仪器的增益等因素影响室壁色彩的显像与速度测值；心脏在心腔内的摆动、正常的呼吸运动等无疑会影响组织多普勒成像对心脏运动分析的准确性；需要尽可能提高成像的帧频，以提高诊断的准确性；还需要努力做到测量方法标准化，提高测值的准确性和可重复性；目前的组织多普勒成像的图像测量还需要脱机分析，费时费力。最近发展的二维应变（two-dimensional strain）成像技术，利用组织斑点追踪（tissue speckle tracing）技术，在二维超声图像的基础上，自动追踪感兴趣区内不同像素的心肌组织在心动周期每一帧图像中的位置，计算各心肌节段的变形。斑点追踪技术与组织多普勒频移无关，不受声束方向和心肌节段运动方向之间的夹角影响，因而克服了组织多普勒技术角度依赖性的局限，更能准确地评价心肌的运动。

总的来说，组织多普勒成像是一种有效的、应用广泛的、极有潜力的检测手段。随着计算机技术的发展和组织多普勒技术的日益成熟，以及与其他超声技术如三维超声心动图、心肌声学造影等的完美结合，必将为心脏疾病的诊断和治疗提供更多更准确的信息。

10

第 11 章

斑点追踪超声心动图

SPECKLE TRACKING ECHOCARDIOGRAPHY

◎ 邓又斌

斑点追踪超声心动图的原理······ 134
斑点追踪超声心动图测量数据的显示方法及
　其特点 ······ 135
　一、速度向量成像 ······ 135
　二、应变显示 ······ 135
　三、旋转角度显示 ······ 139
临床应用 ······ 142

一、定量评价心肌各节段的收缩和
　舒张功能 ······ 142
二、定量评价心肌缺血 ······ 142
三、测量旋转角度的临床应用 ······ 142
四、斑点追踪超声心动图的局限性及
　应用前景 ······ 143

　　超声心动图在经历了 60 年的发展,已经由心脏解剖结构和血流的观察和评价阶段进展到了在精确解剖结构基础上的心脏功能的量化评价阶段。目前超声心动图学者和超声仪器生产厂家为此作出了不懈的努力,斑点追踪超声心动图就是在进一步向前发展的重要前沿方向,有望得到广泛应用的具有代表性的超声新技术之一,现介绍如下。

斑点追踪超声心动图的原理

11

　　斑点追踪超声心动图(speckle tracking echocardiography)利用二维斑点追踪技术,在二维超声图像的基础上,在室壁中选定一定范围的感兴趣区(region of interest, ROI),随着心动周期,分析软件根据组织灰阶自动追踪上

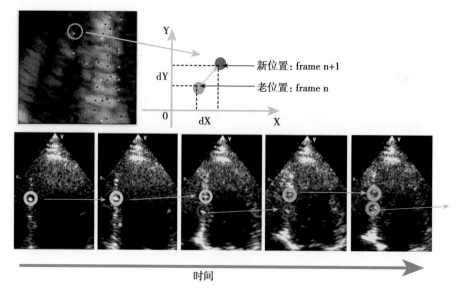

图 11-1　超声组织追踪示意图
二维超声图像组织追踪系统可在心肌组织中选取一定范围的感兴趣区,自动追踪此区内每一斑点附近大约 20 像素×20 像素在一帧帧图像中的位置,并与前一帧图像中的位置相比较,通过逐帧的运算得出斑点整个心动周期中的运动速度和位移

述感兴趣区内不同像素的心肌组织在一帧帧图像中的位置,并与第一帧图像中的位置相比较,计算整个感兴趣区内各节段心肌的位移大小(图 11-1)。由于斑点追踪技术与组织多普勒频移无关,因此不受声束方向与室壁运动方向间夹角的影响,没有角度依赖性,因此斑点追踪超声心动图能更准确地反映心肌的运动。

上述二维斑点追踪技术是在一个平面的二维空间内追踪心肌组织的运动轨迹,从而评估心肌的运动。实际上,心肌的运动是在一个三维空间内运动的,二维斑点追踪只能在固定平面上追踪心肌声学斑点,而心肌的旋转会不可避免的导致部分声学斑点移出追踪平面以外(through-plane motion),从而导致测量结果的不准确。近年发展起来的三维斑点追踪技术能对立体的全容积图像进行分析,在三维空间中追踪声学斑点,不存在斑点移出追踪范围的问题,能够更准确地评价心肌的运动和变形能力。

斑点追踪超声心动图测量数据的显示方法及其特点

一、速度向量成像

速度向量成像(velocity vector imaging,VVI)是利用斑点追踪技术观察心肌活动状态的一种有效方式,可以在心肌任意感兴趣的区域显示它们的矢量信息——带有方向和速度的量。箭头的方向代表向量的方向,长短表示速度的大小。速度向量非常直观地显示了心肌在心动周期中收缩和舒张的过程,特别在激动的顺序,心肌的同步协调,各节段的活动一致性方面具有很客观和重要的价值(图 11-2),现将常用者举例如下:

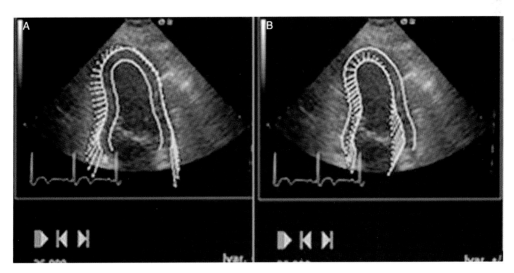

图 11-2　速度向量技术(VVI)显示心内膜和心外膜动态
用 VVI 检查可以由心内膜下到心外膜,分层次地测量和计算每一层次的力学参数值,以此来得到跨壁的力学改变。A. 心外膜;B. 心内膜

1. 在心律失常方面,可以与心电图同步显示出室性异位起搏点的位置,表现为在相应部位呈现为局部心肌提前出现的速度向量和与整体不协调的表现(图 11-3)。在室性射频消融治疗的前后对比观察可见有效的射频治疗使提早出现的速度向量消失(图 11-4)。

2. 对预激综合征的患者可以显示出旁路部位预先激动的速度向量,在彩色速度三维图上可见空间的预激区域(图 11-5)。

3. 常规超声心动图和负荷超声心动图在评估室壁运动状态方面可能带有主观的成分,故需要训练有素的医师来进行。速度向量技术提供了一个客观的指示使我们可以一目了然地看到在扫查切面心动周期中每一节段的运动状况。在临床实践中可见到肉眼尚无法判定但速度向量技术可显示出来的小的节段室壁运动异常。这样就为临床提供了一个敏感的判定室壁节段运动的手段(图

11-6 ~ 图 11-9)。

4. 速度向量图也可以简单易行地进行同步化的判定,对心室和心房、心室间、心室内进行同步性的评估(图 11-10)。

二、应变显示

心肌纤维排列的多样性决定了左心室在收缩期发生纵向、圆周向及径向上的缩短或延长的同时也会发生心肌的旋转。因此,描述心肌运动时,包括剪切应变(shear strain)和法向应变(normal strain)。

剪切应变是指物体运动时其运动方向发生了变化。对于心肌而言,在圆周-长轴平面(即平行于心外膜的平面)上,由于心肌在这一平面上发生了剪切运动,使得心肌在心尖部和心底部发生旋转,并且旋转的方向在心尖部和心底部不一样。因此,在圆周-长轴平面上心肌的剪切应变

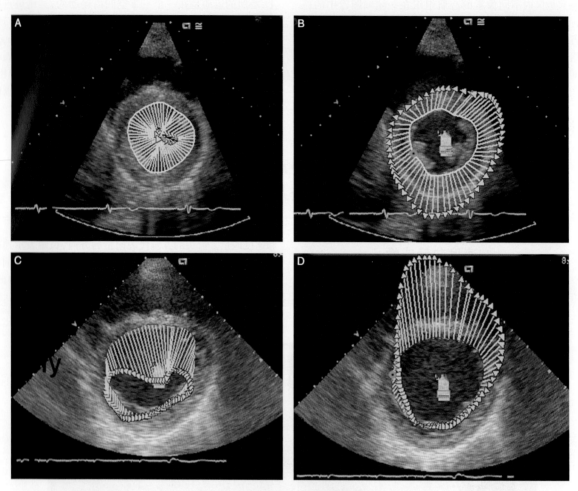

图 11-3 心室舒缩时心内膜活动方向

VVI 检查时可以清晰显示心内膜活动的方向与幅度。A. 同步化正常的心脏短轴切面,收缩期一致朝内快速移动;B. 同一心动周期,舒张期一致向外,其速度、幅度基本相同;C. 心壁活动非同步患者,收缩期前壁快速后移,而后壁基本静止未动;D. 舒张期开始后,前壁前移,后壁仍未活动,二者明显不同步

11

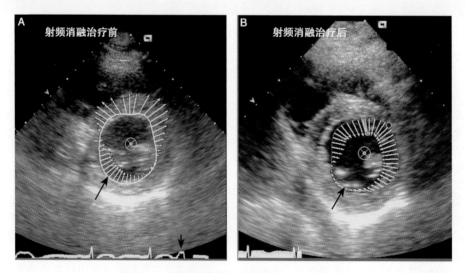

图 11-4 室性早搏射频消融前后 VVI 的变化

A. 消融之前,可见心室其他部位尚在舒张期(向外运动),而后壁由室性早搏引起的提前收缩(箭头所指);B. 异位灶被射频消融治疗之后,原来提早出现的速度向量消失(箭头所指)

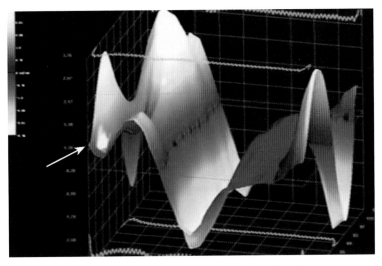

图 11-5　预激综合征的速度向量成分（在彩色速度图上）

预激综合征患者因旁路预先激动，从而产生提前出现的速度向量成分（白色箭头所指）

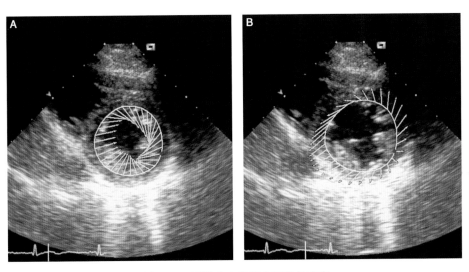

图 11-6　正常人心底部心肌活动方向

A. 正常人心底部心肌收缩期为顺时针负向活动；B. 在舒张期为逆时针正向活动

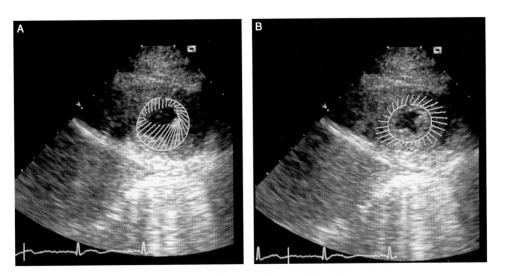

图 11-7　正常人心尖部心肌活动方向

A. 正常人心尖部心肌收缩期为逆时针正向活动；B. 在舒张期为顺时针负向活动

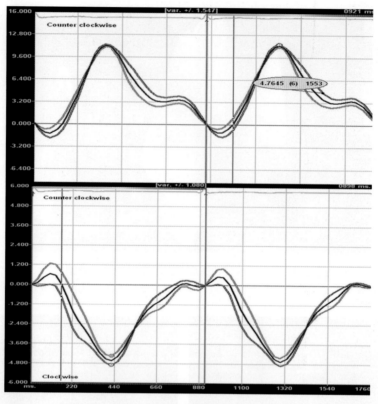

图 11-8　正常人心尖与心底心肌旋转曲线的比较

上图为正常人心尖部心肌旋转曲线,收缩期为逆时针正向活动,舒张期为顺时
针负向活动;下图为心底部心肌旋转曲线,收缩期顺时针负向活动,舒张期为
逆时针正向活动,心尖与心底部活动方向相反,从而取得最佳的心室排血效果

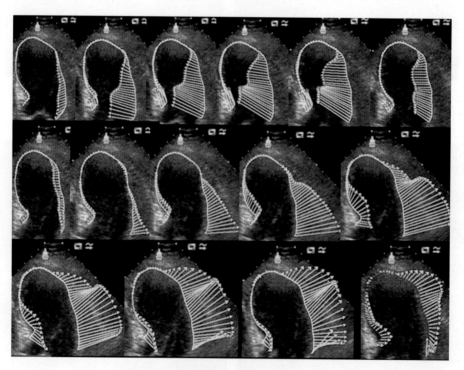

图 11-9　心肌梗死患者的心肌速度向量图

此为急性广泛前壁心肌梗死患者的心肌速度向量图,从开始收缩到其后的舒张期,
梗死区未见明显速度向量成分,定位非常精确

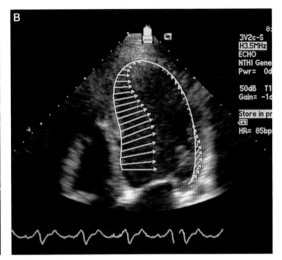

图 11-10　正常人和束支传导阻滞患者心内膜活动方向

A. 正常人四腔心切面,VVI 显示收缩期室间隔、心尖部与左室侧壁心内膜同步向内活动;B. 左束支传导阻滞患者,收缩期室间隔活动尚好,但心尖部与左室外侧壁活动明显减低

的大小可用心底部和心尖部旋转角度的差来表示。在圆周-径向平面(即平行于左室短轴的平面)上,由于心肌在这一平面上发生了剪切运动,使得心肌心外膜下和心内膜下的旋转角度不一样。因此,在圆周-径向平面上心肌的剪切应变的大小可用心内膜下心肌和心外膜下心肌旋转角度的差来表示。

法向应变是指物体的长度等方面的变化。斑点追踪超声心动图通过测量组织的位移,可计算出心肌组织的应变。应变(strain)在物理学上指物体的相对形变。线性应变可用 Lagrangian 公式表示为 $S=\Delta L/L_0=(L-L_0)/L_0$,S 为应变,$L_0$ 为初始长度,L 为改变后的长度值,ΔL 为长度的改变量。S 为正值表示长轴方向的伸长或短轴方向的增厚,S 为负值表示长轴方向的缩短或短轴方向的变薄。心肌应变指心肌在外力作用下极小的变形,可用来评价局部心肌的收缩与舒张功能、血供情况、心肌活力等。最初测量心肌应变是在 20 世纪 90 年代初,用创伤性的植入声学测微计或钽标记物的实验模型得到应变数据;20 世纪 90 年代中后期,用磁共振成像可以无创地获得应变指标,它有良好的空间分辨率,但受到时间分辨力和图像获得时间以及昂贵费用的限制;1998 年,Heimdal 等首次介绍了用超声显像无创性测量心肌应变的方法。目前超声测量心肌应变的方法由组织多普勒技术发展而来,通过阈值滤过高频、低振幅的血流信号,检测低频、高振幅的室壁运动信号,计算心动周期中心肌某一节段在声束方向上的改变量与原始长度的比值,来表示心肌在声束方向上的伸长和缩短。这种技术受超声束方向与室壁运动方向间夹角的影响,主要用于检测心肌长轴方向的运动。为了克服这一技术的局限性,目前超声可利用斑点追踪技术来测量心肌的二维应变。

心脏的心肌细胞包括纵行和横行肌纤维,即内、外层的螺旋形肌束和中层的环形肌束,因此心脏的收缩和舒张运动基本包括 4 个部分:纵向(longitudinal)运动,表示心脏长轴方向的运动;径向(radial)运动,表示心脏短轴方向的运动;圆周(circumferential)运动,表示心脏短轴方向的环形运动;旋转(rotational)角度,表示心脏短轴方向的旋转角度。

(一) 室壁纵向应变(longitudinal strain)

在心尖部二维图像室壁上勾画出感兴趣区(region of interest,ROI),利用斑点追踪技术的分析软件自动追踪组织中各点在心动周期的运动轨迹,计算感兴趣区中各节段室壁沿心肌纵行纤维方向上的平均应变值。心肌节段室壁缩短时为负值,伸长时为正值(图 11-11)。

(二) 室壁径向应变(radial strain)

在心脏短轴二维图像室壁上勾画出感兴趣区,利用斑点追踪技术的分析软件自动追踪组织中各点在心动周期的运动轨迹,计算感兴趣区中各节段室壁径向的平均应变值,该应变值实际上反映了室壁收缩期的增厚程度。心肌节段室壁增厚时为正值,变薄时为负值(图 11-12)。

(三) 心脏左室短轴圆周方向应变(circumferential strain)

在测量心脏左室短轴圆周方向应变时,同样是在心脏左室短轴二维图像室壁上勾画出感兴趣区,利用斑点追踪技术的分析软件自动追踪组织中各点在心动周期的运动轨迹,计算感兴趣区中各节段室壁沿心脏左室短轴圆周方向上的平均应变值。心肌节段室壁缩短时为负值,伸长时为正值(图 11-13)。

(四) 面积应变(area strain)

面积应变是指平行于心外膜平面的某一心肌节段表面积在心动周期中的变化情况。面积应变实际上反映了心肌某一心肌节段的长轴纵向应变和圆周应变。

三、旋转角度显示

测量心肌的旋转角度时,在心脏短轴二维图像室壁上勾画出感兴趣区,利用斑点追踪技术的分析软件自动追踪组织中各点在心动周期的运动轨迹,以心脏左室短轴中心为假想圆心,计算感兴趣区中各节段心肌的旋转角度,从心尖向心底方向观察,二尖瓣水平左室短轴是顺时针旋转,心尖部左室短轴是逆时针旋转。关于左室旋转的表示方法还没有统一,目前一般用正值表示逆时针旋转,负值

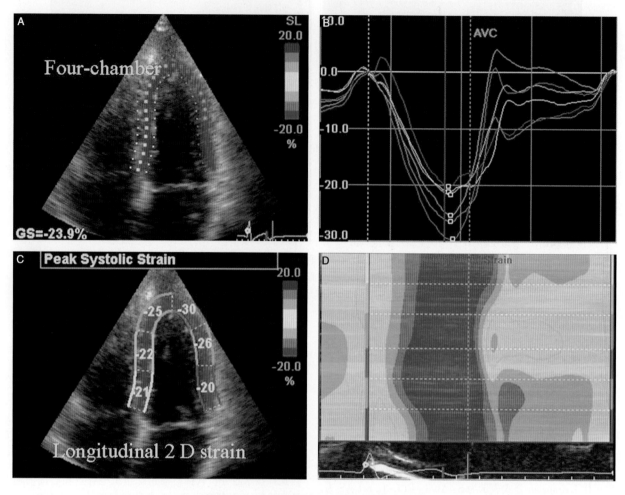

图 11-11 心尖位四腔图心肌纵向应变曲线

A. 将斑点追踪取样区置于室壁心肌组织；B. 所获各节段的二维应变曲线；C. 数据为收缩期峰值应变；
D. 四腔图上各节段应变值的曲线解剖 M 型显示

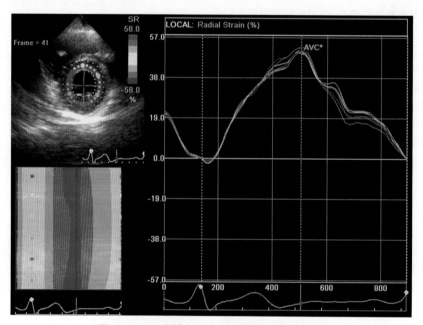

图 11-12 二尖瓣水平左室短轴径向应变曲线

收缩期室壁增厚，故径向应变为正值，显示在基线上方

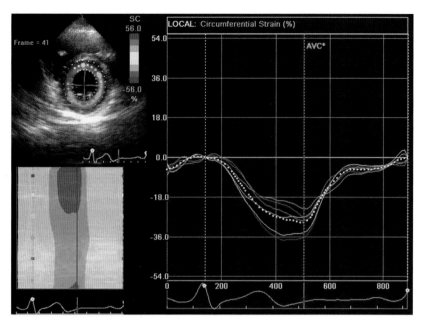

图 11-13　二尖瓣水平左室短轴圆周应变曲线
收缩期左室周径变短,故圆周应变为负值,显示在基线下方

表示顺时针旋转。但在以往的研究中,也有用正值表示顺时针旋转,负值表示逆时针旋转。Hurlburt 等在正常人中应用二维超声应变成像测量心尖位长轴、左室短轴径向和圆周方向的应变,结果为:①心尖长轴方向应变,心尖部>中部,左室侧壁>左室前壁;②心脏左室短轴方向应变较均

一;③左室短轴圆周方向应变,前室间隔应变最大,与磁共振相符。Helle 等在正常人中应用二维应变成像测量旋转角度,结论为:短轴心尖部−10.9°±3.3°,短轴心底部 4.6°±1.3°。从心尖向心底观察,顺时针旋转为正值,逆时针旋转为负值(图 11-14,图 11-15)。

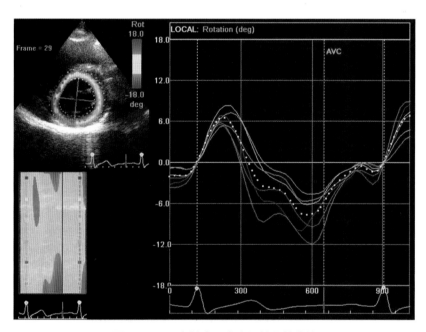

图 11-14　二尖瓣水平左室短轴旋转曲线
从心尖往心底方向看,收缩早期为逆时针方向旋转,为正值,故在基线上方显示;
收缩中晚期为顺时针方向旋转,为负值,故显示在基线下方

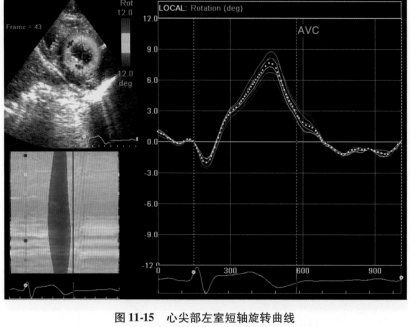

图 11-15　心尖部左室短轴旋转曲线

与二尖瓣水平的旋转方向相反,从心尖往心底方向看,收缩早期为顺时针方向旋转,
为负值,显示在基线下方;收缩中晚期为逆时针方向旋转,为正值,显示在曲线上方

临床应用

一、定量评价心肌各节段的收缩和舒张功能

心肌应变与心肌的收缩和舒张功能密切相关,心肌应变测量的是心肌各节段的变形,能准确评估心肌收缩和舒张功能。Amundsen 等为证明斑点追踪技术的准确性,与创伤性的植入声学测微计方法相比较,在 9 只杂种犬中比较这两种方法测量室壁纵向及室壁径向收缩期应变的相关性,证明两者间有很高的相关性和符合率,室壁纵向应变 r $=0.90$,$P<0.001$,95% 可信区间为 $-4.4\%\sim5.0\%$;室壁径向应变 $r=0.79$,$P<0.001$,95% 可信区间为 $-5.6\%\sim$ 5.1%。临床研究中,在心肌梗死患者,斑点追踪技术发现在梗死区域的心肌收缩期应变值降低,而远离梗死区域的心肌应变值正常。在 7 例曾有心肌梗死的患者和 4 例健康志愿者将斑点追踪技术与磁共振方法相比较,106 个心肌节段分析证明两者有良好的相关性和符合率($r=0.87$,$P<$ 0.001;95% 可信区间为$-9.1\%\sim8.0\%$),而磁共振是目前非侵入性评价收缩期心肌应变的"金标准",证明斑点追踪技术能准确反映局部心肌的收缩功能。同样,当斑点追踪技术应用于舒张期时,也可准确反映局部心肌的舒张功能。

二、定量评价心肌缺血

在缺血性心脏病中,局部心肌的缺血导致局部心肌的运动异常,心肌应变能够客观反映出心肌缺血时心肌局部收缩功能。临床实际中,局部心肌缺血的评估最常用到的方法是对二维超声显像室壁运动和室壁增厚率进行目测。但是,这种方法的局限性既有观察者间的差异也包括肉眼对快速短暂运动的分辨能力,而 D'Hooge 等研究表明帧频至少达 70 帧/秒才能实时反映正常心率状态下的心肌运动。Migrino 等对小鼠的心肌缺血与再灌注的研究中显示缺血心肌的应变明显降低,与未结扎左前降支近端时差异有统计学意义($P<0.001$),与进行再灌注后的心肌应变差异也有统计学意义($P<0.001$);与心肌节段的室壁增厚率相比较,二维超声应变成像对心肌缺血的变化更加敏感。Becker 等对 48 例心肌梗死患者进行研究,将心肌按 16 节段法划分,用增强的心脏磁共振将心肌各节段按增强的程度分为 5 组($0,0\sim25\%$,$25\%\sim50\%$,$50\%\sim75\%$,$75\%\sim$ 100%),二维超声应变成像中的室壁径向应变分别为 $27.7\%\pm7.9\%$,$21.9\%\pm10.6\%$,$18.9\%\pm8.3\%$,$13.6\%\pm$ 9.1%,$8.3\%\pm6.4\%$($P<0.001$),对检测透壁型心肌梗死(增强超过 50%)的敏感性和特异性分别为 83.2%,80.1%。

三、测量旋转角度的临床应用

心脏有内、外两层螺旋形肌束,这使心脏在运动过程中有一个旋转运动。从心尖向心底方向观察,收缩期左室心尖部逆时针方向转动,同时基底部顺时针方向转动;等容舒张期存在与上述相反的反旋转。二维超声应变成像可对左室的旋转及反旋转进行测量。左室的舒张功能很难用非侵入性的方法测量,以往的非侵入性方法是从心肌或血流的运动范围和速度来评价左室舒张功能的,但心脏舒张过程大多数发生在等容舒张期,在血流流入和室壁运动开始之前,这些方法测的指数仅是舒张的最后状态,不能准确评价左室的舒张功能。利用磁共振组织标记技术已证明左室旋转是评价心脏收缩和舒张功能的负荷非依赖性的重要指标,因此可以通过测量左室旋转角度来评价心脏收缩和舒张功能。Notomi 等用斑点追踪技术、磁共振技术、组织多普勒技术对 15 例患者的左室旋转进行评价,结果显示斑点追踪技术与磁共振技术呈强相关($r = 0.93$,$P < 0.0001$),左室旋转速度与组织多普勒技术相关性良好($r = 0.76$,$P < 0.0001$)。Helle-Valle 等在动物模型比较斑点追踪技术和创伤性的植入声学测微计方法,在健康人中比较斑点追踪技术和磁共振技术,发现斑点追踪技术和创伤性的植入声学测微计方法($r = 0.94$,$P < 0.001$)、磁共振技术($r = 0.85$,$P < 0.001$)有良好的相关性和符合率,证明斑点追踪技术能准确定量测量左室旋转。Akagawa 等对扩张性心肌病患者的研究发现,正常人心尖旋转心内膜大于心外膜($7.3° \pm 2.5°$ vs $5.2° \pm 1.5°$,$P < 0.05$),而在扩张性心肌病患者,心尖旋转心内膜与心外膜差异无统计学意义($3.0° \pm 1.2°$ vs $2.5° \pm 1.0°$,$P > 0.05$)。扩张性心肌病患者的左室旋转是降低的(心内膜:$5.9° \pm 2.1°$ vs $9.3° \pm 2.7°$,$P < 0.01$;心外膜:$4.3° \pm 2.1°$ vs $7.2° \pm 1.8°$,$P < 0.01$)。

四、斑点追踪超声心动图的局限性及应用前景

斑点追踪超声心动图的局限性:①斑点追踪超声心动图要求有清晰的二维图像,图像质量影响其追踪测量,在肺气肿、肥胖等二维图像不清晰的患者成像的准确性受到限制;②只有高的帧频斑点追踪技术才能反映各时间点心肌节段的运动信息。应用前景:随着超声影像技术的不断发展,斑点追踪超声心动图将得到进一步发展、完善,实时的二维、三维斑点追踪超声心动图将为观察心肌运动、诊断心肌缺血、定量评价局部心肌功能提供更为准确的方法。心肌纤维沿着其长轴方向收缩缩短,心肌纤维的运动方向主要取决于心肌纤维的排列方向。反之,可根据心肌纤维的运动方向推测心肌纤维的排列方向。计算出心肌总应变矢量及其与各平面间角度,即可确定心肌纤维准确真实的运动方向,从而判断心肌纤维的排列情况。某些疾病会使心肌纤维的排列角度发生改变,出现心肌纤维紊乱现象。利用斑点追踪技术测量左室应变并计算总应变矢量角度可判断是否存在心肌纤维排列紊乱并评价其程度,为疾病的早期诊断和病情监测提供依据,并且有助于阐明疾病的病理生理机制。

11

第 12 章

右心系统声学造影

RIGHT-SIDED CONTRAST ECHOCARDIOGRAPHY

◎王新房　赵博文

心脏超声造影的原理	145	一、材料与方法	151
一、早期的观点	145	二、声振微气泡的直径、浓度与造影效果	151
二、实验研究的结果	145	**右心超声造影的分析方法**	152
超声造影剂应具备的特点	146	一、循环时间	152
右心超声造影剂的研究	146	二、显影部位	152
过氧化氢溶液心脏超声造影法	146	三、勾画心界	152
一、造影原理	146	四、扩散范围	152
二、造影效果	147	五、先后程序	153
三、过氧化氢溶液心脏超声造影方法学	147	六、起始时间	153
四、不良反应的预防与处理措施	149	七、运行方向	153
五、过氧化氢溶液超声造影的优点与		八、血流速度	156
存在的问题	149	九、光点密度	156
二氧化碳超声造影法	150	十、"充填缺损"	156
一、纯二氧化碳注射法	150	十一、滞留时间	156
二、碳酸氢钠-维生素 C 混合液注射法	150	**右心超声造影典型病例分析**	158
三、碳酸氢钠醋酸混合液注射法	150	一、三尖瓣反流	158
四、碳酸氢钠盐酸混合液注射法	150	二、房间隔缺损	158
五、操作方法	150	三、卵圆孔未闭	158
六、二氧化碳超声造影的优点与不足之处	150	四、冠状静脉窦扩张与永存左位上腔静脉	158
七、毒性实验	150	五、特发性肺动脉高压	160
声振微气泡右心超声造影	151		

12

　　心脏超声造影(cardiac ultrasonic contrast)即心脏声学造影(cardiac acoustic contrast),又称造影超声心动图(contrast echocardiography)。此法由 Joyner 于 1966 年首先提出。该氏曾在心内注射生理盐水,观察造影剂的反射,研究二尖瓣,但这一结果未曾发表,故未能引起关注。其后 1967 年 Gramiak 等在进行心导管检查的同时研究超声心动图,偶尔发现心内注射染料靛氰蓝绿(indocyanine green)后,心腔内出现回声反射。这使他对这一现象产生了极大的兴趣,以此研究主动脉根部和主动脉瓣,并获得成功。1968 年,他们将这一方法发表于 *Invest Radiol*。以后 Gramiak 等又进行深入研究,证明此法对确定超声心动图所代表的解剖结构、探查瓣膜关闭不全、观察心内血液分流等有重大价值。此结果于 1969 年刊登在 *Radiology* 上,题名"Ultrasound Cardiography:Contrast Studies in Anatomy and Function"(《超声心动图:造影在解剖和功能研究上的应用》)。此文在超声界受到高度重视,其后的数十年中经过许多作者的细致观察和精心研究,使之在检查方法和应用范围等方面都有了长足的进步。自20 世纪 70 年代后期,我国武汉、上海、无锡等市积极开展右心系统声学造影研究,取得显著成绩,得到广泛应用。目前心脏超声造影已发展成为一门比较成熟、广泛应用于心脏疾病检查的非损伤性诊断技术。为了便于说明问题,现将心脏超声造影分为两大部分:右心超声造影和左心超声造影。本章的重点是介绍超声造影的机制、超声造影剂应具有的特点、右心系统超声造影常用的过氧化氢溶液、二氧化碳以及超声振荡法三种右心超声造影法的应用情况。有关左心系统超声造影(包括心肌灌注)的详细应用情况,可参阅本书第 13 章有关内容。

心脏超声造影的原理

心腔内注射超声造影剂能产生云雾状回声,这一现象已为许多作者所证实,超声造影的方法也在临床上得到广泛的应用,但对造影机制的解释曾有多种观点,随着深入研究,目前逐渐趋于统一。现结合文献资料及我们的实验结果作一比较全面的讨论。

一、早期的观点

Gramiak 等认为这可能是由于注射靛氰蓝绿溶液中含有很小的气泡(2ml 中含气体 0.02ml),故产生浓密的反射。然而注射生理盐水或葡萄糖液时在注射器内并无气泡可见,但亦能产生云雾影,故有的作者认为,有无气泡似乎不影响造影效果的产生。

Seward 等认为超声造影现象的产生可能是综合因素所致,如液体内的小气泡、血流的紊乱、造影剂与血液的温度的差别以及二者声阻之差等。但 Suzuki 等通过实验认为声阻差别在造影效果上并不起作用。

Hagemeijer 指出:在体外及动物实验中,观察到不含气泡的盐水缓慢注射时不产生回声;但同一溶液加快推注,则可出现明显的回声反射。这可能是因为导管尖端快速喷出液体,其压力较周围液体的压力为低(Bernoulli 效应),致使原溶于液体中的气体迅速释出而形成气泡,故产生了回声。Bore 等进行实验亦证实在动物血管内高速注射液体能产生带气泡的涡流,但这在导管尖端处液体的最小流速要达 1500 ~ 2000cm/s,而这在手推注射时一般很难实现,特别在周围静脉注射时,造影剂已与血液混合,到达心腔时,其速度甚低,不可能以流速增快、压力减低而有空泡形成来进行解释。

二、实验研究的结果

随着超声造影更广泛的开展,现在多数学者认为心腔内所出现的造影剂反射系由注射用具或溶液内含有的微小气泡所造成,其依据如下:

1. Suzuki 等通过实验认为,声阻抗的差别在造影效果上并不起决定作用。他们对多种不同液体和 40℃的血液进行观察研究,发现 76% urographin(尿路 X 线造影剂)与血液间的反射系数为 0.14,50% 葡萄糖液次之,其反射系数为 0.104,蒸馏水为 0.04,生理盐水为 0.034,令人奇怪的是有较好造影效果的靛氰蓝绿溶液与血液间的反射系数反而最低,仅为 0.03。在试验中他们非常仔细地将血液置于造影剂之上,可以出现理想的界面,能产生回声并可为超声所探及。但此界面维持时间极短,旋即破坏,回声变弱,继而消失。因此 Suzuki 等认为上述液体注入心腔时,由于血流的冲击,不能形成理想的界面,故临床上所看到的造影剂回声不是由于声阻不同所致,可能与小气泡混入注射的液体有关。

2. Barrera 等用实验方法对心脏超声造影时产生回声"靶"的本质进行研究。作者以超声探测在一种液体腔内注射第二种液体时回声产生与衰减的规律,注射的液体包括血液、水、葡萄糖及靛氰蓝绿等。试验中用于吹干注射器内腔的气体包括空气、95% 二氧化碳-5% 氧及 5% ~ 10% 氧-85% 氮等。作者发现不论何种气体,当吹干注射器内腔后,抽入液体进行注射,第一次所产生的云雾较浓密,以后连续注射时,尽管注射速度不变,只要管腔未再暴露(即不与空气接触),则造影剂的回声逐次衰减。因此,作者认为超声造影时的回声云雾是由小气泡所致,后者来源于注射器连接处的空气。通过高速注射虽可产生小的蒸汽泡,但"靶"的存在时间极短(2 秒以下),对超声造影无重要影响。

3. 我们用自来水进行观察,发现刚由龙头喷出的自来水中含有多量的小气泡,超声声场中可见密集的反射。放置 1 ~ 2 分钟后,宏观上已无小气泡,但仍可见回声。此时如仔细检查,发现水中仍有极微小的气泡。待 10 余分钟后,自来水内气泡完全释出,此时进行超声探查,即呈现液体特有的无回声暗区。这说明自来水在水管内压力很高,气体受压溶解,流出进入杯中后,压力减低,气泡释出,故产生反射。时间稍久,气体释尽,故反射消失。此实验提示出现阳性造影效果的注射液中,可能由于其内气泡直径太小,宏观未能发现。

4. Meltzer 等在进行体外模拟试验,发现新排出的自来水,或将生理盐水、5% 葡萄糖溶液或靛氰蓝绿溶液振荡之后,立即通过管道而用超声探查时,可见密集的云雾影。但如将这些液体在空气中放置一夜,翌日再检查时,因其中含有的微小气泡已排尽,通过管道时,不再产生明显的回声。故作者认为超声造影时产生的回声来自周围静脉注射时液体内所含的微气泡。

5. 据报道,多数作者在注射造影剂前都强烈摇动注射器,其作用可能在于使溶液内混入较多的小气泡,这样在注射后造影效果较佳。有作者在静脉滴注时行超声造影,先在茂非管水平以下快速抽出液体 20ml 弃去,再用 5ml 注射器快速抽出液体 5ml,而后立即注入静脉,据介绍可取得较好的造影效果。此操作过程实际上是使液体快速经过茂非滴管时混入较多气体,故而显示较强的造影效果。Gramiak 等指出靛氰蓝绿溶液注射过程中产生多量微气泡。据测量 5mg 染料溶于 2ml 生理盐水时,所含的微气泡总量为 0.02ml。

6. 不少作者报告,用靛氰蓝绿进行超声造影时效果较佳,而单用生理盐水或葡萄糖溶液注射时常不甚理想。据实验观察,其基本原因在于前者的表面张力较低(43dyn/cm^2,为水的 60%),振荡后微小气泡在液体中存留时间较长。而生理盐水等表面张力高,气泡存留时间极短,只有在振荡后趁微气泡尚未集结与浮出之前快速注入,方能出现造影效果。如果缓慢注射,气泡浮出,液体内气泡大大减少,故造影效果明显减弱。借此可以解释为何以同一液体振荡后快速注射出现造影效果,而缓慢注射则不能成功。

7. 过氧化氢溶液(hydrogen peroxide)注入血液之后,

在过氧化氢酶作用下,分解出氧气。这些氧气一部分与血红蛋白结合,另一部分则游离于血中形成微小氧气泡。当超声通过含有氧气泡的血液时,即产生反射。在动物实验中,我们曾对注入剂量与出现造影剂反射的关系进行研究,发现15kg的家犬在注入过氧化氢溶液后能否出现超声造影效果与药物浓度和注射量有密切关系。浓度为0.3%者注入静脉内剂量较小时,右室内不易显影;1%~1.5% 1ml者半数以上显影;3% 1~2ml者绝大多数显影;3% 4ml以上者全部显影。注射剂量愈大,反射愈强烈,持续时间亦愈长。这些情况都说明注入含气泡的物质少时不易显影,多时则显影。有作者应用CO_2进行实验,也有类似发现,即注射量较大时,则见浓密的造影剂反射。

8. 经心导管注入过氧化氢溶液时,如导管之尖端在上、下腔静脉或右房时,造影效果均较理想,而导管尖端在右室或肺动脉时,则造影效果甚差。据推测可能过氧化氢溶液在右室及肺动脉内停留时间过短,尚未受过氧化氢酶的作用,来不及释放出氧气泡时已被排出心腔,超声声束未探及氧气泡,故不能产生强烈反射。如预先将过氧化氢溶液与血液混合,产生气泡后再注入右室或肺动脉,造影效果非常明显。由此说明,注入血管或心腔的液体能否产生云雾状回声,不单单取决于注入液体的性质、种类,更重要的是其内有无气泡及其数量的多少。

超声造影剂应具备的特点

由于心脏超声造影的机制是注射的液体中含有多量小气泡,超声通过时产生了强烈的反射,此即超声心动图上出现的云雾影。因此,一个良好的超声造影剂应具备以下特点:

1. 含有较多的气泡,造影效果良好,且重复性强。
2. 气泡直径小,均匀一致,能在血中弥散,密布心腔的各个部位。
3. 右心超声造影剂仅使右心系统显影,经肺时即被过滤而"消失",除非存在由右向左分流,左心系统不出现造影剂反射。左心超声造影剂经周围静脉注射后,首先出现于右心系统,而后能通过肺循环进入左心,使左房、左室与主动脉,以及心肌、肝脏和肾脏实现灌注显影。

4. 药物注入体内后易于降解,不产生储积与毒副作用。
5. 操作简便,易于掌握。
6. 药源广,容易保存与配制,价格合理。

右心超声造影剂的研究

Gramiak经导管注射靛氰蓝绿可产生满意的造影效果,这可能与溶液内含有微量的小气泡有密切关系。其后研究证明快速注入生理盐水、5%葡萄糖溶液或患者自身血液抽出后再快速注入,在导管的尖端亦能产生造影效果。后来Barrera(1978)、Suzuki(1979)、Meltzer(1980)等分别进行了一系列研究,均谓超声造影的主要机制是液体内含有小的气泡。

国内多个作者曾试用生理盐水或5%葡萄糖经周围静脉注射进行超声造影,但未能得到满意的造影效果。随后,我们受国内过氧化氢溶液治疗肺心病经验的启发,创新性地提出了过氧化氢溶液心脏超声造影法(hydrogen peroxide contrast echocardiography)。经多次动物实验,证明浓度和剂量的过氧化氢经静脉注射后造影效果良好,无何不良反应。而后由王新房作为自愿者自身注射,证实效果良好。临床推广应用,均获成功。其结果曾先后发表于《武汉医学院学报》(1978)、《中华医学杂志》(1979)、《中华物理医学杂志》(1979)及 Chinese Medical Journal(1979)

等刊物。其后多家兄弟省、市及自治区医院也相继开展了这项过氧化氢溶液心脏超声造影,临床病例应用证明此造影法效果理想、恒定、无特殊不良反应。

日本作者 Shimada 及 Suzuki 等(1979)鉴于用靛氰蓝绿、生理盐水等进行超声造影的效果不够满意,故取二氧化碳(1ml)与生理盐水混合振荡后,快速注入进行造影,取得较佳效果。上海第一医学院中山医院(1980)用碳酸氢钠加维生素C,使产生二氧化碳,注入静脉后,在心腔内亦可见造影剂反射,对观察心内血液分流有一定帮助。无锡市北塘区人民医院(1981)报告,用碳酸氢钠加入醋酸,阜外心血管病医院和武汉协和医院(1982)将碳酸氢钠与盐酸混合,均可产生二氧化碳,注入后亦有同样效果。

同济医科大学附属协和医院(1995)的研究表明,应用声振技术(sonication)将泛影葡胺或葡萄糖溶液用超声振荡器振荡之后,液体呈乳白色,出现大量微小气泡,即声振微气泡(sonicated microbubbles),其直径为3~50μm,在体外试验及临床试验中均能获得良好的右心造影效果。

过氧化氢溶液心脏超声造影法

一、造影原理

心腔及大血管中的血液为均质的液体,其内无声阻相差的界面,故超声波通过时,无波反射,在超声心动图上呈现无回声区(又称液性暗区)。当由静脉或心腔内注射过氧化氢溶液后,受血液细胞内过氧化氢酶的催化,过氧化

氢溶液立即分解,放出氧气。以式表之:

$$2H_2O_2 \xrightarrow{\text{过氧化氢酶}} 2H_2O+2[O] \qquad \overset{\longrightarrow O_2 \uparrow}{}$$

氧气释出之后,部分与血红蛋白结合,余者呈游离状态,弥散于血液之中,使均质的血液变为含有微小氧气泡的"泡沫状"液体,声阻有很大差异。故超声波通过时,在含有过氧化氢溶液的相应区域内,出现密集的云雾状反射,与正常状态均质血液的无回声区形成非常鲜明的对比,具有良好的造影效果,本研究即基于此原理而进行。

二、造影效果

在动物实验的基础上,我们探明了过氧化氢溶液注射后显示造影效果与出现不良反应的规律,摸索出了注射的合适浓度与剂量。复经作者们自身试验,证明无任何不适,而后开始临床应用。自1978年1月至1982年9月,我院先后对837例患者进行2594次观察。注射的过氧化氢溶液浓度为1%~3%,每次注入剂量为0.3~0.5ml(按体重计算,每千克注射3%过氧化氢溶液0.01ml,发绀者减半),其结果如下:

在进行心脏超声造影的837例各型心脏疾病的患者中,每一患者常需多次重复观察,故全部患者共注射过氧化氢溶液2594次,其中经周围静脉注射者2556次,经心导管直接心腔注射者38次(右房11次,右室12次,肺动脉干10次,右肺动脉5次)。2594次注射中,有2536次显示良好的造影效果,于心脏的相应部位可见密集的云雾影,首次超声造影成功率高达97.7%。45次初试剂量(1%~1.5%,0.5ml)浓度不足,未显示造影效果,其后当增加浓度后即见造影剂反射。故过氧化氢溶液右心超声造影总成功率高达99.5%。4次系经导管注入心腔进行解剖定位,注射部位与观察部位不在同一水平(如经导管在肺动脉干注射,而观察目标为心室波群),故不能探及云雾影。除此之外,尚有9次未显影(其中6次为心包积液患者,3次为其他疾病),可能与血流缓慢有关,未显影率为0.5%。由于过氧化氢溶液超声造影显示比较浓密,反射信号强烈,故仪器的灵敏度不需很高,用普通的"增益"、"抑制"条件已足,这可避免因噪声混入而影响观察。

如造影效果过强,显示器上光点过密,不能分辨其走向时,可稍等片刻,待若干心动周期之后,造影剂排出,心腔内光点密度降低,再行记录,此时可获得清晰的图像。

如造影剂反射不够浓密,影响观察时,可令患者连续咳嗽,或沿静脉回心的途径上以手按摩挤压,常可使造影剂反射明显增多。其机制是过氧化氢溶液进入血液后立即分解,所形成的气泡一部分随血流回心,另一部分可黏附在静脉壁上暂时停滞,当咳嗽或触动血管壁时,将使之脱落而回流心腔,故在显示器上再次出现显影的高峰。

三、过氧化氢溶液心脏超声造影方法学

(一)发展过程

在心脏超声造影早期的工作中,研究者均经心导管注射造影剂,以期获得造影效果。但因经导管注药属损伤性检查,故使超声造影技术的应用受到很大限制。

1976年,Valdes-Cruz提出经周围静脉进行超声造影,经6F或5F心血管造影导管进行注射,取得较好效果。1977年,Seward又加以改进,成人采用16或18号特氟隆静脉套管,儿童则用20号特氟隆静脉套管或23号薄壁静脉针头进行常规周围静脉注射,亦可在心腔内显示血流方向及有无分流等。方法改进之后,可以不需插入导管,使由损伤性检查变为简便的非损伤性检查,故超声造影技术在临床上得以比较广泛的应用。但据报告,在进行检查时所用的注射针头内径仍较粗,一般均在1mm以上。

对新生儿检查时,国外一些作者如Allen(1976)与Sahn(1977)经脐静脉或脐动脉插入导管,分别观察由右向左或由左向右分流。

作者行过氧化氢溶液超声造影时,因所产生的气泡极密,所需之注入量甚少,故不必采用粗注射针头,一般用头皮静脉针(针头内径仅0.3mm左右)即可获得满意效果。基本上无任何痛苦,故临床应用时,更为理想。

(二)注射用具及其连接关系

过氧化氢溶液及其他制剂注射时需使用一些用具(图12-1):

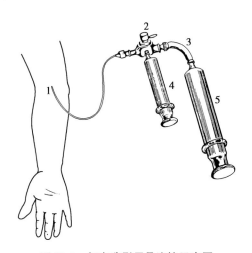

图12-1 超声造影用具连接示意图
1. 头皮针头;2. 三通管;3. 橡皮软管;4. 1ml或
2ml注射器;5. 50ml注射器

1. **头皮静脉针头** 过氧化氢溶液注射时用此针头有两个优点:①塑料管较长且透明,便于观察回血,并可避免血液回流进入注射器而使过氧化氢溶液分解;②针头细小,容易固定,不易因手臂活动或三通开关转动,改变针头位置而将血管壁刺破。

2. **三通开关** 便于改换头皮静脉针头与注射器的连接关系。

3. **橡皮接管** 将其放置在三通金属开关与50ml注射器之间,可避免折断注射器乳头,也便于操作。

4. **1ml或2ml注射器** 内盛过氧化氢溶液。此注射器上容量刻度应清晰,以便准确掌握注射药量。

5. **20~50ml注射器** 内盛生理盐水,其作用为:①缓慢注射生理盐水,借以维持静脉注射的通路;②注射过氧化氢溶液后,尾随生理盐水,可使头皮针塑料管内的过氧化氢溶液快速进入血液。

五者连接关系见图 12-1。采用静脉滴注时,可将 50ml 注射器及橡皮接管去除,将滴注胶管下端的玻璃乳头直接连三通金属开关即可。为方便操作,也可不用三通金属开关与橡皮接管,而将头皮静脉针头与盛生理盐水的 20~50ml 注射器直接相连,注射过氧化氢溶液(或其他造影剂)时,将头皮静脉针头与生理盐水注射器脱离,而将盛造影剂的注射器与之相连,注射后接通生理盐水注射器。但操作过程中要严格注意无菌状态,避免在反复更换注射器时发生污染。

(三) 药物准备

1. 过氧化氢溶液　注射过氧化氢溶液的浓度一般为 3%,如需要时可用生理盐水稀释。如 3% 过氧化氢溶液 1ml 加生理盐水 0.5ml 即为 2%;加 1ml 即为 1.5%;如 3% 过氧化氢溶液 1ml,加生理盐水 2ml 者,则为 1%。过氧化氢溶液放置于冰箱冷藏,储存时间不宜过长,否则可因氧气释出,压力增高,使安瓿爆裂而失效。过氧化氢溶液浓度是否标准(3%),可用一简易的方法测定。取一 50ml 注射器,抽取生理盐水 10~20ml,再吸入少量血液(内含催化剂过氧化氢酶),均匀混合,而后吸入过氧化氢溶液 2ml。由于 3% 过氧化氢溶液每毫升在常温常压下产生 10ml 左右氧气泡,故吸入 2ml 时应产生 20ml。如气泡量过少,说明溶液浓度不足,不宜应用。

过氧化氢溶液本身为消毒剂,所制安瓿,不需另作消毒处理,特别禁忌加热消毒。

2. 生理盐水(或 5% 葡萄糖液)　主要是用于维持静脉通道,也便于观察注射时有无回血,并可因推注生理盐水使其前面注入的过氧化氢溶液能快速顺利地进入血管。

(四) 注射部位

右心系统造影时,均经周围静脉注射。据我们观察,以肘静脉处穿刺效果最好。如有困难,亦可改用手背静脉。左右两侧均可。但如欲观察胸骨上窝心底血管波群者,为避免无名静脉内造影剂的干扰,应由右臂肘静脉注射。右位心患者方位改变,故由左臂肘静脉注射。在疑存在永存左位上腔静脉者,必须经左臂周围静脉注射,因为左臂静脉回流时经左位上腔静脉及冠状静脉窦而后到达右房,由于冠状静脉窦内造影剂显影清晰,对诊断有较大帮助。此类患者如经右臂注射则可能漏诊。

(五) 观察部位

根据不同疾患及其需要,超声造影时的观察部位可在心前区、胸骨上窝、剑突下或食管内。

(六) 操作程序

1. 患者一般取平卧位,如有必要,亦可取左侧卧位。

2. 检查时先转动三通开关,使盛生理盐水的注射器与头皮静脉针头相通,缓慢推注。待检查者选定观察的波群后,再由助手转动三通开关,使头皮静脉针头与盛过氧化氢溶液的注射器相通,快速推入适量的过氧化氢溶液。而后立即转回三通开关,仍推注生理盐水,以保持注药通路,便于重复注射超声造影剂。

(七) 药物剂量

过氧化氢溶液注射剂量应严格控制,以期获得最佳造影效果,而又不出现不良反应。根据动物实验及临床应用结果,推荐剂量如下:

1. 非发绀患者　按体重计算,一次注射 3% 过氧化氢溶液剂量为 0.01ml/kg,50kg 者即 0.5ml。一次最大注射量不应超过 1ml。

2. 发绀患者　因过氧化氢溶液可不经肺部"过滤"直接经心内间隔缺损处进入左心系统而到达冠状动脉及脑部血管等,剂量过大,可导致眩晕头昏等反应,故剂量应减半,一次量为 0.005ml/kg。一次最大注射量不超过 0.3ml。如为幼婴,按体重计算一次注入量小于 0.1ml,操作困难者,可将浓度稀释为 1%,而注射容量增加一倍。由于发绀患者右心系统血流迟缓,造影剂一般未被稀释,滞留时间较长,故其显影效果较由左向右分流右心血流被稀释者更为清晰浓密,易于观察。

3. 经导管注射　经心导管在心腔内直接注射过氧化氢溶液进行超声造影者,因造影剂较少稀释而容易显示,故注药浓度可以较低。另外由于过氧化氢溶液进入心腔或大血管后,常随心室收缩立即排出,以致在过氧化氢酶作用之前已离开心腔,故有时不能显示造影的效果。经心导管注射时,与周围静脉注射不同,常用浓度为 0.3%~0.6%,每次 0.5ml。先吸入少量含自体血液的盐水,使过氧化氢溶液分解,产生少量气泡,而后注入心腔,即可产生明显的造影效果。

(八) 适应范围

1. 对各种发绀型先天性心脏病患者,可确定有无由右向左分流及其分流水平。

2. 对非发绀型由左向右分流者,可观察右心系统有无负性造影区而协助诊断。

3. 可以用超声造影法明确超声心动图上曲线及暗区所代表的解剖结构。

4. 右心负荷过重者,借助过氧化氢溶液造影,可确定右室前壁轮廓有无增厚,及时了解右室腔是否扩大,亦可判断室间隔是否增厚。

5. 对疑有肥厚型心肌病的患者,造影后可确定室间隔右室面的界限,以进一步明确诊断。

6. 根据瓣膜口处造影剂是否往返流动,确定瓣膜有无关闭不全。

7. 观察静脉注射过氧化氢溶液至心前区出现造影剂的时间(即臂心循环时间),可以了解患者有无心力衰竭等。

8. 根据 M 型超声心动图上造影剂流线的倾斜度,可以计算出该区的血流速度,借此亦能了解患者心脏的功能状态。

(九) 相对禁忌证

为了减少不良反应的发生,如非特殊需要,以下情况应慎用或暂缓进行过氧化氢溶液超声造影。

1. 冠心病心绞痛或心肌梗死者。

2. 重症心力衰竭患者。

3. 重症发绀患者。

4. 重症贫血患者。

5. 有血管栓塞病史者。

(十) 注意事项

1. 注意检查药物的澄明度,避免注入含有杂质的过氧化氢溶液。

2. 注意三通开关连接及旋钮指向是否正确,避免因液体走向错误而影响观察。

3. 注射速度宜快,应在 1～2 秒内注射完毕,并立即尾随以生理盐水,使头皮静脉针头塑料管内的过氧化氢溶液能迅速进入血管。

4. 两次注射时间间隔应在 5 分钟以上,避免因积蓄作用而致不良反应。

5. 注射次数不宜过多,一般在 5 次以内。

6. 造影观察过程中,如嘱患者用力咳嗽,常可使造影剂反射更为浓密,可能与微小氧泡黏附大血管壁及心壁,咳后震落进入血流有关。检查者以手按摩注射部位的近端,能驱赶气泡回流至心腔,使反射增多增强。

7. 用 M 型或二维超声心动图均可显示造影效果,检查时探头应固定不动,避免因探头移动、波群改变,使图像变化而造成假象。

为了获得满意的图像,Seward 等认为,在检查时应充分提高仪器的灵敏度,即减少抑制与加大增益,使造影剂的回声与心脏相应的结构均能显示。在周围静脉注射时,由于造影剂被稀释,故较导管心内注射的造影效果要差。我们的大量临床应用显示,过氧化氢溶液静脉注射时产生的反射强烈,故通常灵敏度已可清晰显示,不需再提高仪器灵敏度。

8. 检查过程中应注意患者有无不良反应。如觉不适,应立即停止注射过氧化氢溶液。

9. 检查完毕后,患者宜平卧 10 数分钟,而后离开。

10. 过氧化氢溶液如溢出血管,患者可觉胀痛,局部出现皮下气肿。此时应拔出针头,并由周围向针眼处挤压,将气泡挤出。微小氧泡所致皮下气肿与空气不同,容易吸收,一般不引起其他反应。

四、不良反应的预防与处理措施

过氧化氢溶液超声造影效果显著已被公认,但对其不良反应问题尚存一定疑虑。我们经过动物实验及近 20 多年的临床观察,认为有无反应与过氧化氢溶液注入的剂量有密切关系。这与内科常用的注射药物临床应用时剂量不当产生的不良反应的规律非常相似。

在临床应用时,我们严格控制剂量,每次注入量为 0.01ml/kg 体重,发绀患者减半,为 0.005ml/kg。折合动物实验安全剂量的十至二十分之一,故很少出现不良反应。早期观察的 837 例患者进行过氧化氢溶液心脏超声造影时,789 例在注射后自觉良好,无任何不适,占 95.3%。39 例有轻度不适,占 4.7%。其中发绀型先天性心脏病患者 30 例(注射后有短暂头昏者 26 例,腹部隐痛 1 例,胸闷者 2 例,注射后 4 小时有一过性头痛者 1 例),非发绀型患者 9 例(干咳 5 例,胸闷 1 例,头昏 1 例,上腹隐痛 1 例,另有 1 例为风湿性心脏病,注过氧化氢溶液后第二天有少量咯血)。发绀型先天性心脏病不良反应发生率稍高,约为 10.7%,可能与氧气泡未经肺部毛细血管"滤过",直接进

入脑血管及冠状动脉有关。所有患者均未出现心绞痛、偏瘫或意识障碍,注射前后心电图检查亦无明显改变。其后,随着注入过氧化氢溶液剂量的调整,非发绀患者的用量为 0.01ml/kg,发绀患者的用量为 0.005ml/kg 时,过氧化氢溶液超声造影几无不良反应。1982 年以来,我们作为常规检查,长期使用过氧化氢溶液心脏超声造影,总数在 5000 人以上,效果良好,无不显影者,亦未出现任何不良反应。这些资料说明:在正确掌握过氧化氢溶液剂量的前提下,过氧化氢溶液心脏超声造影法是一种比较安全的检查方法。

五、过氧化氢溶液超声造影的优点与存在的问题

1. 过氧化氢溶液注入血液之后,分解出微小氧气泡,超声通过此区时即产生强烈的回声,其量多少可由检查者根据需要加以控制。我院曾以过氧化氢溶液与生理盐水、葡萄糖、右旋糖酐、甘露醇、碳酸氢钠及乙醚等进行比较,发现过氧化氢溶液效果恒定,成功率达 99% 以上,远较其他药物为佳。

2. 过氧化氢溶液造影效果维持时间较长,一般在 1 分钟以上,其中最密集的时间可达 20 秒左右,光点细小,大小均匀,反射较强,在确定由右向左分流时显示清晰,具有独特的优点,其敏感性常优于彩色多普勒血流显像。在行 Valsalva 动作或借助连续咳嗽增加右心系统压力,观察小量的由右向左分流时,有更高的成功率。

3. 过氧化氢溶液超声造影方法简便,不需插入心导管或静脉导管,只用一般头皮静脉针头穿刺,注射后即可清晰显影。如剂量控制恰当,无任何特殊不良反应,属于安全有效的非损伤性检查。

4. 过氧化氢溶液药源广泛,价格低廉,检查时除超声心动图仪外,不需特殊设施,容易普及应用。

5. 过氧化氢溶液分解氧气之后,在心腔内弥散,由于气泡较小,反射强,但光点密集,故对显示心内膜边缘、判定心腔界限与大小,以及确定有无负性造影区等方面均有一定帮助。

由于过氧化氢溶液心脏超声造影法效果良好,剂量适当时无任何特殊不良反应,故在国内已广泛应用。除武汉地区已较多应用之外,杭州、重庆、成都、哈尔滨、西安、北京、青岛、济南、乌鲁木齐、长沙、上海、贵阳、苏州、蚌埠等地也相继开展。各地作者反映此法安全、有效,对检查心脏疾患,特别是有心内血液分流的患者有较高的诊断价值与准确性。美国学者 Gaffney 等在 *American Journal of Cardiology*(《美国心脏病学杂志》)称:"中华人民共和国王(新房)氏提出的过氧化氢溶液可作为一种较理想的超声造影剂……研究表明,过氧化氢溶液是一种安全、可靠且非常有效的造影剂,在每一患者注射时所产生的造影密度、持久的造影效果等均明显优于现已广泛使用的其他造影剂。"欧洲的学者除用于检查心内分流外,还用于进行心肌灌注超声造影。

12

二氧化碳超声造影法

除应用靛氰蓝绿、过氧化氢溶液等进行超声造影之外,在20世纪80年代早期,一些学者报告应用二氧化碳(carbon dioxide)静脉注射进行心脏超声造影,超声遇此微小气泡亦可产生反射,其效果也比较满意。我国学者在二氧化碳心脏超声造影方面做出了突出的贡献,并在临床上广泛应用。兹将常用的几种方法介绍于下:

一、纯二氧化碳注射法

1979年日本Shimada等报告抽取CO_2气体1~2ml与生理盐水10ml混合摇振,使气泡弥散而后注入,可产生超声造影效果。

1981年Meltzer报告取医学纯度的CO_2 1~3ml,加入5%葡萄糖溶液4~7ml,经18或19号导管或蝶形针头(butterfly needles)进行静脉注射。每次检查注射3~10次。

此法虽有不少优点,但CO_2气体的供应及抽取不太方便,且容易混入空气,导致不良反应,故有待改进。

二、碳酸氢钠-维生素C混合液注射法

1980年上海中山医院徐智章等提出,将碳酸氢钠、维生素C(抗坏血酸)混合,使产生化学反应,释放出CO_2,以此注射进行超声造影。成人用量为5%碳酸氢钠10ml加5%维生素C 5ml,经头皮静脉针于20秒左右注入静脉,而后再注入生理盐水作冲洗。注射完毕后5~8秒,在右心系统即见浓密光点,而后迅速变淡,1~2分钟后逐渐消失。每次检查可根据需要重复注射造影3~6次,两次间隔6~10分钟。

此法的优点是药物来源广、方法简便,但存在一些问题。因为临床所用维生素C为弱酸,根据我们观察,与碳酸氢钠混合后,产生CO_2很少,静脉注射后造影效果不佳。徐智章等在报告中指出,他们所用的维生素C在封装时,经特殊处理,使pH保持为2.0(药典规定为pH 4.5~7.0),故可能产生较多的CO_2。

三、碳酸氢钠醋酸混合液注射法

1981年,无锡市临床医学研究所华祖卿等提出,将碳酸氢钠与醋酸混合,可产生CO_2。以此静脉注射,也可产生较强的超声造影反射,取得较好的临床效果。5%碳酸氢钠溶液为市售成品(每安瓿10ml),5%醋酸溶液系将冰醋酸稀释、密封、消毒、制成2ml的安瓿。使用时用10ml注射器抽取5%碳酸氢钠溶液5ml,将5%醋酸1ml缓慢滴入其中,微加振荡,于5~10秒内注入周围静脉,重复注射的间隔时间为3~5分钟。

四、碳酸氢钠盐酸混合液注射法

阜外医院和同济医科大学附属协和医院于1982年曾用碳酸氢钠加入盐酸,使产生CO_2,以此作静脉注射,亦可获得造影效果。其反应式为:

$$NaHCO_3 + HCl \longrightarrow NaCl + H_2O + CO_2 \uparrow$$

曾将5%碳酸氢钠溶液(市售注射液)与1%盐酸溶液(武汉协和医院药房自制)混合时产生的CO_2的容量进行测定,现将结果列表如下(表12-1):

表12-1 碳酸氢钠加盐酸产生CO_2容量表

5%碳酸氢钠溶液(ml)	2.0	2.0	3.0	5.0	5.0
1%盐酸溶液(ml)	0.5	1.0	2.0	3.0	3.0
未振荡时CO_2容量(ml)	0.5	1.9	3.0	3.8	4.8
振荡后CO_2容量(ml)	2.3	5.8	9.6	16.0	27.6

进行超声造影时,可用10ml注射器先抽取5%碳酸氢钠溶液4ml,再抽取1%盐酸溶液0.5~1ml,混合振荡后,即有气泡出现,经三通管快速推入,即可用超声心动图仪进行观察。

五、操 作 方 法

用二氧化碳进行右心超声造影的操作方法与过氧化氢溶液造影法相似,先用头皮静脉针头和生理盐水注射器建立周围静脉注射的通道。而后按上述方法用5%碳酸氢钠溶液加入维生素C 5ml、5%醋酸1ml或1%盐酸溶液0.5~1ml,稍加摇动,即可产生较多的气泡,注入之后,右心系统将会出现明显的造影效果。

六、二氧化碳超声造影的优点与不足之处

(一)二氧化碳超声造影法的主要优点如下

1. 药源广,价格廉。

2. 血中溶解度高,副作用少。

3. 注入量适当时,造影效果较佳,能清晰显示右心系统各腔室的轮廓,确定其大小。

4. 对确定由右向左分流的发绀型先天性心脏病有重要意义。

5. 对观察有左向右分流所形成的负性造影区有一定价值。

(二)与过氧化氢溶液造影法相比,此法有以下不足之处

1. 每次注射前需临时将酸碱两药液混合、振荡,操作较繁琐。

2. CO_2在注射器已产生,气泡较大,进入心腔后分布不均,光点较稀,特别对负性造影的观察常不够理想。此与水槽中实验研究结果有类似之处。

3. 目睹气体进入静脉,患者心理上常觉紧张。

七、毒 性 实 验

学者已经通过动物实验探讨了CO_2静脉注入不良反应

的问题。多数作者认为它在血液中的溶解度很高,较小量注射无严重不良反应。但需指出,在短时间内大量注入,并非绝对安全。武汉协和医院赵博文于 1982 年曾对 10 只体重为 2 ~ 2.8kg 的家兔进行急性毒性试验观察,发现每次快速注射 CO_2 量为 1 ~ 2ml 时,可有轻微挣扎表现。注入 4 ~ 8ml 时,呼吸增快,挣扎显著。而当 5 秒内注射量超过 10 ~ 15ml 者,10 只家兔中 7 只先挣扎、抽搐、大小便失禁,继而死亡。其中 5 只先出现呼吸衰竭(可能为 CO_2 麻醉),另两只先出现心律失常,继而心跳停止。在解剖此 7 只家兔时,6 只见右心系统内血色紫乌,有较多的气泡,近于泡沫状。这些说明应用 CO_2 进行超声造影时,同样要注意注入的剂量,以免给患者带来不必要的痛苦与损害。

声振微气泡右心超声造影

1984 年 Feinstein 首先发展了声振技术(sonication)制备声振微气泡(sonicated microbubbles)进行超声造影的技术,目的是希望这种直径 5μm 的微小气泡能通过肺毛细管进入肺静脉,从而使左心系统显影。武汉协和医院试用声振技术振荡泛影葡胺和葡萄糖产生微气泡,经静脉注入后虽未穿过肺毛细血管进入左心系统,但其右心造影效果极佳,故受到临床重视。

一、材料与方法

(一) 仪器

使用美国 Heat Systems Inc 的 XL 2020 型声振仪(Sonicator)振荡液体使产生微气泡,声振频率为 20KHz,输出功率连续可调(最大功率为 75W)。

(二) 造影剂

1. 76% 泛影葡胺(Renogrfin)。

2. 50% 葡萄糖。

(三) 声振微气泡的制作方法

取 10 ml 注射器,将 76% 泛影葡胺或 50% 葡萄糖 6 ~ 8ml 吸入针管内,拔除针芯,使针尖向下,再将 1‰氯己定(洗必泰)或 75% 酒精溶液浸泡消毒过的声振仪的声振头插入针管内,置于液面下,启动声振仪振动 10 ~ 20 秒,当溶液由透明状变为均匀的乳白色液体时,即可将针芯插入针管,供静脉推注造影使用。

(四) 造影剂注射

用声振微气泡进行右心超声造影的操作方法与过氧化氢溶液造影法相似,将上述两种溶液经声振处理后,注入周围静脉,即可在右心产生明显的超声造影的效果。

二、声振微气泡的直径、浓度与造影效果

(一) 体外实验

将上述两种溶液分别经声振之后,立即用吸管吸取中段的液体数滴,置于显微镜下观察,并与 10μm 测微尺相比较。为避免因时间延误,气泡形态改变,通过摄像机快速记录不同视野的图像,而后逐一测量。微气泡计数采用红细胞计数法。结果见表 12-2:

表 12-2　两种液体声振处理后微气泡的直径与浓度

	直径(μm)	浓度(个/ml)
76%泛影葡胺	8.41±2.24	$(2.8 \sim 8) \times 10^4$
50%葡萄糖	8.62±1.97	$(3.2 \sim 4) \times 10^4$

(二) 动物实验

为了充分了解声振微气泡的造影效果及有无不良反应,作者进行了动物实验。结果表明上述两种溶液经过声振,注 1 ~ 2ml 进入静脉后,在右心系统出现密集的光点,但不能通过肺循环进入左心系统。在心电图上实验动物未出现异常变化,心壁运动正常,未见有节段性运动失调现象。结果见表 12-3:

表 12-3　两种声振微气泡的造影效果

	注射次数(次)	右心显影(次)	持续时间(s)	左心显影(次)	心电图	室壁异常活动
76%泛影葡胺	21	21	20	0	心率稍快	无
50%葡萄糖	10	10	12	0	无变化	无

(三) 临床观察

自 1993 年 10 月起作者应用 76% 泛影葡胺或 50% 葡萄糖经周围静脉进行右心超声造影,取得良好效果。

1. 所有患者(100%)在右心系统均能显示造影剂回声。

2. 声振造影剂的微气泡直径小,数量多,回声较过氧化氢溶液造影稍弱,但光点密集,遍布心腔,能清晰准确勾画心内膜的轮廓,确定右房与右室的大小。对于诊断右室与室间隔肥厚和肥厚型心肌病有重要价值。

3. 由于右心系统密布微小的造影剂光点,故当有房间隔缺损、室间隔缺损伴有左向右分流时,可出现边缘清楚的负性造影区。临床观察表明,声振微气泡造影法较过氧化氢溶液和二氧化碳造影显示的负性造影区效果更为准确可靠。

4. 声振造影法的微气泡直径小,反射稍弱,故在观察由右向左分流和造影剂流线方向时较之过氧化氢溶液和二氧化碳的效果稍为逊色。

12

右心超声造影的分析方法

心脏超声造影时,心腔及大血管内可以出现造影剂反射——云雾影。不同类型的心脏疾病有不同类型的血流动力学改变。在超声造影时,云雾影的显现部位、起始时间、先后程序与运行方向等亦有很大差异。如何观察认识这些信息,进而明确诊断,在临床上有重大价值。现根据我们多年来进行右心超声造影检查中的一些体会,并结合国内外文献资料,将其分析方法简要介绍如下,详细情况可参阅有关章节。

一、循 环 时 间

周围静脉注射造影剂后至心脏内出现云雾影所经历的时间,我们称为臂心循环时间,它和既往临床上使用的臂肺及臂舌循环时间属同类性质检查。由于此法观察方便,且不受患者主观因素的影响,故有其独特的优点。

正常人随心脏活动,周围静脉血液迅速回心,故循环时间较短,一般在 10 秒左右。心力衰竭患者,因上下腔静脉血流淤滞,周围血液回流受阻,故循环时间延长,通常在 15 秒以上。因此,臂心循环时间长短能在一定程度上反映

心脏的功能状态。

二、显 影 部 位

经周围静脉或上、下腔静脉注射造影剂后,依血流途径,先后在右房、右室及肺动脉出现造影效果(云雾样回声)。而经心导管在左房注射后,依次在左房、左室及主动脉内出现云雾影。因此,在有多个暗区不能分辨各自代表的结构时,注射造影剂后视何区出现造影剂,即能区分其属于右心系统或左心系统,从而准确地进行解剖结构定位。例如在胸骨上窝探查时,可见多条曲线与无回声区,但究竟何处为主动脉弓,何处为右肺动脉(或肺动脉干),常难肯定。此时经周围静脉注射适量过氧化氢溶液,造影剂反射立即出现于右心系统,故肺动脉内出现云雾影,而主动脉内则不出现。借此可以对超声心动图上比较复杂的图像进行解剖结构定位,为诊断提供重要的依据(图 12-2)。以前临床上应用此法在确定心腔大小、心壁轮廓、诊断心包积液、鉴别心外肿瘤等方面已取得良好的效果。

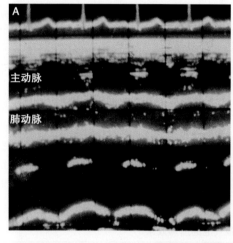
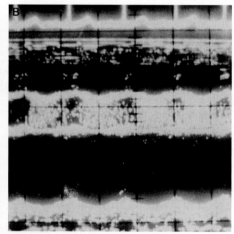

图 12-2 胸骨上窝心底血管波群

由胸骨上窝探查获此图,可见主动脉弓及肺动脉干等结构之反射。A. 注射过氧化氢溶液之前,见大血管腔内为清晰的无回声区;B. 注射过氧化氢溶液后,可见肺动脉内出现浓密的云雾影,时间恰当收缩期(在心电图 R 波之后),与血流动力学上右室收缩,血液进入肺动脉相符。由于患者无由右向左分流,故主动脉内无造影剂出现

三、勾 画 心 界

进行右心系统超声造影时,造影剂反射布满心腔,清晰勾画出心内膜的界限,这对了解心腔大小、确定右室前壁与室间隔的厚度、诊断右室压力性负荷过重和肥厚型心肌病有重要价值。

四、扩 散 范 围

右心超声造影剂所含的微小气泡进入右心系统或左心系统时,一般只沿血流方向出现于同侧心腔的各个部

位。当它们通过肺部毛细血管或体循环毛细血管时,即被"过滤"(结合或排出),不再出现于其后的静脉血管内。因而在无心脏间隔缺损或大的动静脉瘘形成者,右侧心腔内所出现的云雾影不能"扩散"至左侧心腔。如果造影剂云雾影在一侧心腔出现之后,能"扩散"至对侧心腔,即可肯定有部分血液未经毛细血管"过滤",存在异常的心内血液分流。例如正常人经周围静脉注射造影剂后,右心系统出现造影剂反射,因无由右向左分流,故左房、左室与主动脉均为无回声区。如在肺动脉主动脉间有由右向左分流者,主动脉内出现云雾影,而左房、左室仍为无回声区。若某

一患者经周围静脉注射后,左房、左室与主动脉内均见浓密的反射,证明分流水平在心房水平,即房间隔缺损。故根据造影剂在左侧心腔内的"扩散范围",可以确定有无分流,分流的方向及所在部位(图12-3~图12-6)。

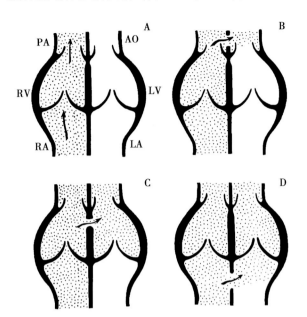

图12-3　不同水平分流的右心超声造影剂动向示意图

A. 正常人右心超声造影时,可见右房、右室、肺动脉顺序显影,左心系统不显影;B. 大动脉水平右向左分流时,可见右房、右室、肺动脉顺序显影,而后可见主动脉显影,但左房、左室不显影;C. 心室水平右向左分流时,可见右房、右室顺序显影,随后左室大动脉均显影,但左房不显影;D. 心房水平右向左分流时,可见右房首先显影,随后左房、两侧心室、大动脉顺序显影

在部分室间隔缺损患者,临床上未见发绀,导管检查时亦未提示右室压力升高,但经周围静脉注射造影剂时,在等容舒张期可见少量造影剂由右室经缺损处进入左室流出道。究其原因,可能与收缩期末右室内残余血容量增大,舒张开始时压力下降较慢;而相应时间内,左室残余血容量较少,压力下降迅速,故在此一瞬间,右室的压力超过左室,出现短时的右向左分流。这种特异征象的敏感性与特异性在室间隔缺损的诊断上具有重要意义。

发绀型先天性心脏病患者存在由右向左分流,进行多普勒检查过程中,有时不能清晰显示有无分流,亦不易定位,诊断受到影响。但如进行右心超声造影,根据造影剂的流动方向与扩散范围,能清晰而准确地显示分流有无、所处水平及其严重程度,可为临床提供直接的诊断依据。根据我们多年的观察和比较,认为在由右向左分流的诊断方面右心超声造影的准确性和灵敏性高于彩色多普勒血流显像。

五、先 后 程 序

造影剂注入血管之后,与血液混合,随血流共同前进,其行迹代表着血液流动的途径,故准确记录与观察造影剂反射在心腔及大血管中出现的先后时间程序,有助于了解心脏内血流有无异常改变。例如房间隔缺损伴右向左分流患者,经周围静脉进行超声造影时,造影剂首先出现于右房。随后,一部分造影剂在舒张期经三尖瓣口流入右室,另一部分经房间隔缺孔处进入左房,再随心脏舒张到达左室。故在心尖四腔心切面及二尖瓣波群上右房最先出现云雾影,右室次之,其后为左房及左室。部分患者右房左房几乎同时出现,而后随心脏舒张,右室、左室同时见云雾影。永存左位上腔静脉患者,造影剂按"冠状静脉窦-右房-右室"的顺序依次出现,此为这一畸形的特异征象。

如果患者造影剂出现时间的先后程序有改变,右房见云雾影后,舒张期不能立即进入右室,而是从右房到左房,舒张期进入左室,待下一心动周期左室收缩时,造影剂方能出现于右室,这说明右房与右室不能直接交通,此种血流动力学的异常改变为三尖瓣闭锁的典型征象。反之,如果右心系统出现造影剂后,延迟6~7个心动周期,方在左房左室出现,这说明右房与左房间没有直接交通,右心含造影剂之血液进入肺动脉后,未经肺毛细血管滤过,直接进入肺静脉,而后到达左房,此种血流动力学改变为肺动-静脉瘘的特征,此与房间隔缺损伴右向左分流者造影剂在左右心同时出现有所不同(图12-7)。

六、起 始 时 间

造影剂反射在某一腔室内的起始时间,代表着该腔室何时充盈血液。这对心脏解剖结构定位也有重要意义。正常人舒张期房室瓣开放,血液由心房进入心室;收缩期半月瓣开放,血液由心室进入大动脉。因而在超声造影时,右侧心腔暗区在舒张期开始时出现云雾影,则说明此腔代表心室(图12-8);如在收缩期出现,则说明它代表大动脉。早期临床上曾利用这种方法对心底波群、剑突下右心波群及胸骨上窝心底血管波群中某些结构进行研究,并已获得成功。

在心室水平与心房水平由右向左分流的鉴别方面,除二尖瓣漏斗部(左房的一部分)是否出现造影剂有很大价值以外,观察分流血液在左室流出道出现的起始时间亦有重要意义。心房水平分流者必待舒张期二尖瓣开放之后,混有分流静脉血的左房血液方能到达左室流出道,故造影剂在二尖瓣曲线上E峰之后起始显现。而心室水平分流者在等容舒张期末二尖瓣尚未开放时,只要左室流出道压力低于右室,就可能出现少量的由右向左分流,故左室出现造影剂的起始时间可位于第二心音之后,二尖瓣曲线DE段之前。因此,借助出现造影剂的起始时间,不仅能了解血流动力学的状态,而且可作为鉴别诊断的依据。

七、运 行 方 向

造影剂所形成(或含有)的气泡浮游血中,在超声扫查时以密集的反射光点显示于显示器上。M型超声心动图上光点运行时,表现为上下活动的流线;二维超声心动图上则为光点密布的活动平面图。二者均能反映气泡(代表血流)的运行方向。如室间隔水平由右向左分流者在二尖瓣波群中,见舒张期造影剂流线由右室穿过室间隔向左室斜行,或在左室流出道由室间隔处向二尖瓣方向斜行(图12-9);而房间隔水平分流者则在舒张期见造影剂流线由二尖瓣漏斗部穿过二尖瓣向左室斜行。

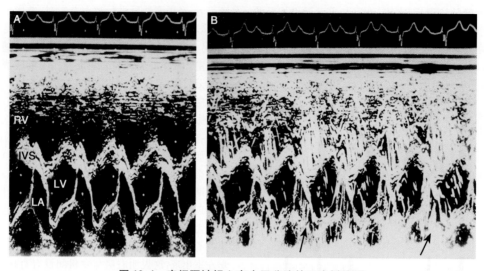

图 12-4　房间隔缺损心房水平分流的二尖瓣波群

A. 注射造影剂之前,心腔内无造影剂回声;B. 注射过氧化氢溶液后,右室出现造影剂的同时
左房腔内也可见较多造影剂回声(箭头所指)

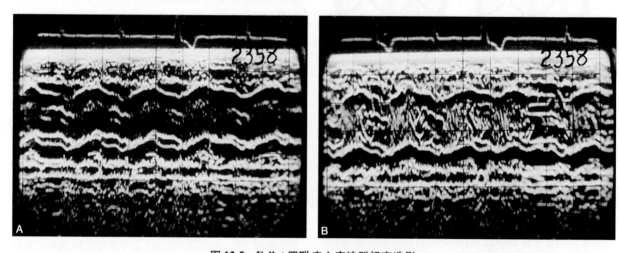

图 12-5　Fallot 四联症心底波群超声造影

A. 主动脉明显增宽,而右室流出道和左房则较窄,右室前壁内膜面清晰,示心壁增厚;B. 注射过氧化氢溶液后,右室
流出道特别是主动脉内有浓密的造影剂,示有由右向左分流,因房间隔完整,腔径较小的左房内无分流的造影剂反射

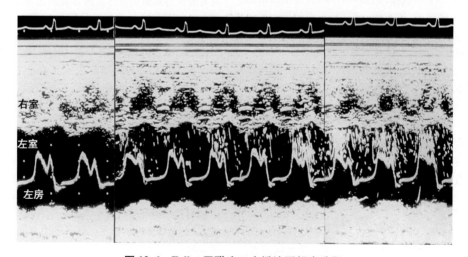

图 12-6　Fallot 四联症二尖瓣波群超声造影

二尖瓣波群中见右室稍大,其内有散在的光点,为增粗的肌小梁反射。左室及二尖瓣大致正
常。静脉注射过氧化氢溶液后见右室和左室流出道出现密集的光点,而左房仍为清晰的无
回声区,说明室间隔水平有右向左分流

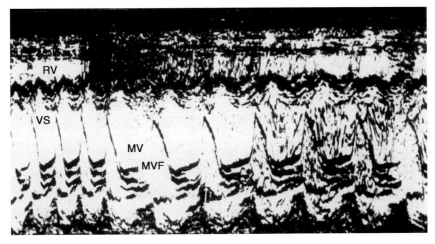

图 12-7　肺动静脉瘘的二尖瓣波群

注射造影剂后见右室腔舒张期内首先出现浓密的反射，与右房血液舒张期进入右室的血流动力学相符。此时左房左室内未见造影剂反射。此后大约 4 个心动周期后左房左室内开始出现造影剂回声（箭头所指），说明右心与左心间没有直接通道，但肺动脉与肺静脉间有异常交通，使造影剂未经肺毛细血管过滤而进入左心系统，此为肺动静脉瘘的典型表现。（引自 Seward）

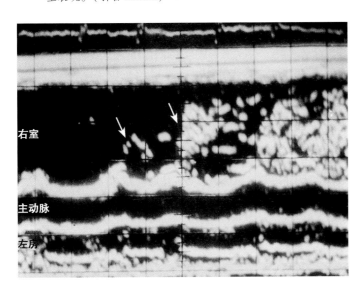

图 12-8　三尖瓣发育不全的心底波群

患者的心底波群上显示主动脉、左房未扩大，其前的腔室明显扩大，但为右房或右室则不易确定。注射过氧化氢溶液后其内出现造影剂反射，时间恰在舒张期（箭头所指，说明此腔为右室而非右房）。后经手术证实为三尖瓣发育不全，右室极度扩大

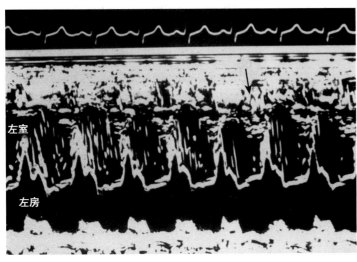

图 12-9　室间隔缺损的二尖瓣波群

室间隔缺损患者，经周围静脉作心脏超声造影时见造影剂在右室与左室内出现，分流时间主要在舒张期，造影剂流线方向是由右室穿过室间隔进入左室（箭头所指）。由于造影剂的行迹清晰，故可借此确定分流的方向与水平

三尖瓣功能正常者三尖瓣波群中见造影剂在舒张期由右房斜穿过三尖瓣曲线到达右室,而收缩期因三尖瓣口严密闭合,血液不能反流,故造影剂不能由右室穿过三尖瓣逆反右房。假如有光点能穿过三尖瓣口由右室向右房快速运行,则说明有部分血液反流,此即三尖瓣关闭不全的征象。后者用二维超声心动图观察时,可见三尖瓣区有光点在右房右室之间上下跳动,称为穿梭现象。

八、血流速度

悬浮血中的造影剂微小气泡可随血液流动而运行,二者不仅方向一致,而且速度也完全相同。因此,如能参照二维超声心动图上造影剂的动态表现,选择与血流运行方向基本平行的取样线,记录其 M 型超声心动图,则由造影剂流线的倾斜度能比较准确地计算出该区的血流速度。临床上曾用此法获取舒张期三尖瓣口及收缩期肺动脉干内的血流速度,其结果对判断心脏排血功能及肺动脉血管阻力大小有一定帮助。

九、光点密度

心腔及大血管中造影剂反射光点的多少代表造影剂密度的高低,它们在一定程度上反映了分流血液的多少。

室间隔缺损患者经周围静脉注射造影剂后,右室内有浓密的云雾影。如仅有左向右分流者,左室流出道不出现造影剂;如尚伴极少量由右向左分流者,则在舒张期于左室流出道有少许光点。收缩期因左室压力升高,造影剂随左向右分流血液返回右室,故左室内造影剂光点消失。反之,如左室内有浓密的造影剂反射,说明右向左分流量大,且可能合并有肺动脉高压等。

正常人超声造影经胸骨上窝扫查时,可见肺动脉干内有造影剂,而主动脉弓内则为无回声区。如主动脉弓内有造影剂,则说明心内存在由右向左分流。若肺动脉内光点浓密而主动脉内稀疏,说明分流量较少。如主动脉内浓密

而肺动脉内反而稀少时,说明除有由右向左分流外,还可能存在肺动脉狭窄及肺循环量减少。由此可见心腔及大血管内造影剂密度的高低,对判明血流动力学改变也有一定价值(图 12-10,图 12-11)。

十、"充填缺损"

在 X 线胃肠检查时,根据胃腔内钡剂有无充填缺损,可以诊断胃壁新生物等。心脏超声造影亦有类似现象,Weyman 等称为"负性造影区"(negative contrast areas,NCA)。其机制如下:

正常人由周围静脉注射造影剂后,心尖四腔心切面上整个右房密布云雾影,特别在房间隔的附近,造影剂反射自上而下,能勾画出右房左侧缘的边界。非发绀型先天性心脏病伴有大量左向右分流者(如房间隔缺损、室间隔缺损、动脉导管未闭及 Valsalva 窦扩张破入右心腔),进行右心超声造影时,在右心系统形成负性造影区,可为诊断左向右分流提供间接依据。由于这种负性造影区不受声束方向的影响,故所勾画出的分流区域非常准确。另有作者报告心肌梗死并发室间隔穿孔时,在右室内亦见负性造影区,这对排除乳头肌断裂、及时发现穿孔有较大价值。采用声振泛影葡胺或葡萄糖产生的微气泡注入右心系统时,由于气泡直径甚小,数量极多,弥散整个心腔,所显示的负性造影区较过氧化氢溶液和二氧化碳造影更为清晰,对诊断有很大帮助(图 12-12 ~ 图 12-14)。

十一、滞 留 时 间

造影剂反射在心腔内出现至消失的时间称为滞留时间,它在一定程度上受心脏功能、分流方向及有无关闭不全等因素的影响。

正常人心脏功能良好,每次排出量较大,经若干心动周期之后造影剂反射即行消失,滞留时间较短。如有心力衰竭时,心肌顺应性及收缩力大大减低,心排出量亦小,故造影剂的滞留时间延长。

12

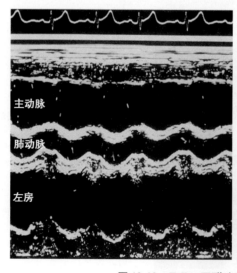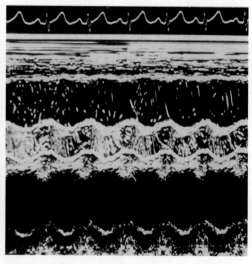

主动脉

肺动脉

左房

图 12-10　Fallot 四联症的胸骨上窝心底大血管波群

由胸骨上窝探查,见主动脉根部增宽,肺动脉则狭窄,注射造影剂后见肺动脉内有浓密的反射,另主动脉内亦有稀疏光点,说明心室水平有由右向左分流,但量较小

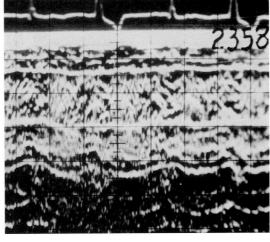

图 12-11　Fallot 四联症的胸骨上窝心底大血管波群

此为另一四联症患者,胸骨上窝探查显示主动脉增宽,肺动脉则狭窄,注射造影剂后见肺动脉与主动脉内均有浓密的反射,左房仍为无回声区,说明心室水平有由右向左分流,其量甚大

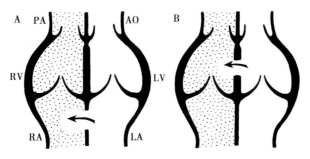

图 12-12　负性造影区示意图

A. 心房水平分流时,不含造影剂的左房血进入右房,在缺损的右房侧形成不含造影剂的区域,即负性造影区(箭头所示);B. 心室水平分流时,在缺损的右室侧形成的负性造影区(箭头所示)

12

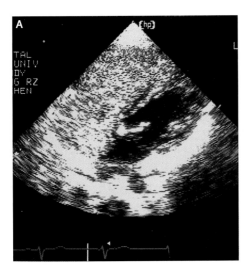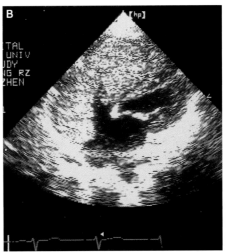

图 12-13　房间隔缺损的负性造影区

房间隔缺损患者行声振葡萄糖心脏超声造影检查,胸骨旁四腔心切面显示增大的右房右室内充满造影剂回声。A. 未见负性造影区;B. 见有负性造影区,说明左右心房间压力时有变化,时而压力平衡,没有分流;时而左房压力高于右房,出现由左向右分流

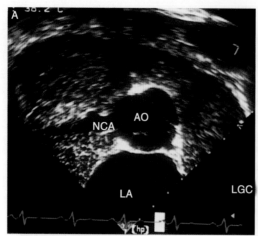
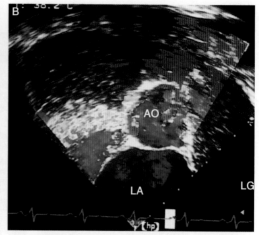

图 12-14 Valsalva 窦瘤破裂

A. Valsalva 窦瘤破裂患者经食管超声心动图检查,在大动脉短轴切面显示无冠窦瘤破入右房。行声振葡萄糖心脏超声造影检查,窦瘤体及破口右房侧可见不含造影剂的负性造影区(NCA);B. 彩色多普勒血流显像,在上述负性造影区的区域可见彩色分流血的涡流信号

房间隔缺损患者有较大量的左向右分流血液进入右心系统,将含有造影剂的静脉血稀释后快速排出,故滞留时间较短。由右向左分流者,多伴有右室后负荷增加(肺动脉高压、肺动脉狭窄等),血液排出受阻,因而滞留时间延长。

三尖瓣关闭不全者由于血液在瓣口往返活动,造影剂进入右室后又退回右房,致使造影剂在右心系统内的滞留时间明显超过正常标准,常在四、五分钟后仍不消失。这种现象对临床诊断上有一定参考意义。

右心超声造影典型病例分析

一、三尖瓣反流

存在三尖瓣反流(tricuspid regurgitation,TR)的患者收缩期三尖瓣口右房侧出现反流的血流,使右房容积增加(右房接受从腔静脉回流及收缩期反流的血流),因此,在进行右心超声造影时,可见增大的右房首先出现造影剂回声反射,之后可见右室出现造影剂,M 型曲线可见舒张期大量造影剂顺利经过三尖瓣口进入右心室,同时收缩期可见明显的造影剂穿过 CD 段反流回到右心房(图 12-15)。

二、房间隔缺损

房间隔缺损(atrial septal defect,ASD)患者进行右心超声造影时,可见右房内首先出现造影剂,然后右室出现造影剂反射的同时,因有由左向右分流,故可在房间隔缺损的右心房面观察到典型的"负性造影区"(negative contrast areas,NCA)。如果患者存在肺动脉压升高或患者进行导致瞬间右心压升高的动作(咳嗽、屏气、Valsalva 动作、Muller 动作等)时,则可见造影剂通过房间隔连续中断进入左心房(图 12-16)。

三、卵圆孔未闭

各种原因导致卵圆孔未闭(patent foremen ovale,PFO)或重新开放时,二维超声心动图或 CDFI 未必能够显示潜在的连续中断或裂隙及右向左分流的存在,此时进行右心超声造影,并嘱患者进行导致瞬间右心压升高的动作(咳嗽、屏气、Valsalva 动作、Muller 动作等),由于采用的右心超声造影剂内含微气泡不能通过肺循环,故此时若在 4 个心动周期内在左心房内看到 3~6 个微气泡反射,即可确立诊断(图 12-17)。

四、冠状静脉窦扩张与永存左位上腔静脉

冠状静脉窦(coronary sinus,CS),又称冠状窦,位于心脏的膈面,走行于左心房与左心室之间的冠状沟内,由左心房斜静脉与心大静脉汇合而成,最后通过右房的冠状窦口注入右心房。冠状静脉窦的主要回流属支有心大静脉、心中静脉及心小静脉。冠状窦口位于下腔静脉与右侧房室口之间,开口处有瓣膜结构(冠状窦瓣)存在以防止血液反流。冠状静脉窦正常情况下内径为 5~8mm。

永存左位上腔静脉(persistent left superior vena cava,PLSVC)是最常见的静脉先天性畸形,胚胎发育过程中左侧前主静脉逐渐闭塞,右前主静脉与 Cuvier 管发育形成位于右侧的上腔静脉,若胚胎发育过程中左侧前主静脉发育时未闭塞,则残留一支位于左侧的上腔静脉。占先天性心脏病的 2%~5%。永存的左位上腔静脉起始于左颈内静脉和锁骨下静脉的汇合处,在主动脉弓与左肺肺门部之前向下行走,然后穿过心包与冠状窦相通,因此,来自左上肢的静脉血液经过左锁骨下静脉、左位上腔静脉及扩张的冠状静脉窦回流右房。

12

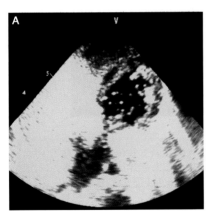

图 12-15　三尖瓣反流心脏超声造影 M 型曲线

巨大继发孔房间隔缺损患者,由于肺动脉高压,三尖瓣存在重度关闭不全,行声振 50% 葡萄糖心脏超声造影检查,可见增大的右房首先出现造影剂回声反射,之后可见右室出现造影剂,M 型曲线显示舒张期大量造影剂顺利经过三尖瓣口进入右心室,同时收缩期可见明显的造影剂穿过 CD 段反流回到右心房

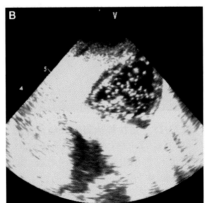

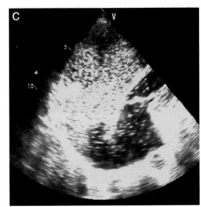

图 12-16　房间隔缺损患者右房侧负性造影区(NCA)

A. 房间隔缺损伴有永存左位上腔静脉回流冠状静脉窦患者,外周静脉注入声振 50% 葡萄糖溶液后,可见扩张的冠状静脉窦、右房及右室内充满浓密的造影剂,在房间隔中部缺损的右房侧可见一明显的负性造影区;B. 为同一患者,数个心动周期后仍然可见扩张的冠状静脉窦充满浓密的造影剂,右房清晰显示负性造影区;C. 仍为同一患者,右房侧显示负性造影区,同时可见右房内的造影剂穿过房间隔缺损,左房及左室内出现造影剂回声

12

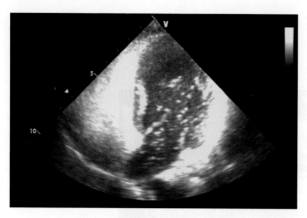

图 12-17　卵圆孔未闭超声造影

外周静脉注入声振 50% 葡萄糖溶液后，可见右房、右室内顺序出现造影剂，房间隔右房侧未见明显负性造影区，嘱患者行 Valsalva 动作后，可见左房内出现少量的散在分布的造影剂反射，并可见随血流经二尖瓣口进入左室

任何导致右心容量和（或）压力负荷增加的原因均可引起冠状静脉窦扩张，先天性原因导致的冠状静脉窦扩张，最多见于永存左位上腔静脉回流冠状静脉窦所致。

永存左位上腔静脉回流冠状静脉窦时，左心长轴切面及非标准四腔心切面（冠状静脉窦长轴切面）可见冠状静脉窦扩张，经左上肢外周静脉注入右心超声造影剂后，首先在扩张的冠状静脉窦内出现造影剂，而后右房内出现造影剂。如果永存左位上腔静脉与正常的位于右侧的上腔静脉之间无交通，造影剂最先在冠状静脉窦内出现，然后回流进入右房、右室，冠状静脉窦口是右心内造影剂的唯一来源；如果永存左位上腔静脉与正常的位于右侧的上腔静脉之间存在交通，则左上肢外周静脉注入的造影剂首先经过距离较短的永存左位上腔静脉、冠状静脉窦回流右房，同时也可通过交通血管进入正常的位于右侧的上腔静脉，通过上腔静脉入口回流右房，由于此路径较长，因此，右房内造影剂出现的时间晚于冠状静脉窦（图 12-18）。

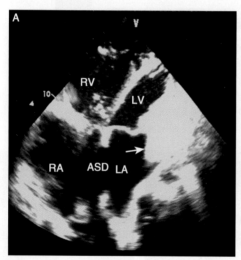 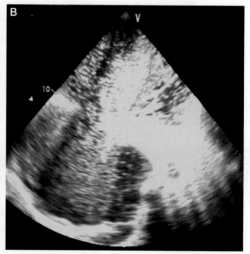

图 12-18　冠状静脉窦扩张超声造影

A. 胸骨旁四腔心切面显示房间隔明显连续中断（ASD），外周静脉注入声振 50% 葡萄糖溶液后，首先在二尖瓣环左外侧扩张的冠状静脉窦内出现浓密强回声造影剂，提示永存左位上腔静脉，此时造影剂已到达冠状静脉窦，但尚未进入心房；B. 为同一患者，可见扩张的冠状静脉窦内大量造影剂进入右房，稍后可见经正常位于右侧的上腔静脉回流进入右房的造影剂，提示左上肢静脉回流通过两个路径进入右心房，经永存左位上腔静脉-冠状静脉窦途径较短，因此，首先出现造影剂

五、特发性肺动脉高压

特发性肺动脉高压（idiopathic pulmonary artery hypertension，IPAH）目前发病原因尚不完全明了，主要改变为肺血管中层肥厚、内皮细胞增生，管腔狭窄，肺血管总截面积减小，肺血管张力增加，出现不同程度肺动脉高压，右心室肥厚，右心功能不全等。

此类患者超声心动图表现与先天性心脏病所致的继发性肺动脉高压及肺源性心脏病相似，肺源性心脏病往往存在临床慢性阻塞性肺病的病史，易于鉴别。右心超声造影有助于先天性心脏病所致的继发性肺动脉高压与特发性肺动脉高压的鉴别，前者进行右心超声造影时，可见右房、右室及肺动脉内出现造影剂的同时，若存在心房、心室或大动脉水平的心内分流，必然可以在左房、左室及主动脉水平观察到造影剂反射，而特发性肺动脉高压患者，由于不存在心内分流，造影剂始终存留在右心系统，直至经肺排除，左心系统始终不出现造影剂（图 12-19）。

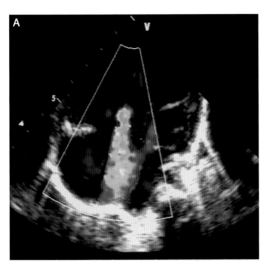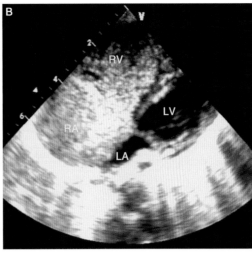

图 12-19　原发性肺动脉高压

A. 胸骨旁四腔心观显示右心明显扩大, 心房、心室水平未见明显连续中断, CDFI 显示大量三尖瓣反流, 心房、心室水平未见明显穿隔分流信号; B. 为同一患者, 外周静脉注入声振 50% 葡萄糖溶液后, 可见明显扩大的右房、右室内充满浓密的造影剂, 房间隔右房侧及室间隔右室面均未见明显负性造影区, 同时嘱患者行 Valsalva 动作后, 左房、左室内始终未见造影剂出现

12

第 13 章

左心系统声学造影
LEFT-SIDED CONTRAST ECHOCARDIOGRAPHY

◎刘伊丽　查道刚　王新房

左心声学造影剂研究概况……………………162
　一、影响右心系统声学造影剂通过肺
　　　毛细血管的因素……………………162
　二、声学造影剂的种类及研究进展………162
声学造影成像技术研究概况…………………164
　一、谐波成像技术…………………………164
　二、间断触发成像技术……………………165
　三、基波脉冲抵消技术……………………166
　四、实时成像技术…………………………167

给药方法………………………………………167
　一、经静脉途径给药………………………167
　二、经肺小动脉途径给药…………………167
　三、经左心导管途径………………………168
临床应用价值…………………………………169
　一、左侧心腔声学造影……………………169
　二、心肌声学造影（myocardial contrast
　　　echocardiography，MCE）……………174
存在问题与展望………………………………181

　　心脏超声造影在临床的应用已有三十余年,其中右心声学造影对右心系统的检查及心内分流的诊断已取得良好的效果。如今,随着超声仪器的更新和显像技术的不断发展,右心系统声学造影的临床应用需求逐渐减少,而左心系统声学造影正在步入一个新的纪元。本章拟就后者的相关进展介绍如下,以供临床参考。

左心声学造影剂研究概况

一、影响右心系统声学造影剂通过肺毛细血管的因素

　　经周围静脉注射右心系统声学造影剂时,尽管右心系统出现浓密的云雾影,但经过肺毛细血管床的"滤过",到达左心系统时,微气泡已消失,故在无心内血液分流时,左心各腔室内不出现造影剂,自始至终表现为无回声区。上述现象已为许多作者所公认,但在很长一段时间内人们对其机制(如何"过滤")不甚了解。

　　早年经周围静脉和右心导管注射右心系统声学造影剂时,由于其内含有较多的微气泡,直径较大,多在 $50\mu m$ 以上(常能以肉眼察及),故产生强烈的回声反射。人体肺部毛细血管直径在 $10\mu m$ 以下,当含微气泡的血流通过时,大部分微泡受毛细血管网的阻隔,滞留于肺毛细血管床内。其中一部分逐渐在血流中溶解消失;另一部分破碎弥散,变为直径极小(在数 μm 以下)的微气泡,经气泡壁排出体外或穿越肺循环到达左心。Meltzer 通过体外模拟试验,观察到小于 $10\mu m$ 的微气泡仍可被常规的超声心动图所探及。但因气泡的表面张力大,故将很快溶解于液体中。一个 $8\mu m$ 的含氮微气泡,随液体内饱和程度不同,将

在 $190\sim550$ 毫秒内完全溶解。也就是说,经周围静脉注入造影剂后,具有明显回声的较大的微气泡(直径在 $75\mu m$ 左右),在被毛细血管阻隔破碎变为更小的微气泡(小于 $10\mu m$)之后,在血中存在的时间不到 1 秒。而血液通过肺毛细血管后,经肺静脉回到左房的循环时间约为 2 秒。说明这种气泡在回左房的途中消失殆尽,到达左房时已不复存在,故不能出现造影剂反射。

　　综上所述,可以认为肺部毛细血管对微气泡存在筛孔效应,加之气泡的表面张力大,易破碎,很快溶解于液体或经肺毛细血管壁而排出,这是右心系统注射造影剂在左心系统不能显影(有右向左分流者例外)的主要原因。

二、声学造影剂的种类及研究进展

　　在前面有关章节中,我们讨论过在心血管结构正常的情况下,传统的声学造影剂,如振荡后的靛氰蓝绿溶液、生理盐水、50% 葡萄糖溶液及 CO_2 发泡剂、过氧化氢溶液等,经静脉注射后只能使右心系统显影增强。

　　1984 年 Feinstein 等首次报道应用机械振动方法制备声学造影剂,生成的微气泡的直径甚小、与红细胞变形性相似,经周围静脉注射后可顺利地通过肺循环,从而实现

真正意义上的左心系统声学造影。

（一）游离气泡造影剂（free bubble）

Gramiak 等于 1968 年最早将用手振动的靛氰蓝绿（indocyanine green）注入心腔后，在超声心动图上，发现心腔内产生云雾状回声增强，以后证明云雾影的产生与注射液中混入的空气经振荡后产生的大量微气泡有关。

此后，人们将这种含有微气泡的液体，如过氧化氢溶液（入血后产生氧泡）、酸+碱溶液（混合后产生二氧化碳气泡）、50%～70% 葡萄糖声振溶液（振荡后产生微气泡），经静脉注射后用于右心系统显影。这对于各种分流型先天性心脏的临床诊断有着重要价值（请参考"第 12 章右心系统超声造影"）。

因为这一类造影剂属于无外壳包裹的微气泡，直径较大，在血液中稳定性差，故经静脉注射后难以通过正常的肺循环实现左心系统显影。如拟将其用于左心系统声学造影，必须经某些特殊途径给药（如经肺小动脉嵌顿注射或者经左心导管主动脉根部、左房、左室内注射，见下文"造影剂给药方法"一节）。

（二）主要为包裹空气的微泡造影剂

为了克服游离气泡的不稳定性，人们进行了大量的实验研究。Bommer 等研究表明在血内加入表面活性剂如卵磷脂、甘油，可降低血液的表面张力，使得微气泡保持稳定，其内气体溶解速度减慢，进而实现穿越肺循环的目的，可使左心腔显影。说明应用合适的表面活性剂能为左心系统声学造影提供有利的条件。此外，通过外壳来包裹微气泡是更为重要的造影剂微泡稳定手段。

Albunex（Molecular Biosystems Inc，U.S.A）是第一个可顺利通过肺循环，并被美国、日本和一些欧洲国家批准在人体应用的超声造影剂。其制作方法是将人体白蛋白溶液经声波振动（sonication），使之形成具有稳定的蛋白外衣（protein coating）包裹的空气微泡溶液。微泡直径 3～5μm，浓度（4～5）×10^8 个/ml，血中半衰期小于 1 分钟。临床研究表明静脉注射 Albunex 可使 81%（142/175）患者左室显影程度达 2 级以上，83%（145/175）患者左室内膜边界得以增强。临床应用过程中未发现严重的副作用，主要用于血流多普勒信号增强及左室腔造影。

Levovist（Schering AG 公司，Berlin）是一种将复合糖结晶溶解于水后产生空气微泡，并通过半乳糖及棕榈酸盐使微气泡稳定的声学造影剂。该微泡稳定、易于通过肺循环，且具有较强的二次谐波特性。已获准用于临床多年，主要用于血流多普勒信号增强及左室腔造影。

东冠注射液（5% 声振人血白蛋白微球注射液）是由南方医科大学（原第一军医大学）南方医院研制成功的首个国产左心声学造影剂。其微泡浓度、直径大小与 Albunex 相当。经国内多中心临床试验证明，该造影剂 0.08ml/kg 经静脉注射后，可使 80% 以上患者左心腔显影良好。

随着新型超声造影剂的研发进展，上述第一代含空气微泡造影剂已基本退出历史舞台。

（三）主要为包裹氟化物气体的微泡造影剂

声学造影剂微泡中的气体，如空气、氮气等从外壳内逸出并溶解于血液中，微泡将因此皲缩而失去声学反射的特性，使超声不能显影增强。六氟化硫、八氟化三碳等气体分子量大、血溶解度低，故其由微泡中进入血中的浓度梯度下降较慢，即弥散较慢，这样就可延缓气泡皲缩而失去其反射特性的时间。表 13-1 为直径 3μm 的游离微泡（free bubble）在液体中的稳定时间，可以看出不同气体的 Ostwald 系数（Ostwald coefficient）（反应气体在血液中的溶解度）不同，微泡稳定时间存在明显的差异。因此，改进造影剂微泡内气体成分将可提高超声造影效果。

表 13-1　不同气体成分构成的直径 3μm 的游离微泡稳定时间比较

	Ostwald 系数（×10^6）	稳定时间（ms）
空气	23 168	24.4
六氟化硫（SF₆）	5950	102.9
全氟丙烷（C₃F₈）	583	1110
全氟己烷（C₆F₁₄）	24	2000

注：引自 Bouakaz A. Ultrasound in Med. & Biol，2007，33（2）：187-196

Porter 和谢锋等在动物实验中应用氮、氦、六氟化硫等三种惰性气体与声振的糖蛋白溶液充分混合 60 分钟后静脉注射，观察微泡的大小和浓度变化以及左室和心肌的显影情况。其中氮、氦和六氟化硫的弥散系数（cm²/s）分别为 0.250、0.725、0.101，血液溶解性分别为 0.013、0.007、0.006。结果证明，不同气体对微泡大小无明显影响，但含氮气和氦气的微泡浓度明显低于六氟化硫的微泡浓度（3.7±0.4、3.3±0.2、4.1±0.2，单位：10^8/ml）；左室最高峰值的视频信号强度（videointensity）在含空气、氮气和氦气组也较含六氟化硫的微泡组为低（分别为 54±11、78±15、82±13、122±8，单位：灰度单位/像素），心肌信号强度也在含六氟化硫微泡组最高[（11.8±3.7）灰度单位/像素]；如在静脉注射同时再吸入六氟化硫，则左室信号强度可达（139±10）灰度单位/像素，心肌信号强度可达（17.4±2.2）灰度单位/像素。这些结果证明分子量大的惰性气体与糖蛋白微泡充分混合后，由于前者具有低弥散性和低溶解性等特点，可显著提高微泡造影剂经静脉注射后左室和心肌的显影率。

在气体构成理论的指导下，一系列新型微泡造影剂相继问世。

Optison（研发代号 FS069，MBI 公司）为 Albunex 的改进型。主要是在声振处理过程中加入全氟丙烷气体。所得微泡直径 2～4.5μm，浓度（5～8）×10^8 个/ml。虽然 FDA 仅批准其用于左室腔声学造影，但大量动物实验证明，静脉注射此种造影剂后，用普通或具有谐波（harmonic）功能的超声系统，可见明显的心肌显影，且持续时间较长，对血流动力学无明显影响。此后一系列的临床研究也证实该造影剂经静脉途径给药可实现满意的心肌显影。

SonoVue（研发代号为 BR1），意大利 Bracco 公司研制的脂质外壳包裹的六氟化硫气体微泡。其浓度为（2～5）×10^8 个/ml，直径为 1～10（平均 2.5）μm。微泡共振频率为 1～10MHz。经静脉注射后可实现良好的左室腔、心肌及腹

13

部器官声学造影增强。该造影剂用于肝脏占位性病变诊断的研究极多,有关结果可与 CT 媲美。该造影剂已进入我国,并且是目前唯一活跃于国内市场的进口超声造影剂。

BR14 是 Bracco 公司研制的另一种新型造影剂。与 BR1 相比,其外壳成分仍为磷脂类物质,但其气体成分更新为八氟化三碳。Fisher 等研究显示,该造影剂经静脉注射后,其心肌显影时间可持续至左室腔显影消退后。Kunichika 等分别于基础状态、前降支结扎后 120 分钟及前降支结扎再灌注后 120 分钟三个时间点,经静脉注射 BR14 并延迟 15 分钟后采集超声图像,其结果显示:基础状态心肌均匀显影增强(约为 8.66dB±1.38dB)明显高于心腔;结扎 120 分钟后超声造影显示前降支供血区出现灌注缺损区(约为 2.08dB±1.10dB);再灌注 120 分钟后超声造影显示前降支再灌注区心肌血流量明显减少,但造影增强程度超过基础状态(分别为 13.7dB 和 8.7dB)。较心脏超声造影而言,该造影剂在腹部脏器超声造影,特别是肝脏占位性病变鉴别诊断中的表现更为出色。

Definity(研发名为 Aerosomes、MRX115 或 DMP115)是一种磷脂包裹全氟丙烷气体的微泡造影剂。其微泡平均直径 1.1~3.3μm,浓度为 $1×10^8$ 个/ml。经静脉心肌显影效果良好,但美国 FDA 仍只批准其用于左室腔内膜边界增强。目前该造影剂已进入欧洲市场,商品名为 Luminity。

Imavist(研发代号 AFO150,又名 Imagent)由 Alliance Pharmaceuticals 与 Schering AG 联合开发,是一种稳定的脂质外壳包裹氟碳气体的微泡造影剂。微泡平均直径为 5μm,浓度为 $5×10^8$ 个/ml。动物实验显影效果良好,具有强的谐波特性。已经被美国 FDA 批准用于左室声学造影,但因公司发展原因未能推广使用。

虽然大量动物实验及临床研究表明氟碳类气体微泡造影剂经静脉心肌显影效果良好,但所有的声学造影剂均未获得心肌声学造影的临床适应证。Imagify 及 CARDIO-sphere 是最早寻求美国 FDA 批准其心肌声学造影适应证的造影剂,但并未如意。

Imagify(研发代号:AI-700)为 Acusphere 公司生产的氟碳类气体造影剂。其外壳为人工合成的可生物降解的多聚体材料(poly L-lactide co-glycolide),微泡平均直径为 2μm,浓度为 $2.2×10^9$ 个/ml。虽然该造影剂心肌灌注成像的临床研究结果显示其诊断效能不劣于核素心肌灌注成像,但仍未通过美国 FDA 的新药批准。

CARDIOsphere(研发代号:PB-127)是一种双层外壳的含氮气的微泡造影剂(POINT Biomedical 公司)。由于氮气在血内有较高的溶解度,所以当造影剂外壳破坏后释放出的气体能够迅速溶解消失。这一特性使其在利用谐波能量多普勒技术成像时心肌声学造影效果最好。但其用于心肌灌注成像的适应证同样未获美国 FDA 批准。

国内造影剂研究相对落后。南方医科大学南方医院研制的 5% 全氟丙烷人血白蛋白微球注射剂(研发代号:全氟显),是国内第一个获得国家新药证书的含氟碳气体的微泡造影剂,为一种冻干粉剂,具有良好的稳定性。其微泡浓度为(0.8~1.8)$×10^9$ 个/ml,直径为 2~4μm。动物及临床试验均表明,该造影剂左室腔超声造影增强效果及心肌显影效果优良,目前在申报生产批文过程中。

湖南景达制药有限公司生产的"全氟丙烷人血白蛋白微球注射液"则是首个获得国内生产批文的声学造影剂,其微球浓度、大小参数与 Optison 相似。但目前未能很好地推向市场。

声学造影成像技术研究概况

一、谐波成像技术

13

以心肌声学造影为例,心肌组织与心肌微血管内的造影剂微泡均能产生回波信号。当心肌组织内微波浓度较低,特别是在经静脉给药行心肌声学造影时,微泡回声信号相对于心肌组织而言很弱,信噪比低,故用常规超声系统难于观察到满意的心肌声学造影效果。

超声波在组织中传播是以线性规律为主,但也能通过非线性共振作用导致波形畸变而产生谐波(harmonic)信号。相对于组织而言,造影剂微泡的弹性外壳使其更易于产生畸变的回波信号(即谐波)。对于频率为基波信号频率的多倍(如 2、3、4 倍……)的谐波信号,我们将其依次称之为二次谐波、三次谐波、四次谐波……;如果谐波信号频率为基波信号频率的 1/2、1/3、1/4 倍……,则称为 1/2 次谐波、1/3 次谐波、1/4 次谐波……,依此类推。

在所有回波信号中,二次谐波信号较强,故最早用于声学造影成像。根据理论推算,造影剂微泡的二次谐波回声信号较组织谐波信号强 1000 倍以上。因此,利用这一特性,在接收回波时有意抑制基波,重点显示两倍于发射频率的二次谐波信号,则可使微泡造影剂的回波明显增强,而周围组织的回波甚弱,声学造影图像的信噪比提高。这种成像方法称为二次谐波成像(second harmonic imaging,SHI)(图 13-1,图 13-2)。

研究表明,二次谐波成像较一般 B 型显像对造影剂更敏感,尤其对含少量造影剂的组织结构较 B 型显像更易显示。Walker 等用具有或不具有二次谐波功能的超声系统观察不同浓度的 MRX115(含氟碳气体微泡造影剂)显影效果。结果表明,不同浓度的 MRX115 用二次谐波成像所测出的视频强度(videointensity)明显高于不具二次谐波成像功能的超声系统的测值。Feinstein 等对 22 例患者用 Albunex(含空气微泡造影剂)行静脉注射,在 13 例左室显影良好者中有 4 例(32%)用二次谐波成像技术可见心肌显影,而用不具谐波功能的超声仪均未见心肌显影增强。

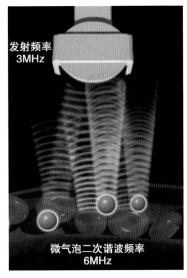

图 13-1　声学造影二次谐波成像原理示意图

换能器发射 3MHz 超声,遇组织及血液时反射的超声频率仍为 3MHz。但遇造影剂气泡时,反射的超声除有频率 3MHz 外,尚有二次谐波频率为 6MHz 者。在波束形成及接收滤波时,滤掉组织、血液以及造影剂微泡基础谐波 3MHz 回声,只显示造影剂微泡 6MHz 的回声,形成具有高信噪比的二次谐波图像

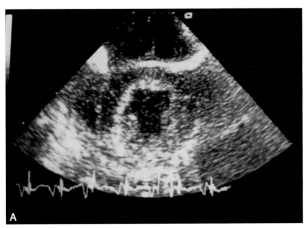
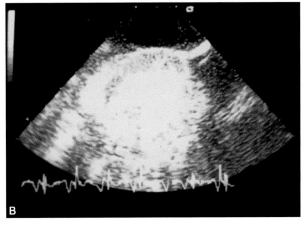

图 13-2　经静脉注射声学造影剂进行心肌灌注声学造影

A. 实验犬注射造影剂前的胸骨旁左心短轴切面,见心腔内为无回声区;B. 采用二次谐波和间歇式瞬间反射成像法检查,在注射南方医院自制的造影剂后,同一切面上见心腔及心肌内出现密集的造影剂反射

13

并非所有的超声仪均具备谐波功能。为了达到用一个频率发送声波而接受到两倍于该频率信号的目的,必须应用一种宽带超声系统和探头(broadband ultrasound system/scan head)的组合才能实现。目前,ALOKA、百胜、GE、菲利浦、西门子、东芝以及部分国内超声公司等均生产有谐波功能的超声仪器,可用于声学造影检查。

近年研究表明,虽然次谐波信号远弱于二次谐波信号,但造影剂微泡与组织器官产生次谐波信号的比值远高于两者产生二次谐波信号的比值。因此,次谐波成像应用于对比超声成像将具有更高的信噪比。次谐波成像技术正在发展过程中。Eisenbrey 应用次谐波成像评估乳腺肿块性质取得了良好的效果。相信在不久的将来,该技术同样可用于心脏超声造影成像。

不同的造影剂微泡具有不同的谐波特性,如较小的气泡对较高频率声波反应强,较硬的泡壁会减少谐波反应。另外,某些造影剂同时还表现有频率依赖性,即在特殊的频率范围才有较强的谐波成像效应。因此,对于不同的声学造影剂有可能需要采用不同的成像频率范围,以便获得最佳的造影效果。

二、间断触发成像技术(intermittent trigger imagging)

Porter 和谢峰等在动物实验中观察到,在恢复暂停的超声脉冲发放后的瞬间,可见心肌声学造影强度的明显增加。他们开始认为这与瞬间的超声波照射引起的一过性后散射信号增强有关,故将其命名为"瞬间反射成像"(transient-response imaging,TRI)。Kaul 等发现造影剂微泡能被超声破坏,并进一步探讨了微泡被破坏原理。他们将

FS069暴露在无共振的超声频率场（5.5MHz和7.5MHz）时，气泡很少破坏；如将FS069暴露在共振的超声场（2.7MHz）时，在同样的输出功率（7.5W/m²）下，气泡很快破坏；当超声输入频率呈渐增性减少时，气泡破坏率呈线性减少，当发射能（transmit power）增加时气泡也很快破坏。因而认为：气泡破坏的主要原因是由共振（resonant）产生的振荡（oscillation），发射能是破坏气泡的另一个原因，而微泡空化（microcavitation）不起主要作用。根据这一现象，国外学者开始用门控方式发射超声脉冲，即间隔一个或几个心动周期发放一次超声脉冲。降低超声脉冲的发射次数，可减少超声振荡对造影剂微泡的破坏机会，延长微泡在超声照射区的存留时间，局部微泡浓度提高，进而使声学造影效果明显改善，此即间断成像技术（也可称之为触发成像技术、间断触发成像技术或间歇式超声显像技术）。该技术不仅使心肌显影强度明显提高，同时也使声学造影持续时间明显延长（图13-3，图13-4）。它与谐波成像技术的联用是声学造影成像史上的一个重要里程碑。

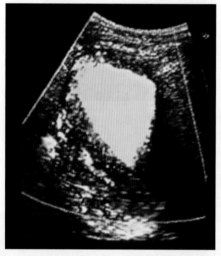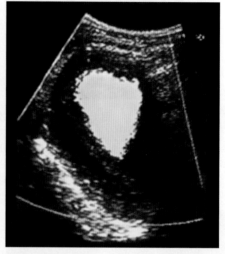

图13-3　间断触发超声显像与实时超声显像在心脏声学造影时的比较
图左为门控触发（triggered）间歇式功率型谐波超声成像，图右为非间断发射的实时（real-time）功率型谐波超声成像。由于间歇型超声显像时，仅在心动周期减少发放时间，即间歇式瞬间反射成像（transient-response imaging，TRI），造影剂微泡破坏较少，心肌内造影剂微泡信号明显增强

13

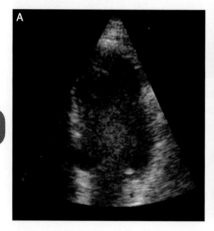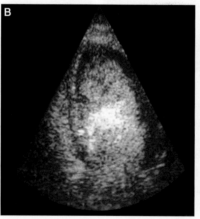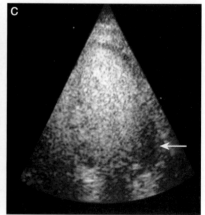

图13-4　不同成像方法对造影效果的影响
A. 经静脉注射造影剂后，仅以基础谐波成像，左室腔内虽然显影，但光点较稀，且甚微弱；B. 造影时用二次谐波技术显像，见左室腔内造影反射增强，心壁回声亦有较明显；由于未用门控触发间歇式超声成像，心内膜边缘不甚清晰；C. 造影时采用二次谐波技术和门控触发间歇式超声成像，心腔、心内膜面与室壁显影效果均有明显增强

三、基波脉冲抵消技术

二次谐波成像早期阶段是通过设定一定的阈值的方式来滤除基波信号的。即：超声探头发射信号频率范围是在以基波频率（f_0）为中心的一个较窄的范围内，而探头接收信号频率范围设定在以二次谐波频率（$2f_0$）为中心的频谱范围内，其结果是未能充分利用超声探头的宽频带特点成像，图像分辨率及灵敏度下降；如若增加探头发射信号及接收信号的频率范围可提高图像分辨率，但基波与谐波信号重叠区增加，即组织基波信号与微泡谐波信号混叠增

加,导致造影图像信噪比降低。为克服二次谐波成像的不足,超声工程技术人员改进和完善了谐波成像方法。即将过去简单滤除基波信号的方法改为"基波脉冲信号抵消技术"(substracting out the fundamental signals),从而达到"纯化"造影剂微泡回波信号的目的。

现以脉冲反向技术为例来说明基波脉冲抵消技术的原理。在同一扫描线上发射一个正相脉冲的同时,发射与之振幅相同、相位相差180°的一个反向脉冲信号。组织主要产生线性回声信号,故而两个位相完全相反的基波脉冲信号的回波信号也是完全反向的同振幅信号,它们相加的结果为零(基波信号互相抵消);微泡的弹性外壳使其在超声的照射下产生大量的非线性回声信号(即谐波信号),因谐波信号是线性信号的非对称畸变的结果,故两个反向的基波信号产生的谐波成分不仅不会抵消,反而互相加强,其结果是提高了信噪比,从而改善了声学造影图像的质量。

不同厂家用的基波脉冲抵消技术略有不同,但核心技术都是利用基波信号为线性回声,而谐波信号为非线性回声的特点进行设计的。如能量调制成像技术(power modulation imaging)、相干造影成像技术(coherent contrast imaging)以及纯净造影成像技术(pure contrast harmonic imaging)等。

四、实时成像技术

间断触发成像技术减少了超声波对造影剂微泡的破坏,使得声学造影图像质量大为提高。但其无法实时观察心脏运动状况,临床应用价值有限。近年来超声成像技术在不断进展,例如谐波成像技术、基波脉冲抵消技术、能量脉冲成像技术以及非线性基波成像技术的应用,人们可以在发射极低声能(机械指数可低至0.1)下实现超声成像。极低声能基本上不引起微泡的破坏,进而实现实时声学造影成像。

实时成像技术较以往的造影成像技术具有多方面的优点:①在评价心肌血流灌注状况的同时可以同步评价室壁运动;②与触发成像不同,在超声切面因为呼吸等原因发生漂移时,实时成像技术便于操作者及时调整图像,较间断触发成像技术而言,更易于采集造影图像;③在同一次造影过程中,可多切面观察同一节段的灌注状况,从而提高诊断的准确性;④不必通过减影(background subtraction)和图像组合(image alignment)等过程,只需对比造影剂微泡再充填速率就可以评估不同心肌节段的血流灌注速度,真正做到联机实时分析(on-line analysis)。

给 药 方 法

一、经静脉途径给药

除游离微泡造影剂外,目前多数左心声学造影剂均可经过静脉注射使右、左心腔依次显影,部分造影剂还可进一步实现心肌以及心外组织信号的显影增强。静脉途径给药是目前最为常见的声学造影剂给药方法。根据注射方法的不同,静脉途径给药又分弹丸式静脉注射(即团块注射 bolus injection)和连续静脉滴注(continuous intravenous infusion)两种方法。

弹丸式注射法是指将造影剂以团块状快速注入血管内的方式。其方法是通过三通管将两个注射器与静脉通道相连,其中一个注射器内为造影剂,另一个注射器内为5~10ml的生理盐水。盛有造影剂的注射器应与静脉走向相同的三通管接口相连。将造影剂注入后,迅速旋转三通,用另一注射器内的生理盐水冲管,以确保造影剂全部快速进入血流。弹丸注射法快捷简便,但显影持续时间较短,且易产生声衰减现象是该方法的不足。

连续滴注法是指将稀释后的造影剂均匀、缓慢地滴入血管通道内的方式。南方医院将自制"全氟显"溶液以生理盐水稀释20倍后置于微量静脉注射泵内,按2ml/min的速度注射,约1分钟左右心肌达最大显影强度,并持续到造影剂滴注结束,从而达到连续、多切面及动态观察心肌灌注状况的目的。连续静脉滴注法也可仿照临床静脉输液方式进行。如将3ml Optison稀释为10~20ml后,连接普通的静脉输液器,通过调整造影剂滴速将造影剂相对匀速地滴入静脉血管内。持续静脉滴注法不仅有效地克服了弹丸注射时左室腔内高浓度造影剂带来的后壁声衰减现象,还可以有效地延长声学显像时间。但持续滴注法准备

工作繁琐,需注射泵、滴定剂量需时较长,易受造影剂混悬液分层的影响,对造影剂稳定性要求高是其不足。

二、经肺小动脉途径给药

在声学造影剂尚不能通过肺循环到达左心系统的年代,为实现左心系统声学造影,国内外学者进行了大量的探索性研究,并建立了一系列特殊途径的造影剂给药方法,如经肺小动脉途径给药等。这些方法在超声造影剂匮乏、超声仪器设备落后的年代有着重要价值。但这些给药方法有创及有潜在的危险,目前已基本废止。因其历史贡献,以及其过去的创新思路对于现在和将来的科研有重要的借鉴价值,故仍在此做一简介。

(一)肺小动脉嵌顿后高压注射

Reale将漂浮导管在肺动脉分支处高压注射靛氰蓝绿溶液,发现高浓度的气泡可通过肺毛细血管进入左心系统。Serruys经嵌顿于肺动脉的右心导管高压(≥300mmHg)注射葡萄糖时,部分患者在左心系统出现造影效果。其中用Swan-Ganz导管者21.4%(3/14例)的患者,用Cournand导管者78.9%(30/38例)的患者获得成功,说明加压注射可使左心出现云雾影,但对其安全性尚不明确。Meltzer曾报告动物实验中在肺动脉加压注射后,有的动物发生心肌梗死,故肺小动脉嵌顿后高压注射有潜在的危险。

(二)肺小动脉嵌顿注射过氧化氢溶液

同济医科大学附属协和医院在20世纪80年代,以漂浮导管嵌顿于肺小动脉,经此注射过氧化氢溶液,进行左心声学造影并获初步成功。现简介于下(图13-5):

检查时将漂浮导管气囊嵌顿于肺小动脉后,血流即被阻断,此时先注射生理盐水,可将嵌顿的楔形区内血液冲

13

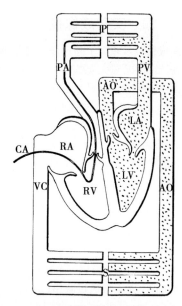

图 13-5 肺小动脉嵌顿注射双氧水进行左心声学造影方法示意图

图中 CA 为漂浮导管,经周围静脉插入并嵌顿于肺小动脉,注射过氧化氢溶液后可以穿过肺毛细血管网(P)到达肺静脉(PV)。VC 为腔静脉,S 为体循环

洗干净。由于其内已无过氧化氢酶,再注入的过氧化氢溶液不被分解,能以液体状态通过有"过滤"作用的纤细的肺毛细血管网。过氧化氢溶液进入肺静脉后,与其他区域回流的肺血混合,受过氧化氢酶的作用,立即分解,释出气泡,改变心腔内血液的均质性,故在左房、左室及主动脉内出现浓密的声学造影反射光点。同济医科大学附属协和医院所提出之方法的原理即基于此。从理论及实践的观点看,此种方法在操作过程中不需加压注射,避免了对肺组织及毛细血管的损伤,比经左心导管逆行插入或右心导管肺动脉嵌顿后高压注射(≥300mmHg)进行左心声学造影的难度及损伤性明显减小。根据武汉协和医院的体会要获得成功,在操作过程中应注意以下几个问题:①右心漂浮导管气囊必须完全嵌顿血管,阻断血流,才能获得满意的左心造影效果;②漂浮导管在肺小动脉嵌顿之后,再使气囊充气,对血流的阻断更完全,故造影效果亦佳,且对心壁的刺激较小,更为安全;③注射过氧化氢溶液前应使用纯净的生理盐水充

分冲洗血管网,避免因血液混入,分解过氧化氢溶液,过早释出氧泡,从而影响效果;④注射剂量可参照非发绀型心脏病患者的用量(3% 过氧化氢溶液 0.01～0.015ml/kg 体重,一次注射量一般为 0.5～1ml);⑤应用此法进行左心声学造影时右心系统不出现造影剂,一旦发现云雾影,即说明心内有由左向右分流。根据出现的部位,可以确定其分流水平,特别对诊断肺静脉畸形引流有重要价值。

三、经左心导管途径

经左心导管或在心脏外科手术过程中,医师根据需要将声学造影直接注入左房、左室、冠脉内或静脉窦内,可在左心系统相应部位出现造影效果,从而获取有关的帮助信息。

Kemper 在动物实验中将过氧化氢溶液与血混合所产生的氧泡经左心导管注入主动脉瓣水平上区,见心肌有回声增强现象,注后 10 秒最强,30～45 秒后心外膜下的心肌层开始减弱,5 分钟后心内膜下仍可有少量微气泡的反射。同济医科大学附属协和医院在试验中亦有类似发现,冠状动脉分支结扎后相应区域显影减弱。

Tei 对冠状动脉内注射 renografin 盐水混合液的超声表现作了较细致的探讨。其将 9F 的心导管插至左冠状动脉主干的前降支或回旋支起始处的稍下方,而 4F 心导管则插至其远端较小的分支。4F 导管尖端有气囊及中心腔,充气时可将该区血流完全阻断。经 4F 导管中心腔向阻断支内注入造影剂时,原属该支冠脉供血区的心肌出现声学造影增强效果;而经 9F 导管在左冠状动脉主干内注射造影剂时,阻断支的供血区呈现为负性造影区(即灌注缺损区),其他区域则出现造影剂。进一步的观察发现,冠脉阻塞时的负性造影区与心壁运动失常区相一致。国内如南方医科大学南方医院等单位也做了经冠脉内心肌声学造影系列研究(图 13-6,图 13-7)。结果证明:随着含微泡的造影剂灌注到心肌组织,心肌组织回声增强,研究者通过心肌回声增强的范围以及回声增强-消退的时间变化规律可评价危险心肌、梗死心肌、侧支循环和冠状动脉储备能力等,对于研究冠心病病理生理调节机制有重要意义。但由于这种造影方法必须插入左心导管,是种有创给药途径,因而限制了其在临床的广泛应用。

目前经左心导管途径给药主要用于超声造影指导肥厚型梗阻性心肌病的消融治疗(见本章"临床应用价值"一节)。

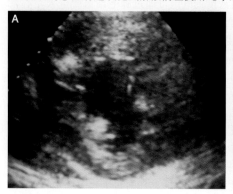
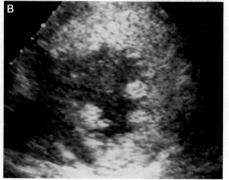
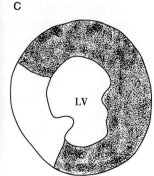

图 13-6 经左冠状动脉内直接注入声学造影后,采用普通超声仪基波成像技术即可观察到左冠脉供区内心肌显影增强

A. 造影剂注射前;B. 造影剂注射后;C. 声学造影显影增强区示意图(黑色区域代表显影区)

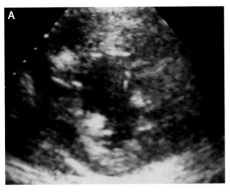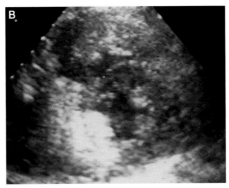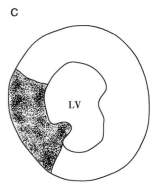

图 13-7　经右冠状动脉内直接注入声学造影后,采用普通超声仪基波成像技术即可观察
到右冠脉供区内心肌显影增强
A. 造影剂注射前;B. 造影剂注射后;C. 声学造影显影增强区示意图(黑色区域代表显影区)

临床应用价值

一、左侧心腔声学造影

(一) 左心系统解剖结构定位

由于血液为均质的液体,超声通过时无任何反射,故形成无回声区。当造影剂进入之后,因微气泡产生强烈反射,使左心系统相应部位出现密集的光点。Gramiak、Tajik、Weyman 等曾根据反射的有无确定超声探查区域是否为左心系统,同时根据造影剂出现的时间(收缩期或舒张期)及流动的方向,识别左房、左室抑或主动脉及其分支结构。这类工作在开展超声心动图研究的早期,对阐明 M 型和二维图像所代表的心脏结构曾起过重要作用。

左室声学造影可以有效地增强左室内膜边界,特别是在左室心尖结构显示不清时,可以提供重要的诊断价值(图 13-8,图 13-9)。此外,在行左室声学造影同时不要忽视对右室腔的观察。南方医科大学南方医院在对一例胸闷患者行超声造影检查过程中发现,在注射超声造影剂后患者右室心尖部出现明显的充填缺损,为此进一步行心内膜心肌活检等检查证实为嗜酸性粒细胞浸润性心肌病,有效地避免了漏诊(图 13-10)。

(二) 提高超声评估左室功能的准确性

准确地评价左心室节段性和整体收缩功能、测定左室壁厚度有赖于左心室内膜边界准确和完整的确定,因此任何增强左心室内膜边界辨认的技术均可提高经胸二维超声心动图诊断的准确性。文献报道,在非选择患者的常规经胸二维超声检查中,因为体胖、慢性肺部疾患、胸廓畸形和其他的原因,10% ~ 25% 左心室内膜边界不能完全清晰显示。对于这一组内膜边界识别困难的病例,当给予左心声学造影剂后,约 74% 的患者左室内膜边界变得清晰并

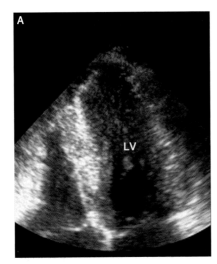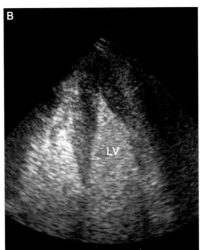

图 13-8　左室声学造影诊断心尖肥厚型心肌病
A. 常规超声心动图显示左室四腔心切面观;B. 左室声学造影增强后心尖四腔心切面观,可见收缩末左室心尖明显缩小,左室腔形态呈"黑桃"形(引自 J Am Soc Echocardiogr,2008,21(11):1179)

13

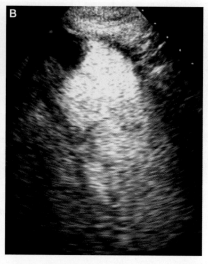

图 13-9 左室声学造影提高左室心尖部血栓识别能力

A. 心尖两腔心切面观,组织谐波成像技术未能清晰显示左室腔内膜边界,未见明显异常;B. 左室声学造影增强左室内膜边界识别,同时显示左室心尖部充盈缺损,考虑左室心尖部血栓(引自 J Am Soc Echocardiogr,2008,21(11):1179)

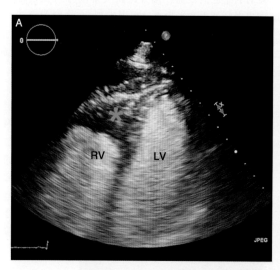
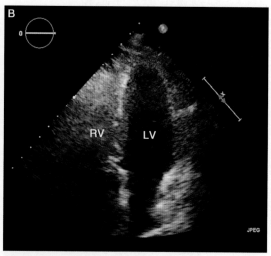

图 13-10 嗜酸性粒细胞浸润性心肌病一例

A. 注射左心声学造影剂后,可见右室心尖部(*)充盈缺损,进一步行心内膜心肌活检等检查证实为嗜酸粒细胞浸润性心肌病;B. 为常规超声心动图心尖四腔心切面观,右室心尖部模糊不清

可用于诊断(图 13-11)。

同样,南方医科大学南方医院报道的一组肥胖患者的研究显示,在心尖四腔和两腔心切面可清晰勾画左心室内膜边界分别为 62.3% 和 59.8%。当给予南方医院自行研制的第一代左心声学造影剂"东冠注射液"后,这组患者内膜边界可清晰识别率上升为 93% 以上。

Albunex 是美国 FDA 批准上市的第一代含空气微泡声学造影剂,多中心试验评价了 Albunex 增强左心室内膜边界辨认的效果。结果显示,对于经胸二维超声心动图难以清晰识别左心室内膜边界的患者(175 例),在静脉注射 0.08~0.22ml/kg 的 Albunex 后,83% 的患者左心室内膜边界可识别程度明显改善。南方医科大学南方医院研制的第一代左心声学造影剂"东冠注射液"经武汉协和医院等多中心试验研究证明,国产左心声学造影剂同样可有效增

强左室内膜边界识别,进而提高左室整体功能及节段功能评定的准确性。

随着第二代声学造影剂(含氟碳气体的微泡造影剂)的广泛应用,左室声学造影效果得到进一步提高。在一项 Optison 与 Albunex 的对照研究中,203 例患者分别经静脉注射第二代左心声学造影剂 Optison(0.2、0.5、3.0 或 5.0ml)及第一代左心声学造影剂 Albunex(0.08 或 0.22ml/kg)。结果注射 4 个剂量的 Optison 后左室内膜边界增强节段长度分别为(6.0±5.1)cm、(6.9±5.4)cm、(7.5±4.7)cm 以及(7.6±4.8)cm,而注射 Albunex 的 2 个剂量组左室内膜边界增强节段长度分别为(2.2±4.5)cm、(3.4±4.6)cm,前者左室内膜边界增强效果明显优于后者。南方医院研制的第二代左心声学造影剂"全氟显"左室内膜边界增强效果亦远高于其对应的第一代左心声学造影剂"东冠注射

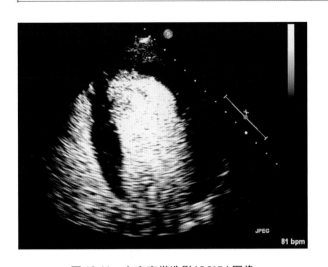

图 13-11　左室声学造影（LVO）图像

"全氟显"经静脉弹丸式注射后，穿越肺循环后到达
左心室，清晰勾画左室内膜边界轮廓

液"。第一代左心声学造影剂（含空气微泡造影剂）已正式
退出历史舞台。

超声声学造影技术除可用于二维超声心动图检查，尚
可用于三维超声检查。Saloux 等研究发现二维超声心动图
（2DE）、三维超声心动图（3DE）及造影增强三维超声心动
图（contrast-enhanced 3DE，C3DE）测量的左室舒张末容积、
左室收缩末容积均低于 MRI 测值，其中以 C3DE 与 MRI 结
果最为接近。因此，当患者因各种原因不能采用 MRI 评估
左室功能时，可考虑采用造影三维超声心动图代替。

随着超声仪器性能特点的提高，左室内膜边界的可识
别程度在不断提高，静息状态下左室声学造影的使用需求
似乎越来越少。但因床边超声心动图指导危重患者救治
的普及，静息状态下左室声学造影的需求却在不断增多。
重症患者常因气管插管、体位不能配合，或者手术敷料遮
挡声窗等原因导致超声图像质量明显下降，左室声学造影
就显得极为重要了。Yong 等以经食管超声心动图（TEE）
为对照，评估常规经胸超声心动图、谐波成像超声心动图
及造影超声心动图（LVO）在外科重症监护室的价值。结
果显示：在 32 例左室内膜过半节段极度不清晰的患者中，
常规经胸超声仅能清晰识别 13% 的左室内膜节段；谐波成
像超声也仅能清晰识别 34% 的左室内膜节段，而造影超声
则可清晰识别 87% 的左室内膜边界。后者与经食管超声
心动图结果对比无差异（87% vs 90%，$P>0.05$），见图 13-
12。在评价左室节段功能或整体功能方面，LVO 较 TEE 检
查费用分别减少 3% 和 17%。Kurt 等研究发现，LVO 明显
减少外科 ICU 患者超声成像困难的病例数（9.8% vs
86.7%，$P<0.05$），其中完全无法解读的病例数也明显减少
（0.3% vs 11.7%，$P<0.05$）；在 LVO 检查指导下，超过
25% 的患者治疗策略得到了有效调整。综上所述，LVO 在
外科 ICU 患者的救治过程中可发挥重要作用。

由于受呼吸急促、胸廓运动和心脏活动加强等因素的
影响，以及部分患者静息状态的超声图像质量原本不佳，
故负荷超声检查过程中内膜边界识别困难的病例数仍然
较多。Porter 等探讨了声学造影在负荷前后增强左室内膜
边界辨认效果的价值。他们首先根据左室内膜每一节段

各自可辨认程度分别记为 0、1、2 或 3 分（0 分为无法辨认，
3 分为极易辨认），然后计算左室内膜 16 个节段的平均记
分（即：左室内膜边界可识别指数）。结果发现：不论静息
状态还是负荷状态，在使用声学造影剂后心肌节段的内膜
边界可以辨认程度均较造影剂使用前明显提高；声学造影
前左室内膜边界可识别指数在静息状态和负荷状态下分
别为 1.46 ±0.43 和 1.30 ±0.48，在声学造影后二者分别上
升为 2.22 ±0.52 和 2.29 ±0.52。提示，声学造影剂技术可
明显改善左室内膜边界的辨认和室壁运动的分析效果。
目前国外部分心脏研究中心，60% 以上的负荷超声检查都
用到了声学造影技术。

（三）探查心内由左向右分流

心内由左向右分流在临床上十分常见，但在右心系统
声学造影时不易显示。负性造影区虽有帮助，但因有假阳
性等，使之有较大的局限性。而经嵌顿肺小动脉注射过氧
化氢溶液或左房、左室注射进行左心系统声学造影对这一
问题的解决有一定的帮助。因为心内间隔完整时，经左心
途径给药后，左心的造影剂不向右分流（图 13-13）。如伴
有间隔缺损，依病变部位，可见右心系统的相应腔室内出
现造影剂。检查者从二维超声心动图切面上观察造影剂
的流向、扩散范围及从 M 型曲线上观察三尖瓣漏斗部有无
造影剂反射及流线方向、时间程序等，可鉴别心房水平或
心室水平分流（图 13-14，图 13-15）。Gramiak 报告左房内
注射造影剂后，有房间隔缺损者，其右室在舒张期出现云
雾影。而室间隔缺损者则在下一收缩期出现。Nanda 指出
房室通道患者因造影剂在左房注射后可进入左室、右房，
而后到达右室，故后者腔内出现造影反射的时间应在下一
心动周期心室舒张时。因此，当心脏存在复杂的异常分流
适当选用声学造影可能会有一定的帮助。但该方法有创，
临床应用受限。

（四）诊断肺静脉畸形引流

目前应用彩色多普勒检查肺静脉畸形引流时一般容
易确定，但因左右心同时出现血流信号，先后顺序常不易
分辨。经周围静脉进行造影时，因右心已有造影剂反射，
很难确定有无由左向右分流。此时若在肺小动脉嵌顿处
注射过氧化氢溶液进行左心声学造影时，能清晰察及造影
剂由肺静脉回流左房的实时图像，而右心系统则不出现造
影剂。一旦右心系统发现云雾影，即说明心内有由左向右
分流。根据出现的部位，可以确定其分流水平，特别在肺
静脉畸形引流患者，有可能看到肺静脉与心房相连的部位
有异常，右肺静脉内造影剂未回左房，而是直接进入房间
隔右侧的右房，可以立即确立诊断（图 13-16）。需要注意
的是该方法有创，故其临床应用价值有限。

（五）增强多普勒信号

1. **准确测量血流速度**　准确测量心脏或大血管内血
流速度是超声心动图检查的一个重要内容。但有些患者
因声窗限制，多普勒血流速度频谱不是十分清晰，这时给
入少量的声学造影剂则有可能增强频谱信号，从而有利于
准确测量峰值血流速度。为防止造影信号过强导致多普
勒信号"开花征（blooming effect）"，声学造影过程中应该尽
可能选用低剂量造影剂、慢的注射速度，必要时降低多普
勒增益。

13

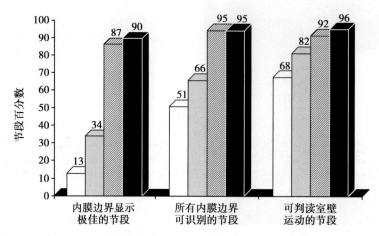

图13-12　不同超声成像方式对左室内膜边界识别能力的比较

白色条图：基波超声成像；点状条图：谐波成像；斜纹条图：超声造影成像；黑色条图：经食管超声成像。结果表明在外科重症监护病房，造影超声可与经食道超声相媲美（引自 Am J Cardiol,2002,89（6）:711-718）

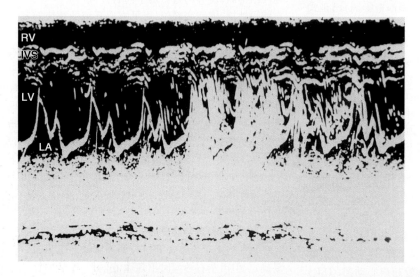

图13-13　房、室间隔完整患者肺小动脉嵌顿进行左心声学造影

经周围静脉插入导管，肺小动脉嵌顿注射过氧化氢溶液后所记录的二尖瓣波群，见左房首先出现造影剂反射，随后左室显影。由于无间隔缺损，故右心系统仍为无回声区

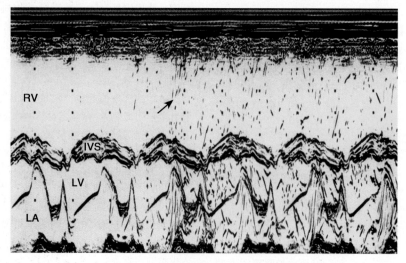

图13-14　房间隔缺损患者左心声学造影

此为二尖瓣波群，见右室明显扩大，室间隔呈同向活动。肺小动脉嵌顿注射过氧化氢溶液时，见造影剂反射先出现于左房，继而左室。由于患者有房间隔缺损伴由左向右分流，故右室内亦出现造影剂（箭头所指）。起始时间在舒张期，与心房水平分流的血液动力学改变相符

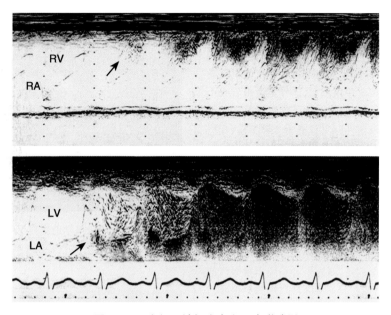

图 13-15　室间隔缺损患者左心声学造影

此为双通道 M 型超声心动图,上图为三尖瓣波群,下图为二尖瓣波群。肺小动脉嵌顿注射过氧化氢溶液时,见二尖瓣波群上造影剂反射首先出现于左房(箭头所指),继而左室。由于患者有室间隔缺损伴由左向右分流,故右室内亦出现造影剂(箭头所指)。与房间隔缺损不同之处是起始时间在收缩期,与心室水平分流的血流动力学改变相符。因导管通过三尖瓣口引起少许反流,故右房内见少量造影剂

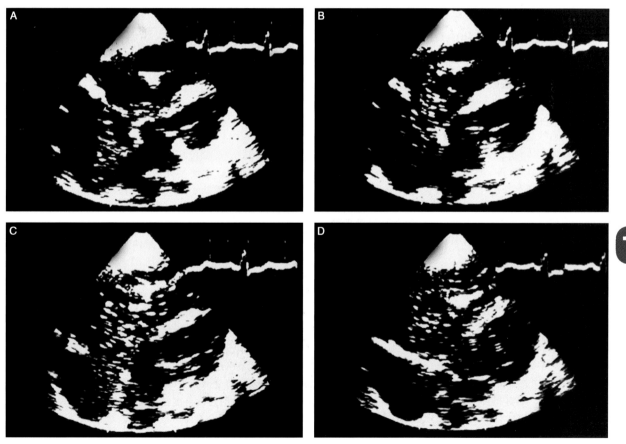

图 13-16　肺静脉畸形引流患者左心声学造影

患者有肺静脉畸形引流,在胸骨旁四腔图上除有房间隔连续中断之外,肺小动脉嵌顿注射过氧化氢溶液时有以下改变:
A. 肺静脉回流血液未进入左房,而是首先出现于右房,右室为无回声区,其内有一三角形光团代表右心导管管体的反射;B. 舒张期开始,造影剂由右房经三尖瓣口进入右室;C. 舒张中期,右房内少量造影剂经房间隔缺损处进入左房;D. 舒张末期,左房造影剂通过二尖瓣口进入左室

2. 评价左室舒张功能　目前超声心动图有多种评估舒张功能的技术和参数,包括二尖瓣和肺静脉血流频谱以及二尖瓣瓣环的组织多普勒频谱等。其中,肺静脉血流频谱是一种受心脏负荷影响较小并能侧重反映左心室充盈压状态的多普勒指标。由于声窗限制,国外学者报告在不加选择的患者群中仅有 27% 的病例能录到较完整的肺静脉频谱。南方医院声学造影课题组报道了一组患者,在声学造影前也仅约 36%(10/28)的病例可录到完整的右上肺静脉频谱,但注射声学造影剂后,全部病例均记录到完整的右上肺静脉频谱。作者认为,注射声学造影剂后使常规超声不能显示的肺静脉频谱信号清晰完整的显示出来,提高了肺静脉频谱测量的准确性,故对于准确评估心脏舒张功能有重要帮助。

(六) 测定循环时间

由右心系统注入造影剂后,观察左心系统出现微气泡反射所经过的时间(由右向左分流者除外),即为肺循环时间。据理论推测,此对确定心脏功能,有无心衰等有一定作用。

(七) 其他

Shi 等研究发现次谐波信号强度与介质中的压力变化呈良好的线性关系。这一特殊的物理现象提示次谐波成像技术有可能无创测量心腔或大血管内压力,使对比超声成像技术由二维成像、多普勒血流速度测量,拓展到压力的监测,从而进一步扩展对比超声成像技术的应用领域。

二、心肌声学造影(myocardial contrast echocardiography,MCE)

随着冠状动脉造影的广泛开展,人们逐渐认识到,心外大的传导动脉(conducting arteries)与心肌内的阻力冠状动脉(resistance arteries)对心肌的血供可有差异。如完全闭塞的大冠状动脉,所属心肌由于得到充分的侧支循环供应而能长期存活;而急性心肌梗死经溶栓或 PTCA 使梗死相关冠脉再通后,所属心肌由于微血管损伤可呈现无血流状态。高血压伴左室肥厚者,冠状动脉造影虽正常,但却可因心肌内微血管储备能力下降而出现缺血性心脏病的改变。因此,探讨正常和病变时心肌内冠状动脉微循环的状态,以及发展定量心肌血流灌注和冠状动脉血流储备技术是近年来研究的新领域。

心肌声学造影是近年发展起来的一项评价心肌灌注的新技术。通过冠状动脉或周围静脉注入超声微泡造影剂,由于微泡直径小于红细胞可以自由地通过心毛细血管,因此心肌声学造影技术可以在活体上从毛细血管水平评价心肌灌注(图 13-17,图 13-18)。

心肌声学造影具有高的空间分辨率,并可在床边、实时进行检查,因此备受国内外学者的关注。现将文献上有关资料及作者工作中的体会,将其用途介绍如下:

(一) 心肌声学造影在急性心肌梗死早期诊断中的应用

当某支冠脉主支或其分支发生急性闭塞时,由于侧支循环未充分建立,属于该冠脉闭塞远端供血的心肌面临缺血坏死的危险。心肌声学造影显示为该区域局部心肌灌注缺损,称之为"危险区"(risk area)。若任其发展,数小时

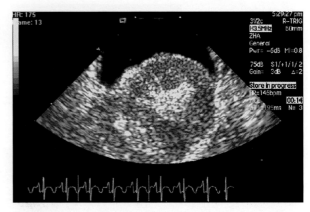

图 13-17　心肌声学造影显示心肌灌注正常的图像

图为实验犬心肌短轴切面观。经静脉注射"全氟显"后,心肌均匀显影,提示心肌血流灌注正常

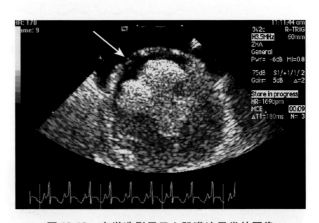

图 13-18　声学造影显示心肌灌注异常的图像

图为实验犬心肌短轴切面观。前降支结扎后,经静脉注射"全氟显"后,见前壁出现心肌灌注缺损(图中箭头所示),其余部位心肌灌注良好,提示前壁心肌严重缺血

后该区域的中心部位坏死,而成为梗死区;危险区周边区域成为缺血区。最终梗死区与缺血区范围大小视侧支供血状况而定。早期发现危险区的存在,并根据危险区的部位、大小确定诊疗策略,对于更多地挽救濒死心肌有着重要意义。

临床上,到达急诊室的 AMI 患者,仅 30% ~ 40% 具有典型的 AMI 心电图表现(包括 ST 段抬高,伴或不伴病理 Q 波),其余患者往往需要数小时后才逐渐发展为可识别的 AMI;此外,心肌酶谱,包括心型肌钙蛋白白也需要几小时后才能出现异常,此时最有价值的再灌注治疗时机已经失去。如能应用 MCE 在发病后立即检出危险区心肌,则 AMI 可得到早期诊断,同时根据危险区大小可选择治疗方法。如危险区范围小,且患者有出血倾向,或患者就诊晚,可放弃溶栓或紧急介入治疗;相反,如患者就诊早伴危险区范围大,则应及时选择再灌注治疗。此外,主诉胸痛的患者,如病史不典型,心电图改变不确切,加上 MCE 示心肌灌注正常则可除外 AMI。

一项多中心临床研究显示,203 例来到急诊室的非 ST 抬高的胸痛患者,其中 21 例确诊为急性心肌梗死,仅一例未被心肌声学造影(同步评价心肌灌注及室壁运动)检出,该研究中 MCE 诊断"非 ST 抬高的急性心肌梗死"的敏感

性达到 95%。

因此,在心电图不能提供有效诊断、心肌损伤标记物尚不能检出的时候,这种梗死相关冠脉供血区域的灌注充盈缺损对于确立急性心肌梗死的诊断、快速准确判定非 ST 抬高的胸痛患者预后有着重要的价值。

(二) 心肌声学造影在急诊胸痛患者危险分层中的作用

Rinkevich 等报告的一项临床多中心研究显示,应用 MCE 同步观察左心局部室壁运动(RF)及心肌血流灌注(MP)改变对可疑急性冠脉综合征(ACS)患者的诊断、危险分层、治疗手段选择和预后的评估有重要意义。1017 例疑诊为"非 ST 抬高的 ACS"患者被纳入该研究,采用超声心动图对其急性期(48 小时内)或远期(平均 7.7 个月)发生心脏事件(心源性死亡、急性心肌梗死、不稳定心绞痛、心力衰竭、血管重建)情况进行预测。结果表明,增加床边超声室壁运动异常这一指标较单纯运用临床和心电图指标,可明显提高早期心脏事件的预测能力;如再加上声学造影的心肌灌注指标,则可使心脏事件预测能力进一步提高。

英国学者 Jeetley 等研究报道了心肌超声造影(MCE)对医院内肌钙蛋白阴性的急性胸痛患者的预后判断具有重要价值。他们对 148 名符合条件的患者通过 TIMI 危险计分、运动心电图及负荷超声等手段进行危险分层后,行心肌声学造影检查。平均随访 8 个月,观察心脏事件(心源性死亡、心肌梗死或血运重建)发生情况。结果发现,MCE 呈现心肌灌注异常的患者心脏事件发生率为 59%,远高于心肌灌注正常的患者(7%,$P < 0.0001$)(图 13-19);采用 MCE 灌注指标预测的高危患者心脏事件发生率也远远高于 TIMI 危险分级指数的预测效果(59% vs 33%,$P = 0.0023$);亚组分析显示 MCE 灌注指标在危险分层方面亦高于单纯的负荷超声检查的预测效果(80% vs 57%,$P = 0.0003$)。结果证明,对于疑似急性冠脉综合征患者,当心电图不典型、肌钙蛋白阴性时,心肌声学造影在对患者预后的判定价值高于 TIMI 危险分级指数以及运动心电图。

因此,该课题组 Senior 博士认为,当常规方法不能明确急诊胸痛患者的诊断时,MCE 作为一项床旁技术可以考虑在急诊科运用,以明确或排除冠心病。如果 MCE 正常,患者可门诊随诊;如果 MCE 异常则收入院。对于疑似急性冠状动脉综合征的急诊患者而言,MCE 是一个经济有效的诊断方法。

(三) 心肌声学造影判定心肌梗死后的存活心肌

心肌声学造影的峰值造影强度(peak intensity,PI)与造影剂的微泡浓度成正比,而微泡浓度与微血管的密度直接相关。Ito 等选择 31 例陈旧前壁心肌梗死伴心肌梗死相关冠脉通畅的患者,观察经左冠状动脉注入声学造影剂后,左室前壁心肌与后壁心肌 PI 比值(PI ratio)与左室前壁运动的关系。结果证明心肌梗死区 PI 比值与局部收缩功能密切相关($r = 0.88$)。因此,PI 是估计心肌梗死区心肌存活性的一个简单而可靠的指标。Joye 等对 16 例急性心肌溶栓后相关冠脉(IRA)再通的患者于(5 ± 2)天后行心肌声学造影及静息 [201]Tl 检查,同时通过冠脉内多普勒(Doppler wire)测梗死区冠脉血流储备(CFR)。结果显示:由心肌声学造影判定心肌存活敏感性、特异性、准确性分别为 92%、100%、94%,明显优于 [201]Tl 检查判定的结果(后者敏感性、特异性、准确性分别为 62%、100% 和 69%)。

南方医院探讨了经静脉心肌声学造影判断存活心肌的可行性。建立急性心肌梗死犬模型,经外周静脉持续滴注"全氟显",通过计算 A·β 值测定心肌相对血流量;以放射性微球法测定的心肌血流量(MBF)为标准,了解 A·β 值测定 MBF 的准确性;并进一步以病理检查验证 A·β 值估计心肌存活与否的可靠性。结果:放射性微球法所测的正常区、缺血区、坏死区的 MBF 分别为(1.5 ± 0.3)ml/(min·g)、(0.7 ± 0.3)ml/(min·g)、(0.3 ± 0.2)ml/(min·g);MCE 测得的 A·β 值分别为 52.46 ± 15.09、24.36 ± 3.89、3.74 ± 3.80,二者的相关性良好($r = 0.81$,$P = 0.001$)。MCE 对坏死心肌的判定结果与病理结果吻合。证明心肌声学造影可用于活体状态下评价存活心肌,当以正常区为对照进行"标化"后的 A·β 值<0.23 则提示心肌坏死。

(四) 心肌声学造影估计侧支循环

从正常冠脉内注入声学造影剂后,若狭窄或闭塞冠脉的血供区出现显影则证明存在侧支循环。Sarah 等选择 31 例心肌梗死伴心肌梗死相关冠脉完全闭塞的患者,从冠脉内注入微泡造影剂,对比心肌声学造影和冠脉造影显示的侧支循环与闭塞冠脉供区心肌室壁运动的关系。结果证明闭塞冠脉供区心肌的室壁运动能力与心肌声学造影显示的侧支循环量相关,而与冠脉造影显示的侧支循环量不相关。

(五) 心肌声学造影评价 PTCA 及急性心肌梗死再灌注治疗的疗效

心肌声学造影可用以反映急性心肌梗死溶栓患者的再灌注是否完全,也可用于观察 PTCA 及搭桥术后局部心肌血流灌注的恢复情况。

Agati 等对 58 例首次急性心肌梗死通过溶栓(r-tPA)或 PTCA 使梗死相关冠脉再通的患者于 3 周后行经冠脉心肌声学造影。证明 PTCA 组不仅梗死相关冠脉通畅率较 t-PA 组高,且心肌梗死区心肌微血管完整性的保持也较好。

Czitrom 等报告 14 例急性心肌梗死患者血管重建术后心肌灌注的恢复情况。14 例急性心肌梗死均于发病 6 小时内经直接 PTCA 使梗死相关冠脉完全通畅(血流达 TIMI 3 级)。术后即刻经冠脉心肌声学造影证明 47% 的梗死相关冠脉供区心肌无血流灌注或灌注不良;9 天后重复造影仅有 24% 的心肌灌注不良,室壁运动也有所恢复。证明心肌声学造影可评估心肌梗死早期血运重建后出现的心肌缺血再灌注损伤。

Iliceto 等应用心肌声学造影和低剂量多巴酚丁胺超声负荷试验评价心肌梗死后功能减退心肌中的存活心肌;同时比较心肌中微血管的完整性、收缩储备能力和随访中功能恢复的关系。24 例心肌梗死患者于出院前完成以上检查,同时重建梗死相关冠脉。结果表明,凡是心肌声学造影显影增强的区域,即微血管完整的心肌均伴有多巴酚丁胺超声负荷试验的运动增强和随访中的心功能改善。在确定有存活心肌的节段,心肌声学造影有 100% 的敏感性

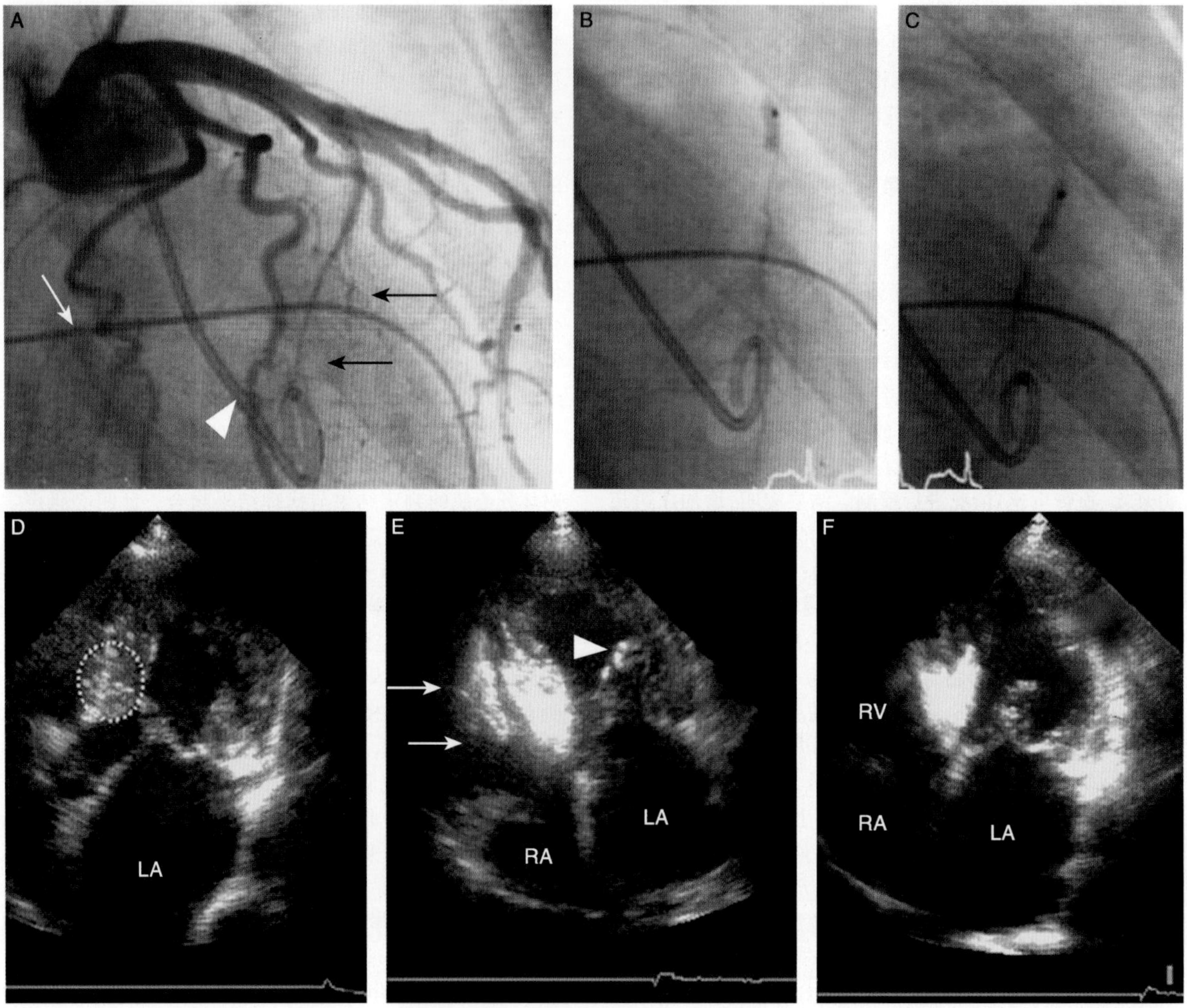

图 13-19　MCE 指导酒精化学消融

A. 冠脉造影显示第一穿间隔支(黑箭头:第一穿间隔支的两个小分支;白色三角形:左室内测压管;白箭头:临时起搏电极);B. 球囊导管处于第一穿间隔支内;C. 球囊导管深入到第一穿间隔支左侧基底段分支;D. 图中虚线框示产生流出道梗阻的部位;E. 为球囊导管处于图 B 所示位置时声学造影结果,间隔基底段显影、右室乳头肌(白色箭头)同步显影,提示该血管不是正确的靶血管,需调整球囊导管的位置;F. 为球囊导管超选到图 C 所示血管位置时,超声声学造影结果,消融靶部位显影增强,确定该血管供区为适宜的消融靶点(引自 Eur Heart J Cardiovasc Imaging,2004,5(5):347-355.)

13

和 46% 的特异性;多巴酚丁胺超声负荷试验具有 71% 的敏感性和 88% 的特异性。两者互补可加强对心肌梗死后存活心肌的检出。

南方医院观察了心肌声学造影在 PTCA 的应用价值。14 例冠心病患者,于 PTCA 术前后经冠状动脉完成心肌声学造影,观察心肌显影增强计分(0,0.5,1 分)、心肌灰阶峰值强度(PI)和心肌节段半径缩短率($\triangle$D%)等指标的变化。结果提示:心绞痛患者 20 个心肌节段术前有 7 个节段心肌声学造影计为 1 分者,术后仍为 1 分,术前 13 个节段为 0.5 分者,术后有 8 个节段升级为 1 分,PI 及 $\triangle$D% 均有相应改善($P<0.01$);7 例心肌梗死患者共分析了 16 个心肌节段,术前有 12 个节段心肌声学造影计分为 0 者,术后有 9 个节段计分升级,PI 及 $\triangle$D% 也得到改善,提示有存活心肌。结论:心肌声学造影时联合观察以上三项指标可从存活心肌水平评价 PTCA 效果。

(六)心肌声学造影在诊断冠脉狭窄中的应用

与国外同行研究结果相似,南方医院进行的系列动物实验研究也表明,心肌声学造影的时间-强度曲线参数可用于定量心肌血流量(见“声学造影方法学”一节)。为进一步评价其在临床工作中定量心肌血流灌注的可靠性,南方医院进行了一项心肌声学造影与 SPECT 的对比研究。27 例冠心病和可疑冠心病患者同时接受了选择性冠状动脉造影、经冠脉心肌声学造影及静息 SPECT 检查。心肌声学造影采用目测计分法,SPECT 采用圆周剖面曲线计分法。结果:与选择性冠状动脉造影对照,27 例患者心肌声学造影和 SPECT 评价心肌缺血的敏感性和特异性高度一致,分别为 90.8%、87.0% 和 66.7%、75.0%($P>0.05$);两者与选择性冠状动脉造影的符合率均为 85.0%;27 例 12 支正常冠脉和 32 支病变冠脉的 181 个心肌节段,心肌声学造影和 SPECT 对评价心肌灌注有极好的相关性($r=0.82$,$P<$

0.001）。结论：心肌声学造影可用于诊断冠脉狭窄。

以上研究对象均为静息状态下有血流降低的冠脉狭窄。但临床上经常见到这样一些冠脉，其狭窄程度不重，在静息状态下血流是正常的（这种狭窄我们称之为静息状态下无血流限制性狭窄，NFLS），只有在负荷状态下，NFLS冠脉供区内心肌血供不足问题才会暴露。因此，负荷试验是心血管内科诊断慢性稳定型冠心病的常用手段。

因种种原因限制，并非所有的患者都适合负荷运动。因此，探讨在非负荷状态下诊断无血流限制性冠脉狭窄有着重要价值。

南方医院在国内率先进行了相关研究。首先制备正常、轻度或中度无静息血流限制性的冠脉狭窄模型，然后采用高机械指数连续脉冲成像方法行心肌声学造影检查，比较不同状态下心脏收缩末声学造影强度（VI_S）与舒张末造影强度（VI_D）的比值。结果发现，随着冠脉狭窄程度的加重，VI_S 与 VI_D 比值进行性增大（$P<0.05$）。提示，测量心脏收缩期与舒张期声学造影强度比值可用于"非负荷状态下"诊断无静息状态血流限制的冠脉狭窄。

（七）心肌声学造影估测冠脉微循环储备能力

冠状动脉血流储备（coronary flow reserve，CFR）是反映冠状动脉循环潜在能力的指标。静息时心肌对血流中氧的摄取已近最大量，如运动或负荷心肌需氧量增加时，心肌只能通过增加冠状动脉血流来增加供氧，以满足代谢需要。Gould 等人把代谢需要增加时，冠状动脉血流增加的最大能力称为冠状动脉血流储备。现多采用血管最大扩张状态与静息状态时的血流量或血流速度的比值来评估冠状动脉血流储备。冠脉血管扩张剂通过增加心肌血管容积来增加冠脉血流，当冠脉微循环病变时由于容积不能增加而影响血管扩张剂产生的冠脉血流的改变。心肌声学造影显示的时间-强度曲线能估价血流/容积关系（见"声学造影方法学"），故能真实地反映冠脉储备能力。

Gould 等在给犬冠状动脉内注射腺苷后，再静注造影剂 AFO 145，采用二次谐波心肌造影测量冠状动脉血流速度积分，计算非创伤性与创伤性方法所测得的冠状动脉血流储备比值，二者相关性良好（$r=0.95$，$P=0.0012$），证明二次谐波心肌造影可无创性地评估冠状动脉血流储备能力。

Kaul 等利用前降支狭窄的犬缺血模型，向左冠状动脉主干内注射声学造影剂，发现当同时于冠脉内注射罂粟碱时，前降支供血区心肌造影密度较注射罂粟碱前增加的幅度远远低于左旋支供血区，反映狭窄后的前降支储备能力明显低于正常冠脉。

近年来，根据"造影剂再充填曲线"进行血流定量方法的建立（见"声学造影方法学"），使得声学造影评价冠脉血流储备的可靠性进一步提高。

（八）心肌声学造影在心导管室或外科手术中的应用

1. 心肌声学造影指导梗阻性心肌病的化学消融治疗　肥厚型梗阻性心肌病是以左室流出道梗阻为主要特征的心肌病。通过室间隔心肌化学消融术解除流出道梗阻是目前应用较多的手段之一。但该项技术的关键是寻找支配梗阻相关心肌的靶血管（通常为室间隔动脉），向靶血管内注射无水酒精后该血管出现闭塞，其供区心肌（即梗阻相关心肌）发生坏死，继而解除或减轻左室流出道梗阻，达到治疗目的。目前心内科介入医师主要依靠球囊试栓堵法来选择消融治疗的靶血管。但因为部分患者的室间隔支同时也供应二尖瓣乳头肌、左心室后壁等，若消融此间隔支将可能造成乳头肌坏死、左室后壁心肌梗死，产生二尖瓣反流，引起急性左心衰等并发症。因此，临床医师需要准确选择靶血管：一方面有效解除或减轻左室流出道梗阻，另一方面又使消融损伤范围最小。如果在消融某间隔支之前向该间隔支内选择性注入声学造影剂，通过声学造影显影范围，我们就可以清晰观察到该间隔支的供血范围，从而判定其是否为适宜的靶血管，对于避免上述并发症的发生有着重要价值（见图 13-19）。北京安贞医院进行了较多的相关研究，实践证明：心肌声学造影在肥厚型梗阻性心肌病的化学消融过程中是一种指导靶血管选择的可靠手段，可明显提高手术效果及安全性。

2. 心肌声学造影指导心脏停跳液的充分灌注　进行体外循环手术过程中，心脏停跳液的均匀灌注对于保护心脏有着重要意义。当存在多支冠脉病变时，停跳液有可能无法到达所有的心肌，致体外循环建立后部分心肌仍在无氧条件下做功，造成心肌损伤乃至坏死。有学者将声学造影剂加入到停跳液中，通过经食管超声或经心膜超声技术，可清晰显示停跳液的输入过程。一旦部分心肌出现声学造影"低显影区"或"缺损区"，说明该区域停跳液输入不足，需改用其他途径灌注心脏停跳液。如采用经冠状窦逆行灌注法，从而达到保护心肌，降低围术期心肌梗死发病率的目的。

3. 心肌声学造影在冠脉搭桥术中的应用　Kabas 等将声振的 Renografin-76 直接注入大隐静脉桥内，超声术中监测，可得到即刻信息以评价血管桥的畅通与否，了解相应供血区的血流灌注改善情况。若发现移植后再予灌注的心肌显影仍未改善，则应注意查明原因，进而提高手术成功率。此外，应用心肌声学造影对搭桥术后患者进行随访，评价冠脉搭桥手术的效果、判断患者的预后较其他方法也有较大的优势。

（九）其他

1. 心肌声学造影在腹主动脉瘤支架术随访中的应用　血管内支架术（腔内隔绝术）治疗具有创伤小、并发症少等优点，因此越来越多的主动脉瘤患者接受了该手术治疗。内漏（endoleak）是血管内支架隔绝术的主要并发症，并且是导致支架置入失败的主要原因。CT 增强扫描是目前评价主动脉瘤支架术后效果的重要随访手段。Bendick 等研究对比了声学造影技术与 CT 增强扫描技术诊断腔内隔绝术后内漏方面的效能。共入选 20 例腹主动脉瘤血管内支架术后患者，首先采用常规彩色多普勒成像技术（CDI）进行术后随访，然后注射声学造影剂并结合谐波成像技术观察支架周围有无内漏，如有内漏，则进一步确定内漏分型。全部病例在两周内行 CT 增强扫描检查。共有10 例发生内漏并发症的病例，其中 CDI 漏诊 4 例。增强CT 观察到的 8 例内漏，声学造影均检出，两者对内漏的分型结果一致；但另外有 2 例患者声学造影发现在支架近端

13

有造影剂于收缩期进入主动脉瘤体内,该发现亦被心导管检查所证实,而增强 CT 却漏诊。在随后的研究工作中,Bendick 等对增强 CT 与声学造影在腹主动脉支架术后随访费效比也进行了一个比较,前者约为后者费用的 4 倍。因此,无论从诊断效果还是费用角度来看,声学造影在腹主动脉支架术后随访中均优于增强 CT。

2. 心肌声学造影在心脏占位性病变的鉴别诊断　目前的超声影像技术对于有效地区分心腔内血栓、良性/恶性肿瘤尚有一定的困难。一般说来,心脏良性肿瘤多表现为形态规则,边界清晰,有完整包膜;恶性肿瘤及转移癌则常呈不规则状,可从心室壁、心房壁突入腔内,无完整包膜或包膜不连续;肿块内部回声不均、强弱不等,基底部附着宽并呈浸润性生长,与心肌或心外膜无法分清,基本固定不动。根据心腔内占位性病变回声特点,结合病史特点,在一定程度上可以做出正确的诊断。但在更多情况下,要做出正确诊断更多依赖的是检查者的"个人经验"。因此,如何提高超声心动图在该领域诊断的准确性有重要的价值。

相对而言,恶性肿瘤往往血运丰富。但应用彩色多普勒血流技术并不一定能探及肿瘤的血流信号。这可能与仪器在心脏条件下彩色多普勒量程较高不利于低速血流显示有关。Kirkpatrick 等率先探讨了心肌声学造影在心脏占位性病变的诊断价值。共观察了 16 例心脏有肿块的患者。其中肿块灌注良好的 7 例患者中有 6 例为恶性肿瘤、1 例为血管瘤;另外 9 例患者心脏肿块无灌注,最后确诊为附壁血栓 7 例、黏液瘤 2 例。说明对于心脏占位性病变,声学造影强度可作为区分富含血管的恶性肿瘤与低/无血流灌注病变的参考依据。

南方医院应用心肌声学造影分别观察了一例低分化胚胎型横纹肌肉瘤患者及一例血栓患者心腔内占位性病变的灌注情况。结果显示,前者(恶性肿瘤)灌注信号强度与心肌相似,提示该肿块的血流丰富(图 13-20);而对于血栓、黏液瘤等无或低血流灌注病变,声学造影未见显影增强则为意料之中的事。因此,借助于心肌声学造影技术评估心腔内占位性病变的灌注情况对于肿块的定性诊断可能有一定的帮助。

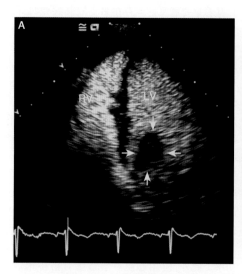
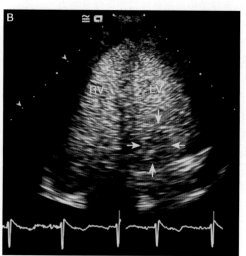

图 13-20　声学造影显示左室内占位性病变(箭头所示)与心肌同步显影增强
A. 声学造影剂注射后,造影剂达左室后即刻,心肌与左室内占位性病变尚未显影;B. 约半分钟后,造影剂到达心肌,与此同时左室占位性病变亦显影增强

3. 心肌声学造影在炎症诊断中的作用　评估冠脉内皮功能是心肌声学造影研究的新热点。在发生动脉粥样硬化之前,吸烟或高胆固醇血症者的内皮功能已不正常,如在早期能检查出内皮功能不正常,就有望通过干预危险因素,进而阻止或延缓动脉粥样硬化的发生。Jankowski 等证明,声学造影剂 Albumin 的微泡容易黏着具有炎症的培养的人冠状动脉内皮细胞。南方医院的研究观察到蛋白微泡与激活的白细胞接触后,微泡大量结合到白细胞表面;而未经激活的白细胞表面很少有微泡黏附。他们进一步研究发现白蛋白微泡在肾脏缺血再灌注后微泡出现排空延迟现象,提示声学造影可用于缺血再灌注损伤后的血管内皮炎症的检测。Villanueva 等将含有全氟丁烷的脂质微泡与抗-ICAM 的抗体结合,然后用其悬液灌注经白介素-1β 激活的人冠脉内皮细胞,结果发现激活的内皮细胞表面黏附的含抗-ICAM 的微泡数量是普通微泡的 40 倍。说明

对造影剂微泡进行改构,使其表面携带有抗黏附分子抗体,将能进一步提高微泡诊断炎症的效能。

(十)心肌声学造影的分析方法

1. 目测法

(1)定性研究:所有的声学造影图像均可采用目测的方法直观评价心肌血流灌注范围(图 13-21)。

(2)半定量研究:连续滴注造影剂过程中,首先采用高机械指数超声破坏照射区内的微泡后,应用低机械指数实时成像观察各节段心肌重新显影增强的过程。一般认为,血流灌注正常的心肌在 5 个心动周期内能完全恢复到最强显影。

2. 彩色编码分析法　一方面,由于人眼对灰阶差异的分辨力较差,难以有效地区分造影剂浓度轻度变化引起的视频灰阶的细微改变;另一方面,人眼对彩色的分辨能力极强,可轻易区分不同的彩色色调。因此将心肌灌注图像

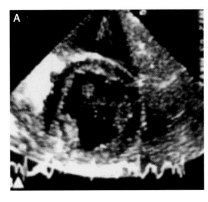
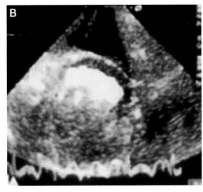
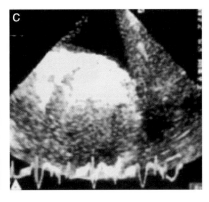

图 13-21　目测评判心肌声学造影结果

A. 造影前实验犬胸骨旁短轴左室图像,心腔为无回声区,心肌反射较弱;B. 左前降支阻断后经静脉注射造影剂后,并采用门控触发间歇式二次谐波成像技术,见部分心肌反射增强,但前壁心肌反射甚弱,与缺血部位相符;C. 左前降支阻断解除后再次进行心肌灌注声学造影,显示前壁血流恢复,原缺血区回声明显增强

通过彩色编码方式进行处理,有利于适时观察心肌声学造影强度的细微变化。实际上这种方式在其他心脏灌注图像中,如 PET、SPECT 中已广泛使用。

目前对声学造影图像的彩色编码处理都是脱机进行。首先采用数字图像处理技术测定心肌各像素点在造影剂

注射后的声学强度(减影后的声学强度),再按每相差一定的灰阶单位(视频灰阶最低值定义为 0 灰阶单位,最高值定义为 255 灰阶单位)用一种颜色表示。结果心肌灌注状况差异将以不同的颜色标示出来,利于肉眼准确评判心肌的灌注范围和强度(图 13-22)。

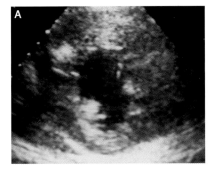
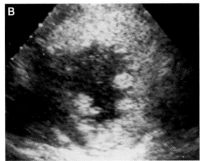
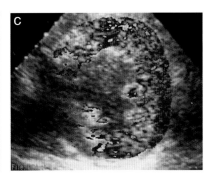

图 13-22　彩色处理显示声学造影增强范围

采用普通超声仪(Apogee CX200)应用常规基波成像技术观察声学造影效果的试验。A. 声学造影前本底图像;B. 经左冠状动脉主干注射声学造影剂后,与本底图像对照,可以发现心肌显影;C. 彩色编码处理后,心肌对比造影增强效果更易于目测评价

3. 定量分析法

(1) 指示剂稀释原理在声学造影定量分析中的应用:目前应用的视频强度分析方法均为脱机处理(off-line analysis)。将超声图像回放,选取相同心动周期时相(如舒张末)的造影前、后的图像,应用心肌灰阶分析软件,勾画出兴趣区,计算机自动算出兴趣区内各像素的平均灰阶强度,扣除本底后即得到兴趣区平均灰阶强度。逐帧分析全部造影图像,得到感兴趣区内心肌造影强度-时间变化散点图(图 13-23)。

对于经冠脉内弹丸注射声学造影剂而言,我们可近似认为造影剂微泡以团块方式进入心肌微血管内,因此,其浓度变化规律符合指示剂稀释原理。故可将前面得到的心肌造影强度随时间变化的散点图应用 γ 函数 $y = A \cdot t \cdot e^{(-\alpha \cdot t)}$ 进行曲线拟合,即得到心肌声学造影时间-强度曲线(图 13-24)。根据时间-强度曲线,可计算出:①从注射造影剂到心肌测到造影剂的时间;②造影达峰值强度的时间

及峰值强度;③造影剂强度减半时间;④造影剂由出现到完全消失的时间;⑤曲线下面积;⑥曲线上升或下降斜率。它们直接反映局部心肌微血管灌注状态。

对于静脉弹丸注射而言,因造影剂通过肺循环血管床稀释,将不再以弹丸方式到达心肌组织,因此指示剂稀释原理不适宜该方法的定量分析。

(2) 再灌注充填曲线法在声学造影定量分析中的应用:持续滴注法则是利用超声破坏微泡的特性,通过测量造影剂再充填速率与最大充填强度来判定局部心肌毛细血管密度及其血流速度。

1) 关于高机械指数间断超声成像的定量原理:研究表明超声波对微泡造影剂有明确的破坏作用。故在经静脉心肌声学造影研究过程中需借助间歇触发成像技术,使造影剂在心肌中有时间蓄积到一定的浓度,才能观察到满意的心肌显影效果。触发间隔时间越长,造影剂蓄积越多,则心肌显影强度越高(图 13-25)。当触发间隔 t = 0 时,

13

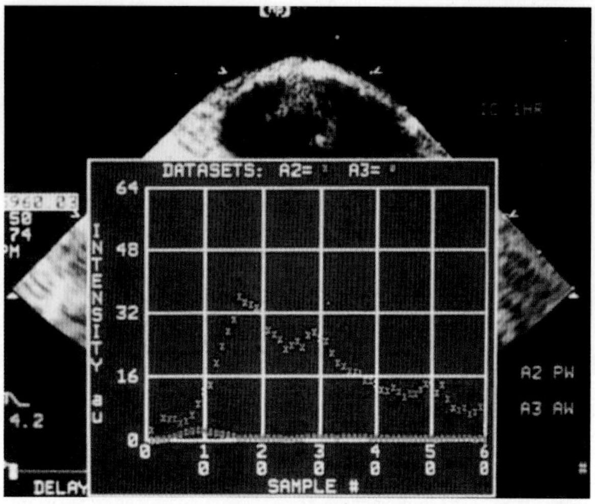

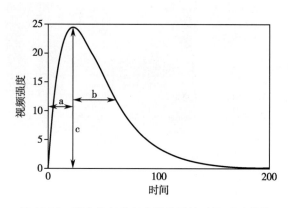

图 13-23　心肌灌注声学造影时间-强度曲线的分析结果

上方曲线（A2）：前降支结扎前，左室前壁心肌的心肌声学造影时间-强度曲线，可见随着造影剂进入心肌，曲线明显升高；下方曲线（A3）：前降支结扎后，同一部位心肌的心肌声学造影时间-强度曲线，因造影剂未能进入，故曲线未上升

图 13-24　弹丸注射法行声学造影的时间-强度曲线

图中 a 代表达峰时间；b 代表峰强度减半时间；c 代表峰强度

因无造影剂进入局部组织，则声学造影强度为零；随着触发间隔的延长，将有更多的微泡进入局部组织，声学造影强度逐渐增强；当触发间隔足够长时，局部组织被微泡完全充填，进一步延长触发间隔，因局部造影剂充填量已达到饱和，声学造影强度不再上升而处于一个稳定的平台强度上。如果保持造影剂滴注速度的恒定，那么造影剂在局部心肌组织声学造影强度（反映微泡在局部蓄积的数量）与微泡在局部蓄积的时间（在该方法中为触发间隔时间）之间存在一个明确的函数关系，即 $y = A \cdot [1 - e^{(-\beta \cdot t)}]$。因为造影剂微泡血流动力学效应与红细胞相似，故我们可推断造影剂在局部充填速度（β）反映的是局部血流速度，而局部组织能蓄积的最大微泡数量（A）反映

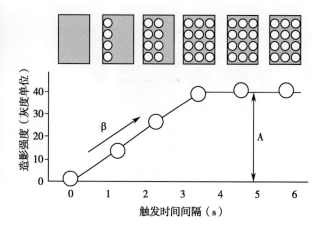

图 13-25　高机械指数间断超声成像的定量原理

图中方框代表超声照射区，黑圈代表微泡。在超声波连续照射下，微泡持续被破坏，声学造影强度为 0；随着触发间隔时间逐渐延长，造影剂微泡进入照射区的数量增多，造影强度增加。当触发间隔延长至造影剂完全充填照射区时，造影剂强度达平台且不再随触发间隔而增加。因此曲线上升速度（β）反映局部血流速度，最大显影强度（A）反映局部血管容积，两者乘积代表局部血流量

的是局部微血管密度。两者乘积（A·β）也就反映了局部心肌血流量。

2）关于低机械指数实时超声成像的定量原理：与高机械指数成像不同，低机械指数实时成像所用超声能量极低，基本不引起微泡的破坏。因此，在持续匀速滴注造影剂过程中，我们可观察到实时的心肌声学造影增强。当声学造影强度达到最大值后，继续匀速滴注超声造影剂，并给予一个或一组高机械指数脉冲，使得超声波照射区内的微泡完全破坏，即调整为低机械指数实时成像方式记录心肌内造影剂再充填过程。造影完成后，将超声造影图像进行脱机视频强度定量分析，方法同上，逐帧测定感兴趣区内视频强度。以高机械指数脉冲破坏微泡结束后的即刻为 0 点，绘制造影剂再充填过程曲线。与高机械指数间断造影成像相似，如果保持造影剂滴注速度的恒定，当停止高机械指数脉冲对微泡的破坏后，造影剂微泡随血流进入超声照射区的数量逐渐增多，并逐渐达到平台强度。这一过程同样符合再充填曲线 $y = A \cdot [1 - e^{(-\beta \cdot t)}]$ 的规律。其中，A 代表超声照射区内最大造影强度，代表心肌血容量（myocardial blood volume），即局部微血管密度；β 代表造影剂微泡的再充填速率，即血流速度；两者乘积反映局部心肌血流量（regional myocardial blood flow）。

声学造影技术不仅可用于心肌血流灌注，同样可用于骨骼肌的血流灌注。如图 13-26 所示，采用声学造影定量血流技术测得一只小鼠在静息状态及负荷状态下后肢骨骼肌血流量 A·β 值分别为 1.99、4.91，后者为前者 2.47 倍，提示该小鼠后肢的血流储备为 2.47 倍。

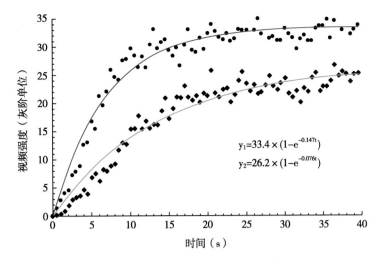

图 13-26　声学造影测定小鼠后肢血流储备的实验研究

蓝色曲线为缺血后肢在静息状态骨骼肌血流（A=26.2；β=0.076，A·β=1.99）；

红色曲线为该后肢负荷后血流（A=33.4；β=0.147，A·β=4.91）

存在问题与展望

左心系统声学造影作为一种新的超声影像技术，一方面，声学造影的安全性、有效性仍在密切监测之中；另一方面，其应用领域在不断扩大，为临床诊断与治疗提供越来越多的参考信息。

1. 尽管动物实验及临床实践证明声学造影是安全可靠的影像技术，但由于超声生物效应以及微泡空化效应的存在，临床医师必须密切关注声学造影可能存在的风险，严格遵从造影剂使用说明，掌握声学造影适应证及相关并发症的处理方法。在声学造影过程中密切监护心电图，注意有无心律失常的发生；警惕罕见的严重并发症，如有的造影剂在临床使用过程中，可能发生罕见的类过敏或超敏反应。

2. 机械指数（mechanical index，MI）是衡量超声安全性的一个重要指标，但应注意这一指标是没有阈值的。在关于小动物的实验过程中，即使 MI 低至 0.4 也能观察到声学造影剂引起的生物效应。因此，在临床实践过程中应尽可能用低机械指数成像，同时尽可能减少不必要的超声暴露时间。

3. 静脉注射声学造影剂与二次谐波成像相结合进行心肌造影是一种判断冠状动脉血流灌注的新技术。虽然大量的研究表明此法将作为一种评价冠状动脉解剖、生理和心肌灌注简便、易行的诊断方法，对于冠心病的病理生理研究有着重要意义，但此项造影技术目前仍限于实验研究阶段。只有等待声学造影剂用于心肌灌注成像的临床适应证得到药监部门的正式批准后，其才能广泛应用于临床。

4. 进口造影剂售价高昂，一支针剂的收费甚至超过彩色多普勒检查本身费用的数倍，因而限制了声学造影检查的广泛应用。目前南方医科大学南方医院等单位研制的超声造影剂已获得国家新药证书，这对于国内声学造影的普及开展有着重要意义。

5. 声学造影剂靶向诊断与靶向治疗是对比超声发展的一个重要方向，具有光明的研究前景。随着相关研究的深入，一门新的边缘学科——超声分子影像诊断及靶向治疗学正在形成。

13

第14章

超声分子成像

ULTRASONIC MOLECULAR IMAGING

◎王志刚　冉海涛　任建丽

超声分子探针的种类 …………………………… 183	二、血栓 ………………………………………… 185
一、按探针构成成分种类分类 ……………… 183	三、肿瘤和新生血管 ………………………… 186
二、按探针粒径大小分类 …………………… 184	超声分子影像学在疾病治疗方面的应用 ………… 187
三、按探针功能分类 ………………………… 184	超声分子成像相关设备研究 ……………………… 188
超声分子影像学在疾病诊断方面的应用 ………… 185	光声成像研究 ……………………………………… 188
一、炎症 ……………………………………… 185	存在问题与发展前景 ……………………………… 190

　　分子影像学(molecular imaging)是运用影像学手段显示组织、细胞和亚细胞水平的特定分子,反映活体状态下分子水平的变化,对其生物学行为在影像方面进行定性和定量研究的科学。王志刚团队于2004年首次提出"超声分子影像学的概念"。超声分子成像技术,系将超声分子探针(靶向超声造影剂),从静脉注入体内,通过血液循环特异性地积聚于靶组织,观察靶组织在分子或细胞水平的特异性显像,反映其病变组织在分子基础上的变化。其优点包括:①无创、无毒、无放射污染。②超声对解剖结构观察有明显优势,图像分辨力好,纵侧向探测深度较大。随着高频超声技术的发展,超声显微镜已能对细胞结构进行活组织观察,分辨率达到了与病理显微镜相媲美的水平。③能实时、动态、多次重复地对靶组织进行观察。④可设计单靶点、多靶点和多模式的超声分子探针。⑤研究发现,敏感粒子声学定量(SPAQ)技术,能实现对肿瘤表达受体水平的在体、动态、实时定量。⑥超声分子探针不仅可用于诊断,还可载基因或药物进行治疗,十分有利于多学科的交叉、合作、发展。⑦敏感度高。随着超声探测技术的发展,已经可以探测到单个超声微泡的信号,微泡直径为1~3μm,明显小于大多数细胞的直径,表明超声可以探测到单个细胞甚至比单个细胞更微小结构的信号。⑧可用于直接测量微血管或大血管内的血流速度。

　　分子成像研究的重点和先决条件是分子探针的设计。分子探针(molecular probe),是指能与靶组织特异性结合的物质(如配体或抗体等),与能产生影像学信号的物质(如核素、荧光素或顺磁性原子)以特定方法相结合而构成的一种复合物(图14-1,图14-2)。借助分子探针,通过靶向结合或酶学激活的原理,适当的扩增策略放大信号后,高分辨力的成像系统即可检测到这些信号的改变,从而间接反映分子或基因的信息。目前所使用的超声分子探针,是连接有特异性配体或抗体的小于红细胞的超声微泡(球)造影剂或者纳米级超声造影剂。

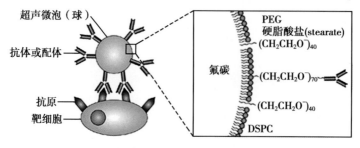

图 14-1　超声分子探针与靶细胞结合示意图

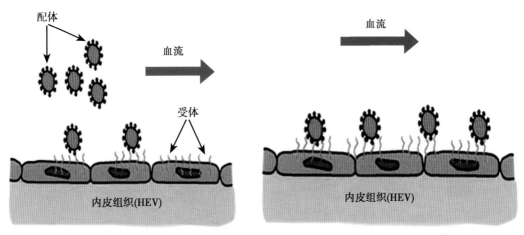

图 14-2 超声分子探针血管内靶向过程示意图

超声分子探针的种类

一、按探针构成成分种类分类

（一）磷脂微泡（球）造影剂

脂类造影剂具有靶向性、稳定性好、使用安全等优势，如以磷脂为成膜材料的造影剂 SonoVue。研究发现，含有这种脂类的造影剂在低机械指数条件下，能显著增加造影效果，但存在有效增强显影时间较短的问题。

（二）高分子（聚合物）微泡（球）造影剂（图 14-3）

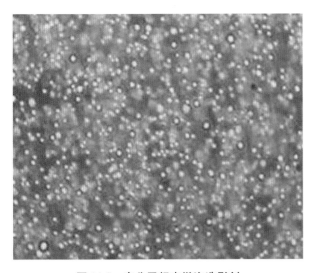

图 14-3 高分子超声微泡造影剂

其外壳为可生物降解的高分子聚合物及其共聚体。能根据需要设计不同的声学特性，改变其降解速度和持续时间。目前，高分子造影剂处于实验研究阶段，如德国 Schering 公司研制的 SHU563A、Acusphere 公司的 AI-700。由于此种造影剂对压力的耐受性好，均可使心腔显像，但正因如此，需要较高的声学输出才能引起微泡的非线性共振，可能会致组织损伤。

（三）液态氟碳纳米粒（图 14-4）

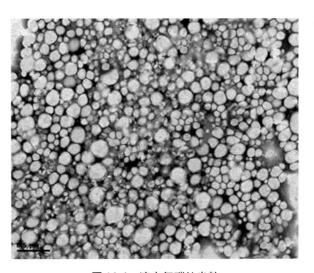

图 14-4 液态氟碳纳米粒

该类造影剂具有独特的优势：①其成像原理为聚集显像；②特有的小尺寸具有更强的组织穿透力；③固有的稳定性使其在体内具有更长的半衰期，便于延迟显像及重复检查；④还可作为基因或药物的载体。液态氟碳乳剂由 Lanza 等最早研制，杨扬等在此基础上，优化制备配方，采用高压均质技术成功制备出液态氟碳纳米脂质微球（PFOB 微球），超声显像证实，该脂质微球具有聚集显影的特点，大鼠肝脏于造影后 10 秒即开始出现增强，增强持续约 1 小时。而作为超声对比剂的 PFOB 微球也能有效地增强大鼠肝、脾及脉管系统的 CT 显像。李奥等采用薄膜-超声法制备出液态氟碳纳米粒，并在兔 VX2 肝癌模型上探讨其作为 CT 对比剂显像肝癌的能力，发现液态氟碳纳米粒能使肝实质持续强化，而瘤灶无明显增强，两者影像密度比显著增加，对肿瘤检出率高，能检出平扫未发现的瘤灶。结合冰

14

冻切片及免疫组织化学检测,推测肝实质因 Kupffer 细胞吞噬液态氟碳纳米粒而出现强化,瘤灶内因缺乏 Kupffer 细胞不出现强化。Wickline 等制备包裹顺磁性物质 Gd-DTPA 的液态氟碳纳米乳剂,进行常规 1H-MRI 和 19F-MRI 研究,每个纳米粒所含 19F 浓度近 100 M,足以获得较好的 19F-MRI 信号。同时,通过 19F 光谱分析可对靶区的液态氟碳纳米乳剂进行定量,从而可对靶点进行量化。Pisani 等也证实了外壳为高分子聚合物乳酸/羟基醋酸共聚物(PL-GA)的液态氟碳纳米粒,可以用作 19F-MRI 对比剂;Neubauer 等将液态氟碳纳米粒用于 19F 磁共振微血管造影,发现该对比剂能产生令人惊奇的高信号而没有周围组织信号干扰,为临床检测冠状动脉不稳定斑块提供了新的方法。Winter 等制备了靶向整合素 αγβ3 的顺磁性液态氟碳纳米粒,特异性显像肿瘤以及早期动脉粥样硬化斑块的新生血管,能显著增强 MRI 信号。Lanza 等制备了载药靶向顺磁性液态氟碳纳米粒,进行了血管成形术后再狭窄的抗增殖治疗研究,显示包含多柔比星的纳米粒能显著抑制血管平滑肌细胞增殖,并可破坏残存细胞 α-平滑肌肌动蛋白骨架,为临床预防血管成形术后再狭窄提供了新的方法。在前期研究的基础上,超声分子影像重庆市重点实验室制备出了包裹全氟戊烷(PFP)/全氟己烷(PFH)的液态氟碳相变纳米粒,并通过超声(ADV)、光声(ODV)、磁致相变(MDV)等手段激发纳米粒发生相变以增强超声显像。

二、按探针粒径大小分类

(一)微米级超声造影剂

为常规超声造影剂,平均直径为 2～4μm,小于红细胞,可以自由通过肺循环,但不能穿过血管内皮,是一种血池显像剂。

(二)纳米级超声造影剂(图 14-5)

粒径在纳米尺度范围内的造影剂,通常粒径小于 1μm。较常规造影剂有极强的穿透力,能穿越血管内皮进入组织间隙,使血管外靶组织显像成为可能,推动超声分子成像与靶向治疗向血管外领域的拓展。

三、按探针功能分类

(一)单功能

仅用于超声分子显像。

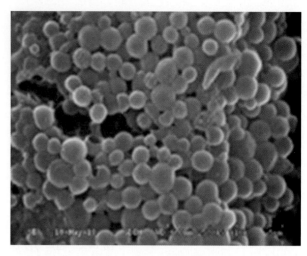

图 14-5 超声"纳泡"造影剂

(二)多模态(multi-mode)

不仅可用于超声分子显像,还可同时增强其他影像方式显像,如同时增强荧光分子成像、CT 分子成像等(图 14-6);敖梦等成功制备了既可增强超声显像又可增强 MRI 显像的多模态造影剂,并发现静脉注射该造影剂 5 分钟后肝实质的回声信号达到峰值强度,MRI 信号较之前明显增强。Yang 等制备出包裹超顺磁性物质 Fe_3O_4 的微泡(Fe_3O_4/PLA/N_2),通过体内外实验,证实其不仅可以增强磁共振成像,同时具有增强超声显像的能力。Chow 和他的团队对包裹氧化铁纳米粒的超声微泡作为磁共振造影剂做了系列研究,证实在磁场强度为 7T 的磁域中此种微泡具有增加 T_2 加权成像的能力,使 MRI 引导微泡或纳米粒载药治疗成为可能。载 Fe_3O_4 高分子微球(泡)在增强超声显像的同时也增强了 MRI 显像,是一种阴性对比剂。此外液态氟碳纳米粒也是一种多模态超声造影剂。Zhou Y 等用磷脂作为壳膜制备的叶酸受体靶向液态氟碳纳米粒具有特异靶向裸鼠卵巢癌增强超声和荧光显像的功能。

(三)多功能

不仅用于成像,还可用于载药、载基因治疗。Zhou ZY 等研制出载基因及穿膜肽的多功能超声造影剂,体内实验

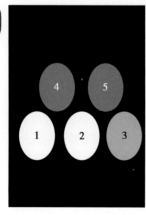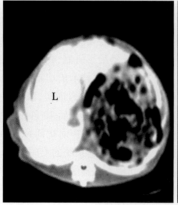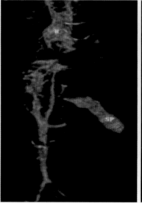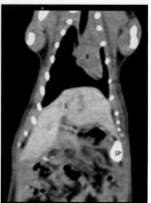

图 14-6 多模态超声造影剂增强 CT 显像

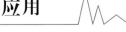

证明,基因的转染效率明显增强。载 10-羟喜树碱的脂质微泡在增强裸鼠皮下移植瘤显影的同时,具有明显的抑瘤效果。Niu 等制备的载多柔比星高分子微泡不仅可增强淋巴结超声、MRI 显像,还进行了介导肿瘤治疗研究。

超声分子影像学在疾病诊断方面的应用

一、炎 症

炎症的病理生理过程为炎症反应启动后,产生一连串分子信号,导致白细胞聚集血管壁,自血管内皮间隙游出血管壁,并向炎症部位趋化聚集。以上过程,均发生在超声微泡(球)造影剂所在的微循环中,故可用靶向超声微泡(球)造影剂评价炎症过程。

景香香等将自制超声微泡造影剂"表活显"(surfactant fluorocarbon-filled microbubbles,SFCMB)与磷脂酰丝氨酸(phosphatidylserine,PS)结合,制备成对白细胞具有靶向性的超声造影剂(SFCMB-PS),将该靶向造影剂用于兔肾缺血再灌注模型。结果发现,该部位的造影剂回声较正常肾脏部位的造影剂回声明显增强。这是由于"表活显"经 PS 修饰后,能大量黏附在激活的白细胞表面,并被完整吞噬。两者的结合,可被 Mac-1 mAb 和补体灭活血清明显抑制。说明,SFCMB2PS 是通过 β2 整合素中的 Mac-1 和补体介导途径,与激活的白细胞结合,并进入细胞内。刘兴钊等采用"生物素-亲和素"桥接法制备携抗 P-selectin 靶向超声造影剂,建立犬心肌缺血再灌注模型,行心肌声学造影。结果表明,应用携抗 P-selectin 靶向超声造影剂行心肌声学造影,能准确检测再灌注治疗后的心肌缺血再灌注损伤(图 14-7)。

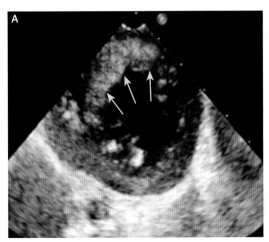
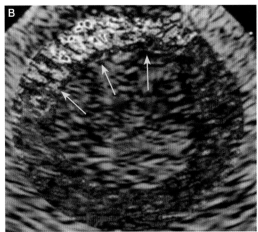

图 14-7 成功建立缺血再灌注模型后,注入靶向超声造影剂,显示心肌缺血再灌注区 2D 模式有造影剂存留(A);彩色编码显示,缺血再灌注区回声强度明显增高(B)

动脉粥样硬化,是一系列的炎症反应过程。炎症反应时产生大量分子,如内皮细胞除表达 P-选择素外还可表达 E-选择素,白细胞可表达 L-选择素,还包括细胞间黏附分子 1(ICAM-1)、血管内皮细胞间黏附分子 1(VCAM-1)等。Kaufmann 等在不同切应力条件下,评估 VCAM-1 靶向微泡的黏附能力,并建立不同程度动脉粥样硬化动物模型。将携带有单克隆抗体细胞黏附分子-1(VCAM-1)的微泡造影剂注射到血管中,发现有大量微泡黏附在血管内膜表面;声像图显示,粥样斑块的显影增强。李馨等建立了动脉粥样硬化兔模型,推注靶向超声造影剂行腹主动脉超声造影。结果显示,使用普通及靶向造影剂两组间的血管内膜、斑块峰值视频密度差异有显著统计学意义(P<0.01)。而且,腹主动脉壁上携 CD54 单抗的微泡免疫组化染色呈强阳性,普通微泡为弱阳性。微泡与动脉粥样硬化的结合力,取决于血管内皮的炎症病变程度及血管功能的异常。Weller 等发现,随着炎症程度的加重,黏附在病变部位的微泡数量也越多。这给早期诊断带来一定的难度,因此将单克隆抗体或其他配体共价结合于微泡表面,通过识别巨噬细胞表达的特异性抗原,在两者黏附力方面加大研究,不仅可以提高疾病诊断的准确性和敏感性,还可监测粥样硬化斑块的病变进程(图 14-8)。

二、血 栓

含有 RGD 序列的六氨基多肽,可作为微泡结合血栓的靶向配体。急性血栓血小板上含有大量 GP Ⅱ b/Ⅲ a 受体,该受体可选择性地与肽或含有 RGD 序列的仿肽类物质结合。为靶向超声造影剂在靶标的吸附、聚集,增强其显像提供了客观条件。有学者建立犬双侧股静脉急性血栓模型,注射靶向微泡后,血栓回声明显增强,与管腔无回声背景分界清晰,图像质量明显改善。而且,在连接有肽类配体的脂质体氟烷微泡体外实验发现,微泡不仅被血栓周边或表面摄取,而且渗入到团块的深面。有学者在连接有经荧光标记的肽类配体的白蛋白血栓靶向超声造影剂体外寻靶实验中,亦有相似的发现。并采用三氯化铁(FeCl₃)溶液,诱发兔腹主动脉非梗阻性新鲜血栓形成。经兔耳缘静脉注射白蛋白靶向造影剂后,血栓显影增强效果持续在 10

14

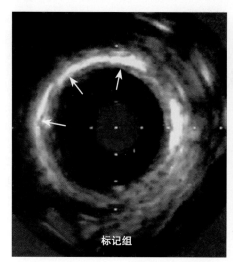
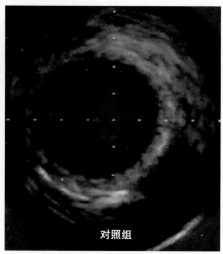

标记组　　　　　　　　　　　对照组

图 14-8　血管壁损伤的超声分子成像

分钟以上,视频分析血栓灰阶值显著升高。荧光显微镜检测,血栓内可见散在分布的微泡。再次表明该靶向超声微泡造影剂已渗入到血栓团块的深面。另一种是通过亲和素-生物素作桥梁,使氟碳脂质微泡(含有生物素磷脂)在亲和素的作用下,附着于血栓。

三、肿瘤和新生血管

肿瘤的生长,有赖于丰富的氧和其他营养物质。为此,肿瘤通过新生血管来增加血液供应,以满足肿瘤迅速生长的需要。新生血管内皮表达大量的生长因子受体,如VEGFR、αvβ3 等。Howard 等将抗 αvβ3 整合素的单克隆抗体,通过生物素桥结合到脂质体微泡表面,制备出能与αvβ3 整合素特异性结合的微泡,在肿瘤血管模型中实现了靶向显影。卓莉莎等建立人前列腺癌裸鼠动物模型,推注携带 VEGF 抗体的靶向造影剂,行能量多普勒显像,可见前列腺癌组织能量多普勒信号显著增强。其免疫组织化学结果显示,人前列腺癌裸鼠肿瘤新生血管内皮细胞中,VEGFR 表达呈强阳性。Willmann JK 等将抗 VEGFR2 (endothelial growth factor receptor type 2)连接到超声微泡表面,建立裸鼠血管肉瘤 SVR 细胞模型,推注靶向微泡后发现,超声造影显像明显增强,免疫组化分析结果显示 VEGFR2 高表达于肿瘤血管内皮细胞。因此,Palmowski 等使用靶向超声微泡造影剂行肿瘤特异性显像,结合定量容积超声扫描技术,评价治疗肿瘤的疗效。Weller 利用能与肿瘤新生血管内皮细胞高度结合的三肽精氨酸-精氨酸-亮氨酸(arginine-arginine-leucine,RRL),作为配体与微泡连接,显像小鼠 PC3 肿瘤。

有学者认为,位点靶向超声微泡的敏感性和特异性较血池造影剂高,因此,近年来直接针对肿瘤细胞的靶向超声成像研究成为热点。Wheatley 等通过共价连接将GRGDS 配体与多聚体造影剂结合。结果显示,其可以靶向结合 MDA-MB-231 人乳腺癌细胞,而对于正常乳腺细胞(MCF-10A),靶向微泡并不结合。

研究发现,肿瘤细胞表达的众多受体中,叶酸受体在肿瘤表面表达程度最高,肿瘤细胞摄取叶酸的能力非常强,而正常组织中叶酸受体的表达高度保守或几乎不能被探及。叶酸受体的配体叶酸与肿瘤靶向研究中常用的其他类配体比较,有显著的内在属性优点。因而可以成为一种研究肿瘤超声分子成像的理想靶标。伍星等成功制备出偶连叶酸的靶向超声微泡造影剂,该造影剂在体外对高表达叶酸受体的卵巢癌 SKOV3 细胞具有较强的特异性亲和力,使载紫杉醇微泡靶向治疗卵巢癌成为可能。

随着纳米技术与分子生物学的发展,另一类纳米级靶向超声造影剂正日渐崛起。其分子小、穿透力强的突出特性,将有力地推动超声分子成像与靶向治疗向血管外领域拓展。朱叶锋等用生物素-亲和素系统,使超声造影剂与抗体牢固结合,制备出靶向纳米脂质超声造影剂。在体外寻靶实验中,该造影剂可与乳腺癌细胞特异性结合。有学者制备一种可生物降解聚合物的纳米造影剂 PLA(polylactic acid),其表面连接抗 HER 2 抗体,该抗体能特异结合到过度表达HER 2 受体的乳腺癌细胞,流式细胞仪与共聚焦显像证实,该纳米造影剂与细胞结合,超声显像增强。这使通过靶向癌生物标记物进行位点特异性超声显像成为可能(图 14-9)。

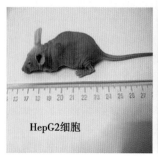
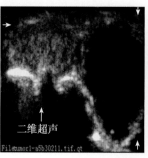
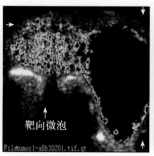
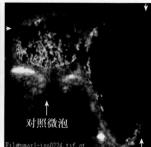

HepG2细胞　　　　二维超声　　　　靶向微泡　　　　对照微泡

图 14-9　肿瘤新生血管超声分子成像

然而纳米级超声造影剂显像效果较差,针对这种缺点,超声分子影像重庆市重点实验室进行了液气相变的相关研究,以磷脂或高分子作为膜材,将液态氟碳(PFP 或 PFH)装载于微球(泡)内,通过超声或激光触发,使液态氟碳由液体转变为气体发生相变增强超声显像(图 14-10)。Rapport 等在证实在低频超声的作用下容易发生相变且相变后明显增强组织的超声信号。载金棒的液态氟碳纳米粒在激光的触发下发生相变并且增强组织超声显像。

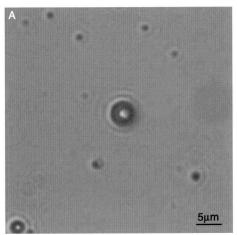
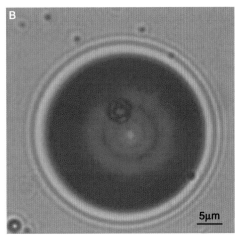

图 14-10 光镜下观察,经激光激发后微球发生相变;
A. 相变前为微球;B. 相变后形成微泡

超声分子影像学在疾病治疗方面的应用

靶向超声微泡(球)造影剂不仅可用于分子成像诊断,还可载药物或基因用于治疗。研究证明,超声造影剂在一定能量超声波的作用下可发生爆破,产生一系列生物学效应,如溶血、微血管渗漏、毛细血管破裂、点状皮下出血等。这些生物学作用,为疾病治疗提供了新的思路。有学者发现超声造影剂无论是否携带纤维溶解剂,在超声波的作用下都会促进血栓溶解,这种现象可解释为超声造影剂降低了空化阈值。Skyba 等通过体内观察超声爆破微泡现象,发现在微泡部位的红细胞溢出血管外。超声波作用于超声微泡产生的"声孔效应",可增强细胞膜的通透性,从而有助于药物或基因的靶向释放。张群霞等的超声靶向破坏微泡介导骨骼肌血管新生研究证实,超声靶向破坏微泡技术为基因治疗提供了一种新的有效的无创技术。王志刚等于 2004 年在国内率先报道了应用超声微泡造影剂增强骨骼肌 VEGF 基因转染,促进新生血管生成的研究成果。这些研究表明,该技术可介导 VEGF 基因与 HGF 基因在缺血心肌内的高效转染并促进血管新生,为心肌梗死的基因治疗提供新的途径打下了理论基础。Zhou ZY 等研究发现,超声微泡联合穿膜肽,能介导 HGF 基因在缺血心肌内的高效转染,并促进血管新生和改善纤维化,为缺血性心脏病的基因治疗提供一种新的基因转移途径(图 14-11)。

有学者将靶向 GP Ⅱ b/Ⅲ a 微泡联合诊断超声,用于促进急性冠状动脉血栓的血管重塑及微血管的愈合研究。在溶栓方面,通过血栓靶向微泡的研究证实,不仅能溶栓,亦能用于评价溶栓治疗的效果。

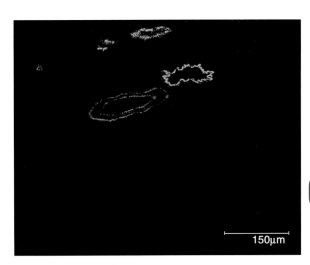

图 14-11　pIRES2-EGFP-HGF 在大鼠心肌中的表达情况(激光共聚焦显微镜×400)

14

超声分子成像相关设备研究

目前用于超声分子成像与治疗的设备主要是市售的超声诊断仪,虽可实时监控微泡在病变部位的灌注情况,实现对微泡的靶向定位显像,却不能实现超声微泡的靶向破裂、释放其所携带的药物/基因。是因为超声诊断仪所发射的是高频超声,高频超声可以提高组织的灰阶显像,但其破坏微泡产生的空化效应的能力却明显不足。空化效应的产生与所用超声频率大小成反比,超声频率越高,产生空化效应的阈值就越大;诊断超声仪所发出的声波为连续波,连续波的发射不利于靶组织内微泡的再灌注;由于微泡成膜材料的不同,促发微泡爆破所需的超声能量亦有所不同,诊断超声无法根据微泡材料特性调节超声辐照强度;市售超声诊断仪发出的超声波为平面波,不能靶向定位。其声波束辐照范围内的微泡均可能被击碎,无法实现对靶区微泡的量化,微泡(球)携带的药物/基因"胡乱释放",不能实现精细、适形、定位、定量控释药物/基因,达到靶向治疗的目的。

因此,要实现高效超声分子成像与治疗,亟需一套专门应用于超声分子成像及治疗和监控的系统装置。针对以上问题,重庆医科大学超声影像学研究所团队,研发了国内第一台用于携带基因的微泡(球)靶向控释的"UGT型低频低强度超声基因转染仪"(图14-12),获得国家发明专利授权。该团队还创制了集超声诊断、治疗与监控为一体的"低功率聚焦超声分子显像与治疗系统"(LIFU)(图14-13),该系统填补了国内外此领域的空白,有望为多疾病诊断与治疗及多学科研究提供新的科研平台。该团队还设计制备了"高频交变磁感应加热纳米粒"设备,可将纳米粒的温度从22.1℃提高到62.8℃。提出了磁致相变理论(MDV理论),有望实现如磁共振仪行肿瘤显像与治疗的研究、应用,建立一种新型、高效的肿瘤超声分子显像诊断与物理治疗模式。

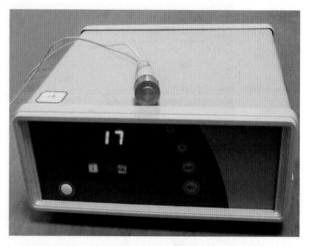

图 14-12　UGT 型低频低强度超声基因转染仪

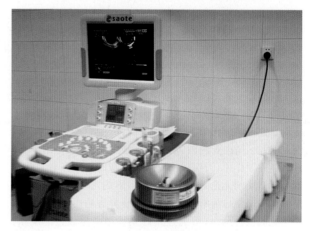

图 14-13　低功率聚焦超声分子显像与治疗系统(LIFU)

光声成像研究

光声成像技术(photo acoustic imaging technology),是近年快速发展的、基于生物组织内部光学吸收差异、以超声波作为信息载体的无损生物光子成像技术。该技术有机结合了光学成像的高对比度特性和声学成像的高穿透深度特性的优点,以超声仪检测光声信号代替光学成像中的光子检测。光声信号的本质是超声波具有在组织中低散射低耗散的优点,避免了生物组织对光子强烈散射的影响,可获取深部组织的高分辨率影像(图14-14)。借助内源及外源性光声对比剂的光声成像技术,为研究生物组织的形态结构、生理病理特征、代谢功能等提供了重要的手段,在生物医学领域具有广泛的应用前景。光声效应产生时组织局部会激发升温,局部产生的热度可以诱导液态氟碳类材料发生液-气相变,相变后的微泡可用于超声显像及治疗,是目前研究热点。了解、研究光声成像技术理论基础、光声成像仪器、技术和方法,以及光致相变对光声成像研究具有重要的意义。

14

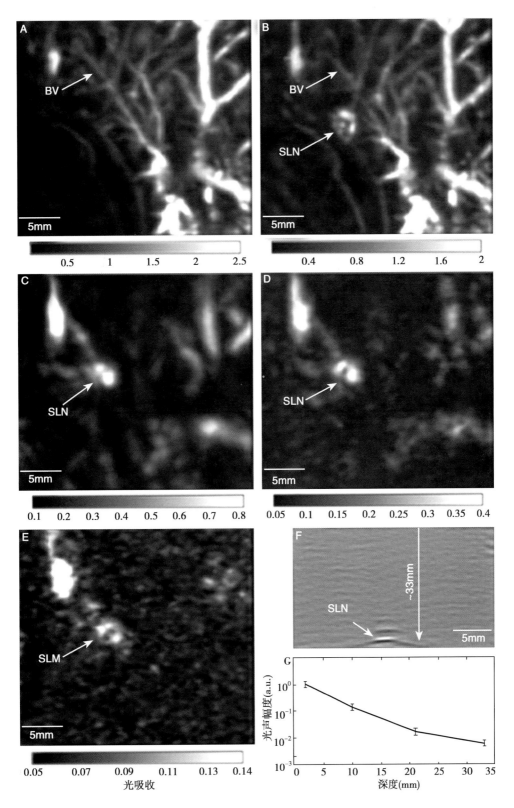

图 14-14　不同深度淋巴结光声成像
(Song KH, et al. Nano Lett, 2009 (1) : 183-188)

14

存在问题与发展前景

靠向超声微泡（球）造影剂的研发，促进了超声分子影像学的发展，取得了一系列研究成果，亦存在有待深入探索研究的问题：①目前，以单克隆抗体修饰的靠向超声造影剂有其局限性，如单克隆抗体存在免疫原性，单克隆抗体-微粒复合物分子量大，组织穿透力弱，静注后实际到达靶区的浓度较低，显像效果不理想。有必要寻找一种更高效、穿透力强的新型超声分子探针，如使用人源性抗体的小分子活性片段及其他小分子物质等。②尽量选择稳定的成膜材料，尤其是高分子材料超声造影剂的研发。③配体与微泡外壳间最好有如 PEG 的多聚物连接子，可增大配体与靶组织受体的接触机会，延长接触时间，使微泡（球）高浓度地聚集于靶点。④在图像后处理融合方面，应实现多学科交叉、融合。

超声分子影像学与放射学、核医学、临床医学、分子生物学、材料学、药学、化学、物理学、光学等结合研究很有必要，将实现超声分子探针具有"一探针多模态"的功能。即在相同的时间点采取多模态图像进行融合，将各种分子影像学的优点相结合，使超声分子影像学得到更好的发展。随着超声分子成像的深入研究，以及光声成像、光磁成像、光热成像等领域的拓展研究，相信超声分子成像将会有新的突破，拥有更加广阔的研究、应用前景。

14

第 15 章

经食管超声心动图

TRANSESOPHAGEAL ECHOCARDIOGRAPHY

◎王新房　谢明星　杨亚利

探头结构 ············· 192	**临床应用概况** ············· 210
一、换能器 ············· 192	一、超声图像与解剖结构的关系 ············· 210
二、管体 ············· 193	二、主动脉夹层 ············· 210
三、操作柄 ············· 193	三、先天性心脏病 ············· 211
四、电源插头 ············· 193	四、瓣膜性心脏病 ············· 211
检查方法学 ············· 194	五、人造瓣膜 ············· 212
一、患者的选择 ············· 194	六、心腔肿物 ············· 212
二、术前准备工作与术中观察 ············· 194	七、感染性心内膜炎 ············· 212
扫查手法 ············· 196	八、冠状动脉病变 ············· 213
一、控制钮的调节 ············· 196	九、经食管三维超声心动图研究 ············· 213
二、管体深度的掌握 ············· 196	十、手术中监测 ············· 213
三、管体的旋转 ············· 196	十一、我国经食管超声心动图
四、晶片角度的调整 ············· 197	开展状况 ············· 214
常用标准切面及其解剖基础 ············· 197	**经食管超声心动图的优势与局限性** ············· 215
一、横轴切面 ············· 197	一、经食管超声心动图的优越性 ············· 215
二、纵轴切面 ············· 202	二、经食管超声心动图的局限性 ············· 215
三、多轴向切面 ············· 205	**展望** ············· 215

　　近二十年来超声心动图发展非常迅速,受到临床的高度重视。特别是二维超声心动图与彩色多普勒相结合,不仅能探测心脏结构的形态,而且可以直观形象地显示血流动力学改变,在心血管疾病诊断上具有重要价值。但是,这种经胸壁超声心动图(transthoracic echocardiography,TTE)检查时常因肺气肿、肥胖、胸壁畸形、胸骨和肋骨的阻碍,约有20%的患者不能获得满意的图像,致使诊断受到限制。1976年美国Frazin等率先提出M型经食管超声心动图。1980年日本Hisanaga等报道了第一代经食管切面超声心动图。1982年德国Schlüter等推出相控阵食管探头(phased array transesophageal transducer),这是经食管超声心动图(transesophageal echocardiography,TEE)研究工作中的一大进步。1989年,上海中山医院开展了单平面经食管超声心动图。1990年武汉协和医院开始进行双平面经食管超声心动图研究,并模拟超声断面对7具尸体的心脏及其周邻结构进行多方向和多层次的剖切,验证经食管超声所获图像和解剖结构的关系。经食管超声心动图由于探头位置的改变,由后向前,近距离扫查心脏深部结构,显示出清晰的图像,为心脏超声检查开辟了一个新的窗口,使心脏疾患的诊断敏感性与特异性均有提高,因而受到临床的高度重视。本章拟就经食管超声心动图的仪器和探头的结构、检查方法、临床应用及其前景介绍如下。

15

探 头 结 构

经食管超声检查的探头结构大致分四部分(图15-1)：

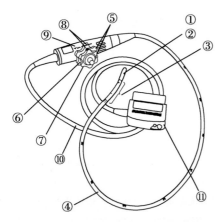

图15-1 经食管超声探头结构示意图
①探头顶端；②换能器；③管体可曲段；④管体；⑤弯曲控制转钮；⑥内侧大转钮；⑦外侧小转钮；⑧中间位指示标记；⑨操作柄；⑩连接导线；⑪插头(引自Labovitz AJ & Pearson AC. Transesophageal Echocardiography)

一、换 能 器

不论何种食管探头,其换能器均位于管体的顶端。换能器经历了单平面(uni-plane)、双平面(bi-plane)和多平面(multi-plane)的发展阶段,目前在临床广泛应用的是多平面食管探头。

（一）相控阵型单平面食管探头

只有一组换能器,仅能作横轴扫描,获得心脏水平切面(图15-2)。

（二）标准型双平面食管探头

由于单平面食管探头只能作横轴切面扫描,不能立体地了解心脏解剖结构,Aloka公司于1988年推出了标准型双平面食管探头,即横轴扫描和纵轴扫描两组换能器上下排列,以分别获取心脏水平切面和纵轴切面(图15-2)。

（三）矩阵型双平面食管探头

此种探头的大小与普通食管探头相似,仅有一组换能器,但晶体片排列特殊,可依据需要,调整脉冲发射程序,进行纵向和水平扫描,在荧光屏上同时显示左右两幅方位不同的图像。这两幅图像的中心点不变,能保证扇尖处在同一位置。但由于结构复杂,造价较高,且图像质量不够理想,故未得到广泛应用。

（四）多平面经食管超声探头

此种探头由HP与Vingmed公司相继推出,可将能原位转动的单一相控阵换能器探头密封于探头顶端的侧面,操作柄中有一控制钮可控制晶片0°~180°范围内旋转,从而可使声束在360°方位内全面扫查心血管的结构,结构显示更满意,操作更简便快捷,在临床获得了广泛应用(图15-3)。

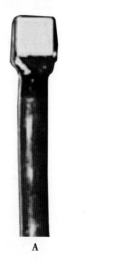
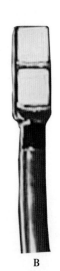

图15-2 Aloka单平面(A)与双平面(B)经食管超声探头

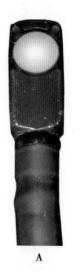
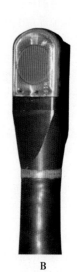

图15-3 ATL(A)和Acuson(B)多平面经食管超声探头

（五）经食管动态三维超声探头

其管体前端内装有一组横轴扫描换能器,在计算机控制的步进马达驱动下,在探头管体内沿纵轴方向逐格后退,从而获得一系列彼此平行的横轴切面,经计算机处理后,可建立动态三维(又称四维)超声心动图。

（六）Panoramic(全景)探头

此为实时宽角探头,外形为圆柱体,换能器晶体片呈环阵排列,能机械旋转0°~270°。当图像扫描角度为270°时,帧频为20帧/秒。角度减小时,帧频可达60帧/秒。只有角度小于180°时,才能显示彩色血流信号。Panoramic探头显示心脏及大血管结构更为完整全面,适于观察心脏与邻近结构的关系。其不足之处是探头较粗,且只能进行横轴扫描。

（七）实时三维探头

与经胸实时三维探头一样,经食管三维超声探头亦采用全矩阵阵列换能器、高通量数据处理系统和实时三维成像等先进技术,能同时获取"金字塔形"三维容积库中的数据,并将它们集中在一个小的感兴趣区域（region of interest,ROI）内。其三维成像模式同样包括30°窄角成像（live 3D）、局部三维放大成像（3D zoom）、120°全容积成像（full volume）,能实时立体地显示心脏三维结构。宽角的全容积成像采集的解剖范围增大,通过切割、旋转等后处理能显示感兴趣的解剖目标及其与周边毗邻结构的关系。这三种成像模式均能叠加彩色血流信息,可提供血流动力学信息（图 15-4）。

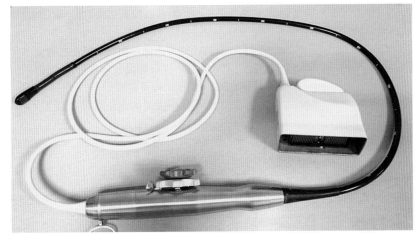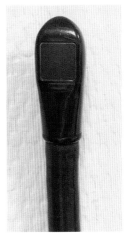

图 15-4　Philips 公司实时三维经食管超声探头 X7-2t

二、管　体

经食管探头的管体较长,成人探头一般为 1m,直径 10mm 左右,探头圆而柔韧,表面光滑,可以进退或旋转。近顶端处外被橡胶,可以受控而前后左右摆动。管体上写有深度标尺,使检查者能精确掌握插入的深度（图 15-5）。成人插入 34cm 左右时换能器在食管中下段,位于左房之后,超过 45cm 时,已达膈下,声束可穿过胃壁、肝脏与膈肌,探查心室壁的活动。

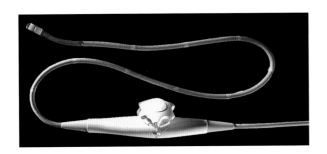

图 15-5　双平面食管超声探头
显示柔软的管体和操作柄,管体上可见刻度标尺

三、操　作　柄

管体后端连接一比较粗大的操作柄,其上装有两组可旋转的控制钮,一组可使探头顶端的换能器左右摆动,另一组可使探头前后伸屈,使换能器能更好地贴近食管黏膜,并向两侧稍作移动,以获取质量上乘的图像。多平面超声探头的操作柄上尚有电键,可控制换能器的旋转,获得多个方向的切面（图 15-6）。

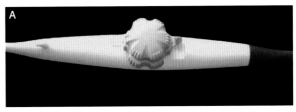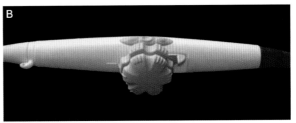

图 15-6　GE 多平面食管超声探头的操作柄
显示控制钮、固定卡栓（A）和控制晶片旋转的电键（B）

四、电源插头

操作柄后为导线,并与电源插头连接,后者直接插入主机的接口,完成往返信号的传递。

15

检查方法学

一、患者的选择

（一）适应证

各种心血管疾病在经胸超声心动图检查图像不清晰、深部结构不易观察因而诊断不能明确者，均可考虑进行经食管超声心动图检查，其主要适应证如下：

1. 二尖瓣、三尖瓣与主动脉瓣疾病。
2. 人工瓣膜功能障碍。
3. 感染性心内膜炎。
4. 主动脉扩张及主动脉夹层。
5. 冠状动脉起源异常、冠状动脉瘘与主动脉窦瘤扩张破裂。
6. 先天性心脏病的诊断、鉴别诊断及分型，如房、室间隔缺损、Fallot 四联症、右室流出道和（或）肺动脉干狭窄及多种复杂畸形等。
7. 心腔内占位性病变。
8. 心脏手术中监护。

（二）并发症

经食管超声心动图检查是一种无创性检查，检查过程非常安全，检查时一般仅出现恶心、呕吐等不适。但需说明：重症心脏病本身常有一些突发的意外情况，故行经食管超声心动图检查过程中，极个别患者也有可能出现某些并发症：

1. 黏膜麻醉剂过敏反应。
2. 口腔内容物误吸入气道导致窒息。
3. 咽部出血或局部血肿。
4. 食管穿孔、出血或局部血肿。
5. 检查过程中心腔内新生物（血栓、赘生物、肿瘤等）脱落造成栓塞。
6. 严重心律失常（如室性心动过速、心室纤颤、心室停搏等）。
7. 其他意外如心肌梗死、急性心力衰竭、休克或主动脉夹层破裂大出血等。
8. 其他可能发生的无法预料或者不能防范的并发症等。

（三）禁忌证

有以下情况者应列为禁忌证或相对禁忌证：

1. 严重心律失常。
2. 严重心力衰竭。
3. 体质极度虚弱。
4. 持续高热不退。
5. 食管病变如溃疡、静脉曲张、食管狭窄或炎症者。
6. 剧烈胸痛、胸闷或剧烈咳嗽症状不能缓解者。
7. 血压过高、过低者。
8. 冠心病患者心绞痛或急性心肌梗死期。
9. 夹层动脉瘤形成早期，易于因刺激而导致瘤壁破裂者。

附：美国超声心动图协会（the American Society of Echocardiography, ASE）和美国心血管麻醉医师协会（the Society of Cardiovascular Anesthesiologists）联合发表的《2013 年经食管超声心动图全面检查指南》中建议，经食管超声心动图的适应证包括：

1. 经胸超声不能确诊而检查结果将改变临床治疗时应用，或经胸超声极可能无法确诊时可直接应用 TEE，以评价心脏、主动脉结构及功能。
2. 心外科术中监测。
3. 心导管操作中引导监测。
4. 危重患者。

绝对禁忌证包括：

1. 内脏穿孔。
2. 严重食管疾病，包括食管狭窄、食管肿瘤、食管穿孔、撕裂伤以及食管憩室。
3. 活动性上消化道出血。

相对禁忌证包括：

1. 可能出现食管病变的病史，包括颈部和纵隔辐照史、胃肠道手术史、近期上消化道出血史、吞咽困难史。
2. 食管病变，包括巴雷特（Barrett）食管、有症状的食管裂孔疝、食管静脉曲张、活动性食管炎。
3. 颈部活动受限（严重颈关节炎，寰枢关节病）。
4. 凝血障碍，血小板减少症。
5. 活动性消化性溃疡。

二、术前准备工作与术中观察

（一）患者的准备

1. 预约检查日期，嘱患者检查前 12 小时内禁食。若患者紧张不安，检查当日清晨可口服适量的镇静剂。
2. 插管者应复查经胸壁超声心动图，再次核实适应证和禁忌证情况，并检查患者一般情况，包括体温、脉搏、呼吸与血压。
3. 病史询问，包括有无口腔、咽喉及食管疾病，有无活动义齿（注意：检查前请取下义齿以免发生意外），有无呕血、吞咽困难等症状，有无肝硬化、传染病史（结核、肝炎及其他），有无药物过敏史、上消化道手术史、近期内镜检查史及纵隔（胸部）放疗史等。
4. 进行检查之前，须由插管者向患者交代检查必要性，解释检查的过程及可能出现的不适，消除患者的疑虑和不安。
5. 检查者应向患者家属说明术中可能发生的意外，征求家属的同意与合作，请家属签署谈话记录书。
6. 对病情严重者，希望有临床医生陪同，以便在发现异常情况时，及时进行处理。

（二）急救措施的准备

为确保检查过程中患者的安全，以备在发生意外时能及时进行救治，经食管超声检查室必须具备必要的急救设施。

1. 心电图监护　检查过程中必须全程监护患者心电图，注意其变化。一旦发生心律失常时，根据情况暂停或终止经食管超声检查。要避免检查时因在场医护人员均注视超声图像的改变，而疏忽心电图的异常变化。

2. 急救药品　经食管超声检查室需常备心血管的急救药品，如毛花苷丙、呋塞米、利多卡因、肾上腺素、异丙基肾上腺素、间羟胺、二甲弗林和阿托品等，以便在出现严重心律失常、急性心力衰竭、呼吸衰竭和休克等严重意外事件时进行抢救。

3. 输液器材　以便在必要时，迅速建立静脉通道进行抢救。

4. 吸氧设备　无中心供氧条件时，需配备氧气瓶、氧气表、氧气面罩等。

5. 吸痰器　检查过程中患者口咽部可能出现大量的分泌物，为防止患者呛咳、窒息，须随时准备抽吸口腔内的分泌物。有条件时使用电动吸痰器，也可使用大注射器进行人工抽吸。

6. 除颤器　经食管超声检查之前，除颤器通电检验其性能及工作状态是否良好，熟悉仪器操作。检查过程中，要安排专人负责。

（三）食管探头的消毒

在进行经食管超声检查之前，需常规对食管探头进行消毒。以 0.1% 氯己定液浸泡 30 分钟以上或者 2% 戊二醛浸泡 10 分钟以上方可使用，检查前用清水冲洗干净。

（四）检查程序

1. 人员安排　为确保检查安全顺利进行，参加经食管超声检查插管的医务人员至少应为相当于主治医师职称以上人员，对此项检查应高度重视并经过培训。同时需另有一位医师操作仪器，观察荧光屏上的图像与心电图变化。

2. 局部喷雾麻醉　为了顺利插管，首先进行局部麻醉。以 2% 利多卡因溶液喷雾咽部，令患者将溶液含漱在咽部，3 ~ 5 分钟后，再次喷雾，一般喷 2 ~ 3 次，使咽部黏膜被充分麻醉；另外有一种 1% 盐酸丁卡因胶浆直接挤入口腔含 5 分钟后吞服，使口咽部黏膜充分麻醉，在插管时，恶心与呕吐反应将明显减轻甚或被防止。

3. 食管探头的插入　进行食管插管时，患者连接心电图监护，取左侧卧位，头部后仰，尽量使口腔、咽部与食管近于直线。检查者站于患者左侧。插管前先将咬口垫套在管体上，再将超声耦合剂涂于食管探头顶端及前段的表面，以润滑管体，减少食管与探头之间的摩擦并避免气体阻隔。调整控制钮，使食管探头的顶端位于正中并稍向前倾屈，可用卡栓固定好探头顶端方位。检查者左手食指及中指裹消毒纱布，插入患者口腔，由后向前压迫舌根，借以扩大咽部的空间，右手执食管探头的管体，将探头对准咽后壁中线，伸向口腔，越过左手手指的上方，指向食管入口处。弯曲的探头经口腔舌根上方正中处插入，紧贴咽后壁将探头轻快地推进，到达食管中段，嘱患者咬住咬口垫。插管时动作应轻柔，减少刺激；头端勿倾斜，以免指向旁侧咽部隐窝。在我院，食管插管过程所需时间为 3 ~ 5 秒钟。多数情况下，在患者尚未出现恶心或呕吐之前，插管操作已顺利完成。插管过程中如感到有阻力，则应调整探头方向或重新插管，切不可盲目、粗暴地强行插入，避免造成咽部与食管的机械性伤害。

4. 图像方位的设定　关于经食管超声心动图的图像方位问题，国内外学者没有统一的规定。作者认为图像上下倒转，使扇尖在下，弧面在上，有利于观察。因为在进行经食管超声心动图检查时，探头位于心脏后侧的食管腔内，所显示图像的上下方位与通常经胸壁探查所获者恰恰相反。如将仪器上经食管超声图像上下方位予以倒转，则与经胸壁超声心动图以及 CT、磁共振图像的方位完全一致，使检查者和临床医师对图像上的心脏结构更易于识别（图 15-7）。

目前部分学者的图像还是正向放置，习惯如此，也未尝不可。至于新开展经食管超声心动图的单位，不妨倒转图像一试，也许能体会到此法的方便之处。

5. 密切观察病情　插管者与屏幕观察者需密切观察患者的一般情况和反应，全程密切监护心电图。左侧口角放低，以利口腔分泌物的流出。轻度恶心者应按压合谷，并说服安慰。一旦发现病情有不良变化，应立即退出探头，及时进行处理。

检查全过程一般为 15 分钟左右，时间不宜过长。检查完毕退出探头后，让患者平卧休息数分钟再离开检查台，并嘱其 2 小时内不宜饮食，4 小时后宜进流食。

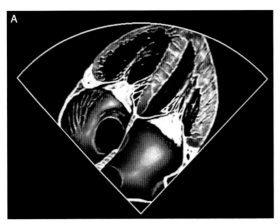
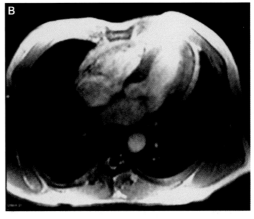

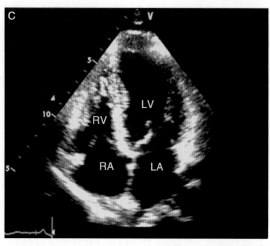 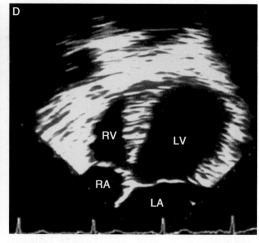

图 15-7　图像方位示意图（四腔心切面）

经食管超声图像扇尖在下时，图像方位与经胸超声图像、MRI 图像一致。A. 经食管超声心动图解剖示意图，扇尖在上；B. MRI 图像；C. 经胸超声图像；D. 经食管超声图像，扇尖在下

扫 查 手 法

经食管超声心动图的扫查手法包括对控制钮的操作、调整管体插入深度、旋转管体方向以及调整晶片角度来完成。

一、控制钮的调节

通过操作柄的两组控制钮分别控制管体顶端换能器的活动，一组可使探头顶端左右摆动，另一组可使探头前后伸屈。在探头插入食管之前，应调整控制钮，使食管探头的顶端位于正中并稍向前倾屈。在探头插入食管后，若顶端与食管管壁间有气体阻隔导致图像不清时，可将探头顶端向前调整，使其紧贴食管管壁。

二、管体深度的掌握

经食管探头的管体上有厘米刻度，标明探头插入食管后由患者门齿到探头顶端所在部位的深度，使操作者了解换能器晶片可能探及的解剖结构。

为便于检查者了解与掌握各个切面与经食管探头插入深度的关系，作者曾在研究中对此进行观察、测量，现将 20 世纪 90 年代初期我院成人检查时的统计结果列入表 15-1，以供参考。

表 15-1　常用标准切面与探头插入深度的关系

扫查水平	代表切面	例数	插入深度（cm）	深度/身高（cm/m）	插入深度/BSA（cm/m²）
主动脉弓水平	主动脉弓斜切面	105	24.8±1.7	15.1±1.0	16.2±1.6
食管中段水平	主动脉根部短轴切面	143	31.6±5.4	19.2±3.7	20.9±4.1
	肺静脉切面	123	31.1±2.4	19.1±1.2	20.7±1.9
	左心耳切面	148	31.2±2.3	18.9±2.0	20.5±1.8
食管下段水平	四心腔图	154	34.6±2.4	21.0±2.1	22.7±2.1
	左心二腔切面	153	34.5±2.4	21.0±2.1	22.7±2.1
经胃水平	左心短轴切面	22	40.5±4.2	24.4±2.7	26.2±4.0

系统探查时采用探头撤退法，即先将探头插入胃底部，然后逐渐回撤，依次在胃底、胃-食管交界处、食管下段、中段、上段及主动脉弓 6 个水平，探查不同深度的解剖结构和血流信息。若需了解降主动脉情况，则将管体向后旋转，再从胃底向上回撤直至主动脉弓水平。系统探查法检查时间太长，患者多数不能长时间配合，因此临床一般采用重点观察法。如在观察瓣膜和主动脉病变时，一般先从食管水平开始探查，而在观测左室功能时则先从经胃切面开始。

三、管体的旋转

通过旋转管体，可以用有限的声束成像范围观察到不同方向的解剖结构，探查角度更富于变化，并且可以使感兴趣的结构尽可能的位于图像中场，获得更佳的图像质量。这种手法不仅在单平面和双平面食管探头扫查时是必需的，即使在成像条件较好的多平面成像中也起着重要的作用。管体向右旋转，声束偏向右侧，主要观察三尖瓣、房间隔、腔静脉、右肺静脉等;管体向左旋转,声束偏向左心侧,主要观察二尖瓣、左肺静脉、左房结构等;管体向后旋转,声束偏向后方,主要观察降主动脉。

四、晶片角度的调整

通过调控电键,多平面探头的晶片(换能器)角度可 0°～180°旋转,从而经不同角度观察心内结构。一般而言,经食管多平面扫描 0°时的扫描平面即经食管探头的水平切面扫描图像(横轴切面);30°～50°时的扫描平面相当于心脏的短轴切面;90°时的扫描平面即经食管探头的纵切面扫描图像;110°～130°时的扫描平面相当于心脏的长轴切面;180°时的扫描平面为 0°时扫描平面的镜像图(图 15-8)。

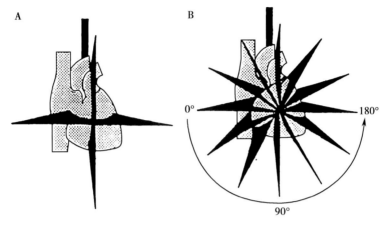

图 15-8　经食管超声双平面(A)与多平面扫描(B)示意图

常用标准切面及其解剖基础

经食管超声心动图为心脏超声检查开辟了一个新的窗口,在心血管疾病诊断上具有重要价值。为了能正确识别超声图像上各个反射与暗区所代表的解剖结构,我国作者等从 1989 年开始通过 2000 余例单平面、双平面与多平面经食管超声心动图检查,并结合对 7 具尸体进行多方位、多层次心脏断层解剖的观察,对经食管超声检查时的常用的 9 个心脏横轴切面、6 个纵轴切面和介于其间的若干斜位切面与心脏解剖断面作了对照研究,并进行声学造影观察,探讨了常用标准切面的探头插入深度、断层水平、解剖定位、图像特征及其临床意义。现将我们的体会结合国内外学者所取得的成就对常用标准切面及其解剖基础等问题讨论如下。

一、横 轴 切 面

横轴切面系由经食管探头的横向扫描换能器扫查所获得,常用者有 9 个,兹分述如下(图 15-9):

(一)主动脉根部短轴切面(short axis view of aortic root)

探头插入深度约为 31cm,心脏解剖断层相当于第六胸椎水平。此图特异性甚强,可视为识别心脏解剖结构的标志之一。圆环形的主动脉根部回声位于正中,其内有不时开闭的比较纤细的三个半月瓣叶反射。后方为左房,右前方为不时开闭的三尖瓣和右室或右室流出道,左侧有时可见左房或左心耳(图 15-10)。探头稍退,可见主动脉窦部,有时尚能显示左右冠状动脉干及其分支。探头稍推进,则见主动脉瓣口与左室流出道连接处的结构与血流情况。

此图对确定主动脉瓣钙化、增厚、关闭不全、先天二瓣化畸形及主动脉根部夹层动脉瘤等有较大的意义。

(二)四心腔图(four-chamber view)

探头插入深度约为 34cm,解剖断层在第八胸椎水平,所显示的腔室及心壁结构与前胸探查获得者大致相同。房间隔与室间隔回声依次由右后斜向左前。二尖瓣居左,三尖瓣居右,此等结构将心腔分为左房(正后方)、左室(左前)、右房(右侧)与右室(右前方)(图 15-11)。由于房间隔和探头的距离甚近且与声束方向基本垂直,故其回声带极为清晰,对判断有无缺损及分流有很大帮助。此外,在显示心腔大小、室壁活动及心腔内血栓与肿瘤等亦有很高的准确性。

(三)五心腔图(five-chamber view)

解剖断层在第七胸椎水平,探头插入深度在主动脉根部短轴切面与四心腔图之间,检查时在四心腔图基础上将探头稍后退即可获得。图像显示四个心腔的中心处见主动脉瓣,其左前为左室流出道(图 15-12)。此图对确定主动脉瓣病变特别是关闭不全有重要意义。

(四)二心房切面(bi-atrial view)

此图与四心腔图在同一水平,将探头逆钟向转动时即可探及。图像主要显示两个心房,靠近探头的心房为左房,远离探头的心房为右房,其左侧为主动脉根部的短轴。由于此切面房间隔垂直于声束方向,因此是显示房间隔的最佳切面。随探头的进退,能观察房间隔(包括卵圆窝)的轮廓、走向、连续性、缺损类型及分流的方向与范围等(图 15-13)。

15

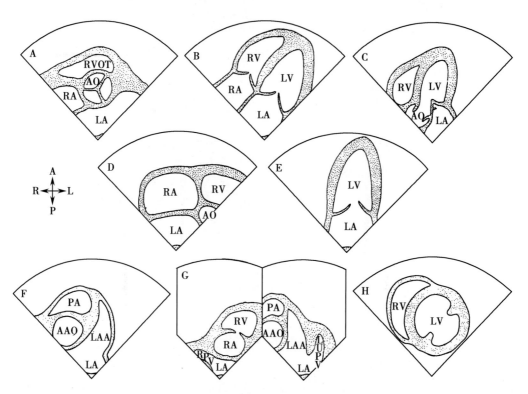

图 15-9　经食管超声心脏横轴示意图

A. 主动脉根部短轴切面；B. 四心腔图；C. 五心腔图；D. 二心房切面；E. 左心水平切面；F. 左心耳切面；
G. 肺静脉水平切面；H. 左室短轴切面

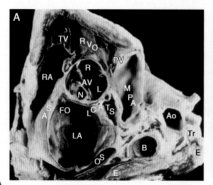
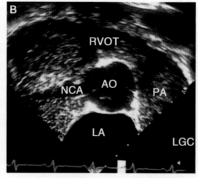
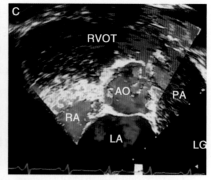

15

图 15-10　主动脉根部短轴切面，无冠窦瘤破入右房患者

A. 主动脉根部水平断层解剖结构图；B. 经食管超声主动脉根部短轴切面提示无冠窦瘤，瘤壁可见破口，右心
声学造影显示右房内负性造影区；C. 同一切面彩色多普勒显示自无冠窦进入右房的五彩镶嵌状分流信号

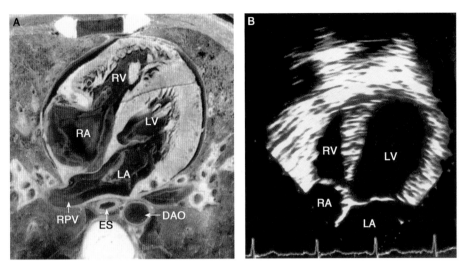

图 15-11 经食管超声四心腔图
A. 四心腔断层解剖结构图；B. 经食管超声四心腔图

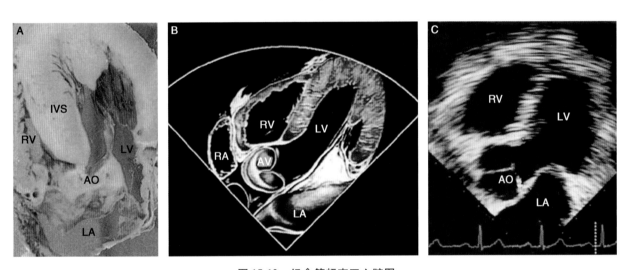

图 15-12 经食管超声五心腔图
A. 断层解剖结构图；B. 经食管超声解剖结构示意图；C. 经食管超声五心腔图

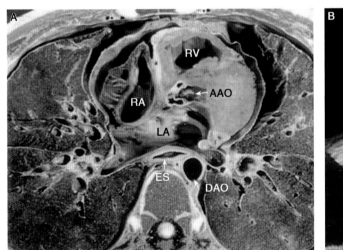

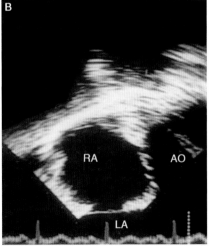

图 15-13 经食管超声二心房切面
A. 水平断层解剖结构图；B. 经食管超声二心房切面,见房间隔中段卵圆窝区为一菲薄平直的薄膜

15

（五）左心水平切面（horizontal view of left heart）

探及四心腔图后，将声束作顺钟向转位，即呈现左心水平切面，目的是在四心腔图基础上重点显示左心结构，解剖断层在第八胸椎水平。此时左房、二尖瓣（包括各种人造瓣膜）与左室显示比较满意，对观察左侧房室的大小、形态、占位病变、二尖瓣口血流动态、开闭活动、对合情况、有无狭窄、关闭不全和脱垂等有较大的帮助（图15-14）。

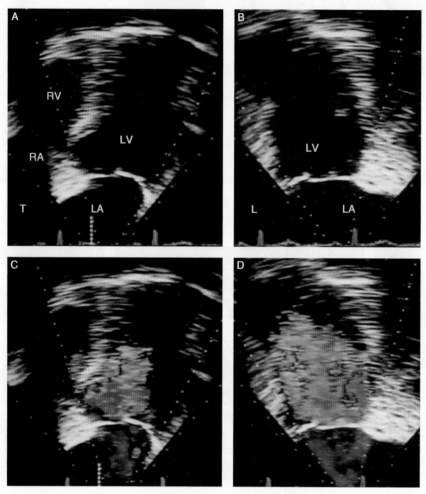

图15-14 经食管超声左心水平切面与矢状切面
A，C. 左心水平切面及其彩色多普勒；B，D. 左心矢状切面及其彩色多普勒

（六）左心耳切面（view of left atrial appendage）

在探及主动脉根部短轴切面处将探头稍后退并使声束作顺钟向转位，常可显示经胸前探查所不易看到的左心耳。探头插入深度约31cm，解剖断层在第六胸椎水平。图像上左心耳位于主动脉根部与肺动脉干之左侧，呈楔形或镰刀状，尖部朝前，底部较宽，向后延续即左房。如有二尖瓣疾病时，左心耳可变宽增大。在有血栓形成者，则于其内见实质性反射（图15-15）。

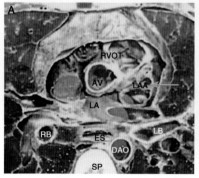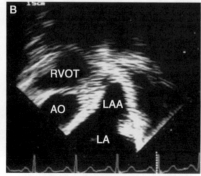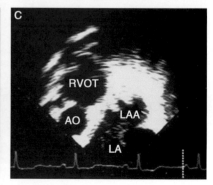

图15-15 经食管超声左心耳切面
A. 左心耳断层解剖结构图；B. 左心耳呈楔形，其内无异常回声；C. 左心耳内有不规则的血栓附着

（七）肺静脉水平切面（horizontal view of pulmonary veins）

在发现左心耳后将探头稍推进，使插入深度达32cm左右（解剖断层在第六胸椎水平），顺钟向转位，于左心耳左外缘处可见左上肺静脉。此结构为长管状，内侧与左心耳相邻由左前走向右后，其内见正向血流，汇入左房。当声束逆钟向转位指向左房右缘时，在右房与房间隔后方的左房内，见由右前走向左后的正向血流，此即右肺静脉回流左房的部位（图15-16）。

（八）降主动脉短轴切面（short axis view of descending aorta）

将探头转向左后方，以横向扫描换能器检查时，在不同深度（25～40cm）均能显示。因与食管紧邻，故见圆环形明亮的降主动脉管壁反射位于扇尖。当探头退至25cm上下，即四、五胸椎之椎间盘水平时，降主动脉的反射圆环将变为斜置的腊肠样主动脉弓的轮廓。降主动脉的直径一般在2.5cm左右，当有管腔扩张、血栓形成、主动脉夹层等病变时，可出现极其特异的图像（图15-17）。

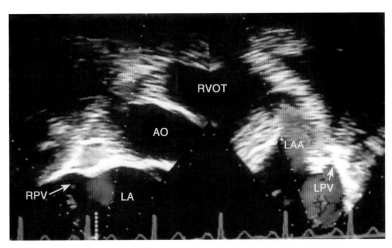

图15-16　经食管超声左、右肺静脉水平切面

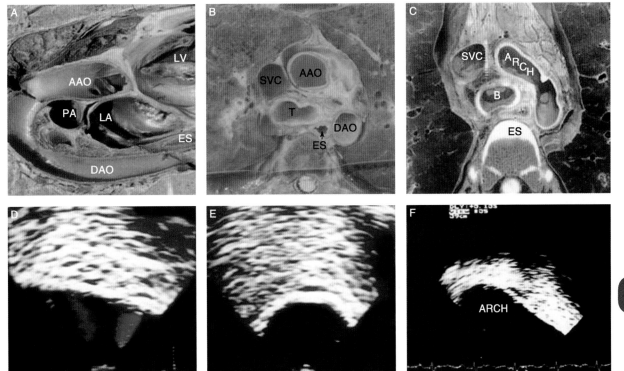

图15-17　经食管超声降主动脉短轴和长轴切面

A. 沿降主动脉长轴的断层解剖图；B. 降主动脉短轴的水平断层解剖图；C. 主动脉弓的水平断层解剖图；
D. 降主动脉长轴切面；E. 降主动脉短轴切面；F. 主动脉弓水平横轴切面

15

（九）左室短轴切面（short axis view of left ventricle）

探头深插，超过40cm时，可达膈下。将其前倾，声束可穿过肝脏与横膈而获得左室短轴切面。断层解剖上相当于第九胸椎水平。此图显示一巨大的圆形光环，代表左室壁的轮廓，随着探头插入深度的不同，其内可见二尖瓣口或乳头肌的断面（图15-18）。左室的右前方为右室，其内有时可见三尖瓣。

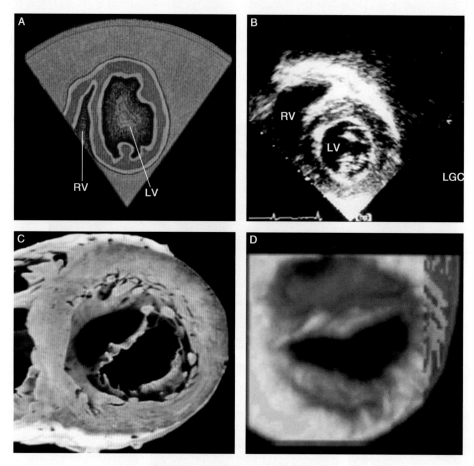

图15-18　经食管超声左室短轴切面

A. 左室短轴乳头肌水平切面解剖示意图；B. 经食管超声左室短轴乳头肌水平切面；C. 左室短轴二尖瓣水平切面断层解剖图；D. 经食管超声左室短轴二尖瓣水平切面三维图像

二、纵轴切面

自双平面经食管超声探头在临床上得到应用之后，除能以横向扫描换能器扫查横轴切面以外，还可以其纵向扫描换能器扫查心脏各个结构，获得一些原先未能观察到的切面，常用者有以下六个（图15-19）：

（一）**主动脉根部长轴切面**（long axis view of aortic root）

在探及主动脉根部短轴切面的部位，探头方向不变，改用纵向扫描换能器后，即可获得主动脉根部长轴切面。此时插入深度约31cm，解剖断层在第六胸椎水平。在此图像的中部横置一腊肠样结构，此即主动脉根部。图左代表下部，为左室流出道；图右代表上部，为升主动脉；后方为左房；后上为右肺动脉。以上所见与经胸超声主动脉根部长轴切面解剖结构一致（图15-20）。由于气管的阻碍，探查时能见到的主动脉根部长度通常5cm左右。临床检查时主要用于观察有无主动脉瓣口及瓣上狭窄、钙化，根部扩张及夹层动脉瘤，可提示准确的诊断。

（二）**右室流出道长轴切面**（long axis view of RV-OT）

在尸体正中矢状断面上可见右室流出道、肺动脉瓣及肺动脉干，后下方为主动脉瓣口、二尖瓣前叶与左房。上述结构恰在食管的前方，故经食管探查时，以纵向扫描换能器检查即能清晰显示。其插入深度约31cm，解剖断层在第六胸椎水平。经周围静脉注射过氧化氢溶液后，显示造影剂反射出现于右室及肺动脉内，证实超声所见无误（图15-21）。此切面对诊断右室流出道狭窄（包括右室双腔心）、肺动脉瓣口狭窄与关闭不全、确定病变部位及分型等有重要作用。

（三）**上腔静脉长轴切面**（long axis view of SVC）

经食管探头逆钟向转动，纵向扫描换能器指向右前，声束通过左房，能探及上腔静脉及与其相连的右房。图像显示，上腔静脉近心段较窄，前后径约1.5cm，横行向右汇入右房腔内，图像下方为左房。此图像形态与解剖断面完全一致（图15-22）。经上腔静脉注射过氧化氢溶液后，可见造影剂反射通过上腔静脉快速流入右房。此切面在观察有无上腔静脉阻塞或畸形引流及右房占位性病变方面有特殊价值。

15

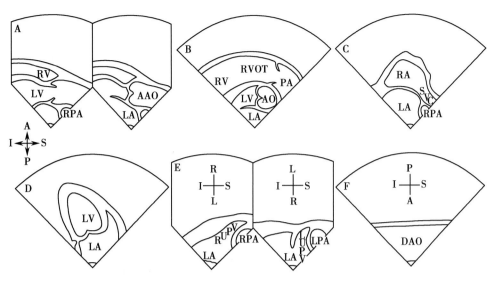

图 15-19　经食管超声心动图纵轴切面示意图

A. 主动脉根部长轴切面；B. 右室流出道长轴切面；C. 上腔静脉长轴切面；D. 左心矢状切面；
E. 左、右肺静脉矢状切面；F. 降主动脉长轴切面

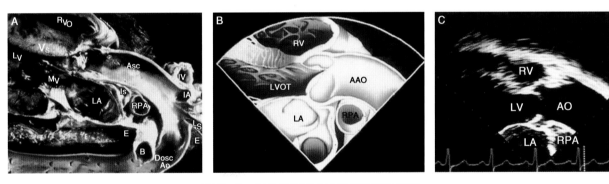

图 15-20　经食管超声主动脉根部长轴切面

A. 断层解剖图；B. 经食管超声解剖示意图；C. 经食管超声主动脉根部长轴切面

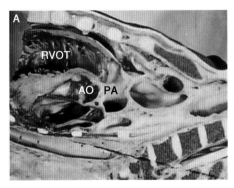
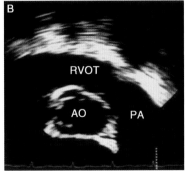
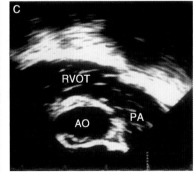

图 15-21　经食管超声右室流出道长轴切面

A. 断层解剖结构图；B. 经食管超声二维图像，清晰显示右室流出道及肺动脉长轴；
C. 声学造影见右室、右室流出道和肺动脉内充盈造影剂

15

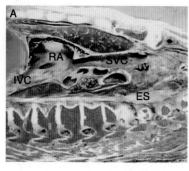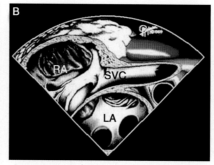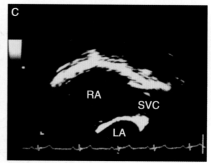

图 15-22 经食管超声上腔静脉长轴切面

A. 断层解剖结构图;B. 经食管超声解剖结构示意图;C. 经食管超声上腔静脉长轴切面

(四) 右上肺静脉额状切面 (frontal view of right upper pulmonary vein)

探头插入深度约 32cm 左右,解剖断层在第六胸椎水平(与肺静脉水平切面在同一水平),管体作顺钟向转位,使声束指向左房右缘。当用纵向扫描换能器时,可见一楔形结构,由右上斜向左下,而后汇入左房,此即右上肺静脉。彩色多普勒检查时其内见正向血流,色彩鲜红,频谱多普勒呈双峰状。由于此图能清晰显示右肺静脉的回流方向及其与左房的关系,故在探测有无肺静脉畸形引流方面有重要价值(图 15-23)。

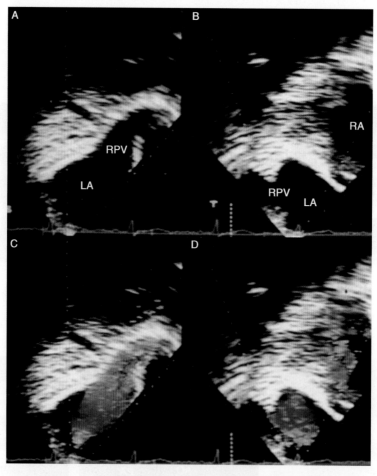

图 15-23 经食管超声右上肺静脉的额状切面和水平切面

A,C. 额状切面的二维图像及彩色多普勒图像;B,D. 水平切面二维图像及
彩色多普勒图像

(五) 左心矢状切面 (sagittal view of left heart)

在横向扫描能于图像中心清晰显示二尖瓣口的部位,改用纵向扫描,即可获得左心矢状切面。此图方位与胸前探查时的左心二腔切面有相似之处,可见左室、左房、二尖瓣口等结构,有时在左房的前上方尚能显示楔形的左心耳。由于此图和左心水平切面互相垂直,可从另一角度观察左心系统,故对估计二尖瓣病变的类型与严重程度有较大的意义(见图 15-14)。

（六）降主动脉长轴切面（long axis view of descending aorta）

食管与降主动脉走向基本平行，以纵向扫描换能器检查时在图像扇尖处可见一长条状结构（见图15-17）。管壁厚约3mm，呈线状。由于食管与降主动脉紧邻，故在90°长轴切面上所见的长度甚短。但将探头上下移动时，可以观察降主动脉全程的宽度、轮廓、管壁结构情况及血流方向等，对于观察有无夹层动脉瘤、局限性扩张与狭窄等有一定作用。

三、多轴向切面

目前经食管超声探头有单平面、双平面和多平面三种。单平面探头的换能器可以作与探头轴心垂直的横切面；双平面探头是在单平面探头的基础上加了一组换能器，既能作横切面又能作纵切面，可获得较单平面探头多30%的信息。由于心脏在胸腔中的位置偏左，探头位于食管内时，探头与患者躯干的矢状面相一致，但躯干的长轴和短轴并不是心脏的长轴和短轴。单平面探头或双平面探头都难以获得与心脏的心轴线完全平行或垂直的切面。多平面经食管超声心动图（multiplane transesophageal echocardiography，MTEE）是20世纪90年代在单平面及双平面经食管超声心动图基础上发展起来的，它克服了单平面和双平面经食管超声心动图仅能观察水平切面和纵切面的局限性，全方位地显示心脏的形态结构，更为准确地显示病变的全貌，是心血管疾病检查技术上的一项重大改进（图15-24）。

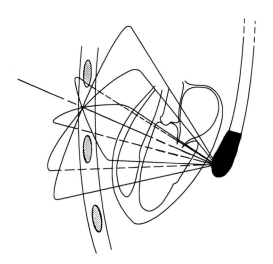

图15-24 多平面经食管超声探头扫查方位及扫查切面示意图

目前多平面经食管超声心动图具有二维、M型、脉冲及连续多普勒、彩色多普勒等多项功能，有些甚至还配备有组织多普勒等最新技术。成人用多平面经食管超声心动图探头通常频率为3.7/5.0/7.5 MHz。换能器位于探头尖端，多由48或64个相控阵晶片组成，可以在0°～180°范围内旋转，使声束能在360°的方位内全面扫查心脏的结构。晶片的旋转角度在荧光屏上显示。它不仅可作与探头轴心垂直或平行的切面，也能作介于两者之间的多轴向切面，因此多平面探头可以获得与心脏的轴心完全平行或垂直的切面。也可于胃底、胃-食管交界处、食管下段、中

段、上段及主动脉弓水平等6个节段探查不同深度的解剖结构和血流信息。

（一）经胃切面

探头位于胃底，略向左旋转，主要用于显示左室结构。0°方位显示左室乳头肌水平短轴切面，左室为圆形，位于图像正中，右室呈半月形环绕于左室的右侧，该切面对观察左室壁的运动及乳头肌的形态有重要价值。声束旋转至40°～60°时，为左室的斜切面，该切面介于左室短轴与长轴之间，左室呈椭圆形。90°为左心二腔切面，左房位于图像左侧，左室心尖部位于图像的右侧，该切面可显示二尖瓣前后叶、腱索及前后乳头肌。腱索的结构在该切面显示得最为清楚。在观察风湿性二尖瓣病变、二尖瓣赘生物，腱索及乳头肌断裂和乳头肌基底部的肿物等病变时该切面极为实用。左室心尖部的血栓于该切面亦可清楚显示。继续旋转至120°左右时则显示左室长轴切面，对左室流出道和主动脉内的血流显示得很清楚，对主动脉瓣下梗阻等病变的显示有一定价值。声束旋转至180°时，图像与0°时相似，只是左右呈镜像改变（图15-25）。

探头位于胃底，向右旋转，主要用于显示右室结构。0°时显示右室短轴切面，声束旋转至30°时可显示三尖瓣的三个瓣叶，对于三尖瓣形态结构的改变该切面显示得较为清楚。80°左右时图像的右侧显示为右室，左侧为右房，于图像的中央，声束的远场可见部分主动脉的结构。继续旋转至100°左右时，于主动脉的左侧可逐渐显示与右房相连的上腔静脉，主动脉的右侧则为右室流出道。再继续旋转至110°左右时出现右心二腔切面，可显示右房、右室、三尖瓣及其腱索。

（二）胃与食管交界处切面

探头位于胃与食管交界水平，管体略向右旋转，该深度的一系列切面以三尖瓣为中心，对右心的形态结构可全面显示。0°时显示右房及与之相连的冠状静脉窦长轴、三尖瓣前叶、隔瓣和右室，图像的左侧可显示部分左室。50°～90°时可显示左房、下部房间隔、右房和三尖瓣，其中50°～60°时显示的三尖瓣为后瓣和隔瓣，而90°左右时则为前瓣和隔瓣。110°时显示右心耳及上腔静脉，有时图像右侧还可显示下腔静脉和欧氏瓣。这些切面对观察三尖瓣病变（如三尖瓣关闭不全、赘生物和肿物）、右房肿物和血栓、右室功能失调等有重要价值（图15-26）。

（三）食管下段切面

探头位于食管下段，该深度的一系列切面以二尖瓣为中心，对左心的形态结构可全面显示。0°为四心腔图，其结构与经胸壁超声心动图四心腔图相同，可显示左房、左室、二尖瓣及右房、右室和三尖瓣。30°～60°时显示的仍为四个心腔，此时为左室前侧壁及下部室间隔。0°～60°时房间隔的结构显示较为清楚，可用于观察房间隔缺损的部位、大小和判断黏液瘤蒂的附着部位。90°～100°时为左心二腔图，可显示左室前壁及下壁，并可见左心耳和左上下肺静脉。130°～150°时为左心长轴切面，可显示前部室间隔、左室流出道、主动脉瓣、二尖瓣及左室后侧壁。该深度的一系列切面可显示左室的各个壁及其运动情况，对二尖瓣病变的显示尤其重要，可观察二尖瓣、腱索及其乳头肌的形态结构，用于判断二尖瓣狭窄及关闭不全的程度，观察二尖瓣赘生物，亦可用于观察左房及左心耳的占位性病变（图15-27）。

15

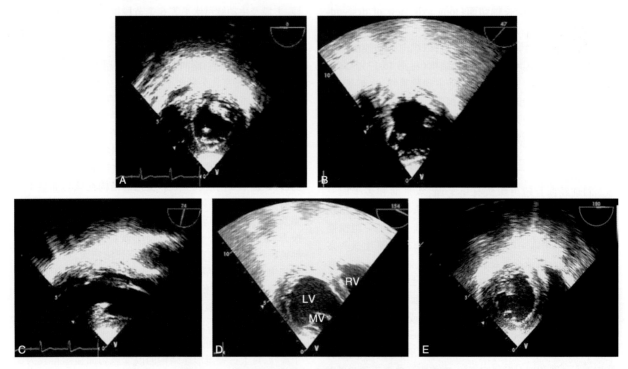

图 15-25　多平面经食管超声胃底探头向左切面示意图
A. 0°方位为左室乳头肌水平短轴切面；B. 40°~60°时为左室斜切面；C. 90°方位时为左心二腔图；
D. 120°左右方位时为左心长轴切面；E. 180°左右方位时为 0°方位的镜像图

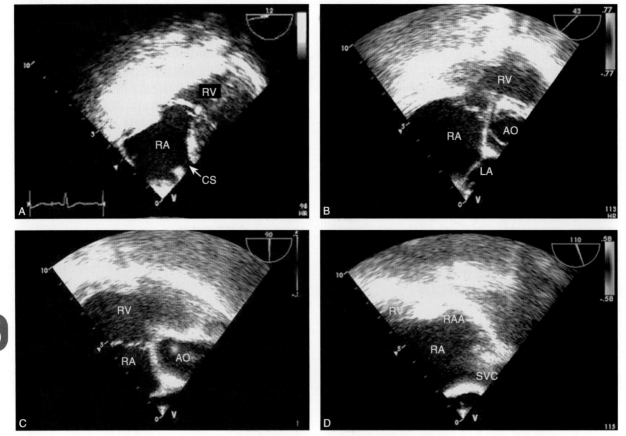

图 15-26　多平面经食管超声胃与食管交界处切面
A. 0°时显示右房、冠状静脉窦（CS）、三尖瓣前瓣、隔瓣和右室；B. 50°时显示右房、房间隔、右室、三尖瓣后瓣和隔瓣；
C. 90°时显示三尖瓣的前瓣和隔瓣；D. 110°时于图像的左侧可见右心耳（RAA）和上腔静脉

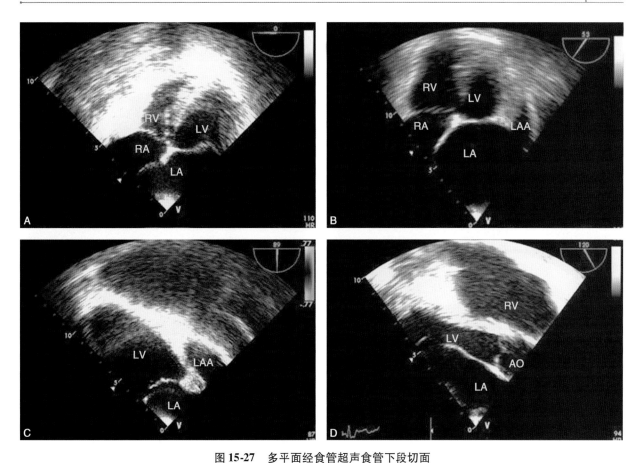

图 15-27 多平面经食管超声食管下段切面

A. 0°为四心腔图；B. 30°～60°亦为四心腔图，此时显示左室前侧壁及下部室间隔，并可见左心耳；

C. 90°～100°时为左心二腔图，左心耳显示更清晰；D. 130°～150°时为左心长轴切面

在该深度将声束的扫描角度固定于 90°顺时针方向旋转探头，声束偏向右侧，则可出现双平面食管探头长轴切面的一些图像，如右室流入道、升主动脉-房间隔、上腔静脉长轴及右上、下肺静脉等切面。其中升主动脉-房间隔切面和上腔静脉长轴切面在观察房间隔病变尤为重要，可确定房间隔缺损的部位、大小，并可与卵圆孔开放相鉴别。

（四）食管中段切面

探头位于食管中段，该深度的一系列切面以主动脉瓣为中心，可显示左心及升主动脉近心段的结构。0°～30°方位时斜切主动脉根部和左室流出道。40°～60°时为左心耳切面，圆形的主动脉瓣环位于图像的正中，可完整地显示主动脉瓣的三个瓣叶和左心耳，用于探查主动脉瓣病变的情况和左心耳血栓。从 60°开始逐渐显示右室及右室流出道，75°左右时表现为主动脉根部短轴切面，与左心耳切面一起可用于观察主动脉瓣病变、房间隔缺损的大小和血液分流的情况。90°～100°时可见整个右室流出道及肺动脉瓣，对右室流出道的肌性或膜性狭窄、肺动脉瓣狭窄和关闭不全显示最为清楚。110°～150°时见左心长轴切面，主要显示左室流出道、主动脉瓣及升主动脉近端的长轴，可用于观察左室流出道梗阻、主动脉瓣病变及其血流动力学的改变（图 15-28）。

在食管中段将探头向右旋转，0°时显示二心房切面，声束近场为左房，远场为右房，二者之间为房间隔。图像左侧可见主动脉。该切面对房间隔缺损的连续中断和血液分流信号均可清晰显示。30°时逐渐显示下腔静脉，90°时下腔静脉显示得最为清楚。115°～130°时可同时显示上腔静脉和下腔静脉。这些切面从不同角度观察房间隔，尤其是对邻近上、下腔静脉的房间隔缺损可清楚显示，有助于探查心房内占位性病变及右房内占位性病变对上、下腔静脉梗阻的程度（图 15-29）。

（五）食管上段切面

探头位于食管上段，该深度的一系列切面以升主动脉近心段为中心，可显示升主动脉及肺动脉形态。0°时可见主动脉窦部水平的升主动脉短轴，位于图像的中央，声束的近场为左房，并见上腔静脉短轴位于主动脉的右侧，肺动脉干长轴位于主动脉的左侧。30°～40°方位可显示肺动脉干及左右肺动脉，该切面在探查肺动脉疾病中尤为重要，可观察肺动脉扩张或狭窄等病变。90°～120°见升主动脉长轴和右肺动脉短轴，该切面可用于探查升主动脉扩张、升主动脉瘤及夹层动脉瘤等病变（图 15-30，图 15-31）。

（六）降主动脉及主动脉弓切面

旋转管体使探头尖端朝向降主动脉，从胃底深度开始观察，逐渐撤退探头至主动脉弓水平。在撤退的过程中可 0°～90°旋转扫查角度，先后显示降主动脉短轴、斜切面及长轴（图 15-32）。于主动脉弓水平则 0°为主动脉弓长轴，90°为主动脉弓短轴，在晶片旋转的过程中可显示主动脉弓的三个主要分支。除升主动脉上段与主动脉弓近段的一部分因气管内气体阻挡不能显示外，降主动脉和主动脉弓切面结合食管中上段主动脉根部和升主动脉切面，可基本观察到主动脉全程，对主动脉病变的探查如夹层动脉瘤、主动脉缩窄等病变具有十分重要的价值。

15

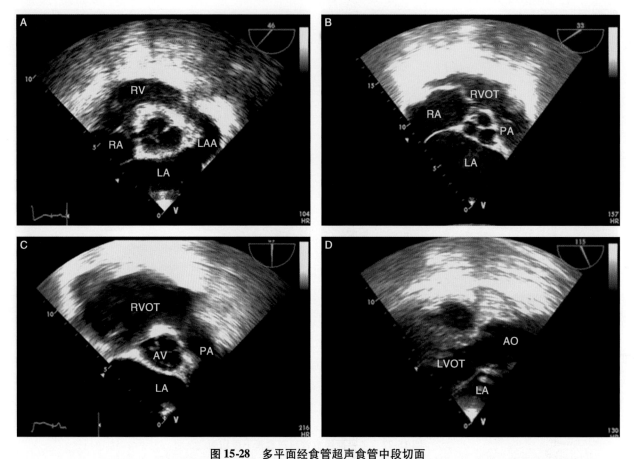

图 15-28 多平面经食管超声食管中段切面
A. 40°~60°为左心耳切面；B. 60°开始逐渐能显示右室和右室流出道，75°左右时表现为主动脉根部短轴切面；
C. 90°100°时可见整个右室流出道和肺动脉瓣；D. 110°~150°时为主动脉根部长轴切面

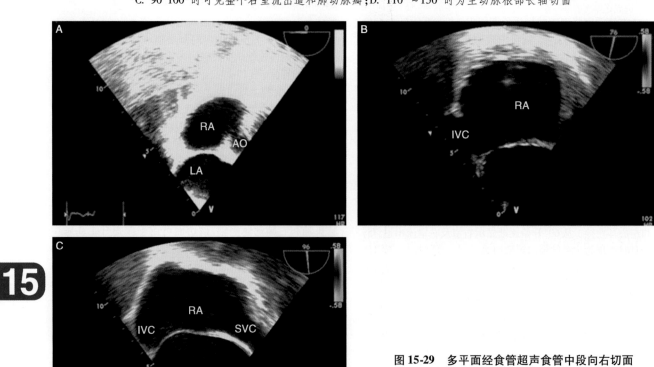

图 15-29 多平面经食管超声食管中段向右切面
A. 0°时显示二心房切面；B. 30°时逐渐显示下腔静脉，90°时下腔静脉显示得最为清楚；C. 115°~130°时可同时显示上腔静脉和下腔静脉

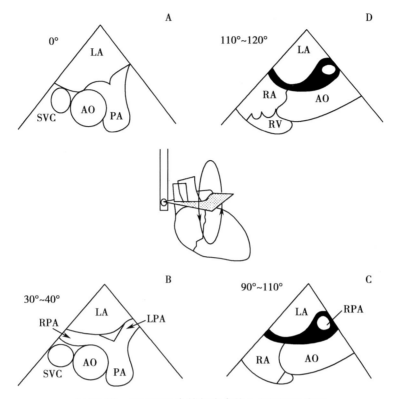

图 15-30　多平面经食管超声食管上段切面示意图

A. 0°时可显示左房、升主动脉和上腔静脉短轴、肺动脉干长轴；B. 30°～40°可显示肺动脉干及左右肺动脉；C. 90°～110°可见升主动脉长轴和右肺动脉短轴；D. 110°～120°亦可见升主动脉长轴和右肺动脉短轴（引自 Maurer G. Transesophageal Echocardiography. New York：McGraw-Hill Inc，1994）

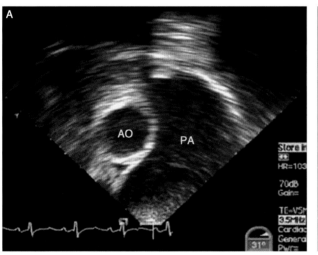
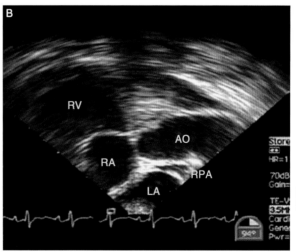

图 15-31　多平面经食管超声食管上段切面

A. 30°～40°方位显示肺动脉干及左右肺动脉；B. 90°～120°方位见升主动脉长轴和右肺动脉短轴

15

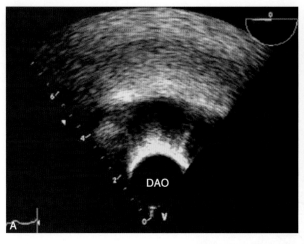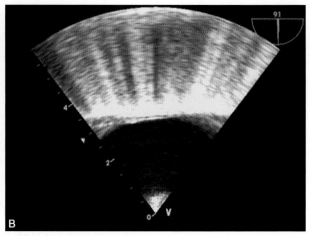

图 15-32　多平面经食管超声降主动脉切面
A. 0°方位为降主动脉短轴；B. 90°方位为降主动脉长轴

多轴向扫描除有单平面和双平面扫描的优点外，还具有其独特的价值，其诊断正确率明显高于单平面和双平面探查，在测量心脏间隔缺损的大小、瓣膜狭窄时的开口大小及面积、判断瓣膜反流程度、探测夹层动脉瘤破口的部位、确定心内占位性病变发生的部位、大小及其鉴别诊断等方面，其准确性均明显高于其他的超声探查技术。此外，由于多平面探头可原位旋转，等角度采集切面图像，是动态三维超声心动图成像比较理想的探测方法，故受到临床的重视。

临床应用概况

一、超声图像与解剖结构的关系

1984 年，Schluter 等首先报道了经食管超声所获超声切面的对照研究，作者将 6 个常用的经食管超声横轴切面与相应的解剖断面进行比较，从而确定了超声切面图像上的解剖结构以及邻近结构间的相互关系。其后，Seward 等作了进一步报道，除以上的切面外，还描述了胸主动脉、主动脉弓等结构及其与食管的相互关系。随着双平面经食管探头的应用，1990 年后 Seward、Pandian 及武汉协和医院报道了经食管横轴和纵轴超声图像与解剖结构的相互关系，描述了其特点及用途。随着多平面经食管探头已广泛用于临床，更详细地观察与评价心脏形态和血流的改变，一些学者将多平面经食管探头检查时所获典型切面与其所代表的解剖结构进行验证，并对根据多平面经食管探头在食管中的不同位置、方向及角度与所获得图像的关系进行了描述。

二、主动脉夹层

本病系内外科的急症，必须及时诊断和治疗，以减少死亡的危险。据 Hirst 等报道，在主动脉夹层分离累及升主动脉的患者，出现临床症状的第一个 48 小时中，每小时的死亡率为 1%，2 周内的死亡率迅速上升至 80%，3 个月内的死亡率高达 90%。1984 年西德 Borner 等首先报道了经食管二维超声心动图诊断 DeBakey Ⅲ 型主动脉夹层动脉瘤。1987 年，该室另一作者 Erbel 等对经食管二维超声心动图诊断主动脉夹层动脉瘤作了进一步报道，他

们将经食管超声检查结果与经胸壁探查结果及升主动脉造影、CT、尸检及手术结果进行了比较，结果提示经食管超声探查优于经胸壁探查。1986 年，日本学者高本等将经食管彩色多普勒用于检查主动脉夹层动脉瘤，不仅能显示其形态结构，而且还可显示真腔与假腔及入口与再入口处的血流情况，对识别真假腔和提高入口与再入口的检出率有很大帮助。以后，该学者又报道了双平面经食管探头诊断主动脉夹层动脉瘤的应用。他们认为，经食管双平面探查既可获得相当于 CT 扫描主动脉的横断切面，又可获得类似于升主动脉造影的主动脉纵轴切面，能显示主动脉弓的短轴切面和其分支的长轴切面，对此部位的病变识别优于横轴切面。目前，许多学者认为，经食管超声心动图对诊断主动脉夹层具有很高的敏感性和特异性，不需要依赖其他检查即可确定是否手术及所采用的手术方式。

Erbel 等一组 82 例主动脉夹层的协作研究表明，经食管超声对本病的敏感性高于 CT 和 X 线主动脉造影（分别为 97%，83% 和 88%），与磁共振相当（96% ~ 100%），特异性与 CT 相近而高于 X 线造影和磁共振（分别为 98%，100%，94% 和 90% ~ 95%）。近时，Erbel 等将治疗前后（包括手术）经食管超声所见与不同方法治疗效果及预后进行了比较，对主动脉夹层的 DeBakey 分型进行了修改，提出了更为详细的分型方法。

对于急性期患者，由于患者临床症状较重，不易配合检查，加之此时行经食管操作风险较高，一般不推荐在此时进行经食管检查。对于病情已相对稳定的亚急性或慢

15

性患者,目前已有一些研究中心将经食管超声作为本病术前诊断常规,替代 X 线造影术。

三、先天性心脏病

成人用经食管超声探头较粗,不适于在婴幼儿及儿童患者中应用。为了观察诊断年幼先天性心脏病患者,必须用很细的经食管探头。1989 年 Ritter 等报道了用小儿经食管探头观察诊断小儿先天性心脏病的经验。以后,Omoto、Sahn、Stumper 和 Roberson 等对其应用也作了报道。

(一) 房间隔病变

经食管超声心动图独特地从心脏后方近距离探测房间隔,其声束与房间隔相垂直,因此对房间隔的病变具有重要的诊断价值:

1. 鉴别房内交通的原因,系房间隔缺损抑或卵圆孔未闭。

2. 明确诊断各型房间隔缺损,包括其部位与数目。

3. 排除超声造影诊断房间隔缺损时的假阳性抑或假阴性。

4. 检出合并其他心血管疾病的房间隔缺损,尤其是孔径不大,其血流动力学影响不显著或被掩盖者。

5. 房缺封堵术前手术病例的选择。

6. 直接显示累及房间隔的病变,如房间隔膨胀瘤、心房黏液瘤及附于房间隔上的血栓等。

7. 对房间隔缺损修补术后、左房黏液瘤术后的随访,经食管超声心动图也不失为一有效的选用手段。

(二) 室间隔缺损

经食管超声检查,特别是多平面经食管超声探头的应用能清晰显示室间隔缺损的部位及大小。Tee 等所报告的 69 例经食管超声诊断的患者中,其结果与手术所见一致,其中 2 例肌部缺损为经胸壁超声探查所漏诊的患者。室间隔缺损修补术后立即行经食管超声检查,可在 55% 的患者发现有不同程度的残余补片漏。根据彩色多普勒上射流束的宽度可估计残余漏的程度。据报道,宽度小于 3mm 时无意义,不需重新手术修补,3mm 以上时为严重残余漏,常需再次手术修补。Tee 等用经食管超声监测检查的 69 例室间隔缺损修补术患者中,25 例发现有术后残余漏,2 例为严重残余漏,对这 2 例患者,马上重新启动体外循环进行了再次修补。经食管超声水平扫查或纵向扫查有时不能显示小的心尖部或前部肌部室间隔缺损。而多平面经食管超声探头的应用有助于这类室间隔缺损的检出。

(三) 左室流出道病变

经食管超声探查可清晰显示左室流出道的狭窄病变以及与二尖瓣和主动脉瓣的关系,并可显示主动脉瓣的形态结构和个数。由于左室流出道血流与声束间夹角的关系,用多普勒超声估计左室流出道狭窄程度有一定困难,多平面经食管超声探头于食管下段显示五心腔切面可解决这一问题。

(四) 右室流出道病变

经食管探头纵轴探查可显示右室流出道狭窄,将连续

多普勒取样容积置于肺动脉内记录收缩期射流速度可估测狭窄程度。术中行经食管超声监测,有利于观察右室流出道加宽的效果及残余狭窄。

(五) 大动脉病变

经食管超声探查可显示肺动脉远端,特别是右肺动脉,因此可用于诊断肺动脉闭锁、肺动脉瓣上狭窄或肺动脉分支狭窄。主动脉的先天性病变,如主动脉瓣二瓣化、主动脉缩窄及动脉导管未闭等均可经食管超声诊断。经食管超声检查能辨别主、肺动脉的位置关系,有助于大血管转位的诊断。

四、瓣膜性心脏病

(一) 主动脉瓣疾病

经胸壁超声检查常难在主动脉根部短轴切面上清晰显示主动脉瓣的边缘,而经食管超声可提供主动脉瓣轮廓的清晰图像,为直接测量主动脉瓣口面积提供了新的方法。Hoffmann 等于 1987 年报道了经食管二维超声测量主动脉瓣口面积的应用,发现其结果与其他方法所测瓣口面积一致。Hoffmann 等报道用多平面经食管二维超声法测量主动脉瓣口面积,其诊断主动脉瓣狭窄的敏感性及特异性分别达 94% 和 92%。在评价主动脉瓣叶的数目、主动脉根部大小、主动脉夹层分离、主动脉瓣脱垂、主动脉瓣心内膜炎及其并发症等,经食管超声也能提供颇有价值的病因诊断。此外,经食管超声还可用于监测指导主动脉瓣球囊扩张手术。

(二) 二尖瓣疾病

Schluter 等于 1982 年最先报告了经食管脉冲多普勒超声心动图诊断二尖瓣关闭不全的应用。目前认为,经食管超声多普勒检查为诊断二尖瓣反流敏感的方法,而且可定量评价二尖瓣反流程度。经食管超声在正确评价引起二尖瓣反流的病因和解剖缺陷的部位等方面,也较经胸超声检查略胜一筹,包括风湿性二尖瓣病变、二尖瓣脱垂、腱索断裂合并连枷形二尖瓣、细菌性心内膜炎合并二尖瓣赘生物、二尖瓣穿孔、二尖瓣瘤等。这些信息对预计二尖瓣修补术的可行性极为重要。此外,经食管超声检查还可通过观察肺静脉血流多普勒的改变而估计二尖瓣反流程度。在中度及重度二尖瓣反流患者,肺静脉血流多普勒频谱上可见收缩期逆向血流信号。

(三) 三尖瓣疾病

由于三尖瓣位于二尖瓣的前方,所以经食管超声评价三尖瓣病变并不比经胸超声检查优越。只有在个别肺气肿和经胸超声检查透声不佳的情况下,才考虑经食管超声检查。然而在评价三尖瓣反流的病因,包括三尖瓣环扩张、赘生物、穿孔、连枷形三尖瓣、风湿和类癌性疾病方面经食管超声检查仍有一定价值。

(四) 肺动脉瓣疾病

由于探头置于食管中探测,其所能显示的心内结构受限,肺动脉瓣被认为是难以在经食管超声中显示的结构之一。笔者将食管探头置于距门齿 25cm 处略使探头前倾,在显示主动脉短轴切面后,稍稍后退,并将探头作轻度逆

15

钟向旋转,即可显示升主动脉横切面左前方的肺动脉瓣短轴观,表现为一圆形结构,内有三个瓣叶。在先天性二叶式肺动脉瓣畸形时,可呈现两个肺动脉瓣叶,仅有两个瓣叶交界,开放时呈"鱼口"状,关闭时呈"一"字形。

五、人造瓣膜

自从世界上开始第一例植入人工瓣之日起,无创性评价人工瓣的功能不全就面临挑战。随着心脏瓣膜外科的发展,接受人工瓣膜替换术的人数增多,对人工瓣功能的评价日益显示其重要性。近十余年来,无创性多普勒超声技术特别是彩色血流显像,已成为临床评价人工瓣功能不全的首选方法,但其敏感性仍有待提高。

经食管超声心动图由于使用较高频率的探头置于食管中,从心脏后方直接进行探测,与心脏之间无含气肺组织或骨组织相隔,对人工瓣功能的评价,特别是对人工二尖瓣功能不全的探测有重要意义。Nellesson 等对一组 14 例临床拟诊为人工瓣功能不全的患者进行了研究,经胸彩色血流显像无反流 4 例,轻度反流 2 例,中度反流 5 例,重度反流仅 3 例。而经食管超声示无反流 2 例,中度反流 2 例,重度反流 10 例。14 例中除 1 例经食管超声心动图示重度反流者直接手术外,余 13 例进行了心血管造影,造影示无反流 2 例,轻度反流 1 例,中度反流 1 例,重度反流 9 例。经食管超声心动图仅把 1 例轻度反流者高估为中度反流外,余均与心血管造影相符。显示经食管超声心动图不仅在人工瓣反流的定性诊断方面有很高的敏感性,而且在反流的定量诊断方面,与心血管造影也有很好的一致性。此可能与下列因素有关:①与经胸超声相比,经食管超声探头离人工二尖瓣距离较近;②经食管超声心动图探头的频率较经胸超声为高,具有更高的空间分辨力;③经食管超声心动图检测左房内的反流信号时不受二尖瓣人工瓣中金属成分的干扰,从而克服了在经胸超声检查中经常遇到的由于人工瓣支架中金属材料所致的声能衰减和"血流掩盖"效应(flow-masking effect)的影响;④有些人工二尖瓣功能不全的反流常偏心,尤其是瓣周漏者,常沿着房间隔或房壁流向房顶部,这在经胸超声检查时易被漏检,而经食管超声心动图则可清晰显示。多平面经食管超声心动图三维重建技术的应用对鉴别瓣膜反流和瓣周漏更具价值。因此对于人工二尖瓣患者,如临床上疑有功能不全而经胸超声检查阴性时,值得常规作经食管超声心动图检查。

除评价二尖瓣人工瓣膜反流以外,经食管超声还可详细地了解人造瓣膜的形态结构,帮助寻找病因。前述 Nellessen 等报道的 14 例生物瓣置换术患者中,经食管彩色多普勒检查发现 3 例为连枷瓣,1 例有瓣膜赘生物,而在经胸壁探查时未能有相应发现。Mugge 等 1989 年报道了 73 例经手术证实人造瓣膜功能异常患者的经食管超声心动图与经胸壁超声心动图检查结果,发现经食管超声心动图诊断人造瓣膜心内膜炎、变性、瓣膜反流、瓣膜血栓的敏感性及特异性分别为 75% 和 79%,而经胸壁超声心动图仅为 41% 和 58%。

经食管超声心动图对人工主动脉瓣功能的评价效果与经胸超声相仿。经胸超声和经食管超声都能很好显示人工主动脉瓣的形态及功能不全时所并发的反流。因此在一般情况下,如疑有人工主动脉瓣功能不全时,应作经胸超声检查,除非患者由于肺气肿等因素,经胸探测不能获得满意显像时,才有必要考虑作经食管超声心动图检查。

六、心腔肿物

心内肿物块可分为血栓和肿瘤两类:

(一)血栓

常规经胸壁超声对左心耳血栓常有漏诊,而经食管超声探查可清晰显示左心耳的轮廓及其内的血流情况,为诊断左心耳血栓提供了理想的手段。1985 年,西德 Aschenberg 等报道了使用经食管超声探查诊断左房血栓,他们对 21 例二尖瓣狭窄患者作了经食管和经胸壁超声检查,经食管探查发现 6 例患者有左心耳血栓,而经胸壁探查均为阴性结果。经食管超声结果与手术结果一致,其诊断敏感性和特异性均为 100%。其后,Daniel、Hoffmann 等对经食管超声诊断左房血栓的应用进行了报道。综合这些报道,在其所检查的 1469 例具有脑栓塞和(或)周围动脉栓塞史的患者中,经食管超声检查发现了左房腔内血栓 83 例(7%),左心耳部血栓 183 例(12%),而经胸壁探查仅发现了左房腔内血栓 48 例(3%),左心耳内血栓 2 例。目前认为,经食管超声检查是诊断左房血栓,特别是左心耳血栓、评价溶栓治疗效果的最好方法。

经食管超声心动图还可用于检出肺动脉血栓栓塞,监测右房异物。我们曾成功地检出了一例因经皮穿刺静脉输液管与外接头松脱后滑入颈静脉腔内,继而进入右心房的病例,最后在术中经食管超声的指导下,未经体外循环,直接在右心耳作一切口,取出一根长约 2.6cm 的硅胶管。

(二)心内肿瘤

对于心房内肿瘤,经胸超声显像是诊断首选的方法。就心脏内最常见的黏液瘤来说,大部分黏液瘤的瘤蒂附于卵圆窝附近的房间隔上,很容易被经胸超声检测到。然而,发生在特殊部位的小黏液瘤经胸超声则可能漏诊。经食管超声心动图检测这类肿瘤由于可取得高清晰的图像,对诊断很有帮助。此外,经食管超声心动图还能显示黏液瘤表面有脱落危险的穗状结节状突起。

对一些罕见的心房囊肿,经食管超声心动图也独具诊断价值。一例经胸超声检查发现左房内有一隔膜的患者,酷似先天性三房心,经食管超声心动图示左房后部有一球形囊肿,包膜光滑,内有均匀的雾状回声,后经手术确诊为左房囊肿。

七、感染性心内膜炎

感染性心内膜炎所致的瓣膜或其他心内结构的病损,直接关系到病情的转归与预后,也是治疗决策的主要决定因素。临床常规使用的经胸壁超声心动图已成为评价感染性心内膜炎首选的方法,但其对瓣膜赘生物检出率的各家报道不一,为 34% ~ 84%。1986 年,荷兰学者 Gussen-hoven 首先报道了一例主动脉瓣心内膜炎的经食管超声探查所见,主动脉瓣上有赘生物,主动脉前壁突向右室流出道,这些发现均经手术证实。1988 年,Erbel 等详细报道了经食管超声诊断感染性心内膜炎的临床价值,他们对 96 例临床上诊断为感染性心内膜炎患者(其中 20 例经手术或尸检证实)和 70 例经手术证实为不合并感染性心内膜炎的瓣膜病患者进行了经胸壁和经食管超声检查,发现诊断敏感性分别为 63% 和 100%,特异性均为 98%,预期准确性分别为 92% 和 95%。在 39 例血培养阳性的患者中,经食管探查在 27 例(69%)患者中发现了赘生物,故认为经食管探查比经胸壁探查更易于探及赘生物。以后,Daniel、Mugge 等也作了一系列报道,均认为经食管超声探查瓣膜赘生物及脓肿非常敏感,对诊断感染性心内膜炎优于经胸壁探查。上海中山医院对一组 19 例感染性心内膜炎患者进行了研究,将经食管超声心动图与经胸超声检查相比较,发现两种技术对主动脉瓣感染性心内膜炎的诊断价值相仿,但经食管超声心动图能更清楚地显示主动脉瓣上的赘生物、穿孔和反流。与手术结果对照,经食管超声心动图诊断主动脉瓣赘生物的敏感性为 100%,经胸超声为 85%,但两种技术各有 1 例假阳性。

晚近发现,经食管超声的问世也为精确测量赘生物的大小提供了有用的工具,甚至对判断其预后及确定需否手术具有重要意义。Robbins 等对一组 21 例有静脉滥用毒品史,致右侧心瓣膜心内膜炎的患者进行了研究。11 例三尖瓣赘生物者中有 4 例(36%)赘生物大于 1cm 者,因为持续高热和菌血症需要接受手术治疗。而赘生物小于 1cm 者无一需要手术。同样,Stafford 等也证实,超声发现赘生物直径大于 5mm 者,赘生物脱落栓塞和死亡的发生率更高。另外,经食管超声在检测心内膜炎某些罕见并发症方面,也优于经胸超声检查,包括二尖瓣憩室和二尖瓣瘤、起源于主动脉瓣和二尖瓣间纤维的主动脉瓣下瘤以及它们穿破后所致的与左房的交通。

八、冠状动脉病变

　　西德 Zwicky 和荷兰 Taams 于 1988 年报道了经食管超声心动图观察冠状动脉的经验。他们认为,经食管探查能准确地检测左冠状动脉主干和左回旋支狭窄,但检测左前降支的效果较差。日本学者 Yasu 于 1988 年报道,经食管彩色多普勒检查不仅可观察左冠状动脉主干和左前降支形态结构,且可观察其内的血流情况。Tardif 等报道了多平面经食管超声心动图检查冠状动脉的应用。多平面经食管探头的应用可提供更多的平面,为扩大观察冠状动脉的范围提供了可能性,对各种冠状动脉起源及走行异常的经食管超声检查应用不断见诸文献。

九、经食管三维超声心动图研究

　　心脏三维超声成像的研究最初始于经胸壁超声心动图的三维重建。经食管超声心动图能清晰显示心脏结构的图像,为三维超声心动图的重建提供了新的窗口。1986 年 Martin 等最先报道了应用经食管超声心动图进行心脏三维重建的研究结果。1989 年 Raqueuo 与 Nanda 等研究彩色多普勒血流的三维重建。1991 年 Kuroda 进行了经食管探头旋转扫描的心脏三维重建的实验研究。同年,Weyman 与 Flachskampf 等人利用多平面经食管超声心动图进行动态三维重建二尖瓣环的研究。1992 年 Pandian 和 Nanda 等均报道了成功应用多平面经食管探头进行心脏超声三维重建临床研究。这些图像用动态三维软件处理,显示心脏的动态三维结构图像,可显示心室和所有瓣膜的活动。这种动态三维超声心动图重建方法,具有很强的临床应用潜力。详细资料在本书第 7 章中将予以介绍。

十、手术中监测

(一) 心内介入手术监测

　　目前经食管超声心动图在心内介入诊疗中的具体应用有以下几个方面:

　　1. 间隔缺损封堵术　1990 年,Hellenbrand 首先报道了应用经食管超声心动图指导房间隔的导管闭合术,现在这一技术被用于房缺、室缺和卵圆孔未闭的介入性治疗中。其中房间隔缺损封堵术临床应用最为广泛,经食管超声心动图的价值在于:术前精确评价房间隔缺损的情况,了解其类型、部位、大小、数量以及缺损边缘与上下腔静脉和房室瓣的距离;对选择适合手术的患者,为其准备尺寸合适的闭合器提供依据;术中引导导管顺利通过房间隔缺损的部位,对掌握张伞时机及其角度,使闭合器准确地在缺损两侧张开具有明确的指导意义,避免对周围心脏结构的损伤;结合彩色多普勒可及时了解闭合效果,了解闭合器与心内重要结构如房室瓣、上下腔静脉、右肺静脉的位置关系,避免损伤,减少了并发症,从而提高手术的精确性和成功率;与经胸壁超声相比容易显示闭合器的金属臂和残余分流;减少了心血管造影次数和 X 线照射时间。

　　2. 房间隔球囊扩开术　本手术主要用于患有发绀型先天性心脏病的新生儿,如完全型大动脉转位、肺动脉闭锁、三尖瓣闭锁等,可在出生后数小时至数天内施行。超声心动图能够清晰显示心腔内结构及其实时活动,但经胸超声有其局限性:透声窗窄小,剑突下操作影响患儿呼吸,与手术操作互相干扰,且容易污染手术消毒区。1991 年 Kipel 首先报道使用小儿经食管探头监测此项手术,获取了高质量的图像。他认为经食管超声心动图克服了经胸壁超声心动图的缺点,使超声监测更加完美。

　　3. 射频导管消融术(RFCA)　目前经皮穿刺心腔内电极射频导管消融术需时较长,患者和医生接触大量的 X 线,如何缩短 X 线接触时间是该技术的应用障碍之一。由于消融导管尖端由铂金制成,在超声下容易发现,特别在经食管超声心动图观察下更容易将尖端与管体或其他心内结构区分开来,故能协助对其进行精确的定位,提高成功率,缩短手术过程和 X 线照射时间。1991 年 Goldman 等首先报道了应用经食管超声心动图辅助X线和心内电生理共同定位,进行经皮穿刺心腔内电极射频导管消融术治疗WPW综合征。

4. 二尖瓣球囊扩张术　经食管超声检查为行二尖瓣球囊扩张术患者观察扩张效果提供了一种新的方法。Visser等详细报道了经食管超声心动图在二尖瓣球囊扩张术中的应用。他们认为,由于二尖瓣口导管穿隔部位间距很短,且角度较小,仅靠X线监测下很难准确确定球囊的位置。经食管超声心动图可实时显示球囊与二尖瓣口结构,可引导球囊进入二尖瓣口。并且发现,如果二尖瓣环与球囊近端间距过大,扩张常失败。

5. 其他介入性导管术　此外,经食管超声心动图还有术中监测心内膜心肌活检、心房肿瘤活检、PTCA冠脉介入性治疗、主动脉缩窄的球囊扩张术、主动脉气囊反搏术等的报道。

(二)心外科手术监测

经食管超声在心外科手术中的应用价值主要在于:

1. 手术中在矫正之前的即刻诊断　术前即刻经食管超声心动图检查对下列情况尤具价值:检测感染性心内膜炎瓣膜的解剖与功能受损情况,特别是易被遗漏的并发于主动脉瓣心内膜炎的二尖瓣前叶穿孔和主动脉根部脓肿;检测二尖瓣病变患者中术前左房血栓;检测人工瓣膜功能不全,包括人工生物瓣的撕裂、继发感染后的穿孔及瓣周漏;进一步确认术前常规检查所发现的心脏房、室间隔缺损的部位、类型、大小、血液分流的走向和范围;经食管超声心动图能提供在心脏跳动下的结构和血流信息,这些资料是胸外科医生在剖心手术中难以直接观察到的。

另外,在体外循环建立前用经食管超声心动图选择升主动脉准备插管的部位,或冠脉搭桥术前常规用经食管超声心动图检查主动脉内有无栓子,对防止和了解术后意外事件何以发生有非常重要的意义。

2. 术中监测左心功能　1980年,日本学者Matsumoto等最早应用经食管M型超声心动图观察手术过程中的左心功能改变,发现二尖瓣反流患者术中在换瓣以后左室短轴径立即缩小。其后,Beaupre、Konstadt和Urbanawicz等分别于1983年、1986年和1988年先后报道了经食管二维超声心动图检查在左心功能监测上的应用,他们将经食管探头探查所获的左室短轴面积变化及由此计算出的每搏排出量,与热稀释法所测结果以及放射性核素血池扫描结果同步进行比较,发现超声结果虽能反映大多数患者左室容积的改变,但在少数患者则不能准确反映,并认为可能与左室壁的节段性运动异常有关。如将自动边缘识别系统和经食管超声结合起来,可实时连续显示每一心动周期中瞬时心腔面积、心腔面积的改变及改变速率,将为自动监测左心功能提供一种新的方法。

3. 术中监测心肌缺血和梗死　对各种心脏疾病,特别是冠心病患者施行大手术时,有可能诱发心肌缺血和梗死,及时发现对治疗及预后有重大意义。心电图为手术中监测和发现心肌缺血和梗死的传统方法。但大量实验和临床资料表明,心电图检测心肌缺血的敏感性并不很高,而多组研究认为,术中经食管超声检测对于发现心肌缺血优于心电监护。1984年,Beaupre等首先报道了一例二尖瓣置换术患者术中经食管超声发现前壁运动消失,而术中V_5导联心电图监护并无异常发现的情况,术后经心电图及连续酶学检查证实为心肌梗死。

4. 指导术中排气　在心肺转流期间及转流以后,心腔内过多的残留气体可导致脑血管和冠状动脉的气体栓塞。经食管超声心动图可用于指导术中排气,避免或减少术后空气栓塞的并发症。

5. 手术矫正后即刻评价效果　经食管超声心动图可以在术后即刻评价手术效果,了解有无残余病损,必要时可在关胸前再次手术使患者免遭第二次手术的不幸。

6. 术后并发症的监测　经食管超声心动图在术后加强监护室内,可留置一段时间,尤其在患者意识未完全恢复及血流动力学不稳定者,有利于发现术后心肌缺血、左心功能不全、低血容量及心包出血或心脏压塞等,有助于术后处理决策。

十一、我国经食管超声心动图开展状况

我国上海医科大学中山医院于1989年率先报告了单平面经食管超声心动图临床应用结果,认为对诊断二尖瓣疾病、人造瓣膜功能障碍、房间隔缺损等有很高的准确性,特别指出在心脏直视手术中,对监护畸形修复是否成功有重要价值。武汉同济医科大学附属协和医院在1990、1991年开展单平面和双平面经食管超声心动图研究中对麻醉方法、插管技术及图像横轴和纵轴诸多切面进行探讨,作了一些改进,取得良好效果。另外武汉协和医院和上海医科大学中山医院通过对多具尸体的心脏连同周邻组织(大血管、肺、气管、食管等)进行多方向剖切,明确了食管各段所对应的心脏结构,确定声像图上各个回声和暗区所代表的解剖结构,并提出主动脉根部长轴切面、右室流出道长轴切面、上腔静脉长轴切面等一系列新的纵轴切面,对其特点和作用作了详尽的描述与研究。

山东医科大学附属医院1993年在国内首次报道了应用多平面经食管超声心动图的经验,多平面经食管超声心动图操作简单,提供的诊断信息量丰富。上海医科大学附属中山医院、同济医科大学附属协和医院、山东医科大学附属医院、北京阜外医院、福建省心血管病研究所、北京协和医院、安贞医院、第二军医大学长海医院、浙江医科大学邵逸夫医院和石家庄白求恩医院、哈尔滨医科大学第二附属医院等先后开展了在心脏病手术中应用多平面或双平面经食管超声心动图对复杂先天性心脏病、瓣膜成形术进行监护,取得了良好结果。他们应用经食管超声选择二尖瓣狭窄球囊扩张术的适应证及对术后疗效、术后房间隔损伤评价,认为经食管超声在观察瓣膜狭窄程度及瓣下结构、评价反流程度与左房内有无血栓等方面均优于经胸超声技术。目前多平面经食管超声心动图的临床应用已逐渐普及。

对经食管三维超声国内也作了大量工作。武汉同济医科大学附属协和医院于 1992 年在国内率先利用双平面经食管探头进行了心脏结构的三维重建研究，取得了可喜的成果，经食管三维超声心动图图像轮廓清晰，形象直观，有利于心脏解剖结构的辨识和空间方位的理解。1995 年开始，同济医科大学附属协和医院和上海医科大学附属中山医院在静态三维超声重建的基础上，又应用 TomTec 三维图像重建系统和经食管多平面超声检查，开展动态三维（又称四维）超声心动图研究，对正常二尖瓣、三尖瓣、主动

脉瓣的立体结构及活动情况进行了成功的显示，对瓣膜病变、房间隔缺损、室间隔缺损、动脉导管未闭、左房血栓等病变建立起清晰的动态三维图像，得到了常规二维超声切面无法观察到的立体结构图。更为重要的是，对正常及异常血流束进行了三维重建，观察血流束的立体形态，并对其进行横断剖切，显示出血流束的横断面，这对评价反流束的大小、宽窄与形态等具有重大意义，有关资料已在第 7 章中详细介绍。

经食管超声心动图的优势与局限性

一、经食管超声心动图的优越性

1. 从解剖学观点来看，由于超声探头位于食管之内，紧贴左房后壁，检查时声束由后向前，不受胸壁结构（如胸骨、肋骨）与肺气的干扰，故可对肺气肿、肥胖、胸廓畸形与肋间隙狭窄的患者进行检查，获得在胸前区探查时难以比拟的清晰图像。

2. 经胸壁检查时，心脏深部结构处于声束远场，分辨力差，图像显示模糊。改用经食管检查时，可使用 5MHz 的高频探头，分辨力增强，信噪比值提高，更细致地显示处于声束近场的心脏后部结构如肺静脉、胸主动脉、二尖瓣、左房及其腔内缓慢移动的烟雾影，故对二尖瓣狭窄、二尖瓣脱垂、人造瓣膜与主动脉夹层的诊断有重要价值。

3. 经胸壁检查时，由于肺叶的遮盖，即使在正常人，其上腔静脉与左心耳等也难以显示。而在经食管超声检查时，肺组织位于远场，而上腔静脉与左心耳位于中场，声束不受干扰，因而能呈现比较清晰的图像。

4. 经食管探查时，房间隔与声束垂直且在近场，不产生回声失落现象，心房水平由左向右的彩色与频谱分流信号显示非常清楚，故能准确观察房间隔有无异常。

5. 胸前进行多普勒检查时，心脏深部腔室内的血流信号不易显示，而改为经食管检查时，距离缩短，声能较强，且脉冲重复频率可以提高，使彩色多普勒与频谱多普勒信号增强，色彩鲜明，且无彩色与频谱倒错（混叠）现象出现，故易于判断。

6. 双平面或多平面经食管超声心动图从横断面和纵断面以及多轴向剖面显示心脏的解剖结构，既能显示类似 CT 断层的横断面图像，又能提供类似磁共振成像或血管造

影的路径图的纵切面图像。从而为心血管病的诊断和外科手术提供了准确的解剖学资料，也为心脏三维结构的重建提供了丰富的信息。

二、经食管超声心动图的局限性

经食管超声心动图检查虽有显著优点，但从解剖学角度考虑，仍有其局限之处。

1. 食管上段与心脏之间夹有气管，由于气体的阻挡，故经食管超声探查时，位于气管前侧的心底结构，如升主动脉上段、主动脉弓近段、上腔静脉上段等不能显示，形成不易逾越的盲区。

2. 食管探头发射频率高但换能器面积甚小，检查时在其中远场由于声能衰减、声束扩散、分辨力减低，故图像清晰度较差，此即经食管超声检查时右室流出道、肺动脉瓣等结构显示欠佳的原因。

3. 目前所用的食管探头直径较粗，为 9～16mm，儿童专用探头虽然较细，约 7mm 甚至减至 4.5mm，操作方便，刺激性小，但随着换能器面积的缩小，发射能量、转换比率与分辨力也会减低，故图像质量将会受到影响。

4. 现用的仪器进行经食管超声心动图检查时，M 型曲线的方向不能倒转，故与经胸壁探查所获得图像方向相反，不便观察。如能增设一 M 型超声曲线方向转换钮，可使曲线的方向与经胸壁探查者相同，将有利于图像的识别。

5. 经食管超声的纵切面图像中右室流出道、升主动脉和上腔静脉等走行方向与多普勒声束方向几乎接近垂直，不利于进行血流的定量检测。多平面经食管超声检查在一定程度上可克服上述不足。

展　望

1. 目前所用的食管探头直径较粗，一般约 10mm（儿童专用者为 7mm），如能进一步发展，在保证图像质量的前提下，开发出操作方便、管体柔软、纤细的鼻饲管式探头，经鼻腔插入食管，在临床上将有很高的应用价值。近时 Siemens 公司开发一种心腔内超声检查装置，可将纤细的换能器和管体插入右侧心腔，进而对左室、左房、二尖

瓣和房间隔等结构进行细致观察，这在确定心肌电机械兴奋过程、传导系统解剖定位、射频消融治疗精确导航和高度选择性心脏起搏等具有重要作用。但这一检查属于心导管范畴，存在许多限制，难以广泛施行。如果能改换插入方式，经鼻腔、咽部进入食管，再经食管观察心脏，将会有许多优点，具体构想作者将在第 78 章中进一步详细

讨论。

2. 由于多平面食管探头的扫描方向可以随意选择,扫描平面与冠状动脉主干和肺静脉的走向相平行,使用能显示冠脉血流的新型的多普勒显像仪,可更为清晰地显示这些血管的形态、宽度、血流方向与速度等。

3. 提高仪器和探头的灵敏性和分辨力,进一步改善经食管超声心动图的图像质量,结合瞬时触发成像等技术,使之能在心肌组织学特性鉴别、心肌灌注声学造影上发挥作用,为冠脉供血障碍与心肌梗死的诊断提供新的参数。

第 16 章

心腔内超声心动图

INTRACARDIAC ECHOCARDIOGRAPHY

◎尹立雪

发展历程 ·········· 217
观测内容 ·········· 220
　一、上腔静脉右心耳上嵴长轴切面 ·········· 220
　二、右心耳长轴切面 ·········· 221
　三、右心房界嵴长轴和短轴切面 ·········· 221
　四、左心房肺静脉长轴切面 ·········· 221
　五、房间隔和左心房长轴切面 ·········· 222
　六、房室交界区系列短轴切面 ·········· 222
　七、心脏四腔、五腔心斜行切面 ·········· 222
　八、室间隔左心室长轴切面 ·········· 222
　九、肺动脉短轴切面 ·········· 225
心腔内超声心动图的心脏电生理
学临床应用基础 ·········· 225
　一、心腔内超声在心脏电机械兴
　　奋标测中的应用 ·········· 225
　二、在各种导管介入术中的应用 ·········· 227
　三、为超声多参数显像的实现提
　　供了更为先进的手段 ·········· 227
心脏传导系统解剖结构定位 ·········· 227
　一、窦房结的空间定位 ·········· 227
　二、房室交界区的空间定位 ·········· 228

　三、希氏束的空间定位 ·········· 228
心脏电机械兴奋标测 ·········· 228
为介入治疗导航 ·········· 228
高度选择性心脏起搏 ·········· 233
心脏精确射频消融治疗 ·········· 233
各类介入封堵术 ·········· 234
　一、房间隔缺损、室间隔缺损封堵术 ·········· 234
　二、心房纤颤左心耳封堵术 ·········· 234
　三、陈旧性心肌梗死室壁瘤封堵术 ·········· 234
各种瓣膜病介入治疗术 ·········· 235
　一、经皮或经心尖经导管人工主动脉瓣
　　和肺动脉瓣膜置换术 ·········· 235
　二、二尖瓣夹闭装置置入 ·········· 235
　三、房室瓣和肺动脉瓣分离术 ·········· 235
其他心脏疾病的诊断和治疗 ·········· 236
　一、评价急性心肌梗死再灌注后
　　的存活心肌 ·········· 236
　二、冠脉危险区域的测量和右心室心
　　肌梗死的评价 ·········· 236
发展方向和局限性 ·········· 236

　　心腔内超声心动图(intracardiac echocardiography,IE)是超声医学领域内的一项新的心血管系统介入性检查与监测技术,随着超声诊断技术和设备的发展,其性能和作用已有很大改进。本章将就这一技术的发展历程、观测内容、在心脏电生理学和介入心脏病学领域的临床应用及基础研究、传导系统解剖结构定位、射频消融治疗精确导航、心肌电机械兴奋起始点的标测、高度选择性心脏起搏、心脏解剖结构精确定位和测量以及心脏介入治疗装置插入过程的引导、监控和评价等方面的作用进行简略介绍,以期促进其发展,使之在临床上发挥更大的作用。

发 展 历 程

　　1956 年 Cieszynski 等人首先将超声波换能单晶片置于心腔内导管头端获取一维心脏组织超声信号。通过动物实验,证实采用该项技术能够实现心腔内心脏组织超声显像功能,自此心腔内超声心动图技术开始出现。早期的心腔内超声心动图由于分辨力较低,不能充分显示心脏影像,同时缺乏准确可靠的空间定位,未能在临床上得到应用。

　　1962 年日本学者 Omoto 等人研制出旋转晶片心腔内超声导管。该项技术采用机械马达沿心腔内导管中轴旋转超声波换能晶片并应用高频(如 20 ~ 30MHz)的超声波束获取心室的断层图像。1967 年 Stegall 率先将连续波多普勒信号检测技术应用于腔内导管的超声波换能器,以检测动静脉血流速度频谱,为心腔内超声心动图增添了全新的观察内容。1971 年 Bom 首次研制出 32 个晶片的电子相控阵心腔内超声导管并应用于实时二维心脏扫描。该心腔内超声导管上

16

的 32 个换能环阵晶片被置于导管头端,采用较高频率同时发射的多束超声波能够获取心室的短轴或斜行断面图像。其缺陷仍然是高频超声波导致的组织穿透能力较低和导管自身的导向性差。此后,上述心腔内超声检测技术逐步得到改进并开始应用于临床,其应用范围也得到了不断的拓展。1992 年以后,心腔内超声心动图技术开始应用于心脏电生理研究,逐步实现了 Koch 三角和房室结超声二维结构显像、射频消融心腔内膜损伤监控、解剖标志空间定位和电标测、消融导管导向和定位、心导管并发症实时监控等诊断和治疗目的。1998 年美国 Acuson 公司推出可临床应用的 AcuNav 心腔内超声导管,使这一技术有很大进步,临床逐步开始重视该项技术并得到广泛应用(图 16-1)。

近年来,心腔内超声技术正在向超声影像诊断与其他介入性标测和治疗技术结合的方向发展,以期在同一医学影像引导和监控环境中实现更为高效、准确的心脏疾病介入治疗。使得具有前向超声扫描观测、电位标测和射频消融整合功能的新型心腔内超声导管技术开始应用于临床。与此同时,心腔内超声导管与便携式心血管超声设备的结合也已经完成,能够为术中和介入治疗提供更为便捷的连续动态影像引导和监控技术手段。

2011 年 7 月 Lee 等报告采用集成微马达为核心技术研发成功的实时 3D 心腔内超声导管。该超声导管直径约 10F,具有 64 个相控阵振源晶片,发射超声波频率为 6.2MHz,可实现 90×180°扫描,容积帧频可达到 1vol/s

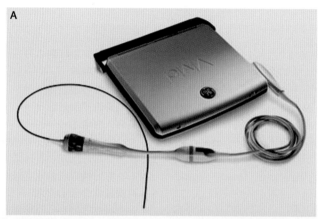

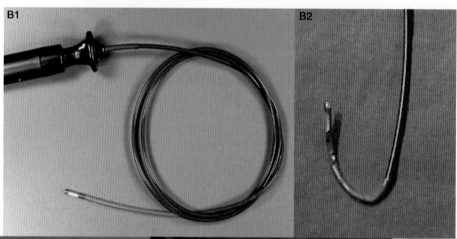

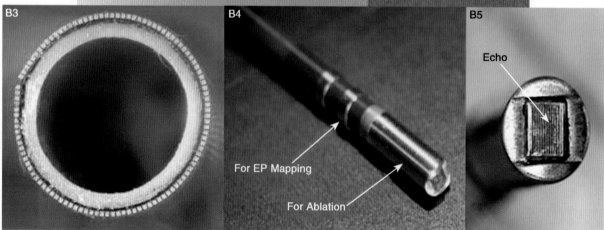

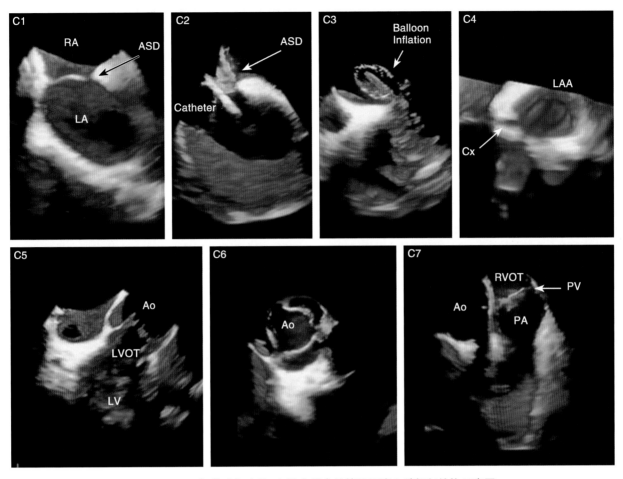

图 16-1　GE 便携式超声仪、心腔内超声导管及观察心脏解剖结构示意图
A. GE 公司 Vivid i 便携式彩超仪与 AcuNav 心腔内超声导管；B. 同时具有前向超声扫描和电标测以及射频消融功能的新型心腔内超声导管；C. 三维心腔内超声在心脏解剖结构观测、治疗装置引导释放中的应用（由 Ricardo Fontes-Carvalho 教授提供）

（180°）10vol/s（60°）。在此之前，德国 Siemens 公司曾经研发出基于电磁定位技术的心腔内超声三维重建及虚拟现实技术，该心腔内超声导管直径为 8F，同样具有 64 个相控阵晶片，最大超声波发射频率为 10MHz，这不仅能够实现二维灰阶图像成像，同时能够实现彩色血流、频谱多普勒和组织多普勒的心血管功能成像。

在心脏电生理学方面，心腔内超声的临床应用改进了消融导管与重要心腔内膜结构之间的空间定位难题，减少了 X 射线的暴露时间，更好地改进了消融导管电极与组织之间的接触，能够确定心腔内膜损伤的形成、部位、范围和程度并即时评价并发症（如：心房、心室壁穿孔、血栓和周围神经阻滞性损伤等）的发生及其部位和严重程度，能够引导房间隔穿刺，并有助于理解心律失常机制与心脏解剖结构异常之间的关系。

心脏电生理学精确的诊断和治疗需要基于解剖结构精确观察的大量心脏功能和血流动力学信息。精确心脏起搏和消融治疗所需的心肌电机械兴奋标测要求心腔内超声心动图应当同时具有足够的穿透性、实现较大的检测深度和较高的分辨率的平衡。随着心腔内超声技术的重大改进中，彩色多普勒血流显像、脉冲波和连续波频谱多普勒显像、组织多普勒显像与高分辨率的二维灰阶超声波显像功能已经能

够同时在同一超声导管实现，极大地丰富了心腔内超声心动图的观察内容，为临床提供了前所未有的多参数成像和量化评价环境，为心腔内超声心动图在心脏电生理学临床诊断和治疗中的实际应用奠定了必要的技术基础。

2014 年耶鲁大学学者报告应用全新的 AcuNav V 三维心腔内超声系统，能够提供全方位的肺静脉口视图，使临床医师更容易地评估肺静脉口与心房壁的解剖空间位置关系，提高手术的安全性，减少肺静脉口狭窄的风险。同时，该技术能够更为容易地可视化观测左心房界嵴附件和左肺静脉以及冠状窦（CS）和右心室流出道（RVOT）。此类观察对于提高心腔内超声的临床实用性具有重要现实意义，能够有助于更为容易地理解观测超声图像并减少手术时间。更重要的是，应用该系统可以大大减少包括心脏穿孔、心脏压塞和瓣膜损伤等并发症。

在结构性心脏病学方面，上述心腔内超声技术已被应用于各种心脏介入治疗的引导、监控和评价，能够观察到各种心内导管的空间位置、形态以及与心脏重要解剖结构之间的时空关系，精确测量心脏特定部位解剖结构，实时监控心腔内介入治疗导管装置的穿刺、释放和接触过程，实时评价各种心腔内治疗的疗效。在房间隔缺损、室间隔缺损、左心耳和室壁瘤封堵以及二尖瓣夹闭装置置入和经

16

导管人工主动脉和肺动脉瓣膜置换的术前评价、术中引导、到位状态和释放过程监控及其并发症检出等方面正在发挥其独特的作用。

观 测 内 容

现有的心腔内超声导管已具有较大的穿透深度，能够自上而下经颈内静脉插入或自下而上经股静脉插入心脏房室或与之相连的大血管腔内进行心脏解剖结构、血流和心肌机械收缩的超声检测。通过旋转心腔内超声导管或调节心腔内超声导管头端的曲度，心腔内超声能够从不同的角度获得心脏房室的若干短轴和长轴切面。但是由于心脏房室腔径较小，即使进行调节，在某些位置导管头端仍不能完全与心脏长轴垂直，此时所获取的心脏短轴切面多为斜行切面。通常可依据心脏诊断和治疗的目的来选择不同的心脏切面，以充分显示特定心脏解剖结构。

常用的标准心腔内超声切面和观察内容如下：

一、上腔静脉右心耳上嵴
长轴切面

经颈静脉入路向下插管，第一个重要心脏解剖结构切面就是上腔静脉右心耳上嵴长轴切面。经预置于右侧或左侧颈静脉的 9F 或 11F 血管鞘插入 8F 或 10F 心腔内超声导管，插管过程中可轻微旋转超声导管，使导管头端的超声波换能器晶片朝向前方，并调节心腔内超声导管头端控

向手柄，使心腔内超声导管呈直立状态。持续向下插管至观察到右心耳解剖结构，然后逐步向上回抽超声导管，直至观察到上腔静脉口与右心耳上嵴交界处。由右向左轻微旋转心腔内超声导管即可获得上腔静脉右心耳上嵴系列长轴切面。

采用较高频率的超声波（如 8～10MHz），在此系列切面可观察到上腔静脉前壁和右心耳上嵴房壁的细微解剖结构。在上腔静脉前壁和右心耳上嵴房壁交界处，心外膜下壁内能够检测到一个梭形的窦房结低回声解剖结构。通过与组织切片对比，发现该低弱回声区域内组织由窦房结 P 细胞和 T 细胞构成并具有窦房结中央动脉解剖结构（图 16-2）。采用计算机图像处理技术，能够提取到该区域内心肌纤维轻微收缩所产生的速度和加速度变化信息。通过分析，能够获得该区域内心肌纤维收缩所产生的速度或加速度曲线，从而有望能够量化评价窦房结的电机械兴奋状态，揭示正常或病理状态下窦房结功能的改变（图 16-3）。这一重要发现，首次为实时在体同时观察和量化评价窦房结解剖结构和功能建立了可视化的技术和方法。

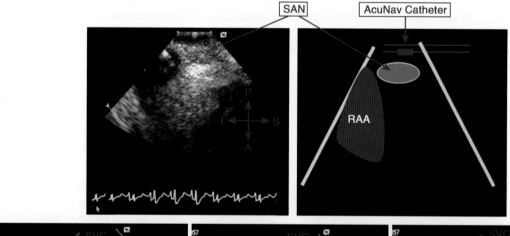

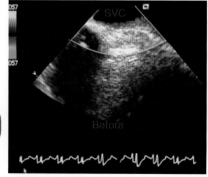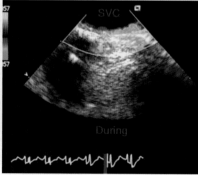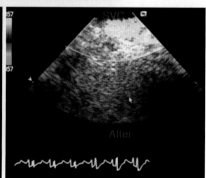

图 16-2 心腔内超声显示窦房结短轴切面

心腔内超声与组织多普勒速度成像技术相结合，能清楚显示窦房结内首先出现的局限性较高速度分布，提示窦房结内部细胞和组织在窦房结电兴奋过程中的作用，可以检测较低的机械收缩运动，有助于窦房结空间位置和功能状态的判断。RA：右房；SAN：窦房结；SVC：上腔静脉；RAA：右心耳

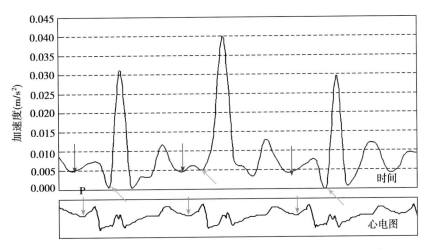

图 16-3　上腔静脉前壁与右心耳上嵴间梭形低回声区的组织运动速度图
通过对上腔静脉前壁与右心耳上嵴之间梭形低回声区进行采样分析,可获得组织运动
加速度-时间曲线。该曲线显示在心电图 P 波起始之前,该区域内组织运动的加速度已
经开始增高(红色箭头),提示为窦房结兴奋所致;P 波之后出现一较高的加速度值,从
时相分析为心房收缩所致

二、右心耳长轴切面

将心腔内超声导管进一步向下插入,观察到右心房解剖结构后,旋转控制超声导管头端的调节手柄,使心腔内超声导管头端轻微向前弯曲,然后由右向左旋转导管,即可获得右心耳的系列长轴切面。通过对该切面的观察,能够清楚分辨包括梳状肌(pectinate muscles,PM)在内的右心耳整体和局部右心房壁解剖结构。在置放起搏室顺序起搏电极或多腔起搏心房电极时,有助于引导心房起搏电极准确定位。在监控螺旋起搏电极旋入右心耳壁心肌后,回拉起搏电极导管,可确认起搏电极是否固定于右心耳房壁。在心房纤颤或心房增大的情况下,可观察心房内有无血栓形成。

三、右心房界嵴长轴和短轴切面

在观察右心耳解剖结构后,旋转调节手柄将心腔内超声导管头端调直,然后向右旋转心腔内超声导管,注意观察切面内结构变化直至右心耳粗糙的梳状肌与光滑的固有右心房壁间的突出嵴状结构出现,即可获得右心房界嵴的长轴切面。旋转调节手柄将心腔内超声导管头端向左弯曲并上下移动,即可获得右心房界嵴的短轴切面。通过界嵴长轴和短轴切面,能够观察到右心房界嵴的完整解剖结构。

通过比较上腔静脉口、右心房上、中、下部各壁的右心房壁内心肌收缩导致的速度或加速度起始时间即能够确定右心房壁心肌的电机械兴奋顺序是否正常。正常情况下,越靠近上腔静脉口和界嵴的右心房壁心肌越早出现收缩,并导致较高速度或加速度起始。

四、左心房肺静脉长轴切面

观察右心房界嵴解剖结构和功能之后,在右心房内同一水平上旋转调节手柄,将心腔内超声导管头端调直并向左后旋转,直至房间隔和左心房结构出现,可同时显示与左心房后壁相连的肺静脉管道状结构(图 16-4)。从该

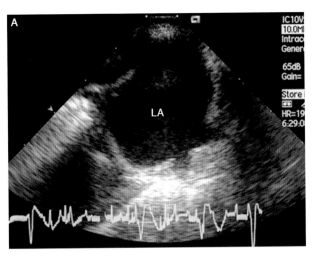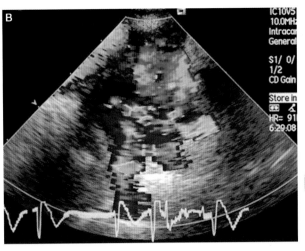

图 16-4　左心房肺静脉长轴切面
心腔内超声换能器位于右心房内,向左心房方向扫描,获得的二维灰阶和彩色多普勒血流图,可清晰显示左心房和左右肺静脉解剖结构及其内血流。LA:左心房

16

切面能够较好地观察和测量到两支左肺静脉和右肺上静脉的主干管壁解剖结构、管腔、开口及其与左心房房壁的解剖连接关系。采用二维彩色多普勒血流显像,能够清楚观察到肺静脉血流从肺静脉主干管内汇流入左心房腔内的全过程(包括整个心动周期内的血流方向和路径),在此基础上能够测量肺静脉血流宽度和平均血流速度。

采用脉冲波频谱多普勒显像,能够定点获取肺静脉口的血流速度频谱并进行量化评价。正常的肺静脉血流速度频谱呈三相波,分别为:S波(心室收缩时心房压减低,导致肺静脉血流速度增加)、D波(心室舒张时二尖瓣开放,心房压急剧减低,导致肺静脉血流速度增加)和反向的A波(心室舒张末期心房收缩,导致血流从心房回流入肺静脉)(图16-5)。心房纤颤射频消融肺静脉口隔离术后如果出现肺静脉口狭窄,将导致通过肺静脉口血流速度明显增快。

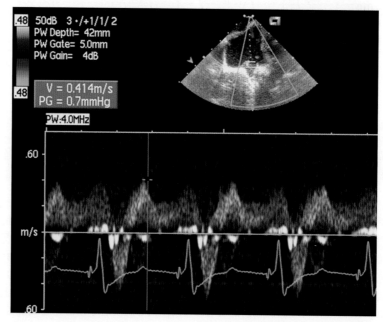

图16-5 窦性心律状态下心腔内超声检测到的右肺下静脉内血流速度频谱

五、房间隔和左心房长轴切面

在右心房内同一水平上继续向左旋转心腔内超声导管头端,直至与左心房后壁相通连的肺静脉管道状结构消失,房间隔卵圆孔(foramen ovale,FO)和左心房侧壁解剖结构出现。通过左右轻微旋转导管头端,在此切面上能够完整清晰地观察到包括卵圆孔在内的全部房间隔解剖结构和左心房房壁心肌的解剖结构(图16-6)。

采用二维彩色多普勒血流显像,能够清楚观察到卵圆孔左右两侧的血流分布情况,同时能够观察到左心房内血液流入和流出的整个过程(包括心动周期内的血流方向和路径),在此基础上能够观察和测量左心房腔内不同部位的平均血流速度。

进一步向左向前旋转心腔内超声导管头端,即可获得主动脉根部和左心耳切面。在此切面上能够观察到主动脉根部和左心耳的解剖结构。在心房增大和(或)心房纤颤的情况下,有助于确定有无左心耳内的血栓形成。

六、房室交界区系列短轴切面

将心腔内超声导管头端先向左后回转,再进一步向下插入,直至观察到三尖瓣瓣叶,然后向上回抽至观察到三尖瓣瓣环。旋转调节手柄,将心腔内超声导管头端轻微向后弯曲,然后向右后轻微旋转导管头端,直至观察到冠状静脉窦口(coronary sinus ostium,CSO)(图16-7),再向左轻微旋转导管头端,直至观察到纤细室间隔膜部和强回声中心纤维体。在三尖瓣隔瓣瓣环以上、冠状静脉窦口左侧和纤细室间隔膜部及强回声中心纤维体左侧的范围内观察到的心脏解剖结构即为右侧的房室交界区。该系列切面为房室交界区的短轴切面,传导系统组织即位于心内膜下中心纤维体(central fibruos body,CFB)的浅面。在此区域内,紧贴三尖瓣隔瓣瓣环上接近冠状静脉窦口部分为房室结所在位置(图16-8,图16-9),靠近室间隔膜部的部分为希氏束所在位置。

七、心脏四腔、五腔心斜行切面

将心腔内超声导管头端回抽至右心房中部,同时旋转调节手柄,将心腔内超声导管头端轻微向后侧弯曲并向左轻微旋转,即可得到心脏四腔心(后向)(图16-10)、五腔心(前向)斜行切面。通过该切面能够清晰观察到三尖瓣隔瓣及其瓣环、相邻房间隔、主动脉根部和主动脉瓣、右心室前部室壁和心腔、室间隔、左心室前侧壁和二尖瓣前叶等解剖结构。在该切面上能够较为清晰地显示室间隔膜部、三尖瓣隔瓣瓣环、房间隔前部下份和中心纤维体等重要希氏束定位解剖标志,有助于希氏束的空间定位。

八、室间隔左心室长轴切面

旋转调节手柄,将心腔内超声导管头端轻微向前弯曲,同时将心腔内超声导管头端继续插入,过三尖瓣口至右心室中部并向左轻微旋转,即可得到室间隔左心室长轴切面。向前旋转超声换能器声束,能够观察到室间隔和左心室前外侧游离壁以及前外侧乳头肌解剖结构;向后旋转超声换能器声束,能够观察到室间隔和左心室后内侧壁以

及后内侧乳头肌解剖结构。采用高频超声波束(8～10MHz),能够清楚观察到左心室壁内心内膜下、中层和心外膜下三层和乳头肌内沿长轴方向平行排列的心肌纤维构造。

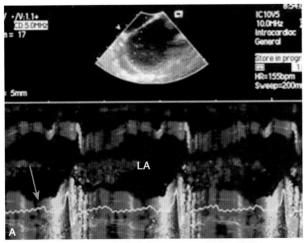

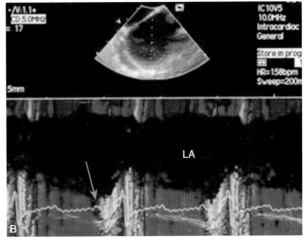

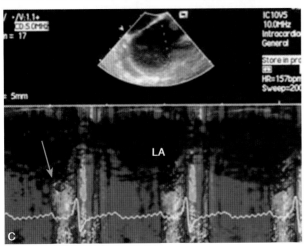

图 16-6　由右心房内向左心房方向扫描所获的 M 型彩色组织多普勒速度曲线图

以心电图 P 波起始为时间参考点,显示通过选取心动周期内不同方向的取样线,能获取左心房壁和房间隔不同部位的 M 型彩色组织多普勒速度图,观察电机械兴奋过程起始时相点和速度分布的关系。应用该方法有助于确定心房优势传导路径。LA:左心房

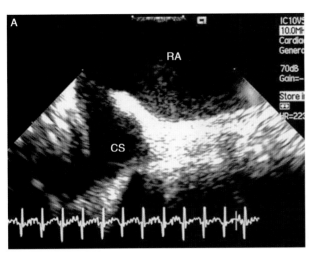

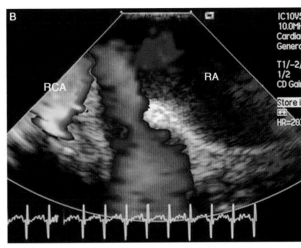

图 16-7　由右心房内向左后方向扫描所获图像

在二维灰阶超声心动图和二维彩色血流图上,可显示与右心房下后壁相通连的冠状静脉开口、主干和主干内的血流。RA:右心房;CS:冠状静脉窦;RCA:右冠状动脉

16

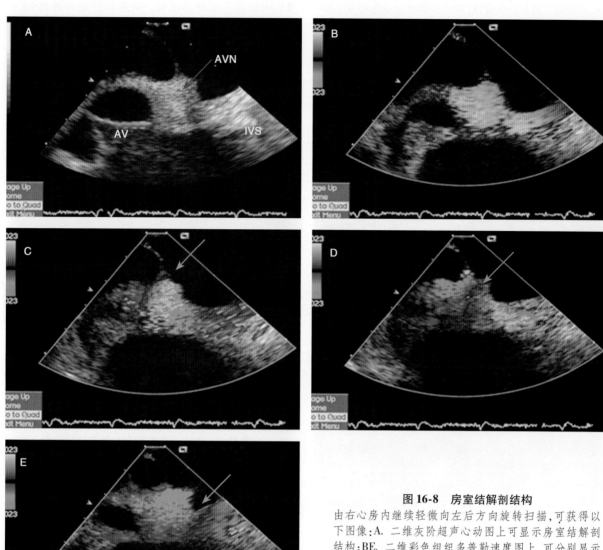

图 16-8 房室结解剖结构

由右心房内继续轻微向左后方向旋转扫描,可获得以下图像:A. 二维灰阶超声心动图上可显示房室结解剖结构;BE. 二维彩色组织多普勒速度图上,可分别显示与室间隔相连房室交界区内速度变化过程,提示电机械兴奋顺序。AVN:房室结;AV:主动脉瓣;IVS:室间隔

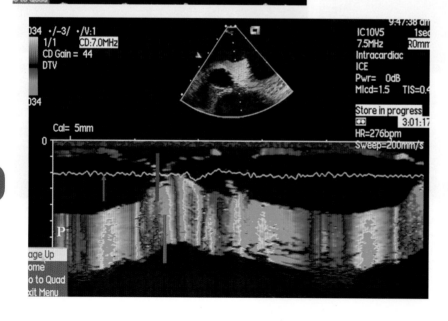

图 16-9 由右心房内继续轻微向左后方向旋转扫描所获图像

在 M 型彩色组织多普勒速度曲线图上,能显示同步心电图 P 波后房室交界区内速度变化过程。两条红线间的时间间隔提示电机械兴奋由房室交界区上份传导至下份的时间

16

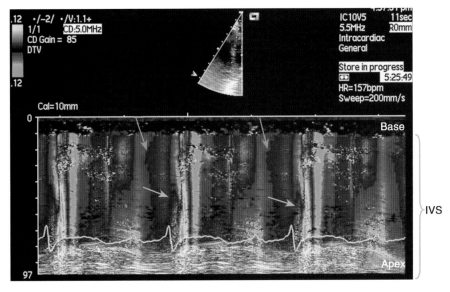

图 16-10　心腔内 M 型彩色组织多普勒超声室间隔曲线

沿室间隔长轴纵行放置取样线,获取窦性心律室间隔上份长轴方向不同部位舒张末期和收缩早期心肌的运动速度频谱。此方法有可能确定室间隔不同位置心肌机械收缩的时间顺序。橙色箭头提示机械运动由心房心肌收缩诱导产生;绿色箭头提示真实室间隔壁内心肌收缩早期的初始较高速度

九、肺动脉短轴切面

将心腔内超声导管回抽至三尖瓣尖水平,旋转调控手柄,向前向左弯曲心腔内超声导管头端,使超声换能器声束朝向左前上,轻微前后调节头端位置,即能获得右室流出道、肺动脉及其分支主干的短轴切面。通过该切面能够清晰观察到右室流出道、肺动脉瓣和肺动脉及其分支主干的壁、肺动脉瓣结构和肺动脉管壁结构及其管腔内状况。

通过以上心腔内超声心动图标准切面的观察,能够获取几乎所有心脏重要解剖结构(包括心脏传导系统空间定位及其相关解剖结构等)的精确空间定位及其壁内心肌电机械兴奋、血流和血流动力学及其局部和整体功能信息,能够满足绝大部分心脏电生理学诊断和治疗的定位导航和量化评价需要。

心腔内超声心动图的心脏电生理学临床应用基础

一、心腔内超声在心脏电机械兴奋标测中的应用

由于心腔内组织多普勒超声显像技术具有较高帧频(可达到 140 帧／秒以上,时间分辨率为 7 毫秒以上)和较高的发射频率,同时具备较高结构分辨率 M 型和二维灰阶心脏解剖结构显像能力,其时空分辨率均较其他医学影像技术高,从而使心腔内超声心动图有可能被应用于标测基于准确心脏解剖结构定位的心肌电兴奋所诱导的心肌机械兴奋过程。在限定条件下采用该超声技术方法所标测到的心肌机械兴奋有可能作为心肌电兴奋位置、程度和范围的标志。

我们应用心腔内超声心动图进行的研究发现,心肌机械兴奋过程与心肌电兴奋过程具有非常稳定、可靠的空间和时间相关关系。基于上述发现,该项技术可被应用于评价心脏传导系统各部位各种病理解剖变化与心肌电-机械兴奋异常之间的相关性,从而为各种传导系统病变的诊断治疗和疗效评价提供直接证据和手段。通过上述评价,将有可能实现包括窦房结、心房壁优势传导路径、房室结和希氏束在内的心脏传导系统的靶点起搏,从根本上改变传统的心脏起搏治疗方式。靶点起搏(target pacing,TP)的实现将使人工心脏起搏所诱导的心脏激动更进一步符合正常的心脏激动顺序、改善心脏功能并减少并发症的发生,同时心脏起搏器的工作效率也将得到提高。

心腔内超声心动图能够在观察到心脏细微解剖结构的同时,观察到心室壁内心肌纤维的构造及其电机械兴奋过程。我们的研究表明,通过人工电刺激技术,已经能够准确定位心室壁内心肌电机械兴奋的确切位置(如:心内膜下心肌、心外膜下心肌和中层心肌)(图 16-11,图 16-12)。心肌机械兴奋的初始兴奋范围可在 5mm 之内予以认定;并成功观察到了心室壁穿刺所致心肌损伤诱导的室性早搏和室性心动过速的异位起搏点位置及其传导过程(图 16-13)。这些发现为心腔内超声心动图标测并引导射频消融导管准确到达靶点组织消融治疗各种室性心律失常以及预激综合征提供了良好的可视化技术基础。

采用 M 型和脉冲波频谱组织多普勒定点取样心肌运动速度频谱,通过系统比较不同位点心肌电机械兴奋所产生的较高速度和加速度起始时间,能够有助于判断心脏房室壁心肌的电机械兴奋顺序。

16

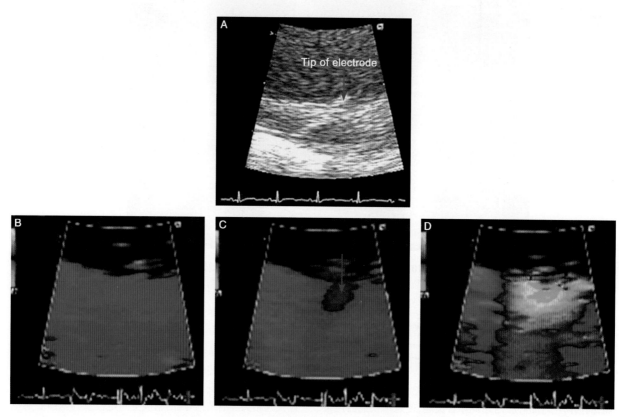

图 16-11　左心室心内膜下心肌人工电刺激试验

A. 将刺激电极放置于心内膜下心肌处的二维灰阶图像；BD. 人工刺激电极发放脉冲之后，心肌由内向外收缩激动，在心腔内超声组织多普勒加速度图上，清楚显示心肌局限性加速度增高起始的位置(红色箭头)及其传播过程。
Tip of electrode：电极尖端

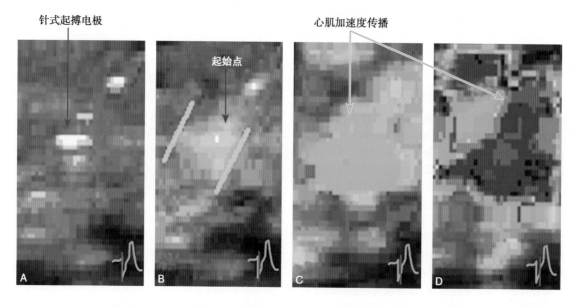

图 16-12　左心室游离壁二维组织多普勒加速度时间序列局部放大显像

此图显示电刺激脉冲发放时心肌加速度起始点位置与起搏电极位置的空间位置关系以及其传播过程

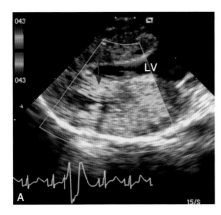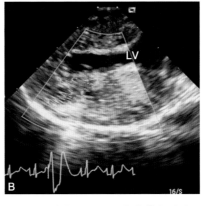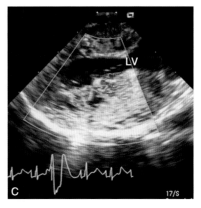

图 16-13 二维灰阶和组织多普勒加速度图

心腔内超声由右心室向左心室扫描,所获取的左心室前壁二维灰阶和组织多普勒加速度图。A. 清晰显示左心室腔内起搏电极位置,以及穿刺导致心肌损伤而诱导室性早搏时左心室壁心内膜下心肌局限性加速度的增高点(红色箭头所指);B,C. 心肌局限性加速度增高区域迅速扩大,显示其传播过程。LV:左心室

二、在各种导管介入术中的应用

心腔内超声心动图能够提供较高空间和时间分辨率的一维和二维灰阶图像,并具有足够的穿透深度,能够满足对整体和局部心室和心房以及与之相连通的大血管解剖结构、电机械兴奋过程和血流的观察。由于其能够提供心脏血管解剖结构的准确空间位置,心腔内超声心动图可用于确定心脏房室及其相关大血管重要解剖标志并设计各种心导管射频消融的位置和路径,以及在射频消融中引导射频消融电极准确到达预定消融位置,并按预先设计的消融路径进行消融。心腔内超声心动图能够同时确认消融效果和治疗终止时机,并及时判断消融治疗并发症。

近年来,心血管病临床不仅在不适合经食管超声心动图引导和监控的房间隔缺损和室间隔缺损介入封堵治疗病例开始采用心腔内超声技术进行术中的引导和监控,同时也在心房纤颤左心耳封堵、陈旧性心肌梗死室壁瘤封堵、经皮经导管人工主动脉瓣和肺动脉瓣置入术得到广泛应用,为实现精确的结构性心脏病介入治疗提供更为可靠的可视化技术保障。

三、为超声多参数显像的实现提供了更为先进的手段

超声诊断技术发展的终极目标是实现超声的多维和多参数显像并实现虚拟现实显像。虚拟现实显像能够在可靠的具有足够时空分辨率的解剖结构基础之上,提供实时动态的血流、功能、电生理活动以及代谢的全部信息,同时展示各参数之间的各种相关关系。超声虚拟现实显像的实现可在导管术前模拟整个手术过程,将有助于训练进行复杂心脏导管治疗的人员,提高实际手术时的效率。心腔内超声心动图具有多种超声显像功能,能够通过这一技术独立获取同一切面之内的各种准确的心脏血管解剖、血流、功能和代谢时空信息,从而为超声多参数及其后的多维度多参数显像的实现打下坚实的基础。采用序列二维多普勒组织显像切面,进行三维和四维的重建,已经可以在动态三维的心室结构内表现心室壁心肌机械兴奋的起始和动态分布。由于多维多参数显像要求大量丰富、可靠的时空信息,其精确的时空分辨能力也必将为准确实现心脏多维多参数显像提供保障。

心脏传导系统解剖结构定位

通过移动和转动心腔内超声导管,能够在不同心脏节段和部位观察到详细的心脏解剖结构并进行精确的测量,同时能够观察到解剖结构内心肌的电机械兴奋起始点和传导顺序。心腔内超声心动图所具有的上述技术特点将有助于实时在体观察并确定心脏传导系统重要解剖结构的空间位置。

一、窦房结的空间定位

通常情况下,对窦房结的观察仅能够在立体标本的新鲜大体标本切面涂以碘剂或采用组织切片染色才能够观察到。目前尚无其他医学影像技术方法能够实时在体观察到窦房结的解剖结构并予以准确空间定位。

采用心腔内超声心动图技术和方法能够准确观察到窦房结(atrionector)的解剖空间定位标志:右心耳上嵴、界嵴和上腔静脉前壁与右心房的管房交界。由于超声波显像技术具有穿透性,因此能够在观察到上述解剖结构心内膜轮廓的同时观察到上腔静脉和右心房壁内的肌层和外膜。由于不同的组织具有不同的声学密度和内部组织结构,从而造成不同组织结构表面的大反射界面和结构内部的小反射界面,导致超声波显像技术能够区分上腔静脉和右心房壁内的解剖结构。采用较高频率的超声波能够进一步提高超声波显像的细微解剖结构分辨率。超声波显像的这一技术特点有助于可视化地检测到窦房结的解剖结构并予以准确空间定位。在实际超声波显像观察中检测到的上腔静脉前壁与右心房的管房交界和右心房界嵴强回声外膜下方及中等回声中层肌层浅面的梭形的较低

16

回声区域即为窦房结的短轴切面。

如前所述，窦房结内仍然存在具有收缩功能的肌原纤维结构，其在 T 细胞内的肌原纤维密度小于正常的心房心肌细胞。实验研究证实，以此为基础，以心电图 P 波起始为时相标志，观察到上述解剖结构内率先在 P 波起始前或起始处出现较高的速度或加速度分布，与此同时该组织结构周围的心肌组织尚处于较低的速度或加速度状态。

同时进行该部位及其周围组织的电位标测进一步确认，心腔内超声心动图所观察到的该卵圆形较低回声结构即为窦房结组织。单点双极标测电极从该部位所标测到的电位变化首先由窦房结所在部位发生。

二、房室交界区的空间定位

房室交界区有明确的解剖标志。右心房下部左侧以冠状静脉窦口前后径为基底、以室间隔膜部为顶点、以三尖瓣隔瓣瓣环为下沿和右侧心内膜下心肌下方的区域即为房室交界区传导组织所在的空间位置。房室结只是房室间传导组织的膨大部分。

采用常规二维灰阶心腔内超声心动图不仅能够观察到右心房下部心内膜面，而且能够显示该区域内左右两侧心内膜下的解剖结构断面图像，非常准确地确定上述解剖标志的空间位置。在临床实践中，心腔内超声心动图还能观察到与房室交界区相关联的其他重要心脏传导组织解剖结构，如肌部室间隔上部、主动脉无冠窦窦壁、与房室交界区相连接的右心房下部结构等。

三、希氏束的空间定位

希氏束为房室交界区内心脏传导组织向心室间隔延伸的束状心脏传导组织。以其穿越的中心纤维体为界将其分为房段和室段两个部分，也可称为希氏束的上部（或结希区）和下部（主干）。希氏束房段位于右心房下部房室交界区心内膜下心肌深面和中心纤维体的右侧浅面，三尖瓣隔瓣瓣环前段上方、中心纤维体右侧和室间隔膜部上沿之间。由于心腔内超声心动图显像技术具有穿透能力，采用较高频率的超声波能够实时提供该区域内的不同角度系列化解剖断面成像和其内的组织声学特征以确定上述解剖标志，因此能够较其他影像技术方法更为准确地确定希氏束上部的空间位置。希氏束在穿越中心纤维体后进入室间隔上部左心内膜下心肌，其解剖标志为，中心纤维体左侧下沿与室间隔膜部下沿之间的束状心脏传导组织即为希氏束主干。心腔内超声心动图能够较为准确地确定上述解剖标志的空间位置。

目前所获得的希氏束超声波声学特征尚不足以通过超声波显像区分希氏束与其他心脏组织的空间位置，通过定位与其在空间结构上相关联的特征性组织解剖结构，能够较好地确定希氏束各个部分的准确空间位置。

心脏电机械兴奋标测

多种心腔内超声心动图技术和方法可用于心脏电机械兴奋起始点和传导过程的标测。在进行心脏电机械兴奋顺序评价时，应当充分注意被观察心脏不同节段心肌收缩运动与心脏功能实现直接相关联的多个特性，即：同步性、顺序性、方向性和有效性。同步性仅代表心脏不同节段心肌收缩在时间上的一致，亦即每个节段心肌在较短的时间内或一个时间点上均发生了收缩；顺序性是指心脏不同节段心肌收缩应当具有一定的先后顺序，如此才能由心肌顺序性收缩在心腔内产生合理的压力阶差和压力场分布，使血液能够顺序有效泵出；方向性是指心肌收缩运动不仅需要有正常的同步性和正常的顺序性，同时心肌收缩还需要导致节段室壁整体运动具有正确的方向性，亦即心肌收缩导致了正确的心脏室壁各个节段整体朝向心腔中心点的收缩运动。除此之外的任何心脏室壁收缩运动均会减低心脏收缩功能或者抵消心脏其他节段正常的收缩运动功能。不正常的心脏室壁节段收缩顺序和收缩运动异常的方向性将有可能导致心腔内分流的发生。有效性是指心脏室壁各节段心肌收缩不仅需要正确的同步性、顺序性和方向性，同时需要有效性，亦即：心肌收缩应当产生有效的心内膜位移、实现心腔内压力阶差、心腔内节段容量的变化和正常的心脏功能和血流动力学。基础心肌病变的类型、范围和严重程度是影响上述所有心肌收缩功能特性的主要因素。在进行心脏电机械兴奋标测时，应当充分重视上述心肌收缩特性并进行全面的评价。在此基础上才有可能建立针对不同心脏疾病状态的个体化治疗方案，真正做到精确有效的诊断和治疗。

为介入治疗导航

16

心腔内超声心动图由于其能够提供实时在体的精确可靠心脏解剖和功能信息以及介入诊断和治疗装置结构和空间位置信息，在目前临床心脏病的诊断和治疗中，尤其是在精确介入性诊断和治疗中应用日益广泛。在临床实践中，心腔内超声心动图已经能够与心房纤颤射频消融和高度选择性的心脏起搏治疗技术紧密结合，为上述心脏电生理学治疗技术提供精确可靠的心脏特定靶点组织空间定位以及在此解剖结构基础上的功能变化信息。由于超声波扫描具有穿透性，不仅能够观察到被检测心脏结构的表面，同时还能够观察到心脏解剖结构表面以下心脏组织结构及其心肌机械收缩。在此细微解剖和组织结构观察的基础上,能够为确定特定的心脏解剖结构和组织提供更多的定位特征参考信息。心腔内超声心动图同时能够提供同步的可靠血流动力学信息。

介入治疗之前,全新的心腔内超声心动图技术同时能够提供解剖结构基础上的精确心肌机械兴奋信息,弥补了传统心脏电位标测与血流动力学状态检测间脱节的状况,有助于串联解剖、电、机械和血流动力学等实现心脏功能的环节,以建立上述生理现象的时空关联关系,有助于预测各种干预治疗措施在心脏功能实现过程中的各个环节所可能产生的结果。介入治疗过程中,在精确的心脏解剖结构和功能观察的基础上,同时观察和准确确定心腔内介入治疗导管的结构和空间位置,尤其是起搏或消融电极的准确空间位置,最大限度地可视化显示电极与特定心脏解剖结构和组织间的空间位置关系,借助

于专用引导释放装置,在起搏治疗时确保将起搏电极释放固定于预先设计的特定靶点组织(图 16-14,图 16-15),在消融治疗时使消融电极到达待消融解剖结构并确保电极在整个消融治疗过程中与待消融组织良好接触(图16-16 ~ 图16-18)。介入治疗后,即时确定介入治疗的解剖结构和功能矫正效果,检出并发症并确定治疗终点(图16-19)。

在引导和监控介入性心脏诊断和治疗的过程中,各种技术条件的相互匹配极为重要。如前所述,在具体操作中,由于经胸和经食管超声在心脏电生理治疗过程中应用可能干扰操作、导致病患不适或不适宜于儿科病患或需要全身麻醉带来额外风险。而采用心腔内超声心动图则可以按照临床心脏电生理治疗监测的需要通过调节心腔内超声心动图导管位置,在不影响心脏电生理基本操作的情况下,同步进行任何可能的心脏电生理治疗干预(图 16-20)。

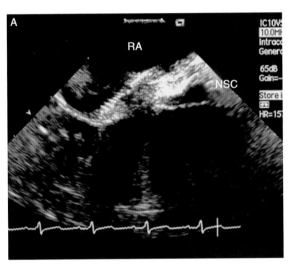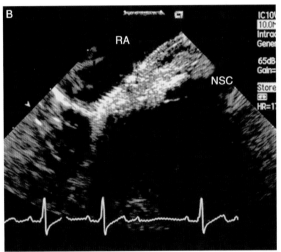

图 16-14　心腔内超声由右心房腔内向希氏束扫描

A. 二维灰阶图像清楚显示在引导鞘管的引导下,主动式螺旋电极接触到希氏束心内膜面;B. 显示该主动式螺旋电极准确固定于希氏束位,该结果由体表心电图和心内电生理标测结果所证实,心电图显示起搏前心脏为高度房室传导阻滞。RA:右心房,NCS:non-coronary sinus 主动脉无冠窦

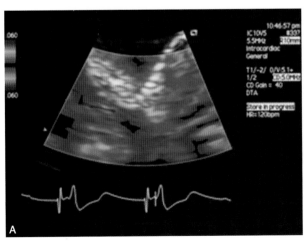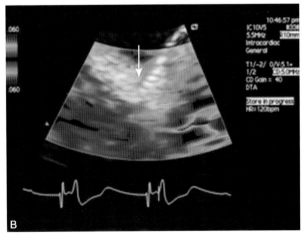

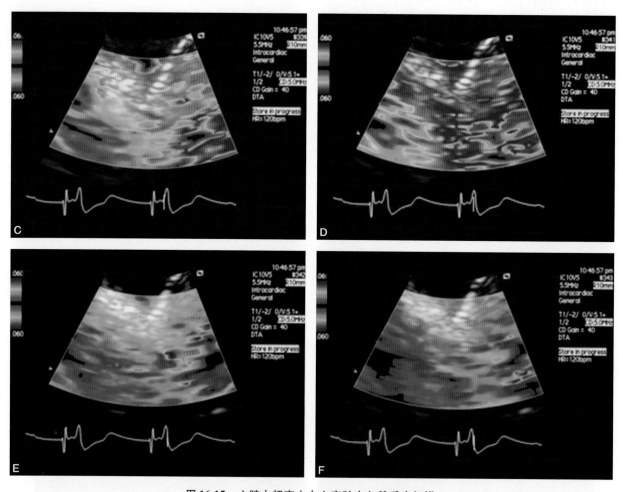

图 16-15　心腔内超声由右心房腔内向希氏束扫描

本图为希氏束起搏过程中时间顺序组织多普勒加速度显像希氏束区局部放大图。A. 为希氏束起搏时局部心肌尚处于较低的加速度分布;B. 显示螺旋起搏电极周围心肌开始激动并导致一个初始的较高加速度发生(白色箭头);CF. 显示希氏束起搏后较高的加速度向下传导的全过程,心电图标识显示希氏束起搏中各个观察图像的时相

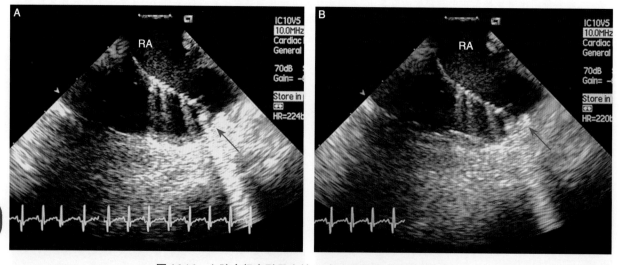

图 16-16　心腔内超声引导窦性心动过速界嵴的射频消融治疗

A. 图示大头射频消融电极尚未与界嵴心内膜面接触;B. 显示大头射频消融电极已经与心内膜充分接触,红色箭头指向界嵴。RA:右心房

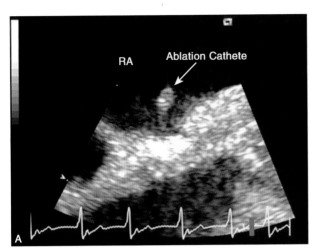

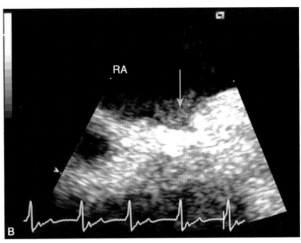

图 16-17 心腔内超声引导和监控射频消融导管改良消融房室结

A. 显示射频消融电极与消融损伤的关系(白色箭头);B. 显示射频消融完成后靶组织的射频消融损伤,损伤呈溃疡状,底部回声明显增强(绿色箭头)。RA:右心房,Ablation Catheter:射频消融导管

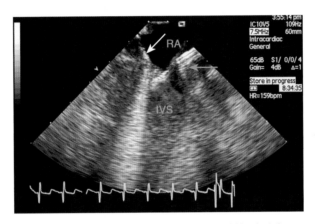

图 16-18 心腔内超声显示起搏电极和射频消融电极的位置

心腔内超声显示希氏束起搏电极(红色箭头)和房室结射频消融电极(白色箭头)之间的位置和空间关系。希氏束起搏电极位于房室结射频消融电极下方。绿色箭头所指处为起搏电极引导鞘管。RA:右心房,IVS:室间隔

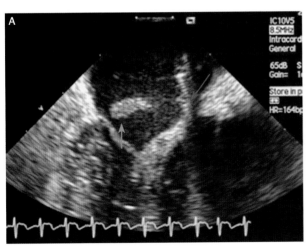

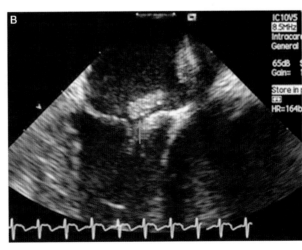

16

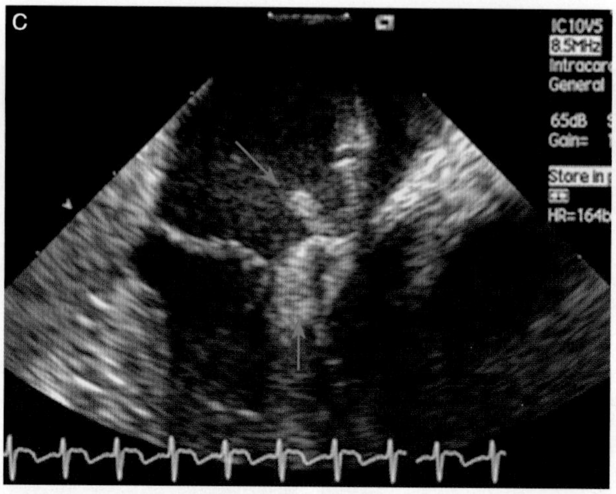

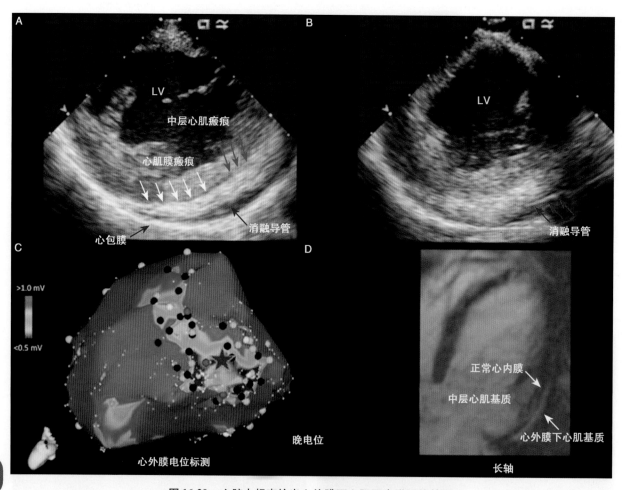

图 16-19　起搏电极及电极上附着的血栓

心腔内超声由右心房向房室交界区扫描,二维灰阶图像上显示附着于起搏电极
(红色箭头)的多个血栓(绿色箭头),在收缩期和舒张期可通过三尖瓣口

图 16-20　心腔内超声检出心外膜下心肌回声增强的基质

引导心外膜射频消融电极进行室性早搏异位起搏点射频消融治疗(由 Rupa Bala 教授提供)

高度选择性心脏起搏

现有的心脏起搏治疗均在 X 线透视引导下完成。如前所述，X 线透视显像能够显示心脏和大血管的轮廓和提供特定解剖结构的大致空间位置，同时能够提供单平面或双平面的整体介入性诊断和治疗导管在胸腔内的空间位置信息。但是由于 X 线显像所提供的心脏解剖结构信息未能包括心腔和血管腔内的准确解剖结构信息，将导致心脏起搏电极释放位置的不确定，并最终导致心脏起搏治疗效果的较大变异。与此同时，在目前常规心脏起搏治疗过程中，并未对心脏的电机械兴奋过程和血流动力学状态进行全面的评价，日常工作大多仅以病员的临床症状改变作为治疗效果的评价指标，导致起搏治疗具有较大的盲目性。多数情况下，心脏起搏治疗仅成为挽救生命的治疗措施并没有成为进一步改善病员生命质量的治疗措施。尽管生命得到挽救，但是在心脏起搏治疗以后有相当多的病员其生活质量出现了明显的降低和较多的并发症。导致上述问题的根本原因是由于不确定的心脏起搏位点在复杂的心脏基础疾病状态下其所诱导的非正常心脏电机械兴奋顺序导致了不确定的心脏功能和血流动力学后果。

在准确的心脏基础疾病诊断基础上，通过充分的心脏电机械兴奋顺序和血流动力学评价，建立个体化的心脏起搏治疗方法，选择性地起搏心脏特定部位，以获取最大限度的心脏电机械兴奋顺序和血流动力学的恢复应当成为心脏起搏治疗的发展方向和最终目标。心腔内超声心动图能够提供实时在体动态的精确心脏局部解剖、心肌电机械兴奋顺序和整体与局部的功能及血流动力学等信息，同时能够提供起搏导管和电极的走行方向和准确空间位置。该项技术与传统 X 线显像技术的结合将能够为心脏起搏位点的选择和优化提供可视化的可靠技术手段。

高度选择性心脏起搏的最终治疗目的是最大限度地恢复由于各种不同类型心脏疾病所导致的异常心脏电机械兴奋顺序以及最大限度地恢复心脏的正常功能和血流动力学状态。选点起搏的目的就是要依据每一个病员的不同基础疾病所导致的不同心脏电机械异常改变，选取具有针对性的起搏位点对已经存在的心脏电机械兴奋异常予以纠正。毫无疑问，心腔内超声心动图能够在以上几个方面提供较为精确可靠的在体实时动态解剖结构和功能信息及评价方法，准确引导起搏电极到达预定起搏位点，并依据起搏的电机械和血流动力学效应进行适当的起搏位点和起搏参数调节，从而有助于达成高度选择性心脏起搏的最终治疗目的。

需要特别指出的是，任何类型的常规心脏起搏只能在已有的心脏心肌解剖和功能状态上发挥作用，而不能治疗或改变心脏心肌已经存在的病理改变。心脏起搏仅能够不同程度地纠正心肌收缩在同步性和顺序性方面已经存在的问题，而较难改进心脏心肌收缩的方向性和有效性，尽管在同步性和顺序性改善后，心脏整体功能和血流动力学状态将会得到一定程度的改善。不恰当的置点起搏还将会导致心脏电机械兴奋过程甚至解剖结构的异常重构，进一步减低或损伤心脏功能和血流动力学状态。

心脏精确射频消融治疗

与高度选择性心脏起搏相同，精准有效的心脏射频消融治疗同样需要精确可靠的心脏解剖结构和功能定位。不仅如此，在准确确定和设计消融点线和推测消融后可能的心脏解剖和电机械功能以及血流动力学改变的同时，在消融过程中还需要实时地监控消融电极与被消融心脏解剖结构的接触程度、消融的程度和并发症，及时确定射频消融治疗的终点。

在临床实践中，心腔内超声心动图技术已经成为射频消融治疗心房纤颤、不恰当窦性心动过速和顽固性室性心律失常的主要引导和监控技术方法。该项技术所采用的具有较高穿透力和分辨率的超声导管能够清晰地从右心房观察到左心房房壁及与其相连的肺静脉管壁解剖结构和腔内的血流状态。同时应用脉冲波多普勒还能够定点采集肺静脉腔内的血流速度频谱进行量化评价，用于及时判断肺静脉口狭窄和血栓形成等并发症的发生。

在心房纤颤的射频消融治疗过程中，最为重要的是消融过程对房壁心肌损伤的连续性和有效性。所谓连续性，即是射频消融导致的连续性消融损伤对异位兴奋点或折返环的完全有效封闭或阻断，消融所导致的线形损伤必须是连续的，其间没有任何的间断；所谓有效性，即是射频消融损伤所导致的心肌损伤必须是透壁的，任何遗留的非透壁性心肌损伤将造成对异位兴奋点或折返环的不完全封闭和阻断。真正有效的心房纤颤射频消融治疗，上述两要件缺一不可。然而在现有的医学影像引导监控技术条件下，如何确保射频消融线性损伤的连续性以及透壁性是临床心脏电生理学所面对的必须解决的重大问题。

对于顽固性室性心律失常，尤其是来源于左心室的室性心律失常，在射频消融治疗监控方面，由于心室壁厚度较心房壁厚度明显增大，常规的射频消融能量较难造成完全透壁性的心肌损伤，而射频消融的透壁程度则是影响室性心律失常射频消融治疗效果的决定性因素。采用恰当的医学影像学技术手段实时标测室性心律失常异位起搏点的准确空间位置、引导射频消融电极到位释放确保接触、消融过程中精确监控射频消融室性心律失常异位起搏点心肌组织损伤程度是确保射频消融术成功的关键。新近研究表明心腔内超声心动图有助于观测心室壁心外膜

16

下心肌回声增强的基质结构,协助电标测技术判断并引导心外膜射频消融电极的室性心律失常异位起搏点消融治疗。

在不恰当窦性心动过速的射频消融治疗过程中,对于与窦房结传导组织密切关联的界嵴的解剖确认和准确定位尤为重要。临床实践已经证实,通过射频消融技术对窦房结传出的重要通道界嵴上部进行透壁性消融,能够有效地减低过快的窦房结电脉冲向下传导的频率,从而减慢心率。临床实践中,常规医学影像标测技术不能提供准确可靠的实时动态界嵴定位和解剖结构观察,同时缺乏界嵴射频消融电极引导释放和消融过程中的心肌射频消融损伤监控技术手段。

心腔内超声心动图技术能够在动态心脏解剖结构上实时确定消融的靶点组织空间位置,并准确引导射频消融电极到位消融,精确观察消融电极与被消融组织的接触程度,能够实时确定每一个消融点消融的消融程度和有效程度亦即透壁程度(即:消融位点心肌组织声学密度增高是否穿透房室壁和微小气泡产生而非巨大气泡生成等)情况。同时能够实时监控射频消融的并发症,如心肌组织炭化、血栓、心内膜下血肿和房室壁穿孔等的发生,避免由于定位不准造成的过度心脏心肌消融损伤。新型的心腔内超声导管同时具有组织多普勒显像技术,能够实时观察到被消融位点心肌组织在消融前中后的整体和局部电机械兴奋和血流动力学变化情况,在心肌功能的层面对射频消融的治疗效果作出更为全面和客观的评价。已有研究表明采用心腔内超声心动图能够有效避免心脏消融治疗的各种并发症发生。

各类介入封堵术

一、房间隔缺损、室间隔缺损封堵术

作为经胸和经食管超声心动图的替代技术,目前已有采用心腔内超声心动图引导、监控和评价房间隔缺损、室间隔缺损封堵术的文献报道。

已有研究表明在儿科房间隔缺损封堵治疗时采用心腔内超声心动图进行引导监控能够避免不必要的全身麻醉,同时较经食管超声心动图更好地确定房间隔缺损的残余边缘解剖结构,有助于更为可靠的封堵器和封堵方式的选择(图16-21)。

由于心腔内超声心动图能够提供更为精确的心脏传导系统解剖结构定位,可以预见在室间隔缺损封堵术中应用心腔内超声心动图,有可能在避免封堵器导致的心脏传导系统损伤方面发挥作用,同时有可能进行一些复杂解剖结构的室间隔缺损封堵。

二、心房纤颤左心耳封堵术

已知经食管超声心动图能够大大提高心房纤颤患者的左心房血栓检出,有助于预防体循环栓塞事件的发生。

当经食管超声心动图不能有效确定左心耳血栓是否存在时,有研究表明心腔内超声心动图能够较经食管超声心动图发现更多的左心耳云雾状回声,更有助于厘清经食管超声心动图不能明确的心腔内血栓征象。在不适应经食管超声心动图监控心房纤颤左心耳封堵术的患者(如:食管静脉曲张、口咽和食管狭窄以及严重炎症等),心腔内超声心动图已经被应用于心耳解剖结构的详细观测和术中封堵器的到位和释放监控以及术中评价。心腔内超声心动图同样能够清晰显示左冠状动脉回旋支的短轴切面,同时提供左心耳的详细解剖和血流动力学信息。

三、陈旧性心肌梗死室壁瘤封堵术

近年来,封堵术已经进入到缺血性心脏病治疗领域。已经证明对陈旧性心肌梗死的左心室真性室壁瘤进行介入封堵将改善左心室的血流动力学和整体功能。目前常规采用经食管超声心动图进行引导、监控和评价。可以预期采用心腔内超声心动图,能够提供更为详细的连续动态左心室解剖结构和功能观测,提供精确的封堵术前测量、术中引导到位和封堵伞释放监控。

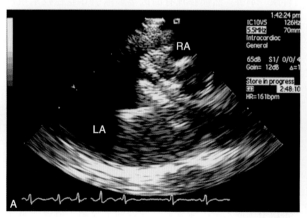

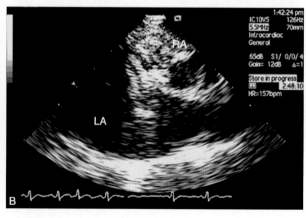

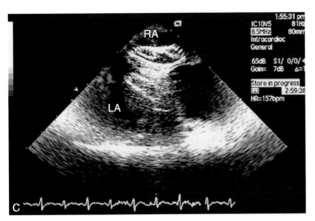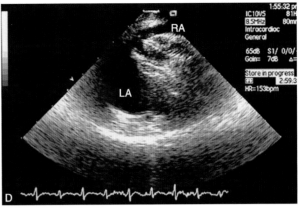

图 16-21　心腔内超声显示的房间隔缺损封堵过程
由右心房向房间隔和左心房方向扫描,在二维灰阶超声图像上,可以准确显示引导房间隔封堵器完全夹闭房
间隔缺损的全过程。RA:右心房,LA:左心房

各种瓣膜病介入治疗术

一、经皮或经心尖经导管人工主动脉瓣和肺动脉瓣膜置换术

目前,经胸和经食管超声心动图已被广泛应用于经皮或经心尖经导管人工主动脉瓣和肺动脉瓣膜置换术。由于不需要全身麻醉和操作时对患者干扰较少,采用心腔内超声心动图正在获得越来越多介入医师的认同。已有研究表明:心腔内超声心动图能够提供较经食管超声心动图更为准确可靠的主动脉瓣口和肺动脉瓣口解剖和血流动力学信息,有助于更为精确的介入瓣膜置换治疗(图 16-22,图 16-23)。

二、二尖瓣夹闭装置置入

在二尖瓣脱垂夹闭装置置入术中,心腔内超声心动图能够术前精确观测二尖瓣的解剖结构和功能,术中精确引导介入导管精确穿刺房间隔,确定夹闭器与二尖瓣瓣叶的空间位置,监控释放过程并即时评价夹闭后二尖瓣反流程度。

三、房室瓣和肺动脉瓣分离术

Dairywala 等人单独使用新型心腔内超声系统引导三尖瓣和肺动脉瓣的球囊扩张分离术。结果在 5 只犬和 4 只犬中分别全部成功实现了三尖瓣的扩张分离和肺动脉瓣球囊扩张导管引导钢丝的置放。结果提示:单独使用新型心腔内超声系统能够在没有 X 线显像的情况下引导介入导管进行心脏的介入治疗。以上实验结果提示心腔内超声技术同样有可能应用于经皮经导管动脉瓣或房室瓣置换的精确引导和监控。

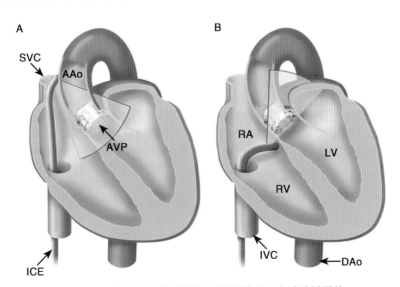

图 16-22　心腔内超声引导经皮经导管人工主动脉瓣置换
心腔内超声由上腔静脉和右心房观测主动脉根部结构示意图(由 Thomas Bartel 教授提供)
SVC:上腔静脉;AAo:升主动脉;AVP:人工主动脉瓣;ICE:心腔内超声;RA:右心房;RV:右心室;IVC:下腔静脉;DAo:降主动脉;LV:左心室

16

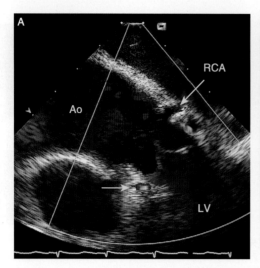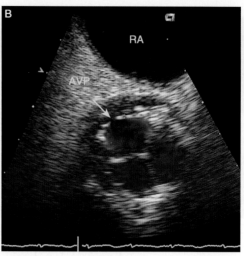

图16-23　心腔内超声引导经皮经导管人工主动脉瓣置换

经皮经导管人工主动脉瓣瓣膜置换即刻,心腔内超声主动脉口长轴和短轴切面观测人工主动脉瓣空间位置和瓣膜扩张情况以及与冠状动脉开口的关系(由 Thomas Bartel 教授提供)

Ao:主动脉;RCA:右冠状动脉;LV:左心室;RA:右心房

其他心脏疾病的诊断和治疗

一、评价急性心肌梗死再灌注后的存活心肌

Pislaru 等人采用心腔内超声技术测量急性心肌梗死再灌注早期心肌的射血前期速度,以评价心室壁内的存活心肌。他们认为:急性心肌梗死再灌注后射血前期心室壁运动的速度与局部心肌的存活量呈相关关系。在 14 只开胸猪动物模型中,冠状动脉左前降支被阻断 60～120 分钟后再灌注 30 分钟,采用组织多普勒显像技术在同一切面内的心肌缺血区域和非缺血区域分别获取等容收缩期峰值组织运动速度、射血速度和快速充盈速度。标记切面后,对同一切面做切片染色并测量心室壁内心肌坏死的范围。结果发现:心肌缺血时,当心肌坏死范围达心室壁厚度的 20% 以上,正向等容收缩速度为零;再灌注后正向等容收缩速度与心肌梗死范围的相关性高于射血速度和快速充盈速度。心肌缺血时和再灌注后正向等容收缩速度与负向等容收缩速度的差值与壁内坏死心肌量高度相关。结果认为:心腔内超声测取的射血前期心肌组织运动速度可用于快速评价急性心肌梗死再灌注后的心室壁内存活心肌量。

二、冠脉危险区域的测量和右心室心肌梗死的评价

Yin 等人采用新型心腔内超声导管清晰观察到犬动物模型心室壁内 1mm 以下的冠状动脉的解剖结构、走行方向和分支情况。应用彩色多普勒血流显像技术和脉冲波多普勒频谱分析技术,同时清楚显示了微小冠脉内的血流和血流速度频谱,提示该项技术将有可能应用于心室壁内的冠脉血流动力学评价。

Bissing 等人将心腔内超声与声学造影技术相结合应用于实时检测冠状动脉阻塞后的危险心肌范围。在 13 只猪和 2 只犬动物模型中,左前降支急性闭塞后将 Optison 声学造影剂直接由造成闭塞的球囊导管远端和主动脉根部注入分别显示"阳性"的危险区和"阴性"的危险区。随后 Evans 蓝染料被注入被阻塞的冠状动脉远端染色梗死心肌。结果发现染色心肌的面积与"阳性"危险区的心肌面积相近,"阳性"和"阴性"危险区的差即为真实的危险心肌区域。提示采用该方法有可能确定心肌梗死后的危险心肌范围。

Spencer 等人采用 10MHz 心腔内超声检测了犬右心室心肌梗死模型的心肌梗死部位和范围。由于心腔内超声导管可经由静脉插入至右心室贴近病变部位进行观察,能够观察到更多的右心室壁和室间隔,从而有可能更为全面地评价右心室室壁的运动和增厚、心室容量和功能变化。结果发现:右心室容量随心室节段性运动异常的出现而增大,但是室间隔的增厚率没有改变,提示采用心腔内超声导管能够揭示右心室增大和右心室壁节段性运动异常等右心室心肌梗死特征性超声心动图改变。由于心腔内超声能够更为准确地检测右心室的边界和室壁厚度,因此将有助于心室壁节段性运动异常部位、范围和严重程度的准确判断。

发展方向和局限性

心腔内超声心动图应当将诊断和治疗功能充分结合。在心腔内超声心动图的直视观察和引导下进行精确

的心脏电位标测和消融治疗以及各种结构性心脏病的介入治疗是临床心脏学最为重要的发展方向。目前已经出现了具有上述诊断和治疗功能兼备的原型心腔内超声导管和配套主机。在精确的二维心脏局部解剖结构观察的基础上进行动态三维或实时三维的心脏解剖和功能观察是心腔内超声另一重要发展方向。综合各种不同类型的医学显像技术,通过融合显像等技术手段为临床心脏疾病诊断提供更为丰富的心脏解剖和功能信息,是最大限度提高疗效和最大限度减低各种医源性损伤的必由之路。

由于现有心腔内超声系统的换能晶片沿心腔内导管长轴方向排列,因此超声导管较易获取心脏血管的长轴切面图像,而较难获取其短轴切面图像。此外,该导管的尺寸大小、导向性和柔顺性亦有待改进。

16

第17章

血管内超声

INTRAVASCULAR ULTRASOUND

◎葛均波　钱菊英

血管内超声显像	238	冠脉内多普勒血流速度描记	249
一、仪器和成像原理	238	一、仪器和监测的原理	249
二、操作方法	239	二、多普勒血流测定检查方法	250
三、图像判断	239	三、多普勒血流参数	251
四、临床应用	243	四、临床应用	251
五、血管内超声显像的局限性	248	五、多普勒血流测定的局限性和安全性	252
六、基于 IVUS 的显像新技术	248		

　　血管内超声技术是利用无创性的超声成像和有创性的心导管技术相结合用于诊断血管病变的方法,通过导管将微型化的超声换能器插入血管腔内,再经电子成像系统显示心血管断面的形态和(或)血流图形,主要包括血管内超声显像(intravascular ultrasound imaging,IVUS)技术和多普勒血流测定两方面,后者主要为冠状动脉内多普勒血流速度描记(intracoronary Doppler flow mapping,IDFM)。IVUS 提供血管的横截面图像,可观察到管腔的形态和管壁的结构,了解血管内膜下各层的解剖形态。多普勒血流描记技术则记录血管内的血流速度,并通过不同情况下血流速度的改变情况反映冠脉循环的病理生理功能。由于血管腔内超声技术将换能器直接置于血管腔内探测,声能衰减小,因此换能器的频率可达到 9～40MHz,分辨力明显提高。自从 20 世纪 80 年代末该技术问世以来,随着设备及处理软件的不断发展,IVUS 目前已在临床上得到广泛的应用,尤其在冠脉疾病的介入诊断和治疗中成为重要的辅助手段。

血管内超声显像

一、仪器和成像原理

　　IVUS 仪器由超声导管和图像处理系统两个部分组成。根据设计的不同,IVUS 导管分为两种主要类型:机械旋转型和相控阵型,前者又分为换能器旋转型和反射镜旋转型,两种类型 IVUS 的图像质量无显著的差别。在机械旋转型中目前最常用的为换能器旋转型,该型导管轴心顶端安置微型超声换能器,末端与驱动器连接,其外面包围有保护鞘管,工作时驱动器带动换能器以一定的速度(通常为 1800 转/分)在保护鞘内做 360 度旋转,可以每秒 30 帧的速度成像,保护鞘顶端 1cm 左右为单轨,供导管沿导引导丝送入靶血管。反射镜旋转型的结构与换能器旋转型超声导管相似,只是换能器固定于导管上,旋转轴心的顶端带有倾斜 45 度的反射镜。目前所应用的机械旋转型超声仪器主要为美国波士顿科学公司(Boston Scientific)的 Galaxy 2 系统和 iLAB 系统。

　　相控阵型导管顶端环行安置有 32～64 个换能器,没有旋转的部分,因此导管前端的单轨较长,导引导丝的轨道作用较好,导管的推送能力较优,也不会产生旋转伪像和导丝伪像。目前由美国 VALCANO 公司生产,导管为 Eagle Eye,该型导管没有活动的部分,易于与其他的一些介入器械如支架、定向旋切等结合在一起。

　　目前临床上所用的血管腔内超声导管的直径多为 2.6～3.5F(0.96～1.17mm),可适合于冠脉或周围血管(如腹主动脉)的成像需要。用于冠脉内的超声导管直径较细,多为 2.6～3.2F。一般来说,换能器发放的超声频率越高,其分辨力越高,但穿透力就降低,成像范围就较小。用于冠脉成像的超声探头频率较高(20～40MHz),适合于近距离成像,轴向和侧向的分辨率分别约为 0.08～0.10mm 和 0.20～0.25mm。用于周围血管和心腔内成像的超声导管频率多为 9MHz,成像范围适应大血管和心腔所需。

　　超声导管的探头接收到反射回的超声信号后,传入图像处理系统,经处理后在荧光屏上实时显示所显像结构的图像,新型的 IVUS 图像处理系统还可以进行血管图像的实时三维重建,需要采用经马达控制的自动回撤系统,以一定的速度匀速回撤导管以采集系列的图像,回撤的速度可分为 0.5mm/s 或 1.0mm/s,前者更为常用。图像处理系统还提供定量分析功能,可配合专用的 IVUS 分析软件,一般均配备打印设备。

目前大多的 IVUS 图像处理系统提供的是黑白图像,不同回声的组织以不同灰阶表示,可根据回声强弱的不同判断病变的性质。VALCANO 公司开发的虚拟组织学血管内超声成像(VH-IVUS)采用新的后处理技术,利用反向散射的超声射频信号,通过功率频谱的处理进行比较分析,对不同性质的斑块标注成不同的颜色(伪彩),把原来的黑白图像以不同的彩色显示,可直观地显示不同性质成分在病变中的构成和分布,并可进行定量分析(包括整个病变分析和不同性质的成分在病变中占的百分比)。波士顿科学公司近期推出的 iMap 虚拟组织学显像也具有类似功能。

二、操 作 方 法

将血管腔内超声导管送入检查部位的操作过程同介入治疗器械如球囊或支架的送入过程。在血管造影检查的基础上,选定所需检查的血管和病变部位,以冠脉为例,采用 6F 及以上的引导导管放置到冠脉口,0.014 英寸的指引导丝送至靶血管的远端,将 IVUS 导管沿指引导丝送至需要进行检查的病变部位的远端,一般采用从靶血管的远端往近端以一定的速度连续回撤(手动或自动)的方法进行检查,然后对感兴趣的部位再进行重点检查,自动回撤是进行三维重建所必需的。周围血管超声显像检查方法与冠脉相似。可同步记录心电信号,可在光盘上记录图像以供事后脱机分析、回放和储存。机械旋转型导管在送入体内之前需要在保护鞘内注射生理盐水以排出空气,一定要避免在冠脉内进行相关操作以避免气栓;相控型导管需要在送入冠脉前去除导管周围的环晕伪像,一般在主动脉

根部,导管刚送出指引导管时但尚未进入冠脉内时进行去除伪像的效果最好。机械旋转型 IVUS 导管头部有两个不透 X 线的标记,其中远端的标记为外保护鞘的头端标记,提示导管在血管内的位置,近端的标记才是超声探头所在的位置,该型导管回撤时只需回撤连接换能器的导管而保留外鞘于原来的位置,再次检查时也只需将换能器导管往前送即可,可减少因导管反复进出而对冠脉可能造成的损害。相控阵型 IVUS 导管头端只有一个不透 X 线的标记,即为换能器所在位置,无外鞘,因而无需排除空气,检查时需要回撤整个导管,需要注意固定导引钢丝的位置以避免导引钢丝随 IVUS 导管同时回撤。由于 IVUS 导管本身有一定的直径,在冠脉狭窄病变严重时会明显加重或诱发心肌缺血,在检查时需要注意监测患者的病情,包括血压、心电图和症状等,尤其在主干或开口部位严重病变时需要控制检查时间,防止冠脉堵塞造成严重后果。冠脉内注射 200 μg 硝酸甘油可减少导管刺激可能诱发的血管痉挛,加用 3000U 肝素可预防血栓的形成。

三、图 像 判 断

(一) 正常冠状动脉

正常的冠脉管腔为圆形结构,管腔内的血液一般呈低回声或无回声,当换能器频率增高时(30~40MHz)可表现为弱而纤细、无特定结构的回声,能随血流移动蠕动,和管壁有明确的分界。管壁由具有不同回声特性的层状结构组成,大约 50% 的正常冠脉表现为单层结构(图 17-1),但有时可表现为三层结构:①内层,代表内膜和内弹力膜,此层与中层和管腔比,相对回声较强;②中层,为中间无回声层,代表中膜;③外层,有特征性的"洋葱皮"样表现,代表外膜和外膜周围的组织,在 IVUS 图像上,外膜和血管周围组织之间没有明确的界限。需要指出的是,IVUS 图像上的三层结构并不等同于组织学上的内膜、中膜和外膜,而是不同的声学界面所致。

(二) 冠脉粥样硬化病变

冠脉粥样硬化病变在 IVUS 上的表现为管壁上不同程

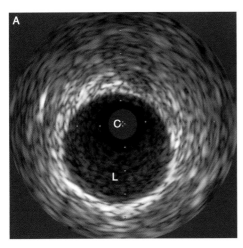
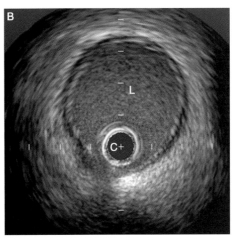

图 17-1　正常冠脉的血管内超声图像

管腔呈圆形,无回声。A 图为单层结构(VALCANO 血管内超声导管);B 图管壁呈现"三层结构"(Atlantis SR 血管内超声导管),导管周围的白色晕圈即为环晕伪像(L:管腔,C:血管内超声导管)

17

度的斑块形成,内膜和内膜下组织明显增厚,占据部分管腔。IVUS可评价粥样硬化病变的分布范围、严重程度和病变的组成成分。

1. IVUS图像的定性分析 IVUS图像根据所显像组织的回声特性进行定性判断。回声的特性与纤维组织的含量有关,纤维组织含量越多,斑块的回声越强,钙化病变的回声最强。IVUS对病变组织特性的确定和病理检查结果有良好的相关性,其中对钙化病变判断的敏感性和特异性均很高,而血栓性病变的敏感性下降,不如血管内镜,和光学相干断层扫描(optical coherence tomography,OCT)(表17-1)。

表17-1 血管内超声对粥样斑块组织学观察的正确性

研究者	组织学检查	敏感性(%)	特异性(%)
Potkin	脂质	78	97
	纤维	96	93
	钙化	100	100
Siegel	血栓	57	90
Suarez	钙化	56	76
Dimario	脂质	89	97
	纤维	67	100
	钙化	97	98
Peters	脂池	51	97
	钙化	77	100
Rasheed	软斑块	94	75
	混合性斑块	63	92
	钙化性斑块	88	97

IVUS图像上通常将斑块内的回声与血管周围代表外膜或外膜周围组织的回声比较来确定斑块的"软硬"程度。

"软"斑块指斑块的回声较其周围的外膜组织要低,一般软斑块内脂质含量较多(图17-2A),然而斑块内容物溢出后留下的空腔、斑块内出血、壁内血肿或斑块上的血栓或坏死带等也可表现为低回声,应结合临床情况进行判断。"纤维化"斑块的回声强度中等,回声密度介于软斑块和钙化斑块之间,而与外膜及外膜周围组织的回声相似(图17-2B)。"钙化"病变回声最强,并伴有下方的声影(图17-2C),钙化组织所引起的声影往往影响其下方结构的显影,对血管的精确测量产生影响。钙化病变可分表浅和深部钙化。纤维性斑块和钙化斑块一般均称为硬斑块。混合性斑块指的是斑块含有一种以上回声特性的组织,也有将其描述为纤维钙化斑块或纤维脂质斑块。血栓性病变在IVUS上常表现为管腔内的团块,可表现为分层、分叶,通常回声较弱而不均匀,有斑点状或闪烁状回声,血栓组织与原有的斑块组织可呈分层现象,两者的回声密度可有明显的差异(图17-3)。

根据斑块在管壁上的分布,IVUS图像上将病变分为偏心性和向心性,如斑块最厚部分的厚度超过最薄部分的2倍,或存在无斑块的管壁,则视为偏心性斑块,否则就为向心性斑块(图17-4)。早期的动脉粥样硬化病变以偏心性多见。

VH-IVUS采用四种颜色代表四种不同性质的病变:深绿色代表纤维性病变,浅绿色代表纤维-脂质性病变,白色代表钙化性病变,红色代表坏死组织。与病理研究比较,有良好的相关性。VH-IVUS在帮助识别不同性质的病变方面更直接,且可定量,尤其在不稳定性斑块的识别和研究中有特殊的应用价值(图17-5)。

2. IVUS图像的定量测定 IVUS可对管腔和管壁上的病变进行精确的测量,IVUS图像上有两个非常清晰的声学界面,一是内膜和管腔之间,另一为中层和外膜之间,代表外弹力膜(EEM),这两个分界线是进行测量的主要参考。IVUS上将内膜表面所包含的面积定义为管腔面积(LCSA),而外弹力膜内包含的面积(EEM CSA)定义为血管面积。由于IVUS图像上很难确定内弹力膜的位置,因此无法测定组织学上斑块的面积(即以内膜表面和内弹力膜为边界的面积),常利用EEM CSA和LCSA计算得到的

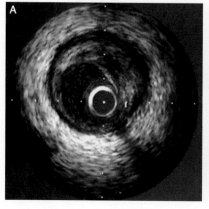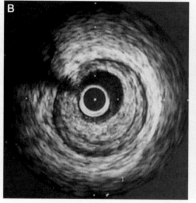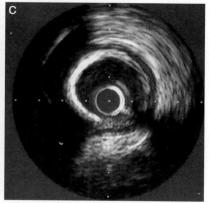

图17-2 不同类型的斑块的血管内超声图像

图A为软斑块,病变内2点部位为低回声区,回声密度低于外膜及周围组织;图B为纤维性斑块,回声密度和外膜及周围组织相似;图C为钙化病变,从6点到12点强回声伴有后方的声影,钙化病变后方血管壁无法显示,往往影响血管的精确测定

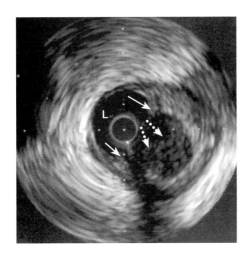

图 17-3　斑块破裂后继发斑块内血栓形成的血管内超声图像

图中从 12 点至 7 点之间为一偏心性斑块,同时可见有斑块侧的血管外弹力膜向外突出。实线箭头所指为斑块纤维帽破裂后的残端,虚线箭头所指为斑块破裂后形成的血栓,可见血栓的回声密度与原斑块回声密度不同,且不均匀。(L:管腔)

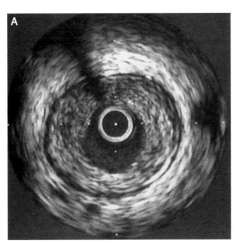
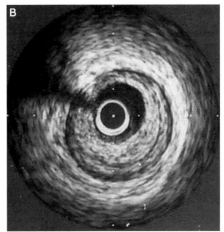

图 17-4　向心性(A)和偏心性(B)纤维性斑块的血管内超声图像

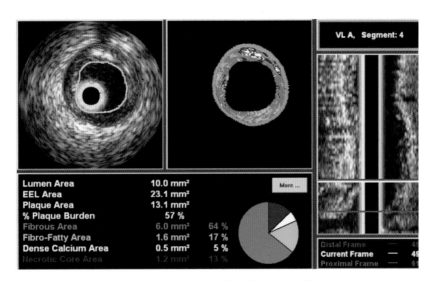

图 17-5　VH-IVUS 的血管内超声图像

图像上以不同颜色代表不同的组织,深绿色代表纤维性(Fibrous)病变,浅绿色代表纤维-脂质性(Fibro-Fatty)病变,白色代表钙化性(Dense Calcium)病变,红色代表坏死组织(Necrotic Core)。可实时测定血管面积(EEL Area)管腔面积(Lumen Area),斑块面积(Plaque Area)和斑块负荷(% Plaque Area)和各种不同的斑块成分占的面积

17

面积(斑块+中膜)来替代斑块面积,由于中膜面积在其中占的比例很小,因此对实际斑块面积的测定值影响很小。最小和最大管腔直径分别指经管腔中心测定的直径的最小值和最大值,同样方法测定最小和最大血管直径(以EEM 为界)。常用的指标和计算公式包括:

斑块与中膜面积=EEM CSA–LCSA

管腔面积狭窄率

　　=(参照节段 CSA–最小 LCSA)/参照节段 CSA

斑块负荷(plaque burden,%)

　　=斑块与中膜面积/EEM CSA ×100%

斑块负荷与管腔的面积狭窄率有所不同,前者指同一截面上斑块在血管面积(EEM CSA)中占的比例,而后者指与参照节段比较得出的管腔狭窄程度,当病变部位发生明显的正性重构,即血管发生代偿性扩张时,通过 IVUS 测定得到的斑块负荷要大于面积狭窄率。评价血管重构的 IVUS 参数为重构指数(remodeling index,RI),RI 的定义为病变处 EEM CSA 与参照血管平均面积之比。一般将病变处近端和远端 10mm 内最接近正常的部位(管腔面积最大处)作为近端和远端参照血管,病变处和参照血管之间无大的血管分支汇入,参照血管平均面积为近端参照血管 EEM CSA 和远端参照血管 EEM CSA 之和的平均数。RI>1 为正性重构,RI<1 为负性重构。

对钙化病变可依据钙化组织在周长上占的向限进行半定量测定(图 17-6)。钙化分度:0 度为无钙化;Ⅰ度为 1°~90°;Ⅱ度为 91°~180°;Ⅲ度为 181°~270°;Ⅳ度为 271°~360°。

3. 心肌桥的 IVUS 图像　心肌桥是比较常见的先天性冠脉解剖变异,它是指冠脉或其分支的某个节段走行于室壁心肌纤维之间,在心脏收缩时出现暂时性管腔狭窄甚至闭塞,舒张时冠脉管腔的受压减轻,造影上呈现"挤奶"现象。走行于心肌下的冠脉称为壁冠状动脉,行走于其上方的心肌为心肌桥。我们最先报道了心肌桥的 IVUS 特征,壁冠状动脉收缩期管腔缩小,舒张期增加,且发现心肌桥在 IVUS 图像上均有特征性的围绕壁冠状动脉一侧的半月形低回声或无回声区,该无回声区具有高度特异性和敏感性,存在于几乎所有的心肌桥部位,称为半月现象(half-moon phenomena)(图 17-7),进一步的定量测量发现大部分的壁冠状动脉直径和面积即使在舒张期仍小于其远端的参照节段。多数情况下,心肌桥近段血管容易发生动脉粥样硬化,肌桥段血管动脉粥样硬化的发生率较低,但并非少见(图 17-8),在行血管内超声检查时需引起重视。

4. IVUS 图像的伪像　IVUS 图像上可因导管本身或冠脉的特殊解剖特征等因素引起一些伪像,常见的伪像

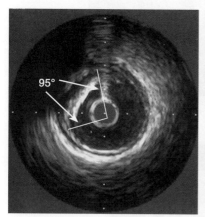
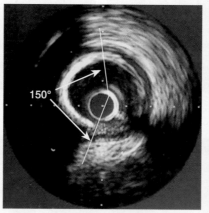
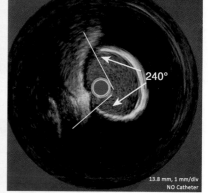

图 17-6　不同程度钙化病变的测定

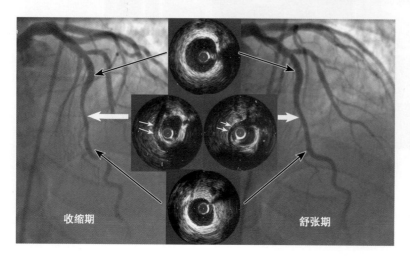

收缩期　　　　舒张期

图 17-7　前降支心肌桥的冠脉造影和血管内超声图像

黑色箭头所指分别为近端和远端参照阶段的血管内超声图像,白色箭头所指为收缩期(systole)和舒张期(diastole)心肌桥节段壁冠状动脉的血管内超声图像,白色双箭头为围绕壁冠脉一侧的半月形低回声区(引自 Qian J,et al. Am J Cardiol,2007)

17

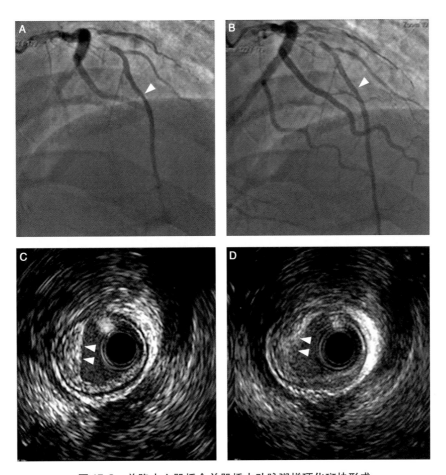

图 17-8　前降支心肌桥合并肌桥内动脉粥样硬化斑块形成

A 图和 B 图分别为心肌桥收缩期和舒张期冠状动脉造影图像,白色箭头所指处为肌桥段;C 图和 D 图分别为心肌桥收缩期和舒张期的血管内超声图像,白色双箭头所指处为肌桥段动脉冠状动脉粥样硬化

包括:①环晕伪像:表现为围绕超声导管的较亮回声,有不同的厚度,使图像上导管的大小大于其实际的大小(图 17-1)。②导丝伪像:只见于单轨很短的机械旋转型 IVUS 导管,表现为超声导管周围的管腔内强回声的点状影,后方可出现声影。③不均匀旋转伪像(NURD):会引起图像的"伸展"或压缩(图 17-9)。④血液回声:血液的回声密度随超声换能器频率的增加和血流速度的降低而增加,需与一些回声较低的组织如软斑块、新生的内膜和血栓鉴别。当病变高度狭窄,或发生夹层分离或壁内血肿,血液发生淤滞或形成缗线状时此现象更显著。⑤图像的几何扭曲:当超声导管在血管内呈倾斜的角度,超声束不垂直于血管壁时,圆形的管腔可成像为椭圆形,在实际应用中,应尽可能将导管放于同轴的位置。进行实时三维重建时,往往将弯曲的血管重建成直的血管,在进行图像分析时需注意。

四、临床应用

(一)诊断方面的应用

血管内超声显像可提供通过的定性和定量诊断。

1. 早期病变的检出　病理学研究显示动脉粥样硬化病变形成过程中,为了代偿管腔的丢失,大部分冠脉血管在粥样硬化病变形成早期出现代偿性扩大(即正性重构),直到斑块负荷 40% 左右时出现失代偿,开始出现管腔的狭窄,因此在病变早期管腔可无明显狭窄,冠脉造影检出早期病变的能力有限,而 IVUS 能在看似正常的部位检出早期的内膜增厚和斑块形成。对无症状的患者中血管内超声所检测到的早期斑块的临床意义还不清楚,即这些病变是否影响患者的预后以及积极的药物治疗对这些病变转归的影响还缺乏大规模临床研究的资料,但至少提示对存在动脉粥样硬化危险因素的患者应该积极干预其危险因

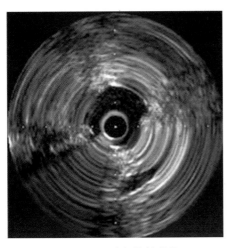

图 17-9　不均匀旋转伪像

17

素以预防病变的进展。

当造影结果不能解释临床症状时，如造影无明显狭窄的急性冠脉综合征等，应对临床怀疑的罪犯血管进行 IVUS 检查，常能识别发病原因，避免误诊和漏诊。IVUS 也可用于鉴别血管的痉挛和斑块，尤其对造影显像不满意的部位如血管的开口处等。病变的偏心性和正性重构是导致造影无法识别或低估病变狭窄程度的主要原因。

2. 造影无法正确判断或临界病变　在某些特殊的解剖部位如开口、分叉处等的病变，由于造影剂有时难以满意充盈或受投照位置的影响，对病变程度的判断常有困难。IVUS 不受投照位置的影响，能准确判断病变累及的程度和范围，尤其是开口部位的病变，并可阐明造影上所见的临界性病变的性质和狭窄程度，为临床治疗决策的制订提供重要的参考。一般认为能引起心肌缺血的最小管腔面积界限值对左主干病变而言为 6.0mm^2（最小管腔直径的界限值为 3.0mm），而其他主要分支近段血管的最小管腔面积界限值为 4.0mm^2，通常认为如果病变部位的 IVUS 测量值小于上述界限值，则进行血运重建干预是合理的。然而，如果将血流储备分数（fractional flow reserve，FFR）<0.8 作为可引起心肌缺血的标准，则可引起心肌缺血的 IVUS 界限值小于上述数值。最近一项研究纳入了 201 名冠心病患者，在经皮冠状动脉介入治疗（percutaneous coronary artery intervention，PCI）术前进行了 IVUS 和 FFR 检查，发现 IVUS 测得 MLA<2.4mm^2 可以很好预测 FFR<0.8。FIRST 研究探讨了 IVUS 测量的 MLA 与 FFR<0.80 的相关性。共有 350 例患者（367 处中度病变）接受 FFR、IVUS 和虚拟组织学 IVUS 检查。当采用参考血管直径（reference vessel diameter，RVD）分析时，IVUS 测定的 MLA 预测 FFR<0.8 的准确度提高：对 RVD<3.0mm，MLA<2.4mm^2 最佳；对 RVD 3.0~3.5mm，MLA<2.7mm^2 最佳；对 RVD>3.5mm，MLA<3.6mm^2 最佳。对于左主干病变，MLA<6.0mm^2 与 FFR<0.75 具有良好的相关性，但对亚裔人群，由于正常冠状动脉直径相对较小，研究发现 MLA<4.8mm^2 与 FFR<0.8，MLA<4.1mm^2 与 FFR<0.75 相关性更好。FFR 与斑块

负荷相关，与斑块的形态、性质无关，MLA 最佳切点值取决于参考血管直径。

3. 不稳定性（易损性）斑块的检出　不稳定斑块破裂引发血栓形成和（或）血管痉挛，管腔狭窄程度急剧加重是急性冠状动脉综合征（acute coronary syndrome，ACS）的主要发病机制。由于斑块发生破裂并引发严重的临床事件前其管腔的狭窄程度常并不严重，因此人们期待能有新的技术提高对易损性斑块的识别能力。一般认为病理上，易损性斑块的主要特征包括：①薄的纤维帽；②斑块内含有丰富的脂质；③巨噬细胞的含量丰富，代表病变内炎症反应过程。

斑块破裂（plaque rupture，PR）的血管内超声表现包括内膜的完整性遭到破坏，有时可见纤维帽破裂后留下的内膜斑片，斑块内容物溢出可在斑块内留下无回声的空腔，此空腔可被造影剂充填（图 17-10），也可表现为表面不规则的溃疡，可有不同程度的血栓形成，血栓往往和原有的斑块呈不同的结构，有分层现象。

我们对 31 例不稳定型心绞痛和 108 例稳定型心绞痛患者进行 IVUS 检查，比较了发生和未发生破裂的斑块的特征，结果发现发生破裂的斑块内空腔面积［（4.1±3.2）mm^2］大于未发生破裂的斑块内低回声区的面积［（1.3±0.8）mm^2，$p=0.001$］，发生破裂组斑块内空腔占斑块面积比（38.5%±17.1%）大于未发生破裂组斑块内低回声区占斑块的面积比（11.2%±8.9%，$p<0.05$），而前者的斑块负荷小于后者［（56.2%±16.5%）vs（67.9%±13.4%），$p<0.05$］。IVUS 上判断易损性斑块的定量特征，包括：斑块内脂核的面积>1mm^2，或脂核占斑块的面积比>20%，且斑块的纤维帽厚度<0.7mm。有研究还发现斑块破裂容易发生在病变的肩部，即病变和正常管壁的交界处。

易损性斑块大多为偏心性，且发生正性重构较多。我们利用 IVUS 对病变重构形式的测定，比较了正性重构和负性重构病变的特性和临床表现，结果发现，正性重构的病变更多为脂质含量丰富的软斑块，钙化较少，临床上表现为 ACS 的比例更多。在图 17-3 显示的不稳定性斑块中，

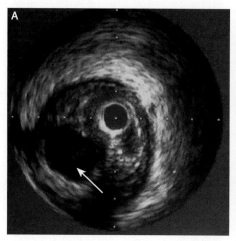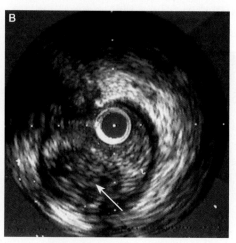

图 17-10　斑块破裂的血管内超声图像
A. 为一偏心性斑块，箭头所指处为斑块破裂内容物溢出后留下的无回声区；
B. 箭头为注射造影剂后造影剂充填入空腔

斑块侧的血管外弹力膜明显有向外的趋势,使血管本身的形态发生显著的改变,呈椭圆形,而管腔仍保持圆形。

在 ACS 患者中,除了致病病变外,其受累血管的其他部位或其他血管中可能存在一个或以上的斑块破裂,Rioufol 等对 24 例 ACS 患者的 72 支冠脉行 IVUS 检查,共发现 50 处斑块破裂(平均每个患者 2.08 处)。其中致病病变中 9 例有斑块破裂(占 37.5%),除了受累病变外,在 19 例患者中(79%)至少还存在 1 处斑块破裂,这些患者中的 70.8% 存在于受累血管以外的血管,12.5% 同时存在于受累血管和其他血管。因此,尽管通常是单一的病变与 ACS 的临床发病有关,但这些患者的整个冠状动脉系统均可能处于不稳定状态。不过,IVUS 在 ACS 患者的致病病变中发现斑块破裂和和溃疡的比例不超过 50%,部分原因是冠脉痉挛、微循环障碍也会引起 ACS 的临床表现,另外,斑块破裂或溃疡基础上形成的或大或小的血栓会影响 IVUS 对小的斑块破裂或溃疡的检出。目前临床上使用的 IVUS 分辨率为 80~100μm,可能不足以检测到有些非常薄的纤维帽(例如厚度<70μm)和内皮的损伤。分辨率更高的新的显像技术如 OCT 的敏感性可能更高。除了 ACS 外,稳定型心绞痛患者和无症状心肌缺血者也可有斑块破裂。

能直观显示病变性质的 VH-IVUS 在不稳定性病变的研究中有独特价值,病变中红色代表的坏死区域面积和病变的稳定性有一定的相关关系。VH-IVUS 研究中的不稳定性斑块一般包括破裂斑块和薄纤维帽纤维脂质斑块(thin cap fibroatheroma,TCFA),后者的定义为局限性且富含坏死核心(坏死核占斑块面积比≥10%),无明显的覆盖其上的纤维组织,且斑块负荷≥40%。目前技术的局限性包括有限的空间分辨率(100~250μm);没有对血栓、血液或内膜增生进行分类;由于超声对显著钙化的病变穿透力差而存在的潜在错误。PROSPECT 研究结果显示,VH-IVUS 上发现 TCFA 者在中位时间 3.4 年的随访中不良心脏事件的发生率明显升高,如果病变同时符合 VH-IVUS 定义的 TCFA、斑块负荷>70% 且最小管腔面积<4.0mm^2,则病人的主要不良事件发生率可升高约 10 倍。

4. 斑块进展与消退的研究　IVUS 的三维重建图像可用于进行斑块容积的定量测定,并根据与邻近结构如分支血管等的关系进行定位,从而可用于对病变进行进展和消退的定量研究。对 ACS 患者的冠脉病变进行系列的 IVUS 随访研究证实,采用他汀类药物进行强化降脂治疗后,随着血脂(主要为低密度脂蛋白胆固醇)水平的明显降低,粥样硬化斑块可能发生消退。对未引起血管明显狭窄的破裂斑块的随访研究显示,加强抗血小板和他汀类药物治疗后,近半数的斑块破裂可能发生愈合。

5. 移植心脏血管病　移植心脏的血管病变进展可能与慢性排异有关,其进展较非移植心脏的动脉粥样硬化病变迅速,影响患者的预后。对这些患者进行导管检查时常规进行 IVUS 检查,可以检出病变并确定其严重程度,指导临床预后的判断和治疗。

6. 主动脉疾病　发生主动脉夹层破裂时,可利用血管内超声评估主动脉夹层情况和破口位置,以及和重要分支血管的关系(图 17-11),从而指导治疗,尤其是采用带膜支

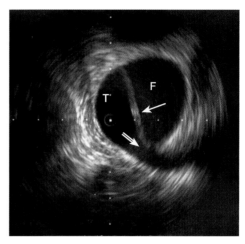

图 17-11　腹主动脉夹层的血管内超声图像
单线箭头所指处为剥离的内膜。双线箭头所指处为分支开口。T:真腔,F:假腔

架进行的腔内治疗。IVUS 也可定量分析主动脉缩窄的部位和程度,指导介入治疗过程。

7. 评估慢性肺栓塞病变　血管内超声导管可送至肺血管分支,评价肺动脉的血栓性病变。

(二) 在介入治疗中的应用

IVUS 通过对病变程度、性质、累及范围的精确判断,可用于指导介入治疗的过程,帮助监测并发症。指导介入治疗过程是 IVUS 的主要应用价值,可以提高手术成功率,改善介入治疗的效果,尤其是针对某些特殊的病变,如左主干病变、分叉病变、慢性完全闭塞病变等。

1. 确定斑块性质和范围以帮助治疗方法的选择　IVUS 对病变性质的判断对治疗方案的选择是非常重要的,如严重的表浅钙化病变用球囊扩张不仅效果不佳,且可能发生严重的夹层分离,而高频旋磨是治疗表浅钙化病变最佳的治疗方法。对开口部位的软斑块,较适合定向旋切治疗,且 IVUS 可指导手术的进行。对分叉病变主支和分支血管病变累及范围的精确判断可用于指导手术方案的确定。

精确定量血管直径是 IVUS 指导介入治疗的重要依据。IVUS 可对管腔直径、狭窄程度、"正常"参考血管的直径和介入后管腔直径能增加的程度作出正确的判断,选择更合适的器械。尤其是在目前药物洗脱支架(DES)应用越来越多的年代,未完全覆盖病变被认为是 DES 植入术后支架两端边缘发生病变内再狭窄的重要原因,使用 IVUS 指导显然对病变累及范围的判断明显优于冠脉造影,因此可能改善介入术的效果。

对于某些选择性的无保护左主干病变,采用 DES 进行介入治疗可获得和外科搭桥术相当的远期效果。Park 等的研究显示,在进行左主干介入治疗时,使用 IVUS 指导较无 IVUS 指导的手术其长期预后更优,显示了 IVUS 在左主干介入治疗中的重要价值。由 IVUS 测定的左主干血管直径几乎总是大于根据造影所估测的血管直径,IVUS 指引有利于选择更合适的器械,对病变累及范围的精确评价对介入治疗方案的选择至关重要。

2. 研究介入治疗扩大管腔的机制　IVUS 可以直接观

17

察到病变在介入治疗后形态所发生的改变,可用于研究介入治疗后管腔扩大的机制,球囊扩张所引起的夹层分离是其扩大管腔最主要或唯一的机制,而斑块的"挤压"或再分布所引起的管腔扩大并不常见,定向旋切和高频旋磨扩大管腔的主要机制是斑块的消除,支架植入术后管腔扩大最显著。

3. 指导介入治疗的过程 支架植入术是目前临床应用最多的介入治疗技术,由于造影剂可充填入支架和管壁之间存在的间隙,因此,造影无法识别支架的贴壁不良(图17-12),另扩张不对称的支架在造影上结果也可表现为良好的结果。研究显示,如果IVUS证实支架放置非常理想,则可安全地降低全身抗凝的水平,这些IVUS研究结果推动了临床上支架植入术方法的改进,即常规使用高压球囊扩张以使支架完全扩张和贴壁。支架植入理想的IVUS标准包括:①支架贴壁良好;②支架最小的横截面积(CSA)与正常参照血管CSA(支架近端与远端CSA的平均值)之比>0.8;③对称指数(支架最小直径与最大直径之比)>0.7。IVUS也可用于指导定向旋切过程,避免过度切割导致血管穿孔等并发症的发生,IVUS对定向旋切后效果的评价也用于指导是否需进一步采用其他的介入治疗手段(如是否需植入支架)。

4. 介入术中并发症的监测 IVUS证实成功的球囊扩张术后,40%~80%的病变存在夹层分离,通常发生在软、硬斑块交界处。IVUS对夹层分离深度和范围的判断有助于指导下一步治疗方案的选择,指导支架植入的时机,以

及植入的位置,支架边缘小且不影响血流的夹层分离未必与不良预后有关,但影响血流的夹层可能增加急性闭塞的风险,需要进一步植入支架。IVUS也可识别壁内血肿,指导采取进一步的治疗措施。

5. IVUS在CTO病变PCI治疗中的作用

在CTO病变的介入治疗中,IVUS可用于识别闭塞病变的起始部位、判断真假腔、测量血管直径及指导支架的选择、评价介入治疗效果并识别并发症的发生。

(1)闭塞病变起始部位的识别:闭塞部位位于分支开口处且无残端是CTO病变介入治疗不成功的预测因素,由于血管走向的多变,尤其是闭塞段较长时,介入治疗时导引钢丝的走向较难确定。如果闭塞近端存在较大的分支血管,术者可以把IVUS导管可送入分支血管,在分支开口处寻找闭塞端,指导导引钢丝的穿刺点和方向(图17-13)。此时建议使用8F指引导管,以便能同时容纳IVUS导管和微导管,IVUS图像可实时指导导引钢丝的穿刺方向,并判断导引钢丝是否位于闭塞血管的真腔。建议使用超声探头位于导管顶端的电子相控型IVUS导管,尤其是分支较短时,仅在分支血管直径较大或较长时,才可使用机械旋转型的IVUS导管。

(2)判断真假腔和探寻真腔:采用正向技术时,即使应用平行导引钢丝技术,前向导引钢丝可能会造成假腔撕裂扩大,一旦内膜下假腔延展超过CTO病变的远端,就会影响远端真腔的造影显像,这时造影影像对判断导引钢丝位置的作用是有限的,尤其是在球囊扩张后,如采用控制

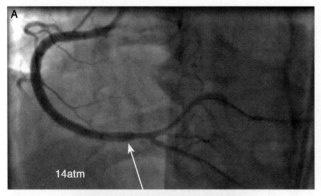

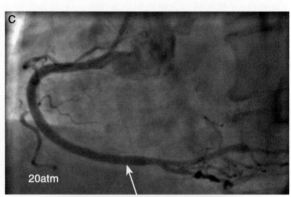

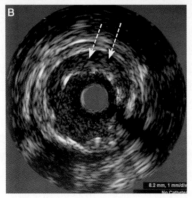

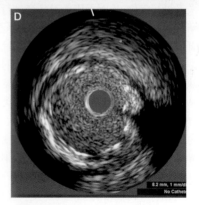

图17-12 支架贴壁不良的血管内超声和造影图像

A. 为14atm扩张释放支架后的右冠脉造影图像;B. 为白色实线箭头所指部位的血管内超声图像,可见支架和管壁之间存在明显的间歇(白虚线箭头);C. 为经20atm高压扩张后的造影图像,与A图无明显差异,相应部位的血管内超声图像(D)示支架与管壁之间贴壁良好

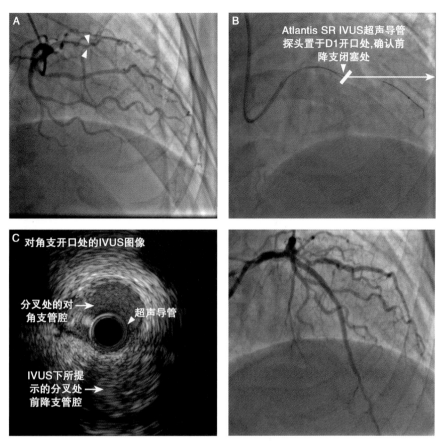

图 17-13　血管内超声引导下前降支近段分叉处无残端慢性闭塞病变开通

冠状动脉造影显示前降支发出第一对角支后完全闭塞(图 A 箭头所指处),将 IVUS 导管送至第一对角支内,逐渐回撤,可以显示前降支开口(图 B,C),在 IVUS 指导下,操控 Crosswire NT 导引钢丝穿刺闭塞段纤维帽,成功开通前降支。D1:第一对角支

性正向-逆向内膜下寻径(CART),或反向 CART 技术,正向注射造影剂往往导致夹层形成或内膜撕裂范围的扩大。此时 IVUS 可用于判断导引钢丝的位置,鉴别真腔和假腔(图 17-14)。真腔的 IVUS 特征包括存在分支血管、有内膜和中层组织包绕在管腔周围,而假腔不存在上述 IVUS 征象。当需要 IVUS 来鉴别导引钢丝位置时,建议使用分辨率较高的机械旋转型超声导管。使用分辨率偏低的电子相控型导管,则很难发现并鉴别非常薄的、环绕超声导管的内膜。

IVUS 还可以判断导引钢丝从真腔进入假腔的部位,可另送入导引钢丝,在 IVUS 指导下寻找真腔,并证实导引钢丝从假腔重新穿刺找回到真腔。该技术有时候需要在假腔进行球囊扩张产生足够的空间送入 IVUS 导管至内膜下,此方法可导致较长的夹层,并有冠脉穿孔的风险。目前认为当其他方法失败而又不具备逆向介入条件的,可以尝试该方法来开通闭塞血管。

在逆向导引钢丝对吻技术和反向 CART 技术中常用 IVUS 来确认导引钢丝的位置。当逆行导引钢丝通过闭塞面进入血管夹层后,如果闭塞段起始部位有较大的分支血管,可以把 IVUS 导管放入该分支血管,然后在 IVUS 指导下调整导引钢丝进入真腔,完成介入治疗。

(3) 测量血管直径及指导支架的选择:采用反向 CART 技术时,可利用 IVUS 判断正向和逆向导引钢丝的位置和距离,结合对血管的大小的测量,帮助选用合适大小的球囊进行正向扩张以利于逆向导丝通过闭塞段。在 CTO 病变进行球囊扩张后常造成明显的内膜撕裂,正向注射造影剂常导致内膜撕裂的扩大及夹层的延展,从而增加血管的损伤,例如使用反向 CART 技术时,常在内膜下使用较大直径球囊扩张,此时正向注射造影剂是禁忌的,此时,可利用 IVUS 测量血管直径以指导支架大小的选择,判断正常节段的部位以指导支架植入的位置和支架长度的选择。

6. 介入治疗术后的随访

(1) 晚期获得性贴壁不良的检出:如果支架的金属丝和管壁分离则称为支架贴壁不良,IVUS 是检出支架贴壁不良的重要方法。随访过程中发现的支架贴壁不良有些可能是植入后即刻就存在的,往往发生于支架直径小于血管,或病变节段邻近血管局部存在瘤样扩张,这种贴壁不良容易发生在支架的近端。晚期获得的支架贴壁不良(late acquired incomplete stent apposition,LAISA 或 late stent malapposition,LSM)则指在随访过程中新发生的。

LSM 的主要发生机理是由于血管 EEM CSA 的增加值超过支架周围"斑块+内膜"面积的增加值,裸金属支架

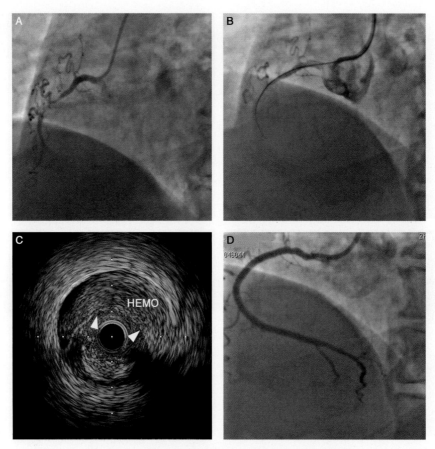

图 17-14　血管内超声判断指引导丝是否在血管真腔

冠状动脉造影显示右冠状动脉完全闭塞(图 A),平行导引钢丝技术(Conquest Pro 和 Crosswire NT)在右冠中段,但不能确定是否在真腔(图 B),IVUS 示右冠导引钢丝位于血管真腔(图 C),白色箭头所指为内膜,IVUS 指导植入支架,成功开通右冠(图 D)。HEMO:壁内血肿

(BMS)术后 LSM 的发生率约为 4%~5%,而 DES 植入术后 LSM 的发生率明显高于 BMS,SIRIUS 研究中,LSM 的发生率在 Cypher 组为 8.7%。发生 LSM 的部位支架内皮化不完全,可能与 DES 术后迟发晚期支架内血栓(late late stent thrombosis)的增加有关。第二代 DES(包括依维莫斯和佐他莫斯 DES)的安全性要优于第一 DES,LSM 的发生率明显减少。

(2)支架内再狭窄的评价:IVUS 研究结果显示,支架植入术后发生再狭窄的主要机制是支架内的内膜增生,目前所用的支架很少发生弹性回缩。事实上,采用抑制平滑肌增生的 DES 在临床上取得了很好的预防再狭窄发生的效果。

IVUS 测定的晚期管腔丢失(late loss)明显较造影评价更有说服力。IVUS 研究结果显示,支架内内膜增生的形式在 DES 和 BMS 是不同的,BMS 的内膜增生在整个支架节段是均匀的,但 DES 对内膜增生的抑制在支架中间较两端边缘要强,不过,均显著强于 BMS。需要指出的是,目前所使用的 IVUS 的分辨率还不足以用于评价 DES 术后支架表面的内皮化程度,OCT 要优于 IVUS。对发生再狭窄的支架进行 IVUS 检查有利于发现某些导致再狭窄的机械性原因,如支架放置不理想尤其是扩张不充分是 DES 术后发生支架内再狭窄的重要原因,DES 术后支架内最小管腔面积

<5.0mm² 者发生再狭窄的可能增加。

(3)支架断裂:支架断裂并不常见,主要发生于血管扭动较大的部位,如右冠的中段或前降支的中段,与再狭窄的发生有关。IVUS 上表现为原植入支架的节段内出现缺乏支架梁金属丝影像的截面(图 17-15)。

五、血管内超声显像的局限性

IVUS 对图像判断依赖于相邻组织间声阻抗的差别,图像的重建是基于来自于组织的声反射,而不是真正的组织,不同组织的声学特性(回声密度)可能相同,例如,低密度的病变可能代表冠脉内血栓,但也可能为富含脂质的软斑块。IVUS 不能可靠地识别血栓,不如血管镜。IVUS 的分辨率有时不足以分辨较小的斑块纤维帽的破裂,支架的内皮化情况等,而 OCT 的分辨率是目前所用的 IVUS 导管分辨率的近 10 倍,达到 10μm,对检出细微的斑块破裂有重要价值,OCT 的局限性是穿透力有限,有时无法观察到整个血管的形态。

六、基于 IVUS 的显像新技术

(一)IVUS 弹力图(elastography)

可测定血管壁的机械张力特性,是对射频信号分析

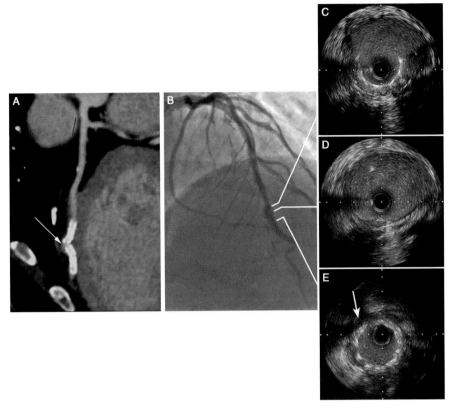

图 17-15　支架断裂合并冠状动脉瘤形成

冠脉 CTA 可见支架断裂(图 A 中白色箭头),冠状动脉造影显示支架断裂处可见冠状动脉瘤形成,IVUS 显示支架的中段内出现缺乏支架梁金属丝影像的截面且冠脉瘤样扩张(图 D),其近端截面显示冠脉瘤样扩张伴支架贴壁不良(图 C),其远端截面支架贴壁良好(图 E),图 E 中白色箭头为围绕壁冠脉一侧的半月型低回声区,提示心肌桥

的扩展,对在接近舒张末期两个不同血管内压力下所采集到的射频信号进行交叉相关分析而确定局部组织的变形性,计算得到的局部径向张力显示在 IVUS 图像上,以彩色标码在斑块区域(弹力图)或管腔边界(搏动图)。离体初步研究显示,在纤维性、纤维脂质性和脂质性斑块成分之间,平均张力是不同的。最近的一项使用三维 IVUS 搏动图的临床研究显示,高变形性斑块的数量和不稳定的临床表现及 C 反应蛋白之间具有相关性。目前,评价此方法在预后预测方面价值的前瞻性多中心研究正在进行中。

(二) 对比剂 IVUS 行新生血管和分子显像

基于导管的冠状动脉显像对比剂超声技术的应用可为动脉粥样硬化斑块的评价增添新的研究领域。采用微泡对比剂增强 IVUS 可能进行在体定量评价微血管密度和斑块灌注情况;对比剂超声显像的使用价值还因针对特异性组织成分、细胞、分子或生物过程的靶向对比剂的引入而得以提高,即所谓的分子显像技术。这些技术目前均处于初步研究阶段。

冠脉内多普勒血流速度描记

一、仪器和监测的原理

多普勒血流测定仪器由两部分组成,一部分为信号处理系统,发射和接收来自多普勒探头的信号并经处理得到血流速度和其他的参数,配备有显示、存贮和打印设备。另一部分为多普勒导管或导丝,采用心导管的技术送入冠状动脉内。早期曾采用 3F(1mm)多普勒导管,目前多普勒导管临床上已不再使用,取而代之的为多普勒导丝。多普勒血流描记仪器主要为 VALCANO 公司生产的 FloMap。

多普勒导丝 FloWire® 为柔软、容易操作的导引导丝,顶端安装有压电晶体换能器,频率为 12～15MHz,直径为 0.018 英寸或 0.014 英寸,0.014 英寸的多普勒导丝同时可作为普通的 PTCA 导丝使用,顶端可为直型或预塑成 J 型。取样容积位于导丝顶端前方 5.2mm 处,能精确测定高达 4m/sec 的血流速度。

换能器发射并接收反射回的多普勒超声信号,传到信号处理系统,经快速傅立叶转换,以频谱的方式将各项血流速度参数显示在监视器上,可提供的参数包括平均峰值

17

血流速度（APV）、舒张期和收缩期流速之比（DSVR）、近远端流速比（PDR）和血流储备（CFR），还可以趋势图的形式显示一定时间范围内血流速度的变化趋势。新一代的 ComboMap 仪器，同时兼有血流测定和压力测定的功能，分别采用多普勒导丝和压力导丝进行测定，可同时测定血流速度和压力的导丝也已问世。

采用多普勒导丝测定冠脉内血流速度的原理是多普勒效应。根据多普勒效应，当多普勒信号到达移动的靶物质（如冠脉内的红细胞）后，探头接收到的反射频率与探头的发射频率之间会产生差异，即多普勒频移，从多普勒频移可根据多普勒方程计算血流移动的速度。

多普勒方程（Doppler equation, DE）：

$$V = [(f_t - f_r) \times C] / [(2f_r) \times Cos\,\theta]$$

其中：V＝血流速度

　　　　f_t＝探头发射频率

　　　　f_r＝接收频率

　　　　C＝常数，声音在血液中的传播速度

　　　　θ＝声束与血流之间的夹角

当探头发射的声束与血流平行，θ为0，Cos θ等于1时，能最精确地测得最大血流速度，血流的流量即血管横截面积与平均血流速度的乘积，不过冠状动脉中的血流是随心动周期而波动的脉动流，而非定常流，血管的横截面积也随心动周期而改变，因此其血流量的计算需要考虑到这些因素。

随心肌需氧量的增加（如运动等），冠脉扩张而血管阻力下降，血流量增加。冠脉阻力血管最大限度扩张情况下血流增加的能力即为冠脉血流储备（coronary flow reserve, CFR）。理论上，在冠脉血管的横截面积保持恒定的情况下，冠脉血流速度的变化程度和血流量的变化程度是相同的，因此，测定阻力血管最大限度扩张状态（即充血状态）下血流速度的储备可以反映血流量的储备，此时 CFR 的定义为充血状态与基础状态下的血流速度之比。当心外膜血管存在限制血流的狭窄病变时，远端的微血管扩张以维持静息状态下的基础血流，然而，最大充血状态下的血流会受到狭窄的影响，因而 CFR 会降低。同样，微血管功能障碍也可导致冠脉循环血流增加能力的受限，CFR 同样

会降低。因此，CFR 可反映冠脉循环的功能和心肌的血流情况。

二、多普勒血流测定检查方法

冠状动脉内多普勒血流测定在心导管室中进行。冠状动脉造影后，选取需要测定血流的冠状动脉，将指引导管放置到冠状动脉口，一般在冠状动脉内注射硝酸甘油后进行血流速度的测定，硝酸甘油可以扩张心外膜冠状动脉，从而可使静息状态和充血状态下心外膜血管的横截面积相对固定。将多普勒导丝送至冠状动脉内，目前常用的多普勒导丝直径和普通的冠状动脉成形术导丝一样均为0.014 英寸（0.36mm），其操作也和普通导丝相同。在导丝尖端塑形时需要手法轻柔，以免损坏顶端的探头，预塑成 J 形的多普勒导丝可不需再次塑形，在送入冠脉后导丝能靠在血管壁上，维持多普勒探头在管腔中央的固定位置。注意多普勒探测的范围（取样容积的位置）是其前方 5mm 左右。一般检查血管狭窄病变的远端、狭窄部位和近端的血流情况，加以对比分析。在检查原位（native）冠脉血管时，需将导丝顶端放在病变远端至少 2cm 的位置，以尽量减少狭窄后的血流涡流或跨狭窄射流的影响，且避免将导丝放在冠状动脉的分叉部位和开口位置。理想的多普勒血流频谱信号在每个心动周期中呈较致密的、易重复的、规则的频谱包络线，同时可清晰听到多普勒声音。

在测定 CFR 时，先记录基础状态的血流参数，然后给予冠状动脉阻力血管扩张药物，待阻力血管达到最大限度扩张后，记录充血状态的血流参数，仪器可自动得出 CFR。在重复测定时，可采用趋势显示的模式，待观察到冠状动脉血流速度恢复到基础状态时可再次重复进行血流储备的测定（图 17-16）。

可用于扩张冠状动脉的药物包括硝酸甘油、双嘧达莫、罂粟碱和腺苷（表 17-2）。其中硝酸酯类药物主要作用于冠状动脉的心外膜传导血管，而对阻力血管的扩张作用较弱，因此，血流改变的同时冠状动脉横截面积也发生明显的增加，不适用于 CFR 的测定，而用于在测定之前扩张心外膜传导血管而固定测量部位的血管横截面积。连续输入足量的双嘧达莫可引起最大的冠脉阻力血管的扩张，

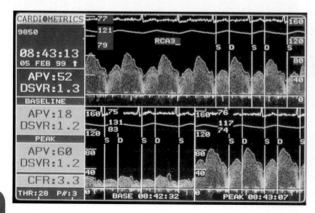
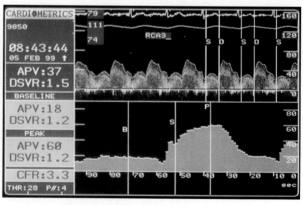

图 17-16　右冠状动脉（RCA）的多普勒血流速度和血流储备图像

同时记录并显示血压和心率，图右为以趋势图表示的血流速度变化情况。APV：平均峰值血流速度，

CFR：冠状动脉血流储备，DSVR：舒张期与收缩期血流之比，S：收缩期，D：舒张期

但双嘧达莫作用时间长,不适于同一操作过程中进行重复测定和评价不同血管的反应。冠状动脉内注射罂粟碱可扩张阻力血管,在冠脉内选择性注射 8mg,绝大部分(80%)冠脉产生最大扩张反应,注射 12mg,所有冠脉均产生最大扩张。8~12mg 罂粟碱引起的扩张效应与静脉注射双嘧达莫 0.56~0.84mg/kg 体重所产生的扩张效应相同。但冠脉内注射罂粟碱可能导致 Q-T 间期的延长,有诱发严重室性心律失常(包括室颤)的危险,尤其在女性和基础心率较慢的情况下。冠脉内或静脉内注射腺苷产生的冠脉扩张效应与罂粟碱的反应相同,但从冠脉内注射腺苷到产生最大充血反应的时间以及充血反应所持续的时间均较罂粟碱短 4 倍。此外,腺苷不延长 QT 间期,能避免罂粟碱可能导致的危险性室性心律失常,不会产生明显的全身反应和症状。因此,在大多导管室中,最常采用冠脉内注射腺苷作为冠脉扩张剂,因为其使用方便,作用持续时间短并且安全,在短时间内可反复注射进行重复测定。一般在行右冠状动脉检查时,冠脉内注射腺苷 12μg,而左冠状动脉内注射腺苷 18μg。不过腺苷有抑制传导的作用,尤其在用于右冠状动脉时有可能诱发严重的心动过缓甚至传导阻滞,宜缓慢注射。可采用等剂量的 ATP 代替腺苷扩张阻力血管在预先给予硝酸甘油后能达到最大的扩张效应,且心外膜传导血管被扩张且直径相对固定,所测定的血流速度的变化就可反映血流量的变化,血流速度储备可以反映血流量的储备。

表 17-2 最大限度扩张冠脉的药物

药物	剂量	持续时间
腺苷		
冠脉内	RCA 6~10μg(注射)	20~45 秒
	LAD/LCX 12~20μg(注射)	
静脉内	100~150μg/(kg·min)	停止滴注后45秒
罂粟碱		
冠脉内	5~10mg	45~150 秒
静脉内	*	*
双嘧达莫		
静脉内	0.56mg/kg 超过 4 分钟	高峰4分钟 持续20~40分钟

* 不推荐静脉滴注,因为体循环排泄较慢;药物的蓄积可能导致体循环低血压。

LAD:左前降支;LCX:左回旋支;RCA:右冠状动脉

三、多普勒血流参数

常用参数包括每一心动周期的平均峰值血流速度(APV)、舒张期-收缩期血流速度之比(DSVR),以及狭窄病变近-远端血流速度之比(PDR),1.5~90 分钟的 APV 变化趋势。其中 APV 为连续 2 个心动周期内收缩期和舒张期血流速度时间-面积积分的平均值,给予扩血管药物后,可测定充血相血流参数,仪器可根据基础 APV 和充血相 APV 自动得出 CFR。

(一)血流参数的正常参考值

必须指出,冠状动脉血流测定的各项指标缺乏明确的正常值,表 17-3 列出了常用的冠脉血流速度"正常值"范围,对具体测值的判断必须参考其他的指标、造影特征及患者的临床情况。冠脉内注射硝酸甘油使基础和充血状态下血管横截面积的变化降至最低,从而提高 CFR 测定的可靠性。

表 17-3 多普勒血流速度参数

变量	正常值参考范围
平均峰值血流速度(APV)	
静息状态	≥20cm/s
充血状态	≥30cm/s
舒张期/收缩期平均流速之比(DSVR)	
LAD	>1.7
LCX	>1.5
RCA	>1.2*
远端/近端平均流速之比(PDR)#	<1.7
远端冠脉血流储备(CFR)	≥2.0

* RCA 远端或 PDA 的正常 DSVR>1.4;#也称为跨狭窄流速阶差

(二)CFR 和相对 CFR

CFR 的定义为充血与基础状态下的血流速度之比。所有的多普勒血流测值中,CFR 最有价值,主要用于评价狭窄病变的生理意义和冠脉介入前后远端微血管床的功能状态,在冠脉血管无狭窄病变的情况下,也可用于评价冠状动脉微循环的功能。有人认为在心外膜血管存在狭窄病变的情况下,如果 CFR 值<2(尤其<1.7)提示心外膜血管存在功能上有意义的阻塞性病变,但必须指出的是,微循环功能障碍也可引起 CFR 的降低,因此 CFR 同时受狭窄病变和微循环功能的影响,且 CFR 受基础血流和血流动力学的影响,没有明确的正常值,这也是其局限性之一,也有研究者认为,正常冠状动脉的 CFR 应>3.0。

由于与微循环功能障碍有关的一些因素在不同心肌节段很少有差异,因此如果无狭窄的冠脉 CFR 正常,就能非常可靠地除外同一患者中有明显狭窄的冠脉其 CFR 降低是由于小血管病变引起,也就是说此时 CFR 的降低反映了该狭窄病变对血流的影响。因此,有人提出相对血流储备(RCFR)的概念,其定义为狭窄冠脉远端的 CFR 与同侧无狭窄冠脉 CFR 的比值,正常值为 1,如果<0.75,通常认为狭窄病变对血流有影响。

四、临床应用

冠脉血流储备可用于在导管室内评价冠脉循环的生理功能,在临床诊断和介入过程中均有应用价值。

(一)诊断方面的应用

1. 冠脉微循环功能的评价 X 综合征的定义并不统

17

一、传统上指有胸痛和心肌缺血的客观证据(运动试验阳性)但冠脉造影正常,且除外冠脉痉挛。越来越多的研究者认为 X 综合征的主要机制为冠脉微循环功能受损而导致的心肌缺血,也被称为"微血管性心绞痛",因此诊断 X 综合征的"金标准"应是冠脉造影心外膜血管"正常"的情况下,发现 CFR 降低。

我们的研究显示,利用血管内超声显像和多普勒血流测定技术,可将临床上有胸痛但冠状动脉造影正常的人群分为四组:Ⅰ组,无动脉粥样硬化斑块且 CFR≥3.0,占研究人群的9.2%;Ⅱ组,无动脉粥样硬化斑块但 CFR<3.0,占21.1%;Ⅲ组,有动脉粥样硬化斑块但 CFR≥3.0,占26.6%;Ⅳ组,有动脉粥样硬化斑块且 CFR<3.0,占43.1%。其中Ⅰ组的冠状动脉无论形态和功能均正常,其余的患者或存在早期的动脉粥样硬化病变或存在 CFR 的降低,Ⅱ组患者无粥样硬化病变,但 CFR 降低,Ⅲ组患者代表的是有早期冠状动脉形态学的病变,但微血管的功能和心肌的血供不受影响,Ⅳ组患者则冠状动脉无论是形态还是功能上均已受损。从严格的意义上说,只有第Ⅱ组患者才是真正的心脏 X 综合征。对有胸痛但冠状动脉造影正常的患者进行如此详细的分类是否对预后有指导意义目前还不甚清楚,至少对那些检出早期动脉粥样硬化病变的患者应更积极地采取一些措施如控制危险因素,使用他汀类调脂药物等预防动脉粥样硬化病变的进展。由于严重的主动脉瓣狭窄和其他原因引起的严重左心室肥厚也能引起心绞痛和 CFR 降低,在诊断 X 综合征之前必须除外这些情况。

2. 心肌梗死 急性心肌梗死直接介入治疗术后,尽管心外膜血流可恢复 TIMI3 级,但仍可能存在微血管功能的障碍,有研究表面,心肌梗死后急性期和恢复期梗死相关冠脉的血流速度、血流形式和 CFR 的变化与心肌灌注和 ST 段的恢复有关,能预测微循环和收缩功能的恢复情况。

3. 旁路搭桥术 成功的旁路搭桥术可使冠脉的血流储备恢复正常。静脉桥和动脉桥血管静息状态下血流的形式存在差异,这可能是两者远期通畅性不同的影响因素。

4. 心脏移植 移植心脏冠脉 CFR 的改变可能有助于识别排异和弥漫性的冠脉粥样硬化即移植动脉病(transplant arteriopathy),用于指导这些患者的干预性治疗。

5. 研究血管活性药物、体液因素等对冠脉血流的影响 联合应用冠脉内超声和多普勒血流测定的研究显示,硝酸甘油和麦角新碱主要影响心外膜血管,腺苷主要影响阻力血管。乙酰胆碱是内皮依赖性扩血管剂,内皮功能正常的患者,冠脉内注射乙酰胆碱可引起 APV 的增加,而内皮功能障碍者,乙酰胆碱引起缩血管反应,APV 可下降。

6. 研究心肌桥对冠脉血流和储备功能的影响 心肌桥近端冠脉内血流频谱可出现特异性的指尖现象和收缩期逆向血流,硝酸甘油可激发收缩期逆向血流,心肌桥远端 CFR 可降低。

(二)介入治疗中的应用

1. 评价临界病变 临界病变的处理是临床上的难题,需要结合患者的临床症状、病变的性质(是否稳定)和功能(是否导致心肌缺血)综合考虑。CFR 是评价中等度狭窄或临界狭窄病变生理意义的可靠方法。CFR 能识别"罪犯"血管,指导临床进行有针对性的介入治疗。跨狭窄速度阶差和(或)CFR 正常提示狭窄病变对血流无限制作用,对这样的病变推迟介入治疗是安全的。由于微血管功能障碍可能和冠脉狭窄病变同时存在,加重 CFR 的降低,因此相对 CFR(rCFR,病变血管狭窄远端 CFR 与同侧正常冠脉 CFR 之比)可能较 CFR 能更准确反映狭窄病变对血流影响的程度,rCFR 的正常值为1,一般取0.75 作为界限值,rCFR<0.75 时和负荷心电图、超声心动图或核素检出的心肌缺血相关性良好,可作为临界病变需要干预的参考。由于基于压力测定而得到的 FFR 不受微血管功能的影响,仅反映病变所导致的机械性狭窄对血流的影响程度,可用于指导临界病变的治疗策略,有研究显示 FFR>0.80 者可安全地推迟介入治疗,而 FFR<0.80 者若仅采用药物治疗,则随访过程中发生急性缺血事件的发生率明显增加。因此,目前,导管室内更多采用 FFR 而不是 CFR 作为临界病变治疗决策的参考。

2. 评价介入治疗效果 冠脉血流速度可用于评价介入治疗的结果,有报道在成功的球囊扩张、定向旋切、高频旋磨术后,APV 和 DSVR 能恢复正常。但 CFR 的恢复正常并不常见,而植入支架后,CFR 能得到进一步的提高。

介入治疗术后即刻 CFR 不能恢复正常的原因很多,同时存在的微血管功能障碍是原因之一,另外在介入治疗过程中可能诱发远端血管的微栓塞,或反应性充血状态,使基础状态下的血流速度增加,从而降低 CFR,这种情况下,随访过程中 CFR 可能有进一步的增加。

3. 并发症监测 冠脉内多普勒血流测定技术还可用于进行并发症的监测。FlowMap 可设置为"趋势模式"以连续记录冠脉血流随时间的变化,用于在介入治疗后及时发现由于夹层分离、血管痉挛、血小板聚集或血管张力变化所引起的造影上不明显的血流受损,对血流不稳定的患者采用放置支架或强化抗血小板治疗可能改善其预后。可采用多普勒血流监测存在"无复流"(no-reflow)高危者的介入治疗过程,并评价冠脉内注射维拉帕米等治疗措施对血流恢复的作用。

五、多普勒血流测定的局限性和安全性

在将冠脉内多普勒血流速度测定技术应用于临床时,还需了解此技术的局限性。多普勒技术测定的是冠状动脉血流速度的变化而不是血流量的变化,用血流速度的储备反映血流量的储备的前提是,基础和充血状态下冠状动脉的横截面积维持恒定,即血流速度的变化和血流量的变化是平行的。

CFR 的影响因素较多,除了狭窄病变限制血流引起 CFR 降低外,微循环功能障碍也导致 CFR 的降低,同时存在微血管功能障碍和狭窄病变时,影响 CFR 对病变狭窄程度的判断,这点非常重要。CFR 也可能对血流动力学条件的变化比较敏感,如心率、血压和收缩力均可能影响 CFR。相对 CFR(rCFR)则不受微血管功能的影响,可用于更精确

评价狭窄病变的生理意义,但需要同侧正常的冠状动脉,不能用于多支血管病变的评价。另外 CFR 还缺乏公认的明确的正常值。在急性心肌梗死的患者行 PTCA 治疗中,CFR 在评价残余狭窄的功能意义方面的价值较小,因为这些患者梗死相关冠脉的 CFR 是受损的。

另外冠状动脉血流速度的测定还受一些技术和解剖因素的影响,如导丝头端的位置、冠脉的扭曲、信号的稳定性以及扩血管药物的效应等,且不能用于同一血管多处病变的评价,在应用过程中应加以注意。处于研究阶段的冠脉阻抗指标应较 CFR 更能反映微循环功能。

多普勒速度测定总体上是相当安全的。我们曾分析了 906 例多普勒血流测定的安全性,与多普勒血流测定有关的心血管并发症发生率为 2.98%。其中 1.66% 发生较严重的短暂的心动过缓,0.99% 发生冠脉痉挛,0.22% 检查过程中发生心室颤动(其中一例为冠脉内注射罂粟碱后,另一例为急性下壁心肌梗死右冠状动脉急症球囊成形术后),心脏移植患者中并发症的发生率明显高于非心脏移植患者,右冠状动脉行多普勒检查时的并发症尤其是心动过缓明显高于左冠状动脉。检查前冠脉内给予硝酸甘油可预防冠状动脉痉挛的发生,冠脉内注射扩血管药物要缓慢,尤其是右冠状动脉。

17

第18章

负荷超声心动图

STRESS ECHOCARDIOGRAPHY

◎朱天刚　简文豪

负荷超声心动图的原理……………………………… 254	三、提高超声心动图对负荷试验检测
负荷超声心动图的种类……………………………… 255	敏感性的技术……………………………… 257
一、运动负荷试验………………………………… 255	运动负荷超声心动图……………………………… 258
二、药物负荷试验………………………………… 255	药物负荷超声心动图……………………………… 260
三、心房调搏负荷试验…………………………… 255	一、多巴酚丁胺药物负荷试验…………………… 260
四、其他…………………………………………… 255	二、双嘧达莫及其他药物负荷试验……………… 262
负荷超声心动图方法学…………………………… 255	三、多巴酚丁胺负荷超声心动图与超声新
一、超声心动图检测心肌缺血的方法…………… 256	技术的结合…………………………………… 263
二、终止负荷试验的指征………………………… 257	

　　负荷超声心动图(stress echocardiography)是心血管超声诊断中的重要内容。Mason 等于1979年最先报道了用 M 型超声心动图检测运动诱发的心肌缺血,但由于 M 型对室壁运动检测的局限性,使此技术未能得到推广应用。也是在1979年,小角度(30°)的扇形二维超声心动图也开始用于运动试验检查心肌缺血,但早期二维超声仪的图像质量不佳,受呼吸干扰,完全依赖录像的重放分析等方面的缺陷,也影响其临床应用。至1983年,Robertson 等用宽角度(90°)的扇形超声仪使90%以上的患者获得满意的图像。在20世纪80年代中期,以数字型微处理器为基础的超声仪问世,进一步改善了超声图像质量,而图像储存及连续回放技术,又使得检查者可以选择不同心动周期的图像进行分析,从而减轻了呼吸的干扰问题。药物负荷超声心动图,由于 Palac 在1984年使用了多巴酚丁胺(dobutamine)获得比双嘧达莫(dipyridamole)更好的临床效果和更少的副作用,使药物负荷试验与运动负荷试验并驾齐驱,成为负荷超声心动图最主要的两种技术。步入90年代以后,随着超声仪器及电脑技术的进步,以及临床经验的积累和丰富,使负荷超声心动图检测诊断的范围日渐扩展,检测诊断的敏感性、特异性、准确率不断提高,超过心电图运动试验,与放射性核素显像的诊断效果相似,但无放射性损害。目前负荷超声心动图已成为检测、诊断心绞痛、心肌梗死、心肌缺血后心肌存活、心肌顿抑、心肌冬眠等的重要手段,也可用于冠心病手术治疗及介入性治疗的疗效和预后判断。对人工瓣术后瓣膜功能的检测,其他病理生理情况下心功能的检测等,负荷超声心动图都起着重要作用。

负荷超声心动图的原理

　　动物实验以及人类临床实践证明,心肌组织急性缺血损伤时,从坏死组织释放各种酶,使这些酶在血清中的含量(活性)增高,主要有谷草转氨酶(GOT)、肌酸磷酸酶(CPK)以及乳酸脱氢酶(LDH),其中 GOT、CPK 的特异性更高,这是最先出现的改变。然后,心肌收缩运动异常,心电图的改变出现在心肌收缩运动变化之后。因此,超声心动图检测心肌收缩运动异常,亦即检测节段性室壁运动异常(regional ventricular wall motion abnormality,RWMA),用以诊断心肌缺血的敏感性优于心电图。在静息状态下,心绞痛患者的节段性室壁运动异常不易检出,在负荷条件下,对 RWMA 的检测敏感性明显提高。冠状动脉在正常状态下,有很强的代偿应激能力,以满足心肌对氧需求量的增加,这表现为冠状动脉的扩张及血流速度的增快,从而使冠脉流量明显增加,冠脉流量的最大增加值可达静息状态时的4~5倍,这种代偿能力称为冠脉血流储备(coronary flow reserve,CFR),用超声技术也可以测量。冠状动脉粥样硬化时,冠脉血流储备将明显下降,不能满足在应激情况下心肌耗氧量增大的需要。负荷试验的基本原理,就是用不同的负荷方法,使心肌耗氧量增大到冠脉血流储备不足以满足其需要,诱发心肌缺血发作,心肌收缩力因而出现异常,用超声心动图就可检出节段性室壁运动异常。心肌的氧消耗与需要量大小,主要决定于心肌收缩力、心率、左室收缩力(无主动脉瓣疾病时即相当于收缩期血压SBP)、左心腔大小等因素,常用心率以及心率与收缩压的乘积(HR×SBP,峰值心率与血压乘积 peak rate pressure,PRP)这两种参数作为评价耗氧大小的指标。凡能增大心肌收缩力、增加心率以及收缩期血压的运动或药物,都可使心肌耗氧量增大,可以考虑选择作为负荷的方法。另一方面,冠脉血流量增大才能供应心肌耗氧的需求,因此使冠脉血管扩张,冠状动脉系统的循环阻力得以降低,每次心搏的冠脉血流量才能显著增加,即使在心率增快时也不例外,以保证在心率、心率血压乘积即 PRP 增大时心肌氧耗的需要。正常时血管阻力主要发生在微动脉,交感神经系统、β 受体兴奋剂可使冠脉血管扩张,阻力降低,腺苷、乳酸等代谢产物的局部作用,也可使微动脉扩张。冠心病时硬化的冠状血管支(缺血区)在静息状态下已代偿性扩张,以尽可能增大血流量供应心肌氧耗的需要,此时如再用可明显扩张冠脉的药物,由于硬化的冠状血管已不能扩张或不能明显扩张,而无狭窄的冠状动脉支却得以扩张,处于低阻力循环状态,把硬化冠脉支(缺血区)的血流引向非缺血区,即所谓窃流或盗血现象,也诱发硬化冠脉支所支配的室壁心肌缺血发作。负荷试验使左室的收缩功能增强,诸如心率、血压的升高,每搏量、心排出量、射血分数(EF)增高等都是心室收缩功能增强的表现。舒张功能减低则表现为舒张末期容积增加,左室舒张末压增高,舒张早期充盈峰值降低。负荷试验时,心肌从循环血液中摄取的葡萄糖、游离脂肪酸等物质明显增多。但由于缺血心肌的氧供不足,代谢产物乳酸等在心肌及血流中的含量激增。负荷试验诱发的节段性室壁运动异常可以持续到负荷停止后 5 分钟,而心肌代谢的变化则需要较长的时间才能恢复。

综上所述,负荷试验诱发心肌缺血的原理主要有两种,一是激活 β_1、β_2、α_1 等肾上腺能受体,使心率加快,血压上升,心肌收缩力增强,心肌耗氧量增多,药物负荷中的多巴酚丁胺、异丙肾上腺素以及蹬车运动负荷诱发心肌缺血属于这类原理,二是血管扩张剂,使硬化冠脉被盗血,药物负荷中的双嘧达莫、腺苷(adenosine)以及硝酸甘油(nitroglycerinum)、乙酰胆碱(acetylcholine)等属于这类原理,硝酸甘油目前用于查心肌存活,乙酰胆碱与麦角新碱配合用于查动脉痉挛。

负荷超声心动图的种类

负荷超声心动图,或称超声心动图负荷试验,有多种试验方法,按试验的性质,可划分为四类。

一、运动负荷试验

运动负荷试验包括蹬车运动负荷(bicycle stress echo),二级梯运动试验,活动平板运动试验,等长握力试验。二级梯及活动平板试验的方法,与心电图相同,可参阅心电图有关内容,都按次极量负荷方法进行。等长握力负荷试验,以握力计测患者的最大握力,然后用最大握力的 30% 的力量握压握力计持续 3 ~ 4 分钟。握力试验可使血压突然升高,心率加快,心排出量增大,诱发心肌缺血,表现为室壁运动异常,此法的敏感性较低,但特异性高。

二、药物负荷试验

药物负荷试验(pharmacologic stress echo)主要有多巴酚丁胺、双嘧达莫两种药物,其他如腺苷、异丙肾上腺素等也可应用。

三、心房调搏负荷试验

经食管或经静脉用起搏电极,进行心房调搏,使心率加快,达到心动过速时,由于舒张期与收缩期均缩短而舒张期缩短更明显,冠脉血流储备可因此减低,同时由于心房收缩提前,使静脉回流心脏受影响,调搏停止后,静脉回流及肺动脉楔压突然明显回升,使心肌收缩力增强、室壁张力增大、心肌耗氧量增加,诱发心肌缺血。静脉内起搏电极调搏,须行心导管插管,属有创技术,患者不易接受,临床应用不多。但用心导管可获得大动脉、心腔的压力曲线等血流动力学资料,也可在行冠脉造影后进行。经食管心房调搏是把起搏电极经鼻腔插入到食管内,连接心电极即食管导联心电图,记录到最大 P 波时,调整电压使之夺获心房,即以食管起搏电极起搏左心房,逐渐增大起搏频率,通常用比基础心率增高 10 ~ 20 次/分为三级负荷量,每级负荷时间 3 分钟,在调搏前,每级调搏后立即进行超声心动图检查,观察室壁的运动。

四、其 他

冷加压负荷试验,将双手浸没于冰水内(浸至腕部)3 ~ 4 分钟,因寒冷低温使外周血管收缩,增大外周血流阻力,即增加后负荷,使心肌收缩力增强,心肌耗氧量增大,诱发心肌缺血。寒冷低温也可导致冠脉痉挛。

以上四种负荷试验,应用最多的是运动负荷中的平板运动及药物负荷试验,本章重点论述这两种负荷试验。

负荷超声心动图方法学

超声心动图负荷试验的方法,是用运动负荷或药物负荷诱发心肌缺血,心肌缺血的重要表现之一为节段性室壁运动异常,然后用二维超声心动图检测节段性室壁运动异常。有关平板运动负荷及药物负荷的具体操作技术见后

18

述,本节主要论述负荷试验时总的方法学问题。

一、超声心动图检测心肌缺血的方法

已知冠状动脉各支分布在不同的室壁,有些室壁是双支冠脉分布,应用哪些二维切面及如何判断室壁运动异常,是超声心动图检测心肌缺血在方法学上的关键问题。

(一)二维超声切面的选择

胸骨左缘左室长轴切面,用以观察前间隔的基底部(basal anterior septum)、前间隔的中部(middle anterior septum),二者均由左冠状动脉的前降支(left anterior descending branch)供血;观察后壁基底部(basal posterior wall)、后壁中部(middle posterior wall),这些部位由左冠状动脉的回旋支(left circumflex branch)供血。

胸骨左缘乳头肌水平的左室短轴切面,用以观察前间隔的中部(middle septum)、前壁的中部(middle anterior wall),这三处室壁均由前降支供血;观察前侧壁的中部(middle lateral wall)、后侧壁的中部,均由回旋支供血;观察下壁中部(middle inferior wall),由右冠状动脉供血。

心尖四腔图用以观察室间隔的心尖区(apical septum)、后间隔中部,由前降支供血;观察后间隔基底部(basal septum),由右冠状动脉供血;观察前侧壁心尖段(apical lateral wall),由前降支及或回旋支供血,观察前侧壁中部、前侧壁基底部(basal lateral wall),由回旋支供血。

心尖左室两腔图,用以观察下壁心尖段(apical inferior wall),由前降支及或右冠状动脉供血;观察下壁中部及基底部(basal inferior wall),由右冠状动脉供血;观察前壁的心尖段(apical anterior wall)、前壁中部、前壁基底部(basal anterior wall),由前降支供血(图18-1)。

(二)室壁运动异常的判断方法

用以上四种二维超声切面,可观察前间隔、室间隔、前壁、侧壁、后壁、下壁等各处室壁的运动。判断是否有室壁运动异常,最常用目测法,与负荷试验前的基础状态相比较,观察有否运动减弱、运动消失、矛盾运动,可实时判断,也可负荷试验结束后重放录像或储存于超声仪的硬盘内回放时目测判断。如有超声工作站(work station),负荷试验的全过程输入工作站后行脱机分析,脱机分析时用目测判断。如对室壁运动的分析判断有丰富的经验,目测法简便易行,判断的准确性也高。用计算机进行中心线法(center line method)或称中心壁法(center wall method)分析,可避免目测法判断中可能存在的主观意向。中心线分析方法如下:分别勾画出同一切面中左室在舒张末期、收缩末期的心内膜轮廓,将此两轮廓按其自然位置关系重叠,即按轴固定法(fix axis)重叠,求出两轮廓间的中间线,将此中心线垂直等分为100节段,测量各节段垂直线的长度,垂直线的长短既代表不同节段室壁运动幅度的大小,也代表室壁的增厚程度。上述测量计算全过程均由计算机自动进行。

(三)室壁运动异常计分法

为了便于量化判断和比较各患者的节段性室壁运动异常,尤其是对负荷试验前、后的量化比较,使用对室壁运动状态计分的方法。常用的计分法如下:

室壁运动正常或亢进(normal or hyperkinetic):1分。

室壁运动减弱(hypokinetic)即室壁心内膜运动幅度小于5mm:2分。

室壁运动消失(akinetic)即心内膜运动幅度小于2mm:3分。

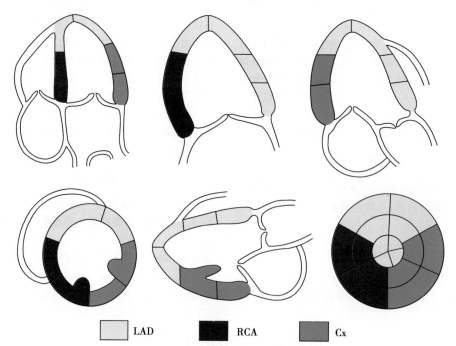

LAD   RCA   Cx

图18-1 心肌冠状动脉供血16节段分区法示意图

左上图:心尖位四腔图;中上图:心尖位二腔图;右上图:心尖位左心长轴切面;左下图:乳头肌水平左室短轴切面;中下图:胸骨旁左心长轴切面;右下图:心尖位左心鸟瞰图。LAD:左前降支供血区,RCA:右冠状动脉供血区,Cx:回旋支供血区(引自 Phillps RA,et al. Echocardiography,1997,14:231)

室壁反常运动即矛盾运动(dyskinetic):4 分。

室壁瘤(aneurysm):5 分。

亦有作者按上述运动情况,分别计分为 0、1、2、3、4 分;如为陈旧性心肌梗死,二维超声检出室壁心肌存在瘢痕(二维超声显示室壁心肌变薄,回声增强),瘢痕区室壁运动消失为 6 分,反常运动为 7 分,室壁瘤为 8 分。评分后计算室壁运动计分指数(wall motion score index,WMSI)。

$$WMSI = \frac{各节段室壁运动计分的总和}{计分的室壁节段总数}$$

WMSI 越高,节段性室壁运动异常越严重或越广泛,如与既往比较,WMSI 降低,说明室壁运动异常有好转。

(四) 室壁收缩期增厚率

观察 RWMA 是负荷试验判断结果的主要方法,室壁收缩期增厚率(△Th%)也是判断负荷试验的重要方法,这两种方法可同时使用,单独使用室壁收缩期增厚率较少。正常时△Th%>35%;心肌缺血时可减低,<25% 者即为异常。△Th% 值越小说明心肌缺血越严重,如为负值说明室壁出现反常运动。

(五) 负荷超声心动图的定量分析

将药物负荷超声心动图与组织多普勒或斑点追踪成像结合,能够对局部心肌机械做工进行定量分析。推荐获取心尖长轴,心尖二腔和心尖四腔切面作为定量分析的图像,分别测量前间隔、前壁、下后壁、室间隔和侧壁的基底段,中段和心尖段心肌机械做功参数,它们包括速度,位移,应变和应变率等。根据这些参数的峰值和到达峰值时间的变化,而评估正常心肌和缺血心肌,同时应用上述参数,评估患者的预后。

二、终止负荷试验的指征

超声心动图的负荷试验,是一种定量的负荷,与心电图运动试验的次量负荷相当,在达到什么负荷量或出现哪些阳性指标时,须终止负荷试验,有固定的标准,这些标准概括如下:

1. 出现节段性室壁运动异常(RWMA)。

2. 达到目标心率[(220-年龄)×85%]。

3. 出现典型的心绞痛发作。

4. 收缩压(SBP)≥220mmHg 和(或)舒张压(DBP)≥130mmHg,或血压比负荷前下降≥20mmHg。

5. 达负荷试验的最大剂量。

6. 心电图示典型心肌缺血,例如 ST 段下降>0.2mV。

7. 明显心律失常,如频发性室性早搏、室上性心动过速等。

8. 受试者不能忍受的症状如头痛、恶心、呕吐等。

出现以上任何一种情况,都必须立即终止负荷试验。

三、提高超声心动图对负荷试验检测敏感性的技术

运动负荷试验及药物负荷试验对心肌缺血检测的敏感性高低,除与负荷试验自身的因素有关外,还与超声心动图的检测方法学有关。目前,二维超声应用在负荷试验上的主要不足或困难是室壁心内膜回声不清晰,其原因主要与负荷试验使心率、呼吸增快,尤其在呼吸增快、加深时,肺的呼吸性扩张,心脏在快速运动中的位置转动和移位,使超声图像不清晰,室壁心内膜显示不连续、不清晰,又导致对室壁运动异常判断的准确性也受影响,即使是用计算机分析室壁运动,其准确性也与室壁心内膜回声清晰与否有密切关系。为了提高超声心动图对负荷试验检测的敏感性,可使用下述几种超声技术。

(一) 负荷试验与心脏超声造影相结合

经末梢静脉注入可通过肺循环的造影剂,能使心腔显影,即勾画出完整的心内膜轮廓,对室壁运动的判断就变得容易和更准确。如造影剂的微泡直径足够小(<4μm),能使心肌内微血管显影,当负荷试验诱发心肌缺血发作时,室壁运动异常同时该节段室壁的造影剂不显影或显影差,可以明显提高超声心动图对节段性室壁运动异常的检测准确性。

(二) 多普勒组织成像(Doppler tissue imaging,DTI)

DTI 在室壁运动消失时使室壁不显像,矛盾运动时,室壁的彩色显示出现倒错。再加以人眼对彩色色调(彩色有浓、淡分阶)的分辨明显高于对黑白灰阶,因此 DTI 技术对室壁运动异常的判断优于黑白灰阶二维超声。

(三) 彩色室壁动力图(color kinesics,CK)

CK 技术是以不同的彩色标志在心动周期不同时相时,室壁心内膜的位移运动,当运动消失时,心内膜只显示作为基色的红色,心内膜位移幅度大时,所标志的彩色显示也增厚,这些都使 CK 在判断室壁运动时比黑白灰阶二维超声更容易、更准确。

(四) 实时三切面技术用于负荷超声

在三维探头基础上,开发的多切面成像技术,能够在同一心动周期,同时显示心尖长轴三个切面(心尖四腔切面,心尖二腔切面和心尖长轴切面),其优点是能够在同一心动周期,同时对左室长轴的室壁运动异常进行分析。

(五) 三维成像技术用于负荷试验

动态三维成像对室壁的成像清晰,可从多角度多截面对室壁进行观察,对室壁运动的量化测定更为准确,尤其对心肌梗死区,可以补充、改进二维在室壁成像及观察室壁运动方面的不足。

(六) 经食管超声心动图用于负荷试验

主要用在药物负荷时,患者体位固定,经食管超声心动图的成像比经胸壁超声心动图(TTE)清晰度高,在肥胖、心脏位置变异、肺气肿等情况时,二维超声图像质量很差,用经食管超声心动图就可明显改进超声图像清晰度,提高负荷试验超声检测的成功率。

18 运动负荷超声心动图

蹬车负荷试验具有设备比较简单,负荷量易于调节控制,无药物的副作用等优点。蹬车运动的具体方法可分为坐位、立位和卧位蹬车三种,三者的负荷试验效果相同,卧位蹬车需专门的设备,自行车式的蹬车器械被固定在特殊设计的床上,专用的床可以向左、右侧倾斜,床头可抬高、放平,床的支架(床脚)有车轮可推动自如,并设有固定带、扶手柄等便于患者固定在舒适及便于超声检查的体位,在蹬车运动过程中,超声可连续进行节段性室壁运动的监测。坐位蹬车也有专门设备,坐位蹬车更易为患者适应和接受,但因处于坐位姿势,超声检查较困难,如蹬车后再卧位进行超声检查,不能检到负荷高峰时的超声图像。检查技术:蹬车前处于静息状态下,先录取胸骨旁左室长轴等四个切面,负荷量从25W(有些仪器是以kg为负荷单位)起,每级负荷2分钟,每次递增25W负荷量,蹬车的频率为每分钟60转,达到终止负荷的条件时立即再次录取超声图像。在蹬车运动过程中,进行心率、血压及心电图的监测。蹬车负荷的最大剂量没有具体的规定,通常以达到目标心率

为准,据作者的临床经验,150～175W的负荷对绝大多数患者就可以使心率增高到预期的靶心率(目标心率)。由于蹬车是体力活动,呼吸增快、换气过度、胸壁过度运动都可能影响超声图像的清晰度。有些患者体力不足,蹬车劳累以致不能继续负荷试验,都会导致负荷试验失败,这种情况的发生率为10%～30%。坐位与卧位蹬车运动的诊断效果相似,但也有认为坐位法的特异性更高,坐位、立位蹬车诱发心肌缺血需要比卧位更高的峰值负荷量。蹬车负荷试验的诊断敏感性、特异性、准确率等与药物负荷相似,但也有认为优于药物负荷,尚无最后定论。蹬车运动负荷的局限性是年老体弱者可能难以完成负荷试验,超声图像清晰度受影响的因素较多,与核素心肌显像的负荷试验相比,设备比较简易;而与药物负荷试验相比,则又需专门的设施。蹬车负荷试验的临床应用与药物负荷相同,主要用于检测诊断冠心病,评价心肌缺血的部位和程度,心肌梗死形成后的预后评定,介入治疗的疗效评价与人工瓣的功能检测等(图18-2～图18-4)。

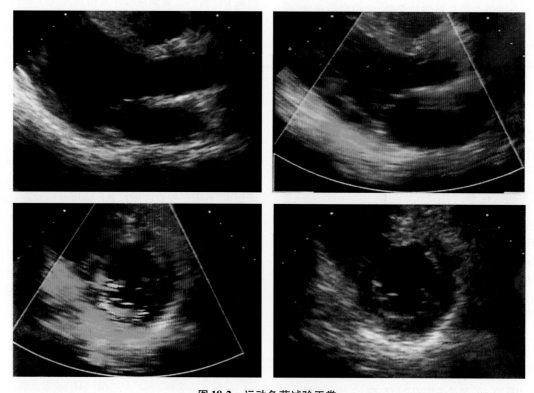

图18-2　运动负荷试验正常

此为胸骨旁左心长轴切面(PLAX)与左室短轴切面(PSA),左上图为静息状态时(REST)的图像,其余为运动负荷之后(POST)。彩图为组织多普勒成像,示活动正常

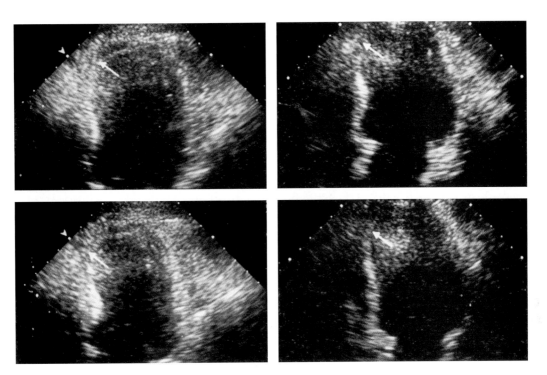

图 18-3　卧位蹬车负荷试验
心尖位四腔图（AP4C），图像显示左室前壁与室间隔近心尖处室壁有矛盾运动（箭头所指）

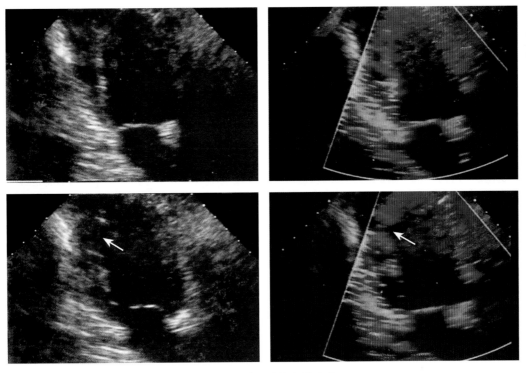

图 18-4　卧位蹬车负荷试验
心尖位二腔图（AP2C），运动负荷试验显示有节段性室壁运动低下（箭头所指）

18 药物负荷超声心动图

药物负荷试验应用最多的药物是多巴酚丁胺、双嘧达莫，其次是腺苷、三磷酸腺苷（adenosine triphosphate，ATP）、硝酸甘油、乙酰胆碱以及麦角新碱（ergonovinum，用于检测冠脉痉挛）等，国外还应用 arbutamine，其作用与多巴酚丁胺相似。

一、多巴酚丁胺药物负荷试验

多巴酚丁胺是 1975 年人工合成的拟交感胺类的正性肌力药物，为 β_1、β_2、α_1 肾上腺素能受体兴奋剂，其中对 β_1 受体兴奋作用强，对 β_2、α_1 受体的兴奋作用较弱。早在 1976 年 Meyer 等报道了多巴酚丁胺有潜在诱发冠状动脉狭窄以致心肌缺血的作用。Palac 在 1984 年首次用于超声负荷试验。经静脉给药后，引起心肌收缩力增强、心率增快、血压升高，心率×血压的 PRP 值增大明显，多巴酚丁胺对增强心肌收缩力的作用大于对增快心率的作用，最终导致心肌耗氧量增大，由于冠脉硬化时冠脉血流储备不足，加之冠脉血流分布不均匀，因而出现冠脉供血不足，冠脉的侧支血管尤其是心内膜下的侧支血管供血减少最易出现，供血不足使心肌缺血，导致室壁运动减低或消失，即二维超声检出节段性室壁运动异常（RWMA）。多巴酚丁胺从静脉进入人体后，1~2 分钟开始生效，8~10 分钟达峰值作用，停药后 5~10 分钟药理作用消失，在血浆中的半衰期为 2~3 分钟，按常规给药法（见下述），多巴酚丁胺在血浆中的浓度平均达 97ng（nanogram，纳克，毫微克）/ml，室壁运动开始有反应，达到此浓度，平均需 6 分钟。

（一）负荷试验方法

用 5% 葡萄糖液或生理盐水稀释后，每次用量约需 40ml，从上肢静脉连续点滴注入，用输液泵控制剂量，首次 $5\mu g/(kg \cdot min)$，每级负荷 3 分钟，每级增加 $5\mu g/(kg \cdot min)$，最近文献报道也有最大量达 $50\mu g/(kg \cdot min)$。负荷前静息时、负荷停止后 5 分钟行超声检查，或在 $5\mu g/(kg \cdot min)$ 时超声再检查一次，也可在负荷试验过程中连续进行超声检测，超声检查结果均用录像记录或储存于工作站中供分析判断用，在负荷过程中进行心率、血压、心电图监测，血压、心电图可在每级负荷时各监测一次，或连续监测。为了提高多巴酚丁胺负荷试验的成功率和检测敏感性，缩短负荷试验的时间，减少副作用，在进行负荷试验时常静脉注入阿托品（atropine）0.5~1mg，常用 1mg，最大用至 2mg。较大剂量的阿托品（1~2mg），因阻断迷走神经对心脏窦房结起搏点的抑制，从而使心率增快。对青壮年因迷走神经对心脏的控制张力高，心率增快的效果比对幼儿、老年人大，阿托品用量达 2mg 时，心率增高最大值可达 35~40 次/分。阿托品有几种不同的用法，常用的方法是在负荷开始就静注阿托品 1mg；或在多巴酚丁胺的剂量达 $20\mu g/(kg \cdot min)$ 而心率仍<100 次/分，或未达目标心率的 60% 时，加注阿托品 1~2mg。按常规的给药方法对有些患者的检测敏感性不高，可改变试验方法：延长最大剂量的

给药时间，即 $40\mu g/(kg \cdot min)$ 负荷时间延长至 5 或 6 分钟，如已延长时间，仍未达到目标心率或未发现 RWMA 时，可加静注阿托品 1mg。低剂量、延长时间给药法有时也能提高检测敏感性，例如以 $10\mu g/(kg \cdot min)$ 的剂量连续静脉注入 12 分钟，因多巴酚丁胺在血浆中的半衰期为 2 分钟，其药效作用需 10 分钟才能达到稳定状态，动物实验曾证实，用较低剂量延长给药时间可以达到负荷试验终点。

（二）多巴酚丁胺负荷试验对冠心病的检测诊断应用

1. 多巴酚丁胺负荷试验主要用途是对冠心病的检测诊断　综合文献报道，其诊断敏感性、特异性、准确率大致为 85%~95%、80%~90%、87%~92%，也有个别报道其敏感性为 70%~78%，特异性为 60%~66%。国内王利生等报道 39 例的敏感性、特异性、准确度分别为 92.3%、84.6%、90.4%。多巴酚丁胺负荷试验对心肌缺血的诊断价值被认为与放射性核素 ^{201}TI SPECT（^{201}铊心肌灌注单光子发射计算机断层显像）、^{99m}TC-MIBI SPECT（^{99m}锝-甲氧基异丁基异腈心肌灌注单光子发射计算机断层显像）结果相似。多巴酚丁胺负荷试验除可检出有否心肌缺血，还可帮助判断冠状动脉狭窄严重度，RWMA 计分越高，WMSI 值越高，说明病情越重，对多支病变的敏感性高于对单支病变，对单支病变的定位比对多支病变的定位特异性高，对冠脉主干包括分支主支的检测敏感性高于对冠脉远端病变的敏感性。患者有左束支传导阻滞（left bundle branch block，LBBB）时，放射性核素 SPECT 法对前降支病变检出的特异性、准确率都很低，对回旋支、右冠状动脉的特异性、准确率也较低（64%~75%），但多巴酚丁胺负荷试验用检测室壁收缩期增厚率的方法，对前降支的特异性、准确率都很高（87% 以上），对回旋支、右冠状动脉也能达到 73% 以上（图 18-5，图 18-6）。

2. 判断心肌存活及对心肌顿抑、心肌冬眠的鉴别　低剂量多巴酚丁胺负荷试验是多巴酚丁胺负荷试验的另一重要应用，主要用于检测心肌梗死后心肌是否存活，心肌顿抑（myocardial stunning）与心肌冬眠（myocardial hibernation）的鉴别，这两者均为心肌存活但无功能。虽然顿抑心肌和冬眠心肌均为存活心肌，但两者的病理生理有所不同，前者是血管没有严重的狭窄病变，后者存在有严重狭窄的病变。心肌顿抑是心肌急性缺血后早期（缺血 2~20 分钟内）得到再灌注，但收缩功能并不立即复原，功能异常可延迟数小时甚至数周，但功能可自发性恢复，再灌注后心肌血流灌注正常或接近正常。心肌冬眠是在有病理性狭窄的基础上，血流灌注急剧减少（减少 60%，心肌仍存活）下导致收缩功能障碍，这种异常可持续数月至数年，在血流再灌注正常后收缩功能才可以恢复。

（1）心肌存活的检测：用低剂量，从 $2.5\mu g/(kg \cdot min)$ 或 $5\mu g/(kg \cdot min)$ 开始，持续给药 5 分钟，增至 $10\mu g/(kg \cdot min)$ 再给药 5 分钟，如无效再继续 10 分钟，检测阳性即表明心肌存活的标准为心肌收缩力改善，例如从静息时

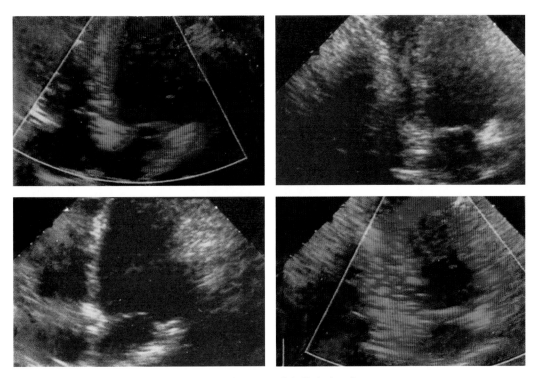

图 18-5 多巴酚丁胺负荷试验正常

心尖位四腔图(AP4C)与二腔图(AP2C)显示负荷试验正常

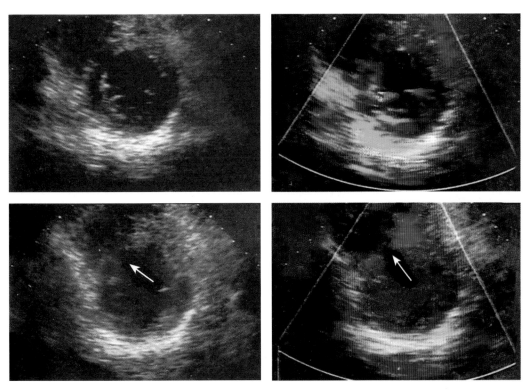

图 18-6 多巴酚丁胺负荷试验

多巴酚丁胺负荷试验显示有节段性室壁运动消失(箭头所指)

无运动或反向运动变为运动正常或运动减弱,用计分法判断则为计分下降,WMSI 减少>20%以上。异常室壁的收缩期增厚率增加>25% 也是阳性标准,也有认为应至少两个相邻的 RWMA 出现收缩功能改善才属心肌存活阳性。

(2)心肌顿抑与心肌冬眠的鉴别:方法同上,都用低剂量负荷试验,心肌顿抑、心肌冬眠在低剂量时室壁收缩期增厚率都增大,正常对照、心肌顿抑、心肌冬眠的增厚率数据分别为53%±5%、39%±13%、33%±8%,但在继续增大剂量到40μg/(kg·min)时,三者的增厚率分别为55%±8%、40%±10%、9%±8%,即心肌冬眠的心肌收缩期增厚率在高剂量负荷时下降,呈双向反应,而心肌顿抑的心肌收缩期增厚率随负荷剂量的增大而继续增大,这就是两者的鉴别点。其原因可能为两种心肌的血流灌注量有显著的差别,顿抑心肌的血流灌注基本正常,而冬眠心肌的血流灌注处于明显不足状态,高剂量的负荷又诱发其处于轻度的氧耗不足状态。低剂量负荷试验时,心肌顿抑、心肌冬眠的 RWMA 也表现好转,峰值剂量时心肌冬眠的 RWMA 是否继续进一步改善,未见报道。从负荷试验原理上推断,心肌顿抑的 RWMA 在高剂量负荷时应会继续好转。冬眠心肌的心肌收缩功能障碍,据对心肌的电子显微镜观察研究,与心肌冬眠时心肌纤维及肌小节(sarcomere)容积减少有关。

3. 随诊及判断预后 对心绞痛、急性及陈旧性心肌梗死,多巴酚丁胺负荷试验是很好的随诊和判断预后的工具,负荷试验时如出现新的 RWMA 或原有的 RWMA 恶化(计分法 WMSI 增大),预示重症的心脏事件,如再发心肌梗死、死亡等的出现率明显高于负荷试验阴性者。对介入性治疗如 PTCA、搭桥手术治疗等的疗效、预后的判断,多巴酚丁胺负荷试验也起重要作用。陈旧性心肌梗死患者对体育运动的耐受性如何,对其预后关系重大,当患者对运动不能耐受时,用低剂量[5～10μg/(kg·min)]多巴酚丁胺负荷试验可判断患者的心肌缺血是否加重。

(三)多巴酚丁胺在非冠心病中的应用

对主动脉瓣狭窄合并心力衰竭,心排量减低的患者,主动脉瓣压差降低,通常会低估主动脉瓣狭窄的严重程度,应用低剂量负荷试验[最大剂量为20μg/(kg·min)]时,可以评估主动脉瓣狭窄的实际程度和左室收缩功能储备,帮助心外科答复进行治疗决策。

(四)多巴酚丁胺超声心动图负荷试验的安全性

Junko hiro 等对 1990 年 9 月至 1995 年 5 月行多巴酚丁胺超声心动图负荷试验的 732 例患者进行回顾性研究,按年龄将其分为<55 岁,55～74 岁和≥75 岁三个年龄组,并对三个年龄组和不同性别的超声心动图结果进行分析,结果显示:多巴酚丁胺试验阳性结果男性为 31%,女性为 20%,$P<0.001$,安全性在性别之间无显著差异。多巴酚丁胺试验阳性结果在三个年龄组之间无显著性差异。总的来看,多巴酚丁胺在≥75 岁年龄组是安全的,但在≥75岁年龄组与其他年龄组比较,无症状低血压($P=0.0002$),室性心律失常($P=0.04$)的发生率较高,而胸痛的发生率较低($P=0.009$)。多因分析显示应用 β 受体阻滞剂是多巴酚丁胺负荷试验期间安全性和缺血改变的主要决定因素。

(五)与其他负荷方法的比较和联合应用

多巴酚丁胺的临床用途、安全性与副作用如上述,负荷试验的种类繁多,在药物负荷方面,比较常用的还有双嘧达莫、腺苷、三磷酸腺苷、硝酸甘油等,运动负荷方面有蹬自行车运动,放射性核素有 ^{201}TI、^{99m}TC SPECT 等,对各种负荷试验的评价,由于各作者所选择的病例不尽相同、试验的方法与技术的差别、判断标准的不一致等方面的原因,尚未完全统一。但多数文献对多巴酚丁胺的评价都很高,在药物负荷方面,多巴酚丁胺比其他药物都略胜一筹,与也属常用的双嘧达莫负荷相比,对有些患者双嘧达莫的特异性、成功率略高于多巴酚丁胺,但双嘧达莫在安全性及副作用方面差于多巴酚丁胺。药物负荷与蹬车负荷相比较,临床应用的评价相似,但各有其优势与不足。例如蹬车运动无药物的副作用,但体弱者有时难以完成,由于属体育运动,对超声图像的清晰度有一定影响,药物负荷有副作用,其安全性略次于蹬车运动。多巴酚丁胺与放射性核素负荷试验相比较,前者以后者作为客观对照标准,但多巴酚丁胺负荷费用低,可多次重复,无放射性损害,敏感性、准确性不低于放射性核素负荷试验,甚至有认为特异性及阳性预测值高于放射性核素。随着临床实践经验的积累,几种负荷试验联合应用显示了其优越性,已有多巴酚丁胺与双嘧达莫及 ^{201}TI SPECT的配合应用检查心肌缺血,多巴酚丁胺与腺苷、硝酸甘油联合应用查心肌存活,比单项负荷试验的敏感性、准确率等都有提高。

(六)多巴酚丁胺负荷试验的禁忌证

重度心力衰竭,重症心律失常如频繁室性早搏、室上性早搏等,肥厚性梗阻型心肌病(左室流出道阻塞),未得到控制的高血压等属于多巴酚丁胺负荷试验的禁忌证。心电图 ST 段偏移≥1mm、束支传导阻滞时慎用。但晚近对高血压病是否禁忌也有异议,有报道对 1164 例患者其中446 例为高血压进行多巴酚丁胺负荷试验,检测心肌缺血,达到负荷的峰值剂量,高血压患者无一例死亡或心肌梗死,有高血压与无高血压的患者其心率都同样明显增快,峰值(心)率(血)压值(PRP)相似[(18 566±4584) vs (18 230±4508)],但血压下降即低血压反应(收缩压下降>40mmHg)更多见于高血压患者(发生率7% vs 4%),尽管如此,认为多巴酚丁胺负荷对高血压患者仍是安全和可行的,但在临床实践中,应慎重对待。

二、双嘧达莫及其他药物负荷试验

双嘧达莫负荷试验

1. 试验方法 双嘧达莫属血管扩张剂,其诱发心肌缺血的机制主要由于扩张血管导致冠脉盗血现象。使用前应停用硝酸酯类及钙离子拮抗剂48 小时以上,禁用茶、咖啡、可乐等饮料,因其中的黄嘌呤成分能抑制双嘧达莫的作用,禁食 3 小时以上。以 5% 葡萄糖液稀释双嘧达莫,按0.56mg/kg 的用量,4 分钟内静脉输入,如无 RWMA 发生,再加用 0.28mg/kg,即总量达到 0.84mg/kg,2 分钟内注入,现在更常用 0.84mg/kg,在 10 分钟内静脉注入,剂量增大到 0.84mg/kg，可提高检测 RWMA 的敏感性，但不增加其副作用的危险性。对检测心肌存活，用 0.28mg/kg，连续静脉注入 4 分钟。负荷试验中及试验后 10 分钟，持续监测血压、用心电图及超声连续观察。如发生心绞痛，立即舌下含化硝酸甘油，并静注氨茶碱 0.125 ~ 0.25g，1 ~ 3 分钟内注射完毕。双嘧达莫负荷试验的敏感性、特异性、准确率都较高，仅略低于多巴酚丁胺负荷试验，但对多支冠脉病变的诊断率两者差别不大。多巴酚丁胺优于双嘧达莫之处，还有就是使用前不需特殊的准备。双嘧达莫负荷试验的副作用有一过性低血压、头痛、恶心、呕吐、眩晕等，静脉注射氨茶碱后可消失，但需注意偶有患者出现严重的心肌缺血，文献报道曾有发生急性冠状动脉供血不足、室颤及死亡的病例，使用本负荷试验必须倍加注意。使用双嘧达莫负荷试验的禁忌证与多巴酚丁胺相似，重症心力衰竭、严重的心律失常、支气管痉挛性疾病，用氨茶碱、咖啡因等类药物时，不能做双嘧达莫负荷试验。

2. 双嘧达莫超声心动图负荷试验的安全性　虽然运动心电图是门诊患者无创评价冠心病预后的有效方法，但有大约 40% 的患者不能进行运动，使其应用受到限制；另外，其基础心电图是起搏心律或左束支传导阻滞时，影响其诊断结果；有些临床情况可以出现运动试验假阳性，而降低其阳性预测值。Cortigiani 等对门诊怀疑或证实为稳定型冠心病的患者进行药物负荷试验探讨其安全性，可行性和预后价值。

本研究为参加双嘧达莫负荷国际协作试验（Echo Persantine International Cooperative，EPIC）和多巴酚丁胺负荷国际协作试验（Echo Dobutamine International Cooperative，EDIC）的合格入选患者，入选条件为：①可完成双嘧达莫或多巴酚丁胺药物负荷试验；②近期（<15 天）无冠脉综合征发生；③接受静息和负荷超声心动图研究。入选患者 1527 例，失访 45 例（占 2.9%），剩余 1482 例患者中，男性 969 例，平均年龄为（60±10）岁。在这些患者中，983 例怀疑为冠心病，占 66%，499 例为已知冠心病（大于 15 天的心肌梗死，再血管化或冠脉造影狭窄 >50%），占 34%。846 例（57%）患者完成了双嘧达莫试验，636 例（43%）患者进行了多巴酚丁胺试验。1288 例（87%）患者停用 β 受体阻滞剂 48 小时和停用钙拮抗剂或长效硝酸酯类药物 24 小时，194 例（13%）患者继续进行上述药物治疗，其中 71 例服用 β 受体阻滞剂，102 例为硝酸酯类药物，104 例为钙拮抗剂。进行双嘧达莫负荷试验的所有患者均停服含菲林类药物或饮料 24 小时。

双嘧达莫负荷试验为高剂量方案，即：10 分钟注射 0.84mg/kg 双嘧达莫；多巴酚丁胺试验也为高剂量方案，即峰值负荷剂量为 40μg/（kg·min），必要时静脉注射 1mg 阿托品。

结果显示双嘧达莫负荷试验没有主要并发症，而多巴酚丁胺负荷试验在峰值负荷时，2 例出现持续性室性心动过速，给予 β 受体阻滞剂 60 和 90 秒后，室速终止。由于不能耐受的副作用，17 例患者终止了双嘧达莫负荷试验，21 例患者终止了多巴酚丁胺负荷试验，同时说明双嘧达莫组 98% 的患者和多巴酚丁胺组 97% 的患者完成了负荷试验，

两组之间无显著差异。

三、多巴酚丁胺负荷超声心动图与超声新技术的结合

（一）多巴酚丁胺负荷超声心动图与组织多普勒相结合

在组织多普勒速度成像的模式下存储基础状态和负荷状态下的二维彩色组织多普勒图像，然后同时对其进行多部位的取样，分析多个部位的心肌组织运动速度，位移，应变和应变率等，其优点在于可对同一切面的多个部位进行同时分析。

1. 正常心肌对多巴酚丁胺的反应　1997 年 Katz 首次应用 CDMI 进行了 DSE 可行性、敏感性及特异性的研究。在试验中 Katz 等人对彩色编码的速度范围进行界定。根据二维灰阶室壁运动确定的研究对象 60 例，所有正常与异常节段均据环路回放的 CDMI（Fps40Hz）资料，估测其基础状态及多巴酚丁胺峰值负荷状态下（达到目标心率）各节段速度。按标准负荷协约增加 DBA 量，一直达到峰值负荷，60 例其中有 21 例达到目标心率，且峰值负荷时室壁运动正常（对照组），而 19 例在峰值负荷时出现室壁运动异常，余 20 例在基础状态或不同剂量下即有室壁运动异常。结果除心尖部心肌速度无法测量外，无论基础状态还是峰值负荷中，各异常节段的心内膜下心肌的速度较正常运动节段的心肌速度明显降低，且有统计学意义 [（3.1±1.2）cm/s vs（7.2±1.9）cm/s，$P<0.05$，见图 18-7]。当峰值速度 ≤5.5cm/s 时，对按二维灰阶标准判定为异常心肌节段的敏感性为 96%，特异性为 81%，精确度为 86%。这一试验首次进行了 DSE 半定量发展为定量分析的尝试，为 DSE 今后的研究指明了方向。

1998 年 Gorscan 通过与超声仪相连的计算机定量分析系统对组织多普勒 M 型图像（FPS＝500Hz）进行后处理，将图像颜色转化为速度，从而获得速度曲线。研究对象为 12 个健康志愿者，从 1μg/（kg·min）开始，每 3 分钟增加一定剂量，分别达 2μg/（kg·min）、3μg/（kg·min）、5μg/（kg·min），最后脱机分析不同剂量二尖瓣环速度，心内膜下心肌速度，以及跨壁速度阶差。二尖瓣环峰值收缩速度当多巴酚丁胺为 1μg/（kg·min）时即有显著性提高 [由基础状态的（69±9）mm/s 增至 77±7mm/s，$P<0.05$]；当 DBA 剂量达 2μg/（kg·min）时，前间隔与后壁的峰值速度才显著增高 [分别从（33±7）mm/s 到（40±15）mm/s、（50±9）mm/s 到（61±10）mm/s，与基础状态相比，$P<0.01$]，至 5μg/（kg·min）时，峰值速度进一步提高，与 3μg/（kg·min）相比较 $P<0.0001$。而常规测量室壁增厚率及射血分数，直到 3μg/（kg·min）时才有显著增加。这项研究还对不同剂量下心动周期各时相左室后壁内外膜下的速度阶差进行了测量，2μg/（kg·min）与 5μg/（kg·min）时产生的速度阶差相比有统计学意义。

Kukulski 等观察 32 例健康志愿者右室游离壁心肌运动速度。作者应用心尖四腔切面测量右室游离壁基底段、中段、心尖段的运动速度，并与左室相应的节段进行比较，结果显示：右室游离壁的收缩期速度显著高于左室相对应

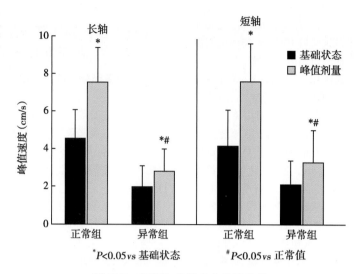

图 18-7 组织多普勒速度峰值比较

显示在长轴和短轴,峰值剂量与基础状态比较以及正常组与异常组
比较心肌运动的峰值速度均有显著差异

的节段,高龄组(40~76岁)的右室长轴心肌速度较青年组(16~39岁)低,右室游离壁各节段舒张期速度与年龄和 Em/Am 呈负相关。

右室与左室相比,由于房室瓣环的增大,环径缩短率减小所致右室长轴收缩速度增加,在健康年轻人群,右室纵向收缩显著高于环径缩短,正常右室游离壁各节段的舒张期速度变化与年龄相关。

Palmes 等对 20 例正常人和 6 例心梗患者的室间隔和侧壁的收缩期峰值速度和舒张期峰值速度进行了研究,观察到从基底至心尖心肌的运动速度逐渐减低,侧壁的收缩期峰值速度大于室间隔。心梗患者的 Sm,Em 和 Em/Am 均显著降低。作者认为 TVI 能客观定量评价心肌运动的方向和速度,可用于评价心肌的局部和整体功能。

北京大学人民医院朱天刚等对 15 例冠脉造影正常或轻度病变患者进行定量多巴酚丁胺负荷试验,结果显示冠脉造影正常组基础状态下,各室壁基底部收缩期峰值速度大于心尖部,而且呈现一定的规律,即基底部大于中部,中部又大于心尖部的速度梯度变化(图 18-8);侧壁、后壁和下壁收缩期峰值速度大于后间隔、前间隔和前壁。其中下、后壁心肌的峰值速度大于其他节段(图 18-9)。多巴酚丁胺药物负荷时,心肌各节段收缩期峰值速度随着多巴酚丁胺剂量的增加而增加,20μg/(kg·min)收缩期峰值速度达最大值;40μg/(kg·min)时,收缩期峰值速度反而降低。在多巴酚丁胺药物负荷的不同阶段,仍然保持基础状态下的速度梯度规律和侧壁、后壁和下壁心肌收缩期峰值速度大于后间隔,前间隔和前壁心肌收缩期峰值速度的规律。

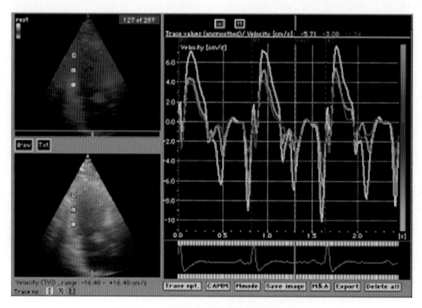

图 18-8 定量组织多普勒速度峰值比较

正常组左室后壁基底段、中段和心尖段的收缩期峰值速度呈现一定的规律,
即基底部大于中部,中部又大于心尖部梯度变化

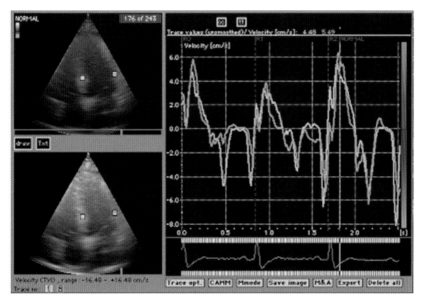

图 18-9　定量组织多普勒速度比较

侧壁基底段的收缩期峰值速度大于后间隔基底段的收缩期峰值速度

5μg/(kg·min)时,二维超声心动图显示各节段心肌运动无变化,但定量负荷显示其心肌收缩峰值速度已明显增加,且与基础状态比较有显著差异(P<0.001)。相同节段不同阶段的收缩期峰值速度与基础状态比较均有显著差异(P<0.001)(图 18-10,图 18-11)。

2. 缺血心肌对多巴酚丁胺负荷试验的反应　Palka P 也应用获取的 CDMI 资料结合计算机分析软件,对 16 名缺血心脏病伴局部室壁运动异常进行小剂量 TDI 多巴酚丁胺负荷试验,探寻自 CDMI 测定左室长轴方向平均心肌速度以反映左室局部收缩储备可行性的研究。DBA 的剂量从 2.5μg/(kg·min)开始,每隔 5 分钟增加 2.5μg/(kg·min),直至 12.5μg/(kg·min),预选 18 个节段,包括左室

前壁、下壁、后壁、侧壁、前间隔、室间隔的基段、中段及心尖段,获取其每剂量下二维灰阶及 CDMI 资料。总共 288 个节段,有 6 个节段无法分析外,共确定正常节段 n=55,异常节段(运动减低、消失、矛盾运动)n=227。其中存活心肌 n=84,非存活心肌节段数目 143,各节段 MMV(平均心肌速度)结果显示:基段及中段之存活心肌在多巴酚丁胺负荷时,平均收缩速度(MSV)增加,与基础状态相比较有统计学意义,而舒张早期平均心肌速度(MEV)和舒张晚期平均心肌速度(MAV)的减低幅度与基础状态相比较有统计学差异;心尖部存活心肌,在多巴酚丁胺负荷时,MSV 稍减低,与基础状态相比较有统计学差异,而 MEV 与 MAV 无统计学差异。而在非存活心肌,基底段及中段的基础状

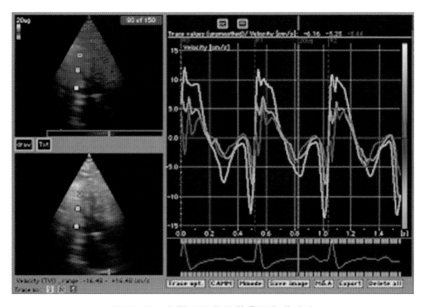

图 18-10　定量组织多普勒药物负荷试验

正常组静脉泵入多巴酚丁胺[20μg/(kg·min)],后壁基底段、中段和心尖段
仍然保持基础状态下收缩期峰值速度的梯度规律

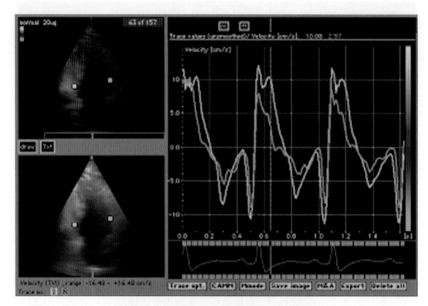

图 18-11 定量组织多普勒药物负荷试验

正常组静脉泵入多巴酚丁胺[20μg/(kg·min)]时,下壁基底段的收缩期峰值
速度大于前壁基底段的收缩期峰值速度

态与负荷状态时的 MSV、MEV 与 MAV 相比较无统计学差异,因而认为 MEV 对基段及中段心肌存活性的评价,在无 DBA 注射下,即能区分存活与非存活心肌。因此,作者认为低剂量多巴酚丁胺负荷试验在定量心肌收缩储备方面是一有用的工具(图 18-12,图 18-13)。

1998 年 Rambaldi 用 PW-TDI 的 DSE 进行了诊断右冠脉狭窄的精确性及可行性的研究。所测心肌部位为心尖四腔切面接近二尖瓣环的右室游离壁。据前三个月冠状动脉造影结果,正常右冠状动脉供血时,射血期的局部心肌速度从基础状态至 10μg/(kg·min),或峰值负荷状态能增加 25%,而增加幅度减少或降低则预示 RCA 的狭窄,这一方法预测右冠脉狭窄的敏感性、特异性、阳性预测价值及阴性预测值、精确度分别为 82%、78%、69%、86%、79%。此项研究中 PW-TDI 的取样成功率达 100%,而灰阶成像为 90%,因此认为这一方法对冠状动脉狭窄的判断是可行的。Rambaldi R 等还对伴有严重左心功能不全的患者应用 PW-TDI 模式进行了心肌存活性的评估。用 F-18 成像检测心肌节段数 240 个,而灰阶为 230/240(96%),PW-TDI 为 227/240(95%),据 F-18 成像的存活心肌与非存活心肌进行分组,结果在低剂量 DBA 时,存活心肌射血期速度增加(1±0.5)cm/s,而非存活心肌为(0±0.5)cm/s,预测存活心肌的敏感度(87%)优于传统灰阶,而特异性(52%)与之相近(51%),认为用 PW-TDI 模式进行 DSE 优于传统灰阶。

Cain 对已知或怀疑有冠心病的 104 例患者进行了定量多巴酚丁胺试验,应用放射状室壁运动评估方法,并与心肌平均收缩期峰值速度,到达峰值速度时间比较,结果显示,放射状室壁运动评估正常和异常的心肌节段在平均收缩期峰值速度和到达峰值速度时间方面均存在显著差异[(7.9±3.8)cm/s vs(5.9±3.3)cm/s,P<0.001][(84±40)ms vs(95±48)ms,P<0.001]。

冠脉狭窄的心肌节段与正常灌注心肌节段之间也存在显著差异[(8.1±3.4)cm/s vs(5.7±3.7)cm/s],[(78±50)ms vs(92±45)ms,P<0.001)]。这些结果提示:在多巴酚丁胺试验中,收缩期峰值速度,收缩时间可反映局部心肌的生理特征,可用于室壁运动的定量分析。

3. 定量负荷超声心动图诊断缺血心肌和存活心肌的指标和参考标准 Cain 等对 242 例多巴酚丁胺负荷超声心动图进行了心肌运动速度分析。其中 128 例为正常的多巴酚丁胺试验,特异性为 80%。114 例 2 个月内行冠脉造影的患者应用标准的多巴酚丁胺负荷方案,测量基础状态和峰值剂量时的心肌运动速度,冠脉造影显示冠状动脉直径狭窄>50% 的患者,应用室壁运动计分和心肌运动速度进行比较,确定各自的敏感性和特异性。在后室间隔、前间隔和下壁基底段的正常范围≥7cm/s,中段为≥5cm/s。而游离壁(前壁,侧壁和后壁)基底段为≥6cm/s,中段为≥4cm/s。114 例冠脉造影患者,75% 有显著狭窄,室壁运动计分和心肌运动速度降低的敏感性分别为 88% 和 83%,而特异性为 81% 和 72%,准确性为 86% 和 80%。

本研究提示定量负荷超声心动图是可行的,并与专家评估的室壁运动计分一致。

Katz 等对 60 例患者进行了定量负荷多巴酚丁胺试验,在基础状态和峰值剂量时,应用二维灰阶图像进行室壁运动计分和 TVI 进行心肌运动速度分析。34 例患者达到目标心率,在峰值剂量时室壁运动正常,以此作为对照组,19 例患者在峰值测量时出现室壁运动异常。

对照组全部节段的心内膜峰值速度均显著增加。而室壁运动异常组在峰值剂量时,心内膜峰值速度显著降低[(3.1±1.2)cm/s vs(7.2±1.9)cm/s,P<0.05],然而异常心尖段的峰值速度不能与正常组鉴别,以室壁运动计分为标准,除外心尖段,峰值测量时峰值速度≤5.5cm/s,确定为异常节段的敏感性为 96%,特异性为 81%,准确性为

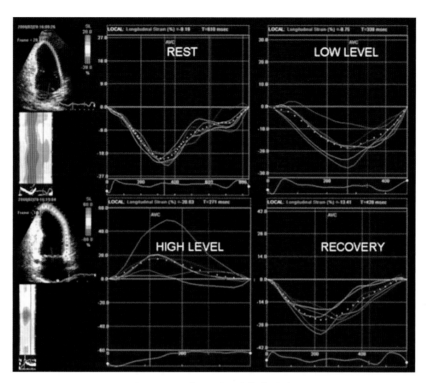

图 18-12　多巴酚丁胺负荷试验

在冠心病三支病变患者,多巴酚丁胺负荷试验显示左室长轴应变在低剂量时收缩储备增强,绝对值增大,高剂量时峰值转为正向,恢复期又返回负向,呈双期反应

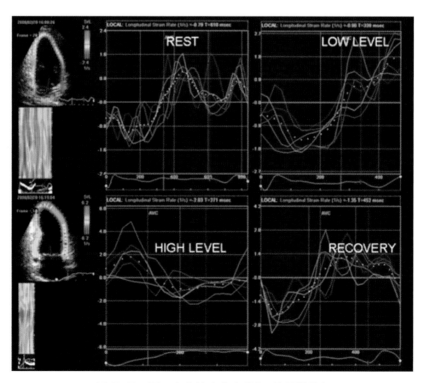

图 18-13　同一患者的应变率成像,呈双期反应

86%。

Edvardsen 等在 LAD 球囊扩张术前后应用 TDE 观察由球囊扩张所诱发的急性心肌缺血所致的心肌纵向运动速度的变化。结果显示：①在球囊扩张阻塞期间，收缩早期峰值速度明显降低；②收缩中期出现反向运动；③左室缺血区与非缺血区比较，心肌运动速度明显降低。作者提出，收缩中期的反向运动和舒张早期显著的正向运动可能是诊断心肌缺血新的和重要的标志。

美国波特兰的 Karina A 等在 2014 年的 ACC 年会上报告，应用多巴酚丁胺负荷试验与斑点追踪成像结合，观察室壁运动计分与心肌形变在负荷前后的变化，以及它们之间的关系。他们对 238 例患者都进行冠状动脉造影或冠状动脉 CT 进行评估，患者的平均基础心律为（66±10）次/分，负荷峰值心率为（140±12）次/分，对基础和负荷峰值状态下左室的形变进行定量评估，结果显示室壁运动正常，运动减低和运动消失，无论在基础状态，还是在负荷峰值，长轴应变和长轴应变率的绝对值都呈相应的降低，作者认为斑点追踪成像不仅可以用于评估静息状态下局部心肌收缩功能的损害，而且可以用于负荷峰值的局部心肌损害的定量评价（表 18-1）。

表 18-1 不同室壁运动状态与形变参数的比较

基础状态参数	运动正常（$n=3899/3894$）	运动降低（$n=293/292$）	运动消失（$n=81/81$）	P
长轴应变	$-16.5\%\pm5.9\%$	$-15\%\pm5.7\%$	$-12.7\%\pm6.7\%$	<0.001
长轴应变率	$(-1.08\pm0.37)s^{-1}$	$(-0.98\pm0.36)s^{-1}$	$(-0.90\pm0.29)s^{-1}$	<0.001
自动功能成像（AFI）	$-17.7\%\pm6.4\%$	$-15.2\%\pm5.8\%$	$-11.7\%\pm8.4\%$	<0.001
负荷峰值参数	运动正常（$n=3568/3571$）	运动减低（$n=524/518$）	运动消失（$n=46/145$）	P
长轴应变	$-15.9\%\pm7.5\%$	$-14.4\%\pm7.4\%$	$-13.7\%\pm8.9\%$	<0.001
长轴应变率	$(-2.32\pm0.92)s^{-1}$	$(-2.18\pm0.84)s^{-1}$	$(-2.13\pm0.85)s^{-1}$	<0.001
自动功能成像（AFI）	$-17.2\%\pm8.5\%$	$-14.7\%\pm8.5\%$	$-14.4\%\pm7.8\%$	<0.001

Lancilotti P 等应用多巴酚丁胺负荷试验与斑点追踪成像结合，观察存活心肌的双期反应，低剂量时局部心肌的收缩储备功能增强，高剂量时可以观察到收缩期心肌的长轴应变和应变率翻转，恢复期又恢复到基础状态。

定量负荷超声心动图尚无大规模的临床研究，由于人类种群肌肉结构的差异，有必要对国人的定量负荷超声心动图进行系统和深入的探讨，以便能制定出我国冠心病患者缺血心肌，存活心肌和坏死心肌的定量负荷超声心动图诊断标准。

（二）多巴酚丁胺负荷超声心动图与心肌声学造影相结合

由于声学造影剂的不断完善，经周围静脉注射造影剂进行左心声学造影和心肌灌注成像已经成为可能，将多巴酚丁胺负荷超声心动图与心肌声学造影相结合，既能观察在多巴酚丁胺负荷状态下心肌的运动变化，同时也可以定量分析局部心肌的血流灌注，为临床诊断和评价正常心肌，缺血心肌和梗死心肌提供更丰富的信息。

（三）多巴酚丁胺负荷超声心动图与实时三维超声心动图相结合

目前，三维超声心动图技术有了很大的发展，实时三维超声心动图可在心尖声窗获取完整的左室三维图像，既可以获取单心动周期三维图像，也可以设置多心动周期获取三维图像，而在三维成像基础上的实时多平面成像，可能更适用于负荷超声心动图。因此，与二维超声心动图技术相比，三维超声心动图可实现更多的工作负荷和更全面的评价左室。尽管已证明此项技术易行，但是需要进一步改进实时三维超声心动图的成像质量和成像范围，进一步研究证实三维运动超声心动图是否能提高负荷超声心动图探查心肌缺血的准确性。

心脏功能测定

MEASUREMENT OF CARDIAC FUNCTION

◎张 运 张 梅

左室功能的测定 …………………………………… 269
　一、左室收缩功能的测定 ………………………… 269
　二、左室舒张功能的测定 ………………………… 280
右室功能的测定 …………………………………… 283
　一、右室收缩功能的测定 ………………………… 283
　二、右室舒张功能的测定 ………………………… 286

左房功能 …………………………………………… 287
　一、左房压力 ……………………………………… 287
　二、左房射血力 …………………………………… 287
　三、左房容积 ……………………………………… 287
　四、应变和应变率显像 …………………………… 288

　　心脏的基本功能是在舒张期接受足够的静脉回流,并在收缩期将这些血液排入动脉系统以满足机体代谢的需要。因此,心脏功能的测定应包括左右心室收缩和舒张功能的测定。超声心动图可实时显示心脏的解剖结构、室壁运动和血流信息,且具有简便、准确、安全和价廉的优点,已成为测量心脏功能最常用的无创性技术。在本章中,我们就就超声心动图测量左、右心室收缩和舒张功能的基本理论、常用的具体方法和测量指标以及临床应用作一介绍。

左室功能的测定

一、左室收缩功能的测定

　　左室收缩包括等容收缩期和射血期两个时相。从二尖瓣关闭到主动脉瓣开放这一时间间期内,左室内仅有压力而无容量的改变,因而称为等容收缩期。主动脉瓣开放后左室压力继续升高,至收缩晚期左室压力逐渐下降,当左室压力低于主动脉压力时,主动脉瓣关闭。从主动脉瓣开放至主动脉瓣关闭这一时间间期内,左室内不仅有压力而且有容量的变化,称为射血期。

(一) 左室等容收缩期指标

　　在左室等容收缩期,左室仅有压力而无容量的变化,左室收缩功能可由左室压力的上升速率加以衡量,即左室压力最大上升速率(dp/dt_{max}):

　　左室压力最大上升速率是指在左室压力曲线的上升支左室压力对时间的一阶微分最大值,在左室压力曲线中,逐点测量曲线的上升速率取其最大值即为 dp/dt_{max},其时间点位于主动脉瓣开放之前。dp/dt_{max} 越大,左室心肌收缩力越强。1989 年我们和美国学者 Bargiggia 等几乎同时开展了连续波多普勒测量 dp/dt_{max} 的方法学研究。这些方法学有以下的理论根据:在二尖瓣反流的患者,构成反流压差的加速度和黏性摩擦的成分可忽略不计,因而反流压差(PG)可由迁移加速度加以估测,即:

$$PG_i = 4V_i^2 \qquad (19\text{-}1)$$

　　上式称为简化的 Bernoulli 方程,式中 V_i 为二尖瓣反流的最大瞬时速度,PG_i 为瞬时反流压差。应用连续多普勒可记录到二尖瓣反流的速度,由上式可计算出反流压差,这一压差代表了收缩期左室压(P)与左房压(LAP)的差值,即:

$$PG_i = P - LAP \qquad (19\text{-}2)$$
$$P = PG_i + LAP \qquad (19\text{-}3)$$

　　对上式取微分:

$$dp/dt = d(PG_i + LAP)/dt \qquad (19\text{-}4)$$

　　如 dt 足够短,则在这一短时间内,LAP 随时间的变化甚小可忽略不计,上式变为:

$$dp/dt = dPG_i/dt \qquad (19\text{-}5)$$

　　上式说明,在 dt 值较小的前提下,左室压力的上升速率可由二尖瓣反流压差的上升速率加以估测,目前文献中已提出三种测量 dPG_i/dt 的方法(图 19-1):

　　1. 两点测量法　Bargiggia 等人提出,在二尖瓣反流频谱的加速支中,首先确定 1m/s 和 3m/s 的两个速度点,按简化 Bernoulli 方程将两点间的速度转化为反流压差,计算其压差差值:$4×3^2-4×1^2=32mmHg(4.26kPa)$,并测量两点间的时间(Δt),然后计算这一时间内反流压差的平均上升速度:

$$\Delta PG/\Delta t = 32mmHg/\Delta t \qquad (19-6)$$

这一方法的优点是较为简便,但其缺点有两个:一是 1m/s 和 3m/s 两个速度点之间的 Δt 过长,左房压的变化不能忽略不计;二是该方法计算的是两个速度点之间的反流压差平均上升速率而非最大上升速率,故虽与 dp/dt_{max} 高度相关,但有显著低估。

2. 逐点测量法　我们提出,在二尖瓣反流频谱的加速支中,每隔 20 毫秒测量反流速度并按照简化的 Bernoulli 方程将其转化为反流压差,测量每两点间的压差上升速率:

$$\Delta PG_i/\Delta t = \Delta PG_i/20ms \qquad (19-7)$$

对比每两点间的 $\Delta PG_i/\Delta t$ 并找出其最大值即为 dPG_i/dt_{max}。

3. 软件测量法　为了克服逐点测量法的缺点,我们自行研制了测量 dPG_i/dt_{max} 的软件系统,将二尖瓣反流频谱图像输入计算机并描绘其轮廓后,计算机可自动得出 dPG_i/dt_{max},这不仅增加了计算精度,而且大大减轻了工作量。

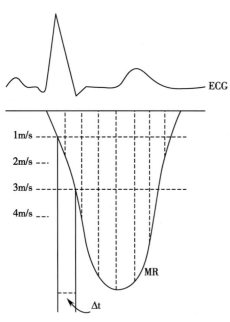

图 19-1　左室压力最大上升速度(dP/dt)的测量示意图

$$\begin{aligned}
dP/dt_{max} &= [\Delta P(mmHg)×1000]/\Delta t(ms)\\
&= [4(V_1^2-V_2^2)×1000]/\Delta t\\
&= [4(3^2-1^2)×1000]/\Delta t\\
&= 32\,000/\Delta t
\end{aligned}$$

dp/dt_{max} 的正常值为(1650±300)mmHg/s[(219±40)kPa/s]。这一指标可敏感地反映心肌收缩力的变化,且不受左室后负荷的影响,但其缺点是易受左室前负荷的影响,但在生理范围内,这种影响的程度通常较小(<10%)。

(二) 左室射血期指标

在左室射血期,左室内压力和容量均发生变化,左室收缩功能可由左室压力和(或)容量的变化加以衡量,由于左室容量指标的测量比较简便,故在临床实践中已成为评价左室收缩功能最常用的方法。左室射血期指标主要包括以下指标:

1. 左室容量 (left ventricular volume) 左室容量的准确测量是应用左室容量变化评价左室收缩功能的前提。目前,左室容量的测量可采用 M 型、二维和三维超声心动图技术,由于前两种技术仅能显示左室的局部,左室容量的测量需采用数学模型,即将左室腔假设为某种几何体,然后计算其体积。三维超声心动图可全面显示左室的几何形态,因此不需要采用数学模型。

(1) 简单几何形态假设:在这一类数学模型中,左室腔形态被假定为简单的几何体,其中长椭球(prolate ellipsoid)是最常用的几何假设(图 19-2)。

长椭球是椭圆沿其长轴旋转而成的球体,这一球体具有一条长径(L)和两条短径(D_1 和 D_2),由这三条直径可组成正交的平面,即长轴方向上的 A_1 和 A_2 以及短轴方向上的 A_3,这三个平面均为椭圆形,长椭球体积(V)的计算公式为:

$$\begin{aligned}
V &= 4/3 \cdot \pi \cdot L/2 \cdot D_1/2 \cdot D_2/2 \qquad (19-8)\\
&= \pi L/6 \cdot D_1 \cdot D_2
\end{aligned}$$

由这一基本公式,可衍生出下列超声心动图公式:

1) 立方公式(cubic formula):在式(19-8)中,假设左室的短轴切面为一圆形,即 $D_1=D_2$,左室长径为短径的两倍,即 L=2D,则式(19-8)变为:

$$\begin{aligned}
V &= 4/3 \cdot \pi \cdot 2D/2 \cdot D/2 \cdot D/2\\
&= \pi/3 \cdot D^3\\
&= 1.047 \cdot D^3 \approx D^3 \qquad (19-9)
\end{aligned}$$

上式是计算左室容量的最为简便的公式,应用 M 型超声心动图测得左室短径,代入上式即可求得左室容量。然而,上式推导的两个假设条件仅能大致适合于正常形态的左室,在左室扩大的患者,左室近似于球形,短径增大接近于长径,式(19-9)将严重高估左室容量。此外,在左室节段性室壁运动异常的患者,左室短径并不能全面反映左室大小,所计算的左室容量亦有较大的误差。

2) Teichholz 公式:为了克服立方公式高估左室容量的缺点,Teichholz 等人提出了如下的修正公式:

$$V = \frac{7.0}{2.4+D} \cdot D^3 \qquad (19-10)$$

研究表明,在所有 M 型超声心动图测量左室容量的公式中,Teichholz 公式是最为准确的一种。然而,在节段性室壁运动异常的患者中,Teichholz 公式仍有较大的误差。

3) 面积-长度公式(area-length formula):这一组公式来源于心导管左室造影技术。在应用左室造影计算左室容量时,仍采用长椭球模型。然而,这一技术并不直接测量左室短径 D,而是由左室长轴面积(A)中求出 D,由椭圆公式:

19

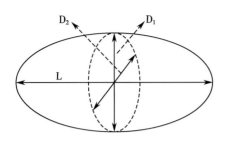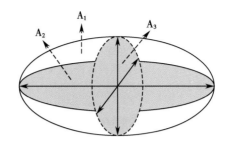

图 19-2　左室的长椭球数学模型
左图为长椭球的长径和两条短径的关系；右图为长椭球三个正交切面的关系

$$A = \pi \cdot L/2 \cdot D/2$$

故：
$$D = 4A/\pi L$$

代入式（10）得：

$$V = 4/3\pi \cdot (L_m/2) \cdot (4A_1/2\pi L_1) \cdot (4A_2/2\pi L_2)$$
$$= 8/3\pi \cdot L_m \cdot A_1/L_1 \cdot A_2/L_2 \qquad (19\text{-}11)$$

此即双平面左室造影法测量左室容量的标准公式，式中 L_m 为双平面左室造影中较大的左室长径，A_1 和 L_1 分别为前后位左室造影中的面积和长径，A_2 和 L_2 分别为左侧位左室造影中的面积和长径。上述公式可应用于二维超声心动图技术，L_m 为心尖四腔和二腔图中左室长径较大者，A_1 和 L_1 分别为心尖四腔图中的面积和长径，A_2 和 L_2 分别为心尖二腔图中的面积和长径（图 19-3）。这一公式的缺点是测量甚为复杂。在上述公式中，如假设 $A_1 = A_2$，$L_1 = L_2$，则可简化为：

$$V = 8A^2/3\pi L \qquad (19\text{-}12)$$

式中的 A 和 L 分别为心尖四腔图中的左室面积和长径。

面积-长度公式的主要优点是避免了左室短轴切面中心内膜不规则或较低的侧向分辨率所产生的短径测量误

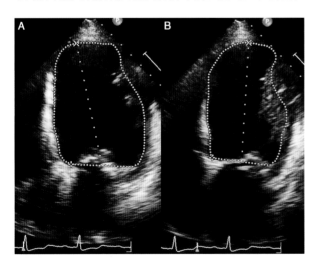

图 19-3　双平面面积长度法
图为心尖四腔心切面观舒张期左室最大面积（A）和收缩期左室最小面积（B），图示径线为二尖瓣环中点至心尖的连线

差，而由左心长轴切面面积和长径间接计算短径可增加左室容量测量的准确性和可重复性。双平面面积-长度公式的准确性高于单平面面积-长度公式。

（2）无几何形态假设：这一类数学模型采用 Simpson 法则，即一较大几何体的体积可由若干个具有相似形状的较小几何体的体积所组成。这一方法亦称为圆盘相加法（disc summation method）（图 19-4）。

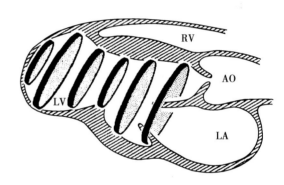

图 19-4　Simpson 公式计算原理示意图
当左室严重变形时，应用圆盘相加法可以准确计算左室容量

应用这一方法计算左室容量时，首先将左室划分为一系列等间距的圆柱体，每一圆柱体的体积可由下式得出：

$$V = \pi \cdot D_1/2 \cdot D_2/2 \cdot H$$
$$= \pi/4 \cdot D_1 \cdot D_2 \cdot H \qquad (19\text{-}13)$$

式中 H 为每一圆柱体的高度，D_1 和 D_2 为圆柱体横截面上两条正交的直径，整个左室的体积可由所有圆柱体的体积相加得出：

$$V = \pi/4 \cdot H \cdot \sum_{0}^{N} D_1 D_2 \qquad (19\text{-}14)$$

由上式可见，圆柱体的数目取得越多，所计算的总体积越接近于左室实际容量。然而，将这一理论应用于二维超声心动图技术时，所能获取的左室短轴切面的数目受到透声窗的限制，因此必须对 Simpson 法则进行修正，常用的方法有下列三种：

1）心尖双平面 Simpson 公式：应用二维超声记录心尖四腔和二腔图，人工描绘心内膜轮廓，测量左室长径，计算机软件沿左室长轴自动将左室等分为数十个圆盘，然后代入式（19-22）求出左室容量，式中 D_1 和 D_2 分别为心尖四腔心和二腔图中与左室长径相垂直的左室短径。研究表明,在目前所有二维超声心动图计算左室容量的公式中,这一公式准确性最高,同时由于心尖切面显示成功率较高,这一方法亦有较高的实用性。在现代的超声心动图仪中,已配备双平面 Simpson 公式的计算机软件,从而大大节省了测量时间(图 19-5)。

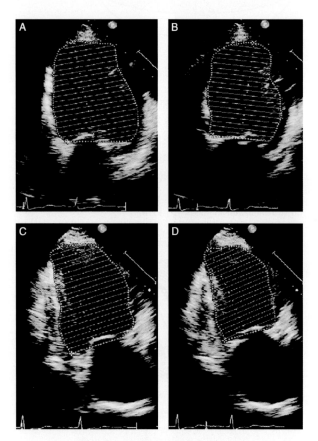

图 19-5　心尖双平面 Simpson 法

图示为双平面 Simpson 法则,其中图 A、B 分别为心尖四腔心切面观左室舒张末和收缩末最大面积,图 C、D 分别为心尖两腔心切面观左室舒张末和收缩末最大面积

2)心尖单平面 Simpson 公式:为了减少左室容量测量的工作量,一些学者提出了单平面 Simpson 公式,首先记录心尖四腔图,人工描绘心内膜轮廓,测量自二尖瓣环中点至心尖的左室长径,计算机软件可沿左室长轴将左室自动等分为数十个圆盘,代入下式求得左室容量:

$$V = \pi/4 \cdot H \cdot \sum_{0}^{N} D \qquad (19\text{-}15)$$

式中 D 为心尖四腔图中与左室长径相垂直的左室短径。研究表明,在形态正常的左室,单平面 Simpson 具有较高的准确性,但在左室严重变形的患者,该公式的准确性则低于双平面 Simpson 公式。

(3)三维超声心动图测量法:尽管双平面 Simpson 公式具有较高准确性,但这一方法仍有其限制性:①心尖双平面仍不能显示左室的全貌,在左室节段性室壁运动异常的患者,双平面 Simpson 公式计算的左室容量仍有一定的

误差;②在心尖切面,超声束利用其侧向分辨力显示心内膜的大部分轮廓,因而图像分辨力较低;③在部分患者,心尖二腔图显示困难;④经胸探查心尖切面时,探头常不易位于左室真正的心尖之上,致超声束斜切左室,故常低估左室长径和容量。目前的实时三维超声心动图技术不需进行任何几何图形假设的近似计算,通过一次完整的容积采样,采用实际的像素数据,而不是差补的平面数据,即可得出心动周期的容积变化曲线。研究表明,较之三维磁共振技术测值,双平面 Simpson 公式测值低估左室收缩末期容积和舒张末期容积,偏差分别为-15ml、-23ml;经胸实时三维超声技术与三维磁共振技术测量的左室收缩末期容积和舒张末期容积偏差较小,分别为-6.5ml、-14ml;二维超声双平面 Simpson 公式测量的左室收缩末期容积和舒张末期容积与三维磁共振技术测值的相关性(r 分别为 0.92、0.89)低于实时三维超声技术与三维磁共振技术测值的相关性(r 分别为 0.97、0.96)。在心室形态异常时三维超声测量的心室容积具有更高的准确性。

左室舒张末期容量的正常值为(70 ± 20)ml/m^2,左室收缩末期容量的正常值为(24 ± 10)ml/m^2(m^2 为体表面积)。

2. 心搏量(stroke volume)　心搏量是指每次心动周期左室排出的血流量,是定量左室泵血功能的重要指标。目前临床上测量心搏量的超声心动图技术包括下列三种:

(1)二维超声心动图技术:应用前述的测量左室容量的二维超声心动图技术,可分别测量舒张末期和收缩末期的左室容量。在二维超声图像中,通常选择二尖瓣关闭前停帧图像作为舒张末期的左室腔面积,选择二尖瓣开放前的停帧图像作为收缩末期左室腔面积,继而选择前述的计算左室容量的方法和公式计算左室容量。在无节段性室壁运动异常的患者,单平面 Simpson 公式已有较高的准确性,但在有节段性室壁运动异常的患者,则应选择双平面 Simpson 公式,心搏量(SV)可由下式求出:

$$SV = EDV - ESV \qquad (19\text{-}16)$$

式中 EDV 和 ESV 分别为舒张末期和收缩末期的左室容量。

(2)多普勒超声心动图技术:应用多普勒超声技术测量心搏量和心排出量的原理是基于钢管中流体体积的计算方法,即在任一时刻流经钢管的流率(q)等于流速(v)与管腔横截面积(A)的乘积:

$$q = v \cdot A \qquad (19\text{-}17)$$

然而,将这一原理应用于多普勒超声技术时,必须满足三个基本条件:①管腔面积在心动周期中固定不变或虽有变化但可矫正;②测量部位空间流速分布均匀一致,即呈平坦形的流速分布;③声束与血流方向的平行,以确保可测得最大流速。目前临床上应用的测量方法有以下三种:

1)主动脉瓣环血流测量法:主动脉瓣环为一纤维环,其内径在心动周期中保持不变,由于入口效应及收缩期加速度的影响,主动脉瓣环的流速分布基本上呈平坦形,在心尖五腔切面中可达到声束与血流方向的平行,故测量部位选在主动脉瓣环可满足上述三个基本假设。采用胸骨

旁左室长轴切面测量收缩期主动脉瓣环的内径,假设瓣环为圆形求出瓣环面积(AOA),采用心尖五腔切面记录主动脉血流速度,将脉冲多普勒的取样容积置于瓣环水平,记录血流频谱,描绘频谱轮廓,仪器可自动得出收缩期流速积分(SVI),心搏量可由下式求出:

$$SV = AOA \cdot SVI \qquad (19-18)$$

2)二尖瓣瓣尖血流测量法:在无心室水平分流和二尖瓣反流的前提下,舒张期二尖瓣血流量应等于收缩期主动脉血流量,因此测量舒张期二尖瓣血流量同样可得出心搏量。采用胸骨旁二尖瓣水平左室短轴切面测量舒张早期二尖瓣瓣口最大开放面积(MMA),在二尖瓣 M 型超声心动图中测量最大开放距离与平均开放距离的比值(MOR),以下式求出二尖瓣瓣口平均开放面积(CMA):

$$CMA = MMA/MOR \qquad (19-19)$$

采用心尖四腔图记录二尖瓣血流速度,将脉冲波多普勒的取样容积置于二尖瓣瓣尖内记录血流频谱,描绘频谱轮廓,仪器可自动得出舒张早期流速积分(DVI),心搏量可由下式求出:

$$SV = CMA \cdot DVI \qquad (19-20)$$

3)二尖瓣环血流测量法:采用心尖四腔图,测量舒张中期二尖瓣环内径,假设瓣环为圆形,计算瓣环面积(MAA),将脉冲多普勒的取样容积置于二尖瓣环水平,记录二尖瓣血流频谱,描绘频谱轮廓,仪器可自动得出舒张期流速积分,心搏量可以下式求出:

$$SV = MAA \cdot DVI \qquad (19-21)$$

研究表明,多普勒超声测量的主动脉瓣环和二尖瓣尖血流量与心导管 Fick 法和热稀释法的测值高度相关,而二尖瓣环血流量的测值有明显高估,这很可能是由于二尖瓣环并非圆形之故。在这三种方法中,主动脉瓣环血流量测定的方法最为准确和简便,因而已成为目前临床实践中无创性测定心搏量最为常用的方法。

(3)三维超声心动图技术:应用三维超声心动图技术可测量左室舒张末期和收缩末期容量,二者相减即可得出心搏量。目前,实时三维超声技术测量的心搏量与三维磁共振技术的测值高度相关,准确性高于经胸双平面 Simpson 公式计算的心搏量。

心搏量的正常值为每搏 60 ~ 120ml。

(4)心搏量的衍生指标:①心排出量(cardiac output):心排出量是指每分钟左室排出的血流量,一旦测得心搏量(SV),代入下式可求出心排出量(CO):

$$CO = SV \cdot HR \qquad (19-22)$$

式中 HR 为心室率,心排出量的正常值为 3.5 ~ 8.0L/min;②心搏指数(stroke index):心搏指数是指心搏量与体表面积的比值,正常值为每搏 40 ~ 80 ml/m^2;③心脏指数(cardiac index):心脏指数是心排出量与体表面积的比值,正常值为 2.2 ~ 5.0L/(min · m^2)。

3. 射血分数(ejection fraction,EF) 心搏量及其衍生指标虽可反映左室的泵血功能,但后者是左室前负荷、后

负荷和心肌收缩力综合作用的结果,因此这类指标受到左室前后负荷的显著影响。例如,在一正常大小的心脏,假设左室舒张末期容量为 100ml,收缩末期容量为 40ml,则心搏量为 60ml。当左室扩大一倍时,左室舒张末期容量为 200ml,收缩末期容量为 140ml 时,心搏量仍为 60ml,但后者的左室收缩功能已显著降低,因此单纯测量心搏量不能准确反映左室心肌收缩力的变化。为了矫正左室前负荷对心搏量的影响,需要计算心搏量与左室舒张末期容量的比值,即左室射血分数(EF):

$$EF = SV/EDV \times 100\% \qquad (19-23)$$

将这一指标应用于前述的例子,正常形态的左室的射血分数为(100-40)/100 = 60%,而明显扩大的左室的射血分数为(200-140)/200 = 30%,由此可见后者的左室收缩功能已降低 50%。应用超声心动图测量左室射血分数,可采用两种技术:

(1)二维超声心动图技术:应用前述的方法测量左室舒张末期和收缩末期容量,二者相减即为心搏量,代入式(19-23)即可求出射血分数。对比研究结果表明,双平面 Simpson 公式测量的左室射血分数与心导管左室造影的结果相关最佳,因此此种方法应作为二维超声心动图测量左室射血分数的首选方法。在无明显节段性室壁运动异常的患者,单平面 Simpson 公式或单平面面积-长度公式亦可采用。虽然在目前大多数超声仪器中仍保留有 M 型超声心动图测量左室容量和射血分数的软件,但由于 M 型超声测量技术的影响因素甚多,测值误差较大,不宜再推荐使用。

(2)三维超声心动图技术:应用三维超声心动图技术测量左室舒张末期和收缩末期容量后,可计算出左室射血分数(图 19-6)。

目前的经胸实时三维超声心动图技术在线处理软件于数秒钟内即可获取三维超声的左室射血分数测值,研究证实,实时三维超声测量的左室射血分数与磁共振测值高度相关(相关系数为 0.93),优于二维超声双平面 Simpson 公式测量的左室射血分数。

左室射血分数排除了左室前负荷的影响,但仍受到左室后负荷的影响。当左室后负荷急剧升高时,虽然左室心肌收缩力无变化,但左室射血分数减低。尽管如此,在左室后负荷无急性改变的情况下,左室射血分数仍是反映左室收缩功能的可靠指标。左室射血分数的正常值为 67% ± 8%。在静息状态下,左室射血分数<50% 已被公认为左室收缩功能减低的诊断标准,左室射血分数 40% ~ 50% 为轻度减低,30% ~ 40% 为中度减低,<30% 为重度减低。

4. 短轴缩短分数(short-axis fractional shortening,FS)这一指标亦称为短轴缩短率(ΔD%)。这一指标的提出是基于如下的观察:左室的收缩来自左室长轴和短轴两个方向的缩短,但主要来自于短轴方向的缩短,因此由短轴缩短率可估测左室射血分数,其计算公式为:

$$FS = (D_d - D_s)/D_d \times 100\% \qquad (19-24)$$

式中 D_d 为左室舒张末期内径(类似于左室舒张末期容量),D_s 为左室收缩末期内径(类似于左室收缩末期容

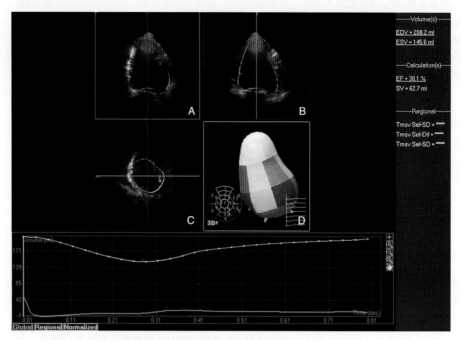

图 19-6　三维超声测左室射血分数（LVEF）

图 A、B、C 分别显示为心尖四腔心切面、两腔心切面以及二尖瓣瓣环水平短轴切面观；图 D 为左室容积示意图；下方所显示的是左室容积曲线；侧注为三维超声测得的左室舒张末容积（EDV）、收缩末容积（ESV）及左室射血分数（LVEF）

量），应用 M 型超声心动图可方便地测得 D_d 和 D_s，从而求得 FS。研究表明，在无节段性室壁运动异常的患者，FS 与 EF 的相关良好，但在有节段性室壁运动异常的患者，FS 与 EF 的相关性下降。短轴缩短率的临床应用已明显减少。

左室短轴缩短率的正常值为>25%（34%±5%）

5. 主动脉血流参数　应用脉冲多普勒超声技术记录主动脉血流频谱，由频谱中可得出下列主动脉血流参数：

（1）主动脉血流最大速度（V_p）：正常值为 0.72～1.20m/s。

（2）主动脉血流最大加速度（dv/dt_{max}）：正常值为 14～26m/s²。

（3）主动脉血流平均加速度（MA）：即主动脉血流最大速度（V_p）与加速时间（AT）的比值，可由下式求出：

$$MA = V_p/AT \qquad (19-25)$$

正常值为 7.35～13.2m/s²。

（4）主动脉血流流速积分（systolic velocity integral, SVI）：正常值为 12.6～22.5cm。

主动脉血流参数虽可反映左室收缩功能，但这些指标与心搏量一样，受到左室前负荷的显著影响。

6. 左室射血力（ejection force）　左室射血力是指收缩期左室射血所需要的力。按照牛顿第二定律，力（F）等于质量（M）与加速度（A）的乘积，即：

$$F = M \cdot A \qquad (19-26)$$

在左室射血的早期，主动脉血流加速，而在左室射血的中晚期，主动脉血流减速。按照牛顿第二定律计算射血力时，仅能计算加速期的左室作用力。在主动脉血流的加速期，血流质量可由下式求出：

$$M = \rho \cdot AOA \cdot AVI \qquad (19-27)$$

式中 ρ 为血流的质量密度，AOA 为主动脉瓣环的面积，AVI 为加速期的主动脉血流流速积分。由于加速期的主动脉血流频谱为一三角形，其面积即流速积分可由下式得出：

$$AVI = 1/2 \cdot AT \cdot Vp$$

代入上式得：

$$M = 1/2 \cdot \rho \cdot AT \cdot Vp \cdot AOA \qquad (19-28)$$

由式（19-33）已知：

$$A = Vp/AT$$

将上两式代入牛顿第二定律：

$$\begin{aligned} F &= M \cdot A \\ &= 1/2 \cdot \rho \cdot AT \cdot Vp \cdot AOA \cdot Vp/AT \\ &= 1/2 \cdot \rho \cdot Vp^2 \cdot AOA \qquad (19-29) \end{aligned}$$

上式即为法国学者 Isazz 等人提出的计算左室射血力的公式，虽然这一公式首次给出了左室射血力的具体表达式，但左室射血力这一指标与心搏量一样受到左室前后负荷的显著影响。此外，这一公式仅计算了射血加速期的平均射血力而非最大射血力。

7. 收缩期室壁应力（systolic wall stress）　收缩期室壁应力是指收缩期左室心肌单位面积所承受的张力，是反映左室后负荷的定量指标。根据力的平衡原理，作用力等于反作用力，收缩期室壁应力亦等于单位面积左室心肌对抗负荷的力,故可反映左室心肌的收缩力。

当左室收缩时,作用于室壁的应力有三种:经向应力、周向应力和轴向应力(图19-7)。由于左室压力升高出现轴向应力,为了维持心室形状,心室肌产生经向应力和周向应力,因此通常只计算后两种应力。

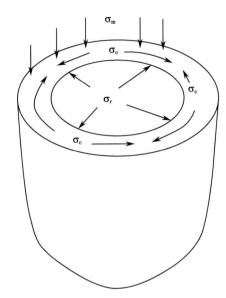

图19-7　左室壁的应力分布

应用长椭球数学模型时,左室室壁的周向应力(σ_c)、径向应力(σ_m)和轴向应力(σ_r)的方向互相垂直

(1)经向应力(meridional wall stress):经向应力是指收缩期与左室赤道垂直的作用于单位心肌面积的张力。经向应力的计算方法有下列三种:

1)Laplace公式:这一公式采用薄壁空心圆球的数学模型,假设在左室赤道水平的经向应力为δ_m,左室腔半径为Ri,室壁厚度为h,如h<Ri,则左室短轴心肌面积(Am)可近似地计算为:

$$Am = 2\pi Ri \cdot h$$

作用于左室短轴切面上的心肌张力(F_1)为:

$$F_1 = \delta_m \cdot 2\pi Ri \cdot h$$

左室腔内的压力(F_2)为:

$$F_2 = P \cdot \pi Ri^2$$

式中P为左室收缩压,根据力的平衡原理,$F_1 = F_2$,故:

$$\delta_m \cdot 2\pi Ri \cdot h = P \cdot \pi Ri^2$$
$$\delta_m = P \cdot Ri / 2h \qquad (19\text{-}30)$$

将左室内径 Di=2Ri 代入得:

$$\delta_m = P \cdot Di / 4h \qquad (19\text{-}31)$$

上式中的单位 δ_m 为 dyn/cm^2,P 为 mmHg,Di 和 h 为 cm。为将 mmHg 转化为 dyn/cm^2,需乘以 1.33×10^3 $dyn/cm^2/mmHg$ 的换算系数:

$$\delta_m = 1.33 \cdot P \cdot Di / 4h \times 10^3$$

$$= P \cdot Di / 3h \times 10^3 \qquad (19\text{-}32)$$

由于在整个收缩期中 P·Di 和 h 均在不断地变化,瞬时经向室壁应力的计算需要同步记录左室压力曲线和左室 M 型超声心动图。然而,收缩末期经向室壁应力的计算可采用无创性方法获得,在无左室流出道梗阻的患者,以袖带血压计测量的收缩压代替左室收缩压,同时记录左室 M 型超声心动图,测量收缩末期 Di 和 h,代入式中(19-32)即可求得收缩末期经向室壁应力,其正常值为(89±15)$dyn \times 10^3/cm^2$。

2)Grossman公式:这一公式采用厚壁空心圆球的数学模型,假设左室经向应力为δ_m,左室心内膜半径为Ri,左室心外膜半径为Ro,则作用于左室短轴切面上的心肌张力为(F_1)为:

$$F_1 = \delta_m \cdot \pi (Ro^2 - Ri^2)$$

左室腔内的压力(F_2)为:

$$F_2 = P \cdot \pi Ri^2$$

由于 $F_1 = F_2$,故:

$$\delta_m \cdot \pi (Ro^2 - Ri^2) = P\pi Ri^2$$
$$\delta_m = P \cdot Ri^2 / (Ro - Ri)(Ro + Ri) \qquad (19\text{-}33)$$

将室壁厚度 h= Ro-Ri,左室内径 Di=2Ri 代入得:

$$\delta_m = P \cdot Di / 4h(1 + h/Di) \qquad (19\text{-}34)$$

将上式乘以 1.33×10^3 $dyn/(cm^2 \cdot mmHg)$ 的换算系数:

$$\delta_m = 1.33 \cdot P \cdot Di / 4h(1 + h/Di) \times 10^3$$
$$= P \cdot Di / 3h(1 + h/Di) \times 10^3 \qquad (19\text{-}35)$$

对比式(19-41)与式(19-44)可见,式(19-35)的计算结果小于式(19-32),当室壁较薄室腔较大时,二者的结果相近。但当室壁较厚室腔较小时,二者差距增大。应用前述的无创性方法,可由式(19-35)测得收缩末期左室经向应力。研究表明,这一方法测量的 δ_m 与心导管测值高度相关,其正常值为(73±21)$dyn \times 10^3/cm^2$。

3)Douglas公式:这一公式采用二维超声心动图的测量技术,在左室短轴切面中,左室腔面积 $Ac = \pi R_1^2$,左室心肌面积 $Am = \pi (Ro^2 - Ri^2)$,将此两式代入式(19-33)并乘以 $1.33 \times 10^3 dyn/(cm^2 \cdot mmHg)$ 的单位换算系数得:

$$\delta_m = 1.33 P \cdot Ac / Am \times 10^3 \qquad (19\text{-}36)$$

以袖带法测量肱动脉收缩压,在二尖瓣腱索水平左室短轴切面中测量收缩末期 Am 和 Ac,代入上式即可求得收缩末期室壁经线应力。由于本式计算了短轴切面中的平均室壁厚度,正常值高于 M 型超声测值:(86±16)$dyn \times 10^3/cm^2$。

(2)周向室壁应力(circumferential wall stress):周向室壁应力是指在收缩期中与左室赤道平行的作用于单位心肌面积的张力。对于球体而言,周向应力等于经向应力,但对于椭球体,周向应力则大于经向应力。假设左室为一椭球体,应用 Laplace 公式可计算出周向室壁应力(δ_c):

$$\delta_c = P \cdot Ri/h(1-2Ri^2/L^2)$$
$$= P \cdot Di/2h(1-Di^2/2L^2) \qquad (19\text{-}37)$$

式中 Ri 和 Di 分别为左室短轴切面中的半径和直径,h 为室壁厚度,L 为左室长径,P 为左室压力。由上式可见,当左室为球体即 L = Di 时,$\delta_c = P \cdot Di/4h$,与式(19-31)相同,即 $\delta_c = \delta_m$。将上式乘以 $1.33 \times 10^3 \, dyn/cm^2 \cdot mmHg$ 的单位换算系数得:

$$\delta_c = 1.33P \cdot Di/2h(1-Di^2/2L^2) \times 10^3$$
$$= 2P \cdot Di/3h(1-Di^2/2L^2) \times 10^3 \qquad (19\text{-}38)$$

同理,应用 Grossman 公式和 Douglas 公式亦可计算出周向室壁应力:

$$\delta_c = 2P \cdot Di/3h(1+h/Di) \cdot (1-Di^2/2L^2) \times 10^3 \quad (19\text{-}39)$$
$$\delta_c = 1.33P \cdot Ac/Am \cdot (1-2Ac/\pi L^2) \times 10^3 \quad (19\text{-}40)$$

收缩末期左室周向室壁应力的正常值为 $(213\pm29) \, dyn \times 10^3/cm^2$。在正常形态的左室,收缩末期的周向应力大于经向应力,其比值为 2.57 ± 0.33;在心衰患者,左室扩大近于球形,经向应力增大,两种应力的比值近于 1。室壁应力可准确反映左室的后负荷,在正常形态和明显扩大的左室,虽然左室收缩压相同,但室壁应力可有显著差别。另一方面,在左室压力负荷增重的患者,左室室壁的代偿性增厚可抵消左室压力的影响,从而保持正常的室壁应力和收缩功能。这一指标可用于研究不同后负荷状态下的左室收缩功能的变化。然而,这一指标的测值在不同的心功能组别间重叠较大,因此尚不能应用室壁应力的一个独立测值决定患者心功能状态或指导治疗。

8. 收缩末期最大弹性模量(end-systolic maximal elastic modulus) 在活体内左室的泵血功能取决于左室前负荷、后负荷、心肌收缩力和心率四种因素的综合作用。然而,一个理想的评价左室收缩功能的指标应只反映左室心肌收缩力的变化而不受左室前后负荷和心率的影响。离体心肌实验研究表明,在给定的心肌收缩力,心肌收缩末期的长度取决于收缩末期的张力而不受心肌初始长度(舒张末期长度)或收缩方式(等长收缩或等张收缩)的影响。对于活体心脏,心肌张力可由左室收缩压表示,心肌长度可由左室容量表示,因此,收缩末期左室压力/容量的比值可提供一个不受负荷影响的心肌收缩力指标,这一指标称为收缩末期最大弹性模量(图 19-8)。

收缩末期最大弹性模量的测量需同步记录左室压力和容量,传统的方法采用心导管技术同步记录左室压力和进行左室造影,然后以左室容量为横坐标,左室压力为纵坐标,绘制左室压力-容量环。环体的左上角代表了左室收缩末期的压力和容量,人为改变左室的前后负荷,环体的左上角均沿一条直线移动,此线的斜率即为收缩末期最大弹性模量(E_{max}),可由下式求出:

$$E_{max} = ESP/(Vs-Vo) \qquad (19\text{-}41)$$

式中 ESP 为收缩末期左室压力,Vs 为收缩末期左室容量,Vo 为负荷改变前后环体左上角连线与横坐标交点的左室容量。

为了探讨描记左室压力-容量环的简单方法,我们将心

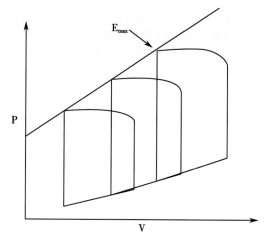

图 19-8 左室压力-容量环的变化

导管检查与声学定量技术相结合,同步记录了左室压力和容量曲线,然后将两条曲线输入自制的计算机软件系统,该系统可自动描绘出左室压力-容量环。应用握力试验增加左室的后负荷,造成环体的左上角的移位,连接两个环体的左上角,即可划出一条直线,此线与横坐标的斜率即为 E_{max}。

E_{max} 亦可应用无创性方法间接检测:在无左室流出道梗阻的患者,收缩末期左室压力可采用袖带法测量的肱动脉收缩压加以估测,但更为准确的方法是同步描记颈动脉脉搏图和记录肱动脉收缩压和舒张压,以肱动脉脉压标化颈动脉脉搏波幅,然后计算脉搏图中重搏波起始处的压力即为左室收缩末期压力。收缩末期左室容量可以采用二维超声心动图由心尖四腔图测得。以握力试验改变左室后负荷,以左室容量为横坐标、左室压力为纵坐标确定握力负荷前后的收缩末期左室压力-容量的两个数值点,连成直线即可测得 E_{max}。

实验研究表明,左室前负荷(如阻断下腔静脉回流)或后负荷(如钳夹升主动脉)变化对 E_{max} 大小均无明显影响,但当使用正性肌力药物后,E_{max} 值升高。临床研究也证明,E_{max} 是比左室射血分数更为敏感的反映心肌收缩力的指标。然而,E_{max} 测量的复杂性使其临床应用受到限制。

9. 每搏功(stroke work) 左室每搏功是指每次收缩期左室所做作的功,是反映左室心肌耗氧量的定量指标。按照物理学原理,外力对物体所做的功等于外力与在外力方向上物体位移的乘积。对于左室而言,室壁对血液的作用力可由左室压力表示,心腔内血液的位移可由左室容量表示,因此在左室压力-容量环中,将环体面积积分即可得出左室每搏功(W):

$$W = 0.0136 \int_{ESV}^{EDV} p(V)dv \qquad (19\text{-}42)$$

式中 0.0136 是将 $mmHg \cdot ml$ 转化为 $g \cdot m$ 的常数。

另一种测量左室每搏功的简便方法是计算心搏量与肱动脉收缩压的乘积,但这种方法计算的每搏功也包括了左室舒张期作功,因此高估了收缩期左室每搏功。

左室每搏功的正常值为 $(81\pm23) \, g \cdot m$。

10. 二尖瓣环的收缩期峰值速度 将组织多普勒取样容积置于二尖瓣环的位置,测量二尖瓣环的收缩期峰值速度(S')可用于评价左室整体功能,S'的大小与左室射血分数具有较高的一致性。二尖瓣环的收缩期峰值速度正常大于 5mm·s^{-1}。

11. Tei 指数(Tei index) Tei 指数被认为是评价心室整体功能的指标。测量方法如下:根据多普勒超声技术测定的主动脉瓣和二尖瓣血流频谱,测量二尖瓣关闭至主动脉瓣开放的时间为等容收缩时间(ICT),主动脉瓣关闭至二尖瓣开放时间为等容舒张时间(IRT),主动脉瓣血流频谱开始至终末时间为射血时间(ET),则 Tei 指数 =(IRT+ICT)/ET。

12. 整体纵向应变(global longitudinal strain,GLS) 斑点追踪技术测量的左室收缩期整体纵向应变(GLS)较左室射血分数能够更敏感的反映心肌的收缩功能。Motoki 等在慢性收缩性心力衰竭患者观察了 GLS 评价患者 5 年预后的应用价值,发现 GLS 随着 NYHA 心功能分级及 NT-proBNP 水平的增高而降低。经过年龄、性别、缺血、室间隔 E/e' 与 NT-proBNP 校正后 GLS 的减低 ≥ −6.95%(HR:2.15,95% CI:1.09−3.94;P=0.025),仍可预测未来的不良事件。在慢性收缩性心衰患者中,左室 GLS 提高了左室射血分数的诊断价值。

(三)左室局部收缩功能指标

在冠心病患者中,左室局部收缩功能的测量对于估测缺血范围、治疗效果和远期预后具有十分重要的意义。目前文献中提出的指标有以下几种:

1. 室壁运动记分指数(wall motion score index,WMSI)1989 年,美国超声心动图学会建议采用 WMSI 评价左室局部的收缩功能,其方法为:应用二维超声心动图记录二尖瓣、乳头肌和心尖三个水平的左室短轴切面,以二尖瓣交界处、乳头肌附着点及室间隔与右室壁交界处等解剖结构为依据,将上述三个切面中的左室室壁划分为 16 个心肌节段。2002 年,建议将左室心尖独立为一个节段,将左室室壁划分为 17 个心肌节段。每个节段按照室壁运动状况给予下列记分:1 分:运动正常;2 分:运动减弱;3 分:运动消失;4 分:矛盾运动;5 分:室壁瘤。将各个节段的分数相加并除以节段数目,可得出 WMSI。此指数越大,表明左室收缩功能受损越严重。如 WMSI=1,表明左室收缩功能正常,WMSI=1~1.5,表明左室收缩功能轻度减退,WMSI=1.5~2.0,表明左室收缩功能中度减退,WMSI>2.0,表明左室收缩功能重度减退,左室射血分数通常<30%。

2. 局部半径缩短分数(regional radius shortening fraction) 在心尖或短轴切面中选择左室舒张末期和收缩末期停帧,人工描绘心内膜轮廓,以浮动轴或固定轴系统将两幅图像重叠,以舒张末期左室腔轮廓的几何中心为圆心,将左室室壁划分为 360°,每隔一定角度将左室划分为若干个节段,如在某一切面中将左室划分为 24 个节段,则每一节段的角度数为 360°/24=15°。在每一节段中计算半径缩短分数(RSF):

$$RSF = \frac{Rd-Rs}{Rd} \times 100\% \qquad (19-43)$$

式中 Rd 和 Rs 分别为舒张末期和收缩末期的左室腔半径,然后以心肌节段数目为横坐标,半径缩短分数为纵坐标,描绘出该切面中所有心肌节段的室壁相对运动幅度。

3. 局部面积变化分数(regional area change fraction)以计算局部半径缩短分数相同的方法描绘和重叠舒张末期和收缩末期左室轮廓,每隔一定角度划分心肌节段,然后以下式计算每一节段的面积变化分数(ACF):

$$ACF = \frac{Ad-As}{Ad} \times 100\% \qquad (19-44)$$

式中 Ad 和 As 分别为舒张末期和收缩末期的左室腔的面积。最后以每一切面的心肌节段数目为横坐标,面积变化分数为纵坐标,描绘出该切面中所有心肌节段的心腔相对缩小幅度。

4. 彩色室壁运动幅度(color wall motion kinesis) 彩色室壁动态技术采用声学定量原理识别心腔中的组织-血流界面,并以不同的彩阶标记这一边界的运动。收缩期左室心内膜向内运动,颜色由红变黄;舒张期左室心内膜向外运动,颜色由蓝变青。每帧图像内心内膜运动幅度均标以不同层次的色彩而累积加以显示,从而可实时地显示不同心肌节段心内膜运动的空间幅度和时相差异。将这一技术与计算机技术相结合,以每一切面的心肌节段数为横坐标,不同层次的室壁运动色彩为纵坐标,可显示该切面中所有心肌节段室壁运动的幅度和时相。可计算节段心内膜运动幅度、节段半径变化率、节段面积变化率和射血及充盈指标。

5. 左室局部容积 实时三维超声心动图是利用先进的计算机技术,通过图像数字化重建后得到三维图像。因此,可以同步、真实地反映左室壁各部位的实际运动及局部的功能状态。应用实时三维超声技术获取的左室"金字塔"形全容积图像,按照美国超声心动图学会推荐的左室

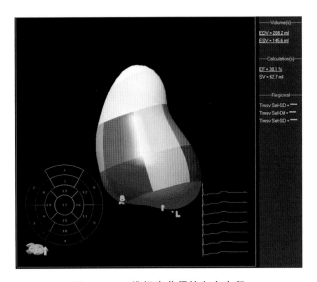

图19-9 三维超声获得的左室容积

图为三维超声技术获取的左室"金字塔"形全容积图像,按照美国超声心动图学会推荐的左室节段划分法将心内膜轮廓自动划分为 17 节段。陈旧性前壁心肌梗死患者心尖部膨出,左室射血分数降低

节段划分法将心内膜轮廓自动划分为17节段,在线的计算机软件可即可自动显示左室17节段"靶心图"及各节段局部容积曲线。根据容积曲线可测量出心动周期某一时间点的容积。某一节段的局部容量由系统应用积分法计算得来,其结果更为可靠。节段划分法的优点在于每一节段均与某支冠状动脉供血范围相关,根据异常节段可推断病变血管(图19-9)。正常人左室壁17节段局部容积曲线呈规则的抛物线波形,且波峰、波谷趋近;与正常人比较,在心肌梗死患者,梗死区发生重构和扩张使左室局部舒张和收缩末期容量增大。

6. 局部射血分数(regional ejection fraction) 应用实时三维超声技术获取的左室"金字塔"形全容积图像,在线的计算机软件可自动显示左室17节段"靶心图"及各节段局部射血分数曲线。也可测量出心动周期某一时间点的局部射血分数。局部射血分数代表了局部节段收缩做功的大小,因此当某节段发生梗死后,该节段局部射血分数下降。局部射血分数是定量评价左室节段收缩功能的最佳指标。

7. 组织速度成像(tissue velocity imaging) 此项观察采用特殊的滤波技术,滤掉左室心腔中血液流动所产生的高频多普勒信号而保留心肌组织运动所产生的低频多普勒信号,并以彩色和频谱两种方式显示室壁的局部运动。

显示二维彩色组织多普勒图像,将取样容积置于局部心肌,可显示局部心肌的时间速度曲线。局部心肌射血期最大运动速度(Sm)的大小可反映局部心肌的收缩功能。但这一技术受到多普勒声束与室壁运动方向之间夹角的影响,受心脏运动过程中产生的位移和相邻心肌相互牵拉的影响,在检测各节段室壁运动时,准确性降低。

局部心肌 Sm 正常值>5cm/s。

8. 应变(strain)和应变率(strain rate)

(1) 应变:应变指心脏在外力作用下,心动周期中两点之间局部心肌长度的瞬时变化率,以百分比表示(%)。表示心肌变形的大小。同样可以二维彩色显示进行半定量分析,也可以时间位移曲线进行定量分析。局部心肌应变(ε)计算公式如下:

$$\varepsilon = \frac{L_1 - L_0}{L_0} \qquad (19\text{-}45)$$

式中 L_0 代表两点间心肌的初始长度,L_1 代表心肌运动后的长度。

应变值的大小与取样区的大小有关。收缩期应变值的大小可反映局部心肌的收缩功能(图19-10)。

(2) 应变率(strain rate):应变率指心肌形变发生的速度,即单位时间内的应变。定义为心动周期中单位长度两点的心肌瞬时速度的变化率,以 s^{-1} 表示。同样可以二维彩色和时间应变率曲线显示。局部心肌应变率(SR)用公式表示:

$$\begin{aligned} SR &= \varepsilon / \Delta t \\ &= \Delta L / L_0 / \Delta t \\ &= \Delta V / L_0 \qquad (19\text{-}46) \end{aligned}$$

式中 ΔV 为平均速度的变化也可根据公式计算:

$$SR = \frac{V_1 - V_2}{L} \qquad (19\text{-}47)$$

式中 L 代表两点间心肌的长度,V_1、V_2 分别代表两点心肌的运动速度。应变值的大小与取样区的大小有关。收缩期应变率的大小可反映局部心肌的收缩功能(图19-11)。

目前应用斑点追踪技术能够可靠的计算心肌局部的径向、周向及轴向的应变和应变率(详见第10章)。

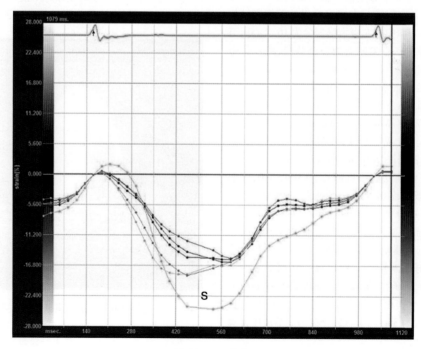

图 19-10 应变

图为左室后间隔和侧壁的基底段、中间段以及心尖段的应变曲线

19

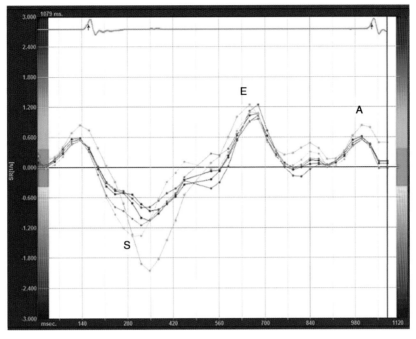

图 19-11 应变率

图为左室后间隔和侧壁的基底段、中间段以及心尖段的应变率曲线。应变率曲线包括
位于基线下方的收缩峰(S)、位于基线上方的舒张早期峰(E)和舒张晚期峰(A)

9. 组织追踪显像(tissue tracking imaging) 主要反映局部心肌位移的距离,以 mm 表示。可以二维彩色显示进行半定量分析,也可以时间位移曲线进行定量分析。以零位移为低限,设为红色;12mm 为高限,正常最大位移设在二尖瓣环处,以紫色表示;以 2mm 为间距转换颜色,共有 7 种颜色色带显示不同的运动位移。

10. 心肌运动的同步性指标 心脏的整体功能与各心肌节段运动的协调性有关,心肌缺血或心肌病变可导致心肌运动的协调性异常,包括心室间的协调性或心室内各节段的室壁运动协调性异常。实时三维超声、组织多普勒超声和斑点追踪技术测量的心肌局部功能指标为评价心肌运动的协调性提供了可靠的方法。判断心肌运动的协调性需要同步显示各心肌节段的运动。

(1) 心室间同步性指标:可通过测量左室基底段和右室侧壁段收缩期运动速度达峰时间差进行评价,大于 40 毫秒定义为心室间不同步。

(2) 左室收缩同步性指标:一般取心尖四腔观、两腔观、长轴切面观的室壁基底段和中间段,计算 12 个节段达到收缩峰值速度的时间。评价指标包括:

1) 左室内收缩同步指数:计算 12 个节段达到收缩峰值速度的时间标准差(Ts-SD)。Ts-SD 正常值小于 33 毫秒。

2) 达峰速度最大差值:计算 12 节段中任意两个节段达峰收缩速度的时间差。正常最大差值小于 100 毫秒。

(四) 临床应用及评价

如前所述,应用 M 型、二维、三维和多普勒超声心动图技术,可测量多种反映左室收缩功能的指标。由于这些指标测量的原理、技术和方法的不同,其临床应用的价值和范围亦有较大差别。在左室等容收缩期指标中,dp/dt_max 测量较为简便,可敏感地反映心肌收缩力的变化,且相对地不受左室后负荷的影响。但因受到左室前负荷的显著影响,其测值在正常和异常心功能组间有相当的重叠,因此不适于组间的对比以及心功能的长期随访,这一指标的主要临床用途是评价左室收缩功能的急性变化如评价药物对心肌收缩力的影响。这项指标的无创性估测均需要二尖瓣反流的存在,故不能用于无二尖瓣反流的患者。在左室射血期指标中,左室容量的测量是绝大多数心功能指标测量的方法学基础。虽然文献中已提出多种二维超声心动图的数学模型,但测量准确性最高和临床应用价值最大者首推双平面 Simpson 公式。有鉴于此,美国超声心动图学会推荐采用双平面 Simpson 公式测量左室容量及其衍生指标。目前几乎所有的超声心动图仪器中均装备以双平面 Simpson 公式的计算软件。在无节段性室壁运动异常的患者,单平面 Simpson 公式或面积 - 长度公式亦可作为左室容量的计算方法。三维超声心动图测量左室容量的方法已应用于临床,因受仪器条件的影响临床上尚未广泛使用。心搏量及其衍生物指标受到左室前负荷、后负荷、心肌收缩力和心率等多种因素的影响,仅能粗略地反映左室收缩功能,主要用于动态观察同一患者短期左室泵血功能的变化。在无二尖瓣反流和心室水平分流的患者,多普勒超声的主动脉瓣环血流量测量法是心搏量测量的首选方法。但在有这类疾病的患者,主动脉血流量将低于左室心搏量,此时二维超声心动图的双平面 Simpson 公式是首选的方法。目前的实时三维超声心动图可作为心搏量测量的常规方法。

在包括左室等容收缩期和射血期的所有反映左室收缩功能的指标中,左室射血分数已成为临床应用最广泛的指标,这一则是因为在不同左室功能的患者间,左室射血分数的重叠最小;二则是因为这一指标的测量简便;三则因为在心脏病患者的长期随访中,左室射血分数已证明具有较高的预后估测价值。因此,依据单一测值(左室射血分数<50%),可明确区分正常和异常的左室功能。然而,这一指标受到左室后负荷的影响,因此不适于左室后负荷急性改变(如动脉压急剧升高)时左室收缩功能的评价,但对于绝大多数患者左室功能的动态观察和长期随访,左室射血分数仍是首选的指标。如同左室容量的测量一样,左室射血分数的测量方法首推二维超声心动图的双平面Simpson公式。在无节段性室壁运动异常的患者,单平面Simpson公式或面积-长度公式亦可采用。三维超声心动图的测量方法具有较高的准确性,需进一步推广应用。左室射血分数的简化指标如左室短轴分数受到节段性室壁运动异常的影响,目前已较少采用。

主动脉血流参数的生理学意义类似于心搏量,因而同样受到左室前后负荷的显著影响。左室射血力是牛顿第二运动定律在心功能测量中的应用,但其基本参数仍是主动脉血流速度,故与后者具有同样的限制性,这类指标在左室功能评价中的地位未确立。收缩期室壁应力是左室后负荷的定量评价指标,虽然它可在某种程度上反映左室收缩功能,但其测算方法复杂,间接估测的收缩末期室壁应力在正常与异常心功能组别之间的重叠较大,临床应用受到限制。

在迄今所提出的所有评价左室收缩功能的指标中,收缩末期最大弹性模量是左室负荷依赖性最小的指标,因而可最为准确地评价左室心肌收缩力的变化。然而这一指标的准确测量需同步记录左室容量和压力且需改变左室的负荷状态,测量十分复杂。虽然这一指标可用无创性方法近似地估测,但其准确性下降。左室每搏功可反映心肌的耗氧量,虽然左室每搏功与左室舒张末期容量相结合,是在体心脏Starling曲线的理想表达方式,但每搏功的测值受到左室负荷状态的显著影响,故仅能间接反映左室的收缩功能。

组织多普勒超声技术测量二尖瓣环的运动速度可作为评价心脏整体收缩功能的简便、可靠的指标。Tei指数仅能够粗略的反映心脏的整体功能,难以准确的区分心脏的收缩功能异常或舒张功能异常,也受心脏负荷的影响。近年来研究发现斑点跟踪技术测量的左室整体纵向应变较射血分数能够更为敏感的反映左室功能的变化,对于未来心血管事件具有更强的预测价值。

在评价左室局部收缩功能的指标中,室壁运动记分指数测量简便,是临床最为常用的方法,但其测值受到观察者主观因素的影响。局部半径和面积变化分数的测量需要专门的计算机分析系统,测量复杂且无法克服不同心肌节段运动时相差异的影响,临床应用较少。彩色室壁动态技术综合了室壁运动幅度和时相的双重信息,是分析局部收缩功能的可靠技术。三维超声局部容积及射血分数是局部心肌射血功能准确性测量方法,但室壁各节段射血分数正常值范围尚需确定。组织多普勒室壁运动显像将局部心肌运动以运动速度曲线形式显示,能够较准确地反映

局部心肌的功能状态,但这一技术受到多普勒声束与室壁运动方向之间夹角的影响,也受心脏运动过程中产生的位移和相邻心肌相互牵拉的影响,在检测各节段室壁运动时,准确性降低。斑点跟踪技术测量的应变、应变率能够避免这一局限性,在评价室壁局部功能方面优于TDI的速度显示模式。

二、左室舒张功能的测定

左室舒张包括等容舒张期和充盈期两个时相。当左室开始舒张时,左室压力下降,当低于左房压时,二尖瓣开放,从主动脉瓣关闭至二尖瓣开放这一时间间期内,左室内仅有压力的下降而无容量的改变,故称为等容舒张期。二尖瓣开放后左室开始充盈,左室压力上升,至舒张晚期左室压上升超过左房压时,二尖瓣关闭。从二尖瓣开放至二尖瓣关闭的这一时间间期,左室内不仅有压力而且有容量的变化,称为充盈期。

(一)左室等容舒张期指标

在左室的等容舒张期,影响左室舒张功能的主要因素是左室心肌的松弛性(relaxation),这是一个耗能的主动过程。定量心肌松弛性的指标包括以下两种:

1. 左室压力最大下降速率$(-dp/dt_{max})$ 左室压力最大下降速率是指左室压力的下降支中左室压力对时间的一阶微分的最大值。在左室压力曲线中,逐点测量曲线下降斜率并取其最大值即为$-dp/dt_{max}$,其时间点位于主动脉瓣关闭之后。$-dp/dt_{max}$的绝对值越大,左室心肌松弛速度就越快。1994年,我们首先开展了连续波多普勒测量二尖瓣反流患者$-dp/dt_{max}$方法学的研究。在二尖瓣反流频谱的减速支中,应用简化的Bernoulli方程,可计算出每一瞬间的最大反流压差(PG_i),这一压差代表了等容舒张期左室压(P)与左房压(LAP)的差值,即:

$$PG_i = P - LAP$$
$$P = PG_i + LAP \qquad (19-48)$$

对上式两边取压力对时间的一阶微分得:

$$-dp/dt = -d(PG_i + LAP)/dt \qquad (19-49)$$

上式中的负号是由于随时间的增加左室压下降所致。若dt值较小,则可认为在较短的时间内,LAP的变化可忽略不计,上式变为:

$$-dp/dt = -dPG_i/dt \qquad (19-50)$$

上式说明,左室压力下降最大速率可以用二尖瓣反流压差的最大下降速度加以估测。$-dPG_i/dt$的测量方法有以下两种:

(1)逐点测量法:在二尖瓣反流频谱的减速支中,我们每隔20毫秒测量了反流速度,然后按照简化的Bernoulli方程将其转化为反流压差,测量每两点间的压差下降速率:

$$-\Delta PG_i/\Delta t = -\Delta PG_i/20ms \qquad (19-51)$$

对比每两点间的$-\Delta PG_i/\Delta t$并找出其最大值即为$-dPG/dt_{max}$,但这一方法测量的复杂性限制了其临床应用。

(2)软件测量法:为了克服逐点测量法的缺点,我们

自行研制的软件系统能自动算出-dPG/dt$_{max}$，与心导管同步测量的-dp/dt$_{max}$的相关系数为0.92，且均数间无显著性差异。这一方法显著提高了计算的速度和精度，具有较好的实用性。

-dp/dt$_{max}$的正常值为(1825 ± 261) ~ (2922 ± 750) mmHg/s $[(243\pm34.7)$ ~ (389 ± 100) kPa/s$]$。这一指标虽可定量反映左室心肌松弛性，但受到主动脉瓣关闭时动脉压力水平的较大影响。

2. 左室心肌松弛时间常数(T) 1976年Weiss等人证明，左室压力从-dp/dt$_{max}$点开始呈指数曲线下降，并由此导出左室心肌松弛时间常数的概念，其计算公式为：

$$T = P_o / (-dp/dt_{max}) \qquad (19\text{-}52)$$

式中P$_o$为-dp/dt$_{max}$点的左室压力，在左室压力曲线中，计算-dp/dt$_{max}$及该时间点的左室压力P$_o$后，即可按上式求得T值。T值的生理学含义是左室压力从-dp/dt$_{max}$点开始由P$_o$下降到P$_o$/e=0.37P$_o$所需的时间，式中e为自然对数。因此在左室压力曲线中，亦可测量从P$_o$至0.37P$_o$之间的时间即为T值。

T值相对不受左室前后负荷状态的影响，是定量左室心肌松弛性的可靠指标。在式(58)中，-dp/dt$_{max}$值可采用前述的方法测量，而P$_o$可采用下式求出：

$$P_o = PG_i + LAP \qquad (19\text{-}53)$$

式中PG$_i$为-dPG/dt点的二尖瓣反流压差，LAP为左房压，代入式(19-58)得：

$$T = (PG_i + LAP) / (-dPG/dt_{max}) \qquad (19\text{-}54)$$

上式即为我们得出的应用连续波多普勒测量二尖瓣反流患者T值的公式。我们采用下式计算LAP：

$$LAP = BASP - PPG \qquad (19\text{-}55)$$

式中BASP为肱动脉收缩压，PPG为二尖瓣反流患者的最大反流压差。我们的研究表明，连续波多普勒与心导管同步测量的T值高度相关($r=0.94$)，且均数间无显著差异。

T值的正常值为<40毫秒，此值增大表明左室心肌松弛性减退。

（二）左室充盈期指标

左室充盈期可分为快速充盈期、缓慢充盈期和心房收缩期三个时相。在快速充盈期，影响左室舒张功能的主要因素是左室心肌的松弛性，在缓慢充盈期和心房收缩期，影响左室舒张功能的主要因素则是左室心肌的被动弹性或僵硬度(stiffness)。与舒张早期的左室主动充盈不同，舒张中晚期的充盈完全是一被动过程。左室充盈期中估测左室松弛性和僵硬度的指标有以下几种：

1. 左室等容舒张时间(isovolumic relaxtion relaxtion time，IVRT) IVRT是指从主动脉瓣关闭至二尖瓣开放所需的时间，正常值在<40岁为(69 ± 12)毫秒，>40岁者为(76 ± 13)毫秒。当左室心肌松弛速率减低时，IVRT延长。但这一指标受到心率、主动脉压力和左房压力的影响，心率增快、主动脉压力降低和左房压力升高时，IVRT缩短；反之，IVRT延长。

2. 二尖瓣血流舒张早期最大速率(E) 当左室松弛延缓时，二尖瓣开放时左室压仍未降至正常水平，左房-左室压差减小，E波流速降低，但当长期充盈异常使左房压力升高时，E波流速反而上升。正常值为(0.86 ± 0.16) m/s。

3. 二尖瓣血流心房收缩期最大流速(A) 当左室松弛延缓时，舒张早期充盈减少，心房收缩期左房容量增大，A波反而降低。正常值为(0.56 ± 0.13) m/s。

4. E波与A波流速比值(E/A) 正常情况下，舒张早期左室充盈量大于心房收缩期左室充盈量，E/A>1；当左室松弛性降低时，E/A<1；但当左室僵硬度和舒张早期左房压力升高时，E/A>1，称为"假性正常化"。正常值为1.6±0.5。

5. E波流速积分与A波流速积分的比值(EVI/AVI) 这一指标是指E波曲线下的面积与A波曲线下面积的比值，其临床意义同E/A，正常值>2.0。

6. E波减速时间(EDT) EDT是指E波减速支所占据的时间。左室松弛性减低时，EDT延长，但这一指标受到心率的影响，心率增快时，EDT缩短，反之则延长。正常值为(199 ± 32) m/s。

7. 快速充盈分数(RFI) RFI是指最大流速与舒张期平均流速的比值，其临床意义类似于E/A，正常值>2.0。

8. A波与逆传A波最大速度间的时间(A-Ar) 心房收缩期左房排入左室的血液流至心尖后折返入左室流出道，形成与A波逆向的Ar波。如左室僵硬度增大，这一血液折返的速度加快，类似于在较硬的管道中压力波传递速度的增快，故A-Ar间期缩短，但这一指标受到左室大小和心率的影响。正常值为>45毫秒。

9. 心房收缩期肺静脉血液反流速度(AR) 正常情况下，左房收缩时有少量血液反流入肺静脉，但流速较低。如左房收缩时左室僵硬较高，肺静脉反流速度将增大。正常值为<0.2m/s。

舒张功能异常主要表现为最早出现的左室充盈减低。左室充盈异常、左室充盈假性正常化和晚期限制性充盈方式鉴别见表19-1。

10. 二尖瓣血流传播速度 彩色多普勒M型超声显像能够提供有关舒张功能的信息。这项技术沿单一的M型扫描线对多普勒速度进行彩色编码。正常情况下彩色血流可传播至左室三分之二的深度。在舒张功能不全的患者早期充盈速度减低，彩色多普勒M型超声显示彩色血流斜率减小，并且血流的传播不超过左室中部。彩色多普勒M型显像可以同时显示这两种现象。大多数研究显示彩色多普勒M型传播斜率小于0.45是伴松弛性延迟的舒张功能不全的有力证据。

11. 二尖瓣环舒张期运动速度 组织多普勒可提供有关舒张功能的信息。取样容积置于二尖瓣环，测量运动速度，可作为舒张功能的评价指标(图19-12)。临床上导致心肌松弛迟缓和充盈延迟的疾病均可引起舒张期瓣环异常运动，并且不易受心房颤动或快速心率的影响。窦性心律时，与二尖瓣的血流对应有两个运动波(E'和A')，正常情况下，类似二尖瓣E波和A波的关系，E'大于A'。随着舒张功能不全的出现，E'减小使二尖瓣环的E'/A'比值反转。

表 19-1 左室充盈异常的形式及鉴别要点

	舒张早期左室充盈减低	左室充盈假性"正常"	限制型左室充盈异常
症状	静息时无症状	劳力性呼吸困难	轻微活动后气喘
心功能状态	轻微异常	中度异常	明显异常
左房	大小正常±收缩功能增强	增大±收缩功能增强	增大+收缩功能增强
充盈压	正常	增加	明显增加
左室流入道血流频谱	低 E 高 A,E/A<1,IVRT≥110 毫秒,DT≥240 毫秒	二尖瓣血流频谱正常,IVRT 正常,DT 正常	高 E 低 A,E/A≥2,IVRT≤60 毫秒,DT≤150 毫秒
肺静脉血流频谱	D 波减低,S 波增高	AR 波增加,S 波减低	S 波减低±D 波及 AR 波增加
舒张异常	左室松弛功能减低	左室松弛功能减低+左室顺应性减低	严重左室顺应性减低+左室松弛功能减低

注:E=二尖瓣口舒张早期血流速度;A=左房收缩期最大速度;IVRT=等容舒张时间;DT=舒张时间;D 波=舒张期肺静脉血流速度;S 波=收缩期肺静脉血流速度;AR=心房收缩期肺静脉反向血流速度

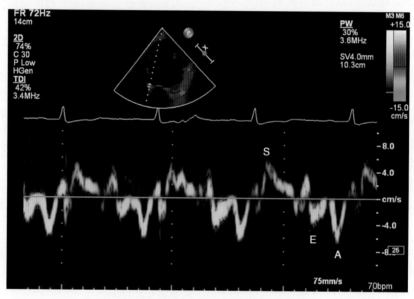

图 19-12 正常二尖瓣瓣环组织多普勒图像

与二尖瓣血流(E)相反,二尖瓣环的速度不依赖容量变化,E'在二尖瓣假性正常化或限制性血流频谱的压力作用下仍然是低的(图 19-13)。

研究已经证实二尖瓣 E 波速度(E)与二尖瓣环舒张早期速度(E')比值与右心导管测量的肺毛细血管楔压呈线性相关。增大的 E/E'比值>15 提示左室充盈压增高,左心功能不全预后不良。

二尖瓣环平均舒张早期最大速度正常值>9cm/s,E/E'正常值<8。

（三）临床应用及其评价

左室的舒张是一个涉及多种因素的复杂生理过程。与单纯测量左室射血分数可定量反映左室收缩功能的情况不同,目前尚无一个公认的全面评价左室舒张功能的指标。因此左室舒张功能的评价仍需密切结合临床并测量多种指标。在左室等容舒张期指标中,-dp/dt_max 的测量较为简便,但受到主动脉压力的较大影响。左室松弛时间常

数的测量较为繁琐,但相对不受左室负荷状态的影响,是目前公认的评价左室心肌松弛性的指标。目前,这两个指标的测量均需要二尖瓣反流的存在。

在左室充盈期指标中,目前尚无直接测量左室心肌松弛性和僵硬度的指标,这些指标仅反映左室舒张期的充盈变化,且受到多种血流动力学因素的影响,单独应用某一指标评价左室舒张功能都可能导致偏差。近年研究指出,左室舒张与左室充盈并非同一概念。虽然左室舒张功能异常最终表现为左室充盈异常,但后者是左室前负荷、后负荷、心率、心肌收缩力、心肌松弛性和心肌僵硬度的综合反映,只有在前四种因素固定不变时,左室充盈的变化才可能反映左室舒张特性的改变。由于上述原因,在应用脉冲多普勒技术评价左室舒张功能时,必须测量多项指标进行综合判断,并尽量排除心脏负荷状态、心率和心肌收缩力的影响。在这一前提下,脉冲多普勒可作为一项简便实用的技术。一般认为,左室松弛性减退时,IVRT 延长,E

19

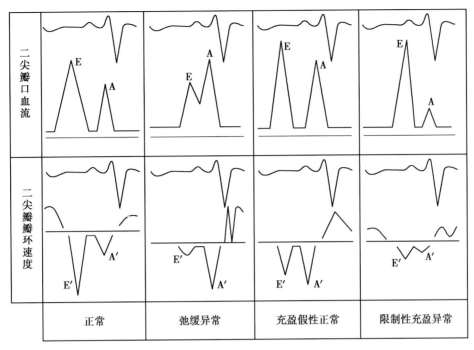

二尖瓣口血流				
二尖瓣瓣环速度				
正常	弛缓异常	充盈假性正常	限制性充盈异常

图 19-13　二尖瓣瓣环运动速度和二尖瓣血流与左室充盈类型的关系

减低,EDT 延长,A 波升高,E/A<1,A-Ar 间期正常或轻度缩短,AR 轻度增大。左室僵硬度增高时,IVRT 缩短,EV 增大,EDT 缩短,A 减小,E/A>2,A-Ar 间期明显缩短,AR 增高。左室松弛性减低合并僵硬度增高时,IVRT 正常或延长,E 与 A 正常或减低,E/A 正常,EDT 正常,A-Ar 间期缩短,AR 显著增高。应用脉冲多普勒测量的上述指标评价心脏舒张功能时应注意可能的影响因素,避免对心脏功能的错误诊断。组织多普勒技术测量二尖瓣环的运动对于整体舒张功能的评价能够提供更有价值的信息,并且相对不易受快速心率等因素的影响,临床上应用更为可靠。

右室功能的测定

一、右室收缩功能的测定

右室收缩包括等容收缩期和射血期两个时相。右室心肌开始收缩时,右室压力上升,当超过右房压时,三尖瓣关闭。此后,右室压力继续上升,当超过肺动脉压力时,肺动脉瓣开放,从三尖瓣关闭到肺动脉瓣开放这一时间间期内,右室内仅有压力而无容量的变化,故称为等容收缩期。肺动脉瓣开放后右室压力继续升高,至收缩晚期右室压力逐渐下降,当低于肺动脉压力时,肺动脉瓣关闭。从肺动脉瓣开放至肺动脉瓣关闭这一时间间期内,右室内不仅有压力而且有容量的变化,称为射血期。

（一）右室等容收缩指标

在等容收缩期内,右室仅有压力而无容量的变化,右室收缩功能可采用右室压力的上升速率加以衡量,包括以下两个指标:

1. **右室压力最大上升速率（dp/dt$_{max}$）**　右室压力最大上升速率是指在右室压力曲线的上升支右室压力对时间的一阶微分的最大值。在右室压力曲线中,逐点测量曲线上升速率并取其最大值即为 dp/dt$_{max}$,其时间点位于肺动脉瓣开放之前。dp/dt$_{max}$ 越大,说明右室心肌收缩力越强。我们在国内外首先开展了连续波多普勒无创性估测右室

dp/dt$_{max}$ 的方法学研究。在三尖瓣反流的患者中,应用连续多普勒可记录最大反流压差,这一压差代表了收缩期右室压（P）与右房压（RAP）的差值,即:

$$PG_i = P-RAP \qquad (19-56)$$
$$P = PG_i+RAP$$

对上式两边取微分,

$$dp/dt = d(PG_i+RAP) \qquad (19-57)$$

如 dt 足够短,则在这一短时间内,RAP 随时间的变化甚小可忽略不计,上式变为:

$$dp/dt = dPG_i/dt \qquad (19-58)$$

上式说明,在 dt 值较小的前提下,右室压力的上升速率可由三尖瓣反流压差的上升速率加以估测。在三尖瓣反流频谱的加速支中,我们每隔 20 毫秒测量反流压差,以下式求得每两点之间的压差上升速率:

$$\Delta PG_i/\Delta t = \Delta PG_i/20ms \qquad (19-59)$$

对比每两点间的 $\Delta PG_i/\Delta t$ 并找出其最大值即为 dPG$_i$/dt$_{max}$。我们研制了测量 dPG$_i$/dt$_{max}$ 的计算机软件,操作者只需描绘三尖瓣反流频谱的轮廓,计算机可自动报告 dPG$_i$/

dt_{max}，与心导管同步测量的 dPG_i/dt_{max} 相关系数为 0.93。

dp/dt_{max} 可敏感地反映右室心肌收缩力的变化，且不受右室后负荷的影响，但易受到右室前负荷的影响。

2. 右室心肌纤维最大生理缩短速率（Vpm） 右室心肌纤维最大生理缩短速率是指右室最大上升速率（dp/dt_{max}）与该时间点左室压力（P）的比值，即：

$$Vpm = dp/dt_{max}/P \qquad (19-60)$$

在三尖瓣反流频谱的加速支中，采用逐点测量法首先确定 dp/dt_{max} 值以及该值的时间点，然后测量该时间点的反流压差（PG_i），这一压差加上右房压（RAP）即为该时间点的右室压（P），即：

$$P = PG_i + RAP \qquad (19-61)$$

右房压通常采用估测法，一般可取 10mmHg（1.33kPa）。我们的研究表明，上述方法测量的 Vpm 与心导管测量的 Vpm 高度相关（$r=0.89$）。在此基础上，我们研制了测量 Vpm 的计算机软件，操作者只需描绘三尖瓣反流频谱的轮廓并输入估测的右房压，计算机可自动得出 Vpm，从而大大提高了测量的速度。

（二）右室射血期指标

在右室的射血期，测量右室收缩功能的指标大致可分为以下四类：

1. 右室容量（right ventricular volume） 右室腔形态并非一规则的几何体，右室的流入道和流出道并不在同一平面，在各种疾病状态时，右室形态可有多种变化。右室的这些解剖和功能特点，使右室容量的测算十分困难。目前提出的方法有以下几种：

（1）简单几何形态假设：文献中已提出多种模拟右室几何形态的数学模型，如长椭球、平行六面体、棱柱体、棱锥体等。

1）长椭球公式（prolate ellipsoid formula）：这一公式假设右室形态可衍化为一相同体积的长椭球。由右室铸型（cast）的形态学观察发现，心尖四腔图中显示的右室腔近于右室铸型的短轴切面，而由剑突下右室流出道长轴切面可得出右室的长径。应用左室容量计算中的长度-短轴面积公式，可计算出右室容量（V）如下：

$$V = 2/3 \cdot A \cdot L \qquad (19-62)$$

式中 A 为心尖四腔图中的右室面积，L 为剑突下右室流出道切面中的右室长径。对比研究表明，这一公式中的测值与右室铸型的实际体积高度相关（$r=0.95$）。

2）棱锥体公式（pyramid formula）：这一公式假设右室形态为一基底部呈三角形的棱锥体，其体积公式为：

$$V = 1/3 \cdot A \cdot L \qquad (19-63)$$

式中 A 为右室基底部面积，L 为右室长径，前者可取剑突下四腔图中的右室面积，L 取剑突下右室流出道切面中的右室长径，但此式的计算结果与右室实际容量仅中度相关。

（2）无几何形态假设：此种数学模型采用 Simpson 公式，将右室沿长轴均匀分割为一系列圆盘，每一圆盘的形态假设为椭圆形，将所有的圆盘体积相加即为右室体积（V）：

$$V = \frac{\pi}{4} \cdot H \cdot \sum_{0}^{n} \cdot D_1 \cdot D_2 \qquad (19-64)$$

式中 H 为每一圆盘的厚度，D_1 和 D_2 为每一圆盘的两条正交直径。将上式应用于二维超声心动图技术时，需要获取右室的两个正交切面，通常采取心尖四腔图和心尖右室二腔图，但这两个切面均未包括右室流出道。对比研究表明，上式的测值与实际右室容量高度相关，但有严重高估，其主要原因是右室短轴切面为一弯月形而非椭圆形，但这一误差为系统性，经过矫正仍可用于右室容量的计算。

（3）三维超声心动图测量法：虽然应用二维超声心动图测量右室容量已提出多种数学模型，但与左室容量的计算不同，这些模型的测值均有较大误差，故均未在临床上获得广泛应用。因此，发展右室容量的三维超声测量技术已成为准确测量右室收缩功能的关键。动物实验表明，三维超声心动图测量的右室容量与实际容量高度相关。但在临床研究中，迄今尚无一个可靠的测量右室容量的对比标准。近年的研究表明，经胸实时三维超声心动图测量的右室容量与磁共振技术具有高度的一致性，为右室的三维重建和容量测定提供新的途径。

右室舒张末期容量的正常值为（91±27）ml，收缩末期容量的正常值为（48±23）ml。

2. 心搏量（stroke volume） 心搏量是指每次心动周期右室排出的血流量，可采用以下三种技术进行测量：

（1）二维超声心动图：应用前述的测量右室容量的二维超声心动图技术，可分别测量舒张末期和收缩末期的右室容量，两者相减即可得出心搏量。然而，如前所述，由于右室形态的复杂性，应用二维超声心动图技术测量的右室容量存在较大的误差，由此所计算的心搏量亦有较大的高估或低估，故二维超声心动图并非测量右室心搏量的可靠技术。

（2）多普勒超声心动图：应用脉冲波多普勒超声技术测量右室心搏量时，可采用以下两种方法：

1）肺动脉瓣环血流测量法：与主动脉瓣环不同，肺动脉瓣环具有一定的弹性，故在收缩期中其内径有明显变化。由于入口效应和血流加速度的影响，肺动脉瓣环的流速分布基本上呈平坦形。在绝大多数患者于心底短轴切面可达到声束与血流方向的平行，因而测量部位选在肺动脉瓣环可基本上满足多普勒测量血流量的三个基本条件。采用心底短轴切面测量收缩中期肺动脉瓣环内径，假设瓣环为圆形求出瓣环面积（POA），于同一切面记录肺动脉瓣环水平的血流频谱，描绘频谱轮廓，仪器可自动得出收缩期流速积分（SVI），心搏量计算公式为：

$$SV = POA \cdot SVI \qquad (19-65)$$

2）三尖瓣环血流测量法：三尖瓣环具有较大的弹性，其形态为一椭圆形，舒张期面积变化较大，三尖瓣环的流速分布呈平坦形，在心尖四腔图可达到声束与血流方向的平行，因此只能部分满足血流量测量的三个条件。采用心尖四腔图测量舒张中期三尖瓣环内径，假设瓣环为圆形，计算瓣环面积（TAA）。将脉冲波多普勒的取样容积置于三尖瓣环水平，记录三尖瓣血流频谱，描记频谱轮廓，仪器可自动得出舒张期流速积分（DVI）。在无三尖瓣反流的患者，舒

张期三尖瓣环血流量应等于右室心搏量,计算公式为:

$$SV = TAA \cdot DVI \tag{19-66}$$

研究表明,多普勒超声测量的肺动脉瓣环和三尖瓣环血流量均与心导管技术测量的心搏量高度相关,但三尖瓣环血流测量法有较大的误差,这很可能是由于瓣环面积并非圆形之故。

(3) 三维超声心动图:应用三维超声心动图技术可测量出右室舒张末期和收缩末期容量,二者相减即可得出心搏量。动物实验的结果表明,这一方法测量的心搏量与心导管测量的心搏量高度相关。

在正常情况下,右室的心搏量应等于左室心搏量,因此右室心搏量的正常值可取左室心搏量的正常值。

3. 射血分数(ejection fraction) 右室射血分数矫正了右室前负荷对心搏量的影响,是定量分析右室收缩功能的较好指标,超声心动图测量技术包括以下两种:

(1) 二维超声心动图:应用前述的方法测量右室舒张末期和收缩末期容量,二者相减即为心搏量,后者除以舒张末期的容量即为射血分数。虽然二维超声心动图测量右室容量的误差较大,但在计算射血分数时舒张末期和收缩末期容量的测量误差倾向于互相抵消,故二维超声心动图测量右室射血分数的准确性高于右室容量。我们和其他学者的研究表明,基于心尖四腔图和心尖二腔图的双平面 Simpson 公式计算的右室射血分数与放射性核素右室造影测量的右室射血分数中度相关($r = 0.70 \sim 0.80$),其主要误差因素是心尖双平面未能包括右室流出道以及切面过少未能反映右室的复杂形态。

(2) 三维超声心动图:应用三维超声心动图技术重建右室三维图像后,可测量出右室的舒张末期和收缩末期容量,由此可计算出右室射血分数。经胸实时三维超声测量的射血分数与磁共振成像技术的测值高度相关。

4. 肺动脉血流参数 应用脉冲波多普勒超声技术记录肺动脉血流频谱,由频谱中可得出下列肺动脉血流参数:

(1) 肺动脉血流最大速度(Vp):即肺动脉血流频谱中的峰值流速,正常值为 0.60 ~ 0.90m/s。

(2) 肺动脉血流平均加速度(MA):即肺动脉血流最大速度与加速时间的比值,正常值为 2.70 ~ 5.15m/s²。

(3) 肺动脉血流流速积分(SVI):即肺动脉血流频谱曲线下的面积,正常值为 10.6 ~ 20.5cm。

肺动脉血流参数虽可反映右室的收缩功能,但受到右室前后负荷的明显影响,由于正常的右室是在低阻力负荷下工作的薄壁腔室,肺动脉压力的升高对于肺动脉血流参数的影响甚大。我们的研究表明,肺动脉血流参数与放射性核素右室造影测量的右室射血分数仅有轻度相关关系,因而对于右室收缩功能的定量分析价值十分有限。

5. 右室射血力(ejection force) 按照计算左室射血力的同样原理,可计算右室的射血力(F),其公式为:

$$F = 1/2 \cdot \rho \cdot Vp^2 \cdot POA \tag{19-67}$$

式中 ρ 为血液的密度,Vp 为肺动脉血流最大速度,POA 为肺动脉瓣环的面积。然而,我们的研究表明,多普勒超声测量的右室射血力与放射性核素右室造影测量的右室射血分数无显著相关,从而不仅证明右室射血力并非反映右室收缩功能的可靠指标,而且再次证明了肺动脉血流参数的主要影响因素是右室后负荷而非右室心肌收缩力。

6. 组织多普勒三尖瓣环的运动速度 应用组织多普勒超声技术测量三尖瓣环的运动速度,收缩期最大运动速度(S')可以反映右室收缩功能,S' 与左室 dp/dt_{max} 高度相关,即使在药物负荷状态下两者也具有高度的相关关系。

S' 峰值(15.2±2.4)cm/s。

7. 右室面积变化分数 采用二维心尖四腔心切面图测量右室舒张末期面积(RVEDA)和收缩末期面积(RVESA),可根据公式计算右室面积变化分数(FAC):

$$FAC = (RVEDA - RVESA)/RVEDV \cdot 100\% \tag{19-68}$$

FAC<35% 提示右室收缩功能减低。

8. 三尖瓣收缩期位移 将 M 型取样线置于三尖瓣侧瓣环,测量三尖瓣环从舒张末至收缩末的位移,即三尖瓣收缩期位移(TAPSE)。这一方法简单,重复性较好。缺点是用局部的位移代表结构复杂的右室功能,仍有其局限性。

TAPSE<16mm 提示右室收缩功能减低。

(三) 临床应用及其评价

在评价右室收缩功能时,应特别注意左右心室在形态和功能方面的显著差异。右室的室壁较薄,形态为一新月形,右室的收缩完全来自右室游离壁的内向运动,故为偏心性收缩,肺循环为一低压力和低阻力系统。左室的室壁较厚,形态为一椭圆形,左室的收缩来自室间隔和左室游离壁的内向运动,故为向心性收缩,体循环为一高压力和高阻力系统。这些差异造成了前后负荷对于左右心室功能的不同影响。动物实验的结果表明,当左右心房的平均压上升 4 倍时,左室每搏功的增加为右室的 5 倍。相反,当肺动脉平均压从 15mmHg(2.0kPa)上升到 30mmHg(4.0kPa)时,右室每搏量仅下降 25%;但当主动脉平均压从 100mmHg(13.3kpa)上升到 140mmHg(18.6kpa)时,左室心搏量下降 10%。这说明,右室心搏量受前负荷影响较小,但受后负荷影响较大;而左室心搏量受前负荷影响较大但受后负荷影响较小。换言之,右室易耐受容量负荷但不易耐受压力负荷,而左室易耐受压力负荷但不易耐受容量负荷。因此,评价左室收缩功能的指标应注意矫正前负荷的影响,而评价右室收缩功能的指标应注意矫正后负荷的影响。这些分析表明,从左室得来的心脏功能的概念和指标不能一成不变地应用于右室,某些可用于评价左室收缩功能的较好指标,当应用于右室时却不一定适宜。

在右室射血期收缩期指标中,dp/dt_{max} 具有不受右室后负荷影响且测量较为简便的优点。虽然右室前负荷对 dp/dt_{max} 有一定的影响,但如前所述,前负荷对右室的影响较小。此外,在绝大多数心脏病患者中,应用多普勒超声技术均可检出三尖瓣反流的存在,故 dp/dt_{max} 这一指标具有广泛的实用性。鉴于右室射血期指标测量的较大难度,进一步研究和简化右室 dp/dt_{max} 的测量方法,对于无创性评价右室收缩功能具有十分重要的临床意义。

在右室射血期指标中,右室容量是一基本指标。虽然文献中已提出多种应用二维超声心动图测量右室容量的数学模型,但由于右室形态的复杂性,这些数学模型均有较大误差,尤其当右室形态异常时为然。三维超声心动图技术提高了右室容量测量的准确性。

心搏量反映右室泵血功能,但这一指标受到前后负荷的影响。与左室相比,右室心搏量受前负荷影响较小但受后负荷影响较大。因此,在肺动脉高压的患者,尽管右室收缩功能正常,右室心搏量可显著下降。对于右室心搏量的测量,脉冲波多普勒的肺动脉瓣环血流测量法是首选的技术,但在合并明显三尖瓣反流的患者,脉冲波多普勒测量的肺动脉血流量将低于右室的全部心搏量。

在所有评价右室收缩功能的指标中,右室射血分数仍是最常应用的指标,这在很大程度上是受到左室射血分数临床应用的影响。然而,与左室射血分数不同,右室射血分数受到后负荷的显著影响。在急性和慢性肺动脉高压的患者中,由于右室后负荷的增加,右室射血分数可明显下降。因此,这一指标在评价和随访右室收缩功能中的价值尚需进一步验证。在二维超声心动图技术的多种数学模型中,基于心尖四腔图和心尖右室二腔图的双平面Simpson公式对于右室射血分数的测量具有较高的准确性,是首选的计算方法。三维超声心动图是测量右室射血分数的高度可靠的技术,可在临床上广泛采用。

肺动脉血流参数的生理学意义类似于心搏量,因而同样受到右室负荷状态尤其是右室后负荷的显著影响。在肺动脉高压的患者,这些指标将主要反映肺动脉压的变化而不能正确反映右室收缩功能。右室射血力在评价右室收缩功能中的地位尚不能确定。

二、右室舒张功能的测定

右室的舒张包括等容舒张期和充盈期两个时相。当右室开始舒张时,从肺动脉瓣关闭至三尖瓣开放这一时间间期内,右室内仅有压力的下降而无容量的改变,称为等容舒张期。三尖瓣开放后右室开始充盈,右室压力上升,当右室压超过右房压时,三尖瓣关闭。从三尖瓣开放至三尖瓣关闭的这一时间间期,右室内不仅有压力而且有容量的变化,称为充盈期。

(一)左室等容舒张期指标

在左室的等容舒张期,影响舒张功能的主要因素是右室心肌的松弛性,这是一个耗能的主动过程。定量心肌松弛性的指标包括以下两种:

1. 右室压力最大下降速率($-dp/dt_{max}$)　右室压力最大下降速率是指在右室压力的下降支中右室压力对于时间的一阶微分的最大值。在右室压力曲线中,逐点测量曲线下降斜率并取其最大值即为$-dp/dt_{max}$,其时间点位于肺动脉瓣关闭之后。$-dp/dt_{max}$的绝对值越大,说明右室心肌松弛速度越快。我们在国内外首先开展了连续波多普勒测量三尖瓣反流患者$-dp/dt_{max}$方法学的研究。在三尖瓣反流频谱的减速支中,应用简化的Bernoulli方程,可计算出每一瞬间的最大反流压差(PG_i),这一压差代表了等容舒张期右室压(P)与右房压(RAP)的差值,即:

$$PG_i = P - RAP$$
$$P = PG_i + RAP \qquad (19-69)$$

对上式两边取压力对时间的一阶微分得:

$$-dp/dt = -d(PG_i + RAP)/dt \qquad (19-70)$$

若dt值较小,则可认为在较短的时间内,RAP的变化可忽略不计,上式变为:

$$-dp/dt = -dPG_i/dt \qquad (19-71)$$

上式说明,右室压力下降最大速率可以用三尖瓣反流压差的最大下降速率加以估测。我们首先采用逐点测量法于三尖瓣反流频谱的减速支每隔20毫秒测量了反流压差,以下式求得每两点间的压差下降速率:

$$-\Delta PG_i/\Delta t = -\Delta PG_i/20ms \qquad (19-72)$$

对比每两点间的$-\Delta PG_i/\Delta t$并找出其最大值即为$-dPG_i/dt_{max}$。我们自行研制了测量$-dPG_i/dt$的计算机软件,操作者只需描绘三尖瓣反流频谱的轮廓,计算机可自动报告$-dPG_i/dt_{max}$,与心导管同步测量的$-dp/dt_{max}$高度相关($r = 0.94$),且计算速度大大加快。

2. 右室心肌松弛时间常数(T)　我们首次证明了右室压力从$-dp/dt_{max}$点开始呈指数曲线形式下降,因而Weiss的方法同样适用于右室心肌松弛时间常数的测量。

我们探讨了无创性测定右室T值的方法学。应用Weiss等人的方法,右室T值可以下式求出:

$$T = P_o/(-dp/dt_{max}) \qquad (19-73)$$

式中P_o为$-dp/dt_{max}$点的右室压力。在三尖瓣反流患者,$-dp/dt_{max}$可由式(81)求出,P_o则由下式得出:

$$P_o = PG_i + RAP \qquad (19-74)$$

式中PG_i为$-dPG_i/dt_{max}$点的右室压力,RAP为右房压,通常可估测为10mmHg(1.33kPa),代入式(19-78)得:

$$T = (PG_i + 10)/(-dPG_i/dt_{max}) \qquad (19-75)$$

上式即我们导出的应用连续波多普勒测量三尖瓣反流患者T值的公式。我们自行研制了测量右室T值的计算机软件,操作者只需描绘三尖瓣反流频谱的轮廓并输入右房压(10mmHg)后,计算机可自动计算出T值,与心导管同步测量的右室T值比较,相关系数为0.95。

(二)右室充盈期指标

右室充盈期可分为快速充盈期、缓慢充盈期和心房收缩期三个时相。在快速充盈期,影响右室舒张功能的主要因素是右室心肌的松弛性,在缓慢充盈期和心房收缩期,影响右室舒张功能的主要因素是右室心肌的被动弹性或僵硬度。右室充盈期中估测右室松弛性和僵硬度的指标有以下几种:

1. 右室等容舒张时间(IVRT)　右室IVRT是指从肺动脉瓣关闭至三尖瓣开放所需的时间,正常值为:40~90毫秒。当右室心肌松弛速率减低时,IVRT延长,但这一指标受到心率、肺动脉压力和右房压力的影响,心率增快、肺动脉压力降低和右房压力升高时,IVRT缩短;反之,IVRT延长。

2. 三尖瓣血流舒张早期最大速度（E）　正常值为 $(0.57\pm0.08)\,\mathrm{m/s}$。

3. 三尖瓣血流心房收缩期最大流速（A）　正常值为 $(0.39\pm0.06)\,\mathrm{m/s}$。

4. E 波与 A 波流速比值（E/A）　正常值为 1.50 ± 0.30。

5. E 波减速时间（EDT）　正常值为 $(225\pm28)\,\mathrm{m/s}$。

6. 心房收缩期上腔静脉反流速度（AR）　正常情况下，右房收缩时有少量血液反流入上腔静脉，但流速较低，如右房收缩时右室僵硬度较高，上腔静脉反流速度将增大。正常值为 $(0.15\pm0.05)\,\mathrm{m/s}$。

右心室充盈指标如 E 波、A 波受呼吸影响较大，吸气时增高，呼气时减低，两者比值受呼吸影响不大。

（三）三尖瓣环的舒张期运动速度

组织多普勒取样容积置于三尖瓣环，测量游离壁瓣环舒张早期和晚期运动速度，可作为舒张功能的评价指标。但是，这些指标对于右室舒张功能的评估及价值尚需临床进一步研究。

（四）临床应用及其评价

由于以往对右室舒张功能重视不够，用创伤性或无创性技术对于右室舒张功能的研究均较少。目前尚无一个公认的全面评价右室舒张功能的指标。在等容舒张期指标中，$-\mathrm{dp}/\mathrm{dt_{max}}$ 和 T 值均可定量反映右室心肌松弛性，但前者受到右室后负荷的较大影响。这两个指标的无创性测量均需要三尖瓣反流的存在。

在右室充盈期指标中，目前尚无直接测量右室心肌松弛性和僵硬度的指标，文献中报告的右室充盈指标均受到多种血流动力学因素尤其是右室后负荷的影响，应用这些指标评价右室舒张功能时必须结合临床并测量多项指标进行综合判断。

左 房 功 能

心房在心脏泵血过程作为贮存器、通道及推进泵功能，使血液从体循环、肺循环回到心脏。在左心室舒张功能障碍时左心房发挥其调节功能，使左心室充盈和维持正常心搏量。研究认为，心房的储备和泵功能是舒张期心室主动和被动充盈的关键，心房收缩功能直接影响到心室充盈的能力，心房的储备功能对心室舒张期的充盈起到很大的代偿作用。左心室舒张早期肺静脉的血通过左房进入左室的量，称为左房的管道功能；左室收缩期，左房松弛，扩张，接纳肺静脉回流的血液，为下一个心动周期左房的收缩积聚的血液量，称为左房的储存功能；左室收缩晚期，左房主动收缩而增加的左室充盈量，称为左房的助力泵功能。

超声技术为左房功能的评价提供了可靠的方法。超声心动图技术测量左房大小和容积、左房射血力，多普勒超声测量左房壁局部功能可为无创性评价心房功能、左房功能提供可靠的方法。

一、左 房 压 力

二尖瓣反流患者，应用连续波多普勒超声测量二尖瓣反流频谱，测量最大反流压差（ΔP），应用肱动脉收缩压（SBP）替代左室收缩压，收缩期左房压（SLAP），可由下式得出：

$$SLAP = SBP - \Delta P$$

二、左 房 射 血 力

按照牛顿第二定律，力（F）等于质量（M）与加速度（A）的乘积，即：

$$F = M \cdot A$$

M 等于血液密度和通过二尖瓣口血流容积的乘积。左房收缩时的通过二尖瓣口容积可根据二尖瓣口或二尖瓣环的面积乘以（MVA）二尖瓣口血流频谱 A 波（PAV）的峰值速度获得，故左房射血力等于：

$$LAF = 0.5 \times 1.06 \times MVA \times PAV^2 \tag{19-76}$$

其中，0.5 为常数，1.06 为血液密度常数。

二尖瓣环或二尖瓣口面积可由二维超声或三维超声测量得出。

三、左 房 容 积

（一）二维超声心动图

1. 直径-长度公式　假设左房为椭圆形，按以下公式可计算左房容积（LAV）：

$$\begin{aligned} LAV &= 4/3 \cdot \pi \cdot L/2 \cdot D_1/2 \cdot D_2/2 \\ &= \pi L/6 \cdot D_1 \cdot D_2 \end{aligned} \tag{19-77}$$

D_1：胸骨旁长轴切面观测量的左房前后径；D_2：胸骨旁短轴切面观测量的左房上下径；L：心尖四腔心切面观测量的左房长径。

2. 面积长度法　在心尖四腔心切面观和二腔心切面观中，收缩期最大容积分别为 A_1 和 A_2，四腔心观或二腔心观测量心房顶部至二尖瓣环的最小距离（L），可根据下列公式测量左房容积（LAV）：

$$LAV = 8/(3\pi)\left[(A_1)(A_2)/L\right] \tag{19-78}$$

采用上述公式均基于左房形态假设类似于左心室的椭圆形，实际上左房形态不同于左室，并且在疾病情况下左房扩大受胸骨和脊柱的限制性，左房形态更加不规则，故采用这些方法可造成左房容积测量的误差。

3. Simpson's 法　类似于左室容积测量方法，应用计算机软件将多个圆盘的容积相加获得左房容积。

根据 Simpson's 双平面法公式可得出 LVA：

$$LAV = \pi/4(h)\sum(D_1)(D_2) \tag{19-79}$$

根据 Simpson's 单平面法计算 LAV 的公式如下：

$$LAV = \pi/4(h)\sum(D_1)^2 \tag{19-80}$$

19

（二）三维超声心动图

目前实时三维超声心动图可测量左房的容积和射血分数，三维超声测量左房容积不需对左房形态进行几何形状的假设，成为测量左房容积最可靠的方法。

正常左房大小和容积受体重、身高、年龄和性别的影响，但受体重影响较大。因此，目前推荐左房大小和容积用体表面积矫正计算。

左房直径指数和左房容积指数。

正常左房直径指数：$1.5 \sim 2.3 \mathrm{cm/m^2}$；左房容积指数：$(22 \pm 6) \mathrm{ml/m^2}$。

目前三维超声可实时快速显示左心房容积及其变化率，左房容积曲线及容积微分曲线可以测量左房功能的评价指标，主要指标包括：

（1）左房快速排空末期容量（end-rapid emptying volume，EREV）。

（2）左室收缩末期左房容量（end-systolic volume，ESVLA）：左房容量曲线的最大值。

（3）左室舒张末期左房容量（end-diastolic volume，EDVLA）：左房容量曲线的最小值。

（4）左房主动收缩前容量（onset atrial emptying volume，OAEV）：左房主动收缩排空的起始点对应的容量。

（5）左房储存器容量（reservoir volume，RV）：公式计算：RV = ESV − EDV，也是左房排空总量。

（6）左房被动排空容量（passive emptying volume，PEV）：公式计算：PEV = ESV − EREV。

（7）左房主动收缩排空容量（atrial emptying volume，AE）：据公式计算：AE = OAEV − EDV。

（8）左房被动排空分数（left atrial passive emptying fraction，PEF）：左房快速排空容量与左房排空总量的百分比，计算：PEF = PEV/RV×100%。

（9）左房射血分数（left atrial ejection fraction，LAEF）：左房主动收缩排空容量与左房主动收缩前容量的百分比，据公式计算：LAEF = AE/OAEV×100%。

（10）左房峰值充盈率（left atrial peak filling rate，PFR）：左房容量微分曲线中，左房充盈容量变化的最大微分值。

（11）左房峰值快速排空率（left atrial peak rapid emptying rate，PRER）：左房容量微分曲线中，左房快速排空容量变化的最大微分值。

（12）峰值左房排空率（left atrial peak atrial emptying rate，PAER）：左房容量微分曲线中，左房主动收缩排空容量变化的最大微分值。

（13）峰值排空时间（time of peak rapid emptying rate，TPRER）：同步记录的心电图 T 波终点到左房容量微分曲线中左房快速排空容量变化的最大微分值（PRER）的时间。

（14）管道容量（conduct volume，CV）：CV = 左室充盈总量−左房排空总量（即：CV = TF − RV）。

四、应变和应变率显像

近年来，应用组织多普勒和斑点追踪技术测量左房组织应变和应变率可评价左房功能。目前尚无统一的测量方法。已有研究采用测量左房侧壁、后壁、下壁、前壁和房间隔的最大应变率并测量其平均值，结果显示，左房最大应变率可很好的反映左房的储备功能。

第20章

超声心动图测量及其正常值

ECHOCARDIOGRAPHIC MEASUREMENTS AND THE NORMAL VALUES

◎谢明星　张丽　简文豪

超声图像采集质量控制要点 …… 289	一、运动幅度的测量 …… 295
经胸超声心动图推荐观察和测量内容 …… 291	二、运动速度 …… 295
二维超声心动图观察及测量内容 …… 291	M型超声心动图的测量技术及测量内容 …… 296
一、左房、左室 …… 291	一、主动脉及左房 …… 296
二、右房、右室 …… 292	二、左室、室间隔及室壁 …… 296
三、房室瓣环 …… 293	三、二尖瓣 …… 296
四、主动脉 …… 293	四、左房 …… 297
五、右室流出道及肺动脉 …… 294	五、三尖瓣 …… 297
六、室壁厚径 …… 294	六、肺动脉瓣 …… 297
七、上腔静脉及下腔静脉 …… 295	二维及M型超声心动图的超声正常值 …… 298
八、冠状静脉窦 …… 295	附　正常值的缩写对照 …… 304
M型超声心动图测量的方法学 …… 295	

美国超声心动图学会(ASE)于2011年发布超声心动图检查质量控制应用指南,笔者为该指南中文版译者。该指南以行高质量高水准的超声心动图检查为首要工作目标,就超声心动图室构成与超声心动图检查过程两方面内容制定了相应指南规范。一例完整的经胸超声心动图或经食管超声心动图检查应尽可能包括:M型和二维图像;脉冲、连续和彩色多普勒图像;组织多普勒和M型彩色多普勒,如需要还包括超声造影。通过以上方法来综合判定各心腔的大小;左心室、右心室的室壁厚度和运动幅度;左心室、右心室的收缩和舒张功能;估测左心房、右心房和肺动脉的压力;判定是否存在心内分流;观察心脏瓣膜的结构和功能;评价主动脉、肺动脉和心包情况。

心腔和大血管的正常超声测值随年龄状态和遗传而不断变化,但是与性别和体表面积有关的变化可能与临床关系不密切。因此,在实际临床工作中,超声心动图测量正常值范围可能比平均值和指数参数更有临床价值。

超声图像采集质量控制要点

超声心动图检查过程中,采集到合适图像取决于多种因素,包括患者病情、体型、仪器性能、操作者技术熟练程度以及统一的图像采集方法等。超声医师的资质认证,通过考核其是否掌握新技术、图像采集方法及疾病表现的相关知识,有助于保证检查质量。超声心动图室的质量认证,以及要求执行统一和完整的成像检查流程,有助于规范图像采集。完成一例经胸超声心动图和经食管超声心动图的全面检查,必须对二维、彩色、频谱多普勒成像标准进行综合应用。

一例全面的经胸或经食管超声心动图检查,其内容应包括:系列多切面观显示心脏所有腔室、瓣膜、大血管,多普勒评估所有跨瓣前向或逆向血流以及跨房间隔和室间隔血流等。根据检查类型不同,每例检查都必须相应地给予充足的时间,一例全面的经胸超声或经食管心动图检查,图像采集时间应为45~60分钟。对于复杂病例,可能另需增加15~30分钟。所有检查均需记录患者的身高和体重,以便针对患者的不同体型来校正正常测值范围。超声检查时须同步记录患者血压与心率。根据需要采集足够数量心动周期内的数字化图像,以便准确评估心脏结构。对正常心脏结构,可能只需采集一至两个心动周期内的心脏切面图像;对异常心脏结构,则需显示两个或更多个心动周期内的图像。在心律失常、复杂先天性心脏病、振荡生理盐水造影成像的情况下,或在心脏生理活动或结构受呼吸周期影响的情况下,往往需要采集更多个心动周期内的图像,以显示所需观察的结构。

完整而全面的二维经胸超声心动图检查,推荐图像须包括频谱和彩色多普勒显像,如表 20-1 所示。在所有检查成像过程中,若不能满意获取建议中的任何切面或多普勒信号,则需在超声报告中注明,以表明曾经尝试获取图像。

表 20-1　成人经胸二维超声心动图并多普勒成像建议

胸骨旁长轴观	二维图像
	左室、左房/主动脉 M 型成像(超声心动图室标准)
	瓣口彩色多普勒血流成像
	右室流出道观
	彩色和频谱多普勒成像
胸骨旁短轴观	主动脉瓣及右室流出道水平短轴观
	肺动脉瓣、主动脉瓣、三尖瓣彩色多普勒血流成像
	右室流出道与肺动脉瓣频谱多普勒
	左室二尖瓣水平短轴观
	左室乳头肌水平短轴观
	左室心尖水平短轴观
	M 型成像(超声心动图室标准)
心尖四腔心观	四腔心二维成像(显示左室最大长径)
	四腔心各瓣口流入道血流和反流彩色多普勒血流成像
	四腔心各瓣口脉冲多普勒成像
	肺静脉脉冲多普勒成像(评价舒张功能)
	组织多普勒成像(评价舒张功能)
	应变及应变率成像(选项)
	四腔心各瓣口连续波多普勒图像
	多切面扫描显示异常血流的最大速度
	二尖瓣口跨瓣血流 M 型成像(选项)
	房间隔过隔血流彩色多普勒成像
心尖五腔心观	二维成像
	左室流出道血流彩色血流多普勒成像
	左室流出道脉冲多普勒成像(确认或疑有主动脉狭窄或关闭不全、每搏量与心排出量计算)
	主动脉瓣口连续波多普勒成像(确认或疑有主动脉瓣狭窄)
心尖两腔心观	二维成像
	二尖瓣彩色多普勒血流成像
心尖长轴观	二维成像
	彩色多普勒血流成像(评价主动脉瓣口及二尖瓣口前向血流与反流)
	左室流出道血流脉冲多普勒成像(确认或疑有主动脉狭窄或关闭不全、每搏量与心排出量计算)
	主动脉瓣口血流连续波多普勒成像(确认或疑有主动脉瓣狭窄)
剑突下切面观	四腔心观
	二维成像(包括评价房间隔)
	房间隔水平彩色血流成像评价分流
	短轴观
	对胸骨旁切面观进行补充
	下腔静脉评估
	下腔静脉成像评估其内径与血流动力学
	必要时行肝静脉血流多普勒成像
胸骨上窝切面观	主动脉弓长轴观
	降主动脉的脉冲多普勒成像(存在主动脉瓣反流时)
	其他切面观(评价钙化与特殊病变)
	右侧胸骨旁切面观,长轴观评价升主动脉
	振荡生理盐水造影剂,在静息状态及瓦氏动作后观察心内及肺内分流

二维图像应能充分显示心内膜边界，以便准确评估心脏的形态与运动。应在标准切面上观察图像，标准切面可显示出所需观察的全部结构。只有在对准确性和可重复性有充分把握的情况下，才可进行超声测量并发出报告。如果某一结构无法测量，报告中亦应包括对该结构的定性评价，除非定性评价也无法进行。瓣膜关闭不全时，应至少在两个切面上对其彩色多普勒血流信号进行评价。瓣膜狭窄时，须在多个切面上评价瓣口狭窄程度，获取狭窄瓣膜口的最高血流速度。例如主动脉狭窄，至少应在三个切面观上对其进行评价。当存在三尖瓣关闭不全时，应常规定量评价右室收缩压（在无肺动脉狭窄的情况下，右室收缩压约等于肺动脉收缩压）。当三尖瓣反流信号微弱，但评价肺动脉收缩压又具有重要临床意义时，建议使用振荡生理盐水造影剂，以增强三尖瓣口反流的多普勒信号。当应用其他探头的连续波多普勒成像功能不能准确获取

瓣口的血流速度频谱以评价瓣口狭窄程度或右室收缩压时，则应在多个窗口应用连续波多普勒笔式探头进行检查。临床上，对每个病例均需尽可能进行全面超声心动图检查，除非完成全面检查可能会耽误重要治疗，或近期内已做过全面检查，或在初次全面检查后仅是复查病灶是否存在（如是否仍有心包积液）。

应根据患者病情的具体需求与相关诊断信息，来选择经胸超声心动图重点检查。只有在近期合理的时间内，患者已做过一次全面的经胸超声心动图检查的情况下，且复诊申请主要是为了重新评估之前检查已报告过的病变时，才可只实施重点检查。针对某病变进行的重点检查，应包括能反映该病变的所有切面，例如心包积液量变化，瓣膜病变的彩色多普勒信号变化与取样框的具体部位改变，以及随访包括舒张与收缩功能在内的心室功能变化。

经胸超声心动图推荐观察和测量内容

一例全面经胸超声心动图检查图像的完成，须包括对所有心脏结构、心脏功能以及所能获得的测值进行评估。可参考 ASE 指南推荐对照以下结构和测量顺序列表（表20-2，表20-3）进行，可避免因遗漏而出错。

每一结构应注意如下特征：①大小和功能；②测量每一项目；③频谱或彩色多普勒检查；④或者指明结构显示不清，难以评估。小儿超声应包括额外的项目，例如冠状动脉。对于检查集中于某个方面的个别病例，则不必报告所有项目。

表 20-2　经胸超声心动图推荐观察内容

左心室	心包
左心房	主动脉
右心房	肺动脉
右心室	下腔静脉
主动脉瓣	肺静脉
二尖瓣	房间隔
三尖瓣	室间隔
肺动脉瓣	

表 20-3　经胸超声心动图推荐测量内容

舒张末期左心室内径	左心房容积
收缩末期左心室内径	左室射血分数
后壁厚度	右心室大小
室间隔	右心室收缩功能
左心房前后径	右心室收缩压
主动脉弓	左心室局部功能
升主动脉	分节段评估：正常，减弱，消
瓣膜与瓣口血流多普勒	失，反常，显示不清
测量	左心室舒张功能
左心室容积	

二维超声心动图观察及测量内容

二维超声心动图可以测量心房、心室、主动脉、肺动脉的腔径，测量心壁的厚度，房室瓣环的直径，体静脉系统中腔静脉与冠状静脉窦的内径等数据。

一、左房、左室

胸骨左缘左心长轴切面图上，可显示左房（left atrium，LA）及左室（left ventricle，LV），在左室的中部即显示二尖瓣腱索（chordae tendineae，CT）处，从室间隔（interventricular septum，IVS）左室心内膜面至左室后壁（left ventricular posterior wall，LVPW）心内膜面的垂直距离测量的左室短轴径亦即前后径（anterior-posterior diameter，A-PD）。从主动脉后壁后面的左房前壁心内膜面至左房后壁中部心内膜面

测量左房前后径；从二尖瓣环连线中点至左心房上壁心内膜面测量上下径（图 20-1）。心室径测量在舒张末期（心电图 R 波顶点处），心房径测量在收缩末期。

心尖四腔图可显示四个心腔及房间隔（interatrial septum，IAS）、室间隔，可以测左室及左房大小。

左室的测量：从二尖瓣环连线的中点至左室心尖心内膜面测量左室的长径（length diameter，LD）。从室间隔左室面心内膜至左室侧壁心内膜测量左室左右径（left-right diameter，L-RD）或内外径（medial-lateral diameter，M-LD），测量点选在心室的基底部最宽处。

左房的测量：从二尖瓣环连接的中点至左房顶部（即上缘、上壁）心内膜处测量上下径，从房间隔的左房面心内

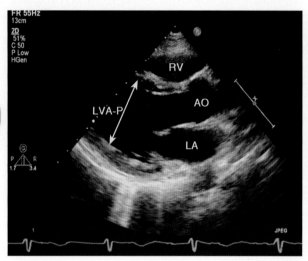
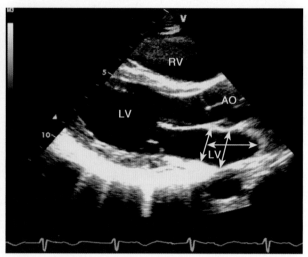

图 20-1 左侧心腔内径的测量

膜至左房的左侧壁（左缘）测量左右径（内外侧径）（见图 20-1）。

心尖左心二心腔切面图可显示左房及左室。对左室长径的测量法与心尖四心腔图相同，对左室横径即前后径的测量，从左室的前壁心内膜至后壁心内膜即是。左房的测量，从二尖瓣环连线中点测至左房顶部心内膜即上下径。从左房前壁心内膜至左房后壁心内膜测量前后径（图 20-2）。

胸骨左缘心底短轴切面图也显示左房，从房间隔左房面心内膜至左房左缘心内膜测量内外侧径，从主动脉后方的左房上缘（上壁）心内膜至左房后缘测量前后径。

以上左侧心腔的测量以胸骨左缘左心长轴切面及心尖四心腔图的测值为标准。

二、右房、右室

心尖四心腔切面图除显示左心外，同时显示右心腔，即右房（right atrium，RA）及右室（right ventricle，RV），可用以测量右房及右室。右室的测量法与左室相似，右室长径

从右室三尖瓣环连线中点测量至右室心尖部心内膜，右室左右径从室间隔右室面心内膜测量至右室的右缘（在此切面图即右室侧壁）。右房的测量，从三尖瓣环连线的中点至右房上缘（上壁）心内膜测量上下径，从房间隔的右室面心内膜至左房右侧缘（右侧壁）测量左右径（图 20-3）。

心尖右心二腔切面可显示右房及右室。右室的测量，从三尖瓣环连线中点至右室心尖心内膜测量长径或上下径，从右室两个室壁的心内膜之间测量其横径即前后径。右房的测量，从三尖瓣环连线的中点至右房顶部（上壁）心内膜测量上下径，从右房前缘至另一侧右房壁近下腔静脉入口处下缘测量前后径。

胸骨左缘主动脉短轴切面图，显示房间隔、右房及三尖瓣，从房间隔的右房面心内膜至右房的右缘（侧壁）测左右径，从三尖瓣前瓣、隔瓣附着点连线的中点部至近下腔静脉入口下缘测上下径。

胸骨左缘左心长轴切面，在正常时显示部分右室，不能作为正常大小的标准，当右室扩大时，此处的右室也显示扩大，可作为参考值，从右室前壁心内膜至室间隔右室

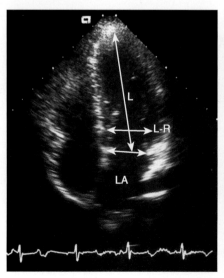
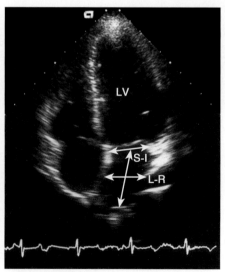

图 20-2 左侧心腔内径的测量

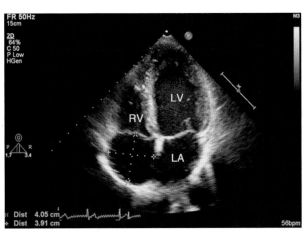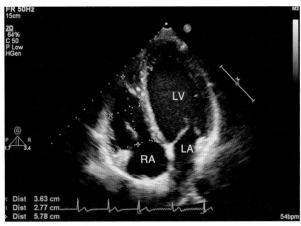

图 20-3 右侧心腔内径的测量

面心内膜进行测量。心尖四心腔图是右心腔测量的标准切面图。

三、房室瓣环

胸骨左缘左心长轴切面图及心尖四心腔切面图,可分别显示二尖瓣瓣环及三尖瓣瓣环,在上述两个切面图均可测二尖瓣瓣环大小,心尖四心腔图可测量三尖瓣瓣环大小(图 20-4)。

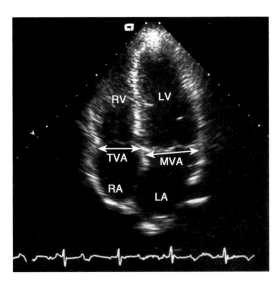

图 20-4 两侧房室瓣环内径的测量

四、主 动 脉

二维超声心动图可以显示主动脉起始部至腹主动脉(abdominal aorta,AbAO)末端的直径,其中升主动脉(ascending aorta,AsAO)的远端、胸主动脉(thoracic aorta,ThAO)、主动脉弓(aortic arch,AoAR)的显示不够完整。从不同的切面图,可以测量主动脉根部(aortic root,AR)、主动脉瓣环(aortic annulus)的内径,以及主动脉窦(aortic sinus,AoS)、升主动脉近端(或加上远端)、主动脉弓、胸主动脉、降主动脉(descending aorta,DesAO)近端、腹主动脉等各节段的

内径。主动脉内径的测量均在收缩末期(心电图 T 波处)。

(一) 主动脉根部、主动脉窦、升主动脉近端内径的测量

胸骨左缘左心长轴切面图可显示主动脉起始段的长轴,在主动脉瓣叶(aortic valve,AV)于主动脉壁附着点处测量主动脉瓣环内径,亦即主动脉根部内径;在主动脉窦膨出的最顶点处测主动脉窦部的内径,在主动脉窦终止点的稍远处,即升主动脉段测升主动脉内径,此段主动脉内径均匀无明显差别。把探头从常规位置上移一个肋间,有可能显示长达 4cm 以上的升主动脉,此时在所显示的升主动的末端处可以测知升主动脉远端的内径(图 20-5)。

(二) 主动脉弓及降主动脉起始段内径的测量

在胸骨上窝主动脉长轴切面图上,可见升主动脉、主动脉弓、降主动脉。在所显示的主动脉弓的中部可测量主动脉弓的横径;位于主动脉弓发出左锁骨下动脉之后,向下延伸的降主动脉起始部可测量降主动脉的内径。胸骨上窝主动脉短轴切面图所显示的主动脉弓短轴图像上,可测量主动脉弓的上下径(superior-inferior diameter,S-I)及左右径(left-right diameter,L-R)(图 20-5)。

(三) 胸主动脉内径的测量

胸骨左缘左心长轴切面图可显示胸主动脉的横切面图,再顺时针方向转约 30° 并向内上方向倾斜,可显示右室流出道长轴切面图,在此切面图的远端就是胸主动脉长轴切面图,可测量其内径。如经胸探查困难,必要时可进行经食管超声心动图检查,能清晰显示胸主动脉的径线及其形态。

(四) 腹主动脉内径的测量

剑突下腹主动脉纵切面图上,可显示肝左叶及腹主动脉的长轴图像,此处显示的腹主动脉是从胸主动脉延续的下行段。探头移至脐处稍下方,可显示腹主动脉演变为左、右髂总动脉。从剑突下至脐上所显示的腹主动脉段的内径大小会略有变化,可选择最宽处测量其内径。

20

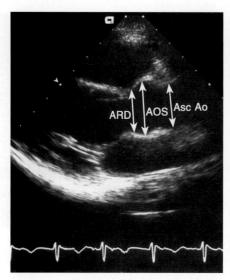
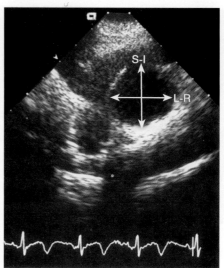

图 20-5 主动脉各段内径的测量

五、右室流出道及肺动脉

（一）右室流出道内径的测量

胸骨左缘心底部大动脉短轴切面又称为心底部大动脉短轴切面图,可显示右室流出道(right ventricular outflow tract,RVOT)及主肺动脉(main pulmonary artery,MPA),从切面图中显示的右室流出道前缘的心内膜,垂直测量到主动脉上方的右室流出道后缘的心内膜,是为右室流出道的前后径(图 20-6)。

（二）肺动脉主干、肺动脉分叉、左及右肺动脉内径的测量

胸骨左缘主动脉短轴切面图,可显示肺动脉主干及其左瓣、右瓣,在瓣膜于肺动脉壁的附着点处,可测量肺动脉主干内径。但此切面图有时对肺动脉壁的显示不够清晰,难以测量。

胸骨左缘肺动脉分叉短轴切面图,或更正确的称为肺动脉长轴切面图,可显示肺动脉瓣口、肺动脉主干、肺动脉分叉(pulmonary bifurcation,PA Bif)、左及右肺动脉(left

pulmonary artery,LPA;right pulmonary artery,RPA),可以测量主肺动脉、肺动脉分叉部(肺动脉膨大处)、左肺动脉及右肺动脉的内径(见图 20-6)。

右肺动脉还可从胸骨上窝主动脉短轴切面图上测量,此图的主动脉短轴图之下为右肺动脉的长轴图,可用以测量右肺动脉内径。肺动脉系统的测量均在收缩末期。

六、室 壁 厚 径

左室的长轴切面及短轴切面可以显示左室各室壁,可用以测量室壁厚径,通常以室间隔、后壁的厚径测量代表左室室壁的厚径,如有必要时也可测量前壁(anterior wall,AW)、侧壁(lateral wall,LW)、下壁(interior wall,IW)。

胸骨左缘左心长轴切面显示室间隔及后壁,在腱索水平处即心室中部测室间隔及后壁的厚径,从室间隔右室面心内膜测至室间隔左室面心内膜,从后壁朝向心腔面的心内膜测量至被覆于后壁心肌的心包浆膜层,即为室间隔及后壁的厚径,分别测收缩末及舒张末的厚径。

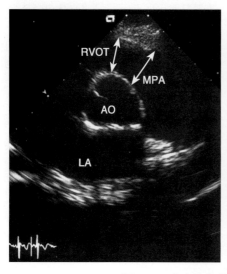
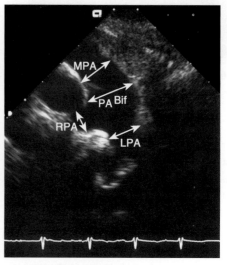

图 20-6 右室流出道及肺动脉内径的测量

胸骨左缘二尖瓣水平及乳头肌水平的左室短轴切面图,显示左室的短轴图像,可以测量左室的前壁、侧壁、下壁、后壁的厚径,测量法参考上述测左室后壁的方法。

七、上腔静脉及下腔静脉

胸骨上窝主动脉短轴切面图,可显示由无名静脉汇合成上腔静脉(superior vena cava,SVC),在此图上测上腔静脉内径。

剑突下位下腔静脉(inferior vena cava,IVC)长轴切面图,显示肝左叶纵切面图及下腔静脉长轴图,在下腔静脉进入右房前约2cm处测下腔静脉内径(图20-7)。

八、冠状静脉窦

心尖冠状静脉窦(coronary sinus,CS)五腔切面图,显示冠状静脉窦的长轴,可用以测量冠状窦的内径。

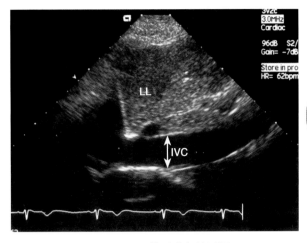

图 20-7　心血管腔内径的测量

M 型超声心动图测量的方法学

M 型超声心动图测量的方法学与二维超声心动图相同。M 型超声心动图的测量内容除与二维超声心动图相同可测厚度与内径之外,还另有三项内容,就是测大血管壁、心腔壁、瓣膜、瓣环在心动周期的运动幅度、运动速度以及与心动周期有关时相的时间(图20-8)。

一、运动幅度的测量

从 M 型曲线即 M 型回声某一点的上沿测至另一点上沿,两点间的垂直距离即为运动幅度。

二、运 动 速 度

测量 M 型曲线某一段的斜率即由起点到终点 Y 轴上运行的垂直距离和 X 轴上经历的时间,二者相除,即为速度。目前的超声诊断仪上只要用仪器的光标测该曲线的上、下两点,就可自动计算出运动速度。

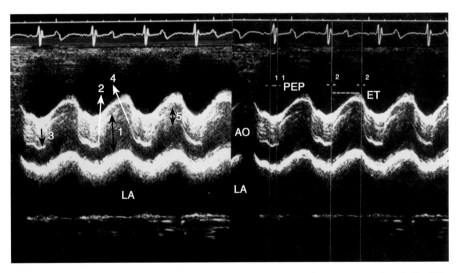

图 20-8　M 型超声心动图上主动脉根部结构运动幅度、运动速度以及心动周期的测量

M 型超声心动图的测量技术及测量内容

目前进行 M 型超声心动图测量时,首先观察二维超声心动图,以此为基础,将取样线在切面图上移动,选取适当位置与方向,再转换成 M 型曲线。在胸骨左缘左心长轴切面上,取样线移动时可获得 M 型超声心动图 1～4 区的曲线图,此种 1～4 区的命名及其显示的心血管结构,已成为国内、外公认的标准 M 型曲线图。从 1～4 区还可以测量右室前壁(right ventricular anterior wall,RVAW)、右室腔的一部分(right ventricular cavity,RVC)、室间隔、左室腔(left ventricular cavity,LVC)、左室后壁、二尖瓣前叶(anterior mitral leaflet,AML)、二尖瓣前及后叶(posterior mitral leaflet,PML)、主动脉根部、主动脉瓣、左房(前后径)等。三尖瓣(tricuspid valve,TV)、肺动脉瓣、房间隔等从其他二维图所指引的 M 型超声心动图中测量。右房、右室的大小在 M 型超声心动图上难以获得标准的数据,应以二维图的测量为准。M 型超声心动图对左室内径(短轴径)、主动脉根部内径(以及主动脉窦部的内径、升主动脉近端内径)、左房内径(前后径)、室壁厚径的测量,可与二维图像的测值互为补充。如二维图的 M 型取样线垂直通过所测的主动脉、心腔,回声清晰,也可作为测量的标准值。但对与 M 型取样线垂直的腔室横径(如肺动脉宽度)因取样线转动的角度不易估计,故无法测量。目前 M 型超声心动图测量在临床上最主要的用途是测主动脉壁、心腔壁、心瓣膜的运动幅度和速度。

一、主动脉及左房

胸骨左缘左心长轴切面的 M 型取样线,通过心底部(4 区)时可获得心底波群,显示主动脉根部、主动脉瓣、左房等结构的 M 型曲线,由此可测量以下数据。

(一)主动脉根部内径及左房的测量

M 型取样线通过显示主动脉瓣处的主动脉根部及左房,于收缩末期测主动脉根部内径及左房前后径。如 M 型取样线能垂直通过主动脉窦部、升主动脉部,也可测量相应部位的内径。

(二)主动脉壁的运动幅度、速度的测量

在 M 型显示的主动脉根部曲线,测量主动脉根部的收缩期运动幅度(amplitude of exercise,AE),收缩期运动速度(systolic velocity,SV)即主动脉壁 M 型曲线上升支的斜率,舒张期测量运动速度(diastolic velocity,DV)即下降支的斜率。

(三)主动脉瓣的运动幅度、速度及时相的测量

测量与主动脉瓣运动有关的数据,必须在主动脉瓣的 M 型曲线显示清晰时才有可能进行,可测主动脉瓣(右冠瓣及无冠瓣)的开放分离幅度、瓣膜开放速度及幅度、瓣膜关闭速度及幅度。从心电图的 QRS 波群开始点至主动脉瓣膜开放点的时间,即预射期(preejective period,PEP),又称射血前期,主动脉瓣开放到关闭的时间为射血期(ejective time,ET)(见图 20-8)。

二、左室、室间隔及室壁

与测主动脉及左房所用同一切面图,但 M 型取样线通过腱索水平的左室腔(2a 区)可获得心室波群,用以测量下列数据。

1. 右室前壁厚度、右室腔内径、室间隔厚度、左室腔内径(短轴径)、左室后壁厚度、心包厚度。左室腔、室间隔、左室后壁均需测量舒张末期及收缩末期的数据(图 20-9)。右室前壁、心包在正常时厚径很薄,可不测量。

2. 室间隔、左室后壁运动幅度及速度的测量　测量室间隔、左室后壁在舒张末期与收缩末期间的运动幅度(AE),测量室间隔 M 型曲线下降支、左室后壁 M 型曲线上升支的斜率,即收缩期的运动速度(SV),测量室间隔 M 型曲线上升支、左室后壁 M 型曲线下降支的斜率即舒张期的运动速度(DV)(图 20-9)。

三、二尖瓣

胸骨左缘左心长轴切面的 M 型取样线指向 3 区、2b 区

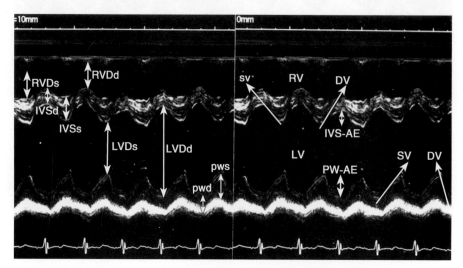

图 20-9　左室、室间隔及室壁活动曲线有关数据的测量

可获取二尖瓣波群,分别显示二尖瓣前叶与后瓣的 M 型曲线。3 区单独显示二尖瓣前瓣,测量二尖瓣前瓣舒张早期的最大开放运动幅度,即二尖瓣前瓣的 M 型曲线上 C 点到 E 点的幅度(CE),或 D 点到 E 点的幅度(DE);二尖瓣前瓣在舒张早期的半关闭运动速度,也称下降速度,即 EF 曲线

的斜率;二尖瓣前瓣在舒张晚期的关闭运动幅度(即 A 点到 C 点的幅度(AC))以及关闭运动的速度(即 AC 曲线的斜率)。如 EF 曲线呈现 F_0 点,也可以测 EF_0 曲线的斜率以代替 EF 斜率;如 AC 曲线上呈现 B 点,测 AB 曲线斜率以代替 AC 斜率(图 20-10)。

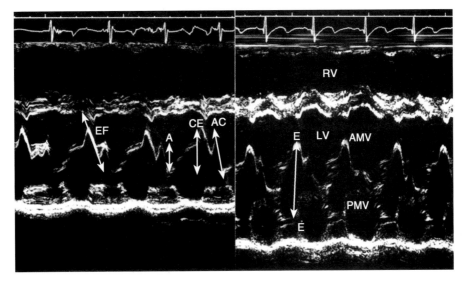

图 20-10　二尖瓣前瓣曲线有关数据的测量

2b 区同时显示二尖瓣前叶及后叶,可测量前叶、后叶曲线上 E、E′的垂直距离,即二尖瓣叶最大开放幅度(图 20-10)。

四、左　　房

剑突下二心房切面图可显示左房、房间隔、右房,使 M 型取样线垂直通过两个心房及房间隔,用以测量左房的横径。

五、三　尖　瓣

在胸骨左缘心底短轴切面(或胸骨左缘右室流出道长轴切面)上,均可显示三尖瓣前瓣,M 型取样线通过三尖瓣以获得三尖瓣的 M 型曲线,对三尖瓣前瓣的测量方法与二尖瓣相同,可参阅二尖瓣前瓣的测量部分。

六、肺　动　脉　瓣

胸骨左缘心底短轴切面(或胸骨左缘肺动脉分叉短轴切面),可显示肺动脉瓣的左瓣及右瓣,M 型取样线通过左瓣(或右瓣)可获得肺动脉瓣的 M 型曲线,测量以下数据(图 20-11)。

a 波深度(幅度):反映左房在舒张末期收缩对肺动脉瓣活动的影响。

bc 段的幅度:反映瓣膜在收缩期最大开放幅度。

bc 斜率:反映瓣膜开放的运动速度。

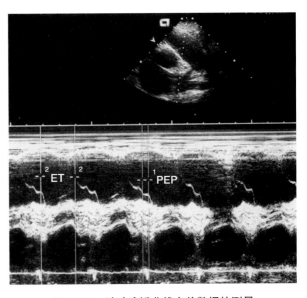

图 20-11　肺动脉瓣曲线有关数据的测量

ef 斜率:反映肺动脉的搏动运动对肺动脉瓣活动的影响,e 点是肺动脉瓣关闭点,e 点以后是舒张期的开始。

PEP 间期(右室预射期):从心电图的 QRS 波群开始至肺动脉瓣 M 型曲线 b 点的时间。

ET 间期(右室射血期):从肺动脉瓣 M 型曲线的 b 点至 e 点的时间。

二维及 M 型超声心动图的超声正常值

20

二维图与 M 型曲线图的测量值,在理论上两者应是一致的,但 M 型对有些心血管解剖的显示不如切面图完整和全面,例如对左室、左房、主肺动脉的显示;有些测值由于 M 型是从同一切面转换而成,其数据基本相同,例如下述的胸骨左缘左心长轴切面与 M 型心动图 4 区、2a 区的测值;对主动脉壁、心室壁、瓣膜的运动,只有 M 型可以测量;但 M 型超声心动图对某些腔室的横径(如主肺动脉),因与取样线垂直,宽度无法测量,只有在二维超声心动图上可以精确测定。

因此,从标准化方面考虑,有些数据从切面图或 M 型图测量均可作为标准值,有些则只能以一种技术的数据为标准。对胸骨左缘左心长轴切面及由此转换的 M 型超声心动图的 4 区、2a 区所测的主动脉根部内径、左房前后径、

左室前后径(短轴径)、室间隔及左室后壁厚度,两种超声心动图的测值有相同的临床意义。其他数据如心尖四腔切面所测得的四个心腔的径线,以及二维超声心动图所测得的其他心血管结构如主肺动脉、主动脉弓、降主动脉、腹主动脉、上下腔静脉、冠状窦的径线,均可作为测量的标准值。

有鉴于目前在国内及国际上尚缺乏系统的、一致的、公认的标准测量值,在本章中根据文献报道及作者的临床经验,列举出常用的数据作为标准值,此外,将文献上不同作者的测值一并列出,以供临床参考。表 20-4 与表 20-5 是日常临床工作使用的综合性正常值,表 20-5 ~ 表 20-9 是文献报道的正常数据。

男性正常值见表 20-4 ~ 20-7。

表 20-4 M 型正常值

项目	<20 岁	20 ~ 29 岁	30 ~ 39 岁	40 ~ 49 岁	50 ~ 59 岁	60 ~ 69 岁	≥70 岁
LVd	45.8 ~ 48.4	48.1 ~ 49.1	47.7 ~ 48.6	48.1 ~ 49.2	48.1 ~ 49.3	47.4 ~ 48.7	47.4 ~ 48.9
LVs	28.6 ~ 31.8	30.4 ~ 31.3	29.7 ~ 30.5	29.8 ~ 30.8	29.7 ~ 30.9	28.8 ~ 29.9	28.5 ~ 30.0
IVSd	8.29 ~ 9.06	8.70 ~ 9.04	8.74 ~ 9.03	8.81 ~ 9.20	9.02 ~ 9.42	9.05 ~ 9.50	8.95 ~ 9.40
IVSs	12.0 ~ 13.3	12.6 ~ 13.2	12.8 ~ 13.5	13.3 ~ 14.0	13.3 ~ 14.1	13.1 ~ 14.0	13.6 ~ 14.5
IVSae	6.21 ~ 7.80	7.25 ~ 7.77	7.59 ~ 8.23	8.03 ~ 8.66	8.08 ~ 8.83	8.48 ~ 9.25	8.35 ~ 9.26
LVPWd	8.21 ~ 8.98	8.55 ~ 8.90	8.51 ~ 8.86	8.74 ~ 9.09	8.75 ~ 9.10	8.79 ~ 9.18	8.66 ~ 9.09
LVPWs	13.1 ~ 14.5	13.6 ~ 14.2	13.3 ~ 14.0	14.2 ~ 15.0	13.9 ~ 14.8	13.8 ~ 14.7	13.6 ~ 14.5
PWae	9.31 ~ 11.4	10.1 ~ 10.9	10.0 ~ 10.9	10.0 ~ 10.9	9.91 ~ 10.9	10.3 ~ 11.1	9.68 ~ 10.5
IVSsv	2.48 ~ 3.14	2.87 ~ 3.15	3.02 ~ 3.33	3.01 ~ 3.32	2.99 ~ 3.25	3.18 ~ 3.55	3.13 ~ 3.48
IVSdv	2.90 ~ 4.10	3.18 ~ 3.59	3.26 ~ 3.69	2.94 ~ 3.41	3.22 ~ 3.75	3.26 ~ 3.85	3.04 ~ 3.61
PWsv	3.73 ~ 4.39	4.17 ~ 4.45	4.01 ~ 4.34	3.94 ~ 4.29	3.89 ~ 4.21	3.89 ~ 4.21	3.72 ~ 4.11
PWdv	5.78 ~ 7.83	5.74 ~ 6.42	5.39 ~ 6.08	4.81 ~ 5.58	4.67 ~ 5.40	4.71 ~ 5.46	4.57 ~ 5.42
LA	29.8 ~ 32.0	31.4 ~ 32.4	32.1 ~ 33.1	33.4 ~ 34.5	33.5 ~ 34.8	34.6 ~ 36.3	34.7 ~ 36.3
RVAW	3.70 ~ 4.31	3.88 ~ 4.10	4.05 ~ 4.28	4.22 ~ 4.49	4.30 ~ 4.59	4.47 ~ 4.74	4.53 ~ 4.86
Ao	26.7 ~ 29.2	28.3 ~ 29.1	29.4 ~ 30.3	30.7 ~ 31.6	31.4 ~ 32.5	31.3 ~ 32.5	32.4 ~ 33.6
RVd	17.3 ~ 20.6	19.8 ~ 20.9	20.1 ~ 21.2	19.9 ~ 21.3	20.0 ~ 21.5	19.2 ~ 20.7	19.1 ~ 20.7
RVs	16.4 ~ 18.8	17.5 ~ 18.5	17.6 ~ 18.8	17.9 ~ 19.1	17.6 ~ 19.0	17.1 ~ 18.5	16.5 ~ 18.2
EDV	97.5 ~ 110.5	109.1 ~ 114	106.5 ~ 111.5	109 ~ 114.6	109.2 ~ 115.1	105.4 ~ 112.2	105.8 ~ 113.7
ESV	32.6 ~ 41.2	36.9 ~ 39.4	34.7 ~ 37.1	35.2 ~ 37.8	35.2 ~ 38.6	32.5 ~ 35.6	32.0 ~ 36.2
EF	0.63 ~ 0.68	0.65 ~ 0.67	0.66 ~ 0.68	0.66 ~ 0.68	0.66 ~ 0.68	0.68 ~ 0.70	0.68 ~ 0.70
FS	0.34 ~ 0.38	0.36 ~ 0.37	0.37 ~ 0.38	0.37 ~ 0.38	0.37 ~ 0.39	0.38 ~ 0.40	0.38 ~ 0.40
EPSS	5.43 ~ 6.82	6.13 ~ 6.73	6.01 ~ 6.56	6.27 ~ 6.99	6.13 ~ 6.90	5.91 ~ 6.66	6.23 ~ 6.97

表 20-5　**2D 正常值**

项目	<20 岁	20~29 岁	30~39 岁	40~49 岁	50~59 岁	60~69 岁	≥70 岁
AoR	19.7~21.4	20.6~21.2	21.0~21.7	21.4~22.1	21.1~21.8	21.1~22.0	21.0~22.1
ASD	26.6~28.4	28.7~29.4	29.9~30.1	30.8~31.7	31.4~32.3	31.3~32.3	31.7~32.0
AAD	23.4~25.7	26.1~26.8	27.8~28.5	29.0~29.9	30.5~31.6	30.9~32.0	31.8~33.1
LAD	27.8~30.3	31.1~31.1	31.7~31.7	31.9~32.9	32.2~33.2	32.6~33.8	32.8~34.2
RVD	18.9~22.2	21.7~22.7	22.1~23.1	22.3~23.5	22.7~24.0	22.6~23.8	22.2~23.7
RVAW	3.49~4.13	3.84~4.06	3.91~4.14	4.03~4.26	4.02~4.29	4.14~4.37	4.24~4.52
LVDd	44.8~47.9	46.8~47.7	46.2~47.2	46.4~47.5	46.4~47.5	45.9~47.2	46.8~47.6
LVDs	28.1~31.4	30.7~31.9	29.5~30.7	30.0~31.4	29.3~30.9	29.1~30.8	27.8~29.6
CS	4.79~7.59	5.83~6.69	6.25~7.13	6.50~7.54	7.00~8.01	7.08~8.22	7.06~8.32
MPA	19.3~21.1	20.4~21.0	21.0~21.6	21.2~21.9	21.5~22.2	21.5~22.4	21.8~22.7
RPA	12.1~13.6	12.7~13.2	13.2~13.8	13.3~14.0	13.6~14.3	13.6~14.4	14.0~14.8
LPA	11.9~13.1	12.3~12.8	12.8~13.4	12.9~13.6	13.1~13.9	13.2~14.0	13.2~14.1
LCA	3.32~4.09	3.90~4.15	4.00~4.27	4.30~4.57	4.12~4.44	4.22~4.53	4.23~4.62
RCA	3.21~3.84	3.81~4.06	3.87~4.14	4.25~4.48	3.97~4.28	4.11~4.44	4.14~4.46
LA 上下	42.2~46.7	45.7~47.3	46.8~48.2	47.2~49.1	47.1~48.8	47.4~49.3	47.0~49.2
LA 左右	32.9~36.2	35.3~36.3	34.1~35.4	34.3~35.8	34.1~35.5	34.7~36.2	34.2~35.7
RA 上下	40.0~43.0	42.1~43.4	42.0~43.3	43.1~44.7	43.2~44.6	43.3~44.9	43.1~45.0
RA 左右	34.0~37.2	33.7~34.8	32.3~33.4	32.4~33.8	32.5~33.7	32.3~33.7	31.6~33.1
LV 上下	72.2~77.3	74.6~76.7	74.3~76.3	74.2~76.5	72.8~74.8	72.9~75.2	70.0~72.4
LV 左右	40.9~43.7	43.4~44.7	42.0~43.3	42.3~43.8	42.1~43.6	41.6~43.3	40.4~42.2
RV 上下	56.6~62.0	57.8~60.0	50.6~58.5	56.0~58.5	55.4~57.5	55.6~58.2	54.5~57.2
RV 左右	30.4~33.1	30.6~31.8	29.5~30.8	29.4~30.8	30.1~31.6	29.1~30.7	29.3~30.9
VD4	85.1~101	94.5~100	90.5~97.0	92.0~99.0	89.2~96.5	86.3~93.4	82.5~90.8
VS4	31.8~42.4	34.2~37.0	33.1~36.2	33.1~36.3	32.5~35.9	31.3~34.7	28.43~32.7
EF4	0.57~0.64	0.63~0.64	0.62~0.64	0.62~0.65	0.62~0.64	0.62~0.64	0.64~0.66
VD2	75.6~101	92.8~101	80.5~89.1	78.8~88.3	78.7~88.4	75.9~85.5	73.8~85.1
VS2	24.9~37.2	32.5~36.6	28.6~32.8	27.3~31.4	27.3~31.5	25.7~30.1	24.3~28.8
EF2	0.60~0.69	0.63~0.66	0.61~0.65	0.63~0.67	0.63~0.67	0.64~0.67	0.62~0.69
IVC 吸	7.84~10.22	9.22~10.5	7.92~9.37	9.07~10.5	9.09~10.7	8.52~10.2	7.80~9.59
IVC 呼	14.5~16.2	15.9~16.8	15.8~16.7	16.3~17.3	16.5~17.6	15.9~17.0	15.5~16.7
SVC 吸		9.49~11.7	7.24~10.2	8.45~11.2	8.23~10.5	8.38~11.4	8.63~10.6
SVC 呼		11.7~13.3	11.7~13.0	12.7~14.2	12.9~14.3	12.6~14.0	11.2~13.5

表 20-6 TDI 正常值

项目	<20 岁	20~29 岁	30~39 岁	40~49 岁	50~59 岁	60~69 岁	≥70 岁
S 侧	0.12~0.14	0.12~0.13	0.12~0.13	0.12~0.13	0.11~0.13	0.11~0.12	0.10~0.11
E 侧	0.18~0.21	0.17~0.18	0.15~0.16	0.13~0.15	0.12~0.13	0.11~0.12	0.10~0.11
A 侧	0.08~0.10	0.08~0.09	0.09~0.10	0.10~0.12	0.11~0.12	0.12~0.13	0.12~0.13
IVRT	58.3~74.8	68.0~74.2	69.2~75.6	76.2~84.4	80.8~89.8	83.4~91.0	90.2~100.5
Sivs	0.09~0.10	0.10~0.10	0.09~0.10	0.09~0.11	0.09~0.10	0.09~0.10	0.08~0.09
Eivs	0.13~0.16	0.14~0.15	0.12~0.13	0.10~0.11	0.10~0.11	0.09~0.10	0.07~0.08
Aivs	0.07~0.09	0.08~0.09	0.09~0.10	0.10~0.11	0.10~0.11	0.11~0.12	0.11~0.12
IVRT	65.7~82.6	71.8~78.7	72.3~79.0	79.5~87.1	84.7~92.8	90.9~100	97.9~109.8
Sinf	0.09~0.12	0.10~0.11	0.10~0.11	0.10~0.11	0.09~0.11	0.09~0.10	0.09~0.10
Einf	0.15~0.21	0.15~0.17	0.13~0.14	0.11~0.13	0.10~0.12	0.09~0.10	0.08~0.09
Ainf	0.07~0.10	0.08~0.09	0.10~0.11	0.10~0.11	0.11~0.12	0.11~0.13	0.11~0.13
IVRT	62.2~77.7	70.2~79.3	70.7~79.3	77.2~87.1	83.8~96.1	89.8~100.7	91.5~104.8
Sa	0.09~0.15	0.11~0.12	0.11~0.12	0.10~0.11	0.09~0.11	0.09~0.10	0.09~0.10
Ea	0.15~0.23	0.15~0.17	0.13~0.15	0.12~0.13	0.10~0.12	0.09~0.11	0.08~0.10
Aa	0.07~0.12	0.08~0.09	0.10~0.12	0.10~0.11	0.10~0.12	0.11~0.12	0.11~0.12
IVRT	59.1~78.7	73.3~83.9	74.0~83.5	82.2~93.6	88.4~101.6	91.3~104.0	95.8~110.3

表 20-7 Dopple 正常值

项目	<20 岁	20~29 岁	30~39 岁	40~49 岁	50~59 岁	60~69 岁	≥70 岁
Emv	0.88~0.97	0.81~0.85	0.77~0.81	0.74~0.78	0.70~0.75	0.69~0.74	0.65~0.71
Amv	0.46~0.52	0.48~0.51	0.53~0.56	0.56~0.60	0.62~0.66	0.71~0.77	0.82~0.89
E/Amv	1.80~2.06	1.69~1.83	1.45~1.55	1.31~1.40	1.12~1.21	0.96~1.06	0.78~0.86
DT	169.8~207.4	171.4~184.2	169.8~182.5	179.6~194.3	186.3~203.3	184.4~200.0	198.0~218.8
Etv	0.62~0.70	0.59~0.62	0.57~0.60	0.54~0.58	0.51~0.55	0.50~0.54	0.48~0.52
Atv	0.36~0.42	0.37~0.40	0.39~0.41	0.40~0.43	0.40~0.42	0.42~0.46	0.44~0.49
E/Atv	1.63~1.92	1.61~1.73	1.46~1.60	1.35~1.44	1.28~1.37	1.18~1.29	1.07~1.17
TR	2.13~2.34	1.89~2.12	1.83~2.05	1.84~2.11	2.00~2.21	2.11~2.31	2.22~2.39
ΔPtr	18.5~22.8	15.1~18.5	14.5~17.7	14.6~18.8	16.6~20.0	18.2~21.4	19.7~22.9
LVOT	0.87~0.97	0.91~0.95	0.88~0.92	0.91~0.96	0.89~0.94	0.93~0.98	0.93~1.00
ΔPlvot	3.06~3.81	3.38~3.71	3.22~3.72	3.40~3.79	3.36~3.75	3.66~4.20	3.62~4.15
AV	1.10~1.22	1.13~1.17	1.12~1.17	1.12~1.17	1.12~1.18	1.19~1.25	1.22~1.29
ΔPav	4.78~6.04	5.17~5.60	5.10~5.63	5.16~5.65	5.06~5.54	5.73~6.30	5.98~6.74
Vtlav	0.23~0.26	0.24~0.25	0.24~0.25	0.24~0.25	0.24~0.25	0.26~0.27	0.26~0.28
Etav	342.3~343.5	307.0~319.5	305.5~318.0	305.0~318.3	313.6~328.1	309.3~320.7	305.7~320.2
PV	0.88~0.97	0.92~0.96	0.90~0.94	0.90~0.95	0.87~0.92	0.89~0.94	0.91~0.96
Atpv	120.7~146.8	130.3~137.4	120.3~127.3	111.0~119.9	109.7~118.7	106.3~116.5	99.9~109.5

项目	<20 岁	20 ~ 29 岁	30 ~ 39 岁	40 ~ 49 岁	50 ~ 59 岁	60 ~ 69 岁	≥70 岁
PR	0.96 ~ 1.58	1.19 ~ 1.44	1.16 ~ 1.48	1.23 ~ 1.50	1.37 ~ 1.67	1.36 ~ 1.65	1.46 ~ 1.75
ΔPpr	3.67 ~ 9.98	5.95 ~ 8.51	6.14 ~ 9.58	7.06 ~ 10.31	7.00 ~ 10.87	7.30 ~ 10.40	9.28 ~ 12.69
VTIpv	0.21 ~ 0.24	0.21 ~ 0.22	0.20 ~ 0.21	0.20 ~ 0.21	0.19 ~ 0.20	0.19 ~ 0.21	0.20 ~ 0.21
ETpv	311.6 ~ 354.6	322.3 ~ 336.6	310.6 ~ 324.6	308.4 ~ 322.7	309.6 ~ 327.9	303.5 ~ 317.7	305.3 ~ 322.1
PEP	76.4 ~ 94.1	72.8 ~ 80.1	77.2 ~ 83.7	69.5 ~ 77.7	78.6 ~ 87.4	79.1 ~ 87.0	81.8 ~ 92.9
S	0.51 ~ 0.60	0.51 ~ 0.54	0.51 ~ 0.54	0.51 ~ 0.55	0.50 ~ 0.53	0.57 ~ 0.61	0.55 ~ 0.60
D	0.65 ~ 0.64	0.49 ~ 0.53	0.46 ~ 0.50	0.45 ~ 0.49	0.42 ~ 0.46	0.41 ~ 0.44	0.42 ~ 0.47
A	0.24 ~ 0.28	0.25 ~ 0.27	0.25 ~ 0.27	0.27 ~ 0.30	0.27 ~ 0.29	0.29 ~ 0.31	0.30 ~ 0.33
Pvad	79.7 ~ 100.5	95.3 ~ 102.6	97.8 ~ 105.3	101.2 ~ 109.1	106.8 ~ 117.2	106.1 ~ 114.6	110.9 ~ 121.1

女性正常值见表 20-8 ~ 表 20-11。

表 20-8　M 型正常值

项目	<20 岁	20 ~ 29 岁	30 ~ 39 岁	40 ~ 49 岁	50 ~ 59 岁	60 ~ 69 岁	≥70 岁
LVd	43.7 ~ 46.4	43.7 ~ 44.6	44.6 ~ 45.5	45.0 ~ 45.9	45.0 ~ 46.0	45.0 ~ 46.1	44.7 ~ 46.4
LVs	26.3 ~ 28.6	26.8 ~ 28.6	27.4 ~ 28.3	27.6 ~ 28.5	27.2 ~ 28.1	26.8 ~ 27.8	26.7 ~ 28.3
IVSd	6.47 ~ 7.48	7.37 ~ 7.70	7.61 ~ 7.94	8.16 ~ 8.49	8.20 ~ 8.56	8.64 ~ 9.04	8.54 ~ 9.09
IVSs	9.87 ~ 11.10	10.68 ~ 11.2	11.2 ~ 11.7	11.9 ~ 12.4	12.0 ~ 12.6	12.7 ~ 13.4	12.3 ~ 13.3
IVSae	5.86 ~ 7.88	6.87 ~ 7.36	7.31 ~ 7.90	7.54 ~ 8.11	7.91 ~ 8.54	8.33 ~ 9.09	8.65 ~ 9.42
LVPWd	6.72 ~ 7.87	7.21 ~ 7.52	7.40 ~ 7.74	7.92 ~ 8.24	8.00 ~ 8.37	8.29 ~ 8.64	8.27 ~ 8.81
LVPWs	11.2 ~ 13.1	11.8 ~ 12.4	11.9 ~ 12.5	12.9 ~ 13.5	12.8 ~ 13.5	13.3 ~ 13.9	12.8 ~ 13.6
Pwae	8.02 ~ 10.8	9.71 ~ 10.4	9.37 ~ 10.1	9.47 ~ 10.2	9.28 ~ 10.1	9.92 ~ 10.7	10.1 ~ 11.0
IVSsv	2.72 ~ 3.70	2.70 ~ 2.95	2.83 ~ 3.09	2.95 ~ 3.18	2.88 ~ 3.08	2.94 ~ 3.18	2.95 ~ 3.26
IVSdv	2.95 ~ 4.50	2.74 ~ 3.11	3.10 ~ 3.59	3.18 ~ 3.55	2.92 ~ 3.33	3.07 ~ 3.58	2.96 ~ 3.49
PWsv	3.76 ~ 4.62	3.79 ~ 4.12	3.77 ~ 4.10	3.72 ~ 3.98	3.50 ~ 3.74	3.76 ~ 4.08	3.45 ~ 3.86
PWdv	4.73 ~ 6.57	5.03 ~ 5.76	5.05 ~ 5.84	5.21 ~ 5.90	4.38 ~ 5.01	4.76 ~ 5.43	4.17 ~ 4.98
LA	27.1 ~ 30.2	28.4 ~ 29.3	27.1 ~ 30.2	29.8 ~ 30.9	31.0 ~ 32.1	32.8 ~ 34.0	33.1 ~ 35.0
RVAW	3.11 ~ 3.75	3.48 ~ 3.71	3.70 ~ 3.94	3.89 ~ 4.14	3.91 ~ 4.15	4.24 ~ 4.48	4.48 ~ 4.87
Ao	23.9 ~ 26.8	25.4 ~ 26.2	26.5 ~ 27.2	27.7 ~ 28.5	29.0 ~ 29.8	29.1 ~ 30.1	29.6 ~ 31.2
RVd	17.5 ~ 20.2	18.1 ~ 19.2	18.4 ~ 19.5	19.2 ~ 20.24	18.1 ~ 19.3	18.4 ~ 19.7	16.9 ~ 18.8
RVs	15.8 ~ 17.8	16.3 ~ 17.3	16.5 ~ 17.6	17.2 ~ 18.2	16.2 ~ 17.2	15.6 ~ 16.8	15.4 ~ 17.2
EDV	86.5 ~ 99.8	87.0 ~ 91.4	91.2 ~ 95.7	93.3 ~ 97.8	93.3 ~ 98.1	93.5 ~ 98.68	92.1 ~ 100.3
ESV	25.7 ~ 31.5	27.1 ~ 29.2	28.7 ~ 31.0	29.2 ~ 31.6	28.1 ~ 31.4	27.3 ~ 29.9	27.1 ~ 31.1
EF	0.66 ~ 0.72	0.67 ~ 0.69	0.67 ~ 0.69	0.67 ~ 0.69	0.69 ~ 0.70	0.69 ~ 0.71	0.68 ~ 0.71
FS	0.37 ~ 0.41	0.38 ~ 0.39	0.37 ~ 0.39	0.38 ~ 0.39	0.39 ~ 0.40	0.39 ~ 0.41	0.39 ~ 0.41
EPSS	4.51 ~ 6.37	5.12 ~ 5.65	5.47 ~ 6.12	5.38 ~ 5.94	5.43 ~ 6.02	5.44 ~ 6.05	5.62 ~ 6.53

20

20

表 20-9　2D 正常值

项目	<20 岁	20~29 岁	30~39 岁	40~49 岁	50~59 岁	60~69 岁	≥70 岁
AoR	18.2~20.0	18.2~18.8	18.9~19.6	19.3~19.9	19.3~19.9	19.7~20.4	19.0~20.1
ASD	24.0~25.9	25.6~26.2	26.2~26.9	27.7~28.5	28.4~29.1	28.8~29.7	28.8~30.0
AAD	22.4~24.6	23.8~24.6	25.3~26.1	27.0~27.9	28.4~29.3	28.7~29.7	29.0~30.7
LAD	26.2~28.5	27.0~27.8	28.4~29.5	29.3~30.3	29.9~30.9	30.9~32.0	31.0~32.7
RVD	19.3~22.0	20.2~21.1	21.3~22.4	21.7~22.8	21.3~22.3	21.8~22.9	21.3~22.8
RVAW	3.25~4.10	3.36~3.56	3.67~3.90	3.75~3.96	3.75~3.98	4.11~4.32	4.04~4.38
LVDd	42.2~44.2	42.4~43.2	42.9~44.0	43.3~44.1	43.7~44.6	43.6~44.6	43.1~44.7
LVDs	26.7~29.6	27.5~28.5	27.9~29.0	27.5~28.8	28.0~29.3	26.9~28.2	27.2~29.2
CS	3.70~8.39	5.52~6.37	6.07~6.86	6.38~7.28	6.04~6.85	6.40~7.42	6.47~7.84
MPA	17.5~19.6	18.8~19.4	19.7~20.4	20.2~~20.8	20.7~21.3	21.0~21.8	20.9~22.0
RPA	10.9~13.2	11.7~12.3	12.5~13.2	13.0~13.6	13.4~14.1	13.6~14.2	13.7~14.8
LPA	11.2~12.6	11.2~11.8	12.2~12.9	12.4~13.0	12.9~13.5	13.0~13.8	13.0~14.1
LCA	2.72~3.60	3.60~3.84	3.75~3.97	3.80~4.03	3.89~4.14	4.05~4.37	3.76~4.18
RCA	2.58~3.37	3.43~3.67	3.71~3.97	3.71~3.95	3.70~3.96	3.96~4.23	3.81~4.22
LA 上下	39.9~44.8	42.1~43.5	43.6~45.3	44.4~46.0	45.7~47.3	46.1~47.7	46.8~49.1
LA 左右	31.2~34.8	32.8~33.9	33.2~34.4	33.3~34.5	33.1~34.4	33.4~34.8	32.7~34.5
RA 上下	35.5~39.1	38.4~39.6	40.0~41.3	40.2~41.5	41.0~42.4	41.6~42.9	41.5~43.7
RA 左右	27.8~30.5	29.9~31.0	30.1~31.2	30.4~31.6	30.3~31.3	30.2~31.4	29.0~30.8
LV 上下	66.2~72.4	69.0~70.9	69.4~71.4	68.6~70.5	67.9~69.6	68.2~69.6	66.0~68.6
LV 左右	38.5~42.1	39.5~40.8	39.9~41.1	40.0~41.3	39.4~40.7	39.8~41.3	38.4~40.4
RV 上下	50.9~57.6	52.9~54.9	52.4~54.4	52.2~54.1	51.7~53.7	51.1~53.2	49.7~52.8
RV 左右	25.4~28.3	27.5~28.5	27.3~28.4	28.0~29.1	27.3~28.4	27.3~28.6	26.2~27.9
VD4	73.4~88.5	71.4~76.6	73.8~80.1	76.4~81.6	71.5~77.3	73.9~79.6	69.0~77.7
VS4	26.3~33.2	24.8~27.0	25.9~28.6	27.1~29.7	24.4~27.1	24.5~27.4	22.8~26.3
EF4	0.61~0.66	0.64~0.66	0.63~0.65	0.63~0.65	0.64~0.66	0.66~0.68	0.65~0.68
VD2	78.4~93.1	72.2~79.6	70.1~78.2	67.4~74.1	63.5~71.1	62.1~71.4	62.0~72.7
VS2	27.8~34.4	24.2~27.5	24.2~27.8	22.6~25.5	21.3~24.3	20.3~24.3	19.7~23.7
EF2	0.59~0.68	0.65~0.67	0.62~0.67	0.65~0.67	0.65~0.67	0.65~0.68	0.65~0.69
IVC 吸	5.58~9.21	7.81~8.97	8.21~9.60	8.56~9.80	8.34~9.65	7.37~8.71	7.71~9.75
IVC 呼	12.7~15.2	15.2~15.9	15.6~16.5	15.5~16.4	15.3~16.2	14.9~15.7	14.6~15.9
SVC 吸		6.48~9.06	7.76~10.1	9.07~11.4	8.16~10.8	8.13~9.78	7.98~10.1
SVC 呼	10.3~14.4	10.9~11.9	10.8~11.9	12.2~13.7	12.3~13.7	11.6~13.0	11.4~13.2

表 20-10 TDI 正常值

项目	<20 岁	20~29 岁	30~39 岁	40~49 岁	50~59 岁	60~69 岁	≥70 岁
S 侧	0.10~0.13	0.13~0.14	0.11~0.12	0.11~0.12	0.10~0.11	0.10~0.11	0.09~0.10
E 侧	0.15~0.20	0.19~0.20	0.16~0.17	0.14~0.15	0.12~0.13	0.10~0.11	0.09~0.10
A 侧	0.06~0.09	0.08~0.10	0.09~0.09	0.10~0.11	0.10~0.11	0.11~0.12	0.11~0.13
IVRT	56.2~69.8	64.6~70.2	69.1~75.7	74.0~79.8	73.2~78.7	79.3~86.1	91.5~105.9
Sivs	0.08~0.10	0.10~0.10	0.09~0.10	0.09~0.10	0.08~0.09	0.08~0.09	0.08~0.09
Eivs	0.12~0.14	0.15~0.15	0.12~0.14	0.11~0.12	0.10~0.11	0.08~0.09	0.07~0.08
Aivs	0.06~0.08	0.08~0.09	0.08~0.09	0.09~0.10	0.09~0.10	0.10~0.11	0.10~0.11
IVRT	59.0~73.2	67.7~73.1	73.3~80.3	79.2~85.2	78.7~84.6	87.2~95.0	98.9~114.9
Sinf	0.08~0.11	0.10~0.11	0.10~0.11	0.10~0.11	0.09~0.09	0.09~0.09	0.08~0.09
Einf	0.14~0.18	0.16~0.18	0.14~0.16	0.14~0.15	0.10~0.12	0.09~0.11	0.08~0.09
Ainf	0.06~0.09	0.08~0.09	0.09~0.10	0.10~0.11	0.10~0.11	0.11~0.12	0.11~0.13
IVRT	55.5~86.0	66.1~72.3	70.4~78.1	74.2~81.9	75.5~83.1	87.1~95.9	94.3~107.0
Sa	0.09~0.13	0.11~0.12	0.10~0.12	0.10~0.11	0.09~0.10	0.09~0.10	0.08~0.09
Ea	0.13~0.19	0.16~0.18	0.14~0.15	0.13~0.14	0.11~0.12	0.09~0.10	0.08~0.09
Aa	0.03~0.18	0.07~0.08	0.08~0.09	0.09~0.10	0.09~0.11	0.10~0.12	0.10~0.12
IVRT	54.5~87.2	70.8~81.0	75.5~85.8	79.1~86.9	80.2~88.9	86.0~96.2	96.7~113.7

表 20-11 Dopple 正常值

项目	<20 岁	20~29 岁	30~39 岁	40~49 岁	50~59 岁	60~69 岁	≥70 岁
Emv	0.92~1.09	0.91~0.96	0.86~0.91	0.83~0.87	0.77~0.81	0.73~0.78	0.67~0.74
Amv	0.46~0.57	0.50~0.53	0.55~0.58	0.60~0.64	0.66~0.71	0.75~0.79	0.86~0.93
E/Amv	1.79~2.32	1.82~1.94	1.57~1.70	1.38~1.47	1.16~1.24	0.97~1.10	0.76~0.86
DT	143~184	171~184	175~190	178~191	181~194	185~199	185~206
Etv	0.67~0.79	0.66~0.69	0.59~0.63	0.56~0.58	0.52~0.55	0.49~0.52	0.46~0.50
Atv	0.34~0.41	0.38~0.40	0.37~0.40	0.39~0.42	0.39~0.42	0.42~0.45	0.44~0.50
E/Atv	1.84~2.13	1.76~1.88	1.59~1.70	1.42~1.50	1.34~1.42	1.16~1.25	1.02~1.14
TR	1.40~2.15	1.79~1.99	1.97~2.14	1.84~2.05	1.96~2.16	2.07~2.26	2.32~2.48
ΔPtr	8.82~18.2	13.2~16.0	16.0~18.4	14.8~17.7	16.5~19.5	17.9~21.0	21.7~24.4
LVOT	0.79~0.92	0.90~0.94	0.94~0.98	0.92~0.96	0.94~0.99	0.95~1.01	0.99~1.07
ΔPlvot	2.52~3.46	3.32~3.66	3.66~4.06	3.49~3.83	3.63~4.16	3.79~4.26	4.10~4.79
AV	1.11~1.30	1.16~1.20	1.19~1.24	1.18~1.22	1.18~1.23	1.24~1.31	1.25~1.34
ΔPav	4.96~7.14	5.38~5.81	5.85~6.37	5.60~6.07	5.64~6.25	6.37~7.07	6.42~7.42
Vtlav	0.23~0.27	0.25~0.26	0.25~0.26	0.25~0.27	0.25~0.27	0.27~0.29	0.27~0.29
Etav	294~317	316~328	312~323	315~326	318~330	314~325	312~329
PV	0.85~0.97	0.87~0.90	0.87~0.92	0.87~0.90	0.84~0.88	0.86~0.91	0.86~0.92
Atpv	128~149	133~140	129~137	123~131	120~128	109~118	105~118

续表

20

项目	<20岁	20~29岁	30~39岁	40~49岁	50~59岁	60~69岁	≥70岁
PR	0.87~1.64	1.20~1.44	1.22~1.46	1.24~1.52	1.16~1.47	1.35~1.64	1.55~1.79
ΔPpr	2.88~12.6	5.95~8.55	6.26~9.04	6.30~9.13	5.80~8.75	8.07~11.4	10.1~13.2
VTIpv	0.19~0.22	0.20~0.21	0.20~0.21	0.19~0.21	0.19~0.21	0.19~0.21	0.19~0.21
ETpv	308~343	325~339	322~336	320~334	330~343	314~325	314~333
PEP	64.5~80.9	69.7~77.9	74.3~81.2	75.2~81.0	72.2~79.1	78.4~85.4	77.3~89.3
S	0.54~0.65	0.52~0.55	0.52~0.55	0.55~0.58	0.53~0.56	0.57~0.61	0.57~0.64
D	0.51~0.67	0.51~0.55	0.46~0.50	0.45~0.48	0.42~0.45	0.41~0.45	0.41~0.47
A	0.23~0.28	0.26~0.28	0.25~0.27	0.27~0.29	0.27~0.28	0.29~0.31	0.29~0.32
Pvad	79.5~107.2	104.3~113.3	96.7~104.0	100.9~107.2	106~113.6	104.2~110.3	102.3~111.0

附　正常值的缩写对照

（一）M型部分

LVd：左室舒张末内径（mm）

LVs：左室收缩末内径（mm）

IVSd：室间隔舒张末厚度（mm）

IVSs：室间隔收缩末厚度（mm）

IVSae：室间隔收缩幅度（mm）

LVPWd：左室后壁舒张末厚度（mm）

LVPWs：左室后壁收缩末厚度（mm）

IVSsv：室间隔收缩速度（cm/s）

IVSdv：室间隔舒张速度（cm/s）

PWsv：左室后壁收缩速度（cm/s）

PWdv：左室后壁舒张速度（cm/s）

LA：左房前后径（mm）

RVAW：右室前壁厚度（mm）

Ao：主动脉直径（mm）

RVd：右室舒张末内径（mm）

RVs：右室收缩末内径（mm）

EDV：左室舒张末容量（ml）

ESV：左室收缩末容量（ml）

EF：左室射血分数

FS：左室缩短分数

EPSS：舒张末二尖瓣前叶距室间隔的距离（mm）

（二）多普勒超声部分

Emv：二尖瓣E峰峰值（m/s）

Amv：二尖瓣A峰峰值（m/s）

E/Amv：二尖瓣E/A

DT：二尖瓣E峰减速时间（ms）

Etv：三尖瓣E峰峰值（m/s）

Atv：三尖瓣A峰峰值（m/s）

E/Atv：三尖瓣E/A

TR：三尖瓣反流峰值（m/s）

ΔPtr：三尖瓣反流峰值压差（mmHg）

LVOT：左室流出道血流峰值（m/s）

ΔPlvot：左室流出道血流峰值压差（mmHg）

AV：主动脉前向血流峰值（m/s）

ΔPav：主动脉前向血流峰值压差（mmHg）

VTIav：主动脉前向血流速度时间积分（m）

ETav：主动脉射血时间（ms）

PV：肺动脉瓣口血流峰值（m/s）

ATpv：肺动脉瓣血流加速时间（ms）

PR：肺动脉瓣反流峰值速度（m/s）

ΔPpr：肺动脉瓣反流峰值压差（mmHg）

VTIpv：肺动脉瓣血流速度时间积分（m）

ETpv：肺动脉瓣射血时间（ms）

PEP：肺动脉瓣射血前期（ms）

S：肺静脉S峰峰值（m/s）

D：肺静脉D峰峰值（m/s）

A：肺静脉A峰峰值（m/s）

PVat：肺静脉A峰时间（ms）

（三）2D部分

AoR：主动脉瓣环径（mm）

ASD：主动脉窦内径（mm）

AAD：升主动脉内径（mm）

LAD：左房前后径（mm）

RVD：右室前后径（mm）

RVAW：右室前壁厚度（mm）

LVDd：左室前后径（舒张末期）（mm）

LVDs：左室前后径（收缩末期）（mm）

CS：冠状静脉窦内径（mm）

MPA：主肺动脉内径（mm）

RPA：右肺动脉内径（mm）

LPA：左肺动脉内径（mm）

LCA:左冠状动脉开口内径(mm)	SVC 呼:上腔静脉内径(呼气末)(mm)
RCA:右冠状动脉开口内径(mm)	**(四) TDI 部分**
LA 上下:左房上下径(mm)	S 侧:二尖瓣环左室侧壁侧 S 峰峰值(cm/s)
LA 左右:左房左右径(mm)	E 侧:二尖瓣环左室侧壁侧 E 峰峰值(cm/s)
RA 上下:右房上下径(mm)	A 侧:二尖瓣环左室侧壁侧 A 峰峰值(cm/s)
RA 左右:右房左右径(mm)	Ea:二尖瓣环左室前壁侧 E 峰峰值
LV 上下:左室上下径(mm)	Aa:二尖瓣环左室前壁侧 A 峰峰值
LV 左右:左室左右径(mm)	IVRTa:二尖瓣环左室前壁侧等容舒张时间(ms)
RV 上下:右室上下径(mm)	IVRTl:二尖瓣环左室侧壁侧等容舒张时间(ms)
RV 左右:右室左右径(mm)	Sive:二尖瓣环左室室间隔侧 S 峰峰值(m/s)
VD4:Simpson 法勾画四腔心左室舒张末期容量(ml)	Eive:二尖瓣环左室室间隔侧 E 峰峰值(m/s)
VS4:Simpson 法勾画四腔心左室收缩末期容量(ml)	Aive:二尖瓣环左室室间隔侧 A 峰峰值(m/s)
EF4:Simpson 法四腔心测量左室射血分数	IVRT:二尖瓣环左室室间隔侧等容舒张时间(ms)
VD2:Simpson 法勾画二腔心左室舒张末期容量(ml)	Sinf:二尖瓣环左室下壁侧 S 峰峰值(m/s)
VS2:Simpson 法勾画二腔心左室收缩末期容量(ml)	Einf:二尖瓣环左室下壁侧 E 峰峰值(m/s)
EF2:Simpson 法二腔心测量左室射血分数	Ainf:二尖瓣环左室下壁侧 A 峰峰值(m/s)
IVC 吸:下腔静脉内径(吸气末)(mm)	IVRTinf:二尖瓣环左室下壁侧等容舒张时间(ms)
IVC 呼:下腔静脉内径(呼气末)(mm)	Sa:二尖瓣环左室前壁侧 S 峰峰值
SVC 吸:上腔静脉内径(吸气末)(mm)	

第 21 章

正常超声心动图
NORMAL ECHOCARDIOGRAPHY

◎王新房　袁莉　杨亚利　曹铁生

21

正常心脏的位置·················306
正常的心脏腔室与检查方法·········307
　一、解剖概要·················307
　二、M 型超声心动图············307
　三、二维超声心动图············307
　四、彩色多普勒血流成像·········308
正常心壁和心包················309
　一、解剖概要·················309
　二、二维超声心动图············309
正常二尖瓣····················309
　一、解剖概要·················309
　二、M 型超声心动图············309
　三、二维超声心动图············312
　四、实时三维超声心动图·········313
　五、彩色多普勒血流成像·········314
　六、频谱多普勒···············315
　七、组织多普勒显像（TDI）·······316
正常主动脉瓣与主动脉···········317
　一、解剖概要·················317
　二、M 型超声心动图············317
　三、二维超声心动图············318
　四、实时三维超声心动图·········319
　五、彩色多普勒···············319
　六、频谱多普勒···············321

　七、主动脉根部活动机制的探讨·····322
正常三尖瓣····················323
　一、解剖概要·················323
　二、M 型超声心动图············323
　三、二维超声心动图············324
　四、彩色多普勒···············324
　五、频谱多普勒···············324
正常肺动脉瓣··················325
　一、解剖概要·················325
　二、M 型超声心动图············325
　三、二维超声心动图············325
　四、彩色多普勒···············325
　五、频谱多普勒···············325
正常肺静脉····················326
　一、解剖概要·················326
　二、二维超声心动图············326
　三、彩色多普勒···············326
　四、频谱多普勒···············327
正常腔静脉····················328
　一、解剖概要·················328
　二、M 型超声心动图············328
　三、二维超声心动图············328
　四、彩色多普勒···············328
　五、频谱多普勒···············329

　　以上有关章节已详细介绍超声心动图的成像原理、检查方法、基本图像、观察、测量及其分析方法等，本章主要讨论正常人在超声心动图检查时的基本表现。熟练掌握这些规律，知悉图像的变异、探讨机制、分析原因，推断血流动力学变化，对于心脏疾患的正确诊断有重要意义。

正常心脏的位置

　　心脏位于胸腔中纵隔内，两肺之间，表面包裹心包，心脏大部分位于左侧胸腔，因而超声检查时通常于胸骨左缘肋间隙探及。于第二、三肋间探查心底，主要观察大动脉和动脉瓣等；于第三至五肋间探查腔室部分，主要观察心房、心室和房室瓣。由于肺气的遮挡，心脏在胸骨右缘一般不易探及，但部分声窗条件较好者或一些患者取右侧卧位、控制呼吸等措施后亦可显示心脏右侧结构，如上下腔静脉及邻近的房间隔、升主动脉远端等。当罹患某些心脏疾病或心脏周围结构异常时，可出现心脏位置异常。如右位心，心脏大部分位于右侧胸腔，需在胸骨右缘显示心脏结构。

出现胸壁、膈肌、肺和纵隔等异常时,可致心脏机械性移位,

常规位置无法探及心脏,探头需要向左或向右移动。

正常的心脏腔室与检查方法

一、解 剖 概 要

心脏以四个瓣膜循环相连形成的纤维性支架为基础形成四个心腔。靠近心底的两个心腔为心房、靠近心尖部的两个心腔为心室。心房肌肉与心室肌肉被心脏支架完全隔开,只有传导束将心房和心室沟通。

(一) 左心房

左心房位于左后上方,主动脉弓下方,是心脏最靠后的部分,左心房分为前方的固有心房(左心耳)和后方的静脉窦两部分。左房窦部较大,壁薄光滑,内可见四支肺静脉开口。左心耳突向肺动脉左侧,其内面可见发达的梳状肌,当左房内血流淤滞,心房收缩功能消失(心房颤动)时,容易在左心耳内形成血栓。

(二) 左心室

左室位于左后下方。正常左室腔呈圆锥形,室壁厚 7~12mm。左心室内壁较右室壁光滑,左心室被二尖瓣前叶分成两部分,即位于前上部的左室流出道,通向主动脉;位于后下部的左室流入道,与二尖瓣相连。左心室腔尚可根据胚胎发育划分为窦部和小梁部,前者位于左室上部,内壁光滑,后者位于心尖,内壁为肌小梁,且有两组较大的乳头肌。

(三) 右心房

右心房位于右前上方,分为前方的固有心房(右心耳)和后方的静脉窦两部分。右房腔内包括界嵴、腔静脉及冠状静脉窦开口。上、下腔静脉进入静脉窦部分,界嵴是连接上下腔静脉之间的肌束,冠状静脉窦开口位于下腔静脉口与右房室口间。右心耳呈三角形,内壁有许多梳状肌,血栓可发生于右心耳内,通常继发于心房颤动。

(四) 右心室

右心室位于右心房的左前下方,是心脏最靠前的部分。正常右室腔横轴呈半月形,形态不规则,右室壁较薄,厚 2~3mm。右室腔内的室上嵴隆起将室腔分为位于前上方的右室流出道,通向肺动脉,和位于后下方的右室流入道,与三尖瓣相连。右心室根据胚胎发育可分为三部分:右室漏斗部,位于肺动脉与三尖瓣之间,为漏斗状肌肉结构,其前缘为右室前壁前上方部分,后缘位于肺动脉瓣下与室上嵴之间;右室窦部,为右室流入道,内壁光滑;右室小梁部,相当于右室腔下部,心腔内布满肌小梁,其中包括右室内的特征性结构——调节束或节制索,通常连于右室前乳头肌根部和室上嵴之间。

(五) 室间隔与房间隔

心内间隔将左、右心分隔开来。房间隔是左、右心房间隔,为膜性中隔,近似长方形,厚约 4mm,其尖端指向前上方,邻近右房静脉窦的左缘,下至室间隔的房室区,前缘正对主动脉无冠瓣中点后方,后缘与左右心房后壁相融合。其下 1/3 部有一较薄的陷窝,称卵圆窝,最薄处仅厚约 1mm。

室间隔为左、右心室的分隔,大部分由心肌构成。室间隔右室面可划分为四个部分:漏斗部室间隔,位于左、右室流出道之间,与主动脉邻接紧密;肌部室间隔光滑部,相当于右室流出道三尖瓣的附着区;肌部室间隔小梁化部,为室间隔最下部分,表面多为肌小梁;膜部室间隔,较薄,缺乏心肌,后上方以三尖瓣环与膜部间隔心房部相邻,下方为肌部室间隔,是室间隔缺损的好发部位。

二、M 型超声心动图

(一) 左心房

于心前区胸骨左缘第 3 肋间探查心底波群行左房 M 型显像。测得主动脉后壁运动曲线后缘至左房后壁运动曲线前缘的距离即为左房前后径。测量左房前后径时所用 M 型取样线应该通过主动脉瓣,大部分病例可以测得重复性较好的数据。

(二) 左心室

一般选取胸骨旁左室长轴切面行左室 M 型显像。取样线置于腱索水平,并与室间隔及左室后壁垂直。正常情况下,可探及室间隔与左室后壁呈逆向运动,分别于收缩末期和舒张末期测量室间隔与左室后壁曲线间的距离,即为左室内径,是测量左室收缩功能的经典方法。但对于存在节段性室壁运动异常或明显左室变形的患者,该法尚有所局限性。当 M 型取样线无法与左室壁垂直时,可使用胸骨旁左室短轴切面进行取样及测量左室内径。

(三) 右心房

右房 M 型超声多选用剑突下四腔切面,三尖瓣活动曲线前方为右室,曲线后方与房间隔之间的区域即为右房。

(四) 右心室

于心前区探查二尖瓣波群时可显示右心室。该波群由前向后依次为右室前壁、室间隔与左室后壁曲线。右室前壁心内膜活动曲线与室间隔右室面活动曲线方向一致。在切面上可测得右室前后径,其正常值一般<25mm。

三、二维超声心动图

(一) 左心房

观察左房通常采取胸骨旁左室长轴切面、心尖四腔切面和主动脉短轴切面。胸骨旁左室长轴切面中,左房长轴与主动脉和左室长轴平行,该切面可测量左房前后径和上下径,左房前后径是评价左房大小最常用的指标。左心房大小亦可用其他间接方法进行估测,如主动脉根部直径和左房前后径之比正常约为 1:1,该比值明显改变提示左心房大小异常。心尖四腔切面于左房后方通常可探及三支肺静脉回流,该切面亦是测量左房上下径和横径的标准切面。在相互正交的心尖四腔和两腔切面上,可应用 Simpson 法测量左房的容积和面积,左房容积和面积的正常范

围分别为 20~60cm³ 和 9~23cm²。在主动脉短轴切面基础上，探头向前方房肺沟方向扫查，可于主肺动脉分叉处显示三角形的左心耳，这是经胸超声心动图观察左心耳血栓的最佳切面。临床上，要准确探查左房及左心耳有无血栓附着，通常使用经食管超声心动图检查，可见左心耳位于左上肺静脉下方，和左上肺静脉之间有一组织皱褶相隔，该皱褶有时较突出，需要与血栓相鉴别，左心耳表面上常可见小的梳状肌，为正常结构，亦需要与血栓鉴别。

（二）左室

观察左室的切面众多，主要有胸骨旁左室长轴切面、胸骨旁左室短轴系列切面、心尖四腔、两腔、三腔切面，必要时可采用剑突下切面探查。左室长轴切面可显示前间隔与左室后壁，选取腱索水平在该切面测量左室前后径是标准的左室大小测量方法。正交的心尖四腔和两腔切面是使用 Simpson 法的标准切面，用于测量左室舒张末期、收缩末期容积和射血分数。胸骨旁短轴切面可显示二尖瓣、乳头肌和心尖等多个水平的左室腔横断面。正常人静息状态下，收缩期左室心内膜增厚达 30%~70% 或心内膜运动≥0.5cm。观察左室壁的运动情况亦是左室成像的一个重要内容，根据冠脉供血特征，将左室分成 16 或 17 节段，运用上述多个切面联合评价各节段左室壁运动并评分，是临床判断有无心肌缺血及其程度的标准方法。左室腔内有时也可探及正常变异，最常见的为假腱索结构，它为一线性或带状纤维肌性结构横跨于左室心腔的不同位置，常见于左室的远侧 1/3，单发或多发，可自侧壁心尖延伸至室间隔，或自室间隔基底段延伸至后壁中间或心尖段。

（三）右房

观察右房一般取心尖四腔切面、胸骨旁右室流入道长轴切面、剑突下四腔切面等。心尖四腔切面中右房为冠状面，此切面是测量右房长径与横径的标准切面。收缩末期右房上下径和左右径，其正常值范围分别为 3.4~4.9cm 和 3.0~4.6cm，右心房面积的正常范围是 8.3~19.5cm²，且不应超过左房面积。右心房大于左心房是右心房扩大的定性证据。胸骨旁右室流入道长轴切面中，可显示三尖瓣前瓣及后瓣回声，见三尖瓣位于右房与右室之间，并于后瓣后见冠状静脉窦开口。剑突下四腔切面是完整显示房间隔的最佳切面，房间隔中部可见菲薄的卵圆窝回声，旋转探头可清晰显示下腔静脉与上腔静脉汇入右房，剑突下系列切面对于判断有无房间隔缺损及缺损分型有重要意义。右心房尚可探及独有的特征性解剖变异，包括下腔静脉瓣（Eustachian valve）和希阿里网（Chiari net）。下腔静脉瓣在胚胎时期将下腔静脉的血流通过房间隔直接引流入左房，如未正常退化可导致不同的异常表现，从明显突出到部分或完全分隔右房（被称为右侧三房心）。下腔静脉瓣起于界嵴的下方，为一线状均匀回声随右房的舒缩而飘动，自下腔静脉入口处延伸至卵圆窝处，胸骨旁右室流入道长轴切面中，下腔静脉与右房交界处最容易观察到下

腔静脉瓣。希阿里网是起源于下腔静脉口附近的膜性结构，它是冠状静脉窦的瓣膜，呈网状，较欧式瓣更薄，在右房内的附着位置多变。下腔静脉瓣和希阿里网需与赘生物或血栓鉴别。

（四）右室

观察右室一般取心尖四腔切面、胸骨旁右室流入道长轴切面、剑突下四腔切面、胸骨旁心底短轴切面，此外还可用左室长轴切面观察。心尖四腔切面中右室显示似三角形，其顶端为右室心尖，底边为三尖瓣口。于右室游离壁至心尖处常可见粗大的调节束回声，它是右心室的可靠特征。心尖四腔切面是测量右室长径与横径的标准切面，右室前后径一般在左室长轴切面测量。右心室大小的评价很困难，需要综合所有的超声切面，其中心尖四腔心切面能够较好的反映右心室大小，正常情况下，该切面中，右心室大小约是左心室的 2/3。但如果探头不能放置在左室心尖，就会出现心尖缩短效应，发生假阳性；而如果同时伴有左室扩大，根据常规的左右心腔比例判断，易出现假阴性。胸骨旁心底短轴切面可显示右室流出道长轴，位于图像顶端，主动脉短轴 12 点处可见凸起的室上嵴，与之相对应的右室前壁连线至肺动脉瓣下区域为右室流出道。右室壁的厚度通常取心底短轴切面或左室长轴切面的右室前壁做测量，而心尖四腔切面上右室侧壁的心内膜由于侧向分辨率较低，测量右室厚度不准确。

四、彩色多普勒血流成像

（一）左心房、左心室

心尖四腔切面通常用于显示舒张期二尖瓣开放，血流自左房进入左室，并可探及多支肺静脉回流，频谱呈连续性静脉频谱。右上肺静脉回流方向由于与扫查声束平行，而左上、左下肺静脉分支与声束夹角过大，因而常采用右上肺静脉测量肺静脉血流速度。心尖五腔切面及心尖三腔切面是观察左室流入道及流出道血流状态的较好切面，舒张期可见红色血流从左房经二尖瓣口入左室，收缩期可见主动脉瓣开放，蓝色血流自左室流出道经主动脉瓣口延续至升主动脉腔。左心耳的功能可以通过经食管超声心动图得到评价，测量心房收缩时左心耳血流的最大流速，其对应于左心耳收缩或排空的能力，正常人大于 50cm/s，房颤患者流速明显降低，预示着左心房内容易形成血栓。

（二）右心房、右心室

右房内接受上、下腔静脉和冠状静脉窦回流。剑突下上、下腔静脉长轴切面同时显示蓝色血流束由下腔静脉，红色血流束由上腔静脉注入右房内。胸骨旁右室流入道长轴切面，以及在心尖四腔切面基础上向后侧房室间沟扫查，均可见冠状静脉窦的回流。腔静脉及右室内血流受呼吸影响较大，吸气时回心血量增多，腔静脉及右室内血流速度增快，色彩鲜亮，呼气时血流速度减慢，色彩暗淡。

正常心壁和心包

一、解剖概要

心壁有三层。外层为心外膜,即心包浆膜的脏层,内层是心内膜,相当于血管内膜,心脏的瓣膜即由它皱褶而成,中层为心肌层,由心肌纤维构成。心房肌层较薄弱,心室尤其是左室肌层则特别发达。

心包为一纤维浆膜囊,包裹心脏及大血管的起始部,底部附着于膈肌中心腱,上部移行于主动脉及上腔静脉外膜,向后方延伸至肺静脉和腔静脉的汇入处。心包分为纤维性心包和浆膜性心包两部分。前者在外层,致密坚韧,伸缩性小。后者薄而光滑,分为脏层和壁层。脏层心包紧贴心脏及大血管表面,又名心外膜,壁层心包被覆于纤维心包的内膜。脏、壁层心包之间形成一封闭的囊腔,即心包腔,正常时腔内有 20~30ml 浆液,称心包液,在心脏跳动时起到润滑作用。心包能使四个心腔在胸腔内的容量和位置相对固定。由于心包的约束,四个心腔总容量受到限制。心腔间容量变化的关系是心脏压塞和心包缩窄引起奇脉及其他临床表现的生理病理基础。

二、二维超声心动图

临床上对心壁厚度缺乏比较简单的检查方法,超声波因有较高的纵深分辨率,能准确测定心壁厚度。除了肥厚型心肌病,心室压力性负荷过重亦可引起心肌肥厚。除了心肌肥厚外,心壁厚度的增加还可表现为心内膜增厚,可见于心内膜弹力纤维增生症、心内膜心肌纤维化等,在评估心壁厚度时应仔细鉴别。心壁厚度的减少往往提示心肌组织部分缺失或被其他组织替代,如心肌梗死后、心肌致密化不全心肌病、致心律失常型右室心肌病患者的右室心肌发育不良等。超声可以准确测量受累心壁的厚度,提示进一步寻找其他的特异征象,有助于心肌疾病的病因诊断。正常情况下,在心脏舒张与收缩期,不同部位的心壁能协调一致的活动。当有病变时,可能出现活动异常,如出现心肌梗死时,心壁局部出现运动减弱、静止不动甚至向外扩张。观察心壁活动异常对于判断有无心肌梗死、确定病变部位和范围有一定的帮助。

在舒张期,心包仅显示为一单一的、高反射线样结构,回声反射强度明显强于心肌,厚度为 2~3mm,在左室的后侧显示最清晰,在收缩期,可以看到几毫米的心包腔分离。仔细观察二维超声可显示正常脏壁层心包之间的相对运动,在缩窄性心包炎患者中,相对运动明显减弱,呈同步运动。在左室长轴切面上,可探及右室前壁孤立性低至无回声区,并非心包积液,可能由纵隔脂肪、纤维组织、胸腺或其他组织所致。

正常二尖瓣

一、解剖概要

二尖瓣(mitral valve, MV)位于左房左室之间,由前后两叶构成。前叶位于右前方,呈等边梯形,上下径较长(约22mm),而横径稍窄。后叶位于左后方,上下径稍短(10mm),而横径较宽。两瓣叶根部连于二尖瓣环,游离缘(又称尖部)连于腱索,根部与游离缘之间为体部。前、后瓣叶均为三扇区结构,外侧扇区、中间扇区和内侧扇区,精确的分区和定位有助于二尖瓣病变外科治疗方案的选择。前、后叶内外侧缘互相融合,称为前外侧联合和后内侧联合。瓣膜开放时前叶靠近室间隔,闭合过程是复杂的,因为二尖瓣闭合不只是瓣尖的重叠,而存在数毫米的组织重叠区,任何减少重叠区闭合能力的疾病都将导致瓣膜关闭不全。

值得注意的是,二尖瓣叶只组成了二尖瓣装置的一部分,其他组成部分还包括瓣环、腱索、乳头肌、邻近的左房和左室壁。二尖瓣功能异常是由该装置的异常引起,而不仅仅是瓣叶。瓣环是心纤维骨架的一部分,具有复杂的空间结构,二尖瓣实则是以瓣环为支点,前后叶瓣体、瓣尖为活动部的阀门样结构。乳头肌分为前外侧、后内侧两组,其尖端分别指向瓣膜的前外侧和后内侧联合。乳头肌尖端发出多级腱索分支连于两瓣叶,部分正常人可能出现腱索轻度冗长,引起收缩期腱索前向运动,但不会引起血流动力学异常,需要与二尖瓣的收缩期向前运动(SAM)现象相区别。

从组织学上看,二尖瓣为薄膜致密的结缔组织纤维,本身无心肌纤维,故不能主动活动,而是在其上下游压差的驱动下漂动。因此,观察超声心动图上所见二尖瓣活动可了解左房、室之间压力差变化。如收缩早期,左室压力升高至超过左房,左室血液自左室面将二尖瓣向后(即心房面)推移,瓣膜关闭。舒张早期,左室内压力下降至低于左房,左房血液自左房面将二尖瓣前叶向前(即心室侧)推起,瓣膜开放,直到左室充盈后压力和左房压持平,瓣膜处于半关闭状态。舒张晚期,左房收缩,左房内压力升高超过左室,左房血液再次将二尖瓣推开,二尖瓣第二次开放。故记录二尖瓣 M 型曲线的起伏,即可了解左房、左室压力的变化(图 21-1)。

二、M 型超声心动图

(一)二尖瓣前叶曲线

正常人二尖瓣前叶曲线基本一致,在舒张期内曲线上升有 A、E 两峰,分别位于心电图 P 波及 T 波之后,而收缩

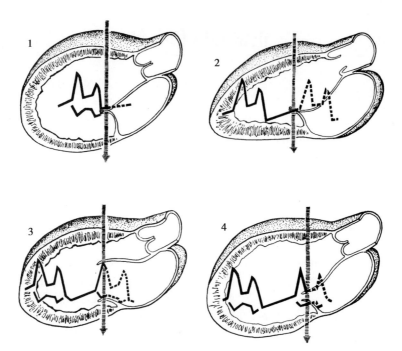

图 21-1 正常二尖瓣动态与超声心动图上曲线的关系
1. 收缩早期;2. 收缩末期;3. 舒张早期;4. 舒张中期

期则位置较低,为一缓慢上升的 CD 段,这种双峰曲线具有一定特异性。原武汉医学院第一附属医院(现华中科技大学同济医学院附属协和医院)于 20 世纪 60 年代早期对此双峰曲线各个波峰与波段的产生机制、临床意义等曾做过深入研究,现简介如下(图 21-2,图 21-3)。

A 峰:二尖瓣前叶曲线上的 A 峰位于心电图 P 波后 0.08~0.12 秒,与左房压力曲线上 A 波及超声心动图左房后壁曲线之 A 波同时出现,此为心房主动排血期。A 峰的产生机制是心房收缩,心房内压力升高,推起已处于半闭

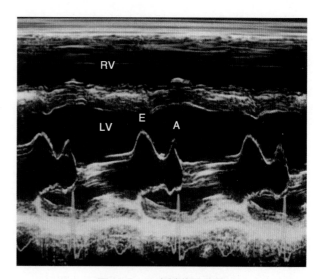

图 21-3 二尖瓣前叶曲线
此图系武汉医学院附属第一医院于 1963 年用直接描记的单线 M 型超声心动图仪记录的二尖瓣前叶活动曲线,可清晰显示 E 峰、A 峰

状态的二尖瓣前叶,使其位置前移所致。有时在 A 峰的顶点处,心音图上伴有第四心音,说明 A 峰与左房收缩,二尖瓣再开放有一定关系。

A 峰产生机制如下:①同时记录心电图和超声心动图二尖瓣前叶曲线,可见 P 波在前,A 峰在后,二者关系密切,间隔为 0.1 秒左右。虽心脏节律及心率可有所变化,而 P 波与 A 峰的顺序恒定不变。说明由心房激动收缩,推起二尖瓣而形成 A 峰。②结区心律患者心电图上无 P 波出现,心动周期中心房不受激动,不产生收缩,心房压力在舒张末期无突然升高的现象,故二尖瓣曲线上 A 峰消失。③心

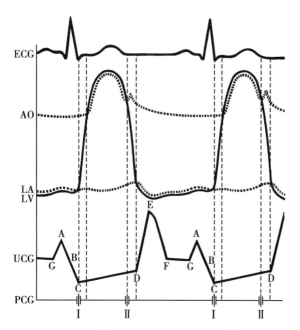

图 21-2 正常人超声心动图二尖瓣前叶曲线与心电图、心内压力曲线及心音图的关系

房纤颤患者心房壁呈连续虫蠕动样活动,在舒张期左房内压力连续快速改变,但幅度低且不规则,故二尖瓣前叶曲线上 A 峰消失,代之以连续不规则的低幅活动。④心房扑动患者由于 F 波的激动,心房呈规则而快速的收缩,在二尖瓣曲线上可见舒张期有规则而快速活动的尖峰,此尖峰与心电图上 F 波互相对应,且宽度相同。说明心房每次扑动,可推起二尖瓣前叶,在曲线上产生一尖峰。此与正常心律者心房收缩产生 A 峰的机制相同。⑤不同程度的房室传导阻滞患者中,二尖瓣曲线上的 A 峰始终跟随心电图 P 波之后,而与 R 或 T 波关系不大,说明 A 峰产生与心脏其他活动因素无关,系心房收缩所致。但需指出,收缩期心室内压力高,心房收缩所引起的压力远低于心室的压力,故当 P 波出现在 R-T 之间,CD 段上不出现 A 峰。

B 点:心房收缩过后,房内压力下降,开放的二尖瓣前叶恢复原位,再处于半闭合状态,故曲线下降至 B 点(与 F 点往往处于同一水平),B 点标志着心室收缩期的开始。一般情况下,心房收缩之后,心室立即收缩致左室压力迅速升高,二尖瓣前叶急速后移,由 A 至 C 直线下降,故 B 点显示不清。房室传导阻滞时,心房收缩与心室收缩之间期延长,可看到 B 点。有时左室舒张末压升高,心房收缩期左室舒张压迅速上升,导致二尖瓣提早半闭合,也可出现 B 点,有研究表明,B 点的存在和心房收缩时左室舒张压 ≥ 20mmHg 有关。

C 点:C 点位于心电图 R 波后,心肌除极,心室收缩,左室压力迅速升高,当超过左房压力时,即将二尖瓣前叶向后推移,前后二叶碰拢关闭,产生第一心音。C 点标志着收缩期二尖瓣关闭,此时二尖瓣前叶处于心动周期中最靠后的位置,故曲线上出现最低的 C 点。

CD 段:此为一缓慢上升之平段,平行于左室后壁的运动。CD 段的全程中,二尖瓣口处于关闭状态,除 C 点至主动脉瓣开放的等容收缩期和第二心音到 D 点的等容舒张期外,绝大部分为心室收缩期。

CD 段缓慢上升的机制为心室收缩射血,心室容积减小所致。根据左室造影连续拍片所见,收缩期射血时心脏长轴变化较少,而短轴(前后径)减少则较明显。随着短轴的缩短,左室后壁逐渐前移,带动后壁附近关闭的二尖瓣前移,CD 段因而缓慢上升。此外,在探查二尖瓣人工瓣膜(包括碟瓣、球瓣及生物瓣)时,发现收缩期瓣叶(以及碟片或瓣球)随同支架、二尖瓣环等亦有前移现象,方向、幅度与主动脉根部的活动相似,故可认为 CD 段上升为多种因素综合影响所致。

D 点:出现于 T 波与第二心音之后,标志着二尖瓣即将开放。注意勿将第二心音与 D 点标在同一时间,或将 CD 段的全程作为收缩期。因为第二心音的出现标志着舒张期开始,此时主动脉瓣关闭,但左室压力仍高于左房,二尖瓣并未开放。需待等容舒张期结束,左室压力低于左房,二尖瓣开放,曲线上方出现 D 点。因此 D 点与第二心音之间的间期代表等容舒张期。

DE 段:为一急速上升的直线。等容舒张期后,左室压力低于左房,左房内血液推开二尖瓣向左室快速充盈,使二尖瓣前叶迅速向室间隔前移,形成陡峭的 DE 段。

E 峰:是二尖瓣前叶曲线上升的最高峰,代表二尖瓣达到最大开放位置,此时前叶距前胸壁最近。正常人 E 峰和室间隔垂直距离(E-point septal separation, EPSS)为 2 ~ 7mm,在不存在二尖瓣狭窄时,EPSS 增加,且左室收缩末期内径较大,这表明左室收缩末期残余血量较多,同时曲线上 E 峰幅度明显变小,说明舒张早期左房与左室间的压力差较正常为小,表现为"大心腔,小开口"。因此推断患者心脏排血功能差,此即心力衰竭的征象。

EF 段:曲线达顶点 E 峰之后,随后迅速下降,前叶由最大开放位置向后回复到半关闭状态,下降速度多在 80mm/s 以上。平均下降速度国内多家研究报道类似,男性略高于女性。

EF 段下降机制为舒张期二尖瓣开放后,左房迅速排空,压力下降;左室则快速充盈,压力上升;房室间压差迅速减小。加之血液入左室后存在反冲作用,由心室侧向后推动前叶。故前叶由最前位置,很快向后移动回复到半关闭状态,形成曲线上急速下降的 EF 段。DE 段、E 峰及 EF 段所经历之时间,相当于心室快速充盈期。国外部分作者提出 EF 段又可被中间点 F_0 分成两部分,第一部分为 EF_0 段,代表房室瓣环的运动,而独立的瓣叶活动则很少。第二部分为 F_0F 段,代表真正的瓣叶活动,此段前叶的向后运动速度明显加快。如果 EF 段下降缓慢,说明左房与左室之间,在舒张期内存在较高的压力差,提示血液通过二尖瓣口比较困难,结合其他波征,临床即可诊断为二尖瓣狭窄。

F 点:为舒张期中最低点,此时房室间压力差很小,二尖瓣处于半关闭状态,它标志着左室进入缓慢充盈期。

G 点:是舒张晚期左房收缩开始的标志,F 点和 G 点之间距离代表缓慢充盈期。由于心率快慢影响缓慢充盈期长短,故 F 点后曲线形态随心率不同而有变异。心率快者,心室缓慢充盈期较短,曲线达 F 点后,下一心动周期立即开始,心房收缩,曲线上升,故 F 点后即为 A 峰,G 点不能清晰辨识。如心率较慢,心室缓慢充盈期较长,曲线下降至 F 点后形成一平段 FG,待下一心动周期开始时,于 P 波后曲线开始上升,出现 A 峰。在缓慢充盈期,由于肺静脉血不断回流入左房,使左房与左室间形成稍有变化的动态平衡,M 型上前叶曲线 FG 段可见低幅的扑动现象,并无重要诊断意义。

(二)二尖瓣后叶曲线

在二尖瓣波群中,有时可见二尖瓣后叶曲线,活动方向与前叶相反,即呈镜像曲线,向后的两个尖峰分别称 E'、A'。由于二尖瓣后叶较短,活动幅度较小,故曲线的幅度较小。

舒张期 E'、A'峰分别代表左室快速充盈和左房收缩充盈,形成机制与前叶相似。收缩期二尖瓣前后叶合拢形成共同的 CD 段。前叶 E 峰与后叶 E'峰间的距离大致上可以反映二尖瓣口开放时的大小(图 21-4)。

综上所述,二尖瓣曲线在收缩期位置固定(前后叶关闭),变化较少,而在舒张期内有较大变化。结合二尖瓣 M 型曲线和舒张期各时相,我们可以看到:①第二心音至 D

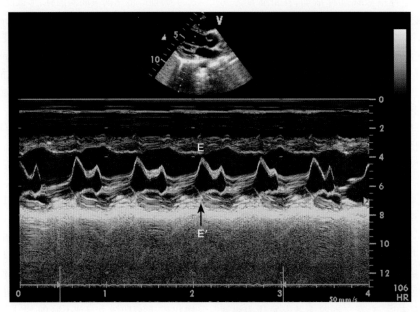

图 21-4 前叶 E 峰与后叶 E′峰

点为等容舒张期，左室尚未充盈。②E 峰前后（D 点至 F 点）二尖瓣第一次开放，为左室快速充盈期。③FG 段二尖瓣处于半关闭状态，为左室缓慢充盈期。快速充盈期与缓慢充盈期，血液由左房自动流入左室，系左室压力降低所致，故二者合称心房被动排血期。④A 峰前后（G 点至 B 点）二尖瓣第二次开放，为心房收缩期。此期为左房主动收缩向左室射血，故称心房主动排血期。

三、二维超声心动图

通常可采用胸骨旁左室长轴、胸骨旁左室短轴和心尖或胸骨旁四腔切面检查，必要时也可采用心尖左室长轴、心尖两腔及剑突下切面等检查切面。

（一）胸骨旁左室长轴切面

在该切面中，于左室腔内可见两条光带，分别附于主动脉根部后壁及左房、左室后壁交界处的二尖瓣环，此即二尖瓣前叶与后叶。正常人瓣叶清晰、纤细、回声一致，以瓣环附着点为支点，随心脏活动呈现柔和而有弹性的漂动，收缩期二者合拢，舒张期相互分离。

二尖瓣前叶在舒张早期迅速向前运动，贴近室间隔。舒张中期整个瓣叶向后漂浮，处于半关闭状态；舒张末期又向前摆动，但幅度较小。这两次向前活动，对应于 M 型超声心动图上二尖瓣曲线的 E、A 两峰。后叶活动方向相反，由于瓣叶较短，活动幅度亦小。正常前后叶瓣尖在舒张早期相距较远，最大开放间距可超过瓣环内径。这和二尖瓣狭窄时瓣叶及联合处粘连不能充分开放有很大不同。

收缩期前后叶合拢，尖端形成数毫米的瓣膜重叠区，且关闭线和瓣环可组成以瓣环为基底的漏斗样结构。瓣叶关闭与瓣环及瓣下组织的运动有关。收缩期左室容积减小，长径缩短，同时乳头肌收缩，腱索牵拉，使二尖瓣不向左房侧膨出，瓣膜反射光带不超过瓣环连线水平（图21-5）。

综上所述，此切面对观察二尖瓣的形态、活动度、开口

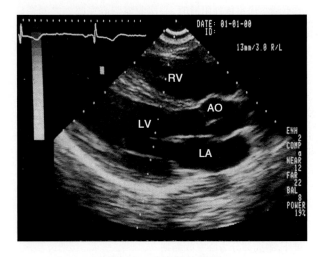

图 21-5 左心长轴切面

此为舒张期左心长轴切面，可见二尖瓣开放，前后叶间距较宽，无狭窄现象。主动脉瓣关闭，位于主动脉口的中间。各瓣叶反射较纤细，无瘢痕形成或钙化现象

幅度及有无脱垂等有重要意义。

（二）二尖瓣水平胸骨旁左室短轴切面

此切面中左室位于图像中央，正常人左室腔为圆形结构，在心动周期中主要行舒缩运动。其内可见一组反射代表二尖瓣前后叶。反射强度中等、纤细、活动快速、幅度较大。近瓣环处的二尖瓣短轴上可见后内侧和前外侧两个瓣膜联合。收缩期两叶合拢，呈一横线，中无间隙，位置约在左室腔的中后三分之一交界处。舒张期瓣膜开放，瓣口呈椭圆形颇似"鱼口状"，几乎充填了整个左室腔。检查时，选取瓣口最大开放时的舒张早期时相，在声束通过瓣尖水平时冻结图像，可测得二尖瓣最大开放间距和开口面积。正常人瓣口面积为 $4\sim5cm^2$；存在二尖瓣狭窄时，瓣口面积明显缩小。

在舒张期图像上,有时可见二尖瓣前叶中部有连续中断,可能为正常现象,而非二尖瓣裂的特异表现。因为二尖瓣前叶游离缘的内侧部与外侧部通过腱索分别连向两侧乳头肌,此处在切面上可能显示为回声连续中断(图 21-6)。

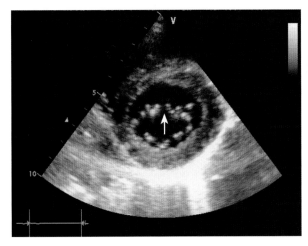

图 21-6　二尖瓣短轴观示前叶假性连续中断

(三)四腔切面

在心尖或胸骨旁四腔切面上可见前叶附于室间隔侧,后叶附于侧壁。在四腔切面上可清晰显示两瓣叶形态,启闭情况,且可比较各房室大小,对诊断二尖瓣疾患有重要意义。前后叶在舒张期开放时分离较远,收缩期关闭,其闭合平面近乎"平坦"。此外,该切面可清楚显示二尖瓣根部附着点,可通过与三尖瓣隔瓣附着点对比,判断有无三尖瓣下移畸形及协助确定解剖左室(图 21-7,图 21-8)。

四、实时三维超声心动图

二尖瓣装置具有复杂的立体构型,二维超声心动图只能观察二尖瓣在某个切面上的结构及活动,缺乏直观感及整体感。实时三维超声心动图可真实再现二尖瓣的立体形态、活动及血流状况,获得更为丰富的诊断信息。将三维探头置于常规二维超声检查位点,适度旋转、切割图像,可获得任意视角的二尖瓣立体剖面观。

在胸骨旁左室长轴立体剖面观基础上稍做调整,可显示前后叶立体构型,瓣叶纤细光滑,根部附于瓣环,尖端与腱索相连。前叶长而活动度大,后叶短而活动度小,舒张期瓣叶不受限制地开放,收缩期严密完整地对合。从左室侧或左房侧可观察到二维超声无法看到的二尖瓣口俯视观,宛如将照相机置于瓣上或瓣下观察瓣膜整体情况。前叶较长,长度约为后叶两倍,呈类三角形,而后叶形状更似矩形。前叶附于瓣环前三分之一部分,后叶附于瓣环后三分之二部分。舒张期瓣膜不受限制的开放,收缩期瓣膜严密对合。此外,从左房侧观察还可显示前后叶被数个切迹分成多个扇区。实时三维超声心动图所示二尖瓣形态、活动与其正常解剖和活动完全一致(图 21-9,图 21-10)。

将实时三维数据导入工作站进行后处理,还可进一步分析二尖瓣叶、瓣环及过瓣血流的形态和活动特征。如可测量瓣叶的空间长度、面积、容积等指标,全面的形态学特征,有助于瓣膜脱垂及狭窄病变的诊疗。在三维数据库中寻找并确定真正的瓣尖平面,可准确的测量瓣口面积,对于二尖瓣狭窄的诊断尤为重要。此外,还可勾画出瓣环立

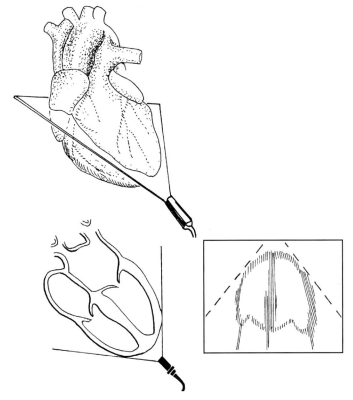

图 21-7　心尖四腔切面示意图

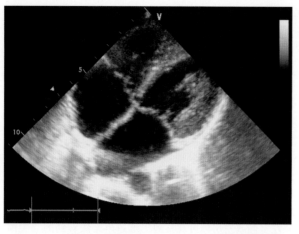

图 21-8　胸骨旁四腔切面示二尖瓣及三尖瓣附着状况

体构型并观察其在心动周期中的变化,有助于我们更好理解瓣膜脱垂病变和功能性反流。

五、彩色多普勒血流成像

(一)二维彩色多普勒成像

心尖四腔观是常规观察二尖瓣舒张期射流的最好切面。因快速充盈期,房室压差大,血流速度快,流量大(约占总充盈量的80%)。故舒张期二尖瓣开放后,可见一宽阔明亮的红色血流束自二尖瓣口进入左室,延伸到心尖。血流束中心区近瓣尖处流速最快,故红色鲜亮,甚至出现色彩倒错现象;边缘区流速较慢,故红色渐暗淡(图 21-11)。

正常二尖瓣舒张期血流通常偏向左室侧壁,缓慢充盈期时,二尖瓣血流束达左室心尖后立即折转,形成一宽大的逆时针漩流冲击二尖瓣,使之处于半关闭状态,故显示

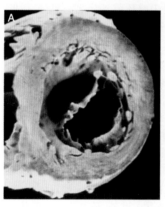 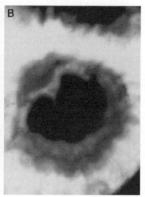 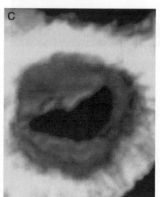 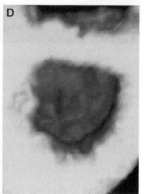

图 21-9　动态三维超声心动图显示二尖瓣结构及活动

A. 心脏左室断层解剖图像,此系由左室侧观察二尖瓣前后叶;B. 舒张早期,二尖瓣前后叶完全开放,瓣口呈圆形;C. 舒张中期,瓣口处半开放状态;D. 收缩期,二尖瓣口关闭,前后叶间无裂隙

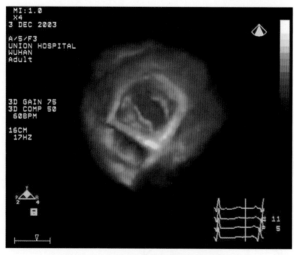

图 21-10　实时三维超声心动图清晰显示二尖瓣结构及活动

图示舒张中期二尖瓣半闭合时的实时三维超声心动图

出沿室间隔走行的蓝色血流。心房收缩期,二尖瓣口血流再次加速,故红色血流信号由暗变亮。此外,超声仪器敏

感性较高时,部分正常人也可探测到少量收缩期生理性二尖瓣反流,其范围局限,时相短,并无重要临床意义。

(二)M 型彩色多普勒

在胸骨旁左心长轴观所获 M 型彩色多普勒二尖瓣波群上,显示 E 峰及 A 峰后舒张期内,红色血流信号从左房侧到左室侧,代表舒张期二尖瓣两次开放时,左房血液向左室充盈。舒张期内紧邻 E、A 峰红色血流信号后及 CD 段前方的左室流出道内出现蓝色血流信号,分别代表舒张期二尖瓣两次开放,血液从左房充盈左室并在左室内返折抵达左室流出道,及收缩期由左室流出道向主动脉快速射血的血流(图 21-12)。

心尖四腔观上,将取样线置于二尖瓣舒张期射流束的中央,所获的 M 型彩色多普勒图像可反映通过二尖瓣口并流向心尖的舒张期血流的加速。其红-蓝色界面的斜率代表了二尖瓣血流从瓣环到心尖的传播速度,是评价左室舒张功能的新指标。舒张功能正常者,可见舒张早期二尖瓣血流显著,上升斜率陡直,近乎垂直,反映舒张早期血流快速充盈左室腔,而舒张晚期血流细小,反映舒张晚期的左房收缩对左室充盈所做贡献较小。测量舒张早期 M 型上血流中心的斜率即为二尖瓣血流传播速度(Vp),可反映左

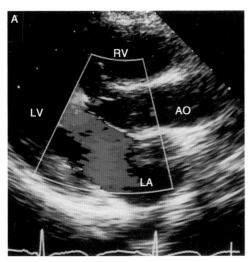
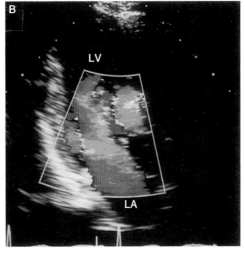

图 21-11 二尖瓣口彩色多普勒成像

A. 左心长轴舒张期二尖瓣口血流成像；B. 心尖二腔图舒张期二尖瓣口血流成像

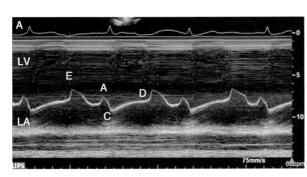
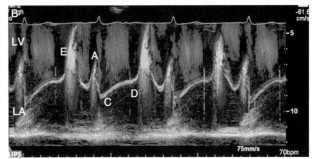

图 21-12 M 型及 M 型彩色多普勒的二尖瓣前叶曲线

A. 心尖左室长轴切面获取的 M 型二尖瓣前叶曲线，可清晰显示二尖瓣 E、A 峰及 CD 段；B. 同一切面获取的 M 型彩色多普勒二尖瓣前叶曲线，显示 E 峰及 A 峰后舒张期内，红色血流信号从左房侧到左室侧，舒张期内紧邻 E、A 峰红色血流信号后及 CD 段前方左室流出道内出现蓝色血流信号

室舒张功能，Vp<50cm/s 提示舒张功能异常。

（三）实时三维彩色血流显像

实时三维彩色血流显像可显示过瓣口正常舒张期血流束的起源、形态、走行及在心动周期中的变化。血流束宽阔明亮，起自瓣口，形态对称，偏向左室侧壁走行。血流束中心区较明亮，边缘区较暗淡，并可出现两次明暗变化，对应于舒张早期的快速充盈和舒张晚期的左房收缩充盈（图 21-13）。

将三维数据行脱机后处理，还可定量分析瓣口的舒张期射流和收缩期反流的三维彩色血流束，计算血流束截面积、容积，提出了二尖瓣反流及狭窄程度判断的新思路。

六、频谱多普勒

探测二尖瓣血流频谱一般选取心尖四腔、心尖两腔等切面，因此时血流束方向与声束方向较为平行。

（一）脉冲型频谱多普勒

二尖瓣舒张期血流频谱为正向双峰窄带波形。主动脉瓣关闭后，经过短暂的等容舒张，二尖瓣很快开放，左室开始充盈，即出现了二尖瓣舒张期频谱并持续至舒张期结束。频谱第一峰（E 峰）较高，其发生机制为左室主动舒

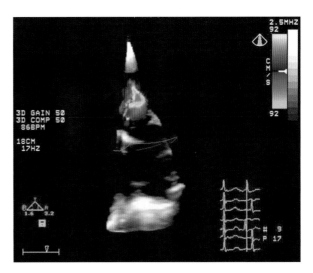

图 21-13 实时三维彩色血流显像所显示二尖瓣口正常舒张期血流束

张，使左室压力低于左房，形成舒张早期左室的快速被动充盈。早期，血流快速加速，E 峰上升，频谱较窄；达峰值后血流快速减速，E 波下降，频谱较宽。第二峰（A 峰）较低，

其发生机制为左房收缩使左房压高于左室压,心房主动排血,血流再次加速所致。正常成人心房收缩期对左室充盈贡献较小(占15%~20%),故A峰无论是峰值还是血流容积都小于E峰。A波的上升支频谱较窄,下降支频谱较宽(图21-14)。E峰与A峰之间可出现低流速平台段,对应于心室缓慢充盈期,其时间长短取决于舒张期长短。心动过缓时,缓慢充盈期较长,E、A峰间的平台期较长。心动过速时平台段较短甚至消失,与心动过缓时相反,E波升高,A波降低。因二尖瓣舒张期射流为层流,故E、A两峰频谱窄,呈三角形尖峰,与基线间留有空窗。成人最大流速平均为0.90m/s(0.60~1.30m/s),儿童为1.00m/s(0.80~1.30m/s)。

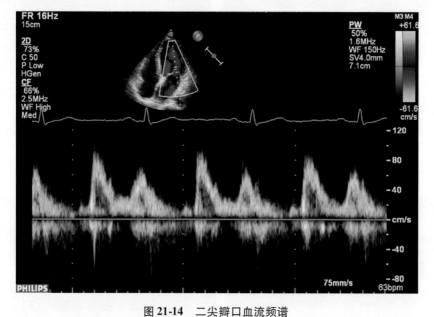

图21-14 二尖瓣口血流频谱
图示二尖瓣口处所获血流脉冲多普勒频谱。可见舒张期血流为
正向双峰窄带波形,收缩期无血流信号通过

即使在正常人,二尖瓣频谱也可随年龄、负荷状态、心率等变化。随着年龄增长,左室弛张延迟,E峰渐小,舒张早期减速时间延长(DT)。通常,中青年E/A>1(部分正常的青年人也可表现出明显升高的E峰,此时E/A>2),50~60岁成人E/A约等于1,60岁以上成人E/A>1。前负荷增加时,E峰升高。心率快时,A峰可出现于左室快速充盈期,因而重叠在E峰的下降支上,并致A峰增高。心率很快时,可仅见单个E/A融合峰。当PR间期延长时,由于左室收缩滞后,左房收缩相对提前,也可出现类似心率增快的二尖瓣频谱。

除了上述生理变异外,取样容积的位置亦可影响频谱幅度与形态。当取样容积从二尖瓣环向二尖瓣尖移动时,E峰逐渐升高,而A峰逐渐降低,而两者比值相对稳定。可能原因为舒张早期二尖瓣尚未完全开放,瓣环面积大于瓣口面积,根据连续性方程,两处前向血流量不变,故瓣环处E峰峰速较瓣尖处小。然而,在心房收缩期,二尖瓣环面积随左房收缩而变小,且小于瓣口面积,同理瓣环处A峰峰速较瓣尖处大。故测定流速时应将取样容积置于二尖瓣尖部附近的左室腔内,但要注意避开瓣叶运动时产生的频移信号血流,此处所获的频谱速度最大,空窗最明显。由于在心动周期中,二尖瓣环面积相对于瓣口面积更加稳定,故若要计算二尖瓣前向血流量,取样容积应置于瓣环平面中央。即使取样容积位置不变,由于心脏在舒缩过程中的移位,可导致同一取样位置在舒张期为左室流入道,而收缩成为左室流出道,出现两种时相不同、方向相异的血流信号,可导致频谱变形。故取样容积的位置应尽量远离左室流入道与流出道交界处。此外,当取样容积置于二尖瓣环时,音频信号和频谱图上均可出现二尖瓣关闭的频移信号,据此可进一步精确判定取样容积的位置。

(二) 连续型频谱多普勒

连续型频谱多普勒与脉冲型频谱多普勒形态相似,亦呈舒张期正向双峰波形,但由于连续多普勒记录了自左房至左室血流的多种频移信号,故频谱增宽甚至充填,并可记录到短促、高频的瓣膜开放与关闭的频移信号。

七、组织多普勒显像(TDI)

研究表明,二尖瓣环的运动异常与左室心肌弛张和充盈延迟有关。二尖瓣环处的组织多普勒显像并不依赖血流动力学因素显示心动周期中瓣环的速度变化,故可用于评价左室整体长轴方向的舒张功能,对二尖瓣频谱评价左室舒张功能是很好的补充。在心尖四腔切面,取样容积置于二尖瓣瓣环的室间隔侧或左室侧壁侧,二尖瓣环运动频谱通常包括一正两负的三主波:

收缩期Sa波:从心电图QRS波之后开始,到T波结束时终止。收缩期左室射血,左室长轴缩短,乳头肌向心尖方向牵拉二尖瓣环,运动方向朝向探头,而形成正向Sa波。

舒张早期左室充盈Ea波:位于心电图T波之后。心室舒张早期,二尖瓣开放,左室快速充盈,左室长轴伸长,瓣环向心底移动,产生舒张早期的负向Ea波,对应于二尖瓣血流频谱的E峰。

舒张晚期 Aa 波:位于心电图 P 波之后。心房收缩期,心房收缩而牵动瓣环再次向心底移动,产生舒张晚期的负向 Aa 波,对应于二尖瓣血流频谱的 A 峰(图21-15)。

不难看出,二尖瓣环舒张期运动频谱和二尖瓣口血流频谱有些类似,但是它的主波方向与之方向相反,且速度低。取样容积为 2~3mm,速度标尺约 0.2m/s,使用较低的增益和壁滤波可获得较清晰的具有空窗的双峰频谱。正常成人 Ea/Aa>1,舒张功能减退时 Ea/Aa<1。

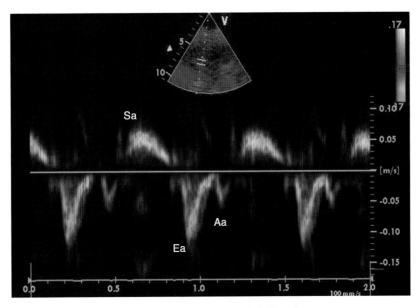

图 21-15　二尖瓣环组织多普勒频谱
图示二尖瓣环处所获瓣环运动的组织多普勒频谱,清晰显示 Sa、Ea 和 Aa 波

正常主动脉瓣与主动脉

一、解 剖 概 要

(一)主动脉瓣

主动脉瓣(aortic valve,AV)位于主动脉根部与左室流出道之间,嵌于心脏解剖的中心位置,与各腔室及瓣膜紧密相关,因此主动脉瓣及根部病变的延展可能累及周边任意结构。主动脉瓣分为一前两后的三瓣叶,瓣叶呈半月形,故又称半月瓣(semilunar valve)。瓣膜游离缘中央的心室面稍有增厚,称为 Arantius 结节,它们在瓣叶闭合时起到充填瓣间空隙的作用,因而保证了正常情况下瓣叶的紧密结合。瓣膜基底部与主动脉瓣环相连,两相邻瓣膜之间有瓣膜联合。各瓣膜后方的主动脉壁向外膨出形成主动脉窦(又称 Valsava 窦),它能在收缩期支持瓣膜,使之不贴紧主动脉壁而封闭冠脉开口,并储备血流增加舒张期冠脉血流。主动脉前瓣、左后瓣及右后瓣分别对应于前窦(右冠窦)、左后窦(左冠窦)和右后窦(无冠窦),因而主动脉瓣又可称为右冠瓣、左冠瓣和无冠瓣。

左室射血期,主动脉瓣被高速向上的血流推离主动脉腔中心,瓣膜完全开放,贴近主动脉壁,血流通过瓣口进入主动脉腔。左室舒张期,瓣叶在主动脉-左室压差及窦部涡流的共同作用下被动降入主动脉腔中心。同时,三瓣叶的 Arantius 结节在中心相遇并紧密结合,瓣膜游离缘相互重叠密合形成闭合线。三条闭合线沿中心点辐射状排列,从短轴方位看呈 Y 字形,可有效防止舒张期主动脉瓣反流。

(二)主动脉

主动脉自左室发出,胸腔内主动脉由六个部分组成,即瓣环、主动脉窦、窦管结合部、升主动脉、主动脉弓及胸降主动脉。通常所指主动脉根部为主动脉的近端部分,包括从瓣环到近端升主动脉的全部结构。主动脉瓣环为主动脉瓣附着的纤维环,它与二尖瓣前叶和膜部室间隔相邻接,其所含纤维成分使得它能有效地抵抗扩张,因而内径相对稳定。主动脉窦相对于瓣环有所扩张,而窦管结合部及升主动脉内径有所缩小且基本一致。主动脉弓部位于胸骨柄上缘,呈弧形向左后方延伸,其大弯上可见三大分支,依次为无名(头臂干)动脉、左颈总动脉和左锁骨下动脉。在第 4 胸椎下缘左侧,主动脉弓移行为降主动脉,移行处为峡部,降主动脉以膈肌为界分为胸降主动脉和腹主动脉。

二、M 型超声心动图

(一)主动脉瓣及主动脉根部曲线特征

通常选取胸骨旁左室长轴切面,于主动脉瓣尖水平取主动脉根部 M 型曲线。可见两条平行活动的曲线,收缩期向上,舒张期向下,代表主动脉根部前后壁;其间可见一六边形盒样结构,即主动脉瓣曲线。其中前线代表右冠瓣,后线代表无冠瓣。收缩期瓣口开放,两线迅速且完全分开,分别靠近主动脉前后壁且互相平行。部分正常人的主动脉瓣 M 型曲线可记录到收缩期瓣膜的细小扑动,属正常现象。舒张期瓣口关闭,两线合成一线并位于主动脉腔中心。曲线分开处为 K 点,在心电图 R 波及第一心音之后,代表等容收缩期结束主动脉瓣开放。闭合处为 G 点,在心电图 T 波后并与第二心音在同一时间,代表收缩期结束主动脉瓣关闭。K-G 间的时间代表左室射血期(图 21-16)。开放时两线间的距离代表瓣膜开放间距,一般为 15～

20mm,主动脉根部前后径(内径)男性为(28.18±4.20)mm,女性为(23.95±3.57)mm;活动幅度男性为(10.17±2.83)mm,女性为(10.61±5.63)mm。正常人主动脉瓣菲薄,反射纤细,故有时开放显示不清,仅见瓣膜关闭曲线,起点为 G,终点为 K。

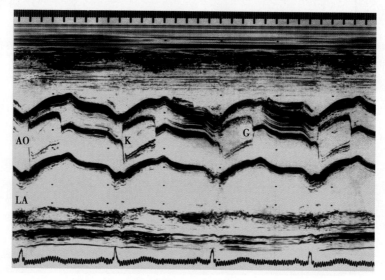

图 21-16　主动脉瓣及主动脉根部 M 型活动曲线

图示胸骨旁左室长轴切面 M 型取样线通过主动脉瓣水平获取的心底波群。主动脉根部为两条平行曲线,收缩期向上,舒张期向下;主动脉瓣收缩期开放呈六边形盒样结构,收缩期瓣口开放,舒张期瓣口闭合,位于管腔中心。K:主动脉瓣口开放,G:主动脉瓣口关闭

(二) 主动脉根部曲线的分析

传统观念中主动脉根部的活动主要是内径宽度的变化,即由舒缩期射血压力改变引起主动脉内径减小或增大。而对主动脉根部的摆动即前后壁同向位移,未予考虑。然而根据超声心动图的观察,主动脉根部前后径(内径)为 24～28mm,舒张末期和收缩末期前后径差别较小,以男性为例,收缩末期前后径为(29.6±2.7)mm,舒张末期为(27.6±2.9)mm。由此推算,二者相差仅 2mm。此值与舒张末期前后径之比为 0.073:1,说明因收缩与舒张压力不同而导致的径线的改变不甚明显,仅相当于血管直径的 7.3% 左右。然而,主动脉根部摆动,即前后壁在收缩期同步前移,舒张期同步后退的活动幅度为 10.2mm,此值与舒张末期前后径之比为 0.369:1,即根部摆动幅度为血管直径的 36.9%,相比之下,这种改变明显得多。因此可以认为,主动脉根部活动主要表现为随心脏的收缩和舒张运动,根部前后壁进行迅速的同向前后摆动,而管径扩张与回缩的改变只是次要因素。

三、二维超声心动图

(一) 主动脉瓣

观察主动脉瓣通常采用胸骨旁左室长轴切面及大动脉短轴切面,此外心尖五腔、心尖左室长轴等切面也可显示主动脉瓣。胸骨旁左室长轴切面上,右冠瓣与无冠瓣分别附着于主动脉根部的前后壁,瓣膜纤细,回声均匀一致。收缩期瓣膜迅速开放并贴近主动脉壁,近似与动脉壁平

行;舒张期瓣膜关闭,瓣叶呈圆弧状延伸,在主动脉腔中心形成一与动脉壁平行的线状强回声关闭线。因正常人主动脉瓣纤细,可能仅显示瓣膜关闭时管腔中心的闭合线。该切面可用于测量主动脉瓣最大开放间距及瓣环前后径。

胸骨旁大动脉短轴切面中,可显示三个瓣叶的短轴,右冠瓣、左冠瓣及无冠瓣分别位于前方、左后方和右后方。收缩期瓣膜开放,瓣口呈倒三角形或近乎充填主动脉根部的类圆形。舒张期三瓣叶向中心靠拢,形成 Y 形闭合线(图 21-17)。正常主动脉瓣叶闭合重叠区域尤其是中心点应密合,不留空隙。一般情况下,右冠瓣与无冠瓣显示清晰,左冠瓣则反射细弱甚至不能察及。短轴切面可用于测量主动脉瓣最大开放面积,也适合检测主动脉根部及瓣膜病变。此外,确定瓣膜数目应选取短轴切面的收缩期图像,因主动脉二瓣畸形时,可能因为大瓣上的界嵴样结构使得主动脉瓣短轴的舒张期图像看上去呈三叶瓣结构。在心尖五腔及心尖左室长轴切面,均显示了左室流出道、主动脉瓣及近端升主动脉,对于评价瓣膜及瓣下狭窄尤为重要。

(二) 主动脉

胸骨旁左室长轴切面通常可显示主动脉瓣环、Valsava 窦及窦壁上右冠脉开口、窦管结合部及升主动脉近端 3～4mm。若需显示升主动脉更远端的部分可将探头向头侧移动 1～2 肋间。胸骨旁左室长轴切面可见主动脉根部的形态、内径及活动情况。根部壁厚约 3mm,前壁与室间隔相连,后壁与二尖瓣前叶相移行。前后壁呈同向活动,收缩

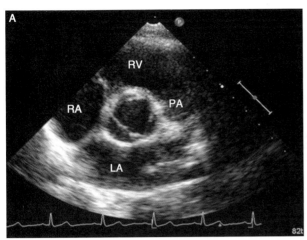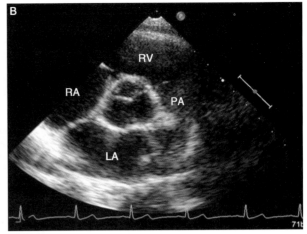

图 21-17　胸骨旁大动脉短轴主动脉瓣图像

图示正常主动脉瓣,呈三瓣分布,瓣叶纤细,回声均匀一致。A. 收缩期,瓣膜开放
呈三角形;B. 舒张期,瓣膜向中心靠拢形成 Y 形闭合线

期向前,舒张期向后,与其所连接结构的活动方向明显不同,因而出现明显的转折点。主动脉各段宽度大致相同,但在瓣环处稍窄,瓣环上方前后壁分别呈弧状向外膨出,此即 Valsalva 窦。检查者应注意将 Valsalva 窦与 Valsalva 窦瘤严格区别,前者属正常现象,如将窦壁膨出处上下起始点作连线,再由窦壁膨出处的顶点向连线作垂线,则连线长度远大于垂线。而 Valsalva 窦瘤属病态,窦壁突出显著,甚至形成一进口小,内腔大的囊袋状结构(并可能有破裂口),膨出处上下起始点的连线长度明显小于囊袋外缘至连线间的垂直距离。

胸骨旁大动脉短轴切面可显示主动脉根部横断面,它是最能体现主动脉解剖中心地位的切面。主动脉根部短轴位于图像中心,其周环绕着右房、右室、肺动脉及左房等,主动脉瓣位于动脉腔内。主动脉根部可呈一圆形光环,亦可因三个 Valsalva 窦各向外稍突出而呈花瓣样,三个 Valsalva 窦大小几乎相等。仔细倾斜和旋转探头可分别在左冠窦和右冠窦窦壁上找出左冠状动脉和右冠状动脉的开口,通常左冠状动脉开口更接近瓣环,右冠状动脉开口较高,故更接近窦管结合部。

观察主动脉弓部及近端胸降主动脉常选取胸骨上窝切面。当扫查切面平行于弓部,可获得主动脉弓长轴切面,显示升主动脉、弓部及其三大分支、近端胸降主动脉。由于探头过于靠近弓部,可能因扇面宽度不够,无法同时显示升主动脉及降主动脉,适当调整角度可使超声扫查更加全面。当扫查切面垂直于弓部,可获得主动脉弓短轴切面,其下方为右肺动脉长轴和左房。需注意的是,经胸探查通常只能观察近端升主动脉、弓部及近端降主动脉,但图像质量受透声窗影响较大且胸骨上窝切面成人图像通常较差。经食管超声心动图不仅能够提供高分辨率的主动脉图像,还可显示从主动脉瓣环至横膈处胸降主动脉的全长。

四、实时三维超声心动图

实时三维超声心动图可清晰显示主动脉瓣的立体形

态、活动及血流。将探头置于常规二维超声检查位点,适度旋转和切割可从任意视角观察主动脉瓣的立体剖面观。从胸骨旁左室长轴立体剖面观可观察到正常主动脉瓣瓣叶的构型和运动,各瓣膜大小基本一致,线条纤细,反射较弱。瓣膜基底部较薄,瓣尖稍厚。通常可从主动脉瓣上和瓣下俯视瓣膜活动,从主动脉侧观察瓣膜,犹如心脏外科手术切开主动脉根部所见,收缩期瓣膜打开,瓣叶各自靠近主动脉壁,显现出中间宽大的圆形瓣口。舒张期瓣叶严密闭合,三瓣的圆形囊袋样凹陷被 Y 字形排列的闭合线分隔开来。从左室流出道侧可显示收缩期瓣口张开,舒张期瓣叶闭合,形成三个呈品字排列的半球形结构,并向左室流出道凸出。实时三维超声心动图所示主动脉瓣形态、活动与其正常解剖和活动完全一致(图 21-18)。

将实时三维数据导入工作站行后处理,还可进一步分析瓣膜解剖及活动特征。如测量瓣膜面积和瓣口面积。有学者对主动脉瓣行实时三维研究指出:正常主动脉瓣瓣口面积(aortic valve orifice area,AOA)的时间变化趋势为收缩早期 AOA 最大,随后瓣膜开始缓慢闭合,直至收缩末期瓣膜出现快速的关闭运动。

实时三维彩色血流显像可显示心尖五腔立体剖面观主动脉瓣口的收缩期血流。血流束为明亮的蓝色血流,形态对称,瓣口处血流最明亮。此外,将三维数据脱机后进一步定量分析,可获得心脏每搏量和主动脉瓣口面积的相关信息。

五、彩色多普勒

(一)左室流出道血流

通常可于心尖五腔、心尖左室长轴和胸骨旁左室长轴观观察左室流出道血流。在心尖切面中,由于左室流出道血流方向与声束方向近乎平行且背离探头,故收缩期左室射血,左室流出道内充满明亮的蓝色血流信号。血流束在收缩早期最为明亮,因此时为左室快速射血期,射血速度快故血流明亮。收缩中晚期血流束较为暗淡,因此时已进入左室缓慢射血期,射血速度减慢故血流束变暗淡。若流

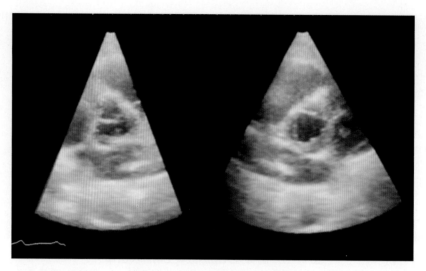

图 21-18　主动脉瓣实时三维成像

图示正常主动脉瓣的实时三维图像。A. 从左室流出道侧观察舒张期瓣膜关闭,瓣叶闭合,形成三个呈品字排列的半球形结构;B. 从主动脉侧观察收缩期瓣膜开放,瓣叶打开靠近主动脉壁,中间现出宽大的三角形瓣口

速较高超过 Nynquist 极限,可能出现色彩倒错,此时应提高脉冲重复频率,以便与湍流鉴别。由于左室流出道收缩期射流束近室间隔部分与近二尖瓣前叶部分的血流-声束夹角有所区别,前者夹角更小,故即使流出道血流流速一致,仍可见到沿室间隔行走的血流更为明亮。舒张期主动脉瓣关闭,左室停止射血,但左室流出道仍可探及少许暗淡的蓝色血流信号,它可能与舒张期左房血流通过二尖瓣口充盈左室,血流抵达左室心尖并在左室腔内形成漩流冲击到左室流出道内有关(图 21-19)。

有时在舒张早期可见一由主动脉瓣口逆流至左室流出道的血流,如果范围甚小且持续时间甚短,属正常现象,并非关闭不全所致。

(二) 主动脉瓣口及主动脉根部血流

主动脉瓣口及近端升主动脉血流的观察切面同左室流出道,尤其是心尖五腔和心尖左室长轴切面,对于评价主动脉瓣及瓣下狭窄尤为重要。在心尖切面中,收缩期左室向主动脉射血,可见一束明亮的蓝色血流通过主动脉瓣口进入升主动脉,瓣环处血流开始加速,瓣口处流速最快,颜色最为明亮。升主动脉腔内血流中心区颜色最为鲜艳,近动脉壁处逐渐变暗。

(三) 主动脉弓部及降主动脉血流

降主动脉血流对于心内异常血流的评价也是很重要的一个方面,因心内病变的存在及严重性可影响下游血流类型,如主动脉瓣反流或主动脉缩窄时,降主动脉内血流可相应出现异常。主动脉弓及降主动脉内血流的观测常采用胸骨上窝主动脉弓长轴切面。部分弓部结构由于和声束夹角较大,血流信号暗淡甚至无显示,但主动脉弓三大分支与声束夹角较小,常能显示红色朝向探头的血流。

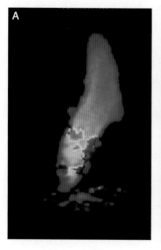
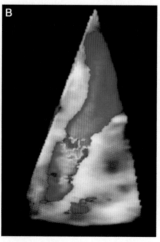
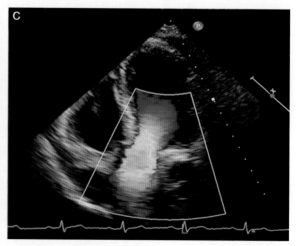

图 21-19　左室流出道实时三维彩色血流及彩色多普勒血流成像

A. 移除心内结构的灰阶背景,实时三维彩色血流成像仅显示收缩期左室流出道及主动脉血流束的立体构型,血流束形态对称,无明显狭窄;B. 实时三维彩色血流成像显示左室流出道及主动脉的收缩期血流束与周边心内解剖结构的空间位置关系;C. 心尖五腔切面记录的收缩早期左室流出道及主动脉的彩色多普勒血流显像

降主动脉内血流方向与声束方向近乎平行,可显示为收缩期蓝色背离探头的血流,管腔中心区血流最明亮,近动脉壁处血流逐渐变暗。

六、频谱多普勒

(一)左室流出道血流

记录左室流出道血流频谱通常选取心尖五腔切面,取样容积置于主动脉瓣下左室流出道侧,并注意在彩色血流显像的指引下避开二尖瓣血流,以记录清晰的左室流出道频谱。正常左室流出道频谱主要表现为收缩期负向窄带频谱,频谱加速支陡峭,因收缩早期左室收缩力强,快速射血导致射血速度急剧增加,曲线顶端即为收缩早期的最大射血速度。减速支较平缓,因收缩中晚期,左室收缩力减弱,缓慢射血导致射血速度减低,因此,正常的左室流出道频谱为不对称的三角形频谱。由于左室射血为层流,故收缩期左室流出道频谱基线下可见空窗;因血流加速时流速统一,故加速支频带很窄;而减速时血流类型较不稳定,流速范围有所增大,故减速支频带增宽。射血结束后,频谱上还可记录主动脉瓣关闭音。在舒张期尚可记录到辉度较弱的正向双峰频谱,为二尖瓣口血流频谱的 E 峰及 A 峰。紧邻二尖瓣血流频谱 E 峰及 A 峰之后,频谱上可记录到辉度较强的负向血流信号,峰值较收缩期峰值为低。考虑为舒张期早期左室快速充盈及舒张晚期左房充盈时,左房内血液通过二尖瓣口充盈左室,抵达左室心尖后形成左室内逆时针涡流,在左室流出道形成背离探头的负向血流信号。

(二)主动脉瓣口及主动脉根部血流

记录主动脉瓣口及主动脉根部内的脉冲多普勒血流频谱可取心尖五腔切面和胸骨上窝主动脉弓长轴切面。取样容积置于主动脉腔内,可记录到收缩期空心窄带频谱,心尖五腔切面中因收缩期血流方向背离探头,故为负向频谱;胸骨上窝切面中因收缩期血流方向朝向探头,故为正向频谱。

频谱形态和左室流出道频谱基本类似,但也存在一定的区别,如取样容积置于主动脉瓣的近端主动脉侧,所记录的频谱可显示主动脉瓣开放音,而不是关闭音;收缩晚期可存在逆流,这对于关闭主动脉瓣是必要的;舒张期不存在明显血流信号,因舒张期主动脉瓣关闭,射血停止;主动脉瓣口的收缩期峰速比左室流出道稍高,差值为 0.2 ~ 0.4m/s(或左室流出道收缩期峰速/主动脉瓣口收缩期峰速为 0.7 ~ 1.0),其原因为瓣尖处的血流横截面积稍显狭窄,根据连续性方程,流速稍有增加(图 21-20)。

当沿主动脉不同深度移动取样容积时,主动脉流速有明显变化。最大流速位于主动脉瓣口或瓣上附近,随着取样容积向主动脉弓移动,流速逐渐减低。由于血流通过主动脉瓣口后流速分布可发生扭曲,即使在同一水平的不同部位所获得的频谱形态和流速亦有区别。与肺动脉主干血流相比,主动脉血流的流速较高,且较少受到呼吸的影响。在成人中,最大流速的平均值为 1.35m/s,范围为 1.00 ~ 1.70m/s。儿童中,最大流速的平均值为 1.50m/s,范围为 1.20 ~ 1.80m/s。

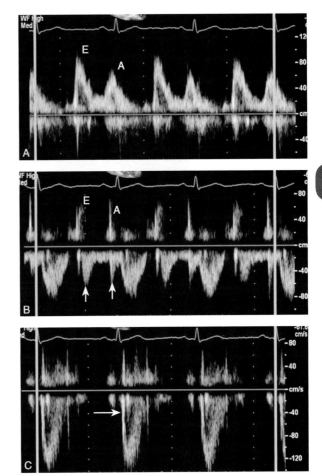

图 21-20　二尖瓣口、左室流出道及主动脉瓣口血流脉冲多普勒频谱图

A. 二尖瓣口血流频谱,可见舒张期血流为正向双峰窄带波形,收缩期无血流信号通过;B. 左室流出道频谱,收缩期可见一较深的负向、窄带、空心的非对称形三角形频谱,舒张期紧邻二尖瓣 E、A 峰后均可见负向血流信号(箭头所示);C. 主动脉瓣口血流频谱,可见负向、窄带、空心的非对称形三角形频谱,舒张期未见明显血流信号,同时可记录到主动脉瓣开放音(箭头所示)

左室流出道及主动脉内的连续多普勒频谱特点类似于脉冲多普勒,但由于连续多普勒记录了整个左室流出道和主动脉血流的频移信号,因此频谱出现增宽甚至充填,且可同时记录到主动脉瓣的开放及关闭音。

(三)胸降主动脉血流

记录胸降主动血流频谱。常取胸骨上窝主动脉弓长轴切面,取样容积置于近端胸降主动脉腔中心。胸降主动脉脉冲多普勒血流频谱类似于上述主动脉根部血流频谱,见一收缩期空心窄带频谱,因前向血流方向背离探头,故为负向频谱。然而,胸降主动脉舒张期频谱有所不同,可表现为舒张早期少量低速逆流,舒张中期低速前向血流,及舒张晚期低速逆流或无血流(图 21-21),考虑由于胸腔内降主动脉血流阻力较大,频谱特点有些类似外周动脉。当存在严重的主动脉瓣反流时可出现全舒张期逆流。

21

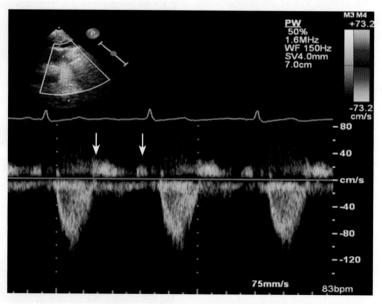

图 21-21　降主动脉血流脉冲型频谱图

图示脉冲多普勒取样容积置于胸骨上窝主动脉弓长轴切面胸降主动脉内所获血流频谱图，可见正常的降主动脉血流频谱大致和主动脉瓣口血流频谱类似，但可见舒张早期和晚期的少许逆流(箭头所指处)

七、主动脉根部活动机制的探讨

主动脉根部在心室舒缩期明显活动的产生机制有以下不同的看法：

(一)主动脉内压变化影响其弯曲度

1976 年同济医科大学附属协和医院根据主动脉根部曲线的活动特点，提出左室射血、主动脉内压力上升导致其弯曲度发生改变而使根部有所位移的假说。其基本原因应联系主动脉与心脏的解剖位置及其血流动力学规律进行考虑。众所周知，心脏中具有水泵动力作用的左右心室(包括心尖)位于前下侧，除后上部与大动脉及左、右心房相连接外，基本上处于游离状态，可自由摆动。与左室连接的胸主动脉呈弧形弯曲，可分三个部分：主动脉根部与人体纵轴平行，其下方与左室相连，接收由左室喷出之血液，向上过渡为主动脉弓；主动脉弓大体上为水平走向，分出三支动脉，穿过纵隔顶部进入颈部，对心脏起悬吊作用；降主动脉由上而下，借助肋间动脉等附于脊柱之前面，基本固定，不易随心跳而位移。由于胸主动脉为一具有弹性的弯管，当心脏收缩时，喷出之血液进入胸主动脉，此弹性弯管受压力的作用其容积随之扩大。从弯管横截面上看，不仅面积增大，而且由椭圆形更趋圆形，这些就使得胸主动脉的弯曲度减小而有伸直之倾向。弯管两端即主动脉根部与降主动脉之间距离增大。当心脏舒张时，胸主动脉内血压减低，容积减小，弹性弯管之弯曲度增大，主动脉根部与降主动脉间距离缩短。类似的现象在日常生活中亦能见到，如一弯曲的塑料管在未通入自来水时，卷曲较显著，一旦自来水流过时，将相对地拉直，水流愈快，伸直愈明显，就像救火水龙管在未进水时，可以任意弯曲，而当与高压水流接通之后，弯曲的管子立即变直且不易弯转。胸主动脉内压力升高或降低时，出现相应的伸直或弯曲，

但因降主动脉位置固定，活动幅度甚小，故当其受压力影响而产生弯曲度的变化时，主动脉根部与降主动脉间距离的增减，主要表现为主动脉根部的摆动，即前后壁的同向位移。在超声心动图上，可见主动脉根部前后壁呈现两条互相平行、宽度相差很小、随心脏搏动而上下同向活动的曲线。

临床休克患者脉压减小时，主动脉根部活动幅度明显减小；主动脉瓣关闭不全患者有水冲脉，收缩、舒张两期压力相差明显变大，主动脉根部活动幅度亦显著增强。这些征象均支持上述假说。

(二)心搏量与主动脉根部的活动

Platt 等通过研究认为心搏量的大小影响着主动脉根部活动的幅度，其用 Fick 法测定每搏输出量，同时观察各种不同心脏患者的主动脉根部超声心动图，证明了主波幅度与每搏输出量相关非常显著；Butggtag 等通过测定 30 例正常人和 20 例心搏量减少患者的主动脉根部曲线，发现正常人主动脉主波幅度为(9±1.5)mm，而患者组为(5±1.7)mm，相差非常显著。在 14 例心房起搏患者中，当心率增快，每搏输出量由(81±22)减少到(34±14)毫升/次时，主动脉根部运动幅度亦由(10±1.6)mm 减少到(5±1.5)mm。由于左室心搏量和主动脉压力有密切关系，故可以认为上述两种假说有着内在的联系，基本上属于同一理论。

(三)左房容积对主动脉根部活动的影响

正常情况下，左房后壁附着于肺静脉和纵隔上，因该处没有潜在的腔隙而比较固定。仰卧时，左房后壁活动范围很小，左房容积随心动周期的变化主要表现在左房前壁上；由于超声心动图上左房前壁与主动脉后壁合成一条曲线，因而主动脉根部运动实际上是左房与主动脉后壁合力影响的结果。当左房收缩排空时，主动脉后壁向后运动，当左室收缩、二尖瓣关闭时，左房充盈，体积增大，主动脉

根部后壁则向前运动。Shunk 等首先于 1976 年提出此种理论,并利用同步记录主动脉根部超声心动图和左心造影连续拍片的方法,观察到左房造影所测面积的变化与主动脉根部后壁(左房前壁)密切相关。我院对二尖瓣狭窄患者进行观察,发现由于二尖瓣口变小,左房排空受阻,因而主动脉根部下降速度减慢,其平均速度为 20.59mm/s(正常组为 38.3mm/s,$P<0.001$),下降时间延长;而二尖瓣关闭不全患者,因有左室收缩期反流,左房容积有明显的收缩期扩张现象,故主动脉根部运动亦随之有显著改变。

(四) 大动脉移位

主动脉前壁运动与心肌的收缩及心脏逆钟向转位有关。Friedwald 指出,心脏收缩时可使心脏逆钟向转位,导致整个心脏和大血管都向前移位,而舒张期则运动方向相反。

(五) 左室射血所产生的力 Fx 的影响

1982 年,西安第四军医大学唐都医院通过对主动脉根部的力学分析、计算、模拟实验及临床观察,提出左室射血在主动脉根部产生的前后方向的力(Fx)对推动主动脉运动有重要作用,而左房充盈所引起的作用较小,主动脉内压力变化及心肌收缩等起一定作用。主要根据如下:

1. 快速射血期左房压不断下降,并接近于零,但主动脉根部快速向前运动;其后,当左房压力上升时,主动脉根部运动反而减慢,这种压力和运动变化的不一致性,很难单纯用左房假说来解释。

2. 无论在外科手术或是在动物实验时,我们会注意到心脏在舒张期非常柔软,要使其某部分结构有所活动,勿须用太大的力。然而收缩期的心肌变得相当硬,若要在收缩期使主动脉根部活动 10mm,没有足够的向前推力是不可能的。在快速射血期,与左房压下降的同时,右室流出道内压力因右室收缩而突然升高,且远远大于此时左房的压力。由于右室流出道位于主动脉根部的前方,与左房前后对应,左房要在此时推动主动脉根部向前运动,除要克服主动脉及与其相连组织及血液的惯性作用,以及主动脉本身形变应力之外,还必须克服来自右室流出道升高的压力,这对于此时压力接近于零的左房来说是不可能的。

3. 有关 Fx 的分析、公式推导与计算是以流体力学动量原理和血流动力学资料为基础的,而左房假说没有对有关的力进行量的比较,因而依据不足。

4. 体外血流动力学模拟试验支持上述结论。

5. Fx 计算公式可以满意地解释 IR 波(等容舒张期)

的形成机制及 IHSS 患者主动脉根部活动曲线的特征性改变,而且还能解释每搏输出量与主动脉根部运动幅度间所存在的相关关系。

所谓 Fx 由两部分组成,其一是血流速度大小变化($\delta v/\delta t$)所引起的力 Fx_1,其二是血流速度(V)方向变化所引起的力 Fx_2。

在正常情况下,搏出量有赖于左室舒张末期容积。当其容积增大时,根据 Starling 定律,左室收缩力亦相应增大,故 $\delta v/\delta t$ 及 V 相应增大。由于 Fx 是 $\delta v/\delta t$ 及 V 的函数,因而每搏输出量增大时,Fx 也相应增大。Fx 愈大主动脉根部向前运动的幅度愈大,运动速度亦愈快(即向前运动的曲线愈陡)。因此,在其他情况相对稳定时,每搏输出量与主动脉根部运动幅度间存在显著的正相关关系。Pratt 等指出其相关系数 $r=0.78$,并指出主动脉根部运动幅度可作为每搏输出量的指标。

以上各观点实际上有关联,任何单一的解释均有所欠缺。我们认为可看成是综合的因素所致,如力 Fx 的作用、左房的充盈与排空、主动脉内压力的变化、右室流出道内压力改变及心脏本身的运动等。

(六) 主动脉根部活动曲线的临床意义

1. 阐明心尖搏动的产生　按照传统的观点,心室壁既然在收缩期向长轴靠拢,前壁向后运动,很难说明何以此时能触及向前抬举的心尖搏动。而用超声心动图所见到的主动脉根部摆动,则能比较合理地解释。因为心脏收缩时,左室与主动脉内压力升高,左室与主动脉根部直接连续,随根部前移,处于游离状态的心尖亦向前抬举,形成收缩期可触及的心尖搏动。

2. 反映心脏收缩情况　在某些重症冠心病及充血性心肌病患者,心肌收缩力较差,在超声心动图上,除见左室扩大,室壁活动减小之外,主动脉根部搏动幅度亦明显减低,呈低平之曲线。

3. 反映脉压之改变　由于某些原因(如休克等),收缩及舒张两期之脉压减小时,由压力变化引起胸主动脉弯曲度改变之力量变小,主动脉根部曲线之活动幅度亦减低;而在主动脉瓣关闭不全时,由于舒张期血液返回左室,主动脉内舒张收缩两期压力差较正常人明显增大(水冲脉),故由压力作用使胸主动脉弯曲度发生的改变亦较显著。在超声心动图上除左室增大、流出道增宽、二尖瓣前叶曲线改变等以外,主动脉根部曲线搏动幅度的增大,对诊断有参考意义。

正常三尖瓣

一、解剖概要

三尖瓣(tricuspid valve,TV)位于右房室口,由前瓣、隔瓣和后瓣三瓣叶组成,三尖瓣装置(tricuspid valve apparatus)解剖结构与二尖瓣相似,但较二尖瓣更为复杂。三瓣大小不一,前瓣(或外侧瓣)较隔瓣和后瓣明显大些,是支持三尖瓣功能的主要部分。隔叶通常最小,根部附于膜部

室间隔,将膜部室间隔分为前下方的室间部和后上方的房室部。其室间隔附着点较二尖瓣前叶的室间隔附着点更接近心尖。三瓣叶的闭合涉及三瓣叶的相互作用,因而闭合方式复杂。

二、M 型超声心动图

一般取胸骨旁右室长轴切面和心尖四腔切面,取样线

经过三尖瓣前瓣。正常三尖瓣前瓣活动曲线与二尖瓣相似，有E、A两峰，但其活动度比二尖瓣要大，其C点一般与第一心音第二组高频振动同时出现。E峰在舒张早期右室快速充盈时出现，其后有较小的A峰，相当于舒张晚期右房收缩时的主动充盈期。三尖瓣关闭时间较二尖瓣稍晚（小于0.03秒）。由于三尖瓣前瓣靠近胸壁，M型曲线有时难以清晰显示且不连续。

三、二维超声心动图

心尖四腔观可显示三尖瓣的前瓣和隔瓣，附于右心腔外侧，瓣叶较大，活动度较大者为前瓣；附于十字交叉右侧，瓣叶较小，活动度较小者为隔瓣。该两瓣叶纤薄，回声均匀一致，舒张期开放，几乎贴于两侧右室壁；收缩期关闭，互相靠拢，关闭点不超过两叶瓣环附着点连线。在室间隔上，隔瓣附着点一般略低于二尖瓣前叶附着点，相距0.5～1.0cm。胸骨旁右室流入道长轴观可显示三尖瓣前瓣和后瓣，位于右前方者为前瓣，位于左后方者为后瓣。大动脉短轴观可显示三尖瓣的隔瓣和前瓣，其中隔瓣附于大动脉短轴约9点处。三尖瓣三瓣叶在正常人很难同时显示，除非在右室明显扩大或转位的情况下可显示三瓣叶短轴切面。

四、彩色多普勒

可选取上述可显示三尖瓣的切面观察过瓣口的血流信号。如心尖四腔观上，三尖瓣口出现与二尖瓣口类似的有规律的血流显像。舒张期瓣口开放，由右房至右室呈现一宽阔明亮的红色带状血流，充满整个右室流入道并抵达心尖，但不似舒张期二尖瓣血流呈现明显的心室内漩流。在轴线处血流的显色亮度在三尖瓣环处较暗，于瓣叶间逐渐增强；收缩期瓣口闭合，血流阻断，故该区无任何色彩。由于三尖瓣血流较二尖瓣血流速度稍低，故色彩较二尖瓣血流暗淡。血流束轴心近中央处流速较快为亮红色，边缘部流速较慢为暗红色，瓣尖处流速最快。收缩期三尖瓣关闭，右室流入道内无血流信号。

三尖瓣由于闭合方式复杂，常可在右房侧探及少量收缩期生理性反流信号（70%～80%），反流束常限于收缩早期，速度低，其发生率随年龄增大而增加。

五、频谱多普勒

选取心尖四腔观，取样容积置于三尖瓣瓣尖的右室侧，可记录到与二尖瓣频谱类似的三尖瓣舒张期频谱。频谱为舒张期窄带双峰正向频谱，E、A峰分别对应于舒张早期左室快速充盈和舒张晚期左房收缩期充盈（机制同二尖瓣频谱形成机制），但峰速较二尖瓣两峰低。儿童三尖瓣口血流频谱E峰平均值为0.60m/s，范围为0.50～0.80m/s。成人中E峰的平均值为0.50m/s，范围为0.30～0.70m/s（图21-22）。

和二尖瓣口频谱一样，三尖瓣口频谱形态受心率快慢的影响，心率过快时，E、A峰可重叠甚至融合。三尖瓣口血流速度受呼吸影响较大，吸气时，胸腔负压增加，右心回流增加，导致右房舒张期充盈容积和速度增加，三尖瓣舒张期血流速度增加。呼气时机制相反，三尖瓣流速减少。正常呼吸时，吸气末较呼气末三尖瓣舒张期流速增加幅度约为20%。

连续型频谱多普勒与脉冲型频谱多普勒形态相似，但频谱增宽甚至实填，并可记录到瓣膜开放与关闭的频移信号。

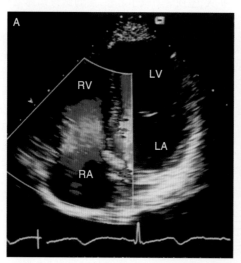
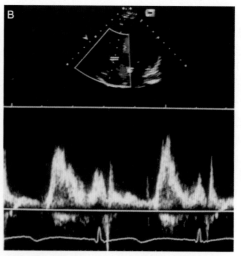

图21-22　三尖瓣口多普勒成像
A. 心尖四腔切面，彩色多普勒显示三尖瓣口舒张期红色的血流信号；B. 同上切面，脉冲多普勒取样容积置于三尖瓣口所获取的血流频谱

正常肺动脉瓣

一、解 剖 概 要

肺动脉瓣(pulmonary valve,PV)由后瓣、左前瓣、右前瓣三个半月瓣组成,瓣口平面朝向左上后方。瓣膜解剖上类似于主动脉瓣,但肺动脉瓣叶均较主动脉瓣叶菲薄和柔软。肺动脉瓣叶附于瓣环,瓣环与右室流出道肌肉相连,而与三尖瓣无直接纤维连接。肺动脉瓣与主动脉瓣几乎垂直排列,近端肺动脉围绕着主动脉瓣及升主动脉。

二、M 型超声心动图

在胸骨旁大动脉短轴切面上,M 型取样线通常只能记录到一个瓣叶,常记录后瓣曲线。肺动脉瓣 M 型曲线各波段意义如下(图 21-23):

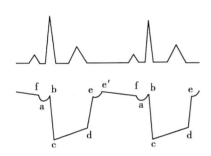

图 21-23　肺动脉瓣 M 型曲线示意图

a 波:此波波峰向下,相当于心动图 P 波之后,和三尖瓣曲线上 A 峰在同一时间上,即右室舒张末期的右房收缩主动排血期。由于正常人肺动脉的压力较低,故右房收缩时压力稍有上升,即可使右室压力有所改变,并影响肺动脉后瓣,使之向肺动脉腔及后侧壁活动,从而在曲线上出现一向下的凹陷。由于 a 波与心房收缩有关,故房颤患者不出现 a 波;同时它依赖于较低的肺动脉舒张压,故当肺动脉压力升高时,a 波幅度变小。

bc 段:系右室收缩、肺动脉瓣后叶迅速开放的曲线,从b 点到 c 点的垂直距离为(6.68±0.92)mm,其开放的正常速度为(211±12.7)mm/s。

c 点:是肺动脉瓣最低点,肺动脉瓣开放达最高限度。此时后叶距离胸壁最远。

cd 段:为一缓慢上升的直线,相当于心脏收缩期。曲线缓慢向上是因为当右室射血时,肺动脉向前移动所致。

de 段:为肺动脉瓣关闭时的运动曲线。当右室舒张时,肺动脉瓣后叶迅速从 d 点上移至 e 点,和肺动脉瓣前叶合拢,肺动脉瓣关闭。

e 点:为肺动脉瓣关闭处,位于心动图 T 波之后,相当于心音图上第二心音处。

be 段:此间距代表肺动脉瓣由开放到关闭持续时间的长短,即为右室射血期。

ee' 段:因主动脉摆动导致肺动脉位移,故使肺动脉瓣后叶向上移动。

ef 段:当心脏舒张时,随着肺动脉向后移动,肺动脉瓣后叶曲线亦随之下移,正常以每秒(36.9±2.5)mm 的速度缓慢下降。

三、二维超声心动图

胸骨旁大动脉短轴切面和胸骨旁右室流出道切面均可用于观察肺动脉瓣,但通常只能同时显示 1～2 个瓣叶,偶可在非常规切面同时显示肺动脉瓣短轴切面。胸骨旁大动脉短轴切面上,主动脉根部横断面位于正中,肺动脉瓣位于其左前方 1～2 点钟处,并借此将右室流出道与肺动脉干界分。常见瓣叶为后瓣,位于右侧,与主动脉根部左、右冠瓣联合处相邻。有时亦可见左前瓣或右前瓣,位于外侧壁。收缩期肺动脉瓣开放,紧贴主肺动脉壁,舒张期两瓣叶闭合在动脉腔中央形成一关闭线。正常人瓣膜纤细,反射弱,加之左右摆动,故清晰度不如主动脉瓣。

四、彩色多普勒

在胸骨旁大动脉短轴切面上见肺动脉瓣区及主肺动脉腔内,随着收缩期右室射血开始,出现背离探头的蓝色血流信号,收缩中期血流信号颜色最为明亮,随后血流颜色渐变暗淡。

五、频谱多普勒

将脉冲多普勒取样容积置于肺动脉瓣口远端的动脉腔中心,可记录到一收缩期负向窄带空窗频谱。形态大体与主动脉瓣口收缩期频谱类似,但峰速较主动脉瓣频谱稍低。并且,因肺循环阻力远较体循环阻力低,右室射血的加速和减速均较缓慢,速度峰值(即右室压力曲线和肺动脉压力曲线的交点)出现时相延后至收缩中期。因而频谱曲线更加圆钝,且近乎对称。在心房收缩期有时可记录到右房收缩产生的低速血流,此为右房收缩时右室内的压力可高于舒张压较低的肺动脉压力,导致了肺动脉瓣的开放(图 21-24)。

正确记录的肺动脉频谱是了解肺循环血流动力学状态的一个间接指标。当肺动脉压力升高时,肺动脉收缩期频谱更接近于主动脉收缩期频谱,速度曲线变尖锐且峰速提前,加速时间(AT)<140 毫秒。对于早期的肺动脉高压,肺动脉频谱加速时间的缩短可能是其唯一表现,有研究表明,肺动脉压力参数与肺动脉频谱的 AT 呈负相关,AT<70～90 毫秒提示肺动脉收缩压超过 70mmHg。

由于血流进入肺动脉后,流速分布可发生扭曲,故取样容积放置于不同的肺动脉近端空间,可能得到不同的频谱形态。一般愈近肺动脉侧壁流速愈低甚至出现收缩晚期血流方向的逆转。而在肺动脉主干远端频谱形态和流速大小变化较少。此外,肺动脉内流速亦可受呼吸影响,吸气时流速增高,呼气时流速降低。在成人和儿童中,左右肺动脉内的流速低于肺动脉主干的流速,而在新生儿中相反。在成人中,最大流速的平均值为 0.75m/s,范围为 0.60~0.90m/s。在小儿中,最大流速的平均值为 0.76m/sec,范围为 0.50~1.05m/s。

肺动脉瓣口的连续多普勒频谱特点类似于脉冲多普勒,由于连续多普勒记录了整个右室流出道和肺动脉血流的频移信号,因此频谱出现增宽甚至充填。

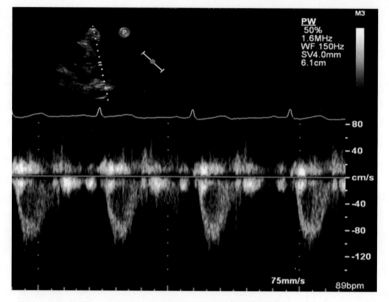

图 21-24 肺动脉血流脉冲型频谱图

图示脉冲多普勒取样容积置于胸骨旁大动脉短轴切面肺动脉瓣口所获血流频谱图,可见正常的肺动脉血流频谱为负向、窄带、空窗频谱,加速支和减速支均较圆钝,形态对称

正常肺静脉

一、解 剖 概 要

左房是心脏最靠后的腔室,位于主动脉弓和右肺动脉下方。左房后部较大,壁光滑,四支肺静脉相距较近,从左右两侧沿左房后壁的上部汇入左房。其中左上、下肺静脉从左房外侧汇入,右上、下肺静脉从左房内侧汇入,有时左侧肺静脉汇合成一支共同汇入左房。

二、二维超声心动图

观察左房后壁的肺静脉入口通常选取心尖四腔观及胸骨上窝主动脉弓短轴切面。心尖四腔观探头稍向后成角,可显示左上、左下及右上三支肺静脉从左房顶部汇入左房。左侧两支肺静脉从左房后部左外侧汇入,两者夹角为锐角,有时候左侧两支肺静脉先合成一支后共同汇入左房,则仅在左房外侧见一个静脉入口。右肺静脉从左房后部邻近房间隔的内侧汇入,其中右上肺静脉最易显示(约90%)。由于在这个切面上,左房顶部距离探头位置较深,二维图像通常显示不清,常需要彩色血流信号的指引。胸骨上窝主动脉弓短轴切面是经胸检查中唯一能同时记录四支肺静脉的切面。在右肺动脉的下方向后成角,可显示左房后壁有四支肺静脉汇入,左侧两支肺静脉连于左房左后侧壁,右侧两支肺静脉连于左房右后侧壁。超声图像上,左房和四支肺静脉形状酷似"螃蟹",左房在中心似为螃蟹躯干,四支肺静脉分布在两侧似为螃蟹的四只脚,因

此该切面也叫做"螃蟹切面"。此外,经食道超声心动图由于肺静脉位于探头近场,受肺气干扰小,因而图像质量较经胸探查有所改善,且容易探及到全部四支更加完整和清晰的肺静脉。

三、彩色多普勒

在心尖四腔观上,可显示左房后部三支肺静脉汇入左房的红色血流信号。其中右上肺静脉回流束与声束近乎平行,故在左房内侧沿房间隔行走,且色彩在三支肺静脉中最为明亮。左侧两支肺静脉血流从左房后外侧壁回流入左房,根据扫查探头方向的不同,血流显像颜色可不同。因左肺静脉回流束均与声束夹角过大,故色彩暗淡。肺静脉回流在整个心动周期中均存在,收缩期二尖瓣关闭,左房腔内仅见肺静脉入口处有少许暗红色血流信号显示。舒张期二尖瓣开放时,可探及一束红色血流从右上肺静脉直接延伸入左室心尖(图 21-25)。

在胸骨上窝主动脉弓短轴切面,可显示右肺动脉下方的左房后部,四支肺静脉分别从左右两侧汇入左房。左上、左下肺静脉血流从左房左后侧壁,右上、右下肺静脉从左房右后侧壁均以较小的交角汇入,形态类似"螃蟹"。四支肺静脉血流与声束方向夹角均较大(图 21-26)。

对于部分声窗特别差的受检者,经胸显示肺静脉血流图像质量差,使用可通过肺循环的造影剂后可使得肺静脉血流显像更加清晰。

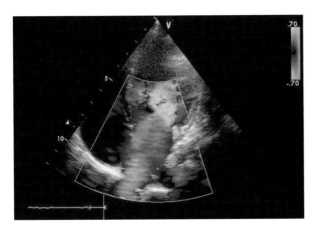

图 21-25　舒张期二尖瓣开放时探及的右上肺静脉血流

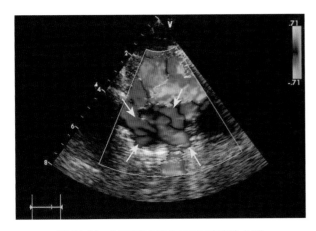

图 21-26　"螃蟹"切面示四支肺静脉血流

四、频谱多普勒

经胸超声获取肺静脉频谱多选取心尖四腔切面中的右上肺静脉,因该切面中右上肺静脉血流束与声束夹角较小,且显像最为清晰。但由于在较深的位置记录肺静脉频谱,可能频谱图像质量较差。正常肺静脉的频谱为全心动周期的三相波。

PVs 波:出现于二尖瓣关闭之后的心室收缩期,可见一正向波。有时可记录到收缩期正向波可分为两个独立成分,PVs₁ 位于心室收缩早期,与左房舒张,左房压力下降,促使肺静脉血流进入左房有关;PVs₂ 位于心室收缩中晚期,与左室收缩牵拉二尖瓣环向心尖移位有关。由于心室收缩后左房压力有轻度上升,可一过性高于肺静脉内压力,故于收缩末期有时可记录到一小的逆向血流信号。

PVd 波:出现于二尖瓣开放后的心室舒张期,其发生机制为二尖瓣开放,左房内血流进入左室,导致左房压力降低,促进了肺静脉的回流,此时的左房实质上为肺静脉血流流入左室的通道。对于正常人,收缩期和舒张期充盈时相,肺静脉频谱的血流容积近似相等。

PVa 波:心电图 P 波结束后,于基线下方出现一小的逆向波。其发生机制为舒张末期左房收缩,左房压一过性大于肺静脉内压力,因此除部分血液向前充盈左室,另有部分血液向后逆流进入肺静脉,形成肺静脉 PVa 波(图 21-27)。

记录肺静脉频谱时,取样容积应置于肺静脉内距静脉出口 1~2cm 处,并设置较低的流速标尺和壁滤波。由于经胸探查肺静脉位于较深处,血流信号的信噪比低,逆流及收缩期双峰有可能难以显示,而这在经食管途径所记录的肺静脉频谱中可看到。

正常人 PVs 波稍大于 PVd 波,PVa 波不超过 30cm/s,二尖瓣频谱 A 峰时间间期(durA)大于或等于肺静脉频谱 PVa 时间间期(dura)。当左室顺应性减低时,少量左室充盈即可导致较大的压力升高,左房在舒张期的排空不完全,左房压力升高。心室收缩期,左房内压力升高,导致肺静脉与左房之间压差减小,肺静脉回流减少,故 PVs 变小。而舒张期左房排空时,肺静脉回流相对增加,故 PVs<PVd。同时,左房收缩功能正常的情况下,左房的不全排空和压力升高,也可导致与左房收缩有关的 Pva 波速度及宽度加大。当 dura>durA,常提示左室舒张末压超过 15mmHg。

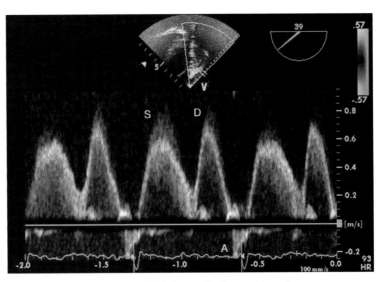

图 21-27　肺静脉血流频谱 S、D 及 A 峰

正常腔静脉

一、解剖概要

上腔静脉(superior vena cava,SVC)主要引流膈以上的上半身静脉血入右房,宽约2cm,由左、右头臂静脉汇合而成。起于右侧第1肋软骨后方,沿升主动脉右侧垂直下行,至右侧第3肋软骨后方注入右房圆顶部,开口处无瓣膜。

下腔静脉(inferior vena cava,IVC)主要引流膈以下所有结构的静脉血入右房,宽约2.5cm,由左、右髂总静脉汇合而成。起于第5腰椎右前方,沿脊柱右前方上行,经肝的腔静脉窝并收集肝静脉血后,穿膈的腔静脉孔入胸腔,后即穿心包注入右房最下部。开口处有下腔静脉瓣(Eustachian瓣),胎儿时期较大,生后显著变小,有时呈丝状或筛孔状(筛孔状瓣膜即为Chiari网)。

二、M型超声心动图

通常选取剑突下四腔切面探查下腔静脉M型图像,取样线垂直经过下腔静脉前后壁显示其运动曲线。正常人静息状态时下腔静脉前后壁运动幅度不大,呼吸运动对其有较明显的影响,吸气时运动幅度增大,管腔扩张,而心脏舒缩对其影响不大。上腔静脉因显像切面常与声束平行,故较少用M型方式显像。

三、二维超声心动图

观察SVC通常采用胸骨上窝主动脉弓短轴、右锁骨上窝和剑突下四腔切面,必要时也可采用心尖四腔和胸骨旁大动脉短轴切面。胸骨上窝主动脉弓短轴和右锁骨上窝切面中,可显示上段SVC,其位于主动脉短轴右侧,由左、右头臂静脉汇合而成。胸骨旁及剑突下扫查可显示SVC下段及右房入口。观察IVC通常采用剑突下四腔切面,必要

时也可采用胸骨旁右室流入道切面。在剑突下四腔切面基础上探头逆时针旋转并稍偏向右偏,可同时获得上、下腔静脉右房入口及近端长轴,适当调整探头尚可显示三支肝静脉长轴(图21-27)。

腔静脉管壁薄而光滑,管腔内为无回声。部分正常人于IVC右房入口处探及较明显的Eustachian瓣,甚至是Chiari网。Chiari网呈筛孔状,松弛并在心动周期中快速运动,其属正常变异,但可能与房间隔膨胀瘤或卵圆孔未闭有关。

受房室舒缩的影响,近心段腔静脉具一定搏动性,这是由于右房压的波动可传导到邻近心脏的大静脉导致其内压力和容积发生变化。此外,腔静脉管腔内径可随呼吸运动明显变化,吸气时管径增宽,呼气时管径变窄。这是因为吸气时,胸腔负压增大,胸腔内大静脉进一步扩张,促使外周静脉血更多更快地回流入心房,呼气时反之,回心血量减少,速度减低。近端下腔静脉的管径及呼吸变异情况常用于预测右房压。IVC扩张预示着中心静脉压升高并可能伴有容量超负荷。正常时IVC内径随呼气塌陷大于50%,若呼气时塌陷度减少或无变化预示着右房压升高。

四、彩色多普勒

二维图像清晰者可显示腔静脉内血流信号充盈良好。胸骨上窝切面中,SVC内血流方向背离探头故显示为蓝色血流束,剑突下四腔切面中SVC内血流朝向探头故显示为红色血流束。剑突下切面中IVC背离探头,故显示为蓝色血流束从右房下部沿房间隔延伸(图21-28)。此外,吸气时回心血量增多且速度加快,故腔静脉内血流颜色较鲜亮,呼气时反之,腔静脉内血流颜色较暗淡。

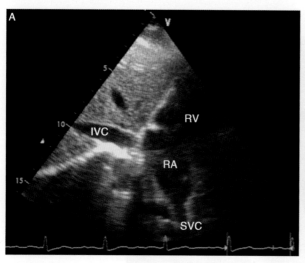
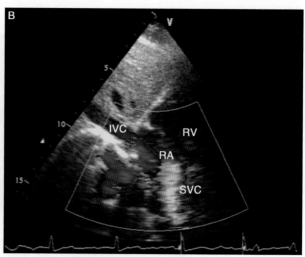

图21-28　剑突下切面上、下腔静脉显像

图示剑突下四腔切面基础上探头旋转所获上、下腔静脉显像。A. 上、下腔静脉的右房入口及近端长轴;B. 上、下腔静脉的彩色多普勒血流显像,剑突下切面中下腔静脉血流背离探头呈蓝色,上腔静脉血流朝向探头呈红色

五、频谱多普勒

探测腔静脉频谱可记录胸骨上窝切面 SVC 血流和剑突下切面中肝静脉血流（因中肝静脉血流方向平行于声束，常可用于代替 IVC 评价右房充盈）。腔静脉近心段频谱呈三相波或多相波形，其主要成分为两个前向波，较大的 S 波和稍小的 D 波。S 波是由于心室收缩期，右房舒张，其内压力下降，血液从腔静脉快速回流入右房所致。D 波是由于舒张早期心室快速充盈，右房作为通路引导腔静脉血迅速进入右室所致。在上述两个前向波之间，可能于心室收缩晚期和舒张晚期记录到较小的逆流波，v 波和 a 波。v 波是由于心室收缩末期右房压力轻度上升，一过性高于腔静脉内压力致少许逆流，a 波是由于心室舒张晚期，右房收缩致右房内压力暂时升高引起腔静脉内短暂逆流（图 21-29）。下腔静脉远心段频谱受心脏舒缩影响很小，多普勒频谱呈连续性血流。腔静脉血流频谱受呼吸影响较大，吸气时血流速度加快，呼气时血流速度减慢，且呼气时可出现更明显的逆流。

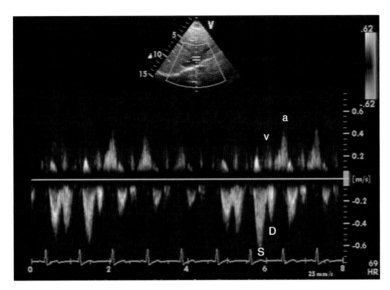

图 21-29　剑下切面肝静脉频谱

图示剑下切面所获中肝静脉频谱，可见两个前向波 S 波和 D 波，S 波位于收缩期，D 波位于舒张早期，S 波峰值大于 D 波，于收缩末期和舒张末期尚见两个小逆流波，v 波和 a 波。此外，肝静脉频谱呈现出明显呼吸变异，吸气时流速加快，呼气时流速减慢，且呼气时逆流更明显

第22章

二尖瓣狭窄

MITRAL STENOSIS

◎吕　清　王新房　王　斌

22

病理解剖及血流动力学改变……………………… 330
检查方法及注意事项……………………………… 331
经胸超声心动图…………………………………… 331
　一、M 型超声心动图…………………………… 331
　二、二维超声心动图…………………………… 335
　三、三维超声心动图…………………………… 337
经食管超声心动图………………………………… 338
　一、经食管超声的检查方法…………………… 338
　二、经食管超声心动图表现…………………… 339
超声多普勒………………………………………… 343
　一、频谱多普勒………………………………… 343
　二、彩色多普勒………………………………… 345
诊断与鉴别诊断…………………………………… 345

　一、诊断要点…………………………………… 345
　二、鉴别诊断…………………………………… 346
临床价值…………………………………………… 346
　一、确定有无狭窄……………………………… 346
　二、狭窄程度的定量…………………………… 346
　三、经食管超声心动图开辟了新的窗口……… 350
　四、狭窄瓣膜病变的超声评分………………… 350
　五、为制订治疗方案提供依据………………… 350
　六、术中的监护………………………………… 350
　七、术后疗效的评价和随访…………………… 351
　八、估计血流动力学改变对瓣口面积的影响…… 351
附　鲁登巴赫综合征……………………………… 351

1954 年 Edler 报告用超声探查心脏时见有反射波，用摄影方法可将其活动轨迹连续记录而成超声心动图，并发现此图像有一定规律，正常人与二尖瓣狭窄患者有显著差异。嗣后，不少作者均证实这一发现，并对其产生机制、临床价值等作了详细的探讨。我国医务工作者从 1962 年起开展了这一工作，取得了一些成绩。1963 年武汉医学院第一附属医院高浴、王新房曾就二尖瓣狭窄 M 型超声心动图曲线的特点、EF 斜率减低的原因与开瓣音的产生机制进行深入研究。目前临床上已将超声心动图作为诊断二尖瓣狭窄的重要依据之一。用于检查的仪器也由单一的 M 型超声心动图仪发展为多功能仪器（M 型、切面、Doppler 超声心动图及彩色 Doppler 超声心动图），使诊断的准确性有很大提高，除确定瓣口是否狭窄及瓣口面积大小之外，尚可了解心脏形态、判断瓣膜有无增厚、僵硬、纤维化与钙化及决定手术方法（二尖瓣球囊扩张或人工瓣膜置换术），对手术前后之改变及有无二尖瓣狭窄复发等有很大价值。

病理解剖及血流动力学改变

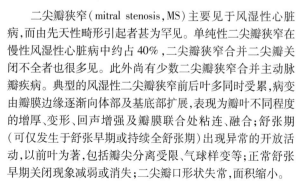

二尖瓣狭窄（mitral stenosis，MS）主要见于风湿性心脏病，而由先天性畸形引起者甚为罕见。单纯性二尖瓣狭窄在慢性风湿性心脏病中约占 40%，二尖瓣狭窄合并二尖瓣关闭不全者也很多见。此外尚有少数二尖瓣狭窄合并主动脉瓣疾病。典型的风湿性二尖瓣狭窄前后叶多同时受累，病变由瓣膜边缘逐渐向体部及基底部扩展，表现为瓣叶不同程度的增厚、变形、回声增强及瓣膜联合处粘连、融合；舒张期（可仅发生于舒张早期或持续全舒张期）出现异常的开放活动，以前叶为著，包括瓣尖分离受限、气球样变等；正常舒张早期关闭现象减弱或消失；二尖瓣口形状失常，面积缩小。

在风湿性心脏病的病程中，最易侵犯二尖瓣，初为瓣

膜前后叶交界处及根部发生水肿、炎症及赘生物形成，以后累及瓣叶体部粘连、增厚、钙化及瘢痕形成。甚至腱索及乳头肌亦发生变形、增粗或缩短，导致瓣膜严重僵硬、活动受限，故导致瓣口狭窄，开口减小或关闭不全。根据病变程度的不同，大致可分三类。

隔膜型：主要表现为前后叶交界处互相粘连，瓣口变窄，瓣膜边缘处呈纤维样增厚，或有钙质沉着。二尖瓣体部虽可有不同程度的增厚，但整个瓣叶的活动度未受很大影响。

漏斗型：前后叶交界处粘连，瓣叶增厚、纤维化、钙化，腱索及乳头肌亦有粘连、增粗并有缩短，将瓣膜向下牵引，整个二尖瓣装置变为一个僵硬的漏斗状结构，活动严重受

限。除狭窄之外,常有关闭不全。

隔膜漏斗型:瓣膜粘连,腱索、乳头肌亦有病变,但程度稍轻,介于上述两种类型之间。

二尖瓣装置由 7 部分组成,包括二尖瓣叶、二尖瓣环、瓣下腱索、两组乳头肌、相关左室壁、相关左房壁及邻近主动脉瓣环支架部分共同组成,舒张期使左房血液不受障碍地进入左室,收缩期则能防止血液倒流入左房,其功能的正常发挥有赖于各组成部分的整体配合。二尖瓣狭窄形成之后,舒张期左房血液受阻,不能通畅流入左室,故左房血液淤滞,并可形成血栓;左房与左室间舒张期压力差升高,其容积亦随之扩大。左房压力升高,导致肺循环阻力增加,肺动脉压增高,右室负荷加重,后期有右室扩大,出现三尖瓣关闭不全,最终引起右心增大、右心衰。由于二尖瓣狭窄,左室充盈受限,故左室一般无明显扩大,仅在合并二尖瓣关闭不全伴左室容量负荷过重者,左室方有扩大。

二尖瓣疾病是一类影响重大的心血管疾病,经胸壁超声心动图结合彩色多普勒技术,能无创性了解二尖瓣形态、活动及跨瓣血流等,早已成为临床诊断二尖瓣疾病的重要检查手段。新近开展的经食管超声心动图能更好地评价二尖瓣疾患,目前已在临床广泛开展。

检查方法及注意事项

检查时令患者平卧或半卧,于胸骨左侧第 3、4 肋间(少数病例在第 5 肋间)心脏透声窗内(即肺组织未遮盖的裸露区)进行探查。先用切面超声心动图观察心脏的形态、各腔室的轮廓大小、瓣膜的厚度、回声强度、活动及瓣口大小等,再以 M 型观察瓣膜活动的幅度与速度,最后利用彩色多普勒和频谱多普勒进行检查,分析二尖瓣狭窄的血流动力学改变。若经胸壁图像欠佳或需进一步了解瓣膜病变、反流程度、有无左房及左心耳血栓时,可加做经食管超声心动图检查。

检查时应注意以下诸项:

1. 全面探查,多点取样,对比分析,以期获得能准确代表心脏各结构的图像。因为二尖瓣狭窄者其瓣膜的根部、体部及游离缘的活动幅度各不相同,体部幅度甚大,游离缘则较小,声束方向不同,图像亦有差异。如果检查者对声束所指的解剖部位不甚明确,则可能导致判断错误。

2. 仪器的灵敏度(增益与抑制等)、灰度及对比度应作适当调节,不但使信息丰富,而且图像又较清晰。如回声显示过强,常将较小菲薄的结构变粗、变厚,使所测瓣口面积与前后径较实际变小。而回声显示不足时常可使一些结构模糊不清甚至遗漏,所测瓣口面积与前后径可能较实际变大。

3. 观测的时相应适当选择,如对心腔内径及心壁厚度,应从心电图 R 波后一定时间开始触发或冻结。对瓣口之大小,最好以 M 型曲线上 E 峰出现的时间作标准,选取切面图,以保证获取开放幅度最大者。亦可采取录影模式,在慢速放映或单帧步进时参考心电图的时相,确定最合适的图像,进行测量。

4. 对于 M 型曲线上活动速度的测量应取多个周期的测量平均计算,以减少误差。

5. 对 Doppler 图像的记录,应选择比较恰当的取样点位置,力求能正确反映二尖瓣口上下的血流类型。可在彩色多普勒血流的引导下进行取样检查。

经胸超声心动图

一、M 型超声心动图

(一) 二尖瓣波群

二尖瓣狭窄时,二尖瓣波群有明显改变。除前叶曲线之外,后叶曲线亦有一定特征。现详述如下。

1. 二尖瓣前叶曲线

(1) 曲线的特征:前已述及,正常人二尖瓣前叶曲线在舒张期可显示清晰的 E 峰及 A 峰,故称双峰曲线。在二尖瓣狭窄时,前叶曲线改变非常显著。舒张期 E 峰后曲线下降非常缓慢,E、A 两峰间的 F 点凹陷消失,呈一平台状曲线,此即所谓"城墙样"改变。这种形态与正常人的双峰曲线完全不同,即二尖瓣狭窄的特征(图 22-1)。国内外许多学者均以此作为二尖瓣狭窄的主要依据。

(2) 曲线形态改变的原因:正常人二尖瓣呈现双峰曲线的机制已于第 4 章内详述。对于二尖瓣狭窄时 E 峰后曲线下降缓慢的原因,1963 年我们曾提出如下解释:舒张期中二尖瓣开放,前叶位置前移,在曲线上形成 E 峰。由

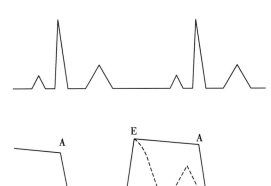
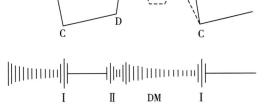

图 22-1　二尖瓣狭窄和正常瓣膜前叶曲线的变化

于瓣口狭窄,血流受阻,左房血液不能顺利经二尖瓣口进入左室,故排空延迟,血液淤滞。左室则因不能快速灌注以致血液充盈不足。整个舒张期中左房与左室间压力差始终保持在较高的水平,由左室面向后漂浮二尖瓣的力量较小,二尖瓣前叶位置靠近室间隔,向左房移动速度减慢,

故由此产生的回波信号在 E 峰后缓慢下降,形成城墙样曲线(图 22-2)。由于 E 峰后曲线下降速度决定于舒张期二尖瓣前叶向后漂浮之快慢,而后者又受二尖瓣口大小、心室充盈速度及房室间压力差之影响,故可由 E 峰后曲线下降速度间接反映二尖瓣狭窄程度。

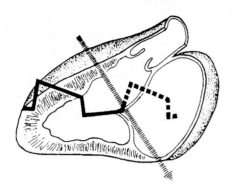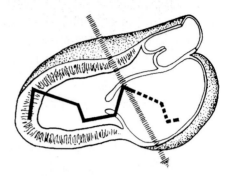

图 22-2　二尖瓣狭窄波形改变机制示意图

M 型超声心动图上主要表现为前后叶开放幅度降低,后叶与前叶同向运动及 EF 斜率减慢。尽管统计学上 EF 斜率减慢程度与狭窄程度有一定相关性,但因其受多种因素影响如瓣膜纤维化、钙化程度、左室顺应性、跨瓣口血流量、心率及二尖瓣环的活动等,故一般不主张单独使用 EF

斜率作为评价狭窄程度的指标,以免导致评价偏差。

二尖瓣狭窄患者临床上可听及开瓣音,与 M 型二尖瓣曲线上 E 峰在同一时间,第一心音和 C 点在同一时间,借此可以客观准确地用超声心动图说明某些心音的产生机制(图 22-3)。

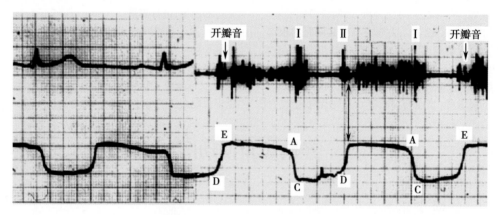

图 22-3　二尖瓣狭窄时的前叶曲线

此图由武汉医学院附属第一医院于 1964 年用二尖瓣曲线直接记录装置获取,左右二图系将心电图、心音图分别与二尖瓣前叶活动曲线同步记录。患者有重度二尖瓣狭窄,EA 段平直,下降速度缓慢。第一心音(Ⅰ)与二尖瓣闭合的 C 点相对应,第二心音(Ⅱ)在 E 峰之前,开瓣音恰好位于 E 峰顶点,其后为舒张期杂音

(3) 曲线各项测值的分析:

1) E 峰后曲线下降速度:据我院 1964 年统计,正常人 E 峰后下降速度平均为 162.1mm/s,而二尖瓣狭窄患者平均为 16.6mm/s(图 22-4)。正常人下降速度最慢者为 120mm/s,二尖瓣狭窄最快者为 38mm/s,二者无交叉现象,有明显差异。

参考以往文献,各作者亦有类似结果,证明此种现象确有规律。

E 峰后曲线下降速度之快慢也可用 EF 段与水平线间的夹角大小来表示,但此角度受时基扫描线的比例及慢描的快慢影响,故测值常有变化,不便比较与统计,目前很

少有作者以此法估计二尖瓣狭窄,一般采用速度测值说明其异常程度。然而此曲线的夹角在荧光屏上能直观显示,简便易行,仍有可取之处。我院在将扫描线比例固定时(1cm:0.5cm,1cm:2cm)观察,正常人夹角在 70° 以上,二尖瓣狭窄患者重度者为 0°~15°,中度者为 15°~30°,轻度者为 30°~45°。

2) E 峰后曲线下降幅度:正常人 E 峰后下降幅度指 EF 间之垂直距离,平均为 16.1mm。二尖瓣狭窄者 F 点凹陷消失,故 E 峰后下降幅度即 EA 间垂直距离,平均为 6.1mm,二者有明显差异(表 22-1)。

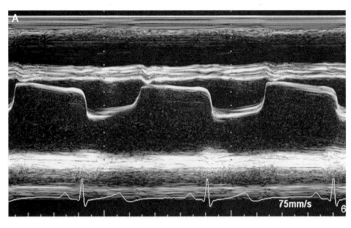
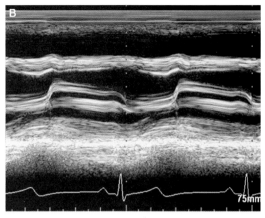

22

图 22-4　二尖瓣狭窄患者的二尖瓣波群

此为二尖瓣狭窄患者的二尖瓣波群,左图显示二尖瓣前叶曲线明显异常,右室、左房扩大。收缩期瓣口关闭,曲线向下;舒张期瓣口开放,曲线向上。由于二尖瓣狭窄,故 E 峰后曲线下降缓慢,平均 5mm/s;另由右图观察,见前后叶粘连,开口间距明显变小,且呈同向活动

表 22-1　EF 段下降速度及幅度的比较

		例数	下降速度(mm/s)		下降幅度(mm)	
			均数±标准差	范围	均数±标准差	范围
二尖瓣狭窄组	未手术者	33	16.6±6.6	6~38	6.1±2.0	2~10
	手术后者	19	30.2±10.2	11~53	9.7±2.9	6~15
正常人组		30	162.1±17.3	120~200	16.1±2.9	10~22

3)手术前后比较:二尖瓣狭窄患者分离手术之后,由于二尖瓣口扩大,血流通过有所改善,舒张期内左房左室间压力差较狭窄时能较快地减小,二尖瓣前叶向后漂浮增快,故 E 峰后下降速度可增加(图22-5)。1964 年我们曾对 11 例二尖瓣狭窄患者手术前后作对照观察,见分离手术前 E 峰后下降速度平均 15.4mm/s,术后平均 34.6mm/s,经统计学处理后,t=7.4,P<0.001,有显著差异。然须指出,虽术后下降速度有所增加,但无一例达正常范围。

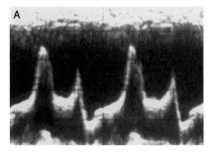
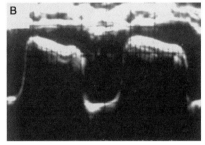
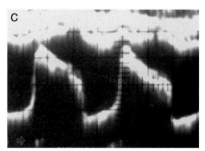

图 22-5　二尖瓣狭窄交界分离术前后的改变

A. 正常二尖瓣前叶的 M 型曲线,有清晰的 E 峰及 A 峰;B. 单纯性二尖瓣狭窄患者的术前二尖瓣前叶 M 型曲线,舒张期 E 峰后曲线下降非常缓慢,E、A 峰之间的凹陷基本消失,呈一平台状曲线;C. 二尖瓣狭窄交界分离术后,随瓣口的扩大,二尖瓣前叶舒张期向后漂浮亦稍增快,同时可见有小的 A 峰,示狭窄有所改善

4)CE 幅度:即曲线上最低与最高点之间距离,代表在心动周期中二尖瓣前叶关闭和完全开放时的活动幅度,可反映瓣膜柔软程度。正常人平均为(24.0±3.2)mm,二尖瓣狭窄时平均为(21.4±3.5)mm。Gustafson 认为 CE 幅度大于 20mm,提示二尖瓣前叶无严重钙化;如小于 15mm,则提示有严重钙化,手术时可发现前叶活动受限。Edler 亦认为 CE 幅度小于 15mm 时,提示瓣膜僵硬。

(4)曲线形态与瓣膜病变程度的关系:正常人二尖瓣前叶 M 型曲线为一纤细的反射光带,当有风湿病变致瓣膜增厚、僵硬与钙化时,反射光带可增强、变宽,活动幅度亦减小。故借二尖瓣曲线的形态而了解瓣膜病变的程度,这对估计预后与选择手术方式等有一定临床价值(图22-6)。

2. 二尖瓣后叶曲线　近年来对二尖瓣后叶曲线较为关注,认为其形态对诊断有一定意义,兹简介如下。

(1)正常人后叶曲线:正常人收缩期前后叶合拢,形成共同之 CD 段。舒张期前叶向前,形成 E 峰和 A 峰;后叶

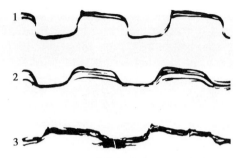

图22-6 二尖瓣狭窄患者瓣膜病变程度示意图

1. 二尖瓣狭窄,交界处粘连,但无瘢痕和钙化,故瓣膜反射较纤细,且活动幅度较大;2. 二尖瓣狭窄,瓣膜有轻度增厚及钙化,活动幅度稍差;3. 二尖瓣狭窄,瘢痕形成及重度钙化,活动受限

则向后,形成二尖瓣后叶曲线。由于后叶位置与前叶相反,且短而宽,故形成与前叶曲线方向相反,但活动幅度较小之倒影样曲线,曲线上 E′、A′ 与 E 峰、A 峰对应,EE′ 间垂直距离可反映二尖瓣口之大小(图22-7)。

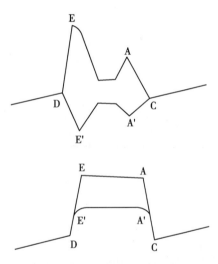

图22-7 二尖瓣前后叶曲线

上为正常人之曲线,下为二尖瓣狭窄时之曲线

(2)二尖瓣狭窄患者的后叶曲线:二尖瓣狭窄时前后叶交界处粘连,舒张期瓣口开放,前叶向前活动,后叶因与之粘连,受前叶所牵制,亦被拉向前方,形成向上之 E′A′ 段,EE′ 间垂直距离可反映二尖瓣口狭窄之程度(图22-8,图22-9)。

(3)假性二尖瓣狭窄的问题:在原发性肺动脉高压或心肌柔顺性减低影响心室血液充盈等情况下,二尖瓣前叶在 E 峰后下降速度亦可减慢,出现类似二尖瓣狭窄的波形。但因瓣口无粘连,后叶活动不受前叶牵制,故舒张期不向前移,仍向后活动,形成类似正常人的倒影样 W 形曲线,这种波形(前叶曲线上 E 峰后下降速度减慢,而后叶向后活动)被认为是假性二尖瓣狭窄的特征,可作为鉴别诊断上的依据(图22-10)。近时,Levisman 等报告,在 167 例二尖瓣狭窄患者中,16 例见舒张期内后叶有向后活动。与假性二尖瓣狭窄不同之处有两个:①前叶有增厚现象;②A 峰减低或消失。Ticzon 报告 1 例在超声心动图上见二尖瓣前叶舒张期 EF 斜

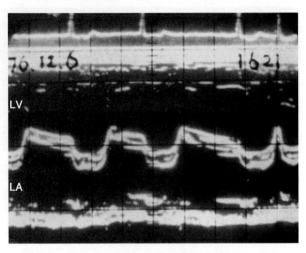

图22-8 二尖瓣波群

二尖瓣狭窄患者的二尖瓣波群,其特点如下:二尖瓣前叶曲线明显增宽,呈多条状,反射较强;E 峰后曲线下降缓慢,平均速度为 10mm/s,说明舒张期二尖瓣向后漂浮缓慢。二尖瓣前叶曲线活动幅度减小,C 点到 E 峰的垂直距离仅 17mm(正常人 24mm)。此患者确诊后行二尖瓣人造瓣膜置换术,术中见二尖瓣口狭窄并关闭不全,腱索增粗,瓣叶有增厚僵硬及钙化现象,证明超声所见与病变相符

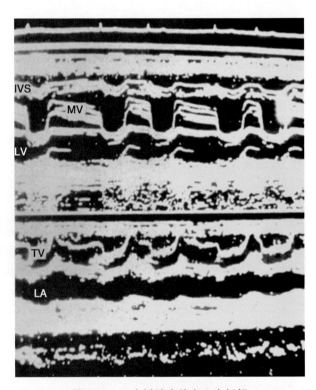

图22-9 二尖瓣狭窄伴有心房纤颤

此为双通道 M 型超声心动图,上为二尖瓣波群,见 E 峰后下降缓慢,呈平顶样曲线,前后叶同向运动,开口幅度小,符合二尖瓣狭窄。下为三尖瓣波群,见三尖瓣曲线 E 峰后下降速度尚属正常。EE 间距不等,三尖瓣曲线 A 峰消失等现象与心房纤颤有关

率明显降低(平均 12mm/s)且幅度减低,呈多条回声。后叶在舒张期有向后运动,与前叶不平行,颇似假性二尖瓣狭窄。但手术证实确有严重的二尖瓣狭窄,腱索缩短,后交界区有钙化,但未融合。由此可以说明后叶在舒张期有向后运动,并不能绝对否定二尖瓣狭窄的存在(图 22-11)。

(二) 心底波群

在胸骨左缘第 2、3 肋间探查可见心底波群。二尖瓣狭窄时,主动脉无特异性变化,但左房前后径明显增大,显示左房扩大。此现象对诊断有一定参考价值。右室流出道多有增宽。

(三) 心室波群

1. 左室　单纯性二尖瓣狭窄时,左室不扩大,故在心前区探查时前后径不增加。

2. 右室　二尖瓣狭窄时,右室扩大,在胸骨左侧第 3、4 肋间探查可见清晰之右室腔,有时可见三尖瓣活动曲线。

3. 室间隔　由于二尖瓣口狭窄,左室在舒张早期充盈困难,容积扩张缓慢,而右室充盈不受阻碍,容积扩张较快,故在此期内与正常人不同,室间隔不向前活动,反向后移行,可能出现异常的同向运动。

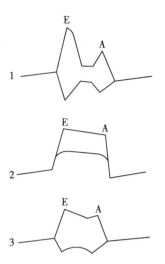

图 22-10　二尖瓣狭窄与假性二尖瓣狭窄之比较

1. 正常二尖瓣曲线,后叶与前叶呈镜像样运动;2. 二尖瓣狭窄曲线患者之曲线,后叶在舒张期向前,与前叶呈同向运动;3. 假性二尖瓣狭窄之曲线,前叶在 E 峰后下降缓慢,后叶则与正常人相似,在舒张期呈 W 样活动

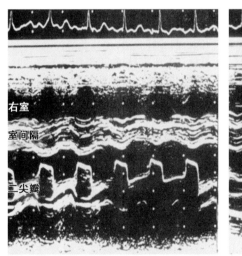
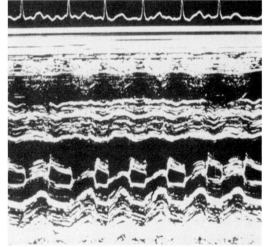

图 22-11　二尖瓣狭窄的 M 型二尖瓣波群

二尖瓣狭窄患者的二尖瓣波群,可见二尖瓣叶增厚,E 峰后曲线下降缓慢,呈平顶状,说明舒张期二尖瓣向后漂浮缓慢。但前后叶仍呈逆向运动,二者间开口变小,提示有粘连狭窄,但并未明显融合,故不能仅根据后叶舒张期有向后运动就否定二尖瓣狭窄的诊断

二、二维超声心动图

如前所述,M 型曲线对观察二尖瓣的动态及其与心动周期间的关系等有重要意义,在二尖瓣狭窄诊断上有一定价值。但对心脏形态,瓣膜对合及开口状况的观察有不足之处,而这在二维超声心动图上则显示得比较清晰。

(一) 左心长轴切面

1. 瓣叶　在切面上可见二尖瓣前后叶纵轴上的形态与正常人不同,瓣叶增厚,反射增强,病变愈严重者改变愈显著,有时甚至波及腱索及乳头肌,形成一粗厚的回声带横跨于左室腔内,上下分别连接主动脉后壁与左室后壁。二尖瓣前叶根部活动幅度稍小,瓣尖因前后叶粘连牵拉,活动较小,前后叶同向,开口的距离亦明显减小。因瓣口狭窄,舒张期血流通过受阻,左室充盈缓慢,左房血液淤滞,压力差增大,故前叶体部向左室侧突出,形成所谓"气球样"改变(图 22-12)。

这种瓣尖处开口小、瓣叶体部前突的特殊形态可与因心脏功能不全所致的瓣尖处开口小、但体部活动亦减小者相鉴别。前叶气球样改变在二尖瓣狭窄的诊断上有重要价值。另一方面也说明此种狭窄主要是瓣口粘连所致,而瓣膜增厚、瘢痕化和钙化尚不严重。此种患者多数在进行单纯性交界分离术后即可有所改善。反之,如瓣口狭窄,同时瓣体反射增厚,活动幅度小,舒张期未呈气球样改变,说明瓣膜瘢痕形成钙化严重,此等患者多需行瓣膜置换术方能改善症状。

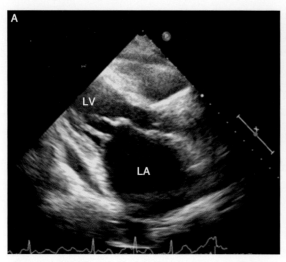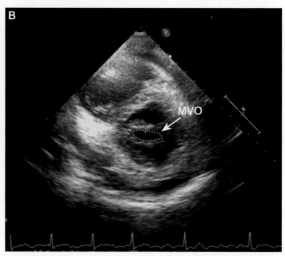

图 22-12　二尖瓣狭窄

A. 二尖瓣狭窄患者的左心长轴切面,见二尖瓣增厚,反射增强,尤以瓣尖处较为明显;舒张期二尖瓣开放时,前叶体部向左室侧突出,呈气球样变;B. 同一患者的二尖瓣瓣尖水平左室短轴切面,见二尖瓣增厚,回声增强,舒张期二尖瓣开放呈鱼口状,测得最大开放面积为 1.4cm²

2. 二尖瓣形态与活动异常　典型的风湿性二尖瓣狭窄前后叶多同时受累,病变由瓣膜边缘逐渐向体部及基底部扩展,表现为瓣叶不同程度的增厚、变形、回声增强及瓣膜联合处粘连、融合;舒张期(可仅发生于舒张早期或持续全舒张期)出现异常的开放活动,以前叶为著,包括瓣尖分离受限、气球样变等;正常舒张早期关闭现象减弱或消失;二尖瓣口形态失常,面积缩小。

病变程度不同,超声表现亦各异。病变较轻者仅出现瓣膜边缘轻度增厚或结节状增厚,或仅出现瓣膜联合处粘连融合(这种融合有利于判断是否存在轻度狭窄),后叶与前叶仍呈逆向运动;在瓣体增厚或瘢痕化、钙化不严重,瓣体尚柔软时,前叶才可能出现舒张期气球样变,且舒张早期开放后能出现再关闭及再开放过程。病变严重者可形成广泛纤维化或钙化,二尖瓣环及瓣下乳头肌亦常受累,均出现明显增厚及回声增强,此时前叶活动僵硬,舒张期开放突然终止,舒张早期关闭现象消失而呈持续开放状态,此时瓣膜的细微活动仅由瓣环移位牵拉引起。

风湿性二尖瓣狭窄常合并二尖瓣关闭不全,对此单纯狭窄的超声诊断指征仍然有效。其中前叶气球样变在以关闭不全为主的联合病损中对判断狭窄存在与否尤为重要。因为此时收缩期大量反流的血液必须在舒张期与左房血一起通过二尖瓣口,故瓣口面积的绝对值可在正常范围内,而气球样变则可提示合并存在二尖瓣狭窄。

3. 心脏形态　左房因血液淤滞,故可有不同程度扩大。左室因充盈较差,故未扩大,有时甚至有相对性的减小。右室及其流出道可能扩大。主动脉宽度则在正常范围。

(二)　二尖瓣水平短轴切面

此切面上见左室轮廓呈圆形,未见增大,其内有二尖瓣前后叶所构成的环样光带反射。二尖瓣狭窄时,瓣叶反射增强、增厚,收缩期对合良好,其间无明显裂隙。舒张期瓣口开放,前后叶分离,呈一鱼口样光环。由于此类患者二尖瓣口呈漏斗形,故扫描平面上下移动时,瓣口的大小亦有改变。检查时,应注意方向,准确对向瓣尖处的横切面,以取得真正决定血流通过难易的瓣口面积(灵敏度选择及测量方法前已述及)。

对于切面超声心动图上所测瓣口大小与实际解剖结构上瓣口大小的相关性,不少学者进行了细致的研究。Henry 等将 14 例风湿性二尖瓣病患者的切面超声心动图测值与心内直视手术所见进行对比,发现前者瓣口面积在0.6~3.2cm²之间,平均 1.2cm²;而后者为0.6~3.5cm²,平均为 1.4cm²,二者相关良好(r=0.92)。国内湖南医学院曾对风湿性二尖瓣疾病患者进行观察,发现二尖瓣狭窄者切面图上二尖瓣口前后径为(7.02±0.82)mm,横径为(13.15±0.67)mm,瓣口面积为(0.63±0.12)cm²,与手术所见密切相关(r 值分别为 0.92、0.92 及 0.93)。

(三)　心底短轴切面

可见主动脉根部位于正中,未增宽,左房扩大,右室、右室流出道及肺动脉干可增宽。

(四)　四腔切面

胸骨旁及剑突下四腔切面上,见左室不大,右室稍大,左房明显扩大,房间隔可凸向右房,其弯曲度可粗略反映左右房之间压力阶差的大小。当合并二尖瓣关闭不全时,左室腔亦可扩大。病变发展至晚期时,因肺淤血、肺循环阻力增高,可出现不同程度的右房和右室扩大,肺静脉可有增宽现象。

二尖瓣前后叶可清晰显示,反射增厚、增强,开口幅度小,瓣叶无法贴壁(图 22-13)。

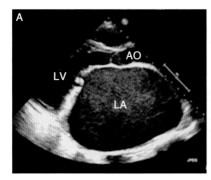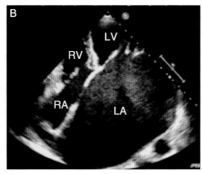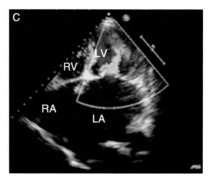

图 22-13 二尖瓣狭窄

A. 左心长轴切面,可见二尖瓣开放受限,开口减小,左房明显增大,左房内血流淤滞,可见血流云雾影;B. 心尖四腔切面,可见二尖瓣开放受限,开口减小,瓣叶无法贴壁,左房明显增大,可见血流云雾影;C. 四腔心切面彩色多普勒血流显像,舒张期二尖瓣口可见湍流血流信号

三、三维超声心动图

三维超声心动图从最初的静态三维超声心动图发展到如今的实时三维超声心动图(RT-3DE),能够更全面且准确地对二尖瓣狭窄作出定性及定量评价。RT-3DE 能实时、逼真地显示狭窄二尖瓣复杂的解剖及空间关系,结合血流的彩色编码技术可观察跨瓣射流束的空间形态并计算其多普勒信号容积,还可在三维容积数据库中选取真正的瓣口平面,精确计算狭窄的二尖瓣口面积。在 RT-3DE 中,我们可在左心长轴观上从侧面观察二尖瓣前后叶的情况,也可在左心长轴及心尖观的左房侧或左室侧观察二尖瓣的短轴立体剖面图(图 22-14 ~ 图 22-16)。有研究表明:狭窄瓣口的血流不仅与受限的瓣口面积有关,还与瓣口近端的瓣叶几何形状有关,在具有相同二尖瓣口面积及流量的情况下,隔膜型瓣膜比漏斗型瓣膜具有更高的流速及跨瓣压差。因此,RT-3DE 对二尖瓣叶几何形态的精确描述更加完善了二尖瓣狭窄的诊断。RT-3DE 显示二尖瓣狭窄时瓣膜增厚、钙化、前后叶联合部粘连、开放受限、瓣口面积变小,瓣口的几何形状不规则。部分病例尚可见前叶瓣体凸向左室流出道形成气球样改变,严重时瓣下结构粘连增粗,与狭窄的瓣口形成管状通道,即为漏斗型狭窄。

三维超声的定量研究表明:合并心房纤颤的狭窄患者与窦性心律患者相比,二尖瓣容积明显增大[(9.76±2.2)ml vs(7.72±1.5)ml,$P<0.01$],而二尖瓣口面积在此两种人群中并无显著差异。从而揭示了瓣叶的增厚情况与并发症的关系,以及观察瓣叶增厚情况的临床重要性。

对二尖瓣跨瓣射流的彩色多普勒信号行三维重建,可直观显示射流束的立体轮廓、截面、分布与动态改变。

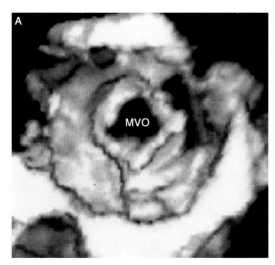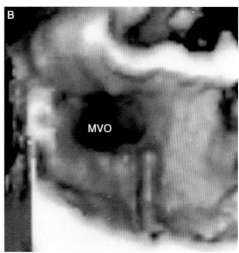

图 22-14 二尖瓣狭窄的动态三维超声心动图

A. 由左室侧观察的二尖瓣口(MVO)鸟瞰观,舒张期,由于二尖瓣狭窄,瓣叶增厚,开放面积甚小;

B. 同一患者由左房侧观察的二尖瓣口鸟瞰观,开放受限,面积减小

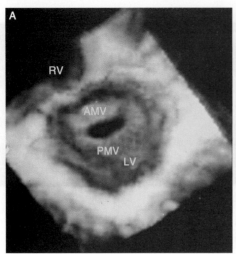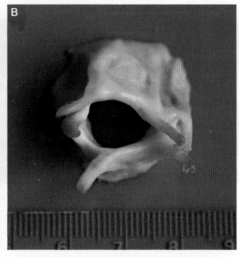

图 22-15　二尖瓣狭窄的动态三维超声心动图与手术标本对照
A. 左室短轴二尖瓣左室侧立体鸟瞰图,示狭窄二尖瓣明显增厚,瓣口呈鱼口样;B. 同一病例的
二尖瓣标本,提示三维显示瓣膜形态与实际病理相符

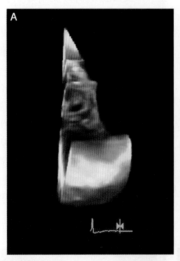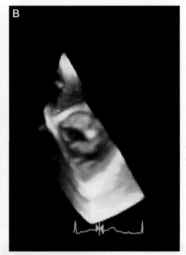

图 22-16　二尖瓣狭窄的实时三维超声心动图
A. 左心长轴观中,旋转 RT-3DE 图像,从左房侧观察二尖瓣口开放
受限;B. 心尖四腔观中,移去左室侧壁,从左室侧观察鱼口样的狭
窄二尖瓣口

经食管超声心动图

一、经食管超声的检查方法

单平面经食管超声心动图在观察二尖瓣及瓣下结构的形态学改变时有一定局限性,但双平面或多平面经食管超声心动图因能从多方位、多角度显示心血管结构,并能获取真正的心脏长轴或短轴,故可全面评价二尖瓣疾病的严重程度及并发症。检查时主要从以下几个深度与切面进行观察。

(一) 胃底部水平

将食管探头深入到胃底部,尖端前曲紧贴胃壁,横断面(0°方位)显示出二尖瓣短轴切面,可清晰显示二尖瓣前后叶边缘部的整体形态及开合情况,前外侧与后内侧联合

粘连、钙化情况,并可勾画出二尖瓣口的面积。纵切面(90°方位)显示经胃的左心两腔图,主要显示左房中下部分、二尖瓣与左室(包括心尖),可观察左房左室形态与功能变化,尤其瓣下乳头肌与腱索的结构,此切面观察到的二尖瓣前叶为其外侧部分,后叶为其中间部分。在此横断面与纵断面之间的多个平面扫查,可以详尽了解二尖瓣装置的各组成部分,包括前叶与后叶各部位、瓣膜联合、腱索与乳头肌等病变情况。

(二) 食管中下段水平 (图 22-17)

横断面(0°方位)显示四腔图,可以观察到二尖瓣前叶的内侧或外侧部分,后叶的中间或外侧部分以及心房心室

情况。重点可观察跨瓣血流。一般狭窄血流的连续多普勒常在此切面取样评价,取样线宜置于彩色多普勒显示的五彩镶嵌最显著处,以获取穿瓣血流的最大峰值速度。纵切面(90°方位)显示左心两腔图,此切面可观察左房包括左房顶部、后壁及左心耳情况,有利于检出血栓及云雾影回声,可观察二尖瓣前叶外侧部分、后叶中间部位的病变。

值得注意的是,二尖瓣环或瓣叶重度钙化时形成之声影可能妨碍瓣下结构及左室区域的显示,且二尖瓣狭窄产生的舒张期涡流亦位于声束远场,故宜使用多平面探头在此横断面与纵切面之间调整适宜的角度,尽量避免干扰,以选择最佳切面观察左室左房情况与跨瓣血流。多普勒测量宜使用较低的重复频率。

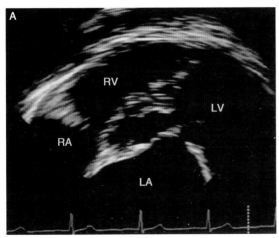
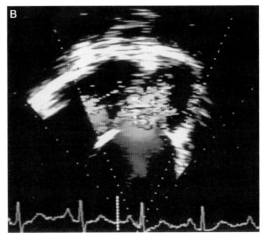

图 22-17 经食管超声心动图

此为双平面经食管超声心动图短轴扫描的四腔图:A. 左房增大,二尖瓣开口减小;B. 彩色多普勒血流图,
二尖瓣口舒张期左室侧可见五彩镶嵌的湍流信号,左房侧尚有明显的会聚区

(三) 食管上中段水平

横断面(0°方位)为主动脉根部短轴切面,有利于观察左房顶部尤其左心耳形态、排空功能、血流状态及有无云雾影反射及附壁血栓(图 22-18)。纵切面为主动脉根部长轴切面。无论横切面或纵切面,在将管

体轻度左旋或右旋,并略回撤时,可以显示左上、下肺静脉及右上、下肺静脉入心段的解剖结构与血流。其中左上肺静脉常常最先及最易观察到。多平面食管超声对肺静脉的显示尤其满意,文献报道显示率可达100%。

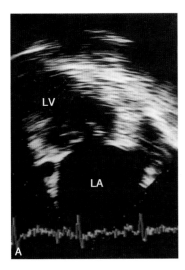
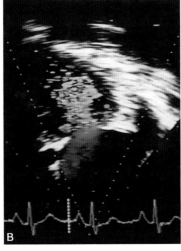
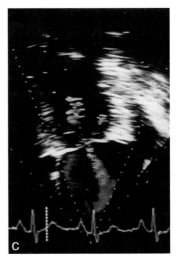

图 22-18 经食管超声心动图

此为双平面经食管超声心动图长轴扫描的左心两腔切面:A. 左房增大,二尖瓣开口减小;B. 彩色多普勒血流图,二尖瓣口舒张期可见五彩镶嵌的湍流信号;C. 收缩期二尖瓣口左房侧可见红色反流信号

二、经食管超声心动图表现

(一) 精确评价二尖瓣形态

二尖瓣的位置在四个心脏瓣膜中最靠后,经食管超声

检查时因探头位于食管内,紧邻心脏深层结构,所以在显示左房、左心耳、房间隔和整个二尖瓣装置(包括瓣环、瓣叶、瓣下腱索、乳头肌、左室后壁、左房后壁及邻近主动脉瓣环支架部分)时比经胸壁超声心动图更为优越(图 22-

19,图 22-20)。经食管超声能很好地评价二尖瓣瓣叶的活动情况、增厚程度、瓣体或结合部的钙化范围以及瓣下结构的受累情况,故能对二尖瓣狭窄程度进行精细的评价(图 22-21)。

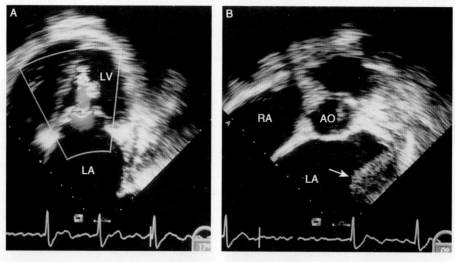

图 22-19　经食管超声心动图

此为多平面经食管超声心动图:A. 四腔切面,显示左房增大,二尖瓣开口减小,彩色多普勒血流图示二尖瓣口舒张期左室侧出现五彩镶嵌的湍流血流信号;B. 心底短轴切面,左心耳入口处可见低回声的团块回声附着于心耳壁(箭头所指),随心动周期有轻微活动,此为形成时间不长的新鲜血栓,左房腔内同时可见散在的云雾影回声

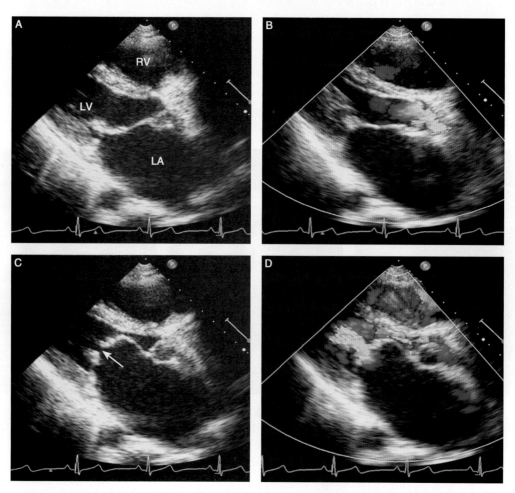

图 22-20　二尖瓣狭窄左心长轴切面

A,B. 收缩期,见二尖瓣关闭,无反流信号;C,D. 舒张期,二尖瓣开放,彩色多普勒血流图显示瓣口有高速射流信号由左房进入左室

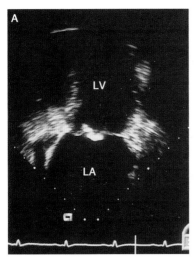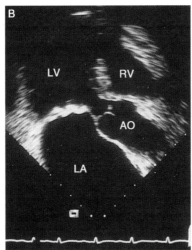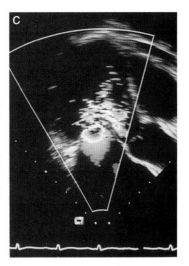

图 22-21　二尖瓣狭窄

此图与图 22-19 为同一患者的多平面经食管超声心动图。A. 四腔切面；B. 左心长轴切面，显示左房增大，二尖瓣尖回声增强、增厚，粘连较重，开口明显减小；C. 彩色多普勒血流图，舒张期二尖瓣口左室侧可见五彩镶嵌的湍流信号，瓣口左房侧可见血流会聚区，另主动脉瓣口舒张期左室侧可见轻度反流信号

M 型超声心动图上主要表现为前后叶开放幅度降低，后叶与前叶同向运动及 EF 斜率减慢。经食管超声检查时，M 型二尖瓣活动曲线不能像二维图形那样上下倒转，故活动曲线与胸前所示恰恰相反，观察时应仔细对照心电图辨认，勿将 CD 段误为 EF 段。

（二）房室腔的形态、功能改变

单纯二尖瓣狭窄患者的左室腔大小可在正常范围内或因充盈不足而偏小。左房腔则出现不同程度扩大，房间隔可向右房侧膨出，其弯曲度可粗略反映左右房之间压力阶差的大小。当合并二尖瓣关闭不全时，左室腔亦可扩大。病变发展至晚期时，因肺淤血、肺循环阻力增高，可出现不同程度的肺静脉扩张及右室扩大。

（三）检出左房云雾影和血栓形成

部分狭窄程度较重的患者，左房或左心耳内可出现云

雾影反射（smoke-like echo）或血栓形成（thrombosis）。云雾影反射又称自发性造影回声，是一种无明确轮廓、可缓慢回旋活动的云雾样低回声影，其密度与形态不时变化，且与心动周期无关，在 M 型上呈现明确的运动流线。依据回声强度及分布范围的不同，可将其分为轻至重度多个级别。左房血栓则多为活动度小、边缘固定的强回声光团，蒂短小、内部回声较均匀。常附着于左心耳、左房后侧壁，部分附着于左房顶部及左房前壁，少数附着于房间隔上，极少数呈自由漂动状态，于舒张期随血流进入二尖瓣口后被狭窄的瓣口阻挡，收缩期又返回左房，血栓大小不等、形状各异，表面可光滑或不规则，一般为圆形、平台形，左心耳内可呈长条形（图 22-22，图 22-23），部分血栓分布在肺静脉入口之间呈楔形。陈旧性血栓因组织机化，其回声强于新鲜血栓，部分可出现散在强回声钙化点。

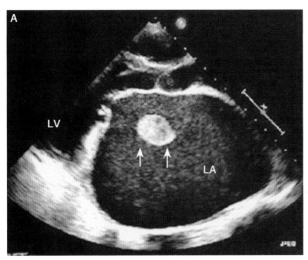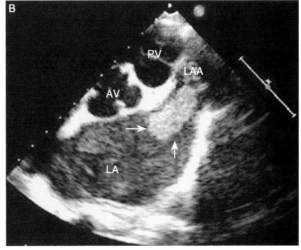

图 22-22　左房及左心耳血栓

A. 二尖瓣重度狭窄，瓣叶开放明显受限，左房内可见浓密血流云雾影，并可见一活动性血栓，随血流漂浮于左房腔内；B. 左心耳内可见低回声的新鲜附壁血栓（箭头所指），左房内可见浓密血流云雾影

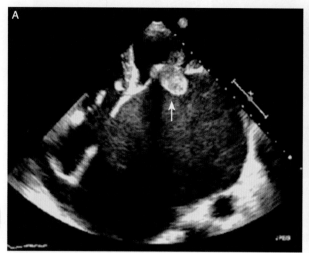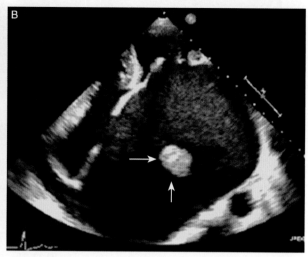

图 22-23　左房活动血栓

A. 舒张期血栓随血流冲向二尖瓣口,完全堵塞二尖瓣口(箭头所指);B. 收缩期血栓退回左房内

大量研究表明,左心耳血栓在经胸壁超声检查时常被漏诊,而经食管超声使用高频声束,图像分辨力增强,同时左房位于声束近场,声衰减明显减弱,因此左房腔显示极为清晰,加之从心脏后方可便利地观察到经胸壁难以显示的左心耳等,故与经胸壁超声相比,经食管超声心动图是检出左房云雾影、左房尤其左心耳血栓可靠、必要的检查手段,检出率明显高于经胸壁超声。经食管检查与手术、病理对照研究证实诊断特异性达100%,敏感性为93.3%,准确率为99.1%。心源性血栓使得许多治疗更为棘手,如二尖瓣球囊扩张术、房颤电复律等,故许多研究者提议,为了排除血栓,经食管超声心动图应作为这些治疗前的常规检查项目。亦有报道经食管超声可应用于二尖瓣球囊扩张术中(尤其急诊手术中)监测,引导穿刺导管避开左心房血栓,因此左房血栓不再是球囊扩张术的绝对禁忌证。也有使用经食管超声确立并监测血栓及紧急溶栓,并观察溶栓效果的报道。

对于风湿性二尖瓣狭窄左房云雾影及左房血栓的形成机制、影响因素及临床意义等已进行了大量的经食管超声心动图研究。人们对二尖瓣狭窄程度、反流程度、左房大小、房颤有无、心输出量、左房压力、肺静脉血流、左心耳功能等多种因素与左房云雾影及左房血栓形成进行单项、多项相关分析,发现严重二尖瓣狭窄、心房纤颤、左房明显扩大等为独立的、与左房云雾影及左房血栓显著相关的影响因素。我们的研究认为左房云雾影形成是由于左房排血受阻,剪切应力降低,红细胞互相叠加,形成缗钱结合,形体增大,反射增强,达到或超过超声显现力最低阈值从而呈现出密集的点状回声即左房云雾影。而当血流增快时,缗钱结合离散,故而云雾影消失(图 22-24,图 22-25)。

近年研究兴趣突出在左心耳功能改变上,人们发现左心耳充盈排空功能(左心耳充盈、排空面积变化、左心耳充盈峰值流速)正常者左房血栓及云雾影发生率很小,而丧失正常功能者发生率很高,且功能越差,云雾影越浓密,血栓或栓塞发病率亦越高。多元回归分析表明左房云雾影是唯一的、可强烈提示血栓或栓塞危险性增高的独立因素。左房血栓或外周栓塞多发生在云雾影阳性组,阴性组则非常少见。许多专家甚至建议对左房云雾影明显者实行抗凝治疗,以阻断其明显的血栓形成的倾向性。

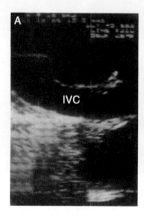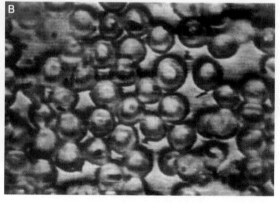

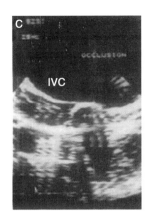
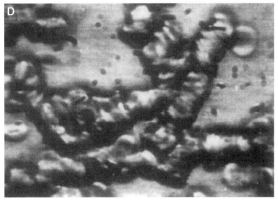

图 22-24　动物实验解释云雾影发生机制

A. 正常呈无回声区的下腔静脉;B. 正常状态下显微镜下显示红细胞呈离散状;C. 实验阻断下腔静脉回流后,下腔静脉内出现云雾影;D. 下腔静脉阻断后显微镜下显示红细胞呈缗钱状

22

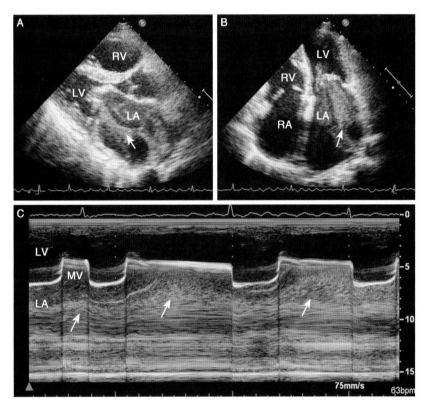

图 22-25　二尖瓣狭窄左房内的血流状态

A. 左心长轴切面;B. 心尖四腔切面,均显示二尖瓣瓣口狭窄,左房内有浓密呈条索状云雾影(箭头所指);C. 同一患者的 M 型二尖瓣波群,见左房内云雾影由深处缓慢流向瓣口(箭头所指),通过之后,因流速快,缗钱结合的红细胞散开,故云雾影立即消失。因患者同时存在心房纤颤,所以舒张期长短不一

超声多普勒

一、频谱多普勒

(一)脉冲型频谱多普勒

应用脉冲多普勒超声心动图探查二尖瓣有无狭窄时,主要观察左室流入道在舒张期的血流特点。患者取仰卧位或左侧卧位,探头置于心前区。为获得比较理想的图像,声束的轴线应尽量平行于血流的方向。由于左房向左室的血流与胸壁近于平行,故探头位置应置于较低的肋间或近心尖处。一般取心尖四腔图或二腔图,将取样线通过二尖瓣口,由左房到达左室流入道,此时声束的方向基本

符合上述要求。取样点应位于二尖瓣口左室侧。正常人二尖瓣口的血流频谱与 M 型上二尖瓣前叶曲线颇为相似,收缩期曲线平直,光点无任何离散;舒张期开始后,与二尖瓣曲线上的 E、A 两峰在相对应的时间出现一向上的双峰频移,也称 E 峰、A 峰。

二尖瓣狭窄者的频谱特点是舒张期出现一单向朝上离散度甚大、平顶且实填的图形,其起始点在二尖瓣开放之后,仍存在 E、A 两峰,但因 E 峰下降支的减低速度甚慢,故与正常人有明显区别。当患者伴有心房纤颤时,A 峰即消失。频移的大小(即幅度的高低)与狭窄瓣口的血流速度有关,即与患者的狭窄程度、心功能状态及左房、左室间压差有关,故每个患者的频移大小不尽相同。频谱图上 E、A 峰最高点的出现时相与二尖瓣 M 型曲线上的 E 点及 A 点基本一致。

经食管超声心动图检查时,频谱多普勒正常的 E、A 两峰消失,代之以实填的宽频谱,峰值速度增高而下降速度减慢,无房颤时舒张晚期峰值可再度轻微上升,有房颤时则呈逐渐降低至消失的频谱。

由于狭窄形成的涡流位于左室,在经食管超声的远场(尤其左心房极度扩大时),且涡流束多与食管超声束成角,故总的来说,经食管超声观察狭窄的涡流不比经胸壁超声更理想。学者们寄望于多平面经食管超声提供更多的二尖瓣狭窄血流的三维分布信息,在进行理想三维重建后能对狭窄血流的评估更全面、客观。

肺静脉作为左房与肺循环床之间的桥梁,受左房压、二尖瓣功能及左室顺应性等多种因素影响。二尖瓣狭窄时肺静脉血流的改变可以作为评估其严重程度的一项指标。经胸壁超声探查时因肺静脉位于心脏后方的声束远场,且血流与声束成角较大,故肺静脉无论结构还是血流均难以清晰显示,更难将取样容积准确置于肺静脉入口远端记录到完整的、轮廓清晰的血流频谱;而经食管超声时肺静脉位于声束近场,多平面扫描可使血流平行于声束,故肺静脉结构及彩色血流显示较全面,频谱完整易于准确分析。有报道正常人仅 37% 可在经胸壁超声时探及,而经食管超声可达 100% 的显示率。

正常肺静脉血流呈脉动形式,含三个时相:①前向收缩期血流:为心房舒张,心室收缩引起的二尖瓣环向下运动所致;②前向舒张期血流:继发于二尖瓣开放;③负向血流:为心房收缩形成。二尖瓣狭窄时,肺静脉血流频谱改变主要由于左房血排出受阻,舒张期左房室间压力差持续性增大所致。左房内舒张压持续在较高水平,因而肺静脉血流充盈左房的程度降低。轻至中度二尖瓣狭窄并窦性心律时,肺静脉血流舒张期时相延长,收缩期速度显著下降,心房时相显示出明显回流;重度二尖瓣狭窄并窦性心律时,肺静脉舒张期血流缺如或严重降低,收缩期成为主要充盈时相,心房收缩时亦出现明显回流;而重度二尖瓣狭窄伴心房纤颤时肺静脉主要充盈时相在舒张期,收缩期时相明显缩短。

(二)连续型频谱多普勒

观察的切面与脉冲多普勒相同,在取样时注意使取样线尽量与二尖瓣环垂直,且通过狭窄的瓣口,再根据频谱形态适当调整,以拾到最大的频移信号。频谱特征为全舒张期的方向朝上的实填双峰宽带图像。如狭窄程度严重,血流速度加快,则峰值更高。E 峰上升支陡直,而 E 峰下降支的减速度则缓慢。多数患者的 E 峰高于 A 峰,少数患者的 A 峰高于 E 峰。如同时监听多普勒的声音信号,则表现为全舒张期粗糙、低调、嘈杂的噪声(图 22-26)。

(三)频谱多普勒定量评估

详见二尖瓣狭窄的超声定量评估。

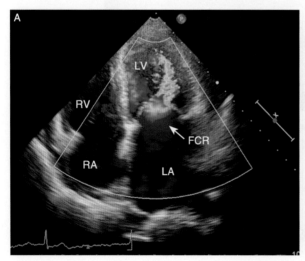
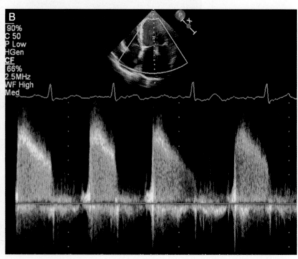

图 22-26 二尖瓣狭窄的频谱图

A. 二尖瓣狭窄患者的心尖四腔图,彩色多普勒血流图显示二尖瓣口舒张期可见五彩镶嵌的湍流信号,左房侧可见血流会聚区(FCR);B. 连续多普勒频谱图,二尖瓣口舒张期血流频谱表现为 E 峰上升支陡直,下降支缓慢,速度明显增快,约 2.4m/s。因患者有房颤,故 A 峰消失,且 E 峰大小形态不一,E-E 间距不等

二、彩色多普勒

（一）二维彩色多普勒血流显像

由于二尖瓣狭窄，左房内血流难以通过瓣口，左房内血流速度极缓，故血流的彩色多普勒色彩暗淡，甚至不能显示，只在舒张期于二尖瓣口左房侧有少许红色血流信号。舒张期自二尖瓣口狭窄处起始，有一窄细的红色为主的血流束射入左室流入道，宛如蜡烛之火焰，若血流速度较快时，红色血流束中带有黄色，甚至呈五彩镶嵌状，且瓣口流束明显缩窄，色彩明亮。多数患者血流束经左室流入道后，止于左室心尖处。少数患者血流束可由流入道折向左室流出道。

将彩色多普勒 Nyquist 速度选择在 20~30cm/s 范围内，舒张期左房内近二尖瓣口处可见血流会聚区（flow con-vergence region），此血流会聚区为左房内血流在接近二尖瓣口时，血流速度逐渐增快所致。在心尖位左心长轴或四腔图上，表现为红色的彩色亮度逐渐增加，当血流速度超过 Nyquist 速度时，由红色变为蓝色，此蓝色血流会聚区呈半圆形，根据此血流会聚区的大小可定量估计二尖瓣口面积（见后述）（图 22-26）。

经食管超声检查时，二尖瓣狭窄的彩色多普勒表现为左房血流在舒张期经狭窄瓣口喷射入左室，因血流方向多背离探头，在瓣口处显示为细窄的、蓝色射流束，至左室内则形成五彩镶嵌的涡流，通常持续于全舒张期，而于左房侧可见近端血流会聚现象。射流束多沿直线行走进入左室腔中央，但亦可偏心。观察时应注意使用较低的重复频率以免遗漏位于远场的异常涡流。

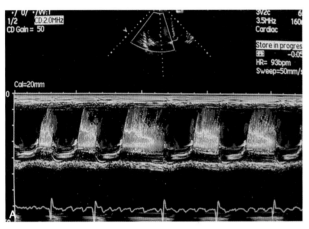
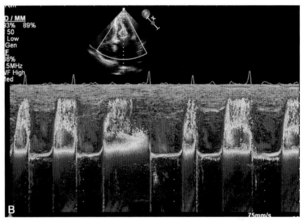

图 22-27 M 型彩色多普勒血流图
A. 二尖瓣狭窄患者心尖位左心长轴切面，取样线经狭窄的瓣口获得的 M 型彩色多普勒血流图；B. 二尖瓣狭窄患者心尖位四腔切面。二图的取样线均经狭窄的瓣口获得 M 型彩色多普勒血流图，显示从二尖瓣曲线 D 点开始的持续整个舒张期的以红色为主的湍流信号。患者有房颤，EE 间距及舒张期血流持续时间长短不等

（二）M 型彩色多普勒血流图

选择 M 型取样线时，要尽可能地使之通过狭窄的瓣口，并与血流束的流向相平行（图 22-27）。

在彩色多普勒二尖瓣波群上，见舒张期内前后叶曲线间呈现鲜亮的红黄色血流束，E 峰后立即出现，A 峰处结束。由于瓣口狭窄，故血流束的前后径甚小，一般在 0.5~1cm 之间，少有超过 1.5cm 者，血流持续时间与瓣口开放时间有关。心率慢、舒张期长者，血流持续时间较长；心率快、舒张期短者，持续时间也短。如有心房纤颤，血流持续时间或长或短，变换不已。如取样线下移，位于腱索水平时，可见血流束增宽，所呈现的色彩与血流方向和声束之间的夹角大小有关。如夹角小于 90°者，血流对向探头，故呈红色。如夹角大于 90°而小于或等于 180°者，因血流背离探头，故血流呈现蓝色。在红色血流信号中，愈近中心处，流速愈快，色彩鲜亮，甚至出现色彩倒错现象。而邻近边缘处，流速较慢，故其亮度明显减低。

诊断与鉴别诊断

一、诊断要点

超声心动图对二尖瓣狭窄的诊断有较高特异性，其主要依据如下：

1. 切面图上见二尖瓣前后叶反射增强变厚，活动幅度减小，舒张期前叶体部膨隆呈气球状，瓣尖处前后叶的开口距离明显缩短，开口面积亦变小。

2. 二尖瓣前叶曲线上，舒张期正常的双峰消失，E 峰后曲线下降缓慢，EA 间凹陷消失，呈平台状。根据狭窄程度不同，下降速度亦有差异，正常人多在 100mm/s 以上，而狭窄时多在 50mm/s 以下。与此相应，E 峰后下降幅度即 EA 间垂直距离减小，在 6mm 左右，而正常人下降幅度在 16mm 左右。

3. 二尖瓣后叶曲线发生异常，与前叶呈同向活动，前

后叶曲线间距离在舒张早期较正常人减小,正常人在20mm以上,狭窄时在10mm左右。

4. 心脏形态有改变,左房扩大,右室及右室流出道变宽,但左室则在正常范围或稍有减小。

5. 彩色多普勒显示舒张期二尖瓣口可见狭窄涡流血流信号。频谱多普勒有典型的全舒张期、位于零线以上、方向朝上的、双峰实填的宽带频谱,同时可听到粗糙、低沉嘈杂的噪声。频谱多普勒测量也发现有二尖瓣口射流加速,二尖瓣口跨瓣压差明显增大的情况。

二、鉴别诊断

在鉴别诊断方面应注意以下几种情况:

(一)左室容量负荷增大的疾病

在室间隔缺损、动脉导管未闭、二尖瓣关闭不全、贫血等疾患中,由于流经二尖瓣口的血流量增多,故流速加快,彩色多普勒显像表现为一股色彩明亮的、血流中心反转为蓝色的红色血流束。与二尖瓣狭窄血流的不同之处在于血流束较二尖瓣狭窄者明显增宽,且频谱多普勒上呈现层流、中空、方向朝上的窄带曲线,配合二维图像的观察可以鉴别。

(二)左心功能不全的疾患

在扩张型心肌病及冠心病等患者中,左室功能减退,因而二尖瓣开口幅度减小,血流速度明显减慢,但离散度小,仍具层流的特点。彩色多普勒的色彩为暗淡的单纯的红色,配合二维图像的观察可以鉴别。

(三)与先天性狭窄的区别

先天性二尖瓣狭窄一般以二尖瓣装置广泛、不同程度的畸形为特征。包括二尖瓣叶增厚、纤维化及结节状改变;交界处粘连、退化或缺失;腱索融合及乳头肌纤维化等,使二尖瓣形成增厚的漏斗状、平台样或隔膜样结构,妨碍左房血流入左室。

先天性二尖瓣狭窄的二维超声表现,轻者出现前叶舒张期气球样变,重者瓣膜增厚,活动僵硬,舒张期开放严重受限。由于多数患者年龄幼小,胸前探查透声多数良好,图像足够清晰,故一般情况下经食管超声无大的必要。

(四)降落伞样二尖瓣畸形

降落伞样二尖瓣(parachute mitral valve,PMV)仅存在一组乳头肌或虽有两组乳头肌但其中一组明显退化,由此

单组乳头肌或两组中有功能的一组发出的腱索同时连接前后叶,因此造成二尖瓣开放受限,血流经过狭窄的瓣口后经腱索之间的空隙进入左室,形成瓣口水平及腱索水平的双重流入障碍。降落伞样二尖瓣畸形由于单组或两组中有功能的乳头肌通常为后内侧乳头肌,更接近经食管探查近场,加之多平面经食管超声可较经胸壁超声更自由地多方位获取与展示瓣下结构,故当诊断有疑问或不肯定时可行经食管超声补充探查。

(五)二尖瓣瓣上狭窄环

二尖瓣瓣上狭窄环(supravalvular stenosis ring of mitral valve)为二尖瓣瓣上(心房面)额外发生一由结缔组织构成的环状或膜状结构,部分阻碍左房血流入左室。

二尖瓣瓣上狭窄环者主要超声表现为二尖瓣环左房面出现膜样或带样回声。由于此异常结构在左房面,故经食管探查时易清晰显示,多平面探查尤可完整显示全部瓣上环的轮廓与范围,且与三心房等畸形更易鉴别。

(六)相对性二尖瓣狭窄

除上述二尖瓣器质性病变所致狭窄外,部分主动脉瓣关闭不全可引起二尖瓣相对性狭窄,这是因为舒张期主动脉瓣的反流血冲击二尖瓣前叶所致,可能与临床 Austin-Flint 杂音形成有关。主动脉瓣关闭不全引起的相对性二尖瓣狭窄的超声特征:①二尖瓣前叶舒张期开放幅度降低,这是主动脉瓣反流冲击瓣膜所致,一般以舒张中晚期较明显,严重者舒张早期亦可发生。②二尖瓣的横断面变形,短轴上前叶由向前凸出变为平坦,严重时甚至弯向左室流出道,且随着舒张期的发展而改变越明显,形成一新月形二尖瓣口而不是正常的圆形或椭圆形。这是因为主动脉瓣反流血主要冲击前叶中部即正常前后叶分离最大处所致。③M 型曲线上出现前叶舒张期扑动。

(七)二尖瓣机械性狭窄

二尖瓣机械性狭窄是指瓣叶装置未见形态、结构的改变,而由于左房内存在异常占位,且病灶活动度较大,于舒张期随心动周期达二尖瓣口,致二尖瓣口相对狭窄。最常见病例如左房黏液瘤,在舒张中、晚期,黏液瘤随心动周期脱向二尖瓣口,占据大部分瓣口面积,造成二尖瓣口相对狭窄,手术切除瘤体后即可解除二尖瓣狭窄,瓣叶本身不需要手术矫治。

临 床 价 值

一、确定有无狭窄

依据超声心动图二尖瓣 M 型曲线、二维、频谱及彩色多普勒之改变,可确诊有无二尖瓣狭窄。经临床检查及心电图、心音图、心导管等证实的二尖瓣狭窄患者,100%可由超声心动图确诊。经手术证实的二尖瓣狭窄患者,完全与超声心动图术前诊断一致。故目前超声心动图是诊断该病的最有效、直观、简捷的无创性检查手段。

二、狭窄程度的定量

根据欧洲超声心动图协会(EAE)与美国超声心动图学会(ASE)2008 年颁布的关于临床实践中应用超声心动图评估瓣膜狭窄的指南及规范,对于二尖瓣狭窄的评估方法及狭窄程度分级做出如下建议。

(一)跨瓣压差(一级推荐)

超声多普勒为无创性实时了解二尖瓣口跨瓣压提供了有效手段,依据改良 Bernoulli 方程 $\Delta P = 4V^2$,常用峰值、舒张末期及平均跨瓣压差表示(注意平均跨瓣压差的测量应是瞬时跨瓣压差时间积分后的平均,而不是用平均速度来计算跨瓣压差)。尽管跨瓣压差受跨瓣血流量、心率、心输出量及瓣口反流等多因素的影响,此方法的准确性仍受到推崇。

绝大多数患者都采用心尖部声窗检测多普勒跨瓣压差,这一位置可使声束与跨二尖瓣口血流相平行。在检查

过程中应注意调整取样线方向，尽可能减小多普勒声束与二尖瓣口血流之间的夹角，以避免低估跨瓣血流速度。心尖部声窗彩色多普勒显像有助于辨认瓣膜和瓣下装置畸形导致的偏心性反流。对这些患者可通过彩色多普勒所显示的最大血流速度所在区域，从而引导频谱多普勒取样线的方位。

优化增益设置、取样线方向，选择良好的声窗是获得轮廓清晰的多普勒血流频谱的保障。将舒张期跨二尖瓣多普勒血流频谱轮廓进行勾画，并通过计算机软件分析，即可获得跨二尖瓣最大压差和平均压差。平均跨瓣压较之最大跨瓣压与血流动力学的关系更为密切，因后者来自于峰值跨瓣流速，可受到心房顺应性和左心室舒张功能影响。

测算跨瓣压差时应同时报告相关心率。对房颤患者的平均压差测算，应选取五个变异较小且尽可能接近正常心率的 R-R 间期进行检测并取其平均值。

尽管由多普勒测算出来的跨二尖瓣压差是可信的，但其并非评估二尖瓣狭窄程度最佳参数，这是因为这一参数不仅取决于二尖瓣口面积，同时还取决于影响跨二尖瓣血流量的其他因素，其心率、心输出量以及是否伴有二尖瓣反流至关重要。同时也需注意检验平均跨瓣压差与其他超声心动图参数的一致性，当其他参数的准确性难以得到保证（特别是二尖瓣口面积）或可能受到附加因素影响时（如存在左室舒张功能减退时的压力减半时间，详见后文）应予关注。此外，平均跨二尖瓣压差对评价预后有一定价值，特别是在二尖瓣球囊扩张治疗后更是如此。由于狭窄血流位于食管超声远场，且与声束产生夹角，故经食管超声较经胸壁超声易低估跨瓣压差。

（二）瓣口面积

大量研究证实，经胸壁超声作为无创性准确判断瓣口面积的方法之一，其与心导管及术中测量结果有极好的相关性，但在部分因肥胖、慢性阻塞性肺疾患、胸廓畸形或近期胸部手术等不能获得理想切面的患者身上，经胸壁超声尚不能提供足够的诊断信息，而经食管超声则有肯定的诊断价值。

1. 二维超声直接测量瓣口面积（一级推荐）　无论经食管超声还是经胸壁超声，在二尖瓣水平心室短轴切面勾画测量其瓣口几何面积时应注意选择精确的、真正横切二尖瓣口的切面；增益条件宜小不宜大；时相要严格控制在舒张早期二尖瓣最大开放限度时；勿将大的回声失落亦勾画在瓣口轮廓内。

与经食管超声获取主动脉瓣口面积相比，获取二尖瓣口的横断面难度较大，对操作者有更高的要求，加之二尖瓣口在心动周期内头尾端方位上的不断运动更增加了判断的复杂性，尤应注意掌握轻度前进、后退及左右旋转的技术。单平面经食管超声对二尖瓣口的成功显示率偏低为 69%，其原因为：与经胸壁超声相比，经食管超声获取的二尖瓣口切面，其瓣叶边缘与声束夹角更趋于平行。因此，高质量图像主要依赖于侧向分辨力而不是轴向分辨力；其次，从胃底水平到达二尖瓣须经过扩大的左房，而食管探头频率通常较高，穿透力有限。尽管如此，经食管超

声对瓣口面积的测量、狭窄程度判别均与经胸壁超声相关良好，两者无显著差异。

2. 压差减半时间法（pressure half time，PHT）（一级推荐）　此法于 1960 年在心导管术中提出，1979 年演绎到超声，对典型的二尖瓣狭窄频谱，利用经验公式 MVA = 220/PHT 可以测量自然瓣二尖瓣狭窄瓣口的面积。当频谱曲线呈非线性斜率时，舒张早期或晚期出现小的尖峰，测量时则以舒张中期的斜率及其外延为准。亦有直接用压差减半时间评估二尖瓣狭窄程度。但值得强调的是，在评估人工二尖瓣有效瓣口面积时，不宜应用上述经验公式。因为此公式不是逻辑推导的，而是依据自然瓣的观测结果所获得的"经验"公式，仅适用于计算自然瓣瓣口面积，而不能用于计算人工瓣的瓣口面积。但是，对于人工瓣可直接以压差减半时间为参数来评价。

压差减半时间法评估二尖瓣狭窄程度重复性好，观察者之间及观察者个人的误差很小，但在某些心率快速变化、左室顺应性改变、合并主动脉瓣反流或二尖瓣成形术或球囊扩张术后的测值不能准确反映瓣口面积，说明它不是一个独立的、仅由跨瓣压差变化决定的因素。其原始理论公式为：

$$Ea = (11.6 \times Cn \times \sqrt{\Delta P_0})/(Cd \times PHT)$$

此式说明其影响因素有左房压（P_0），左房-左室顺应性差（Cn），收缩系数（coefficient discharge，Cd）及压差减半时间（PHT）等，只有在符合使用经验公式的条件时才能简单应用 MVA = 220/PHT 计算。

实际上由经验得到的常数 220 与净顺应性成比例，即左心房顺应性、左心室顺应性以及模型中跨二尖瓣压差平方根的组合，但该模型除外了左心室主动松弛性。增高的平均压差常被减低的顺应性抵消，这或许可解释压力减半时间法与其他方法所测得的二尖瓣口面积常存在较好的相关性。

当然也有例外的情况，特别是当压差和顺应性发生显著的和突然的变化时。这见于二尖瓣球囊扩张术后的瞬间，可能存在二尖瓣压差下降与单纯顺应性增高之间有重大差异。除了上述介入治疗之外，二尖瓣血流速度迅速减低，即很短的压力减半时间，也可见于有严重的二尖瓣狭窄但左心房顺应性特别低的患者。在伴有严重主动脉瓣关闭不全者其压力减半时间也缩短。左心室舒张功能受损对压力减半时间的影响较难评估，这是因为主动松弛和顺应性对舒张期跨二尖瓣血流的影响是复杂和矛盾的。当左室松弛性受损时舒张早期减速时间延长，而当左室顺应性减低时舒张早期减速时间又会缩短。左室舒张功能异常可能是导致压力减半时间法用以评估老年患者二尖瓣口面积可靠性差的原因。这一问题不仅关系到对老年风湿性二尖瓣狭窄的评估，更关系到对老年退行性变导致的钙化性二尖瓣狭窄的评估，后者常合并主动脉瓣狭窄和高血压并存在舒张功能异常。因此，采用压力减半时间法对老年退行性变导致的钙化性二尖瓣狭窄的评估不甚可靠，应避免使用。

3. 三维超声心动图测量瓣口面积（一级推荐）　二维超声测量 MVA 关键在于寻找真正的瓣口平面，因而需要

较好的胸骨旁声窗,且在很大程度上取决于检查者的经验。当瓣叶变形及钙化严重时,往往很难识别瓣口平面并描记瓣口边缘。而 RT-3DE 能获得独立于声窗的容积数据库,并从中获得任意方位的二维图像,通过三维空间定位找到真正的瓣口平面。有学者研究表明:以 Gorlin 公式法为标准,三维法于左室面所测 MVA 偏差较二维的 PISA、PHT 及面积法小,因而准确性更高。我们用"照相法"测量二尖瓣狭窄患者术中切除的二尖瓣标本 MVA,将此作为"金标准"与多种超声方法 MVA 测值比较后,发现 RT-3DE 的 MVA 测值较 2DE 及 PHT 法测值与真实的解剖二尖瓣口面积相关性高(r 分别为 0.89、0.84 和 0.78)。

实时三维超声心动图不仅能定量解剖二尖瓣口面积,还能测量有效瓣口面积(EOA),也可反映狭窄严重性。血流狭径面积(vena contracta area, VCA)是最准确和直接测量 EOA 的方法,可避免连续方程法及 Gorlin 公式法测量对于血流动力学因素的依赖。Shandas 等用离体实验制造狭窄瓣膜模型,结合 RT-3DE 及声学造影技术加强有效过瓣血流面积的显示,并测量血流狭径面积。他们还发现三维造影获得的信息远比二维法多,且可进行任意平面的切割,能迅速、准确的定位和测量血流狭径面积,这对于瓣口形状复杂的狭窄患者尤其重要(图 22-28)。

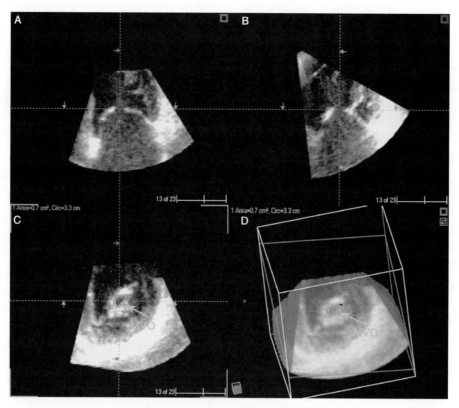

图 22-28 实时三维超声心动图测量二尖瓣口最大开放面积
A,B. 在三维工作站中旋转和切割,在两个相互正交的平面中央显示二尖瓣尖;C. 在三维数据库中选择真正的二尖瓣口平面,并逐点描记瓣口面积;D. 在三维空间鸟瞰真正的二尖瓣口

4. 连续方程法(二级推荐) 一般连续方程法所测量的均为有效面积而非解剖面积,故测量值比心导管低估,但相关性良好。由于经食管超声对于主动脉瓣口面积及血流显示良好,故使用该法测量较准确。以下公式可估计二尖瓣狭窄患者的瓣口面积:

$$MVA = AOA \times TVI_{AO}/TVI_{MV}$$

式中 MVA 为二尖瓣口面积(cm^2),AOA 为主动脉瓣口面积(cm^2),TVI_{AO} 为主动脉瓣口血流速度时间积分 cm,TVI_{MV} 为二尖瓣口血流速度时间积分 cm。

每搏量也可由肺动脉进行测算,但实际上由于声窗的限制,很少采用这一方法。连续方程法测算 MVA 的次数有可能增加测量误差的影响。此法不适用于房颤合并明显二尖瓣或主动脉瓣反流的患者。

5. 彩色多普勒近端血流会聚法(PISA)(二级推荐) 应用血流会聚法评价二尖瓣狭窄严重程度,不受二维超声直接瓣口面积测量法和多普勒压力减半时间法许多影响因素的限制(如瓣口形状、增厚度、钙化度、合并反流、操作手法、仪器条件等),经胸超声检查时可在心尖左心长轴切面、两腔切面或四腔切面上进行,经食管超声心动图检查时,由于左房内血流会聚区显示范围大而清晰,尤其适宜应用该法进行定量研究。计算方法为:

$$MVA = Q/V$$
$$Q = 2 \times \pi \times R^2 \times AV \times \alpha/180$$

式中 MVA 为二尖瓣口面积(cm^2),Q 为经过二尖瓣口的最大瞬时流量(ml/s),V 为经过二尖瓣口的最大流速

(cm/s),R 为心动周期中最大血流会聚区红蓝交错界面至二尖瓣口(两瓣尖连线)的距离,AV 为 Nyquist 速度,α 为二尖瓣前后叶瓣尖的夹角。华中科技大学邓又斌等应用上述方法对 42 例二尖瓣狭窄患者进行了研究,所用 Nyquist 速度为 21cm/s,二尖瓣口面积测量:血流会聚法为 (1.61 ± 0.92) cm^2,二维超声法为 (1.66 ± 1.05) cm^2,压力减半时间法为 (1.49 ± 0.89) cm^2,三者间无明显差异。然而,在合并有二尖瓣关闭不全或主动脉关闭不全患者,虽血流会聚法和二维超声法所测瓣口面积间无差异,但压力减半时间法却分别低估或高估了二维超声瓣口面积。该研究结果表明,血流会聚法能准确估计二尖瓣狭窄瓣口面积,且不受合并二尖瓣及主动脉瓣关闭不全的影响。

Cormier 等对 14 例重度二尖瓣狭窄患者进行研究,发现超声心动图彩色多普勒血流会聚法所测二尖瓣瓣口面积与压力减半时间法所测结果相关性较好($r=0.79,P<0.001$),当除去合并心房纤颤的病例时,相关性进一步提高。Rittoo 等分别使用经食管超声心动图彩色多普勒血流会聚法、压力减半时间法、二维图像直接面积测量法及心导管格林公式法,比较了 35 例二尖瓣狭窄患者行球囊扩张术前后 24 小时内二尖瓣口的面积,结果表明血流会聚法所测结果与二维直接测量法相关性较好,而与压力减半时间法及心导管格林公式法所测结果相关性稍低。

6. 其他评估严重程度的指标(三级推荐) 二尖瓣阻力的定义是指二尖瓣平均压差与舒张期过二尖瓣流率的比值,二尖瓣流率可以由每搏量除以舒张期充盈时间得出。二尖瓣阻力属于一种非传统性评估二尖瓣狭窄程度的方法,这一指标较少依赖过二尖瓣的血流状态。然而对此仍有争论,实际状况是虽然二尖瓣阻力与肺动脉压力相关性良好,但与二尖瓣口面积这一指标相比,在二尖瓣狭窄程度的评估方面并未显示出更大的价值。

用多普勒测定的右室和右房之间收缩期三尖瓣反流压力阶差所代表的的肺动脉压力,实际上反映的是二尖瓣狭窄的后果而非其严重程度。虽然有建议应该注意肺动脉压与平均跨二尖瓣压差及瓣口面积的一致性,但在特定的二尖瓣口面积下,肺动脉压力可能存在较大的变化范围。前文 1,2 两点对估测狭窄有较大价值,然而,肺动脉压力监测也是一个对临床决策起关键作用的指标,因此也十分重要。

7. 二尖瓣狭窄程度如何分级 正常成人二尖瓣瓣口面积为 4~6cm^2,当二尖瓣联合装置出现病理性改变,瓣口面积<4cm^2 时即可出现狭窄,开口面积在 1.5~4cm^2 之间对血流动力学影响不大,通常没有症状。当狭窄程度进一步增加时,在静息状态下心排量低于正常且不能随活动而增加,此时应考虑存在明显二尖瓣狭窄,即开口面积<1.5cm^2 才会出现血流动力学的异常。带有体表面积的指标考虑到了体表面积对检查参数的影响。然而,尚未得出含有体表面积的二尖瓣瓣口面积指数的阈值,且二尖瓣瓣口面积指数往往高估肥胖患者二尖瓣狭窄的严重程度。

二尖瓣狭窄的定量评估研究已有大量的文献报道,各

家报道的数据不尽相同。美国超声心动图协会推荐使用的二尖瓣狭窄的分级指标如表 22-2 所示。评估时,应综合二维超声瓣口面积测量及平均压差。当上述检查结果不一致时,除非声窗很差,一般采用二维超声测定的瓣口面积作为参照。跨瓣压差和肺动脉压力等参数因受多种因素的影响尤为明显,仅能作为支持诊断的依据,并不能作为二尖瓣狭窄程度的诊断标准;当这些指标异常时,提示存在中到重度狭窄。但静息状态下严重二尖瓣狭窄也可能表现为肺动脉压力正常。只有在退行性变导致的二尖瓣狭窄中,考虑到二维超声和压力减半时间法检测狭窄瓣口面积的局限性,可以采用平均跨瓣压差作为退行性变导致的二尖瓣狭窄严重程度的诊断标准。表 22-2 所提供的数据仅供参考。

表 22-2 二尖瓣狭窄的定量分级指标

	轻度	中度	重度
特征表现			
瓣口面积(cm^2)	1.5~2.0	1.0~1.5	<1.0
辅助性指标			
平均压差(mmHg)	<5	5~10	>10
压差减半时间(PHT,ms)	<180	180~280	>280
肺动脉压力(mmHg)	<30	30~50	>50

注:适用于窦性心率,且心率 60~80 次/分的患者

有学者认为,当二尖瓣联合装置出现病理性改变,如在风湿性心脏患者中,部分患者二尖瓣表现以关闭不全为主,瓣叶增厚、回声增强,交界处稍粘连,舒张期瓣叶开放呈穹隆状,无法贴壁,开口面积在 2~4cm^2 之间,对于这一类的二尖瓣狭窄程度的评估称为解剖学狭窄。

原则上,风湿性二尖瓣狭窄严重程度的评估主要依赖于二维超声直接测量瓣口面积,因为其他检测参数受多种因素的影响,特别是压差和肺动脉压力等参数尤为明显。此观点在采用上述方法估测二尖瓣面积时得到验证,即使患者存在严重瓣膜变形时,结果也如此。

如同指南细节所述,虽然狭窄的严重程度是仅涉及干预治疗决策的众多特征性改变之一,却不失为一个重要的指标。对于二尖瓣狭窄瓣口面积>1.5cm^2 的患者通常不考虑干预治疗,除非患者体表面积较大且伴随临床症状。当二尖瓣口面积<1.5cm^2,干预治疗的决策取决于瓣膜狭窄的继发改变(症状,房颤,肺动脉压力)和是否适合二尖瓣球囊扩张术。对于瓣口面积<1.5cm^2 且主诉无症状或存在可疑症状的患者,推荐进行运动负荷试验。

有学者重点研究了二尖瓣球囊扩张术后超声心动图所见对二尖瓣狭窄患者预后的影响。在一篇至少随访了 10 年的报道中,多变量分析证实瓣膜结构形态是存活率的重要预测因子。二尖瓣球囊扩张术后,不论平均压差瓣口

面积或左房以及肺动脉压力,二尖瓣狭窄程度或相关血流动力学的继发改变都可作为存活率的预后指标。二尖瓣球囊扩张术(percutaneous balloon mitral valvuloplasty)后二尖瓣关闭不全的程度以及患者的基本参数,如年龄、心功能等级、以及心律也是长期预后的重要指标。

由于二尖瓣狭窄自然发展史和二尖瓣交界分离术的大规模研究在目前的超声心动图应用之前就已经开展,因此这些结果难以对超声心动图的预后评估提供帮助。

三、经食管超声心动图开辟了新的窗口

经食管超声心动图排除了经胸壁超声心动图可能妨碍图像观察的多种干扰因素,图像质量优良。在二尖瓣疾病中尤其有利于观察:①左房情况:包括左房、左心耳云雾影反射及血栓、凝血块形成;②二尖瓣反流情况:此在经胸壁超声心动图常因二尖瓣重度钙化或人工瓣强反射所阻挡;③异常二尖瓣结构:包括瓣膜脱垂、连枷及赘生物形成等;④更易于探查肺静脉及其血流情况,以便从中评价二尖瓣反流或狭窄程度。因此,经食管超声心动图与经胸壁超声心动图配合使用,将可提供有关二尖瓣疾病更全面、更详细、更准确的诊断信息。

四、狭窄瓣膜病变的超声评分

1989年Wilkins根据经胸壁超声心动图检查提出以二尖瓣增厚度、钙化度、活动度及瓣下结构增厚度等四个方面综合评分以供临床医师对拟行二尖瓣球囊扩张术的患者进行术前评估(表22-3)。

表22-3 超声心动图对二尖瓣形态学评分表

级别(分数)	柔顺性	瓣下增厚度	瓣叶增厚度	钙化度
1	高度活动的瓣膜仅瓣尖受限	仅紧邻瓣膜的瓣下结构轻度增厚	瓣膜接近正常厚度(4~5mm)	瓣膜仅单个区域反射增强
2	瓣膜中部及基底部活动性正常	增厚仅限于腱索近端1/3	瓣膜中部正常边缘增厚(5~8mm)	瓣膜边缘散在性反射增强
3	瓣膜舒张期持续前向运动(主要指基底部)	增厚至腱索远端1/3	全部瓣叶增厚(5~8mm)	反射增强扩展至瓣膜中部
4	瓣膜舒张期无或仅有轻度前向运动	所有腱索均广泛增厚及缩短,并向乳头肌扩展	所有瓣叶组织明显增厚(>8mm)	大部分瓣膜组织反射增强

(本表摘自 Wilkins GT,et al. Br Heart J,1988,60:299)

表中各项指标较全面考虑了瓣膜及瓣下结构的整体改变,值得我们在超声检查中借鉴。但二尖瓣球囊扩张的机制在于二尖瓣瓣膜联合部的撕裂,故瓣膜交界处融合程度、纤维化程度、对称程度及钙化程度将直接影响术后疗效。此外,瓣下钙化组织的断裂或纤维化或钙化瓣膜组织的断裂均对球囊扩张术的成功与否有影响,而对此常规经胸壁或经食管超声评分尚有欠缺。因此探索新的有效的超声评估指标仍存在重大意义。

五、为制订治疗方案提供依据

风湿性二尖瓣狭窄除内科对症姑息治疗外,主要治疗手段为外科换瓣术、闭式分离术及经皮二尖瓣球囊导管扩张术。经皮二尖瓣球囊导管扩张术非开胸、创伤小、恢复快,必要时可重复治疗,已广为医患双方所接受。经胸与经食管超声检查相结合对于术前病例选择非常重要,其中包括:①建立风湿性二尖瓣狭窄的诊断;②提供病损严重程度的信息(包括瓣口面积、跨瓣压差等);③确定有无严重禁忌证、并发症;④瓣膜形态学评估。超声检查进行形态学的准确评估对于选择合适的病例、排除左房血栓和重度二尖瓣反流、预测术后疗效具有举足轻重的作用,是任何其他检查手段所不能比拟的。

六、术中的监护

在二尖瓣球囊扩张术中,超声心动图尤其是经食管超声心动图能清楚地观察穿刺针顶端的位置和走向,确定它与房间隔的空间关系,准确引导于卵圆窝处穿刺。另外,超声心动图可协助球囊导管通过并扩张狭窄的二尖瓣口,准确定位于二尖瓣狭窄处并进行扩张,能指导临床医师准确把握扩张的次数和程度,减少误穿冠状静脉窦、主动脉或心包以及盲目扩张而引起的心脏压塞、二尖瓣瓣叶撕裂、腱索断裂、乳头肌损伤致二尖瓣反流加重等并发症的发生,以达到手术顺利进行、缩短手术时间、减少X线照射剂量的目的。在二尖瓣置换术中,经食管超声心动图的应用可及时了解人工瓣的活动情况、有无瓣周漏,必要时可在关胸前再次手术,使患者免遭第二次手术的不幸。另外可于术中监测心功能,评价麻醉药物对心功能的影响,指导术中排气,避免或减少术后空气栓塞等并发症。

七、术后疗效的评价和随访

二尖瓣狭窄患者行机械瓣置换术或二尖瓣球囊导管扩张术后多需二维超声、频谱及彩色多普勒等综合超声技术对术后即时和远期疗效进行追踪评价,主要通过测量手术前后二尖瓣峰值或平均跨瓣压差、瓣口面积、左房等房室大小、二尖瓣反流的改变、有无瓣周漏等进行评估和随访。经食管超声心动图在评价人工机械瓣功能及判断有无瓣周漏时明显优于经胸壁超声。晚近也有采用动态三维超声心动图评价球囊扩张术的疗效及人工瓣的形态,有学者认为其在了解狭窄瓣膜的几何形态、球囊扩张的机制、人工瓣的立体构型、反流和瓣周漏的空间方位及鉴别上有重要价值,但尚处于研究阶段,需进一步完善。

八、估计血流动力学改变对瓣口面积的影响

以往认为,风湿性二尖瓣狭窄患者,其二尖瓣由于变性、钙化,二尖瓣口面积常不改变。最近研究表明,情况并非如此。据邓又斌等报告,二尖瓣口面积是否改变与瓣膜损坏程度有关,并用血流会聚法研究了 28 例二尖瓣狭窄患者运动前后的二尖瓣口面积,他们发现,Wilkins 评分大于或等于 12 的患者(表明二尖瓣钙化严重),二尖瓣口面积在运动前后无明显改变,而在 Wilkins 评分小于 12 的患者(表明二尖瓣钙化较轻),运动后二尖瓣口面积较运动前明显增加。

附　鲁登巴赫综合征

当二尖瓣狭窄(mitral stenosis,MS)合并房间隔缺损(atrial septal defect,ASD)时,又称为鲁登巴赫综合征(Lutembacher syndrome)。鲁登巴赫综合征发生率占二尖瓣狭窄的 0.6%～0.7%,占继发孔房间隔缺损的 4%,女性多见。

Lutembacher 于 1916 年最早描述此综合征,包括继发孔型房间隔缺损和二尖瓣狭窄(图 22-29)。后来将其含义扩大,即房间隔缺损包括先天性和后天性,二尖瓣病变包括狭窄和(或)关闭不全,二尖瓣病变可能是风湿性、先天性或黏液性变。最近又有学者根据先天性或后天性房间隔缺损将此综合征分为经典性和获得性两种。1970 年,Lutembacher 等首次提出把先天性房间隔缺损合并后天性二尖瓣狭窄作为一种独立的综合征,并将该病种称为经典性鲁登巴赫综合征。继后在临床中,医学工作者又发现二尖瓣狭窄患者行经皮球囊扩张术后出现房间隔水平左向右分流的复合病变,这种病变与鲁登巴赫综合征既有相同之处,又有其各自的特点,称为获得性鲁登巴赫综合征。

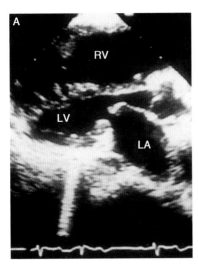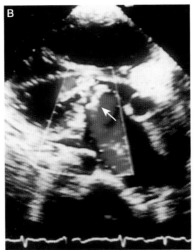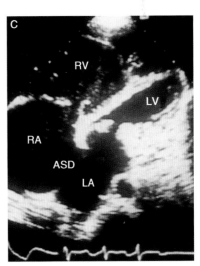

图 22-29　二尖瓣狭窄合并房间隔缺损

A. 左心长轴切面,可见二尖瓣开放受限,开口减小,同时右室明显增大;B. 彩色多普勒血流显像,二尖瓣口可见舒张期湍流血信号;C. 四腔图,房间隔中部可见连续中断(ASD),右心增大

经典性鲁登巴赫综合征病理生理改变是在原有房间隔缺损的基础上存在左向右分流,以后合并二尖瓣狭窄使分流量增加。鲁登巴赫综合征不同于单纯的房间隔缺损和二尖瓣狭窄,二者相互影响,其临床表现和病变程度变化主要取决于以下因素:继发孔型房间隔缺损的大小、二尖瓣狭窄的程度、右心室顺应性和肺血管阻力。病变晚期患者肺动脉高压常较重,心功能较差,房间隔缺损左向右分流减轻了二尖瓣狭窄所造成的左心房负荷增加和肺静脉淤血,而二尖瓣狭窄使左心房压力增高,加大了左向右分流,增加了右心房、右心室的容量负荷,使右心、肺动脉

和整个肺循环血流量增多,右心室前、后负荷均增加,易导致肺动脉高压和心力衰竭。房间隔缺损和二尖瓣狭窄均可使左心房流入左心室的血流量减少,无法通过左心房增厚、增大、加强收缩而增加进入左心室的血流量,因此左心室的失用性萎缩更加明显,左心室及主动脉较正常人小。病变晚期当肺动脉高压明显时,心房压力差可消失,彩色多普勒甚至出现右向左分流信号,导致艾森曼格综合征(Eisenmenger syndrome)。获得性鲁登巴赫综合征是20世纪80年代开展经皮球囊扩张术后的产物,其医源性房间隔缺损的闭合情况尚无一致的观点。Fawzy等报道用Inoue球囊行经皮球囊扩张术后早期有26%的患者可探查到房间隔缺损,而用双球囊行扩张术后发生率更高。因此,获得性鲁登巴赫综合征的病理基础是二尖瓣狭窄在前,房间隔缺损在后;临床症状主要与二尖瓣再狭窄及房间隔缺损的大小有关。由于二尖瓣狭窄时左心房压力增加,如果此时出现左向右分流,则流速明显增加,在同样大小的房间隔缺损下,获得性鲁登巴赫综合征的分流量要比经典性鲁登巴赫综合征大,也大于单纯房间隔缺损。此时,由于右心室难以适应突然增加的容量负荷,极易出现右心衰竭。在肺淤血的基础上又有大量的肺充血,故早期即可出现肺动脉高压。

风湿性二尖瓣狭窄合并肺动脉高压是肺动脉长期慢性被动性重建的结果,其主要病理改变为:二尖瓣及瓣下腱索增厚、回声增强,瓣叶交界处粘连、钙化,舒张期瓣叶开放受限,瓣叶呈"屋顶"样或"穹窿"样改变,二尖瓣瓣口狭窄阻塞和(或)左心功能不全,左心房压和肺静脉压升高逆向传导,肺小动脉反应性收缩而形成被动性肺动脉高压。由于肺血管长期处于淤血和水肿状态,肺血管床发生形态学改变,包括肺动脉、肺静脉及毛细血管和淋巴管的改变。Woolley等报道,风湿性心脏病二尖瓣狭窄合并肺动脉高压患者静脉壁有明显的病理改变,表现为血管壁不同程度的增厚,内膜有不同程度的增生,中层环形肌增生,有时出现纵向肌纤维,毛细血管管腔同心性狭窄,而先天性心脏病肺动脉高压患者中没有这种肺静脉及毛细血管的改变。另外,肺动脉病理改变是以非肌型动脉"肌型化"及肌层增厚为主,而未发现肺肌型动脉中层平滑肌萎缩、发育不良现象,其病理改变在Health分级的Ⅳ级以内,极少有患者肺血管已发展至丛状改变。

获得性鲁登巴赫综合征与普通的二尖瓣狭窄有所不同,尽管房间隔缺损减轻了二尖瓣狭窄引起的左心房负荷增加和肺淤血,但心房水平的分流使右心负荷和肺血容量增加,由于二尖瓣狭窄引起的左心房压力增高,分流显著高于单纯房间隔缺损。鲁登巴赫综合征较普通的二尖瓣狭窄患者更易出现右心功能不全和肺动脉高压,且程度更严重。胸部X线片示:肺淤血、右心增大,部分患者可出现双心房影。其原因与经心房水平分流后,经狭窄的二尖瓣口进入左心室和主动脉的血液明显减少有关。超声心动图能准确诊断该病,并可测定房间隔缺损的大小、二尖瓣开口面积以及肺动脉压力。但由于该病独特的病理生理

特征,房间隔缺损的存在降低了左心房压力,故二尖瓣跨瓣压差参考价值不大。

鲁登巴赫综合征的二尖瓣狭窄声像图表现同上所述。经胸超声心动图在主动脉短轴切面、心尖四腔切面、胸骨旁四腔心切面、剑突下双房切面及剑突下四腔心切面均可显示房间隔回声连续中断。彩色多普勒对左、右心房间的分流量及分流速度的显示,受二尖瓣的狭窄程度及左、右心房间压力差决定。当狭窄程度较重或肺动脉压较高致左、右心房内压力差较小或者相等同时,心房水平间的分流信号不明显;当右房压高于左房压时,甚至出现右房向左房的过隔分流信号。经胸超声心动图图像受肺部气体及胸部声窗影响较大,如经胸图像显示较差,则容易漏诊房间隔缺损。而经食管超声心动图(TEE)对于鲁登巴赫综合征具有特异性,TEE于食管后方观察心脏,避免肺部气体干扰,可对瓣膜及房间隔情况进行详细、准确评估。然而,TEE作为一种侵入性检查,部分患者耐受差,有研究发现TEE与经胸超声对二尖瓣的狭窄程度的评估没有显著差异,可作为经胸超声检查受限时的一种补充。而实时三维超声心动图不仅能定量解剖二尖瓣口面积,还能测量有效瓣口面积,反映狭窄严重性,还可对ASD的大小、形态及毗邻关系进行详尽评估。

鲁登巴赫综合征的病理生理学基础在于患者晚期往往合并重度肺动脉高压和心功能不全。因此,如何早期诊断和治疗是提高鲁登巴赫综合征疗效的关键所在。对于二尖瓣狭窄患者,特别对女性患者,如果合并重度肺动脉高压,应注意有无房间隔缺损,以避免在手术中发生不必要的危险。一旦诊断为鲁登巴赫综合征,宜尽早手术。

以往本病均由外科行开胸房间隔缺损修补术及二尖瓣整形或置换术。近年来,随着心脏介入治疗的发展,如符合介入治疗适应证,经皮穿刺二尖瓣狭窄球囊扩张术及房间隔缺损封堵术相结合的介入治疗已成为一种更安全有效的治疗手段。介入治疗的临床价值在于:①不需要开胸及全麻、创伤小、操作简单、术后恢复快,相对安全;②疗效肯定,再狭窄后可重复操作;③适用不能耐受体外循环下ASD修补术及二尖瓣置换术患者。

鲁登巴赫综合征患者的联合介入治疗选择适应证应同时包括ASD介入封堵治疗指征、二尖瓣狭窄PBMV治疗指征。由于ASD的存在,二尖瓣狭窄球囊扩张时减少了房间隔穿刺、扩张的步骤,使得手术过程更加简便。超声心动图在鲁登巴赫综合征的术前诊断、适应证的选择、术中的监测及术后疗效的判断中均具有重要的作用,如:①术前:超声心动图可以显示二尖瓣运动状态、狭窄程度以及瓣叶粘连部位;同时显示ASD的部位、形态、大小及与周围组织的毗邻关系。王春凤等研究认为实时三维超声技术能精确测量ASD的最大径,观察其形态及动态变化,有助于全面了解ASD的形状,为封堵术中封堵器型号的选择提供可靠依据。②术中:超声心动图可实时监视球囊导管顶端从右心房穿过ASD进入左心房,再通过二尖瓣口进入左

心室,避免球囊导管顶端移动的盲目性,保证球囊扩张术的顺利进行;而 TEE 及实时三维超声技术在 ASD 封堵过程中多方位显示封堵器输送过程(进入左心房、打开左心房伞、封堵器腰部卡住缺损处、打开右心房伞),确保封堵器位置正常,对组织结构无不良影响。③术后:超声心动图在短期或长期观察二尖瓣是否再狭窄、瓣膜反流量情况;ASD 封堵器位置是否固定,有无出现残余分流等方面起着决定性的作用。

第23章

二尖瓣关闭不全
MITRAL REGURGITATION

◎李 越

病理解剖与血流动力学改变·············354
　一、二尖瓣关闭不全病理机制···········355
　二、二尖瓣关闭不全常见病因···········355
　三、二尖瓣关闭不全反流机制分类·······356
　四、二尖瓣关闭不全病理生理···········357
检查方法与注意事项·················357
　一、检查方式的选择·················357
　二、检查注意事项···················357
超声心动图检查····················358
　一、M 型超声心动图·················358
　二、二维超声心动图·················359

三、三维超声心动图·················364
四、经食管超声心动图···············364
五、彩色多普勒超声心动图···········365
六、频谱多普勒超声心动图···········369
七、二尖瓣反流的继发改变···········371
诊断要点及鉴别诊断···············372
　一、定性诊断·····················372
　二、定量/半定量诊断···············372
临床价值与存在问题···············373
　一、临床价值·····················373
　二、存在问题及注意事项···········375

23

二尖瓣关闭不全(mitral regurgitation,MR)是指由于二尖瓣存在解剖结构和(或)功能上的异常,造成左心室收缩时左心室内血液部分反流到左心房的病理状况,是心血管疾病中最常见的病理现象之一,发病率占二尖瓣病变的40%。它不仅见于瓣膜本身的病变,也可见于二尖瓣附属装置的结构和(或)功能异常。二尖瓣关闭不全可以是一个患者最主要的病变和就医原因,也可以是某些心血管病变附带的次要并发症。在超声心动图发展的早期阶段,即多普勒超声问世之前,仅凭 M 型和二维超声心动图对二尖瓣关闭不全的诊断有很大局限性。当时超声心动图对于二尖瓣关闭不全的诊断只能根据腱索断裂、瓣膜的连枷样运动或明显脱垂等做出间接诊断或推断。随着多普勒超声技术的出现,超声心动图实现了对二尖瓣反流的直接观测,现已经成为二尖瓣关闭不全的首选检查方法。二维与多普勒超声(包括频谱和彩色多普勒成像)的结合,不但可以确定引起瓣膜关闭不全的病因、观察反流的部位、相应解剖形态改变、病理损害程度,还可以代替有创伤性心血管造影技术,对二尖瓣反流的程度进行定量/半定量评估。随着经食管超声心动图、三维超声心动图及更多新技术方法的问世和发展,对二尖瓣关闭不全的诊断更为全面和准确。现在超声心动图已成为诊断瓣膜病变最重要的工具。二尖瓣关闭不全涉及的病变种类繁多、内容精深,本章篇幅有限难以详尽介绍,主要从相关病理机制和超声定性、定量诊断角度进行论述。对具体病变,如二尖瓣脱垂、先天性二尖瓣病变等将有专门章节深入讨论。

病理解剖与血流动力学改变

二尖瓣功能的正常,有赖于整个二尖瓣装置结构和功能的正常。二尖瓣装置主要包括五个部分:瓣叶、瓣环、腱索、乳头肌及相关室壁(图 23-1)。也有认为二尖瓣装置还应包括左心房后壁,即二尖瓣环装置由六个部分组成。只有当二尖瓣装置所有组成部分的结构和功能正常才能保证二尖瓣的正常关闭。左室收缩开始时,乳头肌最先收缩,向下牵拉瓣叶;随心室内压力升高,二尖瓣叶闭合;同时,瓣环周长缩短、瓣口面积减小。当左室射血时,心尖与

二尖瓣距离缩短,由于左室壁和乳头肌的收缩牵拉着腱索,使瓣叶维持在正常闭合水平,不会发生脱垂或连枷样运动。由于二尖瓣环并非一个完整的结缔组织环,其后部缺如,二尖瓣后叶与左房后壁心内膜相延续,因此左房扩大时对后瓣产生牵引力,使之向后偏移而减小了后瓣的有效面积,可造成二尖瓣反流。因此从这一角度说,左心房后壁也与二尖瓣功能有密切关系。

任何后天或先天性病变损害到上述二尖瓣装置及其

精细的协同动作都会导致二尖瓣反流和相应血流动力学改变。导致二尖瓣关闭不全的病变多种多样，每种病变累及二尖瓣装置的部位和病理机制不尽相同，以下将分别进行叙述：

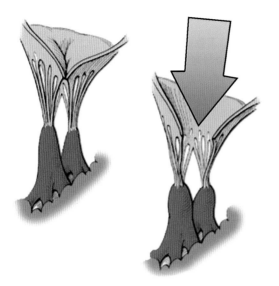

图 23-1　二尖瓣装置
完整的二尖瓣装置包括瓣叶、瓣环、腱索、
乳头肌及相关室壁

一、二尖瓣关闭不全病理机制

（一）瓣叶病变

整个瓣叶或瓣叶的一部分增厚、挛缩、松弛、脱垂、粘连、瘢痕、钙化、穿孔、裂缺、肿瘤等都可能导致收缩期前、后叶对合面积减小、错位、不到位，即前后叶对合不良而出现程度不等的反流。总之，上述改变可概括为瓣叶的缩短或冗长、活动的僵硬或过度、先天畸形或后天破坏，都可引起二尖瓣反流，通常反流量的大小与瓣叶病变的程度成正比。

（二）腱索病变

不同级别的腱索，特别是 1~3 级腱索的冗长松弛、断裂或粘连缩短、僵硬都可能导致瓣膜关闭时应受到的正常节制作用减弱或过度，出现瓣膜脱垂或关闭不到位，进而发生程度不等的二尖瓣反流。腱索的冗长、松弛以及断裂多由黏液样变性等病变所致，腱索的粘连、缩短多见于风湿性瓣膜病。多数腱索病变表现为慢性二尖瓣关闭不全，少数因腱索断裂导致的二尖瓣反流可呈急性病程。

（三）乳头肌病变

乳头肌本身的病变包括末梢和肌腹的全部或部分断裂、坏死、纤维化、萎缩、创伤、浸润性病变。多数为后天性病变，如缺血、坏死、脓肿、结节病、淀粉样变、铁沉积过多、肿瘤等，极少数为先天性畸形，如降落伞样乳头肌、副乳头肌、乳头肌缺失、乳头肌位置异常、乳头肌直接伸入二尖瓣等。乳头肌病变可导致对两个瓣叶的牵拉无力，或两侧牵拉力不平衡，甚或某一瓣叶完全失去牵拉呈连枷样运动，进而出现不同程度的急性或慢性二尖瓣反流。

（四）局部心肌病变

与乳头肌相连室壁的缺血、梗死、室壁瘤，以及左心室

明显扩大或左室壁严重不对称肥厚均可导致乳头肌移位或收缩无力。左室流出道梗阻、心内膜纤维化、原发性心内膜弹力纤维增生症、左冠状动脉起源于肺动脉、心肌炎等亦可直接或间接导致局部心肌运动异常而影响乳头肌功能。此类二尖瓣关闭不全以慢性轻至中度反流为主。

（五）瓣环病变

二尖瓣环的扩张可导致收缩期前、后叶游离缘对合面积减小而导致对合不良。但单纯瓣环扩张引起二尖瓣反流较少见，往往同时伴有因心腔扩大导致乳头肌移位等机制；瓣环钙化可限制瓣环正常状态下有效的括约肌样收缩运动，也会影响瓣膜的正常闭合功能；某些心脏或心外占位性病变、缩窄性心包炎有可能导致瓣环变形，影响瓣叶关闭的对称性。总之，多种瓣环病变都可能导致程度不等的二尖瓣反流。

（六）左心房扩大

许多原因可引起左心房扩大，前已述及由于左房后壁与部分二尖瓣后叶相延续，扩大的左心房可能牵拉二尖瓣后叶导致其位置变异，减少了后叶与前叶的对合面积，进而导致前、后叶对合功能下降出现程度不等的二尖瓣反流，单纯左房扩大导致的二尖瓣反流多较轻。

二、二尖瓣关闭不全常见病因

（一）风湿性心脏病

风湿性心脏病（rheumatic heart disease，RHD）以瓣叶和腱索病变为主，是我国二尖瓣病变最常见病因，但风湿性心脏病引起单纯二尖瓣关闭不全者少见，往往伴有程度不等的二尖瓣狭窄。少数风湿性心脏病表现为单纯二尖瓣关闭不全或以二尖瓣关闭不全为主，其主要病理改变为瓣叶增厚挛缩、僵硬，腱索粘连、增粗、弹性丧失甚至缩短。早年统计所有因风湿性心脏病导致的二尖瓣关闭不全约占慢性二尖瓣关闭不全的1/3。但近年来随着生活水平和方式的变化以及检查手段的更新，发现退行性病变、冠心病以及二尖瓣脱垂等原因导致的二尖瓣关闭不全所占比率明显增加。

（二）二尖瓣脱垂

二尖瓣脱垂（mitralvalve prolapse，MVP）有多种名称，又称 Barlow 综合征、气球样二尖瓣、二尖瓣黏液瘤样变性、二尖瓣松弛等。其主要解剖形态改变包括瓣叶的球囊样膨胀、冗长，腱索疲软、松弛。顾名思义，瓣叶发生脱垂将导致前后叶对合不良或对合面积减小出现反流。主要病理改变为黏多糖基质的增加、囊性变性、正常细胞结构消失，所以又称二尖瓣黏液样变性。本病可以只表现为二尖瓣病变，也可以是一些病变全身表现的一部分。例如，二尖瓣脱垂可见于某些遗传性结缔组织病变，包括马方综合征、埃勒斯-当洛综合征、弹性假黄色瘤等。

（三）缺血性心脏病

慢性缺血可导致乳头肌收缩功能失常、纤维化、钙化、萎缩；严重缺血梗死可导致乳头肌的断裂或部分断裂；下后壁或前侧壁心肌的缺血或梗死造成的局部室壁运动异常、室壁瘤可导致附着于该部的后组或前组乳头肌运动异常；左心室明显扩大造成乳头肌移位、收缩运动失同步；所

有上述乳头肌的结构或功能改变都可导致二尖瓣关闭功能异常，其中乳头肌断裂表现为急性严重二尖瓣反流，其他多表现为慢性轻至中度反流。

（四）退行性病变

老年性瓣膜退行性改变以主动脉瓣多见，但部分患者表现为二尖瓣和（或）二尖瓣环退变。二尖瓣瓣叶和瓣环的纤维化、钙化以后叶根部及相应瓣环处最多见。由于瓣叶和（或）瓣环的僵硬、运动协调性失常，二尖瓣环不能产生有效的括约肌样收缩以及二尖瓣对合面积减小，最终可出现程度不等的二尖瓣关闭不全。退行性改变多见于以下情况：正常老年人、糖尿病、高血压、肥厚型心肌病、马方综合征、高钙血症。

（五）感染性心内膜炎

自身瓣膜或人工瓣膜的急或慢性感染都可导致二尖瓣装置损害。急性期病理改变主要有赘生物形成、穿孔、腱索断裂、瓣周脓肿；慢性期改变主要有瓣膜机化、增厚、变形、膨出瘤，亦可发生穿孔和腱索断裂。其中穿孔和腱索断裂往往表现为急性中到大量反流。感染性心内膜炎的腱索断裂往往与瓣叶的各种损害同时存在，罕有心内膜炎导致单纯腱索断裂而瓣叶无损害者。

（六）非感染性炎症或免疫性结缔组织病变

此类病变有部分患者累及心脏，可表现为全心炎，或以心包、心肌、心内膜某一部分炎症为主的病变，不同病变或同一病变在不同患者之间表现不尽相同。有报道因系统性红斑狼疮死亡者，约50%存在不典型疣状心内膜炎，经肾上腺皮质激素治疗者，病灶数量和心内膜受累面积明显减小，几乎仅见于二尖瓣，很少侵犯其他瓣膜，位于二尖瓣交界处和对合缘处的疣状心内膜炎可导致瓣叶和腱索活动受限，进而出现二尖瓣反流。除红斑狼疮外，这一类病变还可见于类风湿、硬皮病、强直性脊柱炎、结节性动脉周围炎、多发性肌炎和皮肌炎。

（七）先天性发育异常

先天性二尖瓣叶裂或其他发育畸形可导致不同程度的单纯二尖瓣关闭不全，但先天性发育畸形常伴有狭窄、原发孔房缺、心内膜弹力纤维增生症等其他并发症。

（八）创伤或医源性损伤

胸部开放性或闭合性外伤可能造成心肌或乳头肌挫伤、腱索及乳头肌断裂。晚近各种心内导管介入操作明显增多，操作过程中造成瓣膜、腱索损伤时有报道。不恰当的放疗、化疗和长期服用某些药物也可能导致二尖瓣装置的损伤和反流。

（九）相邻组织结构异常

主动脉瓣下狭窄的高速收缩期血流导致二尖瓣叶或腱索的收缩期前向运动（即SAM征）；左心房黏液瘤舒张期甩入二尖瓣口，收缩期干扰二尖瓣正常关闭动作；巨大冠状静脉窦扩张导致二尖瓣瓣环变形；心包积液或缩窄性心包炎导致心腔变形；心外占位性病变局部压迫导致瓣环变形。总之，二尖瓣相邻组织结构的异常也可能导致二尖瓣关闭不全。

（十）功能性二尖瓣关闭不全

特指二尖瓣装置各部分本身无明确病变，仅仅由于左心室扩大继发二尖瓣环增大造成的二尖瓣反流。通常将二尖瓣装置器质性病变导致的二尖瓣关闭不全称为原发性二尖瓣关闭不全，而将上述功能性二尖瓣关闭不全称为继发性二尖瓣关闭不全。后者多见于扩张型心肌病、严重贫血、心室水平大量分流等各种可能引起左心室明显扩大的病变。

（十一）其他病因

罕见的能导致二尖瓣关闭不全的病因还可见于类癌综合征、瓣膜弹性纤维瘤、胸廓畸形、心包积液等。

总之，导致二尖瓣关闭不全的病因众多，同样的病理改变可由不同病因造成；同一病因可表现为多种病理改变和多部位的损害；一旦发生明显二尖瓣反流，左室容量负荷增加，左心室扩大又进一步加重瓣环扩张和乳头肌移位，长期高速反流也可加重瓣膜损害，进而导致反流程度的加重。熟悉病因与病变之间的关系，了解原发病变与继发改变之间的动态演变，有助于合理解释实际检查所见及每次检查出现的发展变化，对病变做出客观正确的解释和诊断。

三、二尖瓣关闭不全反流机制分类

为了阐明二尖瓣关闭不全的病理机制，以便指导二尖瓣关闭不全的外科治疗，二尖瓣修复术的开创者，Alain Carpentier 根据二尖瓣叶开放和关闭运动特点，将二尖瓣关闭不全分为三类，称为 Carpentier 分类（图23-2）。以后经过补充修改又分为四类以及相应的亚型，后者也称为改良的 Carpentier 分类：

Ⅰ类二尖瓣叶运动正常并二尖瓣关闭不全。进一步分为Ⅰa和Ⅰb两个亚型，Ⅰa是由于瓣环扩大导致二尖瓣

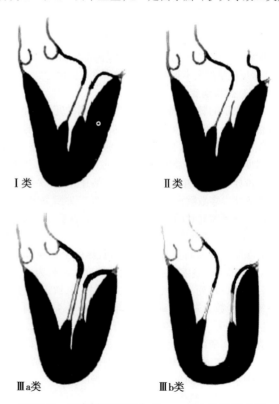

Ⅰ类　　　　　　Ⅱ类

Ⅲa类　　　　　　Ⅲb类

图23-2　二尖瓣关闭不全 Carpentier 分类模式图

关闭不全；Ⅰb是由于瓣叶穿孔等导致二尖瓣关闭不全。

Ⅱ类二尖瓣叶运动过度并二尖瓣关闭不全，即二尖瓣脱垂或连枷运动导致收缩期二尖瓣叶越过二尖瓣环平面，到了左心房一侧。进一步分为Ⅱa、Ⅱb、Ⅱc和Ⅱd四个亚型，Ⅱa是由于瓣叶和（或）腱索冗长所致；Ⅱb是由于腱索断裂所致；Ⅱc是由于乳头肌梗死或瘢痕所致；Ⅱd是由于乳头肌断裂所致。

Ⅲ类二尖瓣叶运动受限并二尖瓣关闭不全。进一步分为Ⅲa和Ⅲb两个亚型，Ⅲa是由于风湿性瓣膜病变导致瓣叶/腱索收缩期运动受限引起的关闭不全；Ⅲb是由于心脏扩大、乳头肌移位导致瓣叶运动受限不能有效关闭。

Ⅳ类二尖瓣叶运动处于不确定状态并二尖瓣关闭不全，即由于乳头肌功能的动态变化而导致的二尖瓣关闭不全，表现为时有时无的反流。

四、二尖瓣关闭不全病理生理

二尖瓣关闭不全的病理生理和临床表现取决于反流量、左室功能状态和左房顺应性。多数慢性轻度甚或中度二尖瓣关闭不全可保持长期无症状。根据 LaPlace 定律，室壁张力与心室内压力和左室半径的乘积相关。二尖瓣关闭不全患者在收缩早期就有血液返回左房，故左室壁张力显著降低，心肌纤维缩短较多，表现为总的心搏量增加，EF 通常增高，但此时有效心搏量并未增大，即一部分返回左心房的"搏出量"属无效心搏量。因此，一旦二尖瓣关闭不全患者的 EF 处在正常低值范围时，意味着心肌收缩功能已开始减退。而二尖瓣关闭不全患者的 EF 轻度降低（40% ~ 50%），则意味着已有明显心肌损害和心功能减低。通常，慢性轻度二尖瓣反流患者的左心室压力低，左心室和左心房往往有一个较长时间的功能代偿期，在相当长时间内无明显左心增大和肺淤血。然而，慢性中度以上的二尖瓣反流，因有较多血液在收缩期返回左心房，舒张期又进入左心室。这部分无效循环的血液导致左心房和左心室的容量负荷增加，长期以往导致左心房压力逐渐升高，进而出现肺淤血、肺动脉高压以及右心负荷加重。同时渐出现左心腔的扩大和左心室功能减退，一旦出现左心室功能失代偿，不仅有效心搏量降低且反流进一步加重，

病情往往在短期内急转直下。需要注意的是急性严重二尖瓣反流的早期阶段左房、左室扩大多不明显，这是由于起病急骤，左心房未能适应突然增多的血流量，左心房壁顺应性差尚来不及增大。此时，左房压力迅速升高，继之肺血管床压力升高，出现肺水肿、肺动脉高压。这种情况如能得到及时矫治仍可恢复正常。如未能及时治疗，不久后出现左心室扩张，但相对于慢性二尖瓣关闭不全，左心室来不及产生代偿性肥厚，左心室心肌质量与舒张末期容积比值减小，左室心肌质量与左心室舒张末压不相称，加上左心房顺应性差，常表现为左室功能的迅速衰竭。因此，急性二尖瓣关闭不全出现早期肺水肿到出现左心室功能明显衰竭的一段时间，是给予及时诊断和有效治疗的"关键时间"。一旦发生左心室功能衰竭，反流量可高达前向搏血量的数倍，有效心排出量显著降低，血流动力学严重恶化，治疗效果差。

除收缩期二尖瓣反流外，极少数患者还存在舒张期反流，可见于 P-R 间期较长的房颤、房室传导阻滞、肥厚性心肌病、重度主动脉瓣反流。其产生机制主要为舒张期左房左室间压差逆转及二尖瓣的不完全关闭。具体机制可能由于左室舒张晚期压力异常升高或舒张期过长使左室过度充盈，加之瓣叶固有异常或腱索牵拉过紧等。这种舒张期逆转的压差一般较低，多出现在舒张中晚期，历时短暂。因心律失常出现的舒张期反流并无重要临床意义，但在主动脉瓣反流、肥厚性心肌病等患者中则反映了左室舒张末压异常升高，提示左室功能减退及肺循环血流动力学异常。

一部分瓣膜结构、左心室大小及功能均正常的健康人存在极少量二尖瓣反流，也称为生理性反流。关于其产生机制有两种不同看法，其一，认为这种反流并非真正的反流，而是舒张末因惯性向左室前行的血流碰上逆向关闭的瓣膜而形成的一种伪像；其二，认为这种反流乃真正来自于左心室的反流。有研究发现，部分生理性反流在二尖瓣口左室侧存在近端血流会聚现象，彩色多普勒近端会聚区与左房侧反流束之间呈连续的血流信号，表明其来源于左心室属真正的反流。无论机制如何，生理性反流量很小，仅限于收缩早期，范围局限，速度较低，无临床血流动力学意义。

检查方法与注意事项

一、检查方式的选择

M 型和二维超声心动图主要从形态结构上观测诊断二尖瓣关闭不全的病因、病变部位、累及范围与病损程度，但由于 M 型超声心动图抽象，存在较多局限性，除个别特殊情况已较少应用。目前以二维超声心动图为主要手段。晚近三维超声心动图技术逐步成熟，其在瓣膜脱垂，瓣口形态和面积的测量方面已显示出优越性，将发挥越来越多的作用。多普勒检查包括彩色多普勒与频谱多普勒，这是定性确诊二尖瓣关闭不全必不可少的技术方法，也是半定量/定量评估二尖瓣关闭不全程度的主要手段。二维超声

与多普勒超声两种技术的结合应用是目前诊断二尖瓣关闭不全的主要方法。如果常规经胸超声心动图检查效果不佳，特别是因为胸部声窗不良，人工瓣置换术后、胸部手术或畸形等。应进行经食管超声心动图检查。后者可明显提高二尖瓣结构形态和反流图像的分辨率。

二、检查注意事项

对于二尖瓣形态结构的观察应在胸骨旁和和心尖部声窗，多切面多角度全面检查，以避免对某些局限性病变的漏诊。除了对瓣叶和附属装置如腱索、乳头肌、瓣环的结构形态和运动状态详细检查外，还要注意各房室大小，

室壁运动,肺动脉压力和心功能状态的测定。

对于二尖瓣反流的观测要注意可能影响多普勒超声检测准确性的各种因素。主要检查切面以心尖长轴,如心尖四腔和两腔切面为主,心尖四腔切面可显示心房内反流束的左右方位,心尖左室长轴或二腔切面可反映异常反流束在心房内的前后方位。检查时注意声束与反流束尽可能平行,以充分显示反流大小和准确测量速度。对部分体型高大肥胖患者或二尖瓣关闭不全较重,左室容量负荷明显增加,左室和左房巨大者,采用心尖部长轴切面检查时,左房位置可能部分超过声束的探查深度和角度,处于多普勒信号明显减弱区,难以获得满意检查结果。此时,可采用提高探头位置、探头向内移或改变扫查方向等非标准切面以获取最佳多普勒信号。左房巨大者,二尖瓣口位置相对靠前,左房大部分位于二尖瓣口后方,用胸骨旁长轴切面,有可能使声束方向与反流束方向接近平行。加之此切面左房位置距离探头相对较近,反流信号较强,易获得满意图像。胸骨旁心底短轴切面也可作为补充切面,观测反流束的空间占位区。如果左心长轴切面难获得满意效果,还可试用左室流出道斜切面,可能有助于表现左房内反流束的全貌。总之,为了准确显示反流束整体轮廓,防止低估反流程度,可以不受限于常用标准切面,尽可能用彩色多普勒血流成像进行多切面、多方向、多水平、多角度的连续扫查,找到最大和最明亮的反流图像为止。采用肺静脉血流评估二尖瓣关闭不全程度时,应尽量记录所有肺静脉血流频谱,仅观察某一支肺静脉血流有可能出现假阴性或假阳性。同时,应注意脉冲多普勒取样容积应置于肺静脉入口内 $1 \sim 2cm$ 处。左房明显扩大时,肺静脉位于超声远场,经胸超声心动图血流频谱记录常欠满意,经食管超声心动图可克服此缺陷。另外,对人工机械二尖瓣,经食管超声可避开人工瓣的强反射干扰,清晰显示左房一侧的结构和血流,清晰显示瓣周漏的位置和大小。

超声心动图检查

一、M型超声心动图

由于超声心动图的飞速发展,彩色多普勒与二维超声已成为二尖瓣反流检测及反流病因诊断的主要手段,现M型超声仅用在二尖瓣关闭不全的继发改变,或在具有某些特征改变的情况下起辅助诊断作用。

(一)心底波群

1. 左房后壁曲线　在正常人或单纯二尖瓣狭窄时,多呈平直状态,而二尖瓣关闭不全时,由于收缩期左房后壁扩张,后壁曲线上产生一向下的凹陷(即c凹),此征象对诊断二尖瓣关闭不全有参考价值。

2. 左房前后径　主动脉根部曲线之下线与左房后壁曲线间之垂直距离,即左房前后径。此径在二尖瓣关闭不全时常较正常人增大(图23-3)。

(二)二尖瓣波群

二尖瓣前后叶运动曲线的某些特征性改变对二尖瓣关闭不全的病因有提示作用:①瓣膜回声增厚、增强,舒张期呈"城墙样"改变提示风湿性心脏病二尖瓣狭窄,收缩期CD段存在缝隙提示关闭不全(图23-4)。②二尖瓣前叶的"SAM"征提示可能存在主动脉瓣下梗阻。此时,由于前叶的收缩期前移常伴有不同程度的二尖瓣反流。③舒张期二尖瓣曲线的CD段明显下凹呈"吊床样"改变提示二尖瓣脱垂(图23-5)。④CE幅度明显增大同时CD段明显分离,提示二尖瓣腱索断裂伴二尖瓣关闭不全。

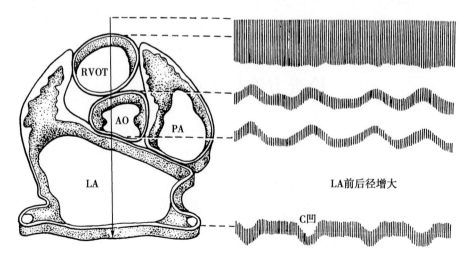

图23-3　心底部解剖结构与心底波群关系示意图

图左为心底部断面示意图:RVOT=右室流出道,AO=主动脉根部,LA=左房,PA=肺动脉,黑线箭头=声速扫查部位;图右为超声心动图心底波群

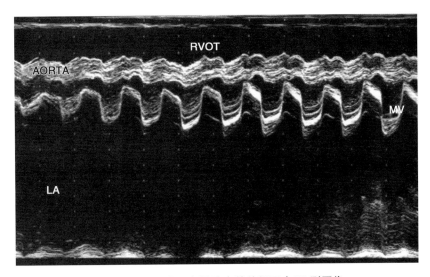

图 23-4　风心病二尖瓣狭窄并关闭不全 M 型图像

二尖瓣运动曲线呈"城墙样"改变,左房明显扩大。RVOT＝右室流出道,AORTA＝主动
脉根部与室间隔交界部,MV＝二尖瓣,LA＝左心房

23

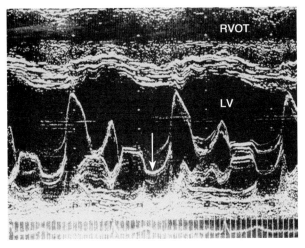

图 23-5　二尖瓣脱垂 M 型图像

箭头标识处显示收缩中晚期二尖瓣后叶呈"吊床"
样改变。RVOT＝右室流出道,LV＝左心室

(三) 心室波群

1. 左室前后径及左室后壁曲线　二尖瓣关闭不全因左室容量负荷过重出现左室扩大,流出道增宽。表现为舒张期左室前后径增大。收缩期血液从主动脉瓣和二尖瓣两个瓣口排出,左室前后径迅速缩小,超声心动图通常表现为左室后壁运动幅度增大。但扩张型心肌病患者虽有不同程度二尖瓣反流和左室前后径明显加大,左室后壁活动幅度较正常减低。

2. 室间隔曲线　单纯二尖瓣反流左室功能代偿期,表现为室间隔活动幅度增大,左室功能失代偿或扩张型心肌病则表现为运动幅度减小。

二、二维超声心动图

二维超声心动图对瓣膜的结构形态与活动有独到的观察能力,在提供反流原因与病理机制方面具有极重要的价值。不同病变的二尖瓣形态结构多有相应的特征性改变,这些改变往往成为病因诊断的重要依据。二尖瓣反流根据急慢性和反流程度的不同,存在一系列相应的继发改变,这些改变不但是判断反流程度的辅助参数,也是临床制订治疗方案和预后判断的重要依据。而二尖瓣关闭不全的手术治疗常需要对病变部位给予准确定位。以下将就二维超声心动图在二尖瓣反流的病因、继发改变和定位诊断三方面的作用予以简介。

(一) 二尖瓣反流的病因诊断

1. 风湿性二尖瓣关闭不全　可单独存在但多与狭窄合并存在,占风湿性二尖瓣病变的 40%。风湿性心脏病瓣膜改变特点是以瓣膜闭合缘纤维性增厚、交界区不同程度粘连改变为主。早期或病变程度较轻者,瓣叶轻度增厚,粘连,可无狭窄或轻度狭窄。晚期或病变程度较重者,几乎都合并不同程度的狭窄,瓣体、腱索及乳头肌粘连、僵硬、瘢痕形成并产生挛缩仅见于晚期重度病变患者。二维实时超声显示前后叶瓣尖增厚,回声增强,特别是前后叶开放活动呈"圆隆样"、"气球样"、"曲棍球杆样"的特征性改变。合并明显关闭不全者,瓣叶增厚、回声增强累及的范围相对更广,瓣下腱索增粗、回声反射增强,腱索与瓣叶结合点常已无法分辨,局部呈杂乱回声。部分重度关闭不全者可直接看到前后叶对合不良、对合缘存在明显间隙。除了长轴切面也可在二尖瓣短轴切面观察前后叶关闭时的对合状态,轻度者多为前外侧角或后内侧角的单侧对合不良,重度者可见中央部分有大孔或多孔型的缝隙。在检查时应注意扫查平面恰好通过瓣尖水平,前叶、后叶均能显示为宜。应注意随心脏运动、瓣环下移、瓣叶位置移动、部分声束通过腱索可能造成的假象。可存储动态图像后逐帧回放避免伪像。

2. 二尖瓣脱垂(mitral prolapse)　典型的二尖瓣脱垂是由于瓣叶呈黏液样增生,出现增厚、松弛、过长,同时可能伴有腱索、乳头肌、瓣环异常的一组综合征。发病率为 4%～6%,女性多于男性,成年人多见,约占全部二尖瓣关闭不全手术的 23%。超声心动图表现为瓣叶冗长、松弛、略增厚,运动幅度增大。部分伴腱索冗长、松弛。胸骨旁

左心室长轴可见收缩期二尖瓣前后叶对合点后移,前叶与主动脉后壁夹角或后叶与左房后壁夹角变小;收缩期二尖瓣前叶或后叶、或两个瓣的全部或一部分呈圆隆状凸向二尖瓣环连线的左心房一侧(图23-6,图23-7)。瓣叶脱垂往往在心尖四腔切面更明显。

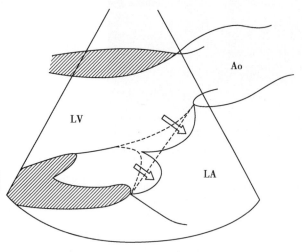

图23-6 二尖瓣脱垂模式图
虚线为正常瓣膜关闭位置,实线为脱垂时瓣膜位置。收缩期瓣叶凸向左房一侧超过二尖瓣环假想连线,前后叶根部与主动脉后壁和左房后壁的夹角减小

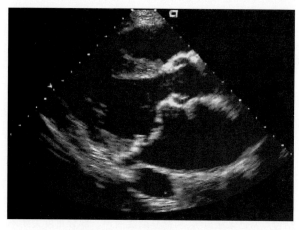

图23-7 二尖瓣脱垂二维成像
胸骨旁左心室长轴,二尖瓣前叶轻-中度脱垂,前后叶对合不良,左心腔扩大

3. 二尖瓣腱索或乳头肌断裂 腱索和乳头肌是瓣膜运动的重要辅助装置,在收缩期牵拉控制瓣膜处于恰当的关闭位置。一旦发生损伤、断裂,将造成相应瓣叶收缩期脱垂或椎枷样运动,前、后叶对合不良或对合不能出现明显反流。二尖瓣腱索或乳头肌断裂是急性二尖瓣关闭不全的最常见原因。可发生于胸部创伤(尤其在胸部受到强烈震动或钝伤时),也可发生在某些心脏病基础上,如:风湿热、细菌性心内膜炎、心肌梗死、肥厚性心肌病、结缔组织病。有认为后叶受累比率较前叶高,占50%~70%,此病变更多见于50岁以上的老年人。

典型超声表现是瓣叶的连枷样运动:受损瓣叶以瓣环附着处为支点,呈180°或更大幅度的挥鞭样甩动,此时的病变瓣叶称为连枷瓣(flail valve)。舒张期瓣尖甩入左心室腔,瓣叶凹面朝向左室。收缩期则瓣尖甩入左心房,瓣叶凹面朝向左房(注意凹面的朝向恰与瓣叶脱垂相反)。前、后叶收缩期不能对合,存在明显间隙(图23-8)。由于连枷瓣常由腱索、乳头肌断裂引起,故瓣缘或瓣体部常可见随之甩动的部分断裂的腱索甚或乳头肌回声。此外,连枷瓣样运动通常仅发生于二尖瓣前、后叶之一或瓣叶的一部分,超声检查时应仔细从多切面、多角度全面扫查以便准确定位,为手术治疗方案的制订提供重要参考依据。

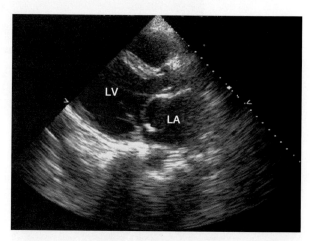

图23-8 二尖瓣乳头肌断裂
胸骨旁左心室长轴,收缩期二尖瓣前叶呈连枷样运动甩入左心房,顶端附着断裂的乳头肌残端,前后叶不能对合,前叶凹面朝向左心房

需注意小腱索断裂或乳头肌部分断裂可能不表现为典型的连枷样运动,依瓣叶牵拉力丧失的程度不同,轻者仅表现为二尖瓣叶对合点移位、对合不良、二尖瓣脱垂,重者才表现为连枷样运动。由于断裂的腱索结构微细,反射信号较弱,经胸壁超声心动图不一定能观测到直接征象,由于经食管超声心动图分辨率较高,必要时对此类患者加作经食管超声心动图。

4. 二尖瓣环钙化 是一种老年性退行性病变,随年龄增大发病率增高,糖尿病患者更易罹患,女性较男性多见,超过90岁女性发病率高达40%。二尖瓣环钙化可与钙化性主动脉瓣狭窄、肥厚型心肌病、高血压、二尖瓣脱垂等并存。二尖瓣环钙化多见于后叶基底部,可向周边延伸,部分累及到瓣叶体部,但一般不累及瓣尖。由于瓣叶钙化影响瓣叶正常活动,和腱索牵拉力,加之钙化的瓣环在收缩期不能缩小,都是最终导致瓣膜关闭不全的原因。通常二尖瓣环钙化导致的反流程度较轻,引起严重关闭不全者罕见。本病常合并主动脉瓣退变,可同时存在主动脉瓣功能异常。超声心动图能较好显示二尖瓣环钙化范围及其对二尖瓣功能的影响程度,二尖瓣短轴切面可见二尖瓣环后叶基底部出现浓密的反射增强的新月形回声(图23-9)。二尖瓣前叶钙化,常向膜部室间隔延伸;二尖瓣后叶钙化,易向左室体部伸展。轻度二尖瓣环钙化,仅能发现钙化小斑或结节；重度者则显示大块或整个瓣环的钙化。二尖瓣前、后叶对合错位的程度通常与二尖瓣环钙化的范围成正比。对于瓣环和瓣叶钙化的判断超声较放射学检查更具特异性，但有时也难与致密的纤维性硬化相区别。

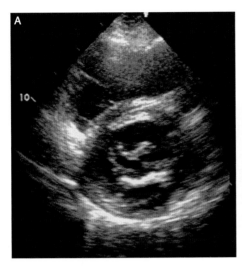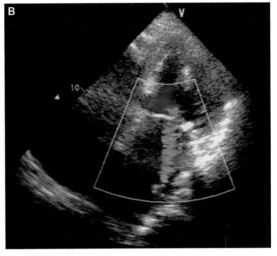

图 23-9　二尖瓣环钙化

A. 二尖瓣短轴切面显示钙化主要局限于二尖瓣后叶基底部瓣环处；B. 心尖四腔切面显示二尖瓣后叶根部钙化并轻-中度反流

5. 乳头肌功能不全　乳头肌功能不全指房室瓣腱索所附着的乳头肌由于缺血、坏死、纤维化或其他原因出现收缩功能障碍，导致二尖瓣关闭不全。乳头肌功能不全的病因很多，Burch 将其分类为：①乳头肌缺血；②左心室扩张；③乳头肌非缺血性萎缩；④乳头肌或腱索先天性异常；⑤心内膜疾病（心内膜炎、弹力纤维增生）；⑥扩张型或肥厚性心肌病；⑦乳头肌收缩协调性破坏；⑧乳头肌或腱索断裂。其中较常见于冠心病急性心肌缺血（心绞痛、心肌梗死）及慢性心肌间质纤维化。急性缺血或坏死，导致乳头肌相关联室壁收缩功能丧失或形成室壁瘤，收缩期局部室壁包括乳头肌产生反向运动或运动不协调，致相关二尖瓣叶不能到达正常对合位而发生不同程度反流。已知急性心肌梗死后的二尖瓣关闭不全发生率平均为 39%，其中下后壁心肌梗死发生二尖瓣反流的比率高于前壁心肌梗死。对这些患者，超声检查时除了二尖瓣对合状况和反流外，还应注意观察局部室壁和乳头肌的形态及运动功能（图 23-10）。

6. 先天性二尖瓣异常　二尖瓣的先天畸形较少见，占二尖瓣病变尸检的 0.6%，占临床 0.21%～0.42%。二尖瓣先天畸形常伴有其他心脏结构异常，如房室间隔缺损、单心室、左室发育不良、心内膜垫缺损、大动脉转位及房室连接异常等。导致二尖瓣关闭不全的先天畸形可见于瓣叶畸形：包括二尖瓣叶裂、双孔型二尖瓣、二尖瓣下移与瓣膜缺损；乳头肌发育畸形：包括拱型二尖瓣、吊床型二尖瓣、乳头肌缺如；腱索畸形：包括腱索缩短、腱索缺如等。常见超声表现如下：

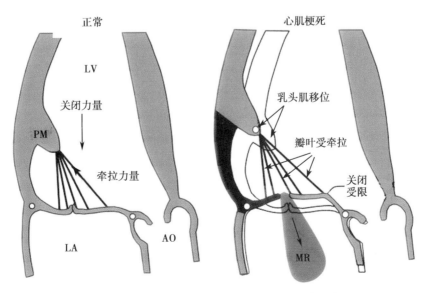

图 23-10　乳头肌功能不全引起二尖瓣关闭不全示意图

LA=左心房，LV=左心室，AO=主动脉，PM=乳头肌，MR=二尖瓣反流

（1）二尖瓣叶裂（mitral valvular cleft）：系二尖瓣局部发育不全形成完全或不完全的裂缺，多发生在二尖瓣前叶，常伴发原发孔房间隔缺损，又称部分型心内膜垫缺损或不完全性房室通道。如果裂缺较大，二尖瓣短轴切面在舒张期可见瓣叶从瓣缘至瓣叶基底部被特征性地分成内半侧与外半侧两个部分，各自独立活动，完整的瓣口形态消失。心尖长轴切面在收缩期可见裂缺处缝隙和反流（图23-11）。如果裂缺较小，瓣叶裂缺仅局限于瓣缘到瓣体的1/3或1/2，对关闭功能的影响较小。部分二尖瓣前叶裂可见从室间隔发出的附加腱索连接到瓣叶裂隙的边缘。这些腱索在收缩期使瓣叶体部前移、凸向左室流出道，也是导致瓣膜关闭不全因素之一。后叶的先天裂缺较罕见，超声检查时应注意与正常的后叶生理分隔相区别。

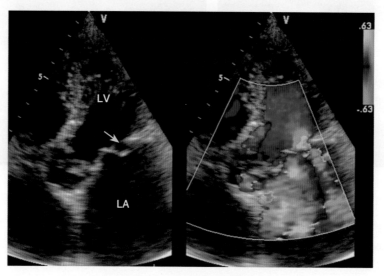

图23-11 二尖瓣叶裂并中量反流

非标准心尖五腔心切面，图左二尖瓣前叶存在裂缺，
图右可见通过裂缺的中量反流

（2）双孔二尖瓣（double orifice of mitral valve，DOMV）：分三种类型：①完全桥型：二尖瓣自瓣环到瓣膜边缘处形成两个独立的漏斗状结构；②不完全桥型：瓣膜前后叶仅在瓣膜边缘处形成两个开口；③孔洞型：在正常瓣口外侧有一附加小孔，并与正常瓣口形成夹角。双孔二尖瓣瓣叶发育不良，常伴有二尖瓣反流。超声主要表现为二尖瓣口短轴切面上可探及两个大小相等或不等的开口，常呈前外侧、后内侧排列，当检查平面从瓣口短轴扫至瓣环短轴时，完全桥型始终呈两孔，不完全桥型则变为单孔。本病需要从多角度、多个长轴切面并结合短轴切面全面观察方可避免漏诊。因为发育畸形的两个瓣口通常不在一个平面上，单一长轴切面极易漏诊。双孔二尖瓣患者的乳头肌一般尚正常，前外侧孔腱索主要附着于前外侧乳头肌，后内侧孔腱索主要附着于后内侧乳头肌。对此类病变的检查，经食管超声心动图优于经胸超声心动图。

（3）拱型二尖瓣：此畸形为乳头肌和腱索发育异常，典型者两侧乳头肌在接近二尖瓣前叶瓣缘处相连，形成肌性拱顶直接或通过短粗腱索与二尖瓣前叶相连。如果从左房一侧观察，部分二尖瓣前叶瓣缘或经短粗的腱索与增粗的乳头肌相连宛如吊床，形成解剖上的二尖瓣关闭不全。超声心动图左室长轴切面表现为二尖瓣前叶瓣缘有增粗的带状或团状回声与之紧密附着、瓣叶短小、收缩期瓣尖不能到达正常对合点；二尖瓣后叶则相对略长，收缩期前后叶对合不良。多切面和多角度观察可见畸形的乳头肌前移、延长，通过增厚缩短的腱索与前叶相连。短轴切面上瓣叶边缘活动度尚可，但前后叶联合处无分离，瓣口由正常椭圆形变为圆形。本病的结构异常可能形成密度较高的回声而影响图像质量，如果经胸超声心动图不能得到明确的诊断，改用经食管超声可有助于明确诊断并与赘生物、风湿病变等相鉴别。

（4）吊床型二尖瓣（hammock-like mitral valve）：此先天畸形可同时导致二尖瓣狭窄与关闭不全。其解剖变异为正常的两组乳头肌缺如，被较多散乱细小的乳头肌束或纤维条索替代，后者直接插入左室后壁较高位置，位于二尖瓣叶下方，其结果是导致二尖瓣叶活动受限、瓣膜关闭不良、瓣口和瓣下的狭窄。二维超声心动图表现为左室长轴切面正常位置应该显示的乳头肌回声消失，仅见细小肌束位于二尖瓣下方的高位左室后壁上，瓣叶活动受限。左室短轴切面上二尖瓣水平稍下仅见多条较细的肌束或光带的横截面，反射杂乱。彩色多普勒可见二尖瓣反流，结合瓣下与瓣口双重水平狭窄的表现有助于本病诊断。

7. 二尖瓣赘生物、脓肿、穿孔或二尖瓣叶膨出瘤形成 这些病变都属于感染性心内膜炎的并发症，通常二尖瓣前叶受累多于后叶。其中，二尖瓣前叶膨出瘤多是主动脉瓣感染、损坏并发的主动脉瓣反流冲击二尖瓣前叶使之继发感染和损害的结果，超声心动图可见二尖瓣前叶局部菲薄呈"球形"膨出，以收缩期显示更清晰。赘生物的超声心动图主要表现为瓣叶上有絮状或团块状回声随瓣膜运动来回甩动；瓣叶穿孔时可见局部裂隙和运动异常，彩色多普勒可见穿孔处反流及其大小（图23-12）。

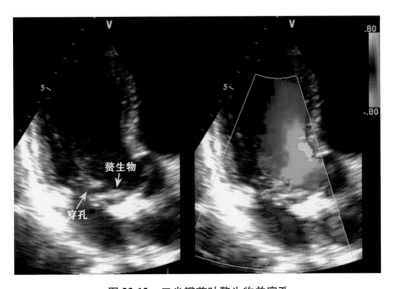

图 23-12 二尖瓣前叶赘生物并穿孔
心尖左室长轴切面,图左可见二尖瓣前叶赘生物和穿孔,图右可
见通过穿孔的少量反流

(二) 二尖瓣反流的继发改变

1. 左心房 轻度且病程较短的二尖瓣反流,一般无明显改变。中度以上或病程较长的轻度反流,往往可见与病变程度相应的左房容积及前后径扩大。慢性重度二尖瓣反流常伴明显的左房扩大,甚至表现为巨大左房。部分偏心性反流可见左房后壁随着心脏收缩活动向后扩张现象,有时在大动脉短轴的变异切面可见到左心耳扩张现象。由于左心房容量和压力负荷增加,房间隔多向右房侧膨突。

2. 左心室 慢性中度以上二尖瓣反流,出现左室腔扩大,左室短轴切面可见圆形扩大的左室腔,与右心室腔大小的比例失调,在心功能代偿期室壁运动幅度相对增强,呈左室容量负荷过重现象。

3. 肺动、静脉和右心腔 肺静脉因为淤血和压力增加常常增宽。晚期患者肺动脉亦增宽,肺动脉压力增高,右房右室也可扩大,右室流出道亦较正常增宽,但右心室仍相对偏小。

4. 心功能 在心功能代偿期,各种心功能参数的检测可正常,重症晚期心功能失代偿时,左室运动幅度减低。但需注意,此类患者的射血分数减低程度与其他病变导致的收缩功能减低时的改变有所不同,由于大量反流的原因,每搏量(前向博血量+反流量)并不小,甚至高于正常水平,因而导致射血分数无明显减低,甚至尚"正常",即射血分数的测定结果常与临床心衰表现程度不成比例。

5. 其他 当二尖瓣反流同时合并二尖瓣狭窄以及房颤时,可能并发左心房血栓。但由于中度以上二尖瓣关闭不全存在高速返回左房的血流,有对抗二尖瓣狭窄导致的左房血流淤滞,红细胞缗积作用。故左心房内云雾状回声以及左心房附壁血栓的发生率远较单纯二尖瓣狭窄为低。

(三) 二尖瓣叶病变的定位诊断

二尖瓣关闭不全的外科治疗主要有二尖瓣修复和二尖瓣置换。对于二尖瓣修复手术而言,术前明确二尖瓣叶的病变位置十分重要。经大量实践和总结,现已归纳出二尖瓣前、后叶分区与二维超声检查不同切面之间的关系。

如果将二尖瓣前、后叶的解剖结构按照 Carpentier 命名方法分区,即从左到右将前叶和后叶分为 A1、A2、A3 和 P1、P2、P3 等六个区域(图 23-13);则左心室长轴切面主要显示 A2 和 P2 区;左心室两腔心切面主要显示 A3 和 P3 区,A3 区位于前壁一侧,P3 区位于后壁一侧;左心室四腔心切面主要显示 A1 和 P1 区,A1 区位于室间隔一侧,P1 区位于左室游离壁一侧。在左心室两腔和(或)四腔心切面之间,还可观测到前后叶交界区,此切面主要显示 P1、A2 和 P3 区,P1 和 P3 位于两侧,A2 位于中间。需注意,每个患者病变累及的部位可能不止一个区域,检查时不但应对所有长轴切面认真观察,还需要与短轴切面,以及多角度的非标准切面结合才能更全面和准确地定位。

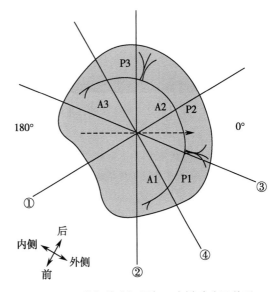

图 23-13 常规检查切面与二尖瓣叶分区关系
①左心室长轴切面(Long axis view);②左心室两腔心切面(two chamber view);③心尖四腔切面(four chamber view);④二尖瓣交界区切面(commissural view)

三、三维超声心动图

近年来三维超声心动图技术迅速发展,实时三维超声心动图已初步进入临床应用。二尖瓣的三维成像可立体的、形象逼真的显示二尖瓣叶及其附属装置。可以从心房向心室角度,或从心室向心房角度直观地显示整个二尖瓣口及瓣叶的形态、大小以及瓣叶的对合和开放状态(图23-14)。许多信息是二维超声心动图所无法显示的。在三维超声心动图成像上,可以直接定量检测反流口的直径和面积,可以从多角度观测瓣叶的形态结构和运动及关闭功能。如瓣膜对合缘裂隙的形态、前后叶错位范围、瓣叶局部脱垂的形状和面积、瓣环在收缩前后的形状变化、瓣缘的对合面积等都可得到观测和分析。随着三维成像技术的进一步发展和配套相关检测软件更加成熟,这方面的应用将越来越具有实用价值。总之,三维超声心动图将使各种瓣膜病变的检查和诊断变得更加直观,定性、定位和定量诊断变得更为便捷和准确。但目前三维超声心动图像的空间分辨率和时间分辨率尚不及二维图像,实时三维彩色血流成像技术还有待进一步发展提高。实时在线定量分析检测的自动化程度还有待完善,目前还未能普及应用,相信在不远的将来,三维超声心动图必将在二尖瓣反流和其他领域成为重要的诊断工具。

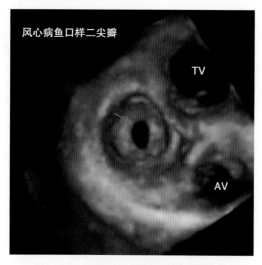

图23-14 风湿性二尖瓣病变的三维超声心动图成像

风湿性二尖瓣病变的三维超声心动图。此系鸟瞰图,从左室侧观察二尖瓣口,见前后叶增厚、边缘挛缩、交界区粘连、开放受限呈鱼口状

四、经食管超声心动图

经食管超声心动图检查因避开了胸骨和肺组织对超声束的遮挡,所使用的探头频率较高,分辨力较经胸超声心动图有了明显改善。另外,由于探头特殊的视角,可以更近距离观测二尖瓣的结构功能。故提高了对二尖瓣病变的解剖形态、狭窄或关闭不全程度、病理生理机制等各方面研究和诊断的能力。迄今被认为是二尖瓣病变诊断最重要的技术方法之一。当经胸超声心动图难以确诊时,

除非有明确禁忌证或不具备检查条件,都应考虑进一步经食管超声心动图检查。现将经食管超声心动图相对于经胸超声心动图在二尖瓣关闭不全中的作用特点简介如下:

(一)探查二尖瓣反流更敏感

经食管超声心动图因探头距二尖瓣口距离缩短、声能衰减小、探头频率及脉冲重复频率高、多平面探头的多角度探查等多方面因素使彩色多普勒和频谱多普勒信号增强、色彩更鲜明、混叠现象减轻、探测方位更全面。有研究比较二尖瓣反流使用经食管超声与经胸超声两种方法探查的结果,发现有25%的二尖瓣反流仅能由经食管多普勒探及,其中14%反流程度严重(2~3级)。特别是二尖瓣重度钙化或二尖瓣位机械瓣声影和伪像常干扰妨碍经胸超声心动图对左房一侧反流束的观察,明显影响对二尖瓣反流程度的准确定量。而经食管超声的探头位于左房一侧,完全避开了上述干扰。是检测机械瓣和严重二尖瓣钙化所致二尖瓣关闭不全的最佳技术方法。

(二)观测二尖瓣病变形态与性质更准确

有报道采用多平面经食管超声心动图对二尖瓣和主动脉瓣病变进行诊断,可纠正经胸超声心动图的某些失误,将诊断率提高了34%。经食管超声心动图由于避开了二尖瓣重度钙化或机械二尖瓣的强反射和后方声能衰减,可以清晰辨认二尖瓣左房面是否存在血栓、赘生物或其他异常(图23-15)。并可以从更多角度全面观察,评估二尖瓣的形态结构、病变位置、瓣叶活动度、人工二尖瓣支架以及瓣周组织结构病损。

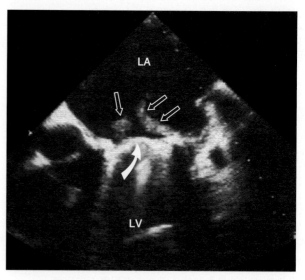

图23-15 人工二尖瓣置换术后感染性心内膜炎

TEE左心室长轴切面,实心箭头标示处为人工二尖瓣,空心箭头标示处见人工瓣左心房一侧赘生物

(三)识别腱索断裂更敏锐

断裂的腱索纤细、摆动幅度大,具有更高分辨率的经食管超声心动图更适用于这种细微病理改变的检出。小的腱索断裂常常仅导致二尖瓣叶某一部分的局限性脱垂(图23-16),多平面经食管超声检查可180°逐渐从瓣叶的一侧扫描至另一侧,使瓣叶局部的异常运动不致被疏漏。有关腱索断裂的对比研究发现,经胸超声心动图诊断阳性

率仅 70%，而经食管超声心动图准确率达 96%。临床上二尖瓣前叶腱索断裂伴严重连枷瓣属修补术的禁忌，而后叶腱索断裂时作修补比换瓣更可行。故有学者提议对二尖瓣腱索断裂手术前应常规做经食管超声心动图检查，优选治疗方法。

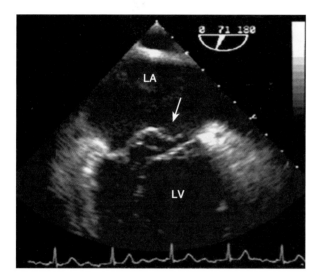

图 23-16　二尖瓣后叶小腱索断裂并脱垂
TEE 左心室两腔切面，箭头标示二尖瓣后叶脱入左房并纤细小腱索甩入左房

（四）识别先天性二尖瓣畸形更可靠

有报道由于先天性二尖瓣畸形的形态多样和复杂性，经胸超声心动图往往难以提供足够的诊断信息。同样的病变经胸超声心动图的检出率和对病变形态结构描述的完整性往往低于经食管超声心动图。有研究发现对双孔二尖瓣的分型、是否伴发其他并发症，对拱型二尖瓣、吊床型二尖瓣的识别率经食管超声心动图均高于经胸超声心动图。

（五）检出感染性心内膜炎及其并发症的几率明显提高

在抗生素广泛用于临床后，不少感染性心内膜炎患者由于缺乏典型临床症状和血培养结果以致漏诊和误诊。而超声心动图发现心内膜赘生物是感染性心内膜炎两个主要诊断条件之一。由于经胸超声心动图的分辨率有限，诊断感染性心内膜炎的敏感性仅为 40%～70%，发现脓肿或瘘管的敏感性仅 30%。而经食管超声对细微病变（小于 3mm 赘生物）的高分辨以及更近的观察距离和更多的观察角度，明显提高了对微小赘生物、穿孔、腱索断裂、脓肿、瘘管等病变的诊断能力，据文献统计经食管超声心动图对感染性心内膜炎的诊断敏感性接近或大于 90%，发现脓肿或瘘管的敏感性大于 80%。但需注意要采用多平面（而非单平面/双平面）经食管超声心动图。现在主张对疑诊感染性心内膜炎而常规经胸超声心动图检查阴性者，都应进一步做多平面经食管超声心动图检查。

（六）监护二尖瓣关闭不全手术效果

由于经食管探查不妨碍心脏外科手术操作，术中可根据需要进行实时监测，及时发现并发症并予处理，术后可即刻评估瓣膜修复或置换的疗效排除瓣周漏或明显残余反流。有报道在二尖瓣成形术（或称重建修补手术）中，根据经食管超声心动图的监护结果，8%～10% 的患者存在修补不良需再次修补或改为换瓣手术。术中经食管超声心动图能在术后即刻、关胸之前及时检验手术效果，发现并发症并给予补救，使许多患者避免了第二次开胸手术的痛苦。另外，术中经食管超声心动图可用于体外循环停机前心腔内残存气体的监控并指导排气，可以避免因微气栓进入冠状动脉或中枢神经系统引起的并发症。还有学者建议心外科术后保留经食管超声心动图直至患者清醒，以便及时发现低心排或心脏压塞等并发症。随着经食管超声心动图探头的改进和床旁仪器的小型化，这一建议更具可行性和适用性。

五、彩色多普勒超声心动图

（一）二尖瓣反流的定性诊断

如果说经胸和经食管二维超声心动图主要从瓣膜和瓣膜附属装置的解剖形态结构的角度对二尖瓣关闭不全进行诊断，即主要对二尖瓣关闭不全的病因和继发改变进行诊断。那么多普勒超声心动图特别是彩色多普勒超声心动图则是从二尖瓣反流血流动力学的角度对其进行定性、半定量甚至定量诊断。彩色多普勒成像显示二尖瓣口左房侧收缩期反流是二尖瓣关闭不全定性诊断最关键和直接的征象（图 23-17）。

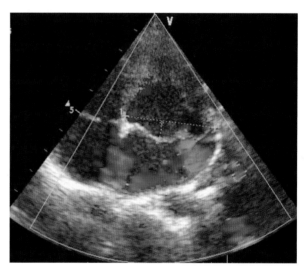

图 23-17　二尖瓣脱垂并反流
心尖四腔切面，二尖瓣脱垂凸向左心房，瓣叶对合位置低于二尖瓣环假想连线并少到中量反流

彩色多普勒对二尖瓣反流的直接显示除了定性诊断作用外，根据反流的走向特点对二尖瓣关闭不全的病因和病理机制还有辅助诊断作用，因此当彩色多普勒发现二尖瓣反流后还应注意以下两点：①反流的起点：因二尖瓣反流为高速射流，反流起始处多形成明显的近端血流会聚区，这一征象可作为反流束起点的标志。从心尖左室长轴切面看，多数二尖瓣反流的起始点位于前后叶对合的部位。当反流是由一侧瓣叶脱垂引起时，反流口位于正常瓣缘的左房面与脱垂瓣缘的左室面所形成的缝隙处。该位置低于正常瓣叶的对合点,故彩色多普勒显示反流起点接近瓣环连线水平甚至偏向左房侧。冠心病心肌梗死或扩张性心肌病等所引起的二尖瓣反流,多由于收缩期心室壁向外移位或心脏明显扩大导致乳头肌移位,致使收缩期瓣叶受牵制,前后叶对合位置常高于正常对合点,彩色多普勒显示反流的起点位于二尖瓣环连线左心室侧。二尖瓣叶穿孔或裂缺导致的反流起点往往偏离前后叶的对合缘,出现在病变瓣体的某一局部。以上表现都有助于发现病变所在部位和相应瓣叶解剖结构和形态的细微改变。②反流的方向:反流的走向与分布有两种:即中心型(central jet or free jet)和偏心型(eccentric jet)。前者反流束射向左房中部并大致沿长轴对称分布,后者反流束偏向左房一侧走行,呈不对称分布。严重偏心时,反流束紧贴左房壁或心间隔走行,亦称附壁型反流束(wall jet)(图23-18)。由左心扩大、二尖瓣环扩张导致的二尖瓣关闭不全多为中心型反流。由瓣叶、腱索、乳头肌器质性损害造成的反流多为偏心型。如果反流是由于某一侧瓣膜的运动过度所引起,诸如瓣膜脱垂、腱索或乳头肌断裂等,偏心型反流朝向正常或病变较轻的瓣膜一侧走行,例如,后瓣脱垂时,反流向前瓣一侧走行,即心尖四腔切面显示反流向房间隔一侧走行。如果反流是由于某一侧瓣膜的活动度减弱、或固定僵硬所引起,偏心型反流朝向病变或病变较重的瓣膜一侧走行。诸如瓣膜退变、钙化或风湿性心脏病等。

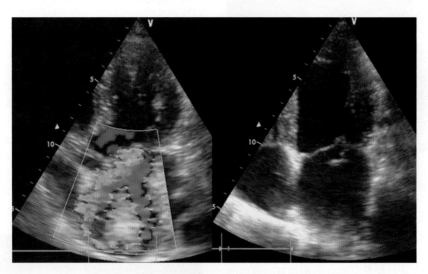

图 23-18　二尖瓣前叶脱垂并偏心性反流
心尖四腔切面,二尖瓣后叶轻度脱垂并房间隔一侧的中-重度偏心性反流

(二) 二尖瓣反流的半定量诊断

二尖瓣关闭不全的临床意义不但取决于病变性质,更取决于反流量的大小,因此对于反流量的评估尤为重要。彩色多普勒是目前临床应用最广泛、最简便易行的评估反流方法。由于受仪器条件和技术水平限制,目前以半定量评估为主。具体评估方法是根据彩色多普勒二尖瓣反流图像三个构成部分的检测结果做出半定量评估。彩色反流图像的三个构成部分是指:近端血流会聚区、缩流颈部和反流区(图23-19)。

1. 反流区(jet area,也可称为反流的射流区)　这是临床应用较早、最普及,目前仍被广泛采用的半定量评估二尖瓣反流的指标。具体方法是通过观测左心房内反流束的长度、宽度、面积等参数对反流程度做出轻度、中度和重度的半定量评估(图23-20)。此法的基本原理是建立在轴对称射流,进入无限空间时遵循流通量(流率、速度与密度的乘积)守恒定律的基础上。即射流随着传播距离的增加其速度逐渐下降,截面轮廓则不断增加,二者关系呈高斯曲线分布。因此,反流束的截面积是流通量的直接函数,在反流口起始速度或跨瓣压不变时,亦为反流率的函数,所以反流束的大小在特定条件下可以反映反流量的变化。然而,实际的二尖瓣反流符合这种轴对称的自由流体的条件很少,一是因为左房空间有限,一部分

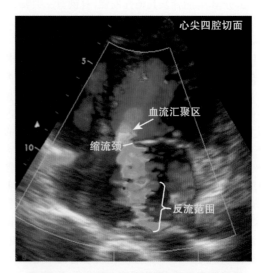

图 23-19　二尖瓣反流成像的三个构成部分
二尖瓣反流彩色多普勒图像可进一步划分为三部分:近端血流汇聚区、缩流颈部和反流区域

射流会被左房顶部截去并将能量传递过去;二是30%左房反流呈偏心性或附壁性,能量传导给心房壁而减小(图23-21)。此外,反流束的形状、长度与面积还受肺静脉血

流、不规则的反流口形状、反流的脉动性、反流平均速度与瞬时速度的差别、左室压力与主动脉和左房压差的高低以及射流持续时间等多种因素的影响。由于这一方法更多是建立在经验基础上，而不是建立在严格的血流动力学原理上的。因此，简单的反流束大小测量，无论长度、宽度或面积都不能完全等同于真实的反流量。故反流束范围的测量，仅能作为粗糙的半定量评估方法。另外，彩色多普勒所显示的反流束范围还与超声仪器的成像品质、技术参数的设置（如 Nyquist 速度、彩色增益、壁滤波、二维切面角度与时相的选择等诸多因素）有关。所以实际应用时，必须注重以上可能影响测量的因素，使误差控制在最低程度。以下就二尖瓣反流束范围各具体参数的观测予以介绍：

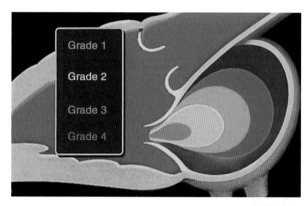

图 23-20 根据二尖瓣反流区范围的大小半定量评估示意图

根据左心房内反流区的大小（长、宽、面积）可对反流进行半定量评估。通常反流程度越重，左房内的反流束面积越大。Grade 1,2,3,4:1+,2+,3+,4+ 为反流从轻到重的标识

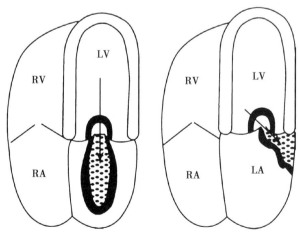

图 23-21 二尖瓣偏心性反流

采用反流区大小评估反流程度存在的主要不足之一就是低估偏心性反流。同样的反流量，属于偏心性反流时可能造成 40% ~60% 的低估

（1）反流束长度：分级标准不尽相同。较为简便的分级法为：反流束局限在二尖瓣环附近为轻度，达左房中部

为中度，达左房顶部为重度。相对细致的四级分法为：反流束长度<20mm 为 Ⅰ 级，20 ~ 34mm 为 Ⅱ 级，35 ~ 49mm 级为 Ⅲ 级，>50mm 为 Ⅳ 级。依据反流束长度分级是一种粗略的评估方法，评估结果受瓣口压力阶差的影响较大，而与左心容量负荷增加程度并不完全平行。

（2）反流束宽度：系将左房反流束的最大宽度与左房腔最大宽度之比作为衡量反流程度的指标，测量可在心尖长轴切面或胸骨旁左心长轴切面分别进行。一般认为上述比值 ≤1/3 为轻度反流，>1/3 又<2/3 为中度反流，>2/3 则属重度反流。遗憾的是这种评估方法与心血管造影对反流量分级的相关并不显著，尤其在附壁型反流或反流口形态不规整致使反流束立体形态失常时，目前已很少采用。

（3）反流束面积：依据所勾画的最大反流束面积进行分级：小于 4cm^2 为轻度，介于 4 ~ 8cm^2 为中度，大于 8cm^2 为重度。此标准与左室造影分级法对照的敏感性与特异性均较高，但与反流容量和反流分数等测值相关较差。有学者提出观测这一参数应考虑左房大小的因素，用反流束面积与左房面积之比更合理，评估标准是：两者比例小于 20% 为轻度，20% ~40% 为中度，大于 40% 为重度。事实上，反流束面积与左房大小存在互相影响：反流使左房变大，而左房的大小对反流有一定限制作用。因而，反流束的相对面积和绝对面积观测各有其利弊，均缺乏病理生理学基础，也没有统计学的差异。从经验看，偏心或附壁型反流用相对比值要好些，而对中央型反流，用绝对值更可靠。

需要注意的是无论反流束长度与面积绝对值或相对值观测，在中央型反流的程度评估中与左室造影存在一定相关。但在偏心附壁型反流的评估中未得到满意的统计学结论。这是因为射流附壁效应不仅因能量传递到左房壁变小变形，而且由于二维切面只能从一个角度扫描到垂直于左房壁的较窄反流断面，所以在同等反流量时，偏心附壁反流范围的测量仅约为中央自由反流范围测值的 40%。总之，反流束范围的各种检测参数在半定量评估反流程度方面存在局限性。因此，欧洲超声心动图协会建议，在二尖瓣反流评估时对反流束的观测主要用于定性、起源走向的诊断，在半定量评估方面，仅用于轻度反流，对于中、重度反流的评估由于其准确性差，仅作初步筛查用，最后评估还应该辅助以其他方法指标。然而，在实际工作中，因为彩色多普勒对反流束成像以及相关检测参数的直观、易懂、便捷、尤其适用于对同一患者的动态随访，故仍在广泛应用。

2. 血流会聚区(flow convergence region) 血流会聚区的观测是利用彩色多普勒混叠现象对血流进行定量评估的较新方法。其研究基础建立在经典流体力学理论上，即流体通过一个狭窄口之前，呈逐渐加速状态向这个狭窄口集中，这种加速区由一系列近端等流速面(proximal isovelocity surface area)组成，每一等流速度面上各点的流速方向垂直于该表面处切线，且距狭窄口中央的距离相等，组成了无数向狭窄口呈放射状集中的、逐渐加速的流线。依

据连续方程原理,通过狭窄口的流量等于任一等流速面的面积(S)与该表面速度(V)的乘积,即 F = V×S,式中 F 为流量(cm³/s),S 为等流速面面积(cm²),V 为等流速面的 Nyquist 速度(cm/s)。彩色多普勒成像可观察到接近狭窄口的血流彩色亮度逐渐增大,表明速度逐渐加快,当流速超过彩色多普勒成像设定的 Nyquist 极限时,则出现色彩倒错的血流会聚区(图 23-22)。在实际工作中在设定 Nyquist 速度时,要恰当调节 Nyquist 速度范围,使近端等流速表面尽可能呈半球形,进而可依据半球形表面积的计算公式:$2\pi R^2$,进一步计算出血流量(F),$F = 2\pi R^2 \times V$。式中 R 为等流速面距反流口中央的距离(cm),可通过直接测量色彩倒错区边缘距反流口的轴向距离得到。但需注意依据上述原理计算出的流量,为每秒反流量。这一方法的优点为:观测是在反流口近端单纯易辨的层流中进行,不受反流孔形状、反流束走向、房室顺应性以及彩色增益、彩色灵敏度或脉冲重复频率等影响;对于偏心性反流、人工瓣反流等都适用。

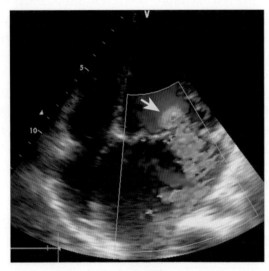

图 23-22 二尖瓣反流的血流汇聚区
心尖四腔切面,二尖瓣大量反流在左心室一侧紧靠反流口处形成近端半球形等流速面的血流汇聚区

(1) 血流会聚法测算反流量(R Vol):R Vol = $2\pi R^2 \times V$。

前面已经介绍式中 R 为等流速面到反流口中央的距离(cm),V 为彩色多普勒 Nyquist 极限速度(cm/s)。在实际工作中,心尖四腔图是观察二尖瓣反流近端血流会聚区较理想的切面,对于二尖瓣前叶脱垂等病变造成的二尖瓣反流也可由胸骨旁长轴切面观测近端血流会聚区。具体测量时,首先对会聚区进行局部放大,Nyquist 极限速度 V 极限通常设定为 15~45cm/s。等流速面到反流口中心的距离 R 应在收缩中期以第一个混叠界面为起点进行测量(图 23-23)。需知所测反流量实为每秒的峰值反流量,并非每搏实际反流量。根据这一测值对反流程度进行分级划分标准为:轻至中度,30~44ml;中至重度,45~59ml;重度,≥60ml。

(2) 血流会聚法测算有效反流口面积(EROA):EROA = R Vol/TVI。

EROA 的单位为 mm²,公式中 TVI 为反流的时间流速积分(cm)。现认为 EROA 是一个对病变损害程度更具代表性的评估参数。根据这一测值对反流严重程度进行分级划分的标准为:轻至中度,20~29mm²;中至重度,30~39mm²;重度,≥40mm²。需要知道的是,EROA 是处于反流最大流速时根据流体力学计算出来的理论面积,与实际的解剖反流口面积并非同一概念,但两者关系密切,前者较后者约大 0.16 倍。

血流会聚法评估二尖瓣反流也存在一定局限性,本方法假设等流速面是一半球形,然而由于二尖瓣反流口的摩擦阻力对血流会聚产生反作用力,边缘会聚区的血流速度比中心会聚区的血流速度要慢,这一因素导致血流加速流向反流口时,血流会聚界面形状由远至近逐渐由"抛物面"变为"半球面"乃至"平台面",故当采用不同的 Nyquist 界限,或选择不同的混叠界面时,血流会聚面则显示为不同形状,如果一律采用半球形计算表面积便存在相当误差。而且,晚近的三维成像显示,由于瓣膜病变的形态结构不同,实际的血流会聚区大多数并非理想的半球形,二维超声仅由一个切面成像所显示的会聚区形态代表性差。再者,由于彩色多普勒血流成像的亮度与血流速度成正比,而血流速度大小又和超声束与血流方向间的夹角有关,诸多因素都影响着根据血流会聚区形状计算反流量的准确性。今后的三维血流成像有可能进一步提高这种方法的准确性和实用性。

3. 缩流颈宽度(vena contracta width,VC) 是反流的彩色多普勒成像中最窄的部位,位于血流会聚区远端反流束刚离开反流口之处,可反映反流口面积的大小。测量多在心尖四腔或胸骨旁长轴切面,最好采用局部放大、窄取样框、减小取样深度,取样线应与瓣膜对合线或射流方向相互垂直(图 23-24)。测量时的彩色多普勒 Nyquist 界限以 40~70cm/s 为宜,连续检测 2~3 个心动周期,并尽可能从两个相互垂直的正交切面进行测量取平均值。现 VC 评估二尖瓣反流程度的标准为:<3mm 为轻度反流,≥7mm 为重度反流,介于两者之间的 3~6.9mm 为过渡区,与轻度和重度反流存在一定重叠性,并非严格意义上的中度反流。这一参数的优点在于可以用于中心型和偏心型反流,测量简便易行。其缺点在于,VC 检测是基于反流口形状近似圆形的假设,实际上器质性病变导致的二尖瓣反流口形态可能仅粗略的接近圆形。而多数功能性反流口的形态为沿前、后瓣叶对合缘走行的窄长不规则形,并非圆形。因此,在四腔切面测得的 VC 可能很窄,而在两腔切面所测得的 VC 则明显较宽,在一定范围内半定量评估的准确性有限。但无论如何,只要 VC ≥8mm 都意味着重度反流。晚近的三维超声研究,在四腔和两腔两个正交切面所测 VC 的平均值与三维方法得到的 VC 值相关性更好。

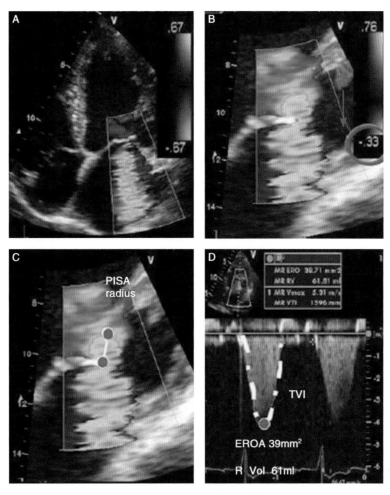

图 23-23　血流汇聚法测算二尖瓣反流量
A. 为二尖瓣反流原始成像；B. 设定 Nyquist 极限速度并局部放大；C. 自第一个混叠界面向反流口中心测定血流汇聚区半径；D. 测定过反流口的血流速度和流速积分

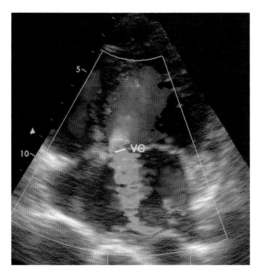

图 23-24　二尖瓣反流缩流颈宽度
位于血流汇聚区下方反流束刚离开反流口最窄的部位，取样线应与瓣膜对合线或射流方向相互垂直

六、频谱多普勒超声心动图

彩色多普勒成像直观易懂，已成为二尖瓣反流定性和半定量评估最主要的手段，但该技术的时间分辨率较低难以对各时相血流的精细变化进行分析，而且受多点采样技术的限制无法精确计算各点流速，特别是无法对高速血流的流速进行检测。频谱多普勒可以弥补彩色多普勒的上述不足，从不同的角度对二尖瓣反流进行评估。

（一）脉冲多普勒

1. 二尖瓣反流频谱标测　正常情况下如果将脉冲多普勒取样容积置于二尖瓣的左房一侧，记录不到收缩期血流信号。如存在二尖瓣反流，则可见收缩期双向湍流频谱，当尽可能提高脉冲重复频率时，可辨认出反流频谱的方向。在早期彩色多普勒尚不普及时，利用脉冲多普勒在左房内逐点标测，可以了解二尖瓣反流的有无和范围。有了彩色多普勒之后这一方法已基本不用。但在某些特殊需要情况下，例如人工瓣发生反流时，由于左房一侧彩色多普勒成像受人工瓣及其支架的回声干扰，难以正常观测反流束，可利用脉冲多普勒在人工瓣左房侧逐点进行标测,寻找瓣口或瓣周反流频谱出现和终止的部位。根据反流频谱出现部位,可以对反流起源做出诊断;根据反流的终止部位可以大致评估反流程度,轻度反流的终止部位不超过左房上下径的 1/3,中度反流的终止部位达到左房中部,重度反流达到左房底部。

2. 二尖瓣舒张期血流频谱　存在明显二尖瓣反流时,舒张期过二尖瓣的流量较正常增加,在不存在二尖瓣狭窄的情况下,相对于正常人舒张早期过二尖瓣血流流速轻度增大,其增大程度与反流程度成正比:

(1) 当舒张早期的 E 波峰值速度>1.5m/s,提示重度反流。相反,如果二尖瓣频谱以舒张晚期的 A 波为主,即 A 波高于 E 波,则可排除明显二尖瓣反流。后者多见于 60 岁以上年龄较大者和舒张早期心肌松弛性受损者。

(2) 舒张期二尖瓣口时间流速积分与收缩期主动脉瓣口时间流速积分的比值也可用于二尖瓣反流程度的评估。在不存在二尖瓣狭窄的情况下,当两者的比值>1.4 时强烈提示重度二尖瓣反流。当两者的比值<1 时,支持轻度二尖瓣反流。

3. 肺静脉血流频谱　正常肺静脉血流频谱表现为正向的收缩波(S 波)和紧随其后相对矮小的舒张波(D 波)。在排除了舒张功能减退的情况下,随着二尖瓣反流程度的增加,S 波逐渐减低。在严重二尖瓣反流,尤其是反流方向正好指向取样容积所在的肺静脉时,S 波消失并出现负向波形(图 23-25)。由于偏心性反流可能只导致一侧的肺静

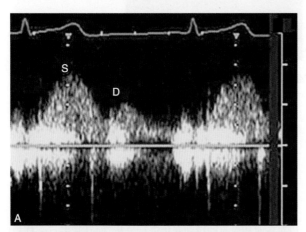

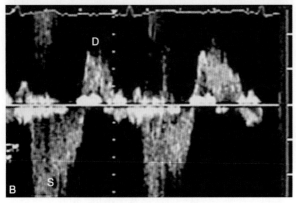

图 23-25　肺静脉血流频谱
A. 正常肺静脉血流频谱,正向 S 波大于 D 波;
B. 重度二尖瓣反流,S 波呈逆向

脉血流频谱发生改变,为避免漏诊建议对所有肺静脉进行检查,检查时将取样容积放置在肺静脉开口向内约 1cm 处。需要注意的是,房颤或任何原因导致的左房压力增高都可导致肺静脉血流频谱的 S 波低矮,因此,单纯 S 波低矮缺乏对严重二尖瓣反流的诊断价值。另外,肺静脉血流频谱可能存在假阳性,即二尖瓣反流不严重,而肺静脉血流频谱存在逆向 S 波,这主要见于偏心型二尖瓣反流,导致反流直接进入某一支肺静脉。尽管反流不严重,但导致一支肺静脉频谱 S 波呈逆向。肺静脉频谱也可能存在假阴性,即虽然存在严重二尖瓣反流,而肺静脉血流频谱正常。这种情况主要发生于左心房扩大但顺应性尚好状态下,扩大的左心房可以包容来自反流的多余流量,而未被挤压进肺静脉。总之,肺静脉血流频谱对二尖瓣反流程度评估并非特异性改变,虽具有一定辅助作用,但需要注意心房的排空收缩能力、呼吸时相、心脏节律、心房和肺静脉的顺应性、心室舒张期充盈状况以及年龄等影响因素。

4. 二尖瓣反流分数　利用脉冲多普勒检测二尖瓣和主动脉瓣前向血流速度时间积分(VTImv 和 VTIav)并结合二维检测二尖瓣口和主动脉瓣口面积(MVA 和 AVA),可以计算出通过二尖瓣口和主动脉瓣口的血流量及两者的差值,进而得到反流分数。根据连续方程的原理,在无二尖瓣反流时,通过主动脉瓣的血流量(AVF)= AVA×VTIav 应等于通过二尖瓣的血流量(MVF)= MVA×VTImv。二尖瓣反流时,通过主动脉瓣的血流量(有效搏出量)加上二尖瓣反流量(无效搏出量)= 左心室总排血量。即二尖瓣反流量=舒张期二尖瓣前向血流量(即左心室总排血量)与主动脉瓣血流量(有效搏出量)的差值。由于反流量会随心搏量/心功能的变化而变化,属于一种随机测值,而计算反流分数则可克服随机测值波动性大的缺点:

$$RF = \frac{MVF - AVF}{MVF} = 1 - \frac{AVF}{MVF}$$

式中 RF 为反流分数,即反流量占左心室总排血量的百分比。常用 RF 半定量评估标准:轻度反流,20% ~ 30%,中度反流,30% ~ 50%,重度反流,>50%。RF 与左室造影分级存在良好相关,相关系数为 0.82。但此方法也有其局限性:①必须排除主动脉瓣反流;②当二尖瓣口变形严重时需进行瓣口面积的校正;③计算步骤繁琐,增加出现差错的可能性;④瓣口面积的计算存在几何假设,与实际大小有一定出入;⑤对轻度二尖瓣反流不敏感。

5. 二尖瓣反流口面积　利用上述流量差值法也可测算有效反流口面积(effective regurgitant orifice area, EROA),由于 EROA 是反映瓣膜受损程度的直接指标,特别是对风湿性二尖瓣关闭不全患者,其测算结果受瓣膜形态和心腔内压力变化影响小,有其优越性。但在二尖瓣脱垂患者,EROA 随心动周期不同时相左室压力的变化而呈动态改变。EROA 计算公式为:

$$EROA = \frac{MVF - AVF}{VTI}$$

公式中 VTI 为二尖瓣反流的速度时间积分,MVF 和 AVF 含义同上。

（二）连续多普勒

1. 二尖瓣反流频谱形态及流速　将连续多普勒取样线放置在二尖瓣口可记录到收缩期负向单峰的反流频谱。左心室和左心房运动功能尚正常者，左心室与左心房在整个收缩期存在较高的压力阶差，反流频谱峰值速度>4m/s。如果反流量较小，反流频谱的加速时间和减速时间大致相等，顶峰圆钝，频谱轮廓近于对称。如果反流量大、在收缩早期左房压力迅速升高，左室-左房间压差于收缩中期迅速减低，表现为反流频谱曲线减速提前发生，反流频谱顶峰变尖、前移，加速时间短于减速时间，频谱轮廓变为不对称的三角形（图23-26）。一旦左心室收缩功能减退，收缩期左心室压力上升迟缓，表现为反流频谱的加速支上升缓慢、峰值流速相对于心功能正常者减低。利用上述变化特点，可以间接了解反流量大小及相关心动能变化。

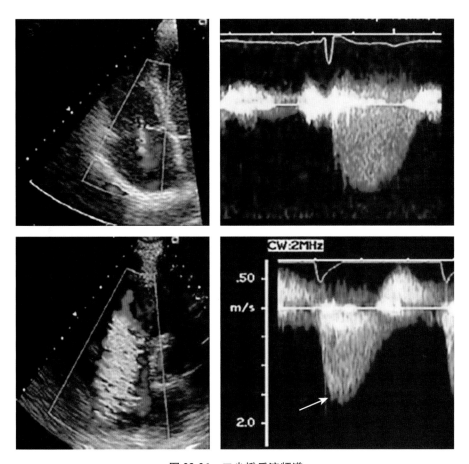

图23-26　二尖瓣反流频谱

上图为少量二尖瓣反流，顶峰圆钝，上升支加速时间与下降支减速时间基本相等，频谱轮廓对称；下图为中到大量二尖瓣反流，顶峰变尖、前移，加速时间短于减速时间，频谱轮廓呈不对称三角形

2. 二尖瓣反流频谱灰度　血流频谱灰度的深浅与所探查血流内含有的反射子，即红细胞数量的多少密切相关。可作为间接半定量评估二尖瓣反流程度的指标。通常由轻到重分为四级：1级，可以描记到反流频谱，但灰度暗淡，轮廓不清晰。2级，可描记到完整的反流频谱，灰度接近舒张期正向血流频谱的灰度。3级，频谱灰度加深，略高于正向血流频谱。4级，频谱灰度明显加深，明显大于正向血流频谱。需要注意的是，由于各患者检查所用仪器条件、增益大小和血流红细胞浓度不尽相同，尤其是目前灰度分析多为检查者肉眼主观判断，很难进行不同个体间反流程度的比较，故此方法仅限于患者自身反流与前向血流对比而做出粗略的评估。检查时必须尽可能获取轮廓相对最完整的反流频谱进行分析。如能结合灰度值的定量测试软件则可进一步作量化分析。

连续多普勒检测二尖瓣反流信号时要达到较好的效果需注意：扫描速度调整为100mm/s，壁滤波调到最大限度，黑白增益和动态增益调整到可以显示速度曲线的暗色外缘，调整取样线到恰当位置和角度，增益调整到所关注信号较强但噪声信号较小的合适水平。

七、二尖瓣反流的继发改变

（一）左心室大小和功能

左心室内径和射血分数可作为心脏对二尖瓣反流所致容量负荷增加适应能力的观测指标。在慢性代偿期，可以无临床症状，前向搏量随射血分数的增加而维持在正常范围。通常这类患者的射血分数>65%。即使在急性二尖瓣反流阶段，左室射血分数也对应于增加的前负荷而有所增加。在慢性失代偿期，患者仍可以无明显症状或未意识到临床状况的退化，但其前向每搏量减少，左心房压力明显增加。左心室收缩性能呈难以挽回的减退。然而,尽管左室心肌已存在明显功能减退,此时的左室射血分数仍可能处于正常低限范围内。因此,现有的相关指南推荐,对于患严重器质性二尖瓣关闭不全者,即使无症状,一旦左室射血分数≤60%就应接受外科手术治疗。左心室内径不像射血分数随前负荷的增加仍维持在正常范围。对一些患者左室内径可能是更恰当的监测左心室功能的指标。一旦左室收缩末内径>45mm(或≥40mm和>22mm/m²,AHA/ACC推荐的界限值)即属于二尖瓣外科手术指征。

(二)左心室功能监测的新指标

现认为一些新的技术方法可以较左室射血分数更好地评估左心室功能的变化。其一,组织多普勒测定左室侧壁二尖瓣环收缩期运动速度,当<10.5cm/s意味着存在亚临床左室收缩功能减退,而且对无症状器质性二尖瓣关闭不全后可能存在左室收缩功能减退有预后作用。其二,应变成像技术较组织多普勒技术更敏感。有研究显示二尖瓣关闭不全患者左室应变的减退甚至出现在左室收缩末内径尚小于45mm时。休息状态下,左心室基底和中部12个节段的长轴应变率平均值<1.07/s预示运动状态下缺乏收缩功能储备。左室整体长轴应变<18.1%预示术后左室收缩功能减低。以上两种技术方法对潜在左室收缩功能异常的监测价值仍有待更多研究的确认和肯定。

(三)左心房大小和肺动脉压力改变

左心房扩大是慢性二尖瓣反流必然的继发改变。如果存在明显的二尖瓣反流,而左心房大小仍然在正常范围是一种不符合逻辑的表现,除非是处在急性二尖瓣反流阶段。对于器质性二尖瓣病变患者,一旦左心房前后径>40~50mm或>40ml/m²,往往预示即将发生心房纤颤以及预后不良。相反,二尖瓣修复术可以导致左心房的逆向重构,而术前的左心房扩大程度与术后恢复好坏和手术成功率有一定关系。大量的反流进入左心房将慢慢地甚或急剧地触发肺动脉压力增高。通过三尖瓣反流,即使反流量不大,可以评估肺动脉收缩压。当休息状态下肺动脉收缩压>50mmHg,被推荐为二尖瓣修复手术的Ⅱa类适应证。

诊断要点及鉴别诊断

一、定性诊断

二尖瓣反流的定性诊断并不困难,诊断要点为彩色多普勒和(或)频谱多普勒发现左心房侧存在收缩期反流信号。罕见碰到需要与之鉴别的病变。极少数情况下,需要与主动脉窦瘤破入左心房以及冠状动脉左房瘘相鉴别。前者的鉴别点在于其异常血流信号为双期分流,后者的鉴别点在于其异常血流是舒张期为主的分流。这两种病变的异常血流均不同于二尖瓣以收缩期为主的反流,加之两者异常血流的起点不在二尖瓣口,并且存在相应的主动脉窦和冠状动脉结构形态的异常,因此鉴别并不困难。

二、定量/半定量诊断

二尖瓣反流定量/半定量评估的参数众多,各有优缺点。现主张多参数综合评估,其中包括二尖瓣形态结构,反流的各项血流动力学参数,以及反流所导致的继发改变。多种方法参数综合评估的方法可以起到取长补短、相互核查、印证和纠偏的效果。二尖瓣反流定量/半定量多参数综合评估的要点归纳见表23-1。

表23-1　二尖瓣反流程度分级

参数	轻度	中度	重度
目测			
二尖瓣形态	正常/异常	正常/异常	连枷瓣、乳头肌断裂
彩色反流束	小,中心型	介于轻、重之间	大,中心或偏心型
连续多普勒	模糊/抛物线形	浓密/抛物线形	浓密/不对称三角形
血流会聚区	无/小	介于轻、重之间	大
半定量			
缩流颈宽度(mm)	<3	介于轻、重之间	>7(两腔心>8)
肺静脉频谱	S波优势	S波低钝	S波逆向
二尖瓣频谱	A波优势	不定	E波优势(>15cm/s)
TVImv/TVIav	<1	介于轻、重之间	>1.4
定量			
EROA(mm²)	<20	20~29,30~39	>40

续表

参数	轻度	中度	重度
反流量(ml)	30	30~44,45~59	>60
左室大小*	正常	正常上限/轻大	增大
左房大小**	正常	正常上限/轻大	增大
肺动脉收缩压***	正常	正常/略高	增高

注:TVImv/TVIav=脉冲多普勒二尖瓣频谱时间流速积分与主动脉瓣频谱时间流速积分的比值。EROA=有效反流口面积;中度反流界限为20~39mm²,可以进一步分为轻至中度20~29mm²和中至重度30~39mm²两个亚分级。* 左室大小正常值:舒张末内径<56mm,舒张末容量<82ml/m²,收缩末内径<40mm,收缩末容量<30ml/m²。** 左房大小正常值:容量<29ml/m²,内径<39mm。*** 肺动脉收缩压正常值:休息状态下<30mmHg(导管阈值),<50mmHg(三尖瓣反流阈值)。需知急性重度二尖瓣反流时,肺动脉压力通常增高,但左心室内径可能仍然正常

高敏感高清晰的彩色多普勒超声心动图检查仪器问世和推广普及后,明显提高了二尖瓣反流的检出率,发现许多正常人也存在极少量二尖瓣或三尖瓣反流。这种没有任何血流动力学和临床意义的微量反流,被称为生理性反流。在临床工作中应注意将生理性反流与病理性反流区分开,以免给患者增加不必要的心理负担,或对临床诊疗造成不必要的干扰。但由于仪器类型、参数设置(如增益、壁滤波)及许多血流动力学因素的影响,迄今为止对生理性反流与病理性反流两者的超声判别界限缺乏统一标准。一般认为反流信号微弱,范围局限,反流束长度<1.5cm,反流面积<1.5cm²,反流速度<1.5m/s,所占面积与左房面积之比<3.5%,占时短暂起始于收缩早期不超过收缩中期,或占时不超过整个收缩期的60%,同时无瓣膜形态、活动异常,无心腔大小改变者为生理性反流。也有学者提出定量评估时,每搏反流量≤5ml属生理性反流。

临床价值与存在问题

超声心动图在诊断二尖瓣关闭不全方面的临床价值已得到公认,简便、经济、快捷、实用是任何其他医学影像技术所难以比拟的,现已成为诊断二尖瓣反流的首选方法。其具体价值可归纳为以下几点:

一、临床价值

(一)定性诊断

根据左房内多普勒反流信号的有无可以对二尖瓣反流的存在与否做出明确诊断。而且根据反流信号的一系列特点可以对生理性反流与病理性反流进行区别。与以往临床单纯根据杂音进行诊断的方法相比,显著提高了诊断的敏感性和特异性;与以往依据左室造影的诊断方法相比,更安全、便利、无创,有利于重复检查和动态随访。

(二)了解病因

二维超声心动图根据二尖瓣叶和附属装置的解剖形态和(或)运动特征,可以对导致反流的病因做出明确诊断(图23-27)。某些特征性改变,如槌柳样运动不但对病因诊断有价值对反流程度的评估同样有重要价值。

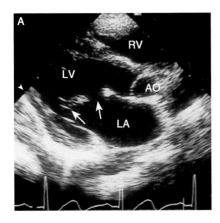
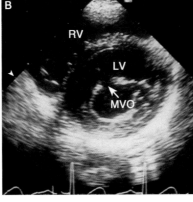
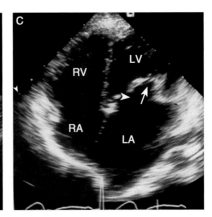

图 23-27 二尖瓣前叶裂

A. 左心长轴切面,舒张期二尖瓣口开放,在前叶瓣体中部出现明显连续中断,似为另一瓣口(分别由两个箭头标志);B. 二尖瓣口短轴切面,舒张期二尖瓣口(MVO)开放,呈圆环状,前叶中央出现连续中断,此即瓣裂所在;C. 心尖四腔图,舒张期亦见二尖瓣口与瓣裂(由长箭头和短箭头分别指示)

（三）定量评估

以多普勒技术方法为主,运用多种参数多角度综合评估(参考表23-1),可以较准确地对二尖瓣关闭不全的严重程度做出轻度、中度和重度的半定量分级。

（四）治疗决策

①对急重症二尖瓣关闭不全,如急性心肌梗死、心源性休克、重症感染性心内膜炎、胸部外伤或胸外科手术后所出现的二尖瓣关闭不全,超声心动图尤其是经食管超声心动图可及时、准确地对其病理机制做出诊断。例如,可及时发现二尖瓣脱垂、连枷瓣、腱索断裂、乳头肌断裂等改变,这对治疗决策有极大帮助。②关于慢性二尖瓣关闭不全手术时机的选择,早年认为除非有心功能不全存在,一般不主张手术。但后来研究发现,一旦出现心衰,心肌的损害往往不可恢复,心功能Ⅳ级患者的术后5年生存率仅50%~60%。因此,恰当的手术时机应选择在已出现二尖瓣反流的继发改变,但临床症状尚未出现或仍处于早期阶段。目前推荐手术指征为:①存在重度二尖瓣反流;②伴左房扩大和(或)近期出现心房纤颤;③左室进展性扩大;④静息或活动后收缩功能下降(EF50%左右);⑤出现临床症状。显而易见,超声心动图对上述大部分指征都有评估作用,即对治疗决策至关重要。此外,手术方式(瓣膜修复、瓣环成形、换瓣和Carpentier术)的选择也建立在超声心动图对于病因的准确判定和对瓣膜功能的评估基础之上。

（五）术中引导

经食管超声有助于体外循环停跳前补充诊断或再次评估反流程度及二尖瓣损害程度;手术进行中可在不干扰手术视野情况下及时了解手术进程、监护有无并发症并监测心腔内气体的排出;术毕复跳后,可在关胸前评估手术的即刻疗效、明确有无残余反流、瓣周漏以及瓣膜运动情况。

（六）术后随访

术后定期复查评价手术的中远期疗效、心功能恢复状况。如果疗效不好,还可了解术后残存或再出现二尖瓣反流的原因和机制(图23-28)。

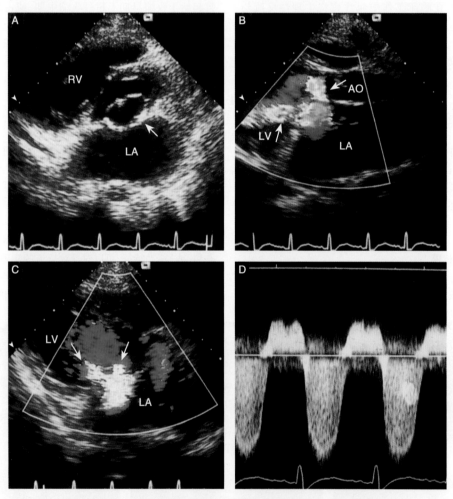

图23-28 二尖瓣脱垂整形及人工瓣环植入术后二尖瓣根部穿孔

A. 二尖瓣环水平左室短轴切面,箭头所指为反射增强的人工瓣环;B. 左室长轴切面,彩色多普勒显示舒张期见分别起自瓣口与前叶根部穿孔部位的两束血流(箭头所指)由左房进入左室;C. 左室长轴,彩色多普勒显示收缩期见分别起自瓣口与前叶根部穿孔部位的两束反流(箭头所指)反流入左房,两个反流束各自在左室侧形成会聚区;D. 连续多普勒检查,取样容积通过反流束时获得收缩期高速反向血流信号及舒张期轻度增快的正向血流信号

二、存在问题及注意事项

二尖瓣反流的定性诊断不难,常见病变的病因诊断也不难,对于某些罕见病变或多种病变混杂在一起的病因诊断则具有一定难度。而最需要注意的是二尖瓣反流的定量/半定量诊断。轻度二尖瓣关闭不全对临床的影响有限,而中度以上二尖瓣关闭不全的准确诊断涉及治疗决策和预后。目前虽然有多种超声心动图的诊断方法和指标,但每一种方法和参数都有其自身的局限性,明确这些不足并在检查过程中注意规避有助于提高定量/半定量评估的准确性。以下就不同观测指标和技术方法存在的问题和注意事项简述如下:

(一)二尖瓣结构形态

槌枷样瓣膜和乳头肌断裂可以作为重度关闭不全的诊断依据。然而其他形式的结构和形态改变并不具备对二尖瓣关闭不全程度分级诊断的作用。例如:有的患者瓣膜脱垂明显,但反流程度较轻,有的脱垂程度不重,但反流程度不轻。另外,在瓣膜和瓣周组织结构的观测方面,必须注意多声窗,多角度观测,许多局限性病变诸如:赘生物、瓣叶裂、穿孔、粘连等,仅仅在某一个角度和切面才能清晰显示,易发生漏诊或误诊。在二尖瓣形态结构的观测方面经食管多平面超声心动图和经食管实时三维超声心动图较普通经胸二维超声心动图具有更高敏感性和特异性。因此,当常规经胸超声心动图难以确诊时,如具备检查条件应进一步作多平面经食管超声心动图或经食管三维超声心动图检查。

(二)彩色多普勒二尖瓣反流区大小

前已述及,这一参数的优点和缺点都较为突出。优点是简便直观;对反流的空间走行方向具有最佳辨识能力;对反流程度可以作快速的初评。存在主要问题是这一指标的观测受诸多因素影响,对中、重度反流两者的界定存在较大重叠性和不准确性。①检查时要注意彩色多普勒增益和混叠速度上限的恰当设定,尽量提高Nyquist速度与壁滤波范围;彩色增益的调节以充分显示反流束又不出现噪声信号为好;②要注意左心室功能和左心房压力变化对这一指标的影响,心功能减低和左房压增高都可能使反流束减小;③注意对偏心性反流特别是附壁的偏心性反流造成的低估予以校正;④注意多角度多切面观测,起码在两个不同的正交切面进行观测;⑤还应注意,如要停帧观测反流束大小,应统一在收缩中期左心室与左心房压差处于最大状态下,并排除心律失常的影响。

(三)二尖瓣反流缩流颈宽度

这一参数的优点在于简便快捷;适用于偏心性反流;较少受仪器条件和血流动力学状态的影响;不受其他瓣膜反流的影响;可明确区分轻度和重度反流。存在问题是不适用于多束反流;其测值单位和定量范围小,很小的测量误差就可能造成分级评估误差;对介于轻度与中度之间或中度与重度之间的测量结果,较难作出分级判定,需要其他方法参数辅助评估。在具体测量时需注意:应该取两个

正交切面检测结果的平均值:恰当设置彩色增益和彩色多普勒量程范围;局部放大清晰辨认近端彩色会聚区和左房侧反流区;采用尽可能小的取样框和检测深度以获得最大帧频;动态回放找到最适宜测量时相停帧;取样线准确放置在反流束起点且与反流束相互垂直。

(四)近端血流会聚法

这一方法的优点为适用于偏心性反流;不受病因学影响;不受其他瓣膜反流影响;能定量评估有效反流口面积和反流量;Nyquist速度在50cm/s以上时出现血流会聚提示重度反流。存在问题为近端血流会聚区更偏向半椭圆形而非半球形并受多种因素影响:如混叠速度、非圆形反流口、不同收缩时相、附近组织结构异常、会聚区半径的测量误差被平方放大、观察者之间变异性大、不适用于多束反流。采用这一方法时应注意:在心尖四腔切面选择理想的彩色多普勒反流图像;观测时要局部放大;降低Nyquist速度零点到恰当水平,以得到较理想半球形态为准;动态回放选择理想的会聚图像;屏蔽彩色多普勒看清二尖瓣口位置,以便准确选取会聚区半径测量终点;以第一个混叠界面作会聚区半径测量起点;用连续多普勒在恰当位置检测反流峰值速度和时间流速积分。

(五)脉冲多普勒测定反流量和反流口面积

此方法优点是测值属于全定量化,适用于多束反流。存在问题是检测方法繁琐耗时,需要检测多个参数,容易出现系统误差;不适用于有明显主动脉瓣反流者,当有明显二尖瓣和(或)二尖瓣环钙化时影响二尖瓣环直径和过瓣流速检测的准确性。采用这一方法时需注意:测定过瓣流速时,取样容积应放在心尖四腔图瓣环平面;测量二尖瓣环直径应在收缩末后2~3帧瓣环处于最大径状态下;测定左室流出道血流速度,应在心尖五腔图将取样容积放在主动脉瓣下5mm处;测定左室流出道直径应在胸骨旁左心室长轴切面与测定流速相同的取样水平。

(六)二尖瓣反流频谱灰度和形态

优点是简便易行。存在问题是以目测为主,欠明确量化值,仅作为一种辅助参数;对偏心型反流量难以取得理想频谱。观测注意事项为采用连续多普勒在心尖四腔切面将取样线与反流束平行获取最完整清晰频谱图。

(七)肺静脉血流频谱形态

优点为简便易行,收缩期S波消失或逆向提示重度二尖瓣反流。存在问题为检测准确性受左心房压力和房颤影响;如果反流仅朝向某一支肺静脉,对反流程度的评估容易偏差。检查应注意取心尖四腔切面,取样容积应放置在肺静脉开口内,应对肺静脉各分支都进行检测。

(八)二尖瓣舒张期频谱形态

优点是简单易行,如果频谱是A波优势型可以排除重度二尖瓣反流。存在问题是检查结果受左房压力,左室松弛性和心房纤颤等多因素影响,仅能作为一种辅助诊断参数。检查注意事项为应在心尖四腔切面检测,取样容积应放置在二尖瓣瓣尖处。

（九）左房、左室大小

优点是可作为慢性较大量二尖瓣反流辅助诊断的敏感指标。左房室大小如果在正常范围几乎可以排除重度二尖瓣关闭不全，但需强调这里仅适用于慢性反流而非急性反流。存在问题是这一参数是非特异性的，左心扩大还可见于其他许多病变。检查注意事项为这一指标不适用于急性大量反流。对左心大小的观测，容积指标优于内径指标，检测时最好采用 Simpson 方法，以保证测值的可靠性。

第24章

二尖瓣脱垂

MITRAL VALVE PROLAPSE

◎许迪　姚静

病理解剖与血流动力学改变 …………… 377	二、二维超声心动图 …………… 382
一、病理解剖 …………… 377	三、三维超声心动图 …………… 385
二、血流动力学 …………… 380	经食管超声心动图 …………… 386
三、临床表现 …………… 380	多普勒超声心动图 …………… 388
四、并发症 …………… 380	一、彩色多普勒血流显像 …………… 388
检查方法与注意事项 …………… 381	二、频谱多普勒超声 …………… 389
一、M 型超声心动图检查 …………… 381	诊断要点与鉴别诊断 …………… 389
二、二维超声心动图检查 …………… 381	一、诊断要点 …………… 389
三、多普勒超声检查 …………… 381	二、鉴别诊断 …………… 389
经胸超声心动图 …………… 381	临床价值与存在问题 …………… 391
一、M 型超声心动图检查 …………… 381	

24

　　1913 年 Galavardin 首先描述了一种收缩期中晚期的喀喇音,这种"杂音"随运动和体位改变而变化,尸检时见患者胸膜与心包有粘连,故认为此"杂音"是心外的额外音。此观点持续了近半个世纪。后来 Reid 认为此额外音与二尖瓣腱索绷紧有关,提出来源于二尖瓣的假说。1963 年 Barlow 和 Basman 经心血管造影证实为二尖瓣脱垂所致,此后二尖瓣脱垂引起了世界各国的广泛重视,检出率日益增多,对其认识也不断加深,故国外作者常称本病为 Barlow 综合征。

　　由于检测手段不同,二尖瓣脱垂发病率报道不一,从 1% ~24% 不等。随着二尖瓣脱垂诊断标准的确定,其发病率为 2% ~4%,是最常见的心脏瓣膜病变之一。

病理解剖与血流动力学改变

一、病　理　解　剖

　　二尖瓣脱垂(mitral valve prolapse,MVP)是各种原因引起的二尖瓣某一个或两个瓣叶在收缩中、晚期或全收缩期部分或全部脱向左心房,超过二尖瓣环水平。多数伴有二尖瓣关闭不全,少数没有明显反流。

　　正常二尖瓣前后叶收缩期对合严密依赖于二尖瓣装置(mitral apparatus)的结构完整与功能协调。二尖瓣装置由瓣环、瓣叶、腱索、乳头肌及部分房室壁等结构构成,其中任何一个部分的解剖结构病变或功能异常均可导致二尖瓣脱垂。

(一)二尖瓣环

　　诊断二尖瓣脱垂的基本标准是收缩期二尖瓣叶超过瓣环连线水平,位于左房侧。因此正确认识瓣环解剖结构

对二尖瓣脱垂的诊断具有重要意义。二尖瓣环不是完整的结缔组织环,在组织结构上由两部分组成:一部分为发自左右纤维三角的纤维环,其呈半圆形向后构成房室连接的纤维支架;瓣环的背侧部分则为房室之间的肌性连接,两者共同构成左房室瓣口,二尖瓣前后叶附着其上。Leonardo 最早对二尖瓣环的解剖形态结构进行了详细描述,认为它位于一个欧几里德几何平面内,即二尖瓣环为一平面结构。基于这种假设基础上的超声诊断标准相当混乱,如两个相互垂直切面(心尖四腔观与胸骨旁左室长轴观)上脱垂的发现率不一,有典型二尖瓣脱垂喀喇音的患者超声探查未探及脱垂,而无脱垂喀喇音的患者及正常人中二尖瓣脱垂的发生率高达 13% ~34%。其后诸多研究者均对二尖瓣环的平面特性提出质疑。1971 年 Tskivis 等在狗的二尖瓣环上缝置了 7 ~9 粒铅珠,并进行侧面 X

线高速摄影,发现二尖瓣环为立体"马鞍"形。1987年,Levine等使用金属环及橡胶片建立了"马鞍"形二尖瓣环模型并进行二维超声成像,结果显示,当声束通过两个瓣环高点成像时,瓣叶未发生移位,而通过两个低点成像时,瓣叶似乎上抬,与超声在心尖四腔观上见到的情形相似。1989年他们又进一步利用计算机技术再现二尖瓣环的三维形态,亦证实了其非平面的特性。近年来,尸体心脏研究也发现瓣环前后叶最高点的连线与两瓣叶交界处最低点连线的交叉点不在一个平面上,二尖瓣环展开后不在一条直线上,而在左纤维三角和中央纤维体之间呈一凸向上的弧形,其最高点与两个纤维三角之间连线有一距离,表明人体二尖瓣的两个最高点位于前后平面——主动脉根部插入部和左室后壁,相当于在胸骨旁左心室长轴观显示的二尖瓣环;而两个最低点位于二尖瓣联合交界处平面,相当于心尖四腔观显示的二尖瓣环位置。目前,这一马鞍形非平面的二尖瓣环特性已得到广泛的认同。

(二) 瓣叶

二尖瓣叶固定在二尖瓣环的下缘,为漏斗形结构。根据新的解剖观点,二尖瓣并非完全分割的两个瓣叶,而是一条连续的宽窄不等的膜状组织(图24-1)。瓣叶基底部附着于二尖瓣环上,呈管筒状,由房室环向下伸延悬垂。整体瓣叶被两个较深的切迹分隔为前叶和后叶,该切迹分别为内、外侧联合,联合处前后叶并非完全分开,瓣叶游离缘至瓣环的距离约为0.5cm。前内侧部分窄长,称为前瓣(也称大瓣),呈半圆形或三角形,最大宽度为1.8~2.2cm,瓣叶根部附着缘约占瓣环周径的1/3。后外侧部分短宽,称为后瓣,最大宽度为0.7~1.0cm,根部附着缘约占瓣环周径的2/3,二者面积大致相等。二尖瓣的开口内径为3.5~4cm,周径为10~11cm,开口面积为4~6cm²,前后瓣叶的总面积约为瓣口面积的两倍,从而保证了前后叶闭合时有足够的接触面(图24-2)。

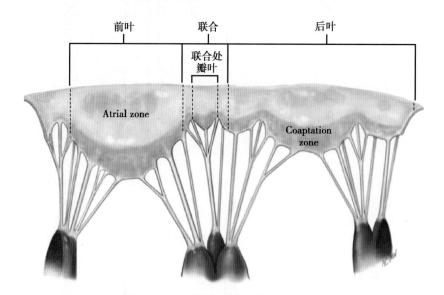

图24-1 二尖瓣(左房侧观)展开示意图
(引自 Carpentier A. Carpentier's reconstructive valve surgery. St. Louis: Saunders/Elsvier,2010)

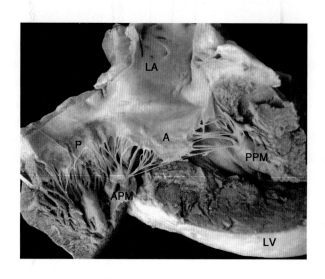

图24-2 展开的二尖瓣叶
经左心房(LA)、左心室(LV)切开心脏,展示二尖瓣前叶(A)、后叶(P)、瓣下腱索、前乳头肌(APM)、后乳头肌(PPM)
(引自朱晓东.心脏外科解剖学.北京:人民卫生出版社,2011)

前瓣绝大多数(93.1%)是一完整的瓣,仅极少数(6.9%)游离缘有一切迹而使瓣呈两扇形。后瓣极少数(3.4%)不分扇,多数分为二扇或三扇(37.9%或58.7%,国外有报告三扇者有92%),三扇者中间一片较大,两侧者较小。Carpentier等根据此解剖结构特征,将后瓣的三个扇叶分别命名为:P1、P2、P3。P1是指邻近前外侧联合的扇叶,接近左心耳部,P2是指位于中央部的中间扇叶,P3是指邻近后内侧联合的扇叶。虽然前瓣并没有相应的解剖切迹,但为了与后瓣相对应,前瓣也相应分为A1、A2、A3三部分(图24-3)。由于后叶有此解剖切迹,因此后叶脱垂的发生率较高,约占67%,且以P2脱垂为主,而前后叶脱垂与单独前叶脱垂只分别占23%和10%。

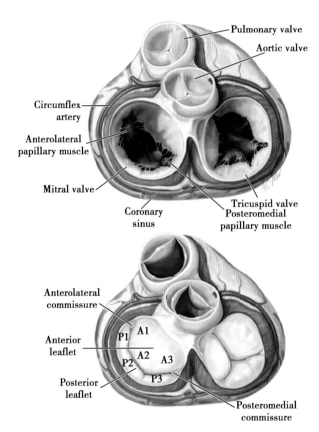

图24-3 Carpentier 二尖瓣叶命名法

图上为舒张期,图下为收缩期(引自 Carpentier A. Carpentier's reconstructive valve surgery. St. Louis: Saunders/Elsvier,2010)

二尖瓣叶由三层结构组成:第一层为心房面,含弹力纤维组织;第二层为中层,主要由黏液性海绵组织构成;第三层为心室面,主要由一层致密的胶原纤维组织构成。原发性二尖瓣脱垂患者,瓣叶肥大冗长,颜色苍白。病理特征为瓣叶的黏液样变性,海绵层增生、增厚伴有糖原堆积,并侵入到致密的胶原纤维层,使连续的胶原纤维发生断裂,导致瓣叶软弱、松弛,收缩期呈"包头布"样脱向左房。瓣叶心房面可见局限性增厚,表面有纤维素与血栓沉积。二尖瓣叶发生黏液样变性的机制目前尚不清楚。可能与细胞外基质成分失调有关。

(三)腱索

腱索附着在瓣叶的边缘和瓣叶的心室面,另一端附

着在乳头肌顶部并有少数直接连于左心室壁肌肉。腱索由粗大的主腱索和分散的细腱索组成。腱索按其部位与功能分为三级,Ⅰ级腱索:起自乳头肌,远端附着于瓣叶边缘,腱索比较粗大,主要防止瓣叶边缘外翻;Ⅱ级腱索:起自乳头肌,附着于瓣叶的左室面,加强对瓣叶的牵拉作用;Ⅲ级腱索:发自左心室壁,附着于瓣叶的心室面。腱索的异常,包括不正常的加长和缩短,腱索附着异位,腱索融合或断裂等,均能影响二尖瓣的功能。原发性二尖瓣脱垂患者,可见腱索变细、变长、扭曲、松软无力,续之纤维化增厚。腱索异常在脱垂瓣叶部位最为明显。腱索异常可使瓣叶受力不均,导致瓣叶的牵张与剥离,部分腱索因受力增加而断裂。继发性二尖瓣脱垂者,如细菌性心内膜炎亦可使腱索断裂,腱索断裂部位的瓣叶无支撑张力发生脱垂。

(四)乳头肌

左室乳头肌有两组:前外侧乳头肌与后内侧乳头肌。前外侧乳头肌位于左室前壁和外侧壁交界处,后内侧乳头肌位于左室后(下)壁近室间隔部分,均起于室壁中、下1/3交界处。乳头肌的形态变异较大,通常由末端分出4~6个峰。每组乳头肌均发出腱索,最后分支分别连于二尖瓣前瓣或后瓣。乳头肌按其形态可分为三型:①指状型:即乳头肌的1/3或更多部分突入心室腔;②结合型:乳头肌完全与心室壁结合,只有很少一部分突入心室腔;③中间型:即介于前两种形态之间。乳头肌的形态与其血液供应之间有十分密切的关系。指状型乳头肌,动脉从其基部进入乳头肌,但乳头肌内的血管与室壁的血管间无吻合,故当乳头肌的动脉本身和其主干阻塞或乳头肌基部心肌梗死,乳头肌即可失去血供,而产生功能障碍;而结合型乳头肌除有基部来源的动脉外,其结合于室壁的部分尚有节段动脉进入乳头肌并与室壁血管间有广泛的吻合,这对保证乳头肌功能完整性具有重要意义。乳头肌功能失调可见于乳头肌断裂、纤维化、梗死和异位等,这些均可导致二尖瓣脱垂甚至连枷样运动。

(五)房室壁

乳头肌附近的心室壁与乳头肌构成一个功能上的整体,左室壁与乳头肌同步收缩,以保证腱索有足够的张力于收缩期牵拉瓣叶,使其对合严密不致脱向左房。在心肌缺血或心肌梗死的情况下,室壁收缩无力,腱索张力不足,同样可致瓣叶脱垂。部分左房后壁的心肌参与二尖瓣环构成,其过度牵拉可使瓣环面积增大,加重二尖瓣脱垂的程度。

(六)瓣环与心室之间大小比例失调

左室容积减小或形状改变均可引起二尖瓣脱垂的发生。低体重指数,如神经性厌食症患者易发生二尖瓣脱垂,可能与患者左室容积小有关。相应的,增加体重可减少二尖瓣脱垂的发生。心肌病或左室室壁瘤形成,使左室形状发生改变,乳头肌位置异常,也有助于二尖瓣脱垂的发生。

临床上,按发病原因不同,二尖瓣脱垂分为原发性和继发性两类。原发性二尖瓣脱垂又可分为家族性和非家族性。家族性原发性二尖瓣脱垂是一种常染色体显性遗

传性疾病，具不完全外显性，其外显率与年龄和性别有关。与之相关的染色体位点已初步被识别。非家族性原发性二尖瓣脱垂主要是二尖瓣叶、腱索或瓣环等发生黏液样变性，导致瓣叶增厚或冗长、腱索过长或断裂、二尖瓣环扩张等，从而引起二尖瓣脱垂，病变具有反复侵害性，故此类脱垂通常在较年长的患者中损害发展明显。Marfan 综合征、直背综合征等先天性异常中合并的二尖瓣脱垂多为原发性二尖瓣脱垂。继发性二尖瓣脱垂常见于胶原病（风湿热、风湿性心内膜炎、二尖瓣狭窄）、感染性心内膜炎、冠心病、肥厚型心肌病、房间隔缺损等病变。脱垂原因常为瓣环与室壁之间大小比例失调、二尖瓣环扩张或发生继发损害、腱索断裂或乳头肌功能失调等所致。

二尖瓣脱垂多单独发生，但也可同时累及其他瓣膜，形成多个瓣膜脱垂。并发三尖瓣脱垂的患者约 40%，并发主动脉瓣脱垂的患者约 10%，并发肺动脉瓣脱垂的患者约 2%。二尖瓣脱垂患者较易合并继发孔型房间隔缺损、房室通道缺损及心律失常等其他心血管方面的异常。

二、血流动力学

根据脱垂的形态与血流动力学改变不同，二尖瓣脱垂有两种基本形态：一类瓣叶呈气球样突向左房，瓣叶的对合点位于瓣环连线的左房侧，瓣叶对合严密，不伴二尖瓣反流，无血流动力学的异常改变；另一类瓣叶多呈花瓣样突向左房，瓣叶的对合点位于瓣环连线的左房侧，但瓣叶对合不严，伴有二尖瓣反流。反流程度可以为轻度、中度或重度。其血流动力学改变类同于二尖瓣关闭不全。

三、临 床 表 现

二尖瓣脱垂患者可长期无症状。最常见的症状为心悸、胸痛、气急、倦怠、焦虑、晕厥，个别患者有严重二尖瓣反流时，可出现急性左心衰症状。二尖瓣脱垂症状的出现具有一过性、间歇性与反复性的特点。60% ~ 70% 的患者出现心前区疼痛，持续时间为数分钟至数小时，程度通常较轻，与劳累无关，含服硝酸甘油效果欠佳。其原因可能与左心室壁和乳头肌过度牵张，导致冠状动脉痉挛和缺血有关。50% 的患者有心悸，可能为室性早搏或阵发性室性心动过速所致；40% 的患者有呼吸困难与疲乏感，主要与二尖瓣反流导致肺充血和心力衰竭有关。炎症性二尖瓣脱垂由于瓣叶发生溃疡，可形成血栓，血栓脱落引起脑梗死，因此部分患者可出现头昏、头痛、一过性脑缺血等症状。

主要体征为心前区听诊闻及非喷射性收缩中晚期喀喇音及收缩期二尖瓣反流杂音，此杂音可随体位改变而变化。药物也可对杂音产生影响，吸入亚硝酸异戊酯时可使杂音响度减弱。

二尖瓣脱垂患者通常没有特异性的心电图表现。最常见的心电图表现为房性或室性心律失常。在下壁导联常可见到 T 波倒置，有时还伴有 ST 段下移。X 线检查多无明显异常，但合并直背综合征患者，可出现胸廓、骨骼异常的 X 线表现。

四、并 发 症

大多数二尖瓣脱垂患者预后较好，其发病率和死亡率与一般健康人群相同。少数患者可合并严重的并发症，包括严重的二尖瓣反流、心律失常（房性、室性）、心力衰竭、感染性心内膜炎、腱索断裂、脑血栓栓塞症、猝死等。

（一）二尖瓣反流

Kim 等报告了二尖瓣脱垂综合征和二尖瓣反流之间的关系。瓣叶损害和二尖瓣反流严重程度之间的关系如下所述。前叶脱垂时，没有反流至轻度反流约占 75%，重度反流只有 7.5%。后叶脱垂时，重度反流约占 30%，包括中等度反流在内大约可达到 60%。显然，后叶脱垂的患者反流程度较重。反流程度不同，并发症发生的几率也不同。二尖瓣反流的程度越重，发生并发症的比例越高。体格检查方面，男性患者、高血压病史、高体重指数、高龄是发生严重二尖瓣反流的高危因素；超声心动图检查中二尖瓣瓣叶增厚、二尖瓣后叶脱垂和左室径线增大是发生严重二尖瓣反流的高危因素。进展性二尖瓣反流导致左房、左室进行性扩张。左房扩张可导致房颤。中至重度二尖瓣反流最终可引起左心功能障碍和心力衰竭，随着病情发展，可最终导致右心功能不全。

（二）心律失常

二尖瓣脱垂引起的心律失常较常见。Kligfield 等将已报告的成人二尖瓣脱垂综合征的心律失常出现频率总结如下：房早发生率为 35% ~ 90%，一过性房速（室上速）的发生率为 3% ~ 32%。室早的发生率为 58% ~ 89%，室早二联律及室速的发生率为 43% ~ 56%。有报告对二尖瓣反流和各种心律失常的出现频率进行了比较，结果显示，二尖瓣脱垂伴二尖瓣反流时，室速等重度心律失常发生率增高。

（三）感染性心内膜炎

二尖瓣脱垂患者合并感染性心内膜炎的风险比正常人高 3 ~ 8 倍，每年发生率约为 0.02%。其危险因素包括：男性患者，年龄 >45 岁者，伴有收缩期杂音者，瓣叶增厚和冗长等。二尖瓣反流形成的涡流血流及瓣叶组织增厚是二尖瓣脱垂患者罹患感染性心内膜炎的主要原因。

（四）脑血管栓塞症

二尖瓣脱垂与脑血管栓塞之间的关系目前仍有较大争议。比较一致的说法是：年龄 >50 岁的患者、瓣叶增厚和冗长、有手术指征及并发房颤的患者易罹患脑血管栓塞，其发生率约为正常人的 2 倍。

（五）猝死

二尖瓣脱垂者发生猝死的情况很罕见，Penning 报道截至 1990 年，全世界报道的病例大约 100 例。室性心律失常、二尖瓣反流、QT 间期延长、下壁侧壁复极异常、二尖瓣叶过长、心功能不全、晕厥或心悸既往史等是猝死发生的潜在危险因素。二尖瓣连枷样运动并二尖瓣反流发生猝死的危险更高，约为 2%。因此，早期手术修复是降低猝死并发症的主要预防手段。二尖瓣脱垂合并猝死的发生机制目前尚不清楚。

检查方法与注意事项

一、M 型超声心动图检查

二尖瓣脱垂 M 型超声心动图表现与探头的方向有很大关系,如操作方法不当很容易出现假阳性或假阴性的图像特征,从而造成误诊或漏诊。这是因为 M 型超声在扫查某一部位时取样线固定不变,但心脏为一活动器官,故二尖瓣 M 型活动曲线并非来自二尖瓣叶的同一结构。Weiss 曾发现当探头向下倾斜时(特别是在第 2、3 肋间探查时)易于造成假阳性;相反,声束角度向上倾斜时易造成假阴性。Walter 等在 100 例所谓健康女青年的检查中,探头位于胸骨左缘,显示二尖瓣结构后,探头声束方向沿矢状面扫查,此时如探头方向向下,二尖瓣前叶曲线在心脏收缩时往往向下移动,声束方向垂直扫查时很少出现此种图像特征。当探头向上探查时,CD 段往往向上并大于 2mm。因此在检查二尖瓣脱垂患者时,探头应当垂直前后方向检查,注意二尖瓣 CD 段的改变、左房和左室的大小、左房后壁及室间隔活动是否增强、二尖瓣的摆动幅度如何、前叶瓣尖与室间隔有无相撞现象,尽量排除假阴性与假阳性。

二尖瓣脱垂时,二尖瓣向左房膨出,M 型超声心动图仅在局限区域内可以探及,如声束不通过这一特定区域,则很难在心动图上记录到脱垂的波形。因此检查时应多点探查,或采用心前区心脏纵轴扇形扫查,以便更好地发现二尖瓣脱垂。

二、二维超声心动图检查

经胸二维超声检查时,主要观察四腔观及左心室长轴观图像,注意二尖瓣前后叶对合点有无错位、二尖瓣前后叶在收缩期是否超过二尖瓣前后叶瓣环附着点的连线水平。由于二尖瓣环的非平面性特点,四腔观上二尖瓣脱垂的发现率明显高于左心室长轴观,检查时应注意仔细鉴别真性与假性二尖瓣脱垂。心尖左心长轴观对显示后叶近内侧联合部位(P3)的局部脱垂较有价值。二尖瓣水平短轴观通过观察瓣膜的开口形态有助于了解脱垂的部位与范围。经胸检查时,除仔细显示与观察瓣叶和瓣环的相对位置关系外,还应判断瓣叶脱垂的部位(图 24-4),观察瓣叶有无增厚,形态是否冗长,腱索与乳头肌有无断裂以及左房左室大小。

诊断二尖瓣脱垂的基本标准是收缩期二尖瓣叶超过瓣环连线水平,位于左房侧。因此胸骨旁左心室长轴观上二尖瓣环连线水平的准确定位对正确诊断二尖瓣脱垂至

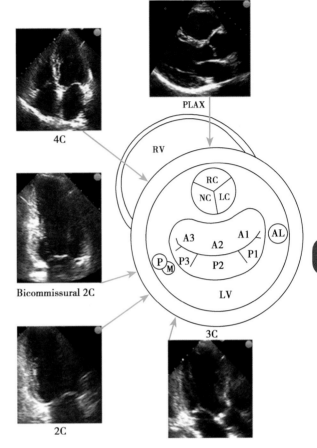

图 24-4　二维超声心动图不同切面所显示的二尖瓣叶分区示意图

图像中间的示意图显示的是左心室短轴观,及主动脉瓣、二尖瓣乳头肌在该切面上的投影。蓝色箭头显示的是二维超声心动图切面的超声束的角度

关重要。目前认为二尖瓣前瓣和主动脉瓣间移行的无运动部分是称为主动脉瓣下幕(subaortic curtain)的二尖瓣环结构。正确的二尖瓣环连线水平定位应为主动脉瓣下幕非运动回声与活动二尖瓣前叶的交界处至二尖瓣后叶瓣环附着处的连线。

三、多普勒超声检查

伴二尖瓣反流的二尖瓣脱垂患者,其多普勒超声检查方法与注意事项与二尖瓣关闭不全相同。

经胸超声心动图

超声心动图对诊断二尖瓣脱垂具有很高的敏感性和特异性。二尖瓣脱垂的超声诊断标准被定义为收缩期二尖瓣一个和(或)两个瓣叶脱向左房侧,超过瓣环连线水平 2mm 以上,伴或不伴有瓣叶增厚。

一、M 型超声心动图检查

二尖瓣脱垂 M 型超声心动图表现与探头的方向有很大关系,如操作方法不当很容易出现假阳性或假阴性的图

像特征。通常应结合二维和多普勒超声,确定是否有脱垂,不宜单纯根据 M 型超声表现诊断二尖瓣脱垂。

(一)二尖瓣曲线 CD 段改变

Walter 等在 100 例所谓健康女青年的检查中,发现二尖瓣 M 型曲线形态有多种变异,这种变异与探头的位置及声束的扫描方向有明显关系,并非为病变的表现。作者根据超声图像的特征提出三种类型:

1. 正常人　CD 段为一直线,整个收缩期渐次向上运动;CD 段向下凹陷,与 CD 两点间的连线距离小于 2mm(图 24-5A)。

2. 二尖瓣脱垂　CD 段在全收缩期向下凹陷,呈吊床样曲线,与 CD 两点间的连线距离大于 2mm;CD 段在收缩中晚期向下凹陷,与 CD 段两点间的连线距离大于 2mm(图 24-5B)。

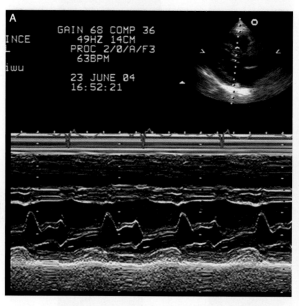 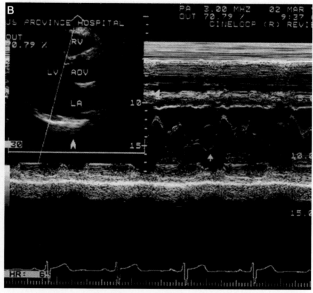

图 24-5　正常人(A)及二尖瓣前叶脱垂患者(B)M 型超声心动图

3. 二尖瓣腱索断裂　瓣叶曲线明显向下运动,靠近左房后壁,在收缩期可以看到曲线的时间占全收缩期的 50% 以上;瓣叶明显向后移,靠近左房后壁,在收缩早期即消失。

(二)二尖瓣后叶脱垂

1. 左房后壁活动幅度增加,左房内径增大。

2. 左房腔内可见脱垂的二尖瓣叶活动曲线,收缩期出现,舒张期消失。

3. 二尖瓣后叶运动幅度增加,在收缩期 CD 段分成二线,呈吊床样反射,其最低点距 CD 段的距离大于 2mm;或为 DE 距离的 1/5 以上。后叶腱索断裂时,二尖瓣前叶运动甚强,二尖瓣后叶在舒张期向前运动,与二尖瓣前叶呈同向运动。

4. 室间隔运动幅度增大,排血量增加。

(三)二尖瓣前叶脱垂

二尖瓣前叶运动幅度增加,在舒张期常与室间隔相撞,收缩期与左房后壁相接近,除在左房内脱垂的二尖瓣和左房后壁相贴近外,所有二尖瓣后叶脱垂表现,在二尖瓣前叶脱垂的患者亦能见到。

(四)二尖瓣前后叶脱垂

Cohen 等在 19 例双叶二尖瓣脱垂患者的检查中发现超声心动图上有两种表现:

A 型:二尖瓣前后叶在舒张末期相遇,持续到收缩期开始后的 1/3 或 1/2,突然急剧下降,二尖瓣后叶几乎和左房后壁相遇。

B 型:二尖瓣前后叶在舒张末期相遇后,后叶在收缩期开始即向下运动,直至舒张期开始。

(五)二尖瓣脱垂与亚硝酸异戊酯

Winkle 等用心动图、心音图、心电图同步记录 21 例二尖瓣脱垂患者,发现用亚硝酸异戊酯后,17 例收缩晚期脱垂者,有 3 例变成全收缩期脱垂,左房内径及左室舒张期容积均明显减少。作者认为,在正常情况下,二尖瓣腱索的长度是固定不变的,用亚硝酸异戊酯后,左室容积减少,左室长径缩短,故在心脏收缩期时有可能使脱垂提前出现。

二、二维超声心动图

(一)二尖瓣瓣叶的改变

二尖瓣脱垂时二尖瓣活动有以下改变(图 24-6 ~ 图 24-11)。

1. 瓣膜脱垂部位　大多数情况下,特别是前叶脱垂,可应用左心室长轴观(瓣环高点平面)来进行诊断,它意味着瓣膜移位的最大限度超过二尖瓣环的马鞍形高点。但单纯后叶脱垂仅累及内侧部分或外侧扇贝形部分时,仅在心尖二腔或心尖四腔观上可见,在胸骨旁左心室长轴观上不能探及,这种局限性后叶脱垂很少见,一般不发生功能异常,但当合并二尖瓣反流时,多可在胸骨旁左心室长轴观上观察到,表明受累范围很大。

2. 瓣膜脱垂程度　可由胸骨旁左心长轴观上瓣叶的最高点与二尖瓣环前后缘连线间的距离来衡量其移位程度,常与瓣叶功能异常程度有关。当移位<2mm 时,通常不诊断为脱垂。

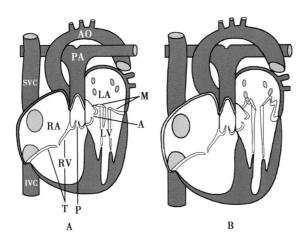

图 24-6　二尖瓣脱垂示意图

A. 正常人心脏解剖；B. 二尖瓣黏液样变性并有脱垂的示意图。AO：主动脉，PA：肺动脉，SVC：上腔静脉，IVC：下腔静脉，RA：右房，RV：右室，LA：左房，LV：左室，A：主动脉瓣，P：肺动脉瓣，T：三尖瓣，M：二尖瓣

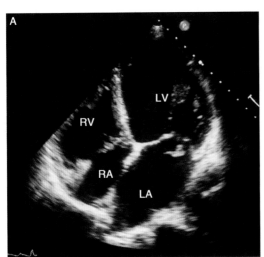
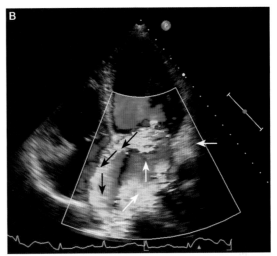

图 24-7　二尖瓣后叶腱索断裂的心尖四腔观

A. 四腔观显示二尖瓣后叶腱索断裂，收缩期后叶瓣尖脱入左房（箭头所指处）；B. 同一切面，彩色多普勒收缩期见有大量血液经腱索断裂的二尖瓣后叶处，在二尖瓣前叶后侧沿房间隔左侧反流至左房（黑箭头所指），而后在左房中部及左侧回旋（白箭头所示）

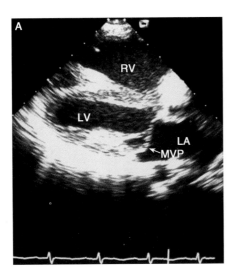
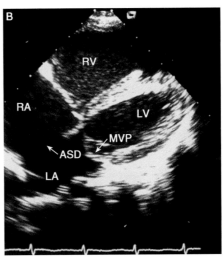

图 24-8　二尖瓣前叶脱垂

患者有房间隔缺损并二尖瓣前叶脱垂。A. 近似左心长轴观，显示二尖瓣前叶脱垂（箭头）；B. 胸骨旁四腔观，显示二尖瓣前叶脱垂（箭头）与房间隔水平中部的回声中断

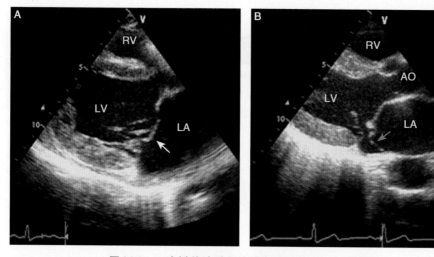

图 24-9　二尖瓣前叶脱垂并腱索断裂的左心室长轴观

A. 箭头所指为脱垂的二尖瓣前叶瓣体,超过瓣环连线水平进入左房侧,左房增大;B. 箭头所示为断裂的腱索回声位于左房侧

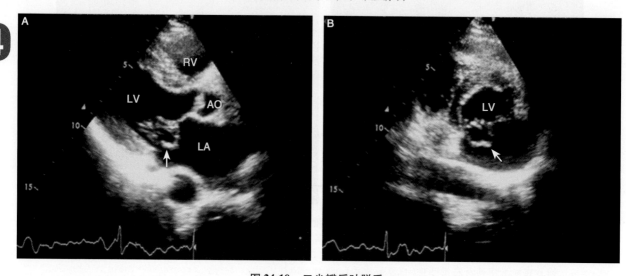

图 24-10　二尖瓣后叶脱垂

A. 胸骨旁左心室长轴观,显示脱垂的二尖瓣后叶进入左房(箭头);B. 胸骨旁二尖瓣水平短轴观,显示脱垂的二尖瓣后叶部分呈吊床样改变

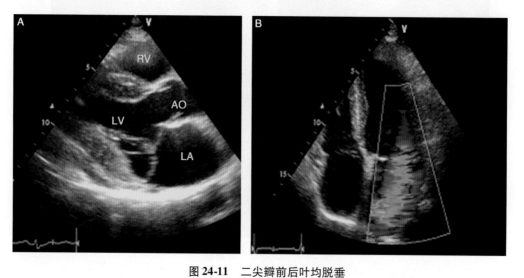

图 24-11　二尖瓣前后叶均脱垂

A. 胸骨旁左心室长轴观,显示二尖瓣前后叶均脱垂,超过瓣环连线水平进入左房腔内,前后叶对合点居中;B. 二尖瓣前后叶脱垂伴关闭不全的彩色多普勒反流信号,反流束居中

3. 瓣膜脱垂时相　收缩期二尖瓣叶向上活动而二尖瓣环向心尖活动,这种最大相向运动发生在收缩晚期,所以脱垂最严重时也在此期。

4. 瓣膜脱垂对称性　瓣膜脱垂最常见于单纯后叶脱垂(67%),其次为前后叶同时脱垂(23%),单纯前叶脱垂最少见(10%)。脱垂类型与反流程度似乎相关,中等以上反流在非对称性脱垂(指仅见一叶脱垂或双叶脱垂但其中一叶较严重)比对称性脱垂中明显多见(73%∶22%),而重度反流很少见于非典型的二尖瓣脱垂。这可能因为单叶不对称脱垂意味着瓣膜或支持结构的早期破坏,而双侧对称性脱垂与瓣膜冗长但支持结构尚完整有关。

5. 瓣膜增厚程度　部分脱垂患者瓣膜可出现增厚,多以瓣尖部明显,可能与病理性黏液样变性有关,常伴发三尖瓣脱垂。增厚的瓣叶表面不光滑,有时与赘生物形态相近,而冗长的瓣叶自身发生卷曲折叠时,易误判断为瓣叶囊肿。因此,应仔细观察增厚瓣膜的形态和结构。瓣膜增厚度与脱垂程度似乎平行发展,当瓣膜增厚≥5mm 且瓣叶明显冗长时,称为典型的二尖瓣脱垂,约占全部脱垂患者的 18%。这类患者更趋向于有危险的并发症如感染性心内膜炎、重度二尖瓣反流等。

6. 对合点移位　瓣膜脱垂时前后叶对合点可向前或向后移位,后叶脱垂时对合点通常向前移位,前叶脱垂时对合点向后移位,而对称性双叶脱垂者对合点可能正常。对合点移位也可见于其他非脱垂病变,故不具备特异性。

(二) 二尖瓣环的改变

二尖瓣环径线扩大,且瓣环后部相对乳头肌呈现朝向心尖的夸大摆动,而不伴相应的前部瓣环的运动。部分病例可见瓣环钙化,回声增强。

(三) 腱索的改变

在原发性二尖瓣脱垂患者,多见腱索变长、松弛,收缩期不能紧拉其支撑瓣叶,舒张期可见增长的腱索呈挥鞭样运动。在继发于感染性心内膜炎的二尖瓣脱垂患者,可见部分腱索断裂,断端呈散在光点回声,收缩期位于左房,舒张期位于左室,其往返运动速度快。如为主腱索断裂或次级腱索断裂的范围大,可使相应的瓣叶产生连枷样运动,瓣叶的活动

范围为 180°,收缩期脱入左房的瓣叶与瓣口方向平行。

(四) 乳头肌的改变

乳头肌断裂时,可见断裂的乳头肌连同其腱索支持的瓣叶收缩期翻入左房,舒张期位于左室。乳头肌功能不全时,可见乳头肌部位的相应室壁发生节段性运动异常。原发性二尖瓣脱垂患者,可见收缩晚期乳头肌朝向瓣环的运动增大,以乳头肌尖端与瓣环间距缩小为标志,常与瓣叶在瓣环以上水平的移位程度相平行。

(五) 房室腔径大小的改变

二尖瓣脱垂时大多数伴有二尖瓣关闭不全,当心脏收缩时,血流自左室反流至左房,左室也因容量负荷过重而增大,室间隔运动明显增强。

在继发于其他病变时,二维超声心动图可见该病变引起的相应改变,如同时存在主动脉瓣等其他瓣膜脱垂,则称为瓣膜松弛(floppy)综合征。

三、三维超声心动图

三维超声心动图能显示出二尖瓣叶与二尖瓣环本身固有的立体解剖位置关系。我们曾对 21 例正常二尖瓣和 24 例各种二尖瓣脱垂患者进行动态三维重建。在左房或左室侧与二尖瓣环相平行的方位来观察二尖瓣的整体形态,结果显示正常二尖瓣前叶长径约为后叶的一倍,前叶根部附着缘约占瓣环周径的 1/3,后叶根部附着缘占 2/3,两者面积大致相等。舒张期前后叶充分开放,收缩期对合严密。瓣环与瓣叶的立体位置关系显示清楚。二尖瓣脱垂患者,在左室侧显示时,收缩期可见脱垂的瓣叶向左房侧凹陷;在左房侧显示时,则见脱垂部分向左房侧膨出。在长轴观或四腔观显示时,脱垂瓣叶呈"瓢匙"样脱向左房。一例主腱索断裂致前叶连枷样运动的患者,断裂的腱索与相连的瓣叶完全脱入左房,在长轴观上,断裂的腱索与相连瓣叶显示十分清楚,在三维图像上,瓣叶脱垂的部位、范围、程度及动态变化显示清楚,图像形态逼真,立体感强。三维超声心动图在很大程度上克服了二维超声评价二尖瓣脱垂的局限性,特别是对判断瓣叶与瓣环的位置关系有较大价值(图 24-12,图 24-13)。

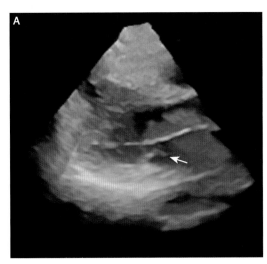
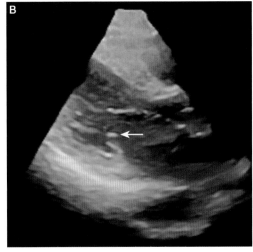

图 24-12　二尖瓣后叶脱垂的实时三维超声心动图

A. 收缩期,显示部分二尖瓣后叶向左房漂动,其部位、范围及程度显示十分清楚(箭头);B. 舒张期,
见二尖瓣开口幅度正常,但后叶上见有一漂动的腱索(箭头)

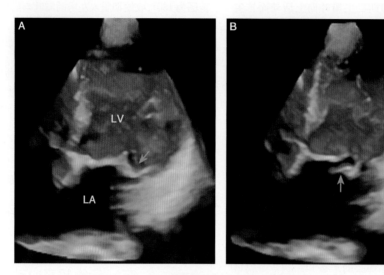

图 24-13 二尖瓣后叶脱垂的动态三维超声心动图
动态三维超声四腔观显示二尖瓣后叶脱垂。A. 二尖瓣后叶脱垂（箭头）；B. 脱垂的二尖
瓣后叶呈"瓢匙"样突入左房（箭头）

经食管超声心动图

由于二尖瓣环的非平面特性，理论上经食管超声心动图仅在通过二尖瓣口中央部分的纵切面上能真正扫查到通过高点的二尖瓣环平面，而单平面横向扫描无论二尖瓣短轴观还是四腔观均难以扫查到前后位的瓣环。多平面扫查时，方位、角度及深度的多变性使所得切面更加复杂，不易判断二尖瓣叶活动范围是否真正超过总体的二尖瓣环。因此，经食管超声心动图对二尖瓣脱垂的诊断标准至今尚未确立，对二尖瓣脱垂的研究尚有待深入。

尽管经食管超声心动图对二尖瓣脱垂本身的诊断意义尚无明确定论，然而，由于其能排除胸壁因素干扰，不受声窗限制，近距离对二尖瓣环及瓣叶进行真正意义的多平面、全方位扫查，能更准确地观察二尖瓣瓣叶的厚度、前后瓣叶对合是否严密、腱索有无断裂、病变瓣叶的定位（图24-14）以及有无细小赘生物和血栓附着。对需手术处理的二尖瓣脱垂患者，术中经食管超声心动图能即时评价二尖瓣成形术或换瓣术的手术效果（图24-15）。值得注意的是，麻醉和机械通气时开胸患者的心内血流动力学与清醒和轻微镇静患者明显不同。因此，术中患者经食管超声心动图所显示的二尖瓣反流程度与自由活动时明显不同。各种疾病引起的功能性二尖瓣反流程度一般术中比术前减轻，瓣叶破损所引起二尖瓣反流程度一般术中比术前减轻，但瓣叶破损所引起二尖瓣反流的减轻程度较小。

经食管多平面超声心动图特别是经食管实时三维超声心动图可了解瓣叶详细结构及运动情况，更准确确定病变类型及特征，为临床提供详尽的资料，对外科手术修复具有指导意义（图24-16，图24-17）。

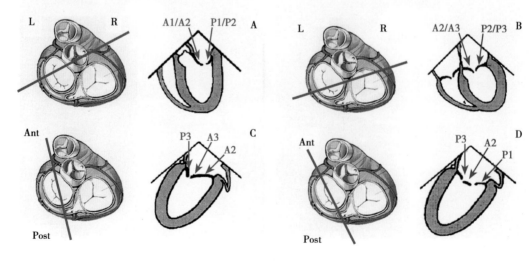

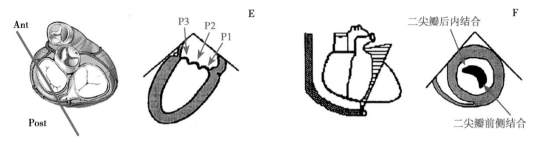

图 24-14　与术前制定手术方案有关的多个二尖瓣经食管超声心动图切面示意图

A. 五腔观：可以定位前后叶病理改变，仅由五腔观难以确定特定扇面，但通常可显示瓣膜前部；B. 四腔观：可以定位前后叶病理改变，仅由四腔观难以确定特定扇面，但通常可显示瓣膜后部；C. 前两腔观：显示长前叶（A2/A3）和部分短后叶（P3），说明前叶部分 A3 扇面与 P3 扇面对合；D. 中两腔观：显示 3 个扇面及 2 个对合点，舒张期 P3、P1 及部分 A2 扇面不显示；E. 后两腔观：不显示对合点，仅通过后叶，通常显示大部分 P2 及部分 P1、P3 扇面；F. 短轴观：最常用于彩色多普勒定位反流点，但不能显示病理改变

（引自 Lambert AS，et al. Anesth Analg，1999，88：1205-1212）

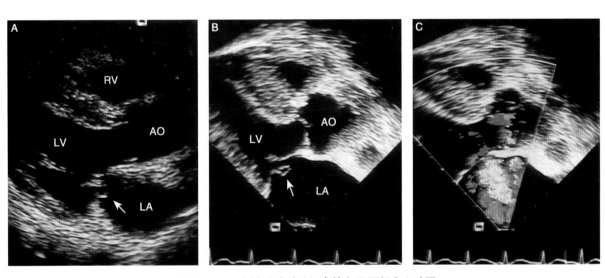

图 24-15　二尖瓣后叶脱垂经食管多平面超声心动图

A. 经胸左心长轴观不能清楚显示脱垂的二尖瓣后叶（箭头）；B. 多平面经食管超声心动图的声束扫描角度为 113°，清晰显示二尖瓣后叶脱垂（箭头）；C. 彩色多普勒显示二尖瓣关闭不全的反流束

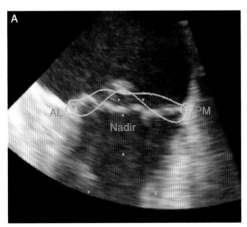
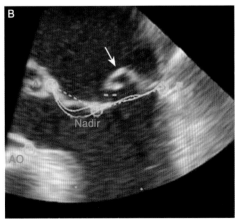

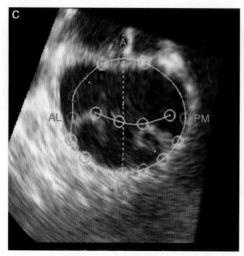
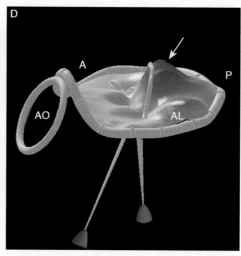

图 24-16　二尖瓣脱垂经食管实时三维超声显像

A. 左心二腔观,显示马鞍形二尖瓣口;B. 左心长轴观,显示二尖瓣前后叶的纵断面,收缩期见后叶脱入左房(箭头所指);C. 二尖瓣水平心底横轴观,显示二尖瓣后叶脱垂;D. 由实时三维超声信息模拟衍生而成的二尖瓣立体图。AO:主动脉口,A:前叶,P:后叶,AL:前侧联合,Nadir:最低点

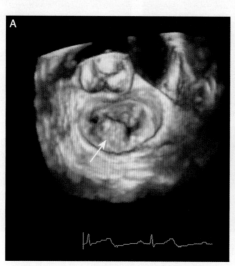
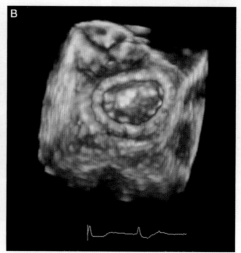

图 24-17　二尖瓣脱垂手术前后经食管实时三维超声显像

A. 术前的实时三维超声二尖瓣的鸟瞰图,箭头所指即脱垂的后叶(P2、P3 区);B. 瓣环植入、瓣叶修补后的二尖瓣的鸟瞰图

多普勒超声心动图

二尖瓣脱垂伴二尖瓣反流的患者,其多普勒超声心动图表现类同于二尖瓣关闭不全,但有一定的特点:

一、彩色多普勒血流显像

(一) M 型彩色多普勒血流显像

对二尖瓣脱垂伴有关闭不全的患者,反流主要发生在收缩中晚期。M 型彩色多普勒能显示取样部位异常反流束随时间变化的过程。Aksdaka(1969 年)利用 M 型彩色多普勒技术对二尖瓣脱垂反流的时相进行了分析,认为此法较频谱多普勒技术更为敏感、准确,可以对反流的时间起点,持续时间长短进行准确分析。

(二) 二维彩色多普勒血流显像

二维彩色多普勒显像对检出二尖瓣脱垂有无反流有极高的敏感性(100%)。彩色反流束的形态与走向有助于判别脱垂的部位。前叶脱垂或以前叶为主的双瓣叶脱垂,反流束起自瓣口,沿后叶瓣体及左房后壁走行,在左心长轴和四腔观,起始部的高速血流呈五彩镶嵌信号,当到达左房底部时,血流速度变慢,呈现蓝色,反流程度重时,可见反流束沿左房顶部折返行走,并呈现红色;后叶脱垂或以后叶为主的双瓣叶脱垂时,反流则沿前叶瓣体及左房顶部走行,反流程度重时,可折返,沿左房底部及后壁走绕行。以上两种反流均为偏心性反流,在评估其反流程度时,即使切面上显示的彩色血流束范围较小,亦可为重度反流。双叶对称性脱垂时,反流束的方向往往为中心性。

二、频谱多普勒超声

脉冲与连续波频谱多普勒超声图像特征与二尖瓣关闭不全时的图像特征相同(图24-18)。

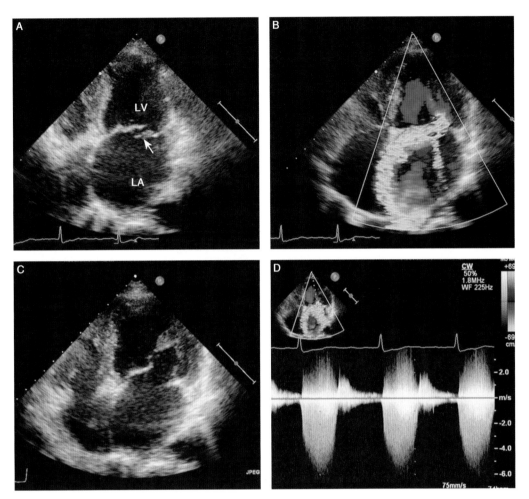

图24-18 二尖瓣后叶脱垂并关闭不全
A. 心尖四腔观见左室、左房扩大,收缩期二尖瓣后叶脱入左房(箭头所指),与前叶间形成一宽大的裂隙;B. 彩色多普勒显示,收缩期有大量偏心性反流束经瓣口裂隙,由左室沿二尖瓣前叶后侧、贴近房间隔处反流左房;C. 同一切面,舒张期见二尖瓣口开放,未见狭窄征象;D. 连续频谱多普勒显示收缩期二尖瓣口有高速负向反流流向左房

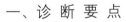

诊断要点与鉴别诊断

一、诊 断 要 点

目前,二尖瓣脱垂的诊断主要依据为临床听诊的发现和超声心动图的特征性表现。表24-1所列出的诊断标准可供参考。其中超声心动图的内容为经胸超声检查的定性描述,缺乏定量的标准。

二、鉴 别 诊 断

(一)假性二尖瓣脱垂

在超声心动图上按目前的诊断标准,正常人与二尖瓣脱垂患者之间存在一个"重叠区"。部分正常人在左心室长轴观,特别是在心尖四腔观,表现为收缩期瓣叶位置超过二尖瓣环连线,位于左房侧,易误判断为二尖瓣脱垂。对心尖四腔观上瓣叶与瓣环之间的最大垂直距离小于5mm者,长轴观上小于2mm者,如其他各项检查无异常发现,说明被检查者无二尖瓣脱垂,应定期复查,观察瓣叶的位移程度有无加重。各种原因所致的大量心包积液、心脏压塞者,左室腔受压,腱索相对过长可致二尖瓣叶脱垂。但此类患者在心包积液消除后,脱垂的瓣叶又可恢复至正常位置。

表 24-1　二尖瓣脱垂的诊断标准及非特异发现

主要标准：	前后叶中度收缩期向上移位
听诊：	M 型超声心动图：
心尖区收缩中晚期喀喇及收缩晚期杂音或鸥鸣音（whooping），二者单独存在或合并存在	轻至中度的二尖瓣瓣叶收缩期向上移位并伴有青年人局部神经症状或一过性黑矇
二维超声心动图：	患者的直系亲属具备主要诊断标准
显著的二尖瓣叶收缩期向上移位伴对合点位于或超过瓣环平面	非特异性发现：
轻至中度的二尖瓣叶收缩期向上移位	症状：
腱索断裂	"不典型"胸痛，不适，疲劳，无力，眩晕，头晕，晕厥
二尖瓣环扩张	心律失常
彩色多普勒显像显示二尖瓣反流	体征：
M 型超声心动图与心音图：	胸骨异常
轻至中度的二尖瓣叶收缩期向上移位并伴有心尖区显著的收缩中晚期喀喇音	乳腺过小
青年人心尖区收缩晚期或全收缩期杂音、收缩晚期鸥鸣音	心电图：
次要标准：	下壁肢导联或侧壁胸导联 T 波倒置
听诊：	休息、运动或动态心电图室性期前收缩
响亮的第一心音伴心尖区全收缩期杂音	室上性心动过速
二维超声心动图：	X 线：
单纯二尖瓣后叶轻至中度收缩期向上移位或二尖瓣	脊柱侧弯，胸骨凹陷或隆凸，胸脊柱后凸消失
	二维超声心动图：
	二尖瓣前叶或后叶轻度收缩期向上移位

　　注：主要标准存在一项及一项以上二尖瓣脱垂诊断成立；次要标准用于提请临床疑及二尖瓣脱垂但本身不足以诊断二尖瓣脱垂；非特异性发现常存在于二尖瓣脱垂患者中，但缺乏特异性

（二）二尖瓣膜瘤

　　二尖瓣膜瘤（mitral valve aneurysm，MVA）是较少见的二尖瓣病变。它是由二尖瓣瓣叶组织向左房侧局部膨出，形成薄壁瘤样结构，随瓣叶活动，收缩期膨隆，舒张期塌陷，彩色多普勒显像可见收缩期瘤腔充盈，舒张期瘤腔排空。前叶受累远多于后叶。MVA 的并发症包括瘤体穿孔，及赘生物或血栓形成。1729 年 Morand 首次报道这种病例。

　　MVA 形成机制尚存争议，包括：①主动脉瓣感染性心内膜炎直接侵袭二尖瓣，导致局部瓣叶受累；②主动脉瓣反流血流冲击二尖瓣前叶，使其局部薄弱、扩张；③结缔组织疾病、瓣膜黏液样变性等。

　　二维超声心动图通过显示二尖瓣瓣体中部向左房侧的瘤样膨出可明确诊断（图 24-19），但较小的 MVA 可能会漏诊。TEE 在检测和评价 MVA 要优于 TTE，Gziner DG 等报道 TEE 对 MVA 的检出率是 TTE 的 5 倍。

（三）其他病因所致二尖瓣关闭不全

　　其他如风湿性心脏病、二尖瓣先天性发育不全所导致的二尖瓣关闭不全，在超声心动图上有其特征性的改变，与原发性二尖瓣脱垂的鉴别并不困难。

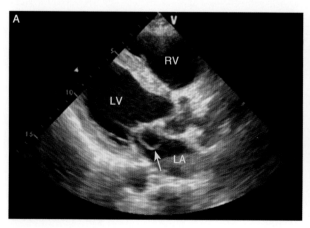
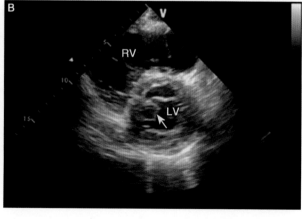

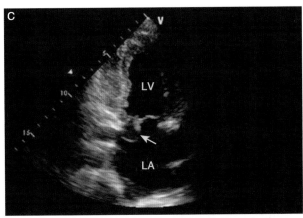
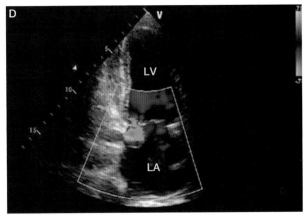
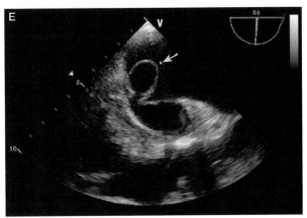

图 24-19　二尖瓣膜瘤经胸及经食管超声心动图

A. 胸骨旁左室长轴观显示二尖瓣前叶部分瓣体呈瘤样膨向左房侧（箭头）；B. 胸骨旁左室短轴观二尖瓣水平显示瓣膜瘤位于二尖瓣前叶 A3 区；C，D. 显示瓣膜瘤及舒张期血流充盈；E. 经食管超声心动图可清晰显示瘤体形态、入口

临床价值与存在问题

　　超声心动图无论在解剖结构还是在血流动力学上均是评价二尖瓣脱垂的首选方法。早年在 M 型超声心动图像上使用二尖瓣活动曲线 CD 段收缩中晚期呈吊床样改变或向后移位≥3mm 为诊断标准，但依这一标准约 21% 正常人被诊断有二尖瓣脱垂。造成这种误诊的原因是在 M 型扫查中，瓣叶活动曲线是相对于固定的探头而非周围的结构产生的。而正常人尤其正常青年人瓣叶相对于探头方位的向下向后活动很常见。此外，单条声束扫描除非脱垂程度很广泛，一般不易通过真正脱垂瓣叶边缘的对合不良处。因此，M 型超声心动图不宜单独作为诊断二尖瓣脱垂的手段。

　　二维超声心动图能够在一平面上显示瓣叶和瓣环之间的空间关系及瓣叶相对于瓣环活动范围，是诊断二尖瓣脱垂的重要手段，已在临床广泛应用。由于二尖瓣环的非平面特性，原定的瓣叶在任何切面上超过瓣环平面移向心房侧即为脱垂的诊断标准已不再使用，代之以胸骨旁左室长轴观或心尖左室长轴观上瓣叶超过瓣环平面 2mm 以上认为存在二尖瓣脱垂，而单纯心尖四腔切面诊断脱垂已不可靠。尽管上述标准诊断二尖瓣脱垂的特异性很强，但据统计其敏感性只有 44%，这是因为瓣叶的脱垂常常只是瓣膜周围的一个局限性的范围，这种局部脱垂在胸前常规的切面扫查不到。此外，二尖瓣后叶的内侧与外侧部分仅能在心尖四腔观上观察得到，胸骨旁左心长轴切面上显示的瓣叶却无移位，因此，造成一部分二尖瓣脱垂患者遗漏诊断。

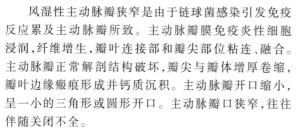

第25章

主动脉瓣狭窄

AORTIC STENOSIS

◎谢明星　李　玲

病理解剖与血流动力学改变·············· 392
检查方法与注意事项··················· 393
　一、M 型与二维、三维超声心动图········ 393
　二、彩色多普勒与频谱多普勒·········· 393
经胸壁超声心动图····················· 393
　一、M 型超声心动图················· 393
　二、二维超声心动图················· 395
三维超声心动图······················ 396

经食管超声心动图····················· 397
超声多普勒·························· 398
　一、彩色多普勒···················· 398
　二、频谱多普勒···················· 399
诊断要点与鉴别诊断··················· 401
　一、诊断要点···················· 401
　二、鉴别诊断···················· 401
临床价值与存在的问题·················· 402

25

　　主动脉瓣狭窄(aortic stenosis)是常见心脏瓣膜病变之一,亦是左室流出道梗阻最常见病因,临床上也是常见的致死性心脏瓣膜病。主动脉瓣狭窄可分先天性和后天性两大类,其中后天性主动脉瓣狭窄可由多种病因所致。在国内,风湿性心脏病仍是主动脉瓣狭窄最常见病因,而发达国家主动脉瓣退行性钙化则为其最常见病因。单纯风湿性主动脉瓣狭窄发病率较低,占10%~15%,临床上常合并主动脉瓣关闭不全或风湿性二尖瓣病变。据上海13 032例风湿性心脏病统计分析,单纯性主动脉瓣狭窄仅占其中0.58%,主动脉瓣狭窄合并关闭不全者为0.76%,主动脉瓣狭窄并发二尖瓣病变者为2.08%,如主动脉瓣狭窄合并关闭不全又并发二尖瓣病变者则高达5.90%。近年来,随着社会经济的发展,老年性退行性钙化逐渐成为主动脉瓣狭窄的主要发病原因。其他少见病因有感染性心内膜炎如真菌性心内膜炎、系统性红斑狼疮、类风湿关节炎、放射病与 Paget 骨病等。

　　超声心动图是临床上评价主动脉瓣狭窄的首选方法,其评价应包括以下内容:通过图像显示建立诊断并判断病变;定量评估狭窄的程度;评价并存的瓣膜病变;评价左室功能;评价压力负荷增加对心室腔和肺血管床的影响。临床上,超声心动图对左室功能评价在患者管理与判断预后中有着重要意义,同时,心功能降低与准确定量评价狭窄主动脉瓣口跨瓣压差与狭窄瓣口面积密切相关。本章主要讨论风湿性主动脉瓣狭窄超声心动图诊断,而先天性主动脉瓣狭窄将在第47章介绍。

病理解剖与血流动力学改变

　　风湿性主动脉瓣狭窄是由于链球菌感染引发免疫反应累及主动脉瓣所致。主动脉瓣膜免疫炎性细胞浸润,纤维增生,瓣叶连接部和瓣尖部位粘连、融合。主动脉瓣正常解剖结构破坏,瓣尖与瓣体增厚卷缩,瓣叶边缘瘢痕形成并钙质沉积。主动脉瓣开口缩小,呈一小的三角形或圆形开口。主动脉瓣口狭窄,往往伴随关闭不全。

　　正常主动脉瓣口面积为 2.5~3.5cm²,因病理过程致主动脉瓣口面积轻度减小时,经主动脉瓣的血流量仍可维持正常,瓣口两端的压差升高不明显。此时仅有主动脉瓣解剖结构上的狭窄,而无明显血流动力学意义上的梗阻。

　　当瓣口面积减少 1/2 时,瓣口两端的压力阶差明显上升,左室收缩压代偿性升高。当瓣口面积减少至正常面积的 1/4 时,瓣口两端的压差明显升高,左室收缩压进一步上升,致左室收缩做功明显增加,患者出现临床症状。但如在主动脉瓣狭窄合并反流的情况下,中度狭窄或反流病变患者即出现临床症状。正常情况下,主动脉瓣血流量约 200ml/s;瓣口面积在 1.0~1.5cm²时,主动脉瓣血流量如维持 200ml/s 左右,则瓣口压差在 25mmHg 左右;瓣口面积在 0.7~1.5cm²时,左室收缩压力明显升高,左室壁张力增加,心肌代偿性肥厚,瓣口两端的压差 >50mmHg。瓣口面积 <0.7cm²时,主动脉瓣口出现重度狭窄。主动脉瓣狭窄时,

心脏的主要代偿机制是心室壁肥厚。主动脉瓣狭窄的成年患者在瓣口压差不超过 100mmHg 的情况下,心肌代偿性肥厚,收缩做功增加,可维持正常心排出量。主动脉瓣狭窄时亦存在左室舒张功能受损,其原因一方面是肥厚的心肌松弛受限,心腔顺应性降低,充盈阻力增加,另一方面是心肌纤维结构发生改变,心肌僵硬度(myocardial stiffness)增加,需左房代偿性加强收缩来增强左室的充盈,以保证足量的每搏排出量。严重的心肌肥厚可使左心室舒张末压上升,从而导致左房、肺静脉压力升高,临床上出现呼吸困难、心绞痛、晕厥甚至休克。

主动脉瓣狭窄血流动力学特征是收缩期经瓣口形成高速射流束。左室流出道血流层流接近狭窄的主动脉瓣口时形成缩流,瓣口血流的缩流直径(vena contracta)即生理性狭窄口径略小于瓣口的解剖狭窄口径。二者之间的差异大小取决于瓣口的几何形态、血液的黏滞度与剪切力大小。射流束的长度亦取决于瓣口的几何形态和心功能状态。如瓣叶严重变形、钙化、瓣口不规则、心功能低下,则射流长度短;反之,如瓣叶较光滑,狭窄瓣口规则,心功能较好,则射流束较长。狭窄后方的主动脉腔由于存在高速血流束,可产生狭窄后扩张。

检查方法与注意事项

一、M 型与二维、三维超声心动图

M 型超声心动图检查时,主要显示心底波群,观察主动脉宽度、主动脉瓣的开放幅度、心腔大小、室间隔与左室后壁有无增厚等。二维超声心动图主要显示左室长轴切面、心底短轴切面,以了解主动脉瓣厚度,开放幅度,左室腔及心室壁等情况。为观察主动脉瓣病变整体情况和清晰显示病变细节,需多运用多个非标准切面以显示清晰的主动脉瓣二维图像。三维超声成像时,除可在标准的胸骨旁左心长轴切面方位显示狭窄瓣口的三维图像外,常在主动脉瓣上或瓣下部位选择与主动脉瓣相平行的方位进行成像,以便观察主动脉瓣三瓣叶的整体立体形态。

二、彩色多普勒与频谱多普勒

彩色多普勒与频谱多普勒的检查切面基本相似。对主动脉瓣狭窄而言,多普勒超声检查与二维超声切面所需切面有所不同。二维成像时胸骨旁左室长轴切面及心底短轴切面常可满足诊断要求;前者则需在多个超声窗口进行检查,并且在操作过程中要求不断调整探头的扫查方向,以尽可能保证声束的方向与主动脉瓣口的血流方向一致。常用切面如下:

(一)胸骨上凹

患者仰卧位,肩部垫高,头部稍向后伸或稍偏向右侧,声束指向右方,顺时针旋转探头,可获取主动脉长轴包括升主动脉远端、弓部及降主动脉近端等部位的血流信号。

(二)胸骨右缘第二肋间

患者右侧卧位,声束指向左下方,此时主动脉正好位于胸骨后方,此切面可获取升主动脉血流频谱。

(三)心尖五腔图

患者左侧卧位,将探头放在心尖搏动处,当二维切面显示心尖五腔图后,将取样容积放置于左室流出道进行显示。

(四)剑突下

患者仰卧位,上身稍抬高,两膝屈曲使腹部放松,探头放在剑突下方的左侧,声束指向右后方。

频谱多普勒检查时,一般先用二维超声心动图充分显示左室流出道及主动脉瓣口,然后利用频谱多普勒技术,将取样容积置于左室流出道内并逐步向主动脉瓣口移动,以确定主动脉瓣口的空间位置,再改用连续频谱多普勒技术,使多普勒的声束方向平行于左室流出道,初步确定声束的方向。还可利用彩色血流显像显示主动脉瓣狭窄的射流束,然后将连续多普勒的声束平行于此射流束,以确定声束方向。检查时应根据音频信号及频谱形态变化,调整探头的位置与方向,力求记录到主动脉瓣狭窄射流的最快流速。主动脉瓣狭窄患者,射流通过主动瓣口后血流速度常发生明显改变,此时二维及彩色血流图像所显示的血流方向对判断射流束方向均不可靠。此类患者频谱多普勒显像时,尤其需要仔细听取音频信号及观察频谱形态变化,并据此调整探头位置与角度,力求声束方向尽可能与血流方向平行,以获取最佳多普勒信号。

经胸壁超声心动图

一、M 型超声心动图

(一)主动脉根部之改变

正常主动脉根部的活动曲线有 V(主波)、V'(重搏波)两峰。V 峰较高,一般为 10mm,V'峰较低,一般约为 4mm。曲线柔顺,搏动自如。当主动脉瓣狭窄时,由于血流排出受阻,注入主动脉腔内血流较正常为少,且主动脉壁增厚(主动脉根部),因此,主动脉壁 M 型曲线柔顺性减低,有僵硬感。V 峰低平,V'峰不清,有时几乎平直,此征象对主动脉瓣狭窄有较大诊断价值,但应注意与其他主动脉灌注减少的疾患(心力衰竭等)相鉴别。

(二)主动脉瓣改变

正常主动脉瓣弹性良好,活动快速,收缩期充分开放,其 M 型活动曲线呈"六边形盒状结构"(图 25-1)。

主动脉瓣狭窄时,由于瓣膜发生粘连、增厚、钙化等改变,主动脉瓣反射增强,开放速度明显减小,多数在(369±83.6)cm/s 以下,开放幅度小于 12mm。狭窄程度重时,心动周期内主动脉瓣几乎运动消失,瓣膜图像呈分布不均的片状反射(图 25-2 ~ 图 25-4)。

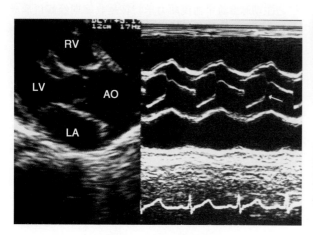

图 25-1 正常主动脉瓣

图左为左心长轴切面,显示正常主动脉瓣;图右为正常主动脉瓣的 M 型活动曲线,收缩期瓣膜开放,呈六边盒形(箭头),舒张期前后叶对合严密,呈单线样反射

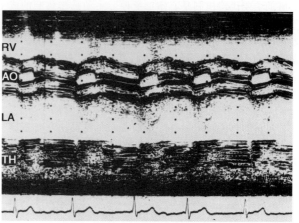

图 25-2 主动脉瓣狭窄 M 型超声心动图

图示主动脉瓣增厚,反射增强,开口幅度减小,舒张期为双线,可能伴有轻度关闭不全。左心扩大,后壁有浓密的条索样反射,此为血栓(TH)形成的征象

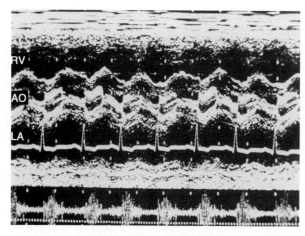

图 25-3 主动脉瓣狭窄

心底波群上见主动脉瓣叶增厚,反射增强,瓣口开放幅度减小,其中有时可见一细线,代表左冠瓣反射。在心音图上有棱形杂音,与主动脉瓣狭窄相符

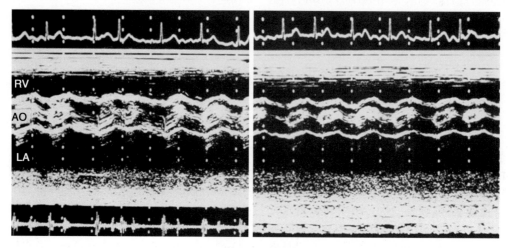

图 25-4 主动脉瓣狭窄

风心病主动脉瓣狭窄患者的心底波群,见主动脉壁活动幅度减小,主动脉瓣反射增强,开放幅度明显减小(<12mm)

（三）左室改变

左心室因排出受阻，后负荷加重，左室流出道增宽，多在 35mm 以上。E 峰与室间隔距离增大，左室后壁增厚，多在 13mm 以上。

（四）室间隔改变

室间隔增厚，多在 13mm 以上。活动幅度低平，小于 3mm。

（五）左室后壁活动曲线改变

主动脉瓣狭窄时，由于左室射血时间延长，动脉压缓慢上升，造成左室后壁心内膜面上升速度减慢，下降速度加快。

二、二维超声心动图

目前，主动脉瓣狭窄超声定性诊断主要依靠二维超声心动图检查。二维超声可显示主动脉瓣狭窄时瓣叶的二维解剖结构改变，通过实时观察收缩期主动脉瓣开放和舒张期主动脉瓣关闭，可以判断是否存在主动脉瓣狭窄。正常主动脉瓣叶菲薄，光滑，收缩期充分开放，与主动脉壁平行或贴靠主动脉壁。舒张期在主动脉瓣环平面上瓣叶对合严密。主动脉瓣开放与关闭速度快，大大高于大多数仪器的帧频，故通过超声仪器显示能清楚观察到瓣叶充分开放或闭合的状态，而很难清楚观察到瓣叶开放与关闭的具体过程。

（一）胸骨旁左心长轴切面

在胸骨旁左心长轴切面上主要可见以下改变：①主动脉根部内径增宽，病程长狭窄重的患者升主动脉腔可呈棱形扩张（图 25-5）。②因病变程度不同，狭窄瓣叶回声呈不同程度增厚与增强，主动脉瓣变形、活动僵硬，开口幅度明显减小（图 25-6，图 25-7）。瓣叶对合点偏离瓣环中心位置，收缩期开放的瓣叶不与主动脉壁平行，不与主动脉壁相贴。严重狭窄时主动脉瓣叶几乎不活动。③早期左室不大，室间隔与左室后壁呈向心性增厚，其厚度大于 13mm，在病变晚期，左室亦可增大。

（二）心底短轴切面

正常人在心底短轴切面上，舒张期于瓣环平面上可见主动脉瓣的三个瓣叶与三个冠状窦。三瓣叶闭合线显示清楚，呈 Y 字形态，又称"奔驰微标"形。收缩期瓣叶开放，三个冠状窦消失，仅显示主动脉瓣环。心底短轴切面十分有助于判断冠状窦数目以及有无瓣叶融合。风湿性主动脉瓣口狭窄者，可见不同程度增厚的三个主动脉瓣叶，舒张期关闭时失去正常的 Y 字形态，开口面积变小。重度狭窄时主动脉瓣叶解剖结构严重破坏，变形，呈不对称性的梅花状，甚至难以分辨单个主动脉窦结构。主动脉的横断面变形，边缘不规则。

25

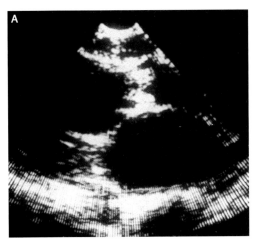
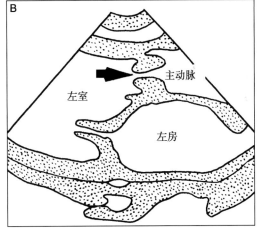

图 25-5　风湿性心脏病联合瓣膜病
A. 主动脉瓣明显增厚，开口减小，二尖瓣前后叶亦有增厚；B. 示意图

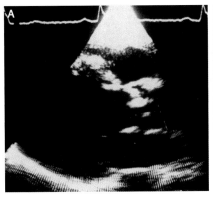
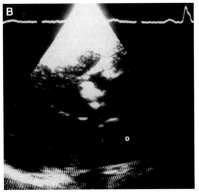

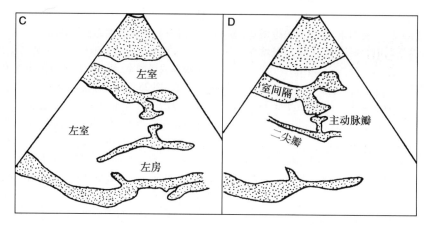

图 25-6 主动脉瓣狭窄的左心长轴切面

A. 左室扩大,主动脉瓣反射增强,瓣叶变厚,收缩期瓣口开放幅度减小,约7mm;
B. 舒张期主动脉瓣关闭,瓣膜对合处有一狭缝,伴有主动脉瓣关闭不全;C,D. 分别为A,B的示意图

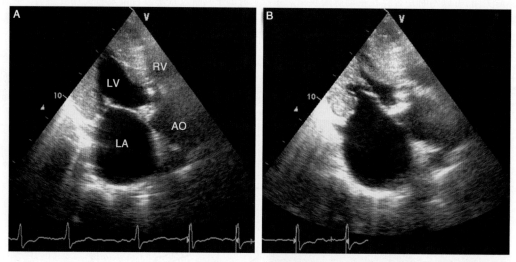

图 25-7 主动脉瓣狭窄

主动脉瓣狭窄患者的左心长轴切面。A. 收缩期:见增厚的主动脉瓣开口幅度明显减小,瓣口直径约为8mm左右,室间隔与左室后壁明显肥厚,左室腔相对变小;B. 舒张期:见主动脉瓣关闭呈强回声团样反射,提示有瓣膜增厚钙化

除主要观察主动脉瓣的结构外,在上述两个常用切面及其他切面上还应观察室间隔、左室后壁有无增厚、各房室腔的大小以及肺动脉主干径。同时,利用二维超声还应仔细检查其他瓣膜合并的病变及并存的其他心脏病变。

尽管单纯利用二维超声显像来准确判断主动脉瓣狭窄的程度十分困难,但二维显像仍能显示十分有用的定量诊断信息,如瓣叶的厚度与活动度。显示出一个瓣叶的活动正常,则可排除重度主动脉瓣狭窄。与多普勒超声检测相比,单纯二维超声成像往往高估狭窄的程度。

三维超声心动图

实时三维超声成像是一项评价主动脉瓣狭窄的新技术。三维成像过程中,胸骨旁长轴切面方位与心底短轴切面方位是两个十分有价值三维图像显示方位。在胸骨旁长轴切面方位从左向右观察,可明确右冠瓣与无冠瓣的立体解剖形态,空间位置以及与左室流出道、主动脉窦壁的相互关系。在主动脉瓣上或瓣下位置,取与主动脉瓣平行的方位进行成像,可充分显示主动脉瓣三瓣叶和主动脉窦的整体形态。主动脉瓣狭窄患者,可见主动脉瓣增厚,瓣叶边缘粗糙,狭窄主动脉瓣口的全貌显示十分清楚。利用三维超声心动图不但可直观、简便地对主动脉瓣狭窄做出定性诊断,还可对狭窄的瓣口进行更为准确的定量评估。

经食管超声心动图

经食管超声心动图能更为清楚地显示出狭窄主动脉瓣的解剖结构。患者取左侧卧位,常规插管后,将探头尖端置于食管中段。如采用单平面经食管超声探头,在此深度可显示升主动脉和主动脉瓣瓣口的短轴斜切面,但在大多数病例难以完全显示主动脉瓣的三个瓣叶。如采用双平面经食管超声探头,在此深度纵向扫描时,顺时钟右旋管体同时使尖端向左侧曲,可显示主动脉瓣口和左室流出道的长轴切面(图 25-8)。

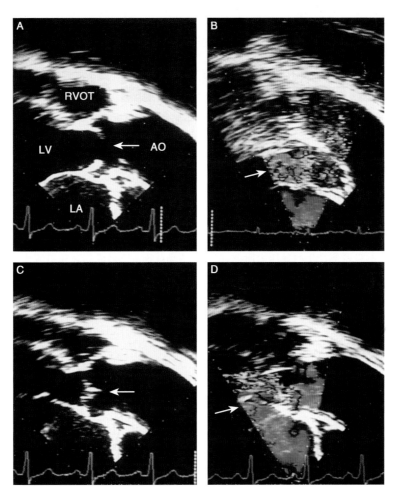

图 25-8 主动脉瓣狭窄双平面经食管超声心动图

A. 纵向扫查显示主动脉长轴切面,收缩期主动脉瓣开口减小(箭头);
B. 彩色多普勒显示收缩期主动脉瓣口血流速度增快,呈五彩镶嵌的彩色信号(箭头);C. 舒张期主动脉瓣关闭,瓣膜对合不严(箭头);D. 彩色多普勒显示主动脉瓣关闭不全的反流信号(箭头)

顺时钟右旋管体同时使尖端向右侧屈曲则可显示主动脉瓣口的短轴切面。如采用多平面经食管超声技术,则在食管中段深度旋转相控阵装置至 30°~60°,可清楚显示主动脉瓣口短轴切面,进一步旋转至 110°~130° 则可显示主动脉瓣口和左室流出道的长轴切面。在上述切面中,首先采用二维超声技术观察主动脉瓣瓣叶的数量、大小、厚度、活动度以及升主动脉和左室流出道的解剖结构,然后用彩色多普勒显示主动脉瓣口的收缩期射流束。在风湿性主动脉瓣狭窄的患者,短轴切面可显示瓣尖和(或)瓣体增厚或钙化,后者常伴有声影,可累及部分或全部三个瓣叶,交界处粘连,瓣口呈三角形、圆形或不规则形,开放面积减小。长轴切面可见收缩期主动脉瓣瓣尖呈弯钩状,瓣体呈穿隆状,但在瓣体严重纤维化和钙化的患者此征象不明显;舒张期瓣叶间常对合不良而留有缝隙(图 25-9)。

以往认为,主动脉瓣狭窄时由于瓣膜钙化变形比较严重,瓣膜的边缘不易辨识,故很难直接测量主动脉瓣口的面积。目前由于多平面经食管超声心动图的应用,调整扫描面的方向,有可能清晰显示主动脉口的形态,为直接测量瓣口面积提供一种新的方法,已有作者报道在多数患者可以准确测量狭窄的主动脉瓣口的面积。

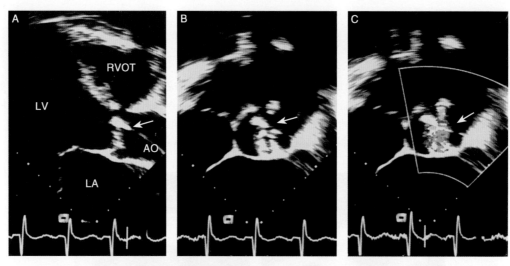

图 25-9　主动脉瓣狭窄多平面经食管超声心动图

A. 声束扫描角度为 124°，显示主动脉纵轴切面，见主动脉瓣增厚，回声增强（箭头），瓣膜开口减小；
B. 声束扫描角度为 48°，显示主动脉瓣短轴切面，见主动脉瓣明显增厚，回声增强（箭头），开放明显受限；C. 彩色多普勒显示收缩期主动脉瓣口五彩镶嵌的高速血流信号

超声多普勒

25

　　主动脉瓣狭窄时，在瓣口两侧产生明显压力阶差，收缩期通过瓣口的血液形成高速射流束。狭窄愈严重，射流速度愈高，主动脉腔有狭窄后扩张现象。超声多普勒可对主动脉狭窄所形成的高速射流束进行较确切的定性与定量评价（图 25-10）。

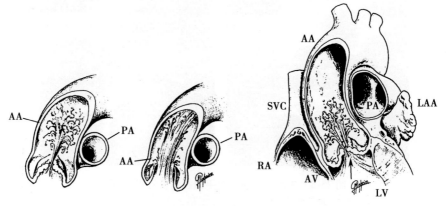

图 25-10　主动脉瓣狭窄过瓣高速血流示意图
（Navin Nanda 教授惠赠）

一、彩色多普勒

（一）M 型彩色多普勒

　　将 M 型超声心动图取样线通过狭窄主动脉瓣口，收缩期主动脉瓣开放，其 M 型超声图像不再呈规则的六边盒形，而为一变窄的盒形结构。M 型彩色多普勒显示时，可见变窄的盒形结构内充满五彩镶嵌的血流图像。由于 M 型超声心动图成像时的扫描线频率极高，对射流束的色彩显示更为灵敏，彩色信号更为丰富。

（二）二维彩色多普勒血流成像

　　二维彩色多普勒可直观地显示血流速度、血流方向及血流性质。采用双平面或多平面经食管超声技术获取升主动脉长轴和短轴切面，可较经胸超声技术更清晰和更全面地观察主动脉瓣狭窄时射流束的起源、大小、分布和方向，其特点为：

　　1. 高速射流束　左室流出道血流在主动脉瓣口近端加速，形成五彩镶嵌的高速射流束（图 25-11）。

　　2. 射流束宽度与狭窄程度成反比　狭窄程度越重，射流束越窄。在瓣口短轴切面中可观察射流束的横截面形态，可为圆形、椭圆形或不规则形，根据截面积大小可估测狭窄严重程度。

　　3. 狭窄后方射流束扩散　射流束进入升主动脉后逐

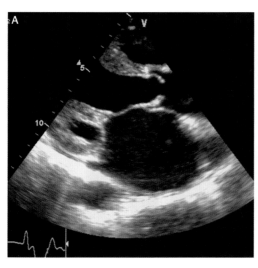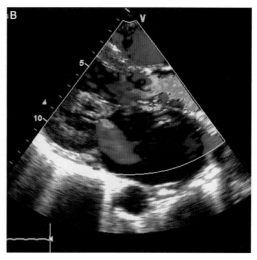

图25-11 主动脉瓣狭窄彩色多普勒显像
A. 左心长轴切面显示收缩期主动脉瓣开口减小,主动脉腔呈狭窄后扩张;B. 收缩期
主动脉瓣口的高速血流信号

渐增宽,呈喷泉状。其形态取决于瓣叶的病变程度以及左室流出道与升主动脉长轴间的夹角,射流束在升主动脉腔内的方向可分为三种类型:射流束指向升主动脉管腔中央,其与两侧管壁间形成折返涡流;射流束指向升主动脉前壁,沿后侧管壁形成折返涡流;射流束指向升主动脉后壁,沿前侧管壁形成折返涡流。根据射流束的不同方向,可引导连续波多普勒取样线的声束定向。例如,上述三种射流方向时分别于胸骨上窝、胸骨右缘高位肋间和心尖部进行连续多普勒探查,有可能记录到最大流速的频谱。

二、频谱多普勒

早期频谱多普勒评价主动脉瓣狭窄是通过测量经狭窄瓣口的高速血流速度来实现的。应用简化 Bernoulli 方程,计算瓣口两侧的峰值跨瓣压差,这种方法的准确性在实验与临床上均得到证实。与侵入性检查导管测压结果相比较,亦证明多普勒超声是评价主动脉瓣狭窄的一种无创、实用的方法。多普勒超声评价主动脉瓣狭窄的准确性主要取决于能否准确测量狭窄瓣口高速血流速度。血流加速通过狭窄瓣口时,压差最大时形成最大血流速度。峰值血流速度通常发生在收缩中期,瓣口狭窄越重,形成峰值血流速度越向后移,这也是判断主动脉瓣狭窄程度的指征之一。在多普勒超声检查时,多部位、多声窗探查十分重要,如心尖五腔切面、胸骨上窝、右侧胸骨旁等,尽可能使扫查声束方向与狭窄瓣口高速射流方向相平行,否则,多普勒超声所测血流速度往往低于真正的瓣口血流速度。彩色多普勒成像有助于指示高速血流的部位与方向,但在实际工作中,由于不同个体的狭窄瓣口病变性质、程度等不同,应用频谱多普勒测量出瓣口高速血流的真实值并不容易。目前高档彩色多普勒超声仪器上均有角度校正功能,可以简单的通过手动方法,对声束方向与血流方向之间角度进行校正。从理论上讲,这种方法似乎十分合理,但实际上把人工手动校正过程中所产生误差带入了压差的计算。因为所校正的 θ 角是三维角度,准确测量其大小

十分困难。有学者认为在多数情况下,不宜采用角度校正的方法来测量高速血流,而是通过选择多个部位与声窗,仔细调整声束方向,使之与血流束方向平行,这样所取得的测值则更为准确。

(一)脉冲型频谱多普勒

主动脉瓣狭窄时,左室流出道的血流速度可减慢,为层流。将脉冲多普勒的取样容积放置于左室流出道口,可记录到单峰窄带的血流频谱,其流速减低,峰值后移,频谱形态呈现近似于对称的圆钝曲线。狭窄程度愈重,峰值后移越明显。将取样容积置于狭窄的主动脉瓣口时,由于血流在此处突然加速,且速度超过频谱多普勒的测量范围,故可记录到双向充填的方形血流频谱。在升主动脉内,射流束的远端形成湍流,脉冲多普勒可探及多个双向充填的低频血流信号。这些信号一般仅局限于升主动脉内,在严重主动脉狭窄的患者,湍流信号可延伸至主动脉弓。

(二)连续型频谱多普勒

利用连续多普勒技术,可于狭窄的主动脉瓣口记录到收缩期高速射流频谱,狭窄程度越重,流速越高,最高可达7m/s。频谱形态为单峰曲线,其上升支速度变缓,峰值后移,射血时间延长。狭窄越重,以上改变越明显。因此,在轻度主动脉瓣狭窄患者,频谱轮廓近似于不对称的三角形。在重度主动脉瓣狭窄患者,频谱形态则呈近似于对称的圆钝形曲线。频谱方向取决于探头的位置,在胸骨上窝、锁骨上窝和胸骨右缘探查时,频谱方向为正向。在胸骨左缘低位肋间,心尖部及剑突下探查时,频谱方向为负向(图25-12)。

多普勒超声可对主动脉瓣狭窄进行较为准确的定量诊断,主要指标如下:

1. 主动脉瓣跨瓣压差的测量

(1)最大速度梯度(peak velocity gradient):最大瞬时压差是指收缩期主动脉瓣口两侧压力阶差的最大值。最大瞬时压差点相当于主动脉瓣口射流的最大速度点,将最大流速代入简化的 Bernoulli 方程($\Delta P = 4V_{max}^2$)即可求出最

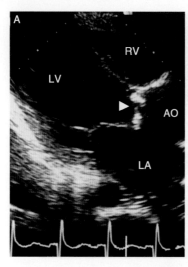
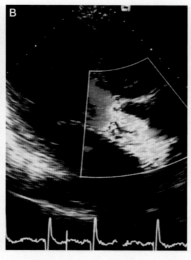
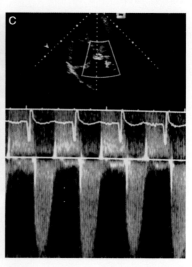

图 25-12　主动脉瓣狭窄的切面及多普勒超声显像

A. 左心长轴切面显示主动脉瓣增厚,回声增强,以右冠瓣为明显,开口减小(箭头),升主动脉增宽;B. 彩色多普勒显示主动脉瓣口收缩期的高速血流信号,沿主动脉后壁行走,表明右冠瓣受损明显;C. 在心尖四腔切面上,连续多普勒还可记录到主动脉瓣口收缩期的高速血流频谱信号

大瞬时压差。此法测量简便、实用,其局限性是只能反映收缩期某时相点的压差,不能反映整个心动周期内主动脉瓣口两端的压差变化。最大瞬时压差与瓣口面积之间并无固定的关系,故不能准确反映狭窄的程度。

(2)平均压差(mean pressure gradient):是指主动脉瓣口两侧所有瞬时压差的平均值,为准确反映瓣口两端压力变化的敏感指标。在主动脉瓣口血流频谱上求算平均压差较为复杂,常用的有算术平均数法、面积积分法及公式积分法等。现代超声仪器上设置有测量计算软件,测量时只需用电子游标勾画出主动脉瓣口血流频谱的轮廓,仪器显示屏上即自动报出最大瞬时速度、平均速度、最大瞬时压差、平均压差等指标。平均压差还可通过公式 $P_{mean} = P_{max}/1.45 + 2mmHg$ 计算(P_{mean} 为平均压差,P_{max} 为峰值压差),其值近似于 2/3 峰值压差。

研究表明,简化 Bernoulli 方程所测跨瓣压差与导管测压值具有良好的相关性。以下几方面因素可导致 Bernoulli 方程计算值低估真实值:多普勒所测血流速度是否准确,如图像质量差,未记录到最大流速信号,导致对跨瓣压差的低估。声束方向与高速血流束方向不平行,低估跨瓣压差。血流速度<3m/s 时,将中度低估跨瓣压差。重度狭窄产生高速血流时,夹角大小对跨瓣压差的低估十分明显。如夹角小于 20°,测值低估不是十分明显;如大于 20°,且随着角度增大,测值低估将十分明显。多普勒超声测量跨瓣压差是一个动态的测量过程,与测量时患者的心率、心脏负荷状态、血压以及心脏的应力状态相关。有报道心律不齐的主动脉瓣狭窄患者,不同时间测量主动脉瓣跨瓣压差可位于 35~100mmHg 之间。

值得指出的是,超声多普勒频谱所显示的是沿时间轴上动态连续的测压值,是每一时间点的瞬时压差。而临床上心导管报告的压差是峰-峰压差,其值通常低于多普勒所测瞬时压差。对峰-峰压差指标一直存在争议,且从时间角度上讲,在心动周期中根本不存在峰-峰压差。了解这一

点,有助于临床上对相关检测信息进行交流。当超声测值与导管测值不同时,两种结果可能都是正确的,区别在于所反映的时间概念不同。

超声多普勒测值高估真实跨瓣压差不常见,但某些情况下也会发生,如将二尖瓣口反流束误认为主动脉瓣狭窄的高速血流束,因为二者在时相与空间位置上有时较相近,易致混淆。区别方法是采用逐帧回放的方法,仔细辨别二者的起源与空间走向。在时相上,二尖瓣反流起自等容收缩期,持续至等容舒张期,较主动脉瓣狭窄的高速血流束发生时间早,持续时间长。

2. 主动脉瓣口面积测量　瓣口面积是判断主动脉瓣病变程度的重要依据。狭窄的瓣口面积与狭窄程度之间的关系如下:轻度狭窄,瓣口面积>1.0cm²;中度狭窄,瓣口面积为 1~0.75cm²;重度狭窄,面积<0.75cm²。计算方法如下:

(1)连续方程式原理:基于质量守恒原理,通过左室流出道的血流量等于流经狭窄主动脉瓣口的血流量,二者的血流量均是管径或瓣口的横切面积与相应的血流速度积分的乘积。通过 Bernoulli 方程公式可计算狭窄主动脉瓣口面积:

$$AVA = CSA_{OT} \times VTI_{OT}/VTI_{AS}$$

AVA 为主动脉瓣口面积,CSA_{OT} 为左室流出道出口处,即主动脉瓣环下方的面积,VTI_{AS} 为通过主动脉瓣口的收缩期血流速度积分,VTI_{OT} 为左室流出道出口处血流速度积分。假设左室流出道出口为圆形,则 $CSA_{OT} = \pi r^2$,r 为左室流出道出口的半径。该方法的优点之一是半径测量的少许误差,在公式计算时经平方后得到一定的校正。主动脉瓣瓣环越小,则测量误差越大。在此公式的计算中,CSA_{OT} 的准确测量是影响狭窄主动脉瓣口面积计算的重要因素。在心尖五腔图上通过频谱多普勒可分别测量 VTI_{OT}、VTI_{AS}。测量 VTI_{OT} 时,将脉冲多普勒的取样容积放置在狭窄瓣口的稍下方,因该处血流仍

为层流,尚未加速。用连续多普勒经狭窄的主动脉瓣口测量 VTI_{AS}。

左室流出道出口与狭窄主动脉瓣口血流持续时间一致,因此,可用两部位的最大血流速度 V_{OT}、V_{AS} 分别代替 VTI_{OT}、VTI_{AS},则上述公式可简化为:

$$AVA = CSA_{OT} \times V_{OT}/V_{AS}$$

研究表明此简化公式的计算结果与连续方程的计算结果同样准确。

即在无分流及反流的情况下,同样通过主动脉瓣口的血流量应与通过其他瓣口的血流量相等。设 CMA 为二尖瓣口面积,VTI_{MV} 为舒张期通过二尖瓣口的血流速度积分,依据连续方程的原理可推导出如下计算公式:

$$AVA \times VTI_{AS} = CMA \times VTI_{MV}$$

由此可以推导:

$$AVA = CMA \times VTI_{MV}/VTI_{AS}$$

连续方程的准确性已在许多临床与实验研究中得到证实,对狭窄主动脉瓣口面积测量结果准确,可重复性强。评价主动脉瓣狭窄程度与 Gorlin 公式测值相关性良好。但在血流的流速非常低时,二者测值相关性不好,此时 Gorlin 公式高估狭窄程度。

与 Bernoulli 方程相比较,连续方程评价主动脉瓣狭窄有两个显著优点:如同时存在主动脉瓣反流,则反流血液增加心搏出量,从而导致主动脉瓣跨瓣压差增加,而连续方程的计算结果不受主动脉瓣反流的影响;更为重要的是心功能低下时,主动脉瓣跨瓣压差的测量值受到显著影响,而连续方程的计算结果则相对不受影响。无论心功能正常或低下,连续方程均能得到准确的测量结果。

(2) 格林公式(Gorlin formula):格林公式原用于心导管检查术中计算主动脉瓣口面积,用于频谱多普勒技术

时,其公式演化为:

$$AVA = SV/0.88 \times Vp \times ET$$

式中 SV 为搏出量,Vp 为狭窄主动脉瓣口射流的最大血流速度,ET 为左室射血时间(亦为频谱持续时间)。

(3) 主动脉瓣阻抗(aortic valve resistance):研究表明,主动脉瓣阻抗是评价主动脉瓣狭窄的相对独立的血流指标。通过以下公式可计算狭窄主动脉瓣口面积:

$$Resistance = (P_{mean}/Q_{mean}) \times 1333$$

$$Resistance = 28 \frac{\sqrt{Gradientmean}}{AVA}$$

Q_{mean} 为经主动脉瓣口的平均流量。几组研究结果表明,主动脉瓣阻抗与主动脉瓣狭窄瓣口面积之间有良好的相关性,但并未证实这种方法较连续方程更准确。

(4) 多巴酚丁胺超声心动图试验:研究表明,通常情况下,大多数患者狭窄主动脉瓣口面积与瓣口的血流量具有良好的一致性,狭窄瓣口越小,血流流量越小,反之亦然。但在心搏量十分低下时,瓣口不能充分开放,此时,通过血流量计算的狭窄瓣口面积则小于真实值。在临床上对心功能严重低下的患者,通过流量计算狭窄瓣口面积则会产生较大误差,难以对重度主动脉瓣狭窄与轻、中度主动脉瓣狭窄相区别,因心功能低下时,轻、中度狭窄的主动脉瓣不能充分开放,类似重度狭窄。按 $5 \sim 30\mu g/(kg \cdot min)$ 推注多巴酚丁胺,行超声心动图负荷试验有助于对上述情况进行区分。

美国与欧州心脏病协会指南,根据左室-主动脉间收缩期跨瓣压差、收缩期主动脉瓣口血流速度、主动脉瓣面积,以及左室流出道与主动脉瓣口比值,可将主动脉瓣狭窄分为轻、中、重三度,详见表 25-1。

表 25-1　主动脉瓣狭窄严重度分级

	主动脉瓣硬化	轻度	中度	重度
主动脉瓣口射流速度(m/s)	≤2.5	2.6 ~ 2.9	3.0 ~ 4.0	>4.0
平均压差(mmHg)	−	<20[b](<30[a])	20 ~ 40[b](30 ~ 50[a])	>40[b](>50[a])
主动脉瓣口面积(cm²)	−	>1.5	1.0 ~ 1.5	<1.0
标化主动脉瓣口面积(cm²/m²)	−	>0.85	0.60 ~ 0.85	<0.6
流速比(左室流出道/主动脉瓣口)		>0.50	0.25 ~ 0.50	<0.25

注:[a]欧洲心脏病协会指南,[b]美国心脏病协会指南

诊断要点与鉴别诊断

一、诊断要点

1. 主动脉瓣增厚,回声增强,活动受限,瓣口开放面积减小。

2. 主动脉瓣口收缩期出现高速血流信号,并可探及瓣口两侧存在压差。

3. 升主动脉可出现狭窄后扩张。

4. M 型曲线上主动脉壁主波低平,重搏波不明显。

5. 左室壁增厚,左室流出道增宽。

二、鉴别诊断

(一) 主动脉瓣瓣下膜性或肌性狭窄

本病系一种先天性畸形,主动脉瓣下有一纤维隔膜或一较厚的纤维肌性环突入左室流出道,造成左室流出

道的狭窄,加之长期高速射流的冲击,可致主动脉瓣增厚,经胸超声探查当图像不清晰时易误为主动脉瓣狭窄。经食管超声左室流出道长轴切面上,可观察到主动脉瓣瓣下有一纤维隔膜或瓣环下增厚的纤维环从室间隔伸向左室流出道。在左室流出道短轴切面,更可清楚地观察到与室间隔相连的纤维隔膜或流出道的环形隔膜,或半环形纤维肌性隔。主动脉瓣正常或轻度增厚,但开放面积无缩小。彩色多普勒可显示起自主动脉瓣瓣下的高速射流。

(二) 肥厚型梗阻性心肌病

本病患者以室间隔基底部局限性增厚和收缩期二尖瓣前叶的前向运动(SAM 现象)为特征,可造成收缩中晚期左室流出道狭窄,加之高速射流的冲击可造成主动脉瓣的增厚,与重度主动脉瓣狭窄合并室间隔基底部肥厚可相混淆。但此类患者经胸或经食管超声检查,可清晰显示室间隔基底部的非对称性增厚以及二尖瓣前叶的 SAM 现象。主动脉瓣正常或仅轻度增厚,收缩期开放面积正常。彩色多普勒显示收缩期左室流出道的射流束起源于 SAM 发生的部位。由于其梗阻随时间呈动态变化,故连续多普勒可记录到特征性收缩中晚期逐渐加速的"匕首状"射流频谱。梗阻的程度伴有无激惹动作呈显著性改变。

(三) 主动脉瓣瓣上狭窄

本病系升主动脉的先天性发育异常,严重的主动脉瓣瓣上狭窄可继发左室向心性肥厚和左室流出道血流加速,产生类似主动脉瓣狭窄的血流动力学改变。但经食管超声检查可清楚显示升主动脉的局限性狭窄,主动脉瓣开放正常,彩色多普勒可显示起源于升主动脉狭窄段的高速射流。

(四) 主动脉血流量增多的疾患

在主动脉瓣反流、动脉导管未闭、主动脉窦瘤破裂等疾患时,主动脉血流量明显增多,脉冲和连续波多普勒可探及高于正常的流速,彩色多普勒可显示主动脉瓣口的五彩血流,易误为合并主动脉瓣狭窄。但上述患者主动脉瓣开放正常,将脉冲波多普勒的取样容积从左室流出道移向升主动脉时,可以发现这种流速增高并不局限于主动脉瓣口,而是贯穿于整个左室流出道,彩色多普勒所显示的主动脉血流为一宽阔明亮的血流带而非窄细的射流束,借此可与主动脉瓣狭窄鉴别开来。

(五) 感染性心内膜炎

在感染性心内膜炎导致主动脉瓣赘生物的患者,超声检查时可见主动脉瓣增厚,回声增强,类似主动脉瓣狭窄。但感染性心内膜炎患者常可见呈蓬草样回声的赘生物,随心脏舒缩活动,幅度甚大。经食管超声检查可明确赘生物的大小和部位,主动脉瓣开放面积无缩小,彩色多普勒显示瓣膜损害造成的主动脉瓣反流,连续波多普勒检测无明显跨瓣压差,据此可排除主动脉瓣狭窄。

临床价值与存在的问题

超声心动图目前已成为临床上无创性评价主动脉瓣狭窄的首选方法。M 型及二维超声显像为主动脉瓣狭窄病变时瓣膜的形态和活动幅度等提供了极有价值的资料,多普勒超声心动图在评价主动脉瓣狭窄时则可获取丰富的定性与定量诊断信息。特别是近年来多平面经食管超声技术的临床应用,使超声对主动脉瓣狭窄的评价更为准确可靠。

超声心动图对主动脉瓣狭窄患者病情严重程度的评价方面有重要帮助。在主动脉瓣狭窄病程的进展中,临床上有一个相当长的无症状期。超声心动图检查判断狭窄程度的指标已建立。当跨瓣血流峰值流速大于 4.5m/s 时,峰值跨瓣压差则超过 80mmHg,瓣口已达重度狭窄程度。多数学者倾向认为平均压差是判断狭窄程度的更好的指标,通常认为平均压差大于 50mmHg 时,瓣口面积已为重度狭窄。

峰值流速和平均压差与瓣口面积间的精确关系尚未明确,且轻、中、重度狭窄之间在超声心动图指标界限区分上存在一定交叉。如以 0.75cm² 作为重度主动脉瓣狭窄诊断标准,则患者多普勒测量平均跨瓣压差范围可位于 10～110mmHg 之间。如此之大的差异主要是由于存在心功能低下所致。最近研究表明,主动脉瓣狭窄患者尽管存在个体差异,其瓣口面积每减少(0.12±0.19)cm²,其平均跨瓣压差则增加 0～10mmHg,平均为 7mmHg。

超声心动图对主动脉瓣狭窄手术时机的选择也有重要作用。当患者出现心绞痛、晕厥与心衰症状时,需要立即手术,这是目前众所公认的指征。对于无明显症状者,根据 Ross 等意见,可用超声心动图追踪观察,一旦收缩期左室-主动脉瓣口压差大于 50mmHg 或主动脉瓣口面积小于 0.75cm² 时,也应考虑予以手术治疗,以免发生意外。

目前的超声技术受技术本身的局限性,患者肥胖、肋间隙狭窄、肺气过多及操作是否熟练等因素影响,其在对主动脉瓣狭窄进行定量评估方面尚存在一定误差,有待进一步改善。

第26章

主动脉瓣关闭不全
AORTIC REGURGITATION

◎谢明星　钱蕴秋　王　蕾

病理解剖与血流动力学改变 ················· 403	经食管超声心动图 ····················· 407
临床诊断 ······························· 404	超声多普勒 ··························· 407
一、急性主动脉瓣关闭不全 ················ 404	一、彩色多普勒 ······················ 407
二、慢性主动脉瓣关闭不全 ················ 404	二、频谱多普勒 ······················ 410
检查方法与注意事项 ····················· 404	心脏声学造影 ························· 412
经胸壁超声心动图 ······················· 405	诊断要点与鉴别诊断 ··················· 412
一、M 型超声心动图 ···················· 405	一、诊断要点 ························ 412
二、二维超声心动图 ···················· 406	二、鉴别诊断 ························ 413
三、三维超声心动图 ···················· 407	临床价值与存在的问题 ················· 413

26

　　主动脉瓣关闭不全(aortic regurgitation, AR)可分为先天性与后天性两大类,后天性主动脉瓣关闭不全中,最常见病因仍是瓣叶本身的病变,如风湿性心脏病、先天性二瓣化畸形以及退行性钙化病变等。另还常继发于各种病因所致的主动脉瓣和(或)主动脉根部病变,如长时间高血压患者主动脉根部与主动脉瓣环扩张导致主动脉瓣关闭不全。其他还有如 Marfan 综合征、梅毒性主动脉炎、主动脉中层囊性变以及主动脉夹层等,常累及主动脉根部与主动脉窦管交界处,根部扩张,导致主动脉瓣关闭不全。根据病程急、缓,分为急性与慢性主动脉瓣关闭不全。急性主动脉瓣关闭不全主要见于两种情况,一是感染性心内膜炎引起的瓣膜急性损害,二是主动脉夹层损伤瓣环支撑结构致主动脉瓣急性关闭不全。慢性主动脉瓣关闭不全以风湿热所致瓣叶损害最多见,主动脉瓣退行性钙化与主动脉瓣环扩张也是慢性主动脉瓣关闭不全的常见原因。患者对慢性主动脉瓣关闭不全有较好耐受性,临床上可长时间无症状,仅表现为运动耐量减低。病程晚期或合并主动脉瓣狭窄时,可出现心力衰竭症状。超声心动图对主动脉瓣关闭不全的评价包括建立诊断、评估容量负荷增加对左室形态与功能的影响、详尽描述主动脉根部与瓣叶的结构改变等。本章主要介绍风湿性主动脉瓣关闭不全的超声检查特征,其他有关病因与病变将在相应章节中讨论。

病理解剖与血流动力学改变

　　风湿性主动脉瓣关闭不全的主要病理改变是瓣叶增厚、瘢痕及钙化形成,导致瓣叶挛缩、变形、变硬,边缘向主动脉窦侧卷曲,造成瓣叶活动性小,不能完全闭合,形成中央型的反流口。上述病变常伴有瓣叶交界处的粘连,因此风湿性主动脉瓣关闭不全常伴有狭窄。在正常解剖结构上,主动脉瓣的无冠瓣与部分左冠瓣瓣环附着部位向下移行为二尖瓣,二者之间有致密结缔组织相连,故多数病例常合并有二尖瓣病变。

　　主动脉瓣关闭不全的主要血流动力学改变是左心室容量负荷增加与相应的代偿性改变。代偿性改变的程度和进程是判断反流程度的标志之一。主动脉瓣关闭不全时,舒张期左室将同时接受来自二尖瓣口的正常充盈血液和来自主动脉瓣口的异常反流血液,形成血流动力学意义上的左室双入口。反流量的大小主要取决于瓣膜反流口的面积、舒张期的时限及主动脉瓣口两端的压差。三者之间的关系为:

$$Q = C \times A \times \sqrt{\Delta P \times T}$$

　　Q 为反流量,A 为反流口面积,ΔP 为反流压差,T 为反流持续时间,C 为常数。

　　反流量增加左室前负荷,左室的代偿机制是增加左室舒张末容积以适应反流血量。在病程初期,左室舒张末容积增加,顺应性亦增加,以防止容量增加所致左室舒张末压力升高。舒张末容积增加可使总搏出血量增加,以维持正常的前向血流搏出量。此外,心室生成新的肌小节以适应容量负荷的增加,形成离心性左室肥厚,此阶段患者心功能正常。左室容积增加亦致收缩期左室应力和后负荷增加,后负荷增加可产生向心性肥厚。当患者前负荷储备、代偿性肥厚、与过度后负荷之间未能达平衡,或不能长期保持平衡时,临床上即出现心功能不全表现。早期心功能异常是可逆的,通过治疗可恢复。晚期严重心功能损害是不可逆的,即使外科手术治疗主动脉瓣反流后心功能也未能完全恢复。

如反流主要发生在舒张早期,即二尖瓣开放之前,其对左房流入左室的血流量不产生严重影响;如反流量小,在二尖瓣开放后对左房流入左室的血量亦无明显影响。无论反流量大小,在左室代偿期并不引起左房压力的明显升高。随着病情发展,左室舒张期容量过度增加,心肌代偿性肥大,左室增厚,收缩力相应增强,心肌耗氧量也相应增加,但心肌顺应性降低,左室舒张末压明显升高,出现心排出量减少等心功能不全改变,可引起左心房及肺静脉压的明显升高,甚至发生肺水肿。重度主动脉瓣关闭不全时常存在心肌细胞的退行性改变。大量反流使左室舒张期充盈压显著升高,可达 30 ~ 50mmHg,明显超过左房压力,引起二尖瓣提前关闭,即生理性二尖瓣狭窄。在左房室环扩大时,也可产生功能性二尖瓣关闭不全。多数患者外周血管扩张,大量血液在收缩早期急速进入充盈不足的动脉时,周围动脉发生明显的冲击感。少数患者晚期也可出现左房压的逆向传导,产生右心衰竭。

临 床 诊 断

临床上主动脉瓣反流可有各种表现,依病程进展,大致可分为急性和慢性两种类型:

一、急性主动脉瓣关闭不全

在感染性心内膜炎或心脏瓣膜外伤情况下,主动脉瓣反流发展迅速,左心室缺乏代偿性心肌肥厚改变,会极快发生为左心衰竭,需立刻手术治疗。

二、慢性主动脉瓣关闭不全

可长时间无临床症状,轻度或中度关闭不全者 10 年存活率高达 85% ~ 90%。早期临床症状为活动后出现心悸或心慌,心尖搏动强烈和颈动脉冲击感。晚期随着病情加重,肥厚心肌发生相对性缺血,引起心绞痛或严重心力衰竭,甚至发生猝死。体征为脉压增大,外周血管出现水冲脉,枪击音,甲床下出现毛细血管搏动,心尖搏动向左下移位,在胸骨左缘第三肋间可闻及舒张期吹风样杂音。主动脉瓣反流冲击二尖瓣前叶时,可产生心尖部舒张期杂音(Austin-Flint murmur)。

2014 AHA/ACC 心脏瓣膜病患者管理指南中提到慢性主动脉瓣关闭不全分为四个阶段:

1. 伴有主动脉瓣反流风险,但反流程度无或轻微,亦无症状。

2. 进行性主动脉瓣反流,伴轻度或中度反流,左室收缩功能正常,左室容量正常或有轻度左室扩张,可无症状。

3. 无症状的重度主动脉瓣反流:反流束宽/LVOT 宽度≥65%;反流狭径>0.6cm;近端腹主动脉全舒张期逆流;每搏反流量 ≥60ml;反流分数 > 50%;有效反流口面积≥0.3cm^2;伴有左室扩张。患者一般无症状,在运动负荷状态下可出现症状。血流动力学情况可分为两种:

(1) 左室射血分数正常(≥50%),合并轻至中度左室扩张(LVESD≤50mm)。

(2) 左室收缩功能异常合并左室射血分数下降(<50%),或重度左室扩张(LVESD>50mm 或 LVESD 指数>25mm/m^2)。

4. 有症状的重度主动脉瓣反流:反流束宽/LVOT 宽度≥65%;反流狭径>0.6cm;近端腹主动脉全舒张期逆流;每搏反流量 ≥60ml;反流分数 ≥50%;有效反流口面积≥0.3cm^2;伴有左室扩张。有症状的重度主动脉瓣反流可存在正常收缩功能(LVEF ≥50%),轻至中度左室功能障碍(LVEF 40% ~50%),或重度左室功能障碍(LVEF<40%);存在中至重度左室扩张,可伴有劳力性呼吸困难、心绞痛或其他心衰症状。

检查方法与注意事项

M 型超声心动图重点观察心底波群和心室波群,并从心底向心尖部进行检查,注意主动脉瓣的开放幅度,关闭是否良好,舒张期主动脉瓣有无向左室流出道脱垂,房室大小,主动脉宽度,以及二尖瓣舒张期改变。切面超声心动图主要检查左心长轴、心底短轴及胸骨上窝切面。多普勒超声技术检测主动脉瓣反流时,多取心尖左室三腔心切面或五腔心切面进行检查,因在此切面上,声束方向与主动脉瓣反流束的方向一致,而在胸骨旁左心长轴切面上,声束方向与主动脉瓣反流束的方向不易平行。故取胸骨左缘左心长轴切面观察时,其诊断的敏感性不如心尖切面。但在某些偏心性反流患者,在胸骨左缘左心长轴切面上声束方向则易与血流方向保持平行,其诊断价值较大。使用二维多普勒超声检查时,一般先将脉冲多普勒的取样容积置于主动脉瓣下位置探测反流信号。检测出反流信号后,由主动脉瓣下向左室流出道方向逐步改变取样容积的位置,进行多点探查以标测反流信号的分布范围。若用彩色多普勒显像仪检查时,则首先用彩色多普勒技术显示出反流束,同时应仔细调整探头的角度与方位,以显示出反流束的起源、途径与最大反流面积。在此基础上再运用频谱多普勒技术,测量最大反流速度。在大多数患者,主动脉瓣反流束的方向与声束方向之间存在较大的角度偏差,检查时应根据音频信号与频谱形态不断调整探头的位置与方向,尽量减少角度过大所致的误差。

经胸壁超声心动图

一、M 型超声心动图

(一) 主动脉瓣根部曲线改变

主动脉瓣反流致收缩期左室心搏量增加,主动脉搏动增强,主动脉根部内径增宽,主动脉根部搏动曲线上主波增高,幅度多在15mm 以上。主动脉瓣开放幅度增大,速度增快。当心脏舒张时,反流血液快速通过关闭不全的主动脉瓣口进入左室,主动脉壁活动曲线降支速度明显增快,重搏波往往显示不清。

(二) 主动脉瓣改变

1. 单纯主动脉瓣关闭不全患者,主动脉瓣开放速度增快,开放幅度可能增大。如合并有狭窄,开放幅度减小。

2. 由于存在舒张期主动脉瓣反流,舒张期主动脉瓣不能充分关闭,在心动图上主动脉瓣关闭线常呈双线。Feizi等认为舒张期关闭线的距离大于 1mm 是主动脉瓣关闭不全的重要表现。但另有作者认为其意义不大,因部分正常人亦有此征象。我们认为,如声束方向对准瓣口,舒张期关闭线始终为两条,且有瓣膜增厚,回声增强现象,则对主动脉瓣关闭不全的诊断意义较大。

3. 由于反流血液通过瓣口时对主动脉瓣的快速冲击,主动脉瓣关闭线可出现快速扑动现象。反流血液使左心室舒张期过度充盈,左心室代偿性增大,左室流出道增宽,呈现出左室容量负荷过重的表现。

(三) 二尖瓣前叶改变

主动脉瓣病变特别是以主动脉瓣右冠瓣病变为主时,常产生方向对向二尖瓣前叶的偏心性反流。反流血液的冲击使二尖瓣前叶产生快速扑动(30~40 次/秒),搏动幅度通常小于 4mm。扑动开始于二尖瓣前叶最大开放时,心室收缩时结束,扑动的发生率约为 84%,反流血液冲击二尖瓣前叶还可导致相对性二尖瓣狭窄,产生 Austin-Flint 杂音。超声心动图检查可鉴别舒张期杂音是属于二尖瓣的器质性病变,或是主动脉瓣反流所致的二尖瓣功能性狭窄。

在急性主动脉瓣反流伴明显左心室衰竭时,左室容积与左室舒张末压迅速升高,二尖瓣提前关闭,此时 C 点在心室收缩之前出现,左房收缩时不能使左房压力超过左室内压力,故 A 波常消失。从主动脉反流的血液进入左室,左室舒张时充盈期缩短,左房压力升高,扰乱正常流经二尖瓣口的血流(图 26-1,图 26-2)。

(四) 室间隔运动改变

由于反流致左室容量增加,左、右两室的充盈与搏出量不等,室间隔活动明显增强。在 M 型超声的心室波群上,与左室后壁活动曲线相比,室间隔的活动更加明显。

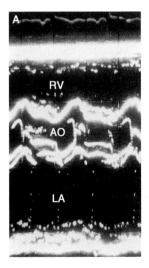
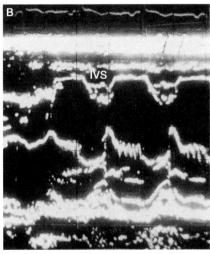
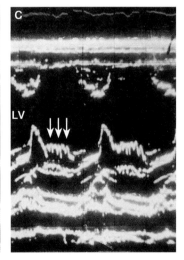

图 26-1　主动脉瓣关闭不全

风心病主动脉瓣关闭不全患者。A. 心底波群,收缩期主动脉瓣开放幅度18mm 左右,无明显狭窄,关闭时呈双线;B. 由心底波群到二尖瓣波群的过渡区;C. 二尖瓣波群,左室前壁及后壁活动幅度增大,表明容量负荷增加,左室流出道增宽,二尖瓣前叶舒张期高频振动(箭头),为主动脉瓣反流血液冲击二尖瓣前叶所致

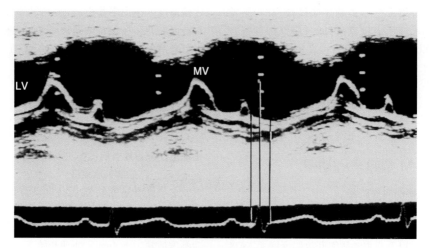

图 26-2　主动脉瓣关闭不全

主动脉瓣反流血液冲击二尖瓣前叶,二尖瓣开放幅度减小,提前关闭。图中第一直线为二尖瓣提前关闭的 C 点,第二直线为 R 波顶点,第三条直线为正常人 C 点出现时间

二、二维超声心动图

二维超声心动图检查的重点在于仔细观察主动脉根部与主动脉瓣叶的改变,评价左室腔的大小与功能。基于二维超声心动图的图像特征,可对诸如风湿性、退行钙化与先天性主动脉瓣病变做出相对明确的病因性诊断。

(一)左心长轴切面

单纯性主动脉瓣关闭不全患者,心搏出量增多,主动脉增宽,搏动明显,主动脉瓣开放幅度增大,舒张期主动脉瓣关闭时瓣膜闭合处可见一裂隙。风湿性主动脉瓣关闭不全多合并有狭窄,此时瓣膜增厚,回声增强,瓣口开放幅度减小,长轴切面上显示右冠瓣与无冠瓣对合不良。左室腔明显增大,室壁肥厚,代偿期室壁活动增强,晚期失代偿时室壁活动减弱。

在左心长轴切面上,可清楚显示主动脉根部纵切面结构,包括腔径大小的改变与动脉壁回声的改变。各种疾病致主动脉根部增宽时,其瓣叶对合的正常几何形态发生改变,导致反流。

(二)心底短轴切面

在心底短轴切面上,可实时观察到三瓣叶的活动情况。风湿性主动脉瓣关闭不全时,可见瓣叶边缘增厚变形,闭合线失去正常的 Y 字形态。严重关闭不全时可见闭合处存在明显的缝隙。病变往往累及三个瓣叶,亦可以一个和(或)两个瓣叶的病变为主。

(三)二尖瓣水平短轴切面

当主动脉瓣反流束朝向二尖瓣前叶时,舒张期因反流血液冲击二尖瓣前叶,限制了二尖瓣前叶的开放,在二尖瓣短轴切面上,可见二尖瓣前叶内陷,内陷主要发生在二尖瓣前叶的中间部分,使二尖瓣短轴观在舒张期呈“半月形”改变(图 26-3)。

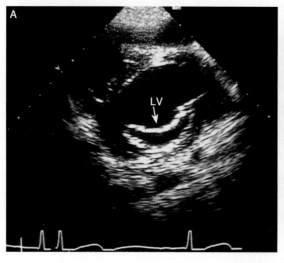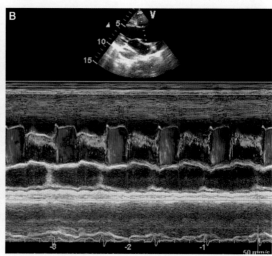

图 26-3　主动脉瓣关闭不全的二尖瓣改变

A. 主动脉瓣关闭不全患者二尖瓣水平短轴切面,舒张期二尖瓣前叶内陷(箭头),二尖瓣开口呈半月形;B. 同一患者 M 型彩色多普勒图像,舒张期左室流出道内五彩镶嵌的彩色信号,为冲击二尖瓣前叶的反流束

（四）四腔切面

主动脉瓣关闭不全患者,在心尖四腔心、二腔心与左心长轴等切面上,评价左室在形态与功能上对容量负荷增加的反应性改变十分重要。一定病程的主动脉瓣关闭不全患者,可见左室扩大,并呈特征性的球形扩张改变。左室质量增加,收缩功能受损,左室壁一般为中度增厚。室间隔活动增强并向右室偏移。右房室无明显改变。

（五）心功能改变

在病程的早中期,扩大的左室仍保持其顺应性,同时接纳经二尖瓣的左房血流充盈和主动脉瓣的血液反流,以保持舒张期左室压不明显上升。病程中晚期,左室腔明显增大,腔室重构,功能失代偿,心功能下降,舒张压升高。

三、三维超声心动图

三维超声心动图可从瓣上或瓣下方位显示主动脉瓣三瓣叶的立体观。主动脉瓣关闭不全时,除可观察到瓣叶边缘增厚变形的立体形态外,病变累及瓣体的范围与程度亦可清楚观察到。三维超声心动图可以多个角度纵向或者横向剖切主动脉瓣,显示病变主动脉瓣叶及其与主动脉窦、主动脉壁及左室流出道的立体位置关系。

经食管超声心动图

常规食管插管前准备后,患者取左侧卧位,将探头顶端插入食管中段水平并固定。在此深度,如采用单平面经食管超声技术,可显示主动脉瓣口的短轴斜切面;如采用双平面经食管超声技术,分别启动横切面和纵切面的两个按钮,则可获得主动脉瓣口的短轴斜切面和升主动脉的长轴切面;如采用多平面经食管超声技术,按压声束方向控制按钮,于50°左右方位可显示主动脉瓣口的短轴切面,于120°左右方位则可显示左室流出道和升主动脉的长轴切面。在上述切面中,首先采用二维超声技术观察左室流出道、主动脉瓣环和瓣叶、主动脉窦和升主动脉的解剖结构,然后采用彩色多普勒技术,观察主动脉瓣反流束的起源、大小、方向和分布。在需要测量反流速度的患者,于胃底左室流出道长轴切面,应用连续波多普勒超声技术可记录到主动脉瓣反流的频谱。

对肥胖、肋间隙狭窄及肺气过多等患者,经胸超声检查常不能清晰显示主动脉瓣结构及准确判断有无反流,而经食管超声检查主动脉瓣关闭不全则可获取高质量的图像,可更为清楚地显示瓣叶的结构病变及更为准确评估反流程度,在临床上对评价主动脉瓣反流具有重要价值。经食管超声心动图检查对一般主动脉瓣反流患者无严重并发症,但对重度主动脉瓣反流伴心功能显著减退者,为此项检查的相对禁忌证。

超声多普勒

一、彩色多普勒

（一）M 型彩色多普勒

在二尖瓣波群上,于二尖瓣前叶曲线之前的左室流出道内,舒张期出现五彩镶嵌的主动脉瓣反流信号。反流信号起自等容舒张期,在时相上早于二尖瓣前叶 E 峰约 0.08 秒,持续至 C 点后约 0.08 秒左右,即相当于等容收缩期末。如为偏心性反流,反流束冲击二尖瓣前叶时,部分患者二尖瓣前叶舒张期活动曲线出现高速扑动波;冲击室间隔时也可见室间隔出现高速扑动。在心底波群上,重度主动脉瓣关闭不全时其瓣叶闭合线呈现为双线,中间存在缝隙。M 型彩色多普勒显示舒张期有彩色血流信号通过缝隙(图 26-4)。

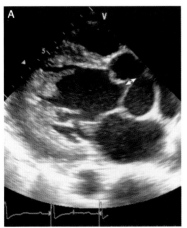
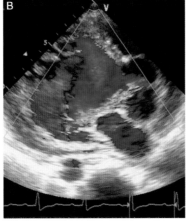
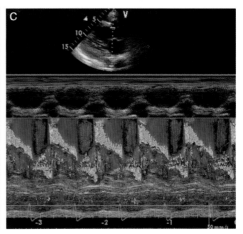

图 26-4　主动脉瓣关闭不全

A. 左心长轴切面显示舒张期主动脉右、无冠瓣对合处存在明显缝隙(箭头),左室明显扩大;B. 彩色多普勒显示反流束,其长度超过二尖瓣瓣尖水平;C. M 型彩色多普勒显示舒张期左室流出道出现五彩镶嵌的反流信号

（二）二维彩色多普勒

常规选用左心长轴切面、心尖左心三腔切面及五腔切面进行观察，可见左室流出道内出现舒张期反流信号。反流束起自主动脉瓣环，向左室流出道内延伸。视反流程度不同，反流束的大小与形态有明显不同。轻度主动脉瓣反流束为细条状，长度仅局限于主动脉瓣下；中度反流束起始部较细，向左室流出道延伸时逐渐变宽，其长度可达二尖瓣前叶瓣尖水平；重度反流束可充填整个左室流出道，长度可达心尖部（图 26-5）。

多数病变情况下，主动脉瓣的三瓣叶同时受损，反流束多起自主动脉瓣三瓣叶关闭线的中心，其方向朝向左室流出道的中央；如病变主要累及右冠瓣，则反流束的方向朝向二尖瓣前叶；如以左冠瓣或无冠瓣受损为主，反流束则朝向室间隔（图 26-6，图 26-7）。在心底短轴切面上，二维彩色多普勒可更清楚显示反流束于瓣叶闭合线上的起源位置，视瓣叶闭合的部位不同，有的反流束起自三瓣对合处的中心，有的则起自相邻两瓣叶的对合处。

主动脉瓣反流较重时，升主动脉内的前向血流增多并形成湍流，其内可见充满五彩镶嵌的血流信号。

根据反流束在左室腔内的形态及其所占的范围大小，可对主动脉瓣反流程度进行半定量分析，这是临床上超声评价主动脉瓣反流程度的常用方法之一。利用彩色反流束大小评价反流程度时，应在多个切面对反流束进行显示，以了解彩色反流束的三维形态。常用的测量方法有四种：

1. 长度测量法　测量反流束自主动脉瓣口至其在左室腔内的最大距离。此法的优点为直观、简便，但其准确性差。研究表明：反流束的最大长度主要取决于跨瓣压差的大小，同时受反流口面积大小的影响。在反流口面积一定时，反流束的长度随跨瓣压差的增加而延长；当跨瓣压差一定时，反流束的长度则随反流口的面积增大而增加。只有当反流口一定时，反流束的长度才可较准确地估测反流量的大小。

2. 宽度测量法　测量反流束起始部的宽度估测反流程度。反流束的宽度同样取决于跨瓣压差与反流面积的大小，只有当反流口面积一定时，才可用反流束宽度评价反流量。由于反流量的大小与跨瓣压差、反流口面积及反流持续时间有关，故反流束宽度不是测量反流程度的理想指标。

3. 面积测量法　测量反流束长轴的最大面积估测反流程度。有作者用此测量方法与 X 线升主动脉造影分级法进行对照研究，其相关系数在 0.54 ~ 0.94 之间，相关性变异大的主要原因是反流束本身呈三维立体形态，形状复杂多变，用二维面积估测三维体积必定产生一定误差。

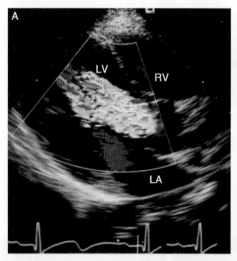
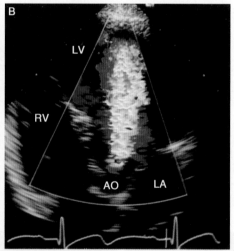

图 26-5　主动脉瓣关闭不全彩色多普勒显像
A. 左心长轴切面，显示主动脉瓣关闭不全的反流信号；B. 心尖四腔切面，显示彩色反流信号，反流束达心尖部

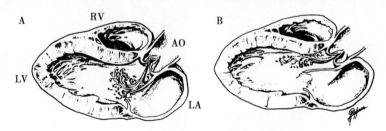

图 26-6　主动脉瓣关闭不全血液反流示意图
A. 以主动脉右冠瓣病变为主，反流束对向二尖瓣前叶；B. 以主动脉无冠瓣病变为主，反流束对向室间隔（Navin Nanda 教授惠赠）

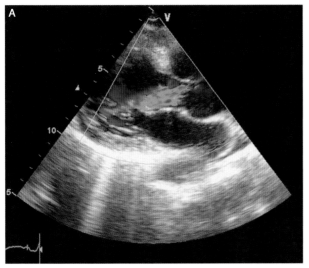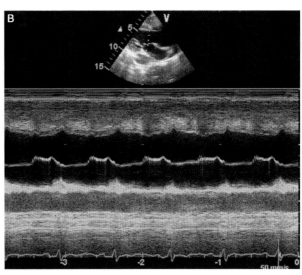

图26-7 主动脉瓣关闭不全彩色多普勒显像
A. 主动脉关闭不全反流束对向二尖瓣前叶;B. 二尖瓣前叶活动曲线,二尖瓣前叶在主动脉瓣反
流血液的冲击下出现振动波

26

4. 比例测量法 常用的方法有两种,其一是依据2003年美国超声心动图学会(American society of echocardiography,ASE)建议,采用彩色多普勒超声综合评估直接或间接指征及定量参数,最终确立主动脉反流程度分型标准为:胸骨旁左室长轴切面显示,测量主动脉瓣下反流束宽度与左室流出道宽度比值,反流束宽度/左室流出道宽度<25%为轻度,≥65%为重度,介于两者间为中度。有研究显示,此方法可对百分之九十以上患者的主动脉瓣反流程度做出正确判断,且与心血管造影相关系数高达0.91。此为目前国际认可的分级方法(表26-1)。在胸骨旁左心长轴切面上,利用仪器的电子游标可以测量紧贴瓣下的反流束宽度,再计算其与左室流出道宽度的比率,可估测反流程度。反流束宽度所占左室流出道内径的比例越大,则表明主动脉瓣反流越严重。另一方法是测量反流束横切面积与左室流出道横切面积的比值。Perry将X线升主动脉造影分级法与上述两种比例测量方法进行对比,发现它们之间具有高度相关性。根据比值不同可将反流程度分为四级(表26-1)。一般认为无论是宽度比例还是面积比例,如大于65%,则表明为重度反流。第二种方法是在主动脉根部短轴切面稍下方位上,显示瓣膜的对合部位和反流束的起始部位信号,再测量反流束与左室流出道的横切面,计算二者的比例。比例测量法虽为评价反流程度的较好指标,但存在一定局限性,如心腔扩大心功能减退时比值减少,造成对反流程度的低估。

利用二维彩色多普勒信号评价反流程度,在临床上还存在另外一些局限性。如为偏心性反流,在左心长轴切面上则可表现为沿室间隔或二尖瓣前叶行走的狭长彩色血流束,无论依其长度、宽度还是面积,很难对反流的程度作出准确的评估。在工作中必须牢记主动脉瓣反流束是具有三维立体结构与空间方位,任何二维平面结构不能准确显示其整体形态。仪器性能与功能调节对反流束的大小有相当大的影响。在同样程度的反流情况下,改变仪器的增益、彩色标尺、探头频率与壁滤波,则彩色反流束的形状与大小有明显改变。如在左心长轴切面显示的主动脉瓣反流束经常大于心尖四腔切面上显示的同一反流,这是因为长轴切面,反流束宽度显示主要与纵向分辨力有关,而心尖四腔切面主要与横向分辨力有关。如有的患者在心尖四腔切面上表现为轻度反流,而在长轴切面上则表现为中度反流,这表明彩色多普勒在评价主动脉瓣反流程度上的局限性,同时亦说明单一切面上的彩色多普勒信号不能准确显示反流的程度。对慢性主动脉瓣反流的患者,舒张期反流口面积是动态变化的,不同时相反流束面积不同。最大的反流面积与峰值跨瓣压差相关,故以最大反流面积来评估反流程度往往产生高估,因峰值跨瓣压差大于平均跨瓣压差。

5. 主动脉瓣反流的其他分级方法 吕清、刘夏天等利用实时三维彩色多普勒血流显像(RT-3D CDFI)技术及MRI分别对主动脉瓣反流束容积和容积分数进行定量计算。RT-3D CDFI技术能对血流多普勒频移信号进行彩色编码,采用每一瞬间血流速度的平均信号,成像后既能显示心内分流和反流束彩色多普勒信号的立体形态,又能够从不同透视面进行观察,并以此评估主动脉瓣反流程度。MRI高信号代表心腔血池和正常血流显示,低信号代表湍流显示,可用以评估瓣膜反流量。研究证明RT-3D CDFI与MRI测定的反流束相关性良好,RT-3D CDFI可准确测量反流束容积,并不受反流束形态、空间走行的影响。洪涛等对主动脉瓣反流进行动态三维重建,以MRI为对照,表明两种方法测定的反流束容积高度相关。

表 26-1　主动脉瓣反流严重度分级的直接或间接指征及定量参数

	轻度	中度	重度
明确指征	反流束宽/LVOT 宽度比 <25% 计算解剖反流口面积 <0.3cm² 无或有短暂降主动脉舒张早期逆流	介于轻度及重度之间者	反流束宽/LVOT 宽度比≥65% 计算解剖反流口面积>0.6cm²
支持指征	压差降半时间>500 毫秒 左室大小正常	介于轻度及重度之间者	压差降半时间<200 毫秒 降主动脉全舒张期逆流 左室大小稍增大或显著增大
定量参数:			
反流量(ml/beat)	<30	30~44　　45~59	≥60
反流分数(%)	<30	30~39　　40~49	≥50
有效反流口面积(cm²)	<0.01	0.01~0.19　　0.20~0.29	≥0.30

二、频谱多普勒

(一)脉冲型频谱多普勒

主动脉瓣关闭不全时,将脉冲多普勒取样容积置于主动脉瓣下左室流出道内,可记录到舒张期高速血流信号。反流频谱起始于主动脉瓣关闭,与第二心音在同一时相,持续整个舒张期并至下一个心动周期主动脉瓣开放。反流束方向不一,多为高速血流(大于 4m/s),常超出脉冲多普勒的测量范围,表现为双向充填的方块形频谱。使用高重复频率脉冲多普勒检查时,频谱常呈单向。频谱方向视取样容积与探头的位置关系而定。在左心长轴切面上常为负向频谱,而在心尖五腔图上则为正向。

中度以上的主动脉瓣反流,由于容量负荷增加,在心脏代偿期,收缩期通过主动脉瓣的血流量增多,频谱峰值流速增高,但一般不超过 2m/s。偏心性主动脉瓣反流束朝向二尖瓣前叶时,舒张期二尖瓣前叶受反流束冲击而不能充分开放,致二尖瓣口血流频谱 A 峰与 E 峰均升高,且 A 峰升高更为明显,常大于 E 峰。在重度主动脉瓣反流伴左室充盈压明显升高时,舒张期二尖瓣前向血流减少,A、E 两峰均降低。

主动脉瓣反流患者,通过脉冲多普勒探测腹主动脉血流频谱,可以大致评估主动脉瓣的反流程度。主动脉瓣反流程度越重,其腹主动脉的逆向血流峰值越高,并可在全舒张期记录到反向频谱。但应注意到,腹主动脉的反向频谱与血管顺应性与脉冲多普勒取样容积的放置位置有关。腹主动脉的反向频谱是判断主动脉瓣反流程度的一个简单、实用指标。

(二)连续型频谱多普勒

常在心尖五腔切面上用连续多普勒检测主动脉瓣关闭不全的反流信号,因此切面上声束方向易与反流束方向平行。方向朝向二尖瓣前叶的偏心性反流,左心长轴切面上其声束方向则更易与反流束方向平行。主动脉瓣关闭不全患者左心功能代偿期,最大反流速度多大于 4m/s。频

谱形态表现为上升支陡直,峰值前移,下降支缓慢。下降支斜率的大小与反流程度成正比。轻度主动脉瓣关闭不全时,反流口面积较小,升主动脉与左室之间在整个舒张期内持续维持较高的压差,反流速度的下降支较小,频谱呈梯形;重度主动脉瓣关闭不全时,主动脉腔内的血液快速反流入左室,主动脉与左室之间的压差迅速减小,反流速度下降支较大,频谱形态呈三角形。文献报道在重度主动脉瓣关闭不全时,下降支斜率一般超过 3m/s,压差减半时间<200ms(图 26-8,图 26-9)。

反流频谱的灰度与反流程度成正比,反流程度越重,频谱灰度越大。有作者将主动脉瓣反流频谱的灰度与主动脉腔内的前向血流的灰度相比较,以判断主动脉瓣的反流程度:轻度反流时,反流频谱的灰度明显低于主动脉的前向血流频谱,频谱轮廓在舒张早、中期较清晰,而在舒张晚期不完整;中度反流时,反流频谱的灰度增加,频谱轮廓较完整,但仍低于主动脉前向血流频谱的灰度;重度主动脉瓣反流时,反流频谱灰度进一步增加,与主动脉前向血流频谱的灰度相似,频谱轮廓完整。

重度主动脉瓣反流时,升主动脉与降主动脉的血流频谱中可出现持续全舒张期的逆向血流信号。同时,通过左室流入道、右室流入道和右室流出道的血流速度降低。

利用脉冲和连续多普勒可对主动脉瓣反流进行定量与半定量分析:

1. 反流速度下降斜率测量　类似于二尖瓣狭窄患者,主动脉瓣反流时,压差减半时间与瓣口面积成反比,压差减半时间的长短可反映反流的严重程度。因主动脉瓣反流患者舒张期升主动脉与左室间压差变化的过程类似于二尖瓣狭窄时舒张期左房与左室之间压差变化的过程。在轻度主动脉瓣反流患者,由于反流口面积较小,升主动脉和左室在整个舒张期保持较高的压差,因此在反流频谱中反流速度的下降斜率(slope of decrease)较小,频谱形态呈梯形;反之,在重度主动脉瓣反流的患者,由于反流口面积较大,舒张期升主动脉的压力迅速下降而左室压力迅速

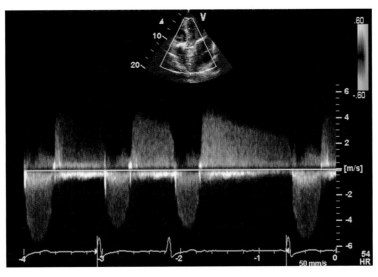

图 26-8　主动脉瓣关闭不全连续多普勒频谱

心尖四腔图上连续多普勒记录到的反流频谱,其上升支陡直,峰值前移,
下降支缓慢

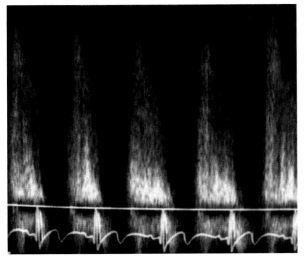

图 26-9　重度主动脉瓣关闭不全

重度主动脉瓣关闭不全反流束的连续多普勒频
谱,频谱下降支速度较快,呈三角形

上升,两者的压差迅速减小,因此,在反流频谱中反流速度的下降斜率较大,频谱形态呈三角形。这些变化与二尖瓣狭窄时频谱形态的变化相似,测量主动脉瓣反流频谱下降斜率或压差减半时间,可为主动脉瓣反流能提供一种定量评价方法。

　　近年来,一些学者对主动脉瓣反流患者采用心导管和多普勒同步测量血流动力学的对照研究,结果证明:连续波多普勒反流频谱和心导管压力曲线所测压差减半时间之间,存在高度正相关关系;多普勒压差减半时间与心血管造影测量的主动脉瓣反流级数和反流分数之间,亦存在高度负相关关系。如压差减半时间小于 300 毫秒,或频谱下降斜率大于 $400cm/s^2$,通常为重度反流;如压差减半时间大于 600 毫秒,通常为轻度反流。但应用该方法时,必须获得轮廓清晰的主动脉瓣反流频谱。经胸超声心动图多

数情况下可获清晰图像,胸部透声条件较差时,经食管超声心动图可记录到清晰的频谱轮廓。

　　此法估测主动脉瓣反流程度的局限性为:①轻度主动脉瓣反流的患者,反流频谱灰度较浅,常无完整的频谱轮廓,难以准确测量下降斜率;②压差减半时间与反流量之间的关系受周围血管阻力的明显影响,在反流量不变的情况下,周围血管阻力增高,压差减半时间延长,而周围血管阻力减低将使压差减半时间缩短;③压差减半时间尚受左室舒张压影响,在左室收缩或舒张功能明显减退的患者,左室舒张末压升高,压差减半时间因而减低。在应用压差减半时间法定量主动脉瓣反流程度时,必须充分考虑到上述限制因素并尽量加以排除。

　　2.反流分数的测量　原理是收缩期通过主动脉瓣口的血流量代表了左室的全部心搏量,而收缩期通过肺动脉瓣口或舒张期通过二尖瓣口的血流量代表了左室的有效心搏量,全部心搏量与有效心搏量之差即为反流量,反流量与全部心搏量之比即为反流分数。反流分数是一定量指标,在临床上对病情随访和疗效评价具有重要价值。

　　左室全部心搏量测量有两种方法:①二维超声切面上应用 Simpson 公式测量左室舒张末期容量和收缩末期容量,二者之差即为左室全部心搏量;②先在二维超声心动图上测量收缩期主动脉瓣瓣环内径,假设瓣环为圆形,可计算出主动脉瓣环面积,再将脉冲波多普勒取样容积置于主动脉瓣瓣环水平,测量收缩期流速积分,将其与瓣环面积相乘即为左室全部心搏量。

　　左室有效心搏量测量亦有两种方法:①在二维超声切面上测量收缩期主动脉瓣瓣环的内径,假设瓣环为圆形,计算出瓣环面积,然后将脉冲波多普勒的取样容积置于主动脉瓣瓣环水平,测量收缩期流速积分,后者与瓣环面积的乘积即为主动脉血流量或左室有效心搏量;②采用二维超声心动图测量舒张中期的二尖瓣瓣环内径,假设瓣环为圆形,计算出瓣环面积,然后将脉冲波多普勒的取样容积置于二尖瓣瓣环水平,测量舒张期流速积分,后者与瓣环

面积的乘积即为二尖瓣血流量或左室有效心搏量。

一般认为,当主动脉瓣反流分数小于20%时为轻度反流,20%~40%时为中度反流,40%~60%时为中重度反流,大于60%时为重度反流。

此法的局限性为:①不适用于多个瓣膜反流的患者;②心动周期中流经各瓣口的流速分布离散度大,脉冲多普勒测量时以取样容积中的流速代表整个瓣口的平均流速将会产生误差;③由于测量步骤复杂,测量误差将会累积,临床应用受到限制。

3. 左室舒张末压的测量 在主动脉瓣反流的患者,应用连续波多普勒技术可估测左室舒张末压。假设升主动脉舒张压为 AADP,左室舒张末压为 LVDP,则升主动脉与左室之间的舒张末期压差 ΔP 为:

$$\Delta P = AADP - LVDP$$

由上式可得,

$$LVDP = AADP - \Delta P$$

由上式可见,若已知升主动脉舒张末压和舒张末期升主动脉和左室之间的压差,即可以计算出左室舒张末压。由于肱动脉舒张压与升主动脉舒张压较为接近,可近似地将肱动脉舒张压(BADP)看作是升主动脉舒张压,代入上式得:

$$LVDP = BADP - \Delta P$$

肱动脉舒张压可由袖带法测出,一般取 Korotkov 第五音即肱动脉听诊音完全消失时的血压值作为肱动脉舒张压。在重度主动脉瓣反流患者,出现第五音时的血压值可较低,此时可取第四音即肱动脉听诊音突然减弱时的血压值作为肱动脉舒张压。舒张末期升主动脉与左室间的压差可由连续波多普勒测得。在反流频谱中测量相当于心电图 QRS 波起始点的舒张末期最大流速,并按照简化的 Bernoulli 方程将此点的最大流速转化为瞬时压差,这一压差即为舒张末期升主动脉与左室之间的压差。主动脉瓣反流各种定量评估标准见表26-2。

表26-2 主动脉瓣反流的定量测定

	轻度	中度	中重度	重度
JW/LVOTW	<0.25	0.25~0.46	0.47~0.64	≥0.65
JA/LVDA	<0.07		0.08~0.20	>0.2
PHT(MS)	>600		600~300	<300
RF	<0.2	0.2~0.4	0.40~0.60	>0.6

注:JW/LVOTW,反流束近端宽度与左室流出道宽度的比值;JA/LVDA,反流束面积与左室面积的比值;PHT,压差减半时间;RF,反流分数

心脏声学造影

1968年 Gramiak 首先应用心脏声学造影法诊断主动脉瓣关闭不全。该方法经导管于主动脉根部注射声学造影剂,用 M 型超声心动图观察左室流出道有无造影回声,从而确定有无血液经主动脉瓣口反流入左室。1974年 Kerber 亦用类似方法诊断主动脉瓣有无关闭不全,并指出导管尖端应置于瓣口上方,避免因导管尖端位于瓣口影响主动脉瓣的关闭,造成假阳性。1980年铃木茂报道将导管置于主动脉根部,于左心长轴切面上观察注射造影剂后左室流出道内有无造影剂出现,从而判断有无主动脉瓣反流。正常人检查时可见造影剂在主动脉根部形成浓密的云雾影,因主动脉瓣关闭严密,无造影剂反流入于左心室,故左室腔为清晰的无回声区。主动脉瓣反流时,舒张期主动脉内含造影剂的血液反流入左室,左室腔内出现造影剂

回声。根据反流量的不同,可将其分为四级:

Ⅰ级:轻度反流,造影剂呈点状反流入左室,且范围小,仅限于左室流出道。

Ⅱ级:中度反流,造影剂可达左室中部,但未充盈左室心尖部。

Ⅲ级:反流量较大,左室流出道、左室中部及心尖部均见造影剂回声。

Ⅳ级:严重反流,造影剂弥散到左室各部,且在左室内的停滞时间较长,长时间不能排空。

铃木茂等将主动脉瓣反流声学造影结果与 X 线主动脉造影 Sellers 分级法相对照,发现二者具有高度的相关性。特别是对反流量极少患者,声学造影剂的敏感性更高。

诊断要点与鉴别诊断

一、诊断要点

1. 主动脉瓣增厚,回声增强,瓣叶对合处存在缝隙。

2. 主动脉壁活动曲线上升与下降速度增快,主波增高,重搏波变低,舒缩末期内径差增大。

3. 左室内径增大。

4. 二尖瓣前叶舒张期可出现快速扑动波。

尽管二维超声能显示出主动脉瓣病变的解剖形态,但上述征象在大多数临床病例中仅能作为诊断主动脉瓣反流的间接征象,除非显示出明显的瓣叶对合处缝隙。其定性确诊需要多普勒检查。

5. 彩色多普勒显示舒张期左室腔内起自主动脉瓣的反流束,频谱与连续多普勒可探及反流频谱。三种方法均可敏感地显示主动脉瓣的反流信号,在实际工作中,需将三者综合运用,相互补充。

二、鉴 别 诊 断

(一) 生理性主动脉瓣反流

在部分正常人,脉冲波和彩色多普勒检查均可发现主动脉瓣反流束的存在。这些反流信号究竟来源于主动脉瓣的关闭不全抑或主动脉瓣关闭时所产生的血流逆向加速度曾有争论。但目前大多数学者认为,一部分正常人的确存在所谓生理性主动脉瓣反流,其特点为:①范围局限:反流束通常局限于主动脉瓣下;②流速较低:反流束通常显示为单纯的色彩而非五彩镶嵌;③占时短暂:反流束通常只占据舒张早期;④切面图像上主动脉瓣形态结构正常。据上述特点,可与病理性主动脉瓣反流相区别。

(二) 二尖瓣狭窄

二尖瓣狭窄时,在左室内可探及舒张期高速湍流信号,湍流方向与主动脉瓣反流的方向相似,尤其当主动脉瓣反流束朝向二尖瓣与二尖瓣狭窄的湍流束朝向室间隔时,两者易于混淆。其鉴别要点是:①多个切面探查反流束的起源,主动脉瓣反流束起源于主动脉瓣口,而二尖瓣狭窄的湍流束起源于二尖瓣口;②二尖瓣狭窄的血流束起始于二尖瓣开放,而主动脉瓣反流束起始于主动脉瓣关闭,两者相隔一等容舒张期;二尖瓣狭窄的湍流终止于二尖瓣关闭,主动脉瓣反流终止于主动脉瓣开放,两者相隔一等容收缩期;③二尖瓣狭窄的最大流速一般不超过 3m/s,而主动脉瓣反流的最大流速一般大于 4m/s;④二尖瓣狭窄时,二尖瓣增厚,回声增强,开口面积减小;主动脉瓣关闭不全时,瓣叶边缘增厚,瓣叶对合处存在缝隙。

临床价值与存在的问题

结合运用二维超声与多普勒超声检查,对主动脉瓣反流有肯定的诊断价值。二维切面图像上,不但可显示房室大小及主动脉的宽度,而且可显示主动脉瓣结构形态改变,特别是多平面经食管超声心动图的应用,可以十分清晰地显示主动脉瓣叶的病变。多普勒超声对检出主动脉瓣反流具有极高的敏感性与特异性。1982 年,Ciobanu 等应用脉冲多普勒技术和升主动脉 X 线造影,对 35 例主动脉瓣反流患者进行对比研究,结果表明:脉冲多普勒诊断主动脉瓣反流的敏感性为 96%,特异性为 100%。1983年,Diebold 等应用相似的方法对 93 例主动脉瓣反流患者进行了检查,脉冲多普勒诊断主动脉瓣反流的敏感性为95%,特异性为 100%。近年来,一些学者将彩色多普勒技术与升主动脉造影的结果进行对比研究,发现彩色多普勒的敏感性为 85%~100%,特异性为 100%。

虽然二维及多普勒超声心动图对主动脉瓣反流的定性诊断具有高度的可靠性,但对反流量尚不能进行准确的定量分析,多数测量方法只能进行半定量评估。目前,常规二维及多普勒超声心动图只能在二维平面上显示主动脉瓣的结构与反流速度图,尚不能显示病变的三维立体形态,三维超声心动图的进一步发展,有望克服二维超声评价主动脉瓣反流的局限性。

超声心动图在确定慢性主动脉瓣关闭不全患者是否手术问题上有重要价值。当患者已出现明显的主动脉瓣关闭不全相关临床症状时,目前公认的看法是应及时进行手术治疗。对于无明显症状者,据 Henry 的观点,可用超声心动图追踪观察,定期测量房室大小及左心功能。最好在左室收缩期末期内径大于 55mm、左室周径缩短率小于25% 之前即行手术治疗。时间延误,往往会发生意外。

26

第27章

主动脉瓣脱垂

AORTIC VALVE PROLAPSE

◎谢明星　吴文谦

病理解剖与血流动力学改变·················· 414
检查方法与注意事项······················ 415
经胸壁超声心动图························ 415
　一、M 型超声心动图···················· 415
　二、二维超声心动图···················· 415
经食管超声心动图························ 417
超声多普勒···························· 418
三维超声心动图························· 418
诊断与鉴别诊断························· 418
临床价值与存在的问题···················· 419

主动脉瓣脱垂(aortic valvular prolapse, AVP)是主动脉瓣关闭不全的一种特殊类型,系不同病因致主动脉瓣与瓣环病变,舒张期主动脉瓣脱入左室流出道,超过主动脉瓣附着点的连线,并致主动脉瓣关闭不全。病因分为先天性与后天性病变,先天性病变包括高位室间隔缺损、主动脉瓣二瓣化畸形并发主动脉瓣脱垂等。后天性病变包括感染、外伤、结缔组织病以及 Marfan 综合征等。从病变的解剖部位来看,有主动脉瓣本身的病变、主动脉根部病变或瓣环扩张均可导致主动脉瓣脱垂。瓣膜本身病变有黏液样变或感染性心内膜炎。主动脉夹层、Valsalva窦瘤常导致主动脉根部与瓣环扩张。高位的大室间隔缺损常导致主动脉瓣环下失去支撑结构,致相应部位的主动脉窦下移,形成主动脉瓣脱垂。主动脉瓣脱垂可伴有不同程度的主动脉瓣反流,并致左室容量负荷过重。

27

病理解剖与血流动力学改变

主动脉瓣分为左冠瓣、右冠瓣与无冠瓣,构成左室流出道的出口,其部分为肌性结构所支撑,部分为纤维结构所支撑。主动脉瓣叶所附着的瓣口周径,一半以上范围的瓣环为肌性组织所支撑,即瓣口右前方的室间隔肌性组织所支撑,左外后侧为左心室游离壁心肌支撑;其余瓣叶所附瓣周径为纤维组织所支撑,包括膜部室间隔、右纤维三角、主动脉瓣叶和二尖瓣叶间的纤维连接部位、左纤维三角。主动脉瓣体的中间部分为致密纤维组织,其游离缘增厚,瓣叶对合点增厚明显,形成Arantius 结。主动脉瓣三瓣叶的对合部并不在瓣叶的游离缘,而位于游离缘稍下方。瓣叶呈半月形附着于主动脉壁上。瓣叶与相对应部位的主动脉壁共同构成主动脉窦。正常主动脉瓣收缩期充分开放,舒张期对合严密。

主动脉瓣无类似房室瓣的腱索支撑,其正常对合有赖于瓣叶本身结构正常及其支撑结构的完整,瓣叶与支撑结构病变均可导致主动脉瓣脱垂。Cater 等按病理变化将其分成四类:

第一类:主动脉瓣形态结构完整,但由于瓣叶内膜脆弱、损伤或先天性二叶主动脉瓣,因瓣叶过长易于在舒张期脱垂。

第二类:瓣膜破裂,可由自发性瓣膜破裂或感染性心内膜炎引起,撕裂的瓣叶于舒张期脱入左室流出道。

第三类:主动脉瓣根部与主动脉壁结合处支持组织丧失,如 Marfan 综合征、夹层动脉瘤和高位室间隔缺损等。

第四类:表现为主动脉瓣粗大,冗长,松软,有皱褶,组织学检查可见左室及主动脉瓣边缘有许多弹力纤维浸润,瓣膜结构疏松和纤维化,黏多糖增多和黏液样变性。

20% 主动脉瓣脱垂患者仅有瓣叶脱垂,瓣叶对合线移向左室流出道,但瓣叶对合严密,并无主动脉血液反流。患者无明显的临床症状与体征;80% 主动脉瓣脱垂患者伴有主动脉瓣反流,程度可为轻度、中度、重度。主动脉瓣脱垂伴有主动脉瓣反流时,患者的血流动力学改变与临床表现类同于主动脉瓣关闭不全,请参阅第26章。

检查方法与注意事项

　　检查时令患者平卧,必要时左侧卧位,检查心底波群、二尖瓣波群,并从心底波群向心尖波群进行观察。注意主动脉瓣改变及其关闭线有无偏心,心脏舒张期左室流出道 E 峰之前有无异常的光点反射。二维超声心动图主要于心脏长轴、短轴、心尖四腔切面上观察,着重了解房室大小、主动脉根部宽度、主动脉瓣形态及活动状态、舒张期主动脉瓣的位置以及室间隔活动幅度等。频谱多普勒和彩色多普勒成像探查和显示舒张期左室流出道内有无主动脉瓣反流信号。如经胸探查图像质量差,不能清晰显示主动脉瓣时,则需进行经食管超声检查。

经胸壁超声心动图

一、M 型超声心动图

(一) 主动脉与主动脉瓣

　　在心底波群上见主动脉明显增宽,主波增高,主动脉瓣活动幅度增大,如为感染性心内膜炎引起者,主动脉瓣上多有赘生物出现,或主动脉瓣有破坏征象。主动脉瓣关闭线往往偏心。心脏长轴检查时,如脱垂主动脉瓣呈连枷样运动,则在左室流出道内 E 峰之前,可见脱垂的主动脉瓣反射(图 27-1,图 27-2)。

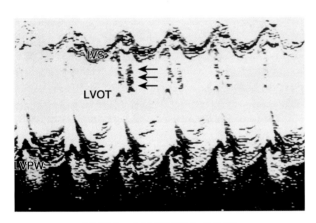

图 27-1　主动脉瓣连枷样改变

主动脉瓣连枷样改变的二尖瓣波群,左室扩大,左室流出道内可见间歇出现的条索状反射(箭头),舒张期出现,收缩期消失,为断裂的主动脉瓣及其赘生物于舒张期脱入左室流出道所致。室间隔与左室后壁活动幅度增大,表明左室容量负荷过重

(二) 左室及二尖瓣

　　二尖瓣波群上左室扩大,室间隔活动增强。伴主动脉瓣关闭不全时,反流血液冲击二尖瓣叶,二尖瓣前叶可出现舒张期扑动波。

二、二维超声心动图

(一) 左心长轴切面

　　1. 主动脉　主动脉瓣脱垂并主动脉瓣关闭不全时,主动脉可增宽,活动幅度增大。如为 Marfan 综合征引起者,主动脉增宽程度则更明显。如为主动脉夹层所致,可见主动脉壁撕裂的内膜一直延伸至主动脉根部。

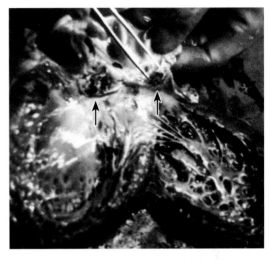

图 27-2　主动脉瓣连枷样改变的病理标本

与图 27-1 为同一患者尸检时所见,显示心脏明显增大,主动脉瓣撕裂,右、无冠瓣上有赘生物(箭头)

　　2. 主动脉瓣

　　(1) 主动脉瓣脱垂改变:心脏舒张期主动脉瓣呈吊床样突入左室流出道,超过主动脉瓣根部附着点的连线以下,同时关闭线往往偏心,位于一侧。右冠瓣脱垂时,主动脉瓣关闭线下移,接近主动脉后壁;无冠瓣脱垂时,则关闭线往往上移,接近主动脉前壁。在此切面上,探头再向左外偏转,使左房腔接近消失,可显示左冠瓣脱垂(图 27-3 ~ 图 27-5)。

　　(2) 主动脉瓣连枷样运动(flail motion):当主动脉瓣受损严重时,脱垂的主动脉瓣叶呈连枷样运动,活动幅度大,舒张期主动脉瓣脱入左室流出道内,收缩期瓣叶又返入主动脉腔内,在左心长轴切面上主动脉瓣的两个瓣叶不能对合(图 27-6)。

　　3. 心室腔及室间隔　由于主动脉血流反流,使左室容量负荷过重,左室扩大,左室流出道增宽,室间隔活动增强。

(二) 心底短轴切面

　　在此切面上见主动脉根部断面增宽,主动脉瓣活动幅度增大,关闭线变形。正常人呈 Y 形,主动脉瓣脱垂时,其关闭线失去正常的 Y 形,瓣膜不能完整闭合。

27

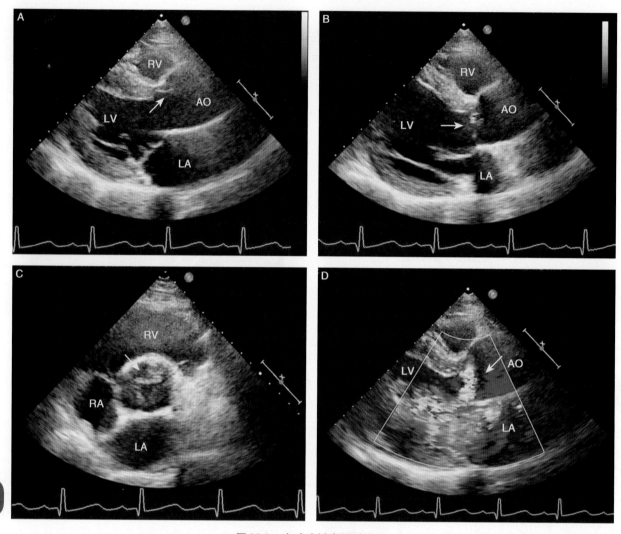

图 27-3 主动脉瓣右冠瓣脱垂

A. 左心长轴切面，收缩期示主动脉右冠瓣（箭头）贴向主动脉管壁；B. 左心长轴切面，舒张期主动脉右冠瓣脱向左室流出道（箭头），左室扩大；C. 心底短轴切面，由于瓣叶过长，收缩期开放的主动脉右冠瓣形成皱褶（箭头）；D. 彩色多普勒显示主动脉瓣脱垂并有偏心的大量彩色血流反流信号

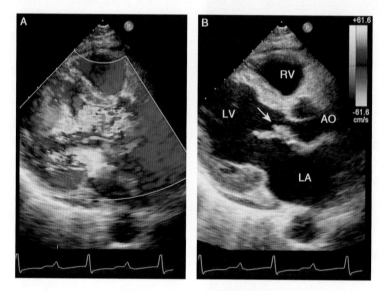

图 27-4 主动脉瓣无冠瓣脱垂

A. 主动脉瓣重度关闭不全彩色多普勒反流信号，舒张期反流束范围大；

B. 舒张期无冠瓣脱入左室流出道（箭头），与右冠瓣之间存在明显缝隙

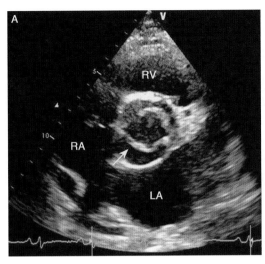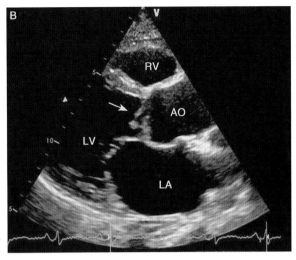

图 27-5　主动脉瓣脱垂

主动脉瓣二瓣化畸形患者的图像。A. 心底短轴切面,主动脉瓣呈二叶瓣"鱼口样"开放(箭头);B. 左心长轴切面,示主动脉瓣脱向左室流出道(箭头)

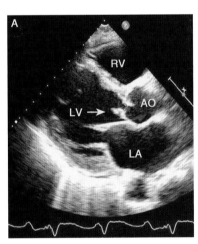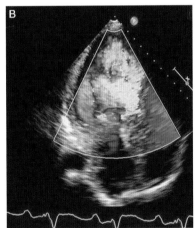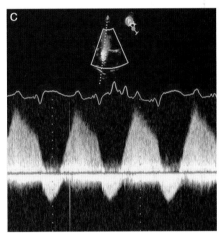

图 27-6　主动脉瓣连枷样改变

感染性心内膜炎患者。A. 左心长轴切面,无冠瓣在舒张期完全脱入左室流出道(箭头);B. 三腔图上显示舒张期有重度反流的彩色多普勒信号;C. 连续多普勒所显示的主动脉瓣反流束频谱图

经食管超声心动图

大多数主动脉瓣脱垂患者,经胸壁超声心动图可清楚显示脱垂的主动脉瓣叶及其程度。肥胖、肋间隙过窄、肺气过多及胸廓畸形患者,经胸检查不能清晰显示主动脉瓣的形态及其活动,需行经食管超声检查。检查时,患者取左侧卧位,将经食管探头插入食管中段,如为单平面探头,在此深度可显示主动脉瓣口的短轴斜切面;如为双平面探头,则可分别显示主动脉瓣口的短轴斜切面和升主动脉的长轴切面,适当前屈和左侧屈探头,可获取主动脉瓣的短轴与长轴切面;如采用多平面探头检查,启动声束方向调节按钮,于 45°角左右方位可获取主动脉瓣口短轴切面,于 120°角方位可获取主动脉根部的长轴切面。在上述切面中,先采用二维切面观察主动脉瓣叶的形态结构及与主动脉瓣环的相对位置关系,再采用彩色多普勒技术观察有无主动脉瓣反流及反流束的起源、大小、方向与分布。于胃底左室长轴切面采用连续多普勒技术可测量主动脉瓣反流束的频谱。

经食管超声二维切面显示时,舒张期可见一个或多个瓣叶的瓣体超过主动脉瓣环水平脱向左室流出道。如为瓣膜黏液样变性,则主动脉瓣显现为松软冗长或出现皱褶,易被误认为赘生物,此时变换扫描角度则可清晰显示。Marfan 综合征患者可见主动脉瓣呈梭形增宽形成升主动脉瘤,如有主动脉根部夹层形成,剥离的内膜连同主动脉瓣可一同脱向左室流出道。在感染性心内膜炎主动脉瓣损害严重的患者,脱垂的主动脉瓣叶可呈连枷样运动。高位较大室间隔缺损,多伴有右冠瓣脱垂,脱垂的瓣叶可部分阻塞缺损口。如合并主动脉瓣反流,经食管超声彩色多普勒与频谱多普勒检查方法与图像特征类同于主动脉瓣关闭不全(图 27-7)。

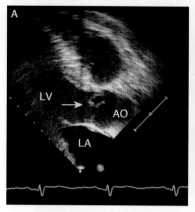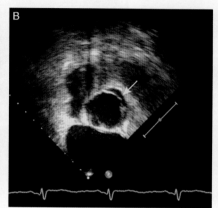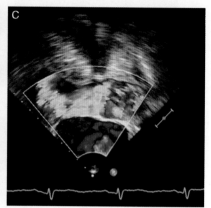

图 27-7　主动脉瓣脱垂多平面经食管超声心动图

主动脉瓣二瓣化畸形患者。A. 多平面经食管超声心动图显像,声束扫描角度为 147°,见主动脉瓣融合瓣明显脱向左室流出道(箭头);B. 声束扫描角度为 38°,显示主动脉根部短轴切面,见主动脉瓣左、右冠瓣融合为一个瓣叶(箭头),主动脉瓣为二叶瓣;C. 彩色多普勒显示主动脉瓣重度关闭不全的反流束主要沿二尖瓣前叶走行

超声多普勒

如主动脉瓣脱垂伴有主动脉瓣反流,彩色多普勒显示与频谱多普勒探查类同于主动脉瓣关闭不全(aortic regurgitation),详见第 26 章。

三维超声心动图

尽管二维超声心动图可快捷方便地定位脱垂瓣叶并指导手术整形,但是除短轴切面外,二维其他切面只能同时显示主动脉瓣的两个瓣叶,在测量最大脱垂距离、瓣尖高度等数据时与实际可能存在偏差,从而导致对主动脉瓣反流病理机制的误判,易致瓣膜整形手术失败。较之二维超声心动图,三维超声成像优势突出,尤其近年来实时三维经食管超声心动图飞速进展,可多平面对主动脉三个瓣叶的重建。主动脉瓣脱垂患者,从左室侧显示时,舒张期脱垂部分向左室膨出,从主动脉侧显示时,可见脱垂的瓣叶向左室流出道凹陷。通过三维图像的立体显示及动态观测,可对瓣叶的脱垂部位,如瓣尖、瓣体及瓣膜交界处进行定位,并评估瓣叶与主动脉根部的关系,能很好地弥补二维超声心动图的局限性,为瓣叶修复治疗提供了进一步的信息。

诊断与鉴别诊断

对主动脉瓣脱垂的诊断,Shahawy 等提出如下超声诊断标准:①舒张期左室流出道内可见一异常回声,且收缩期消失;②局限于二尖瓣前叶前(E 峰前)的异常回声随室间隔活动而上下移动;③左室流出道内的异常回声和主动脉瓣相连;④当探头方向指向心尖时,此异常回声则消失;⑤出现右冠瓣和无冠瓣扑动。

复习文献,结合我们的临床体会,认为诊断主动脉脱垂应注意以下三点:①切面超声心动图上,主动脉瓣舒张期向左室流出道脱垂,超过了主动脉瓣附着点连线以下,且收缩期又返回主动脉腔内;②M 型超声心动图上,舒张期左室流出道内二尖瓣前叶之前出现异常反射,此异常反射和主动脉瓣相连;③在二维图像基础上,结合三维超声心动图,更加全面精准评价主动脉脱垂瓣叶的几何结构及与主动脉根部的关系。

此外,有以下表现者在确立诊断上有一定参考价值:①主动脉增宽并二尖瓣舒张期扑动;②左室增大,室间隔活动增强,伴左室容量负荷过重。

临床价值与存在的问题

超声心动图为无创性检查，不仅可观察房室腔径的大小，而且可直接观察主动脉瓣的形态及活动情况，故有特殊价值。Mardelli 和 Morganroth 等报道，主动脉瓣脱垂患者中均有主动脉瓣脱向左室流出道的典型表现，尤其切面超声心动图对主动脉瓣脱垂的诊断价值更为突出，不仅可测量房室腔的大小，而且对主动脉瓣的病变形态能直接进行观察。近年来，经食管超声心动图及三维超声心动图的不断发展与广泛临床应用，对准确观察主动脉瓣的脱垂部位、范围和程度有重要价值。

27

第28章

三尖瓣狭窄与关闭不全
TRICUSPID STENOSIS AND REGURGITATION

◎吴　瑛　陈立新

三尖瓣狭窄 ······················· 420
一、病理解剖与血流动力学改变 ······· 420
二、检查方法与注意事项 ············· 420
三、超声心动图 ····················· 420
四、超声多普勒 ····················· 421
五、心脏超声造影 ··················· 422
六、经食管超声心动图 ··············· 422
七、诊断要点与鉴别诊断 ············· 422
八、临床价值与存在问题 ············· 422

三尖瓣关闭不全 ··················· 422
一、病理解剖与血流动力学改变 ······· 422
二、检查方法与注意事项 ············· 423
三、超声心动图 ····················· 423
四、超声多普勒 ····················· 424
五、心脏超声造影 ··················· 426
六、经食管超声心动图 ··············· 427
七、诊断要点与鉴别诊断 ············· 427
八、临床价值与存在问题 ············· 428

三尖瓣的解剖结构在心脏四组瓣膜中最复杂,三尖瓣疾患对血流动力学影响较大,临床上非常重视。病理解剖发现器质性三尖瓣病变占慢性风湿性心脏病的10%～15%,但临床仅靠症状和体征的诊断率为1.7%～5%。应用多普勒超声诊断三尖瓣狭窄与关闭不全,具有极高的敏感性与特异性,可正确判断病因和病变程度,为治疗提供重要依据。

28

三尖瓣狭窄

三尖瓣狭窄(tricuspid stenosis,TS)较少见,主要由慢性风湿性心脏病所致,很少单独存在,常合并二尖瓣和(或)主动脉瓣病变。其他少见病因包括先天性三尖瓣畸形、后天性系统性红斑狼疮、类癌综合征、右房黏液瘤、心内膜弹力纤维增生症和心内膜心肌纤维化等。

一、病理解剖与血流动力学改变

风湿性三尖瓣狭窄时,病理改变主要为瓣叶增厚、纤维化及交界处粘连,瓣口面积减小,舒张期右室充盈受限,右心排出量减低。同时右房压升高,超过5mmHg时体循环回流受阻,出现颈静脉怒张、肝大、腹水和水肿。由于正常三尖瓣口面积达6～8cm²,轻度减小不致引起血流梗阻,通常认为当减小至2cm²时方引起明显的血流动力学改变。

二、检查方法与注意事项

患者取平卧或左侧卧位,二维超声通常采用心尖(或胸骨旁)四腔心、胸骨旁右室流入道和心底短轴切面,观察三尖瓣的形态和活动规律。注意瓣膜有无增厚及赘生物、测量右房室大小。M型取三尖瓣波群(5区),观察前叶和隔叶曲线的运动方向、幅度和斜率。多普勒超声检查时,取心尖四腔心或胸骨旁右室流入道切面,尽量使声束与血流方向平行,脉冲多普勒取样容积置于三尖瓣口右室侧,或将连续多普勒取样线贯穿瓣口。测量流速及平均压差时应注意呼吸的影响。心律规则时,至少测量一个完整的呼吸周期,房颤时至少测五个心动周期,取平均值综合分析。由于本病很少单独存在,应注意仔细检查其他瓣口和心腔的血流情况。

经食管超声心动图可选取四腔心、主动脉根部短轴等切面。如在胃底部深度,将探头向右旋转,30°方位可见三尖瓣的三个瓣叶,90°～110°时可见右室流入道和流出道。在胃与食管交界处深度,一系列切面均可显示三尖瓣、右房与右室,对三尖瓣病变的观察有重要价值。

三、超声心动图

(一)M型超声心动图

三尖瓣狭窄造成右室充盈障碍,舒张期右室压力上升缓慢,推动三尖瓣前叶向后漂移的力量减弱,致使三尖瓣 EF 段下降减慢,常小于 40mm/s(正常为 60 ~ 125mm/s)。典型者曲线回声增强、增粗,呈"城墙样"改变,前后叶可呈同向运动。但轻度狭窄者常难以见到典型曲线改变。

三尖瓣回声增厚、增强,尤以瓣尖明显。前叶活动受限,瓣体于舒张期呈圆顶状膨出,后叶和隔叶活动度减小。瓣膜开口减小,前叶与隔叶间的开放距离减小,当≤2cm时,考虑为三尖瓣狭窄。腱索和乳头肌回声可增粗缩短。右房呈球形扩大,房间隔向左侧弯曲,下腔静脉增宽(图 28-1)。

(二)二维超声心动图

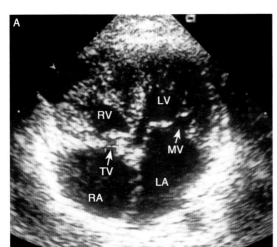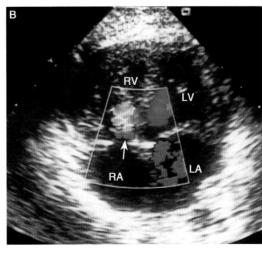

图 28-1 先天性三尖瓣狭窄

患儿 3 岁,发育差,活动时有心慌气促。A. 心尖四腔心切面见三尖瓣明显增厚,回声增强,瓣膜开放明显受限;右房增大,右室发育不良;B. 彩色多普勒显示舒张期三尖瓣口窄细的高速血流信号

四、超声多普勒

(一)彩色多普勒

1. **M 型彩色多普勒** 可记录到舒张期右室腔内红色为主、间杂有蓝白色斑点的血流信号,起始于三尖瓣 E 峰处,终止于 A 峰,持续整个舒张期。

2. **二维彩色多普勒** 在狭窄的三尖瓣口处,舒张期见一窄细血流束射入右室,射流距较短,一般显示为红色,中央间有蓝、白色斑点。吸气时射流束彩色亮度明显增加,

呼气时彩色亮度减弱。

(二)频谱多普勒

1. **脉冲型多普勒** 可记录到狭窄所致的舒张期正向射流频谱。频谱形态与二尖瓣狭窄相似,但流速较低,一般不超过 1.5m/s(正常三尖瓣流速为 0.30 ~ 0.70m/s),吸气时出现 E 波升高,呼气时流速下降。

2. **连续型多普勒** 是评估三尖瓣狭窄程度的重要工具,频谱形态与脉冲多普勒相似(图 28-2)。

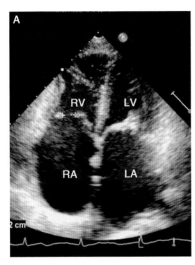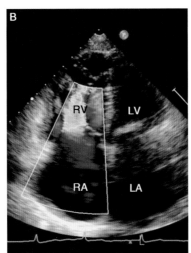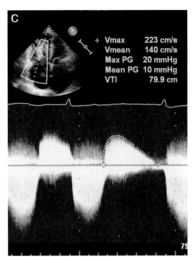

图 28-2 二尖瓣狭窄、三尖瓣狭窄并关闭不全

A. 心尖四腔心切面,见三尖瓣增厚,开放受限,右房扩大;B. 彩色多普勒,舒张期三尖瓣右房侧见血流会聚区,瓣口高速血流信号;C. 连续多普勒,记录到三尖瓣口峰值速度和平均压差升高

五、心脏超声造影

经周围静脉注射造影剂后，见造影剂回声在右房内滞留，呈漩涡状流动，右室内造影剂回声密度较小，并很快消失。

六、经食管超声心动图

多平面经食管超声心动图可从不同的视角观察三尖瓣狭窄的解剖形态和活动情况，其征象与经胸检查相似，但要注意两点：

1. 取 M 型三尖瓣波群时，方位与经胸检查相反。声束近场为右房，远场为右室，应注意仔细观察确定 EF 段的位置，以免将 CD 段误认为 EF 段。

2. 舒张期右室流入道血流背离探头，故狭窄所致的射流束以蓝色为主；频谱显示为负向。

七、诊断要点与鉴别诊断

（一）定性诊断

二维超声发现三尖瓣增厚粘连，运动受限，开口间距≤2cm，右房扩大。彩色多普勒显示三尖瓣口舒张期射流束，结合频谱多普勒检测瓣口流速明显增高，E 波下降斜率减低即可作出定性诊断。

（二）定量诊断

三尖瓣解剖瓣口面积难以用二维方法直接测量，定量评估狭窄程度主要依赖连续多普勒。虽然有报道应用三维超声测定狭窄瓣口面积，但该方法既未标准化，也无广泛应用的经验，尚不推荐作为首选方法。

1. 峰值流速　正常三尖瓣峰值流速很少超过 0.7m/s。三尖瓣狭窄时，峰值速度通常大于 1.0m/s，吸气时甚至接近 2.0m/s。

2. 平均压差　三尖瓣狭窄平均跨瓣压差通常在 2～10mmHg，平均为 5mmHg。当合并三尖瓣关闭不全时，跨瓣压差更高。

3. 压差减半时间（PHT）　当 PHT 大于 190 毫秒时，提示三尖瓣存在明显狭窄。有学者应用 220/PHT，也有学者使用 190/PHT 计算三尖瓣口面积以评估狭窄程度，但该方法的研究报道较少，准确度有待观察。

4. 连续方程方法　从理论上讲，利用右室流出道或左室流出道测定的每搏量除以三尖瓣口血流速度时间积分，可计算出三尖瓣有效瓣口面积。但准确测定三尖瓣血流量是该方法的主要局限性。当无明显三尖瓣反流时，计算的瓣口面积小于 1.0cm² 提示重度狭窄。但反流量越大，低估越明显。

5. 多指标综合评估　欧洲超声心动图学会（EAE）和美国超声心动图学会（ASE）联合推出《超声心动图评估瓣膜狭窄临床实践指南》（2009），建议多指标综合评估三尖瓣狭窄。当三尖瓣平均压差≥5mmHg，血流速度时间积分>60cm，压差减半时间≥190 毫秒，连续方程计算瓣口面积≤1.0cm²，即确定三尖瓣存在明显狭窄。其他参考指标包括：右房中度扩大和下腔静脉扩张。

（三）鉴别诊断

1. 右心功能不良时，三尖瓣活动幅度可减小，EF 斜率延缓，但无瓣叶的增厚粘连，三尖瓣口不会探及高速射流信号。

2. 房间隔缺损与三尖瓣反流时，因三尖瓣口流量增大，舒张期血流速度可增快，但通过瓣口的彩色血流束是增宽而非狭窄的射流束，脉冲多普勒显示流速的增加并不局限于三尖瓣口，而是贯穿整个右室流出道。E 波的下降斜率正常或仅轻度延长。

八、临床价值与存在问题

三尖瓣狭窄的临床表现易为同时合并的二尖瓣或联合瓣膜病变所掩盖而致漏诊，超声心动图是发现本病的最佳检查方法。但由于三尖瓣狭窄的超声图像不如二尖瓣狭窄典型，如检查者不提高警惕，仍易出现漏误。随着二尖瓣外科手术的广泛开展，术前正确诊断同时存在的三尖瓣狭窄日益受到重视，以避免因三尖瓣狭窄未纠正而导致术后低心排出量，增加恢复的难度。超声心动图检查可为术式的选择及术后随访提供重要依据。

多普勒超声在定量评价三尖瓣狭窄方面仍存在一些局限性，如流速及平均压差的测定受呼吸影响较大，故检查时应注意测量至少一个完整呼吸周期加以平均。对于二维超声提示可疑三尖瓣狭窄而多普勒测量无明显跨瓣压差增大时，可以试用深呼吸增加检出率，必要时通过输注生理盐水或阿托品负荷试验检出潜在的压差。

三尖瓣关闭不全

三尖瓣关闭不全（tricuspid regurgitation, TR）亦称三尖瓣反流，器质性病变或功能性改变均可导致三尖瓣关闭不全。由右室扩大、三尖瓣环扩张引起的功能性关闭不全最为常见。凡有右室收缩压增高的心脏病皆可继发功能性三尖瓣关闭不全，如重度二尖瓣狭窄、先天性肺动脉瓣狭窄、右室心肌梗死、艾森曼格综合征、肺心病等。器质性三尖瓣关闭不全可为先天畸形或后天性疾病所致。先天畸形（如 Ebstein 畸形、心内膜垫缺损、Marfan 综合征等）将在有关章节中详述；而后天性器质性三尖瓣关闭不全，风湿性心脏炎是主要病因，其次为感染性心内膜炎、外伤、瓣膜脱垂综合征等。近年来，由静脉吸毒、埋藏式起搏器及机械肺通气引起的三尖瓣关闭不全有上升趋势。

多普勒超声研究发现，约 70% 正常人存在少量三尖瓣反流，即生理性反流。儿童和老年人的检出率高于青壮年人，经食管超声心动图的检出率高于经胸检查。

一、病理解剖与血流动力学改变

风湿性心脏病、感染性心内膜炎等疾患累及三尖瓣时，其病理解剖改变与二尖瓣相似。而功能性三尖瓣关闭不全时，瓣叶并无明显病变，瓣环因右室收缩压升高、右室扩大而继发扩张，乳头肌往心尖和外侧移位，致瓣叶闭合不良。收缩期，右室血液通过关闭不全的瓣口反流入右房，使右房压增高并扩大。周围静脉回流受阻引起腔静脉和肝静脉扩张，肝淤血肿大、腹水和水肿。舒张期，右室同时接受腔静脉回流的血液和反流入右房的血液,容量负荷过重而扩张,严重者将导致右心衰竭。反流造成收缩期进入肺动脉的血流减少,可使肺动脉高压在一定程度上得到缓解。

二、检查方法与注意事项

患者体位及常用超声切面同三尖瓣狭窄。注意观察三尖瓣附着点的位置、瓣膜的形态与活动情况,以及右房室的大小。M 型取三尖瓣波群,观察瓣叶活动曲线,并在下腔静脉波群上测量下腔静脉的内径。彩色多普勒观察三尖瓣口的血流情况时,最好选用心尖四腔心,注意反流束的起始点、途径和范围。连续多普勒取样线应贯穿三尖瓣口,观察收缩期反流频谱的特征,并测定反流速度、加速度等。脉冲多普勒采样容积分别置于三尖瓣口右房侧、下腔静脉及肝静脉内,可取得清晰的三尖瓣反流频谱。由于三尖瓣反流常继发于多种心内结构的异常,故需仔细检查其他瓣膜和心腔的血流情况。

经食管超声心动图主要观察四腔心切面,其他切面的选择详见前节"三尖瓣狭窄"。

三、超声心动图

(一) M 型超声心动图

除表现原发病变的 M 型曲线改变外,常见三尖瓣 E 峰幅度增大,开放与关闭速度增快。腱索或乳头肌断裂者,可见瓣叶收缩期高速颤动。右房室内径增大,严重的右室容量负荷过重可造成室间隔与左室后壁呈同向运动。由肺动脉高压引起者可见肺动脉瓣 a 波消失,收缩期呈 W形。下腔静脉增宽,严重时可见收缩期扩张。

(二) 二维超声心动图

三尖瓣活动幅度增大,收缩期瓣叶不能完全闭合,有时可见对合错位或裂隙(需除外声束入射方向造成的伪像)。由风湿性心脏病所致者瓣可见轻度增厚,回声增强。有赘生物附着时可呈现蓬草样杂乱疏松的强回声(图28-3)。瓣膜脱垂时可见关闭点超越三尖瓣环的连线水平,或呈挥鞭样活动(图28-4)。右房、右室及三尖瓣环均见扩张,下腔静脉及肝静脉亦可增宽。

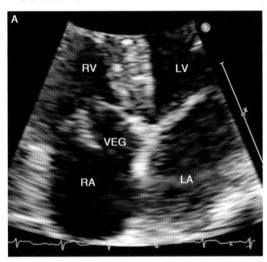
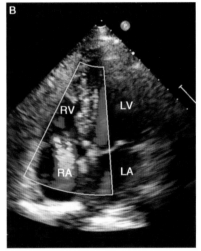

图 28-3　三尖瓣赘生物并关闭不全
男性静脉吸毒者,41 岁。A. 三尖瓣前叶见一活动性条索样赘生物回声(VEG);B. 彩色多普勒显示三尖瓣轻度反流

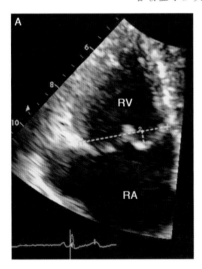
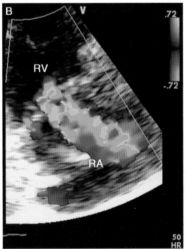

图 28-4　三尖瓣脱垂并关闭不全
A. 心尖四腔心切面见三尖瓣隔瓣收缩期向右房侧脱垂,超过三尖瓣环连线水平 2mm,右房扩大;B. 胸骨旁右室流入道切面彩色多普勒显示三尖瓣中度反流

28

（三）三维超声心动图

三维超声研究发现，正常三尖瓣环为前后高、内外低的非平面结构。文献报道三维超声测定的三尖瓣口面积更加准确，二维超声方法存在明显高估。有功能性反流的三尖瓣环会更大、更平、更圆。未来对反流束的三维容积测定有望成为定量诊断的新方法。

四、超声多普勒

（一）彩色多普勒

心脏瓣膜关闭不全时，在反流上游侧可出现血流会聚区，形成等速表面；通过对合不良的瓣口时，由于血流紧缩、形成射流束狭径（vena contracta，VC），然后在反流接受腔出现发散的射流信号（图28-5）。

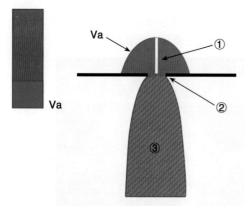

图28-5　瓣膜关闭不全血流会聚区和射流束狭径示意图

Va：血流会聚发生色彩倒错时的速度；①近端等速表面面积半径（PISA radius）；②射流束狭径（Vena Contracta）；③反流束（Reg Jet）

1. 二维彩色多普勒　三尖瓣关闭不全时，收缩期可见起源于三尖瓣口，射向右房中部或沿房间隔、心房侧壁走

行的反流信号。大量反流者，收缩期血流可达心房顶部，再回旋流向三尖瓣口（图28-6）。较严重的三尖瓣反流时，肝静脉内可见收缩期反流，呈朝向探头的红色血流信号；舒张期肝静脉血仍向心回流，呈背离探头的蓝色血流信号，因之随心脏舒缩肝静脉内红蓝两色血流信号交替出现（图28-7）。在胸骨上窝探查上腔静脉时，亦可见类似现象。

2. M型彩色多普勒　在三尖瓣波群上，可见CD段下出现蓝色反流信号。多数病例反流起始于三尖瓣关闭点（C点），终止于三尖瓣开放点（D点）（图28-8）。三尖瓣脱垂时，反流可起于收缩中、晚期。在房室传导阻滞患者中，因房室压力逆转，偶见三尖瓣反流出现于舒张中、晚期。

在下腔静脉波群上，正常人与轻度三尖瓣关闭不全者，肝静脉内均显示为蓝色血流信号，代表正常肝静脉的向心回流。在较严重的三尖瓣关闭不全时，收缩中、晚期肝静脉内出现红色血流信号，但舒张期仍为蓝色血流信号。

（二）频谱多普勒

1. 脉冲型多普勒

（1）右房内出现收缩期反流信号：呈收缩期负向、离散度较大的单峰实填波形，可持续整个收缩期，或仅见于收缩中、晚期。

（2）腔静脉、肝静脉内出现收缩期反流信号：正常肝静脉血流频谱呈三个波形：S峰为收缩波，D峰为舒张波，均呈负向，S峰高于D峰。在D峰与下一S峰间，可见一正向心房收缩的A峰。三尖瓣轻度反流时，频谱与正常人相似，但在中重度反流时，收缩期负向S峰变为正向，D峰仍为负向，但峰值增大（图28-9）。上腔静脉血流频谱与肝静脉血流变化相似；下腔静脉血流方向与上述相反，反流较重时出现负向S峰，D峰为正向，但因下腔静脉血流与声束夹角过大，常难以获得满意的频谱图。

（3）三尖瓣舒张期血流速度增快：三尖瓣关闭不全较重时，通过瓣口的血流量增加，流速亦增快，E峰值增高。

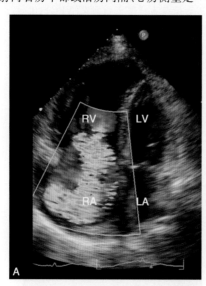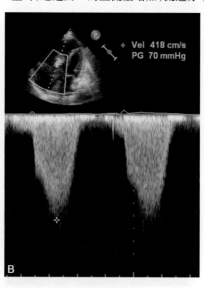

图28-6　三尖瓣重度关闭不全的彩色和连续多普勒成像

A. 彩色多普勒显示三尖瓣重度反流，右房内形成蓝-红旋流；B. 连续多普勒显示反流信号强度高，频谱明亮，轮廓包络完整

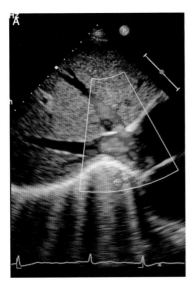
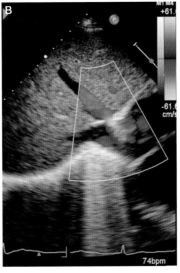

图 28-7 三尖瓣重度关闭不全时肝静脉彩色多普勒显像

A. 收缩期,右房血液逆流入肝静脉,呈红色血流信号;B. 舒张期,肝静脉血液向心回流,呈蓝色血流信号

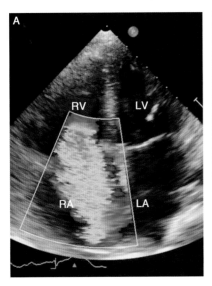
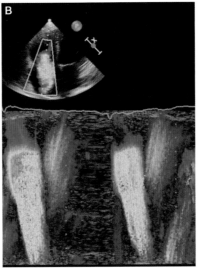

图 28-8 三尖瓣关闭不全的 M 型彩色多普勒显像

A. 彩色多普勒见三尖瓣重度反流信号;B. 三尖瓣波群显示收缩期 CD 段下方右房内出现以蓝色为主的反流信号

28

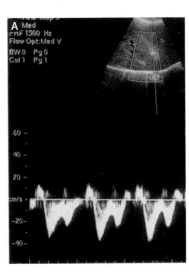
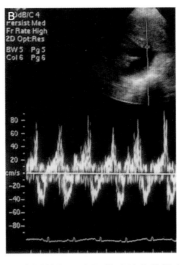
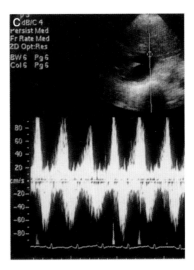

图 28-9 三尖瓣关闭不全肝静脉的多普勒血流频谱

A. 正常肝静脉脉冲多普勒频谱,呈三峰波形;B. 三尖瓣重度关闭不全时,S 波转为正向,D 波流速增快;C. 同一患者的连续多普勒频谱

2. 连续型多普勒

（1）反流时相：绝大多数三尖瓣反流频谱起自收缩早期，少数病例起于收缩中、晚期，反流多持续全收缩期乃至等容舒张期，直至三尖瓣开放时为止。

（2）反流方向：自右室向右房，频谱位于基线下方为负向。

（3）反流速度：反流峰值速度通常为 2～4m/s。

（4）频谱形态：反流频谱为负向单峰曲线，峰顶圆钝，频谱上升支与下降支轮廓对称。在右室功能减低者，由于收缩期右室压力上升缓慢，频谱上升支加速度减低，呈不对称轮廓。

（5）离散幅度：反流频谱离散度较大，呈实填的抛物线形曲线，轮廓光滑（图 28-6）。

五、心脏超声造影

经周围静脉注射超声造影剂后，造影剂首先出现于右房，而后随血流到达右室。当三尖瓣关闭不全时，收缩期右室部分造影剂随血流返回右房。这种舒张期流向右室，收缩期又返回右房称为造影剂穿梭现象。M 型曲线显示造影剂强回声从右室侧穿过三尖瓣 CD 段向右房侧快速运行，当加快 M 型扫描速度时，其活动轨迹更易于观察（图 28-10）。为判定下腔静脉有无反流血液，应由上肢静脉注射造影剂。显示下腔静脉长轴切面时，可见收缩期造影剂强回声从右房流入下腔静脉（图 28-11）。

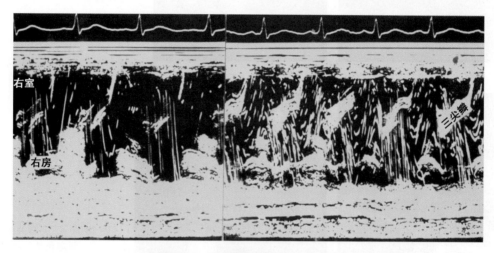

图 28-10 三尖瓣关闭不全超声造影

注射双氧水后，右房、右室内均出现造影剂反射。舒张期见造影剂由右房流入右室；收缩期见造影剂由右室穿过三尖瓣瓣叶反流右房，形成多条与 CD 段交叉的流线，是三尖瓣反流的特异征象

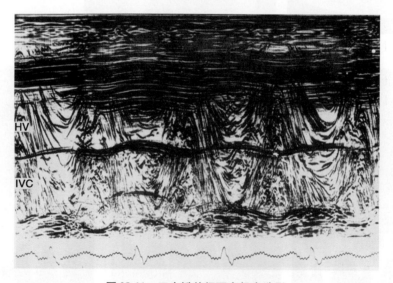

图 28-11 三尖瓣关闭不全超声造影

三尖瓣关闭不全患者经肘静脉进行超声造影时剑突下探查所见，显示肝静脉（HV）与下腔静脉（IVC）内的血流动向。收缩期见造影剂反射由下腔静脉流向肝静脉；舒张期则由肝静脉返回下腔静脉

六、经食管超声心动图

经胸超声心动图基本可满足三尖瓣关闭不全的诊断需求，经食管超声心动图仅用于经胸超声图像质量不佳，或需要观察三尖瓣赘生物、心房内血栓以及三尖瓣位人工瓣的评价。检查时应注意：

1. 三尖瓣的反流束朝向探头，故彩色多普勒显示的收缩期反流束以红色为主的五彩镶嵌的血流信号；反流频谱呈正向。由于右房位于近场，多普勒信号衰减较小，故显示反流束的范围一般大于经胸超声。但近场扇面较窄，在大量反流时常不能显示反流束的全貌。

2. M 型彩色多普勒显示声束近场为右房，远场为右室（与经胸检查相反），应仔细确定 CD 段的位置及其间红色为主的反流信号。

七、诊断要点与鉴别诊断

（一）定性诊断

在右房内发现起源于三尖瓣口的全收缩期反流信号，三尖瓣关闭不全的诊断即可成立。三尖瓣对合不佳及右房室扩大等形态改变可作为诊断参考。在没有彩色多普勒时，依靠二维超声和右心超声造影亦可做出准确定性诊断。

（二）定量诊断

1. 二维超声 明显的三尖瓣反流通常继发右房右室扩大；反之，如果无右房右室扩大，则提示三尖瓣反流程度较轻。重度反流致右室容量负荷过重时，室间隔呈反常运动。

2. 彩色多普勒 根据反流束在右房内的分布范围，可对三尖瓣反流程度进行半定量的估测。Omoto 三级估测法较为简便：

Ⅰ级：反流束自三尖瓣口到达右房的 1/2 处。

Ⅱ级：反流束占据大部右房。

Ⅲ级：腔静脉与肝静脉内亦见反流信号。

一般来讲，彩色多普勒测定的三尖瓣反流面积与血管造影判定的反流程度相关性好，但轻度和中度反流有相当大的重叠。而且，同样程度的三尖瓣反流，中央型反流面积看起来大于偏心型或附壁型反流（wall-impinging jets）面积。

血流会聚法用于评估三尖瓣反流程度的文献不多，这与缺乏有效的对照标准，以及三尖瓣本身的立体角度使计算较为复杂有关（图 28-12）。具体测量方法详见第 23 章"二尖瓣关闭不全"相关内容。

文献表明，射流束狭径与有效反流瓣口面积相关性很好。三尖瓣反流狭径宽度大于 0.7cm，提示为重度反流（敏感性 89%，特异性 93%）。但因缺少广泛应用经验，使用射流束狭径和血流会聚区方法评估三尖瓣反流程度，尚未在临床上普遍应用。

3. 频谱多普勒

（1）连续多普勒：连续多普勒测定的反流信号强度和形态，可用于判定反流程度。三尖瓣重度反流时，反流信号强度高，频谱完整、明亮，形态呈三角形，反流速度收缩

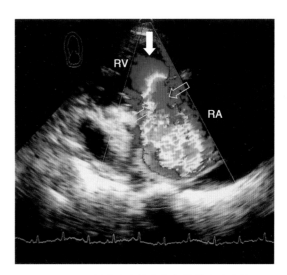

图 28-12 三尖瓣反流的彩色多普勒血流会聚区
三尖瓣重度关闭不时，三尖瓣右室侧见血流会聚区（白色实心箭头指示），形成等速表面（PISA）；三尖瓣右房侧见五彩镶嵌的射流信号。二者间为较宽的射流束狭径（VC，黄色空心箭头指示），借此可进行三尖瓣反流定量

早期即达峰值。重度反流且右室压力正常时，连续多普勒可记录跨三尖瓣口前向和反向血流信号，即血流穿梭现象（to-and-fro）。

（2）脉冲多普勒：重度反流时，脉冲多普勒测定的舒张早期 E 峰通常大于 1.0 m/s。在三尖瓣反流时，舒张期通过三尖瓣的血流量代表了右室全部心搏量，而收缩期肺动脉血流量代表了右室的有效心搏量，二者之差即为反流量。反流量与全部心搏量之比即为反流分数。应用脉冲多普勒测定时，需分别测定三尖瓣口和肺动脉瓣口的血流量，计算步骤繁琐，容易产生误差。而且，应用前提必须是未合并肺动脉瓣反流，使临床应用受到限制。

（3）计算右室收缩压：应用连续多普勒和简化的 Bernoulli 方程，可以由三尖瓣反流的最大速度（V），计算跨瓣压差（ΔP），结合右房压（RAP），最后得出右室收缩压（RVSP）：

$$\Delta P = 4V^2$$

$$RVSP = RAP + \Delta P$$

4. 综合方法评估 美国超声心动图学会（2003）推荐使用多指标综合评估三尖瓣反流程度（表 28-1）。为测量标准化，Nyquist 极限设定为 50～60cm/s。

（三）鉴别诊断

1. 生理性与病理性三尖瓣反流 最重要的鉴别点是生理性反流无心脏形态及瓣膜活动的异常。其次，生理性三尖瓣反流多发生于收缩早期，持续时间较短，反流束范围局限，最大长度小于 1cm，连续多普勒记录的频谱暗淡、不完整，最大流速小于 2m/s。

2. 器质性与功能性三尖瓣反流 鉴别的关键是三尖瓣本身有无形态学改变，如增厚、脱垂、附着点下移等。

28

功能性三尖瓣反流时瓣叶形态可保持正常,但瓣环扩张。连续多普勒测定反流的峰值流速亦可作为鉴别参考:器

质性三尖瓣反流的峰速极少>2.7m/s,而功能性反流速度常>3.5m/s。

表 28-1 综合评估三尖瓣反流程度

参数	轻度	中度	重度
三尖瓣结构	正常	正常或异常	异常/连枷瓣/对合差
右室/右房/下腔静脉	正常	正常或扩张	通常扩张(急性反流除外)
反流束面积(中央型,cm²)	<5	5~10	>10
射流束狭径宽度(cm)	不确定	不确定,但<0.7	>0.7
PISA 半径(cm)	≤0.5	0.6~0.9	>0.9
反流束强度和形态(连续多普勒)	弱,抛物线型	强,形态可变	强,三角形,早期达峰
肝静脉血流	收缩波占优势	收缩波变弱	收缩波反向

注:PISA,近端等速表面面积(血流会聚区)

八、临床价值与存在问题

多普勒超声是目前临床诊断三尖瓣关闭不全的首选检查方法,具有极高的敏感性(87%~100%)与特异性(88%~100%),可正确判断病因和反流程度,为治疗前后提供追踪观察依据。同时,可通过三尖瓣反流的测量估测右室收缩压,在临床上已得到十分广泛的应用。明确三尖瓣反流程度有较大的临床意义,一般由二尖瓣病变引起的轻度功能性三尖瓣关闭不全,在二尖瓣病变纠正后可以逐渐恢复;中度以上的功能性三尖瓣关闭不全可施成形术。多普勒超声评估三尖瓣关闭不全程度多为半定量方法,多指标综合判定可减少评估误差。

28

第29章

感染性心内膜炎
INFECTIVE ENDOCARDITIS

◎毕小军　邓又斌

病理解剖与血流动力学改变	429
检查方法与注意事项	430
经胸超声心动图	430
一、M型超声心动图	430
二、二维超声心动图	430
超声多普勒	434
经食管超声心动图	435
三维超声心动图	435
诊断要点与鉴别诊断	436
一、非感染性心内膜炎瓣膜结节	436
二、黏液瘤	436
三、二尖瓣脱垂	436
临床价值与存在问题	436
一、判断感染性心内膜炎易感的基础心脏病	436
二、诊断感染性心内膜炎	436
三、预后判断	437
四、诊断感染性心内膜炎的并发症（表29-2）	437
五、瓣膜赘生物形态学上的变化与并发症的关系	438
六、预后判断和风险预测	438
几种特殊类型的感染性心内膜炎	438
一、人工瓣膜的感染性心内膜炎	438
二、其他心内装置的感染性心内膜炎	439
三、右心系统的感染性心内膜炎	439

　　感染性心内膜炎（infective endocarditis，IE）是指心内膜表面存在微生物感染的一种状态。其特征性病变为含有血小板、纤维蛋白及丰富的微生物和炎性细胞，大小不等、形态不一的赘生物。心脏瓣膜最常受累，但也可累及间隔缺损处、腱索或心内膜面。动静脉分流处、动脉间分流处（动脉导管未闭）或主动脉缩窄处的感染虽可称为动脉内膜炎，但其临床和病理学表现和心内膜炎一样。感染性心内膜炎常见的致病微生物为链球菌、葡萄球菌和肠球菌。

　　感染性心内膜炎分为急性和亚急性两类。急性心内膜炎（acute endocarditis）是指具有明显的中毒症状、于几天或几周内出现瓣膜破坏且感染能转移至其他部位者；而亚急性感染性心内膜炎（subacute infective endocarditis，SIE）是指于几周或几月内缓慢起病、中毒症状轻、感染很少能转移至其他部位者。

　　超声心动图检查通过探测感染性心内膜炎的特征性病变——赘生物、瓣膜形态和功能改变、脓肿形成以及心血管血流动力学异常，有助于感染性心内膜炎的早期诊断和治疗。

病理解剖与血流动力学改变

　　感染性心内膜炎儿童患者中，多数存在心脏结构异常。75%～90%的感染性心内膜炎儿童患者伴有先天性心脏病，特别是累及主动脉瓣的先天畸形、室间隔缺损、法洛四联症和其他伴有发绀的复杂畸形。继发孔房间隔缺损并不增加感染性心内膜炎的危险性。先天性心脏病患儿一旦患上感染性心内膜炎，心脏手术后，50%的患儿可再次患感染性心内膜炎。另外，二尖瓣脱垂是感染性心内膜炎的另一易感因素。约15%的感染性心内膜炎患儿伴有二尖瓣脱垂。

　　感染性心内膜炎成人患者中，约15%的患者伴有二尖瓣脱垂（mitral valve prolapse，MVP），特别是伴有收缩期杂音的二尖瓣脱垂患者。据报告，伴有收缩期杂音二尖瓣脱垂患者的感染性心内膜炎发病率（十万分之五十二）明显高于一般人群或不伴收缩期杂音二尖瓣脱垂者的发病率（十万分之五）。在发展中国家，风湿性心脏病是感染性心内膜炎成人患者的主要易感因素。而在发达国家，风湿性心脏病比例逐渐下降，瓣膜退行性疾病、心血管内装置（包括起搏器，除颤器，再同步化治疗仪等）以及人工瓣膜成为主要病因；静脉毒品滥用者发生感染性心内膜炎的比例也逐渐升高，甚至可能超过存在瓣膜疾患的患者。和儿童患者相比,仅 10% ~20% 的感染性心内膜炎成人患者伴有先天性心脏病(多为动脉导管未闭、室间隔缺损和二瓣化主动脉瓣)。

赘生物(vegetation)是感染性心内膜炎的主要病理改变。其发生机制主要包括两个步骤:①内膜损伤:原器质性心脏病的高速分流或反流所引起的湍流可造成 Venturi 效应,从而损伤瓣口或分流口附近心内膜;另外,高速的血流可直接喷射所对应的心内膜、瓣膜及其支持结构的内膜,从而造成喷口损伤;②赘生物形成:心内膜损伤后,其下的胶原暴露,使血小板及纤维素沉积,形成无菌性血小板-纤维素微栓。此时如发生感染,细菌植入微栓内则发生感染性心内膜炎。赘生物总是发生于喷射的低压侧,如房室瓣反流时的瓣膜心房面或心房内膜;半月瓣反流时瓣膜的心室面;室间隔缺损的右室面心内膜;动脉导管未闭的肺动脉外侧壁等。

感染性心内膜炎引起的心脏结构改变程度轻重不一。轻者只有赘生物形成,无心脏结构破坏;重者伴有心脏结构破坏,其病变常扩展到瓣膜以外组织,常是致命的。心脏结构破坏包括瓣膜变形、瓣膜穿孔、瓣膜瘤、Valsalva 窦瘤、大血管心腔间或心腔间穿孔或瘘道形成。主动脉瓣和人工瓣的感染性心内膜炎,其病变常扩展到瓣周组织引起脓肿、心传导组织的破坏和化脓性心包膜炎。位于二尖瓣位的较大赘生物可引起功能性瓣膜狭窄。一般说来,累及主动脉瓣位的感染性心内膜炎比二尖瓣位的感染性心内膜炎更易发生并发症。

Ivert 报告人工瓣感染性心内膜炎占所有感染性心内膜炎的 10% ~20%。瓣膜置换术后一年感染性心内膜炎发病率为 1.4% ~3.1%、术后 4 年为 4.1% ~5.4%、术后 5 年为 3.2% ~5.7%。术后前半年发生感染性心内膜炎的危险性最高。另外,术后前几个月,机械瓣较生物瓣更易患感染性心内膜炎;而一年后,生物瓣较机械瓣更易患感染性心内膜炎。人工瓣感染性心内膜炎和生物瓣感染性心内膜炎不一样,病变不仅仅只限于瓣膜本身,常扩展到瓣环、周围组织和二尖瓣-主动脉瓣间纤维组织从而引起瓣环脓肿、间隔脓肿、瘘道形成和人工瓣撕裂及瓣周反流。

右心系统三尖瓣和肺动脉瓣的感染性心内膜炎较左心系统少。右心系统感染性心内膜炎主要发生于新生儿或毒品成瘾静脉注射的成年人。

检查方法与注意事项

M 型超声心动图主要用于观察瓣膜赘生物随心动周期活动情况。赘生物的探及、瓣膜形态及脓肿等病变的观察主要依赖于二维超声心动图的应用。多普勒超声心动图可用于观察瓣膜反流、瓣膜瘤和瘘道。虽然经胸壁探查可探及位于二尖瓣及主动脉瓣位的赘生物,但经食管探查能更清晰地显示微小赘生物,提高了诊断的敏感性。特别是当经胸壁检查图像不理想,或为人工瓣患者,更应行经食管超声检查。三维超声心动图可以作为二维超声心动图的一个重要辅助诊断工具。实时三维超声能更清晰地显示赘生物的大小、数目、附着部位、活动度以及它们与瓣膜的关系。

经胸超声心动图

29

一、M 型超声心动图

位于二尖瓣位的赘生物在 M 型超声心动图二尖瓣曲线上表现为反射增强、蓬松的(shaggy)块状回声,且常伴有收缩或舒张期微小的颤动(图 29-1,图 29-2)。

二、二维超声心动图

二维超声心动图可探及感染性心内膜炎特征性病变的赘生物以及各种并发症,如腱索断裂、瓣膜穿孔、瓣膜脓肿及瓣膜瘤等。

(一)赘生物

赘生物的典型二维超声心动图特征为形态不规则的中等强度的块状回声,大小不一,数目不等,可黏附在瓣叶、腱索或房室心内膜表面;附着于瓣叶上的赘生物可与瓣叶一同运动。有一些赘生物可通过短小的蒂与瓣叶相连,呈现较大的活动度。二尖瓣是感染性心内膜炎最常累及的瓣膜,赘生物可累及二尖瓣的前叶或后叶,或两叶同时累及(图 29-3)。赘生物多附着在二尖瓣的左房面,较大或带蒂的赘生物可于收缩期进入左房,舒张期摆入左室。

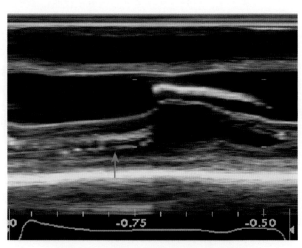

图 29-1 感染性心内膜炎的二尖瓣 M 型超声心动图表现

二尖瓣左房侧收缩期可见反射增强、蓬松的(shaggy)块状回声,且伴有收缩期微小的颤动(箭头所指处)

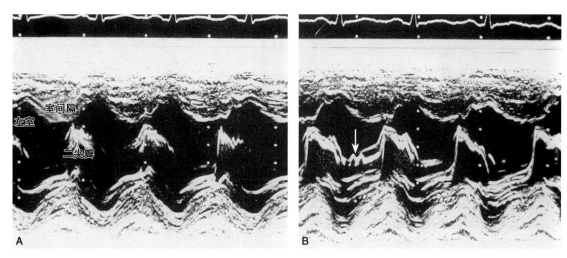

图 29-2 感染性心内膜炎的二尖瓣 M 型超声心动图表现

A. 二尖瓣曲线 E 峰之后可见高速颤动;B. 收缩期 CD 段上亦可见扑动现象(箭头所指处),此表现为感染性心内膜炎部分腱索断裂所致

主动脉瓣赘生物常累及一个或相邻两个瓣膜,多附着在瓣叶的瓣体或瓣缘的心室面;偶尔可附着于左室流出道内室间隔的基底部;较大或带蒂的赘生物可于舒张期进入左室流出道,收缩期摆入主动脉(图 29-4)。三尖瓣受累的感染性心内膜炎较少见,主要发生于静脉毒品滥用者和左向右分流的先天性心脏病患者(图 29-5)。其赘生物往往比左心系统的赘生物大,且向外生长;脱落的赘生物可种植到肺内。人工瓣膜由于其回声强,内部组织分辨率较低且后方伴有声影,常常掩盖了赘生物,因此人工瓣膜赘生物的诊断比自然瓣膜者更困难;长在人工瓣膜上的赘生物,其形态比自然瓣膜更复杂,常有囊样成分加入;而且质地更松脆、易碎,容易脱落形成栓子。内膜面的赘生物一般附着在异常高速血流所冲击的心腔血管壁内膜上,如室间隔缺损的右室面、动脉导管未闭的肺动脉外侧壁以及二尖瓣脱垂的左房面等;赘生物可随血流冲击而摆动(图 29-6)。

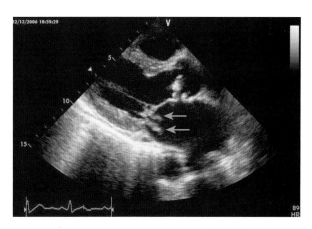

图 29-3 感染性心内膜炎二尖瓣赘生物的超声心动图表现

二尖瓣前后叶上均可见带状赘生物附着(箭头所指处)

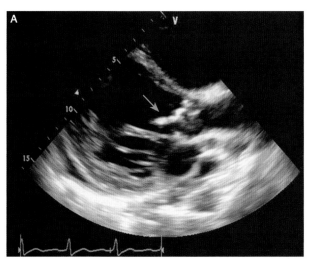

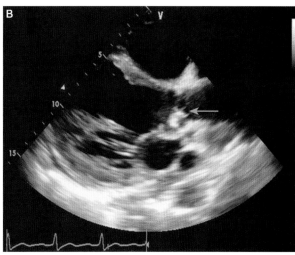

图 29-4 感染性心内膜炎主动脉瓣赘生物的超声心动图表现

A. 舒张期左心长轴切面,可见反射增强的一块状回声附于主动脉瓣右冠瓣,随瓣叶进入左室流出道(箭头所指处);B. 收缩期左心长轴切面,可见上述异常反射回声摆入主动脉内(箭头所指处)

29

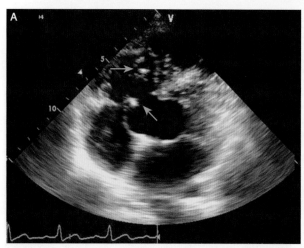

图 29-5　感染性心内膜炎三尖瓣赘生物的超声心动图表现

该患者有静脉吸毒史,三尖瓣前瓣腱索断裂,呈连枷样改变,并可见瓣尖有赘生物附着(箭头所指处)

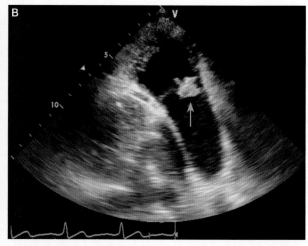

图 29-6　室间隔缺损患者感染性心内膜炎超声所见

A. 室间隔缺损处右室面及三尖瓣腱索上可见赘生物附着(箭头所指);B. 同一患者,肺动脉瓣上可见一赘生物附着(箭头所指)

(二)瓣膜继发性改变

感染性心内膜炎易引起瓣膜局部组织损害甚至穿孔,造成瓣膜反流;炎症也可侵及房室瓣下的腱索和乳头肌使之断裂,引起瓣膜脱垂或连枷样运动;主动脉瓣赘生物亦可导致主动脉瓣脱垂;人工瓣膜发生感染性心内膜炎时,可导致瓣周漏;二尖瓣少数较大的赘生物舒张期可堵塞瓣口导致瓣口狭窄。

(三)严重的并发症

感染性心内膜炎可发生一些较严重的并发症(图 29-7)。其中较常见的是继发于心脏各部位的脓肿,包括瓣膜脓肿、瓣环脓肿、心肌内脓肿(图 29-8)。心脏脓肿在二维超声心动图上表现为大小不等、形态各异的无回声区或回声异常的腔隙,位于瓣叶体部、瓣环或心肌内,其周围常可见瓣膜赘生物。心脏脓肿破裂会导致瓣膜穿孔、心腔间的瘘道以及化脓性心包炎的发生。累及主动脉瓣位的感染性心内膜炎比二尖瓣位的感染性心内膜炎更易发生瓣膜

瘤等并发症。二尖瓣瘤为主动脉瓣位感染性心内膜炎的并发症(图 29-9)。其产生机制为主动脉瓣反流血流冲击二尖瓣前叶产生损伤并继发感染,使二尖瓣薄弱部位在左室高压下逐渐向低压的左房侧突出形成瘤样结构,该瘤可破裂发生严重二尖瓣反流。患者二维超声心动图表现为二尖瓣前叶的左房侧可见一与二尖瓣前叶平行的回声带,此即二尖瓣瘤。经食管超声心动图常可更清晰地显示瘤的详细结构,表现为二尖瓣前叶左房侧的风袋样无回声区。二尖瓣瘤的风袋样结构虽然收缩期更明显,但于收缩期和舒张期始终存在,借此可和严重的二尖瓣脱垂相鉴别。二尖瓣-主动脉瓣间纤维瘤(mitral-aortic intravalvular fibroma)为发生于二尖瓣前叶和主动脉瓣间纤维组织的瘤,常继发于主动脉瓣和人工瓣的感染性心内膜炎。其产生机制为病变侵犯至主动脉瓣环形成薄弱部位;在主动脉高压的冲击下,该薄弱部位突向低压的左房或心包形成瘤样外观。瘤可破裂形成主动脉左房或左室瘘。

29

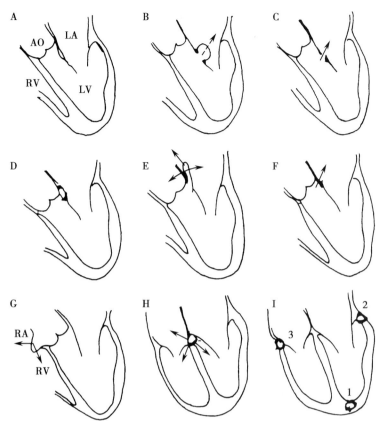

图 29-7 经食管超声显示的主动脉瓣感染性心内膜炎并发症模式图

经食管超声五腔心、四腔心切面显示的主动脉瓣感染性心内膜炎的各种并发症(箭头示窦瘤或脓肿穿孔造成的瘘管交通)。A. 二尖瓣前叶脓肿;B. 二尖瓣前叶膨出瘤(破入左房);C. 二尖瓣前叶穿孔,无膨出瘤形成;D. 二尖瓣-主动脉瓣间纤维脓肿;E. 二尖瓣-主动脉瓣间纤维膨出瘤;F. 二尖瓣-主动脉瓣间纤维破裂并无脓肿形成;G. 真菌性 Valsalva 窦瘤(破入右房或右室);H. 室间隔脓肿(破入左室流出道,右室或右房);I. 1:远侧心肌脓肿;2:二尖瓣环周脓肿;3:三尖瓣环周脓肿(引自 Manrer G. Transesophageal Echocardiography. New York:McGraw-Hill. Inc,1994)

29

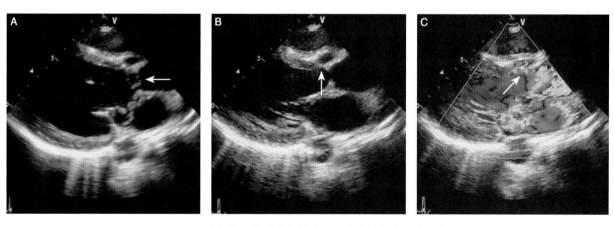

图 29-8 感染性心内膜炎合并室间隔脓肿的超声心动图表现

A. 主动脉瓣赘生物;B. 室间隔基底部可见一不规则无回声区与左室流出道相通(箭头所指处);C. 可见彩色血流进入上述无回声区内

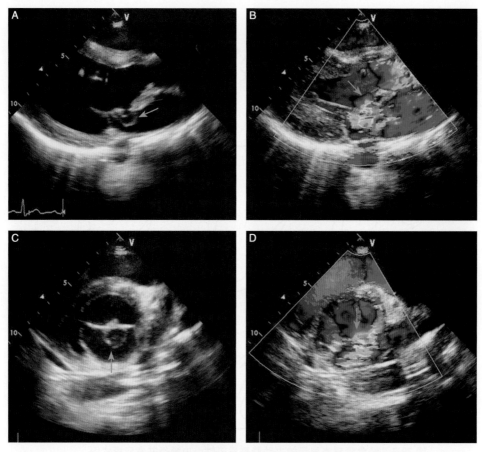

图 29-9　感染性心内膜炎合并二尖瓣瘤的超声心动图表现

与图 29-8 为同一患者。A. 收缩期二尖瓣左房侧可见一囊状结构(箭头所指处),为二尖瓣瘤;B. 收缩期可见彩色血流经过二尖瓣瘤破口反流入左房;C. 同一患者,二尖瓣左室短轴切面同样可见囊状结构(箭头所指处);D. 收缩期可见彩色血流经过二尖瓣瘤破口反流入左房

超声多普勒

感染性心内膜炎可引起瓣膜破坏穿孔、腱索断裂及大血管心腔间或心腔间穿孔或瘘道形成,从而导致主动脉瓣或二尖瓣反流,大血管心腔间或心腔间的分流(图 29-10)。这些血流动力学改变均可由彩色多普勒和频谱多普勒探及(详见瓣膜反流的有关章节),从而有助于病变范围及病变严重程度的估计,为临床治疗方案决策提供重要的信息。

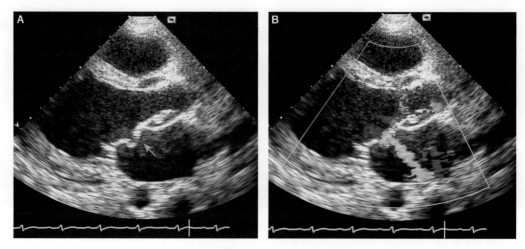

图 29-10　感染性心内膜炎合并二尖瓣穿孔的超声心动图表现

A. 二维左心长轴切面上在收缩期显示主动脉瓣开放,瓣尖上可见有赘生物附着,此时二尖瓣关闭,在前叶中部可见回声连续中断(二尖瓣穿孔),边缘处凸向左房(箭头所指处);B. 同一切面的彩色多普勒血流成像,见一窄束高速血流经穿孔处射入左房

经食管超声心动图

经食管超声心动图(transesophageal echocardiography, TEE)探头位于食管或胃底部,从心脏后方向前扫查,克服了经胸壁超声心动图(transthoracic echocardiography,TTE)的局限性:不受肺气、肥胖以及胸廓畸形等因素的影响,为超声心动图检查提供了一个新的窗口。对于感染性心内膜炎的患者,经食管超声能更清晰地显示二尖瓣及主动脉瓣的结构,发现瓣膜的器质性改变、赘生物的形成以及各种并发症(图 29-11)。对于人工瓣膜的感染性心内膜炎患者,经胸壁超声检查时,由于瓣叶回声强且后方有声影,很难显示其赘生物以及左房侧的结构和血流情况,因此经胸壁超声对二尖瓣人工瓣赘生物及瓣周漏的诊断有很大的局限性。而经食管超声声束方向与经胸壁超声正好相反、且分辨率更高,能更清晰显示左房侧的血流及瓣膜结构,因此对人工瓣膜的感染性心内膜炎的诊断有独到的价值。

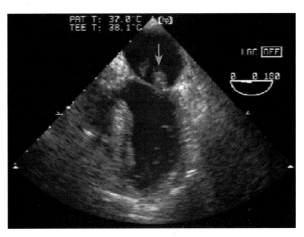

图 29-11　感染性心内膜炎二尖瓣赘生物

经食管超声心动图更清晰地显示二尖瓣左房面赘生物(箭头所指处)

三维超声心动图

当传统的超声心动图不能对感染性心内膜炎作出明确的诊断时,三维超声心动图可以作为一个重要的辅助诊断工具。实时三维超声能准确地显示赘生物的大小、数目、附着部位、活动度以及它们与瓣膜的关系,为外科医师展现了一个类似于手术野的空间结构图,为手术方案的制订提供了重要的依据(图 29-12)。实时三维超声心动图同时也能很好地发现可能发生的感染性心内膜炎并发症。有研究认为:实时三维超声能更好的显示瓣膜的损坏程度,发现瓣膜穿孔(图 29-13);并能对穿孔的形状和面积进行直接的观察和测量,指导外科医师制订手术方案:较小的穿孔可行瓣膜修补术;穿孔较大、瓣膜破坏较严重的患者则行瓣膜置换术。Kanzaki 报告:三维超声心动图诊断二尖瓣前叶感染性心内膜炎的敏感性和特异性分别为 67% ~ 100% 和 78% ~ 100%;诊断后叶感染性心内膜炎的敏感性和特异性均为 100%。该研究同时表明三维超声心动图的诊断结果与手术结果有着非常好的相关性。

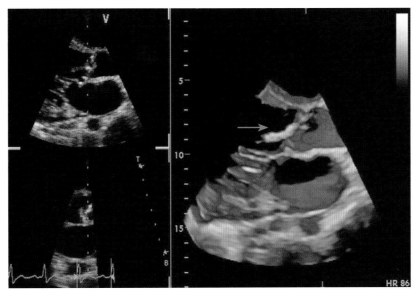

图 29-12　感染性心内膜炎主动脉瓣赘生物

实时三维超声心动图展示主动脉瓣赘生物的立体结构(箭头所指处)

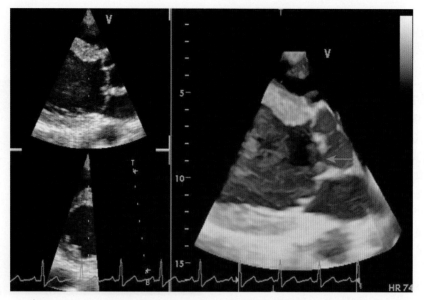

图 29-13 感染性心内膜炎主动脉瓣穿孔的三维超声心动图表现
实时三维超声心动图更清晰地显示主动脉瓣无冠瓣穿孔(箭头所指处)

诊断要点与鉴别诊断

感染性心内膜炎超声心动图的诊断有赖于心内(包括瓣膜)赘生物的检出。根据赘生物在超声心动图上典型的表现,结合其他临床表现,常可对感染性心内膜炎作出正确诊断。但应和以下情况相鉴别。

一、非感染性心内膜炎瓣膜结节

风湿性心脏病患者和老年人瓣膜常伴有瓣膜结构的纤维化和钙化,应与感染性心内膜炎的瓣膜赘生物病变相鉴别。老年人瓣膜纤维化和钙化常位于主动脉瓣和二尖瓣环部。赘生物有时很难与生在瓣膜上的风湿样病变以及人工瓣上的血栓相鉴别。应密切结合各项临床表现及检查,做出综合判断及鉴别诊断。

二、黏液瘤

较大的赘生物,尤其是三尖瓣的大赘生物,常有蒂,可随瓣膜在房室间作往返运动,易与黏液瘤相混淆。黏液瘤多附着在房间隔上,而赘生物多附着在瓣叶上;黏液瘤在短期内大小不会有明显变化,而赘生物在治疗过程中大小可有变化。

三、二尖瓣脱垂

二尖瓣瘤在二维超声心动图上表现为二尖瓣前叶回声的左房侧可见一风袋样回声,有时和严重的二尖瓣脱垂类似,应注意鉴别。二尖瓣脱垂只在收缩期出现,而二尖瓣瘤的风袋样结构收缩期和舒张期始终存在,借此可和严重的二尖瓣脱垂相鉴别。

临床价值与存在问题

一、判断感染性心内膜炎易感的基础心脏病

感染性心内膜炎患者往往都有其易感基础心脏病存在,如室间隔缺损、动脉导管未闭等先天性心脏病、二尖瓣脱垂、二尖瓣黏液瘤等。超声心动图检查可以对这些基础心脏病进行明确诊断。但与此同时,这些基础心脏病所产生的一些异常表现也常常会导致感染性心内膜炎的误诊:有些时候,它们会被误认为是感染性心内膜炎的超声表现;有些时候它们会掩盖感染性心内膜炎的超声表现。

二、诊断感染性心内膜炎

感染性心内膜炎的患者,超声心动图检查通过探及瓣膜赘生物,常可从形态学上证实感染的存在,有助于确定治疗方案。因此,只要临床上怀疑感染性心内膜炎时,即使血培养阴性,也应进行超声心动图检查。超声心动图探查赘生物诊断感染性心内膜炎的敏感性随超声探查途径(经胸壁或经食管)、赘生物大小及检查者的技术而变化。经食管超声探查的敏感性高于经胸壁探查。据报告,在确诊为感染性心内膜炎患者,经食管超声检查和经胸壁超声检查探查瓣膜赘生物诊断感染性心内膜炎的敏感性分别

为100%和63%（Lindner）以及90%和58%（Mugge）。在临床上怀疑为感染性心内膜炎患者，经食管超声检查的敏感性为82%（Sochowski）和94%（Shively）。人工瓣感染性心内膜炎患者中，经食管超声检查赘生物的敏感性为82%～96%，而经胸壁超声检查法探查赘生物的敏感性仅为16%～36%（Vered，Daniel）。最近，欧洲心脏病协会在关于感染性心内膜炎诊断的指南中总结出超声心动图在感染性心内膜炎诊断及治疗过程中推荐应用：①诊断：TTE依然是诊断感染性心内膜炎的一线影像学方法；但对于临床高度怀疑而TTE不能确诊的患者以及TTE诊断为阳性的患者均应行TEE进一步检查；当TTE图像质量良好、诊断为阴性而临床只是低度怀疑时可以终止检查；当TTE/TEE诊断为阴性而临床高度怀疑时应在7～10天时复查TTE/TEE。②治疗过程中：一旦临床怀疑有新的并发症出现应立即复查TTE或TEE；对于无并发症的患者应考虑复查TTE或TEE以排除静默的并发症并检测赘生物的大小。③术中：所有感染性心内膜炎患者术中均应行TEE检测。④治疗后随访：推荐TTE为治疗后随访的基本评估方法。图29-14为该指南推荐的感染性心内膜炎超声心动图诊断流程。

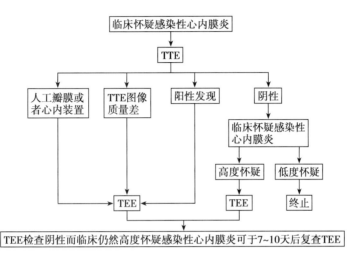

图 29-14　欧洲心脏病协会推荐的感染性心内膜炎超声心动图诊断流程
TTE：经胸壁超声心动图；TEE：经食管超声心动图

在超声心动图检查被常规应用以前，感染性心内膜炎的诊断主要依赖于血培养和心血管的临床表现。1994年，Duke感染性心内膜炎研究中心发布了新的感染性心内膜炎诊断标准，该标准着重依赖于超声心动图的表现。他们的研究回顾性分析了405例患者，根据其是否符合主要或次要标准将他们划分为感染性心内膜炎的明确、可能和否定诊断三类。最近，欧洲心脏病协会的指南在Duke标准的基础上进行改良，它包括主要标准和次要标准。主要标准为：①两次的血培养均找到典型的符合感染性心内膜炎微生物证据；或者血培养持续找到符合感染性心内膜炎微生物证据；②超声心动图阳性发现：赘生物，脓肿，人工瓣膜开裂；或者新出现的瓣膜反流。次要标准为：①易患因素（基础心脏病或静脉毒品滥用）；②发热；③血管证据；④免疫学证据；⑤微生物证据。符合两个主要标准；或一个主要标准+三个次要标准；或五个次要标准可给出感染性心内膜炎明确性诊断。

与以往标准相比较，Duke标准将更多的患者划入到感染性心内膜炎的明确诊断中。根据病理证实的病例分析，以Duke标准诊断感染性心内膜炎的敏感性为80%，明显高于过去使用von Reyn标准的51%（表29-1）。同时，它的特异性并没有明显降低，依然高达99%，这主要归功于新标准中超声心动图检查的特异性表现。Duke标准强调临床和超声心动图表现之间的关系，尽管超声心动图检查在感染性心内膜炎的诊断中越来越重要，但是它需与临床标准相结合才能减少假阴性和假阳性的出现。

表 29-1　Duke 标准与 von Reyn 标准诊断感染性心内膜炎的比较

	von Reyn 标准			总计
	可能性大	可能	否定	
明确	65	59	11	40%
可能	6	56	87	44%
否定	0	0	52	15%
总计	21%	34%	45%	100%

三、预 后 判 断

大量研究表明，赘生物的位置、大小、活动度以及治疗中的变化等和感染性心内膜炎的预后有关。据报告，位于二尖瓣的赘生物比位于主动脉瓣者更易引起动脉栓塞；大于10mm的赘生物其栓塞发生率高达40%。

四、诊断感染性心内膜炎的并发症（表29-2）

感染性心内膜炎可能发生各种并发症，从而引发心脏的各种改变（表29-2）。赘生物本身就是感染性心内膜炎并发症的一个重要诱因。它可能造成瓣膜的破坏或穿孔，引起严重的急性反流,从而破坏血流动力学状态,甚至引发急性心衰。二维超声心动图可以用来观察这种瓣膜的结构改变;多普勒超声可以明确心脏血流动力学的改变,并且可以评估心脏整体功能的减低情况。因此,当患者突然发生该种状况时,合理的应用超声心动图检查对患者的救治将起到至关重要的作用。

表 29-2　感染性心内膜炎的并发症

结构改变	血流动力学改变
瓣膜破坏	急性瓣膜反流
连枷样瓣膜	瓣膜闭塞
瓣膜穿孔	心衰
脓肿	心腔内分流
瘤样膨出	心脏压塞
瘘管形成	瓣周漏
人工瓣膜撕裂	
栓塞	
心包积液	

感染性心内膜炎可能在心脏各部位并发脓肿,最常见的是发生在主动脉瓣或二尖瓣环处的脓肿,它们在超声心动图上表现为心脏组织内的高回声光团或无回声区。脓肿可能影响瓣膜功能、破坏心脏传导系统,甚至造成大血管心腔间穿孔。脓肿的形成和发展在临床上是很难观察到的,此时,超声心动图检查将起到重要作用。二维超声心动图可以观察脓肿的形态及部位;彩色血流图可以观察到进入脓腔的血流;多普勒超声可以检测大血管心腔间的分流状态。据报告,经胸壁超声心动图检查法探及脓肿的敏感性和特异性分别为 28% 和 98%;而经食管超声心动图检查法分别为 87% 和 95%。

感染性心内膜炎合并的脓肿可能穿破心脏组织引发化脓性心包炎。超声心动图检查表现为心包腔的大量积液。由于这种心包积液很难与其他原因造成的心包积液相鉴别,所以在应用超声心动图检查诊断化脓性心包炎时应结合临床的表现。

左心系统的赘生物可能脱落从而引起脑栓塞,远端组织的感染或缺血;右心系统的赘生物脱落也可能引起肺栓塞。此时,应用超声心动图观察有时会发现赘生物的缩小或形态的改变。同时,超声心动图检查的另外一个重要作用是预测这类栓塞事件的危险性。

五、瓣膜赘生物形态学上的变化与并发症的关系

虽然瓣膜赘生物的大小与栓塞等早期并发症的发生有关,但有关治疗后赘生物形态学上的变化与晚期并发症的关系仍然不清。近时,Vuille 等对感染性心内膜炎患者进行了治疗前后超声心动图随访检查。治疗前超声心动图检查在 32 例患者中探及了 41 个赘生物。治疗后超声心动图检查显示了 29 个赘生物:其中 59% 的赘生物大小上无变化,而 52% 的赘生物变得更致密。作者认为:感染性心内膜炎患者治疗后,赘生物常继续存在,且形态学上的变化与晚期并发症的发生并无关系。

六、预后判断和风险预测

对于大多数感染性心内膜炎的患者来说,其预后的结果在很大程度上依赖于他们是否出现并发症。而在治疗的感染性心内膜炎患者中有高达 40% 患者将发生各种并发症。这些并发症的出现会带来较差的预后。因此,在并发症发生以前预测其发生的危险性对这些患者来说是至关重要的。

超声心动图检查可以通过观测赘生物的大小来预测感染性心内膜炎患者发生并发症危险性。有研究表明,在赘生物的大小和并发症的危险性之间存在很强的线性相关。比如:当赘生物小于 7mm 时,其发生并发症的比率小于 10%;而当赘生物大于 11mm 时,其发生并发症的比率大于 50%。赘生物越大,并发症的发生率越高。另外,在接受 4 周抗生素治疗后其赘生物还发生增大的感染性心内膜炎患者应被视为并发症的高危状态,应该立即实施手术治疗。除了赘生物的大小以外,其他一些征象也提示并发症的危险性增高。比如:赘生物有较大的活动度;在多处部位出现赘生物;在瓣膜以外的部位出现赘生物等。最近有研究指出,发生于二尖瓣的赘生物导致栓塞并发症的发生率比主动脉瓣赘生物高三倍。但考虑到二尖瓣的赘生物一般都比主动脉瓣赘生物大,所以,栓塞事件发生的决定因素还是赘生物的大小而不是部位。

几种特殊类型的感染性心内膜炎

一、人工瓣膜的感染性心内膜炎

人工瓣膜的感染性心内膜炎不管对于诊断还是治疗都相当麻烦。和自体瓣膜一样,人工瓣膜的感染性心内膜炎的特征亦为赘生物形成,其常见发生部位是人工瓣基底部和缝合环周围。超声心动图可以直接显示赘生物。但是,由于人工瓣回声很强,其后方会出现声影,加上瓣膜固定装置的影响,很多时候赘生物很难显示。因此,经胸二维超声心动图对赘生物探测的敏感性很低。特别是探测二尖瓣位人工瓣左房面的赘生物时,几乎不可能检出。在这种情况下,经食管超声心动图可以提供很大帮助,它能大大提高对赘生物的检出率。相反,当我们观察三尖瓣位人工瓣右室面赘生物时,经胸超声心动图要优于经食管超声心动图。因此,我们要合理地综合应用两种超声心动图技术才能更全面地获得理想的超声图像。

二、其他心内装置的感染性心内膜炎

除了人工瓣膜以外,其他一些心脏和大血管内的人工装置,如起搏器等也可以发生感染。和人工瓣膜一样,这些人工装置的感染也可以发生在植入的早期或晚期。早期的感染一般是在植入装置以前就已经存在,或是手术本身的并发症;晚期的感染多是血源性的有机物在该装置种植的结果。这些人工装置的感染性心内膜炎诊断率很低,多数患者需要借助经食管超声心动图来探查感染的指征。而且,仅仅依靠超声心动图检查来鉴别赘生物和血栓也几乎是不可能的。因此,需要结合大量的临床表现和指标才能作出正确的诊断。

三、右心系统的感染性心内膜炎

三尖瓣的感染性心内膜炎多见于静脉毒品使用者。Hecht 观察了 121 例静脉毒品使用者,所有的患者均发现了三尖瓣赘生物,而肺动脉瓣的赘生物仅发现 4 例。右心系统的赘生物多比较大,而且一般都合并有一定程度的三尖瓣反流。肺动脉瓣的赘生物比较少见,也比较难以发现。在右心系统感染性心内膜炎的检查中经食管超声心动图并不比经胸壁超声心动图更具有优势。这两种检查方法在诊断中都有较高的敏感性。有些患者在经过成功的抗生素治疗后,临床上的感染已经被治愈,但三尖瓣上仍可能存在赘生物团块。因此,在超声心动图检查中,该类患者的感染性心内膜炎是否被治愈就很难鉴别。

29

第 30 章

心脏人工瓣

CARDIAC PROSTHETIC VALVE

◎李治安　张　纯

心脏人工瓣类型与血流动力学改变	440
一、生物瓣	440
二、机械瓣	441
三、带瓣人工管道	442
检查方法与注意事项	442
一、二尖瓣位人工瓣	442
二、主动脉瓣位人工瓣	
（prosthetic aortic valve）	443
三、三尖瓣位人工瓣	443
四、肺动脉瓣位人工瓣或带瓣人工管道	
（valved conduit）	444
经胸超声心动图	444
一、M 型超声心动图	444
二、二维超声心动图	446
三、三维超声心动图	449
超声多普勒	450
一、彩色多普勒	450
二、频谱多普勒	451
经食管超声心动图	453
临床价值与应用	453
一、人工瓣形态与功能的评价	453
二、机械瓣正常与病理性反流的鉴别	455
三、人工瓣狭窄（prosthetic valvular stenosis）	458
四、人工瓣置换术后的感染性心内膜炎与血栓形成	461
五、人工瓣机械性衰竭	462
六、人工瓣型号不匹配	462
存在问题与替代方法	462

自 1960 年 Harken 首次采用人造球笼瓣进行主动脉瓣原位替换术获得临床成功以来，随着生物医学工程的进步，人工心脏瓣（cardiac prosthetic valve）的研制和临床应用取得了重大进展。目前置换人工瓣的数量越来越多，人工瓣患者的存活时间越来越长，人工瓣功能的评价已成为临床研究的重要课题，如何正确评价人工瓣功能对超声工作者来说相当重要。作为超声工作者不仅要懂得超声诊断的方法，还需要对不同大小和类型的人工瓣的流体动力学有较深入的了解。传统二维超声心动图和 M 型超声心动图可以直接观察人工瓣的活动情况，为临床评估人工瓣功能提供重要依据。近年来，由于彩色多普勒技术和经食管超声心动图的开展，大大提高了人工瓣反流、赘生物和血栓形成等并发症的检出率，使超声心动图成为其他方法所不可代替的评价人工瓣功能的首要方法。

30

心脏人工瓣类型与血流动力学改变

一、生物瓣

（一）生物瓣结构

生物瓣（prosthetic biovalve）通常由三个在解剖结构上近似人体主动脉瓣的生物瓣叶组成。传统生物瓣为有架人工瓣，其瓣叶通常是用猪或者牛、马的心包膜加以塑形，模拟正常瓣叶结构，并被固定在"皇冠"形人造瓣环上，瓣环通常是用一种医用高分子材料包裹的坚硬支撑物，在三个交界处均有一个突起的"支架"。不同种品牌的瓣膜有着不同的支撑结构和瓣叶类型；但总体结构上无明显区别，其改进主要是在瓣膜抗老化处理上。以往使用比较多的生物瓣有 Carpentier-Edwards 猪瓣膜、Ionescu-Shiley 牛心包瓣膜。而目前较新的有瓣架生物瓣主要有 Edwards Perimount 和 Medtronic Mosaic 瓣等（图 30-1）。

生物瓣膜现在已经发展到用织物或组织制成的具有弹性的袋状瓣叶，来替代带支架的瓣叶，使其更适应血流动力学变化。如 St. Jude Toronto SPV 瓣膜和 Carpentier-Edwards 自由式瓣膜。但是有瓣架瓣膜手术植入比较简单，只需将缝合环直接缝在瓣环上即可。而无瓣架瓣膜因无瓣架支撑，外科植入比较困难。

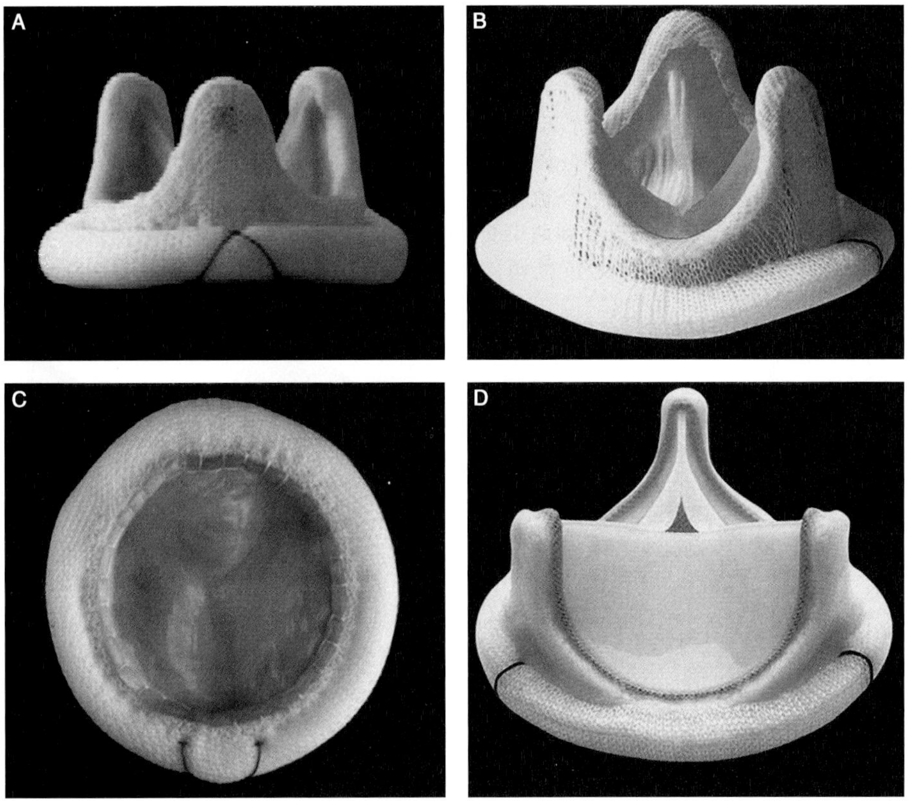

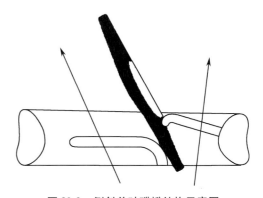

图 30-1　不同角度显示人工生物瓣瓣架及瓣膜

（二）生物瓣血流动力学特点

所有生物瓣的相似之处是三个瓣叶均朝向一个环形瓣口开放。其血流动力学模式近似自体瓣膜，血流频谱为低钝的层流频谱。不管是何种类型瓣膜，大部分二尖瓣换瓣患者，由于解剖结构影响常常导致流入道中心性血流朝前偏向室间隔，而不是像自体瓣那样的朝向心尖的流入道血流。因此，在心尖四腔观可见舒张中期一股逆向的涡流，其前向血流通常增快，并可见轻微中心性反流。

二、机　械　瓣

（一）机械瓣结构

人工机械瓣（mechanical valve prosthesis）种类很多。它是从球笼瓣-侧倾碟瓣-双叶碟瓣逐渐发展过来的。

1. 球笼瓣（ball-cage valve）　当瓣膜开放时球形挡板进入金属"笼"中，而在关闭时则填塞瓣口。

2. 侧倾碟瓣（tiling disc valve）　其单一的圆形碟片靠滑杆推动，开放时与瓣环平面呈一定角度，活动幅度受滑杆限制（图 30-2）。

3. 双叶瓣　由两个半圆形的碟片及瓣轴做成，开放时产生两个大的侧面瓣口和一个较小的中央瓣口（图 30-3，图 30-4）。

（二）血流动力学改变

通常情况下每种机械瓣的血流动力学形式有很大差别，而且没有一种的过瓣血流和自体瓣膜类似。①当球笼瓣处于开放位时，血流通过缝合环并从球形挡板的周边绕行。当球笼瓣关闭时，球体坐在缝合环上，常可以看到沿其周边的微量反流。②侧倾碟瓣在开放位时有两个瓣口，其中一个开口大，一个开口小，并且其血流沿着开放碟片的倾斜面加速形成一种不对称的血流模式，这种血流模式的差别取决于碟片的类型（凸面对凹面）以及缝合环的设计。③双叶机械瓣有更加复杂的血流学改变，并影响了多普勒超声对这些瓣膜的评价。瓣叶开放时，有两个侧面的大瓣口和一个"缝隙样"的窄小的中央瓣口。其血流速度模式显示对应三个瓣口的三峰，在每个瓣口中心的流速最高。特别是细窄的中央瓣口内局部加速阻力常常导致机械瓣这一区域的局部高压力梯度。这些局部的压差往往比过瓣的总压差还要高。

图 30-2　侧斜单叶碟瓣结构示意图

正常机械瓣常有少量反流,侧倾碟瓣中,当碟片关闭封闭瓣环时,反流位于关闭线背离缝合环的反向,射流常位于大瓣口的边缘,值得注意的是,人工瓣植入时在瓣环的定位不同,术者的操作习惯不同,碟片开放位置和反流束的位置也相应不同。另外,正常情况下,少量反流束沿着瓣环走行也是常有的。除了单叶碟瓣和中心的支柱以外,碟片中心孔洞有少量中心性反流束也属正常。当双叶瓣关闭时,人工瓣环内可以看到两束交叉的反流。其前向血流通常增快,并可见轻微倾斜射流。

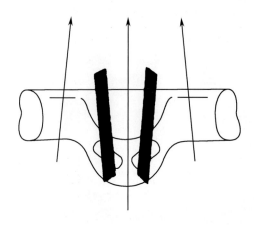

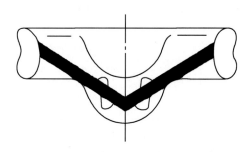

图 30-3　人工双叶机械瓣结构示意图

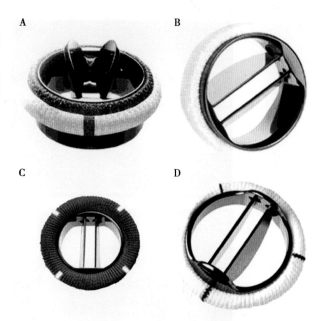

图 30-4　人工双叶机械瓣类型
A. SORIN 瓣;B. ON-X 瓣;C. CABO(STANDARD)瓣;D. SJM(MASTER)瓣

三、带瓣人工管道

在某种情况下,在我们同时需要一个新的通路和一个瓣膜时,带瓣人工管道(artificial pipeline with valve)出现了,其主要用于先天性心脏外科矫正及升主动脉修补。管道可以是生物的如同种异体血管,也可以用人工材料制成(如 Gore-Tex 或 Dacron 人工血管)。管道匹配一个生物瓣或机械瓣(目前国内多以双叶机械瓣为主),其血流动力学表现与移植于自体瓣环上的瓣叶相同,瓣叶在开放时,同样有两个大瓣口和一个窄小的中央瓣口。其血流仍显示对应三个瓣口的三个峰,流速最高的为瓣口中心血流,由于与人工血管结合,前向血流相应加快,仍为倾斜射流。

检查方法与注意事项

30

人工瓣包括两个基本的部分:①瓣环:环的外周裹绕纤维布织品,用于与生理位置的瓣环进行缝合固定,环内腔为血流的通道;②瓣叶:为生物组织或人造材料制成的活动瓣叶,随心动周期开启和关闭,使血流能正常运行。

在检查人工瓣膜时,不仅要扫查各种标准切面,而且要扫查多种非标准切面以便充分显示瓣膜的内部成分。移动探头使扫查平面连续扫过人工瓣装置,这样可以详细观察人工瓣的缝合环的完整性以及瓣叶和碟片的结构。在观察时必须多个切面结合起来,方可对瓣膜功能作全面分析。例如,二尖瓣位人工瓣口从胸骨旁短轴切面显示最好,而碟瓣的运动情况则从心尖切面观察更佳。

声影的存在影响了人工瓣后组织的观察,所以在需要观察瓣膜后结构时,最好的切面是:在该切面上观察这些结构时声波不穿过人工瓣组织。例如:存在二尖瓣位人工瓣时,从心尖切面观察左房内结构显然比较困难。此时,从高位胸骨旁或经食管超声检查则可清晰显示左房。当存在多个人工瓣时,经胸切面难以获得满意效果,必要时应采取经食管超声多切面探查。

一、二尖瓣位人工瓣

(一)胸骨旁左心长轴切面

不论瓣膜类型如何,二尖瓣位人工瓣一般应首先显示胸骨旁左心长轴切面。在该切面上可以确定瓣膜类型,记录瓣膜运动,评价瓣膜稳定性,以及判断缝合环或其他组织上有无赘生物或血栓形成。在生物瓣者,可以记录瓣膜活动、测量瓣膜厚度、探测瓣膜装置上有无血栓或赘生物附着。然而,由于机械瓣膜反射强烈,因而难以评价其活动,难以显示瓣膜后区域,但在此切面可以确定瓣膜的稳定性。多普勒前向血流的评估随瓣膜类型和其相对于左室长轴的方位而不同。对于生物瓣和 St. Jude 瓣来说,血流方向为中心性并直接朝向心尖,因而在心尖切面记录最佳。而球笼瓣的血流通常绕球瓣的周围弯曲而行,根据瓣口开口的方向血流的前面成分可能直接朝向左室流出道或前间隔。同样,倾斜碟瓣的前向血流形式亦有相应改变。这样,为探测到最大的跨瓣压差并获取最佳的彩色多普勒显像,必须首先了解瓣口主要流束的方向。

高位胸骨旁切面通常可以显示瓣膜的后侧,因而在探测二尖瓣反流时尤为重要。

(二) 胸骨旁左心短轴切面

胸骨旁左心短轴切面可清晰显示生物瓣叶,便于发现不均匀性瓣膜增厚及赘生物形成。而且该切面可较好显示瓣膜支架,并可显示反流束尤其是瓣周漏的空间分布。值得注意的是,在该切面上,由于二尖瓣生物瓣是由猪、牛等动物主动脉瓣处理后制成,因此其短轴观类似于正常人的主动脉瓣。

当球瓣的运动方向偏向前后方位时,低位的胸骨旁短轴切面可以最佳记录球瓣的运动轨迹。瓣环穿孔亦可在该切面观察。

(三) 心尖切面

因为多数情况下瓣膜的开放方向朝向心尖,所以二尖瓣位人工瓣亦可在心尖的任一标准切面检查。不仅如此,因在心尖切面上血流主流方向朝向探头,因而该切面为多普勒评估二尖瓣前向血流的理想切面,这样在这些切面上即可测量峰值、平均、舒张末跨瓣压差以及压力减半时间等指标。从 M 型彩色多普勒血流图可记录到二尖瓣流入道血流和左室流出道血流的起始与结束以及二者之间的关系。另外,当探头放于心尖时,多数二尖瓣反流束的长轴最接近于声束的方向。但遗憾的是,在此切面上,声束刚好通过人工瓣,遮盖了反流信号,此时必须改换其他部位探查。

(四) 剑突下切面

剑突下长轴和短轴切面亦可提供有用信息,对肋间声窗不好的患者尤其有价值。

二、主动脉瓣位人工瓣(prosthetic aortic valve)

(一) 胸骨旁左心长轴切面

该切面亦是观察主动脉瓣位人工瓣的首要标准切面。但主动脉瓣位人工瓣的探查比二尖瓣困难,这是因为前者通常比后者小而且位于扫查平面的水平位。主动脉瓣位人工瓣的外观与自然主动脉瓣钙化极其相似,因而常被无经验的检查者误认为是自然主动脉瓣狭窄。取得标准长轴切面后,变换探头方位可观察缝合环及其与主动脉瓣环的关系,并可探及反流和测量反流束的宽度。二尖瓣位球瓣和碟瓣的前向血流方向通常朝前流向左室流出道,因而在脉冲多普勒探查时与主动脉瓣反流常难以鉴别。彩色多普勒血流显像有助于判断血流起源,连续多普勒可记录

到两者的速度和时相有所不同,因此这两种技术有助于二者的鉴别。

(二) 胸骨旁心底短轴切面

在该切面上可以直接检查人工瓣瓣口。生物瓣患者,当增益调至适当水平而且扫查平面位置得当时,瓣叶及其开口可以清楚显示,应注意观察瓣膜运动和厚度是否正常。而且球瓣或碟瓣运动亦可在此切面上观察。在检查时应注意某些人工瓣的垂直高度较大(如 Starr-Edwards 瓣),因而应进行多个平面扫查。在该平面上尚可观察缝合环和瓣周组织。彩色多普勒血流显像有助于显示瓣膜反流,观察其起始,测量反流束面积。但因左室流出道和声束之间夹角较大,在该切面上不宜进行多普勒速度测量。

(三) 心尖切面

主动脉瓣位人工瓣可从心尖长轴切面或心尖五腔切面观察,在这些切面上显示主动脉瓣人工瓣的活动度最为适宜。仔细旋转探头保持瓣膜位于图像的中心部位,可以观察瓣膜的最大开放情况。在二维超声心动图的引导下取 M 型曲线,可以观察瓣膜开放和关闭的幅度、速度及时相。同时亦应使用脉冲多普勒探测左室流出道,观察有无瓣下狭窄。测量紧邻主动脉瓣下处流出道的血流速度后应用连续方程即可计算出主动脉瓣口面积。另外,还应测量跨瓣速度并按 Bernoulli 方程计算出跨瓣压差。因为跨瓣速度通常高于 Nyquist 速度,因而需要应用连续多普勒来记录最大跨瓣速度。如果怀疑人工瓣狭窄,应从右胸骨旁或胸骨上窝探查。因在心尖切面上反流方向与声束平行,彩色多普勒血流显像可以确定反流的存在及其程度。

(四) 剑突下切面

该切面亦可较清晰显示主动脉根部和人工瓣。

三、三尖瓣位人工瓣

(一) 胸骨旁右室流入道长轴切面

为观察三尖瓣位人工瓣的首选切面。该切面可以鉴别瓣膜类型、观察瓣膜的稳定性以及瓣叶或碟片的运动。朝内外侧变换探头方向,可显示瓣膜的支架。如在胸骨旁稍高的位置显示该切面,右房内一般无声影,此时可以观察有无血栓和赘生物形成。因正常时三尖瓣环前倾,故在较低位胸骨旁切面进行多普勒检查时,三尖瓣舒张期血流方向大致与声束方向平行。三尖瓣反流则可从较高位的胸骨旁左或右缘部位观察,其实胸骨旁右缘切面观察三尖瓣人工瓣比观察正常三尖瓣容易,这是因为前者通常合并右房扩大。

(二) 标准胸骨旁心底短轴切面

三尖瓣人工瓣口以及缝合环周围可以在该切面显示。同二尖瓣位和主动脉瓣位人工瓣一样,该切面可以观察生物瓣叶的厚度和活动度。因三尖瓣瓣环前倾,因而在此切面观察三尖瓣碟片的活动比观察左心人工瓣更容易。将探头上移使扫查平面位于缝合环以上时,可观察反流束的空间分布,该切面对定位瓣周漏尤其有价值。

30

（三）心尖切面

标准心尖四腔图可以清晰显示三尖瓣位人工瓣。同二尖瓣位人工瓣一样，在此切面上旋转探头可以充分评价碟片或瓣叶的活动度，而且该切面尤其适于探测舒张期跨瓣血流。当同时存在肺动脉瓣反流和可疑三尖瓣狭窄时，若盲目应用连续波多普勒探测容易将反流信号误认为三尖瓣口血流从而误诊为三尖瓣狭窄，此时应选用脉冲多普勒探查并将取样容积放于瓣膜口，仔细测量两束血流的时相即可将二者鉴别开来。

（四）其他切面

三尖瓣在剑突下切面距探头较近，因此剑突下可以获得较好的三尖瓣二维和彩色多普勒图像。该切面显示右房时无任何遮拦，因此较细微的病变如血栓或由于血流淤滞形成的自发性造影在此切面上清晰显示。另外，当经胸声窗很差时，可选食管探查。

四、肺动脉瓣位人工瓣或带瓣人工管道（valved conduit）

某些严重的心脏病患者必须采用瓣性导管进行外科治疗，如肺动脉闭锁、完全性大血管转位或三尖瓣闭锁等。这些心外分流需要采取右室-肺动脉交通（Rastelli 型修补）或右房-肺动脉交通（Fontan 型修补）的手术方式进行治疗。这些导管中许多都是由生物瓣（带瓣人工血管或同种异体瓣）或同种移植物所制成。

由于修补方式不同，这些瓣性导管有各自独特的解剖特征，因此在此仅能提供观察这些导管的总的评价方法。①导管的解剖部位和交通必须从心脏结构的立体特征来考虑；②必须评价导管（包括近端和远端吻合口）内血流速度，注意应检查导管的全长，因为狭窄可出现于导管吻合口为主的任何部位。探查时应尽量使导管内血流方向与声束平行。因为这些导管方位多变，较难选择适当的切面，必须充分了解手术方式及显像原则。同人体自身结构相似，导管狭窄表现为导管的某点出现血流速度突然加快，彩色血流显像有助于观察血流方向、有无反流及狭窄。连续波多普勒可用于探测最大血流速度及压差，但往往难以使血流方向同声束方向平行，必要时可选取剑突下、左右锁骨下、胸骨旁右缘甚至经食管切面。

经胸超声心动图

一、M 型超声心动图

（一）机械瓣

人工机械瓣全部采用人工材料制成，机械瓣（mechanical valve）主要分为球笼瓣和碟瓣。机械瓣牢固耐久，设计不断改进，血流方式依瓣膜类型的不同而不同。

1. 球笼瓣　球笼瓣以 Starr-Edwards（简称 S-E）型为常见，以下阐述均以二尖瓣位 S-E 型球瓣为例。

（1）支架的活动：球笼瓣由支架和其内的瓣球组成，而支架又可分为笼罩和瓣座两部分，回声均十分强烈。超声上可见两条平行活动的曲线。上线代表笼罩的前缘，下线代表瓣环，两线间距离固定不变。随心脏的舒缩，支架呈现有规律的活动，收缩期向上，舒张期向下（图 30-5，图 30-6）。

（2）瓣球的活动：S-E 型二尖瓣球瓣的瓣球罩于支架之内，其活动曲线介于笼罩前缘与瓣座之间。收缩期开始，左室压力升高，瓣膜迅速后移，曲线下降，形成 AC 段。据统计，AC 幅度平均 11mm，AC 下降速度平均为 506.0mm/s。舒张期开始，左室压力下降，球瓣开放，曲线迅速向上，形成 DE 段。DE 段的平均幅度为 11.2mm，其上升速度平均为 318.8mm/s。

2. 碟瓣　碟瓣在超声心动图上的表现与球瓣不同，无笼罩反射，而有清晰的碟片带状回声或团块状回声。国内以 Bjork-Shiley 型最多，以该型碟瓣为例主要有以下特征：

（1）二尖瓣位碟瓣：由心前区探查，可见支架与碟片的反射。将取样容积置于人工瓣口，M 型曲线呈"城墙样"改变，舒张期开放，曲线向上，收缩期关闭，曲线向下。开放幅度平均为 13.4mm，速度平均为 441.2mm/s；关闭幅度为 12.0mm，速度为 590mm/s（图 30-7，图 30-8）。

（2）主动脉瓣位碟瓣：将取样线放置主动脉瓣位，记录主动脉瓣位人工瓣活动曲线，可见主动脉前后壁与碟片运动。收缩期瓣膜开放，碟片迅速前移，曲线向上；舒张期瓣膜关闭，碟片迅速后移，曲线向下。开放幅度平均为 11.4mm，速度平均为 490mm/s；关闭幅度平均为 12.0mm，速度为 596.0mm/s。

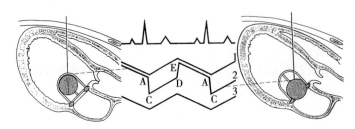

图 30-5　二尖瓣位 Starr-Edwards 球笼瓣及活动曲线示意图

舒张期球体向前至笼罩顶部，瓣膜开放。收缩期球体移向瓣座，瓣膜关闭。1. 笼罩前沿反射；2. 球瓣活动曲线；3. 瓣座反射

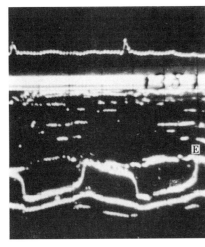
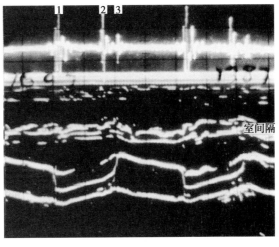

图 30-6　S-E 球形二尖瓣人工瓣活动曲线与心音图的关系

S-E 球形二尖瓣人工瓣置换术后的超声心动图。左上图为心电图,右上图为心音图,下图为超声心动图。收缩期向下,贴近瓣座,瓣口关闭,产生响亮清脆的金属喀喇音,即第一心音。舒张期瓣口开放,瓣体前移,碰击笼罩前缘,产生开放喀喇音,表明患者人工瓣机能良好。图中波型宽窄不同,与心房纤颤有关。1. 第一心音;2. 第二心音;3. 开放喀喇音

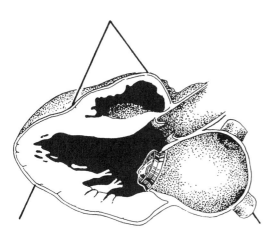

图 30-7　二尖瓣位人工碟瓣示意图

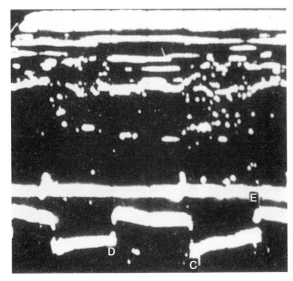

图 30-8　碟形二尖瓣人工瓣膜的活动曲线

二尖瓣关闭不全合并狭窄患者碟瓣置换术后的 M 型超声心动图。此由剑突下将探头向左上方探查所得,故碟瓣活动曲线距发射脉冲较远。图中曲线较清晰,向上表示瓣膜开放,向下表示瓣膜关闭

（二）生物瓣

生物瓣是采用生物组织仿照人体自然瓣的结构制成,采用的生物组织有同种主动脉瓣,同种阔筋膜、硬脑膜;异种主动脉瓣,异种心包等。生物瓣开放时瓣口中心无活瓣阻挡,呈中心血流,生物组织与血液接触面光滑不易形成血栓,但耐久性较差(图30-9)。

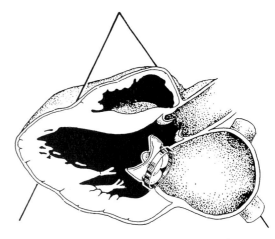

图 30-9　二尖瓣位人工生物瓣剖面示意图

1. 支架　当声束对向支架的前后缘时可见两条平行的曲线,因二尖瓣支架靠近主动脉根部,受后者的牵拉,故其活动方向与主动脉根部一致。

2. 瓣叶　二尖瓣位生物瓣的瓣叶与正常二尖瓣相似,收缩期关闭,M 型曲线上可见叶瓣反射合拢成一条较粗的光带;舒张期开放,叶瓣分别向前后分离,呈"盒子样"改变,两条曲线相距约 15mm。在窦性心律时,前侧叶瓣的曲线上可见 E 峰和一小的 A 峰,各个 E 峰间距相等。心房纤颤时 E 峰间距不等,A 峰亦不清晰(图30-10)。

主动脉瓣位生物瓣的活动与二尖瓣恰恰相反,收缩期

瓣口开放,叶瓣分离,舒张期瓣口关闭,叶瓣合拢,位于支架前后缘的中心。

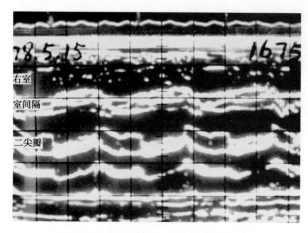

图 30-10　二尖瓣人工生物瓣 M 型曲线

二尖瓣人工生物瓣置换术后患者的二尖瓣曲线,收缩期瓣口关闭呈一条较粗的光带;舒张期瓣口开放,瓣叶反射向前后分离,形成两条平行曲线。位于瓣膜曲线后方的光带为支架反射。患者生物瓣功能良好,同时存在 4∶1 的心房扑动,故瓣口开放尚规则

二、二维超声心动图

（一）机械瓣

人工机械瓣全部采用人工材料制成牢固耐久的球笼瓣和碟瓣。超声表现依瓣膜类型完全不同。

1. 以 S-E 型球笼瓣为例,二尖瓣位球笼瓣在心尖四腔切面和心脏长轴切面上,在左房和左室之间可以看见反射较强的球瓣瓣座带状回声及在心室侧的球瓣团样回声,其为外缘球笼回声较强,笼柱受声束影响显示为点样或线样回声,其运动度较低,心脏收缩时瓣球移向瓣座,舒张时则离开瓣座向左室腔移动,在二尖瓣水平和乳头肌水平短轴切面,则可见瓣球时隐时现,与心动周期有一定关系。

2. 碟瓣的超声表现与球瓣完全不同,有清晰的碟片回声带与回声团。侧倾碟瓣国内以 Bjork-Shiley 型最多,以该型碟瓣为例主要有以下特征:在四腔图及左心长轴切面,因检查瓣膜与声束方向不同,侧斜碟瓣回声不均匀,可见左房与左室之间有一组特异的反射,代表二尖瓣位碟瓣的支架和碟片。支架反射较强,附于二尖瓣口水平的心壁上,随心脏的舒缩而有同速移动。碟片反射亦强,但其辉度可有改变。从形态学上看,收缩期呈一字形,与支架反射的连线平行,将瓣口封闭;舒张期碟片活动,一端向前,移向左室侧,另一端向后,移向左房侧。碟片反射的轴线与支架反射的连线间出现一夹角,其大小改变与碟瓣的活动度一致(图 30-11,图 30-12)。双碟瓣以 St. Jude Medical 型为例,在左室长轴和心尖四腔切面显示,瓣环回声同侧斜碟瓣,为一字形强回声,两瓣叶开放时不同于侧斜瓣,舒张期两瓣叶开放时,四腔切面在瓣环中部见两个同时突向流出口的点状回声,瓣环与两个突起之间形成三个孔,中间的孔较小,两侧的孔较大且对称,收缩期两个关闭的瓣叶与瓣环重叠并成角,呈倒八字征,不同种类的双碟瓣瓣环回声厚度,双瓣叶突起的高度及三个孔的大小比例均不相同,如仔细观察可对不同种类双叶瓣加以区分(图 30-13)。

（二）生物瓣

二尖瓣位生物瓣在左心长轴切面和心尖四腔图上可清楚看到两个反射很强的回声带,边缘整齐对称,位于左房和左室之间,分别附着于左心后壁及主动脉根部的后壁上。两个支架回声之间可见纤细的生物瓣叶回声,随心动周期的变化而有关闭与开放的活动。在二尖瓣水平的左室短轴切面上可见支架回声,有时呈圆环状,如扫查平面下移,则能显示支架的三个尖脚的反射,呈品字形排列。在支架中央可见纤细的瓣叶活动(图 30-14,图 30-15)。

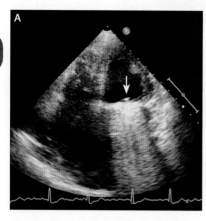
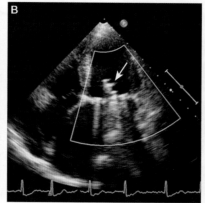
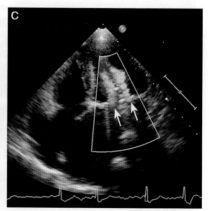

图 30-11　二尖瓣单叶碟瓣

A. 四腔心切面,收缩期二尖瓣关闭,箭头所指即单一瓣叶的回声;B. 四腔心切面,箭头所指处即舒张期瓣口开放时的碟瓣瓣叶;C. 舒张期可见有两股血流在瓣叶前后侧同时进入左室(箭头所指)

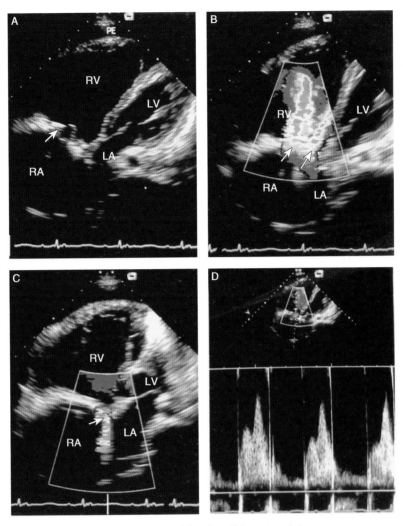

图 30-12　三尖瓣位人工碟（Medtronic）

Ebstein 畸形患者行三尖瓣人工碟瓣（Medtronic 瓣）置换术后，人工瓣功能良好。A. 右室流入道切面显示舒张期人工瓣充分开放（箭头）；B. 彩色多普勒显示舒张期人工瓣双束过瓣血流信号（箭头）；C. 收缩期瓣膜关闭，彩色多普勒显示有细小的反流信号，为人工瓣的正常反流；D. 连续多普勒显示舒张期人工瓣口的血流频谱

30

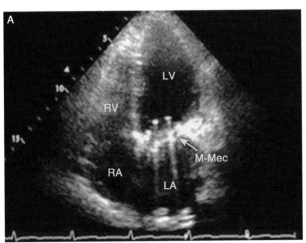

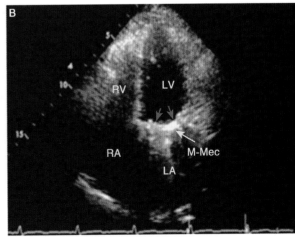

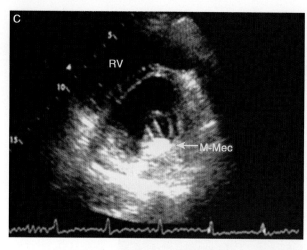

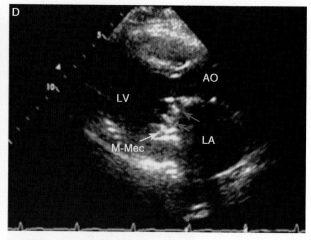

图30-13 二尖瓣人工机械瓣(Sorin 双叶机械瓣)

A. 四腔心切面箭头所示机械瓣环回声增强,舒张期开放状态下瓣环中部见两个突向流出口的瓣叶回声;B. 四腔心切面箭头所示机械瓣环回声增强,收缩期两个关闭的瓣叶与瓣环重叠并成角,呈倒"八"字征;C. 左室短轴切面瓣环水平箭头所示机械瓣环回声增强,舒张期两个开放的瓣叶回声;D. 左心长轴切面箭头所示机械瓣环回声增强,舒张期两个开放的瓣叶回声,双叶瓣开放幅度相对较小

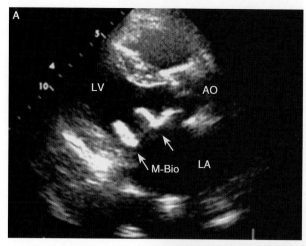

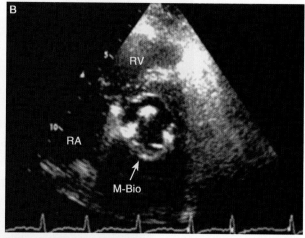

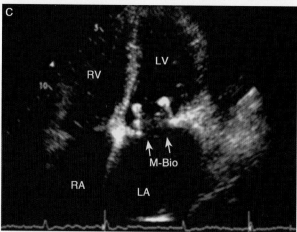

图30-14 二尖瓣人工生物瓣(Medtronic Mosaic)

A. 左心长轴切面箭头所示生物瓣瓣架(由于角度关系仅见到生物瓣的两个瓣角),收缩期隐约可见关闭的瓣叶;B. 左室短轴切面瓣环水平箭头所示"皇冠样"生物瓣瓣架,并隐约可见开放的人工瓣叶;C. 心尖四腔心切面箭头所示二尖瓣生物瓣瓣架(由于角度关系仅见到生物瓣的两个瓣角),并隐约可见舒张期开放的人工生物瓣叶

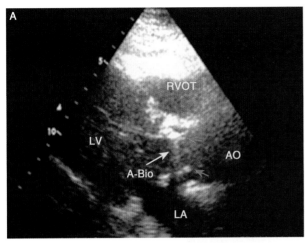
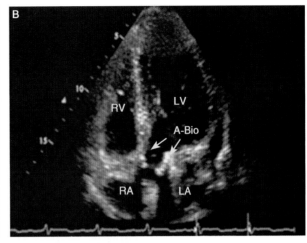
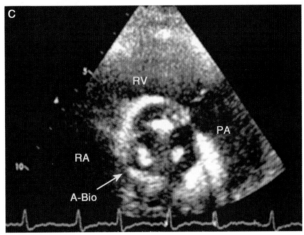

图 30-15　主动脉瓣人工生物瓣（Medtronic Mosaic）

A. 左心长轴切面箭头所示生物瓣瓣架突入主动脉内（由于角度关系仅见到生物瓣的两个瓣架），并隐约可见舒张期关闭的人工生物瓣叶；B. 心尖五腔心切面箭头所示生物瓣瓣架（由于角度关系仅见到生物瓣的两个瓣角），及隐约可见舒张期开放的人工生物瓣叶；C. 左室短轴切面大动脉水平箭头所示"皇冠样"生物瓣瓣架及隐约可见收缩期开放的人工瓣叶

正常生物瓣应具有以下表现：

1. 支架和缝线环轮廓清晰光滑，没有不规则的块状物附着于表面上。

2. 支架和周围心壁的运动应协调一致，不大于周围心脏组织的运动。

3. 正常瓣叶的厚度不应超过 3mm。

4. 正常瓣叶活动规则，不出现快速的颤动。

三、三维超声心动图

动态三维超声心动图是新近发展的一门新技术，通过心电门控采集人工瓣及其周围组织的二维图像，经过图像处理后，实时显示人工瓣结构的立体观及其与周围组织的关系，将二维图像立体化，用以观察人工瓣的开放关闭活动及其有无异常物质附着。通过对血流的三维成像，可观察反流情况（图 30-16）。

30

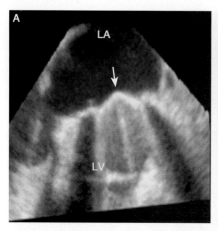
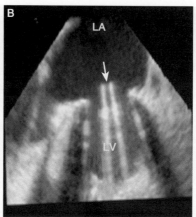
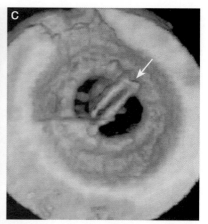

图30-16　二尖瓣位双叶机械瓣的二维及三维图像

此为风心病二尖瓣狭窄合并关闭不全进行人工瓣置换术后患者经食管检查时的图像。A. 收缩期,见人造双叶二尖瓣关闭呈人字形(箭头所指);B. 舒张期,瓣口开放,两个瓣叶呈两条平行的线条(箭头所指);C. 三维成像,由左房侧观察,见两个瓣叶互相平行(箭头所指),瓣口开放良好

超声多普勒

一、彩色多普勒

多普勒超声心动图可显示各种球笼瓣的人工瓣的血流方式,当瓣球向球笼顶部活动时为瓣膜开放,血流经瓣球周围流过,属周围血流型,跨瓣压差大,血流束分散,多普勒超声不易测量,二维彩色显像示,舒张期可见瓣球两侧五彩花色血流,正常球笼瓣由于少量反流,收缩期可见少量蓝色血流于球侧旁经过。球笼瓣因血流动力学性能差,易形成血栓,目前已基本弃用。

二尖瓣位侧倾碟瓣经胸二维彩色显像,舒张期可见碟片两侧分别有一大一小两股花色血流,有的经碟瓣后很快融合,有的朝向两个方向(图30-17)。将多普勒取样容积置于瓣口下方,可显示舒张期血流频谱,峰值流速常大于正常

二尖瓣口流速,频谱侧边常常有强回声垂直线(图30-18)。经食管彩色超声所显示的流经二尖瓣位侧碟瓣的血流较经胸超声清晰,主动脉瓣位侧斜碟瓣瓣上的彩色血流一般经胸超声显示较清,但由于其位于人工瓣的后方,受瓣膜高强度回声影响,显示的程度较二尖瓣差,其血流多普勒频谱一般较好,食管超声检查可弥补经胸超声的不足,彩色血流及频谱均能显示清楚。二尖瓣位双叶碟瓣经胸超声检查时,彩色多普勒显示舒张期左房内的血流经过二尖瓣位叶瓣的三个孔流向左室,花色血流流经瓣叶后很快融合,并朝向心尖部呈湍流频谱(图30-19)。彩色多普勒可直接显示瓣口的血流形式,观察正常人工瓣的反流形式;频谱多普勒可测量人工瓣口舒张期血流速度,判断跨瓣压差有无增大。为方便阅读和理解,正常人工瓣的反流形式将在"人工瓣反流"中阐述。

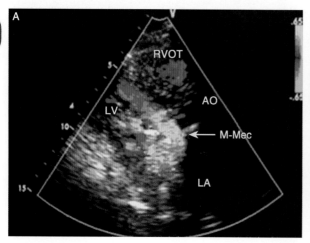
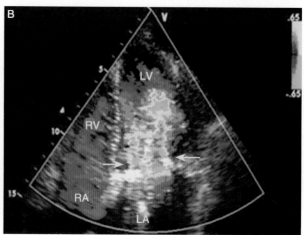

图30-17　二尖瓣侧倾碟瓣二维彩色显像

A. 左心长轴切面示二尖瓣位侧倾碟瓣,正常情况下舒张期可见碟片两侧分别有一大一小两股花色血流束;B. 心尖四腔切面示二尖瓣位侧倾碟瓣,舒张期可见碟片两侧分别有一大一小两股花色血流,经碟瓣后分别朝向两个方向

图 30-18 四腔心切面舒张期二尖瓣口血流频谱

舒张期二尖瓣人工机械瓣血流频谱,峰值流速常大于正常二尖瓣口流速,
由于受瓣叶声影干扰频谱侧边常常有强回声垂直线

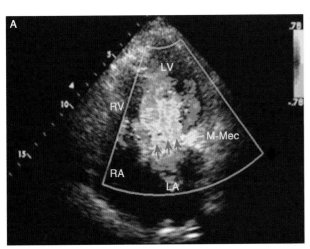 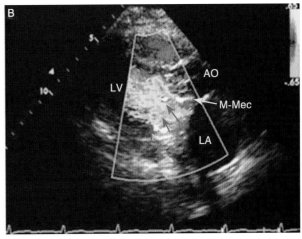

图 30-19 双叶机械瓣二维彩色多普勒成像

A. 心尖四腔切面示舒张期左房内的血流经过二尖瓣双叶机械瓣分三束进入左室;B. 左心长轴切面
示舒张期通过二尖瓣双叶机械瓣的三束红色血流

二、频谱多普勒

(一) 评价机械瓣瓣口面积

机械瓣置换术后的有效瓣口面积(valvular area)相对
变小,而 Doppler 超声心动图在评价人工瓣的有效瓣口面
积中起着关键作用。

1. 计算公式 EOA(有效瓣口面积)= 220/PHT 计算,
测量、计算压力减半时间(PHT),此方法的临床价值得到
肯定。但有资料显示,应用此公式计算人工瓣瓣口面积并
不完全准确,因为 220/PHT 是根据自然瓣测算所得出的

"经验"公式,测量的有效瓣口面积高估。

2. 通过计算跨瓣压差评价瓣口面积 应用"简化"的
Bernoulli 方程计算跨瓣压差的公式为:$\triangle P = 4(V_{max})^2$,二
尖瓣人工瓣口流经瓣口的最大血流速度越高,跨瓣压差越
大有效面积越小。反过来,跨瓣压差小,表明流经瓣口的
最大血流速度低,人工瓣口有效面积大。一般认为,二尖
瓣位人工机械瓣舒张期瓣口最大速度<2.5m/s,平均跨瓣
压差<9.0mmHg,有效瓣口面积>1.9cm² ,属正常范围值。

3. 二尖瓣位机械瓣和主动脉瓣位机械瓣的 Doppler 频
谱和瓣口面积正常值可见表30-1,表30-2。

30

表 30-1　二尖瓣位机械瓣 Doppler 频谱正常值和瓣口面积

	Vmax(m/s)	PG(mmHg)	PHT(ms)	EOA(cm^2)
Starr-Edwards	1.88±0.40	14.56±5.50	109.5±26.6	2.01±0.49
St. Jude	1.56±0.29	9.98±3.22	76.5±17.1	2.88±0.64
Bjork-Shiley	1.61±0.30	10.72±2.74	90.2±22.4	2.44±0.62
Beall	1.80±0.20	13.40±4.0	129.4±15.2	1.70±0.20

注:V$_{max}$:瓣口最大血流速度;PG:最大跨瓣压差;PHT:压力减半时间;EOA:有效瓣口面积(引自 Reisner SA. J Am Soc Echocardiogr,1988,1:201-210)

表 30-2　主动脉瓣位机械瓣 Doppler 频谱正常值

	V$_{max}$(m/s)	PG(mmHg)	MV(m/s)	MG(mmHg)
Starr-Edwards	3.10±0.47	38.6±11.7	2.45±0.20	24.0±4.0
St. Jude	2.37±0.27	25.5±5.12	1.69±0.47	12.5±6.35
Bjork-Shiley	2.62±0.42	23.8±8.80	1.82±0.34	14.3±5.25

注:V$_{max}$:瓣口最大血流速度;PG:最大跨瓣压差;MV:平均血流速度;MG:平均跨瓣压差(引自 Reisner SA. J Am Soc Echocardiogr,1988,1:201-210)

(二)评价生物瓣瓣口面积

生物瓣的多普勒超声心动图瓣口血流形式与自然瓣基本一致,其流经瓣口的最大速度一般小于 2.0cm/s,根据流经二尖瓣位生物瓣血流多普勒频谱的压力减半时间所计算的有效瓣口面积多小于 2.5cm^2,并且大部分生物瓣均有少量中心性反流束(图 30-20,图 30-21)。

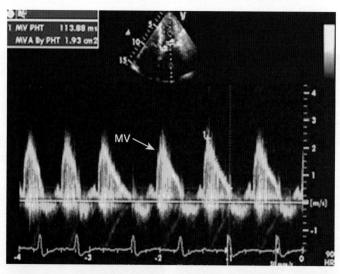

图 30-20　二尖瓣位人工生物瓣(Medtronic Mosaic)血流频谱
箭头所示心尖四腔切面通过人工生物瓣二尖瓣口血流频谱

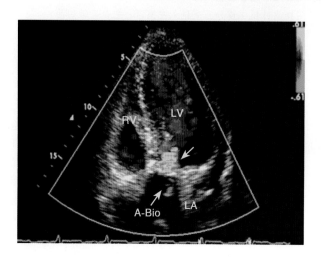

图 30-21　心尖五腔心切面示主动脉瓣人工生物瓣(Medtronic Mosaic)
箭头所示隐约可见生物瓣瓣架,CDFI 显示舒张期少量中心性生理反流束

经食管超声心动图

经食管超声心动图克服了经胸壁超声对人工瓣显示上的不足,大大提高了超声技术在评价心脏人工瓣方面的诊断价值。经食管超声检查时,一方面食管探头离心脏较近而无肺组织和胸壁的阻挡,另一方面应用高频率探头,图像分辨力大大提高了,使得赘生物、血栓、脓肿以及左房内自发性回声显影的探测率明显提高。另外,经食管探头直接从左房后壁发射超声束,避免了人工瓣对二尖瓣反流束的遮挡,能准确评估二尖瓣反流。最近文献报道在经食管超声心动图探查的"正常的"换瓣患者中 48% 显示出异常改变,与导管和外科手术相比较,经食管超声心动图对二尖瓣位人工瓣异常的检测的敏感性达 96% 。经食管探查虽有很高的分辨率,但有报道经食管探查对主动脉瓣位人工瓣的反流并不比经胸探查优越。

临床价值与应用

一、人工瓣形态与功能的评价

在人工生物瓣的发展过程中,对瓣架的材料和瓣叶的处理方法上有所改进,但多年来外形无明显变化,从超声形态学上讲无明显差异,均由强回声瓣架加上三只长的瓣角组成,其间可见低回声瓣叶,只是进口生物瓣(如Medtronic、SJM)中心性反流较少,而国产瓣因加工工艺不同,少量反流较多,但无血流动力学意义。在正常情况下利用经胸超声能对生物瓣形态、运动做出准确的判断,同时结合多普勒超声确定反流的性质和程度,正确评价瓣膜功能。

人工机械瓣的发展是一个缓慢而曲折的过程,虽然总体形态变化不大,均由瓣体、瓣叶、缝合环几大部分组成,但在一些具体部件设计上进行诸多改进,而超声心动图是检测人工机械瓣最为简捷、有效的手段,如果仔细观察,不仅能判断人工瓣膜的功能,还能从瓣架长度、瓣叶形态及开放角度、血流动力学改变判断不同机械瓣的种类和型号。在机械瓣的发展过程当中,早期球笼瓣仅为过渡,临床使用较少,现已弃用。单叶机械瓣以侧斜碟瓣居多,其四腔切面显示在房室环处可见人工瓣环强回声,流出口侧可见一较大的碟形强回声(面积、长度为双碟瓣的两倍)以瓣轴为中心做启闭运动,开放时有一大一小两个开口,舒张期彩色多普勒显示两束不同宽度正向血流,而在流入口侧常常看到瓣叶滑杆的强回声,此种表现在房室瓣当中由于受机械瓣体形成多重反射伪像影响房侧滑杆而显示不清,而主动脉单叶机械瓣在五腔切面,可清楚地显示单叶瓣滑杆明显突入左室流出道(图 30-22)。随着机械瓣的发展,双碟瓣以其优越的特性完全替代了单碟瓣,双碟瓣的超声表现基本相同,瓣环处可见机械瓣体强回声,及瓣叶开放回声,舒张期两瓣叶开放,与瓣环成角,四腔切面显示为两条平行直线,舒张期瓣叶关闭双瓣叶呈倒八字征。但仔细观察不同瓣膜仍有细小的差别,如机械瓣叶的开放角度,瓣架曲面形态大小变化、瓣口面积、瓣架的高度等均有差别(图 30-23)。随着超声设备的不断发展及诊断水平的不断提高,我们将会对不同类型、大小的人工瓣的特殊流体力学有更详细的了解和认识(图 30-24,图 30-25)。

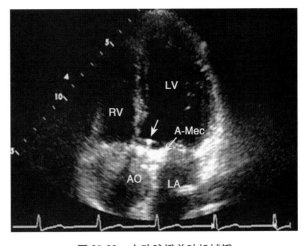

图 30-22　主动脉瓣单叶机械瓣

五腔心切面箭头所示单叶主动脉机械瓣瓣环回声增强,
收缩期左室流出道内可见单叶瓣正常滑杆回声

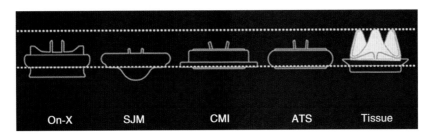

图 30-23　几种双叶机械瓣及生物瓣的投影示意图

仔细观察各种不同型号的瓣膜形态上仍有细小的差别

30

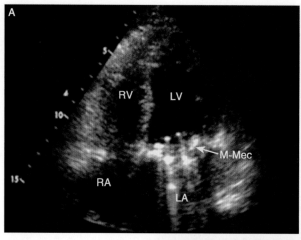
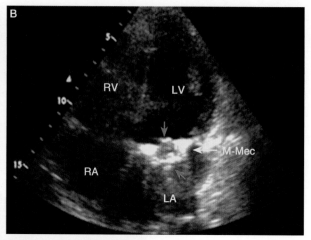
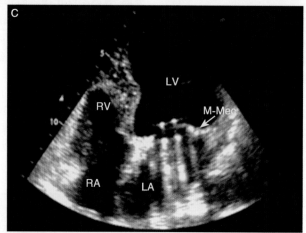

图 30-24 四腔心切面示二尖瓣位不同双叶机械瓣特征

A. On-X 瓣:瓣架较高,瓣角突入心室,瓣轴相对偏下,靠近流出口,四腔心切面显示人工瓣环厚度增加,瓣叶面积及开放幅度相对较大;B. SJM 瓣:瓣架较短,曲面光滑平整,无明显瓣角设计,但在流入口可见瓣轴的护耳结构,其瓣轴相对偏下靠近流入口,红色箭头所示心室侧两瓣叶开放幅度相对较小,位于瓣体流入口的瓣耳回声较强;C. CMI瓣:瓣架短,流出口较平整,箭头所示缝合环形态独特位置较高,有突出的缝合缘,由于缝合环相对高,瓣环回声位置相对较低,在瓣环入口侧可见一圈回声较强的缝合缘

30

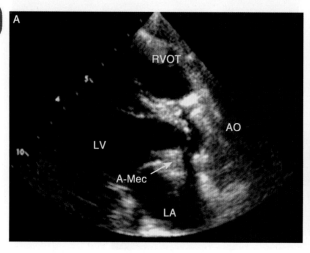
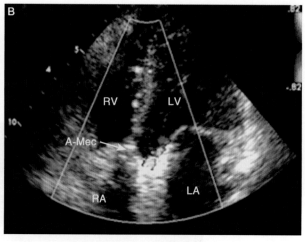

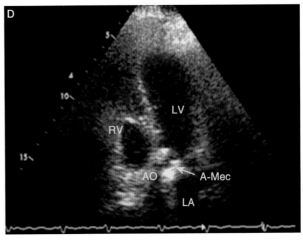

图 30-25 主动脉瓣人工机械瓣不同特点

A. 左心长轴切面示 Medtronic 环上瓣,箭头所示缝合环回声增强且位置较高,位于主动脉瓣环以上动脉窦内;
B. 心尖五腔切面示 Medtronic 环上瓣,箭头所示缝合环回声增强位于瓣环以上主动脉窦内,CDFI 示有少量生理性反流;C. 左室长轴切面示 ATS 普通主动脉双叶瓣,箭头所示缝合环回声增强,且位于瓣环处,靠近左室流入道;D. 心尖五腔切面示 ATS 普通主动脉双叶瓣,箭头所示缝合环回声增强,位于主动脉瓣环处,明显靠近左室流入道

当临床稳定的患者决定对人工瓣功能进行常规定期的超声检查有困难时,不能忽视每个人工瓣患者基础检查的重要性。因为即便给定了瓣膜的大小、类型和位置,跨人工瓣的正常前向流速和正常反流程度仍有很大变化范围。应对每个患者在植入后很快建立基础的多普勒研究资料,以便将来疑有人工瓣功能障碍时作为参考点。在手术后 6~8 周进行基础研究是个合理的时间,因为患者术后已经恢复,准备回来进行心脏随访,而且血流动力学状态稳定并有正常的心输出量。同时,在这一时间安排超声检查也可以进行左室肥厚或扩大的逆转、左室收缩功能恢复、肺动脉压力变化和其他换瓣术后远期效果的初步评价。

二、机械瓣正常与病理性反流的鉴别

心脏人工瓣反流可基本上分为两种类型:跨瓣性反流和瓣周性反流。跨瓣性反流又可分为正常(或称生理性反流)和病理性反流。

(一) 人工机械瓣正常反流

各种机械瓣中均存在一定量的正常反流,它是人工瓣设计特征的产物,其中部分为闭合回流(closure backflow),这种回流是人工瓣机械性关闭所必需的动力。二尖瓣位人工瓣正常反流的特点是反流持续时间很短,彩色血流色彩单一、深暗,不易显示,通常易与异常反流相区别。由于经食管超声检查时可克服人工瓣声影对二尖瓣反流束的遮掩,所以在侧倾碟瓣和双叶碟瓣的患者中几乎 100% 可观察到正常反流信号,因而在评价人工瓣反流方面有其独到的优越性。而主动脉瓣位人工瓣反流经食管超声检查并不比经胸前检查优越,甚至在

单平面经食管检查中不如经胸检查,可能是主动脉瓣位人工瓣的回声遮掩了左室流出道,或自然二尖瓣增厚造成回声衰减以及主动脉瓣反流束方向与声束方向的角度约为 90° 而影响反流的检测。多平面经食管超声心动图检查可能会提高经食管检查对主动脉瓣位人工瓣反流探查的准确性,下面主要介绍经食管超声探查时各型机械瓣的正常反流特征。

1. **St. Jude 瓣** 依图像平面不同,可同时显示 2~4 条反流束(图 30-26)。两条起源于枢轴的反流束会聚在一起;一条中央反流束起自于两瓣间的缝隙,不同量的周边反流束起自于瓣体和环架之间的缝隙。反流束最易在两个切面上显像:①切面与两碟瓣闭合线平行,可见两条反流束起源于枢轴两端并在远端汇合,少数情况可看到周边反流束(peripheral jet)起自瓣体和环架之间的缝隙;②切面与瓣膜闭合线垂直,一条或两条反流束起源于两瓣叶中心闭合线的枢轴端,而不同的周边反流束起自瓣体和环架之间的缝隙,最多可同时见到四条反流束。

2. **Medtronic-Hall 瓣** 典型者显示一条中央性大的反流束起自于碟瓣中央孔,依据探头方向不同,有时不能看到反流束,有时可看到 1~2 条小的周边反流束。尽管彩色显像常显示大的中央性反流束及小的周边反流束,但体外研究常显示大部分反流(约 70%)起自碟瓣瓣体与环架之间的缝隙。值得注意的是 Medtronic-Hall 瓣的中央反流束冲向左房后壁易误认为病理性反流,而将正常人工瓣误认为异常瓣。

3. **Bjork-Shiley 瓣** 显示两条小反流束起自于碟瓣和环架间的小缝隙。

30

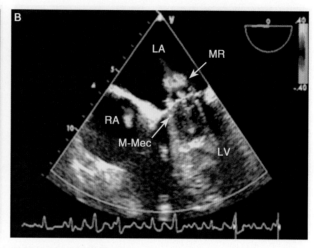

图 30-26 食管超声二尖瓣双叶机械瓣彩色多普勒

A. 彩色多普勒显示二尖瓣双叶机械瓣收缩期可见多条中心性反流束,且较分散方向不一;B. 彩色多普勒显示二尖瓣双叶机械瓣收缩期可见多条中心性反流束,且进入左房后相融合

（二）人工瓣病理性反流

1. 瓣周反流（paravalvular regurgitation） 所谓瓣周漏指存在于缝合环和周围瓣环组织之间的反流,大多由于瓣周组织剔除过多,或瓣周组织钙化、薄弱,或由于缝线腐化、断裂,或缝合欠妥、欠均匀,或由于人工瓣膜与瓣环不匹配,而继发于感染性心内膜炎尤其常见。这些病变小的可为针眼大小的小孔,大至瓣膜穿孔。通过二维超声显像可直接显示瓣膜撕脱,病变严重的尤易显示。小的瓣周漏有时不能从二维超声显像中直接显示病损的部位,但彩色多普勒血流成像可以显示起源于环架之外的瓣周反流束。探查瓣周漏时,必须使多普勒声束能360°扫查人工瓣的支架及其周围组织,但这一点实际上很难达到。瓣周反流通常沿房壁走行,因而超声心动图常难显示其空间分布。瓣周反流与跨瓣反流的鉴别往往较困难,但以下标准有助于诊断瓣周漏:①反流常起源于缝合

环之外,而不是穿过瓣膜本身;②虽不能确定反流起源于缝合环之外,但明显地不在通常前向血流所经过的途径;③反流束近端加速区位于人工瓣之外（图 30-27,图 30-28）。

为了明确瓣周反流的起源和空间走向及分布,二尖瓣环架应分成类似于外科的四个象限:在四腔图中反流束沿房间隔走行时,瓣周漏位于内侧象限;而在五腔图中反流束沿主动脉根部走行时,瓣周漏位于前象限;在五腔图中反流束沿左房游离壁走行提示瓣周漏位于外侧象限;而在四腔图中反流束沿左房游离壁走行则提示瓣周漏位于后象限。

2. 跨瓣反流（transvalvular regurgitation） 病理性跨瓣反流常见于生物瓣置入和主动脉瓣自身移植,病变原因是瓣叶撕裂和连枷,或是瓣叶增厚、皱缩,亦可见于机械瓣运动失常。

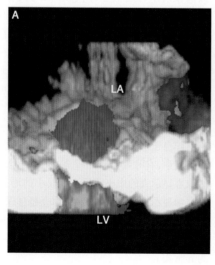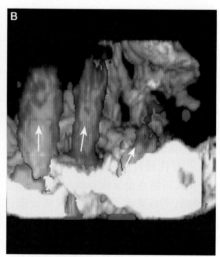

图 30-27 二尖瓣位生物瓣瓣周漏

A. 经食管动态三维超声成像,舒张期见左房内血流经二尖瓣圆形环状瓣口（白色）进入左室（呈蓝色）;B. 收缩期左室血流分三股（红色）逆反左房,中间一股位于瓣环中心,为瓣口关闭不全;旁侧两股位于瓣环之外,为瓣周漏

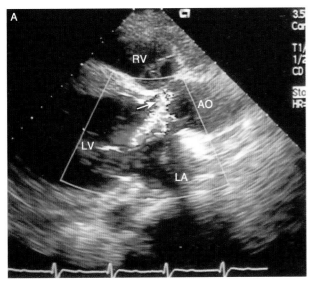
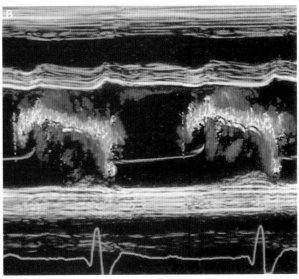

图 30-28　主动脉瓣位人工瓣瓣周反流

A. 左心长轴切面,显示主动脉瓣位人工碟瓣与室间隔相连处的瓣周反流信号(箭头),反流束对向二尖瓣前叶;

B. M型彩色多普勒,显示等长舒张期开始到收缩早期出现的反流束冲击二尖瓣前叶,在二尖瓣活动曲线上产生高速震颤

　　跨瓣性反流有时是中央性的,但多数为偏心性,并沿邻近左房壁走行,因而空间分布常难以显示,其容量难以确定。超声心动图可以确定生物瓣撕裂或连枷瓣的存在,经食管超声检查可提高诊断的敏感性和准确性(图30-29)。

　　依据反流束形状、反流束的速度分布、反流束的起源与位置以及反流的严重程度来区分人工瓣正常与病理性反流。

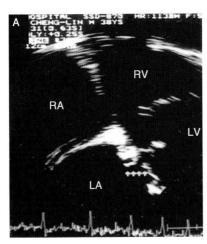
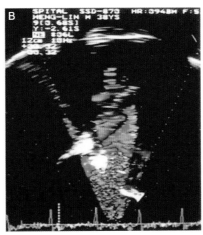
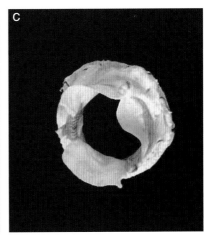

图 30-29　人工生物瓣功能障碍经食管超声心动图检查

A. 双平面经食管超声心动图横轴扫描,于四腔图上显示撕裂的生物瓣呈连枷样运动,收缩期退回左房(箭头所指);B. 撕裂的生物瓣导致重度关闭不全的五彩镶嵌的多普勒血流图;C. 手术切下的有瓣叶撕裂的生物瓣

　　1. 反流束形状　正常和病理性反流束常可根据反流形态来鉴别,机械瓣病理性反流最常见于瓣周漏(paravalvular leakage,periprosthetic leaks),其反流束形态与上述描述的正常反流束明显不同,它们通常是偏心的,类似月牙状。

　　2. 反流束的速度分布　速度分布也是区分正常与病理性人工瓣反流的重要特征。典型 St. Jude 瓣和 Bjork-Shiley 瓣反流为低速血流,仅在近瓣处出现倒错。Medtronic-Hall 瓣的周围反流束也是这样。然而必须强调的是

Medtronic-Hall 瓣中的大的中央性反流束出现倒错常深达左房内。

　　3. 反流束的位置　辨别反流束的起源,依据反流束所在位置有助于鉴别正常和病理性反流。如确认反流束起自瓣环之外时,则高度提示瓣周漏。

　　4. 反流的严重程度　依据彩色多普勒血流图可以半定量地评估反流的程度,借以鉴别正常与异常反流。而且正常的反流束色彩单一,病理性反流为多彩的湍流

30

信号。

（三）反流的定量

超声心动图不仅可以定性分析人工瓣反流的存在，而且可以半定量评估反流的严重程度，目前主要根据彩色多普勒血流显像中反流束的长度、宽度、面积等方面进行定量分析。

1. **反流束大小** 同自然瓣反流一样，人工瓣反流的严重程度亦可通过反流束的大小（包括反流束的长度、宽度和面积）来定量评价，具体方法和分级标准详见前面有关章节介绍。但二尖瓣位人工瓣反流束很难在经胸检查中完全显示，因而对其反流束大小的评价上有很大的局限性，经食管探查可弥补该局限性。研究表明，经食管超声彩色多普勒血流显像可评估反流束大小和全面评估反流病变程度，但左房面积在经食管超声中很难计算，这是因为在经食管超声检查时难以显示完整的左房，而且依透视成像原理位于近场的左房的前后径变短。此外，反流束大小和反流容量之间的关系很复杂，不仅受多种生理指标如跨瓣压差、反流口大小，接收心腔的大小与顺应性的影响，而且受彩色增益和其他仪器调节的影响。但有研究表明，反流束大小与心血管造影反流的分级相关较好，有助于半定量分析人工瓣反流。

2. **反流的偏心性** 人工瓣反流常是偏心的并朝向左房壁散布。这些附壁血流束如果与自由反流束（free jets）的反流程度相同，那么其反流面积常较小，预测值较低。最近研究表明偏心性反流束面积约是具有相同反流分数和反流速率的自由反流束面积的40%。附壁反流面积较小是由于反流束沿相邻腔壁散布发生动量转换，并造成反流束形态改变。由于血流散布于邻近腔壁上，超声检查时所获得的只是反流束的薄层断面，因此依据反流束的面积会低估偏心性反流的严重程度。

3. **彩色血流会聚法** 近期有文献报道，应用血流会聚法可以评价人工瓣反流的严重程度。收缩期时，二尖瓣位人工瓣反流束从左室腔经人工瓣关闭不全口进入左房，血流在左室面呈逐渐加速的辐射流线向关闭不全口会聚，形成一会聚区，该会聚区由无数个近端等速度面构成，且每个等速度面近似半球体表面。通过等速度面的流率（FR）等于表面面积与流速的乘积，根据 $FR = 2\pi R^2 \times NL$ 可计算出反流率，并可进而推算出有效反流口面积的大小（其中 R 为第一次色彩倒错至反流口的距离，NL 为尼奎斯特极限速度）。

4. **肺静脉血流** 有些作者建议结合反流束的形态和肺静脉血流形式来对二尖瓣位人工瓣反流的严重程度进行分级。如果反流仅至左心房中部为轻度反流；如果超过左心房中部但未影响肺静脉血流为中度反流；如反流造成收缩期肺静脉内或左心耳内血流逆流即为重度反流。正常的肺静脉血流是一种双相型前向血流频谱，其中收缩期血流比舒张期血流丰富。轻度反流对其血流频谱影响不大；当反流程度增加时，其舒张期峰值速度和舒张期血流所占的比例增加，而其收缩期峰值速度和收缩

期血流所占比例减小；在严重反流时，肺静脉内收缩期血流逆转。最近有2组研究报道表明，肺静脉内收缩期血流逆转对严重反流的敏感性分别为90%和93%，而特异性均为100%。而肺静脉收缩期血流减少对反流分级的特异性则较小。

值得注意的是肺静脉血流形式可受多种因素影响，包括左室功能、后负荷、心律以及人工瓣类型。例如左室射血分数显著降低时，严重的二尖瓣反流的肺静脉收缩期逆流甚至可以不存在；后负荷升高时肺静脉收缩期前向血流减少；房颤时即使无二尖瓣反流存在，收缩期前向血流亦可减少，甚至消失。而且必须注意的是人工瓣膜本身的存在亦可影响肺静脉血流形式，人工瓣患者的肺静脉收缩期前向血流显著降低。同时，肺静脉内收缩期逆流与心房压力曲线 V 波相关，所以肺静脉血流形式和反流程度之间的关系可能也受左房大小及其顺应性的影响。

5. **人工瓣舒张期前向血流速度** 与自然瓣的二尖瓣反流一样，二尖瓣位人工瓣反流时舒张期前向血流速度增大。但和人工瓣狭窄时舒张期前向血流速度增加不同的是，此时压力减半时间正常，同换瓣后的基础资料对照有助于评估前向血流增加及反流程度。

值得强调的是和血管造影及目前应用的其他评估瓣膜反流的方法一样，所有上述分级评估标准都是半定量的，因而不能准确评估反流容积或反流分数，但综合分析可对大部分患者进行可靠的评估。除非要了解冠脉解剖，否则不需要进行术前心导管检查。

三、人工瓣狭窄（prosthetic valvular stenosis）

（一）形态学观察

多平面经食管超声可以直接观察侧倾碟瓣和双叶碟瓣的开口情况和闭合角度。机械瓣狭窄通常由血栓、赘生物或内膜增生形成所致。血栓性人工瓣堵塞一方面由于血栓直接阻塞瓣膜口，另一方面由于血栓干扰了碟叶或球的活动。超声心动图是诊断血栓性人工瓣（卡瓣）阻塞（prosthetic valve thrombosis）的重要方法。二尖瓣位、三尖瓣位以及主动脉瓣位人工瓣最好从心尖切面观察，因为这些位置的人工瓣运动方向朝向或背离心尖。因碟瓣运动方向是偏心的，所以心尖检查时应将探头旋转180°方可记录到其最大开放幅度。一旦发现在某个切面碟瓣开放幅度最大，即可进行 M 型检测以评价人工瓣运动速度和开放关闭时相。因球瓣的开口方向为中心性的，所以观察球瓣的最大开放幅度较容易。双叶碟瓣血栓形成时问题较为复杂，血栓通常只影响其中一个瓣，若检查不仔细，仅观察到未受影响且开放完全的一个瓣而未注意另一个瓣的情况，可以为双叶碟瓣的功能良好。因此，在检查双叶碟瓣时，必须详细检查两个瓣叶的情况，以免造成漏诊。

1. **M 型超声心动图** 球笼瓣异常时，M 型超声心动图上 AC 段的幅度与速度可见不同程度的改变。球瓣

上血栓形成时,功能障碍早期,由于笼罩内径减小,舒张期瓣球活动受限,但收缩期球瓣向瓣座就座较容易,较少发生异常,因而 AC 段尚属正常,而 DE 段速度变慢,原来较尖锐的 E 峰变为圆钝的曲线。当病变严重时,瓣球活动明显受阻,M 型曲线上 AC 和 DE 段幅度降低,各个周期中活动幅度高低不一,有时甚至被"黏着"在瓣球上不能开放。

2. 二维超声心动图　二维超声心动图尤其在多平面经食管检查时可以直接测量侧倾碟瓣和双叶碟瓣的开口情况和闭合角度。

二维检查时可发现瓣膜上回声增强,瓣活动降低,如为双叶碟瓣可因一侧瓣叶开放受限造成有效瓣口面积减低,瓣口血流偏心呈不对称射流束(图 30-30 ~ 图

30-33)。有时亦可发现血栓或赘生物的块样回声活动(详见后面"血栓形成"和"感染性心内膜炎"部分)。血栓性阻塞可轻可重,瓣口完全堵塞时,患者常表现为急性左心衰,如不及时处理难以存活。瓣口堵塞造成血流动力学异常的程度根据人工瓣被固定的位置有所不同。当血栓使人工瓣完全处于开放状态时,主要表现为反流,而当血栓使其处于近乎关闭的位置时,主要表现为狭窄。

生物瓣狭窄时瓣膜增厚,瓣膜开放幅度减小。在亚临床性生物瓣退行性变时也可见瓣口开放略小,生物瓣轻度增厚。文献报道瓣膜厚度≥3mm,瓣膜开口<7mm,支持生物瓣狭窄的诊断,并可用于鉴别显著生物瓣狭窄和亚临床退行性病变。

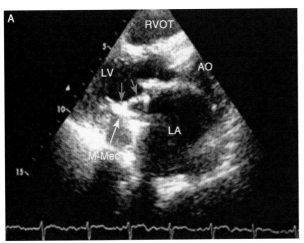
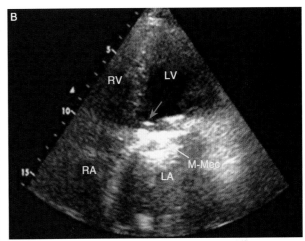

图 30-30　二尖瓣双叶机械瓣一侧卡瓣
A. 左心长轴切面示二尖瓣双叶机械瓣,红箭头所示一侧瓣叶开放尚可,另一侧受限;B. 四腔心切面示二尖瓣双叶机械瓣,瓣环回声增强,红箭头所示右侧瓣叶开放尚可,左侧受限

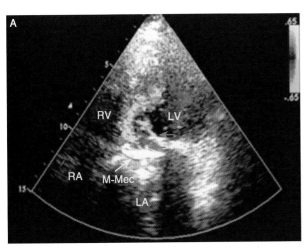
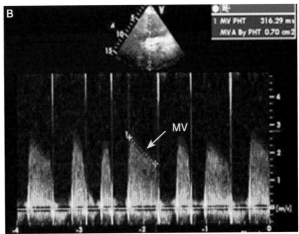

图 30-31　二尖瓣双叶机械瓣卡瓣
A. 四腔心切面示二尖瓣双叶机械瓣,瓣环回声增强,CDFI 所示因一侧瓣叶开放受限,通过机械瓣口流束为五彩偏心不对称射流束;B. 频谱多普勒显示二尖瓣双叶机械瓣一侧卡瓣,开放受限,舒张期最大跨瓣流速增大,有效瓣口面积减低

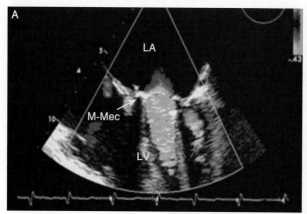 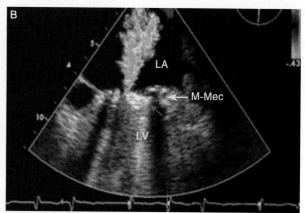

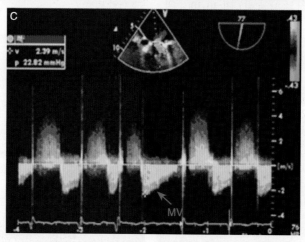

图 30-32　二尖瓣双叶机械瓣卡瓣食管超声图像

A. 四腔心切面示双叶机械瓣一侧卡瓣,开放受限,CDFI 示舒张期两条宽窄不等的正向血流束;B. 四腔心切面示机械瓣一侧卡瓣瓣叶开放受限,CDFI 示收缩期一侧大量偏心反流束。红色箭头示开放异常的瓣叶;C. CW 示舒张期二尖瓣机械瓣开放受限,瓣口血流速度增快

30

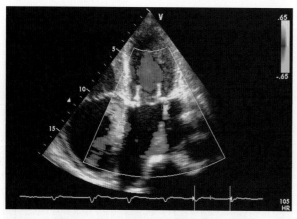

**图 30-33　二尖瓣位生物瓣瓣周漏彩色
多普勒超声图像**

四腔心切面 CDFI 收缩期见二尖瓣旁侧有一反流束指向左房,提示瓣周漏。房间隔右侧另见三尖瓣关闭不全的反流束

(二)跨瓣压差估计

血流动力学评估是定量分析人工瓣狭窄不可缺少的

一部分。应用连续多普勒计算人工瓣跨瓣压差的临床价值已得到肯定。大多数正常人工瓣常有一定程度的血流受阻造成瓣口流率增高及跨瓣压差增大,从而使人工瓣的跨瓣压差的分析较为复杂。由于瓣膜类型和瓣膜大小不同,有效瓣口面积则不同,正常的跨瓣压差也不相同,所以,在分析多普勒测量资料时必须考虑换瓣部位的不同、瓣膜类型和型号大小的不同。型号匹配不当也会造成瓣口相对狭窄,而非真正的瓣膜功能异常。有关各种常见类型和大小的人工瓣跨瓣压差的多普勒测定的正常值已有较多的报道,但正常值范围比较大,尤其小型号的瓣膜更是如此。人工瓣血流速度和跨瓣压差明显依赖于血流情况。单纯跨瓣压差不能确定狭窄程度,因为跨瓣压差不仅与瓣口面积有关,而且还与跨瓣的流率有关。高流率时跨瓣压可达到通常被认为是人工瓣狭窄的水平。所以采用多普勒血流速度评估人工瓣跨瓣压差时尚需测量其流率。另外,应用多普勒技术评估正常人工瓣跨瓣压差还有一些特殊的局限性:①如对某些类型的人工瓣来说(如双叶瓣、球瓣等),多普勒方法和导管方法所测的压差有一定的差异,因为人工瓣瓣口近端流速很高而远端心腔内压力正常,连续多普勒可以测得高速血流,依简化 Bernoulli 方程所得跨瓣压差较大。相反,导管所测量的是基本正常的远

端心腔内压力,从而测得的跨瓣压差比多普勒方法测算的要低。②在人工瓣时应用"简化"的 Bernoulli 方程计算跨瓣压差并不准确,因为"经典"的 Bernoulli 方程中的血流加速度、黏性摩擦以及瓣下的血流速度(V_1)等项在人工瓣时都不宜忽略,有人建议为减少误差应用"修正"的 Bernoulli 方程计算跨瓣压差:$\triangle P = 4(V_2^2 - V_1^2)$。

(三)人工瓣瓣口面积

测量人工瓣瓣口有效面积无疑是诊断人工瓣狭窄的最好方法。虽然不能在二维超声心动图上直接测量人工瓣瓣口面积,但多普勒技术可为人工瓣面积的评估提供另一条途径。第一,可以根据多普勒连续方程计算二尖瓣口和主动脉瓣口面积;第二,可以直接用压力减半时间来评估人工二尖瓣有效面积。但应用 220/PHT 来计算人工瓣瓣口面积是不妥的,因为 220/PHT 是根据自然瓣测算所得出的"经验"公式,并不完全适用于人工瓣口的测量。虽然如此,但压力减半时间方法对同一患者的随访观察有一定价值。

总之,二尖瓣位人工瓣狭窄时瓣膜活动受限,舒张期前向血流峰速度增加,舒张期平均跨瓣压差增大,压力减半时间延长以及有效瓣口面积减小。更为重要的评价方法是在瓣膜置换后 6~8 周进行每个患者的基础多普勒超声研究。然后获得的变量就可以作为该患者的"正常"参考值。这能帮助检出随着时间推移人工瓣功能的变化,对每个患者进行自身对照观察。如果和换瓣后测定的基础资料相比,压力减半时间并未延长,有效瓣口面积也未减小,仅仅是血流速度加快,则更支持人工瓣反流的诊断。二尖瓣位人工机械瓣的各参数正常值为舒张期瓣口峰速度 $\leqslant 2.5 \text{m/s}$,平均跨瓣压差 $< 8.0 \text{mmHg}$,有效瓣口面积 $\geqslant 1.8 \text{cm}^2$。二尖瓣位生物瓣平均舒张期跨瓣压差 $\geqslant 14 \text{mmHg}$,有效瓣口面积 $\leqslant 1.1 \text{cm}^2$ 则提示瓣口狭窄,主动脉瓣位生物瓣平均收缩期跨瓣压差 $\geqslant 30 \text{mmHg}$,有效瓣口面积 $\leqslant 1.0 \text{cm}^2$ 则提示瓣口狭窄。

四、人工瓣置换术后的感染性心内膜炎与血栓形成

(一)赘生物、脓肿

涉及人工瓣的心内膜炎后果通常较严重,因为人工瓣感染性心内膜炎(prosthetic valve endocarditis,PVE)较难根治,而且通常导致严重的并发症并要求进行瓣膜再置换术。像自然瓣一样,人工瓣感染性心内膜炎的特征亦为赘生物形成。超声心动图可直接显示赘生物和脓肿,常用来诊断人工瓣感染性心内膜炎,人工瓣赘生物在超声心动图上表现为附着于瓣膜成分上的不规则回声团块。当赘生物很小时,通常表现为不连续的、不规则的、固定的回声团块;当赘生物增大时,可见其活动度大,并随血流活动而活动。偶尔可见赘生物向周围扩展并累及邻近结构,向上可延伸至左房或主动脉瓣位人工瓣的缝合环。

经胸二维超声心动图对人工瓣上的赘生物探测的敏感性较对自然瓣者为低,其中一个原因为人工瓣反射强烈使其上的赘生物显示不清,另外还因为超声穿过人工瓣时衰减增加,使得声波不能进入瓣膜装置的更深层组织。经

食管超声可以大大提高对赘生物的检出率,对小的赘生物尤为有价值。大的赘生物还可以引起瓣口堵塞,多普勒证实存在人工瓣狭窄。赘生物大小与临床表现直接相关,并为急诊手术的选择提供重要的参考依据。赘生物的大小及活动度与栓塞的危险性有很大关系,赘生物 $>1.0 \text{cm}$ 栓塞的危险性为 47%,赘生物 $<1.0 \text{cm}$ 栓塞的危险性为 19%,活动的赘生物栓塞的危险性为 38%,不活动的赘生物栓塞的危险性为 19%。生物瓣性心内膜炎通常导致进展性瓣膜损坏和反流加重。

人工瓣性心内膜炎可能导致瓣周脓肿(paravalvular abscess)。脓肿的超声影像表现为在缝线环附近或与其相邻的心肌内存在一不与心血管腔相通的低回声区或无回声区。提示脓肿的间接征象是人工瓣摇荡(prosthetic valve rocking)、Valsalva 窦瘤形成、主动脉根部前壁增厚 $\geqslant 10 \text{mm}$、或与间隔相邻的瓣周结构增厚 $\geqslant 14 \text{mm}$ 等。在人工瓣心内膜炎时,瓣环脓肿的形成常会造成人工瓣撕脱和瓣周漏。

尽管在二尖瓣位人工瓣上发现赘生物的形成可为临床提供重要信息,但在人工瓣心内膜炎时超声心动图有时不能发现赘生物。对经胸检查时未能提供感染性心内膜炎依据者,可进一步行经食管检查以排除诊断。但值得注意的是,尽管经食管超声对感染性心内膜炎的诊断和追踪观察有显著性意义,但人工瓣上的赘生物或其他并发症常较自然瓣的难以探及。如果经食管超声检查结果阴性,对自然瓣来说可以排除感染性心内膜炎,但对人工瓣来说却有可能是假阴性。即使经食管超声检查是阴性的,人工瓣(尤其是机械瓣)患者的栓塞事件仍强烈提示与人工瓣存在有关。

(二)血栓形成(thrombosis)和其他造成栓塞的危险因素

是机械瓣一种严重的并发症,主要见于机械瓣,而生物瓣少见。换瓣术后第一年为血栓栓塞发生的高峰期。血栓一方面会导致人工瓣阻塞,瓣体开放受限,引起血流动力学的改变,另一方面会导致栓塞。同检测赘生物形成一样,经胸超声检查对人工瓣上血栓检测发现率较低,而经食管超声诊断人工瓣血栓形成具有更高的准确性。Scott 报告 15 例二尖瓣位人工瓣并脑卒中患者的检查结果,经食管超声发现其中 8 例(53%)有血栓,而经胸超声仅检出 1 例血栓(7%)。病理检查对照研究发现经食管超声会漏诊一些小的血栓,尤其是血栓位于人工瓣左室侧时。而经食管超声对二尖瓣位人工瓣的左房侧的血栓有高度敏感性。可探测到很小的纤维素样附着物,在机械瓣比生物瓣更常见,这些附着物可能是潜在的栓子,而以往未被认识。

两种自发性回声显影也常与人工瓣伴发。一种是左房自发性显影(spontaneous echo contrast),经食管超声检查中约在 37% 的患者中可以发现,表现为左房烟雾样改变。研究表明它同左房内血液红细胞缗钱叠加有关,提示血栓形成的发生率增高,常有动脉栓塞史。这种烟雾样回声显影应与另一种在机械人工瓣中出现的左房内气泡状强回声相鉴别,后者是在碟盘或瓣叶关闭时产生的,与振动盐水产生的微气泡十分相似。其产生原因尚不清楚,可能与人工瓣的空穴(cavitation)作用有关。

30

五、人工瓣机械性衰竭

人工瓣的持续开放和关闭导致了瓣膜成分的进行性磨损并最终导致机械性衰竭(mechanical failure)。衰竭形式依瓣膜而不同,生物瓣尤其容易衰竭,随着置换时间的延长表现出瓣叶逐渐增厚。虽然瓣叶增厚本身并不意味着功能不全,但它表明瓣叶已发生形态学改变(例如炎性浸润、纤维化等),而这些改变最终可导致功能异常。

生物瓣退化导致关闭不全者比狭窄更为常见,无生物学活性的瓣叶反复关闭和开放可引起胶原纤维的裂解并最终导致瓣叶撕裂。此时,患者常有明显的临床表现。猪瓣撕裂常导致连枷瓣,M型超声心动图可见连枷瓣的快速震颤,这种现象通常由严重的反流通过撕裂口所致。小部分患者瓣叶可完全撕脱,收缩期和舒张期的运动幅度更大。脉冲型多普勒和彩色多普勒检查可发现明显的反流束,这种反流束较宽,面积较大,提示反流较为严重。

六、人工瓣型号不匹配

最常见的人工瓣功能不全的类型可能就是型号不匹配,这是指虽然人工瓣按预设计的标准活动,但这种活动对心脏的某一特定部位和植入的患者来说并不合适。这种功能不全通常导致瓣膜植入部位存在较高的压差并使该部位的血流动力学改变持续存在。这种改变在运动时(心输出量增加)尤为明显。

人工瓣型号不匹配(patient-prosthesis mismatch, PPM)同瓣膜本身的功能不全不同,后者通常导致狭窄、关闭不全或者产生心内膜炎或血栓形成。但因患者手术方式、瓣膜形态学特征各异,单从某一次检查中难以将二者鉴别开来。必须对患者跟踪随访进行系列研究,仔细比较人工瓣的功能和形态,这样才能将两种人工瓣功能不全鉴别开来,为临床治疗方法的抉择提供信息。

存在问题与替代方法

从多年来超声发展经验看,超声心动图评价人工瓣的主要的限制是技术问题,特别是混声、伪像和声影几大因素。有些问题可以在某种程度上用经食管超声方法将声影投射在相反方向而避开。但混声和其他伪像在经胸和食管超声检查当中仍是个难题。还有其他一些问题包括使用多普勒超声高估双叶机械瓣的跨瓣压差、对机械瓣口面积计算的限制性、对人工瓣"正常"和病理性反流的区别等。更重要的是,在评价自体瓣膜中产生错误的许多因素在评价人工瓣中也同样存在。这些因素包括超声组织穿透力、多普勒角度依赖性、直径的准确测量、成像的正确定位以及多普勒信号来源正确识别等。

超声心动图检查在诊断不清或与其他诊断不符时,常需要其他诊断性检查相辅助。我们可以实施心导管检查,直接测量心内压力以确认跨瓣压差和测量肺动脉压。结合心输出量的测量,计算瓣口面积和全肺阻力。对于某些机械瓣患者,导管检查因导管需要逆向通过瓣口导致瓣叶功能障碍而变得非常困难。在一些病例中主动脉机械瓣的评价需要经过间隔穿刺来进行导管检查,通过将导管经二尖瓣进入到左室来测量左室压力。对于二尖瓣人工瓣置换的患者,用穿间隔导管检查评价左房和左室的压差比测量肺楔压更可靠。

造影的评价方法(对于二尖瓣反流用左室造影、主动脉瓣反流用主动脉根部造影)有助于用半定量(0~4级)分级法评价人工瓣反流或者结合其他心输出量、每搏输出量,定量分析反流量大小和反流分数。

对瓣膜的透视对于某些瓣叶类型很重要。对于双叶和单叶碟片机械瓣,开放角度可通过一个垂直于开放瓣叶平面的视角测量出来。对于少数现在已停用的瓣膜模型,其瓣叶逐渐衰退,导致瓣口大小减少,这也可以用透视、导管检查的方法诊断。目前易损的生物瓣和机械瓣已经很少再使用了,仅有极少数患者还在使用这类人工瓣。不管是磁共振成像还是计算机断层扫描成像对人工瓣评价好坏都没有被证实,将来这些技术中可能出现显示反流束的新方法,会给我们带来更多有用的信息。

第31章

心 脏 移 植

HEART TRANSPLANT

◎田家玮　谢明星　杨亚利　费洪文

心脏移植的适应证与禁忌证	463	三、异位心脏移植	465
一、心脏移植的适应证	463	心脏移植的超声评估	465
心脏移植的手术方法	464	一、移植术前超声评估	465
一、原位双房法	464	二、围术期超声评估	465
二、原位双腔法	464	三、术后随访超声评估	467

　　尽管抗心衰药物、器械治疗不断进步,心脏移植仍然是终末期心衰患者延长寿命最有效的治疗方案。近30年来,受体的选择、供体心脏的保护、免疫抑制药物、巨细胞病毒预防等技术的进步,使得心脏移植受体存活期明显延长。在中国,越来越多的医院拥有了心脏移植的手术资质。作为移植手术围术期中首选的影像学监测技术,超声心动图在术前手术决策、术中监测、术后并发症监测及疗效评价中均发挥了重要作用。

心脏移植的适应证与禁忌证

一、心脏移植的适应证

(一) 受体的适应证
患者需满足以下条件:

1. 终末期心力衰竭伴或不伴有室性心律失常,经系统完善的内科治疗或常规外科手术均无法使其治愈,预测寿命<1 年。

2. 其他脏器(肝、肾、肺等)无不可逆性损伤。

3. 患者及其家属能理解与积极配合移植手术治疗。

4. 适合心脏移植的常见病症:①晚期原发性心肌病,包括扩张型、肥厚型与限制型心肌病等;②无法用搭桥手术或激光心肌打孔治疗的严重冠心病;③无法用纠治手术根治的复杂先天性心脏病,如左心室发育不良等;④无法用换瓣手术治疗的终末期多瓣膜疾病;⑤其他难以手术治疗的心脏外伤、心脏肿瘤等;⑥心脏移植后供体心脏广泛性冠状动脉硬化、心肌纤维化等。

(二) 受体的禁忌证
1. 绝对禁忌证
(1) 全身有活动性感染病灶。
(2) 近期患心脏外恶性肿瘤。
(3) 肺、肝、肾有不可逆性功能衰竭。
(4) 严重全身性疾患(如全身结缔组织病等),生存时间有限。
(5) 供受者之间 ABO 血型不一致。
(6) 经完善的内科治疗后,肺动脉平均压>8.0kPa

(60mmHg),肺管阻力(PVR)>8wood 单位。
(7) 血清 HIV 阳性者。
(8) 不服从治疗或滥用毒品、酒精中毒者。
(9) 精神病及心理不健康者。
(10) 近期有严重肺梗死史。

2. 相对禁忌证
(1) 年龄>65 年者。
(2) 陈旧性肺梗死。
(3) 合并糖尿病。
(4) 脑血管及外周血管病变。
(5) 慢性肝炎。
(6) 消化性溃疡病、憩室炎。
(7) 活动性心肌炎、巨细胞性心肌炎。
(8) 恶病质患者(如体质差、贫血、低蛋白血病、消瘦等)。

(三) 供体的选择
1. 供体年龄　一般认为男性应小于 40 岁,女性小于45 岁。

2. 供心大小　一般要求供者体重与受者体重相差应在 20% 以内。

3. 病史　供者无心脏病病史和可能累及心脏的胸外伤史。超声心动图与心电图结果正常。无恶性肿瘤、糖尿病、高血压、冠心病、败血症、HIV 抗体阳性等病史。心功能正常,无严重低血压(超过 5 分钟),无心搏骤停,未作过心内注药等情况。

4. 组织免疫配型　ABO 型必须一致,PRA<10%(最高不宜超过 15%)。

心脏移植的手术方法

心脏移植分为原位心脏移植(orthotopic heart transplantation)(双房法、双腔法)和异位心脏移植(heterotopic heart transplantation)。

一、原位双房法

由 Lower 和 Shumway 发明。将受体和供体左房、右房各留取一部分进行吻合,受体左房留取了肺静脉部分,供体左房一大部分与受体左房一小部分吻合;受体右房留取了上下腔静脉入口处,供体右房一大部分与残留受体右房吻合;主动脉与肺动脉在半月瓣以上进行吻合(图31-1)。优点是手术技术简便,避免了肺静脉吻合造成的肺静脉梗阻及上下腔静脉的吻合困难及术后梗阻。缺点是术后双房大,心房功能下降,有可能导致房性心律失常、心房血栓或三尖瓣反流增多。

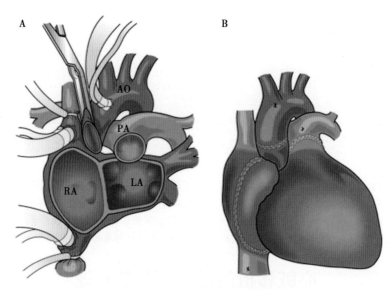

图31-1 双房吻合法原位心脏移植
四个部位吻合,左房、右房、主动脉、肺动脉

二、原位双腔法

于1991年由双房法改良而来。将受体心脏的上下腔静脉也切除,供体提供上下腔静脉及整个右房(图31-2)。

该法理论上保留了右心房的收缩功能、窦房结功能以及三尖瓣的功能。随访结果显示,虽然此法增加了手术难度和手术时间,但减少了术后房性心律失常、三尖瓣反流及术后心电图双 P 波的发生率。

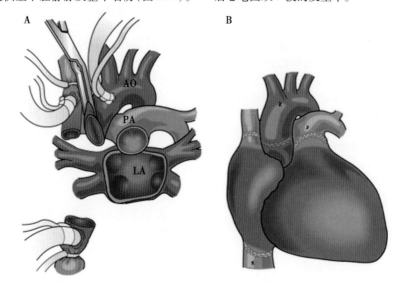

图31-2 双腔吻合法
五个部位吻合,左房、上腔静脉、下腔静脉、主动脉、肺动脉(与图31-1 同引自 From Mavroudis C,Backer CL. Pediatric Cardiac Surgery. 3rd ed. Philadelphia:Mosby,2003.)

31

三、异位心脏移植

异位心脏移植是指不切除原有受体心脏,而直接将供体心脏的左房、升主动脉、肺动脉、右房吻合到受体心脏。

心脏移植的超声评估

一、移植术前超声评估

心脏移植术前超声的评估目的,一是看患者是否符合心脏移植的适应证,二是在手术等待时间内综合评估心脏功能,为患者调整治疗方式、延长生命提供帮助。其评估要点主要基于患者的基础病变,重点在于心脏功能的准确评价,具体可参考相关章节。

二、围术期超声评估

围术期超声心动图评估要点包括对手术吻合部位完整性的观察、新生心脏功能的评价以及手术并发症的监测。手术并发症包括心包积液、急性移植物失功能[右室和(或)左室]、肺动脉高压、急性排斥反应等。

(一)评估吻合部位完整性

心脏移植手术完成停止体外循环后,即可利用术中经食管超声观察吻合完整性(图31-3)。内容包括:

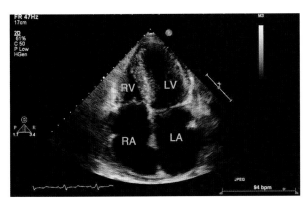

图31-3 四腔心切面观察双房及双室运动

1. 心房吻合口 如采用原位双房法术式,应观察左、右房吻合口,其中左房吻合口要远离肺静脉入口,以免肺静脉口狭窄,并注意排除左房血栓。

2. 腔静脉吻合口 如采用原位双腔法术式,应观察上下腔静脉吻合处有无残留狭窄。上腔静脉血流一般为双期血流,如峰速超过1m/s应高度怀疑梗阻。下腔静脉吻合位置一般较低,可通过剑突下矢状切面观察,并测量回心血流峰速。

3. 大动脉吻合口 吻合口一般分别位于肺动脉主干和升主动脉,观察有无吻合口狭窄。偶尔受体原发有主动脉弓发育异常,术中另行主动脉弓重建,还需评估重建主动脉弓是否通畅。

(二)评估瓣膜功能

术后三尖瓣反流增加比较常见(图31-4),尤其是移植术后早期,可能与右房吻合损伤和右室功能异常有关。

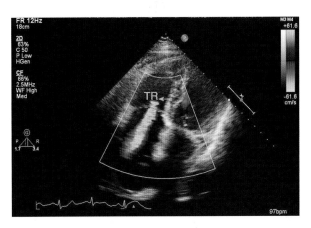

图31-4 三尖瓣反流

(三)评估心包积液

心包积液在心脏移植术后比较常见(图31-5)。术后早期的心包积液多为手术后的心包积血,其他时间点的心包积液多为排斥反应。除了观察心包积液的范围、程度、有无心脏压塞外,还需注意鉴别其病因。

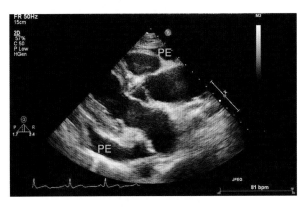

图31-5 心包积液

(四)评估左室与右室形态和功能

右室扩张、肺动脉高压及急性右心功能不全在移植术后早期较为常见,一般可以在数天或数周内恢复,原因多为移植心脏保存损伤或供体之前有肺动脉高压。超声对右心的评估内容包括右心腔大小、室壁厚度、室壁运动及评估肺动脉压力。

左室舒张功能异常在移植术后早期亦较为常见,原因可能有受体围术期缺血、再灌注损伤、高血压、免疫抑制剂的副作用等。一般可以在数天或数周内恢复,但也有部分患者一直存在。左室舒张功能异常可作为排斥反应的早期表现。排斥反应持续进展可进一步导致收缩功能障碍。

左室舒张功能评估参数包括:

31

1. 二尖瓣血流频谱(图31-6) 心尖四腔心切面二尖瓣尖频谱多普勒测量二尖瓣 E 峰和 A 峰。正常 E 峰大于 A 峰。早期异常为松弛减退、假性正常及充盈受限。详细内容见左室舒张功能评价章节。

2. 组织多普勒二尖瓣环频谱 移植患者的组织速度可低于正常人。早期(尤其是移植术后 1 个月内)可表现为 E′<A′或限制型 E′、A′都小于 10cm/s(图31-7)。

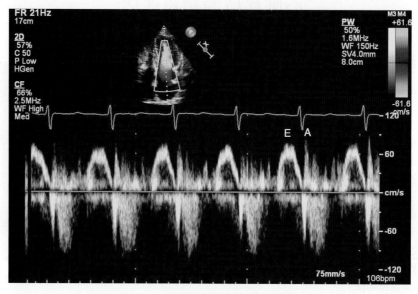

图 31-6 二尖瓣舒张期血流频谱 E 峰与 A 峰

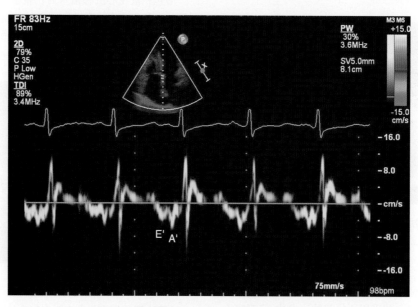

图 31-7 频谱组织多普勒二尖瓣环 E′峰与 A′峰

3. 等容舒张间期(IVRT) 等容舒张期是主动脉瓣关闭之后,二尖瓣开放之前的间期。可以在四腔心切面二尖瓣口偏左室流出道进行频谱测量。轻度舒张功能异常时 IVRT 延长,充盈限制性舒张功能异常时 IVRT 缩短。IVRT <60 毫秒或缩短超过 20 毫秒预示排斥反应(图31-8)。

4. Tei 指数 可以用来评价收缩功能和舒张功能,为(等容舒张期+等容收缩期)/主动脉射血期。左室 Tei 指数(图31-9)超过 0.64 预示排斥反应可能性极大。

5. 应变及应变率 应变是指心肌长度的主动伸张与缩短,应变率是指单位时间内心肌长度的变化率。左室心肌应变参数包括纵向应变、短轴应变和环向应变。用于评价心肌本身的机械收缩和舒张功能(图31-10)。

(五)评估术后急性排斥反应

术后排斥反应的病因包括供体与受体的心脏大小不匹配、术后早期出血、心肌活检导致的心室游离壁穿孔、心包感染、心包炎症反应、新生肿瘤(多为淋巴瘤)等。排斥反应可引起移植心脏的多种变化。没有单一的指标可以代表和预测排斥反应。心肌活检是诊断排斥反应的"金标准",但其为有创检查,不能频繁反复应用。

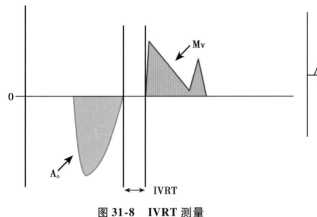

图 31-8　IVRT 测量

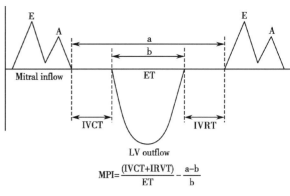

$$MPI = \frac{(IVCT + IRVT)}{ET} - \frac{a-b}{b}$$

图 31-9　Tei 指数

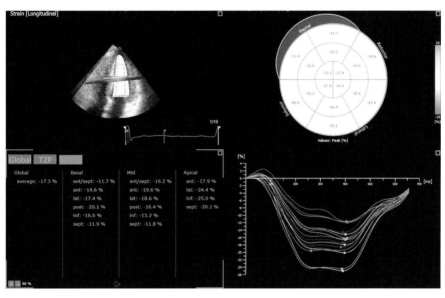

图 31-10　斑点追踪应变图

超声心动图的多种表现综合起来可作为排斥反应的早期线索。这些表现包括：

1. 左室舒张、收缩功能异常　排斥反应在早期可导致左室舒张功能异常，可能与细胞浸润、组织水肿等有关，进一步可导致收缩功能障碍。但很多患者基础状态下就有舒张功能异常，很难和排斥反应导致的舒张功能异常相鉴别。新发的舒张功能异常或舒张功能异常程度增加可作为排斥反应的指标。

2. 左室壁厚度急剧增厚伴随心腔缩小（图 31-11）。

3. 新出现心包积液。

4. 新出现中重度房室瓣反流。

三、术后随访超声评估

超声心动图是心脏移植手术的术后常规监测手段，重点观察手术吻合部位的完整性及移植心脏功能。也有报道利用超声心动图引导心肌活检及监测活检术后并发症。或应用多巴酚丁胺负荷超声心动图监测冠脉移植物血管病变引起的心肌缺血。

供心冠状动脉增殖性心脏病（coronary allograft vas-

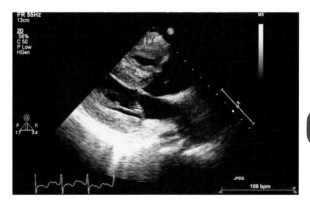

图 31-11　右室壁增厚

culopathy，CAV）是心脏移植受体中晚期死亡的主要因素，表现为冠状动脉弥漫性向心性内膜增厚，心外膜血管及冠脉微循环受累。心脏移植术后 10 年发生率约为 50%。目前指南建议移植患者术后应每年行冠脉造影检查。但早期病变时冠脉造影敏感性低。当 CAV 病变严重时，常规超声心动图表现为室壁运动异常、舒张功能受限、左室射血分数降低,早期病变时此三项特征可为阴性。也有学者应用冠脉内超声、负荷超声心动图等评估冠脉血管病变程度,或利用斑点追踪成像技术评价移植术后心脏功能,提高对 CAV 的诊断敏感性。

术后不同时间点的超声评估重点见表 31-1。

表 31-1　心脏移植各时间点的超声评估重点

评估内容	手术即刻	术后 1 周至 1 年	>术后 1 年
心功能不全	√(急性)	√	√
右室压力	√	√	
右室功能	√	√	
吻合部位完整性	√	√	√
排斥反应	√(急性)	√	√
心包积液	√		
冠脉血管病			√

总之,超声心动图可提供心脏结构和功能的综合资料,可在床旁随时进行检查,是心脏移植手术术前评估、术中监测和术后随访首选的影像学方法。尽管心内膜心肌活检仍然被认为是确诊排斥反应的"金标准",但超声心动图技术也在不断摸索前进。相信在不久的将来,超声的发展一定能带给临床更多的惊喜。

31

第32章

Marfan 综合征

MARFAN SYNDROME

◎谢明星　方凌云　王　斌

流行病学和遗传学	469	超声多普勒	474
病理解剖与临床表现	470	一、彩色多普勒	474
一、主要病理学改变	470	二、频谱多普勒	475
二、临床表现	470	经食管超声心动图	475
三、临床分型	471	诊断与鉴别诊断	476
检查方法及注意事项	471	一、超声心动图诊断要点	476
经胸超声心动图	472	二、鉴别诊断	477
一、M 型超声心动图	472	临床价值与存在问题	477
二、二维超声心动图	472	一、诊断 Marfan 综合征	477
三、三维超声心动图	474	二、监测病情进展	477

　　1896 年 Antoine-Bernard Marfan 首次报道了一例表现为细长指和异常骨骼的 5 岁女孩病例,并称其为细长肢体病(dochostenomelie)。其后,Achard 指出该病具有家族史和韧带松弛、引起关节过度伸展的特点,建议将其命名为蛛状指症(arachnodactyly)。1912 年 Sälle 首先描述了本病的心血管改变。1914 年 Börger 提出本病还有另一重要特征为眼部病变,特别是晶状体脱位与半脱位。1931 年 Weve 建议将该病变命名为 Marfan 综合征(Marfan syndrome)。1955 年 Mckusick 报告分析了 50 个家系 105 名患者的心血管、骨骼及眼损害,指出该综合征为遗传性疾病。1975 年,Bromn 首先运用超声心动图观察了 35 例 Marfan 综合征,发现 97% 患者有主动脉根部扩张和(或)二尖瓣脱垂。1980 年,同济医科大学协和医院梁国芬等观察 52 例临床确诊为 Marfan 综合征的 M 型与切面超声心动图表现,发现 92.3% 有主动脉根部明显增宽,其中 23.5% 的患者伴有二尖瓣脱垂。进一步证实了超声心动图对 Marfan 综合征心血管病变的诊断价值。本章除介绍超声心动图诊断要点外,并对其最新临床诊断标准也作了简要介绍。

流行病学和遗传学

　　Marfan 综合征为常染色体显性遗传疾病,是微纤维原基因(fibrilline gene,FBN$_1$)所编码的细胞外基质纤维蛋白-1 突变导致的一种全身结缔组织病。发病率为(2~3)/10 000,但由于新生基因突变而缺乏有效诊断,可能低估其发病率。心血管、骨骼及眼损害是其典型的三主征。该病发生无地域特征且无性别差异。

　　由于 Marfan 基因(Marfan gene)的多效性和变异性,致该综合征的临床特征呈多相性,特别以家族间的多相性较明显。Marfan 综合征遗传学特征如下:①致病基因存在于常染色体上,与性别无关,男女发病相等;②连续几代均可见患者,但无隔代遗传;③患者双亲中往往有一方为发病者;④患者的每一个后代均有 1/2 可能性患病。

　　遗传学分型:①家族性:为上代致病基因遗传所致;②散发性:基因突变或上代致病基因未外显。

32

病理解剖与临床表现

一、主要病理学改变

Roberts 指出升主动脉瘤,夹层动脉瘤和二尖瓣脱垂为此综合征在心血管系统的三大表现。主动脉中膜变薄,表现为弹性蛋白变性,弹性纤维和肌纤维进行性退化,而胶原纤维和黏液物质增多,称为主动脉中层囊性坏死(cystic medial necrosis of aorta),此种改变主要见于主动脉根部、主动脉瓣,也可累及主动脉弓、降主动脉,偶可累及肺动脉干、胸腹主动脉及其分支。由于主动脉的强度主要依赖于弹力纤维、胶原纤维与平滑肌细胞三者结构和功能的完整。因此 Marfan 综合征患者主动脉中膜薄弱,主动脉壁弹性降低,且随年龄增长,病变愈明显。

主动脉中层囊性坏死多从主动脉根部开始、继而累及整个主动脉,但首先表现为升主动脉扩张,主动脉根部明显扩张造成主动脉瓣环扩大,引起主动脉瓣的相对性关闭不全。严重并发症有主动脉夹层破裂、充血性心力衰竭。Goyelle 对 34 例 Marfan 综合征病例进行了尸检,35% 存在夹层动脉瘤。

二尖瓣病变主要是二尖瓣叶和腱索黏液变性,酸性黏多糖增多。瓣叶变薄、过长,腱索伸展致二尖瓣脱垂。类似病变也可发生在主动脉瓣致主动脉瓣脱垂。Olsen 曾研究 50 例松软瓣膜综合征患者的二尖瓣,发现瓣膜内海绵区(zona spongiosa)范围较正常人明显增大,此可能是二尖瓣脱垂的病理基础。

二、临 床 表 现

(一)骨骼异常

身材瘦高和蜘蛛指(趾)为 Marfan 综合征最常见的骨骼异常。四肢细长以上肢远端和下肢近端明显,臂指间距超过身长(图 32-1)。手指和脚趾长且纤细,呈蜘蛛脚样外观。X 线后前位掌骨指数、拇指征和腕征是评价蜘蛛指的检查方法,其中拇指征和腕征方法简单适用于临床(图 32-2)。

(二)心血管改变

国内 Marfan 综合征心血管病变的发生率为 38.5%,国外文献报道为 40% ~ 60%,但病理检查心血管病变发生率为 95% ~ 100%。

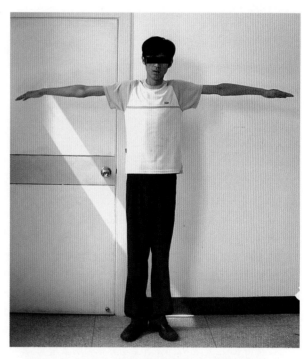

图 32-1 Marfan 综合征患者身高和展臂时的特点

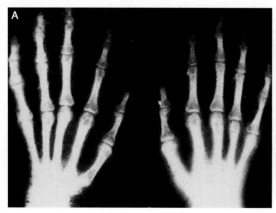
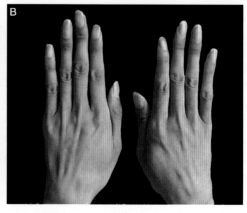

32

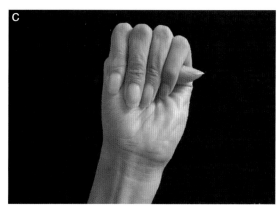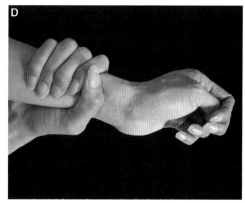

图 32-2　Marfan 综合征手掌及手指的特征
A. 蜘蛛脚样手指的 X 线征象；B、C、D. 分别为 Marfan 综合征患者的指掌外形、拇指征与腕征

主动脉病变包括升主动脉扩张、主动脉夹层、主动脉扩张伴主动脉瓣反流。而这种扩张最早和最多发生在主动脉根部。当早期病变时，患者主动脉根部仅轻度增宽，可多年无症状，体格检查心脏可完全正常。主动脉根部中度至重度增宽时（主动脉根部内径达 4.5cm 以上），最早出现的症状是活动时呼吸困难，表示开始出现左心室功能不全。主动脉瓣关闭不全时主动脉瓣听诊区可闻泼水样或吹风样舒张期杂音。严重病例主动脉瓣环与升主动脉高度扩张，杂音可出现于胸骨右缘 3、4 肋间，此点有别于风湿性心脏病或严重高血压所致主动脉瓣关闭不全时的杂音。当发生主动脉夹层破裂时，临床上可有剧烈胸痛，两上肢血压差异明显等表现。部分患者可有心绞痛，为舒张压降低，冠状动脉血流灌注不足所致或冠状动脉受累。

我院尸检一例可见升主动脉（自主动脉瓣环起至无名动脉开口近端）高度球状囊性扩张（动脉瘤）。囊腔直径达 11.4cm，囊壁厚度 0.2cm，主动脉瓣口周径 11.8cm，主动脉瓣有重度关闭不全。

二尖瓣病变表现为二尖瓣脱垂，轻者可无明显症状与体征，较重者可感胸痛与心悸。胸痛原因推测由乳头肌或附近心肌缺血所致，心悸可能由房性期前收缩、室性期前收缩或阵发性心动过速引起。二尖瓣脱垂可仅累及前叶或后叶，也可前后叶同时脱垂，但以单纯二尖瓣后叶脱垂较多见。心脏听诊时，可闻及特征性心尖部收缩期喀喇音与收缩期杂音。喀喇音多出现于收缩中、晚期，少数出现于早期，具有拍击性和易变性的特点。收缩期杂音为二尖瓣关闭不全所产生，常与喀喇音同时出现，或紧接喀喇音后开始。

先天性心脏畸形与 Marfan 综合征并无病因上的关联。

少数患者可并发感染性心内膜炎。

（三）眼部表现

晶状体向上脱位或半脱位是 Marfan 综合征的特异表现，可并发视网膜脱离。

（四）皮肤表现

Marfan 综合征患者在上胸部、腹部、臀部可有膨胀性萎缩纹（striae distencae），此系皮下弹力纤维断裂引起。手掌呈屈褶纹，为垂柳状分布，垂向手掌的向心部。

（五）肺部表现

Marfan 综合征患者常有先天性肺部异常，易患脓胸、肺脓肿、自发性气胸或其他肺部疾病，其原因可能系肺部结缔组织活力缺失所致。

（六）硬脊膜膨出

Pyeritz 对 57 例 Marfan 综合征患者及非 Marfan 综合征者进行年龄和性别配对的对照研究，发现 63% 的病例组患者有腰部椎管增宽现象，而对照者无一例发现。该研究证实，硬脊膜膨出的发生与骨骼畸形、晶状体脱位及主动脉损害的严重性之间并无一定关系，且腰骶部硬脊膜膨出多无症状。

三、临床分型

根据上述临床表现，Marfan 综合征在临床上大致分为两大类型：

1. **完全型（典型）**　指患者同时具备骨骼、眼、心血管三项主征。

2. **不完全型（非典型）**　患者只具备个三主征中的一至两项。

检查方法及注意事项

M 型超声心动图着重观察心底波群主动脉根部的宽度，主波与重搏波的高度，主动脉瓣的活动情况以及主动脉与左房内径的比例。二尖瓣波及心室波观察左室大小及二尖瓣有无脱垂。

二维超声检查时，常用胸骨左缘长轴切面和心尖左室长轴切面。观察主动脉的结构、升主动脉的宽度、主动脉瓣和二尖瓣的活动情况。对有突发剧烈胸、背部疼痛患者，应在左心长轴切面、心底短轴切面、胸骨上凹主动脉弓长、短轴切面及剑突下腹主动脉切面上仔细探查，并在左心长轴切面基础上移动探头，通过非标准切面、胸骨右缘切面显示升主动脉近端、远端、胸降主动脉。注意扩张的动脉腔内有无异常带样回声。

32

利用多普勒技术探查时,先将脉冲多普勒的取样容积置于主动脉腔内、主动脉夹层、左室流出道和左房内探查有无异常血流。彩色多普勒可显示升主动脉、管壁夹层、左室流出道和左房内异常血流的起源、性质和分布范围。存在高速血流时,可用连续多普勒测量其峰值流速。

实时三维超声心动图技术多方位观察和任意切割心脏立体结构,不受二尖瓣环非平面特性的限制,能清晰显示二尖瓣脱垂的部位、范围和瓣下结构。可动态显示主动脉瓣的形态结构,三维彩色多普勒技术可清晰显示反流束形态及与周围结构的空间关系,定量反流容积,使判断反流的严重程度更为精确。

对胸前透声窗不理想,二维图像质量较差的患者,在除外禁忌证的情况下,可考虑行经食管超声检查,但要严格掌握适应证,并准备好检查过程中的监护与急救设备,检查前必须向家属说明其危险性,并在其签署文件后进行。

经胸超声心动图

一、M 型超声心动图

Marfan 综合征患者在 M 型图像上的改变主要为主动脉根部增宽、二尖瓣脱垂等。

(一)主动脉根部及主动脉瓣活动曲线

Marfan 综合征患者主动脉扩张,主动脉根部内径明显增宽。此外,主动脉瓣开放幅度增大,主动脉瓣关闭线呈双线,这可能与 Marfan 综合征患者主动脉瓣环扩张、舒张期主动脉瓣不能充分关闭有关(图 32-3,图 32-4)。

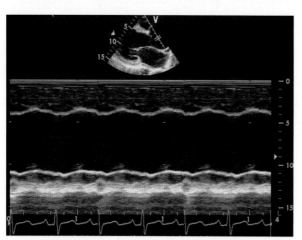

图 32-3 Marfan 综合征的心底波群
主动脉根部高度扩张达 71mm(正常人在 33mm 左右)

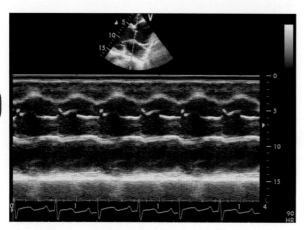

图 32-4 Marfan 综合征的 M 型超声心动图
心底波群见主动脉内径明显增宽,主动脉瓣开口幅度较大达 27mm

(二)二尖瓣活动曲线

二尖瓣前叶活动曲线的 DE 幅度较正常人 DE 幅度增大,此系 Marfan 综合征患者二尖瓣脱垂较正常人多所致。二尖瓣前、后叶均可出现脱垂,我院对 52 例 Marfan 综合征患者的统计表明,11 例有二尖瓣脱垂,CD 段向左房侧脱垂,深度明显增加,为(9.0±3.7)mm。

二、二维超声心动图

(一)胸骨旁长轴切面

1. 主动脉扩张/主动脉夹层 Marfan 综合征患者在左心长轴切面上有比较特异的表现(图 32-5,图 32-6)。患者主动脉根部向前向后呈瘤样高度扩张,心底部各结构宽度的比例发生明显改变,有时见主动脉根部的后壁几乎贴近心脏后壁,压迫左房,左房内径变小,左房/主动脉比率明显减小。有研究显示当主动脉根部内径大于 5.5cm 时,主动脉发生破裂的危险性增高。

如有主动脉夹层形成时,可见主动脉的前壁和(或)后壁呈双层带状回声,内层回声纤细为主动脉内膜层,外层回声稍强为主动脉中膜与外膜层,当夹层从内膜撕裂,可见内层带状回声一端游离,出现漂动现象。当疑有或已在左心长轴切面发现主动脉夹层时,需要对能显示的主动脉系列切面从纵切面和横切面追踪仔细扫查,判断夹层的累及范围、破口,并观察有无附壁血栓。

2. 主动脉瓣口增大 随着主动脉根部及瓣环的扩张,主动脉瓣口随之变宽增大,右瓣与无冠瓣活动幅度大,由于瓣叶的面积一定,故对合欠佳,出现关闭不全。伴有主动脉瓣脱垂时见主动脉瓣舒张期脱向左室流出道。

3. 左室扩大 主动脉瓣关闭不全导致左室容量负荷过重,因而左室明显扩大,室间隔与左室后壁呈逆向活动,幅度亦增大。

4. 二尖瓣脱垂 部分患者二尖瓣前后叶对合欠佳,对合点向上向后漂移,收缩期瓣叶向左房侧突出,超过瓣环连线水平,二尖瓣前叶的心房面与主动脉后壁间的夹角亦变小,呈典型的脱垂征。

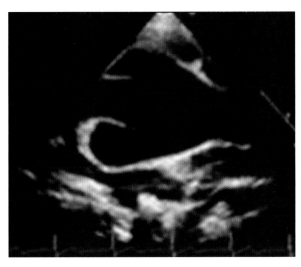
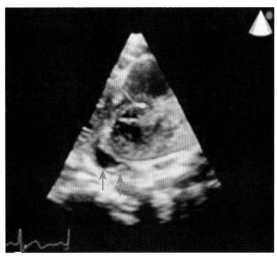

图 32-5 Marfan 综合征的左心长轴切面

主动脉向前向后高度扩张,使左房/主动脉比率明显变小;右图为实时三维超声心动图显示左房明显受压(箭头)

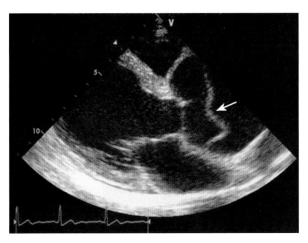

图 32-6 Marfan 综合征的主动脉改变

主动脉根部及升主动脉明显扩张,主动脉瓣环扩大,扩张的主动脉腔内见漂浮的带状回声(箭头所指),此为剥离的主动脉内膜

(二) 心底短轴切面

患者的心底短轴切面上可见居于中心的主动脉根部明显增宽,随着三个 Valsalva 窦的扩张,周边甚至变成呈品字形排列的三个半圆形腔壁。主动脉瓣开口幅度大,闭合时常在三叶交界处见一小三角状缝隙,形成关闭不全(图32-7)。华中科技大学同济医学院附属协和医院曾作详细追踪,发现一例典型 Marfan 综合征家系患者。第一代及第二代分别为 62 岁及 42 岁男性,均表现为主动脉夹层。第三代,20 岁男性,表现为主动脉根部明显扩张(图 32-8)。

(三) 胸骨上窝主动脉弓切面

可见主动脉根部增宽,如有夹层,其腔内可见飘带样回声。短轴切面上夹层显示同心圆状,动脉壁可呈环形分离,亦可仅部分分离。但主动脉弓及降主动脉可逐渐过渡为正常的宽度。

(四) 四腔图

心尖位或胸骨旁四腔图上见左室扩大,二尖瓣关闭时向左房过度凸出。主动脉根部形成夹层时,亦能在四腔图上出现相应征象。

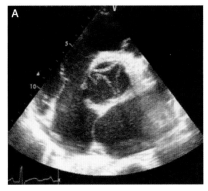
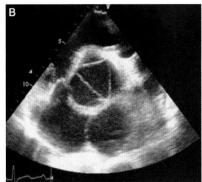
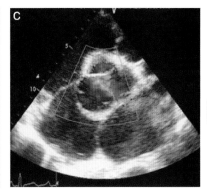

图 32-7 Marfan 综合征的心底短轴切面

A. 主动脉窦明显扩张,主动脉壁的轮廓呈品字形排列的三个半环。舒张期主动脉瓣闭合时可见一三角形裂隙,表明有主动脉瓣关闭不全存在;B. 收缩期见主动脉瓣开口幅度较正常增大;C. 彩色血流显像示舒张期主动脉瓣闭合时三角形裂隙处的反流信号

32

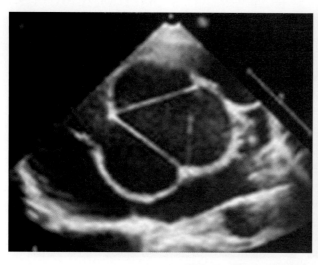
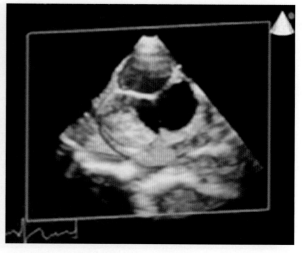

图 32-8　Marfan 综合征家系患者主动脉根部扩张
主动脉短轴切面显示主动脉根部扩张,收缩期主动脉瓣开口幅度明显增大;右图
为实时三维超声心动图显示的主动脉窦

三、三维超声心动图

　　Marfan 综合征患者出现二尖瓣脱垂时,在三维超声心动图上可有如下表现:由左房往左室方向观察脱垂的二尖瓣,脱垂的瓣膜向左房呈局限凸起,可表现为弧形或小三角形,与周围组织分界清楚。从心尖向心底方向观察,脱垂的瓣膜局部呈浅汤匙样或小"v"字样改变(图 32-9)。三维超声心动图可精确测量瓣膜脱垂的范围大小并显示瓣下结构改变,动态显示主动脉瓣的形态结构。此外,实时三维彩色多普勒血流显像可通过测量反流束容积来评价主动脉瓣或二尖瓣反流的程度。

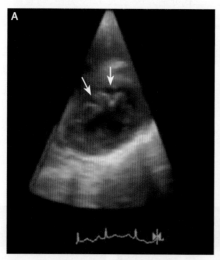
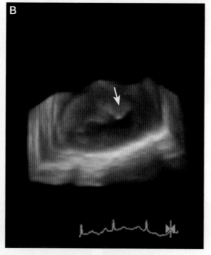

图 32-9　实时三维超声心动图显示二尖瓣脱垂
A. 二尖瓣前叶可见局部瓣叶有两处呈"v"样改变(箭头);B. 从左室向左房面
观察,二尖瓣局部瓣叶呈浅匙样改变,表面尚光滑(箭头)

32

超声多普勒

一、彩色多普勒

　　由于升主动脉的明显扩张和收缩期的前向血流增加,升主动脉内出现明显的涡流,显示为多个红蓝相间的血流信号。如并发重度主动脉瓣关闭不全时,升主动脉内可出现舒张期反向血流;如有夹层形成,可见夹层所致的真腔与假腔内的血流信号色彩相反,并可出现多个红蓝相间的涡流信号,在动脉壁破口处可见血流信号

从真腔进入假腔；如伴有主动脉瓣关闭不全，左室流出道可出现五彩镶嵌的舒张期反流束，一般反流程度较重，反流束较宽，占据左室流出道的大部分，在左室腔内的分布范围亦较大（图 32-10）；伴有二尖瓣反流时，左房内出现收缩期反流信号，反流束一般较小，范围比较局限。

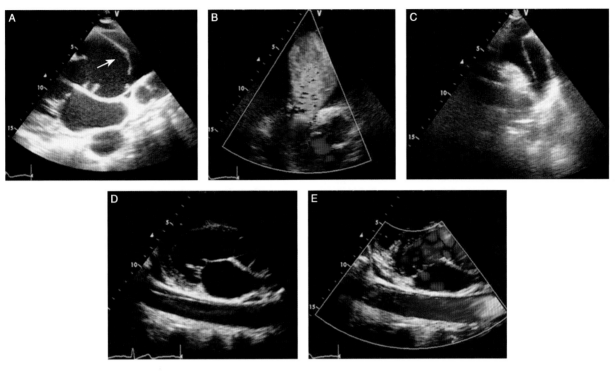

图 32-10　Marfan 综合征合并主动脉夹层形成
A. 扩张的主动脉腔内可见带状回声（箭头），为主动脉夹层，主动脉瓣环亦扩大，主动脉瓣关闭不全，左房腔受压；B. 彩色多普勒显示主动脉瓣重度关闭不全；C. 胸骨上窝探查，见剥离的主动脉内膜延伸至主动脉弓部；D. 剑突下切面探查，见剥离的内膜将腹主动脉分为真腔和假腔；E. 彩色多普勒显示收缩期真腔内出现色彩明亮的红色血流信号

二、频谱多普勒

（一）脉冲多普勒

将取样容积置于升主动脉管腔中央可记录到流速增高和流速分布增宽的血流频谱。沿管壁横断面移动取样容积时，在管壁附近可记录到收缩晚期的逆向血流信号。并发重度主动脉瓣关闭不全时，升主动脉内可记录到舒张期的逆向血流信号。

在 Marfan 综合征并发主动脉夹层者，于管壁夹层内可记录到正负双向的涡流信号，这些信号通常出现于收缩中晚期。大多数患者并发有主动脉瓣反流，取样容积置于左室流出道内可探及舒张期主动脉瓣反流信号，由于反流程度多较重，反流分布广泛。当合并有二尖瓣脱垂和二尖瓣环扩张时，脉冲多普勒取样容积在左房内可记录到二尖瓣反流的频谱。

（二）连续多普勒

利用连续多普勒技术于左室流出道内可记录到主动脉瓣反流频谱。由于大多数患者反流程度较重，左室舒张末压升高，因此反流频谱的下降斜率较大，频谱形态近似三角形。在左房内亦可记录到二尖瓣反流频谱。

经食管超声心动图

对肋间隙狭窄、肺气过多及老年 Marfan 综合征患者，由于胸前透声窗较差，经胸超声检查常不能获取清晰的图像，此时可行经食管超声检查。

经食管超声心动图可清晰显示主动脉全程，通过探查可明确内膜剥离的范围、程度、破入口的位置。多平面探头在声束方向旋转到45°左右时，可获取主动脉根部的真正短轴观，如夹层累及根部，可见扩张的圆环样结构内有纤细的带状回声，将圆环腔分隔成真假腔两部分。而声束方向在120°左右时，则可获取主动脉长轴观，明显囊样扩张的主动脉腔内血流呈涡流状态，速度缓慢，可见云雾影样回声，部分患者可见附壁血栓形成。由于多平面探头声束方向可在360°的范围内任意旋转，操作时配合探头的前后、左右屈伸，管体的进退与旋转，可对二尖瓣、主动脉瓣及升主动脉进行全面扫查，能更为清楚地显示主动脉瓣、二尖瓣有无脱垂与关闭不全，特别是对判断夹层的剥离范围、确定夹层的类型及寻找假腔的入口与出口有重要价值。在探查主动脉弓、胸主动脉及腹主动脉时，一般以显示四腔心切面为标志，然后顺时钟旋转管体，再逐渐后退，并根据降主动脉的行走方向旋转管体，使声束方向处于0°或90°，即可显示主动脉弓、胸主动脉及腹主动脉的长轴与短轴观。如有夹层形成，应仔细观察夹层是否累及其他分支。此外，主动脉的长轴与短轴观均可出现混响伪像，需要与真正的剥离内膜鉴别。

值得注意的是，以往认为经食管超声是一项十分安全的检查，但近年来有作者报道Marfan综合征患者在行经食管超声检查的插管过程中，可因夹层动脉瘤破裂而发急性心脏压塞而死亡。Kristensen等认为由于探头插放时的机械刺激或检查时患者血压升高等也可能是诱发突然死亡的因素之一。

诊断与鉴别诊断

一、超声心动图诊断要点

Marfan综合征超声心动图检查有以下特征：

1. 主动脉根部明显增宽，超过正常值上限。主动脉根部内径，成人男性>35mm，女性>34mm。有时形成升主动脉瘤样改变，内径可达10cm以上。主动脉扩张或夹层是诊断Marfan综合征的主要标准之一。Brown等提出超声心动图诊断主动脉扩张的标准为：①主动脉宽度>22mm/m^{2}体表面积；②实测主动脉内径>37mm；③左房/主动脉内径比率≤0.7。

随着主动脉根部内径的增宽，主动脉夹层发生的危险程度越高。约半数患者可呈进行性主动脉根部增宽而导致瘤样扩张。资料显示40岁以前发生主动脉夹层的患者有50%存在Marfan综合征，而老年患者中仅为2%。其特点是从主动脉窦开始的升主动脉扩张，因此测量主动脉根部内径可起到早期监测的作用，判断是否扩张时，应考虑到主动脉内径与年龄和体表面积有关。近年来，新修订的Ghent标准（2010）将主动脉根部Z评分引入评估主动脉根部直径，认为Z分≥2有诊断价值，为了避免其评价主动脉扩张程度的局限性，有研究显示将主动脉根部内径超过40mm诊断为主动脉扩张。亦有较多采用主动脉根部内径超过45mm作为主动脉根部扩张的参考指标。

经胸超声心动图测量主动脉内径方法如图32-11。

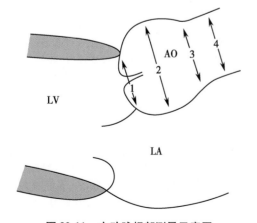

图32-11　主动脉根部测量示意图

1. 主动脉瓣环；2. 主动脉窦；3. 主动脉上嵴；4. 升主动脉近端

（引自 After Roman, et al. Ann Intern Med, 1987, 106: 800-807.）

2. 由于升主动脉增宽，压缩左房，故左房/主动脉比率≤0.7。

3. 可同时有二尖瓣脱垂，以后叶多见。

4. 若有主动脉瓣或二尖瓣反流，可出现左室和（或）左房增大。

5. 并发主动脉夹层时，可见管腔内有带样回声漂浮，管腔呈双腔征。

6. 可有其他先天性心脏畸形。

7. 应除外高血压病、风湿性心脏病、冠心病引起的主动脉根部增宽，以及梅毒性动脉瘤。

由于Marfan综合征的表现比较复杂，故在诊断时应参考临床诊断标准。临床对Marfan综合征的诊断标准依据于1996年制定的Ghent标准，2010年再次修订的Ghent标准将重点放在了主动脉根部扩张、晶状体脱位和FBN$_1$基因的检测。新标准中纳入了Z分评价的方法对成年人主动脉根部扩张进行评价。

诊断Marfan综合征的修订Ghent标准（2010）如下：无家族史的患者，满足以下任一情况，可诊断Marfan综合征。

1. Ao（Z≥2）和晶状体脱位，并排除SGS，LDS和vEDS等类似疾病。

2. Ao（Z≥2），并且检测到致病性FBN1基因突变。

3. Ao（Z≥2）且系统评分≥7，并排除SGS，LDS和vEDS等类似疾病。

4. 晶状体脱位，并且检测到与Ao相关的FBN$_1$基因突变。

有家族史的患者，满足以下任一情况，可诊断马方综合征：

5. 晶状体脱位。

6. 系统评分≥7，并排除SGS、LDS和vEDS等类似疾病。

7. Ao（Z≥2，20岁以上或Z≥3，20岁以下）并排除SGS，LDS和vEDS等类似疾病。

注：Ao，用Z评分表示的主动脉根部内径或主动脉根部夹层。Z评分是一种评价主动脉根部扩张程度的方式，评分值越高，主动脉根部扩张越严重，Z≥2分具有诊断价值；SGS、LDS和vEDS分别为Shprintzen-Goldberg综合征、Loeys-Dietz综合征和血管型Ehlers-Danlos综合征。

"系统评分"是评价全身各器官、系统所表现出的Marfan综合征特征性症状的方式，总分20分，达到7分认为有诊断参考价值。评分点包括：同时出现拇指征和腕征3分（只占其一1分），鸡胸2分（漏斗胸或胸部不对称1分），足跟畸形2分（平足1分），气胸2分，硬脊膜膨出2分，髋臼凸出 2 分,上部量/下部量减小、臂长/身高增加且无脊柱侧弯 1 分,脊柱侧弯或后凸 1 分,肘关节外展减小 1 分,面征 1 分(长形头颅、眼球内陷、睑裂下斜、颧骨发育不全、缩颌),异常皮纹 1 分,近视大于 300°1 分,二尖瓣脱垂 1 分。

二、鉴别诊断

Marfan 综合征主动脉根部增宽的鉴别诊断问题。引起主动脉根部增宽的疾病很多,但主动脉根部增宽的程度不一。Marfan 综合征主动脉根部增宽的程度远较常见的高血压病、冠心病、风湿性心脏病等所致主动脉增宽程度为明显。由于 Marfan 综合征的临床诊断是严格的综合性标准,若有主动脉的增宽,还需同时有该综合征的家族史、眼、骨骼及神经系统的特异性改变方可做出诊断。

临床价值与存在问题

一、诊断 Marfan 综合征

超声心动图是明确 Marfan 综合征患者心血管病变的首选无创性检查方法。二维超声可准确测量主动脉内径,判断主动脉瓣、二尖瓣有无脱垂,以及是否并发主动脉夹层。多普勒技术可检测主动脉瓣、二尖瓣有无反流及评估反流的程度。实时三维超声心动图可明确脱垂瓣膜的部位和范围。Nanda 等报道经食管超声检查主动脉夹层的敏感性与特异性为 97% 和 100%。超声心动图可作为诊断 Marfan 综合征心血管病变的重要依据,但需结合其他临床诊断标准诊断此病。

二、监测病情进展

由于心血管病变常为进行性发展,主动脉的扩张通常先发生在主动脉窦部,因此超声心动图检查可反复监测主动脉内径,判断 Marfan 综合征心血管方面的改变,以利于早期发现主动脉根部扩张,便于外科早期干预;还可评估病变程度,病情发展及评价手术疗效。对于 Marfan 综合征患者的同胞和子女即使心脏形态结构和功能正常,也有必要进行超声心动图检查监测。

32

第33章

主动脉夹层与主动脉瘤

AORTIC DISSECTION AND AORTIC ANEURYSM

◎刘娅妮　邓又斌

主动脉夹层	478
一、病理解剖及血流动力学改变	478
二、检查方法与注意事项	480
三、经胸超声心动图	481
四、经食管超声心动图	483
五、血管内超声	486
六、超声多普勒	486
七、诊断要点与鉴别诊断	487
八、临床价值与存在问题	488
主动脉瘤	491
一、病理解剖及血流动力学改变	491
二、检查方法与注意事项	491
三、经胸超声心动图	491
四、超声多普勒	492
五、诊断要点与鉴别诊断	492

主动脉夹层(aortic dissection)与主动脉瘤(aortic aneurysm)是两种常见且病因相近的主动脉疾患。前者表现为主动脉内膜撕裂,血液经破口进入主动脉壁中层形成夹层血肿;后者系因主动脉壁局部病损,变薄,向外膨出,呈瘤样改变。超声检查时二者均有特异的图像,在诊断上具有重要价值,兹分别论述如下。

主动脉夹层

典型的主动脉夹层(aortic dissection)为血液通过内膜破口进入主动脉中层形成夹层血肿,这种剥离性血肿可沿主动脉壁及其分支延伸一定的距离。患者在临床上常有剧烈疼痛、休克和压迫症状。如病变侵犯主动脉大分支,则相应的脏器可发生缺血症状。如瘤体继续扩大,可向动脉壁外破裂引起大出血而危及生命。主动脉夹层属心血管危急病症,起病急、变化快、死亡率高,早期诊断和治疗对其预后非常重要。

如今,超声心动图是主动脉夹层的主要诊断方法之一。早在1973年,Nanda等就应用M型超声心动图诊断此病,但很快发现容易造成假阳性和假阴性的诊断。经胸超声心动图在胸骨左缘、胸骨上窝、胸骨右缘及剑突下等多部位探查的应用,可观察主动脉根部、升主动脉、主动脉弓、胸降主动脉近端以及腹主动脉等不同部位的二维形态结构以及血流动力学改变,为主动脉夹层提供了方便、安全、准确的诊断方法。但是,由于受胸骨、肥胖、肺气肿等因素的影响,经胸超声心动图难以清晰地显示主动脉弓与胸降主动脉的结构和血流的改变。经食管超声心动图检查不受肺内气体、肥胖以及胸壁组织的影响,而且食管紧邻胸降主动脉,其间无其他组织遮挡超声束,使得经食管超声心动图能够清晰显示主动脉根部、主动脉弓以及胸降

主动脉的微细病变和其腔内的血流情况,对主动脉夹层的诊断、分型以及围术期指导外科治疗起到了很大的作用。近年来,三维超声心动图的迅猛发展为主动脉夹层的诊断提供了更为直观、快捷的方法,能够从不同的方向和角度观察内膜撕裂的部位、方向与程度,对于主动脉夹层空间立体形态的判定具有重要的临床意义。血管内超声(intravascular ultrasound)高分辨率的特性使其能够更为清晰地显示撕裂的内膜、区分真腔与假腔、识别入口与再入口以及发现假腔内的血栓。与其他的检查方法相比,应用血管内超声能够对从主动脉根部到髂动脉起始处各部位的主动脉夹层的情况有较为全面的认识,尤其在明确腹主动脉夹层病变以及内脏动脉与真假腔的关系方面具有独特的应用价值。

一、病理解剖及血流动力学改变

主动脉壁由内膜、中层和外膜三层构成。中层含有弹力纤维组织和平滑肌,是主动脉壁的主要支持层。主动脉夹层的形成与中层变性有关。任何一种累及主动脉壁,尤其是主动脉中层结构的病变均可引起管壁应力增高,诱发主动脉扩张与主动脉瘤形成,导致主动脉夹层或主动脉破裂。长期的高血压可增加主动脉壁的负荷,引起动脉壁平

滑肌细胞肥大、变性与中层坏死,主动脉壁应力增加,导致中层弹力纤维断裂,是主动脉夹层最常见的致病因素。一些结缔组织的遗传性疾病,如 Marfan 综合征(Marfan's syndrome)等常伴有主动脉中层弹力纤维的减少、变性、断裂与坏死,故主动脉夹层发生率甚高,而且多于幼年或青年时发病。其他一些先天性心血管疾病如二瓣化主动脉瓣(bicuspid aortic valve,BAV)、主动脉缩窄等由于狭窄后的高速血流冲击动脉壁,导致主动脉扩张,中层变性,故也常有主动脉夹层的形成。值得注意的是,在40岁以下的女性中,本病多发生于妊娠晚期或产褥期,这可能与妊娠后期心输出量和血容量增加以及内分泌变化使得主动脉结构发生改变有关。一些炎症性疾病如巨细胞动脉炎、梅毒性大动脉炎等由于局部炎性浸润、平滑肌细胞与成纤维细胞坏死以及血管壁纤维化等病变,导致主动脉中层受损,动脉壁薄弱、扩张,最终亦可诱发主动脉夹层。导致主动脉夹层的病因还有主动脉创伤以及心导管手术、血管成形术以及心脏外科手术所导致的医源性动脉夹层。与主动脉夹层相关的其他危险因子还包括性别(男性)、吸烟、血脂异常、动脉粥样硬化、糖尿病、Turner 综合征以及药物滥用等。

主动脉夹层的发病机制与病理类型有两种:其一被称为经典的主动脉夹层,表现为主动脉内膜撕裂后,主动脉腔内血液进入变性的主动脉中层,并向撕裂内膜的近端和远端传播,形成夹层血肿;另一种病理类型为自发性壁内血肿,囊性变中层的营养血管(vasa vasorum)先发生破裂出血,形成壁内血肿,然后壁内血肿不断向外扩张,但不破入血管腔,该病变亦可进一步发展破入外膜形成典型的主动脉夹层(图33-1)。两种不同机制导致的急性主动脉病变的临床表现、预后及治疗方法相同。

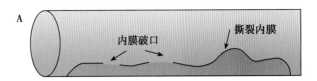

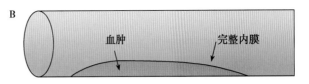

图 33-1 主动脉夹层的形成机制假说

A. 经典的主动脉夹层:主动脉内膜撕裂,主动脉腔内血液进入变性的主动脉中层,并向撕裂内膜的近端和远端传播,形成夹层血肿,内膜上可有多个破口与主动脉腔相通;B. 自发性壁内血肿:囊性变中层的营养血管发生破裂出血,形成壁内中层血肿,内膜完整

夹层血肿沿主动脉壁扩展,形成主动脉夹层的假腔(false lumen),夹层血肿起源处的内膜伴有撕裂,形成入口(entry),借此与主动脉夹层的真腔(true lumen),即主动脉腔相通。部分患者(约1/6)的夹层血肿可通过再入口(re-entry)与主动脉腔相通。再入口发生于主动脉的远端,髂动脉为其最常见部位。虽然主动脉夹层可发生于主动脉的任一部位,但最常见的部位为主动脉瓣上5cm处和左锁骨下动脉起源处的胸降主动脉。根据内膜撕裂的部位和夹层血肿所波及的范围,可将主动脉夹层分为以下几类(图33-2):

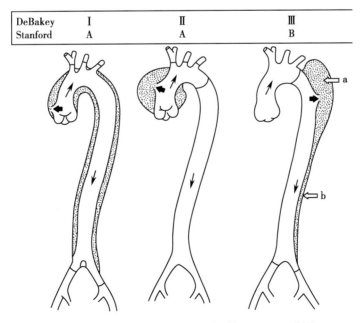

图 33-2 主动脉夹层 DeBakey 分型与 Stanford 分型

DeBakey I 型:起源于升主动脉,其血肿波及至主动脉弓,并常波及至更远部位。

DeBakey II 型:起源于升主动脉,其血肿只局限于升主

动脉。

DeBakey III 型:由主动脉的左锁骨下动脉起源处开始形成血肿,向下扩展至胸降主动脉(DeBakey III a)或腹主动

脉(DeBakeyⅢb)。如血肿向上逆行扩展到主动脉弓和升主动脉,则称逆行性夹层(retrograde dissection)。

另一种分型方法为 Stanford 分型法。由于 DeBakey Ⅰ型和 DeBakey Ⅱ型均累及升主动脉,统称为 Stanford A 型。DeBakeyⅢ型仅累及降主动脉,称为 Stanford B 型。

后来,Erbel 等根据经食管超声心动图检查的结果,即夹层分离范围、真假腔间有无血流交通、是否前向性夹层分离或逆向性夹层分离,对 DeBakey 分型(DeBakey type),特别是 DeBakey Ⅲ型进行了修改,提出了更为详细的分型方法。据称这样有利于患者预后的判断,治疗方案的选择和患者的随访。

Ⅰca 型:累及升主动脉及降主动脉,前向性夹层分离,真假腔间具有血流交通(ca:communication)。

Ⅱ型:分为真假腔间有血流交通的 Ⅱ ca 型和无交通的 Ⅱ nc(nc:noncommunication)型。

Ⅲ型:可分为以下亚型(图 33-3)。

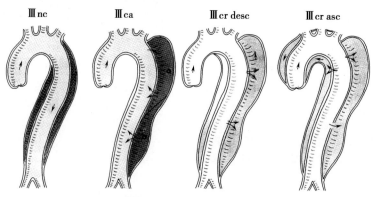

图 33-3 修改的 DeBakey 分型法Ⅲ型之亚型
(引自 Erbel R,et al. Circulation,1993,87:1604.)

Ⅲnc 型:真假腔间无血流交通。

Ⅲca 型:真假腔间有血流交通,为前向性夹层分离。

Ⅲcr asc 型:真假腔间有血流交通,位于降主动脉,且夹层分离逆行向上扩展至升主动脉(asc:ascending aorta)。

Ⅲcr desc 型:真假腔间有血流交通,位于降主动脉远端,且夹层分离逆行向上扩展至降主动脉(desc:descending aorta)近端。

二、检查方法与注意事项

尽管经胸超声心动图难以对主动脉夹层进行全面的诊断,但具有快速、无创、安全以及便捷等优点,仍然是目前急诊、床边的首选检查方法之一。检查时,患者平卧,探头置于胸骨左缘和胸骨右缘观察主动脉根部及升主动脉近端病变,在有些患者可观察到位于心脏后方的胸降主动脉。探头置于胸骨上窝时,可观察升主动脉远端病变、主动脉弓和胸降主动脉近端的病变(图 33-4)。经胸超声心动图如检出主动脉近端扩张或主动脉瓣反流则有助于夹层的确诊。

经食管超声心动图能够为可疑急性主动脉夹层患者提供明确的诊断。经食管超声探头送至离切牙约 40cm 的部位,让探头尖端位于患者横膈部,此时降主动脉位于食管的后方,故探头方向应朝后。然后缓慢向外撤离探头。胸降主动脉在向上移行的过程中,逐渐移行于食管的左后方、左方、左前方,至主动脉弓时,已位于食管前方。故在向外撤离探头时,为了观察不同部位的胸降主动脉应不断顺时钟方向旋转探头(图 33-5)。

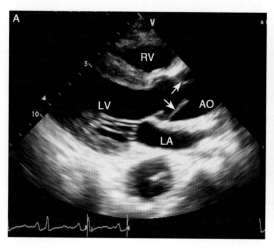

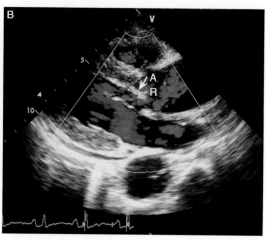

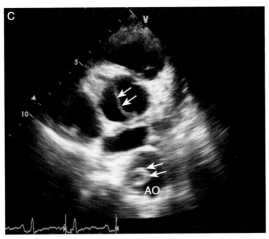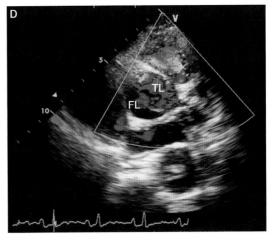

图 33-4 胸降主动脉夹层的经胸壁超声探查

A. 胸骨左缘探查,可见扩张的升主动脉内撕裂的血管内膜(箭头所指);B. 胸骨左缘探查,可见主动脉瓣反流;C. 心底短轴切面,可见升主动脉与位于心脏后方的胸降主动脉内撕裂的内膜反射(箭头所指);D. 彩色多普勒显示真腔(TL)内可见收缩期血流信号

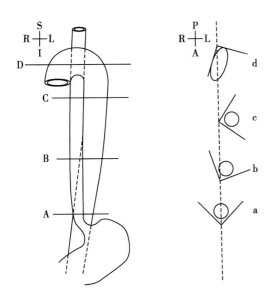

图 33-5 经食管超声检查不同部位胸降主动脉时的探头朝向

经食管超声探头从食管下端向外逐渐撤离观察胸降主动脉时,探头扫描方向应作相应旋转。观察主动脉下段(A)时,探头扫描方向应朝向后方(a),胸降主动脉中段(B)应朝向左后方(b),胸降主动脉上段(C)应朝向左前(c),主动脉弓(D)应朝向前(d)

经食管超声在夹层动脉瘤检查时一般比较安全。但应指出,由于探头置于食管,与有病变的主动脉紧密相邻,故在病情危重、烦躁不安或不能合作者,应特别注意适应证的选择,避免发生意外。

剑突下和腹部探查可显示腹主动脉,位置在脊柱左前方,上下纵切为其长轴,左右横切为其短轴(图33-6)。在对腹主动脉夹层进行扫查时,尤其注意观察其分支如肾动脉有无受累。

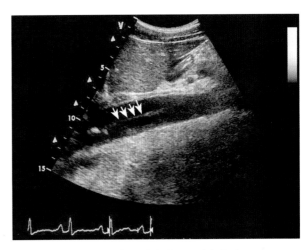

图 33-6 腹主动脉夹层经腹部探查

可见腹主动脉扩张,其内可见撕裂的内膜反射(箭头所指)

血管内超声能够精确地识别主动脉的结构及病理变化特征。检查方法基本同动脉造影,股动脉穿刺后将超声导管升至升主动脉,缓慢向下回撤导管,注意观察主动脉壁的各层结构,鉴别真假腔,观察入口与再入口和假腔内的血栓情况,尤其注意观察内脏动脉与真假腔的关系(图33-7)。各种检查方法的具体操作与观察将在下文详述。

三、经胸超声心动图

(一) M 型超声心动图

M 型超声心动图上,主动脉夹层表现为扩张的升主动脉(常达 42mm 以上)腔内出现与主动脉壁平行的第三条回声带,但单单根据这一征象,容易造成假阳性和假阴性的诊断,目前临床上将 M 型超声心动图与其他超声诊断技术相结合,用于观察撕裂内膜随心动周期的活动情况(图33-8),并区分真腔与假腔。当 M 型取样线通过撕裂的内膜时,收缩期发生扩张的一侧即为真腔。

33

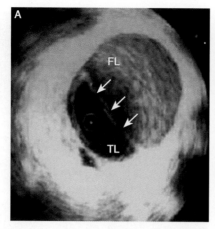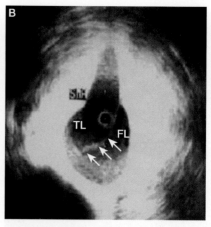

图33-7 主动脉夹层血管内超声探查所见

A. 撕裂的血管内膜(箭头所示)将主动脉分为真腔(TL)和假腔(FL),超声导管位于真腔内,真腔外侧壁显示为3层超声结构,假腔外侧壁仅显示一层超声结构;B. 可见肠系膜上动脉(SMA)起自真腔(引自蒋俊豪,等.中华外科杂志,2003,41:491.)

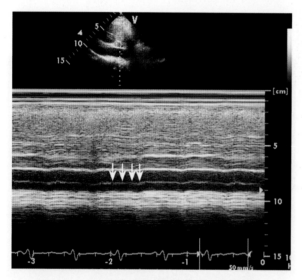

图33-8 腹主动脉夹层M型超声心动图所见

腹主动脉M型超声心动图可见撕裂的血管内膜(箭头所示)随心动周期运动

(二) 二维超声心动图

二维超声心动图上,主动脉夹层主要表现为增宽的主动脉腔内可见撕裂的主动脉壁内膜(aortic intimal flap),呈带状回声,随心动周期而改变位置。此回声带将增宽的主动脉腔分为真、假两腔(见图33-4)。如能找到真、假腔相交通之处(即入口和再入口),可见此回声带有连续中断现象,断端呈飘带样运动。注意多部位、多切面观察主动脉腔内结构,根据内膜撕裂的部位有助于判断病变的分型。

(三) 三维超声心动图

与二维超声不同,三维超声心动图上主动脉腔内撕裂的内膜呈飘动的片状回声(图33-9),这较二维超声中的线状回声更容易识别,有利于与伪像鉴别。

另外,由于主动脉夹层撕裂的内膜位置多变,沿主动脉壁呈螺旋状分离,走行复杂,二维超声心动图检查通常难以显示此种复杂的空间位置关系。三维超声心动图检查时,能够直观地显示夹层的空间解剖关系、内膜撕裂的形状和部位,而且还宜于观察二维超声难以显示的无名动脉、左颈总动脉以及左锁骨下动脉,有助于快速、准确的诊断以及临床治疗方案的制订(图33-10,图33-11)。

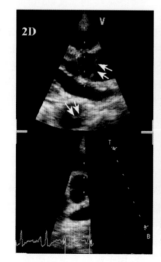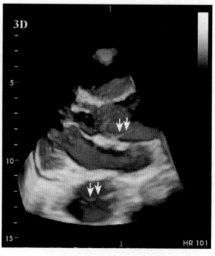

图33-9 DeBakey Ⅰ型主动脉夹层经胸三维超声探查

三维超声(3D)显示升主动脉及胸降主动脉内撕裂的血管内膜呈漂动的片状回声(箭头所示);二维超声(2D)则显示为带状回声(箭头所示)

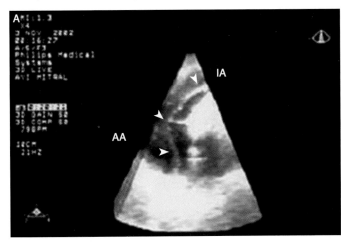
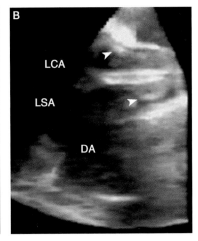
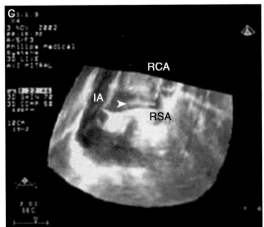
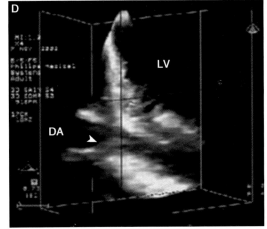

图 33-10　实时三维超声心动图探查主动脉夹层

A. 主动脉夹层累及升主动脉(AA)和无名动脉(IA),撕裂的血管内膜呈片状回声;B. 清晰可见左颈总动脉(LCA)及左锁骨下动脉(LSA)内撕裂的血管内膜回声;C. 撕裂的血管内膜从无名动脉延伸至右冠状动脉主干(RCA);D. 胸降主动脉夹层(引自 Htay T. Echocardiography,2003,20:575.)

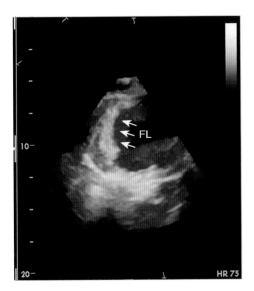

图 33-11　实时三维超声心动图显示主动脉夹层假腔内血栓形成

四、经食管超声心动图

应用横轴切面探头扫查,可获得类似于 CT 样的主动脉横断切面二维图像,即升主动脉和胸降主动脉的短轴切面和主动脉弓的长轴切面;应用纵轴切面探头扫查,可获得类似于升主动脉造影样的主动脉纵断面二维图像,即升主动脉和胸降主动脉长轴切面和主动脉弓的短轴切面。与经体表探查相比,经食管超声探查更能清晰地显示主动脉夹层撕裂的主动脉壁内膜(intimal flap),呈带状回声,随心周期而改变位置。此带状回声反射一般较弱而纤细,如伴有钙化则增厚,反射增强。此回声带将增宽的主动脉分为真、假两腔。真腔常受假腔的挤压。假腔中血流淤滞,常可见云雾状影,有时可见附壁血栓(mural thrombus)(图 33-12 ~ 图 33-14)。

有时附壁血栓可充满整个假腔,和撕裂的内膜融为一体,此时与单纯的主动脉瘤伴附壁血栓形成很难鉴别。如能找到真、假腔间相交通之处(即入口和再入口),可见此回声带有连续中断现象,断端呈飘带样运动。撕裂的内膜位置多变,有时沿主动脉壁呈螺旋状分离,走行复杂。

33

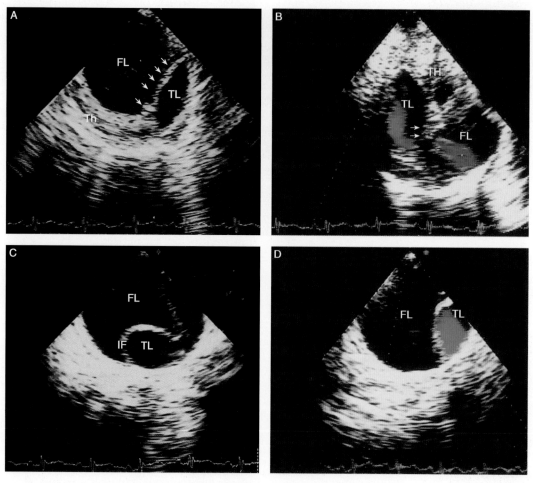

图 33-12   DeBakeyⅢ型主动脉夹层的经食管超声检查

A. 撕裂的内膜(箭头所指)将增宽的胸降主动脉分为真腔(TL)和假腔(FL),真腔受挤压,假腔中可见附壁血栓(Th);B. 探头离切牙 30cm 的主动脉弓与胸降主动脉移行部,撕裂的内膜上可见连续中断(箭头所指),为入口,彩色多普勒血流图上可见从真腔穿过入口流向假腔的蓝色血流信号,假腔中充满附壁血栓;C. 探头离切牙 40cm 的胸降主动脉处,撕裂的内膜上可见连续中断,为再入口;D. 示真腔中的血流信号颜色明亮,而假腔中的血流信号颜色暗淡

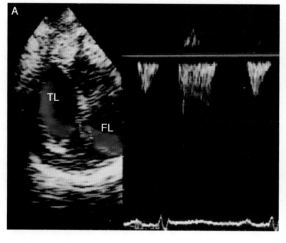
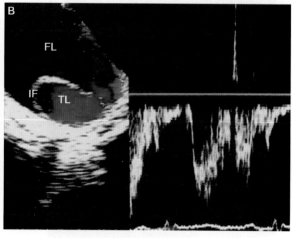

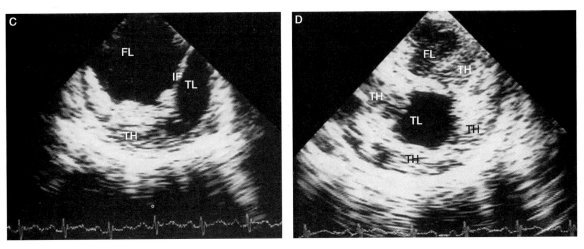

图 33-13 DeBakey Ⅲ型主动脉夹层的经食管超声检查

与图 33-12 为同一患者,超声显示:A. 将脉冲多普勒取样容积置于入口处,可记录到背向探头,即从真腔流向假腔的血流信号;B. 将脉冲多普勒取样容积置于再入口处,可记录到背向探头,即从假腔流向真腔的血流信号;C. 假腔中可见部分附壁血栓形成;D. 假腔中充满了附壁血栓

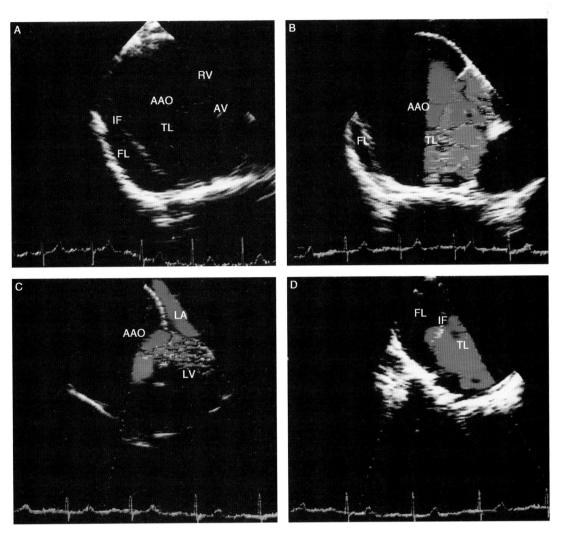

图 33-14 DeBakey Ⅰ型主动脉夹层的经食管超声检查所见

A. 撕裂的内膜(IF)将明显增宽的升主动脉(AAO)分为真腔(TL)和假腔(FL);B. 与 A 为同一部位的彩色多普勒血流图,示收缩期左室血流进入真腔;C. 舒张期左室可见明显的主动脉瓣反流信号;D. 夹层向前扩展至胸降主动脉,故在经食管超声检查时,胸降主动脉也可探及夹层分离

33

是否能探及撕裂的内膜反射与探查切面的选择及撕裂内膜部位有关。用横轴切面探头探查时，所显示的升主动脉及胸降主动脉为短轴切面，故此部位的主动脉夹层不论撕裂的内膜位于图像的哪一部位及走向如何均可显示；主动脉弓显示为长轴切面，此部位的主动脉夹层如撕裂的内膜靠近主动脉弓的上壁或下壁且前后走向时难以探及。用纵轴切面探头探查时，显示的主动脉弓为短轴切面，故此部位的夹层不论撕裂的内膜部位及走向均易探及；而升主动脉和胸降主动脉为长轴切面，故难以探及位于图像侧壁且前后走向的撕裂内膜。多平面经食管超声检查能从多方位、多角度探查撕裂内膜的部位和走向，明显提高了阳性检出率和诊断准确性，克服了单平面或双平面经食管超声探查的局限性。

经食管超声探查对入口的检出率与其部位有关，由于充满气体的气管或支气管位于食管和升主动脉远端之间，干扰超声的传播，故经食管超声探查难以显示位于此部位的入口。高本等所报道的 26 例经手术和（或）主动脉造影证实的主动脉夹层患者中，经食管探查在 23 例（88.5%）可准确探及入口，另 3 例（DeBakey Ⅰ、Ⅱ、Ⅲ型各 1 例）不能探及，其中 2 例的入口位于升主动脉远端。

判断主动脉弓分支是否受累对治疗方法的选择有重大意义。单平面横轴切面探查常难判断主动脉弓分支是否受累。双平面纵轴切面探查的应用较好地解决了这一问题。据高本等报道，纵轴切面探查可显示主动脉弓分支根部的长轴切面，所检查的 16 例患者中 5 例受累，与手术结果一致。

五、血管内超声

应用血管内超声（intravascular ultrasound）获得的是从主动脉根部至髂动脉起始处整个主动脉横断切面的二维图像，正常主动脉壁显示为三层结构，主动脉夹层病变时，血管内超声显像可见血管腔中一搏动性的高回声结构并与真腔的高回声内层相连，此即撕裂的血管内膜。真腔外侧壁显示为高回声内层、低回声中层与高回声外层三层超声结构，假腔外侧壁仅显示为一高回声层，并与真腔的高回声外层相连，真假腔高回声外层夹角为锐角，假腔中可见血栓形成（见图 33-7），相关研究表明血管内超声发现假腔中血栓的敏感性及特异性均显著高于经食管超声心动

图。血管内超声能够敏感地检出入口与再入口，表现为撕裂内膜局部连续性中断。过去动脉造影（arteriography）被认为是判断内脏动脉与主动脉夹层真假腔关系的最佳方法，Yamada 等对血管内超声与动脉造影进行了对比研究，结果发现血管内超声对内脏动脉夹层的检出率（95%）明显高于动脉造影（75%）等其他常规检查方法。尽管血管内超声因其价格昂贵、有创性的缺点难以普遍应用于临床诊断中，但其高清晰性、高敏感性以及全面性的优点使其在一定程度上可弥补常规诊断方法所存在的不足，成为主动脉夹层病变又一个重要检测手段。

六、超声多普勒

（一）彩色多普勒

1. **M 型彩色多普勒** M 型彩色多普勒血流图能观察真腔与假腔中血流随心动周期改变的情况。取样线通过真腔与假腔及其间撕裂的内膜，可见内膜反射回声两侧的血流颜色亮度不同，真腔中颜色鲜艳，假腔中颜色暗淡。将取样线通过入口处，可见血流方向随心动周期而变化，收缩期显示为由真腔流向假腔的颜色，而舒张期显示为由假腔流向真腔的颜色。将取样线置于再入口处，则可记录到血流方向与入口处相反的血流信号。

2. **二维彩色多普勒** 二维彩色多普勒血流图上可见真腔与假腔中的血流情况。真腔中血流速度快，故颜色鲜艳，而假腔中血流缓慢，故颜色暗淡，两种颜色由撕裂的内膜相隔离。如假腔中有附壁血栓形成，则仅显示血栓反射，而无血流信号出现。

二维彩色多普勒血流图有助于判断入口与再入口的部位，有时二维图像上并未显示明显的连续中断，而彩色多普勒血流图上可见真腔与假腔间相交通的血流信号。入口处，血流收缩期由真腔流入假腔，舒张期则很少流动或由假腔流向真腔。再入口处，血流流动的情况则与入口处相反，收缩期由假腔流向真腔而舒张期由真腔流向假腔或很少流动。

DeBakey Ⅰ 型和 DeBakey Ⅱ 型主动脉夹层患者，由于累及主动脉根部，常引起主动脉瓣关闭不全，故在 70% 的患者彩色多普勒血流图上可见不同程度的主动脉瓣反流。约 10% 的 DeBakey Ⅲ 型患者也可见主动脉瓣反流。升主动脉夹层引起主动脉瓣反流的机制有四种，可由图 33-15 得以阐明。

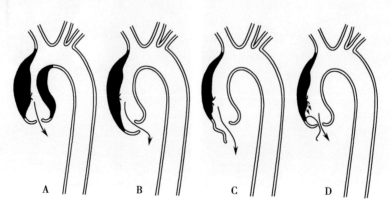

图 33-15 主动脉夹层造成主动脉瓣关闭不全的机理
A. 广泛围或环状撕裂，使主动脉根部及瓣环扩张，瓣叶关不扰；B. 不对称剥离，夹层血肿压迫一个瓣叶，使之低于其他瓣叶的关闭线；C. 瓣环支架断裂，一瓣叶形成连枷瓣；D. 活动性的撕裂内膜舒张期脱垂于主动脉瓣之间，引起主动脉瓣关闭不全

33

（二）频谱多普勒

真腔与假腔中的血流情况不一样，真腔中血流速度与正常人基本相同，且为层流，故将脉冲多普勒取样容积置于真腔中时可记录到类似于正常人相应部位所记录到的多普勒频谱；假腔中血流缓慢，故将取样容积置于假腔中时可记录到低于真腔中的血流速度，有时延迟出现，有时根本记录不到血流信号。将取样容积置于入口处时，则可记录到收缩期由真腔流向假腔的多普勒频谱。将取样容积置于再入口处时，则可记录到由假腔流向真腔的多普勒频谱。

七、诊断要点与鉴别诊断

二维超声心动图上主动脉增宽，其内见撕裂的内膜反射，即可诊断为主动脉夹层。彩色多普勒及经食管超声探查等综合超声检查的应用能提高诊断的敏感性和特异性、更准确地判断真腔与假腔、确定入口和再入口的部位和大小、探查假腔内的血栓以及分支动脉受累情况。应用超声心动图诊断主动脉夹层时应与以下情况和疾病相鉴别。

（一）升主动脉内的伪像

升主动脉扩张不合并主动脉夹层的患者，经食管探查时，升主动脉腔内有时可见一横置的带状回声反射，此回声并非真正的撕裂内膜反射，系多重反射等伪像所引起。其鉴别要点如下：

1. 记录其M型曲线，其活动方向及幅度与主动脉后壁完全一致，位置较为固定；而撕裂的内膜反射活动方向及幅度与主动脉后壁无一定关系。

2. 此回声带与主动脉走向一致，而真正的撕裂内膜反射走向不一致。

3. 此回声带上任意一点到扇形切面尖端的距离刚好是从主动脉后壁的相应部位到扇形切面图像尖端距离的两倍；撕裂的内膜无此特征。

4. 彩色多普勒血流图上可见血流信号穿过此回声带，回声带两边的色彩一致。主动脉夹层患者，彩色血流信号不能穿过真正的撕裂内膜，其两侧的血流信号色泽不一样。

（二）主动脉弓邻近血管

在经胸骨上窝探查主动脉弓时，有时会将左头臂静脉与主动脉弓重叠的图像误认为扩张的升主动脉夹层。彩色多普勒显示似为撕裂内膜的两侧为不同性质的血流，频谱多普勒探查发现较宽的一侧为搏动性血流，表明为主动脉；而较窄的一侧呈连续性静脉血流频谱，表明为左头臂静脉。经左上肢静脉注射声学造影剂（ultrasound contrast agent）的方法亦能有助于识别这一静脉结构，图像中造影剂出现的部位即为左头臂静脉。

（三）主动脉瘤

如主动脉夹层假腔中充满血栓，并与撕裂的内膜融为一体时，其声像图与单纯主动脉瘤伴附壁血栓形成类似，应注意鉴别。撕裂的内膜常伴有钙化，此时常可发现内膜钙化向主动脉中心移位，位于血栓表面；而主动脉瘤伴血栓形成时，钙化的内膜无中心移位，位于血栓的基底部。

（四）非典型主动脉夹层

近年来，除以上所描述的典型主动脉夹层外，有两种主动脉病变，主动脉壁内血肿（intramural hematoma）和穿透性动脉粥样硬化溃疡（penetrating atherosclerotic ulcer），与主动脉夹层有共同的易患危险因素和症状以及类似的病理形态表现，并可发展为主动脉夹层或主动脉破裂。常将这两种病变又称为非典型主动脉夹层（Atypical aortic dissection）。

主动脉壁内血肿为位于主动脉中层偏外部的局限性血肿。其发生与主动脉中层的营养血管破裂出血有关，血肿向内外扩展到主动脉外膜下，有时血肿可沿外膜下延伸一定距离，不伴有内膜撕裂（图33-16），尤其注意与假腔被血栓填塞的非交通性主动脉夹层相鉴别。

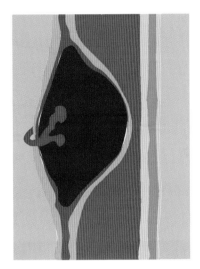

图33-16 主动脉壁内血肿示意图

主动脉壁内血肿多发生于老年人，常伴有高血压、动脉粥样硬化等。其超声心动图表现为（图33-17）：①主动脉壁呈新月形或环形增厚，达7mm以上，血肿长度为1～20cm，内膜面较光滑；②增厚的主动脉壁内可见低回声或无回声区，较为均一；③彩色多普勒显示增厚的主动脉壁内无血流信号；④无撕裂的内膜反射及入口等；⑤病变常较局限，常见于升主动脉，少部分患者可发展成为主动脉夹层，大部分患者自愈。有时可引起穿孔而引起心包积血、胸腔积血或纵隔血肿。

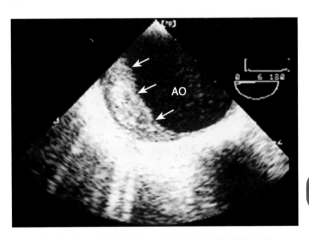

图33-17 主动脉壁内血肿经食管超声检查所见
图中可见局限于主动脉侧壁的血肿（箭头所示），未见撕裂内膜回声，血肿回声较均一，不伴有内膜钙化（引自Sawhney NS. Chest, 2001, 120:1340.）

33

穿透性动脉粥样硬化溃疡多发生于胸主动脉,多见于老年人,常伴有高血压、动脉粥样硬化病史。动脉壁上的粥样硬化巢发生溃疡,并向深层的主动脉中层扩展,形成壁内血肿。其形成过程可参阅图33-18。

此种血肿常局限于几厘米范围内。但有时可向外侵入,造成主动脉假性动脉瘤(aortic pseudoaneurysm)或主动脉破裂。超声心动图上表现为:①主动脉壁增厚,内膜钙化,表面不光滑,局部破裂,出现呈火山口样的溃疡面,并可见局限性壁内血肿;②胸降主动脉可见广泛的动脉粥样硬化斑块(图33-19);③无撕裂的内膜反射;④多位于胸降主动脉。

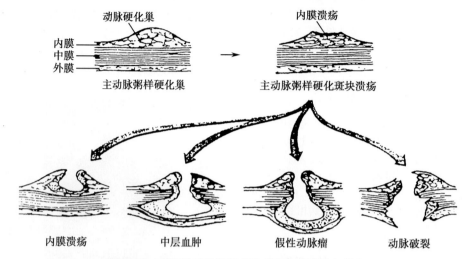

图33-18 穿透性动脉粥样硬化溃疡形成过程示意图

一旦内膜溃疡形成,溃疡可穿透不同的深度,引起内膜溃疡、中层血肿、假性动脉瘤和动脉破裂(根据 Stanson AW, et al. Ann Vasc Surg, 1986, 1:15. 改编)

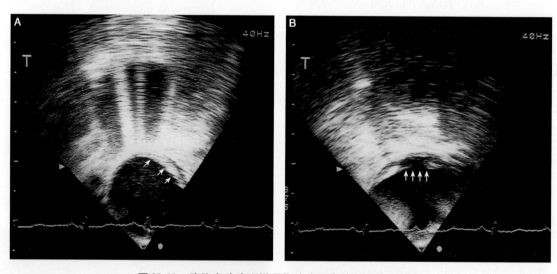

图33-19 胸降主动脉粥样硬化溃疡经食管超声检查所见

患者为一患有高血压、缺血性心脏病的88岁高龄男性患者,常诉背部疼痛。A. 经食管超声检查发现,胸降主动脉可见主动脉壁增厚,并伴有广泛的动脉粥样硬化斑块(箭头所指处);B. 可见动脉粥样硬化斑块局部破裂,出现呈火山口样的溃疡面(箭头所指处),其周围的血管中层可见局限性壁内血肿

(五)假性主动脉瘤(pseudoaneurysm)(见下文)

在对主动脉夹层病变进行诊断与鉴别诊断的同时,还应注意诸如主动脉破裂、心包积液或心脏压塞(cardiac tamponade)、主动脉瓣反流以及冠状动脉受累等各种并发症的检测。

八、临床价值与存在问题

(一)超声诊断主动脉夹层的敏感性

以往对主动脉夹层的诊断主要依赖于主动脉造影,但此法费时,且需注入造影剂,危险性大。超声心动图可在床边进行,简便、安全、快捷,特别是经食管超声心动图、三维超声心动图等综合超声技术的应用,为诊断主动脉夹层提供了较好的无创性方法。

超声心动图对主动脉夹层的诊断具有很高的敏感性。Erbel等对53例临床上怀疑主动脉夹层患者进行了超声心动图(包括经胸壁和经食管)检查,将其检查结果与血管造影、CT、手术和尸检结果进行比较,发现超声心动图诊断主动脉夹层的敏感性和特异性分别为

97%、100%,而 CT 为 80% 和 100%,血管造影为 78% 和 95%。Ballai 和 Nanda 等应用经食管超声心动图检查了 35 例主动脉夹层患者和 27 例非主动脉夹层动脉瘤患者,其诊断敏感性为 97%,特异性为 100%,而在行 CT 检查的 24 例患者中,其诊断正确率仅为 67%。Simon 等用经食管超声心动图检查了 32 例临床上疑为主动脉夹层的患者,发现 28 例为主动脉夹层,其结果与手术所见完全一致,诊断敏感性和特异性均为 100%。欧洲六个医疗中心的 164 例患者检查结果示,经食管超声诊断主动脉夹层的敏感性为 99%,特异性为 98%,CT 分别为 83% 和 100%,血管造影分别为 88% 和 94%。Htay 对 10 例主动脉夹层患者进行了实时三维超声检查均得到了明确的诊断,而二维超声心动图仅在 5 例患者中得到了明确诊断。Weintraub 等采用血管内超声检查了 28 例疑为主动脉夹层的患者,其中 23 例被确诊为主动脉夹层,其结果与血管造影、CT 以及经食管超声检查一致。

由于超声心动图,特别是经食管超声检查对诊断主动脉夹层具有在床边或手术室进行,方便、安全、迅速、准确等优点,对主动脉夹层的治疗方式选择具有重大意义。

Adachi 和 Omoto 等所检查的 45 例急性主动脉夹层患者中,患者一入院即行单平面或双平面经食管超声心动图检查,44 例得到正确诊断,而不需行主动脉造影;经食管超声心动图检查后,20 例 A 型和 6 例 B 型患者进行了急诊手术治疗,1 例漏诊的患者为局限于升主动脉的细小撕裂夹层。与其他的影像学方法如 CT、MRI 相比,超声心动图最大的优点就是尤其适用于不稳定的怀疑主动脉夹层的患者,缺点就是对远端胸降主动脉夹层敏感性较差。血管内超声能够明确主动脉夹层病变是否累及内脏动脉以及内脏动脉缺血的机制,如因撕裂内膜累及内脏动脉开口而致使血流量减少,治疗上可选择球囊扩张血管成形术(balloon expansion angioplasty)和放置内脏动脉支架;如因假腔压力高于真腔而使内膜凸向真腔并覆盖内脏动脉开口,那么治疗上则需行开窗术或近端真腔内支架术解决。

不同的影像学方法在主动脉夹层的诊断中均有其各自的优、缺点,表 33-1 与表 33-2 综合分析了几种影像学方法在主动脉夹层病变中的诊断价值,当然究竟选择哪一种方法作为首选的诊断方法需要综合考虑患者的病情、并发症以及医疗设备情况等诸多因素。

表 33-1 比较几种影像学方法在主动脉夹层诊断中的表现

诊断表现	主动脉造影	计算机断层成像(CT)	磁共振(MRI)	经食管超声成像(TEE)
敏感性	++	++	+++	+++
特异性	+++	+++	+++	++/+++
内膜撕裂位点	++	+	+++	++
检测血栓	+++	++	+++	+
主动脉瓣关闭不全	+++	−	+	+++
心包积液	−	++	+++	+++
主动脉分支受累	+++	+	++	+
冠状动脉受累	++	−	−	++

注:+++非常好;++较好;+一般;−不能检测

表 33-2 评价几种影像学方法在主动脉夹层诊断中的优点

优点	主动脉造影	计算机断层成像(CT)	磁共振(MRI)	经食管超声成像(TEE)
便捷性	一般	较好	一般	良好
检查时间	较慢	较快	较慢	快
床旁检查	不能	不能	不能	可以
无创性	否	是	是	是
静脉造影剂	有	有	无	无
检查费用	高	合理	较高	合理

33

（二）区别真腔与假腔

超声心动图检查可从以下几个方面区别主动脉夹层的真腔与假腔：

1. 记录撕裂内膜的 M 型活动曲线，收缩期扩张者为真腔，另一腔则为假腔。

2. 二维超声图像上，通常撕裂内膜分隔主动脉管腔中较宽的一侧为假腔，较窄的一侧为真腔；短轴切面上，真腔形态较规则，常呈环行或椭圆形；另外，腔中可见云雾影或附壁血栓者为假腔，另一腔则为真腔。

3. 在彩色多普勒或脉冲多普勒图像上比较两腔中的血流速度，收缩期血流速度快者为真腔；而血流速度缓慢，血流信号延迟出现、或呈逆向血流信号或无血流信号者为假腔。值得注意的是，一旦在假腔中探及血流则表明真假腔之间存在血流交通，如果仅在夹层病变的远端检测到真假腔交通，则应该高度怀疑逆行性夹层。

4. 彩色多普勒或脉冲多普勒探查入口处与再入口处血流，入口处收缩期血流由真腔流入假腔，再入口处血流流动的情况则与入口处相反，收缩期由假腔流向真腔而舒张期由真腔流向假腔或很少流动。

Sasaki 用经食管超声检查了 39 例经手术或 X 线造影证实的主动脉夹层患者，结合彩色多普勒检查，全部病例均可确定真腔与假腔。

（三）识别入口和再入口

经食管超声探查可准确地对入口和再入口的部位进行定位。有时入口很小，单独用二维超声很难确定其部位，如应用彩色多普勒则可提高入口和再入口的检出率。高本等用经食管彩色多普勒血流图观察了 12 例主动脉夹层患者，其中 10 例发现有入口，2 例无入口，与主动脉造影结果一致。

双平面和多平面经食管探头的应用有助于提高入口的检出率。Adachi 等检查的 57 例患者中，入口的检出率在 A 型患者为 83%，B 型患者为 90%，其中 2 例患者的入口仅在用双平面食管探头检查时长轴切面上显示。

（四）判断主动脉夹层病变范围及类型

将经食管探查与经胸壁探查及经腹部探查结合起来，主动脉每一部位均可观察到，为观察确定病变范围及分型提供了无创性方法。Simon 等分析了 28 例经手术证实的主动脉夹层患者的超声心动图资料，其中 27 例均得到了正确的 DeBakey 分型结果（96%）。Sasaki 等分析了 39 例经手术或 X 线造影证实的主动脉夹层患者的超声心动图资料，其中 26 例的超声心动图检查 De-Bakey 分型结果正确（90%）。另外，亦有学者联合超声与计算机体层摄影血管造影（computed tomography angiography，CTA），两者结合能够显著提高主动脉夹层Stanford 细化分型的准确率。

（五）判断假腔中有无血栓形成

假腔中血栓的形成与主动脉夹层的病变类型有关。非交通型和交通型逆行性分离且局限于降主动脉的夹层分离（Ⅲcr desc 型）的血栓发生率高于交通型前向性（Ⅲca）和交通型逆向性且扩展至主动脉弓及升主动脉

的夹层分离（Ⅲcr asc 型）的血栓发生率。据 Erbel 等报道，Ⅰ 型、Ⅱ 型、Ⅲca 型、Ⅲcr asc 型、Ⅲnc 型及 Ⅲcr desc 型假腔中血栓形成率分别为 17%、21%、39%、27%、75% 和 78%。如急性期患者假腔中已有血栓形成，特别是随访时发现血栓形成的范围越来越大，则表明患者的预后较好。

血栓形成可分为四级：0 级为无血栓形成；1 级为局限性小血栓形成，对于假腔几乎没有影响；2 级为较大血栓，占据大部分假腔；3 级为血栓完全填满了假腔。

（六）辅助治疗

经食管超声引导在主动脉夹层治疗的过程中，能够帮助术者准确地明确破口的位置，确定支架的选择以及判断锚定区，从而有利于成功实施支架释放；对主动脉夹层患者进行腔内修复术中，血管内超声的引导能够对其病变血管、锚定区域和瘤颈的情况有良好的判断。

（七）预后判断

根据超声心动图检查的结果，可将传统的 DeBakey 分型分为更多的亚型，这样有助于判断预后及治疗方法的选择（见本章病理解剖部分）。真假腔间的血流交通（入口）位于降主动脉远端且夹层分离逆行分离向上扩展局限于降主动脉近端（Ⅲcr desc 型）的患者，其预后好于夹层分离逆行扩展到主动脉弓及升主动脉（Ⅲcr asc 型）和前向性夹层分离（Ⅲca 型）的患者。Ⅲcr asc 型患者的预后较差。

如假腔中有血栓形成且无多普勒信号，撕裂的内膜无运动，二维超声图像及彩色多普勒血流图上均未探及入口，则可认为此种主动脉夹层分离为非交通性夹层分离，其发生率为 3%～12%。一般认为，非交通性主动脉夹层分离预后较好。

（八）主动脉夹层手术后评估与随访

由于超声心动图检查具有无创性，可在病床边重复进行，为主动脉夹层手术后随访、确定手术效果及是否需再次手术提供了较好的方法。术后评估中，重点观察人工血管、人工瓣膜或带瓣管道人工支架、人工血管内血流状态、人工瓣口血流状态以及有无吻合口瘘（anastomotic fistula）。吻合口瘘是大动脉术后最常见的并发症之一，武汉协和医院回顾分析了 30 例大动脉术后吻合口瘘，其中左冠脉吻合口瘘、右冠脉吻合口瘘、近端吻合口瘘以及人工瓣瓣周漏发生率较多。假腔持续存在是一常见表现，20 例手术治疗的 DeBakey Ⅰ 型患者中，术后经食管超声检查发现 4 例患者的假腔进行性扩大，后进行了再次手术，14 例内科治疗的 DeBakey Ⅲ 型患者中，治疗后经食管超声检查发现 1 例患者的假腔进行性扩张，后进行了手术治疗。

总的看来，超声检查技术对主动脉夹层的诊断具有很高的敏感性及特异性，结合各种探查途径（经胸壁探查、经食管探查、经腹部探查以及血管内探查），能明确病变类型、估计病变范围及程度。目前认为超声心动图，尤其是经食管超声心动图、血管内超声检查能够提供充分、可靠的诊断信息，并由此制订相应的治疗方案。

33

主 动 脉 瘤

主动脉瘤(aortic aneurysm)是由于主动脉壁的薄弱所引起的主动脉管腔局限性显著扩张(相应正常部位内径的1.5倍以上)。其病因包括主动脉粥样硬化、梅毒、先天性缺陷、外伤、感染以及主动脉瓣关闭不全等。

一、病理解剖及血流动力学改变

由于主动脉壁中层的退行性变,导致中层薄弱或坏死,代之以结缔组织,使主动脉壁变薄,弹性逐渐消失,故不能承受血压的急剧升高、突然的紧张和用力。随着时间的延长,使动脉壁逐渐扩张,形成动脉瘤。根据其病理形态可分为以下几类。

(一)梭形或纺锤形(fusiform)主动脉瘤

多由动脉硬化引起。在主动脉的某一段形成弥漫性扩张,累及主动脉全周。常为对称性扩张,与正常主动脉分界不清。

(二)囊状(saccular)主动脉瘤

主动脉的某一部位管壁局限性向外突出,呈囊袋状瘤体,可为单个或多个,小者直径仅数个厘米,大者可达20cm。瘤体与正常主动脉分界清楚。瘤体内常有附壁血栓。

(三)假性动脉瘤

假性动脉瘤(pseudoaneurysm)是动脉壁部分破裂,血液溢至血管外被局部周围组织纤维包裹形成的囊性搏动性血肿,严格地说,此种病变并非真性动脉壁扩张所致,不是真正的动脉瘤,故称为假性动脉瘤。此病好发于四肢动脉干,多因外伤、肿瘤等原因损伤动脉壁所致,一般在动脉损伤后数月至数年形成。主动脉的假性动脉瘤比较少见,因主动脉腔内压力很高,血管破裂出血后很难被周围组织包裹止血,常迅速危及生命。据报道,在主动脉损伤破裂中,约80%为透壁性,而部分性损伤中,仅2%~5%发展成局部动脉瘤或假性动脉瘤。尽管主动脉全程均可发生破裂出血,但最常见的损伤部位是主动脉峡部,即主动脉弓和胸降主动脉移行区。这是因为相对游离的胸降主动脉在此处被其背部的动脉韧带及左锁骨下动脉、肋间动脉固定在胸腔中,致使其在高速动脉血流冲击下易于发生动脉壁撕裂破损。

(四)主动脉夹层

对于升主动脉瘤患者,发生主动脉破裂或者自发性夹层的可能性与主动脉扩张的程度密切相关。升主动脉内径>50mm时,有必要进行预防性的主动脉手术以降低主动脉破裂或者主动脉夹层发生率。

主动脉瘤还可根据其发生部位(腹主动脉、胸主动脉)、大小以及病因进行分类。腹主动脉瘤比胸降主动脉瘤更常见。其主要病因为动脉粥样硬化。年龄是腹主动脉瘤发病的主要危险因素。男性55岁,女性70岁以后发病率迅速增加。男性发病率为女性的4~5倍。50岁以后的发病率为3%。

胸主动脉瘤的病因及发病率常因部位而有差异。胸降主动脉瘤发病率较高,常见病因为动脉粥样硬化;升主动脉瘤次之,常由主动脉中层囊性变性或坏死引起,Marfan综合征常伴升主动脉瘤,该处病变常累及主动脉根部扩张(annuloaortic ectasia),引起主动脉瓣关闭不全;主动脉弓瘤发病率较低,常和升主动脉瘤及胸降主动脉瘤同时存在,其病因常为动脉粥样硬化、中层囊性变性等。

二、检查方法与注意事项

基本上同主动脉夹层。检查时要注意观察瘤体大小、范围,有无附壁血栓形成。次外,还要注意观察瘤体壁的构成情况,以区别真性动脉瘤和假性动脉瘤。

三、经胸超声心动图

(一)二维超声心动图

主动脉瘤在二维超声心动图上表现为主动脉内径增大,呈梭形或囊形扩张,常为相应正常部位内径的1.5倍以上。瘤体边缘与主动脉壁相连。与瘤体相连的主动脉壁有被动脉瘤牵引而随之向外伸展的现象。升主动脉瘤多呈梭形,而主动脉弓部的动脉瘤多呈囊状。经胸壁探查常可探及位于主动脉根部的动脉瘤。在部分透声窗较理想的患者,胸骨上窝探查可观察位于升主动脉远端、主动脉弓和胸降主动脉近端的动脉瘤(图33-20,图33-21)。

经腹部探查可用于观察腹主动脉瘤。对于胸降主动脉瘤的诊断常需要进行经食管超声检查。经食管超声心动图横轴切面探头可显示主动脉短轴切面,逐渐移动探头,可显示瘤体所在部位。纵轴切面探头可显示主动脉长轴切面,有利于估计瘤体范围。瘤体中由于血流缓慢、血液淤滞,常可见云雾状影,有时可见附壁血栓。假性动脉瘤表现为主动脉壁的某一部位可见连续中断,其周围有一液性暗区的腔室。腔室通过主动脉壁上的连续中断处与主动脉腔相通,腔室内常可见云雾状影或附壁血栓,腔室壁由血栓和周围组织所构成。

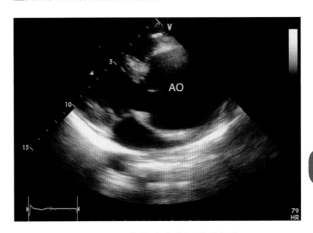

图33-20 升主动脉瘤经胸壁探查
左心长轴切面,可见升主动脉呈瘤样扩张,
主动脉瓣口宽度尚正常

33

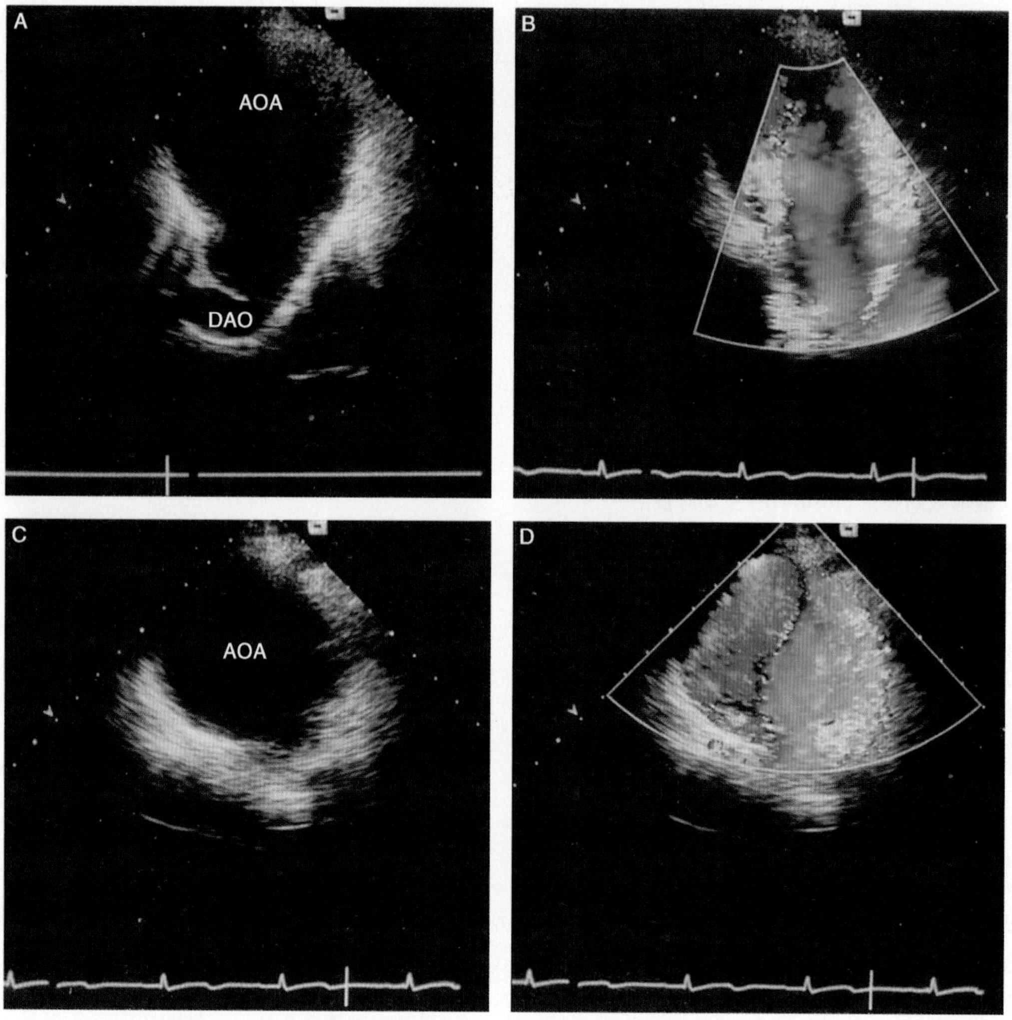

图 33-21 主动脉弓部动脉瘤经胸骨上凹探查
A. 主动脉弓部(AOA)长轴切面,可见弓部呈瘤样扩张;B. 瘤体内可见漩流血流信号;C. 主动
脉弓部短轴切面,其内径明显增宽;D. 瘤体内可见漩流血流信号

(二) M 型超声心动图

将 M 型取样线通过瘤体处,可见主动脉前后壁间液性暗区宽度增加,常达相应正常部位内径的 1.5 倍以上。瘤壁有搏动现象。

四、超声多普勒

(一) 彩色多普勒

主动脉瘤体内由于血流缓慢,故彩色多普勒血流图上可见瘤体内色彩暗淡。另外,瘤体内血流可出现漩流现象,即瘤体内一边显示为朝向探头的红色血流信号;与此同时,瘤体的另一边显示为背向探头的蓝色信号(图 33-22)。假性动脉瘤时可见动脉腔内血流通过动脉壁上的连续中断与动脉瘤腔相通。

如主动脉瘤位于主动脉根部,常可观察到不通程度的主动脉瓣反流。

(二) 频谱多普勒

将脉冲多普勒的取样容积置于扩张的瘤体内,可记录到比正常主动脉血流缓慢的血流信号(图 33-22)。

五、诊断要点与鉴别诊断

主动脉瘤的超声心动图诊断主要为二维超声图像上发现主动脉局限性增宽。应与以下几种疾病相鉴别。

(一) 真性动脉瘤与假性动脉瘤

1. 主动脉瘤的瘤壁由血管壁构成;而假性动脉瘤的瘤壁由血栓及周围软组织构成。

2. 假性动脉瘤的瘤壁的破口较与之平行的瘤腔的最大内径小得多。两者之比一般小于 0.5,呈葫芦样改变;而主动脉瘤开口的最大直径几乎等于或实际上就是瘤体的最大内径,两者之比一般为 0.9~1.0。

3. 彩色多普勒血流图上可见假性动脉瘤瘤壁破口处血流往返于动脉与瘤腔之间;而主动脉瘤显示庞大瘤腔内的漩流信号。

33

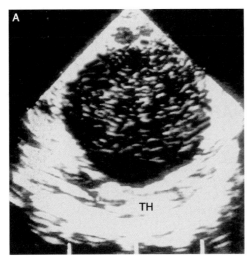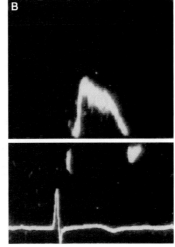

图 33-22 胸主动脉瘤的经食管超声检查
A. 胸降主动脉扩张,并可见附壁血栓形成(TH);B. 瘤体内血流速度缓慢

（二）主动脉夹层与主动脉瘤

主动脉夹层超声心动图的主要表现为增宽的主动脉腔内可探及撕裂的内膜反射,故一般情况下易与主动脉瘤相鉴别。如果主动脉夹层的假腔内充满血栓,其血栓与撕裂的内膜融为一体时,其声像图与主动脉瘤伴附壁血栓形成类似,应注意鉴别。主动脉夹层的撕裂内膜常伴有钙化,所以此时可见内膜钙化向主动脉腔中心移位,位于血栓的表面;而主动脉瘤伴附壁血栓形成时,钙化的内膜无中心移位,位于血栓的基底部。

（三）主动脉夹层与假性主动脉瘤

假性动脉瘤超声心动图检查时,表现为主动脉壁的连续中断,与主动脉夹层的入口类似,应注意鉴别。

1. 主动脉夹层的内膜沿主动脉长轴剥离,其回声纤细,并随着血管舒缩而相应活动;假性动脉瘤动脉壁破口局限,其残端短小,不随血管舒缩活动,无剥离内膜的带状回声反射。

2. 主动脉夹层假腔沿主动脉长轴走行,波及范围较广,腔径随血管舒缩而改变;假性动脉瘤范围局限。

3. 主动脉夹层假腔内血流借入口及再入口与真腔相通;假性动脉瘤腔内血流仅借破口与主动脉腔相通。

33

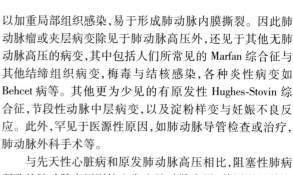

第34章

肺动脉夹层动脉瘤

DISSECTING PULMONARY ARTERY ANEURYSM

◎谢明星　孙振兴

病因与病理生理	494	二、彩色及频谱多普勒	496
临床表现	495	三、声学造影	497
检查方法与注意事项	495	四、经食管超声心动图	497
超声心动图检查	495	诊断价值	497
一、二维及三维超声心动图	495		

　　肺动脉夹层动脉瘤(dissecting pulmonary artery aneurysm)是一种罕见的致命性病变。患者往往由于夹层破裂,血液进入心包、肺组织、纵隔或者胸腔而突发死亡。Walshe 于 1862 年首次对其进行了报道。该病变主要继发于先天性心脏病所致的肺动脉高压,其次是原发性肺动脉高压。其临床症状不典型,或为非特异性临床表现,最常见的临床症状包括胸骨后疼痛、呼吸困难、中心性发绀及突发血流动力学异常等,病程进展凶险,常表现为心源性休克或猝死。文献所报道的病例中,绝大部分为尸体解剖所诊断,极个别病例生前被临床诊断。随着 CT、MRI 和超声心动图等影像技术的迅速发展,在临床上对该病的认识与诊断有了显著提高,特别是随着超声心动图技术的广泛应用,近年来该病的临床个例报道明显增多。超声心动图检查对该病变的显示有独特的价值。

病因与病理生理

　　肺动脉夹层动脉瘤主要继发于各种病因所致的原发性或继发性肺动脉高压,后者在病理上更易发展为肺动脉瘤或肺动脉夹层动脉瘤。多种有左向右分流的先天性心脏病,易致肺动脉扩张,进而形成肺动脉瘤和(或)肺动脉夹层动脉瘤,其中以动脉导管未闭最为常见。先天性心脏病存在左向右分流时,患者肺动脉血流量明显增加,肺动脉压增高,肺动脉壁张力增加。随着病情进展,肺动脉壁呈退行性改变,肺动脉腔扩张,最终形成肺动脉瘤或夹层动脉瘤。肺动脉夹层动脉瘤时,血管壁的主要组织病理改变为血管壁中层的退行性变,弹力纤维断裂,管壁变脆。肺动脉高压时对肺动脉壁的剪切力增加,此时易致肺动脉内膜撕裂,形成肺动脉夹层。但学者们对是由于肺动脉中层退行性变导致肺动脉夹层,还是因慢性肺动脉高压致血管壁内压力增加形成夹层,目前仍存在争议。但有部分患者病理检查表明既无肺动脉壁中层坏死,亦无肺动脉高压存在。53% 夹层的剥离内膜有破口,而且破口常只发生在一个部位。

　　肺动脉夹层动脉瘤患者的肺动脉中层存在囊性坏死。因此推测肺动脉夹层不仅与肺动脉高压有关,与动脉中层黏液样变性以及弹力纤维断裂也有关系。同时肺动脉组织易脆性与感染或者结缔组织病有关,局部肺动脉血栓可

以加重局部组织感染,易于形成肺动脉内膜撕裂。因此肺动脉瘤或夹层病变除见于肺动脉高压外,还见于其他无肺动脉高压的病变,其中包括人们所常见的 Marfan 综合征与其他结缔组织病变,梅毒与结核感染,各种炎性病变如 Behcet 病等。其他更为少见的有原发性 Hughes-Stovin 综合征,节段性动脉中层病变,以及淀粉样变与妊娠不良反应。此外,罕见于医源性原因,如肺动脉导管检查或治疗,肺动脉外科手术等。

　　与先天性心脏病和原发肺动脉高压相比,阻塞性肺病所致的肺动脉高压则较少发生肺动脉夹层,其原因目前尚不清楚。有学者认为可能与不同病变所致肺动脉高压的病理机制不同有关。慢性阻塞性肺病更多的是由于低氧诱导肺血管收缩加强,而非直接的肺血管壁损伤。相反,先天性心脏病和原发性肺动脉高压可导致肺血管壁的内在病理改变,增加血管壁的损伤。

　　临床上真正的主肺动脉或左、右肺动脉主干瘤样病变较少见,Deterling 和 Clagett 报道,尸体解剖发病率为 1:13 696。肺动脉瘤的自然病程目前尚不清楚,但动脉瘤具有发展为夹层动脉瘤或破裂的危险。1/3 肺动脉主干动脉瘤患者死于夹层或破裂这种凶险的并发症。Laplace 定理表明,血管壁的张力与管腔压力及管腔直径成正比,与管壁

厚度成反比,而血管壁张力是导致最终形成夹层动脉瘤或破裂的主要因素。最近资料表明,如无显著肺动脉瓣反流或狭窄、肺动脉高压或左向右分流者,则肺动脉瘤破裂的发生率极低。

文献报道,肺动脉夹层常发生在肺动脉瘤或肺动脉扩张部位。Inayama 于 2001 年统计文献报道,发生于主肺动脉的夹层约占72%,其次为肺内动脉占10%,左肺动脉主干占6%,右肺动脉占4%,主动脉与左、右肺动脉同时存在夹层占2%。夹层发生常是致命性的,可迅速发生严重的血流动力学紊乱致患者猝死。与主动脉夹层不同,肺动脉夹层的假腔容易破裂,难以形成再通性管腔,肺动脉夹层最常见的破入部位是心包腔,另也有极少数破入肺组织、纵隔或者胸腔,一旦破裂死亡几乎不可避免。有学者总结20 年来文献报道的 64 例肺动脉夹层动脉瘤患者,仅有

14% 于生前获得正确诊断,表明其有极高的死亡率,以及在夹层或破裂发生前无明显、典型的临床表现。如此高的死亡率,其主要原因是肺动脉夹层往往是透壁性的,主动脉夹层则常形成再入口,而非透壁性破裂。肺动脉夹层动脉瘤常破入心包腔,继而可达肺实质,中纵隔甚至胸膜腔。

显著扩张的肺动脉主干可压迫呼吸道,如有大量左向右分流者常压迫4个位点:左侧支气管、左主支气管上部、左下叶支气管起始部、右中叶支气管与右内叶支气管的结合部。临床上呼吸道压迫常致咳嗽与呼吸困难。

肺动脉瘤或夹层动脉瘤常于肺动脉腔内形成血栓。肺动脉高压时,由于低心排量,肺动脉血流速度减低,肺动脉瘤内充血,可引发肺血管内皮细胞功能异常,致血液处于血栓前状态。患者 D-二聚体升高,表明肺动脉腔内有血栓形成。

临 床 表 现

肺动脉夹层动脉瘤男女均可发生,统计资料表明,女性发病率略高于男性,约为 1.2∶1。发病年龄范围大,26天至85 岁,平均为 39.6 岁,发病高峰表现在 30 岁左右与60 岁左右两个年龄段。30 岁左右高峰段患者的主要病因是先天性心脏病,60 岁左右高峰段患者的主要病因则主要是各种继发性病变。

肺动脉夹层动脉瘤的临床表现变化大,其症状往往是非特异性的。常见的症状有剧烈胸痛(67%)、劳累性呼吸困难(82%)、发绀(52%)或者为不明原因的血流动力学恶

化、心源性休克等表现。因此临床医师对慢性肺动脉高压患者,突然出现剧烈胸痛、劳累性呼吸困难、发绀或者血流动力学恶化、心源性休克,应该想到肺动脉夹层的可能。目前对其诊断主要依赖CT、MRI 和超声心动图检查。临床治疗亦无公认的方案,一般认为如发生肺动脉夹层,则应紧急手术以防夹层破裂产生致命性出血。同时认为首先应治疗导致血流动力学异常的动脉瘤或夹层形成的原发病变。

检查方法与注意事项

肺动脉夹层动脉瘤往往因其他病因就诊时,在超声心动图检查或CT 检查过程中被意外发现。患者无特异临床表现,往往被漏诊或误诊。再者,该病变在临床上较罕见,诊断人员的经验与认识不足亦是导致其漏诊的原因之一。经胸超声心动图检查时,除按常规方法对心脏与大血管结构进行规范扫查外,对有肺动脉高压病变表现,肺动脉增宽达 4.0cm 以上患者,应有意识注意到有无肺动脉夹层,在心底短轴切面上充分显示肺动脉主干长轴切面,同时尽可能显示左、右肺动脉分支。除显示肺动脉长轴,还应在高位肋间与胸骨上窝等部位显示肺动脉短轴。此外,应变换探头扫描角度与方向,尽可能充分显示肺动脉结构。二维灰阶显像时应仔细观察肺动脉壁结构,管腔形态与肺动脉腔内回声。对管腔内出现的条带样回声要高度警惕是

否存在肺动脉夹层,此时要充分调节仪器的成像条件,以使结构显示更为清晰。左、右肺动脉主干结构在二维图像上往往位于声束远场,如疑存在夹层,应适当调高增益,并调整声束聚焦部位,使剥离的纤细内膜回声能较清楚显示。在扫描过程中,实时观察飘带样回声的活动度,对诊断有很大帮助。变换扫查切面,仔细显示剥离内膜的起始点,入口,走向与终点。区别真、假腔并小心观察两腔内部回声,注意有无血栓回声。彩色多普勒显像十分有助于区别真、假腔,并准确判断入口和其他并存的异常血流信号。彩色多普勒显像时要适当调整彩色增益、速度范围等成像参数。声学造影亦有助于鉴别真、假腔,并确定有无血栓形成。如经胸超声心动图成像质量较差时,经食管超声心动图能提供有价值的诊断信息。

超声心动图检查

一、二维及三维超声心动图

二维超声显像时,可见肺动脉增宽,呈瘤样扩张。目前对肺动脉瘤诊断尚无公认的标准,有学者认为肺动脉主

干增宽达 4.0cm 以上,应考虑有瘤样改变。文献报道肺动脉主干瘤样扩张时内径可达 13cm。发生于肺动脉分支或肺内动脉的瘤样变,内径小的只有 0.3cm。我科 1996 年曾于术前诊断 3 例肺动脉夹层患者,两例发生于肺动脉主干,

肺动脉瘤内径分别为 9.0cm 和 4.5cm,另一例发生于左肺动脉主干,内径为 4.5cm。肺动脉瘤形态多为梭形,少部分为局限向外膨出。扩张的肺动脉于左胸前区上位肋间或胸骨上窝均可清晰显示。对疑为左、右动脉分支的动脉夹层病变,需在心底短轴切面上清晰显示左、右肺动脉内腔。

夹层动脉瘤时,可在扩张的动脉腔内见到撕裂的内膜呈飘带样回声,位于肺动脉主干内的夹层,剥离内膜活动较明显,位于左、右肺动脉主干内的夹层,剥离内膜活动不明显。仔细显示内膜多可发现破裂口,沿内膜追踪,可显示内膜终点。与主动脉夹层动脉瘤不同的是,肺动脉夹层动脉瘤多无出口。剥离内膜将肺动脉腔分为真、假两腔,真、假腔内径随心动周期变化。二维超声显像时要仔细观察真、假腔内的回声,假腔内往往有云雾影样回声,表明血流速度缓慢,血流淤滞。如有血栓形成,则可见强回声,多附着于剥离内膜终止处的假腔内(图 34-1 ~ 图 34-3)。二维超声多低估真正的血栓大小。

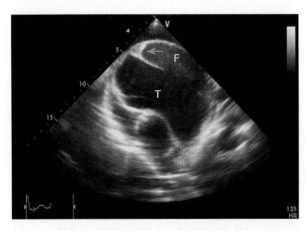

图 34-1 肺动脉主干夹层
显示真假两腔,假腔内可见云雾影回声及附壁血栓(箭头所示)。T:真腔,F:假腔

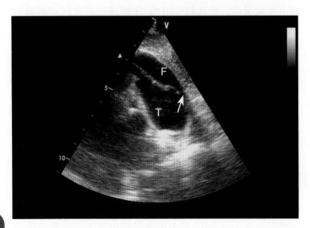

图 34-2 肺动脉主干夹层
可见剥离的内膜将肺动脉主干分为真假腔,箭头示内膜破口。T:真腔,F:假腔

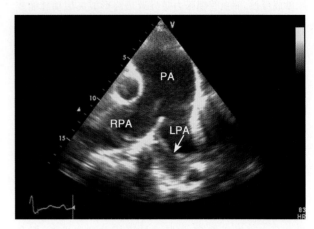

图 34-3 左肺动脉夹层
显示左肺动脉起始段剥离的内膜及破口(箭头所示),假腔内充满低回声。PA:肺动脉主干,RPA:右肺动脉,LPA:左肺动脉

肺动脉瘤多并发于先天性心脏病变或其他病变,其中以动脉导管未闭为多见,有学者统计 61 例肺动脉夹层患者,其原发性病变的发生率见表 34-1。

表 34-1 肺动脉夹层原发性病变发病情况

病因	病例数	发病率
先天性心脏病	30	47.5%
动脉导管未闭/主肺动脉窗	12	19.7%
室间隔缺损	4	6.6%
房间隔缺损(1 例合并右肺静脉畸形引流)	2	3.3%
主肺动脉分流术后	2	3.3%
二尖瓣狭窄	1	1.6%
肺动脉瓣狭窄	1	1.6%
先天性肺动脉瘤	1	1.6%
其他	7	11.4%
原发性肺动脉高压	10	16.4%
慢性阻塞肺部疾病	4	6.6%
风湿性二尖瓣狭窄	3	4.9%
医源性(导管操作)	3	4.9%
炎症相关	3	4.9%
其他	8	13.1%
总计	61	

此时,二维超声检查应仔细显示原发性病变,各种不同的原发病有相应的超声心动图表现。

三维超声心动图可对真、假腔,以及剥离内膜的整体形态进行显示,亦可评价术后改变。结合 M 型显示模式能更为准确地显示剥离内膜的活动变化。

二、彩色及频谱多普勒

彩色多普勒可显示真、假腔内的血流信号,真腔内血流速度较高,彩色多普勒信号较明亮,假腔内血流速度较低,多普勒信号较低暗。在剥离内膜破裂口,真假腔之间可见血流交通的彩色多普勒信号,收缩期由真腔进入假腔,舒张期则相反(图 34-4)。值得注意的是,我们所诊断的两例主肺动脉夹层动脉瘤中,原发病变均为动脉导管未闭,一例彩色多普勒显示未闭动脉导管内高速血流信号束直接经破口进入假腔内,表明动脉导管的高速血流束长时间冲击肺动脉内膜部位,是造成其变性、撕裂的原因之一(图 34-5)。另一例未闭导管血流信号先进入真腔,再经破口进入假腔(图 34-6)。频谱多普勒在内膜破口处可记录相应低速、双期血流频谱信号,如存在动脉导管未闭,则可记录到连续血流频谱。肺动脉夹层动脉瘤多伴有程度不同的肺动脉瓣反流,彩色与频谱多普勒多检测到相应的血流信号。

三、声　学　造　影

声学造影能准确显示原发性病变,如房间隔缺损时,左向右和(或)右向左的分流信号。经外周静脉注射声学造影剂,可见造影剂依次进入右房、右室后,再进入夹层肺动脉瘤的真腔内,然后经内膜回声中断处再进入假腔,真腔内造影剂回声较假腔内高。如假腔内有血栓形成,则在假腔内存在负性造影区,这一影像特征十分有助于判断假腔内血栓存在与否。

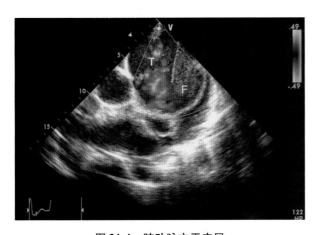

图 34-4　肺动脉主干夹层
显示真假两腔,真腔内血流明亮,假腔内血流黯淡,可见明显云雾影回声,收缩期可见血流由真腔进入假腔。T:真腔,F:假腔

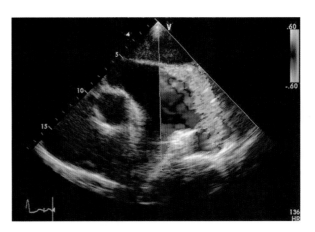

图 34-5　肺动脉主干夹层
可见经动脉导管的分流信号进入真腔

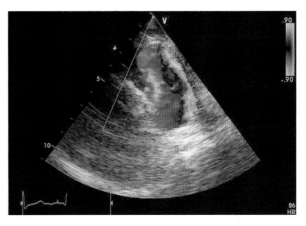

图 34-6　肺动脉主干夹层
可见经动脉导管的分流信号进入肺动脉假腔内

四、经食管超声心动图

经胸超声显像困难的患者,如患者病情稳定,生命指征正常,可承受经食管超声检查过程,经食管超声心动图则能提供更有价值信息。需要强调的是,要采取必要措施保证经食管检查过程的安全性,因为肺动脉夹层患者往往病情凶险,进展迅速,经食管检查可能加速病情发展。

诊　断　价　值

Khattar 最近撰文指出,在过去的 20 多年来,文献报道生前被诊断为肺动脉夹层患者仅有 8 例。这也说明影像技术的进步与非侵入性心脏影像的综合运用增加了临床诊断能力。8 例患者中 7 例是利用非侵入性影像方法直接诊断,其中超声心动图诊断占 3/7,CT 诊断占 3/4,而 MRI 诊断占 2/3(图 34-7)。另一例则由病检所证实。经胸超声心动图可准确显示内膜漂浮,内膜撕裂及管腔内血栓等肺动脉夹层动脉瘤征象。超声心动

图对肺动脉夹层的诊断能力与患者的解剖差异、夹层的部位与形态以及仪器本身的局限性等因素有关。当患者声窗较差或夹层动脉瘤位于分支时,超声心动图很难清晰显示夹层,应用 CT 或 MRI 可显示肺动脉夹层内膜,测量夹层动脉瘤内径及其长度,并且能够确定管腔内血栓是否存在。因此这些病例的诊断过程表明,对任何一个病例,单独或综合运用上述影像检查方法,均能可靠诊断肺动脉夹层。由于超声心动图无创、快速、成

34

本低,并且能够提供心脏畸形及肺动脉压力等多方面信息,可作为肺动脉夹层动脉瘤诊断的首选方法。如高度怀疑肺动脉夹层形成,而超声心动图未能显示剥离的内膜,此时则应进一步进行 CT、MRI 检查,以便发现剥离的内膜,以及提供与夹层有关的更为详细的信息并显示其他病变。

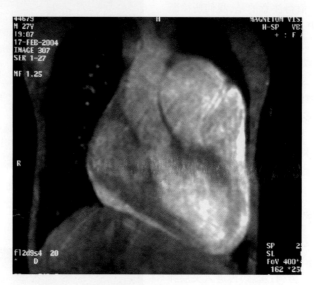

图 34-7　MRI 显像示剥离的肺动脉内膜及真假腔

第 35 章

Valsalva 窦瘤

ANEURYSM OF SINUS OF VALSALVA

◎刘　俐　杨亚利

病理解剖与血流动力学改变·············· 499
　一、Valsalva 窦及其毗邻结构·········· 499
　二、Valsalva 窦瘤·················· 500
　三、Valsalva 窦瘤破裂·············· 500
　四、Valsalva 窦瘤破裂的病理分型······ 500
检查方法与注意事项·················· 502
超声心动图························ 502
　一、M 型超声心动图················ 502
　二、二维超声心动图················ 503
　三、三维超声心动图················ 508
　四、经食管超声心动图·············· 509

超声多普勒························ 509
　一、彩色多普勒·················· 509
　二、频谱多普勒·················· 509
心脏声学造影······················ 510
　一、心底短轴切面················ 510
　二、左心长轴切面················ 510
诊断要点及其鉴别·················· 511
　一、常见类型 Valsalva 窦瘤的超声鉴别诊断 ······ 511
　二、少见类型 Valsalva 窦瘤的超声鉴别诊断 ······ 511
临床价值与存在问题·················· 512

　　Valsalva 窦(sinus of Valsalva)又称冠状动脉窦(coronary sinus)或主动脉窦(aortic sinus),国内也称乏氏窦,可因各种生理或病理原因形成窦部扩张,称为窦瘤,破裂后称为窦瘤破裂。1839 年 Hope 对此病首次描述,1840 年 Thurnam 进行系列报道,1919 年 Abbott 提出其先天性发病学理论,认为系主动脉中层弹力纤维缺乏所致,其后由 Edwards-Burchell 进一步阐明与证实。至 1962 年 Sakakibara-Konno 发展了先天性 Valsalva 窦瘤的系统分类法。

　　Valsalva 窦瘤为少见畸形,在中国的发病率为 1.2% ~1.8%,在西方发病率为 0.14%~0.96%,亚洲居民发病率明显高于西方人。本病主要见于先天性心脏病,在先心病外科手术中占 3.8%,其胚胎学病因包括:①胚胎发育过程中主动脉的中层与瓣环分离,缺乏肌肉与弹力纤维组织,形成结构上的薄弱点;②主、肺动脉隔与心室间隔融合时,远端心球隔发育不全,留有薄弱的区域;③Valsalva 窦畸形。上述原因导致的 Valsalva 窦薄弱区在主动脉高压血流的长期冲击和心肌收缩下逐渐形成囊袋样结构突向各毗邻结构,最后破裂,出现左向右分流。常合并室间隔缺损、右室流出道狭窄、主动脉瓣畸形等。Valsalva 窦瘤也可见于后天性心脏损害,由于感染性心内膜炎、梅毒、动脉硬化、风湿、创伤等原因破坏窦壁组织,其后果与先天性相似。Valsalva 窦瘤初期无明显症状,一旦破裂病情进展迅速,危害严重。超声是诊断 Valsalva 窦瘤的首选方法。

病理解剖与血流动力学改变

　　为了便于对 Valsalva 窦瘤破裂作较深入的探讨,首先应了解 Valsalva 窦、Valsalva 窦瘤及 Valsalva 窦瘤破裂三者的区别及其相互关系。

一、Valsalva 窦及其毗邻结构

　　在主动脉根部紧邻主动脉瓣的上方,有三个小的突出部即 Valsalva 窦,其外侧为纤维组织构成的环状带(纤维环),其上是与纤维带相连的主动脉壁,其下则是纤维带逐

渐移行于心肌。这三个 Valsalva 窦属正常生理结构,可依其解剖部位命名为前、左后及右后窦,或依其发出的冠状动脉不同命名为右冠状动脉窦、左冠状动脉窦及无冠状动脉窦(简称右冠窦、左冠窦与无冠窦)(图 35-1)。右冠窦与右房室沟接近,大部分突出到室上嵴及右室流出道,小部分与室间隔膜部及肌部有关;左冠窦在右室以外,邻近左房、房间隔、二尖瓣前叶,其后为心包;而无冠窦则位于左、右心房前,大部分突入右房。

35

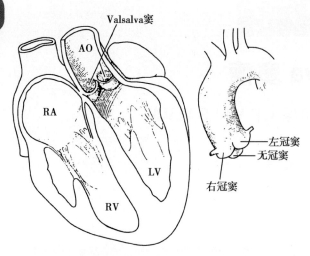

图 35-1　Valsalva 窦解剖示意图

二、Valsalva 窦瘤

在胚胎形成过程中,如纤维构成的环状带与主动脉壁的肌肉和弹力纤维有部分中断或局部组织松软,由于日长月久地被冲刷,Valsalva 窦则更加扩大而膨出,壁更为变薄,逐渐形成一个囊状物,此即 Valsalva 窦瘤(aneurysm of sinus of Valsalva)或称冠状动脉窦瘤,实际上更恰当的译名应为 Valsalva 窦或冠状动脉窦膨出,以免患者及其家属将此"瘤"误为肿瘤。部分患者的窦瘤在舒张期动脉血大量涌入而明显扩张,收缩期血液返回主动脉,故囊状物变小。由于瘤壁未破裂,无血液分流,故无明显症状及体征,房室改变也不明显。个别患者因窦瘤形体过大压迫传导系统如房室结或希氏束时导致心律失常和传导阻滞;或突入右室流出道、三尖瓣口、冠状动脉口等引起局限性梗阻。

三、Valsalva 窦瘤破裂

血液长期冲刷,囊内压愈来愈大,囊壁则日渐变薄,最后导致破裂,此时主动脉的血液通过 Valsalva 窦瘤的破裂口,大量涌入与破裂口相通的心腔,临床上立即出现症状和体征,心壁也引起相应的改变,此即 Valsalva 窦瘤破裂。

窦瘤破裂的发病年龄一般较晚(平均年龄为 29～31岁),而合并畸形者发病年龄趋于年轻,这是因为窦瘤形成是在主动脉窦壁薄弱基础上,加以一定时间的搏动性高压所致,而并发畸形可加重患者的心脏负荷,从而加快病情的演变。Valsalva 窦瘤破裂 50% 以上有明显的诱发因素,如负重、剧烈活动、突然用力、分娩或感染发热等。一旦破裂,会有明显的血流动力学变化及临床表现。由于 Valsalva 窦瘤破入的心腔多为低压腔室,与主动脉内压力阶差很大,即使破入左室,二者在舒张期亦存在相当的压差,因此左向右分流量比较大,加上常伴发主动脉瓣反流,引起心腔容量负荷过重和心肌工作量增加,可致充血性心力衰竭。同时,主动脉内脉压增大,可导致冠脉供血不足或猝死。若破入心包,可立刻因心脏压塞致死。病变的进展及严重程度通常认为与破口的位置、大小与数目有密切关系。

先天性 Valsalva 窦瘤常合并室间隔缺损(30% ～60%),10% 患者有主动脉瓣异常(包括主动脉瓣脱垂、主动脉瓣二瓣化或其他主动脉瓣畸形)。其他合并心血管畸形包括右室流出道狭窄、肺动脉瓣狭窄或反流,房间隔缺损或动脉导管未闭等。

四、Valsalva 窦瘤破裂的病理分型

我国与日本的文献报道 Valsalva 窦瘤起源于右冠窦者占 90% 以上,远远高于欧美国家的报告;而起源于无冠窦及左冠窦者较欧美国家报道为低,其中源于左冠窦的非常少见,不超过 1%。多数先天性 Valsalva 窦瘤仅侵及单个主动脉窦,后天性可同时起源于两个或三个主动脉窦。

Valsalva 窦瘤可膨入任何邻近心腔或血管,以右室多见,其次为右房,极少见同时膨入多个心腔或膨入左房、左室、室间隔、房间隔、上腔静脉、肺动脉、心包腔或胸腔。从右冠窦起源的窦瘤 80% 以上破裂到右室(其中 50% 以上在右室流出道,其他破裂到室上嵴处或三尖瓣环下方),其次为右房,少部分破入室间隔形成室间隔夹层(interventricular septal dissection),或经夹层破入心室;无冠窦瘤 92% 以上破入右房;左冠窦瘤可穿破到右室、右房、左房或心包。两个以上窦瘤则可同时破入某一个腔室或分别破入两个以上腔室。破入右室者因舒张期大量血液进入右室,故出现右室容量负荷过重的一系列症状。破入右房者因血液从主动脉经无冠窦流入右房,右房血液增多,右室也被波及,故出现类似房间隔缺损的血流动力学改变,如右房右室增大,肺动脉压升高等。如破入左房、左室则可出现左室容量负荷过重的现象。破入心肌则形成心肌内夹层,夹层可形成隧道并最终破入邻近心腔,引起相应的血流动力学改变。

(一)Valsalva 窦瘤的常见病理类型

1962 年 Sakakibara 将常见的 Valsalva 窦瘤分为四型:

Ⅰ 型:窦瘤起源于右冠窦的左部,突入右室流出道最上部即肺动脉左、右瓣之下,突出的瘤体可阻塞右室流出道,造成漏斗部狭窄;合并室间隔缺损的主要为此型,且其中高位室缺占 50.62%;由于主动脉瓣环缺乏支持,此型亦易产生主动脉瓣关闭不全。

Ⅱ 型:窦瘤起源于右冠窦的中部,穿破室上嵴突向右室流出道中部。

Ⅲ 型:窦瘤起源于右冠窦的右部,突向室间隔膜部或右房。根据有无合并室间隔缺损又分为:

Ⅲv 型:右冠窦瘤通过膜部室间隔在三尖瓣下方突向右室。

Ⅲa 型:右冠窦瘤突向右房。

Ⅳ 型:窦瘤起源于无冠窦,突入右房。

2011 年郭宏伟等将无冠窦瘤分为两型:

Ⅰ 型:无冠窦瘤突入右房但不紧邻三尖瓣。

Ⅱv 型:无冠窦瘤突向右室。

Ⅱa 型:无冠窦瘤在三尖瓣附近突向右房。

上述分型使得外科医生能精确定位窦瘤起源及行程,有助于临床制订手术计划。

（二）Valsalva 窦瘤的罕见病理类型

Valsalva 窦瘤的少见病理类型包括起源部位少见（多源起源或起自左冠窦），突入或破入部位少见（同一窦瘤膨入多个部位、左房、左室、心肌、肺动脉、上腔静脉、心外）以及窦瘤行程迂曲累及多个心脏结构。在 Valsalva 窦瘤的系列报道中，除数篇文献指出室间隔受累虽然在东方和西方人群中少见，但在印度和非洲人群中较为常见外，其他各种少见类型的发生率均极小，一般不超过窦瘤患者的 5%。

1. Valsalva 窦瘤膨入心肌　Valsalva 窦瘤可膨入房间隔、室间隔及心室游离壁，文献报道以膨入室间隔多见。窦瘤膨入房间隔时，主要起自无冠窦，少数起自左冠窦。膨入室间隔时，约 83% 起自右冠窦，少数起自无冠窦或左冠窦。心室游离壁受累常继发于室间隔受累，因室间隔夹层范围扩大延伸至毗邻室壁心肌所致，也有窦瘤直接破入心室壁的报道。室间隔受累在印度和非洲人群中较东方和西方人群更为常见。印度 Choudhary 等报道了最大的一组室间隔受累病例，147 例 Valsalva 窦瘤患者中有 11 例膨入室间隔，占 7.5%。

窦瘤膨入心肌时可合并一些特殊并发症，包括夹层导致的心室流出道梗阻、夹层腔内血栓、夹层内膜钙化或纤维化、心律失常特别是传导阻滞、节段性室壁运动异常等，也可合并主动脉瓣关闭不全、感染性心内膜炎等常见并发症。

2. Valsalva 窦瘤膨入左室　主动脉根部窦壁薄弱，与瓣环分离，窦瘤于主动脉瓣环及主动脉壁之间向下脱入左室流出道，在左室流出道与主动脉根部之间来回摆动。Valsalva 窦瘤累及左室时，多数起源于左冠窦，其次为无冠窦，起源于右冠窦少见。国外主要经主动脉造影或 CT 造影确诊，国内主要经超声心动图确诊。

窦瘤未破时，舒张期主动脉血流逆向充盈囊腔，收缩期瘤腔内血流返回主动脉。窦瘤破裂时舒张期主动脉血流经瘤壁破口漏入左室，血流动力学类似主动脉瓣反流，导致左室容量负荷过重。这也是唯一表现为舒张期分流的病理类型（其余类型均为双期分流）。

窦瘤累及左室时，除窦瘤常见并发症外，还可合并主动脉环扩和（或）瓣叶脱垂而导致的主动脉瓣关闭不全及窦瘤占位效应引起的左室流出道梗阻。对于主动脉瓣关闭不全，本型因瘤体起源部位位于瓣周，致窦部与瓣环分离，除因瓣环扩张、瓣膜脱垂等常见因素导致主动脉瓣反流外，反流还可能继发于一些特殊因素，包括毗邻主动脉瓣发育不良和（或）瓣环失去支撑导致的瓣环和毗邻瓣叶的同时脱垂。

3. Valsalva 窦瘤膨入肺动脉或左房　窦瘤膨入肺动脉时，主要起自右冠窦或左冠窦，膨入左房时，主要起自无冠窦和左冠窦。其血流动力学表现类似窦瘤膨入右心。

4. Valsalva 窦瘤膨向心外　膨向心外的 Valsalva 窦瘤起源部位一般较高或累及整个窦壁，可累及单个或多个主动脉窦，前者文献报道中多见于起自无冠窦。心外型（extracardiac pattern）窦瘤的瘤体一般较大，无明显形变和活动，这可能是因为较心内型（intracardiac pattern）而言，心外型受到压力和容积的限制较少的缘故。因瘤体较大，较易合并瘤内血栓和瘤壁钙化，且巨大瘤体可扭曲主动脉根部和瓣环，致主动脉根部旋转和主动脉瓣关闭不全。巨大的瘤体还可压迫周围结构（主要是心房和附属静脉），导致其形变移位甚至心腔梗阻。因瘤壁较薄，容易破裂，一旦破裂，多破入心包或胸腔，后果严重。

5. Valsalva 窦瘤起自左冠窦　Valsalva 窦瘤患者中，仅不到 5% 起自左冠窦。这是因为先天性 Valsalva 窦瘤多由于胚胎早期左右心球嵴远段未能完全融合，分隔薄弱区在窦部高压作用下形成瘤体所致，而左冠窦不起自圆锥分隔，因此左冠窦瘤少见。Edwards 等指出 Valsalva 窦瘤的基本病变为窦壁中层弹力纤维和平滑肌层缺如造成薄弱区，因此窦瘤也可偶见于左冠窦。

从冠状窦毗邻看，左冠窦基底部前方毗邻肺动脉根部，后方毗邻左房前壁，中上部被心包覆盖，下方为左室流出道。因此左冠窦瘤起自基底部时可膨入肺动脉或左房，起自窦壁与瓣环之间时可脱入左室，起源部位较高时多膨向心外，窦瘤一旦破裂则引起急性心脏压塞，可致死亡（图 35-2）。

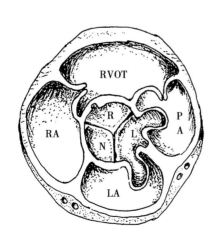
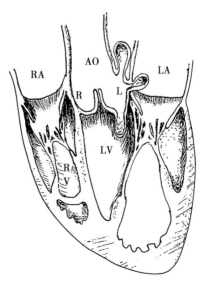

图 35-2　左冠窦瘤常见膨入部位示意图

6. Valsalva 窦瘤行程迂曲　Valsalva 窦瘤一般直接膨入毗邻心腔或大血管，偶见窦瘤瘤体冗长，形成隧道，跨越多个心脏结构。此类窦瘤瘤体行程复杂多变，可经多个破口破入不同部位，如同时合并其他心血管畸形，则病理解剖及血流动力学改变更为复杂，但比较少见。Choudhary 等报道的 147 例 Valsalva 窦瘤患者中，1 例左冠窦瘤形成长隧道于主动脉根部后方向右行走，穿过房间隔，开口于上腔静脉-右房连接处；1 例右冠窦瘤穿越室间隔，形成室间隔夹层并最终破入左室。Yildirim 等报道了 1 例左冠窦瘤突入房间隔，瘤体形成房间隔夹层并最终破入右房。徐新华等报道了 1 例右冠窦瘤经干下型室间隔缺损膨入右室流出道，瘤体随后挤压发育不良的肺动脉瓣叶脱入肺动脉，并分别破入右室流出道和肺动脉主干。杨亚利等报道了 1 例右冠窦瘤于三尖瓣环附近先突向右房，随即瘤体穿过三尖瓣口并破入右室，导致三尖瓣梗阻和关闭不全。

检查方法与注意事项

Valsalva 窦瘤检查时，最常用切面包括胸骨旁左心长轴切面、主动脉根部短轴切面、右室流出道长轴切面及心尖五腔心切面，以及其他一些能显示主动脉窦部及其周围组织的非标准切面。重点评估内容包括：①窦瘤起源、形态、行程及突入部位；②瘤壁上有无回声中断及异常附着物（如赘生物或瘤内血栓）；③窦瘤膨入或压迫的心腔或血管腔有无占位效应引起的梗阻；④受累瓣膜的形态与功能（主要是主动脉瓣和三尖瓣）；⑤室壁运动，如有心肌缺血表现（如节段性室壁运动异常），需进一步观察有无冠状动脉开口扭曲或阻塞，及冠状动脉是否受压（特别是心外型）；⑥有无心律失常，如传导障碍等；⑦彩色及频谱多普勒超声观察窦瘤及其周围血流特点，重点观察窦瘤破裂后与受累腔室或血管间分流引起的相应血流动力学表现。在二维超声心动图上，首先观察左室长轴切面，视主动脉的宽度、活动情况、主动脉前壁与室间隔有无连续中断以及在中断处有无囊性肿物突入心室腔；另应注意各房室大小。其次作心底短轴切面与五腔图，看主动脉断面上动脉壁有无中断现象及囊性肿物突出。彩色多普勒探查时对窦瘤破裂的高速湍流

宜选择尽可能小的彩色显示窗口，调节尼奎斯速度，使色彩倒错减轻，以便仔细辨认穿过瘤壁的分流束。声学造影应观察囊性肿物处有无"囊腔"负性造影区和周围的"射流"负性造影区。此外，还应密切注意有无室间隔缺损、主动脉瓣关闭不全、右室流出道狭窄等合并畸形，避免漏诊。

对于胸前透声不良、窦瘤过小、常规超声难以确诊或合并室间隔缺损及主动脉瓣病变时，可加行经食管超声心动图检查。检查时探头置于距门齿 28～32cm 处，横切面对准主动脉瓣或主动脉窦短轴，纵切面显示左室流出道、主动脉瓣与主动脉根部长轴图像，在此两切面之间宜使用多平面探头在 0°～180°之间旋转，并依窦瘤突出的方位稍稍调整插入深度，尽可能全面展示窦瘤的大小、范围、有无破口及破口的大小与数目等。

Valsalva 窦与心脏及大血管等重要结构相毗邻，而破裂部位又与其起源密切相关。了解其解剖特点、好发部位及可能破入腔室等要点，对超声检查时全面了解病情，精确判断病变部位，细致搜索破入路径等有很大帮助，从而更详尽为手术治疗提供信息。

超声心动图

一、M 型超声心动图

尽管二维超声心动图已能提供足够的 Valsalva 窦瘤病理解剖信息，传统的 M 型超声仍有其独特、细致的发现，有助于进一步认识其病理变化。依据窦瘤破入部位不同，其超声曲线亦有差异，现分述如下：

（一）Valsalva 窦瘤破入右室

1. 在心底波群上，可见主动脉增宽，活动幅度增大，在主动脉前壁之前的 Valsalva 窦瘤处可见主动脉壁连续中断，由于 Valsalva 窦瘤可导致主动脉瓣关闭线向窦瘤侧偏移，主动脉瓣在收缩期可嵌入中断处，有时右冠瓣可出现收缩中期关闭和震颤，同时因右 Valsalva 窦瘤突入右室，故在主动脉前壁之前右室流出道之液性暗区内可见一光带随心脏舒缩而摆动。

2. 室间隔右室面可见扑动　Valsalva 窦瘤破裂时，由

于主动脉的血液可以通过破裂的 Valsalva 窦瘤进入右室，压力很高的血液射向室间隔右室面，故可使后者出现震颤。如果使 X 轴快速运行，可显示心脏结构的细微活动，则在室间隔右室面可见到扑动。另右室增大，室间隔和左室后壁呈同向运动。

3. 三尖瓣和肺动脉瓣　由于主动脉血液分流进入右室，使三尖瓣前叶 E 峰变低，A 峰增高，三尖瓣前叶可以出现舒张期扑动。另外由于右室舒张末期压快速上升，肺动脉瓣可以提前开放；由于血流冲击，亦可有扑动现象。

（二）Valsalva 窦瘤破入左房

此时可见左房增大，在主动脉后壁的后方可见一条很细的线样回声，在舒张期离开主动脉瓣下移靠近左房后壁，收缩期则向上移，靠近主动脉后壁。

（三）Valsalva 窦瘤破入左室

患者有左室增大，在左室流出道内可见一异常反射出

现,收缩期向上,舒张期向下。

(四) Valsalva窦瘤破入室间隔

可见室间隔在舒张期增宽,左右室面分开,其间有一液性暗区;收缩时室间隔变窄,液性暗区消失。

二、二维超声心动图

(一) 直接征象

受累的主动脉窦呈瘤样向外局限性扩张,二维超声上表现为主动脉瓣环附近、与主动脉瓣环纤维延续的薄壁囊状结构,瘤体根部位于主动脉瓣环水平以上,且囊颈部与主动脉根部相通。瘤体可呈手指状、乳头状或囊袋状,长短不一,可由数毫米到数厘米。瘤壁多纤细、光滑、少数可钙化。Valsalva窦瘤的瘤体破入或突入邻近心腔或血管腔时,瘤体以囊颈部为中心随血流摆动,舒张期瘤体变大,收缩期瘤体变小,随心脏舒缩有明显形态改变和活动度。右冠窦瘤可在左室长轴及心底短轴切面上显示(图35-3)。有趣的是东方人右冠窦瘤多向前、向左、向下突出,而西方人的右冠窦常向右突出。无冠窦瘤和左冠窦瘤则在心底短轴切面上易于显示,其中无冠窦瘤常在主动脉根部长轴之外显示为一个细窄腔,类似于主动脉后壁夹层。

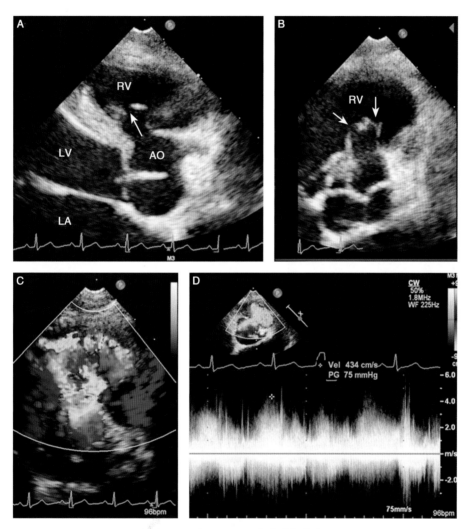

图35-3 右Valsalva窦瘤破入右室

A. 左心长轴切面示右冠窦瘤体突入右室内,瘤顶部可见破口(箭头);B和C. 大动脉短轴切面示主动脉窦瘤起自右冠窦,瘤顶部可见多个破口(箭头),CDFI示破口部位的高速分流;D. 频谱多普勒示瘤壁破口处分流为舒张期为主的连续性分流。AO:主动脉,LA:左房,LV:左室,RV:右室

Valsalva窦瘤破裂后,一般在瘤壁上可见连续中断。破口常位于瘤体顶端,宽0.3~0.6cm,偶见大至1cm左右的破口。常见者为单发破口,少数可有多个破口。直径在0.2cm以下的破口在二维超声上常难以显示,此时需借助彩色多普勒技术探查血液分流信号而确定。在破口的边缘尚可见游离、残存的瘤壁组织呈活瓣样飘动,以舒张期更为明显。

大的、未破的Valsalva窦瘤内有时可见附壁的中等强度的团状回声,大小形态不甚规则,此为瘤体内形成的血栓。

35

需要注意的是,罕见病理类型的 Valsalva 窦瘤在超声图像上除具有窦瘤的共同特征(如表现为位于主动脉瓣环附近且与瓣环纤维延续的薄壁囊状结构,破入或突入心腔或血管腔时瘤体有明显活动和形变等)外,不同少见类型的窦瘤亦有其特殊的超声图像特征,具有某些特殊并发症或某些并发症的发生率远高于其他类型,检查者应注意这些特殊表现。

Valsalva 窦瘤膨入间隔或心室游离壁导致心肌夹层,表现为受累心肌组织分离,其内为包裹性液性暗区。夹层分离的心肌向两侧膨出,受累范围较大时,甚至可在心房或心室间形成"第三腔"(图 35-4,图 35-5)。窦瘤未破时,暗区性质为窦瘤瘤壁包绕的瘤腔,面积随心动周期变化不明显,此时应注意瘤体内有无血栓形成。窦瘤破裂时,暗区性质为溢出血液形成的包裹性积血,面积随心肌舒缩而变化。窦瘤突入暗区内,多切面观察可显示瘤壁破口(图 35-5)。

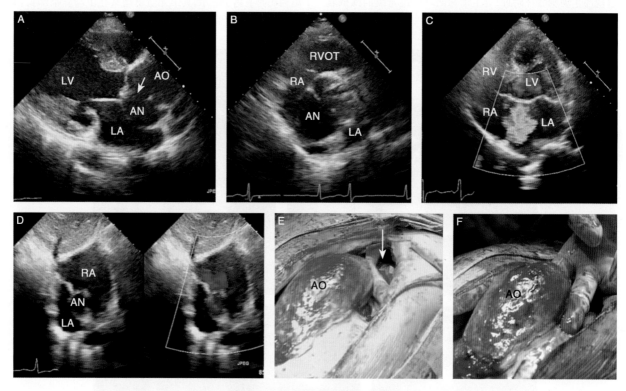

图 35-4 Valsalva 窦瘤突入房间隔

A. 左心长轴切面示主动脉无冠窦瘤,短箭头示窦口;B. 大动脉短轴切面示主动脉瓣二叶畸形,窦瘤开口于后窦,并膨入左右房之间;C. 心尖四腔心切面示房间隔分离,左右心房之间囊腔为瘤体;D. 剑突下二心房切面显示瘤体突入房间隔内,致房间隔部分分离;E. 术中剖开房间隔,显示膨入其中的窦瘤瘤腔(长箭头);F. 手指经窦口伸入主动脉腔内,证实瘤腔与主动脉相通。AO:主动脉,AN:窦瘤,LA:左房,LV:左室,RA:右房,RV:右室,RVOT:右室流出道

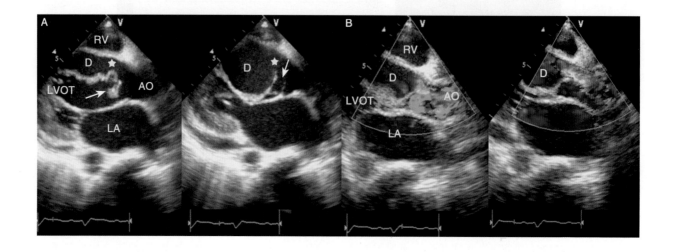

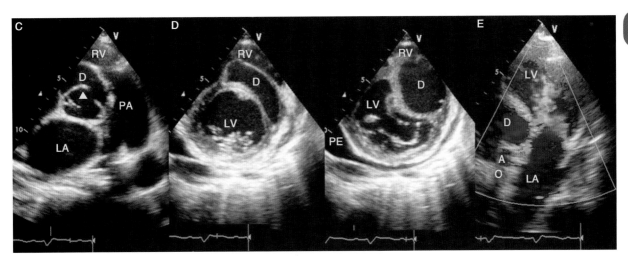

图 35-5 右冠窦瘤破入室间隔形成室间隔夹层

A. 左心长轴切面示右冠窦瘤(箭头示瘤体)破入室间隔,★示瘤壁破口;室间隔肌层分离,其内包裹性暗区收缩期塌陷(左),舒张期膨大并压迫左室流出道;B. CDFI 示舒张期主动脉血流经右冠窦瘤破口进入夹层(右),收缩期夹层内血流返回主动脉,且夹层导致左室流出道梗阻(左);C. 主动脉根部短轴切面示 Valsalva 窦瘤(▲示瘤体)起自右冠窦,瘤壁顶部可见较大的破口;D. 二尖瓣水平左室短轴切面示前间壁夹层,夹层收缩期塌陷(左),舒张期膨大(右),以左室侧肌层运动明显,且夹层导致右室流出道腔径变窄;E. 心尖五腔心切面示主动脉瓣重度关闭不全。AO:主动脉,D:夹层,LA:左房,LV:左室,LVOT:左室流出道,PA:肺动脉,PE:心包积液,RA:右房

Valsalva 窦瘤突入左室时,左心长轴切面上见窦瘤起源位置低下,位于主动脉瓣环及主动脉壁之间,瘤体脱入左室流出道内,舒张期充盈,收缩期塌陷。室间隔完整或室间隔缺损不大时瘤体来回摆动于左室流出道及主动脉腔之间,大动脉短轴切面可观察到窦瘤起源(图35-6)。

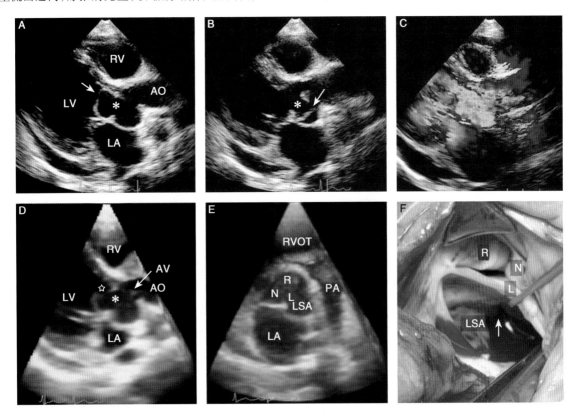

图 35-6 左冠窦瘤破入左室

A 和 B. 左心长轴切面示主动脉根部囊袋样结构,瘤体舒张期充盈,脱入左室流出道内(A),收缩期塌陷并进入主动脉根部(B);窦瘤经顶部的破口(箭头)与左室相通,*为窦瘤内口位置;C. 彩色多普勒示舒张期主动脉血流逆向充盈窦瘤并经破口进入左室;D. 实时三维超声图像,左心长轴观清楚地显示了 Valsalva 窦瘤的立体形态以及窦瘤顶部的圆形破口(☆);E. 实时三维超声图像,主动脉根部短轴观示窦瘤位于左冠瓣环与主动脉壁之间,主动脉瓣环向右上方移位;F. 术中主动脉侧观,示窦瘤起自左冠窦,经瘤壁顶部的破口(箭头)与左室相通。AV:主动脉瓣,L:左冠瓣,LA:左房,LSA:左冠窦瘤,LV:左室,N:无冠瓣,PA:肺动脉,R:右冠瓣,RVOT:右室流出道

35

Valsalva窦瘤膨入肺动脉或左房时,表现为膨入肺动脉或左房的囊袋状结构。其超声表现的特殊之处在于膨入部位,其余表现类似窦瘤膨入右心,如囊颈部与主动脉根部相通,瘤体随心脏舒缩形变,并有一定活动度等(图35-7)。

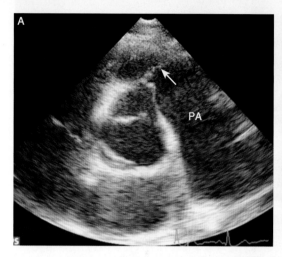
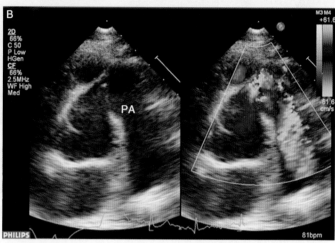

图35-7 右冠窦瘤破入肺动脉

A. 大动脉短轴切面示瘤体突入肺动脉(PA)根部,箭头所示为肺动脉瓣;B. 彩色多普勒超声示瘤体顶壁破口处连续性高速分流信号,自主动脉射入肺动脉腔内

心外型Valsalva窦瘤表现为受累窦壁弥漫性瘤样向外扩张,窦壁菲薄,合并窦壁钙化时窦壁增厚,回声增强,可见斑片状或壳状强回声附着。瘤体一般较大,无明显形变和活动,此时应注意观察有无瘤内血栓及周围结构受压(主要是心房和附属静脉)(图35-8)。因巨大瘤体可扭曲主动脉根部和瓣环,致主动脉根部旋转,因此窦瘤起源不应根据长轴切面常规判断,而应在主动脉根部短轴切面观察。瘤体压迫冠状动脉或因冠状动脉开口扭曲而导致心肌缺血时,超声图像上可观察到节段性室壁运动异常、心肌梗死、室壁瘤等相应的心肌缺血征象。瘤体破裂时,急诊超声可见心包积液或胸腔积液。

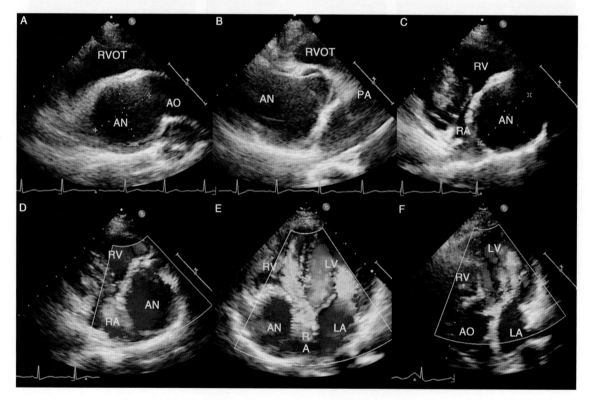

图35-8 巨大心外型无冠窦瘤压迫右房

A. 非标准右室流出道长轴切面显示主动脉根部囊袋状结构向右后下膨出;B. 大动脉短轴切面示瘤体起自无冠窦;C. 右室流入道切面示瘤体压迫右房,致三尖瓣环和右房移位变形,瘤壁钙化;D. 同一切面,CDFI示瘤体内涡流;E. 心尖五腔心切面示瘤体压迫右房和三尖瓣口,CDFI示三尖瓣口舒张期射流明亮;F. 心尖五腔心切面示重度主动脉瓣反流。

AO:主动脉,AN:Valsalva窦瘤,LA:左房,LV:左室,PA:肺动脉,RA:右房,RV:右室,RVOT:右室流出道

Valsalva 窦瘤起自左冠窦时,诊断关键在于判断其起源部位,超声于大动脉短轴切面可准确判断窦瘤起源,是首选的诊断方法(见图 35-6)。根据窦瘤膨入部位的不同,窦瘤具有各自的超声图像特征,详见前述。

(二)间接征象

主动脉根部增宽而窦瘤水平以上的升主动脉多不增宽。房室腔随窦瘤破入部位不同而有不同程度扩大,破入右房者右房右室负荷增大;破入右室者右室明显增大,右室流出道增宽,室间隔凸向左室侧,室壁活动幅度明显增强,左心亦常见扩大。破入左房者左房左室负荷增大,破入左室者左室增大,分流量较大导致左心功能不全时可见左室心肌运动减弱。

(三)合并心血管疾病

Valsalva 窦瘤的合并畸形较多,全面准确的诊断对于确定手术方案、手术路径有很大帮助。

1. **室间隔缺损**　最为常见,其中 97% 以上患者合并室缺的窦瘤起源于右冠窦。

室缺的类型多属于下型,位于肺动脉左右瓣交界的下方。此种窦瘤通常较大,由右冠窦的左 1/3 部分与右冠瓣共同形成,可在舒张期堵塞室间隔缺口,严重时全心动周期均可堵塞,易造成经胸壁超声的漏诊。少数室间隔缺损属嵴下型(图 35-9),此种瘤体由右冠窦的右 1/3 与右冠瓣形成,亦可突入室间隔缺口内,但瘤体通常较小。其他罕见的合并的室缺的位置为室上嵴处或室间隔膜部。

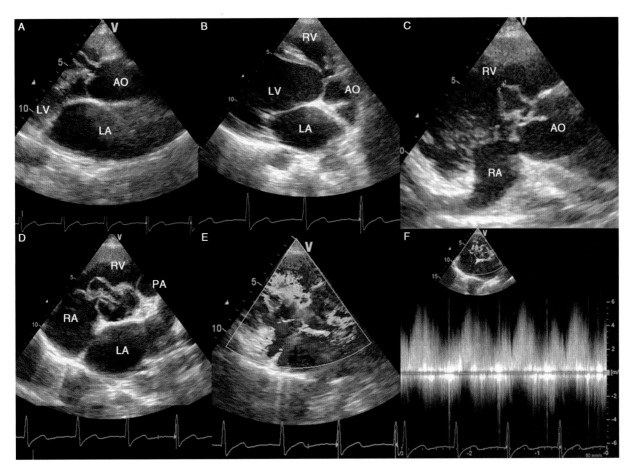

图 35-9　右冠窦瘤破入右室合并嵴下型室间隔缺损

A. 左室长轴切面,舒张期:示主动脉增宽,右冠窦瘤瘤体膨大,突入右室内;B. 左室长轴切面,收缩期:示右冠窦瘤瘤体塌陷,紧邻主动脉瓣下的室间隔回声连续中断(游标所示);C. 非标准主动脉根部短轴切面,放大显示瘤体顶端细小破口;D. 主动脉根部短轴切面,示瘤体起自右冠窦且阻塞部分室间隔缺损,缺损边缘与瘤体间仍可见细小缝隙;E. 主动脉根部短轴切面,收缩期,CDFI 显示瘤体分流和三尖瓣少量反流,室间分流被掩盖其中不易分辨;F. 连续多普勒在分流湍流处取样,记录到连续性血流频谱,且舒张期和收缩期均可见高速分流,为室间隔缺损和窦瘤破裂分流的混合信号。

AO:主动脉,LA:左房,LV:左室,PA:肺动脉,RA:右房,RV:右室

2. **主动脉瓣关闭不全**　由于主动脉中层与主动脉瓣环缺乏连接,瓣环失去对瓣膜的悬吊作用,且窦瘤向外突出,使该处的主动脉瓣叶边缘弯曲,影响对合,甚至造成脱垂。此外,少数患者存在先天性二瓣化畸形,这些病变均可在超声心动图上出现主动脉瓣关闭不全的相应表现。

3. **右室流出道狭窄**　在 Valsalva 窦瘤患者中较为常见,由于窦瘤容易遮挡增厚的流出道室壁,检查时应于大动脉短轴切面及右室流出道切面仔细探查,以免漏诊。

4. **感染性心内膜炎**　由于破裂的窦瘤处有全心动周期的高速湍流冲击,主动脉瓣及扩张的 Valsalva 窦瘤上(多

35

为右冠窦瘤)均可继发细菌感染,超声检查可见形态多样的赘生物形成。

5. 其他畸形　包括房间隔缺损、左上腔静脉、主动脉缩窄等。

三、三维超声心动图

目前进行的动态三维超声心动图重建研究多用总体显示法。检查时可从以下方位对 Valsalva 窦瘤进行观察:①移去窦瘤所在心腔的部分心壁,观察瘤体外观及其毗邻结构,此为三维超声独特的观察角度;②纵切主动脉根部,移去 Valsalva 窦瘤对侧的主动脉结构,观察瘤体内部;③任意剖切窦瘤,观察其断面及其与主动脉延续的空间关系(图 35-10,图 35-11)。

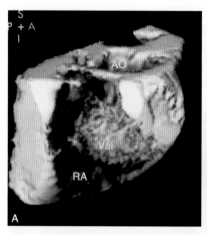
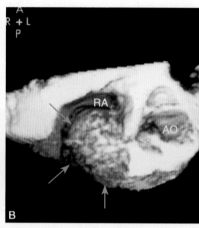
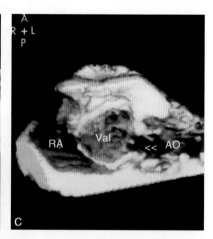

图 35-10　无冠窦瘤破入右房的三维超声心动图
A. 见窦瘤(Val)位于右房(RA),呈球形,邻近主动脉;B. 见球形的窦瘤与主动脉(AO)相沟通;C. 系将窦瘤前壁切除,见窦瘤壁呈环形,左侧连于主动脉,右侧有破口,与右房相通

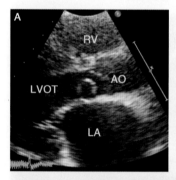
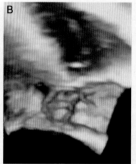
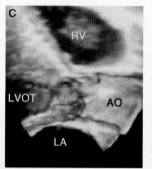
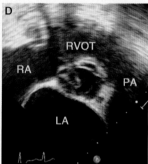

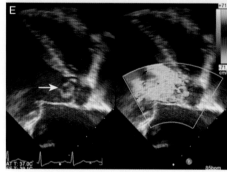
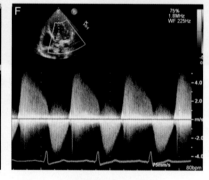
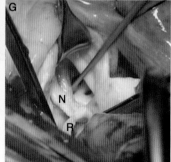

图 35-11　无冠窦瘤破入左室
A. 二维超声左心长轴切面示主动脉根部附近的瘤体,瘤壁是否破裂显示不清;B 和 C. 实时三维经食管超声左心长轴切面示瘤体与主动脉根部相通,随心动周期摆动于左室流出道与主动脉之间,舒张期膨大(B),收缩期塌陷(C);D. 二维经食管超声大动脉短轴切面示瘤体起自无冠窦;E. 二维经食管超声左心长轴切面示瘤顶部小破口,CDFI 示舒张期破口分流及主动脉瓣大量反流;F. 频谱多普勒示瘤壁破口处分流为舒张期;G. 术中照片,主动脉侧观,示无冠瓣环外侧的窦瘤(图像正中探针所指),瘤顶部可见小破口。AO:主动脉,LA:左房,LV:左室,LVOT:左室流出道,N:无冠瓣,PA:肺动脉,R:右冠瓣,RV:右室

重建后的图像可逼真地观察到扩大的 Valsalva 窦瘤的整体观与全貌,窦瘤多呈囊袋状,圆形或椭圆形。囊袋内腔光滑,如无血栓团块附着时,囊壁纤细菲薄。对窦瘤起源、突入部位及与毗邻结构关系,在三维超声上亦很容易理解。在每一心动周期中 Valsalva 窦瘤的形态、位置均有改变。收缩中晚及舒张早期瘤体变大变圆,形态更为饱满,其他时相瘤体空瘪变小,呈花瓣状,这种变形特点与相对稳定的圆形的主动脉轮廓形成鲜明对比。随着心脏舒缩,窦瘤可以左右、前后和上下摆动。位于右房的 Valsalva 窦瘤尚在舒张期随血流飘向三尖瓣口方向,收缩期回到房腔内。当 Valsalva 窦瘤破裂时,在囊壁上可见一处或多处破口,形态均为不规则小孔状。破口和囊壁的连续关系清晰直观,易于判断。

四、经食管超声心动图

经食管超声因探头紧邻主动脉根部,探头频率高,图像质量优良,Valsalva 窦瘤破入左右房时,异常结构位于超声的近场,故对窦瘤的起源、突入部位、破裂口情况更易观察,定位比较准确(图 35-11)。

对于较小的尤其尚未破裂的窦瘤,经食管超声也能检出。对于少数极大的,占满突入腔室的窦瘤,经食管超声亦可准确显示其起源,不易误诊。无冠窦瘤在经胸探查时常在主动脉根部长轴之外显示为一个细窄腔,易与主动脉夹层相混淆,经食管超声有利于对两者进行鉴别。合并小室缺或瘤体占据室间隔缺口者,经食管超声可细致辨认瘤体的边缘轮廓位于室间隔处,且在室间隔与瘤体之间仍有细小的全收缩期分流束存在。对于合并畸形或病变如主动脉瓣病变、感染性心内膜炎等,经食管超声心动图可清晰显示,能为外科治疗提供准确的诊断信息。术中使用经食管超声,可及时了解窦瘤修补是否成功,有无遗漏的病变或出现的异常。

超声多普勒

一、彩色多普勒

(一)二维彩色多普勒

Valsalva 窦瘤未破时,局部膨出的瘤体内在舒张期有明显的湍流存在。在彩色多普勒血流显像中,可见瘤体内于舒张期呈现五彩镶嵌的涡流图形,但周壁完整,无穿壁的血流信号。窦瘤破入心腔或血管时,则可显示穿过瘤壁的彩色血流信号,也呈现多色镶嵌的湍流特征。根据其径值的大小,可判断破口的大小。窦瘤破裂的彩色血流信号,除破入左室者仅呈现于舒张期之外,由于主动脉内压力无论在收缩期或舒张期均高于其他腔室而呈现双期连续出现的特征,色彩鲜明而易于辨识(见图 35-3)。窦瘤破入心肌时,可显示窦瘤破口水平与心肌夹层间的血流交通(见图 35-5)。收缩期心肌夹层反流入窦瘤的血流经胸超声有时不易显示,经食管超声可提高显示率。

彩色多普勒血流显像尚可同时显示与 Valsalva 窦瘤常合并存在的室间隔缺损和主动脉瓣关闭不全。前者主要表现为于 Valsalva 窦瘤下方与室间隔之间有收缩期穿隔的血流,后者则表现为舒张期有血流自主动脉瓣口反流入左室,其所显现的颜色视所取显示平面上反流与声束方向而定,但都呈多色镶嵌的紊乱血流信号。

(二)M 型彩色多普勒

在二维彩色血流显像的基础上,将 M 型超声心动图游标通过窦瘤之破口处或破口的下游,可记录到特征性的双期连续性湍流,常以舒张期更明显。其图像与动脉导管未闭时所记录的 M 型彩色多普勒图像相仿。少数破入左室者,则在 M 型曲线上分流的彩色血流信号仅出现于舒张期,图像酷似于主动脉瓣反流的图形。

(三)彩色血流三维成像

将彩色多普勒血流成像的彩阶转化为黑白灰阶后可进行血流三维重建。对窦瘤破裂后的分流束进行的三维重建可使分流束的形状与大小获得更为客观真实的评价,同时可了解不同心动时相中窦瘤、心腔、窦瘤破裂分流束及伴发的室缺分流束各自及相互之间的血流动态。由于 Valsalva 窦瘤破裂的血流路径复杂、多变,分流束并非呈简单的轴对称分布,加之有不同的指向、形状及持续时间,传统超声建立在理想流体基础上的分流量评价流于简单的程式化计算,而动态三维超声可直接了解血流束空间分布的轮廓,为准确的定量研究打下良好的基础。

二、频谱多普勒

(一)脉冲型频谱多普勒

用脉冲多普勒可进行定点探测,如 Valsalva 窦瘤未破,则仅在取样容积置于窦瘤中可记录到以舒张期为主的宽带湍流图形,瘤壁外周测不到明显的血流信号。窦瘤破裂之后,在破口处或破口下游可记录到类似动脉导管未闭时所得到的双期连续性宽带湍流频谱。但破入左室者例外,其脉冲多普勒显示的图形与主动脉瓣反流相仿,湍流仅出现于舒张期。脉冲型多普勒测及穿瘤壁的湍流,对窦瘤破裂的诊断及定位有帮助,特别对破口小于 0.2~0.3cm 二维图像不能显示者,此法可显示其独特的功效,但探测时需频频多处取样,颇为费时。

(二)连续型频谱多普勒

在二维结构图像显示窦瘤破裂的基础上,在彩色血流显像显示分流方向的指导下,用连续多普勒探测,尽量使声束与分流的方向相平行,可记录到分流的瞬时流速,峰值速度多为 3.5~4.75m/s。如窦瘤破入右室,则根据连续多普勒所记录到的收缩期与舒张期最大流速所换算到的最大瞬时压差,结合同期测定的周围动脉的收缩压与舒张压,可估测右室的收缩压与舒张压。如窦瘤破入左室,则从连续多普勒记录到的舒张期最大分流速度换算出舒张期最大瞬时压差,结合周围动脉的舒张压,可估测左室的舒张压。

心脏声学造影

在疑及 Valsalva 窦瘤破裂时,无论经胸壁抑或经食管超声均可加行声学造影检查。造影剂除采用传统的过氧化氢溶液、二氧化碳方法、声振(超声振荡器处理)的 50% 葡萄糖溶液外,还可采用三通管处理的振荡生理盐水,后者安全、无副作用,光点细密均匀,气泡消散迅速。经外周静脉注入造影剂后,右房右室及肺动脉随即浓密显影,由于 Valsalva 窦瘤破裂时为心内左向右分流,故左心系统无特异改变,但当

不含造影剂的左心血液灌注窦瘤部位时,可见相应部位出现负性造影区。右心内造影剂愈浓时,这种征象愈清晰,从而将突入右心系统的 Valsalva 窦瘤勾画出清晰的"囊腔负性造影区"。在巨大窦部扩张占据心腔或右室流出道时二维超声可能误诊,而声学造影有利于检出窦部扩张。少数病例尚可在窦瘤附近出现由破裂的 Valsalva 窦瘤线状血流射入心腔形成的"射流负性造影区"(图 35-12)。

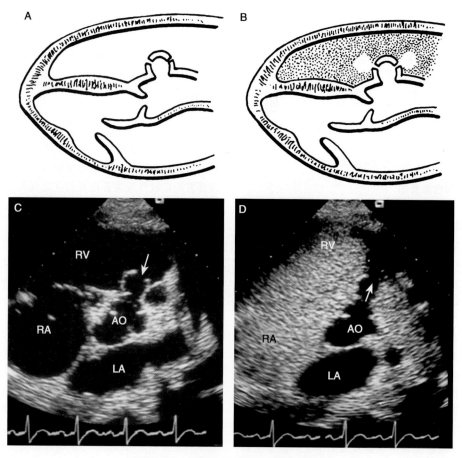

图 35-12　右冠窦瘤破裂右心声学造影
A. 示意图,示右冠窦瘤形成,瘤壁上见两处回声中断;B. 示意图,示声学造影时右室造影剂填充现象和瘤体及破口附近分流血液形成的负性造影区;C. 大动脉短轴切面示右冠窦瘤破入右室,瘤顶部可见破口(箭头);D. 右心声学造影示瘤壁破口附近分流血液形成的负性造影区

极少数右心压力较高者,偶见造影剂经过 Valsalva 窦瘤破口进入左室或主动脉。总之,声学造影检查对 Valsalva 窦瘤破裂的诊断有一定的辅助作用。兹将 Valsalva 窦瘤的声学造影表现简介如下:

一、心底短轴切面

正常人在此图上见造影剂充满右房、右室及其流出道等,浓密的光点由前侧包绕主动脉根部。而 Valsalva 窦瘤破裂者则不同,主动脉根部已非正常的图形,其前壁有局

限性膨出并出现断裂现象,并在右室流出道形成囊腔与射流负性造影区。

二、左心长轴切面

正常人主动脉前壁与室间隔在同一水平,声学造影时能勾画出一条近乎弧形曲线的右室及其流出道后侧缘。而本病患者右心的其他部位仍为造影剂所充盈,但右室流出道内见有囊腔和射流负性造影区,其位置及轮廓恰在窦瘤及裂口射血处。这种征象对临床诊断有较重要的价值。

诊断要点及其鉴别

Valsalva 窦瘤超声诊断的要点是在二维切面上直接显示主动脉瓣环上方的主动脉壁有局部膨出。破裂后可见瘤壁回声中断,常呈风袋样膨出,且可直接显示破口。多普勒探测尤其是彩色血流显像,对诊断 Valsalva 窦瘤,判断破与未破,破口的定位和大小,增添了血流的信息,并便于检出合并存在的室间隔缺损、主动脉瓣反流或其他病变。

Valsalva 窦瘤膨入的部位不同,其超声鉴别诊断有所不同。包括:

一、常见类型 Valsalva 窦瘤的超声鉴别诊断

Valsalva 窦瘤破入右房、右室者,临床上需要与以下几种情况鉴别:

(一)室间隔缺损伴主动脉瓣脱垂

在室间隔缺损较大时,尤其是流出道部位的室间隔缺损,主动脉右冠瓣由于缺少支持而发生脱垂。严重者脱垂的主动脉右冠瓣可经过室间隔缺损进入右室流出道,反流的主动脉血流除进入左室外,尚可经室间隔缺损进入右室。此时在临床上于胸前区可闻及双期杂音,甚至呈连续性。在二维超声显像中也可见主动脉根部一瘤状结构经室间隔缺损突向或进入右室,在多普勒探测该区时,常既可记录到室间隔缺损所致的收缩期湍流,又可记录到主动脉瓣的舒张期反流,因而可被误诊为右冠窦瘤破裂。如果误诊,则对手术方式有重大影响。诊断关键在于瓣环位置的正确判断。一是仔细观察右冠瓣体启闭活动的支点,此即瓣环所在,二是无瓣膜畸形时,在左心长轴切面上右冠瓣体长度与无冠瓣体长度大致相等,根据无冠瓣体长度可估算出右冠瓣体长度,右冠瓣体的根部即瓣环所在。瘤样结构位于瓣环上方者为右冠窦瘤,位于瓣环下方者为脱垂的右冠瓣。

(二)室间隔缺损伴肺动脉瓣关闭不全

较大的流出道部位室间隔缺损,如伴有肺动脉瓣反流时,脉冲多普勒在右室流出道室间隔之右室面处和肺动脉瓣下取样时,可记录到双期湍流而与窦瘤破入右室流出道相混淆。但其双期湍流并非连续性,彩色血流显像可清晰显示右室流出道内收缩期湍流系源于流出道部位室间隔缺损,舒张期湍流系源于肺动脉瓣反流,借此可与窦瘤破裂鉴别。

(三)室间隔缺损合并主动脉瓣膨胀瘤穿孔

主动脉瓣膨胀瘤甚为少见,与室间隔缺损合并存在时,膨胀瘤可以经室间隔缺损进入右室。在临床体征、二维结构显像和多普勒(包括彩色血流显像)检查方面与窦瘤破裂十分类似。鉴别的要点在于辨认主动脉瓣环,在瓣环下膨出的为主动脉瓣瘤,在瓣环上突出的为 Valsalva 窦瘤。

(四)窦部扩张破裂与未破裂的区别

二维超声图像上某些窦瘤壁回声细薄,加之切线方向

声束造成的回声失落及破口小于 2~3mm 时,窦瘤是否破裂容易产生混淆。彩色多普勒在窦瘤未破合并室间隔缺损、右室流出道狭窄及肺动脉瓣反流时,在突出的窦瘤右室处易记录到时相延长的收缩期湍流信号,或速度较快的舒张期湍流信号,或取样容积受心脏活动的影响而偏离,混淆窦瘤内的舒张期信号等,均易误诊为 Valsalva 窦瘤破裂的双期或连续性分流信号。因此,当 Valsalva 窦瘤合并室间隔缺损时,应多方位仔细调整声束角度观察窦壁有无中断,且窦瘤破口处分流表现为以舒张期为主的连续性分流频谱,收缩期的峰速明显低于室间隔缺损过隔分流的峰值,可资鉴别。经食管超声检查时注意在 0°~180° 之间仔细调整声束角度,多方了解合并畸形,并确认分流信号持续贯穿收缩期与舒张期,有助于诊断窦瘤破裂。

(五)右冠状动脉瘘

右冠窦瘤与右冠状动脉瘘超声均表现为主动脉瓣环水平以上的异常扩张的结构,且扩张结构内均可记录到连续性分流信号。但后者扩张结构为长管状而非囊状,突向头端而非尾端。如异常扩张结构占据的是右冠窦的右侧,则可排除右冠状动脉瘘。

(六)三尖瓣关闭不全

Valsalva 窦瘤于三尖瓣环附近破入右房(Guo Ⅱ型)时,应与三尖瓣反流鉴别,特别是瘤体较小时。Valsalva 窦瘤分流为连续性高速湍流,峰速>3.5m/s,而三尖瓣反流为收缩期湍流,峰速通常<3.0m/s,于大动脉根部短轴观仔细观察,前者仍可见窦瘤的囊袋样结构。

二、少见类型 Valsalva 窦瘤的超声鉴别诊断

Valsalva 窦瘤突入或破入少见部位时,应注意与以下疾病鉴别:

(一)心肌内囊肿

Valsalva 窦瘤突入心肌应与心肌内囊肿(intramyocardial cyst)鉴别,一般情况下窦瘤形成夹层内可见血流信号,大小随心动周期变化,而心肌囊肿内无血流信号显示,不与主动脉相通,且无形变及活动,较易鉴别。但值得注意的是,当破入室间隔的窦瘤破口较小且瘤腔内形成血栓时,超声检查时瘤腔内可无血流信号显示,其大小随心动周期亦无明显变化,形似心肌内囊肿,但此类夹层瘤腔一般不大,且位于室间隔基底部并毗邻主动脉窦,受累主动脉窦可轻度扩张或局限性小瘤样膨出,可供鉴别。

(二)主动脉-左室隧道

Valsalva 窦瘤破入左室应与主动脉-左室隧道相鉴别,二者均表现为主动脉瓣周部主动脉与左室流出道之间的异常通道。鉴别要点为主动脉-左室通道开口多位于冠状动脉开口上方,瓣周通道通常呈隧道状或壶腹状,随心动周期形态变化不大,无明显活动度,而 Valsalva 窦瘤内口位于冠状动脉开口下方,瘤体呈囊袋状,体积较大,活动明

35

显,随心动周期形态发生显著变化。

（三）其他主动脉-左室分流性疾病

Valsalva 窦瘤破入左室还应与主动脉根部夹层撕脱内膜脱入左室流出道、主动脉瓣周脓肿破裂及重度主动脉瓣脱垂相鉴别。主动脉根部夹层患者通常有高血压病史,内膜经主动脉瓣口而不是瓣周脱入左室流出道,主动脉瓣环无移位。主动脉瓣周脓肿破裂患者有典型的感染性心内膜炎征象,脓肿面积通常不大,壁厚薄不均,无明显形态变化及活动度,且同时与左室和主动脉交通者罕见。重度主动脉瓣脱垂患者可见瓣叶连枷样运动及瓣口闭合不佳,瓣环无移位。

（四）主动脉瓣下瘤膨入左房

Valsalva 窦瘤膨入左房需与主动脉瓣下瘤膨入左房 (annular subaortic aneurysm extending into left atrium) 鉴别,二者均表现为瓣环附近膨入左房的囊性包块,其内见血流充盈,但前者囊颈部在瓣环上方,与主动脉腔相通,瘤体舒张期充盈,收缩期塌陷,后者囊颈部在瓣环下方,与室腔相通,瘤体收缩期充盈,舒张期塌陷,可资鉴别。

（五）升主动脉瘤

心外型 Valsalva 窦瘤同时累及三个主动脉窦时,应与升主动脉瘤累及三个主动脉窦鉴别。前者为先天性窦壁薄弱所致,升主动脉亦可增宽,但主动脉根部扩张以窦部为主,容易出现心腔受压征象,而后者可合并马方综合征等,主动脉根部扩张以升主动脉为主,很少出现心腔受压。

（六）左冠窦假性动脉瘤

左冠窦瘤应与左冠窦假性动脉瘤鉴别,前者为先天性,多膨入或破入心腔,瘤体为薄壁囊性结构,有形变和动度,后者可继发于动脉粥样硬化,围绕在窦壁周围,推移周围心肌组织,其内可见血栓形成,可也形成细小窦道破入邻近心腔。

临床价值与存在问题

超声心动图为无创性检查,操作简单,可多次重复,尤其是切面超声心动图检查,可看到窦瘤大小、活动情况以及破裂后对血流动力学所产生的影响,结合彩色多普勒与声学造影能直接观察到窦瘤的位置、破口的数目与口径,以及分流的情况。经食管超声心动图图像清晰,可以进一步解决 Valsalva 窦瘤诊断中的疑难问题。华中科技大学附属协和医院对 212 例窦瘤手术患者进行了回顾性分析,99% 的患者术前均单纯由经胸超声诊断,个别需要经食管超声进一步检查。经胸超声诊断 Valsalva 窦瘤和合并心血管病变的准确率高达 99.6% 和 99.0%,对窦瘤起源、膨入部位和是否破裂的准确率分别为 98.9%、98.9% 和 97.3%。

此外,超声还能准确评估 Valsalva 窦瘤导致的多种并发症,包括窦瘤占位效应引起的梗阻、受累瓣膜关闭不全(特别是主动脉瓣,其次是三尖瓣)以及破裂后因窦瘤与受累腔室间产生分流而引起的相应血流动力学表现。对于较为少见的并发症如瘤内血栓、扭曲或阻塞冠状动脉开口导致心肌缺血、压迫传导系统引起传导障碍、感染性心内膜炎等,除对瘤壁赘生物超声漏诊率较高外,其他表现均能准确评估。

目前超声能满足临床对于窦瘤特征、瓣膜反流和合并畸形的诊断需要,是首选诊断手段。CMRI 和 CT 也逐渐用于评价窦瘤并提供全面的信息,特别是诊断心外合并畸形。一般认为,CT 是评价冠状动脉是否受压的首选方法,心导管仅用于术前评估冠状动脉解剖,特别是冠心病。

第 36 章

肺动脉栓塞

PULMONARY EMBOLISM

◎李治安　刘晓伟

病理解剖与血流动力学改变·············· 514
　一、肺动脉的正常解剖与肺栓塞病理解剖········ 514
　二、血流动力学改变··············· 514
　三、发病机制················· 514
临床表现·················· 515
　一、症状·················· 515
　二、体征·················· 515
检查方法与注意事项············· 515
超声心动图················· 515
　一、M 型超声心动图············· 515
　二、二维超声心动图············· 515
多普勒超声················· 516

　一、彩色多普勒··············· 516
　二、频谱多普勒··············· 516
　三、组织多普勒··············· 516
经食管超声心动图·············· 517
诊断要点与鉴别诊断············· 517
　一、诊断要点··············· 517
　二、鉴别诊断··············· 518
临床价值与存在问题············· 519
　一、临床价值··············· 519
　二、存在问题··············· 519
　三、其他················· 519

肺栓塞(pulmonary embolism,PE)是内源性或外源性栓子阻塞肺动脉引起肺循环功能障碍的临床和病理生理综合征,包括肺血栓栓塞症、脂肪栓塞综合征、羊水栓塞、空气栓塞、肿瘤栓塞和细菌栓塞等。

肺血栓栓塞症(pulmonary thromboembolism,PTE)是指来自静脉系统或右心的血栓阻塞肺动脉或其分支所致疾病,以肺循环(含右心)和呼吸功能障碍为主要临床表现和病理生理特征,是最常见的肺栓塞类型,通常我们所称的肺栓塞即指肺血栓栓塞症。PTE 临床分型分为急性肺血栓栓塞症(acute pulmonary thromboembolism,APTE)和慢性血栓栓塞性肺动脉高压(chronic thromboembolic pulmonary hypertension,CTEPH)。当 APTE 后肺动脉内血栓未完全溶解,或反复发生 PTE,则可能形成 CPETH。深静脉血栓形成(deep venous thrombosis,DVT)是 PTE 的主要原因。PTE 与 DVT 统称为静脉血栓栓塞症(venous thromboembolism,VTE)。

APTE 已成为我国常见的心血管系统疾病。在美国等西方国家,APTE 也是常见的三大致死性心血管疾病之一。自 20 世纪 70 年代以来,我国对肺栓塞的临床诊断、影像学检查及规范化治疗做了大量工作。80 年代末国内开展了急性肺栓塞的溶栓治疗,随后又开展了下腔静脉滤器置入术、肺动脉血栓消融术、心胸外科开展了肺动脉血栓剥脱术以及慢性栓塞性肺动脉高压的手术治疗。

由于肺栓塞的临床表现多样且不具特异性,极易误诊、漏诊。随着肺栓塞诊断意识及诊断技术的提高,根据国内部分医院的初步统计和以临床经验估计,PTE 在我国绝非少见病,且近年来其发病例数有增加的趋势。因此,在一些疾病的诊断与鉴别诊断中要考虑到它。

超声心动图在 PTE 的提示诊断、预后评估及除外其他心血管疾病方面有着重要的应用价值。PTE 在超声心动图上可有直接征象和间接征象的表现。前者对肺动脉主干及左右肺动脉近端内的血栓可直接做出诊断;后者表现为右心室扩大、室间隔左移、左心室变小、右心室壁局部运动减弱、肺动脉增宽、三尖瓣反流及肺动脉压增高等右心负荷过重的表现。这些间接征象提示应进行下肢深静脉血管超声检查,以明确有无深部静脉血栓形成。从诊断肺栓塞的检查程序看,超声心动图是诊断肺栓塞的筛选方法。此外,超声估测肺动脉压力变化简单易行,是急诊情况下重要的检查方法。

36

病理解剖与血流动力学改变

一、肺动脉的正常解剖与肺栓塞病理解剖

（一）肺动脉的解剖

肺动脉主干粗而短，起自右心室，在主动脉弓下分为左、右肺动脉。肺动脉主干全部包于心包内。左肺动脉在心包内一段很短，主要在心包外，约呈水平位横过胸主动脉及左支气管前面的左肺门，分为上下两支动脉入左肺上、下两叶。右肺动脉较长，横行于主动脉和上腔静脉的后方，食管和右支气管之前达右肺门，分三支进入右肺上、中、下叶。因此，肺动脉经左右动脉分支后逐级分支，直至延伸至肺泡称为泡内肺动脉。

肺动脉的类型与结构：肺动脉分为弹性动脉、肌性动脉、部分肌性动脉和非肌性动脉。肺动脉的结构除肌性动脉外，其他三种类型的管壁由内膜、中膜和外膜构成。内膜由一层连续的内皮细胞构成，除具有屏障功能外，还能主动代谢一些血管活性物质，如去甲肾上腺素、5-羟色胺、前列腺素 D、E、F 系列。并可选择性的对血小板激活因子进行代谢和灭活。

（二）肺栓塞的病理解剖

主要取决于栓塞的部位、栓子大小及堵塞肺血管床面积范围和栓塞时间的长短。

1. 主肺动脉和左右肺动脉干栓塞及栓子的形状　主肺动脉大块栓塞多发生在远端，可延伸至左或右肺动脉干、左右肺动脉干的栓塞多位于起始部，由于栓子形成部位不同其形态各异，栓子大小不等，主肺动脉远端的栓子可呈鞍状骑跨在左右肺动脉干分叉部，也称骑跨型肺栓塞。亦有双侧肺动脉干同时堵塞，血栓形状多不规则，可形如蝌蚪状、螺旋状、指状、条状等。

2. 右心腔内血栓　血栓形状多呈团状或椭圆状附着或游离在右房或右室。

3. 血栓阻塞肺动脉远端分支　由静脉回流的血栓堵塞肺弹性动脉，导致血管腔堵塞引起肺梗死较为常见，栓子阻塞 2 个或 2 个以上肺叶动脉时称为大块肺栓塞，栓塞的部位以双侧肺多见，下肺多于上肺，右肺多于左肺。

4. 肺弹性动脉水平栓塞及肺梗死　肺梗死是指肺栓塞后，栓塞肺动脉灌注区域的肺组织因血流受阻或中断而发生坏死。肺栓塞导致肺梗死在尸检中占 10%～15%。肺弹性动脉水平栓塞，可造成血管腔内完全阻塞，之后栓子逐渐发生纤维化、机化。周围型肺栓塞比中心型肺栓塞易于出现梗死，因此，梗死灶多见于外周肺组织，边界清楚，呈楔形或不规则型，表面略突起，正常肺泡结构消失充满血液。在愈合过程中，随着新生血管的生长和坏死组织逐渐被吸收，不留或仅存少量纤维瘢痕。

5. 肺动脉微小栓塞与肺微小动脉原位血栓的区分直径 1mm 以下的肺肌性小动脉内发现血栓，究竟是栓塞还是原位血栓形成，二者在病理上很难区分，现认为主要是

后者所致。

6. 栓子的新鲜程度　肺栓塞的栓子可以是一次性栓塞所致，还可能是反复栓塞所形成，因此，栓子的新鲜程度有所不同。

二、血流动力学改变

血流动力学改变主要表现为肺循环阻力增加，肺动脉高压，右心功能障碍。急性期由于血栓在短期内堵塞肺血管造成血流断流，导致肺动脉压骤然上升。在无心肺血管基础疾病时，肺动脉压力突然增加，虽然只是小幅的增加，也可使右心室搏出量明显下降，右室扩大。肺栓塞导致肺泡无效腔增加和通气功能障碍，通气/灌注不匹配，发生低氧血症。

（一）肺动脉压力变化与血管阻塞程度的关系

急性肺栓塞时，栓子堵塞肺动脉，造成机械性肺毛细血管前动脉压力增高，肺血管床面积减少，肺循环阻力增加，肺动脉压上升，右室负荷增加，严重时可引起右心衰竭。肺动脉压力升高程度与血管阻塞程度成正比。当血管阻塞后，肺有效循环区较少，肺血管床阻塞 20%～30% 时，肺动脉压开始升高；阻塞 40%～50% 时，肺动脉平均压>40mmHg；阻塞 50%～70% 时，呈持续严重肺高压；阻塞>85% 时，出现"断流"征，可发生猝死。此外，肺栓塞后肺通气/血流比例不均，造成低氧血症，进一步加重肺动脉高压。

总之，肺动脉压增高是由于肺栓塞造成解剖学肺血管床的减少造成的，尤其是低氧血症可使肺血管反射性痉挛引起气管收缩，通气量减少和非堵塞区域的代偿性增加，引起通气/血流不均衡。

（二）肺部侧支血管形成

正常肺循环血液来自两方面：一方面来自右心，经肺动脉循环至肺泡毛细血管及大部分胸膜毛细血管；另一方面来自供给肺门的有关组织及支气管和呼吸性支气管壁的毛细血管。肺栓塞时处于正常闭合状态下的侧支血管开放，即支气管动脉-肺动脉吻合，形成肺内动、静脉分流，使氧合血减少。

（三）矛盾性栓塞

肺栓塞导致右心压力过高时，在生理性卵圆孔未闭或已经闭合的卵圆孔重新开放的患者，可以产生心房水平右向左分流，一部分栓子经卵圆孔进入左房继而进入体循环，造成以脑栓塞为主的体循环栓塞。若患者同时发生肺栓塞及体动脉系统栓塞，超声心动图又发现卵圆孔未闭，则可以诊断矛盾性栓塞。

三、发病机制

肺栓塞是内源性或外源性栓子堵塞肺动脉或其分支，引起肺循环障碍的临床和病理生理综合征，严重时引起急性右心衰竭，心源性休克，甚至死亡。引起肺栓塞的原因

有多种,如血栓、骨髓及脂肪栓、空气栓、瘤栓、羊水栓及其他异物等,其中以肺血栓栓塞最为常见。绝大多数的急性肺栓塞患者都可能存在深静脉血栓形成的易患因素,常见的易患因素包括制动、创伤、术后、上肢静脉插管、慢性心肺疾病、恶性肿瘤、肥胖症,妊娠期口服避孕药,某些凝血、纤溶机制缺陷等。

临 床 表 现

一、症 状

急性肺栓塞的症状是非特异性的,临床表现取决于栓子的大小、数量、栓塞的部位、范围以及是否同时合并心肺血管等其他器官的疾病。栓子较小时可无明显临床症状。栓子较大时可引起呼吸困难、晕厥甚至猝死。主要表现为:①呼吸困难:是急性肺栓塞最常见的症状,尤以活动后明显。呼吸困难可能与呼吸、循环功能失调有关。②胸痛:也是常见的症状之一,常突然发生,多与呼吸有关,咳嗽时加重。较小的栓子常栓在肺小动脉,位于肺野的周边,易累及胸膜,故呈胸膜性疼痛。较大的栓子可呈剧烈的挤压痛,位于胸骨后,难以忍受,向肩部和胸部放散,酷似心绞痛发作,可能与冠状动脉痉挛、心肌缺血有关。易误诊为心绞痛等疾病。③其他常见症状:如咯血、惊恐、咳嗽和晕厥等。

二、体 征

最常见的体征是呼吸频率增快,肺动脉第二心音亢进和心率增快。其他体征包括发绀、气管移向患侧、膈肌抬高、肺野可闻及哮鸣音和干湿啰音及肺血管性杂音;部分患者有胸膜摩擦音以及胸腔积液的相应体征;重症肺动脉高压者可出现少至中等量心包积液、颈静脉充盈、肝脏增大、肝颈静脉反流征和下肢水肿等右心衰竭的体征。

检查方法与注意事项

经胸超声心动图是筛选肺栓塞的简便方法。二维超声是检查的重点,可观察有无右室/右心扩大,右室壁运动是否减弱,右房、右室、肺动脉主干及左右肺动脉干有无血栓。在二维超声检查的基础上,应用彩色多普勒观察三尖瓣反流程度、连续多普勒检测其反流速度估测肺动脉压有无增高。需要提高警惕的是在观察三尖瓣反流时,不但要明确反流程度的大小,更重要的是若发现反流束亮度增高,应仔细测量反流速度,以免漏诊对肺动脉高压的诊断。

超声心动图

肺栓塞的超声检查包括超声心动图及外周血管超声检查两部分。

超声心动图对肺栓塞的诊断技术主要包括二维、M型、彩色及频谱多普勒超声。可实时动态观察心脏形态、结构,测量心腔大小、心室壁厚度,评价心功能以及可重复性监测肺动脉压力变化。

一、M 型超声心动图

M 型超声心动图(M-mode echocardiography,ME)在二维超声基础上,对感兴趣的区域通过 M 型取样线进行测量,如左右心腔大小的比例,右室前后径大小,右室前壁的厚度及运动幅度。将 M 型取样通过肺动脉瓣,观察肺动脉瓣波群的变化,如 a 波有无低平或消失,呈 V 字形或 W 形是提示肺动脉高压的佐证。

将取样线通过左室长轴二尖瓣体水平,测量右室前后径,再将取样线移至腱索水平,观察室间隔的细微变化,即运动方向及运动幅度。重度肺栓塞心腔的特征性变化是右房、右室扩大,室间隔向左室移位,与左室后壁运动不协调,出现直线变化和舒张早期运动异常。急性肺栓塞时由于右室负荷急剧增加及心肌缺血缺氧加重,出现右室游离壁运动普遍下降,与其他原因引起右室室壁运动异常不同,右室心尖并不受影响,因此右室呈现较特殊的节段性室壁运动异常,有学者将此征象称之为"McConnell 征"。当仔细探查时,可以和冠心病的节段性室壁运动异常相鉴别。四腔心切面,将取样线置于三尖瓣环右心室游离壁和间隔部,测量同一心动周期中,三尖瓣环从舒张末期至收缩末期向心尖方向位移的距离即三尖瓣环收缩期位移(tricuspid annular plane systolic execution,TAPSE)可用于评价肺栓塞患者右心功能及预后情况,TAPSE ≤ 16mm 提示右心功能减低。急性肺栓塞通常难以见到右室壁增厚,而慢性肺栓塞可由于右室长期压力负荷过重出现右室前壁增厚,运动幅度低平或消失,左室缩小。

二、二维超声心动图

经胸超声心动图检查:

(一)二维切面选择

常规取胸骨旁左室长轴、心尖四腔心、大动脉短轴、左室短轴、剑突下右室流出道长轴及下腔静脉长轴等切面。

(二)二维超声心动图表现

肺栓塞的超声心动图表现有直接征象和间接征象两部分。

1. 肺栓塞直接征象

(1)肺栓塞的超声心动图直接征象:主要是检出肺动脉主干及左、右肺动脉、右房、右室的血栓。尤其能实时动

36

态显示血栓发生的部位、大小、形态及回声强弱、走向及活动度。探查肺动脉干血栓取胸骨旁及剑突下大动脉短轴切面，旋转探头观察主肺动脉远端及左、右肺动脉内有无血栓样回声，但需除外假阳性。

（2）肺动脉干血栓的超声特征：①新鲜血栓：主肺动脉或左、右肺动脉内血栓形状如管状或指状，密度低、活动度较高，临床上多有急性肺栓塞的症状和体征。②陈旧血栓：主肺动脉或左、右肺动脉内高密度、不活动的附壁血栓，形态不规则或呈蚯蚓状，超声易于识别，临床上有慢性肺动脉高压的症状及体征。③右心腔内血栓：右房或右室腔内血栓一般有两种形态，为椭圆形、蛇形或管形，密度低、活动度较高、游离状运动团块，或为高密度的无运动团块。前者多见且容易脱落，多代表周围血栓脱落，暂时停滞在右房或右室内，若顺血流方向移行至肺动脉系统可导致急性肺梗死。总的来说，因栓子的大小、回声、栓塞部位各异，超声能够探查到的肺血管范围有限，因此，肺栓塞在超声心动图检查中表现为直接征象的阳性率低。

2. 肺栓塞间接征象　二维超声间接征象指右房、右室或肺动脉主干未检出血栓，但右室和（或）右房扩大、因右室压力负荷过重，使室间隔向左移位变为平直状，左室短轴切面左室轮廓由 O 形变为 D 形。左心室内径缩小，右心室/左心室>0.5。右心室壁局部运动减低，但心尖部运动正常，即"McConnell 征"，超声探查到此征象高度提示 APTE 的诊断。主肺动脉干增宽，三尖瓣反流束亮度增高及肺动脉压增高，下腔静脉扩张淤血，以上征象提示右室负荷过重。由于肺栓塞不同程度阻塞了肺动脉血流，造成右心压力负荷急剧升高，导致肺动脉高压，右心形态和结构上迅速出现相应的变形、重构、乳头肌移位等改变。

虽然不能根据间接征象诊断肺栓塞，但可为肺栓塞诊断提供有力的佐证，提示应进一步做其他影像学及实验室检查，尤其是下肢深部静脉血管超声检查，明确有无深部静脉血栓形成。此外，超声心动图在排除其他心脏病的鉴别诊断中具有重要价值。

多普勒超声

一、彩色多普勒

当大块血栓堵塞于主肺动脉，彩色多普勒显示堵塞近端腔内血流暗淡，狭窄口处血流亮度增高。左或右肺动脉近端出现大块血栓者，其管腔内几乎无明显血流信号，而对侧肺动脉干内血流亮度及血流速度明显增加。对右室和（或）右房扩大、肺动脉增宽的间接征象（心腔内或肺动脉干未见血栓）应注意探查三尖瓣反流信号，彩色多普勒可显示三尖瓣反流束占据右房面积的大小，在观察三尖瓣反流程度的同时，更应高度警惕反流束的亮度，因为反流束亮度越高，表明反流速度越快，肺动脉压力就越升高。有时，虽然反流量较少，但亮度增高仍提示可能存在肺动脉高压。

二、频谱多普勒

（一）三尖瓣血流频谱

对可疑肺栓塞患者，在二维切面基础上应用彩色多普勒观察三尖瓣反流信号，将脉冲多普勒取样容积置于三尖瓣反流束亮度最高处，反流速度快时出现湍流频谱，超过其测量范围，此时，脉冲多普勒起到定性作用。再用连续多普勒测量三尖瓣最大反流速度，根据反流压差估测肺动脉收缩压。可为肺栓塞的诊断提供有价值的信息。

三尖瓣反流程度与肺动脉压之间无明显相关性。但根据三尖瓣反流法估测的肺动脉收缩压与右心导管检测的肺动脉收缩压具有良好的一致性，是无创检测肺动脉高压的重要方法。安贞医院有关肺栓塞资料表明，部分急性肺栓塞病例虽然无显著的右心扩大，但根据三尖瓣反流可检测出肺动脉压力增高。

（二）肺动脉血流频谱改变

肺血栓栓塞时肺动脉血流频谱有一定特点。肺动脉血流频谱加速时间与射血时间缩短，射血前期/射血期比值增大。这种血流频谱形态的改变是由于收缩期肺动脉高阻力，低灌注，肺血管壁硬度增加，容量减低，致使肺动脉血流频谱峰值前移。当无心肺血管基础病变的肺栓塞患者发生急性大面积肺栓塞，或肺动脉主支一支以上有中至大块血栓栓塞时，其肺动脉血流频谱曲线出现收缩早期突然加速，加速支陡直，峰值流速前移至收缩早期，而后提前减速。有时可于收缩晚期血流再次加速，出现第二个较低的峰，即第一峰>第二峰。收缩早期射血时间明显低于收缩晚期，加速时间、减速时间明显缩短，表现为收缩早期肺动脉血流急速短暂灌注后瞬间暂停，进而收缩中晚期缓慢低速灌注的多普勒频谱曲线特点，这可能为急性中至大块肺栓塞的特征性肺动脉血流频谱。当急性肺栓塞转为慢性时，虽然频谱曲线仍为双峰，但加速时间、减速时间延长，收缩晚期血流速度增大。

我们对安贞医院临床诊断的 49 例肺栓塞患者的经胸超声心动图与核素肺灌注/通气显像进行了对照分析，发现 4 个以下肺段受损者超声心动图大致正常；5～9 个肺段受损右心形态及血流动力学发生改变；9 个以上肺段受损超声改变更加显著。本组 49 例肺栓塞患者经超声检查有 33 例发生了不同程度的肺高压，其中有 8 例无心腔形态改变，彩色多普勒显示少量三尖瓣反流，但反流束亮度增高，应用多普勒估测肺动脉收缩压增高。因此，三尖瓣反流亮度对肺栓塞的诊断具有不可忽略的提示作用。

三、组织多普勒

组织多普勒（tissue Doppler imaging，TDI）是根据多普

勒效应检测心肌组织的运动,检测运动心肌多普勒频移的大小,受胸壁和肺组织衰减的影响较小,在常规二维超声显示不佳时,TDI 可较好的测量心肌运动速度,客观评价心肌收缩及舒张功能。该技术能够准确测定肺栓塞患者心肌的收缩和舒张速度,定量评价右室整体和局部功能。

将组织多普勒脉冲取样容积置于右室侧壁和室间隔的三尖瓣环处、基底段和中段交界处、中段和心尖段交界处以获取 6 个位点的心肌多普勒频谱后进行分析。取样时尽量使超声束与室壁运动方向一致。TDI 测各位点参数包括:心肌收缩峰值速度(VS)、舒张早期峰值速度(VE)和舒张晚期峰值速度(VA),计算 VE/VA 比值。肺栓塞治疗前室间隔中段及心尖部组织多普勒频谱形态较杂乱,治疗后多普勒频谱恢复正常形态。急性肺栓塞患者治疗后与治疗前相比,右室侧壁基底段 VE 增高,VA 降低。右室侧壁各节段 VE/VA 增高,而 VS 变化不显著。

经食管超声心动图

经食管超声心动图(TEE)技术能充分显示主肺动脉及左右肺动脉结构,对于肺动脉内血栓的检出明显优于经胸超声技术,特点是能探测到经胸超声所不能显示的左右肺动脉远段,特别是对左肺动脉远段血栓的检出更具诊断价值。但对于急性重症可疑肺栓塞患者通常不适于 TEE 检查。

诊断要点与鉴别诊断

一、诊 断 要 点

(一) 肺栓塞直接征象

主肺动脉远端及左、右肺动脉或右房、右室内显示血栓样回声(图 36-1)。

(二) 肺栓塞的间接征象

其间接征象主要有四个:①右心扩大,左室变小;②肺动脉干增宽;③右室壁运动减低或消失,慢性肺栓塞右室壁增厚;④三尖瓣反流及肺动脉高压(图 36-1)。

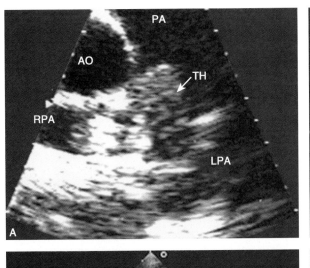

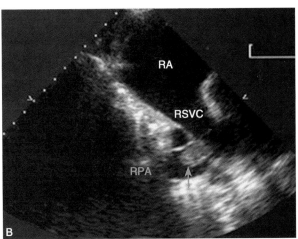

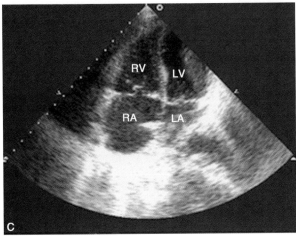

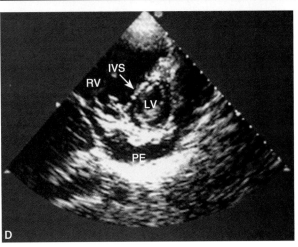

36

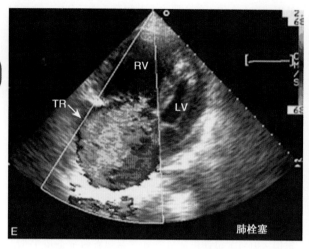
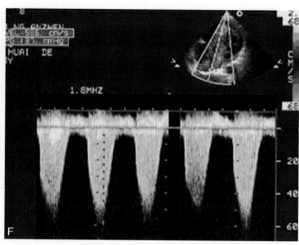

图 36-1 肺动脉主干及右肺动脉附壁血栓

A. 主肺动脉近分叉处显示大小约 40mm×14.3mm 较固定条状低回声,提示主肺动脉干血栓(箭头所示)形成;
B. 右肺动脉远端 17mm×9mm 较新鲜血栓样回声(箭头所示);C. 右心扩大,右室壁增厚;D. 左室短轴切面室间隔平直,使左室呈"D"字形改变,提示右心负荷过重;E. 彩色多普勒显示三尖瓣大量反流信号;F. 连续多普勒测量三尖瓣反流速度 586cm/s,反流压差 137mmHg,用三尖瓣反流法估测肺动脉收缩压为 147mmHg,提示存在重度肺动脉高压

右心腔、肺动脉主干或其分支的血栓可以通过超声检查明确诊断肺栓塞。超声心动图的间接征象可提示临床进一步做其他影像学及化验室检查,如通过放射性核素、肺动脉造影、磁共振、螺旋 CT 等检查手段。部分急性肺栓塞病例虽然无显著的右心扩大,但已产生了血流动力学变化,超声可根据亮度增高的三尖瓣反流信号,迅速检测肺动脉压,为肺栓塞的诊断提供有价值的信息。有的病例虽然三尖瓣反流量较少,但反流束亮度增高,此时,应用连续多普勒检测反流速度并估测肺动脉压力。

二、鉴别诊断

肺栓塞的临床表现缺乏特异性,临床表现与急性心肌梗死、主动脉夹层类似,需与之鉴别。

(一)急性心肌梗死

临床表现与肺栓塞类似,表现为胸痛、呼吸困难、心悸

气短等症状,超声心动图表现为室壁变薄,节段性室壁运动减低或消失,重者局部扩张形成室壁瘤。肺栓塞时,由于右室负荷过重,压迫室间隔,使右室和前间壁产生缺血性改变,但超声不表现为节段性室壁运动异常,而出现右心扩大,肺动脉高压等征象。

(二)主动脉夹层

临床主要表现为剧烈胸痛与肺栓塞相似,超声多表现为主动脉瘤样扩张,并可见剥脱内膜,二者易于鉴别。

肺栓塞还应与各种原因引起的肺动脉高压相鉴别,包括肺心病,肺纤维化,原发性肺动脉高压,房间隔缺损,肺静脉畸形引流等。

此外,右心房血栓不完全脱落导致肺栓塞需与右房黏液瘤相鉴别。其鉴别点在于右房黏液瘤有蒂、随心脏舒缩活动于右房至三尖瓣口之间(图 36-2)。

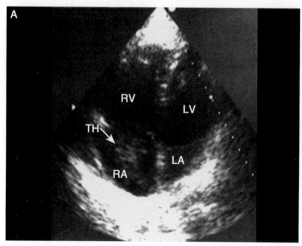
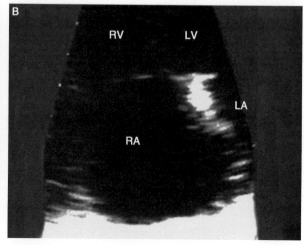

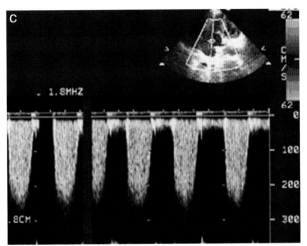 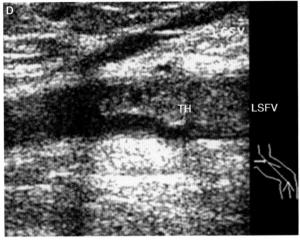

图36-2 右房内血栓

A. 右心扩大,右房内见团块状等回声,未见钙化,不随心脏舒缩而运动,考虑右房内附壁血栓;B. 溶栓治疗后右房内团块状回声消失;C. 收缩期三尖瓣中量反流信号,CW:最大反流速度352cm/s,反流压差51mmHg,用三尖瓣反流法估测肺动脉收缩压为66mmHg;D. 下肢血管超声检查提示左侧股总静脉血栓形成

临床价值与存在问题

一、临床价值

超声心动图对中央型(主肺动脉和左、右肺动脉主干、右房和右室)肺栓塞具有较高的诊断价值,它可显示血栓发生的部位,并可评价是新鲜血栓还是机化的陈旧血栓;对周围型(肺段)肺栓塞虽然不能直接做出诊断,但根据右心扩大、多普勒检测的三尖瓣反流和肺动脉高压等血流动力学资料,评价右心功能和肺动脉收缩压,为肺栓塞的诊断提供佐证,提示进一步做下肢深静脉血管超声及其他检查。

超声可判断肺栓塞预后:肺栓塞患者的右室壁活动度可作为判断预后的指标之一,右室壁活动正常者预后较好,而活动幅度降低者死亡率可高达24%。另外,超声检查发现肺动脉栓塞并发卵圆孔重新开放,其肺动脉栓塞发生率、外周动脉栓塞发生率、死亡率均显著高于无该缺陷的肺动脉栓塞患者,卵圆孔重新开放可作为超声判断预后的另一指标。

超声对肺栓塞患者连续观察右心大小的变化和血流动力学改变,通过检测右心室内径、右室壁活动度、右心室功能,三尖瓣反流程度和肺动脉压力的系列变化判断疗效,有助于临床治疗方案的选择及追踪观察疗效。虽然肺动脉造影始终被认为是诊断肺栓塞的"金标准",但因其为有创性检查,加之技术条件要求高,使之临床应用受到较大限制。超声心动图结合下肢深静脉彩超检查方便、灵活、安全可靠,可迅速得到结果,并可在床边进行,对于提示肺动脉栓塞诊断和排除其他疾病方面具有重要的临床价值。

二、存在问题

对于肺动脉干、右房未见明确血栓回声,仅表现为右心扩大,肺动脉高压,超声只能提供间接信息,尚不能做出肺栓塞诊断。

三、其他

(一) 肺栓塞的外周血管超声

急性肺栓塞栓子85%来自下肢深静脉血栓形成,并且患者存在形成血栓的易患因素。国外研究发现90%~95%肺动脉栓子来源于下肢深静脉血栓,而来源于右心室、上肢静脉、前列腺、子宫和肾静脉的栓子少见,源于浅静脉的栓子更为罕见。因此,深静脉血栓被认为是肺血栓栓塞的标志。有学者认为肺栓塞和深静脉血栓是同一疾病的不同阶段。故下肢深静脉的血管超声检查对诊断和防治肺栓塞十分重要。

下肢深静脉血栓超声特征:静脉血管腔内存在实性回声,管腔不能被完全压瘪,彩色多普勒显示血流断流或充盈缺损提示深静脉血栓形成。新鲜血栓回声较弱,容易被漏诊,需仔细检查管腔情况排除假阴性。陈旧血栓因为回声较强易于识别。

由于肺栓塞是遗传性和获得性两大危险因素交互作用而成,成人中的人口老龄化使获得性危险因素及发病率明显增多,下肢深静脉血栓形成是导致成人肺栓塞的主要原因。因此,血管超声检查对于预防下肢深静脉血栓形成,及时发现深静脉血栓,及早治疗,防止形成肺栓塞具有重要意义。

（二）儿童肺栓塞

肺栓塞在儿童时期是罕见疾病。小儿肺栓塞通常很少有明显的临床表现,首次描述可以追溯到 19 世纪末,其病因主要来源于感染性心内膜炎、外科手术、介入治疗、右心导管检查和先天性心脏病等。①感染性心内膜炎:尤其是内科难以治愈的活动性心内膜炎易导致肺栓塞。②外科手术:主要是髋部手术和膝关节重建术。外科手术后深静脉血栓形成的发生率高达45%。在不用预防措施情况下易发生深静脉血栓形成,与肺栓塞之间存在因果关系,下肢深静脉血栓发生率在腹部较大手术达15%～30%,髋骨骨折则高达50%～70%。③介入治疗:Rashkind 双面伞上的血栓形成,动脉导管未闭封堵并发症。有作者报道 Rashkind 双面伞经皮导管封堵术后6小时,超声心动图检查显示在双面伞的肺动脉面可形成一个5mm×3mm大小的活动血栓,24小时静脉内注射肝素可消除血栓。④囟门手术后的血栓形成:费城儿童医院心脏中心对实施囟门手术的儿童进行研究,发现儿童肺栓塞与此手术有关。

第37章

心 包 疾 病

PERICARDIAL DISEASES

◎吕 清 郑宗锷 武 彧

心包积液······················522　　六、鉴别诊断······················524
一、病因························522　　七、临床意义······················525
二、病理生理····················522　　缩窄性心包炎························525
三、检查方法····················522　　一、病理和血流动力学改变··········525
四、超声心动图表现··············522　　二、超声心动图表现················525
五、心脏声学造影················524　　三、鉴别诊断······················526

　　有关心包积液的超声诊断方法系由上海和武汉于1961年在国内外首先提出,王新房教授并于1963年在世界上首次应用超声心动图引导,成功进行心包穿刺(图37-1)。在国外,1965年Feigenbaum首次报道了心包积液的超声诊断。目前,超声心动图已成为诊断心包积液最常用的检查手段。

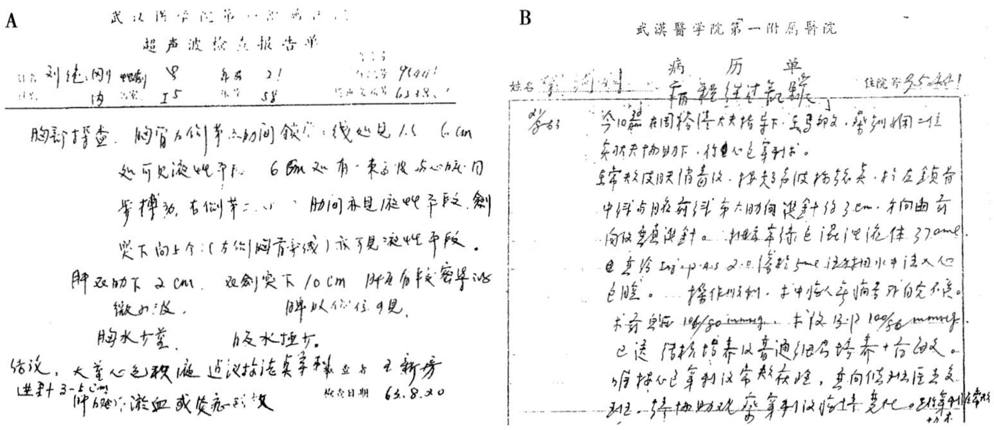

图37-1　世界上首次超声引导下心包穿刺的手写记录原件
A. 心包积液超声检查报告单;B. 次日心包穿刺术中及术后病程记录

　　心包(pericardium)是一个包裹心脏和出入心脏大血管根部的双层膜囊,外层为纤维心包,内层为浆膜心包。浆膜心包又分为壁层和脏层,壁层紧缚于纤维心包的内面,脏层覆盖于心脏和大血管根部的表面(即心外膜),脏壁两层于出入心底部互相延续,两层间的腔隙称为心包腔。在心包腔内,脏壁两层折返处的间隙被称为心包窦,主要有心包横窦(位于主动脉和肺动脉后方)和心包斜窦(位于肺静脉根部之间)。

　　正常时心包腔内含有少量的液体(15~50ml),起润滑作用。心包具有以下功能:①减少心脏运动的摩擦;②限制心脏容量,受压时保护心肌功能和避免心腔急性扩张;③抑制邻近器官和组织疾病累及心脏。

　　心包疾病包括先天性心包缺如、心包炎(干性、积液性、积液-缩窄性和缩窄性)、肿瘤与囊肿。本章仅就心包积液、缩窄性心包炎的超声心动图诊断进行探讨。

心 包 积 液

各种原因引起心包腔内液体的积聚超过 50ml 者称为心包积液(pericardial effusion)。

心包积液(包括积液、积脓、积血等)是较常见的临床表现,在量少时患者常无症状,故在临床诊断上有一定困难。超声心动图可准确诊断心包积液的存在,敏感性高,其显著优势是可以进行床边检查,并能较准确的估计心包积液量,评价是否存在心脏压塞,及时定位引导穿刺缓解临床症状。

一、病 因

引起心包积液的病因多种多样,常见病因如下:

1. 特发性心包积液 病因不明,可能与自身免疫以及过敏性疾病有关,以纤维渗出为主。

2. 感染性心包积液 包括病毒感染、细菌感染(包括结核分枝杆菌、金黄色葡萄球菌和肺炎球菌等)、真菌感染等。

3. 结缔组织疾病 类风湿关节炎、系统性红斑狼疮或其他。

4. 全身性疾病 尿毒症、甲状腺功能减退、充血性心力衰竭、肝硬化等。

5. 心肌梗死后综合征。

6. 肿瘤 原发性心包间皮瘤、肉瘤或转移性肿瘤(支气管肺癌、乳腺癌、纵隔肿瘤、白血病等)。

7. 物理或化学因素 外伤、手术后、化疗等。

二、病 理 生 理

心包腔内液体积聚导致心包腔内压力升高,当压力达到一定程度后就会明显妨碍舒张期心脏的扩张,使右心血液回流受阻,体循环淤血,左右心室舒张期充盈受限,心排出量随之下降,收缩压下降,甚至休克。由于心室舒张压增高,体循环舒张压下降较不明显,因此脉压缩小。吸气时,左心回流减少,血压进一步下降或消失,出现奇脉现象。同时心脏呈代偿性心动过速,脉搏细弱,上述情况临床上称为心脏压塞。

心包积液引起心包内压力升高的程度取决于心包腔内液体量、积液增长速度和心包的顺应性。若积液量增长缓慢,心包经代偿性扩张减缓了心包腔压力的上升,心包腔内液体可达到 1000ml 而不出现心脏压塞;若积液量增长迅速,心包不能适应积液量的突然变化而导致心包腔内压力迅速上升,即使较小量(200~300ml)也可引发心脏压塞。心脏压塞常发生于心脏外伤、心脏或大血管根部破裂、心包恶性肿瘤、尿毒症等情况。

三、检 查 方 法

患者取仰卧位或左侧卧位,必要时取半卧位或坐位,

在检查过程中亦可改变患者的体位以观察积液位置的变化。胸骨左缘左心长轴切面显示左室后壁和右室前壁心包;心尖或胸骨旁四腔切面观察侧壁、心尖部和右房顶部;左室短轴切面观察左室侧壁、后壁、下壁和前壁心包;剑突下切面观察右室下壁及下腔静脉右房入口处心包。

M 型和二维超声观察心脏和心包形态特征、回声强度和运动特点,心包腔内是否出现液性暗区等;多普勒超声观察血流动力学改变。

四、超声心动图表现

正常时,心包在超声上显示为一条亮而致密的回声带,回声明显高于心肌和心内膜。若无心包积液的存在,几乎无法区分心包的脏层和壁层。心包积液时,心包脏层和壁层分离,其间出现液性暗区,暗区均匀分布于心包腔内,包裹性积液可以仅于某一部位出现液性暗区(图37-2)。

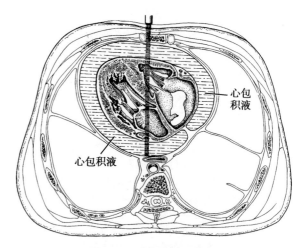

图 37-2 心包积液示意图
图示心包积液环绕心脏,将心包壁层与
脏壁层分开,潴留心包腔内

(一) 心包积液的定量

超声心动图可根据心包积液出现的部位和宽度粗略的估计心包积液量。临床上把心包积液分为微量、少量、中量和大量。

1. 微量心包积液 心包腔内液体量为 30~50ml。

左心长轴切面,M 型和二维超声显示左室后壁心包腔内出现液性暗区,宽度约在 0.5cm 以下,最常见于房室沟附近,收缩期出现,舒张期消失。

2. 少量心包积液 心包腔内液体量 50~200ml。

左心长轴切面,M 型和二维超声显示左室后壁心包腔内暗区宽度在 1.0cm 以内的液性暗区,右室前壁心包内多

无液性暗区出现。二维超声于胸骨旁二尖瓣短轴切面于左室后壁心包腔内出现弧形液性暗区(图37-3)。

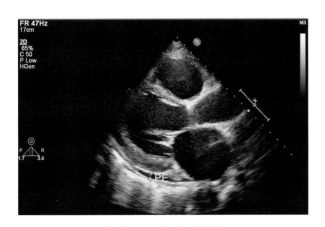

图37-3 少量心包积液

左心长轴切面示左室后壁和右室前壁心包腔内出现液性暗区,宽度小于1cm

3. 中量心包积液 心包腔内液体量200～500ml。

M型超声左室后壁心包腔内液性暗区宽度为1.0～2.0cm,右室前壁心包内亦出现液性暗区,宽度为0.5～1.0cm,左房后壁后方也可出现少量的液性暗区。

二维超声显示整个心包腔内出现弥散分布的液性暗区,于左室长轴、短轴、心尖四腔切面均可显示包绕左右心室周围及心尖部的液性暗区,内径小于2cm(图37-4)。

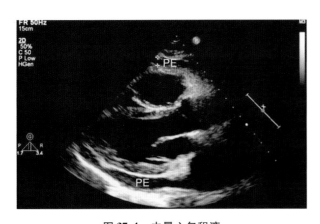

图37-4 中量心包积液

左心长轴切面示左室后壁和右室前壁心包腔内出现液性暗区,宽度小于2cm

4. 大量心包积液 心包腔内液体量大于500ml。

M型超声左室后壁心包腔内液性暗区宽度大于2.0cm,右室前壁心包内液性暗区宽度大于1.5cm。右室前壁可出现舒张期向后运动。心尖部探查时,收缩期心尖抬举,液性暗区内出现一束光点反射,舒张期心尖下垂离开声束,液性暗区内无反射出现,形成一间歇出现的光点回声,称"心尖荡击波征"(图37-5)。

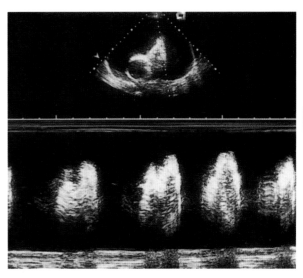

图37-5 大量心包积液

M型超声心动图于心尖部探查时,出现间歇出现的光点回声,即"心尖荡击波征"

二维超声显示包绕心脏的较宽的液性暗区,多大于2.0cm。心脏游离在液体中,出现前后或左右摇摆现象,称摆动征。心脏舒张受限,心腔内径缩小,腱索相对过长可出现二尖瓣假性脱垂。

若心包积液呈非均匀性分布,或为包裹性心包积液时,积液量难以准确估计。

(二) 心脏压塞

心脏压塞是临床诊断,超声心动图能对心脏压塞诊断提供重要信息。

M型超声可发现心包腔液性暗区,房、室壁塌陷征及心尖荡击波征,下腔静脉内径增宽(>2.5cm),随呼吸内径变化减小或消失。

二维超声显示大量弥散性液性暗区或局限性液性暗区。在弥散心包积液心内压升高时,由于右房压力较低,最早出现右房塌陷(心脏压塞指南将时间>1/3个心动周期作为诊断临界点),在心排量减低后出现右室舒张期塌陷(最重要征象)(图37-6),其次会出现左房塌陷,左室最不容易塌陷。

(三) 心包积液的性质

根据心包腔内液性暗区的回声特点可初步判断积液的性质。

1. 浆液性积液 心包腔内液性暗区较纯净,随体位变动暗区的位置变化较大。

2. 纤维渗出性积液 可见纤维素形成的带状强回声漂浮于液性暗区内,呈水草状或飘带状,有时纤维素带带状回声将心包脏、壁两层连接起来,形成多个小的间隔(图37-7)。

3. 化脓性积液或血性积液 液性暗区较混浊,内可见较多的细密光点或絮状回声。

37

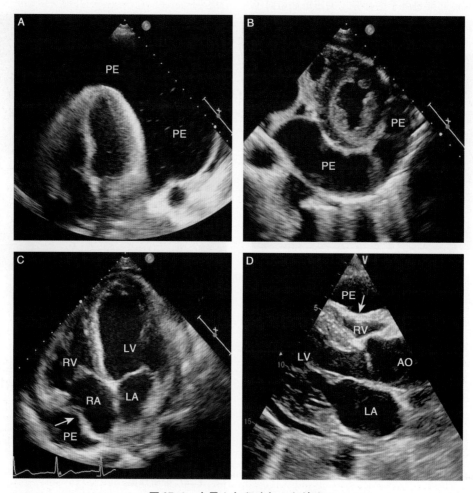

图 37-6 大量心包积液与心包填塞
A,B. 显示心包腔内包绕心脏的较宽的液性暗区,宽度大于 2cm;
C,D. 显示右房壁与右室壁塌陷征

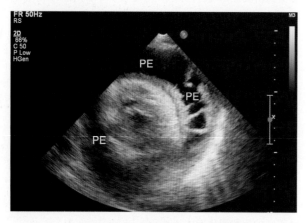

图 37-7 纤维渗出性心包积液
心包腔液性暗区内可见纤维素形成的带状强回声,
并将心包脏壁层连接起来,形成分隔

五、心脏声学造影

心包积液一般容易诊断,不需进行声学造影检查,但若解剖结构不易分清,对心包积液有疑问者,可借此法进一步明确诊断。

(一)经周围静脉注射造影剂

心包积液常在右室前壁之前发现,如有可疑而不能确定时,可注射造影剂,此时右室腔内充盈密集的云雾影,勾画出右室前壁内膜面的轮廓。如果在其前侧无液性暗区者,说明无心包积液,如果在右室前壁与胸壁间仍有液性暗区者,则心包积液的诊断可确立。

(二)心包腔内直接注射造影剂

在某些患者心包积液为血性物,如其血红蛋白较高时,甚至使穿刺者不能分辨抽出物为心包积液抑或血液。如针尖位于心腔时,注射后造影剂可以顺流而行,在相应的心房、心室、大动脉内出现云雾影。而当穿刺针尖位于心包腔内时,则见造影剂在心外膜之外的液性暗区内扩散,进而环抱心脏。

六、鉴别诊断

(一)左侧胸腔积液

左房后方降主动脉是鉴别诊断的标志。于左室长轴切面左房后方可见降主动脉横断面,心包积液液性暗区出现于降主动脉前方,而胸腔积液出现于降主动脉后方。

胸腔积液不出现在心脏前方,亦不伴有心脏摆动征。

如二者同时存在,心包积液在胸腔积液前方,心包与胸膜界面呈一规则的线样回声(图37-8)。

(二)心包脂肪垫

心脏表面脂肪垫呈低回声,附着于壁层心包之外,多出现于心尖部,心室侧壁前外侧,其回声无完整规则的边缘,覆盖于心包壁层表面,而非心包腔内。

七、临 床 意 义

超声检查对心包积液有肯定的诊断价值,诊断符合率90%以上,并能初步估计积液量,准确定位,有助于临床穿刺抽液,在 X 线胸片发现心脏增大的鉴别方面有重要价值。

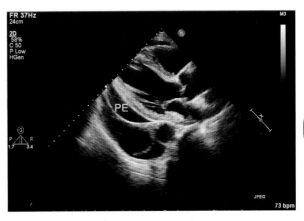

图 37-8 左侧胸腔积液合并心包积液
PE 标示为心包积液,其后方为左侧胸腔积液,二者之间为心包壁层

缩窄性心包炎

缩窄性心包炎(constrictive pericarditis)是由感染或其他原因引起的心包慢性炎症过程导致心包增厚、粘连,形成坚硬的纤维外壳包绕在心脏外层,限制心脏的舒张,使回心血流受阻、静脉淤血,心排出量下降。引起缩窄性心包炎的原因多种多样,目前,在我国最常见的原因仍为感染性,特别是结核性心包炎,同时,其他病因如结缔组织病、心脏手术后、放疗等引起的缩窄性心包炎亦呈不断上升趋势。

一、病理和血流动力学改变

心包受炎症浸润、纤维素沉积继而发生纤维化、粘连,心包变硬、弹性下降。这种改变主要发生于壁层心包,同时脏层心包也通常有不同程度的受累。绝大多数缩窄性心包炎中,由于纤维蛋白沉积、肉芽组织形成和机化,使心包明显增厚,尤其在结核性缩窄性心包炎中,心包显著增厚乃至钙化,呈盔甲样改变。正常心包厚度为1~2mm,心包增厚时一般为3~5mm,严重时可达1cm以上,可以呈普遍增厚,也可在心脏某些部位增厚更明显,常以心脏膈面增厚为著,心房和大动脉根部次之。在腔静脉入口处可形成狭窄环,造成严重梗阻。在房室交界处可形成严重狭窄,使患者出现类似二尖瓣狭窄的症状和体征。由于心脏活动受限,心肌早期可发生失用性萎缩,晚期则发生心肌纤维化。缩窄的心包形成纤维囊或硬壳,束缚心脏,严重影响心脏的舒张和收缩,降低了心排出量并使静脉血液回流受阻。心排出量减少可导致钠水潴留,从而增加血容量,使静脉压进一步升高,出现肝脏肿大、腹水、胸腔积液、下肢水肿等体征。肺静脉血液回流受阻,呈现肺淤血,肺静脉、肺动脉压力均增高。

二、超声心动图表现

(一)二维及 M 型超声

1. 心包增厚、粘连 心包脏层和壁层增厚,回声增强。心包钙化时可见明显增强的带状强回声。值得注意的是,

如心包明显增厚或钙化,超声可明确诊断,但相当一部分患者超声难以对心包厚度作出准确测量,CT、MRI 等检查则可较准确测定心包厚度。此外,仍有小部分缩窄性心包炎患者心包无明显增厚。

2. 心脏外形改变 如缩窄部位位于房室瓣环处,可于四腔切面显示心脏形态为葫芦形(图37-9)。

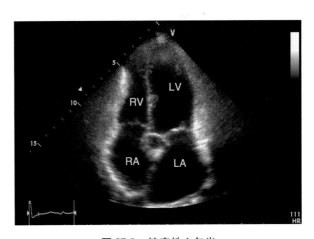

图 37-9 缩窄性心包炎
心尖四腔切面示左右心房增大

3. 房室大小的改变 左右心房增大,心室内径正常或稍小,左室长轴切面上因左房增大,测量左房与左室后壁连接处心包表面形成的夹角小于150°。

4. 室壁活动受限 左室壁舒张中晚期运动受限,呈平直状,或向后运动消失,室间隔运动异常,舒张早期出现异常后向运动。M 型超声表现为舒张早期切迹(early diastolic notch),也称室间隔"弹跳征"或"跳跃征",这是由于舒张早期心包压力迅速上升造成的(图37-10)。

5. 下腔静脉、肝静脉增宽 剑突下长轴切面显示下腔静脉内径增宽,随呼吸内径变化减小或消失。

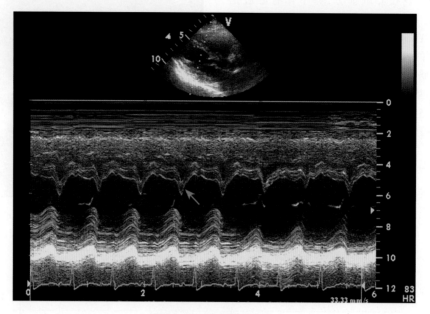

图 37-10 缩窄性心包炎

M 型超声显示室间隔舒张早期切迹,即室间隔"弹跳征"

(二)多普勒超声

1. 二尖瓣口舒张期血流频谱 E 峰呼气时高,与吸气时相比增高大于25%(图 37-11)。

2. 三尖瓣血流吸气时三尖瓣 E 峰较呼气时增加大

于40%。

3. 二尖瓣和三尖瓣血流 E 峰减速时间缩短,小于 160 毫秒。

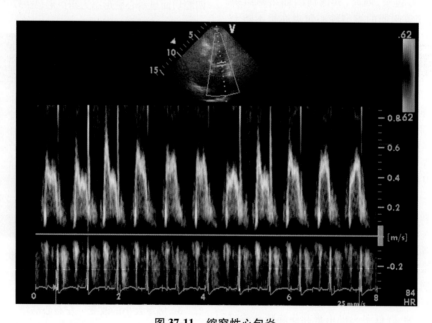

图 37-11 缩窄性心包炎

二尖瓣口舒张期血流频谱 E 峰呼气时较高,与吸气时相比大于25%

三、鉴 别 诊 断

(一)缩窄性心包炎(constrictive pericarditis)和限制性心肌病(restricted cardiomyopathy)

二者虽然发病机制和病理解剖完全不同,但两者临床和血流动力学有不少相似之处,均存在舒张功能异常而收缩功能正常。由于舒张受限,舒张压增大,心房均可增大。

但限制型心肌病以心内膜、心肌增厚为主要表现,心包回声和厚度正常。而缩窄性心包炎以心包增厚,回声增强为特征,无原发心肌损害,无心内膜和心肌增厚,收缩运动正常。二者鉴别要点见表37-1。

另外,既往病史、胸部 X 线、CT 或 MRI、心内膜心肌活检等也可有助于二者的鉴别诊断。

表 37-1 缩窄性心包炎和限制型心肌病超声鉴别要点

	缩窄性心包炎	限制型心肌病
心包回声	增厚、回声增强	正常
心房大小	轻至中度增大	显著增大
室间隔运动	常见舒张早期切迹	正常
室间隔位置	常见吸气时朝向左室	正常
二尖瓣 E 峰呼吸相变化	大于25%	正常,小于15%
二尖瓣环运动速度	>8cm/s	<8cm/s
肺动脉高压	少见	常见

（二）心包壁层和脏层活动的观察

如患者有明确的心包炎及心包积液的病史,心包明显增厚、回声增强,结合典型的血流动力学表现,缩窄性心包炎的诊断并不困难。但如无明确的病史或心包增厚不明显,则很难单纯依靠血流动力学改变和心包厚度做出明确诊断。如患者合并其他心脏疾病,将会掩盖其典型的血流动力学表现,更增加了缩窄性心包炎的诊断难度,因此,缩窄性心包炎的诊断仍是临床的一大难点。

武汉协和医院于2008年首先提出应用超声观察心包脏、壁两层的活动有助于缩窄性心包炎的诊断,此报告受到国内外学者的重视。浆膜性心包分壁层心包和脏层心包,其间为心包腔。壁层心包紧贴纤维性心包,因无肌性组织,不能主动收缩,故活动幅度较小,而脏层心包附于心肌之外,又称心外膜,与心肌紧密黏附,不能分离,在心动周期中随心肌同步运动,故运动幅度较大,因此正常人心包脏层和壁层运动之间存在明显差异,即相对运动(图37-12)。缩窄性心包炎时,壁层心包与脏层心包互相粘连时,这种运动差异明显减小或消失。

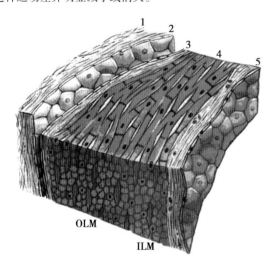

图 37-12 心包和心肌的结构示意图
1. 浆液性心包;2. 壁层心包;3. 脏层心包(心外膜);
4. 心肌;5. 心内膜;OLM:Outer-layer myocardium,外层心肌;ILM:Inner-layer myocardium,内层心肌

新的超声技术如定量组织多普勒成像技术、心肌速度向量成像技术为心包粘连的诊断提供了定量依据。缩窄性心包炎患者外层心肌因受心包粘连的影响,活动幅度减低,接近壁层心包,而内层心肌活动所受影响较小,明显高

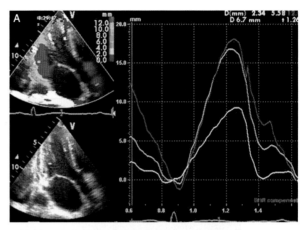

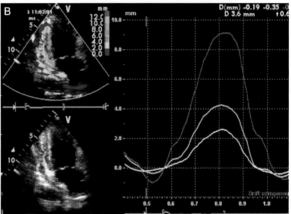

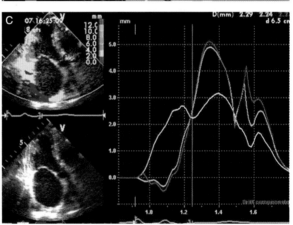

图 37-13 心包、心肌运动的定量组织多普勒显像

A. 正常人定量组织多普勒:由于壁层心包和脏层心包(紧贴外层心肌)互不粘连,二者活动速度相差甚大,外层心肌和内层心肌运动基本相同;B. 缩窄性心包炎患者的定量组织多普勒,由于壁层心包和脏层心包(紧贴外层心肌)互相粘连,故二者活动均受限,速度幅度相似,而外层心肌和内层心肌运动有很大差异;C. 限制型心肌病患者的定量组织多普勒,壁层心包和脏层心包无粘连,二者活动分离,外层心肌和内层心肌运动可同步活动,但速度幅度均有减低。图中黄色曲线代表壁层心包的活动;绿色曲线代表脏层心包及外层心肌;红色曲线代表内层心肌

于外层心肌。正常人和限制型心肌病患者不存在心包粘连,内、外层心肌运动幅度是一致的,高于壁层心包。应用定量组织多普勒成像技术观察心包壁层、外层心肌和内层心肌各层运动可提示这一改变(图 37-13)。心肌速度向量成像技术也可观察到缩窄性心包炎患者心包脏层和壁层运动差异较正常人和限制型心肌病患者明显减小(图 37-14)。由于心包粘连是缩窄性心包炎特异性的病理解剖改变,超声实时观察心包脏、壁两层的运动可提供心包粘连的直接依据,为缩窄性心包炎的诊断提供新的客观指标。

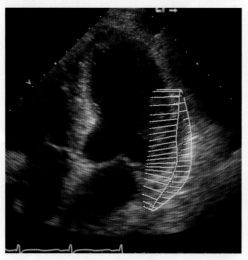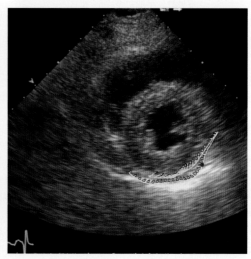

图 37-14　心包脏层和壁层的速度向量成像

左、右图分别为少量心包积液和缩窄性心包炎患者的速度向量成像。少量心包积液心包无粘连者,心包脏层运动明显强于心包壁层;缩窄性心包炎患者心包脏层和壁层的运动差异明显减小

第38章

冠 心 病

CORONARY HEART DISEASE

◎智 光 吴晓霞

38

冠状动脉的解剖、生理及血流动力学 …………… 529
　一、冠状动脉的分支 …………………………… 529
　二、冠状动脉的分布类型 …………………… 532
　三、冠状动脉及心肌灌注血流动力学 …… 532
冠状动脉的超声显像 ………………………… 533
　一、经胸超声观察冠状动脉 ……………… 533
　二、经胸超声观察内乳动脉桥 …………… 535
心肌缺血性胸痛的超声诊断 ……………… 537
　一、心肌缺血性胸痛的病理生理 ………… 537
　二、胸痛的超声诊断与鉴别诊断 ………… 538
　三、胸痛的诊断思路 ……………………… 538
　四、胸痛患者超声诊断可能出现
　　　的错误及其克服措施 ………………… 540
心肌梗死 …………………………………… 540
　一、节段性室壁运动异常 ………………… 540
二、心功能测定 …………………………… 545
三、右心梗死 ……………………………… 547
心肌梗死并发症的超声检测 ……………… 547
　一、心肌梗死的扩展和延展 ……………… 547
　二、室壁瘤 ………………………………… 548
　三、室间隔穿孔 …………………………… 549
　四、左室附壁血栓 ………………………… 550
　五、心肌梗死后二尖瓣反流 ……………… 551
存活心肌的超声评估 ……………………… 551
　一、负荷超声心动图 ……………………… 552
　二、心肌声学造影 ………………………… 553
冠心病介入治疗的超声监护 ……………… 556
　一、冠心病介入治疗的超声监护 ………… 556
　二、冠状动脉血管内超声 ………………… 557

　　冠状动脉粥样硬化性心脏病(简称冠心病,coronary heart disease,CHD)已成为我国成人心脏病住院和死亡的第一位原因,占心脏病患者的50%以上;受社会竞争的加剧、饮食结构的改变等因素影响,其发病率正快速增加,并且呈现年轻化的趋势。冠心病的病变基础是动脉粥样硬化的不断进展,而易损斑块的破裂导致的血小板聚集和血栓形成是冠心病急性事件的主要原因。因此,对冠心病的早期诊断、药物治疗及介入治疗的疗效评价极为重要。近年来,超声影像技术的研发及仪器的不断升级为超声医学的发展提供了必要的技术支持,为冠心病及各种心脏病变的评价提供了有效的工具,同时超声诊断因其简便、无创性、可重复性及可床旁操作等优势在冠心病诊断中发挥着主要作用。

冠状动脉的解剖、生理及血流动力学

一、冠状动脉的分支

　　心脏的血供来自冠状动脉。冠状动脉是升主动脉的分支,起始于主动脉根部,开口于主动脉窦内。主动脉窦是升主动脉始端的膨出部分,分成3个窦,正常体位时位于前方的为前窦,有右冠状动脉开口,又称右冠窦,位于后方的为左后窦和右后窦,左后窦有左冠状动脉的开口,又称左冠窦,右后窦一般无血管开口,又称无冠窦(图38-1)。左冠状动脉92%开口于左冠窦内,8%

开口于窦外。右冠状动脉94%开口于右冠窦内,6%开口于窦外。当左、右冠状动脉不起自相应的左、右冠状动脉窦而起自主动脉的其他部位或起自肺动脉时,表明冠状动脉起源异常。左冠状动脉开口径为0.2~0.75cm,右冠状动脉开口径为0.2~0.7cm,冠脉口狭窄时冠脉口径变窄甚至闭塞(图38-2)。

(一)左冠状动脉

　　左冠状动脉起始于主动脉的左后方,主干甚短,走行于主肺动脉后方不易显露,在左侧冠状沟内分为两个主支:前降支和回旋支。前降支沿前室间沟下降,行向心尖,多数绕过心尖区,终于膈面的心尖侧的1/3区。回旋支沿左侧冠状沟行走,绕过心左缘进入膈面,一般分布于左心房和左心室后壁。前降支与回旋支的角度多为30°~90°。部分人群可在左前降支与回旋支之间另发出1~2条斜角支,又称中间支。分支之前一段称为左冠状动脉主干(左主干)。左主干的前方为肺动脉,后方为左心房前壁,下方为左纤维三角及二尖瓣环的内侧部分。多数成人左主干长度为0.1~2.8cm,但这一长度的变异较大(图38-3)。

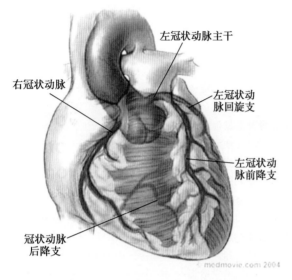

图38-1　主动脉根部与左右冠状动脉开口解剖关系图

1. 左前降支　左主干的延续,始段位于肺动脉起始部的左后方,被肺动脉起始部掩盖,前降支下行的长度变异较大,多数人前降支沿前室间沟下行并绕行心尖止于后室间沟的下1/3处,与来自后室间沟的右冠状动脉后降支一起参与下壁心肌的血液供应。少数人的前降支可止于后室间沟的上、中部并参与下壁心肌的大部分供血。前降支与后降支分别下行于前、后室间沟,在心尖和左心室下壁处两者可独立平行走行并发出分支,也可互相吻合。左前降支分别发出左室前支、圆锥支、右室前支、室间隔支。

(1)左室前支:是向左侧发出到室前壁的分支,分布于左室前壁的中、下部区域,以3~5个二级分支多见。它们分别向心脏左缘或心尖斜行,沿途可发出许多小分支。

(2)圆锥支:起自前降支的近端,跨过动脉圆锥的顶端和肺动脉前瓣的基部,分支于动脉圆锥。该血管常与右冠状动脉近端的同名分支吻合形成Vieussens环。有时左圆锥动脉可缺如,动脉圆锥单独由右冠状动脉供血。

(3)右室前支:前降支向室间沟的右侧分出右室前支,走向右心室的胸肋面,这些分支多为细小的分支,供血范围较小,一般仅限于前室间沟的右侧10~25mm区域。个别情况下有口径较大的右室前支可能跨过右心室的胸肋面,并到达右室的前乳头肌基部水平,为该区的供血。

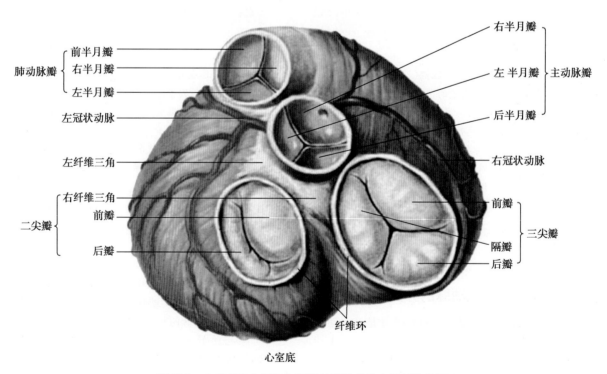

图38-2　心底部各个瓣口与冠状动脉及其分支解剖结构图

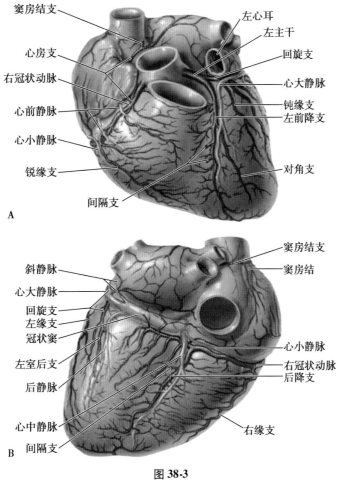

图 38-3
A. 胸肋面观冠状动脉走向；B. 膈面观冠状动脉走向

（4）室间隔支：前降支向室间隔的肌性部分发出众多分支，分支的大小、长短不一，支数的多少变异较大，少至7~8支，多至20余支。一般来说前降支近端的第一和第二前隔支是最重要的分支，其管径最大，走行最远，它们在室间隔内向后下方走行，为室间隔、左室与右室前乳头肌的大部分供血，供血区域包括了右束支所在解剖部位。

2. 左回旋支 是左冠状动脉的另一大分支，与前降支多成直角，向左向后走行于左房室沟内。沿途发出左心房支、左窦房结动脉、左心室支，供应左心房及部分左心室前壁、侧壁和后壁。回旋支的终末支部位变异较大，其分布区域与右冠状动脉远端分支互相消长。

3. 斜角支（中间支） 部分人群在左前降支与回旋支之间的夹角处发出一支动脉，为斜角支，又称为中间支。正常人群中出现率报道不一，为10%~30%，解剖学研究发现该支血管的检出率为60%左右，该支血管的发育程度变异较大，多数较为细小，冠状动脉造影不易发现。

（二）右冠状动脉

右冠状动脉发自右冠窦，沿右房室沟向右下方走行，通过肺动脉圆锥和右心房之间，在右心耳下方进入右冠状沟内，绕过心右缘到膈面，主干在房室交点区继续向左走行，终于左心室的膈面，在房室交点区分出一支重要的分支，即后降支，走行于后室间沟内。右冠状动脉的外周有

较丰富的脂肪组织所包绕。后降支的终末不恒定，多数终止于膈面的中、下1/3交界附近，有的终末于上1/3区，或心尖区，甚至绕过心尖止于前室沟的下1/3区。右冠状动脉沿途发出多条心房支和心室支：右心房支、右心室支、后降支、左室后支等（图38-3）。

1. 右心房支 分为右心房前支、中支和后支三组。前支主要分布到右心耳和右心房前壁，绝大多数人发出1~3支，其中常有一分支较粗而长，走行到上腔静脉开口处供应窦房结；中支为右冠脉走行到右心房右缘处发出的一条相对恒定的血管，支配着窦房结的血液供应；后支于右冠状动脉的中远段即心脏膈面处分出，一般为1~2支，支配右心房后壁的血供。

2. 右心室支 可分为右心室前支、右缘支和右心室后支三组。右心室前支与右缘支均为右心室前壁的分支。前支于心脏胸肋面右冠状动脉中段向前发出2~4支，其中1~2支往往分布于肺动脉圆锥部，又称为右圆锥支。它同左圆锥支吻合形成Vieussen环。右缘支从右冠状动脉中段发出，沿心脏右缘分布，主要为右房侧壁和右心室膈面供血。右心室后支发自心脏膈面右冠状动脉中远段，分布于右心室膈面的心室壁，后支均较细小，为右心室供血较少。多数情况下右心室膈面的血供主要由右缘支和后降支供血。

3. 后降支 为右冠状动脉或左回旋支在后室间沟处分出的终末支，多数人发自右冠状动脉。在后室间沟内下行同时向左、右侧发出许多小分支，分布于靠近后室间沟的左、右心室膈面和心尖部，并为该处供血。30%的人有2条后降支并列行走，称为双后降支。

4. 左心室后支 在冠状动脉分支跨过房室交界点处，分布于左心室膈面的一部分或全部，其分支的行走方向与后降支大致平行。最多见的有2~4支，多则达6~8支。左心室膈面若无右冠状动脉分支，即在左冠状动脉优势的情况下，左心室后支由左回旋支分出，分布于右心室膈面。

二、冠状动脉的分布类型

左、右冠状动脉在心脏的分支分布个体差异很大，相对而言，在心脏胸肋面个体差异较小，而在膈面，左、右冠状动脉分布变化较大。

目前最常用的方法为 Shlesinger 分类法：以心脏膈面的后室间沟为界线，根据后降支动脉主要来自哪一侧冠状动脉而分出右优势型、左优势型和均衡型。人群中右优势型为60%~65%，左优势型为5%~10%，均衡型为25%~30%。右优势型由右冠状动脉在后室间沟内发出后降支，左、右室膈面的血液循环全部或大部分由右冠状动脉供血。左优势型为后降支由左回旋支发出，并为心脏膈面的血供。均衡型为左回旋支供应左室膈面，右冠状动脉供应右心室膈面。

三、冠状动脉及心肌灌注血流动力学

随着冠状动脉介入治疗的广泛开展，如何评价介入治疗后的心肌血流灌注效果日益受到关注。作为冠心病诊断的"金标准"——冠状动脉血管造影术，其仅能观察心外膜直径>100μm的血管，不能反映心肌灌注的血流信息及微血管病变。经静脉声学造影剂的应用使无创心肌血流显像成为可能，开拓了冠心病研究的新领域。心肌声学造影（myocardial contrast echocardiography，MCE）是利用声波对气体产生强反射的原理，将含微泡的造影剂注入血管，微泡充当红细胞的示踪剂，随血流分布到该血管支配区，通过造影剂的背向散射信号增加，视频灰度增强而确定心肌灌注范围，广泛用于评价心肌血流灌注强度和范围、心肌储备功能，鉴别存活与死亡心肌、顿抑与冬眠心肌，为血运重建术适应证提供决策。对心肌血流灌注的评价需基于对心肌血流灌注动力学的理解，以下予以简单介绍。

冠状动脉的心外膜血管和心肌内血管在冠状动脉循环中的作用不同，心外膜的冠状动脉主要起传输管道的作用，正常情况下对血流的阻力很小，小于总体冠状动脉阻力的5%。心脏收缩时，心肌内压力骤增，心外膜动脉可因血流逆动而被动撑开。心肌内的冠状动脉主干垂直进入直达心内膜下，直径几乎不变化，并在心内膜下与其他穿支构成弓状网络，之后再分出微动脉和毛细血管。而呈丛状分散的树枝型心肌内冠状动脉支配心室壁的外、中层心

肌的供血。

心脏每分钟排血约5L。心脏连续不停地作功，耗氧量最大，静息状态下氧的清除率为70%~80%，心肌组织内的氧储备极少，因此心肌对供血不足最敏感。人心肌的毛细血管密度很高，在静息情况下只有1/4~1/3的毛细血管开放，一旦氧需量增加，可动用3~4倍数量的毛细血管开放。另外冠状动脉之间存在一些侧支或吻合血管的通道，是一种潜在的管道，平时不开通。只有当某些足够强的刺激（如缺血）或冠状动脉阻塞而侧支血管两端出现压力差时，它们才开放并形成侧支循环。在慢性缺血的条件下，侧支循环可取代阻塞的冠状动脉保证缺血心肌的血供。

心肌氧耗量占全身氧耗的12%，决定心肌耗氧量的因素主要包括：①心肌收缩力；②心肌张力，包括收缩时的伸展张力，与心肌耗氧量呈线性关系；③心率：心率加快，氧耗量增加。以上三个因素是确定心肌氧耗量的70%以上。其他因素还有心肌电激动、负荷状态下的心肌纤维缩短等。当心脏耗氧增加时，冠状动脉的血流量可通过自身调节、神经体液等机制进行调节，以满足心肌的需求。

（一）血流动力学因素

冠状动脉系统中的大部分血管走行于心肌内，并在心内膜下构成网络。在心脏收缩期心脏壁内和心腔内的压力骤增，血流阻力增加，冠状动脉血流急剧减少，此时心肌深层即心内膜下心肌的血管受压最大而血流最少。当心室舒张期开始，心肌内压力骤降，血管外压力解除，血管阻力下降，冠脉血流出现急剧增加，瞬时血流可明显增加1倍或更多。因此心肌灌注的70%~80%发生在舒张期，舒张期主动脉压和舒张期的长短是决定心肌内血流的关键性因素。

一般来说，人体的体循环压力在日常生活条件下变化不大，不是调节冠状动脉血流的主要因素。根据 Poiseuille 公式，阻力 = $8L/r^4$，r 为血管的半径，L 为血管长度。通常在某一个体上，其血管长度、血液黏滞性相对恒定，而冠状动脉内径的大小可随时调节，由此可见决定冠状动脉血流量的另一个重要因素为冠状动脉的内径。冠状动脉内径的大小由两方面因素决定，一为冠状动脉本身的紧张程度，其二为冠状动脉是否存在血管狭窄性病变。

（二）冠状动脉血管平滑肌的调节因素

冠状动脉平滑肌的的紧张度是调节冠状动脉血流的重要因素之一。冠状动脉的中层由丰富的血管平滑肌组成，除非存在局部动脉硬化斑块，这些平滑肌决定了冠状动脉的管径。一般情况下，血管驱动压、血管长度、血液黏度等相对不变，所以生理状态下冠状动脉血流的调节主要依赖冠状动脉血管阻力的改变。而血管阻力主要与心肌内小动脉和微动脉管径有关，因此不断变化的微动脉管径是正常情况下心肌血流调节的最活跃环节。静息状态下左室冠状动脉血流为70~90ml/（min·100g），当情绪激动，运动或应用血管扩张药物时可使其增加到350~400ml/（min·100g），这种变化是由于冠状动脉阻力减少80%所致。静息和冠状动脉充分扩张时的最大血流量之

比,即静息和最小冠状动脉血管阻力之比,所表示的血管扩张能力即冠状动脉血流储备(coronary flow reserve,CFR),是评价冠状动脉循环的一项重要指标。

研究表明,主动脉内压力在正常值血压范围内发生缓慢或快速变化时,冠状动脉血流量能保持相对恒定。这意味着冠状动脉平滑肌在灌注压变化时,能自我调整性地收缩或舒张,从而使血流维持稳定在原有水平。目前这种自身调节的机制仍未完全清楚,主要有代谢学说和肌源学说。

(三) 神经、体液调节因素

冠状动脉的神经支配及其作用错综复杂。冠状动脉的外膜上只有肾上腺素能神经纤维,无胆碱能神经纤维。交感神经在心脏外壁中形成丰富的突触,广泛分布于心肌纤维和冠状动脉上。冠状动脉神经分布主要集中于平滑肌中层的外侧部分。在人体心脏上研究神经系统对冠状动脉血流的作用很难得出一个肯定的结论,其原因在于神经系统不单纯对血管产生作用,还对心肌的收缩活动、收缩频率、电生理、心肌代谢等多方面产生复杂的作用,而这些作用同时又对冠状动脉血流产生明显的影响,使问题变得极为复杂而难以判断。

实验证明冠状动脉上存在多种类型的肾上腺素能受体,不同部位上受体分布的密度有所不同。总的来看,交感神经兴奋初期心外膜血管等中等血管收缩,继而持续地扩张冠状动脉。使用 α 受体阻滞剂时冠状动脉血流增加。当保持其他因素不变,使用 β 受体阻滞剂后冠状动脉血流减少。

心肌局部代谢产物可能对冠状动脉血流有调节作用。腺苷、乳酸、组胺、缓激肽增加灌注液酸度,K⁺、缺氧等因素均可引起不同程度冠状动脉扩张。而全身性的一些体液因素,亦可直接对冠状动脉血流起作用。如注入儿茶酚胺后,心率增快、心肌收缩力增加,心肌氧耗量和冠状动脉血流均增加。

目前认为对冠状动脉产生明显扩张作用的代谢物质主要有两种:①腺苷:是目前被认为作用最确切和最强的冠状动脉扩张物质。腺苷在无氧代谢的条件下产生,主要从一磷酸腺苷代谢而来。心肌缺血时组织的无氧酵解反应增强,代谢产物中包括了腺苷。腺苷具有很强的扩张冠状血管作用,随着腺苷用量的增大,冠状动脉血流量逐渐增加。腺苷的作用部位是口径小的有阻力的冠状血管,而作为腺苷强化性药物的双嘧达莫(潘生丁)等也作用于相同部位。腺苷能使冠脉血流量增加,由于降低灌流压而降低左心室收缩压,减少最大收缩速度和心搏出量,减少心肌耗氧量,增加葡萄糖的摄取量。②前列腺素(PG):对平滑肌的功能具有重要作用。PGA、PGE 能增加冠状动脉血流,降低冠状动脉血管的阻力,轻度增加心搏量和心脏收缩力。PGE 对冠状动脉血流量增加的作用,比硝酸甘油大 5 倍,相当于血管缓激肽 1/50 ~ 1/100 的强度。

另外,血管内皮细胞对局部血管平滑肌的舒缩作用亦不容忽视。迷走神经的介质乙酰胆碱的舒血管作用有赖于内皮的完整性,乙酰胆碱灌注正常冠状动脉引起扩张,而粥样硬化的冠状动脉引起内皮损伤,则乙酰胆碱产生收缩血管作用。内皮依赖性血管舒张因子(EDRF)即一氧化氮(NO)具有舒张血管的作用,而血管内皮产生的内皮素(endothelin)具有收缩血管作用。

总之,不管神经调节还是体液作用,均可直接或间接作用于冠状动脉平滑肌,以改变冠状动脉的内径,从而影响冠状动脉血流。

冠状动脉的超声显像

超声心动图尤其是经食管超声心动图可以观察冠状动脉的起源、走行、形态及其内血流。彩色多普勒冠状动脉血流显像技术可以较为直观地显示冠状动脉主干及其分支的血流,同时可探测心肌内的冠脉血流,结合频谱多普勒可以对冠状动脉远端血流进行检测。

一、经胸超声观察冠状动脉

冠状动脉系统实际上包括心外膜冠状动脉和心肌内冠脉血管两大部分。临床上冠状动脉造影所显像的冠脉血管即心外膜冠状动脉,不能显示心肌内冠脉血管。心肌内冠脉血管分两种类型:树枝型分支(A型)和主干型分支(B型)。心肌内树枝型分支冠脉血管发自心外膜冠脉血管,进入心肌后呈树枝状分布,管径逐渐变细,主要为心肌供血;心肌内主干型分支冠脉血管自心外膜冠脉血管垂直进入心肌,管径无明显变细,直达心内膜,在心内膜面形成网络交通,有利于保证心内膜的有效、充足的血供。

(一) 二维超声心动图

二维超声心动图可清晰显示左、右冠状动脉的起始部,在心底短轴切面于主动脉根部4~5点钟处可见左冠状动脉的开口(左主干,left main),在10点钟处可见右冠状动脉的起源(图38-4)。

在胸骨旁主动脉根部短轴切面调整探头方位,可显示左冠状动脉的主干向左走行,随即顺时针旋转探头30°时,可见其长轴图像,发现分叉处指向肺动脉瓣者为左前降支,其下方者为左回旋支。左主干向肺动脉倾斜15°~30°,而后平直走行,左前降支顺室间隔下行,而左旋支向左后走行。将探头稍向上翘,于主动脉根部的右上缘10~11点的部位可见右冠状动脉长轴图像。在左室长轴切面清楚显示主动脉前壁时,向内旋转探头,再略向上扬,也可见右冠状动脉。右冠状动脉自右冠窦起源后迅速右行或进一步从出口处下行。右冠状动脉近端长轴在心尖四腔切面和剑突下五腔切面可显示,右冠状动脉中段短轴在剑突下心尖四腔切面可显示。

38

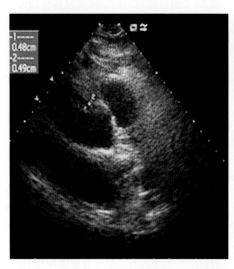
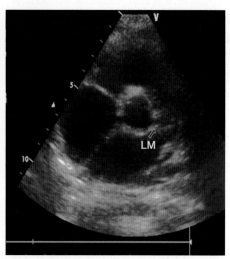

图 38-4　左、右冠状动脉二维超声成像

二维超声心动图可清晰显示左、右冠状动脉的起始部,在心底短轴切面于主
动脉根部可见左、右冠状动脉的起源。LM:左主干

在二维超声心动图上冠状动脉呈梭状、圆形或管状。左主干开口呈漏斗状,正常左主干长度<2cm(约95%),直径为4~10mm(平均7mm),右冠状动脉直径为3~6mm,左前降支近端为3~5mm。

冠状动脉及其分支不在同一水平,难以显示冠状动脉的全貌,通常在一个切面上只能显示一段冠脉,因此在超声探查时须不时变换探头的方向方能观察到冠脉的连续情况。

(二) 彩色多普勒冠状动脉血流显像技术

彩色多普勒冠状动脉血流显像技术弥补了二维超声心动图观察冠状动脉的不足,在显示冠状动脉主干及其分支的同时,可探测心肌内冠状动脉血流,其有效性经冠脉造影对照证实对 LAD 远端的总检出率达 90% , PDA 检出率达 75% 。和冠状动脉造影相比,此项技术具有无创、可重复观察的优越性,是冠状动脉造影的重要补充。冠状动脉血流显像技术的应用需基于对冠状动脉的解剖充分理解。探查方法如下:

1. 左前降支　患者取平卧或左侧卧位,在左心二腔切面基础上探头略向右侧倾斜,使室间隔前方出现部分右室结构再将探头逐渐向左倾斜,待右室结构正好消失,此时室间隔前方显示沿前室间沟下行的前降支的中下段,二维超声可显示其远端的短轴切面,稍微旋转探头可显示左前降支的长轴管型结构,用彩色多普勒显示其血流,脉冲多普勒可显示其血流频谱(图38-5、图38-6)。在心尖三腔切面可显示左前降支末段彩色多普勒血流图(图38-7)。

2. 右冠状动脉后降支　患者取左侧卧位,于胸骨左缘第四或五肋间显示左室短轴切面,彩色多普勒可显示其血流。在左心二腔切面基础上探头略向下移动,显示左室心尖部,待右室结构正好消失,此时左室下壁下膈肌之间可出现沿后室间沟下行的后降支的中下段(图38-8)。

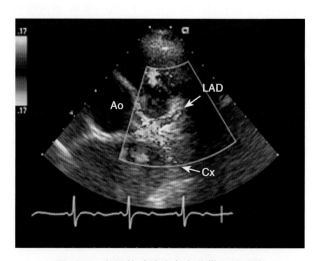

图 38-5　左冠状动脉彩色多普勒血流成像

彩色多普勒左冠状动脉近端血流,主动脉(Ao),左前降支近端(LAD),回旋支(CX)

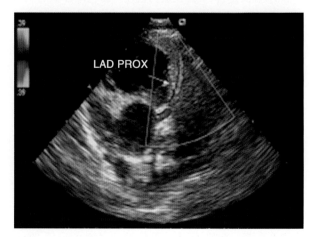

图 38-6　左冠状动脉前降支近端彩色多普勒血流成像

大动脉短轴显示左冠状动脉前降支近端彩色多普勒血流图

38

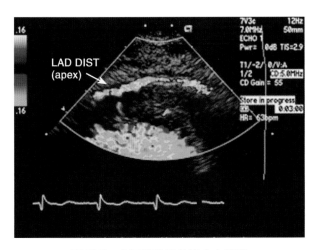

图 38-7 左冠状动脉前降支末端彩色多普勒血流成像

心尖三腔切面显示左冠状动脉前降支末段彩色多普勒血流图

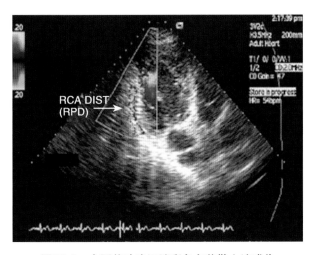

图 38-8 右冠状动脉远端彩色多普勒血流成像

心尖二腔非标准切面显示右冠状动脉远端彩色多普勒血流图

3. 左旋支 在心尖四腔切面略改变探头倾斜角度,于左室的左外侧可显示左旋支的分支——钝缘支的血流。

在左室短轴切面,于室间隔的前、后方可分别显示前降支和后降支的横断面,左室左侧可见钝缘支的横断面,室间隔前段及左室前壁心肌内可见心肌内的冠脉血流。彩色多普勒显示冠状动脉为舒张期持续的线状红色血流信号,脉冲多普勒显示的为以舒张期为主的双期血流频谱。在彩色多普勒冠脉血流显像引导下采用频谱多普勒可定量分析冠状动脉血流灌注情况,认识冠脉血流的生理,了解各种生理和病理因素对冠状动脉血流灌注的影响,评估药物治疗的效果,为诊断和治疗提供可靠的依据。

常用参数有:收缩期最大和平均血流速度(PSV,

MSV);舒张期最大和平均血流速度(PDV,MDV);收缩期和舒张期血流速度时间积分(VTI$_S$,VTI$_D$);总血流速度时间积分(VTI$_{S+D}$);总平均速度(MV);舒张期和收缩期血流速度时间积分比值(VTI$_D$/VTI$_S$);收缩期和舒张期血流速度时间积分与总血流速度时间积分比值(VTI$_S$/VTI$_{S+D}$,VTI$_D$/VTI$_{S+D}$)等。

彩色多普勒冠脉血流显像对于室间隔前段、左室前壁及侧壁前段心肌内血流可较为清晰地显示,而室间隔后段及左室后壁心肌内的冠脉血流显示欠佳。右室游离壁心肌内冠脉血流显像亦不理想。

二、经胸超声观察内乳动脉桥

冠状动脉搭桥术是冠脉血流重建的一种有效方法,尤其治疗多支病变或主干近端高危病变患者,与介入治疗和常规药物治疗相比有明显的优势。内乳动脉作为移植血管,其远期通畅率高于自体大隐静脉,冠状动脉前降支病变多采用该血管与前降支吻合的方法进行治疗(图 38-9)。

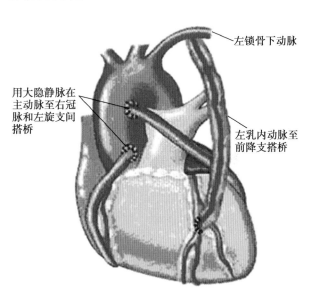

左锁骨下动脉

用大隐静脉在主动脉至右冠脉和左旋支间搭桥

左乳内动脉至前降支搭桥

图 38-9 内乳动脉与冠状动脉前降支搭桥术示意图

内乳动脉又称胸廓内动脉,其解剖结构左右两侧基本相似,是锁骨下动脉的第一支分支。发自锁骨下动脉第一段的下壁,与椎动脉的起始部相对,沿胸骨侧缘外侧 1~2cm 处下行,至第 6 肋间隙处分为腹壁上动脉和肌膈动脉两终支。内乳动脉血管长度约 20cm,平均直径 3mm。

左内乳动脉(LIMA)检查方法:将探头置于左锁骨上窝做横切,探及锁骨下动脉长轴,将探头旋转90°,以彩色多普勒显示血流信号,于锁骨下动脉下壁即椎动脉起始部的对侧可见内乳动脉起始部。尽可能调整声束与血流的角度,在距起始部 1.0~1.5cm 内取样,获得脉冲多普勒频谱。彩色多普勒超声能够提供有关内乳动脉的形态学信息,且通过多普勒检测了解其血管功能,为术前准备及术后随访评估提供相关信息,锁骨上窝较胸骨旁

LIMA 显示率高。检测指标:血管内径(D)、收缩期峰值流速(V_s)、舒张期峰值流速(V_D)、收缩期速度时间积分(VTI_s)、舒张期速度时间积分(VTI_D)、收缩期与舒张期峰值流速的比值(V_s/V_D)、收缩期与舒张期流速度时间积分(VTI_s/VTI_D)。冠状动脉搭桥术后,LIMA 脉冲多普勒频谱曲线特征由术前的收缩期优势型转变为术后的舒张期优势型,与冠状动脉的频谱曲线相似(图 38-10)。

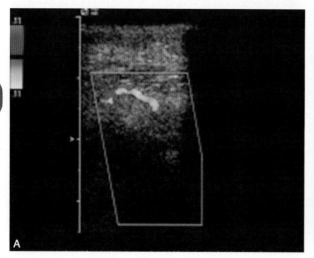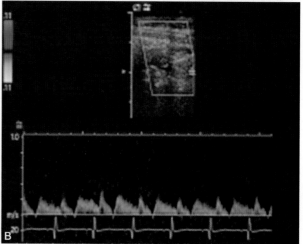

图 38-10 冠状动脉搭桥术后血流成像

经胸壁观察冠脉搭桥术后患者内乳动脉桥彩色多普勒血流(A)及血流频谱(B)

应用冠脉血流显像技术,可显示沿前室间沟下行的 LAD 的中远段,清晰显示 LAD 吻合口及其桥血管远段血流。检查方法:在左室长轴切面基础上,探头向患者心尖方向滑动,并使探头旋转到右室结构正好消失时,部分患者可显示桥血管与自体 LAD 吻合的特征性倒 Y 形冠脉血流显像图,由桥血管远段、远段自体 LAD 及近段自体 LAD 组成,交汇的点即吻合口的位置(图 38-11,图 38-12)。在心尖二腔切面也可显示桥血管与自体 LAD 的吻合口。

冠脉血流显像技术使部分患者的吻合口得以显示,不仅可对 LIMA 桥血管进行评价,还可以显示两端游离的桥血管与 LAD 的吻合口,并对其进行评价。由于吻合口处接受自身左前降支和内乳动脉桥的血流,两条通路通过吻合口共同汇入左前降支远端,故吻合口处一旦狭窄其血流速度将增高,为揭示吻合口是否存在狭窄提供了直接证据。超声检查 LIMA 桥以其无创性、可重复性、便于随访的优势成为评价冠状动脉搭桥手术前后内乳动脉功能及血管通畅性首选而可靠的检测技术。

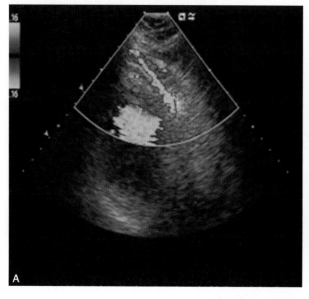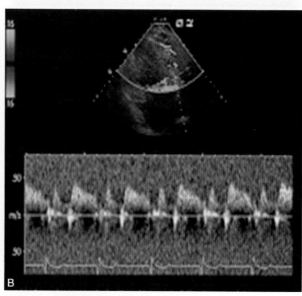

图 38-11 冠状动脉搭桥术后血流成像

彩色多普勒冠状动脉血流显像技术显示冠脉搭桥术后患者桥血管与自体 LAD 吻合的特征性倒"Y"形冠脉血流显像图,桥血管为舒张期为主的线状红色血流信号(A),脉冲多普勒显示的为以舒张期为主的双期血流频谱(B)

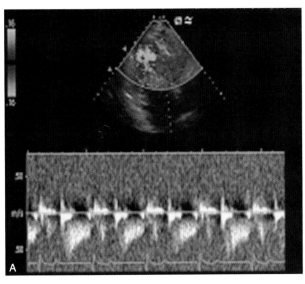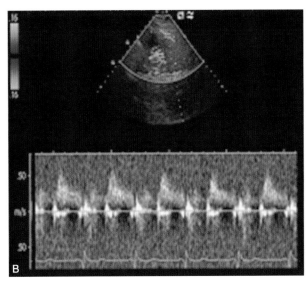

图 38-12 冠状动脉搭桥术后血流成像

彩色多普勒冠状动脉血流显像技术显示冠脉搭桥术后患者桥血管近端自体前降支逆向
血流频谱(A),及前降支远端桥血管供血的血流频谱(B)

心肌缺血性胸痛的超声诊断

一、心肌缺血性胸痛的病理生理

冠心病的心肌缺血起因于冠状动脉血管的固定性狭窄与血管张力异常的合力,而血管张力的异常则由粥样硬化引起的内皮细胞功能障碍所导致。

(一)固定性血管狭窄

冠状动脉粥样硬化性狭窄的血流动力学与流体力学和血管解剖学两者有着重要的关系。

1. 流体力学 根据 Poiseuille 定律和 Ohm 定律指出,血管中的血流阻力可表达为 $R = 8\eta L/\pi r^4$,r 代表管径,η 代表液体黏滞度,L 代表管道长度。因此血管阻力的一部分是由解剖学因素 L/r^4 所决定。也就是说,狭窄病变的血流动力学状态取决于它的长度,以及更为重要的狭窄程度(如血管内径的减少)。

2. 解剖学 冠状动脉近端的心外膜血管段容易发生粥样硬化并产生狭窄性斑块,而远端血管通常不易产生限制血流的斑块,但可调整其张力以应对代谢的需求。这些阻力血管可作为一个储备库,体力活动时可增加其内径以满足需氧量的增加,休息状态下如近端狭窄严重,阻力血管仍可以扩张。

冠状动脉狭窄的血流动力学意义取决于心外膜血管的狭窄程度和远端阻力血管所能具备的代偿性扩张程度。如狭窄性病变造成管径不足 60% 的减少,通过该血管的最大血流储备不会受到明显影响,在体力活动时,阻力血管能够扩张以提供足够的血流。当狭窄性病变使管径减少超过约 70% 时,休息状态下的血流仍正常,但最大血流量在阻力血管完全扩张的情况下仍会减少。这种情况下,当氧耗量增加(如体力活动时心率加快、心肌收缩力增强)时,冠状动脉的血流储备将不足,氧耗量超过供氧量,心肌缺血便由此产生。如狭窄性病变造成管径减少 90% 以上,即使是阻力血管完全扩张,其血流量仍将不足以满足基本的需求,心肌缺血便可在休息状态下发生。

虽然侧支循环可建立于非阻塞性冠状动脉与粥样硬化性狭窄的远端血管之间,其血流能够缓解心肌供氧量的减少,但它们通常不足以在体力活动的情况下防止重度狭窄血管的发生供血不足。

(二)内皮细胞功能障碍

除固定性血管狭窄之外,在冠心病慢性心肌供氧减少的另一个重要决定因素是内皮细胞功能障碍。内皮细胞功能障碍可通过两种途径引起心肌的缺血的病理生理学变化:

1. 不适时的冠状动脉收缩 对于正常个体,体力活动与情绪波动可导致冠状动脉舒张,该效应被认为是由交感神经系统的活动所调节,可伴有血流量与血流剪切力增加所激发的内皮细胞产生的扩血管物质的释放,如一氧化氮(NO)。但在内皮功能障碍(如动脉粥样硬化)的患者,内皮细胞相关的扩血管物质释放减少使得儿茶酚胺的直接作用无法对抗,故产生缩血管效应,其冠状动脉血流量的总体减少便导致了缺血的发生;同时局部代谢产物(如腺苷)的扩血管作用减弱,从而进一步使得代谢需要与血管张力的调节不能匹配。

38

不适时的血管收缩在急性冠状动脉综合征（ACS）中亦具有重要的作用，ACS 的常见原因为粥样斑块的破裂，并伴有继发性的血小板聚集、血栓形成。在正常个体，凝血块形成中血小板聚集所产生的产物（如 5-羟色胺、二磷酸腺苷）可引起血管的舒张，因为它们能促进 NO 从内皮细胞中的释放。但在功能异常的内皮细胞，血小板产物的直接缩血管作用占主导地位，使血管收缩，血流量进一步减少。

2. 血小板聚集　内皮细胞释放的物质（包括 NO 和前列环素）可通过防止血小板聚集而发挥着抗血栓形成的作用。但在内皮细胞功能障碍的情况下，这些物质释放减少，其抗血栓形成的作用减弱。在 ACS 时，NO 与前列环素释放减少，使得血小板聚集，并分泌有潜在危害的促凝血与缩血管物质。

（三）心肌缺血的其他原因

尚有以下情况导致心肌供氧与氧耗量的不平衡：①动脉灌注压减少（如低血压、主动脉瓣关闭不全）；②血液携氧能力的严重下降（如重度贫血、缺氧）；③心肌氧耗量明显增加也可引起心肌缺血（如主动脉瓣重度狭窄）。

二、胸痛的超声诊断与鉴别诊断

胸痛可由许多心脏和非心脏原因引起，在成人最常见引起胸痛的临床心脏病变是冠心病。然而，部分胸痛疑诊为冠心病的患者可能由其他相关心血管异常引起，包括：肥厚型心肌病、主动脉瓣狭窄、主动脉夹层、心包炎、二尖瓣脱垂、急性肺动脉栓塞。对于到急诊室因胸痛就诊的患者具有典型心绞痛症状，并且存在冠心病危险因素的疑诊冠心病患者需急诊进行超声心动图检查以进行鉴别诊断。在无冠心病病史而超声心动图提示有节段性室壁收缩异常的患者，诊断急性心肌缺血或心肌梗死的准确性，经研究证实其阳性预测率为中等程度，约 50%。而无节段性室壁收缩异常的患者诊断急性心肌缺血或心肌梗死的阴性预测的准确性接近 98%。

对于急性冠脉综合征和慢性冠状动脉粥样硬化患者，超声心动图是确立冠心病诊断及评价预后的明确而有力的工具。在冠心病低危患者，负荷超声心动图可用于及时鉴别可能是急性冠脉综合征的患者，对非心脏原因的胸痛起到排除性筛查作用。负荷超声心动图可用于评价可诱导的心肌缺血的存在、部位、严重程度及危险分层和预后，特别是那些不宜作运动试验的患者，负荷超声心动图是首选检查方法。

ACC/AHA/ASE 2003 超声心动图临床应用指南中对于胸痛患者行超声心动图检查的建议：

1. 诊断具有潜在心脏疾病并有瓣膜病、心包或原发性心肌病的临床证据的胸痛患者。

2. 用于评价在基础心电图和其他实验室指标尚不能诊断但疑诊为急性心肌缺血的胸痛患者，检查需在胸痛发作过程中或在胸痛减轻数分钟之内能完成。

3. 评价疑诊为主动脉夹层的胸痛患者。

4. 评价血流动力学不稳定并经简单治疗措施无效的胸痛患者。

三、胸痛的诊断思路

（一）胸痛患者的临床分类

因胸痛而就诊的患者，需根据症状分缺血性和非缺血性胸痛，在缺血性胸痛的患者中应分清稳定性和不稳定性心绞痛。对非缺血性胸痛患者应分清是心血管源性和非心血管源性胸痛。

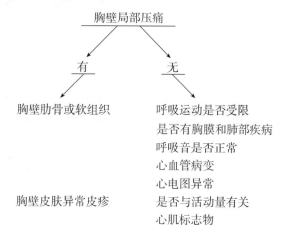

综合以上分析可以确定为缺血性或非缺血性胸痛。

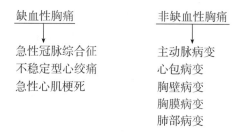

（二）胸痛患者超声检查确定有室壁运动异常的诊断思路

胸痛患者急诊心脏超声检查具有重要的临床诊断和鉴别诊断价值。胸痛发作时有无节段性室壁运动异常（regional wall motion abnormalities，RWMA），具有重要的意义。对室壁运动异常的分析必须应考虑以下几个方面：

1. 节段性室壁运动异常发生在胸痛发作时，此种异常为一过性的，胸痛发作消失后，室壁运动可能恢复正常，心室壁回声和室壁厚度与运动正常节段并无明显差别。缺血节段的收缩运动虽有减弱，心脏整体收缩功能无明显下降，而舒张功能可能改变，但这种改变也是可逆的，一旦恢复供血，节段收缩运动可以恢复。这类现象多见于心绞痛发作时，对轻微活动即出现胸痛，或初发的患者，应立即配合心电图及心肌标志物的检查，以防发生严重的心血管事件。

2. 节段性室壁运动异常持续存在，多数是因为发生了急性或陈旧性心肌梗死，如运动异常节段室壁厚度并无明显变薄，回声也无明显增强，则多为急性心肌梗死，此时患者可有心肌标志物的异常，心电图提示急性心肌梗死改变，患者胸痛发作多在一个月以内，根据这些特点，则可诊断为急性心肌梗死，在超声检查时，根据室壁不同节段的运动异常,诊断为某一部位的心肌梗死。

3. 节段性室壁运动异常如同时合并室壁变薄或收缩期膨出,提示有新近发生的心肌梗死或陈旧性心肌梗死,如患者同时有心肌标志物增高,并有胸痛发作者,则可能同时有再次心肌梗死可能。这类患者如有持续胸痛,应注意原梗死部位范围是否扩大,有无新的室壁运动异常出现。

4. 节段性室壁运动异常合并二尖瓣反流的患者,特别是反流量较前明显增多者,提示因心肌缺血导致乳头肌功能不全。二尖瓣反流可导致左室容量负荷增加,左室收缩功能下降,心肌缺血加重,患者也可能出现胸闷、胸痛、呼吸困难等症状,临床上可能听到粗糙的收缩期杂音,并向左腋下传导。

5. 对前壁有明显节段性室壁运动异常的患者,应在不同切面注意观察室间隔部位是否有异常血流信号,临床上是否有新出现的心脏杂音,如杂音粗糙且传向右侧提示室间隔穿孔,彩色多普勒血流图可以显示异常左向右分流的高速五彩血流信号,频谱多普勒可显示收缩期高速血流频谱。此类患者左心室可逐渐增大,心功能越来越差,即使在主动脉球囊反搏(IABP)的支持下也仅有少数患者可以度过急性期,等待进行室间隔缺损的封堵治疗或外科修补治疗,预后极差。

6. 节段性室壁运动异常合并左室扩大、左心功能不全时,应考虑缺血性心肌病。对合并室壁瘤的患者应注意左室心尖部是否有血栓形成,此类患者有可能出现外周动脉栓塞,如出现胸痛或腹痛,应高度怀疑外周动脉栓塞。

7. 急性心肌梗死患者急性期内再次出现胸痛,同时可闻及心包摩擦音,应探查心包腔内是否有液性暗区,这有可能是由梗死后综合征所致的心包炎,这类患者有可能同时出现胸腔积液。这种反应多为自限性的,一般不需要特殊处理。

8. 节段性室壁运动异常患者突然出现血压下降,心率减慢,应立即进行心脏超声检查,观察有无心脏破裂形成假性室壁瘤,彩色多普勒血流图可显示异常左向右分流的五彩血流信号,多见于心尖部或室间隔近心尖部,通常发现心包腔内的出血量并不多,但患者反应极大,病情凶险,预后极差。

(三)心脏超声未发现节段性室壁运动异常

许多胸痛患者行超声心动图检查并未发现室壁运动异常,超声诊断时应考虑以下几种情况:

1. 急性非 ST 段抬高性心肌梗死 患者可有明显的胸痛症状,超声心动图检查未发现明确的室壁运动异常,但心电图提示 ST 段下移,心肌标志物阳性,通常为急性非 ST 段抬高性心肌梗死,以往也称为非 Q 波或非透壁性心肌梗死。一般认为,心肌坏死厚度如不超过室壁厚度的 2/3 时,不出现超声心动图能发现的室壁运动异常。因此,如果患者没有明确的室壁运动异常,但心电图异常、心肌标志升高,尚不能排除缺血性胸痛的可能,特别是老年患者和糖尿病患者,应密切结合临床做出诊断。

2. 主动脉夹层动脉瘤破裂 主动脉夹层在临床上可出现剧烈胸痛,多向背部和腹部放散,疼痛性质及放散部位均有别于缺血性胸痛,心电图和心肌标志物均正常,胸痛持续不能自行缓解。心脏和大血管超声可见主动脉增宽,腔内可见游离的内膜层在血管腔内漂动,并可见假腔形成,真假腔之间的可有血流交通,假腔内血栓形成;如累及升主动脉根部和主动脉瓣时,二维超声可显示主动脉瓣叶的撕裂,彩色多普勒可显示主动脉瓣反流,如主动脉瓣中/重度反流时出现左室扩大。主动脉破裂时可见大量心包积血,预后极差,通常很快死亡。

根据受累主动脉的节段通常将主动脉夹层分为两类,升主动脉受累称为 Stanford A 型,仅局限于降主动脉的则称为 Stanford B 型。另一种分类方法为 DeBakey Ⅰ 型升主动脉和降主动脉均受累,DeBakey Ⅱ 型仅升主动脉受累,De-Bakey Ⅲ 型同 Stanford B 型。对疑为主动脉夹层的患者,超声检查时应重点从胸骨上窝切面观察升主动脉、主动脉弓和降主动脉,同时还须观察腹主动脉近端是否受累,对经胸超声图像差或不能确定时,可行经食管超声心动图检查直接观察主动脉壁改变。提示临床医生进行主动脉增强 CT 或 MRI 检查。

3. 急性心包炎 对胸痛伴发热的患者,如超声心动图未发现室壁运动异常,需注意心包壁结构和心包腔内是否有积液。持续发热并伴有明显中毒症状者首先要考虑急性化脓性心包炎。如发现心包壁明显增厚并钙化,心包腔内有明显的纤维沉积,房室沟部位有纤维团块状增厚,应考虑是否由结核性心包炎所致。如有中到大量心包积液,应予积极抽液并放置留置导管。积液应尽量抽干以降低后期发生缩窄性心包炎的几率。若患者心包积液量并不多,但心包明显增厚,同时伴有双心房扩大,外周水肿,可能已发生缩窄性心包炎,应进行相关检查,一经确诊需行外科手术治疗。

4. 急性肺栓塞 胸痛患者同时有明显的呼吸困难,严重者可有发绀、咯血和休克,超声心动图检查未发现节段性室壁运动异常,左室不扩大,左室收缩、舒张功能均正常,但超声显示右心扩大、主肺动脉增宽;有时见右心房、室内活动性栓子,或主肺动脉分支血管内血栓形成;彩色多普勒血流示三尖瓣反流,反流速度较快,根据三尖瓣反流速度估测的肺动脉收缩压增高;肺动脉前向血流频谱呈拳指征,提示急性肺栓塞。

急性肺动脉栓塞可有明显的右心负荷急性增加的表现,如肺动脉第二音亢进、颈静脉怒张、腔静脉扩张和肝淤血。心电图出现电轴右偏,呈 $S_I Q_{III} T_{III}$ 及右束支传导阻滞。

随着右房压增高,卵圆孔未闭患者可出现右向左分流,进一步加重低氧血症。对疑为急性肺栓塞的患者需行血气分析、肺血管增强 CT 等检查,进一步证实诊断。患者若持续胸痛、咯血及持续低氧血症,应考虑到肺梗死。

对确诊急性肺栓塞的患者应注意寻找肺部栓子的来源,最多见下肢静脉血栓,多数久坐或卧床患者可能发生

38

静脉血栓,一旦血栓脱落可导致肺栓塞。外周血管超声检查可发现深静脉血栓。另外羊水栓子、肿瘤患者脱落的癌栓也可能导致肺动脉栓塞,因此,对此类患者应作全面检查。

(四)非心血管病疾病因素所致的胸痛

有些胸痛并非因为心血管病,主要原因有以下几种:

1. 消化系统疾病　如食管反流,食管痉挛以及消化道溃疡,胆道和胰腺疾病等均可能出现胸部疼痛,此类患者疼痛部位定位明确,同时心电图和超声心动图均正常,腹部超声检查可能发现相应脏器的病变。

2. 肺部疾病　肺部疾病引起的胸痛通常与呼吸运动有关,胸腔超声可见胸腔积液,心脏超声提示心脏收缩及舒张功能正常,部分患者可伴有右心扩大、肺动脉扩张、三尖瓣反流、肺动脉压增高(通过三尖瓣反流速度或肺动脉瓣反流速度估测)。对此类患者,应结合胸部 X 线检查、血常规、肺部 CT 等检查,明确肺部疾病。

3. 胸部骨骼肌　胸部受伤或劳累后可出现较为剧烈的胸痛,有些患者甚至可能出酶学改变,多数是由于骨骼肌损伤所致。对这类患者心电图和心脏超声检查具有重要的鉴别诊断意义,如心电图正常,超声心动图检查未发现室壁运动异常则可以排除心源性胸痛。

4. 颈椎病　颈椎病也是不少患者胸痛的原因,但这种胸痛多为持续性的,发作与头颈部运动有关,持续时间较长,与活动无关。心脏超声和心电图检查均正常。颈动脉和脑血管超声可能发现血流异常。

四、胸痛患者超声诊断可能出现的错误及其克服措施

对胸痛患者在临床上最重要的是鉴别是缺血性还是非缺血性胸痛,其中最重要的是尽可能避免发生缺血性胸痛的漏诊、误诊。要提高诊断准确性首先必须了解临床症状,既往病史,熟悉常见心脏疾病的超声表现,全面系统地排查。对于不确定的情况可结合心电图、胸片等检查作全面分析。在超声心动图检查时,应确定患者是否有室壁运动异常,室壁运动异常的判定必注意以下几点:

1. 室壁运动异常是指室壁位移在 5mm 以下,低于 2mm 为无收缩运动,2～5mm 为收缩运动减弱。

2. 室壁运动异常的部位一定与冠状动脉供血区域有关,并与心电图改变相对应。这样才有一定的临床意义。

3. 对室壁运动异常不明显的患者也不可以轻易否定缺血性胸痛的可能,特别是老年人或糖尿病患者血管病变重且弥漫,可能为非 ST 段抬高性心肌梗死,对这类患者应结合临床,监测心肌标志物及心电图改变。

4. 对疑诊冠心病心绞痛的患者,若室壁运动正常可以进行超声心动图负荷试验,观察在负荷条件下,室壁运动是否有改变,也可以作为胸痛诊断和鉴别诊断的方法之一。

心 肌 梗 死

急性心肌梗死(acute myocardial infarction, AMI)是冠状动脉内粥样硬化斑块破裂的动态变化过程发展到血栓使冠状动脉完全闭塞,致使冠状动脉相关供血的心室壁心肌因持久缺血而完全或几乎完全坏死,心室壁收缩功能因而丧失,收缩运动异常。

一、节段性室壁运动异常

(一)左心室室壁的节段

对于左心室室壁节段的划分,美国超声心动图学会(American Society of Echocardiography, ASE)曾先后推荐三种方法:最早为 20 节段法,比较繁琐,现已废弃;后推出 16 节段法,较为实用,后因考虑到反映心尖部即没有心腔的真正心肌区域,美国心脏病学会建议几种心脏影像学检查方法统一采用 17 节段心肌分段方法,简介如下:

1. 16 节段划分法　16 节段划分法是将左室分为基底段、中段和心尖段。基底段与中间段按 60° 切割,将心室壁分为前、后(下)壁,前、后侧壁及前、后间壁各 6 节段。心尖段分前壁、后壁、侧壁与间壁四节段(图 38-13)。根据冠状动脉与各室壁节段间的对应关系,左前降支主要分布于左室前壁和前室间隔前 2/3 区域,显示为心尖两腔、左室短轴和长轴切面。左回旋支主要供血区域为左室侧壁、后壁、前壁基底部,显示为心尖四腔、三腔和两腔切面。右冠状动脉为右室壁、左室下壁和后间隔区域供血。在不同切面图像出现相关室壁节段异常,可推测相关病变的冠状动脉。这种方法可判定引起室壁运动异常的相关冠状动脉。

2. 17 节段划分法　16 节段划分法均不包括心尖顶部,即没有心腔的真正心肌心尖段。随着超声方法评价心肌灌注的各项技术应用发展,心尖顶部心肌段日益受到关注。17 节段心肌分段方法的命名及定位参考左心室长轴和短轴 360° 圆周,以基底段、中部至心尖段及心尖段作为分段命名,沿左心室长轴从心尖到基底定位(图 38-14)。

基底段短轴切面及中部-心腔段短轴切面均每 60° 划分一段,分别为 1～6 段和 7～12 段;心尖段短轴切面每 90° 划分一段,共 4 段,为 13～16 段;心尖顶段是心尖顶部没有心腔的区域,为 17 段。按 17 段划分方法,前降支供血区域为 1、2、7、8、13、14、17 段;回旋支供血区域为 5、6、11、12、16 段;右冠状动脉为 3、4、9、10、15 段供血。其中 17 段也可由三支中的任意一支供血。

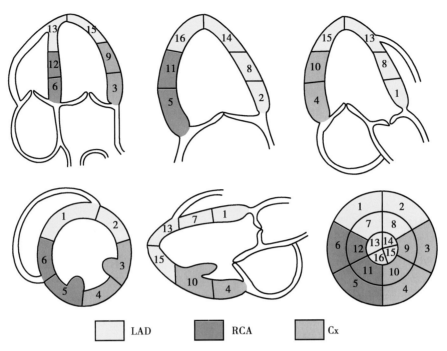

图 38-13 超声心动图左室壁 16 节段分段法

左室分为基底段(二尖瓣水平分为 1、2、3、4、5、6 六个节段)、中段(乳头肌水平分为 7、8、9、10、11、12 六个节段)和心尖段(分为 13、14、15、16 四个节段)。

LAD:左冠状动脉前降支,RCA:右冠状动脉,Cx:左冠状动脉前降支(引自 Phillps RA,et al. Echocardiography,1997,14:231.)

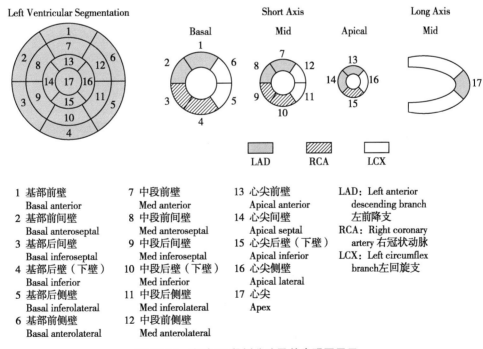

1 基部前壁 Basal anterior	7 中段前壁 Med anterior	13 心尖前壁 Apical anterior	LAD:Left anterior descending branch 左前降支
2 基部前间壁 Basal anteroseptal	8 中段前间壁 Med anteroseptal	14 心尖间壁 Apical septal	
3 基部后间壁 Basal inferoseptal	9 中段后间壁 Med inferoseptal	15 心尖后壁(下壁) Apical inferior	RCA:Right coronary artery 右冠状动脉
4 基部后壁(下壁) Basal inferior	10 中段后壁(下壁) Med inferior	16 心尖侧壁 Apical lateral	LCX:Left circumflex branch左回旋支
5 基部后侧壁 Basal inferolateral	11 中段后侧壁 Med inferolateral	17 心尖 Apex	
6 基部前侧壁 Basal anterolateral	12 中段前侧壁 Med anterolateral		

图 38-14 室壁 17 段划分法及其牛眼图显示

(二) 节段性室壁运动异常(regional wall motion abnormalities,RWMA)的分析

缺血性节段性室壁运动异常是冠心病在二维超声心动图上的特征性表现,节段性室壁运动异常的表现:①室壁运动减低、消失、反常(矛盾)运动;②室壁收缩运动延迟、时间滞后;③心肌收缩时的变形及变形率减低;④心肌收缩运动梯度低下;⑤室壁收缩期增厚率减低、消失、负值。心内膜运动<2mm 者为运动消失,2~4mm 者为运动减

弱,≥5mm者为运动正常。

1.节段性室壁运动异常的目测分析 应用目测法对室壁运动进行定性分析:①运动正常:收缩期心内膜向内运动幅度和室壁增厚率正常者;②运动减弱(hypokinesis):较正常运动幅度减弱,室壁增厚率<50%者;③不运动(akinesis):室壁运动消失;④矛盾运动(dyskinesis):收缩期室壁朝外运动;⑤运动增强(hyperkinesis):室壁运动幅度较正常大。同时采用室壁运动记分(wall motion score;WMS)法进行半定量分析:运动增强=0分;运动正常=1分;运动减弱=2分;不运动=3分;矛盾运动=4分;室壁瘤=5分。将所有节段的记分相加的总和除以所观察的室壁总数即得"室壁运动指数"(wall motion index,WMI)。凡室壁运动指数=1者属正常,室壁运动指数>1者为异常,室壁运动指数≥2者为显著异常。

2.组织多普勒成像(tissue Doppler imaging,TDI) TDI通过直接提取心肌运动多普勒信号,获得心肌长轴运动的方向、速度、位移、时相等多项信息,对节段室壁运动进行定性、定量研究。TDI有速度、加速度、能量三种主要显示方式。TDI通过速度图将心肌的运动速度信息进行编码,检测心肌各层的运动速度、方向以及跨壁速度梯度,对室壁运动进行分析。加速度图编码单位时间内心肌运动的速度变化(即加速度),用于检测心肌的运动速度变化率,常用于评价心电的传导功能、心肌的激动顺序和心肌的活力。能量图系以室壁运动的多普勒信号强度为信息来源,并进行彩色编码,形成二维彩色心肌组织运动图像,通过定性(二维彩色多普勒显像)或定量(频谱多普勒)显示缺血部位及室壁运动速度。

应用DTI评价局部左室收缩功能时,取样容积需置于心尖四腔、二腔、三腔切面的左室间隔、侧壁、前壁、下壁和后壁心肌上。评价指标包括:①心肌运动速度(myocardial velocity gradient):将脉冲多普勒取样容积置于室壁局部的

"感兴趣区"内可获得局部心肌等容收缩波、收缩波、等容舒张波、舒张早期波、舒张晚期波的瞬时运动速度,由此可以计算峰值速度、平均速度、加速度、减速度及时间速度积分;②心肌速度阶差(myocardial velocity gradient,MVG):指心内膜与心外膜运动速度之差与室壁厚度的比值,心肌缺血时在心肌运动速度下降的同时,由于心内膜速度下降较心外膜快,引起MVG降低。MVG相对不受心脏整体运动及多普勒入射角的影响。

3.应变率成像(strain rate imaging,SRI) 心肌应变(strain)和应变率(strain rate,SR)是指心肌发生变形的能力,即心肌长度的变化值占心肌原长度的百分数,而应变率反映了心肌发生变形的速度,是心肌运动在声束方向上的速度梯度,SRI是对局部心肌组织受力后形变能力的反映,可从时间和空间两个方面反映心肌本身的组织特性,SRI直接反映心肌的局部功能,更加准确地判断局部心肌的实际运动情况,其时间和空间分辨力都很高,可以精确地反映在整个心动周期内局部心肌收缩、舒张活动的发生,识别不同节段之间心肌变形在空间和时相分布上的细微差别,为判断心肌运动提供了有力的依据。

最初的SRI是基于多普勒组织成像技术的方法,无可避免地受到角度依赖性的影响,不能分析与声束夹角过大的节段,如心尖部。Acuson公司和GE公司分别推出了速度向量成像技术(velocity vector imaging,VVI)(图38-15)和二维应变技术(two-dimension strain)(图38-16),均采集原始的二维图像信息,避免了多普勒的角度依赖性,能更准确地对心肌运动进行自动追踪,并可应用于多普勒成像技术不能检测的心脏短轴及心尖部心肌的运动信息。VVI技术利用超声像素的空间相干、斑点追踪及边界追踪等技术,计算并以矢量方式显示局部心肌组织真实的运动大小和方向,对心肌组织在多个平面运动的结构力学进行量化分析,实现二维的参数成像。

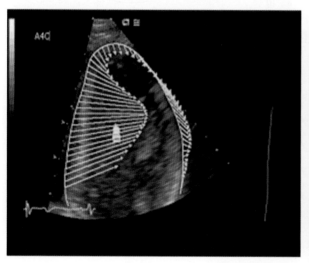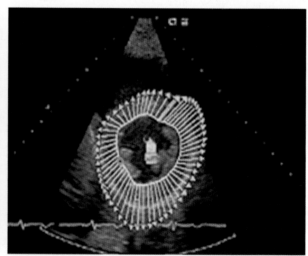

图38-15 心肌速度向量超声成像

VVI技术利用超声像素的空间相干、斑点追踪及边界追踪等技术,计算并以矢量方式显示局部心肌组织真实的运动大小和方向

38

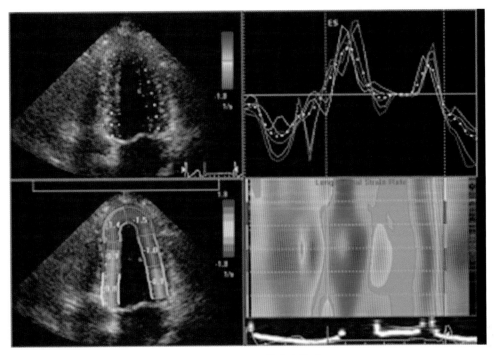

图 38-16 心肌二维应变技术
GE 公司的 2D-strain 技术采集原始的二维图像信息的心尖四腔各节段心肌应变率

SRI 可显示心肌不同节段在心动周期内不同时间的形变情况,以 SR 曲线及数值显示。SRI 亦可用彩色图表示,以不同的颜色表示 SR 的正值和负值,用黄-红色彩编码表示负向应变率(压缩模式),用蓝绿-蓝色编码表示正向应变率(伸展模式),色彩由黄到红的过渡转变提示 SR 负值逐渐增加(心肌纤维变薄/缩短);色彩由紫到蓝色的过渡转变提示 SR 正值逐渐增加(心肌纤维增厚/伸长);SR 接近零时,色彩编码为绿色。色彩浓度表示 SR 绝对值的大小。正常成人 SRI 彩色图呈现色彩鲜亮的黄红和蓝色相间,界限明显的条带,各个节段的收缩期达峰时间一致。心肌缺血时,特别是心肌梗死节段由于心肌运动幅度明显减弱,不协调,相应区域色彩变暗。色彩图可见正常黄红和蓝色条带变形,不规则,夹杂绿色,呈现色彩条带紊乱,

SR 收缩期达峰时间不一致。

继二维斑点追踪技术后,GE 公司又推出了四维应变(4D strain)成像技术,通过获取较高帧容积的心脏实时动态三维超声图像,逐帧追踪三维灰阶图像的上"nature acoustic makers",可从三维立体角度对心肌运动模式进行多维分析。四维应变能准确定位心脏解剖的三维空间结构,跟踪心肌斑点在三维空间的位移,全面评价心肌运动。面积应变是四维应变成像技术的重要参数,通过对心内、外膜之间心肌面积形变大小的量化来评价局部室壁运动,它反映了长轴方向和圆周方向上的运动,包含了长轴应变和圆周应变,可反映所分析节段或左心室整体心内膜面积随心肌运动而改变的程度,有效评价局部心肌功能的变化(图 38-17)。

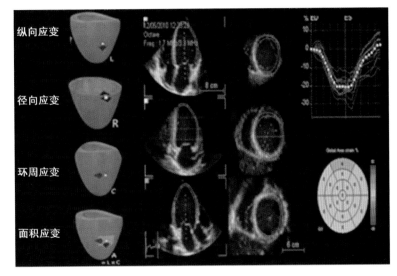

图 38-17 四维应变技术
GE 公司的四维应变技术,评估参数包括纵向、环周、径向、面积应变

心肌纤维由纵形肌束和环形肌束组成,心内外膜的纵形肌束支配纵向运动,中层的环形肌束支配圆周运动。冠状动脉狭窄首先表现为心内膜心肌供血不足,肌束收缩能力下降,纵向运动减弱。当缺血累及中层时,环形肌束收缩力减低,圆周运动减弱,面积应变同时包含了纵向和圆周这两个应变参数,因此能更加有效地评价室壁运动。Hayat 等研究提示面积应变可作为心肌损害的一个早期而精确的参考指标。国内也有研究提示节段性面积应变值检测冠状动脉狭窄的节段性心肌缺血具有较高的灵敏度和特异度。

基于斑点追踪技术,PHILIPS 公司推出的心肌组织运动定量技术(CMQ)是基于纯净波技术,通过斑点匹配法及自相关搜索在心动周期中逐帧扫描某个像素的位置,通过运算重建心肌组织实时运动和变形,根据病变部位及检查所需,可获取任意层心肌网络状感兴趣区追踪,定量左室心肌应变、旋转角度和扭转角度等反应心肌功能的多种参数。CMQ 无角度依赖、不受牵拉的影响,可对心肌运动进行准确评价,快速、简便地进行局部室壁异常运动分析(图38-18)。

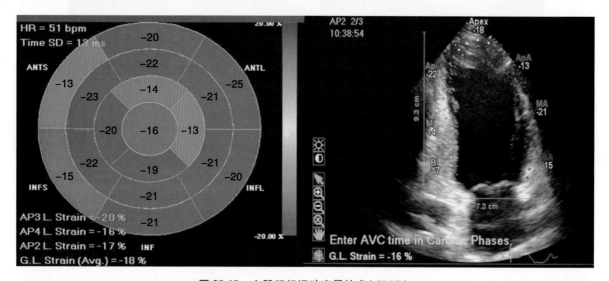

图 38-18　心肌组织运动定量技术(CMQ)
PHILIPS 公司推出的 CMQ 技术显示 17 节段室壁运动,可定量分析心肌应变及扭转角度

4. 彩色室壁动态技术(color kinesis,CK)　CK 由声学定量技术(AQ)发展而来。AQ 技术是根据心肌和血液的背向散射信号不同,计算机自动将二者鉴别开来,在心肌和血液的分界(即心内膜)处给予曲线勾画出来,CK 技术是在此基础上建立起来的。通过心动周期中不同时间段心内膜所在不同位置显示不同颜色,通过观察收缩期某节段心内膜运动幅度大小、心内膜颜色变化来判断有无节段性室壁运动异常,在同一幅图像上显示整个心动周期心内膜向内或向外运动幅度和时相,从收缩期开始由内向外依次将心内膜图像编码为红→橘红→黄→绿→蓝,从舒张期开始由内向外依次为红→蓝→绿→黄,将无运动或矛盾运动者始终显示为红色,可用于分析室壁运动。

5. 实时三维成像技术(real-time three-dimensional echo-cardiography,RT-3DE)　RT-3DE 克服了二维超声的不足,可显示同一时相左室不同节段室壁运动。PHILIPS 公司推出的三维定量(3DQA),基于真实容积的体素定量,仅需五点即可得到心脏容积、质量、时间-容积曲线、节段收缩延迟时间、时序图、位移图、不同步指数等综合参数以评价左室功能和同步性,三维图像质量指数可通过图像质量标尺以不同颜色显示来提示三维局部心肌节段追踪结果的可靠性(图38-19)。

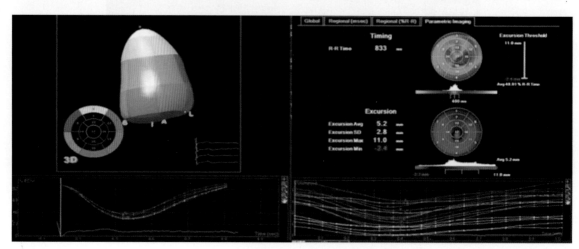

图 38-19　心肌三维定量(3DQA)技术
PHILIPS 公司 3DQA 技术,可显示同一时相左室 17 节段室壁运动及同步性

RT-3DE 对正常左室局部收缩功能的研究表明左室各节段的收缩功能并非均一,前壁、前间壁和侧壁收缩功能明显强于下壁和后壁,局部射血分数从心底部到心尖部具有逐步增强的趋势,局部心搏量从心底部到心尖部则有逐步下降的趋势,这说明单纯应用局部射血分数来评价左室不同节段的心肌功能具有局限性。RT-3DE 测量包括:左室节段的局部心搏量、局部射血分数、局部-整体射血分数等系列局部心功能,可进一步提高冠心病患者左室局部收缩功能定量评价的准确性。对心肌梗死患者左室节段室壁功能的研究显示,RT-3DE 发现梗死区左室局部舒张和收缩末期容量均增大,局部容积曲线较非梗死区波动幅度小,局部射血分数明显减低,曲线波峰较非梗死区明显降低。非梗死区相应节段局部容量亦增大,但收缩功能代偿性增强。

二、心功能测定

超声心动图因其简便、无创性、可床旁操作、多次重复等特点在心肌梗死患者心功能测量中发挥着不可替代的作用。

(一)左室收缩功能评价方法

除常规的 M 型超声及双平面 Simpson 法对左室收缩功能的评价外,尚有以下各种超声的技术方法对声窗较差、图像质量欠佳的患者进行左室收缩功能的评价。

1. 解剖 M 型超声心动图(anatomic M-mode echocardiography,AME) AME 是在 M 型超声心动图基础上发展起来的实时成像的室壁运动分析方法,其特点为可以任意角度取样,提供心肌不同节段的运动信息,同时可校正 M 型扫描线角度,使取样线垂直于被测量心肌,减少心脏摆动及扭曲产生的影响,提高测量精度。对有节段性室壁运动异常(RWMA)和心室形态改变的患者,以一条取样线测定心室容积的方法不能准确反映整体心室容积和功能。利用 AME 可以在任意部位和角度设置取样线,提高了测量的准确度。AME 还可用来分析心脏短轴方向的室壁运动,包括测量不同时相的室壁厚度和计算室壁增厚率、室壁运动速率等参数,评估 RWMA。

2. 左室声学造影 应用二维双平面 Simpson 法和 M 型超声心动图可以评价左室收缩功能,其方法简单、可靠,在临床广泛应用,为临床医生判断患者的心脏功能状态及预后提供有价值的参考资料。但由于肺部疾患、肥胖或在重症监护室中应用机械通气等因素患者二维图像质量差时,由于心内膜边界识别不清而影响了对患者心功能的判断。应用左室声学造影可清晰显示心内膜边界,心内膜与心外膜之间可见明显的心肌层,提高了对左室收缩功能的判断的准确性。同时利用左室声学造影提高了对前壁心肌梗死患者心尖部小室壁瘤的检出,配合心肌灌注显像,可识别存活心肌及评价冠脉介入治疗的疗效(图38-20)。

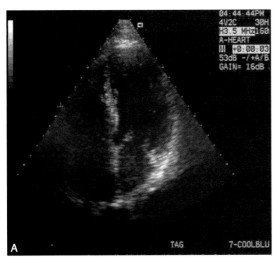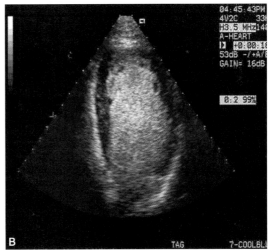

图 38-20 左室超声造影
A. 组织谐波成像条件下室间隔及侧壁心尖段、中间段心内膜节段显示不清;
B. 经左室声学造影左室各节段心内膜清晰显示

3. 组织多普勒超声 组织多普勒显像主要用于检测室壁运动速度,从多个角度全面评价心肌运动和心内、外膜的运动。常用的 TDI 所检测的速度为心肌自身速度与心脏整体运动速度在多普勒声束方向上的矢量和。常用指标有:①心肌收缩的速度;②心肌运动速度阶差;③二尖瓣环收缩期下移速度:是指左室射血期二尖瓣环朝向探头的速度,它不受心内膜显示的清晰度的影响,是快速评价左室收缩功能的一个良好指标;④二尖瓣环收缩期位移:TDI 的 M 型测量二尖瓣环收缩期位移可以评价左室收缩功能,位移的减小反映收缩功能的减低。二尖瓣的位移小

于4.8mm 时,预测 EF≤30% 的敏感性为 90%,特异性为78%。

4. 组织追踪成像(tissue tracking imaging,TTI) 是基于 TDI 的一种超声心动图技术,它能够迅速评价收缩期左室所有心肌组织向心尖方向的运动距离,用 7 种层次颜色表示,提供了一种全新的、快速的评价左室功能的方法,特别在图像质量差的患者中,它比传统的方法更敏感。该技术应用于心尖切面评价收缩期每一个左室心肌部分向心尖方向运动距离。在心室长轴上评价心功能,打破了长期以来短轴评价心功能的局限性,完善了对心

脏整体功能的全面评价。TTI 可以单独检测出心肌的速度信息,将心肌节段在整个收缩期内的速度变化进行积分,从而得到各个心肌节段在整个收缩期的纵向运动位移值,同时可以用位移-时间曲线将位移值进行量化测量,并以 TT 记分指数的形式表示出来,是对传统左室收缩功能评价的补充。

5. 应变率成像(strain rate imaging,SRI) 可反映同一心肌在不同时相及不同心肌在同一时相的位移及 SR 变化情况。SRI 是对局部心肌组织受力后形变能力的反映,可从时间和空间两个方面反映心肌本身的组织特性,其测量结果不受心脏整体运动、心脏旋转及相邻心肌节段运动或限制效应的影响,被认为能够真正地反映室壁运动速度。结合心电图并综合不同部位的 SR 信息,可以较全面地获得室壁收缩运动及功能情况。

6. 实时三维超声心动图(real-time three-dimensional echocardiography,RT-3DE) RT-3DE 可实时测量心脏的整体及局部功能,不依赖于任何几何模型的假设而直接测量,只需选择三维图像中的 5 个点,即可获取心房、心室容积和射血分数曲线,可准确、客观计算射血分数,对左室收缩功能进行评价。应用 RT-3DE 测量左心室容积与射血分数与核磁共振显像磁共振成像测值高度相关,并且图像采集及资料分析时间短于核磁共振显像磁共振成像。通过全容积采集足够的左室形态结构信息,准确迅速地显示心脏的整体结构。声学造影剂能显著增强左室心内膜边缘的显示,对准确判断左心室形态及测量左室功能有重要价值。RT-3DE 结合声学造影可进一步提高心肌梗死患者左室容积定量的准确性。

(二)左室舒张功能评价

心脏舒张起始于左室压力下降的等容舒张期,大量的心肌细胞进入细胞舒张期,是代谢的活跃期。左室压力继续快速下降,当低于左房压力时,二尖瓣打开,形成快速的早期充盈,其后心房收缩,完成左室全部的前负荷。心室舒张包括心室弛张(主动耗能过程)和心室顺应性两部分。弛张功能为舒张期单位时间心腔压力的变化(dp/dt),顺应性为舒张期单位容积的变化引起的压力变化(dp/dv)。心脏舒张功能不全的机制为:①弛张功能障碍:其原因多为 Ca^{2+} 不能及时地被肌浆网回摄及泵出胞外,当能量供应不足时,弛张功能受影响。如冠心病有明显心肌缺血时,在出现收缩功能障碍前即可出现舒张功能障碍。②顺应性减低及充盈障碍:当左室舒张末压过高时,肺循环出现高压和淤血,即可出现,见于心室肥厚(高血压、肥厚性心肌病)。

在充血性心力衰竭(CHF)患者中约 1/3 表现为单纯性舒张性心衰(diastolic heart failure,DHF),余 2/3 表现为收缩性心力衰竭合并不同程度 DHF,且 DHF 往往早于收缩性心力衰竭。作为无创、可重复追踪及床旁操作的方法,超声心动图是评价心室舒张功能的最佳选择。

目前二尖瓣和肺静脉血流频谱评价左室舒张功能在临床上广为应用,一些新的超声技术方法逐渐被采用。

1. Tei 指数对舒张功能的评价 Tei 指数又称心肌作功指数,能综合评价心室收缩和舒张功能。Tei 指数=(IRT+ICT)/ET,IRT 为等容舒张时间,ICT 为等容收缩时间,ET 是心室射血时间。也可用公式 Tei 指数=(a−b)/b 表示,其中 a 表示二尖瓣血流 A 峰终止处至下一个心动周期二尖瓣血流 E 峰开始处的时间间隔,b 表示主动脉瓣口血流开始至终止的时间,即左室射血时间。Tei 指数测量方法简便,重复性强,不受年龄、心率、心室几何形态、心室收缩压、舒张压的影响。研究显示在单纯舒张性心功能不全时,Tei 指数明显增高。另外,相关研究表明 Tei 指数还是反映左室收缩功能不全、预测冠心病的严重程度,在超声负荷试验中作为心肌缺血识别的指标。

2. 应变率成像(SRI) SRI 也可用于评价心脏舒缩功能。SR 用舒张早期、晚期 SR 的延迟时间(TE,TA)及不同节段心肌在不同时相的 SR 峰值传播速度评价舒张功能。收缩后收缩(post-systolic compression,PSC)常作为心肌缺血引起舒张功能紊乱的敏感指标。

3. 实时三维超声心动图(RT-3DE) RT-3DE 评价心脏舒张功能指标主要包括最大充盈速率、心房舒张早期与晚期容积。RT-3DE 测量的舒张充盈参数-左室最大充盈速率可以评估左室早期舒张功能。

4. M 型彩色多普勒超声心动图 通过 M 型彩色多普勒超声心动图测量的舒张早期血流播散速率(flow propagation velocity,FPR)在评价左室舒张功能异常中较二尖瓣血流频谱可靠,能鉴别其假性正常。FPR 不受前负荷影响,是反映舒张功能的较好指标。

5. 多普勒组织成像(Doppler tissue imaging,DTI)技术 DTI 对评价左室舒张功能具有一定的优势,其参数相对不受前负荷的影响,可用于鉴别二尖瓣血流频谱 E/A 的假性正常。有研究认为 E/e 是评价舒张功能最有价值的指标,该指标不依赖于收缩功能状态,即使在收缩功能差、心率快、二尖瓣血流信号融合及房颤患者中仍然准确。研究发现,E/e 与肺毛细血管楔压(PCWP)之间存在良好的相关性,可应用 E/e 比值来估测左室充盈压。E/e>15 提示左室充盈压升高,E/e<8 为左室舒张末压正常或较低。另外,由 DTI 技术测量的心肌运动速度阶差(MVG)也可作为无创评价左室舒张功能的新的有效指标,且不受心脏前负荷的影响。

6. 双脉冲波多普勒超声心动图成像技术 可实时同步采集两个位点组织运动的多普勒速度频谱图像,能够进行同步的相关心脏组织运动状态量化比较分析,弥补了不同步评价导致的不能准确、可靠评价不同位点两种组织运动时空差异的不足。在冠心病合并房颤患者的舒张功能评价中凸显其价值。因为房颤患者 E 值与 e 值不断变化,在不同心动周期测量值得变化较大,很难准确观察到 E 值相应的 e 值来计算准确的 E/e 值,虽然以往研究采用反复测量的平均值可以一定程度上消除随机误配的影响,但仍然无法计算出较为准确的 E/e 值。双脉冲波多普勒超声心动图成像技术的推出可以在理论上避免这种随机误配,E 及 e 在同一心动周期获得,提高了 E/e 诊断房颤患者左室充盈压增高的敏感性和特异性(图 38-21)。

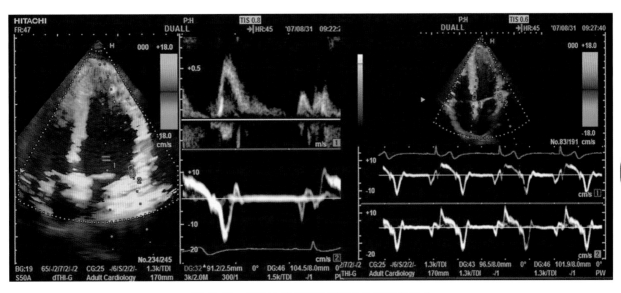

图 38-21 双脉冲波多普勒超声心动图成像技术
左图:同一心动周期测量房颤患者的 E/e;右图:实时同步采集两个位点
组织运动的多普勒速度频谱图像

7. 彩色室壁运动(CK)技术 CK 显像技术通过对心内膜位移运动的跟踪描记并标以彩色色带,相对直接地记录了舒张期心肌运动的速度和时相。国内相关研究采用 ICK 分析软件,结合心内膜位移幅度和速度等参数,通过计算像素的比例定量评价心内膜在不同时相运动的情况,并提示 CK 能相对直接地评价舒张功能,尤其对鉴别二尖瓣血流频谱呈假性正常的患者意义显著。

左室功能的评价对心肌梗死患者的治疗及预后判断具有重要意义,超声心动图因其可床旁操作的优势在临床心功能评价发挥着不可替代的作用。随着超声仪器的发展及各种软件的研发,将会提供更高的技术平台及更多的技术方法,为临床评价各种心脏病患者的心功能提供更多、更准确、更全面的参考指标。

三、右 心 梗 死

右心梗死在临床诊断中常漏诊。右室功能损害多发生于下壁心肌梗死,为右冠状动脉近端闭塞,阻断右室支或后降支的血流,导致右室梗死。超声心动图上的主要表现为右室游离壁异常运动和右室扩张。短轴图可见下壁和正后壁运动异常,在心尖四腔面见右室扩大,也可出现右室室壁瘤及右室血栓形成。常并发三尖瓣反流,系由于室间隔运动异常所致。超声声学造影有时可见经未闭卵圆孔的右向左分流。

另外 AHA 推荐超声检查的指征:①伴有休克或重症泵功能衰竭,心肌功能衰竭;或有可能进行外科手术治疗的并发症如室间隔穿孔,心脏游离壁破裂,重度二尖瓣反流,左心室真性或假性室壁瘤。②大面积心肌梗死(心电图上多部位,或 CK-MB>150IU/L,总 CK 大于1000IU/L。对此类患者需要了解有关其预后及是否需要抗凝治疗以防止左室血栓等信息。③心肌梗死并发心动过速,血流动力学不稳定,肺淤血,难治性心绞痛,或心脏压塞。④急性心肌梗死合并有心脏瓣膜病变或先天性心脏病。⑤急性心肌梗死并发心包积液。⑥急性心肌梗死患者应用钙拮抗剂或 β-阻滞剂等可引起左心功能抑制,或引起左心室功能进一步损害,以及时发现立即处理。

心肌梗死并发症的超声检测

超声心动图在 AMI 诊断中可评价心脏室壁节段的运动、室壁厚度、心腔形态、左室收缩及舒张功能,评价存活心肌等。同时,超声心动图在检测心肌梗死并发症中的作用亦不容忽视。

一、心肌梗死的扩展和延展

急性心肌梗死后,特别是大面积透壁性梗死,导致左室腔变形,出现几何形态学改变,即左室重构。在心室重构期,出现梗死区扩展(expansion)和心室扩张。扩展是指梗死部位变薄向外扩张,收缩功能进一步变差,室壁运动积分指数变差,但功能正常心肌的百分比没有改变。AMI 时扩展常发生在心肌破裂之前,并提示较差的预后。而心肌梗死的延展(extension)是指梗死周围的缺血心肌发生梗死,功能正常心肌的百分比下降,室壁运动积分上升(心室功能变差),又出现新的梗死区。

超声心动检查可以从多方面检测梗死扩展:

(一) 二维图像

在心肌梗死早期观察梗死扩展的范围、部位和程度;

在心肌梗死发展过程中梗死扩展可发展为室壁瘤,也是左室"心室重构"的一部分,局部和整体的扩张是左室重构的主要因素,损害左室功能并影响预后。超声心动图可床旁动态观察心室进行性扩大的范围、程度及对心功能的影响,以及是否出现严重的瓣膜反流、是否发生室壁瘤及附壁血栓、是否发生机械并发症(室壁破裂及室间隔穿孔)等。

(二)测量参数

1. 左室容量 以观察是否发生梗死扩展。

2. 测量左室前壁和后壁的长度 发生梗死扩展时梗死节段长度延长。

3. 测定梗死区的半径 以判定有无扩展,当梗死部位扩张、膨出时其半径缩短。如前壁半径短轴与左室短轴比,可反映前壁或下壁局部膨出及其程度。

4. 扩展指数(expansion index) 梗死区室壁运动失调节段心内膜长度与非梗死区心内膜长度的比值。

5. 室壁心肌厚度减薄率(ventricular wall thinning ratio, VWTR) 梗死区运动失调节段室壁厚度与正常室壁厚度的比值,正常大于 0.8。

二、室 壁 瘤

室壁瘤 AMI 的最常见并发症,是由于梗死区心肌扩张变薄,心肌坏死、纤维化,少数钙化,心腔内压力使其逐渐向外膨出所致,常累及心肌各层,绝大多数累及心尖。室壁瘤通常发生在 AMI 后 1 年内,其发生率占心肌梗死患者的 3.5% ~38%。AMI 后形态学改变在头 2 周内已形成,室壁瘤形成的患者占心肌梗死患者的百分比在急性期与陈旧期大致相同。左室室壁瘤可分为真性室壁瘤、假性室壁瘤及功能性室壁瘤。超声心动图是检测心肌梗死后室壁瘤形成的常规方法之一,可准确测量室壁瘤的大小、位置、判断瘤腔内有无血栓;鉴别真、假性室壁瘤,检出的敏感性达 93% ~98%。室壁瘤的超声心动图检出率与血管造影相关较好。在某些情况下,超声对室壁瘤的观察优于血管造影和核素心脏检查。

(一)真性室壁瘤

心肌组织消失,瘢痕形成,病变局部扩张。在心室舒张期及收缩期均向外膨出变形,在收缩期扭曲形态的室壁瘤瘤壁无向心性收缩或呈相反方向的离心运动(也称矛盾运动),与正常心肌交界部位可见宽大的"瘤口",呈瓶颈形态(图38-22)。室壁瘤实质上是梗死扩展的结果。室壁瘤的另一个特征是血流异常,在大片无收缩区(AK)和反向搏动区(DK)多普勒超声常显示有涡流血流频谱,亦可见到因血流缓慢形成的超声自显影现象。心尖部大块无收缩区常可见到这种自显影现象。异常血流和自显影常是血栓形成的预兆。

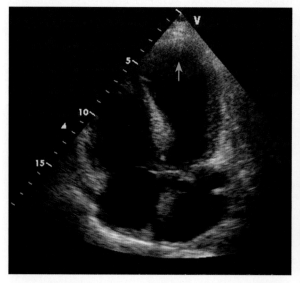
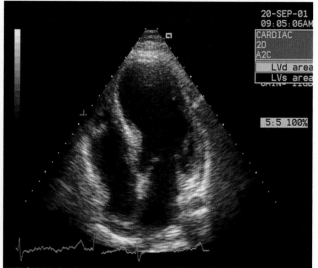

图 38-22 心尖部室壁瘤

多数前壁心尖部室壁瘤多在心尖四腔切面或二腔切面显示,心尖部收缩功能受损,心底部收缩功能尚保持正常。大的室壁瘤也能使整个心室功能受损,在左室长轴和心尖四腔切面上均可见到心室壁变薄,心腔扩大。超声心动图除能确定有无室壁瘤及其大小外,还能对非梗死心肌的功能作出评估。M 型超声心动图可以测定室壁瘤患者心底部活动,预测此类患者室壁瘤切除术后的生存率。二维超声心动图作同样的研究证明:在心尖部室壁瘤的患者,心底部径线值对手术预后预测比血管造影及左室射血分数更有价值。二维超声心动图上测定左室最小短径,可对室壁瘤患者的预后进行估计。

(二)假性室壁瘤

假性室壁瘤是因为左心室壁破裂,局部心包和血栓等物质包裹血液形成的一个与左心室腔相通的囊腔,这种并发症通常是致命性的。二维超声与彩色多普勒合用是诊断假性室壁瘤的有效方法。二维超声心动图可以显示在心包腔内血肿,其外壁为心包和凝血块而不是心肌,其所在的部位心室壁回声断裂,形成一瘤口与瘤体相通,瘤口直径小于瘤体最大直径,瘤壁由纤维样心包组织和(或)凝血块构成,没有心肌成分,瘤腔内壁可有强弱不等的块状

或片状回声,彩色多普勒可显示血流信号从左室腔通过心肌破裂口流入假瘤腔内(图38-23)。超声声学造影可见到

造影剂进入瘤体内。经胸三维实时超声可更好地显示,发现经胸二维超声漏诊的假性室壁瘤。

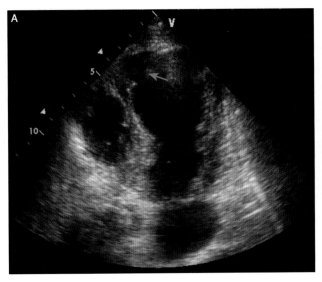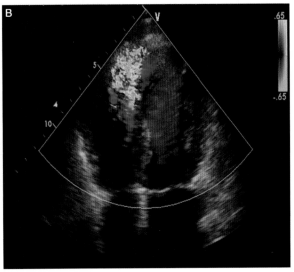

图38-23 假性室壁瘤

心肌梗死后假性室壁瘤形成。A. 二维超声心动图显示心尖部心肌断裂,在心包腔内血肿(箭头所示);B. 彩色血流频谱显示血流信号从左室腔进入假性室壁瘤内

假性与真性室壁瘤的本质区别是心脏已破裂。超声心动图鉴别假性与真性室壁瘤的要点是室壁瘤的颈部宽度,假性室壁瘤的颈部比较窄,一般情况下,其颈部比瘤体窄,而真性室壁瘤的颈较宽。假性室壁瘤在心室收缩心变小时瘤体反而变大。彩色血流频谱亦有助于血流观测。超声诊断假性室壁瘤极为重要,这类室壁瘤可能突然破裂,导致患者死亡。因此,一旦诊断,应尽快手术。

(三)功能性室壁瘤

在形态上与解剖性室壁瘤(真性室壁瘤)不同,功能性室壁瘤是由纤维组织或瘢痕构成,局部有心肌纤维,同样影响心肌的整体收缩运动,导致射血分数降低。功能性室壁瘤仅见于心室收缩期,膨出的室壁区域与邻近的正常心肌区域不形成"瘤口"样形态,是心肌梗死扩展的结果。

三、室间隔穿孔

室间隔穿孔(perforation of IVS)是心肌梗死时发生于室间隔的心肌破裂,形成室间隔缺损,是 AMI 的严重机械并发症之一,出现严重的血流动力学障碍,可迅速发展至心力衰竭,乃至心源性休克,预后极差,病死率很高。室间隔穿孔多发生在 AMI 后 1 周内。国内报道:75%的穿孔发生在 AMI 后 1 周内,24 小时内发生穿孔者为 31.3%。另文不同报道:91.4%的室间隔穿孔出现在 AMI 后 7 天内,其中 24 小时内发生者占 25.7%。

室间隔穿孔的诊断标准:①体格检查:胸骨左缘 4~5 肋间可闻及新出现的、响亮的全收缩期杂音,多伴有震颤;②超声心动图检查:室间隔回声连续性中断,彩色多普勒显示有左向右分流,除外腱索断裂;③左室造影检查:确定室间隔缺损的部位、大小,造影剂从左室向右室分流,是否有室壁瘤并存;④床旁 Swan-Ganz 导管检查:显示右室血氧

含量较右房明显升高。以上 4 项诊断标准中,前 2 项无创诊断检查往往已能确立诊断。

超声心动图是检测这种并发症的理想方法。二维超声可以直接观察到破裂的室间隔。有学者认为,在室间隔破裂的患者几乎都有室间隔梗死扩展和室壁瘤。彩色多普勒可观察到明显的室间隔缺损所致的异常左向右分流,由于左室收缩期压力明显高于右室,左室内血液急速向右室分流,彩色多普勒血流显示以蓝色为主的五彩镶嵌血流,如破损口较大,彩色血流束较宽,心尖四腔切面可见红色血流束(图38-24)。当左室下壁心肌梗死后室间隔穿孔时,在左室短轴位于下壁与后间隔之间可见彩色血流穿过缺损口沿右室膈面进入右室。

室间隔破裂可发生于任何部位,前壁、下壁心肌梗死均可发生,常发生于室间隔近心尖部,多数为开放性穿孔为主,较少为不规则性穿孔。室间隔穿孔的直径为 0.68~2.5cm,穿孔直径越大者,左向右分流量越大,对血流动力学的影响和心室功能损害的程度越大,直接关系到患者的生存率。穿孔也可能是多发的。经食管超声亦有助于诊断。

AMI 合并室间隔穿孔多见于老年人,有时合并多种疾病,图像显示不清,且穿孔部位多在前室间隔与心尖部,彩色多普勒在此处衰减明显,脉冲、连续多普勒取样困难。因此如 AMI 后突发胸骨左缘 3~4 肋间粗糙收缩期杂音,临床怀疑并发室间隔穿孔时,需仔细扫查能够显示室间隔的各个切面,注意心肌变薄、有节段运动障碍的部位是否有断续的回声脱失及心肌结构紊乱,在此基础上用彩色多普勒显示有无收缩期五彩分流流束自左室经此处流向右室。同时用连续多普勒取样显示有收缩期向上的高流速湍流频谱即可明确诊断。

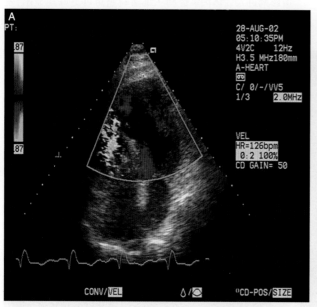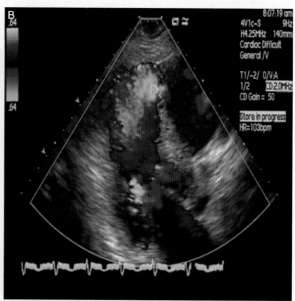

图38-24　心肌梗死后室间隔穿孔
心肌梗死后室间隔穿孔。A. 彩色多普勒示心尖部因室间隔缺损所致的异常左向右分流,以蓝色为主的
五彩镶嵌血流;B. 缺损较大所致的异常左向右分流的红色血流束

AMI 合并室间隔穿孔的患者如能度过急性期,可应用肌部室间隔缺损封堵器进行介入治疗。对于病情危重者,应在多脏器功能衰竭发生以前尽早进行介入治疗,早期手术虽能够挽救重症患者生命,但穿孔处周围组织坏死,病变区心肌组织脆弱不易愈合,手术并发症多;对于病情稳定患者可延期4~6周后择期手术,此时的循环状态相对稳定,穿孔周围组织有瘢痕形成,介入手术较为安全(图38-25)。此外要求介入手术术者建立动-静脉轨道的操作中,全部轨道的牵拉须在导管或鞘管中进行,防止造成心内瓣膜或其他组织撕裂损伤。经介入封堵室间隔缺损后可以明显改善患者的预后,国内已有多家医院相继进行过报道,介入治疗的创伤较小,效果可靠。

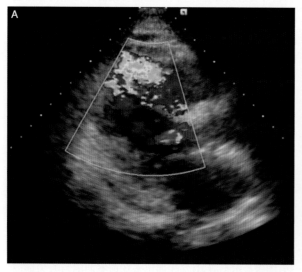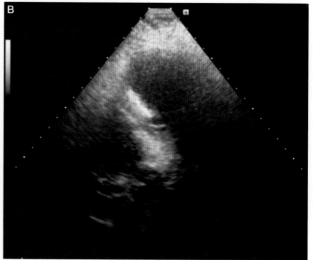

图38-25　心肌梗死后室间隔穿孔及介入治疗
心肌梗死后室间隔心尖段穿孔。A. 彩色多普勒示异常左向右分流;B. 经介入治疗
后,室间隔可见封堵器回声,异常左向右分流消失

四、左室附壁血栓

左室附壁血栓是AMI常见的并发症之一。通常多附着于有反向搏动的室壁瘤样扩张部位。二维超声心动图是检出左室附壁血栓的常规方法,其对诊断左室附壁血栓价值甚至高于X线下左室造影及核素左室造影。在许多前瞻性研究中,超声心动图已成为检测附壁血栓的"金标准"。

大多数附壁血栓发生前壁心肌梗死,多发生于心尖部。在心室各个部位均可以见到血栓,可形成球形突向腔内,并随血流活动。右室心尖部也可能有血栓。

附壁血栓的超声检查可见:左室腔内不规则团块回声附着于左室心内膜表面,可凸向左室腔内,也可呈薄片状在心尖部附着,位置固定,回声强度及密度不均匀,表示血栓有不同程度的机化、纤维化,回声较弱的血栓提示该血栓较为新鲜。附壁血栓通常位于心尖部,其密度不随心肌收缩活动改变,以此与心内膜结构相鉴别。团块状回声附着区的心肌室壁运动失调、减弱或消失。附壁血栓凸向心腔内,有时可见其随血流活动,这种血栓易脱落造成体循环栓塞,危险性较大,二维超声心动图可动态追踪观察其大小及活动度,以此评价临床抗凝治疗效果。其反声可能不一致,表示血栓有不同程度的机化,纤维化,反声较弱的血栓提示该血栓较为新鲜。

诊断左室心尖部血栓应注意以下几点:①与心尖部肌柱回声鉴别,心尖部肌柱随收缩活动发生形态改变,血栓则无变化;②与超声近场伪差鉴别,人工伪差不随心脏搏动活动,而随探头移动而移动;③绝大多数左室血栓都发生于室壁运动异常的部位;④血栓回声必须在至少2个以上观察面上见到(图38-26)。

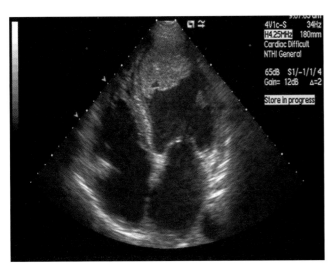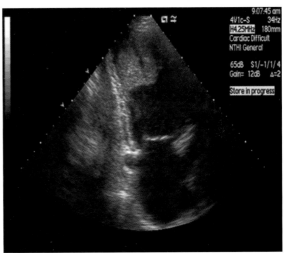

图38-26 心肌梗死后左室腔内血栓形成
陈旧性心肌梗死患者,左室心尖部附壁血栓形成,至少在2个以上切面上均可见到

如患者超声图像质量差,或者血栓较为新鲜回声较弱,常规经胸超声不易判断,左室肌小梁及假腱索或者近场伪像均影响对附壁血栓的判断。可采用左室声学造影,造影后可显示造影剂充盈缺损,此时左室附壁血栓边界一目了然,从而使左室附壁血栓非常易于识别。

五、心肌梗死后二尖瓣反流

心肌梗死后二尖瓣反流(MR)病因及病理生理:①心肌梗死后左室扩大,二尖瓣环扩张,造成二尖瓣相对关闭不全;②乳头肌及相关心脏游离壁的急性缺血导致的乳头肌功能不全,造成MR;③左心室扩大,乳头肌位置下移,使腱索相对变短,导致二尖瓣关闭不全。

急性心肌梗死患者出现MR时只有46.9%可闻及心前区收缩期杂音,反流严重者的收缩期杂音闻及率较反流轻者反而降低,提示并发MR的AMI患者仅靠心脏听诊极易漏诊。超声心动图因其诊断MR的敏感性、无创、可床旁操作等特点而广泛应用。

超声心动图显示的MR对AMI的预后具有预测价值,AMI后早期(一周内)MR多为轻度,中、重度MR较少见。有MR患者30天及1年的死亡率显著高于无MR患者,提示有MR患者的预后较差。MR多见于年龄大者及曾有心肌梗死病史者。AMI早期出现不同程度的MR与梗死的部位相关,下壁、后壁心肌梗死的MR发生率高。AMI后MR与左室形态和下壁运动异常相关,在前壁梗死患者也是如此,而下壁梗死患者MR只与下壁异常运动相关。

存活心肌的超声评估

近年来,随着缺血性心脏病内科介入治疗及外科冠脉搭桥术的广泛开展,如何评价受损心肌的血流灌注,功能改善状况也越来越受到关注。因为再血管化治疗仅能提高具有存活心肌患者的生存率,无活性的心肌经再血管化治疗后功能不能恢复。为此,提出了存活心肌的概念:即指冠脉缺血或再灌注后具有收缩力储备的心肌,包括:①顿抑心肌:指在严重短暂的心肌缺血缓解后(一般少于20分钟)受损心肌功能延迟恢复的状态,即血流已经恢复正常或接近正常时心肌收缩功能仍低下,延迟恢复;②冬眠心肌:指长期低血流灌注使受损心肌收缩功能适应性下降,心肌降低作功、减少氧耗,以维持细胞活性。二者的共同特点是心肌代谢存在、心肌细胞膜完整、具有收缩储备,对正性肌力药物有收缩增强的反应。

理想地评价心肌存活性的方法应提供准确测量灌注、代谢、细胞膜的完整性、收缩及舒张功能。研究表明,冠脉微血管的完整性是确保心肌收缩力储备和局部功能恢复的先决条件,是心肌存活的必备条件。但微血管的完整性(心肌组织灌注)与收缩储备并不匹配,心肌收缩储备与微血管完整性是存活性的两个不同方面,它们不能互相替代。因此,如何运用超声方法评价存活心肌成为超声技术发展的热点。

一、负荷超声心动图

负荷超声心动图常用负荷的方法包括:①运动负荷试验:平板运动试验、卧位或立位踏车试验等;②药物负荷试验:包括正性肌力药(多巴酚丁胺)和血管扩张剂(双嘧达莫、腺苷);③静态负荷试验:包括冷加压试验、握力试验、心房调搏等。

(一)多巴酚丁胺负荷超声心动图

多巴酚丁胺负荷超声心动图是公认的检测存活心肌的方法之一,其预测存活心肌的准确率和正电子断层显像(PET)和单光子断层显像(^{201}TI-SPECT)相似,总阳性预测率为83%,总阴性预测率为81%。对缺血心肌尤其是对运动消失节段的检测,多巴酚丁胺负荷超声心动图有更高的阳性预测率。

1. 多巴酚丁胺的药理作用 多巴酚丁胺是异丙肾上腺素衍生物,是人工合成的儿茶酚胺类药物,具有较强的β_1受体兴奋作用,即正性肌力作用,对β_2及α受体的兴奋作用较弱。经研究证实,静脉滴入1~2分钟后开始生效,8~10分钟达高峰,血浆半衰期约2分钟,停药后5~10分钟作用消失。静脉注射2.5~10μg/(kg·min)时,可使心肌收缩力增强,心输出量增加,左室充盈压、肺毛细血管楔压和中心静脉压下降,以此可检出存活心肌。当应用20μg/(kg·min)以上时,可使心率增快,血压增高,心肌需氧量增加,流向狭窄冠状动脉的血流量减少,使该血管供血的心肌缺血,从而检测出缺血心肌。

心肌对多巴酚丁胺的反应特性十分复杂,小剂量时室壁运动功能可恢复而大剂量时因心肌耗氧量增加而恶化,这种心肌通常由狭窄较重的冠脉所供应;还有一种心肌反应形式,即在大剂量输注时心肌收缩恢复;此外有一些心肌在连续快速的多巴酚丁胺输注时节段性收缩功能持续改善。因此,有学者认为在进行多巴酚丁胺负荷试验时不能仅在小剂量应用后就终止试验,有必要进一步增大剂量直至达峰值剂量(如患者未出现其他反应)以充分评价心肌的活性。

2. 多巴酚丁胺负荷超声心动图的临床应用方法 临床检测存活心肌多应用小剂量多巴酚丁胺,初始剂量为5μg/(kg·min),分别间隔3分钟,增加药物剂量至10μg/(kg·min)、20μg/(kg·min)、30μg/(kg·min),负荷试验中同步监测心电图,分别于静息状态下、各剂量负荷阶段、试验结束后3分钟记录标准胸骨旁左室长轴、乳头肌短轴、心尖四腔、二腔四个标准切面超声心动图图像,对同一切面不同时期的室壁运动情况进行分析,同时记录心率、血压和心电图。

3. 多巴酚丁胺负荷超声心动图试验终止标准 ①达到最大负荷剂量3分钟;②患者心绞痛发作和(或)伴有心电图示ST段压低≥1mm;③出现新发节段性室壁运动异常或原有静息节段室壁运动异常加重;④严重的高血压[收缩压>180mmHg和(或)舒张压>100mmHg]或血压较静息状态下降>20mmHg,或收缩压降低超过基础的20%;⑤心电图显示严重的心律失常或传导异常;⑥达到靶心率,即该年龄组最高限的85%;⑦患者出现任何不可耐受的症状。

4. 多巴酚丁胺负荷试验的注意事项 ①心肌梗死患者对小剂量多巴酚丁胺耐受性好,多数患者不出现副作用;②必须注意观察室壁运动的改变,尤其是心肌梗死节段,但对正常节段也应注意观察,因部分患者有多支血管病变,在负荷后也可能出现新的室壁运动异常;③在试验过程中,应注意有无室性心律失常和心肌缺血表现。

5. 多巴酚丁胺负荷试验的禁忌证 ①心肌梗死后病情不稳定,仍有心肌缺血表现者;②有频发严重心律失常者;③左室腔内血栓者;④高血压患者血压控制不佳者;⑤不能耐受的多巴酚类药物者。

6. 存活心肌的判定 心肌缺血反应的标志是在静滴多巴酚丁胺时,收缩减弱节段收缩运动进一步恶化,无收缩活动节段在小剂量时出现一过性改善,但在较大剂量时,收缩运动再度恶化(双相反应)。出现以下改变有利于诊断存活心肌:①收缩活动减弱的节段负荷后较前增强;②无收缩活动的节段负荷后出现收缩变厚,位移增加;③收缩减弱的节段在小剂量时较前改善,但随着剂量增加,出现收缩活动再次减弱。以第3条特异性最高。

以往对多巴酚丁胺负荷试验结果的判定多采用对节段心肌功能视觉评价上,以计算室壁运动记分指数(wall motion score index;WMSI)为评判标准,带有明显的主观性和经验依赖性,当图像质量较差时,不同观察者之间得出的结论差异明显,诊断精确性低。

随着超声技术的发展,在多巴酚丁胺负荷超声心动图基础上结合多种方法以提高诊断率,主要有:①与心肌造影超声心动图结合:通过注入声学造影剂使左室造影,增强对心内膜边界的辨认,提高视觉评价的准确率,并且通过心肌灌注显像判断心肌活性,两者的结合能同时实现收缩储备和心肌灌注的评价,使对心肌活性的判断更客观准确;②与应变率成像结合:可测量所有心肌节段的心肌运动的量化指标在静息状态与负荷状态下的变化情况,特别是采集二维原始图像的VVI技术及二维应变技术的应用,避免了多普勒技术角度、帧频及声噪的影响,提高了试验的准确性;③与彩色室壁运动(CK)结合:在CK技术基础上评价室壁运动,提高了对室壁运动判断的准确性,减少了人为主观因素的影响,试验的敏感度、特异度和诊断准确率增加;④与三维超声心动图结合:全矩阵阵列换能器及高通量数据处理系统的发展使三维超声心动图已经从三维重建阶段过渡到实时采集,实现了在一个心动周期内的实时三维心脏全容积图像采集,缩短了图像采集时间,可在峰值负荷阶段快速获取图像,同时整个左室整体室壁运动可在不同平面同时进行评估,明

显提高试验的可行性和准确性。结合左室分析软件,进行定量评估,更精确地评价左室各个节段及整体运动情况(图38-27)。

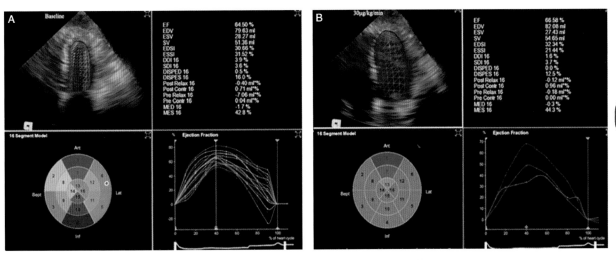

图 38-27　实时三维超声心动图评价多巴酚丁胺负荷试验

A. 静息状态下左室各节段的节段射血分数(rEF)值曲线离散度小,一致性高,提示无明显室壁运动异常节段;

B. 在30μg/(kg·min)负荷时,心尖部(13段)、前壁中段(7段)与前壁基底段(1段)节段 rEF 值曲线比较,心尖部和中段节段 rEF<基底段节段 rEF,提示前降支供血区域受损

(二) 腺苷负荷超声心动图

腺苷是目前认为作用最确切和最强的冠状动脉扩张物质。部分正常细胞在代谢过程中可产生少量腺苷,但在心肌缺血时则可产生大量腺苷。腺苷可直接作用于内皮细胞和血管平滑肌细胞的腺苷 A_2 受体而使动脉扩张,低剂量应用腺苷可通过增加冠状动脉血流速度检测冠状动脉血流储备,高剂量应用可通过对冠状动脉的"窃血作用"诱发心肌缺血。1990 年腺苷首次推出后即成为新一代的负荷试验药物。腺苷以其半衰期短、作用直接、副作用轻的优势,在缺血性心脏病的诊断及对治疗效果的评估上具有广泛的应用价值。

腺苷注射液经静脉持续静脉泵注入,剂量为 140μg/(kg·min),用药时间 6 分钟,总用药量 0.84mg/kg。在给予腺苷注射液前、用药 3 分钟、终止给药时和停药后 5 分钟分别记录二维超声心动图与 12 导联心电图,观察 ST 段变化,同时监测血压和心率,出现明显阳性结果或副作用及时停药。低剂量腺苷 50μg/(kg·min)或 100μg/(kg·min)静脉注射,每 3 分钟递增一个剂量。腺苷副作用的发生率达 80%,主要有头痛、面红、心悸、胸部不适、呼吸加深或困难、低血压、房室传导阻滞等。但腺苷的半衰期极短,停药后副作用很快消失。

目前认为心肌缺血后微循环的损伤是一个动态变化过程,再灌注早期心肌灌注异常可同时见于坏死心肌和存活心肌区域,因此早期的心肌灌注缺损并不代表心肌坏死。另外,再灌注后早期部分由于"微循环顿抑"而导致的微循环灌注的异常是随时间可逆的,心肌灌注逐渐恢复的心肌节段其功能也逐渐恢复。由此提示对存活心肌的检测也要动态观察。

缺血后微循环损伤伴有显著的冠脉血流储备的异常,

而在局部微循环灌注仍异常的早期阶段存活心肌的冠脉血流储备已恢复,因此再灌注后冠脉血流储备的测定能更早地检测心肌的存活性。腺苷负荷超声心动图结合心肌声学造影,能够对局部心肌微循环扩张储备功能进行定量评价,从而在再灌注早期检测存活心肌。

(三) 双嘧达莫药物负荷试验

双嘧达莫为冠状动脉扩张剂,其发挥作用的机制主要是通过抑制心肌细胞、内皮细胞和血管平滑肌细胞对腺苷的摄取及增加冠状动脉对腺苷的敏感性。双嘧达莫对正常的冠状动脉扩张,使其血流量增加达正常的 5 倍,而心肌氧耗量不增或略低。但对已有粥样硬化和狭窄的冠状动脉,其扩张作用显著减弱,甚至完全不能扩张。在冠心病患者,正常冠状动脉充分扩张的同时,病变血管的血液灌注明显减少,出现"窃血现象"诱发心肌缺血。双嘧达莫药物负荷试验是评价冠状动脉固定狭窄病变和冠状动脉小血管病变的有效手段,在存活心肌的评价中应用较少。

二、心肌声学造影

冠脉微血管的完整性是心肌存活的必备条件。从心肌微循环灌注的角度检测存活心肌的超声技术是近年来逐步发展起来的心肌声学造影(myocardial contrast echocardiography,MCE)技术。MCE 是 20 世纪 90 年代发展起来的一项新的影像技术,声学造影剂由周围静脉注入后可产生大量微泡,这些微泡包括两个部分:由空气或特殊气体构成的核心及外壳。微泡的外壳(即包膜)可由不同的物质组成。按包膜材料的不同,分为白蛋白类、非离子表面活性剂类、脂质体类和多聚体类。不同类型成膜材料的微泡造影剂具有不同的特性和应用价值。应用新一代声学造影剂,其微泡直径在 4~6μm、流变学特性与红细胞相似,

结合先进的 MCE 成像技术,可清晰地显示心肌的灌注状态。

(一) MCE 的原理及相关成像技术

MCE 利用声波对气体产生强反射的原理,将含微气泡的溶液注入血管,微气泡充当红细胞的示踪剂,随血流分布到该血管支配区,通过造影剂的背向散射信号增加,视频灰度增强而确定心肌灌注范围。因此,MCE 可以用于观察穿壁血管的区域性心肌灌注情况,了解"危险区"心肌范围的大小,并判断阻塞血管(心肌不显影)及侧支循环建立情况(心肌延迟显影);通过心肌显像的范围和声学造影剂心肌排空的速率、灰阶强度来评价心肌血流灌注强度、范围,检测缺血心肌,评估冠脉狭窄程度及冠脉血流储备,心肌梗死溶栓或冠脉介入治疗后心肌再灌注效果,而且在冠脉搭桥术中能为血运重建术适应证提供决策、评价搭桥效果等。

随着 MCE 的发展,相关的成像技术也应运而生,从而为 MCE 的临床应用提供了必要的技术支持。主要包括以下几项:①二次谐波成像技术:在接受回波时抑制基波,只接收微泡产生的二次谐波信号,不接收组织产生的基波信号,使微泡造影剂的回波信号明显增强,从而提高信噪比和微泡造影剂显像的敏感性,提高造影成像质量。②次谐波成像技术:造影剂微泡在超声波作用下不仅产生二次谐波,同时还产生 1/2 基波频率的谐波,称之为次谐波。选择性接收次谐波信号用于对比成像的技术,称之为次谐波成像。③多普勒能量组织成像:在心肌声学造影的同时,应用能量多普勒技术显示心肌组织中微泡在照射下受激活和破坏而产生的多普勒能量信号强度及范围。④实时心肌声学造影(real-time MCE):在实时成像过程中,发射一次高机械指数脉冲,将超声照射区内的微气泡完全破坏,然后改为低机械指数实时成像。通过观察心肌内造影剂微泡的再充盈状况评估心肌血流灌注情况。⑤反向脉冲显像:在发射正向脉冲波的同时,发射反向脉冲波,利用微泡的振动特性,非谐波信号回声反射时正向基波与反向基波相加为零而被去除,而谐波信号则相反得到信号增强,提高了造影时的分辨率并增加了造影剂的灵敏性。⑥能量脉冲反向成像技术:在同一条扫描线上采用脉冲抵消技术及多普勒技术实现区分微泡回声信号与组织回声信号。⑦CPS 成像技术:由 Seimens 公司推出的此项技术是应用微泡产生的非线形基波信号,进行心肌声学造影。在 CPS 模式下,可随意选择性实时单独显示造影剂和二维图像或两者同时显示,并可同时观察室壁运动,所需要的造影剂浓度低,机械指数低(MI:0.1~0.2),可显示心肌的灌注、微循环及侧支循环状态(图 38-28)。

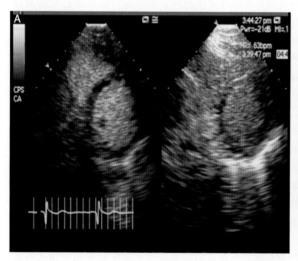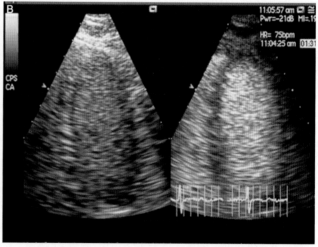

图 38-28　心肌灌注造影

在 CPS 模式下,实时显示造影剂和二维图像,可观察心肌的灌注及微循环状态。
A. 左室短轴切面;B. 心尖四腔切面左室灌注

(二) MCE 临床应用

MCE 的临床应用广泛:①确定危险心肌:直观地估测阻塞血管的部位、危险心肌的范围,表现为危险区面积超声反射强度的降低。②监测心肌再灌注:MCE 可通过溶栓前后心肌显像的灰阶强度、范围等评价治疗的效果,具有简便易行、可床旁操作等优点。③识别无复流现象:MCE 研究的对象主要针对心肌间的微血管,是理想的评估急性心肌梗死后微血管复流的手段。④评价侧支循环:大部分侧支循环血管的内径<100μm,MCE 对侧支循环的显示优于冠脉造影。MCE 可通过相应血管支配区域的灰阶强度及心肌不显影或延时显影以及声学造影剂心肌排空速率来判断血管阻塞的程度和侧支循环的大小及范围。⑤识别存活心肌。⑥评价冠状动脉血流储备(coronary flow reserve,CFR)。

(三) MCE 识别存活心肌

心肌微循环的完整性是 MCE 检测存活心肌的基础。微循环的完整性包括解剖结构的完整以及功能状态的完整,后者即微循环扩张储备功能的完整性。在冠脉缺血及再灌注过程中,心肌微循环的有效灌注是确保心肌存活的先决条件,且微血管的灌注情况与局部心肌的存活性平行相关。MCE 即通过评估心肌的灌注和微血管的完整性来识别存活心肌。

1. MCE 心肌灌注的评价方法　MCE 对心肌灌注的评价方法主要有两种:①进行定性分析预测局部心肌的存活性,通过观察无运动心肌节段注射声学造影剂后有无灌注。与坏死心肌不同,存活心肌虽有局部运动异常,但由于微血管结构相对完整,保证了有效的心肌灌注,MCE 常表现为正常均匀显影或部分显影。而坏死心肌由于局部微血管的破坏,再灌注后出现无复流现象,MCE 表现为灌注缺损。②对局部心肌灌注进行定量分析。Ito 等选择 31 例陈旧前壁心肌梗死伴梗死相关冠脉通畅的患者,应用 MCE 对比相关心肌区域的运动状态。观察经左冠状动脉注入声学造影剂后,左室前壁心肌与后壁心肌灰阶峰值强度(PI)比值与左室前壁运动的关系,证明梗死区 PI 比值与局部收缩功能相关(r = 0.88)。因此,PI 是估计梗死区心肌存活性简单而可靠的指标。

在慢性冠脉缺血的条件下,心肌对慢性低灌注的反应是收缩功能下降但保持其存活性,这时的心肌称为冬眠心肌。Shimoni 等采用静脉内注入造影剂来评估冬眠心肌提示 MCE 可以很好地对微血管灌注进行评价,再充盈曲线的参数可以反映冬眠心肌的微血管特性,从而能够很好地预

测局部心肌的存活性。

2. MCE 对微血管的完整性的评价　MCE 结合冠脉扩张剂的使用,通过对局部心肌微循环扩张储备功能的定量分析来评价冠脉微血管的完整性。缺血后微循环损伤伴有显著的冠脉血流储备的异常,在再灌注后局部微循环灌注仍异常的早期,具备收缩力储备的存活心肌在的冠脉血流储备已恢复。研究提示再灌注后 24 小时冠脉血流储备>1.6 小时,局部心肌收缩功能恢复的可能性大。因此,再灌注后冠脉血流储备的测定能更早地检测存活心肌。

3. MCE 结合多巴酚丁胺负荷试验　MCE 的特征是能显示心肌毛细血管是否健全,虽然心肌无收缩活动,但如果超声微泡能进入心肌梗死区则可证明有毛细血管,认为有存活心肌。在小剂量多巴酚丁胺作用下,可能出现心肌内微血管血流再分布,心肌缺血加重时,缺血区微泡进一步减少,则提示有存活心肌,但仍处于缺血状态。多巴酚丁胺负荷试验是一种安全、可靠的评价存活心肌的方法,对选择再血管化治疗的患者具有重要价值。二者的结合进一步提高了诊断的准确性(图 38-29)。

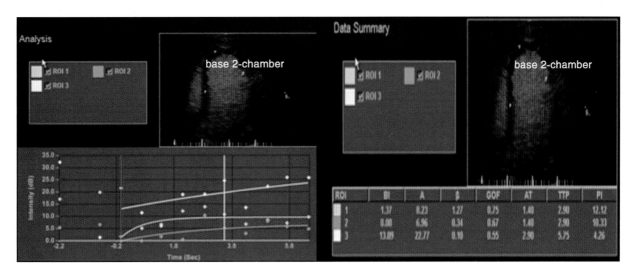

图 38-29　心肌灌注造影

MCE 结合多巴酚丁胺负荷试验基线水平的心肌灌注。绿色取样点代表心尖部,黄色代表下壁,白色代表前壁。图左显示心肌灌注的时间-强度曲线,图右为定量指标:A 是局部组织能蓄积的最大微泡数量,β 是曲线上升平均斜率

Shimoni 等采用静脉内注入造影剂来评估冬眠心肌并与多巴酚丁胺负荷试验对比,提示具有收缩功能储备的心肌其峰值视频强度、血流速度以及血流量均较无收缩功能储备的心肌强。具有冬眠心肌的冠心病患者远期的心脏病事件增加,因此识别这些患者使其可以从血管成形术中受益。Korosoglou 等采用实时 MCE 结合小剂量多巴酚丁胺负荷试验,并与 99 锝 SPECT、PET 比较,对 41 名缺血性心脏患者和 25 名无冠心病的对照者的心肌活性进行了检测,结果发现 MCE 与多巴酚丁胺负荷试验诊断心肌活性的敏感性为 96%,特异性为 63%,准确率为 83%,而核素成像的敏感性为 90%,特异性为 44%,提示 MCE 结合多巴酚丁胺负荷试验具有最佳的诊断价值,尤其是对 MCE 的造影剂强度进行标准化后结果更为准确。

影响 MCE 超声负荷试验特异性的因素有:多巴酚丁胺能使正常心肌收缩反应,对没有收缩的非存活心肌也能在正常心肌的拖带下出现运动;在心内膜下心肌损伤时,对多巴酚丁胺并没有反应,但心肌中层和心外膜下心肌对多巴酚丁胺有收缩反应,因而出现收缩功能改善;对不出现心肌缺血反应的节段其特异性也较差。

(四) MCE 分析方法

1. 目测法　属定性和半定量分析方法。通过声学造影获得心肌灌注图像,使心肌组织回声增强,根据显影增强的效果分为 0～3 级。局部组织血供丰富区域显影明显增强,而病变部位组织血流灌注较差,局部造影显影增强较弱或无增强,显示为灌注缺损。

2. 定量分析　心肌显影的二维灰阶及能量谐波显像

的彩色视频密度由暗至亮分为 0～255 级。微泡造影剂进入冠脉循环后迅速产生心肌显像并达到峰值密度(peak intensity,PI),随后逐渐消退。对 MCE 观察区域进行定量分析并绘制时间-强度曲线,并得到定量指标:峰值强度(PI);注射造影剂到出现心肌造影增强的时间;造影开始增强到峰值的时间(AT);造影峰值强度减半时间(PHT);造影持续的时间和曲线上升下降速率及曲线下面积等。曲线下面积及 PI 反映进入冠脉血管床的微泡数总量,可用于评估心肌血流量。时间-密度曲线可计算出区域性心肌血流分布和心肌灌注情况。

当声学造影强度处于一个稳态后,微泡进入或离开某一部分心肌循环的量是相同的,脉冲间隔时间与视频密度之间呈指数关系,符合公式:$y=A(1-e^{-\beta t})$。y 是脉冲间期 t 时间的视频强度(VI);A 是局部组织能蓄积的最大微泡数量,反映的是局部微血管密度,代表了毛细血管容积;β 是曲线上升平均斜率,即造影剂微泡的充填速度,反映的是局部血流速度;两者的乘积($A\times\beta$)即反映了局部心肌血流量(MBF)。坏死心肌的($A\times\beta$)值明显低于存活心肌,当标化后的($A\times\beta$)值<0.23 时,提示局部心肌坏死。MCE 显示顿抑心肌的峰值强度(PI)较正常心肌无明显差别,再灌注早期由于反应性充血,PI 值轻度增加,而此时心肌收缩功能减低,由此提示存活心肌(图 38-30)。

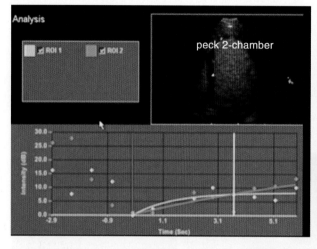
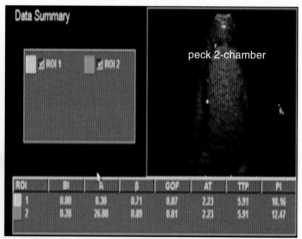

图 38-30 心肌灌注造影

MCE 结合多巴酚丁胺负荷试验峰值水平的心肌灌注,结合图 38-29,经静脉滴注小剂量多巴酚丁胺达峰浓度,A 值明显增加,($A\times\beta$)反映了局部心肌血流量,提示心肌存活

由于实时 MCE 能对心肌内感兴趣区的再灌注强度曲线进行分析,并对峰值强度、曲线斜率等参数进行测量,因此能定量局部心肌的血流量,提高 MCE 对存活心肌判断的准确性。许多研究将 MCE 与 PET、SPECT 等临床采用的其他检测存活心肌的方法进行比较,证实 MCE 在判断存活心肌方面有着极高的准确性。Olszowska 等对 21 名急性前壁心肌梗死行冠状动脉成形术或溶栓治疗的患者进行了 MCE 和 ^{99}锝 SPECT,发现二者检测灌注异常的一致性为 98%,提示 MCE 是一项安全的检测存活心肌的方法。

心肌声学造影剂及相关成像技术的发展使实时 MCE 不仅能床旁实时判断心室的室壁运动,同时还能通过对心肌血流灌注准确评估心肌血流量,及时发现早期的存活心肌,为临床治疗策略的选择提供简便、可靠的诊断方法,避免丧失最佳的治疗时机,从而使更多的冠心病患者获益。

冠心病介入治疗的超声监护

一、冠心病介入治疗的超声监护

随着冠状动脉介入治疗技术的发展,接受冠状动脉介入治疗的患者越来越多,各医院完成的病例数在迅速增加,然而,冠状动脉介入治疗的并发症也随之增加。经胸超声心动图对冠心病介入治疗的监护也具有重要的意义。

(一)介入治疗中超声监测

多数患者冠脉介入治疗均不需要超声监护,如术中发现患者血压下降,突然出现胸痛,心电图缺血改变,应立即进行经胸超声检查,注意观察心包腔有无积液,有时积液并不多,只有数毫米的液性回声,若患者有明显的低血压,则需要在超声监测下,进行急诊穿刺,抽出约 20ml 左右液体,患者情况即会有明显改善。根据我们的初步观察,在可能的情况下,在介入治疗前最好先进行全面的心脏超声检查,尤其是有冠状动脉完全闭塞的患者,在进行介入治疗时,有可能出现冠脉血管破裂,此时血管造影可发现造影剂进入心包,如出现血压偏低或早期心脏压塞,则可在超声引导下,进行紧急心包穿刺引流,挽救患者的生命。

(二)介入治疗后的超声监测

1. 观察心包 部分患者可能并发很缓慢的冠状动脉渗血,有些患者可能自行闭合,但有些患者可能在术后 1～2 天出现心脏压塞症状。因此,在术后如果患者出现血压不稳定,应及时进行心脏超声检查,以便及时抢救治疗。

2. 监测心功能 在术后超声监测时,也应注意心脏功能的检查,室壁运动的评估,以了解介入治疗的早期疗效。

3. 在监测心包的同时,也不可忽视主动脉根部的观察,主动脉内的各种操作均可能导致血管壁内膜的损伤,并可能出现内膜撕脱,形成主动脉夹层,患者如出现严重的胸痛,不能以心肌缺血性胸痛的症状解释,应考虑是否有急性主动脉夹层的可能。在术中经胸超声可能发现升主动脉、主动脉弓及降主动脉的夹层动脉内膜,如夹层累及主动脉瓣可能出现主动脉瓣反流,术后应动态观察主动脉瓣反流量的变化。笔者曾观察到冠脉介入治疗时造成升主动脉夹层累及主动脉瓣,引起重度主动脉关闭不全,1周后随着患者病情稳定,主动脉瓣反流量减少至轻度关闭不全,左室舒张末内径未见明显增加。其他心血管影像检查如 CT 血管成像,也有助于诊断和鉴别诊断。

4. 观察心肌再灌注 冠状动脉介入治疗后血管开通,心肌得到血液灌注才是真正意义上的成功介入治疗。有时虽然支架植入治疗血管及时开通,但远端心肌并未得到灌注,出现"无复流或低复流"现象,冠脉造影显示血管呈现"枯树枝"样改变。心肌声学造影主要针对心肌间的微血管,是较理想的评估介入治疗后微血管复流、评价心肌灌注的方法。

二、冠状动脉血管内超声

冠心病急性心脏事件(急性冠脉综合征)的发生的病理基础是动脉粥样硬化斑块破裂或内皮溃疡基础上诱发血栓形成。随着对斑块稳定性的认识,识别不稳定斑块已越来越受到关注。冠状动脉造影(coronary angiography,CAG)曾被认为是诊断冠心病的"金标准",然而它是根据造影剂充盈缺损影像来诊断,只能反映造影剂充填的管腔的轮廓,提供的有关血管管壁和病变形态结构的信息很有限。现在临床上不仅关心冠状动脉的狭窄程度,而且越来越重视冠脉内斑块的形态和组成。血管内超声(IVUS)与冠脉造影相比,IVUS 提供了更多潜在的信息,可以在冠状动脉内直接观察血管腔及血管壁,提供管腔、管壁横截面图像,分辨出斑块的大小、组成成分、分布以及观察斑块处血管的重构情况,在斑块稳定性的诊断上具有 CAG 无法比拟的优势。

目前使用的 IVUS 系统主要包括相控阵技术和机械扫描技术。相控阵系统通过同步产生一束 360°的超声束而生成图像,操作过程中需要将整个导管在血管内推送或回撤以获得图像,相对于机械扫描探头,具有更小的外径,其主要缺点是位于转换器周围的伪像。机械扫描是将装载有单晶体的转换器设计在外鞘内,利用一个灵活的传动轴带动转换器发生机械旋转,获取图像,操作时需要用生理盐水冲洗以保证转换器与外鞘间没有空气,转速可达每分钟 1800 转,获取的图像较相控阵技术清晰度高。IVUS 在每个图像切面上有三个空间方向上的分辨率,通常轴向分辨率为 $80\sim120\mu m$,侧向分辨率为 $200\sim250\mu m$,环形切面上的分辨率主要与图像伪像有关,目前还不能量化。

研究表明 IVUS 所显示的斑块组成和组织学检查有良好的相关性,通过与组织学对比研究,IVUS 在判断粥样斑块成分方面的可信性已经得到证实,有"活体组织学"之称。目前,利用频率-范围分析进行的 IVUS 虚拟组织学成像(VH)技术,可以识别 5 种颜色编码的 4 种组织学斑块类型:即钙化、坏死、纤维以及纤维脂质性斑块,可以区分动脉粥样斑块的组成,判断易损斑块。有关 IVUS 在冠心病患者冠状动脉粥样斑块特征、病变性质和程度的判定、血管重构的观察等见本书相关章节。

第 39 章

心 肌 病

CARDIOMYOPATHY

◎田家玮　朱天刚

39

扩张型心肌病	559
一、病理解剖与血流动力学改变	559
二、检查方法及注意事项	559
三、超声心动图	559
四、超声多普勒	561
五、诊断与鉴别诊断	566
六、临床价值及存在问题	567
肥厚型心肌病	568
一、病理解剖与血流动力学改变	568
二、检查方法及注意事项	568
三、超声心动图	568
四、超声多普勒	571
五、诊断与鉴别诊断	575
六、临床价值及存在问题	576
限制型心肌病	576
一、病理解剖与血流动力学改变	576
二、检查方法与注意事项	576
三、超声心动图	576
四、超声多普勒	576
五、诊断及鉴别诊断	577
六、临床价值及存在问题	577
心内膜弹力纤维增生症	578
一、病理解剖及血流动力学改变	578
二、超声心动图	578
三、超声多普勒	578
四、诊断及鉴别诊断	579
五、临床价值及预后	579

　　心肌病的传统定义是指除外冠心病、高血压性心脏病、瓣膜性心脏病、肺心病、先天性心脏病和心包疾病等，而以心肌病变为主要表现的一组心脏病。1995 年，WHO/国际心脏联合工作组（ISFC）的专家委员会对心肌病进行了重新定义和分类。将心肌病定义为伴有心功能障碍的心肌病变，分为扩张型（dilated cardiomyopathy）、肥厚型（hypertrophic cardiomyopathy）、限制型（restrictive cardiomyopathy）和致心律失常性右室心肌病（arrhythmogenic right ventricular cardiomyopathy，ARVC）四型。未分类型心肌病仍保留。

　　随着心脏分子遗传学的迅速进展，对心肌疾病发病机制认识的不断深入，1995 年心肌病分类的方法已经显示出很多缺陷，无法满足临床的需要，为此，美国心脏病学会在 2006 年推出了新的心肌病定义和分类方法。最新的心肌病定义是：心肌病是由各种原因（主要是遗传）引起的一组非均质的心肌病变，包括心脏机械和电活动的异常，常常表现为心室不适当的肥厚或扩张。根据疾病累及器官的不同分为两大类：原发性心肌病和继发性心肌病。所谓原发性心肌病是指病变仅局限在心肌，又为三类：①遗传性心肌病：包括肥厚型心肌病、致心律失常性右室心肌病/发育不全、左室致密化不全、原发心肌糖原贮积症、心脏传导系统缺陷、线粒体肌病和离子通道病；②混合性心肌病：主要包括非遗传因素引起，少数与遗传有关，包括扩张型心肌病和原发性限制型心肌病；③获得性心肌病：包括炎症性心肌病、应激性心肌病、围生期心肌病、心动过速心肌病、酒精性心肌病等。而所谓继发性心肌病是指全身系统性疾病的并发症，主要包括：浸润性疾病如淀粉样变性病、蓄积性疾病如血红蛋白沉着症与糖原贮积症、中毒性疾病、心内膜疾病如心内膜纤维化、炎症性疾病（肉芽肿性）、内分泌疾病、心面综合征、营养缺乏性疾病、自身免疫性疾病/胶原病、电解质平衡紊乱、癌症治疗并发症。

　　本章主要介绍扩张型心肌病、肥厚型心肌病、限制型心肌病、致心律失常性右室心肌病和心内膜纤维弹性组织增多症等常见的心肌病，其他一些心肌病（如左室心肌致密化不全）将分别在有关章节中进行阐述。

扩张型心肌病

扩张型心肌病(dilated cardiomyopathy, DCM)是一种病因不清、发病机制尚待阐明、原发于心肌的疾病。左心室或双侧心室扩张及收缩功能障碍,可以是特发性、家族性或遗传性、病毒性和(或)免疫性、酒精性或中毒性,以及并发于已知的心血管疾病,但其心功能损伤程度不能以异常负荷或缺血损伤的范围来解释。可能代表着由各种迄今未确定的心肌损害因素所造成的心肌损伤的一种共同表现。

一、病理解剖与血流动力学改变

扩张型心肌病心肌细胞减少,间质胶原增殖,残余心肌细胞肥大,蛋白合成增加,室壁先增厚继而变薄,心脏四个心腔均明显扩大,呈普大型,心腔内可有附壁血栓,以左心室心尖部最常见。组织学检查显微镜下可呈现广泛的间质和血管周围纤维化,尤以累及左室心内膜下。早期心肌舒张功能受损,继而收缩功能受损,心脏泵血功能衰竭,心脏排血功能减低,残余血量增多,舒张末期压增高,射血分数减少,肺循环、体循环淤血,最终导致严重的不可逆性心力衰竭。

二、检查方法及注意事项

二维超声检查应主要观察的切面有:左室长轴切面、四腔心切面、心尖左室长轴切面,判定各房室腔的大小、形态、结构如二尖瓣的位置、各瓣膜、室壁有无运动及异常回声,运动是否正常、协调(图39-1)。有附壁血栓者要测数量、大小。

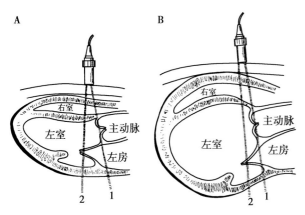

图 39-1 扩张型心肌病 M 型超声心动图检查方法示意图
A. 正常心脏 M 型超声心动图检查;B. 扩张型心肌病 M 型超声心动图检查。1:M 型超声心动图取样线通过主动脉瓣获取心底波群;2:取样线通过二尖瓣前后叶,获取二尖瓣波群

M 型超声检查则要从心底向心尖部逐次扫查,重点观测各房室腔的大小、室壁运动幅度、二尖瓣的位置、开放幅度、E 峰到室间隔的距离、左室流出道的宽度等。并测量左室收缩功能。

频谱多普勒超声检查主要观测四个瓣膜口的血流速度、观其形态,同时探测各瓣口反流的频谱流速。测定心

室舒张功能等。

彩色多普勒超声检查主要观测各瓣口血流,心腔内血流充盈情况及流向。

注意事项:因标准左室长轴切面心尖部显示往往不理想,需要在四腔心、五腔心及心尖左室长轴切面等切面注意心尖有无附壁血栓,防止漏诊。

三、超声心动图

(一)M 型超声心动图

1. 室壁运动弥漫性减低,以左室后壁为著,其幅度≤7mm,室间隔活动幅度≤3mm。

2. M 型见左室腔明显增大,二尖瓣前后叶开放幅度变小,前后叶 E-E′间距<10mm,D-E 幅度降低,形成"大心腔,小开口",但前后叶仍呈镜像运动,呈"钻石样"改变,E 峰至室间隔距离(E-point septal separation, EPSS)明显增大(图39-2,图39-3),一般>10mm,前叶 A-C 段有时出现"B"平台现象,C-D 段平直,说明左室舒张末期压增高。

3. 主动脉振幅减低,主动脉瓣开放小,关闭速度减慢。

4. 左心室收缩功能减低:左室射血分数(EF)≤30%,左室短轴缩短率(ΔD)≤15%～20%。左室射血时间(ET)减慢,射血前期与射血期之比(PEP/ET)增大。

(二)二维超声心动图

1. 四个房室腔均明显增大,以左心室、左房为著。左室呈球形扩大,室间隔向右室侧膨凸,左室后壁向后凹(图39-4)。侵犯右心的心肌病表现右心扩大为主。根据美国心脏病学会提出的标准为:左室舒张末期内径≥6.0cm;舒张末期容积≥80ml/m²,心脏总容量增加≥200ml/m²者可诊断为本病。

2. 左室壁厚度相对变薄,室壁回声可增强。部分病例也可略增厚。室间隔增厚率降低,一般<25%～30%。

3. 左室心尖部附壁血栓形成。于左室心尖部或肌小梁之间可见大小不等、单发或多发的形态各异的(团块状、半球状、条状)异常回声附着,有的形成短蒂并随心搏轻度摆动,酷似心脏黏液瘤。血栓回声水平可根据形成时间不同而呈略低或略高回声,血栓较大者可回声不均,一般左室面回声略强,中心部位回声略低(图39-5,图39-6)。

(三)三维超声心动图

目前用三维超声法测定左室整体容积及射血分数较二维超声法准确已得到临床和超声界的公认。DCM 患者左室形状发生改变,左室横径及前后径的增大程度重于长径增大的程度,因此前后径越大,左室舒张末期容积及收缩末期容积越大,射血分数及左室短轴缩短率测值越低,经常与患者的临床症状不符。三维超声对 DCM 患者每搏输出量(SV)进行计算可真实反映左室功能及全身供血状况,为该病的诊断和治疗提供新的评价标准。另外当合并中度以上的二尖瓣反流时,M 型及 Simpson 法往往高估左室搏出量,而三维超声则可弥补这一不足(图39-7)。

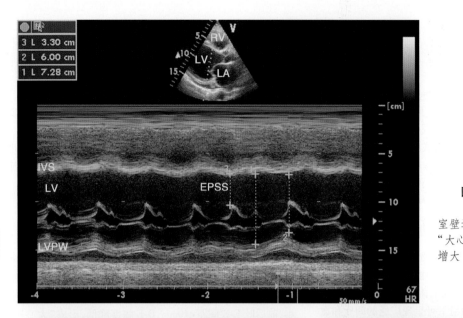

图 39-2　扩张型心肌病二尖瓣口水平 M 型曲线

室壁运动幅度减低,心腔扩大,呈"大心腔,小瓣口"改变,EPSS 明显增大

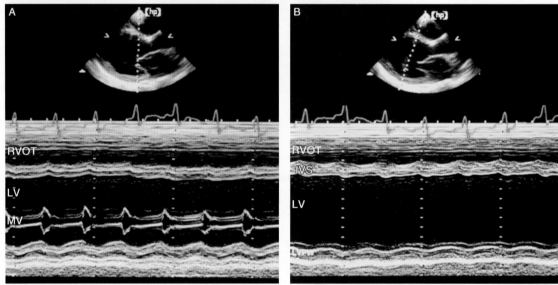

图 39-3　扩张型心肌病二尖瓣曲线

A. 二尖瓣波群,见二尖瓣开口幅度明显低下,E 峰与室间隔间距离增大;B. 心室波群,见左室明显扩大,室间隔与左室后壁活动幅度明显低下

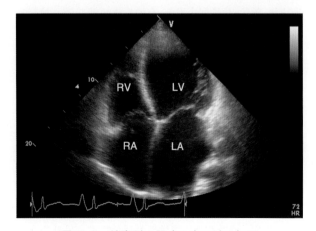

图 39-4　扩张型心肌病心尖四腔心切面

显示四个心腔均扩大,以左室、左房为著

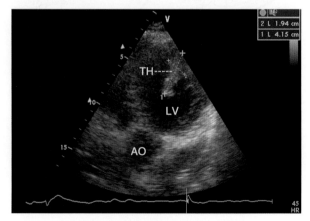

图 39-5　扩张型心肌病五腔心切面

左室腔可见一略高回声光团(与心尖部相连),中心回声略低,周边回声略强。TH:血栓

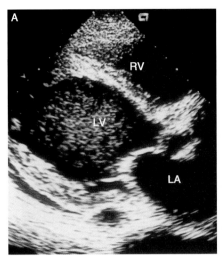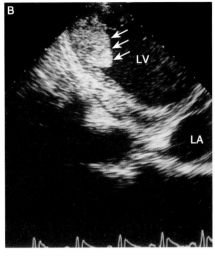

图 39-6 扩张型心肌病左室血栓形成

A. 扩张型心肌病,因左室腔扩大,心肌活动幅度明显减弱,心功能减低,左室腔内血流缓慢,红细胞呈"缗钱结合"状,故左室腔内出现较密集的自发性造影回声;B. 同一患者心尖长轴切面,见左室腔内有附壁血栓形成(箭头)

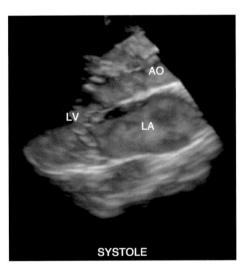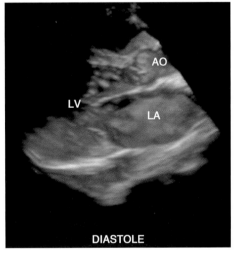

图 39-7 实时三维超声心动图左室长轴切面

图左示收缩期主动脉瓣开放,图右示舒张期二尖瓣开放

四、超声多普勒

(一) 彩色多普勒

1. 彩色多普勒可见各瓣口血流色彩暗淡,呈现均匀的暗淡的血流,很少出现色彩混叠,这是由于患者均伴有心功能低下。

2. 本病均合并多瓣膜反流,最常见于二、三尖瓣,合并二尖瓣反流占 100%,合并三尖瓣反流占 85%~90%,60%~70% 合并肺动脉瓣反流,主动脉瓣反流发生率较低,为 20%~30%。反流为相对性的,因此反流束较局限,反流程度会随心室收缩功能、心室大小和瓣环扩张程度不同而发生变化。

(二) 频谱多普勒

1. 主动脉瓣口血流峰值流速(Vmax)、流速积分(VTI)均减低,射血时间(ET)缩短,射血前期(PEP)延长,PEP/ET 比值增大,左室压力最大上升速度/最大下降速度(dp/dt)减低。一般认为主动脉收缩期最大血流速度和流速积分降低是评价左心室收缩功能较为敏感的指标。

2. 二尖瓣口血流频谱异常的形态随疾病时期和程度不同,表现形式各异:①在病变早期常表现为 A 峰增高、E 峰减低,E/A<1(图 39-8)。②伴有较严重的二尖瓣反流时,二尖瓣 E 峰正常或稍增高,A 峰减低,E/A 增大(>1.0)呈现所谓"假性正常化"的频谱形态(图 39-9)。组织多普勒(DTI)可以帮助鉴别其真伪。③疾病发展到终末期发生严重心衰时,常出现"限制性"充盈形式,E/A>1.5~2.0,此时多为不可逆性舒张期功能不全。E 峰多呈高耸的尖峰波,A 峰极低或消失(图 39-10)。④也有部分病例表现为二尖瓣 E 峰、A 峰均减低,是由于左室舒张末期压增高,舒张期通过二尖瓣口血流减少所致。

(三) 组织多普勒

1. 组织追踪成像 DCM 患者的组织追踪成像表现为从二尖瓣环到心尖两侧对称的橘黄色或红色,而正常人表

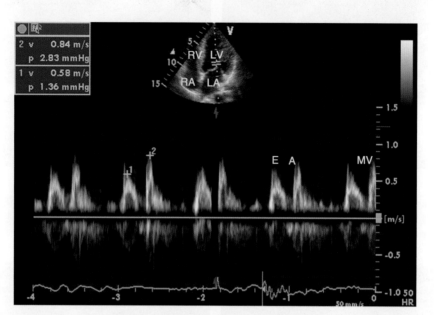

图 39-8 扩张型心肌病二尖瓣口血流频谱
病变早期表现为 A 峰增高、E 峰减低,E/A<1

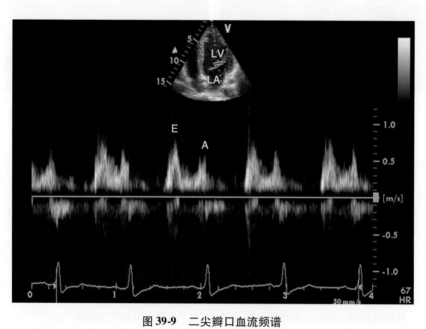

图 39-9 二尖瓣口血流频谱
当舒张功能减低到一定程度出现 E 峰增高的假性正常化,E/A>1

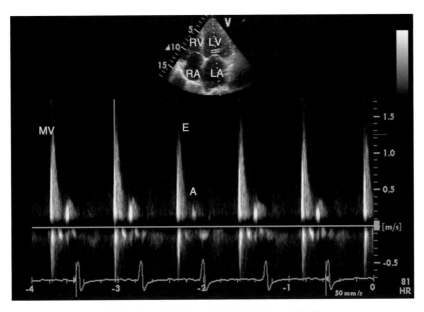

图 39-10 扩张型心肌病二尖瓣口血流频谱
舒张功能进一步减低达不可逆性,出现"限制性"充盈不良,
E 峰呈高耸的尖峰波,A 峰极低或消失

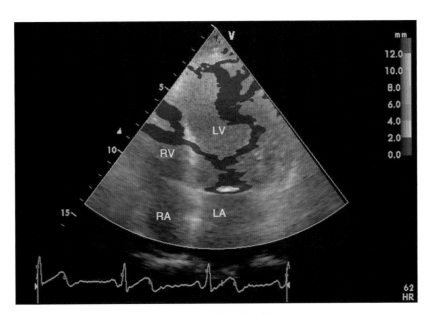

图 39-11 心尖四腔心切面
组织追踪成像表现为室间隔和左室侧壁呈桔黄色和红色,
正常的紫、兰、绿色递减现象消失

现为相应部位两侧对称的紫-红色逐渐变化。正常部位的紫、蓝、绿色递减现象消失,以及测量二尖瓣环水平平均收缩期向心尖方向位移均匀一致的降低,说明扩张型心肌患者左室壁向心运动减弱是弥漫性的、均匀一致的(图39-11)。

2. 定量组织速度成像(QTVI) 在正常的解剖和生理情况下,二尖瓣环组织多普勒 Em 峰>Am 峰,左室壁各节段舒张早期速度峰(V_E)大于舒张晚期速度峰(V_A),而且定量组织多普勒速度成像显示不同的心肌节段间的速度呈现为一个有规律的梯度变化。由心尖到心底,其运动速度逐渐增高。

扩张型心肌病室间隔二尖瓣环水平组织多普勒 Em 峰<Am 峰(图39-12)。QTVI 显示 DCM 患者左室壁各节段

Vs、V_E明显降低,且峰值时间后移,$V_E/V_A<1$(图39-12,图39-13)。在病变早、中期,以上各峰值变化均是弥漫性的改变,正常的峰值速度梯度没有改变,即仍表现为从心底到心尖逐渐减低的趋势。随着 DCM 患者的心功能损害进行性加重,Vs、V_E从心底到心尖方向逐渐减低的规律消失,提示心肌功能受损严重。等容舒张期速度以正向峰多见,且峰值明显高尖,出现明显的收缩后收缩现象。

3. 应变率成像技术 应变率成像(strain rate imaging, SRI)检测局部心肌的形变能力,获得各心肌节段的收缩期峰值应变率(SRs)、快速充盈期应变率(SR_E)、房缩期应变率(SR_A)及各时相的应变值及峰值应变(ε)。

正常收缩期纵向应变率表现为一个宽大的负峰(即收

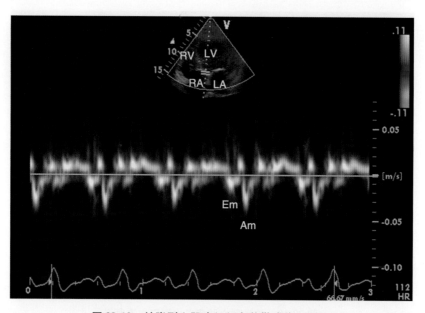

图 39-12 扩张型心肌病组织多普勒成像（DTI）
取样容积置于室间隔二尖瓣环处,DTI 显示 Am 大于 Em,Em/Am<1

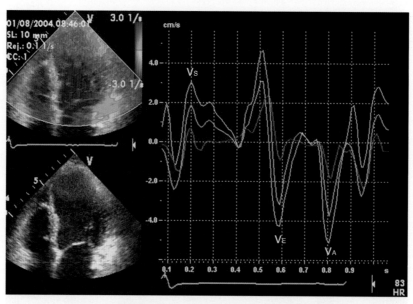

图 39-13 定量组织多普勒速度成像（QTVI）速度曲线
显示室间隔各节段 Vs、V_E 降低,V_E/V_A<1

缩期应变率,SRs),但与 QTVI 从心尖到基底阶梯样分布相比,纵向 SRs 多是均一分布的;等容舒张期表现为一个占时短暂的低速正向波(即等容舒张期应变率,SR_{IVR});快速充盈期及心房收缩期纵向 SR 均表现为两个较宽大的高速正向波。SR_E/SR_A>1。应变曲线是一条基本位于基线下方的呈收缩期下降,舒张期上升趋势的持续整个心动周期的负向波。

DCM 应变率成像表现为各节段心肌纵向 SRs 及 ε 弥漫性降低,且峰值时间后移,峰值降低程度与心肌损伤程度一致,严重时可出现反向运动(图 39-14,图 39-15);SR_E 亦弥漫性降低,SR_E/SR_A<1;等容舒张期应变率(SR_{IVR})以负向峰为主,而且峰值高尖,出现明显的收缩后收缩现象,这是舒张功能减低的敏感指标,SRI 可以敏感的检测出 DCM 患者的收缩和舒张功能减低情况及其特点,不受检测者体位、呼吸、心

脏整体扭动及心肌局部牵拉运动的影响,准确可靠。

4. 组织同步显像技术 组织同步显像(tissue synchronization imaging,TSI)技术可以自动检测正向峰值速度,对达收缩期峰值速度的时间进行彩色编码,以不同的颜色定性、定量地反映室壁的非同步运动现象。可直观显示左室壁各节段纵向收缩方向、同步性和收缩速度,同时自动定量分析任意取样点的 TSI 达峰值速度时间(time-to-peak velocity,Tp)及收缩期峰值速度(peak velocity,Vp)。

TSI 技术用不同颜色显示心肌不同步,准确、直观,还可以客观地显示 DCM 患者左心室收缩活动延迟的节段。尤其是 DCM 合并左束支完全性传导阻滞时,TSI 更可直观准确地判定出心室内不同步运动和心室间不同步运动,TSI 图像上表现为橙色或红色(图 39-16)。

39

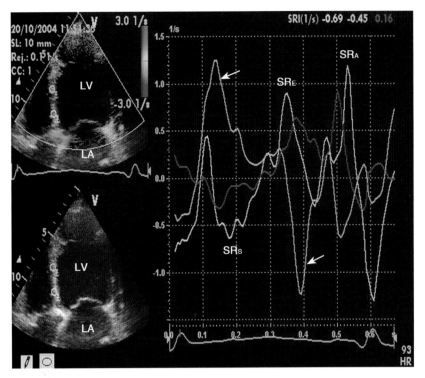

图 39-14 扩张型心肌病应变率曲线

显示明显紊乱,室间隔基底段和心尖段 SRs 降低,
中间段 SRs 和 SRE 反向(箭头处)

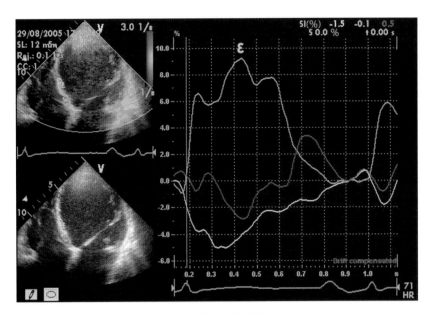

图 39-15 应变曲线

显示室间隔中间段和心尖段应变明显降低,基底段应变反向

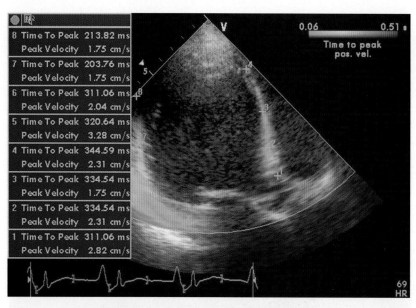

图39-16 心尖左室长轴切面组织同步显像
前间隔及后壁基底段编码为红色或黄色,达峰值速度时间均大于150ms,
表明室壁有不同程度的延迟运动

目前临床上常将此技术应用于评价心脏同步治疗扩张型心肌病的疗效方面,心脏同步治疗是一种用于改善药物难治性DCM患者心肌收缩功能的新方法。通过协调左右心室的心肌收缩,改善心功能,提高运动耐量,逆转或终止慢性心脏重构。TSI在心脏同步治疗中的主要用途为:①选择治疗适应证;②指导起搏导管植入在合适的部位,即将导管植入在TSI图像上红色或橙色节段的心大静脉分支内;③协助调整起搏程序,使左右心室间或左室各节段间达到最大同步,TSI图像接近绿色。随着研究的深入,相信还会有更多的进展。

五、诊断与鉴别诊断

(一)诊断要点

1. 心腔明显增大,以左心增大为主。

2. 心室壁运动幅度明显降低,室间隔低于3mm,左室后壁低于7mm。

3. M型房室瓣开放幅度小,EPSS增大,呈现"大心腔,小开口"。

4. 二尖瓣频谱早期A峰高,E峰低,中期呈现"假性正常化",晚期出现"限制性"充盈形式,E/A>1.5~2.0。

5. 彩色血流显像见多瓣口反流。

6. 左心收缩功能明显减低(EF、ΔD),但左室容积增加。

7. 无特异性心肌病的病因。

(二)鉴别诊断

1. **急性重症心肌炎** 心肌炎(myocarditis)是指某种感染原引起的心脏炎症过程,炎症可累及心肌细胞、间质组织、血管成分和(或)心包。可有发热、头痛、咽痛、流涕、腹泻等前驱症状,继而出现各种心脏症状,如:心悸、胸闷、气促、乏力、心律失常等。其超声心动图特点如下:

(1)较严重的心肌炎可表现以左心为主的心房、心室增大,甚至全心扩大,尤以急性期为明显,但不及DCM明显。

(2)心肌肥厚:室间隔及左室后壁增厚,右室前壁亦有增厚,为短暂性,数月后随病情好转而逐渐消失。

(3)心肌回声的改变:早期急性心肌炎,心肌回声以减低型为主;亚急性心肌炎,心肌回声不均匀或弥漫性增强,同时常合并心内膜回声的不均匀性增强或强回声密集斑点形成"串珠样"改变,尤以室间隔左室面、左室下壁为著。

(4)二尖瓣可发生回声增强,弹性减弱。M型左室呈"大心腔,小开口",E峰至室间隔距离增大。

(5)主动脉振幅减低,心率快。室壁运动弥漫性减弱。急性病毒性心肌炎患者,左室收缩功能减低晚于舒张功能减低,而且心腔扩大不明显,这是区别于其他心脏病的特点之一。

2. **缺血性心脏病** 缺血性心脏病(ischemic heart disease,IHD)为心肌的供血长期不足,心肌组织发生营养障碍和萎缩导致纤维组织增生。其临床特点是心脏逐渐扩大,心律失常和心力衰竭。与DCM鉴别如下:

(1)病因:IHD有明确的心绞痛和心肌梗死的病史,而DCM无明确病史。

(2)心脏形态学方面:IHD心脏扩大多以左室、左房扩大为主,左室扩大的形状改变常呈不对称的几何形状,表现为前后径、长径的改变较左右径改变小。室壁运动呈明显节段性运动障碍为主,可表现僵硬、扭曲,甚至出现室壁瘤;DCM者心脏扩大呈普大型(四个心腔均扩大);室壁运动呈弥漫性减弱,少数患者可出现轻度节段性运动异常,远比IHD差。

(3)室壁回声:急性梗死区室壁回声一般减低,陈旧性梗死区回声水平较高而不均;DCM患者心肌回声水平一般没有明显改变。

(4)血流动力学方面:反映左室充盈状态的二尖瓣前叶与室间隔距离(EPSS)在DCM时远远高于10mm者,而IHD不如前者明显;DCM常发生多瓣口反流,IHD一般为二尖瓣口反流居多,反流程度也是前者重于后者。

(5)心功能方面:DCM 主要以收缩功能减低为主,射血分数(EF)、左室短轴缩短率(FS)明显减低,而代表左室舒张功能的二尖瓣频谱则可以表现为"正常";IHD 则常以左室舒张功能障碍为主。

(6)组织多普勒方面的鉴别:①组织速度成像(TVI)和定量组织多普勒速度成像(QTVI):多普勒组织成像在 DCM 时显示心肌彩色编码普遍暗淡,S 峰、E 峰速度减低,E/A 比值弥漫性下降;IHD 时显示心肌局部(梗死或缺血区)运动速度减低,色彩暗淡、消失甚至出现相反的色彩。QTVI 心肌各节段运动紊乱,病变节段收缩期速度(V_s)、舒张早期速度(V_E)降低,$V_E/V_A<1$;等容舒张期速度(V_{IVR})反向增高,等容舒张时间延长。矛盾运动节段 V_s、V_E 峰值反向。②应变率成像(SRI)在 DCM 时显示各节段心肌 SR_s、SR_E、SR_E/SR_A 比值弥漫性下降;IHD 时显示病变节段心肌局部 SR_s、SR_E、SR_E/SR_A 减低,或出现反向运动,SR_{IVR} 多表现为增高的负向峰,且等容舒张时间延长,而非缺血节段则正常或代偿性运动增强。心肌从心尖到心底应变率同向分布的规律消失。③组织同步显像(TSI):TSI 心肌编码明显不均匀,病变节段运动延迟,轻度延迟者呈黄色或橙黄色,重度延迟者编码呈红色,表明各节段心肌发生了不同步运动。

(7)心肌声学造影:DCM 患者心肌灌注尚在正常范围;IHD 患者会出现局部心肌灌注充盈缺损。

(8)冠状动脉造影:两种疾病最终可以通过选择性冠状动脉造影来鉴别,DCM 者造影显示冠状动脉血管及其分支正常;IHD 会出现不同冠状动脉的不同程度的狭窄。

3. 甲状腺功能亢进性心肌病 甲状腺功能亢进简称甲亢(hyperthyroidism)是 T_3 和(或)T_4 过度分泌引起的临床状态。甲状腺激素引起左室功能改变是心肌收缩力增强,心指数和每搏指数、平均缩射血率、室壁缩短速率和冠脉血流均增加,心率增快。心脏肥厚和扩张,晚期致心力衰竭。其超声心动图特点如下:

(1)二维及 M 型超声心动图:

1)左房、左室增大。一般早期心腔改变仅为左房轻度增大,晚期心腔增大改变酷似扩张型心肌病。

2)早期室间隔、左室后壁振幅增强,晚期发生心功能不全,室壁振幅减弱。

3)早期左室射血分数(EF)增加 70% ~80%;左室短轴缩减率(FS)增加 40% ~49%;心排出量(CO)增加,范围是 7.8 ~10.0L/min;每搏出量(SV)增加,在 80 ~100ml/beat。此征往往是甲亢心肌病的首要表现。晚期出现明显心功能不全时,左心腔会明显扩大,心搏出量减少,收缩功能降低。

(2)频谱及彩色多普勒超声心动图:

1)早期高排出量状态下,可表现二尖瓣 E 峰、A 峰和主动脉瓣口血流均增加。E 峰流速较高,可达 1.15m/s,A 峰可高达 0.81m/s,主动脉瓣口流速可达 1.80m/s。

2)半年内未得到治疗者,E/A 比值则明显低于正常人,A 峰流速加快,流速积分高于正常人。如果病情在 2 年以上未得到良好控制,则 E/A 比值会进一步下降,说明左室功能改变以舒张功能减退为特点。

3)彩色多普勒:常出现二尖瓣反流(约占 47.6%)。右心功能不全时也可发生三尖瓣反流。

4. 围生期心肌病及酒精性心肌病 围生期心肌病(peripartum cardiomyopathy,PPCM)、酒精性心肌病(alcoholic cardiomyopathy,AHCM)在超声心动图上基本上与扩张型心肌病(DCM)无法鉴别,主要依靠病史。

(1)病史:PPCM 发病时间局限在妊娠最后 3 个月或产后 6 个月内;即往无心血管系统疾病史,除外其他心血管疾病。AHCM 均具有长期大量饮酒史,一般每天摄取白酒 150ml 以上,持续 5 年以上,可形成 AHCM;也有人认为每日饮酒精 80g 以上超过 1 年时即可导致 AHCM。而 DCM 则无任何明确病史。

(2)超声心动图:这三种疾病都表现为全心扩大,室壁运动弥漫性减弱,合并二尖瓣、三尖瓣反流,心室内可有附壁血栓。但 PPCM 和 AHCM 一般情况下以左心室增大为著,其他房室腔变化较轻。AHCM 可发生心肌肥厚,主要表现在室间隔及左室后壁对称性轻度肥厚,左室心肌内可出现异常散在斑点状强回声。

(3)PPCM 和 DCM 通过心内膜心肌活检在鉴别上可提供重要依据,但在 DCM 和 AHCM 之间心内膜心肌活检也无法鉴别。

(4)根据治疗后效果进行鉴别:PPCM 在治疗后心功能会有明显改善,心腔变小,有人甚至可以再次妊娠都未见复发。AHCM 禁酒是首要的治疗措施,禁酒配合内科治疗,大多数患者心功能明显好转,一年即可出现明显改善,心脏也可以恢复正常大小。而 DCM 则治疗后效果不显著,左心室也难以恢复至正常。

六、临床价值及存在问题

目前超声仍不能明确诊断扩张型心肌病,只能采用排除法,首先要除外冠心病、高血压性心脏病失代偿期、特异性心肌病以外可引起心脏扩大的疾病,如风湿性心脏病、先天性心脏病、肺心病、心包积液等。

1. 通过心脏大小、室壁运动、房室瓣膜情况、常年多次随访情况作出诊断,可给临床提供重要参考。

2. 通过超声测定的心脏功能可为临床治疗和评估预后提供重要依据。

1996 年法国的 Dubourg 等报道 DCM 患者中,如果左室舒张末期直径>70mm、射血分数<25% 者,预后较差;左室充盈异常,尤其表现为限制性障碍的严重者,二尖瓣 E/A>2,E 峰下降时间<150 毫秒,预后较差。Miartintina 等报道左室射血分数(EF)≥25%,左室短轴/长轴(D/L)≤0.65 者预后较好,EF≤15%,D/L≥0.82 者预后差。左室每搏输出量和室壁张力对预后影响不大。脉冲波和连续多普勒对 DCM 心功能定性定量诊断有重要意义。

3. 超声可通过形态及功能等多项指标观察疗效并长期随访。

对 DCM 患者通过超声检测各心腔内径、室壁运动幅度、EPSS、瓣口流速及频谱形态、瓣口反流情况、左室收缩舒张功能的多个指标等可对某种药物或某些联合用药治疗前后进行自身对比以判定疗效。

肥厚型心肌病

肥厚型心肌病(hypertrophic cardiomyopathy,HCM)通常是左室壁非对称性肥厚。2011年11月,美国心脏病学会基金会/美国心脏协会(ACCF/AHA)联合发布了HCM的诊断和治疗指南,HCM的特征为不明原因的左心室肥厚、不伴有心室腔扩张,未发现其他可导致心室肥厚的心脏疾病或系统性疾病,临床超声心动图提示左心室壁厚度≥15mm。2014年ESC指南指出HCM是指并非完全因心脏负荷异常引起的左心室室壁增厚。诊断标准为任意成像手段(超声心动图、心脏磁共振成像或计算机断层扫描)检测显示,并非完全因心脏负荷异常引起的左室心肌某节段或多个节段室壁厚度≥15mm或≥预测平均值+2SD。常伴有左室流出道收缩期压力阶差增大。家族性者为常染色体显性遗传。特点为左心室或右心室肥厚,通常是非对称性的,并侵及室间隔。典型形态学改变为心肌细胞肥大和排列紊乱,周围疏松结缔组织增多。常发生心律失常及早年猝死。

一、病理解剖与血流动力学改变

通常左室壁非对称性肥厚,以室间隔为主,致心腔狭小,左室流出道狭窄。心脏体积增大,重量增加。偶尔可见肥厚型心肌病表现为左心室对称性肥厚。显微镜下见心肌肥厚和肌束排列明显紊乱,形成特征性的螺蜗样构型,细胞内肌原纤维结构排列紊乱。纤维化明显,形成肉眼即可观察到的瘢痕(图39-17)。

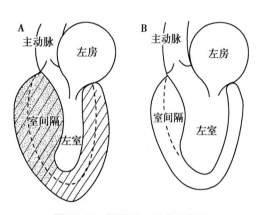

图39-17　肥厚型心肌病示意图
A. 梗阻性肥厚型心肌病以室间隔中上段肥厚最明显,斜线带有阴影部位为心肌的原发性肥厚病变,其肌纤维增粗,排列紊乱。肥厚的室间隔向左室流出道,形成狭窄。其余部位(斜线无阴影区)心肌收缩加强,呈代偿性肥厚。整个左室腔相对较小,左室舒张末压力增高,左房舒张期血液排空受阻,故可增大。B. 非梗阻性肥厚型心肌病示意图,此型患者为单纯的室间隔上段非对称性增厚,无左室流出道梗阻,其他部位室壁厚度正常

主要的血流动力学改变为:心室肥厚、心肌收缩力增强、左心室流出道压力阶差、舒张期弛缓和顺应性异常、二尖瓣反流。其中最引人注目的特点是动力性压力阶差的

存在。根据有无梗阻,按血流动力学改变将肥厚型心肌病分为:梗阻性肥厚型心肌病(obstructive hypertrophic cardiomyopathy)和非梗阻性肥厚型心肌病(nonobstructive hypertrophic cardiomyopathy)。

二、检查方法及注意事项

1. 二维超声心动图主要切面　左心长轴切面、左室短轴切面(二尖瓣水平及乳头肌水平)、四腔和五腔心切面。显示室间隔的轮廓、形态、厚度及其分布;各节段室壁厚度、运动情况,二尖瓣及腱索形态及运动;左室流出道及主动脉瓣的改变;左室收缩和舒张功能。

2. M型超声心动图　①注意有无二尖瓣前叶异常的前向运动及主动脉瓣的提前关闭现象;②室间隔及左室后壁厚度测量,在胸骨左缘3~4肋间能见到二尖瓣前叶A、E峰的心室波群处,时间应在心室舒张末期;③测量左室流出道宽度,一是在左室流出道入口(二尖瓣前后叶均显示时),二是在左室流出道出口(仅见二尖瓣前叶,其后为房室环区)。

3. 多普勒超声检测　选用心尖五腔心切面显示左室流出道,声束尽量与左室流出道血流束平行,测得频谱形态、流速大小及压力阶差,有助于梗阻程度的判定。

4. 彩色多普勒超声　在五腔心及左室长轴切面均可显示左室流出道内的五彩镶嵌状湍流或射流束,有助于梗阻部位的判定。

三、超声心动图

(一)M型超声心动图

1. 二尖瓣前叶舒张期开放时多可触及室间隔,梗阻者二尖瓣瓣体和腱索收缩期膨向室间隔,前向移动,M型显示二尖瓣C-D段呈多层弓背样隆起,这种现象称为收缩期前移现象(systolic anterior motion,SAM)(图39-18~图39-20)。但SAM现象不是肥厚型梗阻性心肌病的特异性指标。

2. 二尖瓣EF下降速率减慢,这是由于左室舒张期顺应性下降,左室充盈受限,因而向后漂浮二尖瓣的力量减低所致,E峰常与室间隔相撞(图39-19,图39-20)。

3. 左室流出道狭窄,此为肥厚的室间隔突入左室流出道和二尖瓣前叶收缩期前向运动所致,正常左室流出道内径为20~40mm,梗阻时<20mm,20~25mm为非梗阻性。

4. 主动脉瓣收缩中期提前关闭,右冠瓣呈M形,无冠瓣呈W形,出现收缩期半关闭切迹(图39-21~图39-23)。

5. 肥厚的室间隔收缩运动减低,左室后壁收缩运动增强,总体心肌收缩增强。晚期,收缩力下降,射血分数减低。

(二)二维超声心动图

1. 左室壁非对称性心肌肥厚　室间隔明显增厚,一般在19~30mm,甚至达到40mm,左室后壁正常或稍厚(图39-24)。室间隔厚度与左室后壁厚度之比大于1.3,一般在1.5以上。

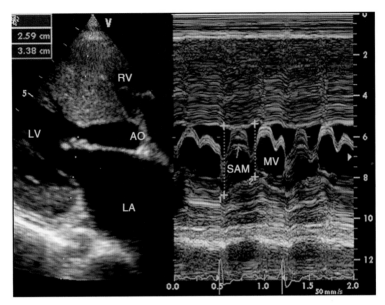

图 39-18 左室流出道梗阻时二尖瓣波群 M 型曲线
二尖瓣 CD 段收缩期前向运动,呈多层弓背样隆起,即 SAM 现象

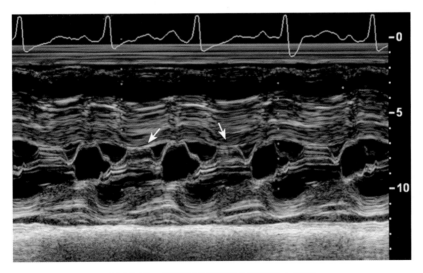

图 39-19 肥厚型心肌病 M 型超声心动图
肥厚型心肌病患者的二尖瓣波群,室间隔增厚约 3.0cm,活动幅度减小,收缩期增率小于 30%。二尖瓣前叶舒张期与室间隔相撞,收缩期 CD 段可见向前突起(箭头所指),提示有左室流出道狭窄,左室后壁代偿性运动幅度增强

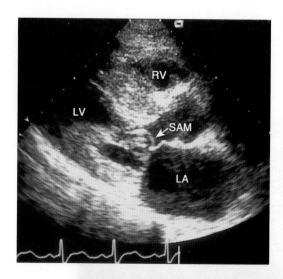

图 39-20 肥厚型心肌病 SAM 现象
收缩早中期二尖瓣前叶及部分腱索突向左室流出道(箭头),形成所谓"SAM 现象",加重了左室流出道狭窄

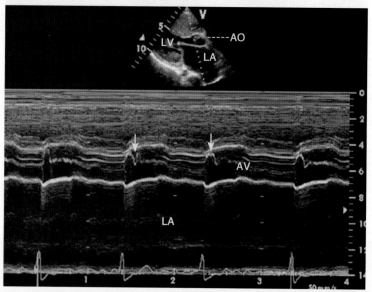

图 39-21 心底波群 M 型曲线
左室流出道梗阻,主动脉瓣出现收缩中期提前关闭现象,右冠瓣呈"M"型

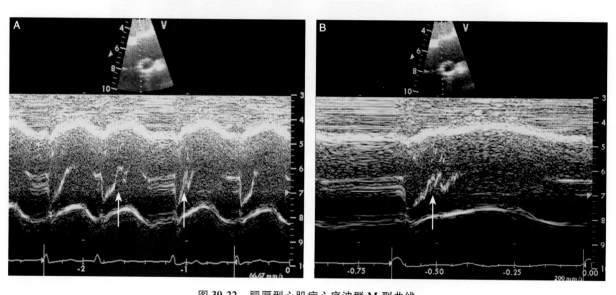

图 39-22 肥厚型心肌病心底波群 M 型曲线
由于左室流出道梗阻,主动脉瓣出现收缩中期提前关闭现象,无冠瓣呈"W"型

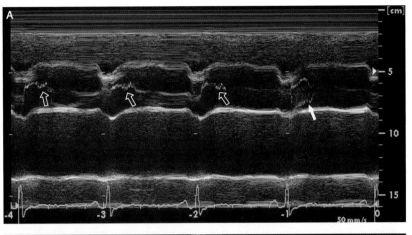

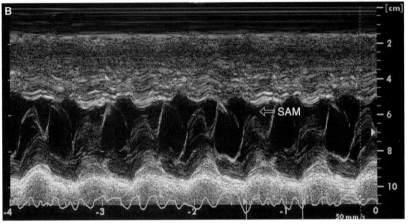

图39-23 肥厚型心肌病

A. 心底波群,右冠瓣呈"M"型,无冠瓣呈"W"型;B. 二尖瓣波群,二尖瓣前叶收缩
中期突向左室流出道(SAM),触及室间隔

2. 乳头肌肥厚,位置前移 左室乳头肌水平短轴切面均可见前外乳头肌及后内乳头肌增厚,位置前移。

3. 肥厚的心肌回声增强、不均匀,呈斑点状,毛玻璃样改变,可能与心肌纤维排列紊乱及荧光样物质沉积有关(图39-24,图39-25)。

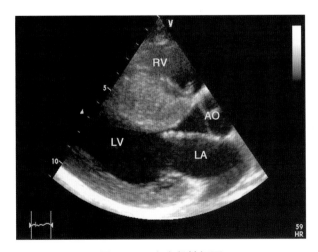

图39-24 左室长轴切面

显示室间隔明显增厚,左室后壁轻厚,心肌回声
增强、不均匀,呈"毛玻璃样"改变

(三) 三维超声心动图

HCM患者三维超声心动图可更直观的显示左室心腔变小及室壁增厚程度,准确测量左室舒张末期及收缩末期容积,真实反映左室功能。梗阻性HCM患者可更清晰的显示左室流出道狭窄的程度,尤其是从左室向心底方向观察时可以准确测定左室流出道的面积(图39-26)。

四、超声多普勒

(一) 彩色多普勒

1. 彩色多普勒显示梗阻者左室流出道内收缩早期为五彩细窄血流束,并向主动脉瓣及瓣上延伸,狭窄越重,色彩混叠越严重。彩色血流最窄的部位即为左室流出道梗阻部位(图39-27)。

2. 可合并二尖瓣反流。

(二) 频谱多普勒

1. 二尖瓣频谱A峰流速加快,E峰流速减低,A峰>E峰。这是由于心肌肥厚、心室舒张延缓,心肌硬度增加,左室舒张期顺应性下降所致。

2. 梗阻者左室流出道流速加快,频谱为负向高速充填状射流。形态为曲线逐渐下降,收缩晚期达高峰,呈"匕首"样(图39-28)。左室流出道内压力阶差>30mmHg时提示有梗阻。左室流出道越狭窄,流速越快,且左室射血时

39

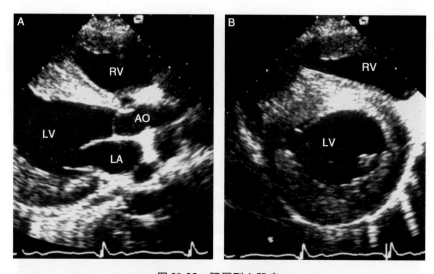

图 39-25 肥厚型心肌病

此患者临床表现、实验室检查及心肌活检均诊断为肥厚型心肌病。超声心动图检查
左室壁呈均匀性增厚。A. 左心长轴切面;B. 近乳头肌水平短轴切面

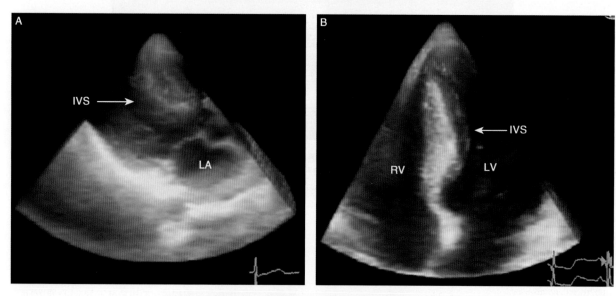

图 39-26 肥厚型心肌病三维超声成像

左心长轴观(A)和四腔观(B)均显示室间隔基部与中段明显增厚

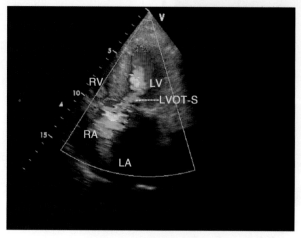

图 39-27 左室流出道梗阻

显示收缩早期左室流出道内见五彩细窄射流束

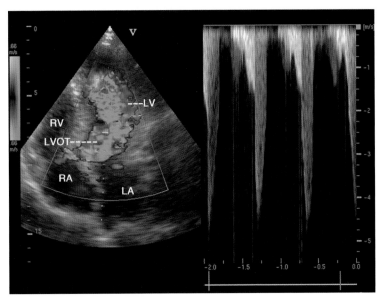

图 39-28 左室流出道梗阻

见左室流出道频谱为负向高速充填状射流,呈"匕首"样

间越长。

（三）组织多普勒

1. 组织追踪图（TT）　组织追踪法用于评价肥厚型心肌病（HCM）患者左室纵向运动功能,分析左室各心肌节段位移曲线。HCM患者从房室环到心尖运动幅度逐渐减低,肥厚与非肥厚心肌节段均降低,用不同颜色代表速度,两侧基本对称（图39-29）,证明HCM患者左室纵向运动功能受到损害,损害不仅发生在肥厚的左室壁,非肥厚的室壁同样受到损害。

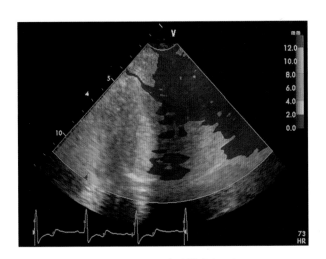

图 39-29 组织追踪技术（TT）

心尖四腔心切面可见左室壁纵向运动减弱,
呈橙黄色、黄色或红色

2. 组织速度成像（TVI）及定量组织速度成像（QTVI）　用TVI技术观测HCM患者室间隔的运动情况,室间隔二尖瓣环水平组织多普勒频谱Em峰<Am峰,等容舒张期IVR延长。QTVI测量肥厚的室间隔收缩期峰值速度（Vs）与正常人相比无明显差异,这是由于肥厚型心肌病中虽然肥大变形的单个心肌细胞收缩功能可能减弱,但心肌总体收缩功能不低甚至增强。而内、外膜峰值速度差（ΔV）,内、外膜峰值速度阶差（VG = ΔV/L, L为室壁厚度）明显低于正常,VG和ΔV甚至为零或出现负值,此点可以用心壁内层心肌弥漫性纤维化及心内膜下缺血比外层严重来解释。

肥厚型心肌病中肥厚的室间隔舒张早期峰值速度（V_E）明显降低,$V_E/V_A<1$,说明肥厚型心肌病以心肌舒张功能受损为主,其程度远较收缩功能受损严重（图39-30）。

3. 应变率成像技术（SRI）

（1）HCM患者左室壁各节段应变率均一分布的规律被打乱,肥厚的室间隔基底段及中间段收缩期应变率（SRs）明显减低,以中间段为著,部分节段近乎为零,甚至出现反向运动。

（2）非肥厚的左室壁节段收缩期应变率值也不同程度的减低。

（3）HCM患者各节段心肌的舒张早期应变率（SR_E）值不同程度降低,舒张晚期应变率（SR_A）无明显变化,$SR_E/SR_A<1$（图39-31）。

（4）肥厚各节段峰值应变（ε）也明显降低,尤以中间段为著,部分节段ε曲线出现反向运动（正峰）或部分反向运动（正、负双峰）。而且有研究表明室间隔中段局部心肌ε分别与室间隔厚度以及IVS/PW比值之间存在明显的相关关系。SRI技术可准确地检出HCM患者局部心肌收缩功能的异常,为准确、定量地评价局部心肌功能提供了新的参数。

（四）特殊类型的肥厚型心肌病

1. 心尖肥厚型心肌病（apical hypertrophic cardiomyopathy, AHCM）　1976年由日本学者Yamaguchi等首次报道,超声主要特点:

（1）心室和（或）心尖部心腔明显狭小,呈"核桃样"改变（图39-32）。

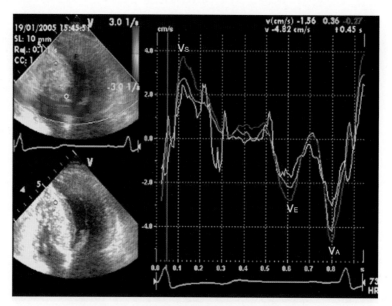

图 39-30 定量组织速度成像技术(QTVI)

见肥厚的室间隔在舒张早期峰值速度(V_E)降低,$V_E/V_A<1$

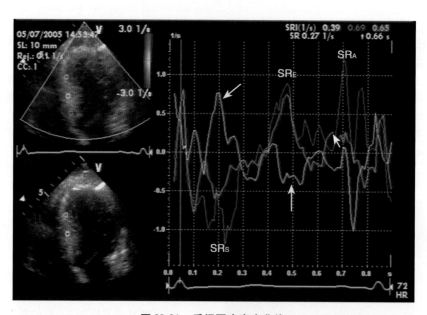

图 39-31 后间隔应变率曲线

应变率曲线明显紊乱,SR_S 和 SR_E 峰值降低,$SR_E/SR_A<1$,中间段 SR_S 和 SR_E 峰反向(箭头处)

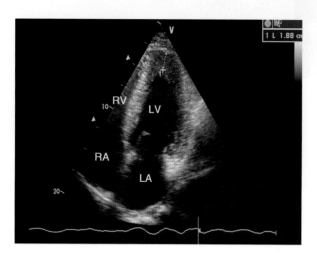

图 39-32 心尖肥厚型心肌病心尖四腔心切面

见心尖部心肌明显增厚,心尖部左室腔明显
狭小,呈"核桃"状

（2）收缩期肥厚的心肌呈瘤样突起，凸向心腔，严重者心尖部心腔闭塞。

（3）CDFI 示 LVOT 内无明显血流加速现象，血流速度正常，无血流加速现象。

2. 均匀肥厚型心肌病 于左室长轴、心尖四腔心及左室短轴切面均可见各室壁明显均匀一致的增厚，回声增强，心腔明显变小，一般无左室流出道狭窄。

3. 其他壁段肥厚者可在相应切面清晰显示肥厚部位。

五、诊断与鉴别诊断

（一）诊断要点

1. 肥厚型梗阻性心肌病

（1）室间隔非对称性肥厚，左室后壁厚度正常或稍厚。室间隔与左室后壁厚度之比大于 1.5:1。

（2）肥厚的室间隔运动幅度及收缩期增厚率下降。

（3）乳头肌肥厚，位置前移。

（4）左室流出道内径变窄，小于 20mm。

（5）二尖瓣 E 峰与室间隔相撞，EF 斜率下降，C-D 段出现 SAM 现象。

（6）主动脉瓣收缩中期提前关闭现象。

（7）二尖瓣频谱 A 峰>E 峰。

（8）左室流出道内收缩期见五彩细窄血流束。频谱呈高速射流，压差大于 30mmHg。

2. 肥厚型非梗阻性心肌病

（1）室间隔肥厚，可伴有其他各壁局限性肥厚。

（2）肥厚的心肌运动幅度减低。

（3）左室流出道内径正常。

（4）二尖瓣收缩期无前向运动，E 峰不与室间隔相撞。

（5）左室流出道内为蓝色血流，流速正常。

（二）鉴别诊断

心肌肥厚并非肥厚型心肌病所特有，以下疾病亦可导致心肌肥厚，需结合病史和其他特征性超声改变加以鉴别。

1. 高血压性心脏病

（1）首先有高血压病史。

（2）主要超声表现为：室间隔与左室后壁增厚，一般为向心性对称性，也偶有轻度非对称性，但室间隔厚度/左室后壁厚度<1.3。

（3）左房内径增大，左室内径多正常，而肥厚型心肌病左室内径可减小。

（4）增厚的心肌内部回声均匀。早期左室壁运动幅度正常或增高，左室收缩功能正常或稍高，考虑代偿所致。晚期时呈离心性肥厚，运动幅度减低，左室收缩功能减低。

（5）M 型可见主动脉 V 波圆隆，重搏波消失等动脉硬化改变，二尖瓣 EF 斜率可减慢，但无 SAM 现象及主动脉瓣收缩中期提前关闭现象。

2. 主动脉瓣及主动脉狭窄性病变 包括主动脉瓣先天性（包括主动脉瓣二瓣化）、老年性及风湿性狭窄，主动脉瓣下狭窄，主动脉瓣上狭窄，主动脉缩窄。主要超声表现为：

（1）室间隔及左室后壁向心性对称性增厚。

（2）主动脉瓣明显增厚、反光强、开放受限，严重者钙化，或于主动脉瓣上、瓣下可见膜性狭窄或局限性主动脉缩窄，而 HCM 患者无上述病变，这是最主要的鉴别点。

（3）升主动脉内径自瓣上开始有不同程度的窄后扩张，可延伸至主动脉弓。

（4）彩色多普勒：收缩期通过主动脉瓣的血流束变细，瓣上主动脉内为五色镶嵌状血流。频谱呈全收缩期高速射流。

（5）梗阻性心肌病的压力阶差与主动脉瓣狭窄的压力阶差有明显不同，前者出现于收缩中期，在收缩晚期达到高峰，位置处于左室流出道；而后者出现于收缩早期，位置处于主动脉瓣口处，所以前者为动力性梗阻，后者为固定性梗阻。

3. 甲状腺功能减退性心肌病 甲状腺功能减退（简称甲减，hypothyroidism）时，甲状腺激素分泌减少，心肌细胞内常见黏液变性。典型的表现有心肌肥大，心脏扩大，窦性心动过缓，脉搏细弱。心包积液是黏液性水肿中常见的临床表现。超声心动图特点所见如下：

（1）室壁增厚：室间隔增厚较多见，约占 48%；少数患者左室后壁也增厚。室壁内可有少数不规则点状回声，认为是心脏肌壁黏多糖沉积和水肿所致，因此是可逆性的。

（2）伴心包积液：心包积液的出现是超声诊断甲减的敏感指标。本病的心包积液为均匀的无回声区，其内无点状、絮状、条带状回声。而 HCM 患者一般无心包积液。

（3）左房增大，左室腔较正常人缩小，但不及 HCM 明显。少数患者可表现为全心扩大，甚至类似于扩张型心肌病。治疗后各心腔可明显回缩，乃至恢复正常。

（4）心动过缓或心动过缓性心律失常。

4. 尿毒症性心肌病 引起尿毒症（uremia）患者心肌损害及心功能不全的因素是多方面的，把尿毒症多种因素结合所引起的心脏病变称之为尿毒症性心肌病。这种心肌病变不仅仅见于尿毒症期，实际上在慢性肾衰竭早期就可能存在。

超声心动图特点：

（1）心肌回声粗糙，增强，强弱不均，内部呈点、片、条状强回声光点，心内膜回声也明显增强呈"蛋壳征"。这是由于肾功能障碍引起钙沉积到心肌及血管壁内，发生心肌内转移性钙化导致心肌密度改变。

（2）多伴有不同程度心包积液。心包膜增厚，反光强，可有轻度钙化。心肌病变和不同程度的心包积液是尿毒症性心肌病变的特征性改变，可与 HCM 鉴别。

（3）室壁厚度和心腔大小的改变同高心病，这是由肾实质性高血压引起的。

（4）瓣膜、乳头肌受损，轻度增厚，钙化，M 型超声心动图上可见二尖瓣前叶 EF 斜率下降。

六、临床价值及存在问题

应用超声心动图可对肥厚型心肌病做出明确诊断,具有重要价值,优于其他检查方法,更敏感、更准确。超声检查能够明确室壁增厚的部位、程度,直接观察室间隔厚度与左室后壁厚度之比。测定左室流出道的宽度,二尖瓣收缩期前向运动及主动脉瓣的收缩中期关闭现象。多普勒超声探查可于左室流出道探及收缩期高速湍流频谱,确定有无左室流出道梗阻。

超声心动图对肥厚和梗阻的部位准确定位并对梗阻的程度做出定量分析,而且测定血流动力学改变对药物疗效判断有重要意义。

限制型心肌病

限制型心肌病(restrictive cardiomyopathy)是一种比较少见、特殊类型的心肌病。其特点为一侧或两侧心室有限制充盈及舒张期容量减少,其收缩功能正常或接近正常,心室壁增厚,可能伴增生的间质纤维化。临床上可以是特发性的或伴发于其他疾病。

一、病理解剖与血流动力学改变

其病理改变为心室内膜和内膜下纤维组织增生,心室壁硬化,心室腔缩小或闭塞,心室舒张功能受损,心室肌收缩功能正常或轻度减低。右心室心内膜心肌纤维化占优势的病人,右心室舒张末压增高;左心室心内膜心肌纤维化者,左心室舒张末压增高,左心房压增高,肺血管瘀血,肺动脉压升高。临床表现以发热、全身倦怠为初始症状,逐渐出现心悸、呼吸困难、浮肿、颈静脉怒张等心力衰竭症状,与缩窄性心包炎极其相似,有人称之为缩窄性心内膜炎。

二、检查方法与注意事项

切面超声心动图检查注意心腔变化,包括心房增大,心室腔缩小情况,尤其要注意观察心尖有无闭塞,将聚焦带调至近场有利于对心尖的观察。观察心包的情况有助于与心包炎的鉴别。多普勒测量二、三尖瓣血流对本病诊断很重要,检查时注意将多普勒取样容积放在瓣尖水平并保持声束与血流方向平行。

三、超声心动图

(一)M型超声心动图

M型超声心室波群可显示室壁及心内膜增厚,室壁运动幅度减低,心室腔变小。

(二)二维超声心动图

1. 心内膜增厚,回声增强,以心尖部显著,心尖部由僵硬的异常回声占据,导致心尖部闭塞。正常心内膜厚度小于1.0mm,限制型心肌病的心内膜厚度可达数毫米,致左心室腔收缩期及舒张期变化不明显(图39-33)。

2. 双房明显增大(图39-34),可有附壁血栓。

3. 心室通常不大或减小,心室腔变形,长径缩短。舒张后期2/3心室径无变化,体现了心室的充盈受限。

4. 室壁可有一定增厚,因室壁可有浸润改变和间质纤维化增加,可表现为室壁心肌内呈浓密的点状回声。

5. 二、三尖瓣可增厚、变形,固定于开放位置,失去关闭功能。

上述改变可以一侧心腔为著,多以右心受累多见,亦可双侧心腔受累。

四、超声多普勒

多普勒超声心动图可将限制型心肌病心室充盈受限

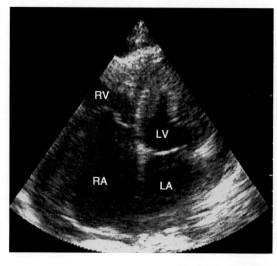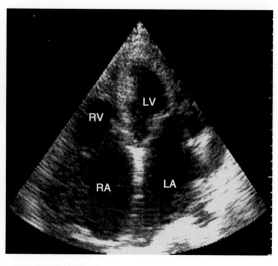

图39-33 限制型心肌病心尖四腔心切面
见左心室腔收缩期及舒张期变化不明显
左为收缩期 右为舒张期

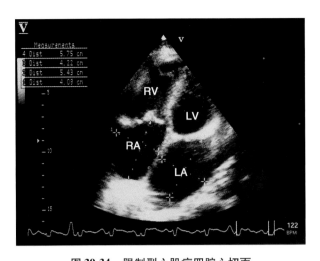

图 39-34　限制型心肌病四腔心切面
收缩期见左、右心房增大，左、右室变小、变形

这一病理生理学特征展现出来，从而使我们更好地了解这一类疾病。

（一）彩色多普勒

1. 二尖瓣、三尖瓣反流　由于二尖瓣、三尖瓣受累，可出现收缩期轻-中度的二尖瓣及三尖瓣反流，当心室舒张压明显增高时可见舒张期二尖瓣、三尖瓣的反流，与收缩期反流不同，由于舒张期心室与心房的压差较小，舒张期的反流速度低，且仅存在于舒张中、晚期。

2. 彩色多普勒表现为舒张期二尖瓣、三尖瓣瓣口血流充盈时间较短，早期为一明亮的红色血流，持续时间短。在心房收缩期，肺静脉和上腔静脉内也可显示蓝色的反流信号。

（二）频谱多普勒

1. 二尖瓣、三尖瓣血流频谱改变：E 峰高尖，E 峰减速时间缩短 DT≤150ms。A 峰减低，E/A 增高>2.0。等容舒张期缩短≤60ms。二尖瓣、三尖瓣血流频谱不随呼吸变化或变化不明显。

2. 肺静脉血流频谱改变：D 波增高，S 波降低甚至缺如，AR 增高（>35cm/s），时限延长，连续出现于整个心房收缩期，研究显示肺静脉逆向血流时限与二尖瓣心房收缩期前向血流时限的差值与左室舒张末压相关。

3. 上腔静脉血流频谱改变：上腔静脉反流速度（AR）增加（正常值 0.15±0.05m/s）。

4. 肺动脉高压的测量：根据三尖瓣反流压差可估测肺动脉收缩压。通常限制型心肌病的肺动脉压力增高，但一般不超过 50mmHg。

（三）组织多普勒

1. 组织追踪图像（TT）　左室壁纵向运动幅度均明显减低，仅为 4mm，呈现橘红色或红色，系由于心室舒张期运动受限所致。

2. 组织速度成像（TVI）　限制型心肌病病人各时相心肌运动速度减低，尤以舒张早期运动速度减低显著，舒张早期峰速度与收缩期峰速度比值 V_E/V_S<1.3，正常人 V_E/V_S=1.5~2.0。舒张早期峰速度与舒张晚期峰速度比值

V_E/V_A<1。

Palka 等利用 TVI 的左室后壁速度阶差（MVG）来评价限制型心肌病并与缩窄性心包炎鉴别，正常人心内膜下心肌运动速度高于心外膜下心肌速度，MVG 为正值，限制型心肌病患者的 MVG 平均值均低于正常及缩窄性心包炎；在等容舒张期，限制型心肌病患者 MVG 为正值，而缩窄性心包炎的 MVG 为负值。

3. 应变率成像技术（SRI）　限制型心肌病患者的左室收缩期应变率（SRs）和快速充盈期应变率（SR_E）均降低，以 SR_E 的降低为著，其与房缩期应变率（SR_A）的比值降低。

五、诊断及鉴别诊断

（一）诊断要点

1. 二维超声心动图　心内膜增厚、心室腔变形、心尖闭塞、双房增大。

2. M-型超声心动图　室壁运动减低。

3. 二尖瓣、三尖瓣血流频谱呈限制型充盈障碍表现且不随呼吸变化或变化不明显。

（二）鉴别诊断

临床上主要与缩窄性心包炎难以鉴别。两者在二维超声心动图上均可表现为双房明显增大，心室相对小，可伴有心包积液、腔静脉增宽等改变。多普勒均呈限制型充盈障碍。鉴别要点：

1. 心包增厚，心包积液明显有助于缩窄性心包炎的诊断，心内膜增厚有助于限制型心肌病诊断，但在一些不典型病例，上述改变并不明显。

2. 二尖瓣、三尖瓣血流频谱不随呼吸变化或变化不明显是限制型心肌病区别于缩窄性心包炎的特征性改变。后者吸气时二尖瓣 E 峰较呼气时减小幅度≥25%，三尖瓣 E 峰比呼气时幅度增大≥40%。

3. 二者静脉回流各具特点，缩窄性心包炎的肺静脉血流频谱 D、S 波明显降低，且随呼吸改变明显。

4. DTI 技术对限制型心肌病与缩窄性心包炎的鉴别有重要价值。缩窄性心包炎的 V_E 与正常人无显著差异（≥8cm/秒），V_E/V_A>1，而限制型心肌病的 V_E 一般在 5cm/秒左右，V_E/V_A<1。由于限制型心肌病的二尖瓣血流频谱 E 峰高于缩窄性心包炎，因此，DTI 舒张早期心肌运动峰速度 V_E 与二尖瓣 E 峰比值减低，Garcia 等把 V_E 值 8cm/s 和 Ea/E 比值 0.11 作为鉴别限制型心肌病和缩窄性心包炎的参考指标。

5. 由于缩窄性心包炎病变位于心包及心外膜，左室侧壁受缩窄心包的禁锢作用使其在心动周期的变形能力降低，而室间隔心肌的收缩和舒张功能没有明显异常，故左室侧壁的应变值明显低于室间隔的应变值，室间隔与左室侧壁的应变差绝对值及比值明显增高，而限制型心肌病却没有此特征性改变。

六、临床价值及存在问题

超声心动图检查可观察限制型心肌病的心腔变化，测

量二、三尖瓣口血流频谱,对诊断本病有重要的临床价值。同时观察心包情况及血流频谱的变化特征与缩窄性心包炎相鉴别,为临床治疗提供依据。但目前,超声心动图检查仍缺乏明确诊断限制型心肌病的特征性改变,所以要确诊该病还需心导管检查、CT、磁共振成像甚至心内膜心肌活检等其他检查方法。

心内膜弹力纤维增生症

心内膜弹力纤维增生症(endocardial fibroelastosis)的病因至今不清。目前认为最可能的致病途径是心内膜下血流不足和(或)出生前、出生后炎症或感染。该病分为原发性和继发性,其区别在于前者无心脏畸形,而后者有先天性畸形。

一、病理解剖及血流动力学改变

在继发性心内膜弹性纤维增生症中,可以观察到心内膜壁或心瓣膜上有灶状不透明的弹性纤维组织增厚,伴有心脏畸形。原发性者通常左室显著扩大,其他心腔也可增大,伴有轻微或无心内膜硬化,通常可以发现微血栓粘连在心内膜上,弥散性心内膜增生可以有数毫米厚,主动脉和二尖瓣的瓣叶增厚及扭曲,腱索和乳头肌缩短和扭曲。

二、超声心动图

(一) M型超声心动图

1. 左室腔明显扩大,左房扩大。
2. 室壁运动减低,早期即可出现收缩功能减低。

(二) 二维超声心动图

1. 兼有限制型与扩张型心肌病的特点,多发生于左室,特征性改变为心内膜增厚,左室呈球形扩张,左房内径增大,心内膜增厚以左室后壁显著(图39-35)。

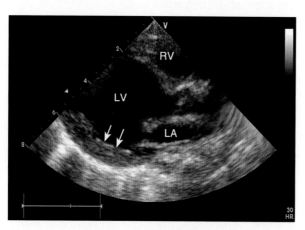

图39-35 心内膜纤维弹性组织增多症患者的左室长轴切面
见左室呈球形增大,左室后壁心内膜稍厚

2. 少数病例也可有右室甚至右房内径增大。
3. 极少数病例表现以心内膜增厚为主要改变(图39-36),类似限制型心肌病。
4. 扩大的心腔内可见血栓回声。

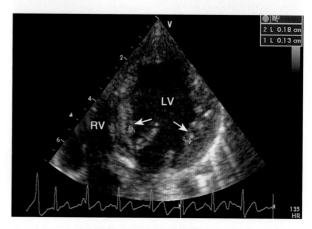

图39-36 心内膜纤维弹性组织增多症四腔心切面
见左室增大,心内膜增厚,反光强度,严重者可达中度

5. 此外可见一些继发性改变如肺动脉增宽、腔静脉增宽等。

三、超声多普勒

(一) 彩色多普勒

彩色多普勒可于左房、右房内见源于二、三尖瓣口的反流束,多为轻度,严重者可达中度(图39-37)。

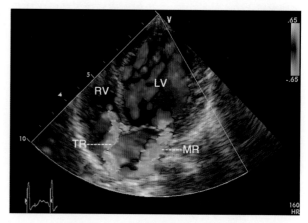

图39-37 心内膜纤维弹性组织增多症四腔心切面
左、右心房内分别可见源于二、三尖瓣口的蓝色稍花血流束

(二) 频谱多普勒

1. 二尖瓣、三尖瓣血流频谱呈限制性充盈不良(图39-38)。

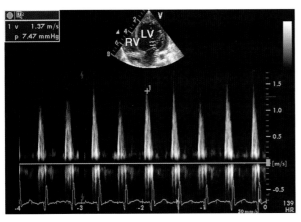

图 39-38 心内膜纤维弹性组织增多症二尖瓣血流频谱
高尖的 E 峰,未见清晰的 A 峰提示左室舒张末压力增高

2. 主动脉、肺动脉瓣口血流速度降低,左右室射血时间缩短。反映心输出量减少。

四、诊断及鉴别诊断

(一) 诊断要点

1. 左室呈球形扩大。

2. 心内膜增厚,回声增强。

3. 左室壁运动弥漫性受限明显。

4. 多普勒频谱表现为限制型心室充盈障碍。

5. 显著的收缩、舒张功能异常。

(二) 鉴别诊断

参见本章上一节"鉴别诊断"(表 39-1)。

表 39-1 三种疾病鉴别一览表

	NVM	DCM	EFE
各心腔	左心腔大	全心大	左室球形扩大
心肌壁	厚薄不均	相对均匀变薄	均匀变薄
心内膜面	多数突出的肌小梁,之间有深隐窝	平直的线状	明显增强增厚
彩色多普勒	小梁间见血流充盈,并与心腔相通	心尖部可见暗淡血流	心尖部可见暗淡血流
年龄	成人多见	成人多见	婴幼儿多见
病因	心内膜形成过程终止致肌小梁不能吸收,心肌正常致密化停止		心内膜弹力纤维增生,心内膜增厚,可累及所有心腔、瓣膜及心肌
家族倾向	(+)	(−)	(−)

注:NVM:左心室肌致密化不全;DCM:扩张型心肌病;EFE:心内膜弹力纤维增生症

五、临床价值及预后

超声对本病的诊断有重要价值,并可动态观测。笔者曾遇 5 例病人从 0.8~1.5 岁时经超声和临床诊断为本病,之后用超声心动图作动态观察,经系统地高辛治疗后心腔逐渐缩小,症状亦逐渐好转,心功能逐渐改善,基本恢复正常生活。目前认为本病早期诊断、系统治疗、及时控制心衰,可大大降低死亡率,提高治愈率。

第40章

左室心肌致密化不全

NONCOMPACTION OF THE LEFT VENTRICULAR MYOCARDIUM

◎谢明星　张潇潇

左室心肌致密化不全的形成	580	一、诊断要点	586
病理解剖及血流动力学改变	580	二、鉴别诊断	586
检查方法与注意事项	581	临床价值及存在问题	587
经胸超声心动图	582	附　致心律失常性右室发育不良	587
一、M 型超声心动图	582	一、病理解剖及血流动力学改变	587
二、二维超声心动图	582	二、检查方法与注意事项	587
三、三维超声心动图	582	三、超声心动图	587
经食管超声心动图	584	四、心脏声学造影	587
心脏声学造影	584	五、超声多普勒	588
超声多普勒	585	六、诊断要点与鉴别诊断	588
诊断与鉴别诊断	586		

　　左室心肌致密化不全(noncompaction of left ventricular myocardium,NLVM)又称"海绵状心肌"、"持续性心肌窦状隙",为临床上少见先天性心脏病变。该病有家族发病倾向,但非为单一遗传背景,可单独发病称孤立性心肌致密化不全,或同时并发其他先天性心脏畸形。形态学上表现为心肌内膜面出现丰富的与心室相通的小梁间隙,以及大量异常粗大的肌小梁,二者组成所谓致密化不全心肌,呈"海绵状"结构。1975 年,Dusek 等针对此类先天性心肌结构改变,提出了"海绵样心肌"概念。

左室心肌致密化不全的形成

　　正常胚胎发育 4 周,心脏在冠状动脉循环形成前,胚胎心肌由海绵状心肌组成,心腔内血液通过心肌间的隐窝供应相应区域心肌。胚胎发育 5～8 周,心室肌逐渐致密化,隐窝发育成毛细血管,并形成冠状动脉微循环系统。致密化过程是按从心外膜到心内膜,从基底部到心尖部的顺序进行。左室心肌致密化不全发生时,可能是由于压力负荷过重或心肌局部缺血阻止了胚胎期心肌窦状隙的退化,导致心肌正常致密化过程失败,从而使心肌

内窦状隐窝持续存在。同时,肌小梁发育异常丰富或粗大,使相应区域致密心肌层形成减少。病变主要累及左心室,伴或不伴右心室受累。目前对左室心肌致密化不全的遗传学基础尚不清楚,NLVM 病例中,文献有诸多关于基因突变的报道,其中有 Xq28 染色体上的 G4.5 基因突变的发现,提示左室心肌致密化不全为 X 染色体隐性遗传。另外,NLVM 还可能与营养障碍基因、线粒体基因突变等有关。

病理解剖及血流动力学改变

　　左室心肌致密化不全患者心脏扩大、心肌重量增加、乳头肌形态异常。病变可不同程度地累及心室壁,有的可达心肌层内膜面 2/3 或以上,以心尖部和左室游离壁中间段累及为多见。在心肌标本短轴切片上,肉眼可见粗细

不同的小梁或表面相对光滑的内膜,同时可见大量与心室腔相通的肌隐窝小口。根据肉眼所见特征,可将其可分为 3 种类型:第 1 类表现为相互吻合的粗大肌小梁;第 2 类表现为粗糙小梁,类似多个乳头肌;第 3 类表现为较小的肌束

相互交错或在相对光滑心内膜面存在被压缩的隐窝间隙。常需要依靠显微镜识别。外层致密心肌厚度变薄，肌束走行及形态基本正常（图 40-1）。

此病早先报道多见于儿童，近年来由于该病越来越受到临床医生重视，成人发病的报道逐渐增多。心肌致密化不全为先天性心肌发育异常，但约 42% 的患者无临床症状，其首发年龄差别很大。心力衰竭、心律失常、血栓形成是左室心肌致密化不全的三大临床特征。进行性心力衰竭系收缩功能及舒张功能受损所致。多数学者认为，粗大肌小梁致室壁主动松弛障碍和室壁僵硬度增加、

顺应性下降，最终导致舒张功能减低。收缩功能减低的原因尚不清楚，但有学者发现内膜下灌注不足和微循环功能失调在心室收缩功能障碍以及心律失常中起重要作用。室性心律失常和传导阻滞也可能与病变部位肌束极其不规则分支和连接、等容收缩时室壁张力增加、局部冠状动脉灌注减低引起组织损伤和激动延迟等原因有关。心腔内血栓形成和系统血栓栓塞事件，与收缩功能减低、心房颤动、心室内肌小梁的存在和肌小梁隐窝内血流缓慢有关，这些因素易造成血栓形成、栓子脱落和血栓栓塞。

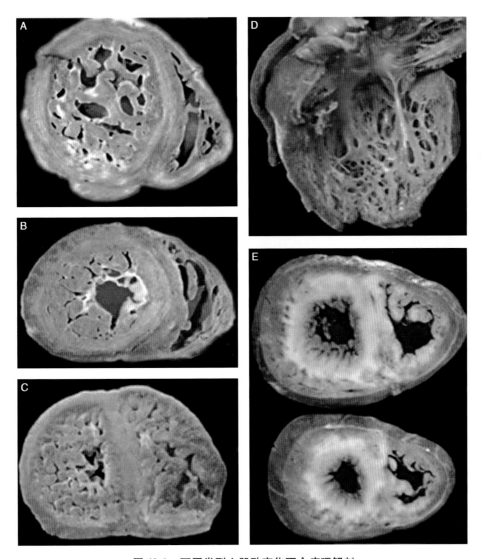

图 40-1　不同类型心肌致密化不全病理解剖

A. 相互吻合的粗大肌小梁；B. 粗糙的小梁类似多个乳头肌；C. 较小的相互吻合的肌束类似海绵样结构；D. 肌小梁的正面观；E. 心内膜表面相对较光滑，隐窝间隙被压缩（引自 Burke A, et al. Human Pathol, 2005, 36：403-411.）

检查方法与注意事项

超声心动图是筛选和确诊该病的主要手段，其不仅能显示该病心肌的异常结构特征、运动幅度、射血分数、心腔大

小，还可明确诊断心脏的并存畸形。M 型超声心动图检查则要从心底向心尖部顺序扫查，重点观测各房室腔的大小、

室壁运动幅度、二尖瓣的位置、开放幅度,并测量左室收缩功能。二维超声心动图和彩色多普勒超声心动图主要通过胸骨旁左心长轴切面、短轴切面以及心尖四腔、两腔、长轴切面观察左室心肌致密化不全特征性二维形态结构以及血流动力学改变。经胸超声心动图图像质量欠佳时,可通过经食管

超声心动图清晰显示左室壁的海绵样变化及乳头肌的形态学表现。近年来,除了三维超声心动图被用于检测和诊断左室心肌致密化不全外,左室心腔造影技术(left ventricular opacification,LVO)通过增强对心内膜边界的显像为诊断及鉴别诊断该病提供更多重要信息的价值已经得到了广泛验证。

经胸超声心动图

一、M 型超声心动图

1. 左室腔不同程度扩大,室壁运动减低。
2. 左室壁增厚率减低。
3. 左室射血分数减低,收缩功能减低(图 40-2)。

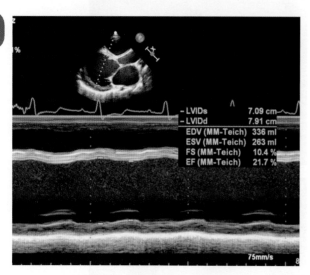

图 40-2　心肌致密化不全患者 M 型超声心动图表现

左室腔扩大,室壁运动幅度减低,
收缩期室壁增厚率减低

二、二维超声心动图

心腔内多发、过度隆突的肌小梁和深陷其间的隐窝,形成网状结构,此即所谓"非致密化心肌"(图 40-3,图 40-4)。病变以心室中段至心尖段最为明显,心室中部以侧壁、下壁、前壁、后壁等游离壁最为常见。同一室壁部位儿童非致密化心肌与致密化心肌厚度之比值>1.4,成人其收缩末期测量比值>2(图 40-5)。

病变区域室壁外层的致密心肌明显变薄呈中低回声,而内层强回声的非致密化心肌疏松增厚,肌小梁组织丰富(图 40-6)。病变区域心腔内可发生附壁血栓。受累部位经常伴有局限性室壁运动异常,晚期有心腔扩大。

左室心肌致密化不全可伴有其他疾病,如室间隔缺损、房间隔缺损、主动脉瓣二叶瓣、左室流出道梗阻、右室流出道梗阻、冠状动脉异常和肺静脉畸形引流等。

三、三维超声心动图

三维超声心动图在检测心肌致密化不全所累及范围及鉴别诊断方面可为临床提供重要信息(图 40-7)。

为了确定心肌致密化不全所累及的范围,可将左室的室间隔、下壁、后壁、侧壁、前壁分别分为基底部、中间部、心尖部,将右室的室间隔、膈面、游离壁分别分为基底部、中间部、心尖部(图 40-8),通过测量及计算收缩末心内膜

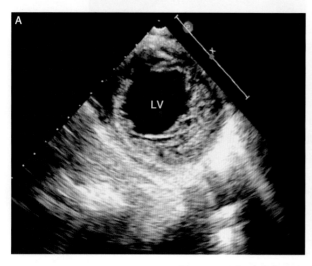
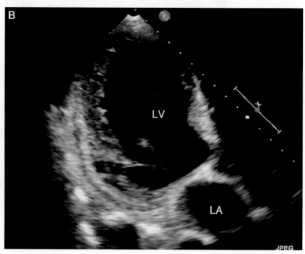

图 40-3　心肌致密化不全患者的二维超声心动图表现

二维超声心动图心尖短轴切面和左室心尖长轴切面显示心腔内多发、过度隆突的肌小梁和深陷其间的隐窝,形成网状结构称作非致密化心肌。A. 病变累及室心尖段侧壁;B. 病变累及左室后侧壁中间段及心尖段

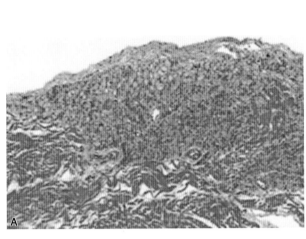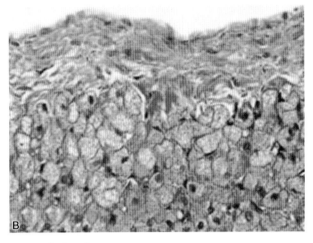

图 40-4　心肌致密化不全患者病理表现

组织切片显示致密化不全累及节段心内膜下心肌空泡化（引自 Burke A,et al. Human Pathol,2005,36:403-411. ）

40

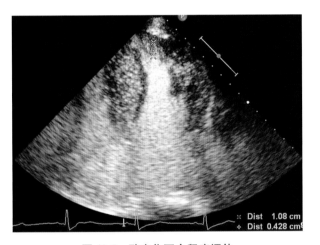

图 40-5　致密化不全程度评估

左室腔造影显示收缩末期测量,近心内膜面非致密心肌层厚约 1.1cm,近心外膜面致密心肌厚约 0.4cm,两者比值>2

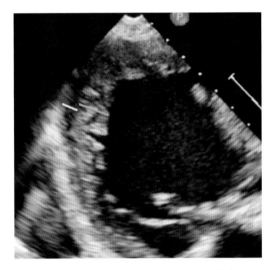

图 40-6　心肌致密化不全致密心肌与非致密心肌

二维超声局部放大图像显示,病变累及节段心内膜面非致密心肌层增厚,回声增强(绿色标记),近心外膜面致密心肌变薄呈中低回声(黄色标记)

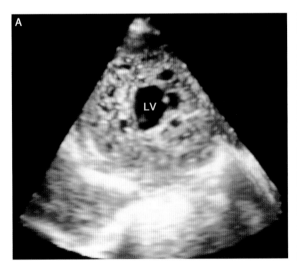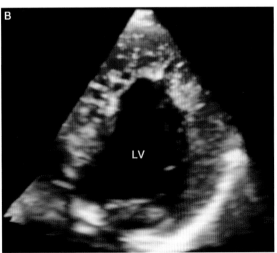

图 40-7　心肌致密化不全患者的三维超声心动图表现

三维超声心动图能更清楚地显示心腔内多发、过度隆突的肌小梁和深陷其间的隐窝,非致密化心肌成疏松的"网织状"

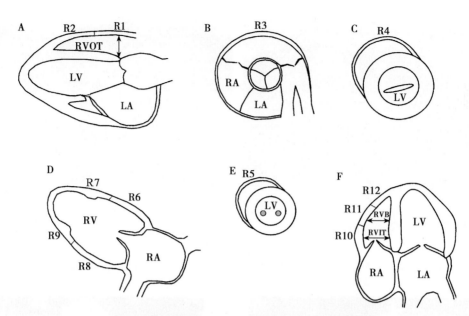

图40-8 右室壁各节段的分布及右室腔各径线的测量方法

A. 胸骨旁左心长轴切面:右室流出道为右室前壁至室间隔的右室面之间的距离;B. 胸骨旁大动脉短轴切面;C. 胸骨旁二尖瓣水平短轴切面;D. 胸骨旁右室流入道切面;E. 乳头肌水平短轴切面;F. 心尖四腔切面。右室流入道为三尖瓣环至右室心尖部中上1/3处右室侧壁与室间隔之间的距离,右心室体横径为三尖瓣环至右室心尖部的中间段侧壁与室间隔之间的最大距离。如图所示:R1、R2、R3为右室流出道,R4、R6、R7为右室前壁,R5、R8、R9为右室下壁,R10、R11、R12为右室侧壁。LA:左房,LV:左室,RV:右室,RA:右房,RVB:右室体内径,RVIT:右室流入道内径,RVOT:右室流出道内径(引自 Lindstrom L,et al. Heart,2001,86:31-38.)

侧非致密化心肌层与心外膜侧致密化心肌层的比值来判断病变累及的程度和范围。Bodiwala 等使用三维超声心动图检查8例左室心肌致密化不全患者,其中有2例分别行 CT 扫描和 MRI 检查,前者三维超声心动图诊断结果和 CT 一致,后者 MRI 检查结果与二维超声心动图一致,最后通过三维超声心动图确诊。

经食管超声心动图

经胸超声心动图图像质量欠佳时,可行经食管超声心动图检查,能清楚显示左室壁的海绵样的表现及乳头肌的特殊形态学表现。经胃短轴观可清楚显示左室内许多分离的小梁和其间的隐窝。通过经食管超声心动图检查并可鉴别以下病变,如心尖部血栓往往表现为邻近不运动区域的团状回声,有时可移动并突向心室腔;肥厚型心肌病其特点是室间隔和后壁的心尖部显著增厚;心内膜纤维化为心室壁增厚,心内膜和二尖瓣结构回声增强、增厚。

心脏声学造影

当心肌致密化不全难与突出的正常肌小梁、肥厚型心肌病、扩张型心肌病、左室心尖部血栓相鉴别时,或遇到肥胖和有肺部疾病透声差的患者常规超声心动图在诊断上具有一定的局限性时,左室心腔造影可以显著提高对心内膜边界的识别、改善肌小梁及小梁间隙的可视化程度,降低对非致密心肌的漏检,增加评估致密化不全程度和范围的准确性和敏感性(图40-9,图40-10)。由于小梁间的血流速度较慢,隐窝与心室腔相交通的血流信号在彩色多普勒检查时可能被丢失,但通过超声造影,小梁间的深陷隐窝可被显影。de Groot-de Laat 等对常规超声心动图怀疑为心肌致密化不全的18例患者进行了心脏超声声学造影检查,16例患者得以明确诊断,其中9例诊断为孤立性心肌致密化不全,另外7例在右室中发现存在类似于左室的形态学异常,另2例因突出的小梁在正常范围而被排除诊断。ICAEL 标准修订版中明确提出:心内膜面显示不佳时,即在任意心尖三个切面中连续出现两个或更多心肌节段显示不清,应该使用超声造影技术来定量测量腔室的大小、容积、EF 及评估节段性室壁运动。

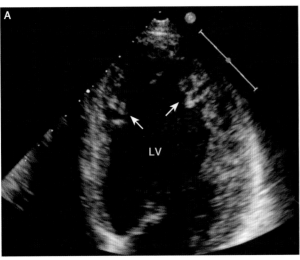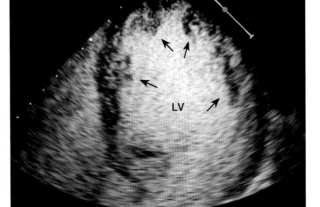

图 40-9 心肌致密化不全患者的左室腔二维造影图像表现

患者二维超声心动图(A)显示左室前侧壁心尖段、后间隔心尖段心内膜面有明显的肌小梁(箭头)存在,中间段心肌层增厚但不能确认是否有非致密化心肌存在,心尖图像显示欠佳。经静脉造影之后,在舒张末期造影剂进入小梁间隐窝,进一步证实上述肌小梁及肌小梁隐窝的存在。此外经过造影增强,可以明确显示病变累及心尖及前侧壁中间段(箭头)

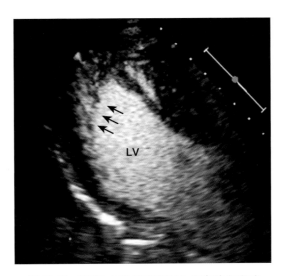

图 40-10 LVO 心肌致密化不全患者的左室腔二维造影图像表现

左室腔造影图像显示造影剂作为血流信号的替代物进入非致密心肌层,填充肌小梁间隐窝,勾勒出致密化心肌的边界,非致密心肌边缘呈"羽毛状"(黑色箭头)

超声多普勒

彩色多普勒可探及隐窝间隙之间有低速血流与心腔相通,肌小梁间隙可见血流充盈并与心室腔相通(图 40-11)。

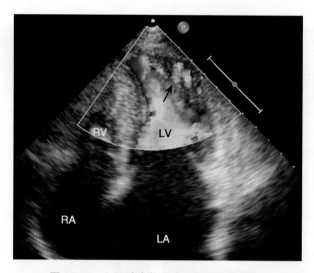

图 40-11 心肌致密化不全 CDFI 图像表现

CDFI 可探及隐窝间隙之间有低速血流
与心腔相通（箭头所示）

40

诊断与鉴别诊断

一、诊断要点

诊断 NLVM 包括 3 个标准：

1. 左室心腔内多发、过度隆突的肌小梁和深陷其间的隐窝，形成网状结构称作"非致密化心肌"。

2. 彩色多普勒可探及隐窝间隙之间有低速血流与心腔相通，病变以心室中段至心尖段最为明显，心室中部以侧壁、下壁、前壁、后壁等游离壁最为常见。

3. 同一室壁部位儿童非致密化心肌与致密化心肌厚度之比值>1.4，成人其比值>2。

二、鉴别诊断

心肌致密化不全应与下列疾病相鉴别：

（一）扩张型心肌病

超声表现为心室腔扩大，室壁多均匀变薄、心内膜光滑，有时扩张型心肌病在心尖部也可见轻度增粗的肌小梁，数量上与心肌致密化不全相差甚远，同时其室壁厚度均匀变薄不同于心肌致密化不全时室壁厚度不均，后者同一室壁部位收缩末期非致密化心肌层与致密化心肌层厚度之比>2。

（二）肥厚型心肌病

超声表现为室壁增厚，不能区分出非致密心肌层及致密心肌层，偶有肌小梁出现，但缺乏深陷的隐窝。

（三）左室心尖部血栓形成

心尖部血栓超声往往表现为强度不等的团块状回声，靠近不运动或运动减弱的室壁节段，但不会出现肌小梁及小梁间隙。

（四）心内膜弹力纤维增多症

现将本病与扩张型心肌病和心内膜弹力纤维增生症鉴别要点列表如下（表 40-1）。

表 40-1 三种疾病鉴别一览表

	NLVM	DCM	EFE
各心腔	左心腔大	全心大	左室球形扩大
心肌壁	厚薄不均	相对均匀变薄	均匀变薄
心内膜面	多数突出的肌小梁,之间有深隐窝	平直的线状	明显增强增厚
彩色多普勒	小梁间见血流充盈,并与心腔相通	心尖部可见暗淡血流	心尖部可见暗淡血流
年龄	成人多见	成人多见	婴幼儿多见
病因	心内膜形成过程终止致肌小梁不能吸收,心肌正常致密化停止		心内膜弹力纤维增生,心内膜增厚,可累及所有心腔、瓣膜及心肌
家族倾向	(+)	(-)	(-)

注:NLVM:左室心肌致密化不全;DCM:扩张型心肌病;EFE:心内膜弹力纤维增生症

临床价值及存在问题

左室心肌致密化不全如早期诊断，积极采取内科治疗措施和对症治疗，对改善患者预后具有重要的意义。若出现症状后再检查治疗则预后较差，因此其早期诊断显得尤为重要。而超声心动图是目前诊断无症状性孤立性左室心肌致密化不全的准确而可靠的方法。本病在临床上并不少见，如果对本病缺乏认识则会因视而不见从而导致不能及时正确诊断。

附　致心律失常性右室发育不良

致心律失常性右室发育不良(arrhythmogenic right ventricular dysplasia，ARVD)通常也称为右室发育不全，或右室心肌病。致心律失常性右室发育不良以右室心肌被纤维、脂肪组织所替代为特征，家族性发病颇为多见，多为常染色体显性遗传，表现为右室进行性扩张和右室收缩功能不全。临床上常见右室起源的室性心律失常、心力衰竭或猝死。

一、病理解剖及血流动力学改变

致心律失常性右室发育不良最显著的病理学特征是弥散性或节段性的右心室游离壁心肌的缺失及纤维脂肪组织的替代，范围变化很大，可以仅累及右室心肌局部也可弥漫整个心室。但最常发生于右室心尖部、漏斗部、膈面或下壁，即所谓"发育不良三角"，室间隔很少受累。其病变从右心室的心外膜下开始，进行性累及心内膜，残存心肌局限于右心室心内膜下层，为纤维脂肪组织所分隔，心内膜下心肌肌小梁常缺失，偶见萎缩的肌小梁并且相应的小梁间隙扩大。致心律失常性右室发育不良的病因目前尚不清楚，但提出了多种理论，包括细胞凋亡理论、炎症理论、心肌发育不良理论等。多种因素综合作用造成右心室肌萎缩并逐渐被纤维脂肪组织替代，当这种病变累及到一定程度就可出现致心律失常性右室发育不良的临床表现。致心律失常性右室发育不良常见于青、中年人，以运动或情绪激动时出现心悸、头晕或晕厥为主诉，亦有一部分患者全无症状，仅在体检时发现，部分患者甚至以猝死为本病首发症状，此症状常为室性心动过速所致，而一部分猝死的青年患者生前从未发生及记录到室速，提示原发性室颤亦为致心律失常性右室发育不良的一种重要的心律失常。

二、检查方法与注意事项

超声心动图能无创、清晰地观察心脏的大小、形态、活动及功能，对致心律失常性右室发育不良的诊断有重要的价值。值得注意的是，致心律失常性右室发育不良的超声特征，其特异性不强，应与先天性疾病所致的右心扩大以及获得性右室扩大疾病相鉴别。因此，我们应该多切面多方位对右室形态及运动情况进行观察，特别是胸骨旁左心长轴切面、大动脉短轴切面、乳头肌水平短轴切面、右室流入道切面、心尖四腔切面以及剑突下四腔切面等的扫查。

三、超声心动图

（一）M 型超声心动图

M 型超声心动图显示右室显著扩大，右室壁菲薄，右室壁运动幅度减低、无运动或反常运动，右室收缩功能显著下降。

（二）二维超声心动图

致心律失常性右室发育不良的二维超声心动图表现为：

1. 右心室明显扩大，右心室与左心室收缩末期直径比>0.5，但若为局限病变可无此表现，左室可正常或轻度异常。

2. 右室室壁局限或广泛菲薄，受累右室壁表现为运动幅度减低、无运动或反常运动。

3. 局限性右室室壁瘤或局限性右室明显扩张。

4. 孤立性右室流出道扩张。

5. 右心室舒张期结构变形，肌小梁排列紊乱及右心室调节束异常。

（三）三维超声心动图

三维超声心动图的发展和应用，填补了二维超声心动图观察致心律失常性右室发育不良患者不规则的右室几何形态的空缺。全容积三维超声通过宽角金字塔样扫描，使临床工作者能更大程度地发现病变的部位及心室壁动态。存储四个心动周期组成即"准实时显示"全容积图像后，进行脱机分析。首先将右室置于参考平面的中央，采用任意旋转切割、平切及平移等功能，从三维数据库中选取清晰的同时能够最大限度显示右室内膜面的两个正交心室长轴观，使其分别位于冠状和矢状两个参考平面的中央，选取清晰的最大短轴观使其位于横断面的参考平面的中央。选择收缩末期和舒张末期，通过手动勾画心内膜的轮廓，判断是否存在病变，以及病变累及范围，计算右室收缩末期容积、舒张末期容积及右室射血分数。

四、心脏声学造影

通过经外周静脉注射造影剂，视造影剂在心腔中所到达的外侧边缘区，勾画出心内膜的位置与轮廓，从而判断病变的部位以及计算右室收缩末期容积、舒张末期容积及右心射血分数。

五、超声多普勒

（一）彩色多普勒

三尖瓣口、右室流入道及右室流出道血流速度明显减低，彩色多普勒显示血流色彩暗淡。三尖瓣可见轻度反流血流信号，但肺动脉内径一般正常。

（二）频谱多普勒

三尖瓣口、右室流入道及右室流出道血流以及三尖瓣口反流频谱测值均显示血流速度减低。

六、诊断要点与鉴别诊断

致心律失常性右室发育不良的超声诊断主要是通过二维超声图像上发现右室明显扩大，右室壁局限性或广泛性菲薄以及受累室壁运动幅度减低等特点来进行诊断。但是，致心律失常性右室发育不良的超声特征，其特异性不强，应与先天性疾病所致的右心扩大如房间隔缺损、三尖瓣下移畸形、原发性肺动脉高压、部分或完全性肺静脉畸形引流等以及获得性右室扩大疾病如风湿性心脏病二尖瓣病变、冠心病右室梗死等相鉴别。致心律失常性右室心肌病诊断可参考 1994 年欧洲心脏病学会标准（表 40-2）。

表 40-2 欧洲心脏病学会致心律失常性右室发育不良诊断标准

Ⅰ. 广泛或局限功能和结构改变
　主要标准：
　　1. 右室显著扩大和右室射血分数显著减退而没有（或轻微）左室受累
　　2. 右室局限性室壁瘤（室壁无运动/反常运动，收缩向外膨出）
　　3. 重度右室节段性扩大
　次要标准：
　　1. 轻度右室普遍扩大或射血分数下降而左室正常
　　2. 轻度右室节段性扩大
　　3. 局限性右室壁无运动
Ⅱ. 室壁组织特征
　主要标准：心肌活检心肌被纤维脂肪组织替代
Ⅲ. 心电除极异常
　次要标准：右胸导联（V1、V2）T 波倒置（患者大于 12 岁，无右束支传导阻滞）
Ⅳ. 心电除极/传导异常
　主要标准：右胸导联（V1、V2）QRS 波群 ε 波/或局限延长大于 110 毫秒
　次要标准：晚电位（信号平均心电图）阳性
Ⅴ. 心律失常
　次要标准：
　　1. 左束支阻滞型心动过速（持续性或非持续性）
　　2. 室性期前收缩次数大于 1000/24 小时（Holter）
Ⅵ. 家族史
　主要标准：尸检或手术证实的家族史
　次要标准：根据目前标准家族成员（小于 35 岁）中有怀疑致心律失常性
　右室心肌病猝死

注：满足两个主要标准，或一个主要标准加两个次要标准，或四个次要标准者可诊断致心律失常性右室心肌病

第41章

心 肌 炎
MYOCARDITIS

◎朱向明

心肌炎的诊断标准…………………………… 589
病理解剖与病理生理………………………… 589
临床表现……………………………………… 590
超声心动图检查方法与注意事项…………… 590
超声心动图表现……………………………… 591
　　一、心脏形态结构的改变………………… 591

　　二、心脏功能改变………………………… 592
鉴别诊断……………………………………… 594
　　一、冠心病………………………………… 594
　　二、扩张型心肌病………………………… 594
　　三、肥厚型心肌病………………………… 594

41

　　心肌炎(myocarditis)是指心肌局限性或弥漫性的急性、亚急性或慢性炎症病变,可分为感染性和非感染性两大类。前者多由细菌、病毒、螺旋体、立克次体、霉菌、原虫、蠕虫等感染所致;后者包括过敏或变态反应性心肌炎如风湿热,以及物理、化学因素或药物所致的心肌炎等。根据炎症范围不同,可分为局灶性和弥漫性心肌炎;根据病程长短,可分为急性、亚急性和慢性心肌炎;此外根据发病原因,又可分为感染性和非感染性心肌炎。由病毒感染所致心肌炎,病程在3个月以内者称急性病毒性心肌炎,3~6个月者称亚急性病毒性心肌炎,6个月以上者称慢性病毒性心肌炎。

心肌炎的诊断标准

　　尽管心内膜活检是确诊心肌炎的"金标准"(Dallas 心肌炎活检诊断标准,1987),但由于其有创性且因活检时间不同,病理改变呈多样性,使得心肌炎组织病理学判断标准亦存在争议。此外,活检取得的局部标本不能完全代表整个心肌情况,因此其临床实际诊断价值仍有疑问。

　　近年来由于风湿热和白喉等所致的心肌炎逐渐减少,而病毒性心肌炎(viral myocarditis)发病率则呈显著增多趋势,不同病因引起的心肌炎的超声心动图表现并无特异性,故本章仅以病毒性心肌炎为例进行叙述。临床上病毒性心肌炎的确诊相当困难。原因是病毒性心肌炎临床表现及多数辅助检查结果均缺乏特异性。如何结合临床表现与实验室检查结果确诊病毒性心肌炎,国际上尚无统一标准。如仅有病毒感染或心肌炎本身的症状都不足以确诊病毒感染心

肌。目前,国内对急性病毒性心肌炎的诊断标准多数偏宽,临床上有过病毒感染史及心电图发现期前收缩或仅有胸闷、心悸等非特异性症状,再加上某些外周血病毒病原学结果阳性的患者则被诊断为急性病毒性心肌炎——这种"宽"标准可能会给患者造成一定的精神和经济负担。为了进一步加强临床医师们对急性病毒性心肌炎的认识,由中华医学会心血管病学分会、中华心血管病杂志编辑委员会、南京医科大学第一附属医院临床心血管病研究所、上海医科大学中山医院、上海市心血管病研究所等单位于1998年主办的全国心肌炎心肌病学术研讨会上,就1987年在张家港及1995年在武汉举行的全国心肌炎心肌病研讨会上制订的成人急性心肌炎诊断参考标准进行了广泛、认真的讨论及修订,将修改稿作为现阶段急性病毒性心肌炎诊断时的参考标准。

病理解剖与病理生理

　　病毒性心肌炎的病理改变缺乏特异性,有以心肌病变为主的实质性病变和以间质病变为主的间质性病变。前者表现为心肌细胞的变性、肿胀、坏死和溶解等,后者表现

为心肌间质充血、水肿及增生,内有大量炎性细胞浸润等。按病变范围分为弥漫性和局限性。随临床病情轻重的不同,心肌病理改变的程度也轻重不一。部分病毒性心肌炎

患者进入慢性期，表现为心肌间质内炎性细胞逐渐减少，纤维细胞开始增生，胶原纤维逐渐增多，可形成纤维瘢痕，部分心肌细胞可增生肥大，病灶内钙化。肉眼可见心脏增大、心内膜增厚、心肌重量增加，以左心室明显。

心肌炎症可导致不同程度的心脏结构改变和心功能障碍，常累及传导系统，引起心律失常。其病理生理变化无特异性，其表现可为完全正常到严重心力衰竭。急、慢性心肌炎由于心肌发生局部性或弥漫性变性、坏死、纤维化，心肌收缩蛋白质不同程度的丧失，引起心肌收缩性减弱。同时，心肌间质的水肿、炎症细胞的浸润、纤维细胞的增生，引起心室壁增厚以及室壁构成成分的改变，导致心肌的舒张性能降低。心脏收缩和舒张性能降低的早期，通过心脏本身以及心脏以外的代偿机制，如心肌收缩加强、心率增快、心肌肥大以及血容量增加、血液再分配等，可以使心排出量能够满足机体正常活动的需要，而不发生心力衰竭。如果心肌损伤的程度超过了心脏的代偿功能，便发生心力衰竭。急性重症心肌炎，病程发展较快，往往来不及充分代偿，即发生急性心力衰竭。慢性心肌炎，病程进展缓慢，通过机体的代偿，在一段相当长时间内，数月、数年甚至数十年，能够维持相对正常的生命。一旦发生心力衰竭，心输出量减少，血压降低，组织灌注减少，钠水潴留，血容量增多，静脉回流受阻，体循环和肺循环静脉淤血。此外，炎症可使心肌各部分的生化代谢、电活动和舒缩性能受损的程度和顺序不同，这样就可能出现心脏各部分的舒缩活动有时间上和空间上的不协调性，从而影响心脏的舒张充盈和心泵功能，使心排出量减少。

临　床　表　现

病毒性心肌炎患者的临床表现取决于病变的范围和炎症的程度，患者病情严重程度不等，症状轻重不一。轻者可无明显自觉症状，重者可出现心功能不全、心源性休克（cardiac shock）、阿-斯综合征，甚至猝死。也可表现为各种心律失常、心包炎或急性心肌梗死等。成人病毒性心肌炎的临床表现大多较新生儿和儿童病毒性心肌炎为轻，急性期死亡率低，大部分病例预后良好。但暴发型与重型患者少数可出现急性期后持续心腔扩大和（或）心功能不全，临床表现与扩张型心肌病类同，又被称为"亚急性或慢性心肌炎"、"扩张型心肌病综合征"等。这些患者的自然病程不尽相同。部分患者病情呈进行性发展，心腔扩大和心力衰竭致死；也有少数患者心腔扩大，而无心力衰竭的临床表现，持续数月至数年后，未经治疗，心功能改善并保持稳定；其中一部分患者可能再度病情恶化，预后不佳。

体格检查可见与发热程度不相一致的心动过速，各种心律失常，第一心音明显减弱，可听及舒张期奔马律、心包摩擦音。严重患者可有颈静脉怒张、肺部啰音、肝大等心力衰竭体征。危重患者还可出现心源性休克征象。胸部 X 线检查可见心影正常或增大，以左心室增大为主，心力衰竭时可见肺淤血或肺水肿，心包积液时心影呈烧瓶状。

心电图常见有 ST-T 改变，ST 段呈水平型或下斜型下移≥0.01mV，各种类型的心律失常，特别是室性心律失常和房室传导阻滞等，如窦性心动过速，多源、成对室性期前收缩，自主性房性或交界性心动过速，阵发或非阵发性室性心动过速，心房或心室扑动或颤动，房室传导阻滞、窦房阻滞或束支阻滞。如合并有心包炎，可见 ST 段抬高，严重心肌损害时还可出现病理性 Q 波，此时需与心肌梗死相鉴别。

实验室检查可见血清肌钙蛋白 T 或肌钙蛋白 I 升高，心肌肌酸激酶（CK-MB）增高，血沉加快，C-反应蛋白增加。特异性病毒抗体阳性有助于诊断。如柯萨奇 B 组病毒中和抗体或流行性感冒病毒血凝抑制抗体等阳性，病毒特异性 IgM 阳性，若同时有血中肠道病毒核酸阳性者，则更支持有近期病毒感染。心内膜心肌活检（myocardial biopsy）进行病毒基因检测及病理学检查有助于本病的诊断、病情和预后判断。在急性期从心内膜、心肌、心包或心包穿刺液中，部分患者可检测出病毒、病毒基因片段或病毒蛋白抗原。

超声心动图检查方法与注意事项

切面超声心动图检查时，应观察左室长轴切面、心尖四腔切面、心尖两腔切面和各节段短轴切面，必要时辅以剑突下各切面的检查，观察各房室腔大小及形态，室壁厚度及运动，并注意观察心包回声，了解有无心包增厚及心包积液等。另外，还要注意观察各瓣膜的形态结构及启闭情况。M 型超声心动图要注意观察由心底向心尖波群扫查时，室间隔及左室后壁运动的幅度，以及两者之间运动的协调性。多普勒超声心动图可用于评价心脏功能，观察瓣膜反流等，观察房室腔各部位的血流时，应尽量选取声束与血流方向平行的切面。

对于常规经胸超声心动图显像较差的患者，可采用经食管超声心动图检查，尤其适用于明确左心房、左心室有无附壁血栓，以及血栓的大小、形态与活动度等，能够更清晰地显示各房室腔及瓣膜的微小赘生物，以提高诊断的敏感性。超声检查心腔附壁血栓及赘生物时，不应只局限于某几个切面，而应从不同的深度，多个切面对房室腔及瓣膜进行全方位显示，同时适当调节仪器灵敏度，以避免回声低弱、部位隐蔽的血栓被遗漏。另外，在进行经食管超声探头插管时，操作动作应轻柔，尽量减少对咽喉部及胃部的刺激。尽可能缩短检查时间，以避免发生意外。着重观察二维图像的改变，尽可能全面了解心腔血栓或赘生物的部位、大小、形态、数目及活动情况等。

心肌炎的临床诊断缺乏特异性诊断方法。急性或慢性心肌炎的超声心动图表现主要为形态和功能上的改变，但缺少特异性。虽然心肌炎的超声心动图表现无特异性，但结合临床表现对本病诊断仍然有重要的参考价值，也可以协助临床选择心肌活检对象。心肌活检对本病诊断有决定性意义，由于检出阳性率受到诸多因素的影响，且由于不能完全反映心肌炎症的病理范围和过程，也不能反映心功能受损情况，因此超声心动图检查可以弥补心肌活检的这些不足。

超声心动图表现

超声心动图检查虽然不能作为心肌炎确诊的手段，但可以排除其他心脏疾患，如心脏瓣膜病等，通过观察心脏形态结构的改变，检测血流动力学的变化，评估心功能的状态等，为心肌炎的临床诊断提供辅助依据，便于动态观察病情的进展和临床治疗的效果，以及预后的随访。

一、心脏形态结构的改变

（一）心腔扩大

心腔扩大的范围和程度与炎症累及心脏的范围和严重程度有关，左、右心均可受累，以左心扩大更为多见。心脏扩大的心肌炎患者应注意与扩张型心肌病相鉴别。前者心脏扩大的发生率较后者低，程度亦轻于扩张型心肌病，因左心房、左心室扩大所致二尖瓣环扩大而引起的二尖瓣反流的发生率及程度亦小于后者。更重要的是，心肌炎的心脏扩大是可逆的，动态随访过程中可观察到心腔逐渐缩小，甚至恢复至正常；而扩张型心肌病则呈进行性心腔扩大（图41-1，图41-2）。

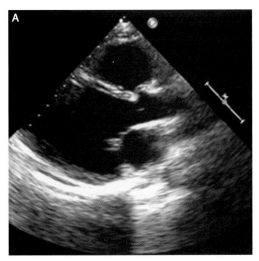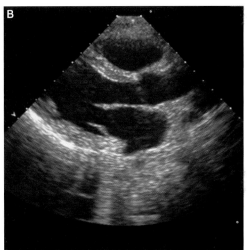

图41-1 急性心肌炎心脏扩大

A. 急性心肌炎治疗前左室腔明显扩大；B. 同一患者治疗6个月后左室腔缩小

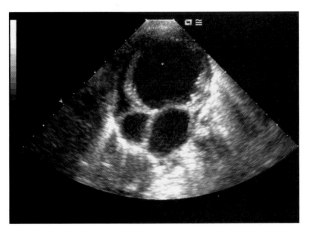

图41-2 急性心肌炎左室形态呈球形改变

（二）心肌增厚

因心肌间质水肿可致心肌增厚、心脏重量增加，以室间隔及左室后壁增厚较为常见。心肌增厚的心肌炎患者应注意与肥厚型心肌病相鉴别。前者一般为短暂性，数月后随炎症减轻和消退而逐渐恢复正常，后者多为不可逆性改变（图41-3）。

（三）心室重构

从某种意义上说，心室形状改变比心腔容积增大对心室收缩功能影响更大。有研究发现，急性重症病毒性心肌炎患者在疾病初期，心室即发生了球形重构，认为这是对室壁压力增加、容量负荷增加及收缩功能降低的非特异性反应。通过随访发现，心室腔形状的改变可逐渐恢复至正常，说明心肌炎心室重构（ventricular remodeling）的过程是可逆的，这种可逆的改变可能与心肌及间质的炎性反应消退有关。研究还发现，心室重构与心肌损害的程度有关，轻症患者未见左心室扩张和球形化改变（见图41-2）。

（四）心肌回声改变

主要表现为心肌回声不均匀。急性心肌炎心肌回声以减低型为主；亚急性心肌炎心肌回声不均匀或呈弥漫性

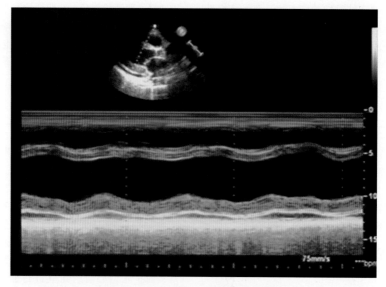

图 41-3 急性心肌炎左室后壁轻度增厚

41

增强,常合并心内膜回声不均匀性增强,尤以室间隔左室面和左室下壁为显著;慢性心肌炎心肌回声改变类似于亚急性心肌炎,但程度较轻;心肌炎恢复期随着炎症的控制、减轻和消退,心肌回声也逐渐恢复至正常。心肌回声改变可能是由于心肌细胞的肿胀、变性、坏死,间质内炎性细胞的浸润、纤维细胞的增生、瘢痕形成,局灶性钙化等,以及不同阶段的炎症改变在某一受累心脏中同时存在所导致,但这种心肌回声改变无特异性,在实际操作中肉眼分辨和区分较为困难。超声组织定征技术(ultrasonic tissue characterization,UTC)定量分析心肌的灰阶强度与灰阶分布可用来鉴别炎症浸润或纤维化心肌与正常心肌。有研究发现病毒性心肌炎患者病变心肌局部灰阶强度升高,灰阶离散度亦明显增大,但灰阶变异度范围与正常人有重叠现象。

(五)其他表现

急性期可有不同程度的心包积液,少数患者还可形成

心腔附壁血栓,血栓脱落引起动脉系统的栓塞,以及心腔瓣膜、房室壁和大动脉壁赘生物。心包积液时表现为在心脏脏层与壁层心包之间有液性无回声或弱回声(图 41-4),超声心动图对此征象的显示非常敏感,亦为临床诊断、治疗与疗效判断提供重要参考信息。心腔内可有附壁血栓形成,表现为心腔内附壁的低回声或等回声团块;血栓脱落引起的栓塞,表现为栓塞动脉管腔内异常附壁回声,若栓塞至肺动脉,则会产生肺动脉高压。赘生物形成时,表现为瓣膜上、房室壁或动脉壁等处的异常低回声或等回声附着,累及瓣膜程度较重时会造成瓣膜活动受限,甚至会导致瓣膜的穿孔,此时相应的瓣膜则产生大量的反流信号。

二、心脏功能改变

(一)心脏运动异常

因炎症累及心肌的范围、程度和时间的不同,可以

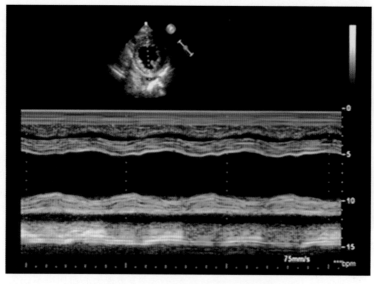

图 41-4 急性心肌炎少量心包积液

造成节段性室壁运动异常,亦可出现弥漫性室壁运动异常,包括运动减弱、运动消失以及运动不同步等,类似于冠心病表现(图41-5)。速度向量成像技术(velocity vector imaging,VVI)表现:左心室扭转运动参数减低,如扭转角度峰值(peak twist,Ptw)、扭转速度峰值(peak twist velocity,PtwV)、解旋速度峰值(peak untwist velocity,PutwV)等,是由于心肌炎症引起左心室收缩期扭转功能障碍而导致。

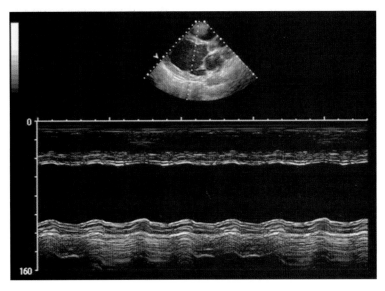

图 41-5　心肌炎室间隔运动减弱

(二) 心室收缩与舒张功能受损

心脏功能受损早于心脏结构改变,左心室收缩功能受损表现为心排出量降低、心室短轴缩短率减小、射血分数降低等。舒张功能减低表现为房室瓣口流速 E、A 及 E/A 比值降低、倒置或呈单峰状。多普勒组织成像显示病毒性心肌炎患者室壁彩色编码暗淡,低速、高幅的室壁运动减弱、运动不协调,以及心室收缩和舒张功能受损。二尖瓣环水平组织多普勒速度 e 峰<a 峰。定量组织多普勒速度成像(QTVI)表现为:心肌收缩期速度(V_s)及舒张早期速度(V_e)降低,舒张晚期速度(V_a)无明显变化或呈代偿性增高,Ve/Va<1(图41-6~图41-8)。实时三维超声心动图(RT-3DE)和 QTVI 相结合可以在同一心动周期的同一时相上同步显示三个切面的心肌运动情况,弥补了二维超声上应用 QTVI 技术的局限性,可以早期发现左室壁局部收缩、舒张功能的减低及心肌收缩同步性的异常。

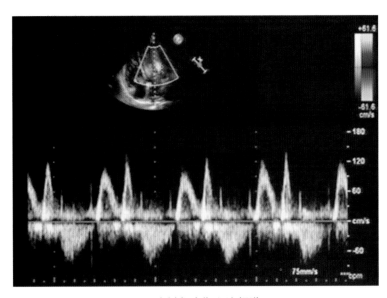

图 41-6　二尖瓣舒张期血流频谱 E/A<1

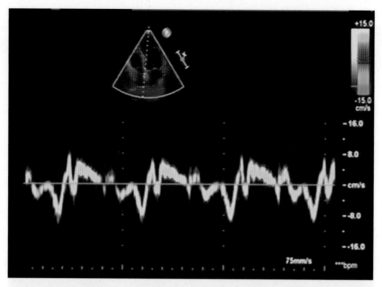

图 41-7　二尖瓣瓣环舒张期运动频谱 e/a<1

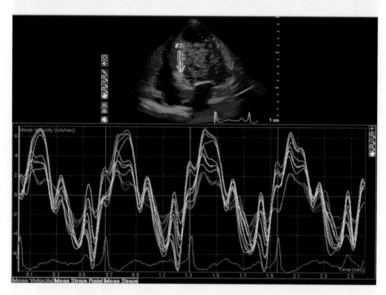

图 41-8　心肌运动频谱舒张 Ve 降低,Ve/Va<1

鉴 别 诊 断

一、冠 心 病

心肌炎可表现为弥漫性或局灶性室壁运动异常,包括运动低下、运动消失或反常运动,且心肌炎的急性期可有心肌酶谱急剧增高,心电图出现严重缺血的 ST-T 改变和胸痛症状等。但冠心病多见于老年人,临床常有心绞痛症状,心电图和其他相关检查显示心肌缺血改变,临床一般通过病史、心电图及冠状动脉造影可鉴别。

二、扩张型心肌病

心肌炎的心脏增大与炎症累及心室病变的严重程度和范围有关,常呈动态性变化。轻症病例心脏房室腔常正

常或扩大不明显,病变严重时可出现心脏普遍性增大,部分可伴心室壁运动降低。而扩张型心肌病是以一侧或两侧心腔扩张为主,多为左心室扩张,伴收缩功能障碍,导致充血性心力衰竭,临床在除外各种特异性心脏病以及各种能引起心脏扩大的原因后,可作出本病的诊断。

三、肥厚型心肌病

心肌炎时常表现为心室壁肥厚,乳头肌、腱索和心内膜、瓣膜增粗,可能与心肌间质水肿有关,一般呈动态性变化,发病后数天至数周达高峰,易与肥厚型心肌病混淆,但数月后随病理修复,肥厚、增粗的改变呈可逆性减退或消失,可予以鉴别。

第42章

川 崎 病
KAWASAKI DISEASE

◎向慧娟　邓又斌

病理解剖与血流动力学改变……………… 595
检查方法与注意事项……………………… 595
超声心动图………………………………… 596
　一、冠状动脉病变……………………… 596
　二、心脏功能和血管内皮功能………… 597
　三、其他表现…………………………… 598
诊断与鉴别诊断…………………………… 599
临床价值与存在问题……………………… 599

42

　　川崎病(Kawasaki disease)即皮肤黏膜淋巴结综合征(mucocutaneous lymph node syndrome,MCLS)。本病于1961年由日本人川崎富作(Tomisaku Kawasaki)首先发现。本病在婴儿与儿童均可发病,但80%～85%患者在5岁以内,6～18个月的婴幼儿好发。无论发病率或死亡率,男性较女性为高[(1.35～1.5):1]。复发率为1%～3%。亚裔人发病率较高,日本民族尤甚。近年来已取代风湿热成为我国小儿后天性心脏病的主要病种之一。川崎病病因及发病机制迄今未明,目前多认为川崎病是一定易感宿主对多种感染病原触发的一种免疫介导的全身性血管炎。累及中小血管,冠状动脉易受累。血管内皮免疫性损伤、内皮功能障碍是川崎病发生、发展的始动环节。超声心动图检查可显示扩张的冠状动脉,对典型川崎病的诊断能提供重要的信息。

病理解剖与血流动力学改变

　　川崎病的临床表现主要为发热、皮肤黏膜损害、淋巴结肿大等,其主要病理变化是以冠状动脉损害为主的全身血管炎。本病血管炎病变可分为四期:

　　第一期(初期1～2周),弥漫性心肌炎、微血管、小动静脉、大中型动静脉内膜炎、外膜炎和血管周围炎。

　　第二期(极期2～4周),微血管炎及大血管炎减轻,以中型动脉炎为主,特别是冠状动脉炎,易形成冠状动脉瘤和冠状动脉血栓,并可导致心肌梗死(myocardial infarction)。

　　第三期(肉芽期4～7周),小血管及微血管炎消退,中型动脉肉芽肿形成。

　　第四期(陈旧期7周以后),血管急性炎症消失,中型动脉(尤其是冠状动脉)管壁瘢痕化、内膜增厚、钙化等。

　　约有5%的患儿可遗留有无症状的冠状动脉瘤(coronary artery aneurysms,CAA),其中部分患儿可因冠状动脉狭窄或血栓导致急性心肌梗死、猝死或心功能不全。

　　在急性发热期,如心尖部出现收缩期杂音,心音低钝,心律不齐和心脏扩大,提示冠状动脉炎、冠状动脉扩张。起病1～6周发生冠状动脉瘤,在亚急性期与恢复期,可因冠状动脉瘤而发生心肌梗死。冠状动脉瘤多数于1～2年内消退。3%～19%的冠状动脉瘤患者可发展为狭窄性病变,心肌梗死的危险性很高。未出现冠状动脉扩张者也会残留血管内膜增厚等后遗损害。患儿发生动脉瘤的高危因素为:男性,年龄<1岁,C-反应蛋白阳性,血细胞比容比>0.35,血浆清蛋白<35g/L,其他体动脉瘤或末梢小动脉闭塞还可致肢端坏疽。

检查方法与注意事项

　　检查时患儿最好处于睡眠或安静状态,不能配合的患儿检查前予以6%水合氯醛口服(或灌肠),地西泮或苯巴比妥钠肌内注射以镇静,待患儿安静后再行检查。患儿仰卧位或左侧卧位,常规检查心脏各标准切面,测量房室内径,观察室壁运动情况、有无心包积液等,彩色多普勒检测瓣膜反流。

　　超声心动图可以观察冠状动脉的起源、走行、形态及其内血流,从而为川崎病患者冠状动脉病变提供诊断依据。正常冠状动脉分别起源于左、右冠状动脉窦,内径较细,二维超声探查可以清晰显示冠状动脉主干和分支的近端。左冠状动脉起源于左冠窦，在心底短轴切面于主动脉根部4～5点钟处可见左冠状动脉的开口；右冠状动脉起源于右冠窦，在主动脉根部约10点钟处可见右冠状动脉的起源。当显示胸骨旁主动脉根部短轴切面后，稍稍调整探头方位，于主动脉根部4～5点钟处可见左冠状动脉的主干向左走行，然后顺时针方向旋转探头30°可显示其长轴图像，其中左冠状动脉主干分叉处指向肺动脉瓣者为左前降支，其下方者为左回旋支。必须注意勿因切面关系将分支开口处误认为是冠状动脉扩张，可结合管壁有无增厚、内膜是否光滑、连续性是否完整来判断。一般而言，管壁内膜光滑完整者为正常冠状动脉分支开口。将探头稍向上倾斜，于主动脉根部10～11点钟处可见右冠状动脉长轴图像。部分患者可清晰显示右冠状动脉的开口，也有部分患者右冠状动脉的开口显示不理想，但右冠状动脉近段可清晰显示。此外，于左室长轴切面清晰显示主动脉前壁后向内旋转探头，再略向上扬，亦可见右冠状动脉。右冠状脉自右冠窦起源后迅速右行。左冠状动脉主干向肺动脉倾斜15°～30°，而后平直走行，左前降支顺室间隔下行，而左回旋支向左后走行。

正常冠状动脉壁薄，内腔面光整清晰，在超声图像上显示为两条平行的线状回声，分别由冠状动脉前后壁产生；两条线状回声之间为管腔无回声区，左冠状动脉主干分叉处呈Y字形。冠状动脉及其分支不在同一水平，难以显示其全貌，在一个切面上常只能显示一段冠脉，因此超声探查时需不时变换探头的方向方能观察到冠状动脉的连续情况。远端冠状动脉的显示困难。冠状动脉瘤形成后冠状动脉内径明显增大，按冠状动脉主干和分支的走行方位，采用相应的切面即可显示病变的冠状动脉。虽然经食管超声心动图可更为清楚地显示冠状动脉病变的情况，但由于川崎病患者多为小儿，一般不采用经食管超声心动图观察。

对于川崎病患儿伴有冠状动脉病变者应密切随访，定期复查超声心动图。通常在发病4周内每周检查1次，以后2个月、半年复查。然后根据病变程度至少每年检查1次。对有症状的患者及冠状动脉严重受累者应作冠状动脉造影检查，以准确评价冠状动脉狭窄及闭塞程度以及远端病变。近年来320CT在冠状动脉病变中的应用日益广泛，对于能屏气配合、心率控制在80次/分以下的大小孩可以获得较好的冠状动脉图像，准确评价冠状动脉病变，且较冠脉造影更易为病患接受。

42 超声心动图

一、冠状动脉病变

（一）冠状动脉病变的分级和冠状动脉瘤的诊断标准

川崎病的主要病变在冠状动脉。据日本1984年确定的标准，经心血管造影或超声心动图检查5岁以下婴幼儿冠脉内径绝对值大于3mm，5岁及5岁以上冠脉内径绝对值大于4mm；或某节段冠脉内径为邻近节段的1.5倍及以上；或冠脉管腔明显不规则均为冠状动脉异常。冠状动脉内径与主动脉根部内径之比值不受年龄影响，各年龄组均<0.3。综合川崎病的冠状动脉造影及超声显像特征，将川崎病的冠状动脉表现分为四级：

1. 正常（0度）　冠状动脉管壁光滑，不存在任何部位的扩张。冠状动脉内径与年龄、体表面积呈正相关。依体表面积评估冠状动脉正常值：体表面积<0.5m²，冠状动脉内径<2.5mm；体表面积为0.5～1.0m²，冠状动脉内径为2.5～3.0mm；体表面积>1.0m²，冠脉内径可超过3.0mm。冠状动脉内径与主动脉根部内径之比<0.16。依年龄评估冠状动脉正常值：3岁以内<2.5mm，3～9岁<3mm，9～14岁<3.5mm。

2. 轻度　或称为冠状动脉扩张，冠状动脉轻度损害，其

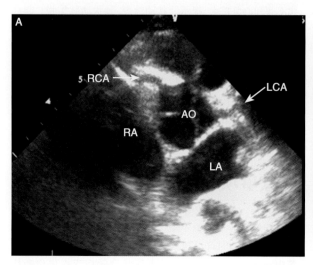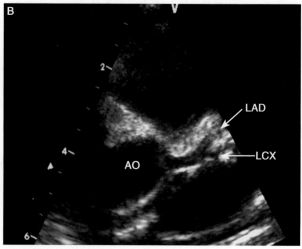

图42-1　川崎病患者的冠状动脉轻度损害
A. 左、右冠状动脉轻度增宽，左冠状动脉主干呈串珠样改变；B. 左冠状动脉主干及前降支内径均匀增宽。
AO：主动脉，LA：左房，LAD：左前降支，LCA：左冠状动脉，LCX：左旋支，RA：右房，RCA：右冠状动脉

内径增宽,但小于4mm,冠状动脉与主动脉根部内径的比值小于0.3。大多数在发病第30~60天内内径恢复正常。

3. 中度 又称为冠状动脉瘤,冠状动脉相应部位出现球状、囊状、梭形扩张,或呈串珠样改变。冠状动脉内径一般为4~8mm,冠状动脉与主动脉根部内径的比值大于0.3(图42-1)。大多数在发病第1~2年内消退,但有一部分可转为狭窄。

4. 重度 也称为巨大冠状动脉瘤,发生率约为5%。冠状动脉明显扩张,内径达到或超过8mm,冠状动脉与主动脉根部内径的比值大于0.6。病变多为广泛性,累及1支以上。其大多数由于血栓形成或者内膜增厚而转化为狭窄或闭塞性病变(图42-2)。

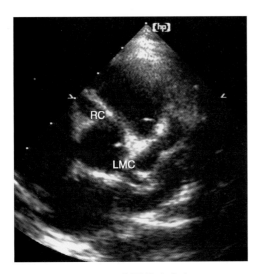

图42-2 左冠状动脉瘤
5岁川崎病患儿的心底短轴切面,见左(LMC)、右(RC)冠状动脉呈瘤样扩张,内径分别为6.5mm和4.9mm;左前降支及回旋支亦明显扩张

(二)冠状动脉瘤的发生率及发生部位

经多数学者研究报道,川崎病急性期冠状动脉扩张性病变发生率为35%~45%。根据日本1009例川崎病观察结果,提示一过性冠状动脉扩张占46%,冠状动脉瘤占21%。另组1215例川崎病报道,64例并发冠状动脉瘤,其发生率为5.3%。国内西安医科大学赵晓兰等通过12年对川崎病的冠状动脉超声显像分析,在502例川崎病患儿中,检出冠状动脉瘤70例(13.94%)(图42-3)。根据超声心动图随访观察,冠状动脉扩张自发病第5天开始,多在第14天达到最大直径。

冠状动脉瘤可发生于冠状动脉的任何部位,以左冠状动脉主干、前降支及右冠状动脉主干为多发。病变可累及一支冠状动脉,亦可累及多支,并且同一支冠状动脉可于多处发生。

彩色多普勒显像于冠状动脉瘤处见血流信号缓慢,可呈旋涡样流动。

(三)冠状动脉病变的并发症

1. 冠状动脉内血栓形成 冠状动脉瘤内可形成血栓,表现为冠状动脉内出现异常回声,多见于左冠状动脉主干和左前降支分叉处,血栓较大者可使冠状动脉管腔变窄,阻塞冠状动脉血流(图42-4,图42-5)。

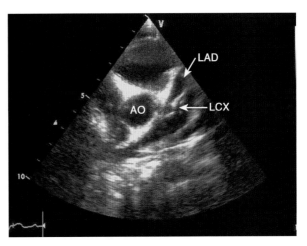

图42-3 川崎病患者的冠状动脉瘤
川崎病患者冠状动脉前降支呈梭形扩张。
AO:主动脉,LAD:左前降支,LCX:左旋支

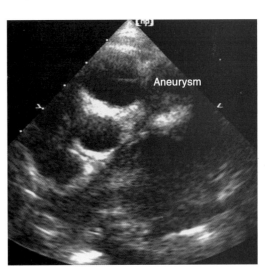

图42-4 川崎病左冠状动脉瘤并血栓
2岁川崎病患儿,左、右冠状动脉呈瘤样扩张,左冠状动脉远端巨大冠状动脉瘤(aneurysm),范围约21mm×13mm,其内有血栓形成

2. 心肌梗死 冠状动脉内血栓形成可使冠状动脉管腔变窄,严重者可导致心肌梗死。瘤内血栓脱落也可导致远端冠状动脉栓塞,发生心肌梗死。

二、心脏功能和血管内皮功能

川崎病急性期可出现心肌炎,川崎病后即使没有冠状动脉损伤也会出现心肌细胞肥大、变性,排列杂乱,间质纤维化,川崎病后光镜下可见组织细胞聚集,电镜下可见肌纤维变性,糖原含量增加。心肌的这种病理和超微结构的改变可引起心功能的改变。核素、单光子发射计算机断层显像术(SPECT)和正电子发射断层扫描术(PET)等方法证实恢复期川崎病患儿无论冠脉扩张与否都存在冠脉储备降低、心肌缺血。我们对恢复期川崎病患儿30例进行了超声心动图及组织多普勒超声检查,虽然患病组的左室射血分数,二尖瓣口舒张期血流速度与正常儿童比较无显著性差异,但组织多普勒所测二尖瓣环收缩期速度和位移以及

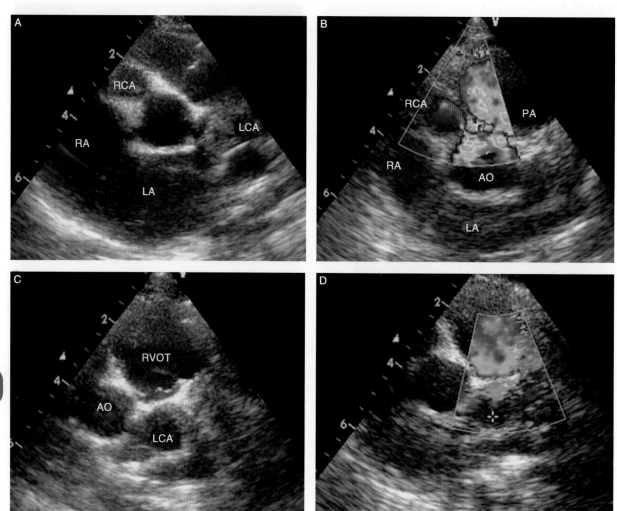

图 42-5 川崎病患者的巨大冠状动脉瘤并血栓

A. 主动脉根部短轴切面示左、右冠状动脉起始段均瘤样扩张，左冠状动脉主干内可见中低回声的血栓（箭头）；
B. 彩色多普勒示右冠状动脉开口处相对狭窄，主干内血流呈漩流；C. 更清晰的显示左冠状动脉主干内附壁血栓；
D. 彩色多普勒提示血栓（星号）致左冠状动脉主干管腔狭窄，冠脉内血流呈五彩镶嵌状。AO：主动脉，LA：左房，
LCA：左冠状动脉，PA：肺动脉，RA：右房，RCA：右冠状动脉，RVOT：右室流出道

舒张期速度均低于正常儿童，表明川崎病患儿即使在恢复期也存在左室收缩功能异常。

应用超声技术可无创性评价川崎病后冠状动脉及外周血管（肱动脉、股动脉）内皮功能。研究表明，川崎病患者冠状动脉内皮功能和肱动脉内皮功能持续性减低，提示川崎病患者存在系统性血管内皮功能障碍。

血管内超声（IVUS）是近年来用于临床诊断血管病变的一种新的诊断手段，可用于评价冠状动脉的形态改变，在川崎病的研究中已经开始应用。借助冠状动脉内多普勒技术，血管内超声还可评价冠状动脉功能。血管内超声显像在冠状动脉瘤节段发现内膜增厚伴钙化，对部分冠状动脉造影显示正常的冠脉节段也发现内膜增厚、钙化等病变。血管内超声显像是有价值的随访手段，但因其技术要求高、仪器昂贵、且有侵入性因而应用受到限制。

多巴酚丁胺负荷超声心动图（DSE）一般用于评价成人冠脉的病变，近来也有人将其用于川崎病患儿以评价冠脉

狭窄情况。室壁运动异常加重或出现新的室壁运动异常提示结果为阳性。多巴酚丁胺负荷超声心动图尤其对不能完成足量运动者和小孩也是一个可行的方法。

三、其他表现

（一）心脏改变

川崎病早期可发生心肌炎、心包炎、二尖瓣关闭不全、心衰等心血管并发症。发热末期可出现充血性心力衰竭、心包炎和二尖瓣关闭不全等。心肌炎、心包积液及瓣膜病多于一个月内消失。患儿可表现为左室扩大，二尖瓣不同程度的反流，左室收缩、舒张功能减低，心包积液。冠状动脉血流受阻时造成局部心肌供血不足或发生心肌梗死，室壁可出现运动异常。

（二）外周血管改变

冠状动脉瘤可与周围动脉瘤并存，可于腋动脉、髂动脉等部位发生动脉瘤。

诊断与鉴别诊断

川崎病的诊断至今无确诊的实验室方法,主要依据临床症状和体征诊断。日本川崎病研究会和美国疾病控制中心的诊断要点可以参考:不明原因发热五天以上,抗生素治疗无效且同时具有以下四条:①双侧球结膜弥漫性充血;②口唇潮红,皲裂,口咽黏膜充血,杨梅舌;③急性期(1~11天)手足指趾肿胀,掌跖潮红,亚急性期(11~21天)出现指趾端膜状脱屑;④躯干、四肢多形性红斑,无疱疹,无结痂;⑤颈部淋巴结非化脓性肿大,直径达1.5cm或更大;⑥除外其他疾病。如发热只伴有其他三条,但见冠状动脉瘤者亦可诊断。

多数川崎病患儿冠状动脉正常,仅少数患儿伴有冠状动脉扩张或冠状动脉瘤形成。在诊断川崎病的冠状动脉瘤时应注意与先天性冠状动脉瘤和冠状动脉瘘相鉴别。

先天性冠状动脉瘤与川崎病的超声表现相似,二者的鉴别关键在于病史及有无川崎病的症状和体征。

冠状动脉瘘患者冠状动脉为全程扩张,于冠状动脉瘘的瘘口处亦可有冠状动脉瘤形成。冠状动脉瘘与心腔和大血管间有异常交通,这是二者鉴别的关键。但极少数川崎病患者可合并有冠状动脉瘘,且川崎病的冠状动脉瘤可破裂而形成冠状动脉瘘,因此,在诊断中应结合患者的超声表现和临床表现综合判断。

临床价值与存在问题

二维超声探查可以清晰显示冠状动脉主干和分支的近端,为冠状动脉病变最方便可靠的方法,为临床诊断川崎病提供了有价值的信息。冠状动脉左右主干及前降支近段有95%超声可以显示,右支、左前降支、回旋支及后降支的远段仅有70%~80%可见。按冠状动脉的走行方位采用一些显示冠状动脉的特殊切面,尤其是冠状动脉瘤形成后其内径明显扩张,超声对冠状动脉病变显示的准确性较高。对冠状动脉病变的诊出率可达80%~90%,狭窄的病变亦可查到,但较难显示。约有一半患者7~8天内因血管炎出现冠状动脉扩张,左冠状动脉较多,常位于近段,远段偶亦可累及,但超声不易发现。反复超声心动图探查为最方便可靠的跟踪手段。冠状动脉超声显像研究川崎病冠状动脉瘤,与冠状动脉造影比较,文献报道其敏感性和特异性分别为100%和97%,具有安全、简便、可重复性强等优点。

近年来有学者通过对川崎病患儿冠状动脉病变的超声心动图与冠状动脉造影的对照研究,表明超声心动图左冠状动脉主干、右冠状动脉近端和左冠状动脉前降支近端冠状动脉瘤的发现率分别为97%、100%和72%,而右冠状动脉、左冠状动脉远端和回旋支发现率在36%以下,狭窄或血管性病变除在左冠状动脉主干外发现率在33%以下。二维超声心动图检查重复性好,特异性和敏感性与冠状动脉造影相比分别为97%和100%。二维超声心动图检查对于左冠状动脉主干、右冠状动脉近端和左冠状动脉前降支冠状动脉瘤的发现率高,但对冠状动脉瘤远端以及狭窄和阻塞病变显示不理想。

42

第43章

心 室 憩 室

VENTRICULAR DIVERTICULUM

◎谢明星　贺　林

分类与病理特点	600	彩色与频谱多普勒	603
血流动力学与临床症状	601	超声造影检查	604
检查方法与注意事项	602	鉴别诊断	604
二维与三维超声心动图	602	诊断价值	605
经食管超声心动图	603		

43

心室憩室(ventricular diverticulum)是一种非常罕见的心脏疾患,分别于1816年在德国和1838年在英国首次报道。心室解剖结构改变表现为室壁突出的"指状"或"阑尾状"的囊袋样结构,其以一相对狭窄口与心室相连。文献报道憩室大小有明显不同,憩室的纵径为0.4~17.5cm,横径为0.2~13.8cm。憩室颈部径为0.2~3.1cm,83.3%憩室不超过2cm,98.3%憩室不超过3cm。憩室与相连的心室具有同步的收缩功能。绝大部分心室憩室为先天性畸形,患者很少有临床症状。先天性心室憩室可见于心脏的所有心腔,可来自心室、心房、心耳及冠状静脉窦,但以左心室为多见,偶见于右室与双心室,其比例约为8:1:1。可为单发或多发,以单发多见。不合并其他畸形的心室憩室一般被称作孤立性心室憩室(isolated ventricular diverticulum)。大部分心室憩室位于心尖部或瓣周部位,瓣周部位憩室最常位于二尖瓣周围或直接位于二尖瓣环处。其他少见部位有后室间隔部位、前侧壁、后侧壁、后壁基底段,或同时发生在多个部位。

对先天性左室憩室的发病率难以进行准确的前瞻性统计。一组回顾性统计资料显示43 000例超声心动图检查的成人患者中,有16例存在先天性左室憩室,发病率约为0.04%。另一组12 924例儿童尸解资料表明有750例(5.8%)存在先天性心脏疾患,其中3例被诊断为左室憩室,发病率为0.02%。在非选择性行心导管检查患者中发病率为0.26%,在所有先天性心脏病中发病率为0.05%。有文献报道了411例先天性左室憩室或左室瘤病变,其中大多数是在儿童期被诊断。1912年进行了首例左室憩室切除术,1944年首次报道了新生儿心尖部左室憩室切除获得成功。

分类与病理特点

根据胚胎发育,心室憩室可分为先天性及继发性两大类。继发性心室憩室的发病原因主要有:各种病因所致心室内压力异常升高,如心室流出道梗阻、动脉瓣狭窄等;室壁局限性病变,如心肌缺血、心肌炎、感染性心内膜炎等。

根据憩室壁的构成不同,分为肌性和纤维性两种:①肌性憩室:憩室壁为包括心内膜、心肌及心外膜构成的三层心室壁结构,多发生于心尖处,呈囊袋或半球状,可延伸至上腹部甚至突出至脐部,心室收缩期与心室同步收缩,常合并心内外复杂畸形;②纤维性憩室:憩室壁为网状纤维组成的结缔组织结构,很少或没有肌纤维,通常位于房室瓣或动脉瓣下,极少位于心尖处,较肌性憩室少见,并可导致瓣膜关闭不全或狭窄。心室收缩期无运动或矛盾

运动,纤维性心室憩室多为孤立性,不伴有其他畸形,患者常常无明显症状。

根据憩室所在部位不同,分为心尖型及非心尖型。心尖型占70%,非心尖型占30%。

憩室的胚胎发生始于第4孕周,其沿心内膜管左、右腹侧边缘逐渐形成。最初损害心脏内膜层,其后随着心肌发育增厚并形成海绵状乳头肌时,憩室进一步发展,损害心肌并可穿过心肌成分。有学者认为先天性心室憩室形成是胚胎期心室部分停止发育所致。在此之前,胚胎期第14~18天存在中胚层发育异常。对先天性憩室形成有学者提出了一种"牵拉"理论,其认为是由于胚胎期心管异常附着于卵黄囊结构上,导致胚胎发育异常所致。当卵黄囊

成分退缩时，异常附着的心管部位在发育过程中受到牵拉，造成部分心室被牵出形成心室憩室。这种理论最初在Cantrell综合征中得到引证，此综合征同时存在多个胸腹畸形。先天性左室瘤在临床症状与影像表现上与憩室有相似之处，其常表现为左室心尖部瘤或二尖瓣后叶瓣环下室壁瘤。有学者认为胚胎期左心室的心肌血供不正常，如心尖部的血供不足可导致先天性左室心尖部瘤的形成。二尖瓣瓣环下先天性室壁瘤或纤维性憩室形成仍存在争议，一种假设认为是二尖瓣瓣环下心肌纤维连接部分缺损，导致心内膜下血肿，在心腔内高压下，这种血肿可以发展成外壁为纤维壁的室壁瘤，或主动脉瓣下憩室。

过去学者们对先天性心室憩室和先天性室壁瘤的定义缺乏一致性，它们之间互换使用导致诊断不准确，但两者的病因、病理、预后不同，表明是两种不同的疾病，使用术语时不应当混淆。先天性心室憩室血管造影表现为憩室与室壁相连处狭小且伴有身体中线缺陷（包括胸骨裂、膈疝等），而先天性左室壁瘤则与之相反。

先天性憩室常伴有心脏本身或心脏外的结构异常，导致其发生的体内或体外危险因子尚不清楚，部分与基因异常有关。染色体异常较为少见，文献仅报道了3例染色体异常，分别是13、18、21三体。最常见的心脏异常为室间隔缺损、房间隔缺损、动脉导管未闭、三尖瓣闭锁与心脏异位，大量文献对此进行了个例报道。由于瓣环几何形态发生改变，瓣下的左室憩室或瘤常伴有二尖瓣及主动脉瓣关闭不全、二尖瓣脱垂，脱垂尤以二尖瓣后叶常见。常见的血管异常有锁骨下动脉异常起源于腹主动脉、永存左位上腔静脉、肺动脉发育不良、主动脉缩窄与左颈总动脉异常起源于头臂干。心外异常常见有胸腹壁发育异常，可概括为中线发育缺损如胸骨缺如等，总结文献报道，其并发畸形见表43-1。

表43-1 先天左室憩室或左室瘤伴发畸形（411例）

异　　常	总数	百分比（%）	异　　常	总数	百分比（%）
无伴发畸形：	118	29	**伴发血管畸形：**		
伴发其他心脏畸形：			永存左位上腔静脉	19	5
室间隔缺损	108	26	主动脉缩窄	7	2
三尖瓣闭锁	37	9	头臂干缺如	6	2
右位心脏	35	8	肺动脉发育不良	6	2
房间隔缺损	31	8	锁骨下动脉异常起源	3	<1
Fallot四联症	29	7	左或右冠状动脉缺如	3	<1
心包缺如	16	4	Bland-White-Garland综合征	3	<1
肺动脉狭窄	12	3	左冠状动脉起源于头臂干	2	<1
卵圆孔未闭	9	2	动脉导管缺如	1	<1
动脉导管未闭	9	2	升主动脉走行异常	1	<1
右室双出口	8	2	**伴发心外畸形：**		
心内膜垫缺损	3	<1	膈肌缺如	93	23
Ebstein畸形	3	<1	腹疝	79	19
永存动脉干	2	<1	剑突发育不全	31	8
Fallot五联症	2	<1	胸骨缺如	17	4
单心室	2	<1	脐膨出	15	4
大动脉转位	1	<1	头面畸形	1	<1
二叶主动脉瓣	1	<1	结肠异位	1	<1
			脊柱裂	1	<1

血流动力学与临床症状

心室憩室本身通常不会导致严重的血流动力学紊乱。憩室内可出现旋流、涡流或者血流淤滞，从而增加赘生物或者血栓的形成几率。曾测量憩室内收缩压可高达体循环收缩压的两倍。高血压是成人先天性心室憩室常见的相关疾病，升高的收缩压可能是憩室形成过程中的一个重要因素。因此血流动力学因素可导致憩室形成。有研究表明39.4%的憩室与血流动力学异常有关。

心室憩室患者一般无临床症状，常因其他原因就诊时被发现，平均诊断年龄为（42.8±13.4）岁。患者无性别差异，男性：女性为1.05：1，亦无明显家族史。有症状的患者常表现为室性心动过速，可为偶发性室性期前收缩，或致死性的室性心动过速。部分病例因血栓、不典型胸痛或非特异性的心脏杂音而就诊。老年患者常出现心肌缺血症状,如胸闷、胸痛、气促等,也可合并心肌梗死。左室纤维性憩室由于靠近瓣环,容易导致主动脉瓣及二尖瓣关闭不全,甚至成为感染性心内膜炎的诱发原因。重度的二尖瓣反流可致心脏舒张期负荷过重,患者表现为劳力性呼吸困难。较大的二尖瓣环下憩室可直接压迫左冠状动脉,引发典型的心绞痛与心肌缺血心电图改变。憩室中血栓脱落可致动脉栓塞。极少病例可因憩室破裂而猝死。

检查方法与注意事项

心室憩室患者因无明显症状,同时憩室位置变化较大,因此检查时应注意从心尖、剑突下、胸骨旁及胸骨上窝等多个切面进行规范扫查,以防止漏诊。由于70%憩室位于心尖,而心尖处于超声近场,存在混响伪像及近场伪像,使部分患者图像显示欠清,故尤其应注意心尖位置的多切面探查。检查过程中要对憩室数目、位置、性质进行仔细判断,同时左室憩室多与心脏本身或心脏外的多个畸形并存,超声检查过程中,不要因只注意到憩室的诊断而漏诊其他病变,反之亦然。

超声扫查过程中应特别注意观察以下几方面:①憩室的存在与否、数目及位置,憩室壁是否完整;②憩室与心室的连接情况;③憩室内部有无异常回声,如赘生物、血栓等;④憩室口及内部的血流情况;⑤有无合并其他心血管畸形。

二维与三维超声心动图

心室憩室在二维超声图像上表现为一突出心腔外囊性结构,其内为无回声。肌性憩室与心室心尖、侧壁等心肌组织相连,与心室连接处相对狭小。肌性憩室本身具有一定的心肌功能,可与心室运动同步。心室收缩时憩室腔缩小,心室舒张时则扩大;纤维性憩室则与动脉瓣、房室瓣环处心室部相连,憩室腔与心室腔间存在相对狭小的颈部。纤维性憩室没有心肌功能,表现为无运动或矛盾运动,心室收缩时憩室腔扩大,心室舒张时则缩小(图43-1)。

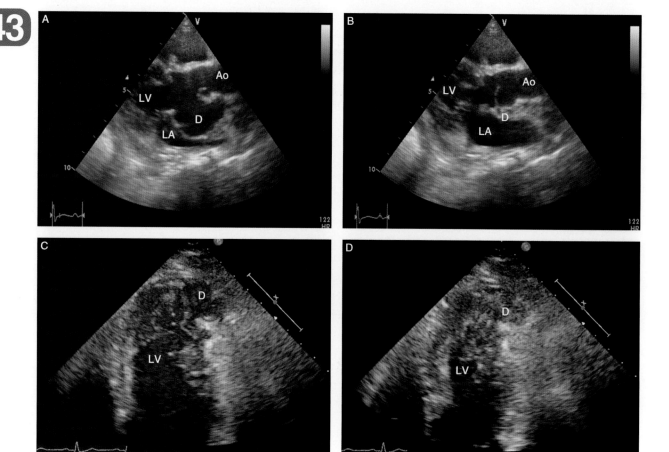

图43-1 纤维性憩室与肌性憩室的二维超声成像

A,B. 左室纤维性憩室(D)位于主动脉瓣环与二尖瓣环之间,憩室腔收缩期扩大(图A),舒张期缩小(图B);

C,D. 肌性憩室(D)位于左室心尖,憩室腔舒张期扩大(图C),收缩期缩小(图D)

心室憩室可伴有多种其他心脏畸形或疾患,如室间隔缺损、房间隔缺损、肺动脉瓣狭窄、主动脉瓣二瓣化、感染性心内膜炎、血栓形成等,在二维超声图像上均有相应表现。

三维超声成像,特别是实时三维超声心动图技术可动态立体显示憩室结构,特别是能够显示憩室与周围心脏结构关系的整体观(图 43-2)。

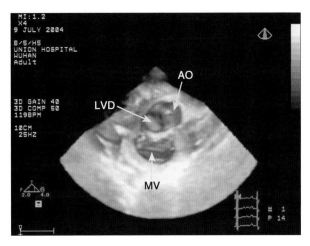

图 43-2　心室憩室实时三维超声成像
显示左室纤维性憩室(LVD)位于主动脉瓣环
与二尖瓣环之间

经食管超声心动图

经食管超声心动图可清楚显示憩室与心腔的连接,对于二尖瓣环下的憩室,经食管超声心动图则能更为清楚地显示憩室腔的内部结构,特别对判断有无血栓形成有重要价值。

彩色与频谱多普勒

彩色多普勒能显示憩室与室壁交通处的血流信号。一般情况下纤维性憩室患者的心腔内血流信号于收缩期进入囊腔,舒张期则相反。频谱多普勒显示交通的血流信号一般为双向,收缩期进入憩室的血流速度较快,舒张期回流入心室腔血流速度较慢(图 43-3)。肌性憩室囊腔内血流信号于收缩期进入心腔,舒张期心腔内血流信号进入囊腔。

伴有的其他心脏畸形或疾患则有相应彩色及频谱多普勒表现。

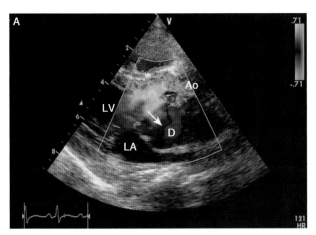
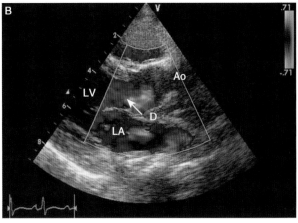

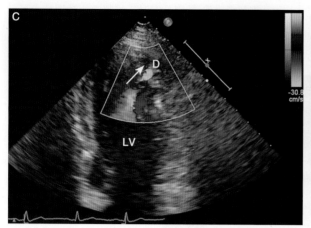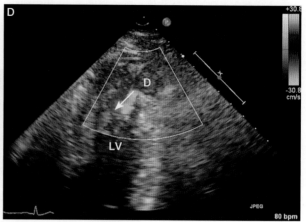

图 43-3 彩色多普勒

A. 纤维性憩室患者心腔内血流信号于收缩期进入囊腔；B. 舒张期囊腔内血流信号进入心腔；C. 肌性憩室
舒张期心腔内血流信号进入囊腔；D. 收缩期囊腔内血流信号于进入心腔，箭头表示血流方向（D：憩室）

超声造影检查

　　较少有文献报道利用超声造影技术诊断心室憩室，但超声造影在临床上对诊断心室憩室有独到的价值。Ya-lonetsky 等报道了利用超声造影技术对 2 例左室憩室患者进行了正确诊断。其中一例 57 岁下壁心肌梗死患者 6 个月后复查时，心导管造影表明左室下壁有一向外突出的腔，此时需要鉴别判断其为真性室壁瘤、假性室壁瘤或左室憩室。利用 Definity 进行超声造影，除可清楚显示突出腔的边界外，更为重要的是在超声造影显像条件下，能清楚观察到突出腔的室壁存在明显的收缩运动，从而准确诊断为左室憩室。另一例为 17 岁的男性患者，因头晕就诊，心电图等其他心脏检查均未发现明显心脏病变，经胸二维超声心动图显示左室下壁中段有一小的腔隙，超声造影则清晰显示为长 21mm、宽 8mm 左室憩室，且在心动周期中其大小有时有所改变。单独二维超声心动图对较大的心室憩室的检出率较高，但对较小憩室，同时进行超声造影检查则更有价值（图 43-4）。

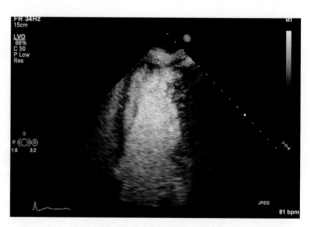

图 43-4 左室心腔造影
清晰显示左室心尖部肌性憩室
囊腔及心内膜边界

鉴　别　诊　断

　　1. 心室疝　心室疝是由于心包先天性缺失或手术切除后，室壁从缺口处膨出而形成，超声心动图上可看见明显的心室壁缩窄环，缩窄环处心肌运动受限，而膨出心肌的运动与正常室壁同步。肌性憩室则无缩窄环征象，而纤维憩室无心肌运动。

　　2. 室壁瘤　室壁瘤是局部变薄的心肌向外膨出，表现为无运动或矛盾运动，基底宽，瘤壁包括心内膜、心外膜及取代心肌的大部分纤维组织，最常见的原因是透壁性心肌梗死，其次为外伤、医源性损害、Chagas 病、HCM、黏多糖贮积症、肉瘤样病。室壁瘤 MRI 表现为瘤壁心肌造影后期增强，表明是由继发于梗死心肌的瘢痕组织构成。而憩室 MRI 表现为憩室壁心肌造影显像正常。

　　3. 假性室壁瘤　假性室壁瘤是心肌破裂形成的瘤样结构，表现为膨出的瘤样结构无运动甚至矛盾运动，基底窄，瘤壁由机化的血肿及心包膜构成，病理检查为纤维组织而无心肌成分，而室壁瘤瘤壁经常可见心肌成分。假性室壁瘤是心肌梗死的少见并发症，但也可发生于心脏手术、胸部外伤、心内膜炎后。它们可发生于不同部位。MRI 假性室壁瘤由于瘤壁仅由心包膜构成，不表现心肌造影后期增强，但是它们的边界表现增强，表明瘤周围的梗死区域。假性室壁瘤的心包膜经常显著延迟增强，而在室壁瘤中不常见或不明显（表 43-2）。

　　4. Takotsubo 心肌病　患者有心绞痛样胸痛，轻度 CK 及肌钙蛋白 I 升高，心动图示 $V_3 \sim V_6$ 导联 ST 段抬高，心室造影示左室中部至心尖部运动减低或无运动，而基底部运动增强。临床表现与急性心肌梗死相似，但冠脉造影未见冠状动脉狭窄，病程是可逆的，一般半年左右恢复正常。

表 43-2 憩室、室壁瘤、假性室壁瘤的鉴别诊断

	憩 室	室 壁 瘤	假性室壁瘤
壁	心内膜、心肌及心外膜构成的三层心室壁结构	心内膜、心外膜及取代心肌的大部分纤维组织	机化的血肿及心包
运动	与心室同步收缩	无运动或矛盾运动	无运动或矛盾运动
基底	窄	宽	窄
心肌延迟增强	无	有	无,仅在瘤的边界表现增强
心包延迟增强	无	无或不明显	显著

5. 左室裂缝(cleft) 定义为 V 型渗入到心肌内,深度超过邻近致密心肌 50% 以上,但没有超过心肌外缘边界,无向外膨出。裂缝是心肌的先天性结构变异,具有收缩性,无局部运动减低或矛盾运动,收缩期闭塞,舒张期较易观察。它们不导致局部左室心肌功能受损。可在正常人,也可在 HCM 患者出现,不需要治疗。

诊 断 价 值

左室造影是诊断心室憩室的"金标准",但由于有创,不及超声心动图应用广泛。仅用于胸痛患者需要冠脉造影检查时证实诊断。其诊断心室憩室的敏感性为 95.5%,而 CT、MRI、超声心动图诊断憩室的敏感性分别为 88.9%、84.2%、78.2%。但超声心动图作为一种无创性检查手段,对心室憩室的诊断有十分重要的临床价值。利用常规的二维、多普勒扫查就能发现憩室的存在,判断其位置、大小和形态。超声心动图的高时间分辨力还能观察到憩室的运动情况。彩色和频谱多普勒技术能直观显示憩室处的血流状态。根据以上超声图像特点可对其进行分型,并判断合并畸形情况。实时三维超声能更准确地判断其空间位置和毗邻结构关系,可客观评估憩室对心室整体功能的影响。心脏外科技术能对心室憩室进行有效治疗,对憩室本身可采用封闭入口、填充憩室腔等方法,对于合并的畸形与疾患可行相应处理。超声心动图在术前对各种畸形的判断和心脏血流动力学的评价可为手术提供重要的参考信息,而在术后又可对不同手术评价疗效,帮助外科医师评价手术效果和确定下步治疗或手术的方法和时机(图 43-5 ~ 图 43-7)。

超声心动图在诊断心室憩室时也存在一定的局限性,比如部分患者图像欠清晰,二维超声心动图难以显示病变的全貌。合并复杂畸形如大血管异常等,病变往往被胸骨

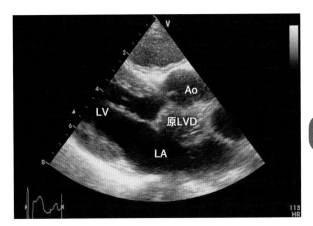

图 43-5 手术填充后的左室憩室
术后超声检查,在左室长轴切面上见原左室憩室(LVD)已经被充填

或肺气遮挡,超声心动图难以对其进行显示,无法做出准确判断。此时则需要进行其他检查:如心导管、MRI 或 CTA 等,这些技术方法对左室憩室亦有独特的检查价值。尤其 MRI 对鉴别先天性憩室(无造影剂延迟增强)与先天性瘤(表现为造影剂延迟增强)非常有价值。

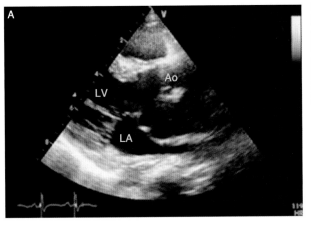

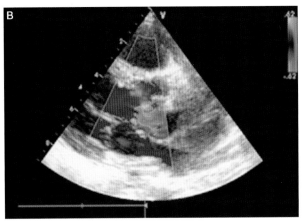

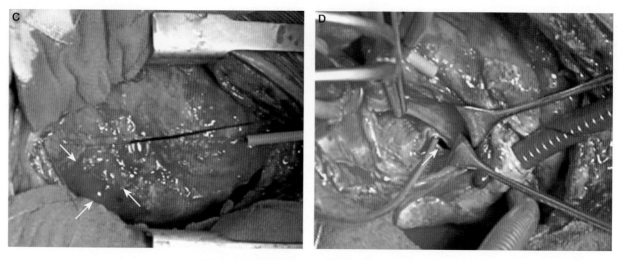

图 43-6　左室憩室的超声图像与手术所见
A. 二维超声左室长轴观示主动脉瓣下憩室；B. 憩室与左室之间的血流交通；C. 术中从心外观察憩室；
D. 憩室切开后可见憩室与左室通过小孔相通

43

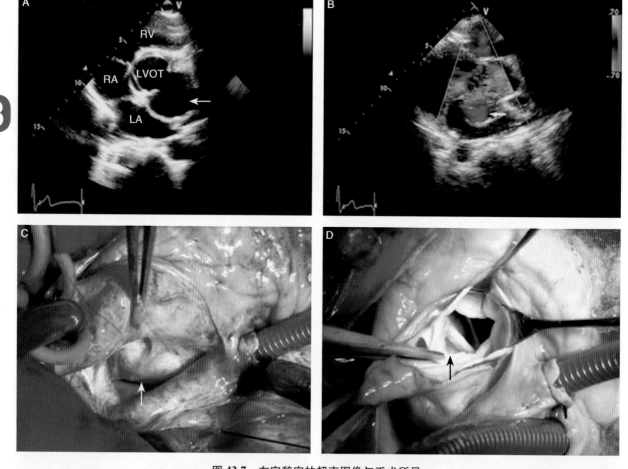

图 43-7　左室憩室的超声图像与手术所见
A. 二维超声大动脉短轴观示主动脉瓣下憩室；B. 憩室与左室之间的血流交通；C. 术中从心外观察憩室；
D. 从左室面观察憩室与左室相通的小孔

第44章

心 脏 肿 瘤

CARDIAC TUMORS

◎杨 娅 谢明星 张文竞 李嵘娟 杨 娇

心脏肿瘤的分类···········608
一、肿瘤性质的分类·········608
二、肿瘤组织的发生部位·······609
黏液瘤················609
一、流行病学及病理解剖·······609
二、左房黏液瘤···········610
三、右房黏液瘤···········617
四、右室黏液瘤···········619
五、左室黏液瘤···········620
心脏的其他良性肿瘤·········621
一、乳头状弹力纤维瘤········621
二、纤维瘤·············621
三、心脏脂肪瘤···········621
四、血管瘤·············622

五、错构瘤·············622
六、横纹肌瘤············623
七、生殖细胞瘤···········624
心脏恶性肿瘤············624
一、血管肉瘤············624
二、横纹肌肉瘤···········625
三、脂肪肉瘤············626
四、淋巴瘤·············626
心脏及心包其他肿瘤或肿瘤样损伤···629
一、心包囊肿············629
二、心包恶性间皮细胞瘤·······630
三、心内平滑肌瘤病·········630
四、心脏脂质肉芽肿·········630

44

心脏肿瘤包括原发性心脏肿瘤(primary cardiac tumors)和继发性心脏肿瘤(secondary cardiac tumors)。原发性心脏或心包肿瘤较为罕见,可发生于各个年龄段。统计资料表明心脏和心包原发性肿瘤的检出率约为0.3%,整体人群中原发性心脏肿瘤的精确的患病率至今未能明确统计。而直接侵犯心脏的继发性心脏肿瘤发生率则明显高于原发性肿瘤。几乎所有脏器和组织的各种类型的恶性肿瘤均可转移至心脏或心包,尤其是肺、纵隔和乳房的恶性肿瘤。心包的转移性肿瘤较心肌内者更为常见;而心肌的转移性肿瘤以壁内者为多。继发性肿瘤可累及心包、心肌,很少累及心内膜、瓣膜和冠状动脉。原发性心脏肿瘤的临床表现变化多端,常误诊为其他心血管疾病、神经系统及全身性疾病,以往诊断极为困难,1959年Effert首次采用M型超声报告左房黏液瘤。随着超声显像技术的进步,尤其是经食管超声心动图技术的应用,心脏肿瘤的检出率逐渐提高。超声心动图检查具有简便、安全、无创、准确等优点,使该技术在心脏肿瘤临床诊断中得到广泛应用并发挥重要价值。

经胸壁超声心动图对大多数心脏肿瘤显像具有较高的敏感性,可清楚地显示肿瘤的大小、形态、部位、活动度,并可监测肿瘤的病程变化及由其引起的心脏继发改变,为临床诊断及治疗提供较为重要的形态学资料。在心脏肿瘤与其他心脏内占位性病变的鉴别诊断方面亦具有重要意义。经食管超声心动图对心脏的占位性病变的探查具有重要的价值。Reder等文献报道经食管超声探查83例心脏占位性病变中,左房病变46例,右室病变2例,右房病变16例,左室病变7例,心外占位性病变12例,其中包括心脏内肿瘤、血栓、心包囊肿及心外实质性病变等。与经胸壁超声心动图比较,经食管超声心动图其对某些肿瘤显像的敏感性和特异性更高,在探查肿瘤的大小、形态、部位、活动度及其血流动力学改变等方面优于经胸壁超声心动图检查。Reeder等亦报道25例患者在经食管超声心动图探查有心脏肿瘤,而其中32%的患者在行经胸壁超声心动图检查时漏诊。

虽然超声心动图在形态结构上容易显示心脏肿瘤,但除黏液瘤外,对其他心脏肿瘤的性质较难作出准确的病理诊断。

本章主要介绍心脏原发性肿瘤的超声显像特征。

心脏肿瘤的分类

原发性心脏肿瘤较为罕见,一项基于22个大型尸检研究得出,原发性心脏肿瘤的所占比率约为0.02%。另一在1972—1991年期间12 485例尸检的研究显示原发性心脏肿瘤所占比率约0.056%,继发性肿瘤约1.23%。原发性心脏肿瘤中约75%为良性肿瘤,成人中最常见的心脏肿瘤是黏液瘤,约占心脏良性肿瘤的50%~70%。而在胎儿或婴儿中则以横纹肌瘤最为常见。恶性肿瘤包括各种肉瘤等,以间皮瘤、血管肉瘤、横纹肌瘤、纤维肉瘤较为常见。兹将心脏肿瘤的分类方法简述如下。

一、肿瘤性质的分类

肿瘤的分类基于细胞结构(如炎性增生、错构瘤、囊肿、良性及恶性的真性肿瘤),或其组织分型(间叶细胞性、上皮细胞性、间皮细胞性)。

世界卫生组织(WHO)推出了有关原发性心脏肿瘤病理类型新的分类(表44-1)。此最新分类法将心脏肿瘤分为三大类:良性肿瘤及肿瘤样损伤,恶性肿瘤,心包肿瘤。

表44-1 心脏肿瘤的病理分类,WHO

良性肿瘤及肿瘤样损伤	**Benign tumors and tumor-like lesions**
横纹肌瘤	Rhabdomyoma
组织细胞样心肌病(浦肯野细胞瘤)	Histiocytoid cardiomyopathy(Purkinje cell tumor)
成熟心肌细胞的错构瘤	Hamartoma of mature cardiac myocytes
成人细胞横纹肌瘤	Adult cellular rhabdomyoma
心脏黏液瘤	Cardiac myxoma
乳头状弹力纤维瘤	Papillary fibroelastoma
血管瘤	Hemangioma
心脏纤维瘤	Cardiac fibroma
炎症形成及纤维母细胞瘤	Inflammatory myofibroblastic tumor
脂肪瘤	Lipoma
房室结的囊性肿瘤	Cystic tumor of the atrioventricular node
恶性肿瘤	**Malignant tumors**
血管肉瘤	Angiosarcoma
上皮样血管内皮细胞瘤	Epithelioid hemangioendothelioma
恶性多形性纤维组织细胞瘤/未分化多形性肉瘤	Malignant pleomorphic fibrous histiocytoma(MFH)/undifferentiated pleomorphic sarcoma
纤维肉瘤和黏液样纤维肉瘤	Fibrosarcoma and myxoid fibrosarcoma
横纹肌肉瘤	Rhabdomyosarcoma
平滑肌肉瘤	Leiomyosarcoma
滑膜肉瘤	Synovial sarcoma
脂肪肉瘤	Liposarcoma
心脏淋巴瘤	Cardiac lymphoma
转移性肿瘤	**Metastatic tumors**
心包肿瘤	**Pericardial tumors**
孤立性纤维瘤	Solitary fibrous tumor
恶性间皮细胞瘤	Malignant mesothelioma
生殖细胞肿瘤	Germ cell tumors
转移性心包肿瘤	Metastatic pericardial tumors

44

二、肿瘤组织的发生部位

依据肿瘤组织发生部位又可分为以下几类：

1. **心腔肿瘤** 心腔肿瘤常见者有黏液瘤、脂肪瘤及错构瘤等，其中黏液瘤较多，大都有蒂，附着部位多位于房间隔上，少数附着在其他房壁、房室环、房室瓣上。心室的肿瘤如间叶细胞瘤、淋巴管囊肿及少数心室黏液瘤的蒂附着于室间隔的不同部位。

2. **心肌肿瘤（壁内性肿瘤）** 心肌肿瘤中以横纹肌瘤、纤维瘤比较常见。

3. **心包肿瘤** 原发性不常见多数为转移到心包的继发性肿瘤，以白血病、肺癌和恶性淋巴瘤最为常见。

4. **心包囊肿**。

黏 液 瘤

一、流行病学及病理解剖

黏液瘤（myxoma）是原发性心脏肿瘤中最常见的一种，尸检报告显示其约占原发性心脏肿瘤50%，但这一结果可能低估了黏液瘤发生率，外科手术数据显示约78%的原发性心脏肿瘤为黏液瘤。任何年龄均可发生，常见于30～60岁，平均年龄约50岁，男女发病率比例约1∶1.8。

黏液瘤可分散发、家族性或混合性（系统性黏液瘤）。散发性黏液瘤最为多见，心腔内常为单发。多发性黏液瘤较为罕见，见于儿童或年轻患者，常常可在多个房室腔内见到多个肿块，多位于心室，有家族史且伴有较高的复发率，无性别差异。家族性黏液瘤约占所有黏液瘤的7%，是一种家族性的常染色体显性遗传性疾病，包括NAME综合征（naevi，atrial myxoma，myxoid neuro fibromata，and ephelides；痣、心房黏液瘤、黏液样神经纤维瘤、雀斑）及LAME综合征（lentigines，atrial myxoma，mucocutaneous myxoma，and blue naevi；小痣、心房黏液瘤、黏膜皮肤黏液瘤和蓝痣），是遗传性卡尼复合肿瘤综合征（Carney's complex，CNC）的主要特征之一。因此年轻患者中诊断黏液瘤时应注意是否伴有多发性黏液瘤或复发病灶，以及是否伴有家族史。

黏液瘤的起源及组织病理特性目前尚存在争议，两大组织学派系认为其可能起源于多能间充质干细胞或神经心内膜组织。

黏液瘤的附着位置、大小及形态结构有较大的差异。约75%的黏液瘤通常于左房中发现，20%发现于右房，剩下5%见于心室。黏液瘤通常起源于房间隔，约69%的左房黏液瘤起源于卵圆窝或卵圆窝附近，28%起源于房间隔下缘，约3%来自左房侧壁；绝大多数右房黏液瘤起源于卵圆窝，左、右心室内及附着于瓣膜/瓣膜下结构者罕见，几乎不会起源于左房后壁，以此可能可以与心房内血栓或平滑肌肉瘤相鉴别。

黏液瘤外形多样，生长速度较缓慢，多数体积较大，呈圆形或类圆形，表面光滑，但约15%的病例表现为松散易碎的绒毛乳头状结构，易脱落成碎片。黏液瘤外观可为灰白色纤维性、凝胶或黏液状，或二者混合状，多呈灰白色、珍珠白或棕黄色，多混杂棕黑色或红色出血灶。肿瘤内部可伴出血、纤维素变性或钙化，约10%的黏液瘤中可伴有钙化表现。

镜下可见黏液瘤是由丰富非晶状黏多糖堆积排列而成的典型黏液样结构。其主体基质中可见黏液瘤细胞（liepidic cells）、少许纤维样结构及多个薄壁血管（缺乏周细胞）呈特征性规则排列。特征性黏液瘤细胞（liepidic cells）呈梭形或星形，内可见圆形或卵圆形细胞核及明显的核仁，部分可呈双核或合胞体状态，核分裂极为罕见。瘤细胞可散在分布，也可聚集呈小巢状、条索状、或聚集血管周围。细胞层之间可见阿尔新蓝沉积。肿瘤主体基质内可见出血灶、髓外造血灶、炎细胞（粒细胞、淋巴细胞、浆细胞、巨噬细胞及含铁血黄素巨噬细胞等）浸润、含铁血黄素沉积、钙化灶、局灶性坏死区域的骨化。黏液瘤蒂部含有较丰富的纤维组织及厚壁血管（伴有增生的内中膜的微小血管），其基底部可侵入心内膜或下层心肌内部。

黏液瘤病理生理改变与临床表现因其部位、大小、活动度、有无出血坏死及生长速度等不同，个体差异极大。临床表现多样，主要症状表现为血流阻塞现象、栓塞症状和全身症状。黏液瘤可产生不同程度房室瓣口狭窄或关闭不全，如完全梗阻可发生晕厥和/或猝死。瘤体小蒂短者，可没有任何临床症状。

除了具有致心腔机械性梗阻、瓣膜反流等一般表现外，部分表面较为疏松的、乳头状的黏液瘤脱落的肿瘤碎片或肿瘤表面脱落的血栓性物质等可造成肺栓塞或系统性栓塞的症状或体征。国外文献报道瘤栓的发生率较高，为40%，国内文献报道为17.5%。而黏液瘤瘤体自身的出血、变性、坏死等产物可造成患者发热、贫血、乏力、关节痛等症状，黏液瘤特异性表现免疫细胞因子IL-6水平的增高可能是引起患者全身性反应重要原因之一。

黏液瘤虽然为良性肿瘤，但越来越多的报告显示黏液瘤有潜在的恶性变危险，已经发现可以有局部浸润。目前有许多关于黏液瘤局部复发、远处转移、侵犯血管壁，以及独立生长的报告。黏液瘤临床预后较险恶，一经确诊，应及时行手术治疗。

黏液瘤多能经手术彻底根除，但部分患者可复发，其复发率为5%～14%，复发性肿瘤二次手术后的再复发率为25%。黏液瘤复发可能是由于其基底部未完全清除或呈多中心生长的黏液瘤术中瘤体脱落造成心腔内种植所致。故对手术后的患者可长期进行超声心动图追踪复查，了解术后心脏形态及血流动力学恢复状况，并观察有无复发。

由于心脏黏液瘤可为家族性发病,故有必要对患者(特别是年轻或多发性黏液瘤患者)的直系亲属进行超声心动图筛检。

二、左房黏液瘤

(一)检查方法与注意事项

首先利用二维超声心动图观测黏液瘤的大小、形态、蒂的长短和附着部位、瘤体的活动度,并观察瘤体对二尖瓣口的阻塞情况。M型超声心动图可用于判断心脏房室的大小和黏液瘤的活动情况。彩色多普勒主要用于判断瘤体对二尖瓣口的阻塞程度以及有无二尖瓣关闭不全等。频谱多普勒可定量分析黏液瘤所致的二尖瓣口梗阻及关闭不全的程度。

黏液瘤一般较大,附着于房间隔卵圆窝的附近,常规切面较易发现。但对于体积较小,附着于左房的其他部位的黏液瘤,在超声心动图检查时不应只局限于几个标准切面,而应全面探查整个左房,以防漏诊。另外要特别关注附着于房间隔上的瘤体是否存在于双侧心房(图44-1～图

44-5),以协助外科手术治疗。在经胸壁超声心动图显像较差的成人患者,可采用经食管超声心动图检查。

(二)经胸壁超声心动图

1. **M型超声心动图** 在心底波群中,可见左房中有一团状回声,收缩期出现或变大,舒张期消失或变小;另外还可发现左房内径增大(图44-6)。在瘤体积较大,活动范围较广时,二尖瓣波群显示二尖瓣前叶之后或前后叶之间,可见团块状回声(图44-7)。

2. **二维超声心动图** 左房黏液瘤在左心长轴和四心腔切面上多可清楚显示,有时尚需借助于心底短轴切面观察。对于较小的黏液瘤则还需采用其他一些非标准切面观察,以便较为完整地显示黏液瘤的病变情况。

(1)形态:左房黏液瘤患者于左房内可见一致密的团块状回声,其直径有的可小于1cm,大的可达10cm以上,一般为5～6cm。黏液瘤一般为均匀一致的团状回声,如有中心坏死,团块中央可出现液性暗区。如钙化则可出现强回声点或斑。黏液瘤瘤体形态可变,收缩期位于左房,呈类圆形;舒张期移向二尖瓣口,呈椭圆形。如肿瘤呈穗状,

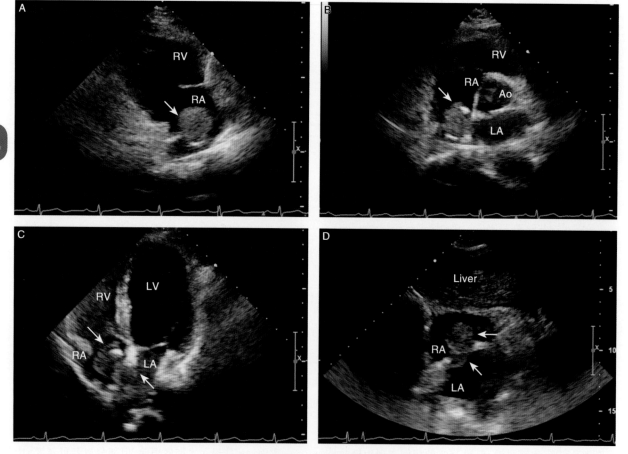

图44-1 双房黏液瘤术前经胸超声心动图

A. 右心室流入道切面可见右心室内类圆形稍强回声团块(箭头所示),未累及三尖瓣;B. 大动脉短轴切面可见右心房内类圆形稍强回声团块(箭头所示),起自房间隔卵圆窝处,与房间隔关系密切;C. 心尖四心腔切面可见卵圆窝处稍强回声团块分别向左、右心房突起(箭头所示),右心房侧团块呈类圆形且其内可见强回声钙化斑,左心房侧团块形态不规则,团块与房间隔关系密切;D. 剑突下双房切面可见卵圆窝处稍强回声团块分别向左、右心房突起,右心房侧团块呈类圆形,左心房侧团块形态不规则,团块与房间隔关系密切

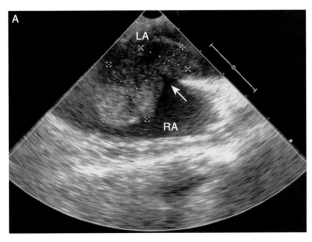

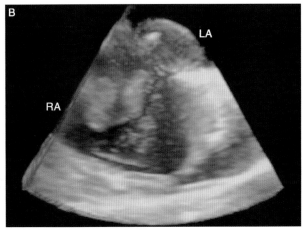

图 44-2 双房黏液瘤术前经食管超声心动图

A. 彩色多普勒双心房切面示房间隔卵圆窝稍强回声团块分别向左、右心房突起(箭头所示),右心房侧团块较大(23.5mm×23.6mm),左心房侧团块较小(11.2mm×16.4mm),均与房间隔未见明显分界,瘤体内未见明显血流信号;B. 三维探查可见右心房、左心房瘤体起自房间隔

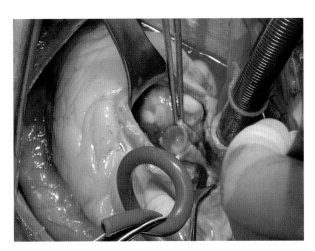

图 44-3 双房黏液瘤术中肿瘤表现

右心房瘤体、房间隔以及左心房
瘤体(钳夹部位)

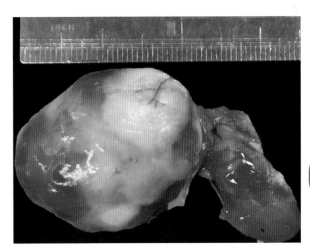

图 44-4 手术切除瘤体标本

手术切除后的大体标本显示:右心房瘤体大小
29mm×27mm,左心房瘤体大小 20mm×13mm;双侧
瘤体蒂部均起自房间隔,呈哑铃状,瘤体暗褐色、胶
冻状,部分纤维化

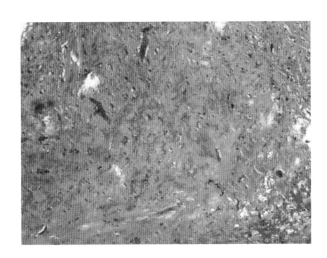

图 44-5 病理结果

手术切除瘤体标本病理提示心房
黏液瘤(HE 染色,×100)

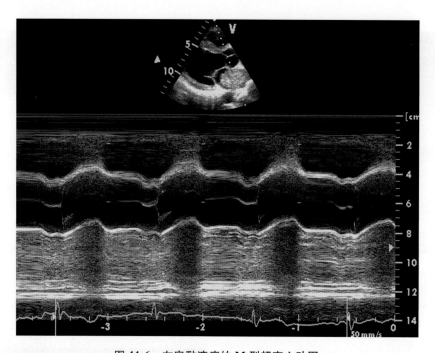

图 44-6　左房黏液瘤的 M 型超声心动图

M 型超声心底波群中,可见左房中有一团状回声,收缩期和舒张期均可见

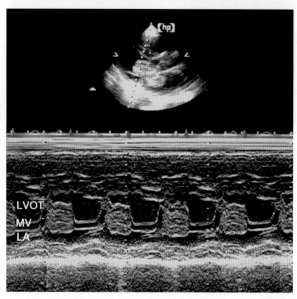

图 44-7　左房黏液瘤的 M 型超声心动图

M 型超声二尖瓣波群于舒张二尖瓣前后叶之间
出现团块状回声(箭头所示),收缩期消失

则反射为强弱不等多个斑点状回声团(图 44-8)。

(2) 部位:黏液瘤常借助一蒂附着于房间隔左房面的卵圆窝的边缘。四心腔切面可较为清楚地显示蒂的附着部位。黏液瘤蒂部可长可短,蒂茎约在 2～5mm 之间。左房黏液瘤亦可附着于左房的其他部位。

(3) 活动度:黏液瘤因有蒂连接,故在心脏舒缩时可上下移动。舒张期左房黏液瘤可下移到二尖瓣口,甚至穿过二尖瓣口到达左室,造成二尖瓣口阻塞;收缩期则回归左房。黏液瘤对二尖瓣口的阻塞程度与蒂的长短,附着部位距瓣口的远近,以及肿瘤的大小有关。瘤体较大、蒂较

长、附着部位较低,对二尖瓣口的阻塞程度较重,反之则影响程度较小。

(4) 房室大小:当左房黏液瘤阻塞瓣口,影响二尖瓣的排空时,则左房可扩大。

3. 三维超声心动图

(1) 显示肿瘤的立体形态:三维超声心动图可建立肿瘤的立体图像,从而更为准确地观察肿瘤的形态、大小、附着部位、周邻关系和活动度(图 44-9,图 44-10)。

(2) 判断肿瘤对心脏的梗阻程度:立体地显示肿瘤与周围结构的关系,从而更为准确的判断肿瘤梗阻所导致的血流动力学改变。

Borges 等曾在 27 例组织学上明确诊断的心脏肿瘤患者中比较二维与三维超声心动图的诊断价值,发现只有结合采用多平面经食管和三维超声技术,才能更好地描述心脏肿瘤。

(三) 经食管超声心动图

经食管超声心动图由于避开了胸壁和肺的干扰,能清楚地显示心脏的结构。又因左房处于经食管超声心动图探查的近场,因而经食管超声心动图对左房的病变显示得尤为清楚。但经食管超声心动图对患者有一定的刺激,加之黏液瘤可脱落,因而在检查时应加倍仔细,动作轻缓,尽量缩短检查时间,以免发生意外。

1. 经食管超声二维显像　多平面经食管超声心动图探查时探头主要位于食管下段和中段,作 0°～180°扫查,可以全方位地显示左房的病变。重点了解黏液瘤的大小、形态、活动情况及蒂的附着部位。从四心腔切面和二心房切面能清晰显示黏液瘤的蒂及蒂的附着部位。黏液瘤的蒂一般位于房间隔卵圆窝的边缘,也可位于左房内其他部位,因此在观察左房黏液瘤时应从多个切面全面观察左房。

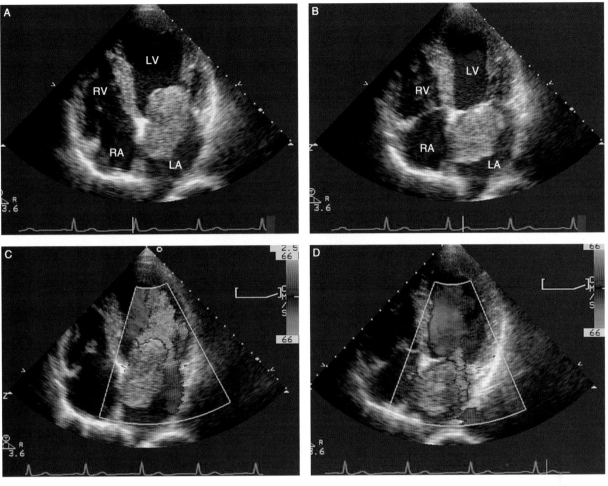

图 44-8　左房黏液瘤

A. 心尖四腔切面见左房内一中等强度、回声均匀的团块，舒张期移向二尖瓣口呈椭圆形；B. 收缩期见瘤体返回左房，呈圆形；C. 彩色多普勒舒张期在瘤体与二尖瓣前后叶间的狭窄间隙处出现明亮的红色血流信号；D. 彩色多普勒收缩期在二尖瓣见反流信号

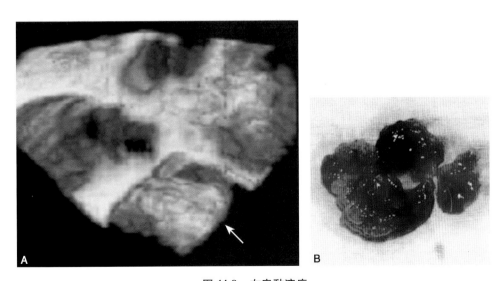

图 44-9　左房黏液瘤

A. 三维成像的四心腔切面上在左房内见一中等强度回声团块（箭头所指），表面粗糙；
B. 手术证实为一分叶状左房黏液瘤

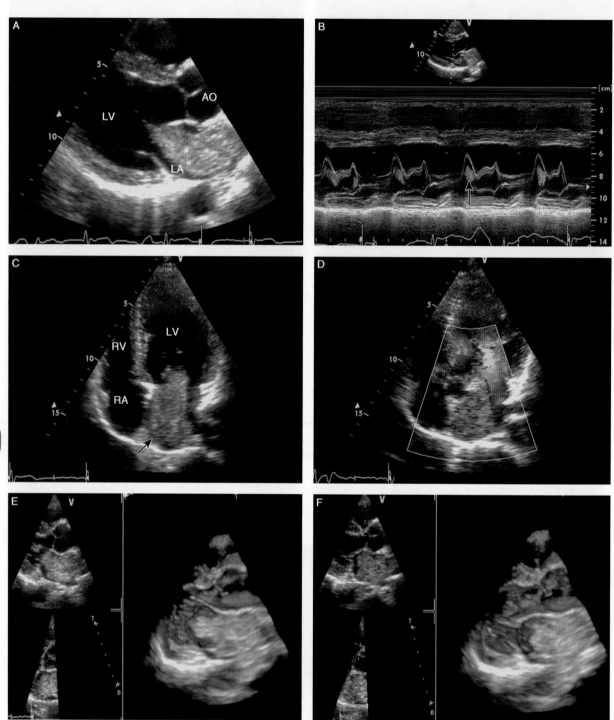

图 44-10 左房黏液瘤的三维成像

A. 左室长轴切面于左房内见一中等强度、回声均匀的团块,表面呈稻穗样,舒张期移向二尖瓣口;B. 二尖瓣口的M型超声仅于舒张期见较小的瘤体回声(箭头所示);C. 心尖四腔切面见左房内一中等强度、回声均匀的团块,未见明显的蒂,仅在右肺静脉入口处见一较强回声(箭头所示),手术证实该部位为黏液瘤的附着处;D. 彩色多普勒舒张期在瘤体与二尖瓣前后叶间的狭窄间隙处出现明亮的红色血流信号;E. 三维成像见黏液瘤几乎占据整个左房,舒张期移向二尖瓣口;F. 三维成像收缩期黏液瘤返回左房

（四）超声多普勒

多普勒主要用于观察肿瘤阻塞二尖瓣时血流动力学改变的情况。

1. 彩色多普勒 彩色多普勒显像时，主要从四腔切面及左心二腔切面观测血流信号的改变。舒张期当黏液瘤移向二尖瓣口时，由于左室流入道的大部分空间为黏液瘤所占据，因而血流通过左室流入道受到明显的阻碍，仅在瘤体与二尖瓣前后叶间的狭窄间隙处出现明亮的红色射流束，该射流束一般起自二尖瓣环，止于二尖瓣尖部，持续至二尖瓣关闭。当黏液瘤巨大时，瘤体严重阻塞左房血流的排空，在瘤体与左房之间亦可见舒张期射流束。由于射流束的血流速度较快，可出现色彩倒错现象，表现为在明亮的红色血流信号的中央出现蓝色信号，提高速度范围可消除此现象。

部分左房黏液瘤患者在收缩期影响二尖瓣的关闭时，于二尖瓣口左房侧可见收缩期红色反流信号（图44-11）。

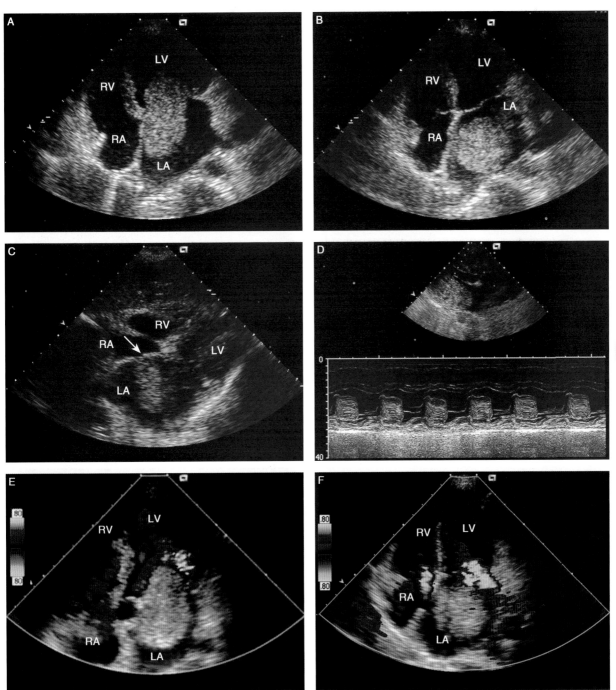

图44-11 左房黏液瘤

A. 心尖四腔切面见左房内一中等强度、回声均匀的团块，大小2.6cm×5.6cm，边缘粗糙，舒张期通过二尖瓣口进入左室达乳头肌水平；B. 心尖四腔切面见瘤体收缩期返回左房；C. 剑下双房切面见瘤体有一6mm蒂附着于房间隔卵圆窝下方（箭头所示）；D. M型超声心动图见舒张期二尖瓣水平前后叶间一团状回声；E. CDFI：舒张期瘤体与二尖瓣前后叶间的狭窄间隙处出现明亮的红色射流束；F. CDFI：收缩期二尖瓣、三尖瓣心房侧均探及少量反流舒张期及收缩期瘤体本身的运动亦可产生多普勒频移,因此左房内可见与瘤体回声相重叠的蓝色及红色频移信号。

经食管超声心动图检查彩色多普勒时重点观察左室流入道的血流情况,主要从四腔切面及左心二腔切面观测血流的改变。其改变与经胸壁超声心动图相同。由于探头方位的改变,因而其血流信号的颜色与经胸壁探查不同。舒张期当黏液瘤移向二尖瓣口时,通过左室流入道的血流信号为蓝色射流束,亦可出现色彩倒错现象,表现为在明亮的蓝色血流信号的中央出现红色信号,提高速度范围可消除此现象。二尖瓣的关闭不全时,则在二尖瓣口左房侧可见收缩期红色反流信号。

2. 频谱多普勒

(1)脉冲型频谱多普勒:探测时,将取样容积置于二维彩色多普勒所显示的射流束处,可记录到舒张期快速的射流信号,表现为正向实填的频谱,常有频谱倒错,提高速度范围或将基线下移,频谱倒错可消失。如速度超过脉冲多普勒所能探测的尼奎斯极限时,可改用连续多普勒探测。

将脉冲多普勒的取样容积由二尖瓣口的左房侧移向左室侧时,可见舒张期负向的射流频谱逐渐变为双向实填的湍流频谱。如伴有二尖瓣关闭不全,将取样容积置于二尖瓣口左房侧,可记录到收缩期负向实填的湍流频谱。

经食管超声心动图所探测的频谱形态与经胸壁探查时相同,只是方向相反。二尖瓣口的射流束表现为负向实填的频谱。二尖瓣关闭不全则为收缩期正向实填的湍流频谱。

(2)连续型频谱多普勒:连续型频谱多普勒主要用于探查舒张期黏液瘤对二尖瓣口梗阻所造成的血流及收缩期二尖瓣关闭不全的血流频谱。舒张期二尖瓣口的血流频谱与二尖瓣狭窄的频谱相似,为双峰,峰值血流速度加快,E 峰后下降斜率减慢。

(五)诊断要点与鉴别诊断

1. 诊断要点 左房内出现一形态可变的团块回声,有蒂附着于房间隔或左房壁上,肿瘤活动度较大,舒张期移向二尖瓣口,收缩期回复至左房(图 44-12)。肿瘤对二尖瓣口有不同程度的梗阻可导致狭窄,亦可导致关闭不全。

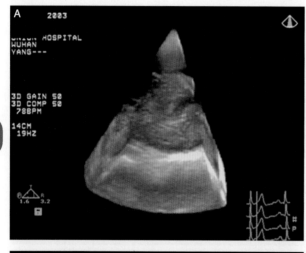
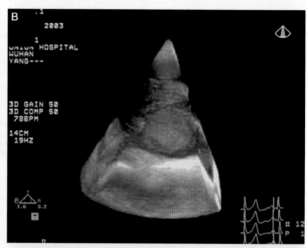
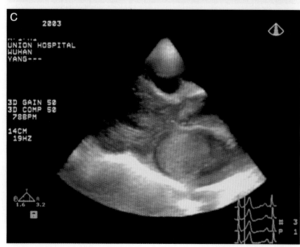
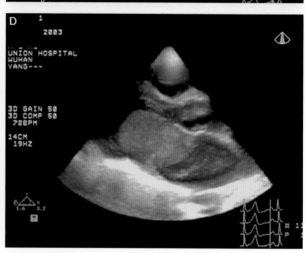

图 44-12 左房黏液瘤三维超声成像

A. 左室短轴观,收缩期由心尖看二尖瓣环,显示瓣口关闭,未见黏液瘤;B. 同一方位,舒张期二尖瓣开放,可见质地均匀的圆形的黏液瘤充塞于瓣口;C. 左心长轴观,三维图像显示二尖瓣关闭,见一椭圆形、中等强度、比较均匀的黏液瘤回声团块退回左房;D. 同一方位,舒张期二尖瓣开放,见黏液瘤经二尖瓣口进入左室,其根部仍在左房

2. 鉴别诊断

（1）左房血栓：左房血栓多发生在二尖瓣狭窄的基础上，亦可发生栓塞，与左房黏液瘤的临床表现极为相似，但二者在超声心动图上的表现有较明显的区别，不难鉴别。

左房内活动血栓与黏液瘤较难鉴别。左房内的活动血栓漂浮于左房内，由于二尖瓣口较小而难于通过，故在左房内作往返运动。其形态多为圆形或类圆形，外形固定不变，回声较强。由于活动血栓与左房无任何连接，收缩期在左房腔内，舒张期移向二尖瓣口，且活动范围较大，无固定的轨迹。而黏液瘤因有一蒂与左房相连，其活动有一定的限制，且有一定的轨迹。

（2）二尖瓣赘生物与乳头状瘤：赘生物附着于二尖瓣时可见大小不等的回声不均的团块，与二尖瓣附着较紧密，赘生物本身活动度较小，随二尖瓣启闭上下运动。附着于二尖瓣上的黏液瘤结构较为疏松，回声较低，尚均匀，有一短小的蒂与瓣叶相连，黏液瘤本身有一定的活动度。但部分形体较大、结构疏松的赘生物亦有一定的活动度，此时超声心动图上很难与附着于瓣叶上的黏液瘤鉴别。借助病史及临床表现可有一定的鉴别诊断价值。

乳头状瘤多发生于二尖瓣，与瓣叶的附着面较宽，这一点有利于与附着于瓣叶上的黏液瘤相鉴别。

（3）房间隔膨胀瘤：房间隔膨胀瘤是由于卵圆窝处的结缔组织发育薄弱，当一侧心房压力异常增高时向对侧膨出所致。

房间隔瘤典型的超声心动图表现为房间隔卵圆窝底部呈薄壁瘤样突出，扩张的薄壁在心动周期中可有扑动，其活动方向与幅度取决于两侧心房的压差。瘤壁由房间隔组成，较纤细，基底部与房间隔相延续。借此特点可较易与心房黏液瘤相鉴别。

（六）临床价值与存在问题

超声心动图对心脏黏液瘤有较高的敏感性，诊断准确性高，漏诊率低。经胸壁超声心动图可清晰地显示黏液瘤的大小、形态、蒂的长短和附着部位、活动度以及瘤体对二尖瓣口的梗阻程度及所致的二尖瓣关闭不全的程度，在经胸壁超声心动图显示欠佳的患者可采用经食管超声心动图检查。经食管探查虽然患者有一定的不适，但能较全面的显示其病理形态和血流动力学改变，在诊断上具有其他检查方法不可替代的价值。如能将经胸壁超声心动图和经食管超声心动图相结合可取得良好效果：

1. 对黏液瘤整个轮廓的观察　经胸壁超声探查时黏液瘤的前缘显示比较清楚，而后缘的显示则欠佳，对黏液瘤的大小不能很好地评估。而经食管超声探查时，由于左房位于超声的近场，因而对黏液瘤的整个轮廓均能更清楚显示。

2. 对黏液瘤蒂部及蒂的附着部位的观察　黏液瘤的蒂如果不附着于房间隔上，经胸壁超声观察难以显示，经食管超声能从多个切面，多个方位全面观察左房，因而当蒂附着于左房的其他部位时，经食管超声亦能显示清楚。左房内多发性黏液瘤，经胸壁超声较易漏诊，而经食管超声可较准确地判断左房内多发性黏液瘤。

3. 对形体较小黏液瘤　Obeid 报道，在经食管超声探查时所发现的 3 例形体较小的左房黏液瘤的患者，其中 1 例在经胸壁超声探查时漏诊。

4. 对二尖瓣和左室流入道阻塞情况的观察　彩色多普勒有助于进一步显示黏液瘤的轮廓及估计黏液瘤对二尖瓣的阻塞情况。频谱多普勒则可估计黏液瘤对左室流入道阻塞的程度。

5. 有助于鉴别诊断　经食管超声心动图有助于左房黏液瘤与左房其他占位性病变及左房内变异的解剖结构相鉴别，如左房内血栓、云雾影、赘生物、乳头状瘤等。Alam 及 Sun 报道，12 例患者在经胸壁超声探查时发现有左房内占位性病变而未能定性者，经食管超声探查时，发现其中 2 例为左房黏液瘤，6 例为左房血栓，2 例为赘生物，另 2 例为左房内突起的肌束。

三、右房黏液瘤

原发性右心系统肿瘤较为罕见。阜外心血管病医院刘永民等总结了 1975 年 12 月至 1998 年 5 月共收治原发性心脏肿瘤 323 例，其中右心肿瘤仅 32 例（9.91%）。在 32 例右心肿瘤中，黏液瘤较多，占 18 例；右房海绵状血管瘤、右室浸润性脂肪瘤和右室纤维弹性瘤各 1 例；右心恶性肿瘤 11 例。全组均经病理学证实诊断。

（一）检查方法和注意事项

二维超声心动图主要观察四心腔切面和心底短轴切面，看右房内有无异常的团块回声。M 型超声心动图主要观察右心波群，右房内有无异常的团块回声及三尖瓣的改变，心室波群上可观察右室内有无异常的团块回声。彩色及频谱多普勒主要用于观察黏液瘤对右室流入道的梗阻程度以及有无三尖瓣关闭不全。常规经胸壁超声心动图对右房的显示欠佳时，应进行经食管超声心动图检查。

（二）经胸壁超声心动图

四心腔切面上在右房内可见黏液瘤的团块回声，舒张期下移至三尖瓣口，有的可达右心室，收缩期则返回到右房，三尖瓣本身可无异常发现。四心腔切面可清楚地显示黏液瘤的大小，蒂的附着部位及运动情况。当黏液瘤较大，蒂较长，附着部位较低时，可造成右室流入道梗阻。

于心底短轴切面上亦可显示右房内黏液瘤的形态。对于附着于右房其他部位的黏液瘤，则应采用右心二腔切面、剑突下四心腔切面等切面仔细观察，以防漏诊。

（三）经食管超声心动图

多平面经食管超声心动图将探头置于食管的下段和中段，从 0°~180° 扫查，可以全方位地显示右房的病变，清楚地显示黏液瘤的大小，蒂的附着部位及运动情况。当黏液瘤较大，蒂较长，附着部位较低时，亦可造成右室流入道梗阻，并可导致三尖瓣关闭不全。彩色多普勒有利于观察黏液瘤对三尖瓣口的梗阻情况及估计三尖瓣的反流程度。

右房黏液瘤可发生于右房的其他部位，如位于上、下

44

腔静脉的近端及其入口处,可导致其阻塞。上腔静脉的近端及其入口在经胸壁超声心动图探查时是一盲区;剑突下探查虽可显示下腔静脉,但对其入口及入口周围的右房壁则难以显示清楚。而经食管超声心动图可显示上、下腔静脉长轴及其入口,因而对发生于该部位的黏液瘤可清晰地显示。

(四) 超声多普勒

舒张期当黏液瘤移向三尖瓣口时,由于右室流入道的大部分空间为黏液瘤所占据,血流通过受阻,仅在瘤体与三尖瓣叶的狭窄间隙处出现明亮的红色射流束。由于射流束的血流速度较快,可出现色彩倒错现象(图44-13)。

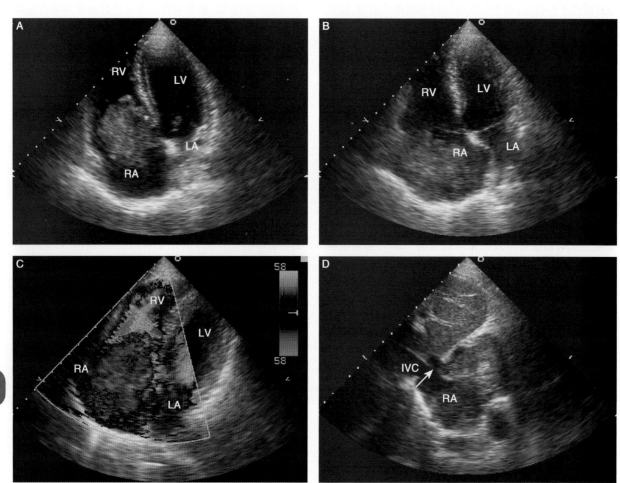

图 44-13 右房黏液瘤

A. 心尖四腔切面于右房内见一7.1cm×5.4cm中等回声团块,边缘粗糙,其内回声欠均匀,舒张期该团块通过三尖瓣口进入右室;B. 该团块收缩期返回右房,与瓣叶无粘连;C. CDFI:舒张期瘤体与右房间见二束红色舒张期射流束;D. 剑下近四腔心切面见肿物借一0.8cm×0.2cm带附着于下腔入口处(箭头所示)

脉冲多普勒探测时,将取样容积置于三尖瓣口射流束处,可记录到舒张期快速的射流信号,表现为正向实填的频谱。

(五) 诊断要点与鉴别诊断

1. 诊断要点 右房内出现一形态可变的团块回声,有蒂附着于房间隔的右房面或右房壁上,肿瘤活动度较大,舒张期移向三尖瓣口,收缩期回复至右房。肿瘤对三尖瓣口可有不同程度的梗阻,并可导致关闭不全。

2. 鉴别诊断 在探查右房黏液瘤时应注意与右房血栓、三尖瓣赘生物、房间隔膨胀瘤、右心导管以及右房内正常的解剖结构如希阿利网相鉴别。

(1) 右房血栓:右房血栓多于三尖瓣狭窄及其他导致右房排空障碍的基础病变上发生。血栓与右房附着面较广,活动度较小。二者的鉴别诊断要点同左房黏液瘤与左

房血栓鉴别要点相同。

(2) 三尖瓣赘生物与乳头状瘤:三尖瓣赘生物多继发于风湿性瓣膜病、房间隔缺损、室间隔缺损等病变。乳头状瘤亦可发生于三尖瓣。同二尖瓣赘生物和乳头状瘤一样,超声心动图依据其特点可进行鉴别,有时亦很难将其鉴别开来。

(3) 欧氏瓣:欧氏瓣(Eustachian valve)是残留的胚胎时期的右静脉窦瓣,通常认为是下腔静脉瓣,从下腔静脉口,穿过右房的后壁连于卵圆孔的下方。胎儿时期其主要作用是使从下腔静脉回流含氧丰富的血液经过卵圆孔进入左心。超声心动图上表现为右房内一漂浮活动的纤细带状回声,其一端连于下腔静脉口;如果此结构形体较宽,活动幅度小,附于房壁近下腔静脉处,与实质性占位病变(包括黏液瘤)不易分辨。对此应进行剑突下或经食管

超声心动图检查,可更为清晰地显示下腔静脉及其入口,对于欧氏瓣与附着于下腔静脉口的黏液瘤可较为准确的鉴别。

(4)希阿利网:希阿利网(Chiari's network)是残留的胚胎时期的静脉窦,正常尸检的发生率为2%～3%。是从冠状窦瓣和下腔静脉瓣穿过右房内部延伸至界嵴的纤维网。超声心动图显示为右房内活动的、回声较强的结构,由下腔静脉口延伸至房间隔或三尖瓣,可以高速扑动。将其结构显示清楚之后则不难与右房黏液瘤鉴别。

(5)冠状窦瓣:冠状窦瓣为胚胎时期冠状静脉窦进入右房入口处的瓣膜,出生后多退化,部分成人仍可见残存的冠状窦瓣。于四心腔切面可显示冠状窦瓣,表现为一纤细带状回声,一端连于冠状静脉窦口,另一端游离于右房。

较易与附着于房间隔上的黏液瘤相鉴别。

(6)房间隔膨胀瘤:当房间隔膨胀瘤突向右房时,应注意二者的鉴别。其鉴别要点参照左房黏液瘤与房间隔膨胀瘤的鉴别要点。

(7)还应与右心导管如起搏器导管和附于导管上的血栓相鉴别。

四、右室黏液瘤

右室黏液瘤多发生于右室的游离壁、右室流出道的前壁和侧壁以及室间隔,较少发生于肺动脉瓣、肺动脉瓣环及三尖瓣(图44-14)。右室黏液瘤多有一蒂与室间隔相连,收缩期造成流出道梗阻,舒张期则回到右室内。瘤体较大、蒂较长、附着部位邻近右室流出道的黏液瘤对流出道梗阻程度较重,反之则较轻。

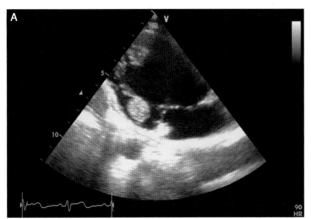
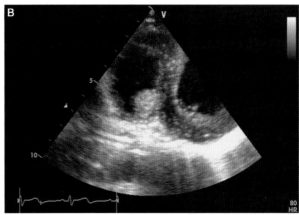

图44-14 右心室黏液瘤

右心室后壁与室间隔交界处见一稍高回声团,边界清,边缘欠光整,内部回声欠均匀,可随心动周期摆动

超声心动图检查时在二维图像上可显示黏液瘤的大小、形态、蒂的附着部位及其活动度等。于四心腔切面、心底短轴切面和剑突下等切面上在右室内可见黏液瘤的团块样反射,回声较为均匀,有蒂附着于右室壁上。瘤体活动度较大,收缩期移向右室流出道,舒张期则回复至右室腔内。

超声多普勒主要用于探查黏液瘤对右室流出道梗阻程度的判断。彩色多普勒在收缩期于右室流出道内可探及五彩镶嵌的血流信号。频谱多普勒于收缩期可探测到高速的血流信号,其血流速度的快慢与黏液瘤对右室流出道的梗阻程度有关。梗阻程度愈重,血流速度愈快。

少数患者肺动脉内亦可发生黏液瘤,随心脏舒缩活动于肺动脉和右室流出道(图44-15)。

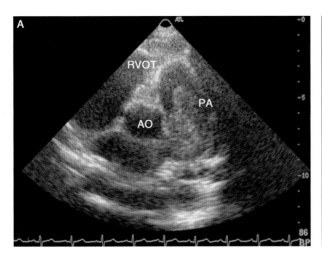
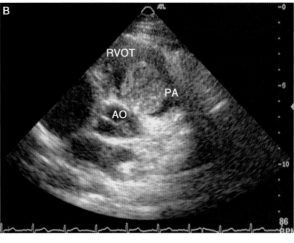

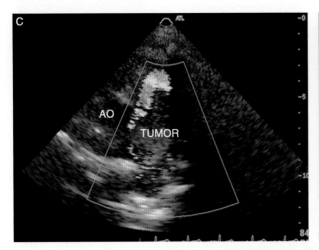

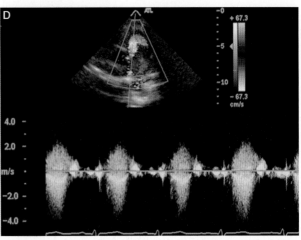

图 44-15 肺动脉黏液瘤

A. 心底短轴切面于肺动脉内见一中等回声团块,收缩期移向肺动脉边缘粗糙,其内回声欠均匀,舒张期该团块通过三尖瓣口进入右室;B. 舒张期该团块进入右室流出道;C. 彩色多普勒收缩期在瘤体与肺动脉间见高速血流信号;D. 连续多普勒显示肺动脉内收缩期高速血流频谱

右室黏液瘤诊断时应注意与血栓、赘生物、右室内其他肿瘤及突起的调节束相鉴别。

调节束(Moderator Band)是右室内突起的肌小梁或嵴样结构,多数正常人在超声检查时可发现突起的调节束。表现为右室内自室间隔下端至前乳头肌基底部的多个条索样回声,该结构较粗,反射较强,不影响心腔血流动力学改变。

五、左室黏液瘤

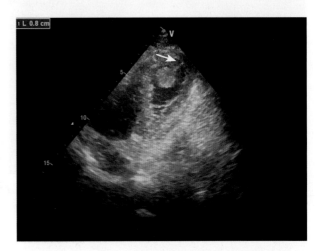

左室黏液瘤极少见,瘤体突出于左室腔(图 44-16),收缩期移向左室流出道,造成流出道梗阻(图 44-17)。左室黏液瘤的超声心动图表现与右室黏液瘤相同。彩色多普勒有利于观察黏液瘤对左室流出道的梗阻情况。诊断时应注意与血栓、其他肿瘤、异位肌束及肥大或变异的乳头肌相鉴别。

图 44-16 超声心动图提示左心室内占位性病变

近左室心尖短轴切面示左心室腔内可见一偏强回声团块,通过一长约 8mm 蒂(箭头所示)与左心室心尖侧壁相连

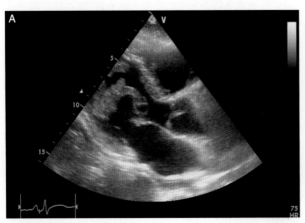

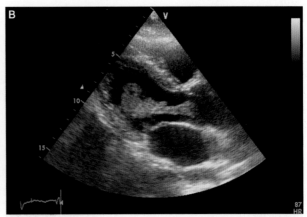

图 44-17 左心室黏液瘤

左室长轴切面见一长条状等回声团块以蒂附着于左室下壁,形态不规则,边缘粗糙,质地柔软,随心动周期摆动幅度大。A. 舒张期瘤体受二尖瓣口血流冲击飘向心尖;B. 收缩期瘤体受左心室内血流推挤移向左室流出道,贴近主动脉瓣口

心脏的其他良性肿瘤

一、乳头状弹力纤维瘤

乳头状弹力纤维瘤(papillary fibroelastoma,PFE),又称乳头状瘤(papilloma),是除了心包囊肿外仅次于黏液瘤的第二常见原发性心脏良性肿瘤,在AFPI的一项病理研究中显示PFE约占原发性心脏肿瘤的8%。PFE可发生于任何年龄,患者平均年龄约56岁,男性患者约占58%。无症状的PFE患者常于尸检或超声心动图检查时意外发现。

约80%~90%的PFE为单发性肿瘤,少数可为多发性乳头状瘤。瘤体常以蒂附着于无血管的心内膜上,大多附着于瓣膜或瓣下结构,是最常见的瓣膜原发性肿瘤。PFE主要附着于主动脉瓣的半月瓣上,常位于主动脉面,其次为二尖瓣,偶见附着于三尖瓣及心内膜壁上,附着于乳头肌、腱索、房室壁的其他心内膜壁上则较为罕见。因其常附着于瓣膜,PFE需与巨大的Lambl心内膜赘生物(主要由纤维素沉积于各瓣膜瓣缘,呈簇状聚集的细丝状物)相鉴别。PFE是一种由内皮细胞构成的良性心脏肿瘤。体积通常较小,约10~20mm,外观表现为柔软分叶状的灰白色肿块,叶间或乳头间可见棕褐色的新鲜的血栓或组织碎片沉积覆盖。由于有着多个乳头状分叶,PFE水下外观类似海葵,而离开水则其乳头状分叶或树枝状结构会缩塌成团,因此可解释其外观与黏液瘤有时是难以区分的。

PFE通常以短小的蒂连于瓣膜上,随心动周期摆动,体积较小,不会造成梗阻性改变,并且瓣膜受损较轻,往往无严重的瓣膜功能障碍。PFE形态多样且不规则,超声下呈分叶状、圆形、类圆形,甚至细长线样结构。PFE内部回声均匀,超声下可看到"闪烁或振动"的毛刺样边缘,特别是在较大的肿瘤中显示较清,这一特征可与黏液瘤相鉴别。但若肿瘤乳头或分叶较浅短时,则呈形态规则的圆形或类圆形,则难以与心脏黏液瘤相鉴别。位于房室瓣上的PFE于舒张期进入心室内,收缩期则回复至瓣叶的闭合处。经食管超声心动图对PFE的大小及附着部位显示得更为清楚。

PFE常于临床意外发现,虽多附着于瓣膜但并不造成严重的瓣膜功能障碍,且由于肿瘤常有蒂,手术容易切除干净,所以肿瘤很少复发,死亡率很低。

二、纤 维 瘤

纤维瘤(fibroma)较为罕见,其发病率在原发性心脏肿瘤中小于5%,但其为儿童第二大原发性心脏肿瘤,在小儿患者中的发病率仅次于横纹肌瘤,在小儿心脏肿瘤患者中约占20%,常见于稍大的儿童和青少年。应与非对称性肥厚型心肌病或浸润型心肌病相鉴别。

纤维瘤生长缓慢,常为单发、实性、边界清晰的团块,呈白色,剖面有螺纹质感,较为致密。肿瘤包埋于心肌内,通常位于左右室游离壁或室间隔,偶见于右房和房间隔。

肿瘤较大时由于局部缺血可形成钙化。横纹肌瘤体积通常较大,甚至可达10cm,可致心室流出道或流入道梗阻。纤维瘤超声表现为圆形或类圆形稍高或高回声团,包埋于心肌内,可凸向心腔内外生长,如伴有机械性梗阻,可采用彩色多普勒评估梗阻程度。

心脏纤维瘤的临床表现通常取决于肿瘤位置及大小。纤维瘤位于室间隔心肌内,可引起心律失常或传导障碍,甚至猝死。当肿瘤体积较大时,可造成严重的机械性梗阻,引起收缩功能障碍或充血性心衰。

诊断时应注意与肥厚型心肌病、心室内肥厚和变异的乳头肌、心内膜、纤维化室壁瘤等相鉴别。

三、心脏脂肪瘤

心脏脂肪瘤(lipoma)是由成熟的脂肪细胞构成的一种原发性心脏肿瘤,由于脂肪瘤通常无手术指征,故其在手术病理研究中的发生率较低。如果将房间隔脂肪增多症算入脂肪瘤的话,预估约占心脏肿瘤的10%。国外一组533例原发性心脏肿瘤和心包肿瘤的研究显示其约占8.4%,仅次于黏液瘤。脂肪瘤可发生于心脏的任何部位,一般位于心外膜或心内膜下层,最常见于房间隔、心包深面及顶部,少见于室间隔和瓣膜(瓣膜"纤维脂肪瘤")。

心脏脂肪瘤需与房间隔脂肪增多症(lipomatous hypertrophy of interatrial septum)鉴别,后者可能增厚的心外膜脂肪类似,与肥胖(约1/3)、老年、心肌肥大有关,因此被视为一种代谢异常的过程。心脏脂肪瘤是起源于心外膜和心包的脂肪组织,由成熟的脂肪细胞构成。可分孤立性脂肪瘤和浸润性脂肪瘤。孤立性脂肪瘤大小不一,有报道称可重达4.8kg,边界清,有较完整的包膜,呈圆形或类圆形团,或呈浅分叶状,通常呈乳白色或淡黄色,质地均一、致密。浸润性脂肪瘤又称脂肪瘤样浸润,位于心内膜心肌和心包脏层,弥漫性生长,边界不清。房间隔脂肪增多症无明显包膜,特异性生长于房间隔致房间隔肥厚(一般厚约2cm),剖面常呈淡黄色。心脏脂肪瘤镜下可见成熟的脂肪细胞,周围由胶原蛋白纤维呈网格样包绕。而房间隔脂肪增多症镜下可见增生的成熟脂肪细胞混杂增大的心肌细胞。

多数心脏脂肪瘤患者无明显症状。心包外脂肪瘤可压迫心脏引起相应症状,如压迫冠状动脉引起心肌缺血、心绞痛,限制心肌正常舒缩等。浸润性脂肪瘤由于浸润或分隔心肌,可致心律失常、传导紊乱、甚至猝死。心腔内瘤体较大时,可致血流梗阻、瓣膜功能障碍等。

心脏脂肪瘤可位于心脏任何部位,常于房间隔、心包深面及顶部,罕见于心肌内或瓣膜。超声下呈边界清晰、内部回声均匀的稍高或高回声团。与黏液瘤相比,其内部无钙化强回声或坏死出血的暗区。心包内脂肪瘤超声下可见心腔受压征象,并可伴有心包积液。房间隔脂肪增多症中房间隔可呈局限性增厚,内部回声较正常心肌增强、分布均匀。心脏脂肪瘤通常以宽基底附着于心内外膜、或生长于心肌内,故活动度较小。脂肪瘤生长较大时可造成心腔内梗阻或瓣膜功能障碍。房间隔脂肪增多症体积巨大时可致静脉回流障碍。利用彩色多普勒和频谱多普勒可评估脂肪瘤对邻近结构的梗阻程度。

四、血 管 瘤

血管瘤(hemangioma or angioma)是原发性心脏肿瘤中的一种良性血管性肿瘤,在 AFPI 的一项研究中显示其占原发性心脏肿瘤的 4%。根据组织病理学可将其分为三类:①海绵状血管瘤(cavernous hemangioma),有众多扩张的薄壁血管;②毛细血管瘤(capillary hemangioma),呈毛细血管样的小血管;③动-静脉血管瘤(arterio-venous hemangioma,或曲张动脉瘤 cirsoid aneurysm),发育异常的动静脉畸形。

心脏血管瘤可发生于心脏任何位置(心外膜、心肌内、心腔),常见于左室壁、室间隔、右室、心房,罕见于心外膜及瓣膜上。绝大多数心脏血管瘤为散发,少数伴有卡-梅血管综合征(Kasabach-Merritt vascular syndrome),表现为心脏巨大血管瘤伴心外多系统血管瘤(皮肤、消化系统等血管瘤),由于血栓形成且凝血因子缺乏常合并严重的血小板减少及血管内凝血。心脏血管瘤的大小差异较大,最大可超过 8cm。外观取决于肿瘤中血管腔隙的大小。约 75% 的血管瘤表现为心肌内生长,另 25% 的血管瘤则长于房室腔内。动-静脉血管瘤及海绵状血管瘤通常并无包膜,且侵入心肌内生长,海绵状血管瘤通常大且边界不清;毛细血管瘤则类似黏液瘤样,突入心腔内生长。

上述三种心脏血管瘤的组织病理与心外血管瘤类似。毛细血管瘤表现为细小的毛细血管样血管结节散在分布于黏液样基质中,这些细小血管有完整的内皮细胞、周细胞及成纤维细胞。海绵状血管瘤由充满血液的薄壁或厚壁的巨大扩张的毛细血管或静脉血管构成,血管内衬细胞淡染、扁平状,有丝分裂不活跃。动-静脉血管瘤表现为特征性的发育异常的血管畸形,由不均匀的厚壁肌性动静脉及毛细血管构成,血管壁内可能包含纤维组织或脂肪。血管瘤中的血管内皮细胞可表达Ⅷ因子及 CD31、CD34。

心脏血管瘤临床表现取决于肿瘤部位及大小,多数心脏血管瘤患者可无明显症状,常于检查时意外发现。心腔内较大的血管瘤可表现出类似黏液瘤样梗阻症状;由于心肌受损可表现为心律失常、心电传导紊乱、心肌功能障碍、充血性心衰等。心外膜血管瘤破裂时则可引起心包积液、心包压塞,甚至猝死等。

心脏血管瘤的超声图像及 MRI 均有特征性的显示。超声造影、冠脉造影及 MRI 灌注增强可进一步清晰显示血管瘤特征。海绵状血管瘤通常大且边界不清。动-静脉血管瘤及海绵状血管瘤于心肌内呈浸润性生长,且由于肿瘤充满血液腔隙,呈柔软的海绵样结构,超声下重力流可呈新月状高回声或低回声,内可见辐条状或带状分隔的强回声及暗区,或可见散在细管状回声。毛细血管瘤类似黏液瘤样,突入心腔内生长,可呈边界清楚的团块回声,内部回声可高于心肌回声(图 44-18)。动-静脉血管瘤及海绵状血管瘤于心肌内生长,无明显的心腔内梗阻或瓣膜功能障碍。毛细血管瘤突入心腔内生长,体积较小时血流动力学无明显影响,较大时可造成心腔内梗阻或瓣膜功能障碍。超声造影显像显示血管瘤内造影剂快速灌注增强显影,且呈持续增强。

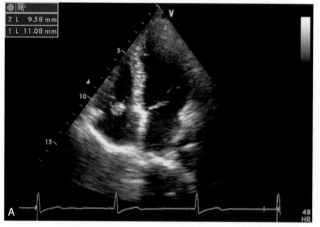
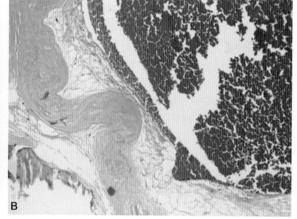

图 44-18 三尖瓣血管瘤

A. 心尖四腔心切面三尖瓣后叶瓣根处右房侧可见一大小约 1.1cm×1.0cm 的中强回声团块,呈浅分叶状,似见有蒂附着于三尖瓣右房面瓣根处,表面欠光滑,有一定活动度;B. 病理示三尖瓣血管瘤,血管壁有完整内皮细胞、周细胞及成纤维细胞

五、错 构 瘤

错构瘤(hamartoma)是一种比较少见心脏肿瘤,多为良性,少数为恶性。同济医科大学附属协和医院曾报告 1 例

36 岁男性患者,临床疑为风心病或心肌病。超声心动图检查于左室近心尖部见一实质性异常回声团,大小为 3cm×4cm,附着于近心尖部的左室游离壁,可沿左室的纵轴方向轻微活动。超声诊断为左室腔内实质性肿瘤,经手术和病

理检查证实为错构瘤。原发于心脏的良性肿瘤中,据报道黏液瘤占40.8%,脂肪瘤占14.1%,血管瘤占4.7%。另有报道,血管瘤只占心脏肿瘤1.5%,多发生于成人,常为体积小、无蒂、呈息肉样心内膜下赘生物,海绵样结构。

六、横纹肌瘤

心脏横纹肌瘤(rhabdomyomas)是儿童中最常见的原发性肿瘤,多见于15岁以下儿童,约占小儿心脏肿瘤62%。多发性约92%,其中有50%的病例伴有结节性硬化症。横纹肌瘤有时可有自行消退现象。因此在新生儿或幼儿中横纹肌瘤是最为常见的心脏肿瘤,而在青少年中黏液瘤变得更为多见。临床上,肿瘤小者可无症状,大者可向心腔突起,引起阻塞症状,多发性肿瘤常引起严重的充血性心力衰竭。婴儿可在出生时或在出生后数月,由于梗阻而导致严重的心力衰竭。1岁以内死亡占60%~78%,5岁以内死亡占80%~92%。不伴有结节性硬化症者预后较好。

肉眼观,肿瘤生长部位以室间隔为多,也可在左、右心室壁心肌内,两侧发生率相似,亦有约50%患者肿瘤生长于心腔内,有时可累及心房、乳头肌或多发广泛弥散,直径数毫米至数厘米。肿瘤周界分明但无包膜,呈灰白色结节样。镜下,瘤组织疏松,细胞较大(直径可达80μm),呈卵圆形。胞浆空泡状,富含糖原,核居中,核仁明显。核周围的胞浆呈疏网状,细胞形似蜘蛛,故有蜘蛛细胞之称。目前认为本瘤是一种源自胚胎心肌母细胞的婴儿错构瘤。

超声心动图显示横纹肌瘤为单个或多个稍高或高回声团块,呈圆形、类圆形,或呈凸面镜形等,边界清晰,内部回声均匀,位于室间隔或心室壁内,可累及心房、乳头肌,或广泛弥散(图44-19,图44-20)。肿瘤位于心室的流入道或流出道时可造成梗阻,多普勒检查有助于评估梗阻严重程度。多发者可影响心脏功能。有研究显示横纹肌瘤在超声心肌造影条件下可表现为高增强灌注模式,可与恶性肿瘤类似,但研究病例数较少,因此造影技术暂不能为其诊断提供良好鉴别。

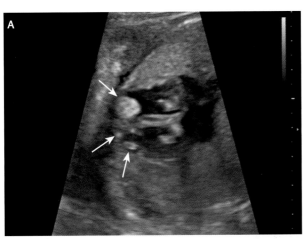
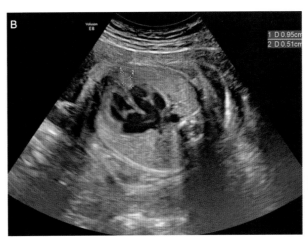

图44-19 胎儿时期心脏横纹肌瘤的超声心动图表现
A. 四腔心切面示左、右心室内可见多个偏强回声团块突入心腔内(箭头所指);
B. 较大者团块位于左室内,大小约9.5mm×5.1mm

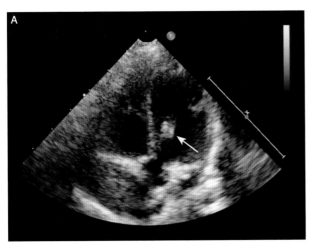
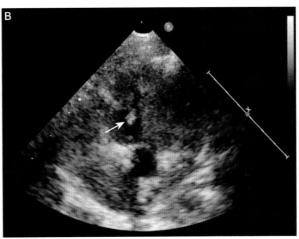

图44-20 胎儿出生后心脏横纹肌瘤的超声心动图表现
A. 心尖五腔心切面于左心室内可见一偏强回声团块(箭头所指);B. 于右心室内亦可见一偏强回声团块(箭头所指)

七、生殖细胞瘤

生殖细胞瘤(germ cells tumors)较为罕见,通常为良性肿瘤。依据肿瘤细胞的起源分为精原细胞瘤(无性细胞瘤)、胚胎瘤、卵黄囊瘤、绒毛膜癌、畸胎瘤。约90%的生殖细胞瘤发生于心包,仅约10%发生于心肌内。常可于出生后一个月内诊断,发现于成人患者中则多半为恶性肿瘤。

畸胎瘤(teratoma)通常位于心底,以细小血管连于主动脉或肺动脉根部。常被覆包膜,内含源于三个胚层的组织、器官及相应产物。组织包括头发、牙齿、骨骼、软骨、肺、胃肠等其他物质。畸胎瘤体积较大,可达数十厘米甚至超过心脏本身。

畸胎瘤呈单个有蒂的肿块,常位于心包,靠近心底附着于主动脉或肺动脉根部,可包绕大血管及心脏。通常体积较大,呈圆形、类圆形,或形态不规则。由于畸胎瘤内包含各种组织成分,超声下显示内部回声杂乱不均,多数伴有钙化强回声。心包腔内多有积液。较大的肿瘤可压迫大血管、心腔,引起心脏舒缩障碍及血液回流障碍。

由于心脏畸胎瘤有较大的体积及靠近心底生长,甚至包绕血管或心脏,并常产生大量心包积液,新生儿心脏畸胎瘤通常伴有严重症状,如严重的呼吸窘迫、心脏压塞、低心排血量综合征等,如若不能及时诊断治疗,通常会有致命性的后果。

心脏恶性肿瘤

原发性恶性肿瘤发病率极低,约占原发性心脏肿瘤的20%,通常表现为肉瘤、原发性淋巴瘤、恶性心包肿瘤等。目前对于原发性恶性心脏肿瘤没有相应的TNM分级,并且由于其极低的发病率,尚没有相应的特殊分级方案来评估它们,因此软组织恶性肿瘤分级的通用标准亦可用于评估心脏恶性肿瘤。原发于心脏的恶性肿瘤多为肉瘤,其中以血管肉瘤(angiosarcoma)较为常见,其次为横纹肌肉瘤(rhabdomyosarcoma)、间皮肉瘤(mesothelioma)、纤维肉瘤(fibrosarcoma)、淋巴肉瘤(lymphosarcoma)等。

在心脏肿瘤的评估中,超声心动图可直观的评估肿瘤形态、大小、质地、活动度、心壁附着情况、周围组织浸润破坏程度等,依此可能对肿瘤的良恶性作出初步预测,但难以准确评估恶性肿瘤的病理诊断,必须结合病理实验确诊。

心脏良性与恶性肿瘤在超声心动图中一定程度上有较为特异的表现,其鉴别诊断要点见表44-2。

管内皮瘤(hemangioendothelioma)、恶性血管内皮瘤(malignant hemangioendothelioma)、血管间皮瘤(hemangiosarcoma)、血管内皮肉瘤(hemangioendothelial sarcoma)、恶性血管瘤(malignant hemangioma)、恶性血管内皮瘤(malignant angioendothelioma)、血管内皮肉瘤(hemangioendotheliosarcoma)。原发性血管肉瘤可发生于各年龄层(36周至80岁),多见于40岁,无性别差异。

血管肉瘤通常呈花椰菜样、深红色团块,常位于右房腔紧邻房室沟处,体积较大,边界不清。可浸润心包,导致出血性心包炎。可发生于静脉窦、三尖瓣、右室,罕见于肺动脉。约2/3的血管肉瘤有典型特征:混有畸形乳头状增生的内皮细胞的不规则形态血管交通支,可见大的浓染的细胞核。另1/3病例则可见有着明显浓染核仁、嗜酸性细胞质固缩的卵圆形或梭形细胞(见图44-21)。免疫组化显示CD31、CD34、Ⅷ因子为强阳性。

表44-2　心脏良性与恶性肿瘤的鉴别

	良性肿瘤	恶性肿瘤
形态	规则	分叶状或不规则
内部回声	均匀	不均匀
基底	窄	宽
蒂	多有	多无
浸润性	无	有
活动度	幅度大	幅度小或固定不动
长径/基底直径之比	多>2	多<2
心包积液	少数有积液	多数有积液

一、血管肉瘤

约95%的原发性心脏恶性肿瘤为肉瘤,其中血管肉瘤(angiosarcoma)最为常见。血管肉瘤在各种报道内亦称血

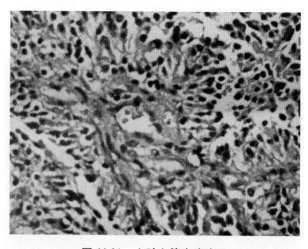

图 44-21　心脏血管肉瘤病理
镜下显示细胞核大且浓染,呈梭形细胞杂乱
排列,可见血管交通支

血管肉瘤的临床诊断较难,且通常较晚。常有全身症状,包括发热、关节痛、乏力及体重减轻。最常见症状为胸痛,其次右心衰、出血、心包积液及室上性心动过速。

有时以肺转移肿瘤作为首次发现,也可见凝血功能异常。由于常常发现较晚,当出现肺转移时预后极差。一期手术后存活率不足一年。心脏移植也不能提供更长的生存期。

超声心动图显示血管肉瘤常位于右心房,可发生于静脉窦、三尖瓣、右室,罕见于肺动脉。体积较大,形态不规则,可呈花椰菜状。血管肉瘤基底较宽,边界不清、内部回声不均匀,可见坏死或出血的低回声区。常浸润心包,引起出血性心包炎。血管肉瘤较为柔软,可随血流摆动。血管肉瘤因常位于右心腔,体积较大时可阻塞腔静脉回流,若突入右室流出道可致流出道机械性梗阻。超声造影心肌灌注显示部分血管肉瘤呈高快增强,提示有丰富的血流信号。亦有报道部分血管肉瘤灌注不明显,仅见星点状灌注,故造影不能鉴别(见图44-22)。

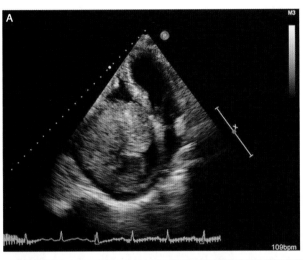
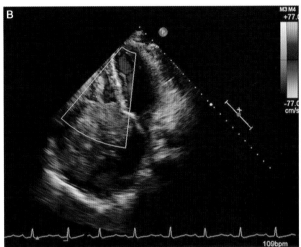
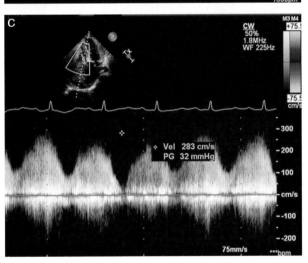
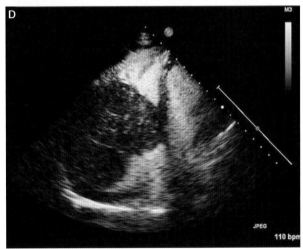

图44-22 右房血管肉瘤经胸超声心动图及造影表现

A. TTE示右房内见巨大稍强回声团(9.7cm×7.9cm),右房近乎填塞,团块内部回声不均匀,可见数处小片不规则低至无回声区,近右房顶处团块回声稍低,边缘欠光整,似以宽基底附着于右心房前壁;B. 右室相对较小,三尖瓣因右房团块遮挡相对开放不良;C. 三尖瓣口舒张期射流加速,峰速2.8m/s,压差32mmHg;D. 造影示稍强回声团内见少许星点状造影剂增强回声,似与心肌显影同步

二、横纹肌肉瘤

横纹肌肉瘤(rhabdomyosarcoma)是一种由横纹肌分化的恶性间质肿瘤。免疫组化应用之前,曾被认为是最为常见的原发性心脏肉瘤,如今则认为是一种非常罕见的肿瘤,约占原发性恶性肿瘤的5%,但仍可能是最为常见的儿童心脏肉瘤。较之于其他类型肉瘤,横纹肌肉瘤更多发生于心肌内,心房心室心肌内发生率无明显差异。横纹肌肉瘤体积通常较大且沉重,浸润性生长,呈凝胶状或柔软的团块,可伴有坏死。横纹肌肉瘤分为三个亚型,即胚胎型(葡萄状型)、腺泡型、多形性,胚胎型横纹肌肉瘤是由有着浓染核仁及高有丝分裂率的小型圆细胞、成横纹肌细胞,以及PAS阳性胞质构成,被称为"蝌蚪细胞"。

超声心动图表现为心肌层内或肌性组织附近的低回声或稍低回声团,可伴有坏死性无回声区。团块边界基本清楚,无包膜样回声,形态多样,可呈圆形、类圆形或不规则形(图44-23)。

若肿瘤位于上腔静脉入口处,使上腔静脉血液回流受阻可产生上腔静脉阻塞症状。同济医科大学附属协和医院诊断一例上腔静脉阻塞综合征患者,经胸壁超声心动图

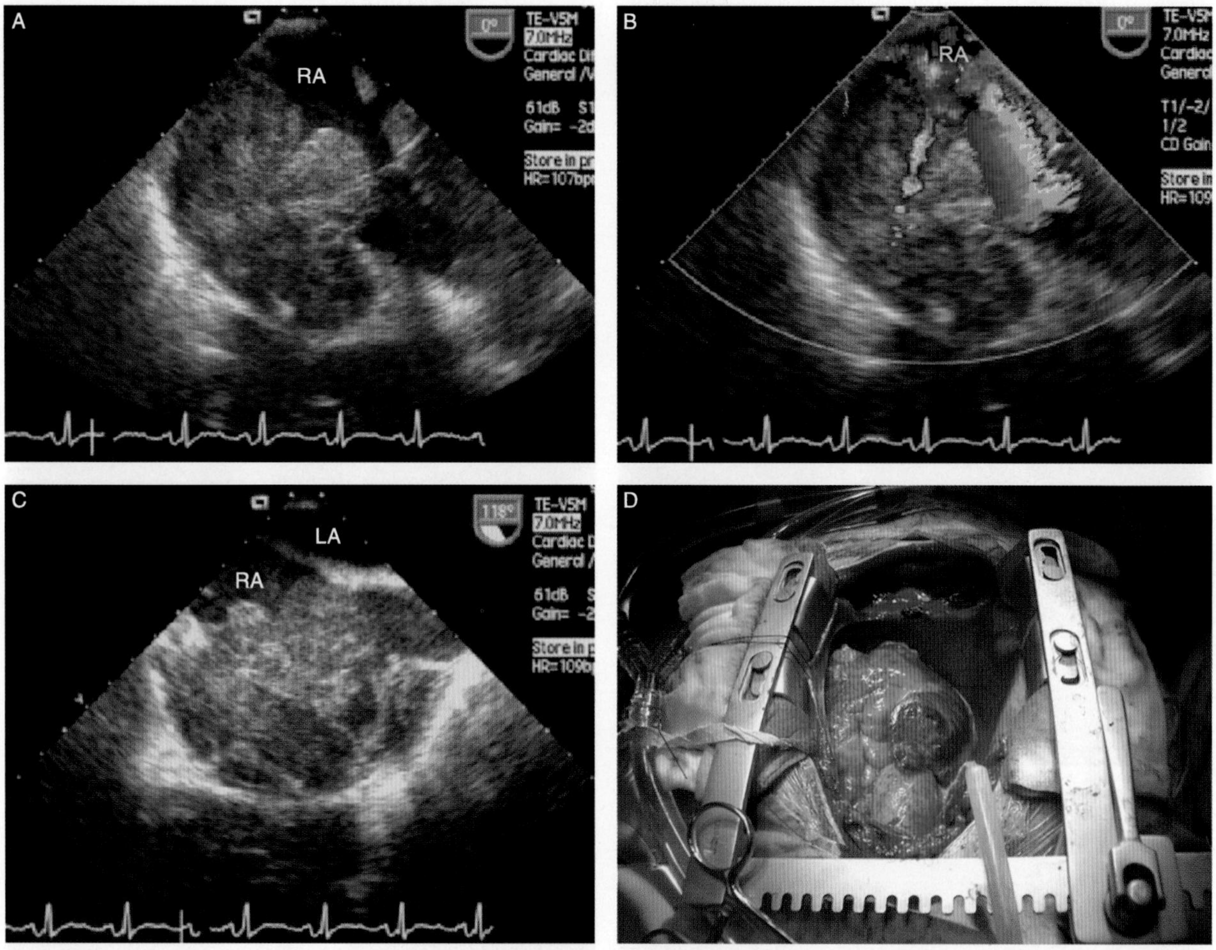

图 44-23　右房横纹肌肉瘤的经食管超声

A. 右房内见呈分叶状中等强度的团块；B. 彩色多普勒团块内见血流信号；C. 右房内分叶状的团块
与右房壁广泛粘连；D. 示术中显示右房肿瘤

检查时仅发现右房扩大，其内可见无明显边界的散在点状回声；经食管超声探查时，于右房内发现一巨大团状不均匀回声，形状不规则，边缘较清楚，大小约 6.5cm×7.0cm，活动度差，与三尖瓣和右房壁广泛粘连，并部分侵入上腔静脉入口处阻塞上腔静脉。该病例经手术及病理检查证实为右房横纹肌肉瘤（图 44-24）。

三、脂肪肉瘤

脂肪肉瘤（liposarcoma）是一种由分化程度及异型程度不等的成脂细胞构成的间充质恶性肿瘤，多见于成人，同黏液瘤相似，多发生于心房，并向心腔内生长。也可发生于心包腔内，导致心包积液或心包填塞。脂肪肉瘤通常呈黄色或淡黄色团块，剖面灰白、呈鱼肉样改变，形态多样，可表现为黏液样、松软样或多个分叶样改变。1993 年，WHO 将脂肪肉瘤分为分化良好的脂肪肉瘤、圆形细胞脂肪肉瘤、黏液样脂肪肉瘤、多形性脂肪肉瘤及去分化脂肪肉瘤。超声心动图下显示多为欠规则或不规则稍高回声团，与心肌分界不清，甚至可透心肌壁生长。

四、淋巴瘤

原发性心脏淋巴瘤（primary cardiac lymphoma，PCL）分为仅存在于心脏/心包的非霍奇金淋巴瘤、肿瘤位于心脏的散在分布的非霍奇金淋巴瘤，淋巴瘤约占原发性心脏肿瘤的 1.3%。可发生于免疫功能异常或正常人群，但免疫功能正常人群中较为罕见。在心脏移植、AIDS 患者中发病率有增高趋势。PCL 发病平均年龄约 62 岁（5 至 90 岁），男性发病率约为女性 3 倍。PCL 表现为浸润心肌内生长的白色、乳白色肿块，可侵犯心包致心包积液。约 2/3 病例发生于右房，余房室腔/壁也可见。约 80% 的 PCL 是弥漫性大 B 细胞淋巴瘤，免疫组化下显示 CD45 及 B 细胞标志物 CD20 为阳性。余 20% 则为 CD3 阳性显示的 T 细胞淋巴瘤（图 44-25）。

心脏淋巴瘤较为罕见，常为其他检查时意外发现。继发性心脏淋巴瘤表现类似于原发性心脏淋巴瘤，常伴有心包积液。原发性心脏淋巴瘤常位于右房，体积较大，形态不规则，有时可呈息肉样形态。转移性心脏淋巴瘤则可出现各种奇怪的形态。淋巴瘤侵及心壁时，可见高回声的增厚的心包或心肌。淋巴瘤呈浸润性生长，无明显活动度。因侵及心壁，常可见心壁运动异常。超声造影心肌灌注时淋巴瘤可呈高增强回声，因此应用造影技术可将肿瘤或转移灶与周围正常组织区分（图 44-26，图 44-27）。

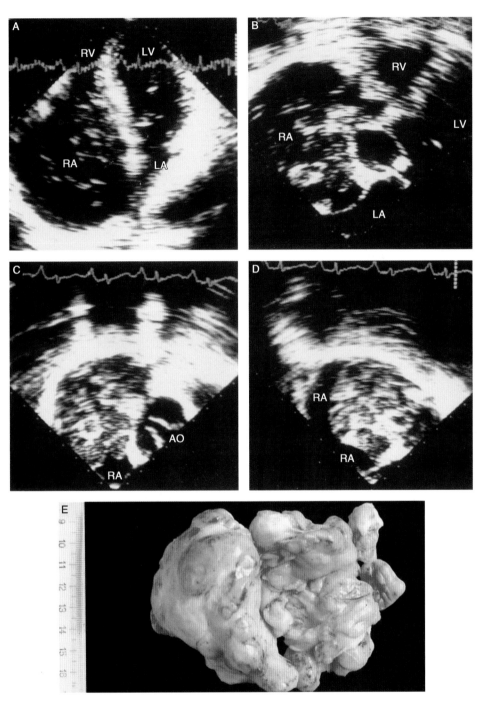

图 44-24 右房横纹肌肉瘤

A. 经胸超声心动图见右房有散在的光点回声,未显示明显的肿块;B. 经食管超声心动图,四腔心切面见右房内有不均的肿块回声与房壁粘连;C. 主动脉短轴切面见肿块与右房壁广泛粘连;D. 经食管超声心动图,心房二腔切面见右房内几乎为不均匀的肿块回声所填满,仅于右房的外侧壁尚存有较窄的空间;E. 手术切除后的肿瘤实物

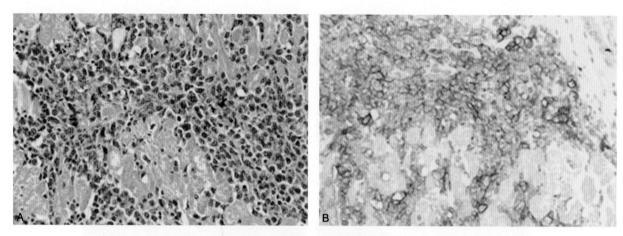

图 44-25 心脏弥漫性大 B 细胞瘤病理

A. HE 染色显示肿瘤细胞巨大,且有巨大浓染细胞核;B. 免疫组化显示 B 细胞标志物 CD20 阳性

44

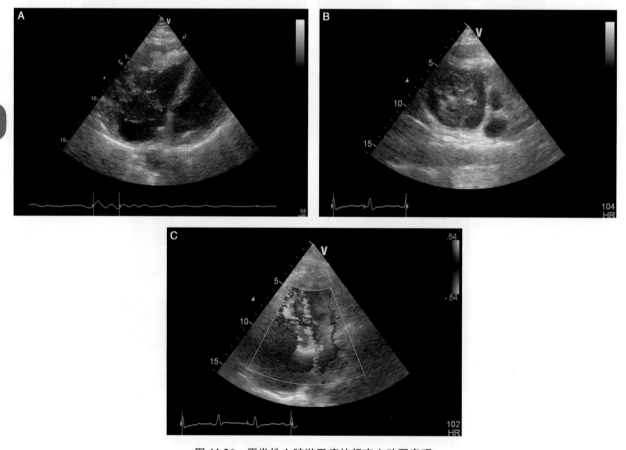

图 44-26 原发性心脏淋巴瘤的超声心动图表现

A. 非标准四腔心切面示右房室瓣环右前下方见稍低回声团,大小约 7.3cm×5.9cm×6.2cm,形态不规则,呈分叶状,内部回声不均匀,右房壁显示不清,似脱入右室腔;B. 大动脉短轴切面可见团块内部回声不均匀,可见斑片状稍高回声;C. 三尖瓣形态、开放受限,血流绕行

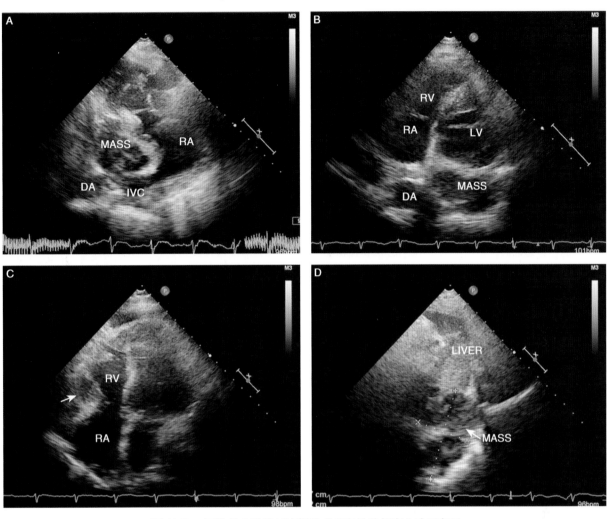

图44-27 原发性心脏淋巴瘤切除术后复发的超声心动图表现

A,B.心脏周围多处异常回声区;房室间沟及降主动脉前方见稍低回声团,形态不规则,呈分叶状,内部回声欠均匀;C.四腔切面探查显示右室侧壁可见一稍强回声团凸向右室面腔,凸入范围约2.2cm×4.3cm;D.剑突下切面探查显示心下腔静脉入口处一大小约4.2cm×7.1cm的稍强回声团,呈分叶状;心包腔内可见液性暗区

心脏及心包其他肿瘤或肿瘤样损伤

一、心包囊肿

心包囊肿(pericardial cyst)是最常见的心包囊性占位性病变,多为单房,也可为多房,直径有2～6cm不等。由囊状薄壁的间皮细胞组成,囊肿壁多菲薄透明,囊内含有浆液。多数作者认为心包囊肿为先天性病变,各个年龄组均可发病。它是在胚胎时期一原始腔未能和其他腔隙融合成心包,而单独形成一腔。心包囊肿以宽基底或呈蒂状与心包相连且不相通发育成心包囊肿,如间隙与心包腔相通称为心包憩室。

超声心动图探查可见囊肿位于心脏轮廓外,与心包相连。囊壁光滑,钙化时可见带状强回声或斑点状回声,囊腔内为液性暗区(图44-28)。经食管超声心动图对心脏深层的心包囊肿显示较为理想,对心包的实质性病变和心外的其他肿瘤如纵隔肿瘤等病变的诊断与鉴别诊断亦具有

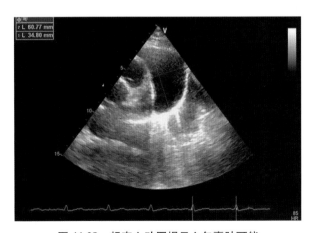

图44-28 超声心动图提示心包囊肿可能

大动脉短轴切面左室前壁前方、肺动脉及右室流出道左前方见囊性占位,提示心包囊肿可能

重要的价值。

二、心包恶性间皮细胞瘤

心包恶性间皮细胞瘤（malignant mesothelioma）或间皮肉瘤（mesothelioma）为罕见的原发性心脏恶性肿瘤，来源于心包间皮，占心脏及心包原发性肿瘤的3.6%。常伴有大量的心包积液，临床诊断较为困难，超声心动图有较特异的表现，具有敏感性强，诊断符合率高，可重复性等优点，是优于其他物理诊断方法的理想的诊断技术。其特点有两个：①大量心包积液：积液为血性，在心包大片无回声暗区中间有很多密集的点状回声，可随心脏运动而缓慢移动。如采用组织谐波和频率转换技术则对心包腔内由血性积液所致的点状回声显示得更为清楚。②心包内肿块回声：在心包积液的暗区中出现肿块的回声，肿块回声表现多样，有的呈条索状，有的呈蜂窝样，有的则呈团块状。回声多较致密，与心包脏、壁层广泛粘连，心包膜增厚。但结核性和化脓性心包积液亦可有类似的表现，此时则须通过细胞学检查确诊。发生于心包的肿瘤还有脂肪瘤、血管瘤、血管内皮肉瘤、异位的胸腺和胸腺囊肿等，诊断时应注意鉴别。

三、心内平滑肌瘤病

静脉内平滑肌瘤病（intravenous leiomyomatosis，IVL）是一种罕见的静脉内生长的良性平滑肌细胞肿瘤，指源于子宫肌瘤或子宫肌壁静脉的平滑肌肿瘤超出子宫范围，在血管腔内结节样蔓延生长的疾病。虽然病理良性，生长方式却类似恶性肿瘤，可经子宫或卵巢静脉蔓延至下腔静脉并累及右心系统，属继发性或转移性心脏肿瘤。静脉内平滑肌瘤病心内浸润，即为心内平滑肌瘤病（intracardiac leiomyomatosis，ICL）。静脉内平滑肌瘤病临床并不常见，心内平滑肌瘤病更为少见，后者占比约为10%。静脉内平滑肌瘤病具有雌激素依赖性，均见于女性，发病年龄为23~80岁，患子宫肌瘤或因子宫肌瘤行子宫切除术的女性易患此病。

依瘤体累及范围和程度不同，心内平滑肌瘤病患者可以无症状，也可以表现为严重呼吸困难、下肢水肿，如果肿物脱落堵塞肺动脉甚至可致猝死。

心内平滑肌瘤病的最常见、最直接超声心动图表现为下腔静脉向右心腔内匍行延续的条索样或团块样肿物回声（图44-29，图44-30），随心动周期在心腔内摆动；肿物特点为长条状如"蛇形"的可活动团块，并与下腔静脉、右心房壁无明显粘连。超声心动图以快速、实时、无创性显示下腔静脉以及心脏内结构、血流特征的优势，成为诊断静脉内和心内平滑肌瘤病的首选方法。

四、心脏脂质肉芽肿

Erdheim-Chester病（ECD），是一种非常罕见的细胞来源不明的非朗格汉斯细胞组织细胞增生症，以泡沫样细胞侵犯组织形成脂质肉芽肿为主要特点，因此也称为脂质肉芽肿病（lipogranulomatosis）或脂质肉芽肿瘤样增生病，为心脏肿瘤样病变。好发于中老年人，男性稍多于女性。目前脂质肉芽肿的病因尚不明确，外源性因素多来自于石蜡、凡士林或其他脂性药物的局部皮下注射、毒物、外科手术、皮质激素应用等，而内源性因素则是因温度变化、创伤等引起自体脂肪的降解或引起过敏反应导致。

ECD主要累及四肢长骨，也可见于扁骨。半数病例伴有内脏损害，包括肾、腹膜后、心脏、心包和肺，有报道腔静脉亦可累及。临床除有局部疼痛及肿胀外，常出现乏力、低热，体重下降、肝脾肿大，还可出现突眼、尿崩症、肾衰竭、心肺功能不全、大量出血、神经系统症状及眼睑黄斑。该病预后不良，主要与累及的器官有关，大多数患者在3年内死于肾、心血管、肺或中枢神经系统功能不全，目前尚无自行缓解的相关报道。

由于ECD发病率低、临床表现多样、特异性差，因此极易被误诊。目前诊断依赖于组织活检、影像学和临床表现的支持。

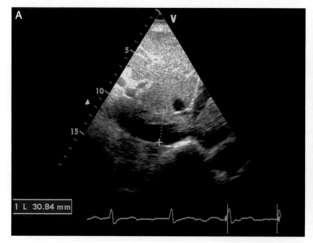
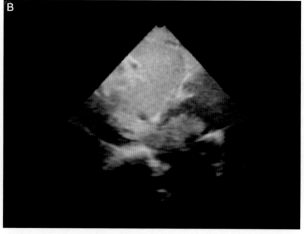

图44-29 超声心动图提示下腔静脉内占位性病变延续至右心房
A. 剑突下切面示下腔静脉增宽约30mm，下腔静脉内占位性病变延续至右心房；
B. 三维超声心动图示下腔静脉内占位性病变向右心房延续

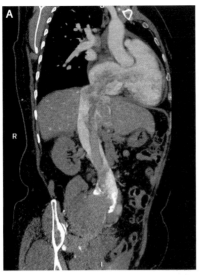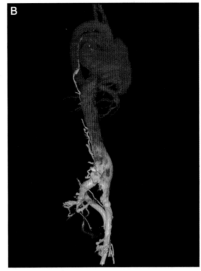

图 44-30　CT 提示下腔静脉及右心房内占位性病变
A. 矢状位重建示盆腔内低密度团块通过下腔静脉延伸到右心房内；
B. 下腔静脉 CT 静脉造影示下腔静脉内占位性病变

参 考 文 献

1. 王新房. 超声心动图学. 第 4 版. 北京：人民卫生出版社，2009：526-551.

2. 刘延玲，熊鉴然. 临床超声心动图学. 第 2 版. 北京：科学出版社，2007：903-911.

3. Travis WD，Brambilla E，Muller-Hermelink H，et al. Pathology and genetics of tumours of the lung，pleura，thymus and heart. Lyon：IARC Press，2004.

4. 唐红，曾静. 彩超诊断左室巨大粘液瘤一例. 临床超声医学杂志，2000，2（3）：179-180.

5. 杨静，郭立琳，方理刚，等. 心内平滑肌瘤病的临床及心脏超声特点. 临床心血管病杂志，2011，27（11）：852-855.

6. 唐力，马春燕，任卫东，等. 心内平滑肌瘤病的彩色多普勒血流成像诊断. 中国医学影像技术，2006，22（6）：886-888.

7. Cea-Calvo L，Lozano F，Pombo M，et al. Images in cardiovascular medicine. Uterine intravenous leiomyomatosis extending through the inferior vena cava into the right cardiac cavities. Circulation. 2000，101（5）：581-583.

8. Xu ZF，Yong F，Chen YY，et al. Uterine intravenous leiomyomatosis with cardiac extension：Imaging characteristics and literature review. World J Clin Oncol，2013，4（1）：25-28.

9. Lou YF，Shi XP，Song ZZ. Intravenous leiomyomatosis of the uterus with extension to the right heart. Cardiovasc Ultrasound，2011，9：25.

44

第45章

心脏血栓形成

CARDIAC THROMBUS

◎ 朱天刚

左房及左心耳血栓······632	一、病理解剖和血流动力学改变······640
一、病理解剖和血流动力学改变······632	二、检查方法和注意事项······640
二、检查方法和注意事项······633	三、经胸壁超声心动图······640
三、经胸壁超声心动图······633	四、经食管超声心动图······640
四、经食管超声心动图······636	五、左室声学造影······643
五、诊断要点及鉴别诊断······637	六、鉴别诊断······643
六、临床价值······638	右房血栓······644
左室血栓······640	右室血栓······645

心内血栓形成的发病机制多数是由于内皮或心内膜损伤,血流状态改变和血液凝固性增高而引起,是严重威胁患者生命安全的心脏疾患,常可导致患者突然死亡,因此早期诊断,及时治疗,对挽救患者生命甚为重要。心脏血栓是栓塞的主要来源之一,血栓可在心肌梗死、心肌病、心瓣膜疾病、人工瓣膜及房性心律失常等疾病的基础上发生。约20%的脑缺血发作是由于心源性栓塞造成的。心腔内血栓以左心耳血栓为最常见,尤其是非风湿性瓣膜病合并心房纤颤的患者,其次为左室附壁血栓者。后者是急性心肌梗死的常见并发症,据尸检资料统计表明高达20%~69%。如有室壁瘤存在,则血栓的检出率更高。经胸壁超声心动图在观察心腔内血栓形成时具有重要的价值,但在某些病例由于部分切面受到胸壁和肺组织的遮挡,其敏感性及特异性均低于经食管超声心动图。

左房及左心耳血栓

左房血栓(left atrial thrombus)甚为常见,其发病机制主要为血流淤滞和纤维蛋白产生,但在某些情况下,心内膜的不正常和血小板的激活也参与发病。许多病因可导致左房血栓形成,如房颤、二尖瓣病变、二尖瓣位人工瓣等,多为瓣膜性心脏病和无瓣膜病变的房颤患者。心输出量减低亦可形成左房血栓。左房房壁瘤瘤腔内亦可有血栓形成。

一、病理解剖和血流动力学改变

左房血栓多在风湿性心脏病二尖瓣狭窄的基础上发生,有15%~30%的二尖瓣狭窄合并有左房血栓。研究表明,左房内血栓的形成与二尖瓣口的面积大小密切相关。如合并心房纤颤则发病率更高,尸检材料显示风湿性心脏病合并房颤者,约50%的患者心房内有血栓(24.5%~55.2%),明显高于窦性的患者,后者为15%(6.5%~22%)。由于房颤患者存在血小板功能、凝血及纤溶状态

的变化,导致血液高凝。同时心内膜抗凝物质表达下降,抗凝屏障受到破坏,导致内皮受损。而二尖瓣口狭窄,心房纤颤患者房室舒缩不协调,使左房血液排空延缓,血流淤滞。加之风湿性心脏病患者左房内膜亦受到损害而变粗糙,血液易凝集于左房壁上而形成血栓。血栓可为单个,亦可为多个。血栓主要成分为红细胞、白细胞、胶原纤维和弹力素。

非瓣膜病合并房颤的患者,左房和左心耳扩大,左房内血流缓慢,由于左心耳下垂呈"兜窦样"结构,其内血流更加缓慢,血栓的发生率增加。

当二尖瓣狭窄合并中度以上的二尖瓣关闭不全时,左房血栓及体循环栓塞的发生率减小,其原因可能是二尖瓣反流的速度较高,在左房内形成涡流,从而改变了左房内血流的速度及停滞状态,使血栓不易形成。当二尖瓣反流面积大于$3cm^2$时,反流比较显著,其左房血栓的发生率明显减低。

二、检查方法和注意事项

检查时要注意调节仪器灵敏度，多个切面显像并重复检查，以期避免因部分血栓因回声较弱，且位于较少见部位而导致漏诊。二维超声心动图主要观察左室长轴切面、四腔心切面、心底短轴切面，以及一些非标准切面。注意左房内有无异常回声以及异常回声的大小、部位、活动度等。M型超声心动图检查时，注意左房内异常回声与心动周期和二尖瓣的关系。彩色多普勒重点观察左房内有无血流充盈缺损区和二尖瓣狭窄及其他心脏疾患所致的血流改变。

对于常规经胸壁超声心动图显像较差的患者，可采用经食管超声检查。经食管超声探查左房血栓，插管时动作应轻柔，着重观察二维图像的改变。观察时应从不同的深度，多个切面全面观察左房和左心耳，以了解血栓的部位、大小、形态、数目及运动情况。

三、经胸壁超声心动图

（一）M型超声心动图

M型超声心动图主要用于观测心房的大小，血栓的内部回声及其活动度等。二尖瓣狭窄时其瓣膜的活动曲线呈现较为特异的城墙样改变。

1. 心底波群　患者左房多明显扩大，左房内之血栓，可在左房后壁上见一密集的强回声带，因血栓内部构成不同，呈多层状，表面多为新鲜血栓，而深层多为陈旧血栓。血栓活动性小，但可随左房的运动而有轻度活动（图45-1）。

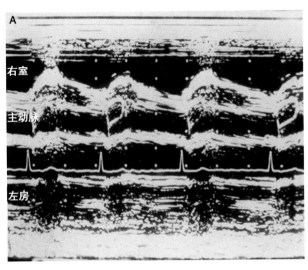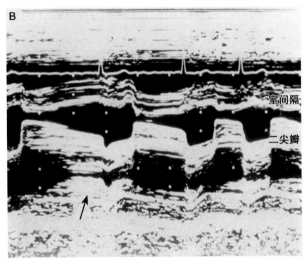

图45-1　M型超声心动图

A. 心底波群，见左房扩大，后壁有血栓附着；B. 二尖瓣波群，见二尖瓣反射增强增厚，
前后叶粘连，同向活动，呈城垛样改变，并有血栓附于后壁

45

2. 二尖瓣波群　部分位于左房顶部或底部并向二尖瓣口方向生长的血栓，在二尖瓣波群二尖瓣前叶之后，左房后壁之前，可见一浓密的回声带，且其在心脏舒张时并不随二尖瓣前叶向前移动。当M型取样线通过二尖瓣前、后叶瓣尖时，于前后叶之间无异常回声，这与左房黏液瘤时舒张期二尖瓣前后叶之间出现异常回声有明显不同。因多数患者有二尖瓣狭窄，二尖瓣叶增厚，EF斜率明显减慢或二尖瓣活动呈城墙样改变。

（二）二维超声心动图

多数患者可以从左室长轴及四腔心两个切面观察心腔内大多数血栓的部位、大小、形态和运动情况等。二腔心切面和心底短轴切面可显示左心耳，主要用于观察左心耳血栓。观察左心血栓时，应多切面扫查，以完整显示血栓形态并避免漏诊。

1. 血栓部位　大多数左房血栓位于的二尖瓣环以上左房后壁或左房侧壁上，部分可延伸到房间隔之中上部。直径大小不等，数目可为单发，亦可为多发（图45-2，图45-3）。

2. 血栓形态与活动度　左房血栓多为椭圆形，亦可呈不规则形（图45-4）。血栓基底部较宽，游离面较大，无蒂，

故在心脏收缩和舒张时，其活动性小，有时仅随左房壁而有轻微的活动。血栓对二尖瓣活动多无影响，二尖瓣病变为其原发病变（图45-5）。

3. 血栓脱落　较小的左房血栓脱落后可经二尖瓣口进入左室，再到达周围动脉而导致体循环栓塞。较大的血栓脱落后，当其直径较大不能通过二尖瓣口时，游离漂浮于左房内而形成往返运动的活动血栓。血栓形态多为圆形或类圆形，轮廓固定不变。陈旧性血栓与新鲜血栓性质不同，其回声不同。陈旧性血栓回声较强，内部回声不均匀。新鲜血栓回声多较低。由于活动血栓与左房无任何联系，活动范围较大，无固定的轨迹，收缩期位于左房腔内，远离二尖瓣口；如舒张期移向二尖瓣口，可进一步加重二尖瓣口狭窄（图45-6）。

4. 左房内新鲜血栓和机化血栓　左房内新近形成的血栓回声较弱，可有一定的漂浮感。由于常规经胸壁超声心动图的干扰因素较多，又因新鲜血栓回声弱的特点，因而常易漏诊，而经食管超声心动图则可较明确地显示新鲜血栓。机化的血栓回声较强，且其常常是经多次新、旧血栓交替形成，机化程度不一，故可呈多层样改变。

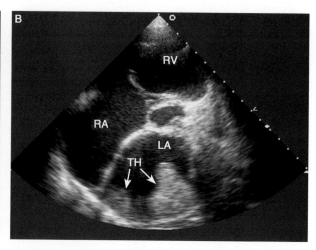

图 45-2　风湿性瓣膜病合并左房血栓
A. 胸骨旁左室长轴切面见左房内一范围 3.5cm×4.2cm 的中低回声团块广泛附着于左房侧壁、后壁及房顶；
B. 心底短轴切面见左房内一中低回声团块广泛附着于左房侧壁、后壁及房顶

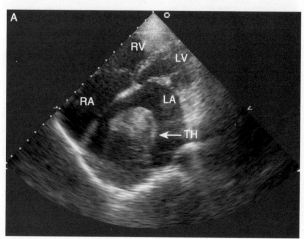
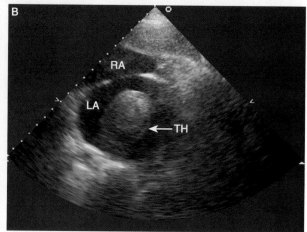

图 45-3　风湿性瓣膜病合并巨大左房血栓
A. 胸骨旁四腔心切面见左房内一 4.0cm×7.2cm 的椭圆形中低回声团块，附着于左房顶部；
B. 剑下双房切面见左房内一椭圆形中低回声团块，附着于左房顶部

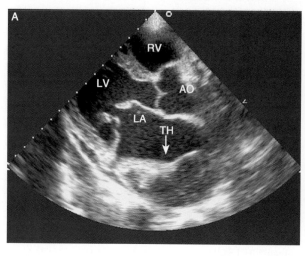
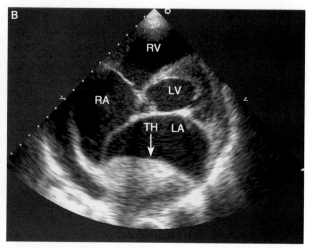

图 45-4　风湿性瓣膜病合并左房血栓
A. 胸骨旁左室长轴切面见左房内一范围 6.2cm×5.2cm 的中等强度回声团块附着于左房侧壁、后壁及房顶；
B. 胸骨旁近四腔心切面见左房内一中低回声团块附着于左房侧壁、后壁及房顶（箭头）

45

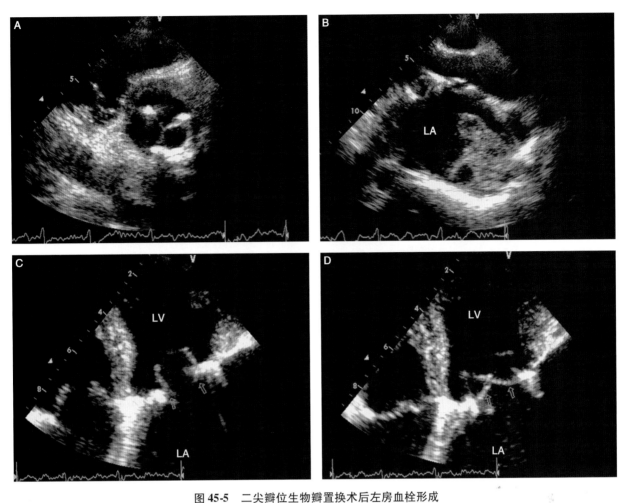

图 45-5　二尖瓣位生物瓣置换术后左房血栓形成

A. 二尖瓣短轴切面显示二尖瓣位生物瓣；B. 左室长轴切面见扩大的左房内血栓形成；C. 心尖四腔心切面舒张期见生物瓣瓣叶开放良好（箭头所示）；D. 心尖四腔心切面收缩期见生物瓣瓣叶闭合良好（箭头所示）

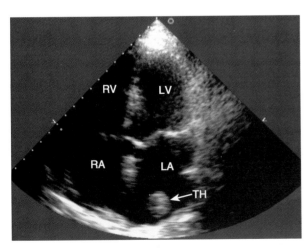

图 45-6　左房游离血栓

四腔心切面左房内见一圆形中等回声团块，与房壁无粘连。实时观察见该异常团块在左房内往返运动（箭头所示）

（三）三维超声心动图

三维超声心动图显像时，于左房内可观察到向左房腔内突出的团块，与心房壁的附着面较广，动态显像时见血栓位置比较固定，无明显活动。三维超声心动图对显示血栓的立体形态及估计其大小与部位等方面更为准确（图 45-7）。

（四）超声多普勒

1. 彩色多普勒　彩色多普勒显示时，在血栓周围可见血流信号，而血栓部位则无血流信号，即形成血流充盈缺损区。彩色多普勒显像对新鲜血栓的显示更为重要，由于新近形成的血栓回声较弱，加之经胸超声左房处于超声远场，故常规经胸壁超声心动图对新近形成血栓的彩色多普勒充盈缺损区的观察有很大的局限性，经食管超声心动图探查则有重要价值。

利用彩色多普勒显像可观察心脏原发病变所致的狭窄二尖瓣口的血流情况，并评价二尖瓣反流程度。存在二尖瓣反流的患者与无反流者相比，左房内较少形成血栓，重度二尖瓣反流患者一般不合并血栓形成，左房云雾影出现的几率也较少，即使出现云雾影的程度也较轻。其原因主要是由于二尖瓣重度反流所致的血流冲击左房，使左房内血液不易形成淤积状态，不易形成血栓。

2. 频谱多普勒　脉冲多普勒于血栓轮廓外缘取样可采集到血流信号，而在血栓轮廓内取样则无血流信号，其他无特异的表现。

45

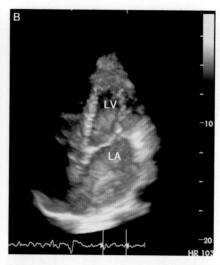

图 45-7 左房血栓

A. 左房血栓二维成像；B. 左房血栓三维成像

四、经食管超声心动图

（一）检查方法与注意事项

经食管超声心动图检查时，由于左房血栓具有可脱落并导致栓塞的特性，因此在插管时动作应轻柔，尽量减少刺激，检查时间尽可能缩短，以免发生意外。主要观察切面有心底短轴切面、四腔心切面、心房二腔切面、左心耳切面及上腔静脉长轴切面等。

多平面探头操作则较为简单，只需在不同的深度按动角度旋钮，即可显示各个不同的切面。将水平面食管探头位于食管的下中段，作 0°～180° 扫描，可显示左房的全貌。

（二）左房血栓

1. 二维超声显像 左房血栓多数附着于左房后壁及侧壁，左心耳血栓也较为常见。经食管超声探查横轴切面及纵轴切面均可显示左心耳。血栓呈楔形充满于心耳内，也可有不规则形（图 45-8，图 45-9）。左房内的血栓附着于左房壁，基底部较宽，附着面大，游离面较小；多为椭圆形，

亦可有不规则突起；表面光滑或不规则，形状不随心脏收缩与舒张而改变。在二尖瓣人工瓣置换的患者，血栓可附着在瓣环或瓣体的左房面。

经食管三维超声检查时，可见血栓的立体形态。新鲜血栓的形态和回声强度常呈动态变化。新鲜血栓是可逆的，溶栓治疗有效。对于拟行经皮球囊二尖瓣扩张术（PBMV）和房颤消融的患者，术前术后应常规行经食管超声心动图检查进行追踪。如发现有左房血栓，可经抗凝溶栓治疗后复查，待血栓消失后再进行治疗。对新鲜血栓的溶栓治疗，大部分血栓可完全消退，有的可缩小。经食管超声探查时能清晰地显示新鲜血栓的轮廓。左房的附壁血栓脱落，当其径线大于二尖瓣口时，则可漂浮于左房内自由活动。舒张期随血流移向二尖瓣口，加重二尖瓣狭窄。一旦完全阻塞二尖瓣口，则可导致突然死亡。左房血栓患者左房内多伴有自发性云雾样声影，表现为弥散于左房腔内呈旋涡样缓慢流动的微细的点状回声，形态不固定。

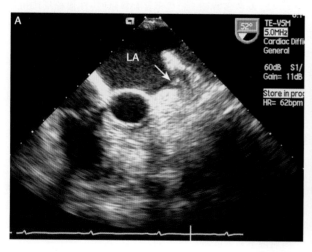
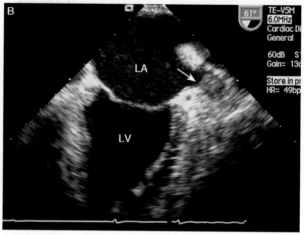

图 45-8 左心耳血栓

A. 多平面经食管超声显示左心耳内异常回声（箭头所示）；B. 探头晶片旋转
至 61° 时见左心耳内异常回声呈椭圆形（箭头所示）

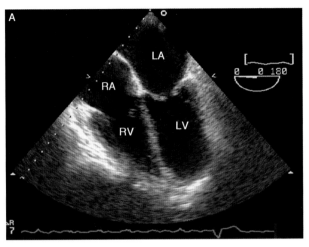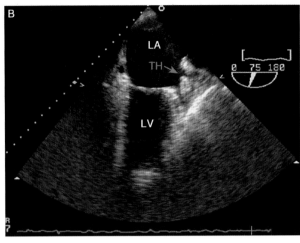

图45-9 左心耳血栓

A. 多平面经食管超声四心腔切面见左房扩大,二尖瓣增厚,开口减小;B. 探头晶片旋转
至75°时清晰显示左心耳及左心耳内的异常回声(箭头所示)

2. 多普勒显像 彩色多普勒主要观察左房血栓所形成的血流充盈缺损区,尤其是新近形成的血栓其血流充盈缺损区的观察尤为重要。

频谱多普勒主要用于探测二尖瓣狭窄和反流所致的异常血流信号。近来一些学者测定左心耳的最大与最小面积,并利用脉冲多普勒测定左心耳的血流速度,发现左心耳血栓的发生与左心耳收缩及舒张功能减低和血流速度减慢有关。左房分为较大的左房腔和一较小的左心耳,四支肺静脉直接回流入左房腔。当发生房颤和任何原因使左房血流排出受阻时,血液更易淤积于左心耳,因而左心耳更容易形成血栓。

五、诊断要点及鉴别诊断

经胸壁结合经食管超声心动图对左房血栓的诊断和鉴别诊断具有十分重要的价值。

(一) 诊断要点

左房内的血栓附着于左房壁,基底部较宽,附着面大,游离面较小,多为椭圆形,亦可为不规则突起,表面光滑或不规则,心脏收缩及舒张时其形状无改变。左心耳血栓多呈椭圆形或楔形充填于左心耳内。

(二) 鉴别诊断

1. 左房黏液瘤 当观察左房血栓时,应注意与左房内的肿瘤相鉴别。左房黏液瘤较为常见,在探查左房血栓时尤其应注意鉴别,其鉴别要点见表45-1。

2. 左房云雾影 在探查左房血栓时还应注意左房内浓密的云雾影相鉴别,尤其是新近形成的血栓更应注意二者的鉴别。云雾影又叫自发性对比回声(spontaneous contrast echo),可发生于心脏的任何部位。左房云雾影的超声表现为弥散于左房内呈漩涡样缓慢流动的微细点状回声,其形态不固定(图45-10)。实时显像观察较易鉴别。经食管超声心动图对左房云雾影的检出率明显高于经胸壁超声心动图。

武汉协和医院的实验研究表明:云雾影是由于血流缓慢淤滞,许多红细胞呈缗钱样叠加在一起所致。可发生于左房、心肌梗死后左室室壁瘤内、夹层动脉瘤的假腔及缩窄性心包炎或其他导致下腔静脉血流受阻的下腔静脉内。最常见于二尖瓣狭窄和(或)房颤患者的左房内。血栓形成与云雾影均是由于血流缓慢所致,二者常可同时发生,

表45-1 左房血栓与左房黏液瘤的鉴别诊断

	左 房 血 栓	左 房 黏 液 瘤
部位	左房后侧壁及左心耳	左房内
形态	椭圆形、不规则形	圆形或椭圆形
	形态不变	形态可变
活动度	心脏收缩时多数不活动	舒张时突入二尖瓣口
		收缩时回入左房
附着	附着面大,游离面小	附着面小,游离面大
	无蒂	有蒂,多位于房间隔近卵圆孔附近
多普勒射流束	合并二尖瓣狭窄时射流束起始于二尖瓣口,从左室流入道的中央进入左室	射流束起始于二尖瓣环,从瘤体四周与二尖瓣前后叶间的狭窄缝隙流入左室

45

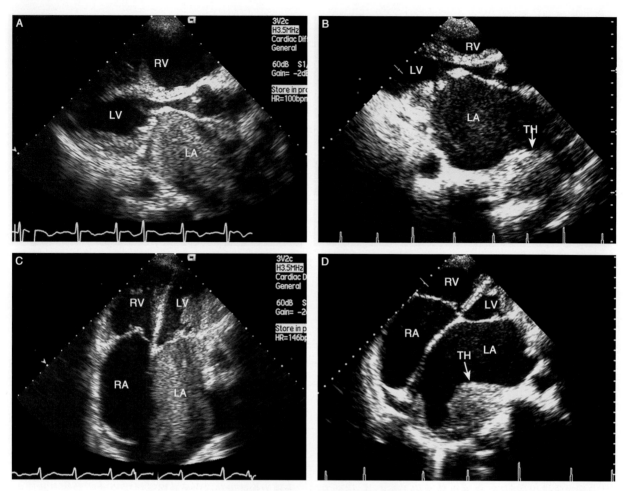

图 45-10 左房云雾影与血栓的鉴别

A. 左室长轴切面显示左房云雾影,于左房内见弥散呈漩涡样缓慢流动的微细点状回声,其形态不固定;B. 左室长轴切面显示左房血栓,血栓形态固定(箭头所示),左房内亦可见淡薄的云雾影回声;C. 四腔心切面显示左房云雾影;D. 四腔心切面显示左房血栓(箭头所示)

而且有云雾影的患者血栓的发生率明显增高,故有人认为云雾影是血栓形成前状态。相关研究表明,左房云雾影是左房血栓形成的主要独立危险因素。在发现云雾影的同时,应仔细检查是否合并有左房血栓,并注意二者的鉴别(表45-2)。

表 45-2 左房血栓与左房浓密云雾影的鉴别

	左房血栓	左房云雾影
形态	有一定形态	无一定形态
范围	局限	弥散
活动	不活动	随心脏舒张呈漩涡样流动
彩色多普勒	有血流充盈缺损区	无血流充盈缺损区

六、临床价值

常规经胸壁超声心动图结合经食管超声心动图诊断左房血栓的敏感性和特异性均较高,优于其他影像学检查方法。可以明确左房血栓的大小、部位、形态等,对判断栓塞来源、指导临床治疗等方面具有重要意义。

左房血栓多并发于二尖瓣病变,Seward 等报道经食管超声心动图检出的 26 例左房血栓患者中并发于二尖瓣病变 13 例,并发于人工瓣膜置换的患者 8 例,以并发二尖瓣病变的患者占首位。我们经食管超声检查 42 例左房血栓患者,39 例并有风湿性二尖瓣病变,3 例为人工瓣膜患者。

1. 经食管超声探查能清晰显示左房血栓的部位、大小、形态及数目,对新近形成的血栓尤其重要。新近形成的血栓密度与血液相近,回声较弱,在经胸壁探查时,由于左房处于超声的远场,加之有胸壁和肺的干扰,很难发现新近形成的血栓,而经食管超声探查因距离近,分辨力佳,不受胸壁和肺的干扰,结合彩色多普勒对充盈缺损区的显示,对左房血栓的探查的敏感性明显提高。对于左房内巨大的血栓,经胸壁超声探查时亦可能漏诊。偶尔因血栓周围缝隙较小,很难将血栓与左房壁分开来,而经食管超声探查时则可以明确诊断。

Acar 等报道对 581 例二尖瓣狭窄行二尖瓣分离术或换瓣的患者,将经胸壁超声、经食管超声及左房造影等方法探查左房血栓的敏感度和特异性进行了比较。581 例均行经胸壁超声探查,敏感性及特异性分别为 28%、98%;另有作者报告,经胸超声心动图探查左房腔血栓的敏感性为65%,左心耳血栓的敏感性为4%。其中101例行经食管超声探查,敏感性及特异性分别为83%、97%;192例行左房造影,敏感性及特异性分别为28%、99%,说明经食管超声的敏感性高于其他的检查方法。表45-3介绍了不同作者用经胸与经食管超声心动图检测左房及左心耳血栓的结果。

表45-3　经胸与经食管超声心动图对左心房及左心耳血栓检测的比较

作者	病例数	左房血栓		左心耳血栓	
		TTE	TEE	TTE	TEE
Mugge	132	11	19	0	23
Daniel(1989)	479	30	49	1	68
Daniel(1992)	341	5	5	0	51
Hofmann	153	2	9	0	13
Pop	72	0	0	0	3
Lee	50	0	0	0	5
Pearson	79	0	1	0	4
Black	100	0	0	1	13
Cujec	63	0	0	0	3
总计	1469	48(3%)	83(6%)	2(0.14%)	183(12%)

2. 经食管超声探查能探测经胸壁超声探查未能显示的左房血栓,尤其是左心耳血栓。一般左心耳因肺脏的遮盖,在经胸壁超声心动图探查时难以显示,只有左房明显扩大时方能探及。表45-3总结的文献报道表明经食管超声对于检测左房内,尤其左心耳内的血栓明显优于经胸超声检查。我们经食管超声发现左房血栓42例,其中左心耳血栓31例,而经胸壁超声探查时仅发现7例左心耳血栓。目前经食管超声心动图是敏感性最高,最为广泛地用于探查左房血栓的一种方法。

3. 经食管超声探查左房血栓对于临床治疗决策具有重要意义。如二尖瓣狭窄拟行分离术的患者,无血栓者可采用闭式分离,如有左房血栓,为防止血栓脱落导致栓塞,则应行开放式分离术。房颤患者合并左房内血栓为电复律的禁忌证。在拟行经皮二尖瓣球囊扩张术的患者,左房血栓亦为禁忌证。非瓣膜病合并心房颤动患者,行射频消融术前,必须进行经食管超声心动图检查,排除左房或左心耳血栓后,才能决定治疗方案。另在行人工瓣膜置换术后的患者及心脏移植术后的患者,经食管超声心动图探查左房内有无血栓可指导临床抗凝剂的使用。

二尖瓣、主动脉瓣位的人工瓣膜目前多为金属瓣。人工心瓣膜虽能明显改善血流动力学方面的症状,但却伴有较高的血栓栓塞率,其发生率超过病变的自体心瓣膜。在手术期凝血和血小板均被激活,血栓即可开始形成。这些早期的促凝因素包括人工瓣膜本身、人工心瓣膜缝合线、心内膜与损伤的瓣膜周围组织的交界处均可有血小板的聚集、机械瓣常伴有长期的促凝因子和血流动力学的不正常,而同时存在的房颤和心功能不全又使循环淤滞,这些均易造成血栓。人工心瓣膜促使血栓形成的病理生理为纤维蛋白的生成和血小板的激活。血小板的寿命缩短直接与人工心瓣膜的表面有关,并增加了

血栓栓塞率。另外,人工机械瓣置换术后,华法林抗凝治疗的依从性较差和国际标准化率(INR)达标率低,也是血栓发生率增高的主要原因之一。进行人工瓣膜置换术后的患者在经胸壁超声心动图探查时,由于金属瓣的强烈回声反射,对其后的的左房显示欠清晰,因而对左房血栓的观察有明显的妨碍。经食管超声探查时,左房位于声束的近场,避免了人工瓣的干扰,对左房内的血栓可以明确显示。

4. 经食管超声心动图对寻找栓塞来源亦具有十分重要的价值。在探查栓塞来源时,对心脏病变的发现经食管超声检查的敏感性明显高于经胸壁超声检查。Pearson报道,76例栓塞患者,经胸壁超声心动图仅15%的病例发现有心脏病变,而经食管超声心动图57%发现有心脏病变,其中包括左房血栓、云雾影、肿瘤及卵圆孔开放等病变。血栓是导致栓塞的主要病因,而左房血栓则是体循环栓塞的主要根源。

栓塞的另一原因为心脏肿瘤。心脏肿瘤以黏液瘤较为常见,其瘤体容易脱落而导致栓塞。经食管超声心动图在探查心脏肿瘤时亦具有重要的价值(详见第44章)。

部分栓塞的患者可合并有卵圆孔开放。卵圆孔在出生后就应逐渐闭合,但有25%~30%的正常成人卵圆孔仍未闭合。部分患者可因心脏病变使右房压力增加而导致卵圆孔开放。经胸壁超声心动图诊断卵圆孔开放,但其敏感性较低,结合右心声学造影可显著提高其敏感性和特异性。彩色多普勒可显示心房水平的分流信号,但对卵圆孔开放患者心房间的低速血流信号则难以显示。经食管超声心动图由于其分辨力高,而房间隔又位于超声的近场,可清晰显示房间隔。卵圆孔开放表现为房间隔的原发隔与继发隔分离,其间出现较窄的缝隙。经周围静脉注入造影剂,当右房显影后,增加右房压力(Valsalva动

作），可见造影剂从右房经原发隔与继发隔间的缝隙进入左房。经食管超声心动图对这一过程显示得十分清楚。通过开放的卵圆孔可导致矛盾性栓塞，即右心系统的栓子，进入左心而导致体循环栓塞。经食管超声心动图发现有卵圆孔开放时，则应考虑是由右心或静脉系统的栓子引起的。

5. 观测左心耳的功能　应用经食管超声不仅显示左心耳的形态，同时还可观测左心耳内的血流状态。二尖瓣狭窄和（或）房颤的患者左心耳内血栓的发生率明显升高。通过测量左心耳收缩期和舒张期面积的变化可计算左心耳局部的射血分数。射血分数减低时易发生血栓。左心耳射血分数的减低，表明心耳收缩功能差，局部血流动力学的改变，表现为血流速度减低。左心耳内有血栓形成的

患者，左心耳面积增大，其收缩期/舒张期血流速度明显减低。非瓣膜病房颤患者栓塞发生率明显高于窦性心律者，这与房颤患者中左房内血栓的形成密切相关。房颤合并血栓形成者左房及左心耳内局部血流速度较无血栓者明显减低。左房血栓检出率高，提示该类患者局部血流淤滞更为明显，红细胞聚集增加，形成血栓的几率大。左房及左心耳内局部血流速度的变化定量地反映了血流淤滞的程度，因此评估其血流速度的变化有利于对血栓高发患者的识别，有研究显示，心房颤动患者左心耳正向流速小于40cm/s，左心耳血栓的发生率显著增高。近年研究表明，左心耳结扎或封闭术后，卒中发生率明显下降，因而有学者建议对左房和左心耳易形成血栓者应结扎或封闭左心耳以预防血栓栓塞发生。

左室血栓

一、病理解剖和血流动力学改变

左室血栓（left ventricular thrombus）发生于左室血液滞留和局部室壁运动异常的患者，如急性心肌梗死、左室室壁瘤及扩张型心肌病和瓣膜置换术后等。血栓多位于血流最缓慢或淤滞的左室心尖部。心肌梗死患者血栓多附着于梗死部位室壁，尤其是室壁瘤处更易形成血栓。大面积急性心肌梗死患者，可出现炎症反应，包括发热、白细胞增高、某些蛋白如纤维蛋白浓度增加，这些均能促进凝血系统亢进，导致附壁血栓形成。附壁血栓形成后表面物质，如激活的血小板和大量的凝血酶又使血栓不断扩大。左室内血栓形成与心肌梗死的范围及部位有关，其发生率与梗死面积成正比。30%～40%的血栓发生于急性前壁心肌梗死的患者。大面积的前壁梗死累及心尖者，尸检发现有10%～60%具有附壁血栓。左心室壁瘤是急性心肌梗死血栓持续形成的危险因子。扩张型心肌病患者，由于左室收缩功能较差，血流淤滞于左室内而形成血栓。极少数扩张型心肌病患者左、右心室可同时发生血栓。一组扩张性心肌病患者尸检数据显示，53%发现血栓，其中左心室血栓45%，右心室25%，右心房20%，左心房8%。约30%的患者一个以上的心腔存在血栓。在嗜酸性粒细胞增多症可导致心内膜炎，其左、右室内均可形成血栓。

近年来，随着对心肌致密化不全的认识深入，超声心动图诊断心肌致密化不全的病例逐年增多，由于非致密心肌形成的血窦血流缓慢，容易在血窦内形成微小血栓，合并心力衰竭时，其血栓的发生率会显著增高。

二、检查方法和注意事项

切面超声心动图主要检查左室长轴、四腔心、左心二腔和左室短轴等切面，注意室腔内有无异常的回声团，相应处的室壁有无运动异常。M型超声心动图主要从二尖瓣波群向心尖方向进行扫查，注意心腔内的异常回声、室壁厚薄及运动情况。由于血栓附着部位较低，对左室内血流多无影响，彩色及频谱多普勒主要观察心脏原发病变如

冠心病和扩张型心肌病的心腔内血流的变化情况。

三、经胸壁超声心动图

（一）二维超声心动图

1. 部位　左室血栓多位于心肌梗死室壁运动异常的部位，多在心尖部，少数在左室下壁，其室壁多无运动或呈矛盾运动。左室室壁瘤患者血栓位于向外膨出的室壁瘤处。

2. 形态　左室血栓表现为回声不均匀的团块，机化血栓回声较强，新近形成的血栓回声则较弱。血栓基底较宽，附于左室壁，其形态不规则，多呈扁平形，与室壁的附着面较广，血栓表面与室壁平行。部分血栓呈半圆形突出于左室腔内（图45-11，图45-12）。少数血栓其基底附于室壁，表面如絮状，呈多条回声带漂浮于左室腔。此种血栓极易脱落，导致体循环栓塞。临床上5%～10%的体循环栓塞发生于心肌梗死；左室室壁瘤形成患者，其发生率更高。

（二）M型超声心动图

在二尖瓣波群向心尖扫查中，可见近心尖处的左室壁活动明显减低或消失或呈矛盾运动。该处心腔内可见多层性的条带状回声，其厚薄视血栓大小而改变（图45-13）。

（三）三维超声心动图

三维超声心动图显像时，于左室内可观察到向左室腔内突出的团块，血栓位置比较固定，无明显活动。三维超声心动图对显示血栓的立体形态及估计其大小与部位等方面更为准确（图45-14）。

（四）超声多普勒

彩色多普勒和频谱多普勒，主要用于观察原发病变所导致的瓣膜血流的变化。

四、经食管超声心动图

经胸壁超声心动图在观察左室血栓时具有重要价值，其敏感性（75%～80%）及特异性（90%～95%）均较高。在胸壁肥厚、肺气肿的患者，在探查左室血栓时，由于胸壁

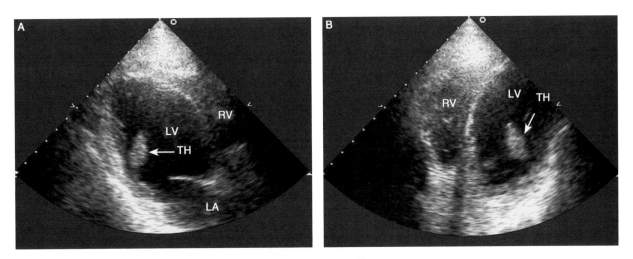

图 45-11　左室血栓

A. 心尖左室长轴内见一中等回声团块附着于左室后壁(箭头所示);B. 左室短轴该团块附着于左室后壁(箭头所示)

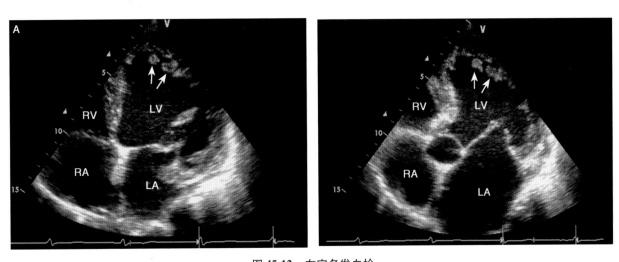

图 45-12　左室多发血栓

A. 心尖四腔心切面见左室近心尖处有多个中等偏低的回声团块附着,实时观察见团块有漂浮感(箭头所示);
B. 心尖五腔心切面显示左室内异常团块(箭头所示)

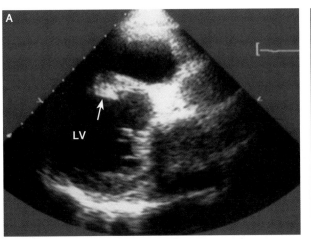
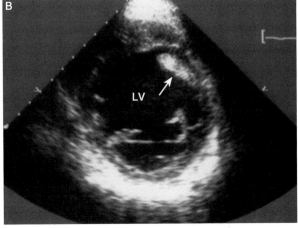

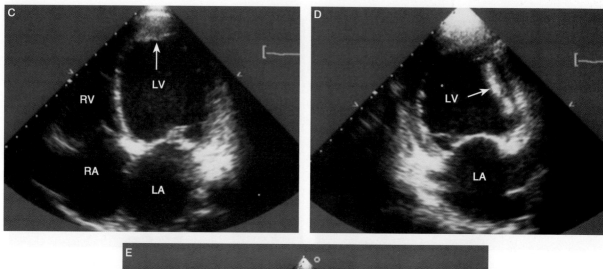

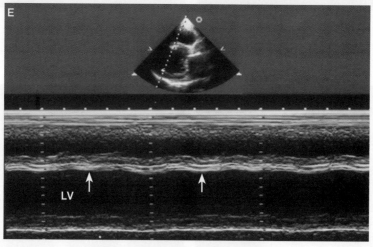

图 45-13　扩张性心肌病合并左室血栓

A. 左室长轴切面在室间隔的左室面见一强回声团块(箭头所示);B. 左室短轴切面左室内近前壁处见一强回声团块(箭头所示);C. 心尖四腔切面见左室心尖一中等偏低的回声团块附着(箭头所示);D. 心尖二腔切面显示附着于左室前壁处的强回声团块(箭头所示);E. M 型超声显示附着于室间隔处的强回声团块(箭头所示)

45

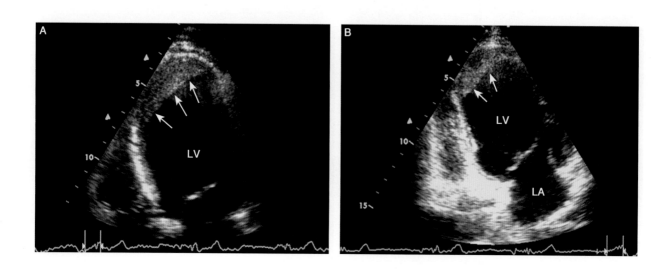

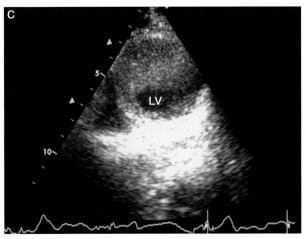
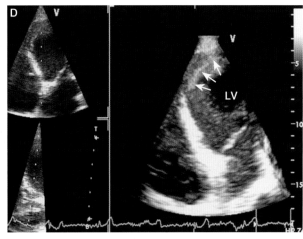

图45-14 心肌梗死合并左室血栓
A. 心尖四腔切面见左室心尖处有较大的中等偏低的回声团块附着,实时观察见团块无活动(箭头所示);B. 心尖二腔切面显示左室内异常团块(箭头所示);C. 左室心尖短轴切面显示左室内异常团块(箭头所示);D. 三维成像显示左室内异常团块(箭头所示)

及肺的遮挡,左室难以显示清楚。采用经食管超声心动图时可较为清晰地显示左室和附壁血栓。但对于急性心肌梗死的患者经食管超声心动图应慎用;经胸壁超声心动图可明确诊断的左室血栓患者,亦不宜行经食管超声心动图检查。

五、左室声学造影

超声造影剂声诺维(注射用六氟化硫微泡)是我国目前唯一经过国家医药管理局审批通过的超声造影剂,经静脉注射可以进行左室造影,左室附壁血栓的典型图像特征,表现为左室内造影剂充盈缺损。左室声学造影可以清晰地显示左室心内膜边界,明确左室附壁血栓的部位和范围。尤其是心尖部位于近场,分辨率低,难以对新鲜血栓进行明确诊断,更需要进行左室声学造影协助诊断(图45-15)。

六、鉴 别 诊 断

左室血栓应注意与左室肿瘤相鉴别,还应注意与左室正常结构如乳头肌,腱索及异位肌束等相鉴别。

左室内乳头肌的数目、位置及形态均可发生变异,依乳头肌与二尖瓣腱索相连的特点可将其与左室内血栓、肿瘤相鉴别。

左室憩室腔内亦可形成血栓,此时应与心肌梗死所致的真性和假性室壁瘤相鉴别。左室憩室为先天性畸形,是由于局部心肌发育不良,肌层薄弱所致,多发生于左室心尖部,次为左室基底部,偶见于右室,儿童多见。憩室壁由正常心内膜、心肌层、心外膜组成,憩室壁活动减弱或呈矛盾运动。憩室腔内可有血栓形成。憩室与左室正常部分连接处显著狭窄,呈瘘管状或细颈状。

45

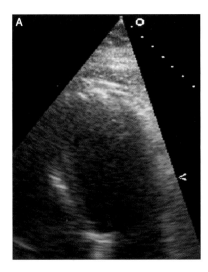
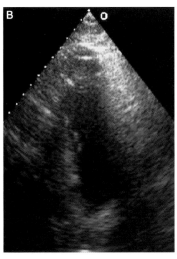

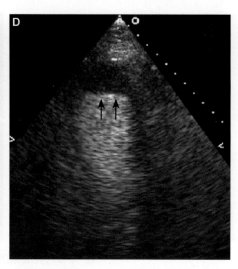

图 45-15 声学造影显示左室血栓

A. 心尖四腔切面；B. 心尖二腔切面，左室造影前疑诊心尖部附壁血栓；C,D. 左室造影
后可见心尖部造影剂充盈缺损（箭头处），明确诊断心尖部附壁血栓形成

右 房 血 栓

由房颤、三尖瓣狭窄和严重右心衰竭等病变导致右房扩张、右房内血流淤滞者可诱发右房血栓（right atrial thrombus）。右房内的血栓亦可附着于右房壁，形态不规则，回声不均匀，无明显活动。右房血栓亦可由静脉系统的血栓回流入右房所致，该类血栓一般不大，漂浮于右房内自由活动，很容易通过三尖瓣进入右室、肺动脉，而形成肺栓塞。右心内的异物如起搏器电极、导管周围亦可形成血栓。

大多数肺动脉栓塞是由于外周静脉血栓经右房，右室进入肺动脉所致。外周静脉血栓脱落进入右房和右室，而形成右心活动性血栓。右房内血栓可表现为呈蛇样运动团块，容易脱落（图 45-16）。也可为强回声的附壁无运动团块。及时发现右心血栓并积极治疗，可有效地防止肺动

脉栓塞。

诊断时应注意与右房肿瘤（黏液瘤及其他原发性肿瘤）、三尖瓣赘生物、右心导管相鉴别。还应注意与右房内正常的解剖结构如位于下腔静脉口的欧氏瓣（Eustachian valve）、希阿利网（Chiari's network）相区别。近年来有文献报道右心房血栓合并肺栓塞被误诊为右房黏液瘤，一般认为右房黏液瘤有蒂，并呈分叶状，可随心脏舒缩运动脱入右室，而右房血栓则不具备上述特点，典型病例不难鉴别。北京安贞医院报道一例肺栓塞患者，超声心动图于右心房内见云雾状回声光团，随心室舒张而脱入右心室，并合并中度肺动脉高压，酷似右房黏液瘤，后经临床确诊为肺血栓栓塞。国外文献也曾见类似报道。因此，对不典型的右心房内异常回声，应该注意鉴别黏液瘤及血栓。除此

45

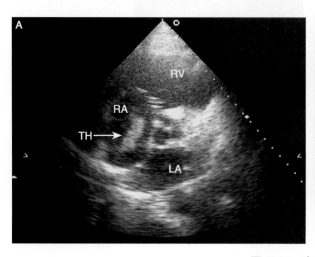

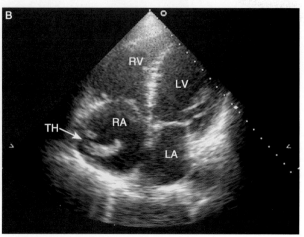

图 45-16 右房游离血栓

A. 舒张期右房内见一中等回声团块游离于右房中部；B. 收缩期右房内见一中等回声团块运动至右房顶部（箭头）

以外,右心系统的上、下腔静脉,肝静脉、门脉系统血栓伴有右心室扩大或肺动脉高压也属于直接征象。

欧氏瓣是残留的胚胎时期右静脉窦瓣,通常认为是下腔静脉瓣,其起于下腔静脉口,穿过右房的后壁连于卵圆孔的下方。胎儿时期其主要作用是使从下腔静脉回流的营养丰富的血液经过卵圆孔进入左心。超声心动图上表现为右房内一漂浮活动的纤细带状回声,其一端连于下腔静脉口。

希阿利网是残留的胚胎时期的静脉窦,正常尸检的发生率为 2%～3%。是从冠状窦瓣和下腔静脉瓣穿过右房内部延伸至界嵴的纤维网。超声心动图显示为右房内活动的、回声较强的条带状结构,由下腔静脉口延伸至房间隔或三尖瓣,可呈高速扑动。

右 室 血 栓

右心排出量减低的患者如右心室心肌梗死、致心律失常右室发育不良心肌病等可形成右室血栓(right ventricular thrombus)。右室血栓不常见,其超声表现与左室血栓相似。右室血栓可形成右室流出道梗阻,亦可导致肺栓塞。诊断时应注意与右室肿瘤、赘生物等相鉴别。

肺动脉血栓主要来源于外周静脉血栓,肺动脉高压导致肺动脉明显扩张时动脉内也可形成血栓(图 45-17)。

总之,心内血栓形成严重威胁患者的生命安全,轻则致残,重则致死,早期发现和早期治疗尤为重要,经胸超声心动图结合经食管超声心动图可以提高左房和左心耳血栓的敏感性和特异性,而经胸超声心动图结合心脏声学造影,则可以提高左室附壁血栓和右房右室血栓的准确率。

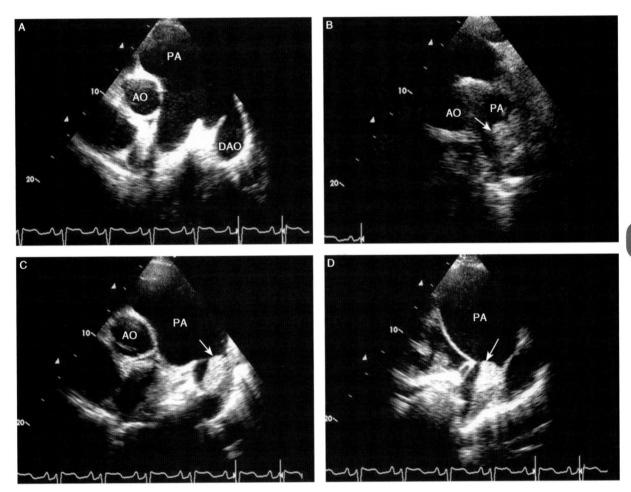

图 45-17　动脉导管未闭并肺动脉高压并肺动脉血栓形成
A. 心底短轴切面于降主动脉和肺动脉之间见粗大的动脉导管;B. 肺动脉主干内见异常团块(箭头所示);
C. 左肺动脉起始见异常团块(箭头所示);D. 右肺动脉起始见异常团块(箭头所示)

45

第46章

先天性心脏病的特点及超声
心动图分段诊断法

CHARACTERISTICS OF CONGENITAL HEART DISEASE
AND ITS SEGMENTAL DIAGNOSIS WITH
ECHOCARDIOGRAPHY

◎谢明星　王新房　李治安　杨亚利

胎儿血液循环与出生后变化 …………………… 647
　一、胎儿血液循环特点 ………………………… 647
　二、分娩后婴儿血流途径的改变 ……………… 648
先天性心脏病的分类 …………………………… 648
　一、无分流型 …………………………………… 648
　二、左向右分流型 ……………………………… 648
　三、右向左分流型 ……………………………… 648
发绀型先天性心脏病的特点 …………………… 648
　一、发病早、年龄小 …………………………… 648
　二、右心流出途径受阻 ………………………… 649
　三、存在多个畸形 ……………………………… 649
　四、双向分流 …………………………………… 649

先天性心脏病节段分析诊断法 ………………… 649
　一、心脏位置 …………………………………… 649
　二、心脏大血管节段划分 ……………………… 649
　三、内脏、心房位置的分型与超声判定 ……… 650
　四、心室袢的类型与超声判定 ………………… 654
　五、房室序列 …………………………………… 657
　六、动脉圆锥位置及其超声判定 ……………… 658
　七、大动脉的空间位置与超声判定 …………… 660
　八、心脏节段的符号表达法 …………………… 662
先天性心脏病超声检查时的注意事项 ………… 662
超声心动图在先天性心脏病诊断上的价值与存在
　问题 …………………………………………… 663

46

　　先天性心脏病(Congenital heart disease,CHD)是指出生前所形成的多种类型心脏畸形病变,是在其自然的胚胎发育过程中形成的,如房、室间隔缺损等。大多数先天性心脏病是由多个心脏结构异常所组成,并导致相应的血流动力学的改变。先天性心脏病的发病率随年龄增长而不同,儿童患者多于成年患者,是严重危害儿童健康及生命的疾病,活产婴儿发病率为8%～10%。我国每年出生婴儿患各种先天性心脏病估计有15万,其中30%左右可能在婴儿期死亡。流行病学调查显示母体因素、胎儿因素与先天性心脏病的家族史是其高危发病因素。遗传学研究表明,先天性心脏病15%与单基因致病有关,但85%仍由多基因致病。近年来,发展迅速的围生期心脏病学基于二级预防的概念,通过产前筛查和多种诊断手段希望对先天性心脏病做到尽可能早期发现。随着先天性心脏病的介入治疗与外科治疗的技术迅速发展,大多数先心病已能经手术治疗而获得痊愈或改善,因而术前的正确诊断更显重要。

　　超声心动图的多种显像检查技术都是诊断先心病的理想工具。二维超声心动图显像技术的应用是无创性评价先心病的一个里程碑,其可从多个不同的角度来显示先心病的二维平面解剖,从而推断多种先心病的复杂解剖畸形。彩色多普勒血流成像技术能清楚了解其血流动力学的改变,为观察心内血流改变提供直接图像特征,显著提高了先心病的诊断率。其中,复杂先心病超声心动图检查是一个十分耗时、并需缜密思考才可能作出完整而正确诊断的过程。

　　本章作为先天性心脏病超声诊断的总论,将简要介绍胎儿血液循环特点与出生后的变化、先心病的分型、超声心动图分段诊断方法及检查注意事项等。

胎儿血液循环与出生后变化

一、胎儿血液循环特点

胎儿生长发育所需营养与氧气来自母体的胎盘,其肺组织未扩张,不能进行气体交换,肠管亦无吸收营养物质功能。胎儿与母体通过胎盘进行气体与物质交换。

胎儿头颈部与上肢回流的静脉血经上腔静脉回流至胎儿心脏右房,舒张期经三尖瓣口入右室。右室收缩时,由于肺未扩张,血液经肺动脉不能进入肺部,而是通过动脉导管入降主动脉,与来自胎儿主动脉的有氧血混合后,向远端腹主动脉流动。此部混合血液少部分供应胎儿躯干、腹部、盆腔脏器和下肢,其余大部分血液经左、右髂外动脉分出的左、右脐动脉通过脐带进入胎盘,经过胎盘与母体进行气体与物质交换(图46-1)。

交换后富含氧气和养料的胎盘血经脐带内的脐静脉进入胎体,脐静脉经脐孔沿腹壁向上,在横膈顶部进入肝脏。脐静脉中大部分有氧血液再经静脉导管直接汇入下腔静脉,小部分供应肝脏,而后经肝静脉回流进入下腔静脉。下腔静脉进入右房前,汇聚了脐静脉回流的高氧血,以及腹部和下肢回流的乏氧静脉血,但其总体成分仍为高氧血液。

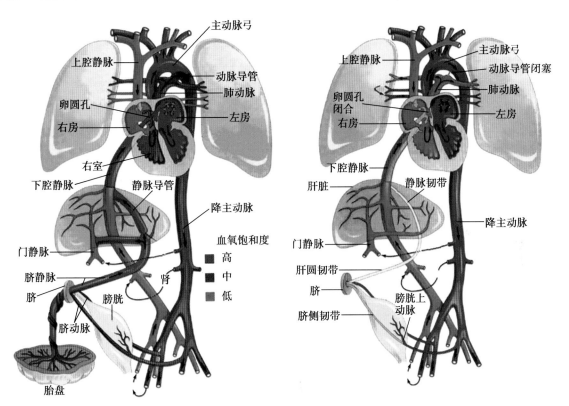

图46-1 正常胎儿出生前后血液循环示意图
(引自 Moore KL, Persaud TVN. Study Guide and Review Manual of Human Embryology. 5th ed. Philadephia: Elsevier Science Health Science div, 1998.)

胎儿回流入右房的上、下腔静脉的成分不同,上腔静脉回流血液为静脉血,氧气及养料少;下腔静脉回流血液主要由脐静脉血液组成,氧气及养料多。胎儿期右房同时接收上、下腔静脉和脐静脉回流血液,流量大,压力高,而左房无肺静脉回流血液,压力低。再加之下腔静脉瓣的引导,使胎儿下腔静脉的回流血液几乎全部经卵圆孔进入左房,进入左室,收缩期大部分血液经主动脉弓的三个分支进入头颈及上肢,以充分保证胎儿脑部发育的需要。上腔静脉回流血液入右房被下腔静脉瓣阻隔,直接经三尖瓣口入右室,再入肺动脉。供应心肌营养的冠状循环血液经冠状静脉窦回流右房,受冠状静脉窦瓣的阻隔,也

经三尖瓣口进入右室。因而血液上、下腔静脉回流于右房的血液只有少部分互相混合,大部分则分别进入右心与左心系统。

胎儿期动脉导管处于开放状态以保证主动脉与肺动脉间的互相交通。由于胎儿肺未扩张,血管床阻力大,故肺动脉压升高。在体循环主动脉侧因髂外动脉分出左、右脐动脉,其分流量大,同时低氧使血管扩张,周围阻力减小,致主动脉压力较低。上述诸因素使主动脉与肺动脉间压力基本平衡,升主动脉的高氧血到达主动脉弓后主要进入头、颈部动脉,极少部分流向降主动脉。肺动脉干内的低氧血不进入肺部,主要经动脉导管进入降主动脉。

46

二、分娩后婴儿血流途径的改变

胎儿娩出后,血液循环途径立即发生改变,主要表现如下:①肺部扩张开始呼吸,肺动脉血液进入肺毛细血管进行气体交换,肺循环建立,经肺静脉回流,而后进入主动脉,使其血液含氧量明显升高。②胎盘剥离与脐带结扎,胎盘循环终止,其后脐静脉逐渐萎缩形成肝圆韧带,静脉导管形成静脉韧带,脐动脉亦萎缩而成脐侧韧带。③肺循环建立后,肺动脉的阻力减低,压力下降;脐动脉闭塞后体循环阻力增高,压力上升。肺动脉不再经动脉导管导向主动脉排血,动脉导管封闭形成动脉韧带。④脐静脉断流,右房回心血量减少,压力减低;肺循环开始,肺静脉回流血液进入左房,其压力渐升,超过右房,由左侧向右侧推压原发隔,与继发隔贴合,封闭卵圆孔(图46-1)。

在解剖结构发育正常者,其血液循环的发展与变化为一自然的进展过程,血流动力学无任何紊乱,婴儿得以正常发育。而当出现心脏与大血管解剖畸形时,血流运行方向发生不同程度的改变,表现为多种血流动力学障碍。

先天性心脏病的分类

先天性心脏病所涉及的心血管解剖结构异常与血流动力学改变十分复杂,可为单一的解剖结构异常,也可为多个解剖结构异常同时存在。临床上有多种分类方法,有根据患者的外貌体征将其分为发绀型与非发绀型,亦有根据左、右心之间有无血流交通分为分流型与无分流型。

一、无 分 流 型

患者左、右心之间或主动脉与肺动脉主干间完全分隔,无左向右或右向左的血流分流。但心脏和(或)大血管结构某一部位发生解剖异常,血流前向流动受阻或瓣膜功能障碍产生逆向反流,导致血流动力学的异常改变,产生一系列症状与体征。常见有单纯性瓣膜狭窄和(或)瓣膜反流、左或右室流出道狭窄、先天性主动脉缩窄或肺动脉狭窄等。由于无分流,左心系统和主动脉腔内血流的血氧饱和度正常,临床体征上患者无发绀,此类病变即为无分流型先心病。

二、左向右分流型

心脏和(或)大血管存在一个或多个部位的解剖结构畸形,左、右心腔或主、肺动脉间有异常通道相通。同时此类病变左侧心腔的压力相应的高于右侧心腔,血氧饱和度高的左心系统血液经异常通道进入右心系统相应腔室,使右心系统负荷加重,导致心功能异常。此类病变常见的有房间隔缺损、室间隔缺损、动脉导管未闭病变的早、中期,以及 Valsalva 窦瘤破入右侧心腔等。此等患者由于存在左心向右心系统的分流,左心系统血氧饱和度正常,故无发绀,称左向右分流型先心病。

三、右向左分流型

左、右心腔间存在异常通道,同时伴有多种病因所致的右心流出途径上阻力增大,右心相应腔室压力升高,大于左心相应部位腔室,产生由右向左的血液分流。右侧心腔的静脉血经异常通道进入左侧心腔后,使左侧心腔或大动脉内的血氧饱和度减低,患者口唇及四肢末端出现发绀,故称发绀型先心病。常见病变有 Fallot 四联症、Fallot 三联症、三尖瓣闭锁、单心室、右室双出口等,从血流动力学上看又称右向左分流型先心病。

不同分型方法之间先天性心脏病的血流动力学的相互关系见表46-1:

表 46-1　先天性心脏病分类表

左右心系统间有无交通	左右心系统间有无分流	口唇与指端有无发绀
无交通型-----------------------------无分流型----------		
	--------由左向右分流型--------	>----------------------无发绀型
有交通型----------------<		
	--------由右向左分流型----------------------	--------发绀型

发绀型先天性心脏病的特点

通常无分流型及由左向右分流型先天性心脏病所累及的解剖结构异常范围较小,其血流动力学紊乱程度较轻,如单纯性瓣膜口狭窄、流出道梗阻等,血流通过虽有障碍,但一般不伴有其他畸形。大多数房间隔缺损、室间隔缺损等为单独存在的病变,即使是较大的房、室间隔缺损,在病变的早、中期仅相应地出现心房或心室水平由左向右的血流分流,不出现发绀。而大多数右向左分流的发绀型

先心病所累及的解剖结构范围广,畸形程度高,其血流动力学异常程度更为严重。这类先心病的特点如下:

一、发病早、年龄小

非发绀型先心病因其症状较轻,体征不典型,临床诊断往往较晚。发绀型先心病心脏解剖结构存在复杂畸形,导致严重的血流动力学紊乱,患儿出生后即表现出较严重

的临床症状,且并发症多,在临床上多较早得到诊断。发绀型先心病在儿童时期心脏病中所占的比率较高。许多病情严重易致死的发绀型先心病大多在出生后数月内夭折,能存活至成年者甚少,故成年期的发绀型患者相对减少,比例降低,而非发绀型所占比例相对地升高。

二、右心流出途径受阻

在心脏血流循环中,左心系统相应腔室的压力较右心系统相应腔室为高,在相应部位存在不同程度的压力差,相应心腔存在交通时,多形成左向右血液分流,即高血氧饱和度的左心血液向低氧饱和度的右侧心腔分流,左心系统与主动脉的血氧饱和度正常,不出现发绀。

发绀型先心病患者多数主要由右心血液流出途径受阻,形成右心腔室相应部位的压力高于左心,右心系统的低氧静脉血进入了左心系统,左心系统血氧饱和度减低,从而导致患者出现发绀。

三、存在多个畸形

发绀型先心病同时存在多个畸形。如 Fallot 四联症同时存在主动脉增宽右移骑跨、室间隔缺损及肺动脉狭窄,Fallot 三联症有房间隔缺损及肺动脉狭窄。有些病变只有多个畸形同时存在时,其血液循环才能维持。如三尖瓣闭锁患者右房血不能进入右室,必定有房间隔缺损才能进行血液循环。且如果左、右房血液均进入左室后仅流向主动脉,则血液无法进行气体交换,故一定伴有第三个畸形如室间隔缺损、主-肺动脉间隔缺损或动脉导管未闭,使部分血液流入肺循环进行气体交换,借以维持其最低限度的血氧供应。

四、双 向 分 流

发绀型先心病血流动力学上除有由右向左的分流外,不少情况下同时伴有由左向右分流。如右心系统有瓣膜闭锁者先在较高部位出现由右向左分流,再在较低部位出现由左向右分流。左心系统瓣膜闭锁者先在"上游"出现由左向右分流,再在"下游"出现由右向左分流。单心房、单心室者在相应部位的共同心腔内动脉血、静脉血混合交流,再向大动脉输出。由于多处分流,进入主动脉的血液氧饱和度明显降低,故患者发绀严重,症状与体征均较明显。

先天性心脏病节段分析诊断法

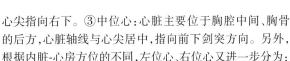

1964 年美国哈佛医学院 Van Praagh 等基于心脏胚胎发育过程中,血流从静脉往动脉的流向,将心脏与大血管划分为三个主要节段与两个连接,用于对先天性心脏病的病理解剖分析诊断,此即先天性心脏病的分节段诊断法(segmental diagnosis),又称为顺序诊断法或系统诊断法。随着超声心动图多种成像技术的进步与图像质量的显著提高,使超声心动图的先心病分节段诊断法在临床上得到了广泛的应用。利用超声心动图诊断先天性心脏病,特别是复杂先天性心脏病,需要有一套系统的方法与正确的诊断思路来确定心脏的各个解剖结构与血流动力学改变。其基本的顺序是先确定心房位置与腔静脉的连接,再判断房室瓣与心室连接及其解剖形态与空间位置,最后再明确心室与大动脉的连接及大动脉空间位置。

一、心 脏 位 置

复杂先天性心脏病往往伴有心脏位置的异常,这是由于心脏在其胚胎发育过程中出现障碍所致。根据心脏在人体内所处的位置不同,常将心脏分为胸外心脏与胸腔内心脏。

胸外心脏是指整个心脏或部分心脏裸露于胸腔之外。根据心脏的位置,分为四种类型,即颈型、胸型、胸腹联合型和腹腔型。

胸腔内心脏是指心脏位于胸腔内。正常心脏位于胸腔纵隔中央偏左侧,心脏的 2/3 位于正中线左侧,1/3 位于正中线右侧。心脏轴线为心底至心尖之间的轴线,此轴线通常指向左前下方。根据心脏在胸腔内的位置与其轴线指向不同,又分为三种类型:①左位心:心脏主要位于左侧胸腔,心脏轴线和心尖指向左下。正常心脏为左位心且为正位心。②右位心:心脏主要位于右侧胸腔,心脏轴线和心尖指向右下。③中位心:心脏主要位于胸腔中间、胸骨的后方,心脏轴线与心尖居中,指向前下剑突方向。另外,根据内脏-心房方位的不同,左位心、右位心又进一步分为:

1. 正常左位心　心脏主要位于左侧胸腔,心脏轴线与心尖指向左下,内脏位置正常。

2. 左旋心　心脏主要位于左侧胸腔,心脏轴线与心尖指向左下,内脏与心房反位。因除心脏外的脏器都反位,因此又称为孤立性左位心。

3. 混合型左位心　心脏主要位于左侧胸腔,心脏轴线与心尖指向左下。心房为不定位,表现为双侧左房异构或双侧右房异构。内脏可正位、反位或不定位(如水平肝、无脾症、多脾症等)。

4. 镜像右位心　心脏主要位于右侧胸腔,心脏轴线与心尖指向右下,内脏心房反位。

5. 右旋心　心脏主要位于右侧胸腔,心脏轴线与心尖指向右下。内脏-心房位置正常。因除心脏外的脏器位置都正常,因此又称为孤立性右位心。

6. 混合型右位心　心脏主要位于右侧胸腔,心脏轴线与心尖指向右下。心房为不定位,表现为双侧左房异构或双侧右房异构。内脏可正位、反位或不定位(如水平肝、无脾症、多脾症等)。

上述心脏位置异常的解剖和临床表现在第 71 章中有详细描述,于此不再赘述。

二、心脏大血管节段划分

从胚胎发育角度来看,心脏至少可分为 10 个节段:①共同肺静脉;②静脉窦;③原始心房;④房室管;⑤原始心室;⑥近端心球;⑦动脉圆锥;⑧动脉干;⑨主动脉囊泡;⑩动脉弓。心脏发育成熟后,从临床诊断的角度出发,心脏各结构可被简化为三个主要节段和两个连接,三个节段是心房、心室、大动脉。两个连接为心房与心室的连接以及心室与大动脉的连接,即房室瓣和动脉圆锥。这五个心脏节段按照由静脉到动脉的顺序分别为心房、房室瓣、心室、动脉圆锥和大动脉(图46-2)。

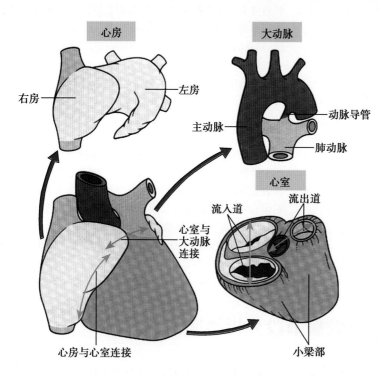

图46-2 心脏大血管的节段划分

可分为心房、心室、大动脉三个节段和心房与心室连接(房室瓣)及心室与大动脉连接(动脉圆锥)

超声心动图诊断先天性心脏病的过程,实质上是显示与判断每一心脏节段与连接的空间位置与解剖结构形态,确定各心脏节段之间的序列和连接方式的过程。

三、内脏、心房位置的分型与超声判定

(一)内脏、心房位置的分型

先天性心脏位置异常常与内脏位置的异常相关联,人体内脏位置通常有三类四型(图46-3):

1. 内脏心房正位(situs solitus) 腹腔与胸腔脏器位置正常。形态学右房与左房分别位于胸腔的右侧与左侧;肝脏位于右侧腹腔,胃与脾位于左侧腹腔;腹主动脉与下腔静脉分别位于脊柱的左、右两侧。右肺为三叶,右主支气管短,走行于肺动脉分支上方。左肺为二叶,左主支气管长,走行于肺动脉分支下方。

2. 内脏心房反位(situs inversus) 腹腔与胸腔脏器位

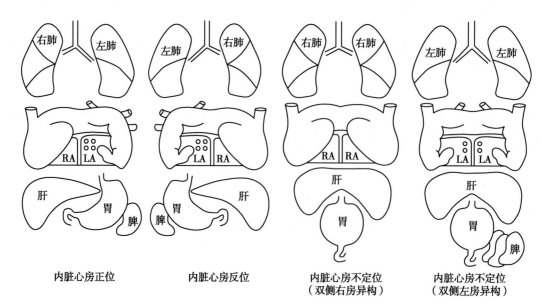

内脏心房正位　　　　内脏心房反位　　　　内脏心房不定位　　　　内脏心房不定位
　　　　　　　　　　　　　　　　　　　　(双侧右房异构)　　　　(双侧左房异构)

图46-3 内脏-心房位置示意图
LA:左房,RA:右房

置反转。内脏与心房位置是正位内脏-心房的镜像位。肝脏位于左侧腹腔，胃与脾位于右侧腹腔，腹主动脉位于脊柱右侧，下腔静脉位于脊柱的左侧。右肺为二叶，右主支气管长，走行于肺动脉分支下方。左肺为三叶，左主支气管短，走行于肺动脉分支上方。与正常内脏位呈镜像位置关系。极少数可见腹腔脏器反位而胸腔脏器位置正常。

3. 内脏心房不定位（situs ambiguous）　典型的腹腔脏器改变为肝脏形态发生改变，在形态上无明显的左、右肝之分，位于中间，亦称水平肝。胃多位于剑突下的中间位置，或稍偏左或右。可有多个脾或无脾。两侧肺叶均为两叶肺或三叶肺。根据两侧心耳形态结构可分为双侧右房异构和双侧左房异构两种，或称为右房对称位或左房对称位：

（1）双侧右房异构：肝脏位置不定，可表现为水平肝，亦可表现为正位或反位，绝大多数合并无脾症。典型胸腔脏器改变为两侧肺叶均呈右肺（三叶甚至四叶）形态，两侧主支气管均呈较短的右主支气管形态，均走行于肺动脉分支上方。在心脏，双侧心房为右心房结构，表现为两侧心耳均呈右心耳形态特征，即宽大基底的三角形结构。腹主动脉和下腔静脉位于脊柱同侧，且下腔静脉在前。部分患者可合并肝静脉异位引流，表现为下腔静脉与一侧心房相连，部分或全部肝静脉另行回流入另一侧心房。部分患者可合并完全性肺静脉畸形引流，表现为共同静脉干最终与下腔静脉引流入同一侧心房。

（2）双侧左房异构：肝脏位置不定，可表现为水平肝，亦可表现为正位或反位，部分患者合并多脾症，少数患者可合并无脾症。典型胸腔脏器改变为两侧肺叶均呈左肺（二叶）形态，两侧主支气管均呈较长的左主支气管形态，均走行于肺动脉分支下方。在心脏，双侧心房为左心房结构，表现为两侧心耳均呈左心耳的形态特征，即细长的指状结构，常伴有肝内段下腔静脉离断（或称缺如），躯干下部的静脉血可经奇静脉、半奇静脉等回流入上腔静脉，三支肝静脉在肝门处或汇合成一支直接入一侧心房（或共同心房），或分别回流入两侧心房（详见第 55 章）。腹主动脉位于脊柱前方（多为正前方），扩张的奇静脉或半奇静脉位于腹主动脉后方（位于脊柱右侧为奇静脉，位于脊柱左侧为半奇静脉），二者平行走行，且腹主动脉在前。

（二）心房位置的超声判定

判断心房的位置与形态是超声心动图节段诊断法的基础与切入点。通过确定两侧心房是形态学左房或形态学右房，可判断心房方位。

区分形态学左、右房的最重要的解剖标志是心耳的形态。在心脏胚胎发育的过程中，原始左心房演变为左心耳，呈管状或指状，形态狭长。原始右心房演变为右心耳，呈锥状或宽大的三角形态。举例来说，如果左侧心房的心耳为左心耳形态，右侧心房的心耳为右心耳形态，即为心房正位。如果两侧心房的心耳均为左心耳形态，即为双侧左房异构。遗憾的是，经胸超声心动图通常难以显示左、右心耳的结构。

依据两侧肺脏的分叶数目和支气管形态可判断胸腔

脏器的方位。胸腔脏器的方位通常与心房方位一致，其一致性要高于腹腔脏器与心房方位的一致性。右房侧肺为三叶（甚至四叶），支气管较短，左房侧肺为两叶，支气管较长，此指标多用于手术中或解剖时定位。对于能显示支气管和肺叶的影像学检查（如 CT、MRI），也在尝试根据胸腔脏器方位来判断心房的方位。但对超声而言，由于肺脏和支气管均为含气脏器，超声心动图无法显示其形态，不能应用此指标。

超声心动图主要是通过显示腹腔内脏位置、下腔静脉与心房的连接、下腔静脉与腹主动脉之间的空间关系来确定心房的类型。判断时需综合考虑这三种因素，其中下腔静脉与心房的连接是确定右房位置最可靠的诊断标志。因为在解剖上肝上段下腔静脉总是引流入右房的，极罕见有双侧下腔静脉分别引流入左右心房或下腔静脉异位引流入左房。而肺静脉常发生畸形引流，不能正常地与左心房连接，上腔静脉则可能存在左位上腔静脉或双上腔静脉的解剖学变异，因此，依据肺静脉或上腔静脉与心房的连接来确定心房的位置是不可靠的。

在超声图像上，下腔静脉壁薄、无搏动、随呼吸弛张，多普勒检查为连续型频谱；腹主动脉壁厚、与心搏一致，多普勒检查为脉冲动脉型频谱，二者易于鉴别。

1. 心房正位的超声表现　心房正位时，肝脏大部分位于腹腔右侧，胃泡及脾脏位于腹腔左侧。剑突下腹腔大血管短轴切面见圆形的腹主动脉与下腔静脉对称分布于脊柱两侧。腹主动脉位于脊柱左前方，内见搏动性的红色血流信号；下腔静脉位于脊柱右前方，内见连续的蓝色血流信号。旋转探头，标点指向 12 点钟方向，向右偏斜声束可显示下腔静脉长轴，向左偏斜声束显示可腹主动脉长轴，二根大血管的长轴不能在同一切面上同时显示。剑突下四腔心切面见下腔静脉与肝静脉汇合后流入右侧心房（图 46-4）。

2. 心房反位的超声表现　心房反位时，表现为心房正位的镜像。肝脏大部分位于腹腔左侧，胃泡及脾脏位于腹腔右侧。剑突下腹腔大血管短轴切面见圆形的腹主动脉与下腔静脉对称分布于脊柱两侧，腹主动脉位于脊柱右前方，下腔静脉位于脊柱左前方（图 46-5）。旋转探头，标点指向 12 点钟方向，向右偏斜声束可显示腹主动脉长轴，向左偏斜声束可显示下腔静脉长轴，两根大血管的长轴不能在同一切面上同时显示。剑突下四腔心切面见下腔静脉与肝静脉连接后入左侧心房。

3. 双侧右房异构的超声表现　双侧右房异构时，肝脏位置不定，可表现为水平肝，亦可表现为正位或反位，绝大多数患者合并无脾症。剑突下腹腔大血管短轴切面见腹主动脉和下腔静脉位于脊柱同侧，且下腔静脉在前。旋转探头，标点指向 12 点钟方向，将声束略向左或右偏转，可在同一切面上同时显示两条大血管，肝内段下腔静脉在腹主动脉前方，二者走向近乎平行（图 46-6）。剑突下四腔心切面部分患者肝静脉与下腔静脉汇合后引流入一侧心房，部分患者可合并肝静脉异位引流，表现为下腔静脉与一侧心房相连，部分或全部肝静脉另行回流入另一侧心房。

4. 双侧左房异构的超声表现　双侧左房异构时，肝脏

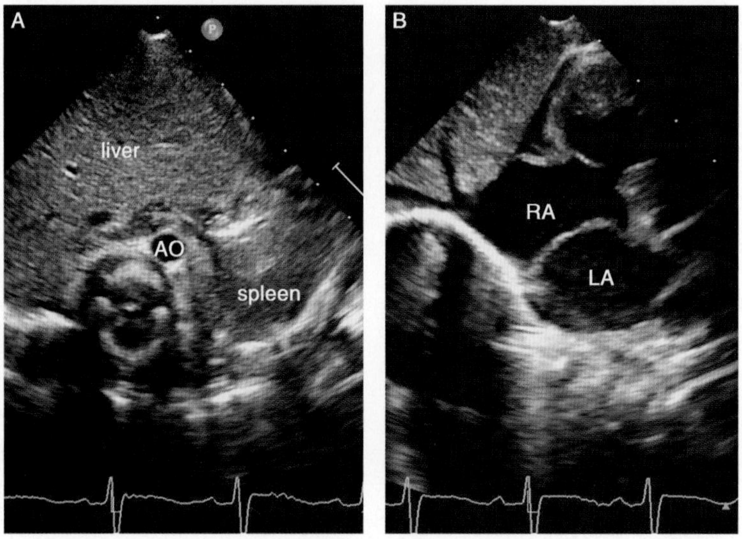

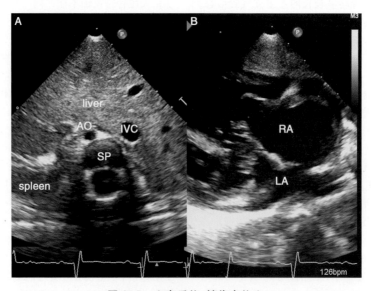

图 46-4　心房正位

A. 内脏心房正位,肝脏位于右侧腹腔,脾脏位于左侧腹腔,下腔静脉位于脊柱右侧,腹主动脉位于脊柱左侧;B. 下腔静脉引流入右侧心房,提示右房位于右侧。AO:主动脉,LA:左房,RA:右房

46

图 46-5　心房反位,镜像右位心

A. 内脏心房反位,肝脏位于左侧腹腔,脾脏位于右侧腹腔,下腔静脉位于脊柱左侧,腹主动脉位于脊柱右侧;B. 心房反位,心轴线指向右下。AO:主动脉,IVC:下腔静脉,LA:左房,RA:右房,SP:脊柱

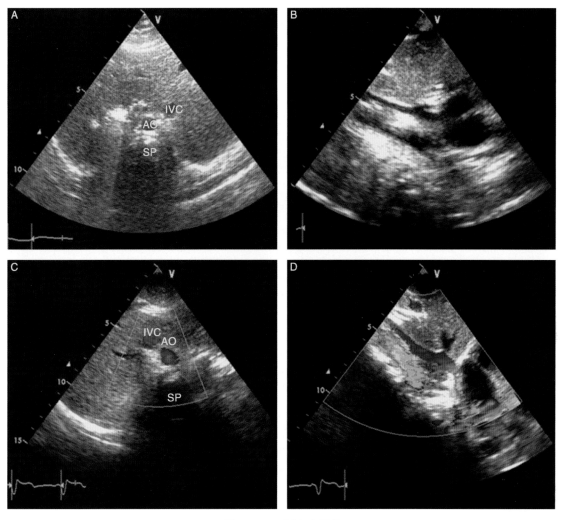

图 46-6　双侧右房异构

A,B. 同一患者,水平肝,下腔静脉及腹主动脉位于脊柱左侧,且下腔静脉在前;C,D. 另一患者,内脏正位,
肝脏位于右侧腹腔,下腔静脉及腹主动脉位于脊柱右侧,且下腔静脉在前

位置不定,可表现为水平肝,亦可表现为正位或反位,部分患者合并多脾症,少数患者可合并无脾症。剑突下腹腔大血管短轴切面见腹主动脉位于脊柱前方(多为正前方),扩张的奇静脉或半奇静脉位于腹主动脉后方(位于脊柱右侧为奇静脉,位于脊柱左侧为半奇静脉)。标点指向 12 点钟方向,将声束略向左右偏转,可在同一切面上同时显示两条大血管,奇(或半奇)静脉在腹主动脉后方近乎平行走行。在显示奇(或半奇)静脉长轴切面的基础上探头向上追踪其走行,可显示奇(半奇)静脉穿过膈肌进入胸腔,于心脏后方上行,与肝静脉及右房均无连接。剑突下上下腔静脉长轴切面和胸骨上窝切面可显示奇(半奇)静脉最终段,可见奇(半奇)静脉呈弓形向前注入扩张的上腔静脉中段(图 46-7)。剑突下四腔心切面或剑突下下腔静脉长轴切面可见肝内段下腔静脉缺如,肝静脉在肝门处或汇合成一支直接入一侧心房(或共同心房),或分别回流入两侧心房。

(三) 心房附属静脉的超声判定

在心房方位的判断中,已明确了下腔静脉和肝静脉与心房的连接。在已知形态学左房和形态学右房位置的基础上,可以进一步明确上腔静脉和肺静脉与心房的连接。正常情况下,左、右肺静脉分别开口于形态学左房的两侧。复杂先天性心脏病中,肺静脉异位引流并不少见。例如,双侧右房异构常合并完全性肺静脉畸形引流。

复杂先天性心脏病患者胸骨上窝探查时应常规探查主动脉弓左前方和右前方,以明确上腔静脉位于左侧、右侧或双侧。上腔静脉为单侧时,通常与同侧心房相连。上腔静脉为双侧时,左位上腔静脉既可以通过扩张的冠状静脉窦引流入形态学右房,也可以直接引流入同侧的形态学左房(即双侧上腔静脉分别引流入各侧心房)。前者可见冠状静脉窦扩张,后者冠状静脉窦缺如,左心耳切面可显示左位上腔静脉异常开口于左心耳基底部和左上肺静脉开口之间(详见第 55 章)。

右心声学造影可帮助明确下腔静脉、上腔静脉与心房的连接。如需明确下腔静脉回流的心房,可经下肢静脉注射造影剂,右房首先显影,而后再流向他处。如需明确左位上腔静脉回流的心房,则经左上肢静脉注入造影剂,回流心房最先显影。同理,经右上肢静脉注入造影剂,右位上腔静脉的回流心房最先显影。

46

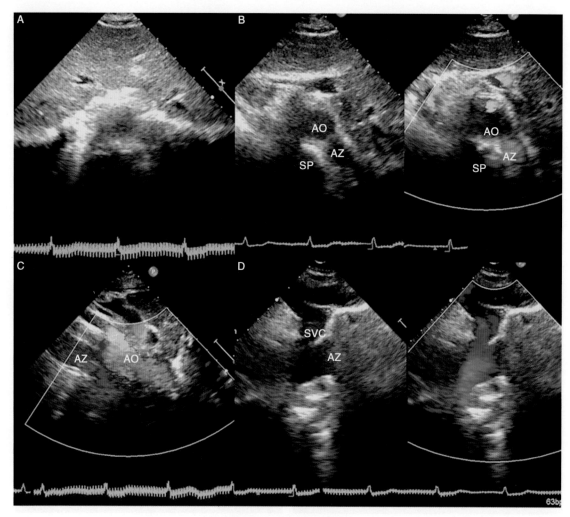

图 46-7　双侧左房异构

A. 水平肝;B. 剑突下大血管短轴切面示腹主动脉(AO)位于脊柱前方,扩张的半奇静脉(AZ)位于脊柱(SP)左侧、腹主动脉后方;C. 剑突下大血管长轴切面同时显示腹主动脉和半奇静脉平行走行,腹主动脉在前;D. 胸骨上窝切面显示半奇静脉汇入左侧的上腔静脉(SVC)

46

四、心室袢的类型与超声判定

(一)心室袢的分类

心室袢可分为右袢和左袢两种类型。在胚胎第二周,原始心管开始形成。随着胚体的发育,心管发生两个缩窄环,将心管分为三个部分,从头端至尾端依次为心球、心室和心房,以后在心房尾端又出现了静脉窦。由于心管的增长比心包增长的速度快,心包将心管的两端固定使其不能纵向伸长,故心管发生扭曲、旋转。正常情况下,心管向右扭曲,其结果右室转至右侧,左室位于左侧,这种形式的扭曲称为右袢(D-loop)。异常情况下,心管向左扭曲,使得右室位于左侧,左室位于右侧,这种形式的扭曲称为左袢(L-loop)(图46-8)。

(二)心室的超声判定

超声诊断中对右室与左室鉴别,主要依赖于心室形状、房室瓣、腱索、乳头肌、肌小梁等几个方面。

1. **心室形状**　心室的形状可从左室短轴切面及四腔心切面上判定。右室在心室短轴图上呈新月形,而在四腔心切面上呈三角形。左室在短轴图上呈圆形,而在四腔心切面上大致呈椭圆形。

心室的形状在很大程度上取决于心室的容量和压力。当右室容量负荷过重时,心室短轴切面上右室可呈圆形,左室受压后呈 D 形。此外当心室转位且合并其他畸形时,心室形状更不确定。因此,心室的形状不是判定心室形态学的可靠指标(图46-9)。

2. **房室瓣**　现一般认为可借房室瓣形态结构来确定心室的解剖结构。与二尖瓣相连接的心室无论位置左右,均为左室(即解剖左室),与三尖瓣相连接的心室无论位置左右,均为右室(即解剖右室)。因此在判明与某一心腔相连的瓣膜为二尖瓣或三尖瓣后,则相应的解剖心室可随之确定。从以下几个方面可以综合判定房室瓣结构:

(1)房室瓣在室间隔上的附着点:三尖瓣隔叶和二尖瓣前叶的附着处系房室交界区,即心内膜垫。正常情况下,心尖四腔图上十字交叉处附着三尖瓣的隔叶,瓣叶较短,活动幅度小,附着点位置稍低,即距心尖部较近。而二尖瓣则由前叶附着于十字交叉处,瓣叶较长,活动幅度大,附着点位置稍高,即距心尖部稍远。二者的间距为 0.5~1.0cm,借此可以区别二尖瓣和三尖瓣(图46-10)。

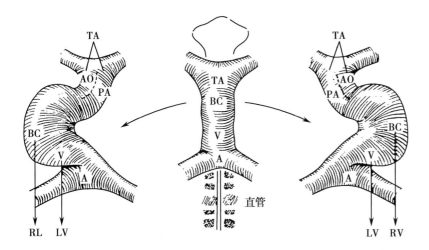

图 46-8　心室袢形成

胚胎期心管生长时,由于受到心包的限制,在正常情况下,向右扭曲、旋转,右室转至右侧,左室转至左侧,形成右袢(图左)。异常情况下,心管向左扭曲,右室位于左室的左侧,形成左袢(图右)。BC:心球,TA:动脉干,A:心房,V:心室(引自 Adams FH,et al. Moss'Heart Disease in Infants,Children,and Adolescents. 4th ed. Baltimore:Williams & Wilkins,1989.)

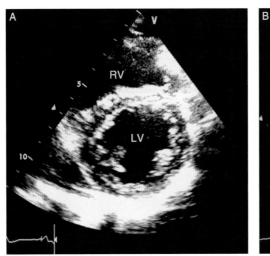

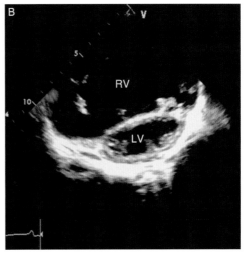

图 46-9　左室短轴切面显示心室形状

A. 正常情况下右室呈新月形,左室呈圆形;B. 右室负荷过重时(房缺患者),右室可呈圆形,左室受压后呈 D 型。LV:左室,RV:右室

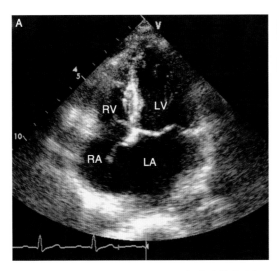

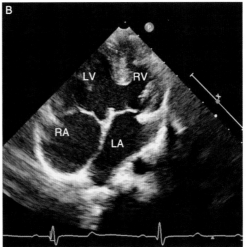

46

图 46-10　大动脉转位和矫正型大动脉转位心尖四腔图

A. 大动脉转位患者,心房正位,右侧房室瓣靠近心底,为三尖瓣,右侧心室内膜粗糙,可见调节束,为右室,提示心室右袢,房室序接正常;B. 矫正型大动脉转位患者,心房正位,左侧房室瓣靠近心底,为三尖瓣,左侧心室内可见调节束,为右室,提示心室左袢,房室序接异常

（2）房室瓣数目：三尖瓣为三枚瓣叶，二尖瓣为二枚瓣叶。正常时一般难以同时显示三尖瓣的三个瓣叶，仅当右室扩大时方可显示。在复杂先天性心脏病心室转位时往往也可以辨认。

（3）房室瓣形状：在心室短轴切面上，二尖瓣开放时呈椭圆形或鱼口形，关闭时呈线形；三尖瓣的开口时比二尖瓣更圆，关闭非一直线，而呈花瓣状、"Y"字形、"人"字形或弧形的皱褶线（图46-11）。在四腔心切面上，二尖瓣前叶较长，后叶宽而短；三尖瓣隔叶较短，运动受限，前叶较长。

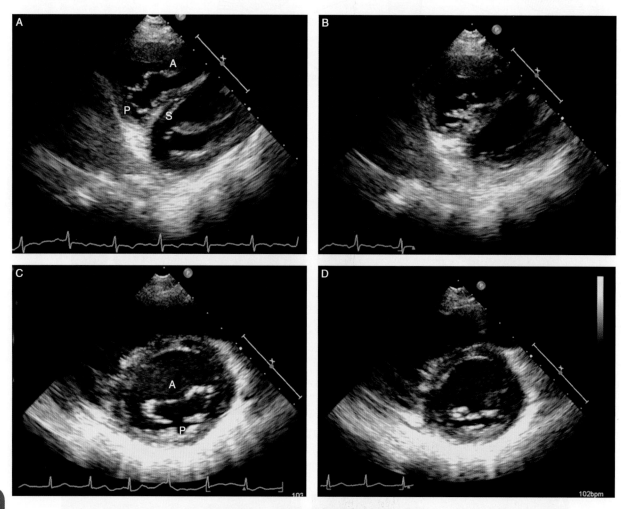

图46-11 心室短轴切面显示房室瓣形态
A,B. 在心室短轴切面上，三尖瓣为三枚瓣叶，开口时比二尖瓣更圆，关闭时呈花瓣状或"Y"字形；C,D. 在心室短轴切面上，二尖瓣为二枚瓣叶，开放时呈椭圆形或鱼口形，关闭时呈线形。A:前叶,P:后叶,S:隔叶

（4）房室瓣与室间隔的关系：二尖瓣前叶基底部一部分与室间隔相连，一部分与主动脉后壁相连，因此二尖瓣前叶部分被左室流出道相隔，与室间隔分开。这种关系最好从心尖部观察。在标准心尖四腔心上，二尖瓣前叶与室间隔相连。如将探头进一步向前倾斜，则出现所谓心尖五腔图，此时二尖瓣前叶失去与室间隔的连续性而与主动脉后壁相连，左室流出道将室间隔和二尖瓣隔开。与此相反，三尖瓣隔叶始终附着在室间隔上，与肺动脉无连续性。

（5）房室瓣与半月瓣的关系：二尖瓣与主动脉瓣直接连续，其间无嵴或其他组织团块。而三尖瓣与肺动脉瓣不连续，间距较大，其间有组织团块隔离。

3. 腱索　在四腔心切面上，三尖瓣隔叶的腱索连于室间隔的隔束上，较短，且活动性差；正常二尖瓣腱索从不与室间隔相连。

4. 乳头肌　左室的两个乳头肌发自游离缘，两个乳头肌相距较近，在四腔心图上可见前乳头肌位于左室前侧壁，在左心长轴切面可见后乳头肌位于左室后壁，而在左室短轴图上可见前、后乳头肌分别位于大约4点与8点的位置。而四腔心切面上可见右室有一较大乳头肌发自心尖部靠近游离壁调节束附近。

5. 调节束　调节束系右室内肌束，左室无此结构，它从室间隔连于右室游离壁，其作用是限制右室过度扩张。在四腔心图上，右室内近心尖1/3处可见一横行的回声带，即为调节束。调节束为右室的重要标志，也是心室判定的重要条件（图46-10）。

6. 肌小梁结构　为心室下部心内膜凸凹不平的肌肉柱，形成小梁样外观。右室内肌小梁粗大，内膜面粗糙不平；左室内肌小梁细小，内膜面较光滑。左心长轴切面上室间隔右室面粗糙,且有多层回声;左室面较光滑,为一连续线样回声。四腔图上,右室近心尖部内膜面粗糙,而左室内膜较光滑。在右室明显扩张时,内膜面变得较光滑。左室肥厚时,内膜面变得较粗糙。

7. 流出道构成　右室流出道为一肌性管道,形如漏斗,常称漏斗腔。三尖瓣不直接参与构成右室流出道的侧壁,肌肉组织将三尖瓣与半月瓣隔开,两者之间无纤维连续性。与此相反,二尖瓣构成左室流出道的侧壁,二尖瓣与半月瓣之间存在纤维连续性,其间无肌肉组织相隔。

8. 大动脉位置与心室位置的关系　依据心室襻进行判断,右室总是与主动脉在同侧,而左室总是与肺动脉在同侧。例如,正常人的主动脉在肺动脉的右方,因此形态学右室在右侧;而矫正型大动脉转位时,主动脉位于肺动脉的左前方,此时形态学右室也在左侧。在超声图像上,大动脉的位置最好从大动脉根部短轴图上认定。

综合以上各项内容从超声影像图上不难判定左室与右室,对于房室瓣的判定尤为重要。一般情况下,房室瓣位置总是与心室相对应,而不与心房相对应。二尖瓣总是与解剖左室相伴随,三尖瓣总是与解剖右室相伴随。因此,确定了房室瓣的位置,也就确定了心室的位置。例如,心室右襻时,三尖瓣与右室同在右侧,二尖瓣与左室同在左侧。此时,心房的位置可以是正位,也可以是反位。

五、房 室 序 列

(一) 房室瓣的位置

房室瓣位置可分为正位、反位和不定位。不管心房的位置如何,房室瓣的正位或反位总是和心室的正位或反位相一致。当二尖瓣和左室同在左侧,三尖瓣和右室同在右侧时为房室瓣正位,反之则为房室瓣反位。

(二) 房室序列的类型

正常情况下,除心脏传导系统外,心房和心室之间不是直接连接,而是由房室瓣的瓣环将心房和心室连接起来。因此,讨论房室之间关系时,准确地说是房室的序列

一致与否,而不是房室的连接一致与否。房室序列类型共有五种,第 5 种且有左右之分(图 46-12):

1. 房室序列一致　右房通向右室,左房通向左室。这时心房和心室的位置相一致,即在心房正位时,心室为右襻;在心房反位时,心室为左襻。

2. 房室序列不一致　右房-二尖瓣-左室相连,左房-三尖瓣-右室相连。这种情况通常发生在心房和心室位置不一致的情况下,即在心房正位时,心室为左襻,即右房左室在右,左房和右室在左。在心房反位时,心室为右襻,即左房与右室在右,右房与左室在左。

3. 房室序列不定或迷走　心房不定位时,双侧均为右房或左房,心室有两个,可以是左襻或右襻,左侧心房连接左侧心室,右侧心房连接右侧心室,称为房室序列不定,或称房室序列迷走。此时有意义的是肺静脉和上、下腔静脉的引流部位以及该侧心房与左室或右室连接造成的血流动力学变化。

4. 双入口(double-inlet)和共同入口(common-inlet)　两个房室瓣大部分或全部开口于一个心室,称为心室双入口。该心室可以为左室或右室,少数情况下为不定型心室(即该患者仅有一个室腔,无法判定为左室或右室)。此时左室和右室的区分不能由房室序列而定,也不能由房室瓣的位置而定,要由心室本身的形态学分析鉴别。共同房室瓣大部或全部开口于一个心室,形成共同入口左室或共同入口右室。多数共同入口的病例为单心室。

5. 房室连接缺如　两个心房与一侧心室相连接,另一侧心房底完全闭锁,无房室口,亦无房室瓣,此闭锁侧称为房室连接缺如,缺如侧心室流入部不发育,甚至整个心室不发育。根据受累部位又分为左侧房室连接缺如和右侧房室连接缺如。

(三) 房室瓣形态的类型

一个心脏在具有两个心房和两个心室时,不论房室序列为一致、不一致、不定或双入口型,两个房室瓣均可分为开通、一侧不开通或共同房室环围系一组共同房室瓣(图 46-13)。

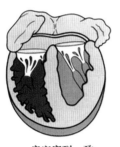
房室序列一致

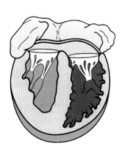
房室序列不一致

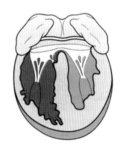
房室序列不定

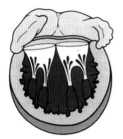
心室双入口

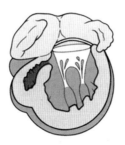
右侧房室连接缺如

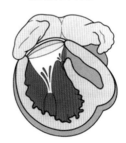
左侧房室连接缺如

图 46-12　房室序列类型示意图

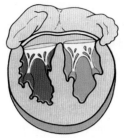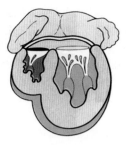

两侧房室瓣均开通　　　　　右侧房室瓣闭锁

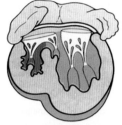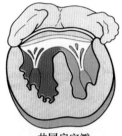

右侧房室瓣骑跨并跨立　　　　共同房室瓣

图46-13　房室瓣形态类型示意图

1. 两侧房室瓣均开通　房室环水平有两组开通的房室瓣,房室瓣可过度发育、正常发育或发育不良,但两侧瓣口均有血流通过。房室瓣有二尖瓣和三尖瓣之分,文献报道仅个别情况下两侧房室瓣均为二叶或均为三叶。

2. 一侧房室瓣闭锁,又称一侧房室瓣不开通　心房肌与心室肌由房室环连接,但房室环的孔口被膜性组织封闭。房室之间被一强回声带分开,此回声无开放及关闭运动。如果回声较厚,可能系房室沟组织所致。如果回声纤细,则可能是发育不良的瓣膜组织。三尖瓣或二尖瓣均可发生闭锁,但三尖瓣闭锁更为常见。根据心室位置的不

同,房室瓣闭锁可有右祥型和左祥型。因此,三尖瓣闭锁可以在右侧,也可以在左侧。二尖瓣闭锁可以在左侧,也可以在右侧。房室瓣闭锁时常伴有相应的心室发育不良、房间隔缺损及室间隔缺损。

3. 共同房室瓣　心房与心室间仅见一个房室环,共同房室环围系一组共同房室瓣,可见于房室间隔缺损和复杂先心病患者。房室间隔缺损时,共同房室瓣多为五叶,前后桥瓣间可有或无舌带组织。复杂先心病时,房室瓣数目不定,从三叶至五叶不等。

4. 房室瓣骑跨(overriding of atrioventricular valve)和房室瓣跨立(straddling of atrioventricular valve)　房室瓣骑跨系指一侧房室瓣环与室间隔对位不良,即一侧房室环跨置在室间隔上,其腱索只附着在已侧,为单腔附着,而不附着于对侧腔室的任何部分。二尖瓣和三尖瓣均可发生骑跨,骑跨的房室瓣可以是正位或反位。房室瓣环骑跨度的多少,能影响房室序列类型的判断,一般认为如果一侧房室瓣环50%以上与某一心室相接,就认为该房室瓣环连于此心室,即50%原则。房室瓣跨立系指一侧房室瓣的腱索在双腔附着,即不但附着在已侧的腔室壁上,而且还跨过室间隔附着在对侧腔室的乳头肌或室间隔上,形成房室瓣环的腱索分跨于室间隔两侧。三尖瓣和二尖瓣均可发生跨立。骑跨与跨立常同时存在,但孤立性出现亦可偶尔见到。

六、动脉圆锥位置及其超声判定

(一)动脉圆锥分类

动脉圆锥(Conus arteriosus)又称漏斗部,是另一具有诊断意义的肌性连接节段,它连接心室和大动脉,主要由壁束组成,但不包括隔束和调节束。动脉圆锥主要分为四种类型(图46-14):

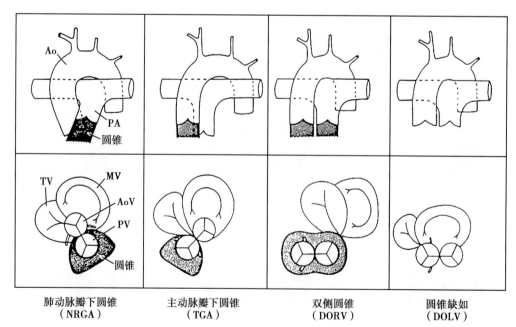

图46-14　动脉圆锥类型

上图为额面观,下图为俯视水平观,分别显示肺动脉瓣下圆锥、主动脉瓣下圆锥、双侧圆锥和圆锥缺如四种类型的特点。DOLV:左室双出口,DORV:右室双出口,NRGA:正常大动脉,TGA:完全型大动脉转位(引自 Adams FH, et al. Moss' Heart Disease in Infants, Children, and Adolescents. 4th ed. Baltimore:Williams & Wilkins, 1989.)

1. 肺动脉瓣下圆锥　系正位型动脉圆锥,见于动脉连接关系正常的心脏。这种圆锥位于心脏的左前方,肺动脉瓣下。它介于肺动脉瓣与房室瓣之间,使这两个结构失去纤维连续性。主动脉瓣下圆锥在胚胎期被吸收,因此无圆锥组织存在。主动脉瓣与房室瓣之间存在纤维连接。

2. 主动脉瓣下圆锥　系反位型动脉圆锥,与上述情形相反,圆锥位于主动脉瓣下。主动脉瓣与房室瓣失去纤维连续性。肺动脉瓣下圆锥被吸收,肺动脉瓣与房室瓣存在纤维连续性。

3. 双侧圆锥　主动脉瓣及肺动脉瓣下均有圆锥组织存在,因此左、右房室瓣与左、右半月瓣均无纤维连续性。双侧圆锥的典型例子是 Taussig-Bing 畸形(右室双出口的一种类型)。

4. 圆锥缺如　主动脉瓣及肺动脉瓣下均无圆锥组织存在,因此左、右半月瓣与左、右房室瓣均以纤维组织的方式相连,如左室双出口。

(二)动脉圆锥的超声判定

超声检查对圆锥的精确评估是比较困难的,因为它仅是一肌性组织,不像瓣膜或心室的结构那样各有特点。但是超声检查时可根据由于圆锥组织介入房室瓣与半月瓣之间,造成半月瓣的位置升高、前移,房室瓣与半月瓣之间有较强较厚的回声这两个基本特点来评估是否为动脉圆锥。

在胚胎发育过程中两侧动脉圆锥出现扭转,二者在近端与远端的关系有所不同。肺动脉圆锥、肺动脉瓣及肺动脉干三部分互相连续,由右前下方伸向左前上方。左室流出道、主动脉瓣及主动脉根部三段连续,由左后下斜向右后上。就瓣口而言,主动脉瓣在右后方,肺动脉瓣在左前方。在某些先心病时,二者关系异常,出现转位现象。

对于其识别问题,可参考以下诸点(表46-2)。其中最重要的是大动脉的分支。大动脉的空间方位和粗细不是鉴别的根据。

表 46-2　主动脉根部与肺动脉干的鉴别

	主动脉根部	肺动脉干
增粗的 Valsalva 窦	有	无
冠状动脉开口	左右两侧有两个	无
远端分支	弓部向上侧分出三支,主干继续下行	远端向左右分为二支,主干不复存在
半月瓣开放时间	收缩期主动脉瓣开放(射血)时间较短	收缩期肺动脉瓣开放(射血)时间较长

在肺动脉瓣下连接圆锥时,肺动脉与主动脉根部有45°的交叉,因此不可能在一个切面上同时显示两条动脉的长轴或短轴。在右室流出道长轴图上,可显示肺动脉的长轴和主动脉的短轴。肺动脉瓣的位置在左前上方,主动脉瓣的位置在右后下方。肺动脉瓣与三尖瓣之间有较长的距离,它们之间无纤维连续性,而主动脉瓣与二尖瓣有纤维组织直接相连(图46-15)。

在主动脉瓣下有圆锥时,主动脉瓣位置前移,主动脉与肺动脉平行发出,因此可以在一个切面上同时显示两条动脉的长轴或短轴。在右室流出道长轴图上,主动脉瓣位于右前上方,肺动脉瓣位于左后下方。主动脉一般从右室发出,但主动脉瓣与三尖瓣之间无纤维连续性,因为主动脉瓣下有圆锥组织存在。肺动脉从左室发出,肺动脉瓣与二尖瓣有纤维连续性。这种解剖学改变构成了典型的完全性 D-大动脉转位(图46-16)。

在双侧动脉圆锥患者,主动脉瓣与肺动脉瓣下均有圆锥,其半月瓣的位置取决于圆锥组织的多寡,圆锥组织较多的半月瓣位于前上方。如前所述,双侧圆锥主要见于 Taussig-Bing 畸形(即右室双出口伴肺动脉瓣下室缺)。此时,主动脉位于前方,从右室发出,因此主动脉瓣下圆锥的

46

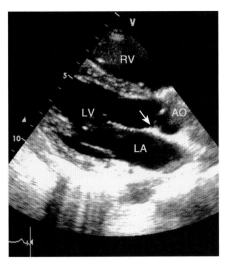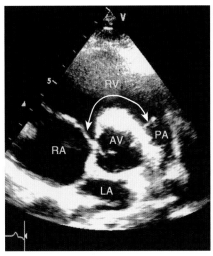

图 46-15　正常主动脉瓣下纤维连接(图左箭头)和肺动脉瓣下圆锥(图右箭头)

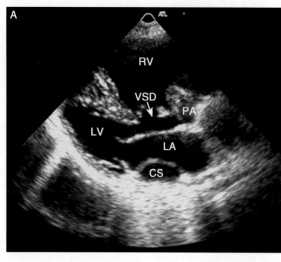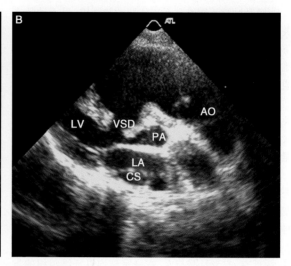

图 46-16 完全型大动脉转位

A. 肺动脉起自左室,肺动脉与二尖瓣有纤维连续性;B. 主动脉起自右室,主动脉瓣下有圆锥组织存在。

CS:冠状静脉窦,VSD:室间隔缺损

存在毫无疑问。而最具特征性的表现是,后方的肺动脉瓣与二尖瓣之间有一较强的圆形或椭圆形的强回声,表明肺动脉圆锥的存在。如能肯定这一圆形的强回声为圆锥组织,则双侧圆锥的诊断可以成立。

七、大动脉的空间位置与超声判定

一般以主动脉瓣和肺动脉瓣的空间位置来确定两根大动脉的相互空间位置和排列关系(图 46-17)。

(一)大动脉关系正常(normally related great arteries,NRGA)

判断大动脉关系正常的先决条件是正位型动脉圆锥(肺动脉瓣下圆锥),肺动脉瓣始终位于主动脉瓣的前方,

根据肺动脉瓣与主动脉瓣的左右方位关系分为两种类型:

1. 正位型正常大动脉关系(solitus NRGA) 肺动脉瓣位于主动脉瓣的左前上方。主动脉瓣位于右后下方,肺动脉与主动脉起始段呈交叉走行。

2. 反位型正常大动脉关系(inversus NRGA) 肺动脉瓣位于主动脉瓣的右前上方。主动脉瓣位于左后下方,肺动脉与主动脉起始段仍呈交叉走行。与正位型的情况正好呈镜像关系。

(二)大动脉关系异常(abnormally related great arteries,ANRGA)

判断大动脉关系异常的先决条件是反位型动脉圆锥(主动脉瓣下圆锥)、双侧圆锥或圆锥缺如,主动脉瓣位于肺动脉瓣的前方或二者并列。右室双出口、左室双出口、大动脉转位和大动脉异位均属大动脉关系异常的范畴。根据主动脉瓣与肺动脉瓣的位置可以分为 D 位、L 位和 A 位、P 位。

1. D 位(dextro position) 主动脉瓣在肺动脉瓣的右前方为右位型大动脉关系异常。

2. L 位(levo position) 主动脉瓣在肺动脉瓣的左前方为左位型大动脉关系异常。

3. A 位(antero position) 主动脉瓣在肺动脉瓣的正前方,为前位型大动脉关系异常。

4. P 位(postero position) 主动脉瓣在肺动脉瓣的正后方,为后位型大动脉关系异常,此型少见。

大动脉关系异常包括大动脉转位(transposition of the great arteries,TGA)与大动脉异位(malposition of the great arteries,MGA)两种。大动脉转位时最主要的特征为大动脉起始关系异常,主动脉起始于解剖学右室,肺动脉起始于解剖学左室;并多为反位型动脉圆锥(主动脉瓣下圆锥)。而大动脉异位时大动脉起始关系正常,主动脉仍起始于解剖学左室,肺动脉仍起始于解剖学右室,仅有大动脉之间的空间位置异常,主动脉与肺动脉失去交叉走行的特征,而近乎平行走行,多为双侧瓣下圆锥。

46

正前

右前　　　左前

右侧　　肺动脉瓣　　左侧

右后(正常)　　左后(镜像)

正后

图 46-17 以肺动脉瓣为准,主动脉瓣与肺动脉瓣位置排列示意图

大动脉转位可以有 D-TGA,L-TGA 或 A-TGA。大动脉异位也可以有 D-MGA,L-MGA 或 A-MGA。

(三) 大动脉关系的超声判定

1. 大动脉关系正常 从左心长轴和大动脉短轴图上观察。由于主动脉与肺动脉互相交叉走行,因此在同一切面上不可能同时显示两条大动脉的长轴或短轴,只能同时显示一条大动脉的长轴和另一条大动脉的短轴。在正位型正常大动脉关系时,大动脉短轴图上可显示主肺动脉呈香肠形,从左侧包绕主动脉。在此切面上,主肺动脉为长轴,主动脉为短轴,肺动脉瓣位于主动脉瓣的左前方,主动脉瓣位于肺动脉瓣的右后方。在反位型正常大动脉关系

时,主肺动脉从右侧包绕主动脉。肺动脉瓣位于主动脉瓣的右前方,主动脉瓣位于肺动脉瓣的左后方。

2. 大动脉关系异常 最常见的大动脉关系异常为大动脉转位。在决定是否存在大动脉转位时应分析大动脉与心室的起始关系,确认主动脉和肺动脉,弄清楚主动脉与肺动脉之间的位置关系。

大动脉转位时,两条大动脉以平行的方式发自心室,互相没有交叉。因此在左心长轴图上能够显示两条大动脉的长轴,且并列走行;在大动脉短轴切面上表现为两个圆形结构,分别为主动脉和肺动脉的短轴。它们可能为左右关系,也可能为前后关系(图46-18)。

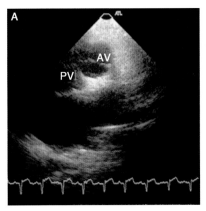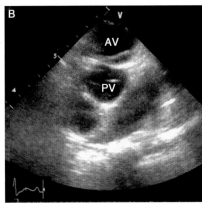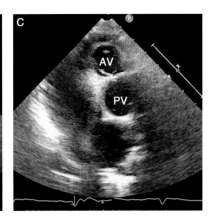

图 46-18 大动脉转位时主动脉与肺动脉的空间位置
A. L 位;B. A 位;C. D 位。AV:主动脉瓣,PV:肺动脉瓣

一旦明确了上述大动脉关系,必须确定何者为主动脉,何者为肺动脉。在大动脉转位时,如为前后排列,临床上前面的大血管几乎无一例外地是主动脉,而后面的大血管为肺动脉。当大动脉相互并列时,主要的鉴别方法是跟踪血管的走行。跟踪的血管如向后走行并出现分叉为肺动脉,而向上走行并发出多支脉的血管为主动脉(图46-19)。其次,如能辨认冠状动脉的起源,则有助于大动脉的确认。一般情况下,冠状动脉起源于主动脉。在辨认大血

管时,切忌以大血管的粗细来分辨何为主动脉,何为肺动脉。不要误认为主动脉一定比肺动脉粗。在确定主动脉与肺动脉后,进一步则要弄清楚是哪一类型的大动脉转位。D-TGA 即主动脉位于肺动脉的右前方,L-TGA 即主动脉位于肺动脉的左前方。

(四) 心室大动脉连接类型

可分为一致、不一致、双出口和单出口四种类型(图46-20):

46

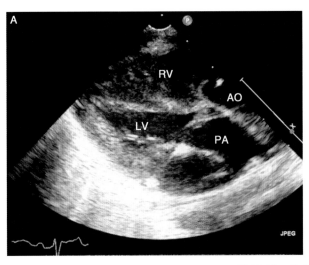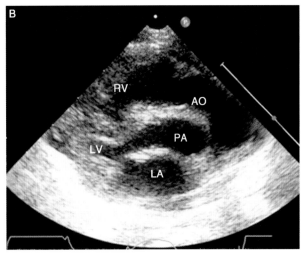

图 46-19 完全型大动脉转位
A. 左心长轴切面见肺动脉起自左室,走行不远后即出现分叉,主动脉起自右室,位于肺动脉前方;
B. 左心长轴切面显示主动脉起自右室,向上移行为主动脉弓

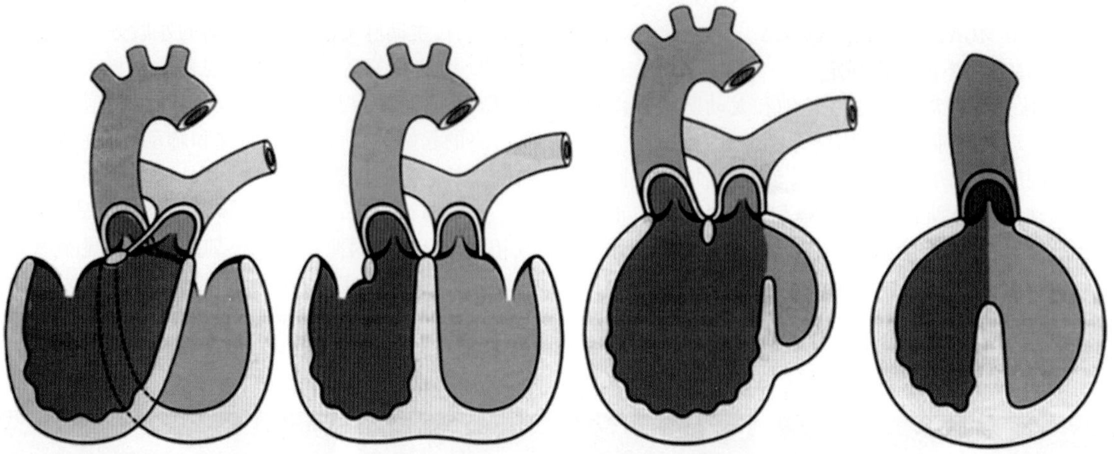

| 连接一致 | 连接不一致 | 心室双出口 | 心室单出口 |

图 46-20　心室与大动脉连接类型示意图

1. 连接一致　指主动脉发自解剖左心室,肺动脉发自解剖右心室。大动脉空间方位包括正常和大动脉异位,前者又有正位和反位之分。

2. 连接不一致　指主动脉发自解剖右心室,肺动脉发自解剖左心室,又称为大动脉转位。若房室序列一致,为完全型大动脉转位,若房室序列不一致,为矫正型大动脉转位。

3. 心室双出口　主动脉与肺动脉均起自一个心室。根据50%原则,如一支大动脉的50%起自某一心室,就认为该动脉起自该心室。因此,心室双出口包括两支大动脉完全起自一个室腔和一支大动脉及另一大动脉的50%以上起自一个室腔。

4. 心室单出口　仅有一支动脉干与心室腔相连,多骑跨于室间隔上。该动脉可以为共同动脉干,也可以是孤立性主动脉或孤立性肺动脉合并另一动脉闭锁。

八、心脏节段的符号表达法

三个主要心脏节段的位置可以用3个大写的英文字母表达,每3个字母构成一组,它们之间用逗号隔开,并用括号将这3个字母括上。这三个主要心脏节段按照顺序分别为:心房,心室,大动脉。

代表三个主要节段位置的符号放在括号内,主要连接异常以及合并心脏畸形标在括号外。例如,完全性 D-大动脉转位的符号表达法为 TGA(S,D,D),读作:大动脉转位伴心房正位,心室右袢,主动脉异常右位。如果主动脉瓣正好位于肺动脉瓣的前方,则表达为 TGA(S,D,A)。如将伴发室间隔缺损、房间隔缺损等畸形与符号合并在一起,则表达为 TGA(S,D,D),VSD,ASD。

复杂性先天性心脏病的完整诊断应包含:心脏节段位置分析;心脏节段序列分析;心脏节段连接分析;心脏节段空间关系分析;伴发心脏畸形分析以及心脏功能分析。其中心脏节段位置分析是最基本和最重要的。

46 先天性心脏病超声检查时的注意事项

先天性心脏病类型复杂,检查时应注意以下各项:

1. 先天性心脏病中婴儿较多,其心脏形体较小,胸壁亦较薄,故在检查时最好选用频率较高的探头(3.5～5～7MHz),使声束有更高的纵深与横向分辨率。

2. 灵敏度应适当控制,使心脏前侧的结构如右室前壁、肺动脉瓣等结构能清楚显示。

3. 注意心脏位置(左右)、大动脉的走向、直径大小比例、深度及周邻关系,有无转位等。

4. 注意心脏形态、各房室大小、瓣膜活动、室间隔走向,判断左右心两侧负荷的情况。

5. 观察心脏的连续关系,注意有无间隔缺损、骑跨、转位等。

6. 多方位探查,不时变换探头的位置方向、扫描平面,反复对比,以期获得更多的信息,便于综合判断。检查中除观察发现主要病变之外,要特别注意寻找与之伴随的次要病变,避免因遗漏某些结构异常而导致误诊。

7. 心脏声学造影在先天性心脏病诊断上有重要价值。对疑有由左向右分流者,考虑经静脉注射声振葡萄糖溶液,因此法产生的气泡直径细小,能清晰显示负性造影区。对疑有由右向左分流者,建议进行过氧化氢溶液声学造影,因气泡直径稍大,向左心分流的光点特别明显,易于确诊。过氧化氢溶液心脏声学造影时要严格掌握剂量,发绀型先心病检查时每次注入量为每千克体重3%过氧化氢溶液0.005ml,两次间隔5分钟,注射总次数一般不超过5次,根据同济医科大学的经验,按此法进行,造影效果良好,且无不良反应。

超声心动图在先天性心脏病诊断上的价值与存在问题

对心房方位的判断最可靠的解剖特征是心耳形态,但超声应用有困难。超声心动图以腹腔脏器方位、下腔静脉与右房连接以及腹腔大血管在横膈水平的空间位置关系等作为诊断指标,这种方法简便易行,比较准确。笔者曾对我院及文献报道的资料完整的 272 例右位心患者进行回顾分析,结果这些指标诊断心房方位的敏感性和特异性均为 98.5%,与根据心耳方位诊断相比符合率甚高。但存在少数几种例外情况:

1. 少数心房反位患者可仅胸腔脏器反位而腹腔脏器正位,此时肝脾位置正常,而心房静脉引流和腹腔大血管方位呈反位特征。

2. 少数心房反位患者可有下腔静脉肝内段缺如,腹腔大血管的图像特征类似双侧左房异构。但复习 1964—2001 年文献所得 6 例这类患者均表现为腹腔脏器反位,不合并或仅合并简单畸形,而真正的左房异构患者常合并复杂心脏畸形。

3. 笔者资料中左房异构患者均有下腔静脉肝内段缺如,但文献报道合并离断者占左房异构的 53%～85%。Huhta JC 等提出,对于虽无下腔静脉肝内段缺如,但肝静脉直接与心房相连者应高度怀疑左房异构。

4. 根据腹腔大血管位置关系判断右房异构的特异性亦非 100%,笔者资料中即有 1 例腹腔大血管示双侧右房异构而尸检示心房正位。另据陈树宝等报道根据腹腔大血管位置关系判断右房异构与根据支气管形态判断的符合率约为 93%。

5. 腹腔脏器的异常如水平肝、中位胆囊、多脾症、无脾症等只能用于辅助诊断,因为心房异构不一定合并腹腔脏器的异常。笔者资料中 74% 的心房异构患者合并水平肝,全部右房异构患者合并无脾症,67% 的左房异构患者合并多脾症。而这些腹腔脏器异常的特异性亦非 100%,例如左房异构患者可合并无脾症而非多脾症,镜像型右位心亦可合并多脾症等。

6. 对心室形态和房室序接,超声对心室乳头肌、肌小梁和腱索附着特点等解剖细节显示入微,并能清晰显示房室瓣的数目、位置、形态及活动,从而判断心室方位和房室序接是否协调,其诊断准确性已获公认。

7. 对心室-大动脉连接,超声对发育较好的动脉(通常为主动脉)的起源、位置和空间走行显示较清楚,对发育不良的大动脉多数情况下均能显示,但由于受到胸廓变形声窗狭窄、支气管及肺组织遮挡等因素的影响,对部分发育不良的大动脉尤其是分支有时显示受限,肺动脉重度发育不良或闭塞以及永存动脉干患者这种表现尤为突出。此时彩色多普勒技术对重度狭窄时动脉腔内血流量极少的射流和闭塞时来自侧支的分流往往也难以鉴别,因而难以判断起源。这种情况下,对于狭窄动脉的形态和管腔大小的判断目前仍依赖于心血管造影、CT 或 MRI 检查。高侧胸骨旁切面找到大动脉根部短轴,再根据肺动脉方位有意识地旋转探头寻找肺动脉长轴切面,应有助于提高肺动脉起源的显示率。此外,即使显示较好的血管,由于受心脏位置、室间隔缺损的大小及切面选择等因素的影响有时也会造成动脉起源判断的难度。

8. 超声心动图对复杂先心病患者心内畸形的诊断价值极高,不受心脏位置的影响,对包括瓣膜、瓣环、房室间隔的改变及心内异常分流等各种心内畸形均能准确诊断。超声对绝大部分的心外畸形亦能正确诊断,漏诊的畸形多集中于体、肺静脉,包括肺静脉畸形引流、双侧上腔静脉、体静脉复杂畸形等,尤其是心房异构患者,肺静脉畸形引流约 2/3 漏诊,应引起足够重视。考虑可能与垂直静脉、引流静脉等位于心脏后方易被忽略,以及与肺静脉血流严重狭窄或闭塞时血管细小不易显示(心房异构患者尤其如此)导致静脉显示困难有关。另外也不排除操作者忽视了对体、肺静脉的全面扫查而导致漏诊。只要重视包括胸骨左缘和右缘、剑突下、胸骨上窝等全方位的扫查,应可大幅提高体、肺静脉畸形的检出率,尤其是对常见心上型肺静脉畸形引流和双侧上腔静脉的心房异构患者。对体、肺静脉显示欠清或畸形静脉引流途径欠完整的病例,应建议行 CTA 或心血管造影检查,以免造成术中体外引流的疏漏。

9. 一般认为,超声心动图能较准确地评估心房方位、房室序接及心室形态,对心内畸形的显示与 MRI 和心血管造影价值相当,在房室瓣的解剖和瓣膜相关畸形的显示上甚至优于二者,能基本满足临床诊断要求。但超声对某些心外畸形如大动脉起源和形态异常、体、肺静脉异位引流、体肺侧支循环等有时显示受限。为进一步明确心外畸形,建议行 CTA 或心血管造影检查。

46

第47章

某些少见的先天性瓣膜畸形

RARE CONGENITAL VALVULAR ABNORMALITIES

◎王 静　王 艺

双孔二尖瓣 ·········· 664	四、鉴别诊断 ·········· 672
一、病理解剖分型与血流动力学改变 ·········· 665	单瓣叶主动脉瓣畸形 ·········· 672
二、超声检查方法和注意事项 ·········· 665	一、病理解剖与血流动力学改变 ·········· 672
三、超声心动图 ·········· 665	二、超声检查方法和注意事项 ·········· 672
四、鉴别诊断 ·········· 666	三、超声心动图 ·········· 672
二尖瓣瓣上狭窄环 ·········· 666	二瓣叶主动脉瓣畸形 ·········· 674
一、病理特征与血流动力学 ·········· 666	一、病理解剖与血流动力学改变 ·········· 674
二、超声检查方法和注意事项 ·········· 666	二、超声检查方法和注意事项 ·········· 674
三、超声心动图 ·········· 666	三、超声心动图 ·········· 674
四、鉴别诊断 ·········· 667	三叶瓣主动脉瓣畸形 ·········· 675
降落伞样二尖瓣 ·········· 667	一、病理解剖与血流动力学改变 ·········· 675
一、病理解剖与血流动力学 ·········· 667	二、超声检查方法和注意事项 ·········· 675
二、超声检查方法和注意事项 ·········· 667	三、超声心动图 ·········· 676
三、超声心动图 ·········· 667	四瓣叶主动脉瓣畸形 ·········· 676
四、鉴别诊断 ·········· 668	一、病理解剖与血流动力学改变 ·········· 676
二尖瓣瓣叶裂 ·········· 668	二、超声检查方法和注意事项 ·········· 676
一、病理解剖与血流动力学改变 ·········· 668	三、超声心动图 ·········· 676
二、超声检查方法和注意事项 ·········· 669	鉴别诊断 ·········· 677
三、超声心动图 ·········· 669	其他 ·········· 677
四、鉴别诊断 ·········· 670	一、先天性三尖瓣缺如 ·········· 677
二尖瓣附瓣 ·········· 670	二、先天性双孔三尖瓣 ·········· 677
一、病理解剖分型与血流动力学改变 ·········· 670	三、先天性肺动脉瓣缺如 ·········· 677
二、超声检查方法和注意事项 ·········· 670	临床价值 ·········· 678
三、超声心动图 ·········· 671	

47

先天性瓣膜疾病在临床上远较风湿性瓣膜疾病罕见，虽可单独存在，但更多是与其他先天性心脏病如房间隔缺损、室间隔缺损、法洛四联症等并存。先天性三尖瓣异常如 Ebstein 畸形、三尖瓣闭锁和肺动脉瓣疾病等，已在其他相关章节中阐述。本章着重介绍几种少见的先天性瓣膜畸形的病变特征、血流动力学改变、超声心动图诊断要点和鉴别诊断。

双孔二尖瓣

双孔二尖瓣（double orifice of mitral valve，DOMV）是一种非常罕见的先天性二尖瓣畸形，由 Greenfield 于 1876 年首次报道。国外有报道显示在先天性心脏病尸检中双孔二尖瓣仅占 1%。双孔二尖瓣是指二尖瓣有两个瓣口，其病因至今不明。

一般认为，本病与胚胎期二尖瓣多余组织吸收不良有关。有学者认为，其机制是在胚胎发育的早期，背侧与左侧心内膜垫之间的异常连接所致。

一、病理解剖分型与血流动力学改变

双孔二尖瓣的解剖特点为二尖瓣后瓣中央向前延伸至前瓣之间的带状纤维组织桥，腱索间隙被异常的瓣叶组织所闭塞，多余的瓣叶组织形成拱桥，跨越前、后瓣叶，使二尖瓣分隔成两个瓣口。两组乳头肌多发育正常，目前DOMV的分型尚不统一。Majid等根据有无合并瓣裂、乳头肌附着情况将DOMV分为四型：①有瓣裂型；②伞状二尖瓣型；③瓣裂和伞状二尖瓣并存型；④无瓣裂型。Trowitzch等根据带状纤维桥的连接部位将双孔二尖瓣分为三型：完全桥型即二尖瓣由瓣缘至瓣环被分成两个大小相等或不等的瓣口；不完全桥型即只在瓣缘水平被分成两个瓣口；孔型：在正常瓣膜联合处形成一附加孔。

由于心内膜垫和部分心室肌参与二尖瓣的胚胎发育过程，因此，二尖瓣发育异常与心内膜垫和心室心肌的发育异常相关联。本病一般不引起血流动力学异常，少数病例可以引起二尖瓣狭窄或关闭不全。可合并心内膜垫缺损，室间隔缺损，主动脉缩窄或者永存左位上腔静脉等畸形。

双孔二尖瓣的瓣叶多轻度增厚，回声增强，随年龄增长二尖瓣的结构病变更加明显，如伴有狭窄可产生相应的血流动力学改变，即左房增大，严重者可产生右室增大、肺静脉淤血及继发性肺动脉高压。如合并二尖瓣关闭不全，可有左房，左室扩大及左室容量负荷增加的表现。

二、超声检查方法和注意事项

患者取平卧位或左侧卧位。重点检测胸骨旁左室长轴切面，二尖瓣、腱索和乳头肌水平短轴切面，心尖四腔，两腔心切面，观察二尖瓣的形态、活动及血流动力学改变，确定有无瓣膜功能的异常。尤其当两个孔不在同一平面形成夹角时，则需改变探头角度和方向，仔细检查，以免误诊。检查中应提高对双孔二尖瓣的认识，特别注意对二尖瓣短轴切面的检查，并应连续扫查以明确分型。另外要注意合并其他心血管畸形或继发性改变的诊断。

三、超声心动图

（一）M型超声心动图

1. 二尖瓣波群可分别探及两个二尖瓣瓣叶活动曲线。

2. 二尖瓣曲线可回声增强，反射增强。

3. 左房，左室内径增大。

（二）二维超声心动图

1. 胸骨旁短轴切面上显示二尖瓣可呈不同程度地增厚变形、回声增强。二尖瓣短轴瓣环至瓣缘连续扫查均呈多个瓣叶回声。舒张期开放时，二尖瓣呈两个单独分离的圆形或椭圆形瓣口，两个瓣口方位可呈左右或者前后排列，瓣口大小相等或不等。当两瓣口大小相等时，形似"眼镜"征象（图47-1）。如形成狭窄，可见瓣口舒张期开放受限；如形成关闭不全，可见瓣膜对合错位，胸骨旁左室长轴切面上双二尖瓣口特征则显示不明显。

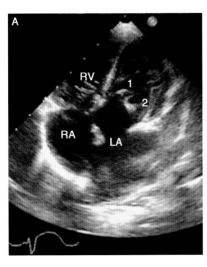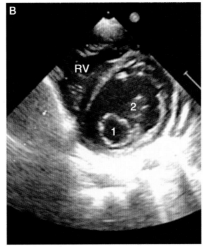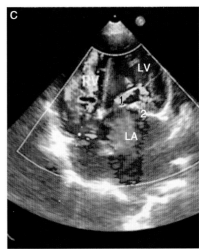

图47-1 双孔二尖瓣并二尖瓣关闭不全

A. 胸骨旁四腔心切面上可见两个各自分离的瓣口；B. 胸骨旁左室短轴切面二尖瓣水平显示二尖瓣舒张期呈两个独立的瓣口；C. 彩色多普勒显示舒张期通过两个瓣口的红色血流信号

2. 胸骨旁四腔心切面或心尖二腔心切面上显示二尖瓣位上两个分别开放的房室瓣口均开口于左心室，即所谓V形或"多层征"。

3. 通常乳头肌无异常，外侧前方瓣口经腱索单独连于前外侧乳头肌，内侧瓣口经腱索单独连于后内侧乳头肌。

4. 如合并二尖瓣狭窄者，可在胸骨旁左室长轴切面、心尖四腔心切面上见左房，右室内径扩大。如合并二尖瓣关闭不全者，则可见左房，左室内径扩大。

5. 如合并心内膜垫缺损者，胸骨旁四腔心切面上见十字交叉处房间隔下段回声连续中断。

（三）彩色多普勒

二尖瓣口舒张期可见两束完全分离的红色血流自左心房进入左心室，于两个瓣口分别可记录舒张期血流频谱（见图47-1）。如果合并二尖瓣关闭不全或者狭窄时，收缩期左房侧可见反流信号，连续多普勒可记录高速血流信号;舒张期二尖瓣口左室侧见五彩镶嵌的射流束,脉冲或连续多普勒上可记录到高速频谱。合并心内膜垫缺损者于心房水平可见左向右分流信号。

(四) 三维超声心动图

常规二维超声心动图很难区分融合的瓣叶组织与瓣下结构,三维超声心动图则可以直观显示双孔二尖瓣两个瓣叶的立体形态结构和活动状态。结合彩色血流显像可更准确地判断二尖瓣口反流的起源,如反流来自于裂或瓣口,或来自于双孔中的哪一个孔,反流程度和反流方向,能够为外科手术提供更准确的信息。

四、鉴 别 诊 断

诊断双孔二尖瓣时,要注意对二尖瓣其他病变如二尖瓣前叶裂的观察。二尖瓣前叶裂在胸骨旁二尖瓣水平心室短轴观显示特征性二尖瓣前叶呈"断桥样"改变。而双孔二尖瓣最典型的超声特征为二尖瓣短轴切面上显示二尖瓣呈"眼镜征"。

严重主动脉瓣病变时,舒张期主动脉瓣大量反流血冲击二尖瓣前叶,使其出现形态改变,易与双孔二尖瓣混淆;主要鉴别方法是观察二尖瓣短轴切面上二尖瓣开放的形态。

二尖瓣瓣上狭窄环

二尖瓣瓣上狭窄环(supravalvular stenosis ring of mitral valve)是一种非常罕见的先天性发育异常,又称为二尖瓣瓣上纤维环或瓣上隔膜。它是二尖瓣心房面上方纤维结缔组织突起形成的部分或完整的环,环中间有小孔,隔膜周边距二尖瓣环很近,有的甚至就附着在瓣环上。

一、病理特征与血流动力学

二尖瓣瓣上狭窄环是心内膜垫组织发育异常遗留的一个瓣上的组织环。它是二尖瓣瓣上靠近瓣环左房内膜折叠的内膜环,其根部附着在二尖瓣与左房连接处,窄边纤维环可不影响二尖瓣瓣口血流,瓣上纤维环宽则可遮盖部分二尖瓣瓣口,产生二尖瓣狭窄。其病理改变主要是程度不等的瓣上环狭窄,可单独存在,但多见合并有二尖瓣畸形,如二尖瓣交界粘连、腱索缩短、乳头肌异位及降落伞形二尖瓣。此外,还可合并其他心脏畸形,如主动脉缩窄、动脉导管未闭、室间隔缺损等。

如果瓣上环较为明显,可出现类似二尖瓣狭窄的血流动力学改变。二尖瓣口舒张期血流受阻导致左房排空障碍。左房扩大,压力升高,肺静脉淤血、肺淤血、肺内渗出增多、肺水肿,进一步导致肺动脉高压、右心衰。而少数瓣上环不完整,呈偏心圆形,对二尖瓣口的血流动力学并无梗阻。

二、超声检查方法和注意事项

患者取平卧位或左侧卧位。重点检测胸骨旁左室长轴切面、二尖瓣、腱索和乳头肌水平左室短轴切面、心尖四腔心、两腔心切面,观察二尖瓣的形态、回声及血流动力学状态,确定有无瓣膜功能的改变。另外要注意合并其他心血管畸形的诊断。

三、超声心动图

(一) 二维超声心动图

1. 胸骨旁左室长轴切面,心尖四腔心,二腔心切面上于紧邻二尖瓣环上方左心房侧可探及横跨左心房的膜状异常回声带。该回声带舒张期凸向二尖瓣方向,收缩期膨起朝向左心房侧,其间可见有一孔隙回声(图47-2)。

2. 二尖瓣叶本身和联合部的形态结构可正常,舒张期开放未见受限。

3. 左房,右室内径可增大。

(二) 超声彩色多普勒

彩色多普勒成像显示左房内舒张期血流沿异常回声带边缘走行,瓣上环孔处见五彩镶嵌的高速血流充盈左室,脉冲或连续多普勒可于二尖瓣口探及高速湍流信号(图47-2)。

47

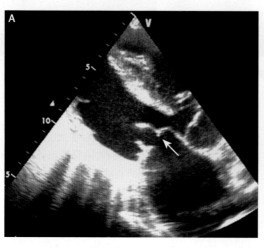
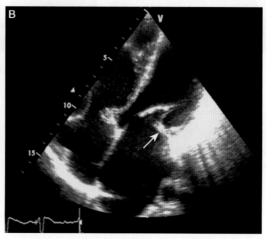

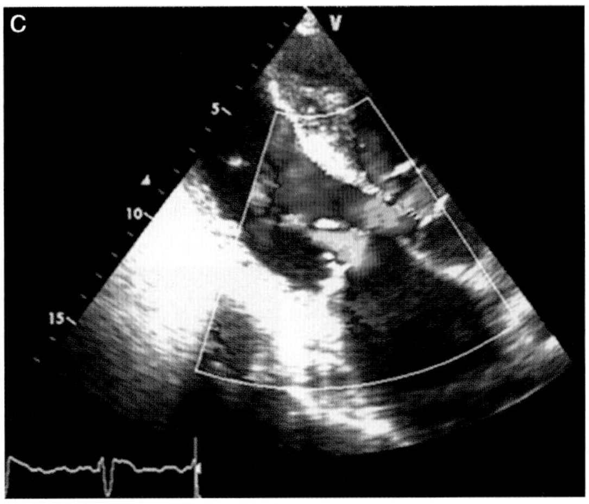

图 47-2　二尖瓣瓣上狭窄环

A. 心尖左室长轴切面二尖瓣瓣上紧邻二尖瓣环处可见隔膜样强回声；B. 胸骨旁四腔观切面也可显示
该膜样强回声带；C. 彩色多普勒显示二尖瓣口舒张期血流加速，起自于二尖瓣瓣上隔膜处

四、鉴别诊断

二尖瓣瓣上狭窄环应与低位的左房三房心相鉴别。二者均表现为左房内有异常纤维肌性膜状结构将其分割成两部分的先天性畸形。其鉴别关键在于左心耳的位置，二尖瓣瓣上狭窄环的四个肺静脉开口和左心耳均在隔膜上方的大腔内；三房心的四个肺静脉开口在隔膜上方的副房内、左心耳则在隔膜下方的真房。

另外，在血流动力学改变上二尖瓣瓣上狭窄环与二尖瓣狭窄相似。因此应仔细观察左房腔内紧邻二尖瓣瓣环处有无异常隔膜样回声存在。

降落伞样二尖瓣

降落伞样二尖瓣（parachute mitral valve，PMV）是少见二尖瓣畸形，可根据瓣叶附着的乳头肌数目分为降落伞样不对称二尖瓣（parachute-like asymmetric mitral valve，PLAMV）和真性降落伞样二尖瓣（true parachute mitral valve，true PMV）。降落伞样不对称二尖瓣有两组乳头肌，其中一组较粗大且附着于左室壁较高处；真性降落伞样二尖瓣是指所有二尖瓣的腱索均附着于仅有的一个粗大乳头肌顶部，腱索常缩短增厚，二尖瓣装置宛如降落伞状，血流只有从腱索间的狭缝通过，常伴有瓣口狭窄，部分患者可合并二尖瓣关闭不全。本病常常与主动脉缩窄，主动脉瓣或主动脉瓣下狭窄及二尖瓣的瓣上狭窄四者并存，称为shone 综合症。Down 综合征和 DiGeorge 综合征等染色体异常疾病患者中有 15%～26% 可合并 PMV 畸形。

一、病理解剖与血流动力学

正常二尖瓣的两组乳头肌均起自左心室中、下 1/3 交界处，位置相互对立，保持一定距离，每组乳头肌各支持两个瓣叶的一部分和一个瓣叶联合区。降落伞样二尖瓣的瓣叶和联合部发育正常，而瓣下腱索由过多的瓣膜组织连接形成筛孔状的隔膜，附着于左室底部单个巨大的乳头肌上或部分融合的两组乳头肌上，形如降落伞。因腱索短粗，因而瓣叶活动受限，有效瓣口面积减小，并形成一种漏斗状左室流入道，血流通过腱索间的缝隙到达左心室。故降落伞样二尖瓣畸形从功能上分析，多伴有狭窄，同时可伴关闭不全，甚至仅具关闭不全。其血流动力学改变与后天性二尖瓣狭窄相似。另外常合并畸形有房间隔缺损、室间隔缺损、法洛四联症、大动脉转位、主动脉狭窄、二尖瓣脱垂、单心室等。

二、超声检查方法和注意事项

患者取平卧位或左侧卧位。重点探查胸骨旁左室长轴切面、二尖瓣、腱索和乳头肌水平左室短轴切面、心尖四腔、两腔心切面，胸骨上窝主动脉弓长轴等切面。着重观察二尖瓣装置的形态，运动及乳头肌与相应腱索的关系，瓣膜回声及相应血流动力学状态，确定有无瓣膜功能改变。另外要注意有无合并主动脉、主动脉瓣畸形的诊断等。

三、超声心动图

（一）M 型超声心动图

1. 二尖瓣回声可增粗、增强。

2. 舒张期二尖瓣前叶运动曲线成方形波，A 波消失或 EF 斜率降低。后叶向前运动，幅度低平。

3. 左房，右室增大。

（二）二维超声心动图

1. 胸骨旁左室短轴切面显示腱索增粗、缩短、融合形成筛孔状的片状结构，汇聚到左室腔单个巨大的乳头肌（通常为前外侧乳头肌）上，或附着于部分融合的两组乳头肌上，收缩期二尖瓣瓣口形似降落伞。

47

2. 胸骨旁左室长轴、心尖四腔心及两腔心切面均可显示二尖瓣瓣叶回声增强,运动受限。舒张期开放受限呈穹隆样。左室短轴切面显示二尖瓣口可偏向左室一侧。

3. 单纯二尖瓣狭窄者,可见左房,右室内径扩大,肺动脉干可扩张。

4. 如合并主动脉、主动脉瓣狭窄,可见左室壁均匀向心性肥厚。

(三) 超声多普勒

彩色多普勒成像显示二尖瓣腱索处可见五彩镶嵌的血流信号;连续性多普勒成像上可探及二尖瓣腱索水平舒张期的高速湍流频谱。如伴有其他心脏畸形时可见相应的异常血流信号(图47-3)。

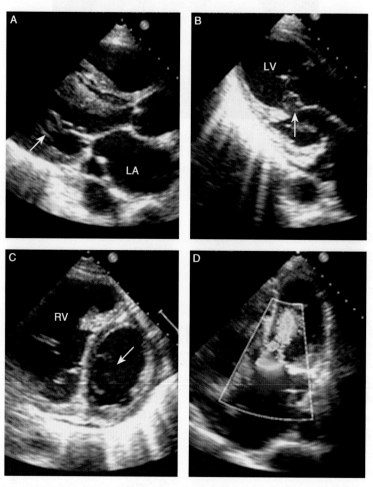

图 47-3　降落伞二尖瓣

A. 左室长轴切面箭头示二尖瓣瓣下腱索增粗、缩短、融合,均汇聚到一组乳头肌上;B. 三腔心切面箭头示二尖瓣口舒张期开放明显受限,开口间距缩小;C. 左室短轴切面箭头示二尖瓣水平示舒张期二尖瓣口开放时偏于左室一侧;D. 心尖四腔心切面彩色多普勒成像示舒张期二尖瓣口可见细窄加速的血流束,在缝隙中穿过

四、鉴别诊断

降落伞样二尖瓣应主要与风湿性心脏病二尖瓣病变相鉴别,除询问病史外,重点在于掌握风湿性心脏病以二尖瓣瓣尖增厚、回声增强、前后叶交界处粘连的特点,并应仔细观察瓣下结构,了解腱索及乳头肌情况,以便作出正确诊断。

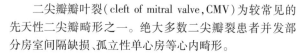

二尖瓣瓣叶裂

二尖瓣瓣叶裂(cleft of mitral valve,CMV)为较常见的先天性二尖瓣畸形之一。绝大多数二尖瓣裂患者并发部分房室间隔缺损、孤立性单心房等心内畸形。

一、病理解剖与血流动力学改变

一般认为,二尖瓣前叶是由心内膜垫发育而来。二尖瓣瓣叶裂缺游离缘常附着异常腱索,多位于前叶,少数病例裂缺位于后叶。有时二尖瓣有三处裂缺呈三个瓣叶,瓣叶交界扩大,导致关闭不全。二尖瓣裂可分为孤立性二尖瓣裂和并发于部分型房室间隔缺损的二尖瓣裂两种类型。孤立性二尖瓣裂极为罕见,多见于二尖瓣前叶。有作者报道单纯二尖瓣后叶裂隙,更属罕见。

部分型房室间隔缺损的二尖瓣由左前瓣、左后瓣和左侧瓣三个瓣叶组成，其中左前瓣和左后瓣之间裂隙成为二尖瓣前叶裂。因此，并发于部分型房室间隔缺损的二尖瓣叶裂多为对称性完全裂隙，而单纯二尖瓣叶裂可发生于瓣膜中部，也可发生于接近两个联合处，瓣裂既可为完全性，也可为部分性。

并发部分型房室间隔缺损的二尖瓣裂隙，裂隙可呈孔状，也可以为长条状，后者几乎可将前叶分成两叶，此种较为严重，瓣膜反流程度较为严重，可造成左心容量负荷过重的改变；裂隙小者则可无明显血流动力学改变。

二、超声检查方法和注意事项

患者取平卧位或左侧卧位进行检查。重点检测胸骨旁左室长轴切面，二尖瓣、腱索和乳头肌水平左室短轴切面，心尖四腔心切面，剑突下二尖瓣水平左室短轴切面等，仔细观察二尖瓣的形态结构，瓣膜回声及相应血流动力学状态，并确定有无瓣膜功能改变。另外要注意合并畸形的诊断。

三、超声心动图

（一）M 型超声心动图

1. 二尖瓣前叶呈双曲线回声改变。
2. 室间隔与左室后壁运动幅度增大。

3. 左心房、左心室内径增大。

（二）二维超声心动图

1. 胸骨旁左室长轴和四腔心切面上可显示二尖瓣前叶瓣体出现回声中断，或者有圆孔状回声。单纯性二尖瓣裂者的连续中断处可发生于瓣膜中部，也可发生于接近两个瓣缘联合处，瓣裂既可为完全性，也可为部分性。部分型房室间隔缺损患者的前叶连续中断处位于二尖瓣根部。

2. 裂隙大者，二尖瓣前叶被裂隙分为两个部分，两部分瓣叶不能保持运动一致。

3. 胸骨旁二尖瓣水平心室短轴切面上舒张期二尖瓣前叶回声中断，呈"断桥样"改变，收缩期裂口多闭合，闭合处回声增强。二尖瓣后叶仍呈一曲线回声。

4. 合并部分型房室间隔缺损者可见房间隔下段近十字交叉处可见回声连续中断；合并单心房者，房间隔回声消失。

5. 左房，左室扩大。

（三）超声多普勒

二尖瓣口左房侧可探及反流束，收缩期可探及五彩镶嵌反流信号，其来源位置并非瓣尖，而多来源于瓣体根部或瓣体其他部分。二尖瓣口左心房侧可记录到收缩期湍流频谱。合并房室间隔缺损者或合并单心房者，心房水平可见左右房混合血流信号（图 47-4）。

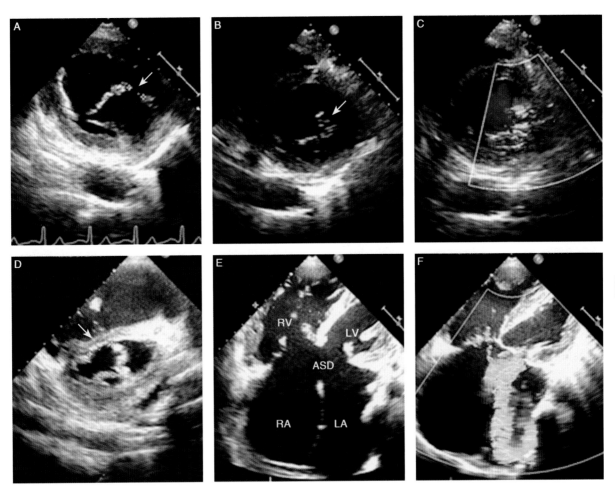

图 47-4　二尖瓣瓣叶裂

图 A-C. 单纯二尖瓣前叶裂，左室短轴二尖瓣水平箭头示舒张期二尖瓣前叶可见连续中断，收缩期前叶上的裂口闭合，闭合处回声增强；彩色多普勒成像示收缩期左房内可见大量蓝色反流信号，来源于二尖瓣前叶连续中断处。图 D-F. 并发于部分型心内膜垫缺损的二尖瓣前叶裂，胸骨旁左室短轴切面二尖瓣水平箭头示二尖瓣前叶连续中断；彩色多普勒成像示收缩期左房内可见大量蓝色反流信号，来源于二尖瓣前叶连续中断处

47

（四）三维超声心动图

二维超声心动图尽管能及时发现二尖瓣裂，但由于二尖瓣环的立体形态及观察方位角度的局限，往往仅能显示瓣叶某一断面的形态，二尖瓣裂的部位是超声医师通过多方位观察得出的想象，瓣裂的范围更是无从想象，因此对

外科手术提供的信息非常有限。实时三维超声心动图能对二尖瓣进行三维空间观察，在心房或心室侧与二尖瓣环平行的解剖切面方位显示的鸟瞰图上，观察二尖瓣叶的完整真实形态与实时活动，尤其能明确二尖瓣裂隙的指向，并观察反流的起源部位，空间分布和走行方向（图47-5）。

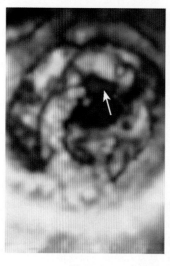
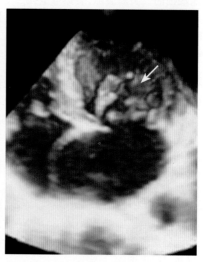

图47-5　二尖瓣瓣叶裂的实时三维超声心动图
单纯二尖瓣前叶裂：实时三维超声箭头示二尖瓣开放时前叶瓣体上
可见连续中断，裂隙指向室间隔侧

四、鉴别诊断

单纯性二尖瓣前叶裂首先应与部分型房室间隔缺损合并的二尖瓣前叶裂鉴别开来。二者主要区别是单纯性二尖瓣前叶裂没有原发孔房间隔缺损，而部分型房室间隔缺损存有原发孔房间隔缺损。另外部分型房室间隔缺损的二尖瓣前叶裂多为完全性裂隙；单纯二尖瓣裂则可发生

于瓣膜中部，也可发生于接近两个联合处；瓣裂既可为完全性，也可为部分性。部分型房室间隔缺损二尖瓣前叶裂的裂隙方向指向室间隔中部，与单纯二尖瓣裂隙指向前方左室流入道和主动脉瓣迥然不同。

少数二尖瓣脱垂患者甚至部分正常人在二维某些切面上有时会出现前叶连续中断的假象，应该强调多切面连续性扫查以免误诊。

二尖瓣附瓣

二尖瓣附瓣（accessory mitral valve，AMV）是一种罕见的先天性心脏畸形，1963年由Maclean首次报道。其后于1965年由Edwards将AMV列为左室流出道狭窄的少见原因之一。

一、病理解剖分型与血流动力学改变

病因上一般认为AMV与胚胎期心内膜垫组织发育异常有关，其产生的血流动力学改变与其分化程度有关。

正常房室心内膜参与二尖瓣的形成和膜部间隔的闭合，前心内膜垫左结节和后心内膜垫的左结节互相靠拢融合形成二尖瓣的前瓣。如果前心内膜垫的左结节对合不良，则二尖瓣前瓣中间就会残留一个裂隙，如果此裂隙残留某些组织就形成AMV组织。

二尖瓣附瓣从病理解剖可分为两种类型：Ⅰ型为固定型（fixed type），Ⅱ型为活动型（mobile type）。固定型指AMV直接与二尖瓣相连，包括结节样（nodular）和膜样（membranous）；活动型指二尖瓣附瓣通过纤维索样结构与二尖瓣前叶相连并在心室流出道内漂浮，往往引起左室流

出道梗阻，包括带蒂样（pedunculated）和瓣叶样（leaflet-like）两种。

绝大多数二尖瓣附瓣呈降落伞样或帆样，通过腱索与二尖瓣乳头肌、左室游离壁或室间隔相连，形成瓣兜样结构并在左室流出道内产生凹面。当左室收缩时，其受血流冲击，瓣兜扩张，凸向左室流出道侧，造成左室流出道狭窄，左室排血受阻，致左室肥厚。狭窄程度重者，左室壁肥厚显著，左室心排量受限，心排血减少，外周动脉供血减少，多脏器缺血，同时左室舒末压上升，回心血流受阻；而在舒张期二尖瓣附瓣垂入左室腔内，多不造成血流动力学改变。二尖瓣附瓣组织一般多大于15mm，在病理上类似于发育不良的二尖瓣组织。

二、超声检查方法和注意事项

患者取平卧位或左侧卧位进行检查。重点检测胸骨旁左室长轴切面、胸骨旁四腔心切面、心尖四腔心切面，二腔心切面等，仔细观察二尖瓣装置、左室流出道形态结构，回声及相应血流动力学改变，确定有无瓣膜功能改变和左

47

室流出道狭窄。

三、超声心动图

（一）M 型超声心动图

1. 左室波群上可见左室腔内出现膜样强回声带，收缩期朝向室间隔运动，舒张期退回左室侧。

2. 左房，左室增大。

（二）二维超声心动图

1. 胸骨旁左室长轴切面、心尖五腔心上显示左室流出道内近无冠瓣下方有一纤细的强回声组织，附着在二尖瓣前叶基部的心室面，其远端通过腱索样结构及小乳头肌分别与二尖瓣前叶腱索及室间隔相连，漂浮在左室流出道内，并于心脏收缩期贴向室间隔方向，造成主动脉瓣下狭窄。

2. 胸骨旁二尖瓣水平左室短轴切面上可见与二尖瓣前叶相连的腱索样强回声带在左室流出道内漂浮。

3. 胸骨旁左室长轴切面、心尖四腔心上可见二尖瓣收缩期对合错位或可见缝隙。

4. 左房，左室增大。

5. 左室流出道严重狭窄者可导致室间隔增厚。

6. 合并室间隔缺损者，室间隔可见连续中断（图 47-6）。

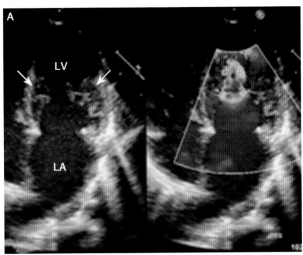
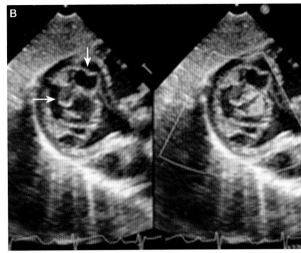
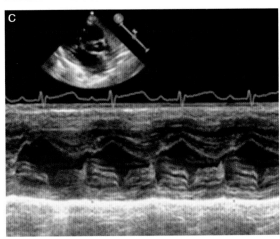
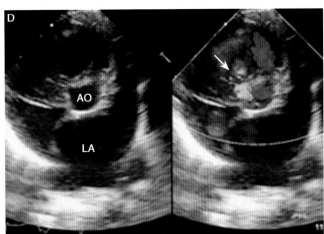

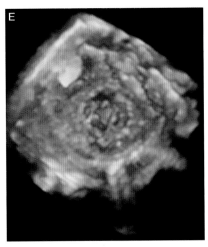

47

图 47-6　二尖瓣附瓣合并室间隔缺损

A. 心尖四腔心切面箭头示二尖瓣前、后叶瓣下均可见异常组织，瓣叶开放受限，彩色多普勒可探及瓣口的高速血流信号；B. 剑下左室短轴切面二尖瓣叶水平箭头示二尖瓣前叶 A1 区、A3 区瓣叶发育异常，呈堆积的皱褶状或囊袋状；C. M 型曲线左室波群上可见左室腔内出现膜样强回声带，左室流出道未见明显梗阻；D. 合并室间隔缺损，箭头示左室短轴切面示室间隔 9 ~ 10 点钟方向可见宽约 0.5cm 的连续中断；E. 左室短轴二尖瓣叶水平，实时三维超声全容积显像模式示二尖瓣前、后叶瓣下均可见异常组织结构，舒张期部分阻塞二尖瓣口

（三）超声多普勒

左室流出道内可见通过狭窄口的收缩期细束血流及狭窄处远侧的高速射流及五彩湍流，连续多普勒可记录高速的湍流频谱。二尖瓣口收缩期左房侧可见反流信号，连续多普勒可记录高速的湍流频谱。少数脱入主动脉瓣者，可导致主动脉瓣严重反流，舒张期左室流出道可见大量五彩反流信号，连续多普勒记录到高速湍流频谱。

（四）三维超声心动图

三维超声心动图可在二维超声心动图和彩色多普勒的基础上，进一步明确二尖瓣附瓣与二尖瓣及周围其他组织结构之间的解剖关系，其腱索可能的附着点位置，有利于术中对二尖瓣结构和功能的保护。

四、鉴别诊断

（一）隔膜型主动脉瓣下狭窄

在主动脉瓣下 1cm 处见细线纤维隔膜样回声，膜的周边附着于二尖瓣前叶的基底部与主动脉根部瓣间组织，室间隔圆锥及左室流出道前壁。二尖瓣附瓣则多位于近无冠瓣下方，附着在二尖瓣前叶基部的心室面，其远端通过腱索样结构及小乳头肌分别与二尖瓣前叶腱索及室间隔相连，阻塞左室流出道。

（二）肥厚型梗阻型心肌病

肥厚型梗阻型心肌病的室间隔呈不对称性肥厚致左室流出道狭窄。二尖瓣前叶左室面无异常回声附着。AMV 导致左室流出道狭窄者，左室壁均匀向心性肥厚。

（三）二尖瓣前叶瘤

很少见，为二尖瓣瓣叶组织向左心房的局部袋状突出，伴收缩期膨胀，舒张期塌陷，常见于累及主动脉瓣的感染性心内膜炎。超声表现为一袋状结构连接于二尖瓣前叶的左房面，收缩期膨起，舒张期塌陷，不会导致左室流出道狭窄。而二尖瓣附瓣则是位于二尖瓣前叶的左室面，经腱索组织附着于室间隔、左室壁、乳头肌等部位，常导致左室流出道狭窄。

另外，二尖瓣附瓣还要与左室肿瘤、二尖瓣赘生物相鉴别，主要鉴别要点在于 AMV 的腱索起源及附着点位置。

先天性主动脉瓣叶畸形系胚胎期瓣膜发育障碍所致，畸形瓣叶可出现数量异常，一般不伴有主动脉瓣环发育不良，是比较少见的先天性疾患，约占先天性心脏病的 2%。根据主动脉畸形瓣叶数量瓣叶可分为单叶瓣、二叶瓣、三叶瓣及四叶瓣畸形等不同类型，其中单叶瓣畸形少见，而二叶瓣畸形最常见。以下诸节将分别对几种主动脉瓣瓣叶畸形类型的病理解剖、血流动力学改变，以及超声诊断特征与鉴别诊断进行介绍。

单瓣叶主动脉瓣畸形

一、病理解剖与血流动力学改变

（一）病理解剖与分型

单瓣叶主动脉瓣畸形（unicuspid aortic valve，UAV）即整个主动脉瓣未分叶，形成一个完整的主动脉瓣膜，瓣口多很狭小。单叶瓣畸形在先天性主动脉瓣畸形中极其少见，先天性心脏患者群中仅占 0.02%，Edwards 于 1958 年首次报道。该畸形瓣口狭小，对血流动力学影响明显，系新生儿严重主动脉瓣狭窄病变的最常见病因，亦是 1 岁内病儿最常见的致命性畸形。

单叶瓣畸形一般分为两种类型：一种为单交界型，交界处瓣膜一侧与主动脉壁粘连，形成一个偏心性狭小的孔道，瓣叶增厚，活动度差，可合并关闭不全。有时在位置相当于原有交界处的部位可观察到瓣叶有一条或两条缝样痕迹；另一种是无交界型，瓣膜一般为拱顶状，只有一个瓣叶，没有交界处，有时在瓣口水平可见交界处的痕迹，瓣口可在整个瓣膜中心或稍偏离中心部位，瓣口多很狭小或呈裂隙状，其中常见的是单交界型。主动脉瓣形似倒置的漏斗，瓣口狭长，位于瓣膜的中央部分或偏向一侧。有时可见到一条瓣叶交界融合的浅脊痕迹，这一类型在婴幼儿期即可呈现严重瓣口狭窄症状。UAV 常可合并主动脉瓣关闭不全、主动脉瘤、主动脉缩窄、主动脉夹层、动脉导管未闭等其他心内畸形。

（二）血流动力学改变

单瓣化畸形由婴幼儿开始可以随着病程进展发生具有血流动力学意义的狭窄和关闭不全。如以前者为主，则发生在左室阻力性负荷过重的表现：左室排血受阻，引起左室心肌不同程度的向心性肥厚，左心腔相对减小，左室舒张末压增高，严重者可出现心排出量减少，冠状动脉缺血，心前区疼痛，外周缺血，收缩压低，脑供血不足等症状。升主动脉狭窄后扩张可延伸至主动脉弓。如以后者为主，则产生左室容量负荷过重，心室舒张末期容量代偿增加，左心室进行性扩大和肥厚，晚期心室收缩功能降低。两者均较轻时，可无明显血流动力学改变，可发生左心衰竭。

二、超声检查方法和注意事项

患者取平卧位或左侧卧位。主动脉瓣畸形的主要诊断切面为胸骨旁大动脉短轴切面，清晰显示主动脉横断面、瓣叶数目、形态、部位、厚度、增厚部位、舒张期瓣口开放幅度、舒张期关闭线位置、形态及相互关系。胸骨旁左室长轴切面上可显示主动脉纵切面。主动脉长轴切面测主动脉内径，并在胸骨上窝检查主动脉弓及降主动脉，了解主动脉扩张的范围。

同时不要忽略其他畸形，应注意有无室间隔缺损、动脉导管未闭、主动脉缩窄及瓣膜有无赘生物等。

三、超声心动图

（一）M 型超声心动图

1. 正常主动脉瓣开放呈"六边形盒子"状，关闭线位于两主动脉壁回声线的中央。单瓣化畸形则显示为主动脉壁间的带状回声,活动度小。无正常瓣叶的开放与关闭运动曲线。

2. 瓣膜曲线回声增粗提示伴有主动脉瓣狭窄。

3. 左室壁厚度增加。

4. 升主动脉内径可狭窄后扩张。

5. 并发主动脉瓣赘生物形成,则瓣叶边缘毛糙,有额外的回声。

(二) 二维超声心动图

1. 胸骨旁左室长轴切面上收缩期瓣叶开放呈圆顶帐篷样突向主动脉腔,顶端小孔开放,瓣尖悬于腔中,瓣叶呈弧形凸面向主动脉壁,舒张期移向瓣环处或突向左室

流出道。胸骨旁主动脉短轴显示收缩期主动脉瓣开放时,瓣膜开放形态似为重叠的环,环的边缘可在中心或偏心,舒张期瓣关闭时关闭线似逗号,未见分割瓣叶的交界线。主动脉瓣增厚,回声增强。运动幅度小或瓣叶固定不动,可伴瓣环狭小或瓣叶关闭不全(图 47-7)。

2. 单瓣主动脉瓣叶均可有不同程度增厚,回声增强,多见不同程度钙化,可见声影。

3. 升主动脉内径自瓣上不同程度扩大,可延伸至主动脉弓。

4. 左心室壁有不同程度的对称性肥厚,心脏相对减小。室壁运动幅度正常或普遍增强。

5. 合并主动脉瓣关闭不全者,左房,左室增大。

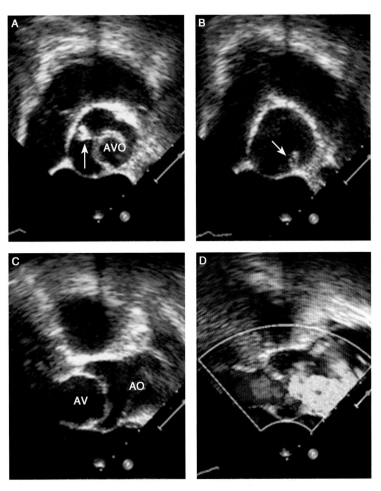

图 47-7　单叶主动脉瓣(TEE)

A. 大动脉短轴切面收缩期主动脉瓣开放时呈一偏心圆形,瓣叶开口减小。箭头示瓣叶上的钙化斑(AVO:主动脉瓣口);B. 大动脉短轴切面箭头示舒张期主动脉瓣关闭时关闭线偏于主动脉瓣环一侧,形似逗号,未见分割瓣叶的交界线;C. 大动脉长轴切面见收缩期主动脉瓣开放时呈穹隆状凸向主动脉侧,瓣叶开放受限(AV:主动脉瓣,AO:主动脉);D. 大动脉长轴切面彩色多普勒示收缩期通过主动脉瓣口的血流束变细并加速,呈以蓝色为主的五彩镶嵌的湍流

(三) 超声多普勒

于胸骨旁左室长轴切面或心尖五腔心切面,彩色多普勒上可显示收缩期通过主动脉瓣口的血流束变细,瓣上主动脉内呈以蓝色为主的彩色湍流。舒张期有来自瓣口的以红色为主的彩色反流束。

(四) 三维超声心动图

三维超声心动图在二维超声心动图、彩色多普勒成像的基础上更为直观、全面地显示主动脉瓣的瓣叶数目、厚度、立体形态和活动状态,评价瓣口的血流动力学改变,为外科手术提供诊断信息。

47

二瓣叶主动脉瓣畸形

一、病理解剖与血流动力学改变

（一）病理解剖与分型

二瓣叶式主动脉瓣畸形（bicuspid aortic valve，BAV）是最常见的先天性主动脉瓣畸形，易并存主动脉缩窄、动脉导管未闭等畸形，约占70%。成年后容易受风湿病的侵犯。

主动脉瓣二瓣化畸形可能与胚胎期胎儿的神经脊细胞畸变及瓣膜发育过程中异常血流通过主动脉瓣，引起瓣叶分离障碍有关，一些家族遗传方式提示为常染色体显性遗传。胚胎发育时，正常的三叶瓣被二叶瓣取代，二叶瓣大小可相等或不等；二瓣化畸形按照病理解剖分两型：左、右二叶型，一般左侧瓣叶较大；前、后二叶型，前瓣叶较大。左、右二叶型较前、后二叶型常见。早期的病理研究证实：二叶瓣可无丰富的瓣叶组织，因此易出现瓣叶宽大冗长及脱垂；二叶瓣多为右冠瓣与无冠瓣交界融合。先天性二叶瓣主动脉瓣的两个瓣叶的周长相似，其假性交界与主动脉壁相连时位于主动脉与Valsalva窦交界的下方。肺动脉与升主动脉的胚胎发育起源相同，故当发现BAV时需注意肺动脉主干是否也存在组织变性改变。

（二）血流动力学改变

大多数患者早年（幼年时）瓣膜功能相对正常，无明显血流动力学改变。出现瓣膜功能障碍时，婴幼儿多表现为主动脉瓣狭窄，而年长儿童和青少年常为主动脉瓣关闭不全，随着年龄增长，主动脉瓣狭窄越来越常见。主动脉瓣狭窄与血流冲击，瓣叶过早纤维化，僵硬和钙化有关。瓣叶不对称或处于前、后位的二叶瓣，狭窄出现的较早，进展较快。主动脉瓣关闭不全的出现则与瓣叶增厚，脱垂，纤维变性挛缩或主动脉根部扩张及继发感染性心内膜炎有关。Ferencik M等的研究报道，40%的二叶瓣的患者合并升主动脉扩张。

二、超声检查方法和注意事项

患者取平卧位或左侧卧位。主动脉瓣二瓣化畸形主要观察切面为胸骨旁和剑突下大动脉根部大动脉短轴切面，显示主动脉横断面及瓣叶数目、形态、部位、厚度、增厚部位、收缩期瓣口开放幅度，舒张期关闭线位置是否偏心等。

超声检查中如观察到升主动脉扩张、瓣膜赘生物及钙化等时应仔细观察主动脉瓣数目。左室长轴及短轴切面上测量室壁厚度及增厚的分布。超声多普勒于心尖五腔或心尖左室长轴切面观察经主动脉瓣口血流及有无反流。发现主动脉瓣狭窄和反流时也应仔细观察主动脉瓣数目，同时注意合并畸形的诊断。

三、超声心动图

（一）M型超声心动图

1. 正常主动脉瓣开放呈"六边形盒子"状，关闭线则位于两主动脉壁回声线的中央。二叶瓣因瓣叶不对称而使主动脉瓣关闭线偏向一侧，偏心指数（主动脉根部半径/主动脉瓣关闭线至主动脉壁最近距离）>1.5，M型诊断符合率为75%。但瓣叶闭合不偏心不能排除二叶瓣主动脉瓣。

2. 瓣叶可宽大冗长，回声变粗者可能伴有主动脉瓣狭窄。

3. 升主动脉内径可扩张。

4. 室间隔、左室后壁厚度增加。

5. 如并发主动脉瓣赘生物形成，则瓣叶边缘毛糙，有额外的回声。

（二）二维超声心动图

1. 胸骨旁大动脉短轴切面上，收缩期开放时瓣口呈"鱼口状"。舒张期正常主动脉瓣三叶瓣的Y字形关闭线消失，如果二叶瓣为前、后各一，关闭线呈一字形；若瓣叶呈左、右各一，则关闭线呈I字形。关闭线常偏向一侧。两个瓣叶的大小可能一致，也可能大小不一。瓣叶两端连接主动脉壁（图47-8）。

2. 通常后瓣叶边缘增厚，成年后可整个瓣叶增厚，甚至缩短，回声增强。胸骨旁主动脉根部长轴及短轴切面于

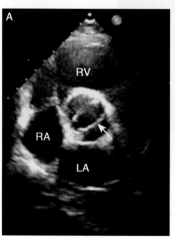

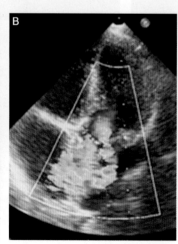

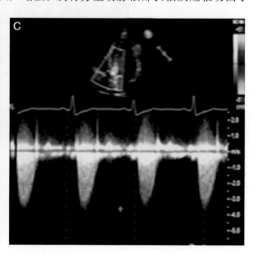

47

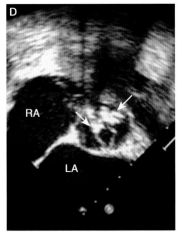 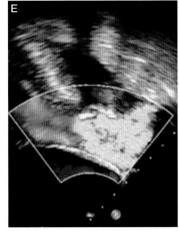 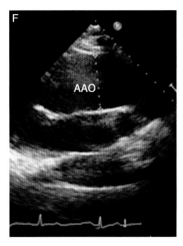

图 47-8　二叶主动脉瓣

A. 胸骨旁左室短轴切面箭头示主动脉瓣叶增厚,回声增强,收缩期开放时瓣口呈鱼口状;B. 心尖五腔心切面彩色多普勒示收缩期主动脉瓣口五彩高速血流信号;C. 心尖五腔心切面连续多普勒主动脉瓣口记录到高速射流频谱;D. 经食管超声心动图主动脉短轴观箭头示主动脉瓣呈二瓣叶,前、后排列,瓣叶上可见多个钙化斑附着;E. 经食管超声心动图左室长轴观切面彩色多普勒示收缩期主动脉瓣口五彩镶嵌的高速血流信号;F. 胸骨旁左室长轴切面示升主动脉内径扩张(AAO:升主动脉)

收缩期均可显示二瓣叶开放间距变小,测定瓣叶开放的最大幅度与同一平面主动脉内径的比值即为瓣口开放率,用以估计主动脉瓣口狭窄程度。正常儿童的开放率为72.7%;开放率42%~62%为轻度狭窄,31%~35%为中度狭窄,20%~30%为重度狭窄。

3. 狭窄者可见升主动脉扩张,左室壁有不同程度对称性肥厚,心脏相对减小;伴有关闭不全者,可显示瓣叶关闭的间隙,左室扩大。

（三）超声多普勒

于胸骨旁左室长轴切面或心尖五腔心切面,可显示收缩期通过主动脉瓣口的血流束变细,瓣上主动脉内呈以蓝色为主的彩色湍流。舒张期有来自瓣口的以红色为主的彩色湍流,反流束偏心,可朝向二尖瓣前叶行走或朝向室间隔侧。

M 型彩色多普勒可显示收缩期异常血流持续时间,为全收缩期。连续多普勒于彩色射流束处取样,显示为负向、持续的全收缩期高速血流频谱,其最大流速可达 2~5m/s。简化柏努利方程可计算跨瓣压差及估计瓣口狭窄程度。

（四）三维超声心动图

三维超声心动图可多方位直观显示二叶瓣的瓣叶数目、厚度、活动状态以及瓣膜的周邻关系,评价瓣口的血流动力学改变,为外科手术提供更准确的细节信息。

三叶瓣主动脉瓣畸形

一、病理解剖与血流动力学改变

（一）病理解剖

三叶瓣式主动脉瓣畸形(tricuspid aortic valve,TAV)是较常见的先天性主动脉瓣畸形,约占30%。胚胎第6~9周主动脉瓣开始发育,首先在动脉腔内形成三个结节,三者均向中心生长,结节与主动脉壁连接处的组织逐渐被吸收并凹陷,形成主动脉窦。主动脉瓣由三个增厚的瓣叶组成,每个瓣叶的大小相似,通常三个瓣叶交界的边缘部分互相粘连融合,中央部分向升主动脉隆起呈拱顶状,圆顶的中心即为狭小瓣口,导致主动脉瓣狭窄。

（二）血流动力学改变

患者有主动脉瓣狭窄时,可出现左室阻力性负荷过重的表现:左室排血受阻,引起左室心肌不同程度的向心性肥厚,左心腔相对减小,左室舒张末压增高,严重者可出现心排出量减少,脑供血不足等症状。升主动脉狭窄后扩张可延伸至主动脉弓。如出现关闭不全者,则产生左室容量负荷过重,心室舒张末期容量代偿性增加,左心室进行性扩大和肥厚。晚期心室收缩功能降低。

二、超声检查方法和注意事项

患者取平卧位或左侧卧位。重点扫查胸骨旁和剑突下大动脉根部短轴切面。超声检查中应该注意与主动脉瓣二瓣化畸形的鉴别,仔细观察界嵴位置。如观察到升主动脉扩张、瓣膜赘生物及钙化等时应仔细观察主动脉瓣数目。在发现主动脉瓣狭窄和反流时也应仔细观察主动脉瓣数目,同时注意合并畸形的诊断,以防漏诊。

三、超声心动图

（一）M 型超声心动图

1. 三瓣主动脉瓣开放仍呈"六边形盒子"状，但其关闭线可偏心。

2. 瓣叶回声变粗者可能伴有主动脉瓣狭窄。

3. 升主动脉内径可扩张。

4. 室间隔与左室后壁厚度增加。

5. 有主动脉瓣赘生物形成时，则瓣叶边缘毛糙，有额外的回声。

（二）二维超声心动图

1. 于胸骨旁左室长轴切面上显示主动脉瓣开放时虽呈拱形，但瓣叶的一侧边缘不贴近主动脉壁。

2. 于胸骨旁大动脉短轴切面上观察，主动脉瓣开放时呈圆形，狭窄较重时呈三角形，关闭时呈 Y 字形。

3. 瓣叶回声可以增厚、增强。

4. 升主动脉有不同程度扩张。

5. 左室壁肥厚，心腔室内径减小。室壁运动幅度正常或普遍增强。

（三）超声多普勒

于胸骨旁左室长轴切面或心尖五腔心切面，彩色多普勒上可显示收缩期主动脉瓣口血流束变细，瓣上主动脉内呈以蓝色为主的彩色湍流信号。

（四）三维超声心动图

三维超声心动图可直观，全面地显示主动脉瓣的瓣叶数目、厚度、立体形态和活动状态。评价瓣口的血流动力学改变，为外科手术提供更准确的信息。

四瓣叶主动脉瓣畸形

一、病理解剖与血流动力学改变

（一）病理解剖

四叶主动脉瓣（quadricuspid aortic valve，QAV）甚为罕见，四个瓣叶可能大小相似，或一个瓣叶较其他三个瓣叶小得多。四叶型主动脉瓣一般功能正常，不引起瓣口狭窄症状，仅在尸体解剖时才被发现。但半数以上患者会出现有血流动力学意义的主动脉瓣反流。刚出生时可无反流或不明显，随年龄增加，瓣缘逐渐增厚并卷曲形成关闭不全。而瓣叶的钙化更多是在成年时逐渐表现出来。当主动脉瓣四瓣叶等大时，跨瓣血流冲击力平均分布；而当四叶大小不等时，跨瓣血流的负荷分布不相同，瓣叶承受涡流的冲击可发生纤维化、黏液变性或钙化，交界亦可粘连。这种长期不均衡的血液冲击力可造成瓣叶结构损伤，尤其存在较小的附瓣时，由于瓣缘卷曲，关闭缘达不到中心部位，必然引起主动脉瓣关闭不全，进而引起左心室扩大和二尖瓣反流，最终导致充血性心力衰竭。同时瓣叶游离缘也可伴有变厚、硬化和钙化，导致主动脉瓣狭窄、左室流出道梗阻。患者多在 20 岁以后出现症状，其中约 40% 的患者合并主动脉瓣关闭不全。

（二）血流动力学改变

大多数患者瓣膜功能相对正常，无明显血流动力学改变。出现瓣膜功能障碍时，患者出现主动脉瓣狭窄及左室阻力性负荷过重的表现。出现关闭不全时，则产生左室容量负荷过重的表现。

二、超声检查方法和注意事项

患者取平卧位或左侧卧位。重点扫查胸骨旁和剑突下大动脉根部短轴切面。发现主动脉瓣狭窄和反流时也应仔细观察主动脉瓣数目，同时注意合并畸形的诊断，以防漏诊。

三、超声心动图

（一）M 型超声心动图

1. 主动脉瓣开放呈"四边形"。

2. 瓣叶回声变粗者可能伴有主动脉瓣狭窄。

3. 升主动脉内径可扩张。

4. 室间隔、左室后壁厚度增加。

（二）二维超声心动图

1. 胸骨旁左心室长轴切面上主动脉瓣收缩期开放时，瓣口呈拱形，呈轻度偏心，胸骨旁主动脉瓣短轴切面上可观察到主动脉瓣瓣叶为四叶。收缩期瓣叶开放时，呈方形，舒张期关闭时呈田字形（图 47-9）。

2. 四瓣叶的主动脉瓣叶均可有不同程度增厚，回声增强。

3. 升主动脉内径扩张，可延伸至主动脉弓。

4. 伴主动脉瓣关闭不全者，可同时有左室扩大。

5. 左心室壁有不同程度对称性肥厚，心脏相对缩小。

（三）超声多普勒

于心尖或胸骨旁五腔心切面，彩色多普勒上显示收缩期通过主动脉瓣口的血流束变细，瓣上主动脉内呈以蓝色为主的彩色湍流。舒张期有或无一束起自瓣口的以红色为主的彩色湍流，沿室间隔左侧或沿二尖瓣前叶射向左室中部。

47

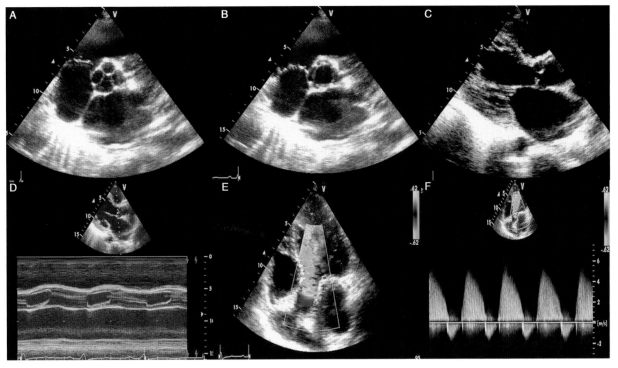

图47-9 四叶主动脉瓣合并关闭不全

A. 胸骨旁大动脉短轴切面主动脉瓣舒张期关闭呈田字形；B. 胸骨旁大动脉短轴切面主动脉瓣收缩期开放呈四边形；C. 胸骨旁左室长轴切面主动脉瓣增厚，回声增强，舒张期瓣口不能合拢，闭合见明显缝隙；D. M型主动脉瓣曲线显示正常六边形盒子曲线消失，代之以四边形曲线；E. 彩色多普勒心尖五腔心切面显示主动脉瓣口舒张期大量五彩反流信号；F. 连续多普勒取样可记录主动脉瓣口左室流出道侧舒张期高速实填频谱

鉴 别 诊 断

先天性主动脉瓣发育畸形和风湿性心脏瓣膜病引起的主动脉瓣膜损害，在临床症状和体征方面无明显差异，易误诊为风湿性心脏瓣膜病。除根据年龄、发病时间及病史进行鉴别外，超声心动图是明确诊断和判定狭窄程度的重要检查方法。同时当二叶瓣有明显中央嵴或超声切面没有探及瓣膜真正附着点时，易误认为三条或四条关闭线，与三叶瓣畸形难以鉴别，造成假阴性诊断，应强调多切面扫查。

另外主动脉瓣脱垂者可产生主动脉瓣关闭线偏心，易造成二瓣化假阳性。

其 他

47

一、先天性三尖瓣缺如

先天性三尖瓣缺如（absence of tricuspid valve，ATV）的病理基础是三尖瓣瓣叶未发育，瓣下组织乳头肌，腱索全部缺如。

超声表现为右室内出现纤维膜样强回声附着于室间隔中下三分之一交界处，可随血流活动。该回声无瓣叶的活动形态。彩色多普勒显示隔膜处舒张期无血流通过，收缩期亦无反流信号。

二、先天性双孔三尖瓣

先天性双孔三尖瓣（double orifice of tricuspid valve，DOTV）的病理基础是三尖瓣位见前后、或者左右并行排列

的两个独立分开的瓣口，瓣口之间以瓣叶桥进行分隔。两个瓣口有各自的瓣下结构，多发育不良，瓣膜可增厚。

超声表现的主要特征是右侧房室口可见两个独立分开的瓣口，瓣口大小可相等或不等。瓣口狭窄，则舒张期开口间距缩小；合并关闭不全时，则收缩期可见瓣口对合不良。瓣膜可增厚，回声增强，可探及舒张期血流分别经两个瓣口进入右室。如瓣口狭窄，彩色多普勒可探及瓣口舒张期血流速度加快，瓣口关闭不全则于瓣口右房侧收缩期可探及反流信号。

三、先天性肺动脉瓣缺如

先天性肺动脉瓣缺如是一种极其少见的先天性心脏病，占婴幼儿先天性心脏病发病率的0.1%～0.2%，76%

的患者合并法洛四联症。临床可分为婴幼型和儿童型。

（一）病理解剖

肺动脉瓣缺如的病理基础为胎儿在胚胎发育阶段的第6号发育异常，导致动脉导管缺如，或因动脉导管病理性闭锁，右心室血液进入近端肺动脉后无法通过动脉导管进入降主动脉，也不能通过肺小动脉进入肺静脉，使不成熟的肺动脉内血流骤增，造成肺动脉极度扩张及远端流出道扩张。反流血反复冲刷致使肺动脉瓣不发育或残留发育不良的瓣叶组织。肺动脉瓣区完全无瓣叶组织，或有呈不规则小结节、颗粒状突起的残留瓣叶。右心室血液没有正常出口，只能经室间隔流入左心室，致使室间隔不能正常融合。

（二）超声心动图特征

超声表现为肺动脉瓣位不能探到明显瓣叶结构或在瓣环处可见增厚、发育不良的肺动脉瓣残端，无明显瓣叶开放、关闭活动，仅为瓣残端在心脏收缩、舒张时受血流冲刷的运动。右心室流出道及肺动脉内可检出收缩期明显增快的前向血流及舒张期中至重度的反流信号。肺动脉瓣环狭小，肺动脉干瘤样扩张，且右肺动脉较左肺动脉扩张更显著。

临 床 价 值

超声心动图不仅可以直接显示各种类型先天性瓣膜畸形的瓣膜装置的形态结构，回声强度，附着部位及活动状态，还可对瓣口的高速血流及反流进行定量分析，明确瓣膜狭窄和关闭不全的病变程度。同时还可以了解心脏其他合并畸形，对患者病情做出全面、客观的诊断，为临床治疗提供可靠依据，具有重要的临床应用价值。三维超声心动图包含了更多的诊断信息，可以更真实精确地反映心脏立体空间结构，提高了检测心脏细微结构的敏感性和分辨力，对诊断先天性瓣膜病具有更精确、敏感、直观的优势。

47

第48章

先天性主动脉疾病
CONGENITAL AORTIC DISEASE

◎吕 清 张 丽

主动脉瓣上狭窄	679		四、超声心动图	681
一、病理解剖	680		五、临床价值	683
二、血流动力学改变	680		主动脉弓离断	683
三、超声心动图	680		一、胚胎发育机制	683
主动脉缩窄	680		二、病理解剖与血流动力学改变	683
一、病理特征	680		三、超声心动图	684
二、血流动力学改变	681		四、诊断与鉴别诊断	686
三、检查方法	681		五、临床价值	686

先天性主动脉疾病指升主动脉、主动脉弓和胸主动脉起始部先天性发育异常所引起的一些病变,主要包括主动脉瓣上狭窄(supravalvular aortic stenosis)、主动脉缩窄(coarctation of the aorta)和主动脉弓离断(interruption of aortic arch)三种畸形,现分述如下:

主动脉瓣上狭窄

主动脉狭窄类型甚多,主要有主动脉瓣膜性狭窄、膜型或肌型主动脉瓣下狭窄、主动脉瓣上狭窄(图48-1),本章仅就常见的主动脉瓣上狭窄(supravalvular aortic stenosis)作较为详细的介绍。主动脉瓣上狭窄是指冠状动脉开口以上的主动脉狭窄,与主动脉瓣下狭窄、主动脉瓣狭窄同属先天性左室流出道梗阻畸形,在三型中主动脉瓣上狭

窄发病率最低。该病最早由 Menarelli 在 1930 年描述,1961 年 Williams 等描述了主动脉瓣上狭窄患者伴有"小精灵"面容、智力发育迟钝、外周肺动脉狭窄、高钙血症等,称为 Williams 综合征(Williams syndrome)或"小精灵"综合征。先天性主动脉瓣上狭窄有 3 种发病形式:①Williams综合征的一种表现;②散发性;③家族性,其发病与常染色

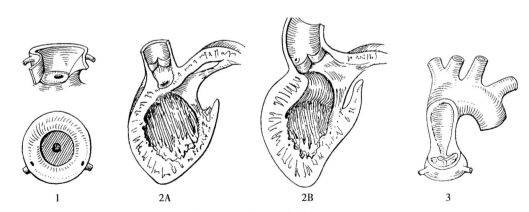

| 1 | 2A | 2B | 3 |

图 48-1　主动脉狭窄的病理解剖
1. 主动脉瓣膜性狭窄;2A. 膜型主动脉瓣下狭窄;2B. 肌型主动脉瓣下狭窄;
3. 主动脉瓣上狭窄

48

体显性遗传有关。

一、病 理 解 剖

根据形态不同可将主动脉瓣上狭窄分为三型:①沙漏样狭窄:狭窄位于主动脉嵴(即窦管结合部或窦管交界处)水平,局部管壁纤维肌性增厚并向管腔内突出,形成环形缩窄,形似沙漏状,也称壶腹样狭窄,最常见;②隔膜样狭窄:主动脉嵴水平有纤维膜状结构突向腔内,中心为狭窄的小孔,主动脉外径正常;③整个升主动脉弥漫性发育不良,管壁增厚、管腔狭窄,常累及头臂动脉近段。其中前两型为局限性狭窄,第三型为弥漫性狭窄。

由于狭窄位于主动脉瓣和冠状动脉开口水平以上,狭窄近端血管压力升高,因此除上述解剖学特征外,主动脉瓣上狭窄常常合并冠状动脉扩张或冠状动脉开口狭窄、主动脉瓣纤维化增厚并主动脉瓣关闭不全,主动脉窦部常增宽。

外周肺动脉狭窄也是常见的合并畸形,少见的畸形有左锁骨下动脉和颈动脉开口狭窄、主动脉缩窄、室间隔缺损和二尖瓣关闭不全等。

二、血流动力学改变

主动脉瓣上狭窄与主动脉瓣下、主动脉瓣狭窄血流动力学类似,其基本的血流动力学变化是左室和主动脉之间存在压差,导致左室排血受阻,左室心肌肥厚。冠状动脉病变可导致心肌供血不足,合并肺动脉狭窄时右室压力上升,右室肥厚。

三、超声心动图

胸骨左缘左室长轴切面或高位胸骨左缘主动脉长轴切面是诊断主动脉瓣上狭窄的重要切面。同时显示左室流出道、主动脉瓣、主动脉根部及升主动脉,测量主动脉瓣环、窦部、窦管结合部和升主动脉近段及远端的内径。多普勒超声心动图多采用心尖五腔切面进行测量。

(一)二维超声心动图

1. 主动脉局限性或弥漫性狭窄 局限性狭窄时,应对主动脉根部进行详细观察及测量。通常将主动脉瓣环、主动脉窦部、窦管结合部及升主动脉近段统称为主动脉根部。主动脉瓣环为纤维结构,内径保持的相对恒定,病理情况下一般不发生明显扩张,正常主动脉瓣环内径为 $[(13\pm1)\ mm/m^2]$,主动脉窦部是主动脉根部内径最大的部位 $[(19\pm1)\ mm/m^2]$,向上逐渐变细,窦管结合部内径稍大于瓣环 $[(15\pm1)\ mm/m^2]$,升主动脉与窦管结合部内径相近。沙漏样狭窄者主动脉窦管结合部管壁增厚、回声增

强,向内隆起,主动脉外径明显减小,同时管腔狭窄,明显小于主动脉瓣环内径,然后逐渐增宽,形似沙漏状(图48-2);隔膜样狭窄者主动脉窦管结合部前壁和(或)后壁分别见线状强回声向管腔内突出,其间有小孔,孔径小于主动脉瓣环内径。

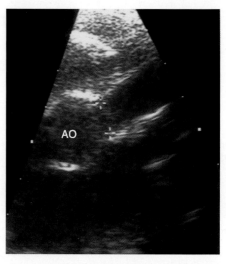

图48-2 主动脉瓣上狭窄
Williams综合征患者,主动脉窦管结合部
狭窄(沙漏样)

弥漫性狭窄时,整个升主动脉全程内径均变细,管壁增厚,常累及主动脉弓及头臂动脉分支。

2. 部分患者主动脉瓣增厚,回声增强。

3. 可伴有冠状动脉扩张或开口狭窄。

4. 左室壁有不同程度的肥厚,为对称性。

5. 狭窄近段主动脉窦部扩张,狭窄远端扩张不常见。

(二)超声多普勒显像

彩色多普勒显示狭窄区及其远端有多彩湍流信号,频谱多普勒测得狭窄远端血流速度升高,可计算狭窄两端压力阶差,估计狭窄程度。

合并主动脉瓣反流者舒张期于左室流出道内可见反流形成的湍流信号和频谱。

注意必须同时对主动脉瓣和冠状动脉近段作出仔细评价。冠状动脉近段扩张和开口狭窄可在胸骨旁大动脉短轴切面探查。

局限性狭窄者多普勒超声测量的狭窄两端压力阶差可准确估计狭窄程度,但对于多发狭窄和弥漫性的长管状狭窄,狭窄程度的判定则有赖于二维超声心动图对管径的准确测量。

主动脉缩窄

主动脉缩窄(coarctation of the aorta,CoA)是指主动脉管腔不同程度的狭窄,可发生于主动脉弓至髂动脉分叉处之间的任何部位,但大部分(约98%)的狭窄发生于动脉导管或动脉韧带区域,即主动脉峡部。主动脉缩窄于1761年由Morgagni首先描述,发病率男性多于女性,比例

为(2~5):1。

一、病 理 特 征

主动脉缩窄的发病机制尚不十分明了。一般认为与主动脉胚胎形成期先天性发育缺陷有关;亦有认为与动脉

导管组织向主动脉壁延伸有关,当动脉导管闭合时,平滑肌收缩累及主动脉壁导致狭窄;还有认为与胎儿期主动脉和肺动脉血流量分布失衡有关,在胚胎发育期任何使主动脉血流减少的心血管畸形均易发生主动脉发育不良,形成缩窄。

主动脉缩窄最常发生的部位为左锁骨下动脉开口远端,动脉导管(或动脉韧带)之前或之后,范围通常较局限,多为1cm左右,内径2~5mm。少数累及左锁骨下动脉开口近端的主动脉弓部,形成较长的管状狭窄段。缩窄段主动脉外表轮廓向内凹陷,与相邻主动脉界限分明,多位于主动脉后侧壁,动脉壁中层变形折叠、内中膜增厚,呈膜状或嵴状向腔内凸出,导致管腔显著变窄,严重者小到针尖大小。升主动脉和主动脉弓及其分支扩张,缩窄段远端主动脉常伴有狭窄后扩张。

本病可单独存在,但多合并其他心血管畸形或作为复杂畸形的组成部分。常见的合并畸形有动脉导管未闭、室间隔缺损、主动脉瓣畸形(二瓣或单瓣畸形)、二尖瓣畸形(瓣上环或降落伞型二尖瓣)、主动脉瓣下狭窄等。如左心梗阻性病变同时存在,又称Shone综合征(Shone syndrome)。

根据主动脉缩窄发生的部位不同可分为以下几种类型:①导管前型:又称婴儿型,较少见,缩窄位于动脉导管或动脉韧带之前,缩窄范围一般较广泛,侧支循环不丰富,常合并其他心血管畸形;②导管后型:又称成人型,缩窄部位位于动脉导管或动脉韧带之后,缩窄范围一般较局限,侧支循环丰富,很少合并心内畸形;③正对动脉导管型:该型缩窄段正对动脉导管开口或动脉韧带,即缩窄位于主动脉峡部。

根据解剖和血流动力学变化分为:①单纯型:成人型较多,动脉导管已关闭,多不合并其他心内畸形;②复杂型:婴儿型较多,动脉导管常未关闭,多合并其他心内畸形。

二、血流动力学改变

缩窄程度的不同和合并心内畸形的不同可造成不同的病理生理改变。主动脉缩窄引起左室射血阻力增加,左室代偿性肥厚。狭窄近端动脉压力升高,血管扩张,上肢及头颈部血供增多,血压上升。缩窄远端动脉压力降低,下肢血供减少,血压下降,下肢血压明显低于上肢。出生后数月或数年,缩窄处周围可形成侧支循环。

三、检查方法

于胸骨上凹主动脉弓长轴切面显示主动脉弓及其分支、降主动脉起始部,胸骨左缘沿人体纵轴扫查,可于心脏后方显示胸降主动脉中下部长轴切面。经胸超声显示不佳时,经食管超声可清晰显示胸降主动脉和主动脉弓部。同时应于剑突下扫查腹主动脉自膈肌至髂血管分叉处排除腹主动脉缩窄。

四、超声心动图

(一)二维超声

1. 胸骨上窝是诊断主动脉缩窄的重要切面。主动脉弓长轴切面显示主动脉降主动脉起始部、左锁骨下动脉开口处远端主动脉管腔内径变窄,管壁增厚、回声增强。缩窄近端主动脉及其分支扩张,搏动增强。远端降主动脉可有狭窄后扩张,搏动减弱。

2. 左室壁代偿性肥厚,搏动增强。

3. 合并动脉导管未闭者肺动脉分叉至左肺动脉起始部与降主动脉之间有异常管道相通。

(二)多普勒超声

彩色多普勒超声心动图显示缩窄段血流束变细,收缩期缩窄处及远端血流呈五彩镶嵌状,缩窄后血流呈多彩扩散状。频谱多普勒可测量缩窄两端的压力阶差,估计缩窄程度。导管前型的主动脉缩窄,如狭窄程度较轻,狭窄远端主动脉压力仍高于肺动脉时,动脉导管内以左向右分流为主;如狭窄程度较重,狭窄远端主动脉压力明显减低,动脉导管内分流可以右向左为主(图48-3,图48-4)。

(三)经食管超声

经食管超声于降主动脉长轴切面可显示狭窄起始部,探查狭窄处长度和内径,并可显示胸降主动脉其他部位有无狭窄及狭窄后扩张情况。

缩窄部位进行介入性球囊扩张术中,经食管超声于术前、术中、术后可监测球囊部位、扩张程度、扩张效果及有无并发症,术后可追踪近期和远期效果。

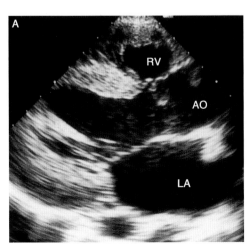
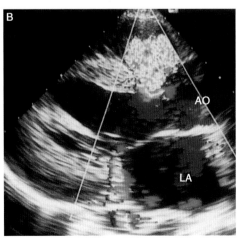

48

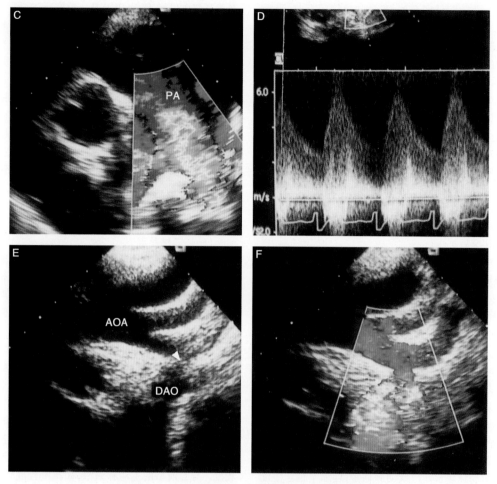

图48-3 主动脉缩窄合并室间隔缺损、动脉导管未闭

A. 左室长轴切面于主动脉前壁和室间隔交界处见有连续中断,左室壁均明显增厚;B. 彩色多普勒显示室间隔缺损的分流信号,并见二尖瓣反流;C. 心底短轴切面彩色多普勒见经动脉导管流向肺动脉的高速血流信号;D. 连续多普勒探及经动脉导管分流的连续性血流信号;E. 胸骨上窝切面显示降主动脉起始部缩窄(箭头所示),降主动脉远端扩张;F. 彩色多普勒显示降主动脉内的血流信号,狭窄上段血流速度较慢,狭窄口处血流速度较快

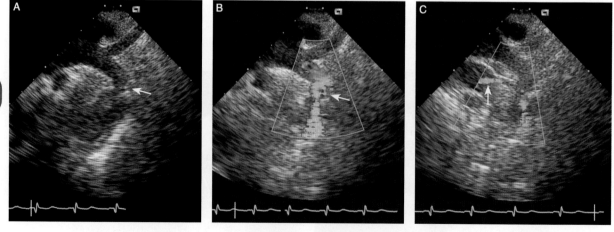

图48-4 主动脉缩窄

A. 胸主动脉起始处可见缩窄(箭头指处);B. 彩色多普勒显示缩窄处血流束变窄(箭头指处),其远侧流速增大;
C. 侧动探头,可见血流由胸主动脉经动脉导管进入肺动脉(箭头指处)

五、临床价值

经胸二维与彩色多普勒超声对儿童主动脉缩窄检出率高,约90%可获得明确诊断,成人主动脉弓有时显示不清,经食管超声可清晰显示缩窄及扩张部位,并协助引导与监测、随访介入治疗的过程、疗效及有无并发症。

主动脉弓离断

主动脉弓离断(interruption of aortic arch,IAA)属一种非常罕见的发绀型先天性心脏病,是主动脉缩窄的最严重的形式,1777 年 Steidele 首次描述 1 例主动脉峡部离断的患者,1818 年 Seildel 报道 1 例左锁骨下动脉与左颈总动脉之间的离断,1948 年 Weisman 和 Kesten 则报道 1 例无名动脉与左颈总动脉之间的离断。此病约占严重先天性心脏病的1%,自然存活时间很短,如不治疗,平均死亡年龄仅为 4～10 天,80% 的患儿于出生后 1 个月内死亡,90% 患儿于出生后 1 年内死亡。

一、胚胎发育机制

1. 正常主动脉弓及其分支的发育　在胚胎心脏发育早期,心脏为管状结构时,心内膜管终肢的远端部分形成主动脉囊,主动脉囊远端先后形成左右对称的 6 对主动脉弓,主动脉弓与主动脉囊交界处称为弓根部。主动脉弓分别通向两侧成对的背主动脉,背主动脉远端相互融合为联合背主动脉,背主动脉发出 7 对分支,称为体节间动脉。此时,整个动脉系统为左右对称的结构。

第1、2、5 对主动脉弓在发育过程中先后退化消失,第3、4 对主动脉弓之间的背主动脉也消失。第 3 对主动脉弓及其头侧的背主动脉发育为两侧的颈内动脉,第1、2 对和第3 对主动脉弓的弓根部分别发育成两侧颈外动脉和颈总动脉。

左侧第 4 弓的弓根部和左侧第 4 号分别形成成熟主动脉弓的近端和中间部分,成熟主动脉弓远端和终末部分分别来自左背主动脉和联合背主动脉。右侧第 4 号成为右锁骨下动脉的近端部分,远端部分来自右第 7 体节间动脉。右侧第 4 号的弓根部形成右无名动脉。左锁骨下动脉来自左第 7 体节间动脉,在发育过程中逐渐上升到第 6 主动脉弓以上。

左侧第 6 号近端部分成为左肺动脉,远端成为动脉导管,右侧第 6 号近端发育成为右肺动脉,远端与背主动脉之间的一段退化。

2. 主动脉弓离断的胚胎发育机制　由于胚胎时期第 4 主动脉弓的异常退化或左侧背主动脉的堵塞或中断均可导致发育成熟后主动脉弓离断的发生。如果左第 7 体节间动脉远端的左背主动脉堵塞或中断,则成为 A 型主动脉弓离断(离断部位在左锁骨下动脉远端),如果左第 4 号中段堵塞或中断,即成为 B 型主动脉弓离断(离断部位在左颈总动脉和左锁骨下动脉之间),如果左第 4 号的弓根部堵塞或中断,即成为 C 型主动脉弓离断(离断位于无名动脉和左颈总动脉之间)。

二、病理解剖与血流动力学改变

主动脉弓离断的主要病理特征为升主动脉或主动脉弓与降主动脉之间没有管腔相通,这种离断可能是一短段管壁也可能是相当长的一段,可以是两者之间完全失去解剖上的连续性(主动脉弓缺如),也可以是两者之间仅以残留的纤维束带相连(主动脉弓闭锁)。本病很少单独存在,常常与动脉导管未闭和室间隔缺损同时存在,称为 Steidele 综合征(Steidele syndrome),左心室与发育不良的升主动脉连接,右心室发出肺动脉通过未闭的动脉导管与降主动脉相连,极少数已建立起侧支循环者可无动脉导管和室间隔缺损。其他合并畸形包括主肺动脉窗、主动脉瓣二瓣或单瓣畸形,各种类型的大动脉转位、三尖瓣闭锁、右室双出口等。并常伴有心外畸形如中枢神经异常、肾脏畸形、骨骼畸形、胸腺组织发育不良(即 Di-George 综合征(Di-George syndrome),常发生于 B 型主动脉弓离断病例中,引起低钙血症和免疫功能异常)等。

1959 年,Celoria 和 Patton 总结 28 例主动脉弓离断,根据离断部位将此病分为以下 3 型。A 型:离断位于左锁骨下动脉开口的远端,约占 40%;B 型:离断位于左锁骨下动

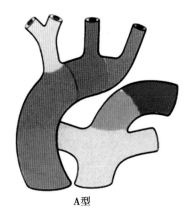
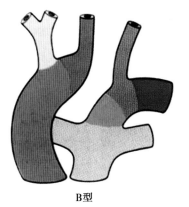
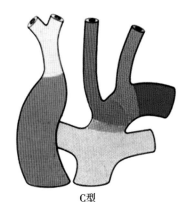

A型　　　　　　B型　　　　　　C型

图 48-5　主动脉弓离断类型示意图

48

脉与左颈总动脉开口之间,较常见,占 55% ~ 69%;C 型:离断位于无名动脉与左颈总动脉开口之间,少见,约占 4%。由于右锁骨下动脉起源常伴发畸形,根据其起源于右头臂动脉、降主动脉或右肺动脉等的不同进一步分有亚型(图 48-5)。

主动脉弓离断患者左室血泵入升主动脉,而右室血泵入肺动脉、动脉导管和降主动脉。如伴有室间隔缺损,则出现心室水平左向右分流,而动脉导管为右向左分流。左室血流通向两个方向:一为升主动脉,一为通过室间隔缺损入右室,通过肺动脉和动脉导管而至降主动脉。降主动脉的血液虽由右室而来,但因右室混有左室分流而来的氧合血,血氧饱和度可稍有升高,躯体下部青紫可不明显。如无室缺,由于升主动脉和降主动脉的血流来自两个不同的心室,故患者可出现差异性发绀(differential cyanosis)。主动脉弓离断患者出生后早期降主动脉血流主要由未闭动脉导管引流,一旦动脉导管闭合,主动脉弓离断的血流动力学改变会更加明显,肺循环压力与容量负荷增加造成心衰,如未行外科治疗,患者常早期死亡。存活时间较长者,动脉导管往往比较粗大,右向左分流为主。

三、超声心动图

超声心动图可显示和诊断主动脉弓离断,其关键是在检查过程中需对各段主动脉进行多个平面扫查。胸骨上窝与胸骨旁可提供大多数诊断信息。年龄稍长患儿行经食管超声心动图可帮助诊断。临床上如存在明显的肺动脉与主动脉血流动力学关联现象时,均应考虑该病变。

(一)二维超声心动图

胸骨上窝是本病最主要的探查声窗。主动脉弓长轴切面可见明显变窄的升主动脉,至少发出 1 个分支后成为盲端,与降主动脉不连续。升主动脉上升弧度消失,垂直向上直接与无名动脉相连。在 B 型主动脉弓离断中,左颈总动脉分支特别突出,发出后主动脉弓即告中断,因此外形类似于"食指指路"方式异常地指向颈部。

胸骨旁长轴观显示主动脉根部与升主动脉多发育不良,内径较窄。胸骨旁短轴观显示肺动脉明显增宽,在肺动脉分叉处有粗大的未闭的动脉导管与降主动脉相连。合并室间隔缺损者,显示室间隔连续中断,多为大型缺损,且大部分位于室上嵴上方。

另外可发现主动脉弓离断伴发的其他畸形如主肺动脉窗、主动脉瓣下狭窄、大动脉转位、房室瓣闭锁等。

(二)多普勒超声心动图

彩色多普勒胸骨上窝主动脉弓长轴观显示在主动脉弓离断部位无血流信号,降主动脉血流来自动脉导管,以蓝色为主,有时导管近端可见五彩镶嵌的连续性血流信号(图 48-6 ~ 图 48-9)。

(三)心脏声学造影

此症的声学造影有非常特殊的表现。但检查者年龄多幼小,故对造影检查操作有较高的要求。经外周静脉注射造影剂后,见云雾影首先出现于右心系统,而后经动脉导管进入降主动脉,这种主动脉系统出现浓密造影剂的现象是本症的特征性表现,且无论是否合并室间隔缺损或主

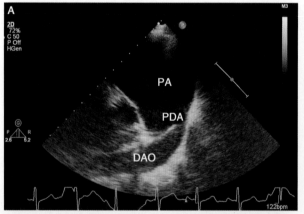

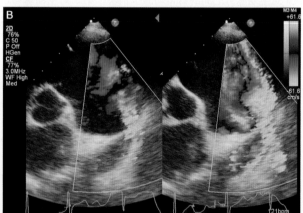

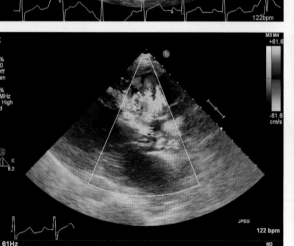

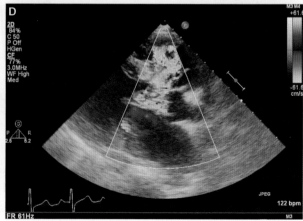

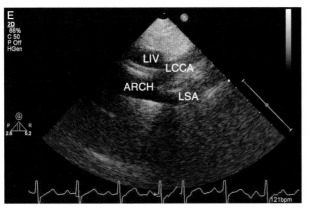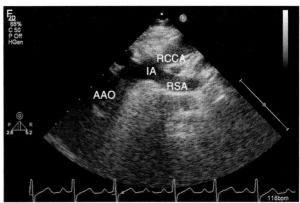

图 48-6　A 型主动脉弓离断

A. 肺动脉经动脉导管直接延续为降主动脉；B. 动脉导管双向低速分流信号；C. 室间隔缺损左向右分流信号；
D. 室间隔缺损右向左分流信号；E. 主动脉弓发出左颈总动脉及左锁骨下动脉后未见与降主动脉连接，主动脉弓
前方可显示左无名静脉；F. 主动脉弓发出无名动脉，并进一步分为右颈总动脉和右锁骨下动脉。PA：肺动脉，
DAO：降主动脉，PDA：动脉导管未闭，ARCH：主动脉弓，LIV：左无名静脉，LCCA：左颈总动脉，LSA：左锁骨下动脉，
IA：无名动脉，RCCA：右颈总动脉，RSA：右锁骨下动脉，AAO：升主动脉

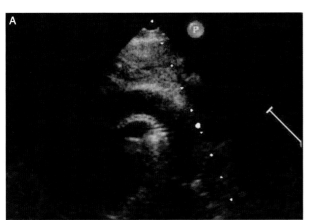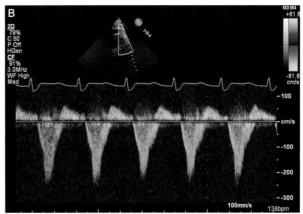

图 48-7　A 型主动脉弓离断

与图 48-6 为同一患者术后的图像。A. 主动脉弓降部人工血管管壁强回声；B. 人工血管内血流频谱

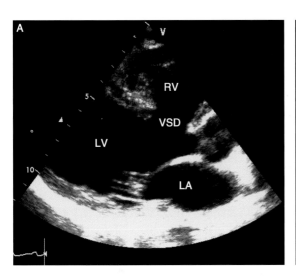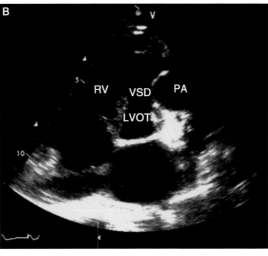

48

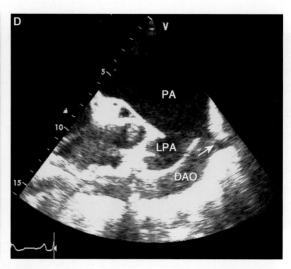

图 48-8　B 型主动脉弓离断

图 A、B 分别显示干下型室间隔缺损(左室长轴和心底短轴);图 C 示主动脉弓发出两个分支(右无名动脉和左颈总动脉)后中断;图 D 示降主动脉通过动脉导管与肺动脉相连,左锁骨下动脉起自降主动脉

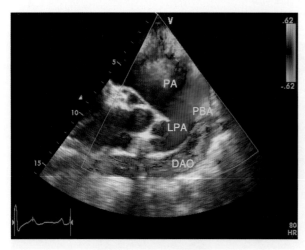

图 48-9　主动脉弓离断

彩色多普勒血流显像可见降主动脉血流来
自动脉导管,以蓝色为主

肺动脉窗,左房、左室及升主动脉内一般不出现造影剂反射。造影和观察可分别在胸骨上窝切面和胸前区切面分次进行。

四、诊断与鉴别诊断

主动脉弓离断是主动脉弓畸形中最特殊的一类,由于血流动力学严重障碍,多数患儿不经治疗而早期死亡,少数幸存患儿可延至童年。其临床表现、胸部 X 线片等都类似于未闭动脉导管合并巨大室间隔缺损,超声心动图检查时如满足于常规胸前区探查则会造成漏诊,应特别注意在此类患者中作胸骨上窝全面检查即可较容易地进行鉴别诊断。

如检查时主动脉弓显示不清,此时应警惕主动脉弓离断的可能。婴幼儿显示大型室间缺损合并严重肺动脉高压,肺动脉明显扩张而升主动脉细小,动脉导管异常粗大致使肺动脉与降主动脉直接连接时均要警惕本病的可能。胸骨上窝探测主动脉弓长轴时,可见由肺动脉-动脉导管-降主动脉组成的动脉导管弓,勿将其误认为主动脉弓,前者无任何头臂分支,血流呈连续性,与正常主动脉弓的血流信号不同。

如高度怀疑主动脉弓离断,而超声无法完整显示主动脉弓部各分支情况时,建议进一步行心血管造影等检查明确病变及类型。

五、临床价值

主动脉弓离断的诊断比较困难,无论临床表现还是心电图、胸部 X 线片均不典型,既往必须依赖于心血管造影技术,由于患儿症状出现很早,多数一出生即发生严重血流动力学障碍,故这种有创性检查实施困难。超声心动图技术的飞速发展为这种预后极差的疾病提供了早期、无创、及时的诊断手段,尤其近年来超声技术不断改进,高分辨力而又小巧的小儿探头使检查更为方便、准确,且这种技术在危重新生儿身上更能体现其优越性。目前认为超声心动图结合彩色多普勒及声学造影可确诊绝大多数的主动脉弓离断患者及其合并的多种心血管畸形。主动脉弓离断必须进行姑息或根治手术治疗,后者包括直接主动脉段连通、弓部血管与近端血管的端-侧吻合、移植血管的植入等,治疗原则在于恢复主动脉的连续性及矫正各种合并畸形。超声心动图在术后可观察升主动脉-主动脉弓-降主动脉的结构与血流通畅性,了解吻合血管或移植血管的功能,以及合并畸形的修复情况,具有重要的临床价值。

48

第49章

主动脉瓣下狭窄

SUBVALVULAR AORTIC STENOSIS

◎谢明星　费洪文　李　珂

病理学特点及其分类 …………………………… 687　　一、二维及 M 型超声心动图 ……………… 688
　一、隔膜型主动脉瓣下狭窄 ………………… 687　　二、多普勒超声心动图 …………………… 689
　二、肌肥厚型性主动脉瓣下狭窄 …………… 687　　三、鉴别诊断 ……………………………… 689
病理生理改变 …………………………………… 687　临床价值 ………………………………………… 689
检查方法及注意事项 …………………………… 688　附　特殊类型的主动脉瓣下狭窄 ……………… 689
　一、M 型、二维与三维超声心动图 ………… 688　　一、左室假腱索导致主动脉瓣下狭窄 …… 689
　二、彩色多普勒与频谱多普勒 ……………… 688　　二、二尖瓣附瓣导致主动脉瓣下狭窄 …… 690
超声心动图表现 ………………………………… 688

　　主动脉瓣下狭窄(subvalvular aortic stenosis)占先天性心脏病的 1% ~2% ,早在 1842 年 Chevers 就描述了这一畸形,1960 年 Spencer 进一步描述了主动脉瓣下纤维管状狭窄。主动脉瓣下狭窄根据病变形态和病理学不同可分为隔膜型主动脉瓣下狭窄和肌肥厚型主动脉瓣下狭窄,以前者较为多见。虽然被认为是先天性心脏病的一种,但在新生儿期严重的病变很少见且术后复发并不少见,故不排除其病因有后天获得性的因素。25% ~50% 的主动脉瓣下狭窄患者合并有其他先天性畸形,最常见的包括:室间隔缺损、动脉导管未闭、主动脉弓缩窄、主动脉瓣二瓣化畸形等。

病理学特点及其分类

一、隔膜型主动脉瓣下狭窄

　　主动脉瓣下存在纤维性或纤维肌性隔膜凸向左室流出道造成狭窄,约 50% 合并主动脉瓣反流。依隔膜的特点又分为:

　　Ⅰ型:纤维膜样狭窄,由纤维组织薄膜紧贴于主动脉瓣下,膜中心有 4~12mm 小孔。

　　Ⅱ型:纤维肌性膜样狭窄,隔膜位置通常较Ⅰ型低,常距瓣下 1~3cm,组织结构除纤维成分外尚有肌性组织。

二、肌肥厚型性主动脉瓣下狭窄

　　1. 孤立性狭窄　主动脉瓣下局限性肌肥厚,凸向左室流出道造成梗阻。

　　2. 弥漫性狭窄　环形肌肥厚,从主动脉瓣环下方开始一直向下延伸 10~30mm 长的管状狭窄,使左室流出道呈隧道状,左室壁肥厚明显。肥厚型梗阻型心肌病中室间隔广泛肌性肥厚导致左室流出道管状狭窄是一种特殊类型,在肥厚型心肌病中讨论。

病理生理改变

　　病理生理与主动脉瓣狭窄一致,均导致左室射血受阻,左室代偿性肥厚,肌肥厚型主动脉瓣下狭窄特别是弥漫性狭窄者左室肥厚程度往往较隔膜型严重。由于收缩期左室压明显升高,常导致二尖瓣功能性反流。主动脉瓣下狭窄引起的湍流可冲击主动脉瓣使主动脉瓣叶增厚、变形,导致主动脉瓣关闭不全。由于左室心排出量减少,主动脉内压力下降,外周动脉供血减少,导致多脏器缺血,特别是心、脑血管供血不足。

检查方法及注意事项

一、M型、二维与三维 超声心动图

M超声心动图左室波群显示心腔大小,室间隔与左室后壁有无增厚等。二维超声心动图主要选择左室长轴和心尖五腔观,测量左室流出道的内径,观察主动脉瓣下有无异常突起的隔膜组织,有无肥厚的肌束及其他异常结构,测量隔膜或肥厚肌束厚度及其上缘距主动脉瓣环的距离,心底短轴观当观察到主动脉三瓣叶后,将探头稍向下偏转,可进一步观察异常隔膜或肌肥厚的部位及累及范围,有时可测得左室流出道的面积,较左室流出道的内径测值更有意义。另外,三维超声成像可在与主动脉瓣环平行的方位,从上方或下方观察流出道的整体形态,可更准确地显示及测量左室流出道的面积,弥补单独测量流出道内径的不足。

二、彩色多普勒与频谱多普勒

彩色多普勒于左室长轴和心尖五腔观可显示左室流出道内的湍流信号,同时观察主动脉瓣和二尖瓣瓣口有无反流信号,频谱多普勒的检查方法与主动脉狭窄时检查方法类似,一般取心尖五腔切面,先用二维超声心动图充分显示左室流出道及主动脉瓣口,将脉冲多普勒取样容积置于左室流出道内并逐步向主动脉瓣口移动,确定最大速度血流出现的部位,然后应用连续多普勒测量血流的最大流速及压差。在操作过程中要求不断调整探头的扫查方向,以尽可能保证声束的方向与左室流出道的血流方向一致。如果由于声窗等原因无法使声束与血流方向平行,则尽量将角度控制在15°以内,以使误差在5%以内。但一般不要进行角度校正,因为左室流出道内的射流方向不易确定,盲目引进角度校正反而容易导致更多的误差。

超声心动图表现

一、二维及M型超声心动图

(一)直接征象

1. 隔膜型者于主动脉瓣下左室流出道内见凸向流出道腔内的线状回声,一端附着于室间隔,另一端附着于二尖瓣前叶根部,也可表现不对称性一端附着有线状回声。线状回声的中间部位则为隔膜的中心孔。左室长轴观由于该线状回声与声束方向平行,可能只能显示隔膜的一部分(图49-1)。

2. 肌肥厚型者主动脉瓣下流出道的前壁与后壁均有肥

厚的肌束凸向左室流出道内,其间为狭窄的流出道腔。左室流出道内径与主动脉根部内径之比小于0.8(图49-2)。

(二)间接征象

1. 主动脉瓣可正常或增厚,增厚时瓣叶回声增强,收缩期瓣叶呈半关闭状态,有时与主动脉瓣狭窄时瓣叶开放受限之征象很难鉴别。M型可显示主动脉瓣曲线收缩早期开放幅度正常,瓣叶接近动脉壁,收缩中期迅速向中心线方向移动并持续至收缩末期,瓣叶常有扑动。

2. 左心室弥漫性肌肥厚,严重者心腔变小。

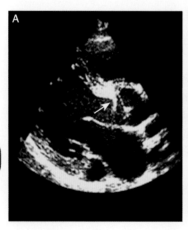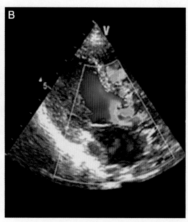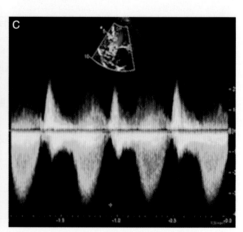

图49-1 隔膜型主动脉瓣下狭窄

隔膜型主动脉瓣下狭窄患者超声图像有以下特点:A. 二维超声显示主动脉瓣下带状隔膜回声(箭头所示);B. 彩色多普勒显示主动脉瓣下有五彩镶嵌的高速湍流信号;C. 连续多普勒显示主动脉瓣下负向湍流频谱

49

之一。此外,左室流出道压差较大的患者其术后复发的可能性较大。

合并主动脉瓣和二尖瓣反流者可显示反流信号和湍流频谱。

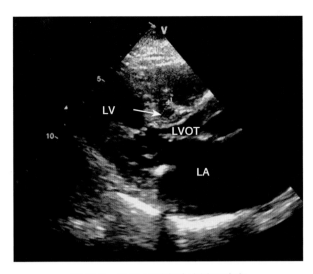

图 49-2　肌肥厚型主动脉瓣下狭窄
二维超声显示主动脉瓣下室间隔侧明显肌肥厚(箭头所示),导致流出道(LVOT)狭窄

二、多普勒超声心动图

彩色多普勒显示通过狭窄处血流束变细,远端呈五彩镶嵌的湍流信号。脉冲多普勒显示最大血流速度出现于主动脉瓣下水平,随着取样容积移向主动脉瓣水平,速度逐渐减低。连续多普勒于心尖五腔取样时显示负向实填的湍流频谱,根据狭窄的类型不同,频谱呈不同形态,隔膜型呈固定性狭窄(fixed stenosis)频谱:波形对称圆钝;肌肥厚型狭窄呈动力性狭窄(dynamic stenosis)频谱:波形呈"匕首样"改变,峰值速度后移,一般出现在收缩中晚期。通过频谱可测量狭窄处的最大流速及压差,评估狭窄程度。目前尚无明确的主动脉瓣下狭窄程度的分级标准,临床一般以左室流出道压差大于 50mmHg(6.65kPa)为手术指征

三、鉴别诊断

(一)主动脉瓣狭窄

主动脉瓣下狭窄时常合并主动脉瓣增厚,同时在高速血流的冲击下,主动脉瓣常出现震颤,有时在二维超声上可显示主动脉瓣收缩期不能完全贴壁的征象,易误认为主动脉瓣狭窄。最近的一项研究指出主动脉瓣的狭窄在瓣下狭窄患者中较为普遍。因此,应使用多普勒技术仔细观察主动脉瓣口有无血流再次加速的情况,以确定是否同时合并主动脉瓣口的狭窄。主动脉瓣狭窄时频谱曲线是典型的固定性狭窄,与隔膜型瓣下狭窄波形类似,需仔细观察鉴别。而肌肥厚型则呈动力性狭窄波形,易与主动脉瓣狭窄相鉴别。

(二)二尖瓣反流

主动脉瓣下狭窄时由于左室收缩压明显升高,常合并二尖瓣功能性反流,应用连续多普勒在心尖五腔测量左室流出道速度时,由于流出道的射流和二尖瓣的反流均表现为负向高速实填的频谱,易将二者混淆。检查时应在彩色多普勒的引导下,将取样线通过左室流出道并尽量避开二尖瓣反流的信号。在临床操作中,有时二者位置非常接近,尤其是对于沿房间隔行走的偏心性二尖瓣反流信号,取样线或声束方向稍稍偏移即可导致取样的误差。此时应结合心电图进行分析,由于等容舒张期和等容收缩期没有射血通过主动脉瓣,而这些时间内是存在反流的,所以二尖瓣反流要比左室流出道射流持续时间更长。对于同一患者,二尖瓣反流频谱的峰速常常高于左室流出道射流频谱,这也有助于二者的鉴别。

临　床　价　值

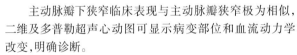

主动脉瓣下狭窄临床表现与主动脉瓣狭窄极为相似,二维及多普勒超声心动图可显示病变部位和血流动力学改变,明确诊断。

超声心动图可明确主动脉瓣下狭窄的病变类型、累及

范围和狭窄程度,评估左室功能和发现其他合并存在的畸形,对外科治疗提供详细的信息,同时可进行膜性狭窄及环形肌切除术中监测,监测切除及剩余心肌厚度,并可进行术后随访。

附　特殊类型的主动脉瓣下狭窄

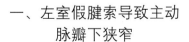

一、左室假腱索导致主动脉瓣下狭窄

终止于室间隔上部左室流出道的左心室粗大假腱索可引起主动脉瓣下狭窄,这种情况很少见,假腱索悬于流出道内,当左心室快速射血时,血液遇到假腱索的阻挡,产生湍流,同时假腱索遇到湍流的血流时使假腱索和与之相连的室壁一起震颤可产生杂音,并可造成左心室流出道梗

阻。超声心动图显示左心室粗大的假腱索紧贴于室间隔基底部,另一端连于中下段室壁,但多切面仔细探查可发现假腱索与室壁之间是分离的,可与室间隔肥厚相鉴别。彩色多普勒超声心动图,在左心室长轴及心尖五腔心切面可显示收缩期经狭窄左心室流出道的五彩镶嵌高速血流。连续多普勒可于相应的狭窄部位探及负向充填样高速血流频谱(图 49-3)。

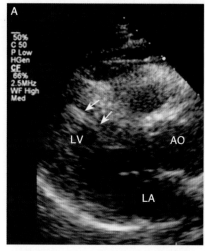 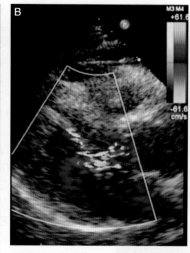 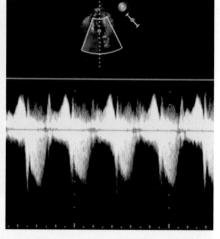

图 49-3 假腱索导致主动脉瓣下狭窄

A. 左室粗大假腱索导致主动脉瓣下狭窄,本图显示附着于室间隔基底段的假腱索(箭头所示);B. 显示主动脉瓣下有高速湍流信号;C. 连续多普勒显示主动脉瓣下负向湍流频谱

二、二尖瓣附瓣导致主动脉瓣下狭窄

二尖瓣附瓣(accessroy mitral valve tissue, AMVT)是一种少见的先天性心脏畸形,由此导致主动脉瓣下狭窄则更为罕见。它可同时合并心内其他畸形诸如室间隔缺损、法洛四联症、大血管转位等,也可单独存在。

一般认为 AMVT 与胚胎期心内膜垫组织发育异常有关,绝大多数 AMVT 呈降落伞样或帆样,通过腱索与二尖瓣乳头肌、左室游离壁或室间隔相连,形成瓣兜样结构并在左室流出道内产生凹面。当左室收缩时受血流冲击,瓣兜扩张,凸向左室流出道,造成狭窄。AMVT 一般较大,多大于 15mm,病理上一般类似于发育不良的二尖瓣组织。Faggion 等将其分为两种类型即活动型和固定型,活动型指类似降落伞样的附瓣漂浮在左室流出道内引起梗阻;固定型指无活动性的附瓣通过短小的腱索,牢固地连接于室间隔或与二尖瓣前叶接触,引起左室流出道梗阻(图 49-4)。

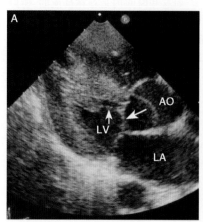 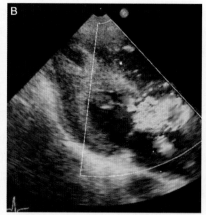 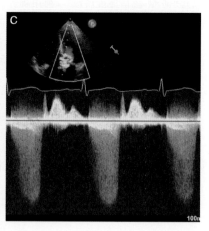

图 49-4 二尖瓣附瓣导致主动脉瓣下狭窄

A. 二维超声显示位于主动脉瓣下的二尖瓣附瓣(粗箭头),并见其上有腱索(细箭头)连于乳头肌;B. 彩色多普勒显示主动脉瓣下有五彩镶嵌的高速湍流信号;C. 连续多普勒显示主动脉瓣下负向高速湍流频谱

49

在主动脉瓣下狭窄的病因中 AMVT 是一种特殊的类型,有其独特的超声图像表现,二维超声心动图可直接显示主动脉瓣下附加隔膜回声位置、大小和形态,隔膜大多数类似瓣叶状,有启闭运动,并且可探及腱索牵拉纤维隔膜,另一端与乳头肌相连。彩色多普勒于收缩期显示过主动脉瓣下附加隔膜回声处五彩镶嵌射流束。频谱多普勒超声显示收缩期过主动脉瓣下方附加隔膜回声处湍流频谱并可估测跨主动脉瓣下隔膜压力阶差。

第50章

肺静脉畸形引流

ANOMALOUS PULMONARY VENOUS CONNECTION

◎黄润青　邓又斌

胚胎学、病理解剖及血流动力学改变 ················ 691
　一、完全型肺静脉畸形引流 ·················· 691
　二、部分型肺静脉畸形引流 ·················· 693
检查方法与注意事项 ························· 693
　一、经胸壁超声检查 ······················ 693
　二、经食管超声检查 ······················ 694
经胸超声心动图 ··························· 695
　一、完全型肺静脉畸形引流 ·················· 695

　二、部分型肺静脉畸形引流 ·················· 697
经食管超声心动图 ························· 698
心脏声学造影 ···························· 698
　一、右心声学造影 ······················· 698
　二、左心声学造影 ······················· 698
诊断要点与鉴别诊断 ······················· 699
临床价值与存在问题 ······················· 699

　　肺静脉畸形引流(anomalous pulmonary venous connection,APVC)是由于胚胎发育异常致使肺静脉部分或全部直接和右房或与体静脉相连,占所有先天性心脏病1%~3%。根据肺静脉是部分或完全与左心房不相连接,分为部分型肺静脉畸形引流(partial anomalous pulmonary venous connection,PAPVC)和完全型肺静脉畸形引流(total anomalous pulmonary venous connection,TAPVC)。

胚胎学、病理解剖及血流动力学改变

　　在胚胎发育第三周时,肺芽与支气管树和喉同时由前肠发出,并共同从内脏血管丛通过主静脉和脐-卵黄管静脉摄取营养。在胚胎发育第27~29天时,原始左房的后上壁出现原始肺静脉。在28~30天时,肺静脉参与内脏血管丛,并开始将肺血连接入心脏,同时内脏血管丛肺的部分与主静脉和脐-卵黄管静脉逐步失去联系。正常情况下,仅留下支气管静脉与体静脉的联系。随着进一步发育,肺静脉支逐步融合并形成一个共腔,与原始左房后壁相融合,完全融合表现为左右各两支静脉分别开口入左房。在原始肺静脉与体静脉还保持联系时,若肺静脉的左侧和(或)右侧入左房处出现早期闭锁,则形成部分型或完全型肺静脉畸形引流。

一、完全型肺静脉畸形引流

　　TAPVC患者的所有肺静脉开口均不与左心房相通,而是全部直接和右房或与体静脉相连。关于TAPVC的分型方法有多种,Lucas根据肺静脉畸形引流的部位将其分为:①引流至右心房;②引流至上腔静脉或奇静脉;③引流至左无名静脉或冠状窦;④引流至门静脉。Burroughs和Edwards根据异位引流的静脉通路的长短将其分为最短路线:引流至心内;最长路线:引流至下腔静脉以及位于二者

之间的路线,或引流至左无名静脉。Smith等综合前两种分型方法,认为肺静脉异位引流的部位在食管以上者,一般不会引起肺静脉的梗阻,而肺静脉异位引流的部位在食管以下者,常导致肺静脉的梗阻,故将TAPVC分为食管上型和食管下型。目前最常用的分型方法是综合上述各个分型的特点将其分为三型(图50-1)。如在同一患者肺静脉与体循环静脉出现两种以上的不同的连接方式者,称为混合型,因而又有作者将其分为四型(图50-2):

　　(一)心上型(Ⅰ型)

　　大约占本病患者的45%。根据肺静脉引流的途径分为两个亚型:

　　ⅠA型:左右肺静脉在左房后方汇合形成共同肺静脉干(common pulmonary venous trunk),而后经垂直静脉-左无名静脉回流到上腔静脉。此种畸形引流最常见。

　　ⅠB型:共同肺静脉干直接回流到上腔静脉,其开口一般在距离右心房2cm以内的上腔静脉的后壁。

　　此外,还有少数病例的共同肺静脉干与奇静脉连接。

　　(二)心内型(Ⅱ型)

　　其回流通路位于心脏内,大约占本病患者的25%。根据回流途径不同分为两个亚型:

50

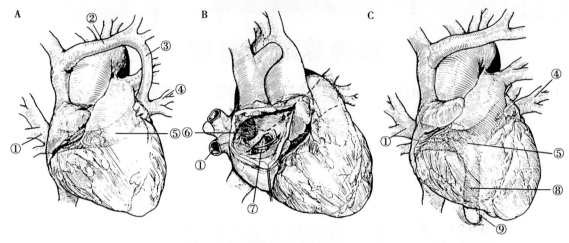

图 50-1 完全型肺静脉畸形引流解剖形态示意图

A. 心上型:左右肺静脉汇合(confluence)形成共同肺静脉干,再经垂直静脉-左无名静脉回流上腔静脉;B. 心内型:共同肺静脉干经冠状静脉窦进入右房;C. 心下型:共同肺静脉干于食管前向下走行,穿过横膈经门静脉、肝静脉回流下腔静脉,而后进入右房。①右肺静脉,②左无名静脉,③垂直静脉,④左肺静脉,⑤肺静脉汇合形成的共同肺静脉干,⑥卵圆窝房间隔缺损,⑦冠状静脉窦,⑧下降静脉,⑨横膈(引自 Nanda NC. Doppler Echocardiography. Fhiladelphia:Lea & Febiger,1993.)

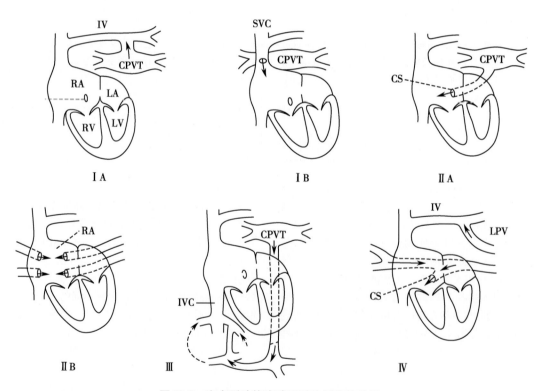

图 50-2 完全型肺静脉畸形引流异位的分型

I型即心上型,可进一步分为 I A 型和 I B 型: I A 型为左右肺静脉汇合形成共同肺静脉干(commom pulmonary venous trunk),而后经垂直静脉-左无名静脉回流到上腔静脉; I B 型为共同肺静脉干回流到上腔静脉。II型即心内型,可进一步分为 II A 型和 II B 型:II A 型为共同肺静脉干开口于冠状静脉窦,而后引流到右房;II B 型为共同肺静脉干直接开口于右心房。III型即心下型,共同肺静脉干于食管前向下走行,穿过横膈经门静脉及其分支、肝静脉窦与下腔静脉相通。IV型即混合型,上述三型的混合存在。CPVT:共同肺静脉干,CS:冠状静脉窦,IV:无名静脉,LPV:左肺静脉

50

ⅡA型:共同肺静脉干开口于冠状静脉窦,而后引流到右房。约占本型患者的2/3。

ⅡB型:共同静脉干直接开口于右房。约占本型患者的1/3。

(三) 心下型(Ⅲ型)

此类型发病率大约占本病患者的 25%。畸形引流的肺静脉经下降静脉,于食管前下行穿过膈肌经门静脉、下腔静脉回流到右房。还有部分心下型患者畸形引流的肺静脉经其他静脉回流至下腔静脉,继而回流至右房。

(四) 混合型

发病率仅为 5%。在同一患者肺静脉与体循环静脉出现两种以上的不同的连接方式。

完全型肺静脉畸形引流的结果是使氧合的肺静脉血回流入右房,因此,这类患者为了生存,房间隔缺损或卵圆孔未闭是必须存在的心房间分流交通。完全型肺静脉畸形引流的血流动力学改变取决于房间隔缺损的大小、肺血管阻力大小。当房间隔缺损分流较小时,右向左的分流少,则混合静脉血分流到体循环的血流量明显减少,因此发绀程度较轻,而从右心房到右心室的血流增多,肺动脉高压出现的较早,出现肝大和下肢水肿等右心衰竭症状。左心房由于右向左分流少而较正常的左心房小,左心室也相应较右心室小。若有较大房间隔缺损存在,混合静脉分流入左房较多,发绀较重,但右心血流相对减少,肺动脉高压,右心衰的症状出现较迟。如果完全型肺静脉畸形引流的患者伴有肺静脉引流部位阻塞或合并肺血管病变,血液回流受阻,肺血淤滞,则较早即可形成肺动脉高压、发绀。

二、部分型肺静脉畸形引流

PAPVC患者的部分肺静脉没有回流至左心房,一般一支或几支肺静脉与右心房或体静脉连接。根据肺静脉引流的途径和部位,可将PAPVC分为心上型、心内型、心下型和混合型。

(一) 心上型

通过以下两种途径与右房相连通。

1. 一支或两支右肺静脉和上腔静脉连接,引流至右房,95%的患者伴有静脉窦型房间隔缺损,左肺静脉与左房正常连接。此型为PAPVC患者最常见的类型。

2. 右肺静脉与左房正常连接,而左肺静脉经垂直静脉-左无名静脉与上腔静脉相连接。多数患者的房间隔完整,少数患者可合并卵圆孔未闭或房间隔缺损。

(二) 心内型

常伴或不伴房间隔缺损。通过以下两种途径与右房连通。

1. 左肺静脉开口于冠状静脉窦,继而与右房相通,而右肺静脉与左房正常相连。

2. 右肺静脉直接开口于右房,而左肺静脉与左房正常连接。

(三) 心下型

右肺静脉开口于下腔静脉,继而引流到右房。该型较少见,常伴有右肺发育不全、右位心和肺实质异常。由于该型在胸部 X 线照片上右下肺野可见由异常引流的肺静脉产生的镰刀状阴影,故又称为镰刀综合征(scimitar syndrome)。

(四) 混合型

部分患者,上述三型可混合存在。

PAPVC患者的血流动力学变化较轻,其程度往往取决于畸形引流的肺静脉的数量,连接部位,肺静脉阻塞程度,肺血管床的阻力以及所合并的房间隔缺损等心血管畸形。单纯的PAPVC的血流动力学改变和房间隔缺损相似,表现为大量肺静脉血流进入右心,导致右心容量负荷过重,右房、右室扩大,肺动脉增粗。

TAPVC患者在婴幼儿时,可由于呼吸急促、发绀,新生儿早期血流动力学迅速衰竭,以及以后的生长发育迟缓等不同的症状而就医。这些症状的严重程度与患者是否合并其他畸形、肺静脉回流的梗阻程度以及房间隔缺损的大小有关。不伴有肺静脉回流梗阻的患者,其症状与体征取决于房间隔缺损的大小及右向左分流量。患者可出现进行性的右心扩大和肺动脉高压。在没有引起肺动脉高压时,其临床症状与房间隔缺损相似,轻度发绀,活动后气急乏力,肺部易感染,心脏收缩期喷射性杂音较柔软,肺动脉瓣区第二心音分裂。胸片显示心脏扩大,肺充血。出现肺动脉高压后,患者可随年龄增大出现右心功能衰竭,表现为发绀、气急、肝脏肿大、肺动脉瓣区第二心音亢进、分裂、心脏杂音明显。胸片显示右心明显扩大,肺动脉段突出,肺充血等症状。伴有肺静脉回流梗阻的患者,在出生后早期就出现肺动脉高压,引起大量的右向左分流,并且由于肺静脉回流梗阻,最终导致肺水肿,进行性的低氧血症。这类患者需急诊手术。

PAPVC患者多数没有明显症状,尤其是不合并有房间隔缺损患者。随着年龄的增长,可出现类似房间隔缺损的症状,如心慌、咳嗽、心前区不适、疲劳等症状,但一般不会出现发绀。

检查方法与注意事项

一、经胸壁超声检查

儿童和部分透声条件较好的成年患者,常规经胸壁超声心动图检查在胸骨旁左心长轴切面上于左房后外侧壁可显示一支左肺静脉的入口(图 50-3)。心尖四腔心切面左房底部,可显示左上、左下肺静脉及右上肺静脉与左房后壁相连(图 50-4)。

婴幼儿患者,在胸骨上窝短轴切面将探头向内下倾斜可显示左房及与左房相连的四支肺静脉,该切面可较完整的显示肺静脉的连接情况,是观察婴幼儿肺静脉的重要切面(图 50-5)。由于肺静脉畸形引流常伴有房间隔缺损,故对房间隔缺损及右心容量负荷过重的患者进行经胸壁超声心动图检查时,要注意观察肺静脉的入口部位及共同肺静脉干。在这些患者要常规进行经胸骨上窝超声探查,注

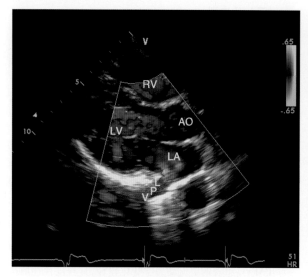

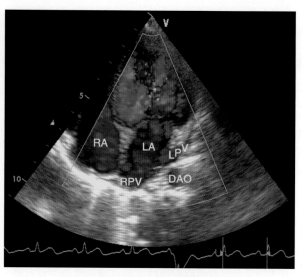

图 50-3　经胸壁探察肺静脉

胸骨旁左心长轴切面上可见一支肺静脉开口于左房。LPV:左肺静脉,LA:左房,LV:左室,AO:主动脉,RV:右室

图 50-4　经胸壁探察肺静脉

心尖四心腔图上可见右上肺静脉在靠近房间隔处开口于左房,左肺静脉在左房侧壁处开口于左房,彩色多普勒显示,右肺静脉血流为朝向探头的红色血流信号,左肺静脉血流为背向探头的蓝色血流信号。RPV:右肺静脉,LPV:左肺静脉,DAO:胸降主动脉

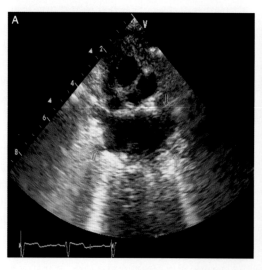

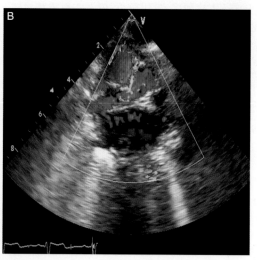

图 50-5 经胸壁探察肺静脉

A. 在胸骨上窝短轴切面将探头向内下倾斜可显示左房及与左房相连的 4 支肺静脉(箭头所指);
B. 为同一切面彩色多普勒血流显示

意观察垂直静脉、左无名静脉及上腔静脉等结构。对经胸壁超声探查以上结构显示不清的患者,应进行经食管超声检查。

在心尖四腔心切面上可见右上肺静脉血流沿房间隔流入左房,显示为朝向探头的红色血流信号。左上、左下肺静脉沿左房侧壁流入左房,一般多显示为背向探头的蓝色血流信号。正常人肺静脉脉冲多普勒频谱图上,心电图 P 波之后可见一小的负向波,收缩期和舒张期分别可见一朝向探头的正向波(图 50-6)。

二、经食管超声检查

肺静脉位于心脏的后方,离食管较近,故经食管超声

心动图检查可清晰显示肺静脉的入口部位及血流。

经食管超声横轴切面检查时,患者左侧卧位,探头尖端插入 28~32cm 处,显示主动脉短轴切面,此切面的外侧部可见左心耳呈镰刀样,然后仔细调整探头,在左心耳的外侧可见一带状无回声区,此即左上肺静脉(图 50-7)。左上肺静脉与左心耳间可见一长的皱褶反射,有时伸入左房达数厘米。逆时钟方向旋转探头在左房的右侧靠近房间隔处可见右上肺静脉的入口。将探头向后旋转,并前进 1~2cm,在左房的后侧壁可观察到左、右下肺静脉。由于左上肺静脉易显示,且血流方向与声束基本平行,故经食管超声检查时,常选择左上肺静脉观察血流和进行定量分析。

50

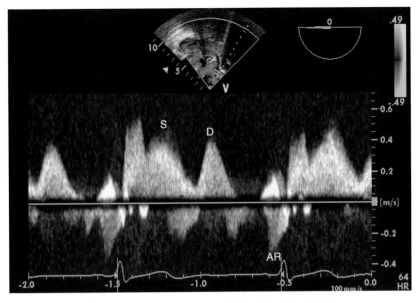

图 50-6　正常人经食管超声肺静脉脉冲多普勒频谱图

收缩期和舒张期分别见朝向探头的正向波（S,D）,P 波之后的负向波（AR）

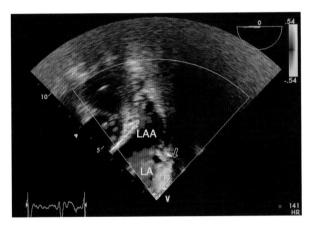

图 50-7　经食管超声探察肺静脉

左心耳的外侧可见一带状无回声区,此即左上肺
静脉,如图箭头所指

食管纵轴切面探查时,探头插入约 30cm 处,在左心矢状切面上显示左心耳,然后逆时钟方向旋转探头并稍向外撤离探头,在左心耳旁可见一带状回声,此及左上肺静脉。进一步逆时钟方向旋转探头并稍将探头前进,可显示左下肺静脉。显示上腔静脉长轴,然后顺时钟方向旋转探头并调整探头深度,可显示右上肺静脉入口。进一步顺时钟旋转探头,并且前进 1～2cm,可显示右下肺静脉。

应用经食管多平面探头检查肺静脉时,结合上述横轴和纵轴切面探头所显示结构,仔细调整探头角度,常能提高肺静脉的检出率,更清晰地显示肺静脉。经食管超声探查时,不管是横轴切面还是纵轴切面探头探查,所显示的肺静脉血流均是朝向探头的红色血流信号,故彩色多普勒血流图的应用有助于寻找肺静脉的入口。

经胸超声心动图

一、完全型肺静脉畸形引流

随着超声心动图技术的逐步发展和日趋完善,目前对完全性肺静脉畸形引流可做出明确的分型诊断。

二维超声心动图上表现为左房壁完全不能探及肺静脉开口,于心尖四腔心切面及左心长轴切面左心房后方可探及一液性暗区,此即共同静脉干。

（一）心内型

引流入右心房者,在心尖四腔心切面可见共同静脉干开口于右房。彩色多普勒可见共同肺静脉干内的血流直接进入右心房。经冠状静脉窦引流者,在左心长轴切面可见冠状静脉窦扩大,顺时针旋转探头可探查到共同肺静脉干与扩大的冠状静脉相通。

（二）心上型

经胸骨上窝主动脉弓长轴探查时,在主动脉弓长轴外侧可见一血管环,包括主动脉弓长轴左侧异常的垂直静脉、上方的左无名静脉和右侧的上腔静脉,并且上腔静脉常可见增宽。彩色多普勒在主动脉弓长轴左侧可探及向上的红色血流信号,在其右侧可探及向下的蓝色血流信号。频谱多普勒探查可见血管环内为静脉血流（图 50-8,图 50-9）。

（三）心下型

此型较易漏诊,如果在二维超声心动图探及下腔静脉及肝静脉异常扩张,并且左房室腔比正常小,左房发育差时,应考虑心下型肺静脉畸形引流的可能。剑突下扫查可见共同静脉干较长,沿左心房的侧壁向下向右侧走行,彩色多普勒显示在扩张的肝静脉及下腔静脉内为五彩镶嵌

50

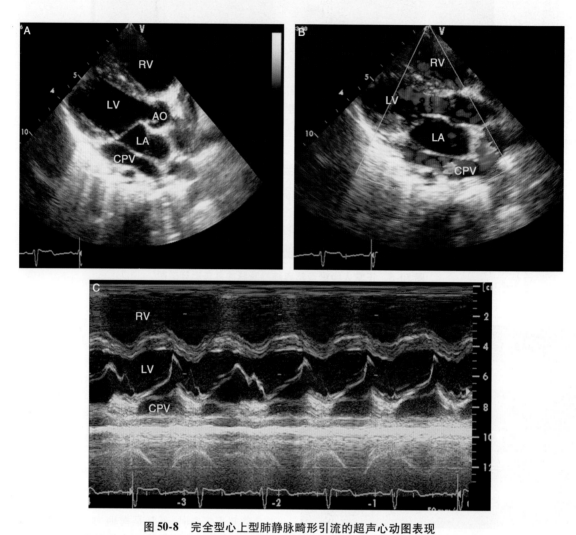

图 50-8 完全型心上型肺静脉畸形引流的超声心动图表现

A. 左心长轴切面：左房后方可见一无回声区，即共同肺静脉干（CPV），右房、右室扩大，左房、左室较小；B. 同一左心长轴切面：彩色多普勒显示 CPV 内的彩色血流信号；C. M 型超声心动图左房后壁后方的 CPV

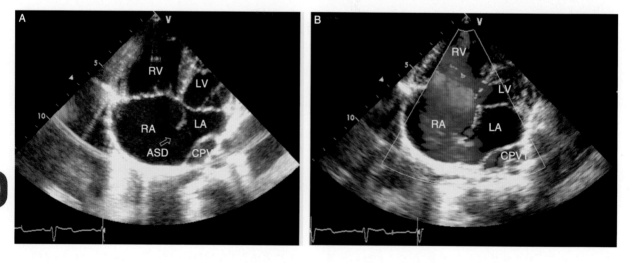

50

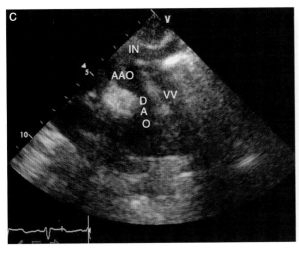

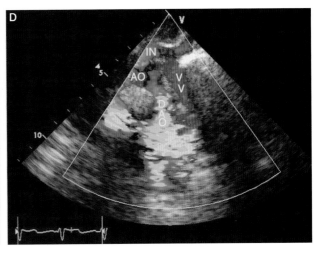

图50-9　完全型肺静脉畸形引流的超声心动图表现

A. 心尖四心腔切面:左房后方可见一无回声区,即共同肺静脉干(CPV),左房未见肺静脉开口,房间隔可见连续中断;B. 同一心尖四心腔切面:彩色多普勒显示 CPV 内的彩色血流信号,房间隔水平分流信号;C. 胸骨上窝长轴切面:可见垂直静脉(VV)引流入左无名静脉(IN);D. 同一切面彩色多普勒显示垂直静脉内朝向探头的红色血流向上,流入左无名静脉

的花色湍流信号,并可见呈喷射状进入右心房。

M 型超声心动图对于 TAPVC 的特异性诊断是在主动脉波群曲线上,左房后壁后方可探及液性暗区。

其他超声心动图表现主要由右心容量负荷过重引起,表现为右房室扩大,肺动脉扩张。左房室腔比正常小,左房发育较差。此外,可探及伴随的房间隔缺损及其他伴随的常见心血管畸形。

二、部分型肺静脉畸形引流

二维超声心动图上表现为左房内不能探及全部的四支肺静脉的入口。在左房的相应部位不能探及肺静脉血流信号。当有肺静脉入口显示不清时,应考虑本病存在的可能性,需仔细检查,如有必要可进行经食管超声检查。

心上型者胸骨上窝探查可见垂直静脉及增宽的上腔静脉,彩色多普勒显示在上腔静脉内为五彩镶嵌的花色湍流信号。心内型者可见畸形引流的肺静脉直接开口于右房(图 50-10),开口于冠状静脉窦者可见冠状静脉窦扩张,彩色多普勒显示冠状静脉窦内为花色血流。心下型者可见下腔静脉增宽,彩色多普勒显示在下腔静脉内为五彩镶嵌的花色湍流信号。

其他超声心动图表现包括房间隔缺损、右房室扩大等。右肺静脉畸形引流者常伴有静脉窦型房间隔缺损。

三维超声成像所获得的心脏立体图像,对观察病变结构的形态、部位、大小及周邻关系等有重要意义,实时三维超声心动图(real-time three-dimensional echocardiography,RT3DE)可以重建肺静脉的入口,能够从侧面观或鸟瞰观等不同方位显示肺静脉的入口及走行,有助于肺静脉畸形引流的诊断(图 50-11)。

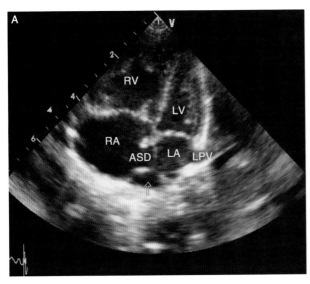

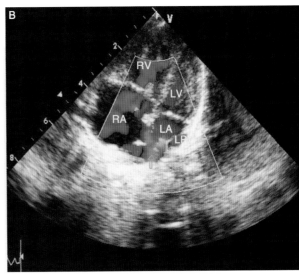

50

图50-10　部分型肺静脉畸形引流的超声心动图表现

A. 左房未见右肺静脉开口,右肺静脉汇合呈一共同肺静脉干(箭头所指)直接开口于右房,而左肺静脉开口于左房;B. 同一切面的彩色多普勒血流图。LA:左房,LV:左室,RA:右房,RV:右室,LPV:左肺静脉,ASD:房间隔缺损

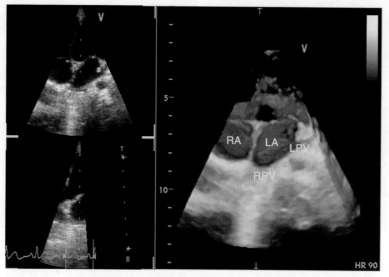

图 50-11　正常肺静脉的三维超声心动图表现

左房壁上可显示肺静脉的入口。LA：左房，RA：右房，LPV：左肺静脉，
RPV：右肺静脉

经食管超声心动图

　　将经食管横轴切面和纵轴切面探头检查结合起来，特别是多平面探头的应用，可显示每支肺静脉的入口及走向，故可用于诊断肺静脉畸形引流。TAPVC 患者在左房内不能显示肺静脉开口。如为心内型和心上型，尚可显示畸形引流的共同肺静脉干与冠状静脉窦、右房或上腔静脉相连接。在不同切面内，将脉冲多普勒取样容积置于左房壁的不同部位多

点探查时，均不能探及来自肺静脉的血流信号。彩色多普勒血流图上不能显示相应的血流信号进入左房。PAPVC 患者，经食管超声二维图像可显示异常引流的肺静脉与右房、冠状静脉窦或上腔静脉相通，而其余的肺静脉仍与左房连接。彩色多普勒血流图上仅能显示进入左房肺静脉的血流信号，而未见异位引流肺静脉的血流信号。

心脏声学造影

一、右心声学造影

　　右心声学造影有助于本病与单纯房间隔缺损鉴别。房间隔缺损不伴有肺动脉高压时为左向右分流，因此在右心房内可出现负性显影区。TAPVC 患者，由于伴有房间隔缺损及心房水平的右向左分流，经周围静脉注入声学造影剂时，可见右房室显影，继而左房室显影。PAPVC 患者，如伴有房间隔缺损及心房水平的右向左分流，心声学造影时则可见造影剂从右房进入左房（图 50-12）。

二、左心声学造影

　　TAPVC 患者，经嵌顿于肺血管床末梢的心导管（常为 Swan-Ganz 漂浮导管）注入过氧化氢溶液声学造影剂时，可见造影剂反射经异常引流的肺静脉流入右房，使右房室显影。PAPVC 患者，根据心导管所在部位，其表现各不一样。当所注造影剂经过正常引流的肺静脉时，只左房室显影；当所注造影剂经过异常引流的肺静脉时，可见右房室显影。

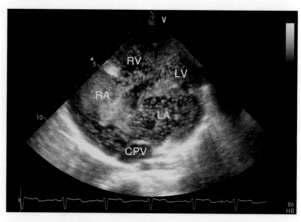

**图 50-12　完全型肺静脉畸形引流的
右心声学造影表现**

心尖四心腔切面：造影经周围静脉注入声学造影剂时，顺序见右房室显影，继而造影剂从右房通过房间隔缺损进入左房，使左房室显影。LA：左房，LV：左室，RA：右房，RV：右室，CPV：共同肺静脉

50

诊断要点与鉴别诊断

如能在心脏后方探及增宽的共同静脉干及连接情况，而左房内未见与之连接的肺静脉入口，则可诊断为 TAPVC。如只能探及部分肺静脉与左房相连接，而另一部分肺静脉与右房、冠状静脉窦或上腔静脉相连接，则可诊断为 PAPVC。

由于 TAPVC 必伴有房间隔缺损，PAPVC 多数也伴有房间隔缺损，故对房间隔缺损的患者进行超声心动图检查时，要多途径（经胸壁探查、经胸骨上窝探查及经食管探查）、多切面寻找肺静脉的入口部位及共同肺静脉干，提高肺静脉畸形引流的检出率。对于单纯的部分型肺静脉畸形引流者，其心血管表现为右心容量负荷过重，故对有右心容量负荷过重表现，且不伴有房间隔缺损者，应高度怀疑部分型肺静脉畸形引流的存在，仔细探查肺静脉的连接情况，提高肺静脉畸形引流的检出率。

临床价值与存在问题

TAPVC 是一种较严重的先天性心脏病，由于其早期即可引起肺动脉高压、右心衰，因此必须早期诊断，尽早手术。其手术方式因不同的解剖分型而有所不同。心上型患者，首先结扎垂直静脉，将肺静脉总干和左房后壁切开，两切口作侧-侧吻合。心内型患者，切开卵圆窝或房间隔缺损与冠状窦口间的房间隔组织，形成一个较大的房间隔缺损，用心包补片将冠状窦隔入左心房并关闭房间隔缺损。TAPVC 入右心房的患者，其手术方式与上述方法相似，用心包补片将左右肺静脉隔入左心房。心下型患者，将共同肺静脉干和左房后壁切开，两切口作侧-侧吻合。混合型患者可采取上述不同方法处理不同类型的病变。

PAPVC 合并房间隔缺损的患者均应手术治疗。其主要手术方式是修补房间隔缺损，同时将畸形引流的肺静脉隔入左房。

TAPVC 的外科手术预后良好。目前日趋成熟的婴儿期手术可以最大限度的提高 TAPVC 手术患者的生存率，伴有肺静脉回流梗阻及术前患儿轻体重是术后死亡的主要危险因素。肺静脉梗阻是术后常见的主要并发症，及再次手术的主要原因。

术后超声心动图观测内容主要有：肺静脉回流入左心房的情况，有无肺静脉梗阻情况，房间隔缺损修补后有无残余分流。

超声心动图检查法通过多途径、多切面探查肺静脉的连接情况及伴随的心血管形态上和血流动力学上的改变，提高了诊断肺静脉畸形引流的正确率。由于部分成年人肺静脉较难清楚显示，容易漏诊，当超声心动图显示左心系统较小，左房发育差时应高度怀疑本病，必要时行食管超声心动图检查。

50

第51章

先天性肺动脉疾病

CONGENITAL PULMONARY DISEASES

◎吕清 李珂

病理解剖与血流动力学改变·····················700
　一、肺动脉瓣狭窄·····························700
　二、右室流出道狭窄·························700
　三、肺动脉主干及其分支狭窄···········701
检查方法···701
超声心动图···701
　一、M 型及二维超声表现················701

二、超声多普勒·································703
三、右心声学造影·····························704
四、经食管超声心动图·····················704
五、三维超声心动图·························704
六、血管内超声·································705
临床意义···705

先天性肺动脉疾病最常见的为肺动脉狭窄。在胚胎发育第6周,动脉干开始分隔成为主动脉与肺动脉。正常情况下,肺动脉腔内膜开始形成三个瓣膜的原始结节,并向腔内生长,继而吸收变薄形成三个肺动脉瓣;心球的圆锥部被吸收成为右心室流出道(即漏斗部);第6对动脉弓发育成为左、右肺动脉,其远端与肺小动脉相连接,近端与肺动脉干相连。若三个瓣叶交界在发育过程中异常融合成为一个圆顶状突起的嘴状口,则会形成肺动脉瓣狭窄;如果流出道环状肌肉肥厚或肥大肌束横跨室壁与间隔间,则会导致右心室流出道漏斗型狭窄。第6对动脉弓发育障碍即形成脉动脉分支或肺动脉干狭窄。所以广义的肺动脉狭窄包括了右室流出系统的梗阻畸形:右室漏斗部、肺动脉瓣和(或)瓣环、肺动脉主干及其分支狭窄。其发病率占先天性心脏病的12%～18%。其中以肺动脉瓣狭窄最为常见,其次为右室漏斗部狭窄,也可为多个部位狭窄同时发生。本病可独立存在,亦可为复合心脏畸形(如Fallot四联症、Fallot三联症、右室双出口等)的组成部分或与之伴发。

病理解剖与血流动力学改变

一、肺动脉瓣狭窄

先天性肺动脉瓣狭窄(congenital stenosis of pulmonary valve)是肺动脉狭窄中最常见的类型,以三叶肺动脉瓣狭窄较为常见,也可由二瓣、单瓣畸形或瓣叶发育不良引起。肺动脉瓣三个瓣叶交界处相互融合,瓣叶尚纤细,或呈不同程度增厚。收缩期瓣叶呈"圆顶状"向肺动脉腔突出,在中央位置形成狭窄的瓣口(少数患者瓣口为偏心性),内径小者仅有2～3mm。部分患者肺动脉瓣发育不良,瓣叶明显纤维化增厚、短小,粘连于肺动脉壁上;亦可见瓣叶冗长但活动受限,一般无交界处融合的表现。肺动脉瓣环内径通常正常,但也可伴有不同程度瓣环狭窄。肺动脉主干狭窄后扩张呈棱形或形成动脉瘤,并常累及左肺动脉。肺动脉瓣狭窄与房间隔缺损或卵圆孔未闭、右室壁肥厚合称Fallot三联症(trilogy of Fallot);与室间隔缺损、主动脉骑跨及右室壁肥厚合称Fallot四联症(tetralogy of Fallot)。

肺动脉瓣狭窄,使右心排血受阻,右心室长期压力负荷过重,致右室壁向心性肥厚;右房压力亦随之升高。同时由于肺动脉瓣狭窄,经肺静脉回流入左房的血液减少而使左房压力减低。严重狭窄者右心排出量减少,右心室扩大,右室舒张压增高后,充盈受阻,静脉回流受阻,产生周围性发绀。由于右房压力较高而左房的压力较低,卵圆孔开放,在心房水平形成右向左分流,产生中央性发绀,即为Fallot三联症。肺动脉瓣狭窄使肺动脉压力下降,肺动脉与右心之间的压力阶差取决于瓣口狭窄程度及右室搏出量。根据右心室收缩压、右心室肺动脉收缩期压力差及右心和左心室收缩压的比值,将肺动脉狭窄分为轻、中、重三级(表51-1)。

二、右室流出道狭窄

右室流出道狭窄(right ventricular outflow tract stenosis)又称右室漏斗部狭窄,分为两种类型。

表 51-1 肺动脉狭窄程度的分级

狭窄程度	右室收缩压	右室-肺动脉压	右/左室收缩压比值
轻度	<75mmHg	<50mmHg	<0.5
中度	75~100mmHg	50~80mmHg	0.5~0.9
重度	>100mmHg	>80mmHg	>0.9

（一）隔膜型狭窄

右室流出道有隔膜样结构,位于室上嵴平面与肺动脉瓣水平之间,隔膜中心有一小孔,孔径在1.5cm以上者,多无临床症状,孔径小于0.5cm者症状明显。

（二）肌肥厚型狭窄

右室室上嵴、隔束、壁束异常肥厚,使流出道变窄。狭窄可为弥漫性,使流出道呈狭长管道状,亦可局限于漏斗部,致右室壁肥厚,且肥厚程度与狭窄程度成正比。多不伴有肺动脉瓣环和肺动脉瓣狭窄,肺动脉主干亦无狭窄后扩张。

隔膜性狭窄和局限性肌性狭窄者在狭窄部位与肺动脉瓣之间形成相对宽大的部分,称为第三心室。

右室流出道狭窄的血流动力学改变与肺动脉瓣狭窄相似。

三、肺动脉主干及其分支狭窄

肺动脉主干或分支狭窄(Pulmonary artery trunk or branch stenosis)包括肺动脉主干、左右肺动脉及肺段或肺叶动脉不同部位的狭窄,以发生于肺动脉主干者多见。狭窄处管壁增厚,严重时狭窄口如针尖。若肺动脉发育不全,则整个肺动脉变细,管腔狭小甚至闭锁。单发性约占40%,并发性者约占60%,常与法洛四联症、主动脉缩窄等合并存在。根据狭窄的部位可分为三型:主干型约占54.4%,狭窄位于肺动脉主干;外围型约占22.2%,狭窄位于肺段或肺叶动脉,常为多发性;中间型约占23.3%,病变多位于左、右肺动脉及其分叉处,可为单侧,也可双侧同时发生。

肺动脉主干及其分支狭窄的血流动力学改变与狭窄的部位、程度、范围及类型有密切关系。若肺动脉主干重度狭窄或左右分支的多发性狭窄,则肺动脉阻力增大,导致近侧肺动脉压力增高、右心室肥厚。若单发性轻度狭窄,多无明显血流动力学变化。

肺动脉闭锁时其血流动力学较为特殊,详细内容将在第53章"肺动脉闭锁"中论述。

检 查 方 法

患者一般取左侧卧45°~90°体位,二维超声心动图观察心脏整体形态和结构。胸骨旁心底短轴切面显示右室漏斗部、肺动脉瓣环及瓣叶、肺动脉主干、分叉处及左右肺动脉起始段。对于右室漏斗部,重点观察其形态、有无隔膜样突起或肥厚肌束及有无第三心室形成,同时分别测量右室流出道收缩末期内径及局部室壁厚度。对于肺动脉瓣,需描述其厚度、开放及关闭过程的形态,并测量肺动脉瓣环内径和收缩期瓣口开放间距。对于肺动脉,需测量其主干内径和左右肺动脉起始段内径。若切面显示不清,可嘱患者深呼气,待图像清晰时立即冻结,回放观察测量。必要时结合剑突下和胸骨上凹切面全面显示肺动脉瓣形态和肺动脉主干发育情况。

应用彩色多普勒于上述切面重点观察有无高速五彩的湍流信号出现,结合连续多普勒测量异常血流部位的最大血流速度及压差以估测狭窄程度。测量血流速度时注意调整切面和角度使声束与血流尽量保持平行。

对于肺动脉狭窄患者,应重点观察房间隔有无连续中断及分流,部分患者房间隔结构显示不清晰、彩色多普勒观察心房水平分流不理想时,可以经周围静脉注射声学造影剂,如果清晰出现心房水平的右向左分流,则提示存在卵圆孔开放或房间隔缺损。常规经胸壁超声心动图对本病的诊断不理想时,可采用经食管超声心动图检查。

超声心动图

一、M型及二维超声表现

（一）直接征象

1. 肺动脉瓣狭窄 M型超声肺动脉瓣活动曲线显示a波加深,正常肺动脉瓣活动曲线a波深度为2~4mm,肺动脉瓣狭窄时a波深度常大于7mm。中、重度肺动脉瓣狭窄病例,在心房收缩之后、心室收缩之前肺动脉瓣已开放,肺动脉瓣开放时间延长(图51-1)。

收缩期肺动脉瓣呈"圆顶帐篷样"向主肺动脉腔膨出,瓣尖开放受限而显示悬于肺动脉中央,两个瓣尖间距离为瓣口内径,瓣叶活动幅度较大。肺动脉瓣瓣叶多为三叶,少数为二叶或一叶,但超声心动图上很难显示肺动脉瓣叶的数目。部分病例肺动脉瓣叶明显增厚及回声增强、短小,活动幅度小。伴有肺动脉瓣环狭窄者肺动脉瓣环内径测值减小。

肺动脉主干狭窄后扩张,多见于轻、中度狭窄病例,由于长期高速血流冲击导致。重度狭窄者由于通过肺动脉瓣口血流量明显减少,肺动脉主干狭窄后扩张反而较少见(图51-2)。

2. 右室流出道狭窄 右室漏斗部狭窄于胸骨旁心底短轴切面上,室上嵴前方,隔膜型狭窄者于右室流出道内显示细线状回声,一端连于前壁,另一端连于室上嵴侧,中

51

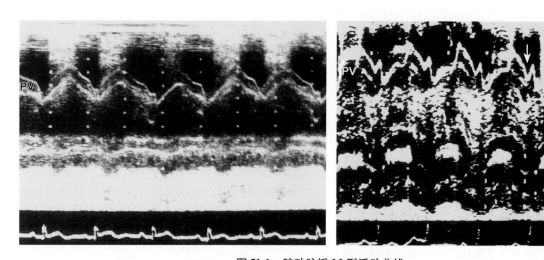

图 51-1 肺动脉瓣 M 型活动曲线

图左为正常肺动脉瓣曲线；图右为肺动脉瓣膜性狭窄患者，曲线上见 a 波有加深现象（箭头所示）

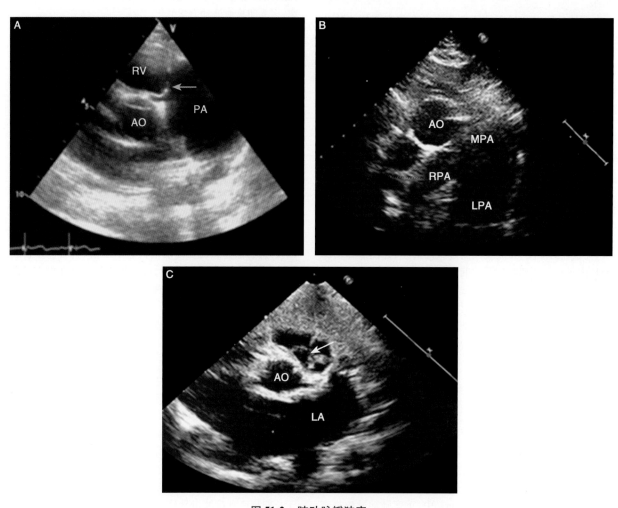

图 51-2 肺动脉瓣狭窄

A. 二维超声显示收缩期肺动脉瓣呈"圆顶帐篷样"向主肺动脉腔膨出，瓣尖开放受限（箭头所示）；B. 同时可见远端肺动脉主干（MPA）和左（LPA）、右肺动脉（RPA）内径均显扩张；C. 显示肺动脉瓣横断面（箭头所指），可见瓣叶增厚

51

央为一小孔,孔径大小不一,即为狭窄口。肌肥厚型者在室上嵴部位心肌环形肥厚、壁束、隔束均明显肥厚,使流出

道明显狭窄,收缩期仅 3～5mm。右室明显肥厚伴室腔相对减小(图 51-3)。

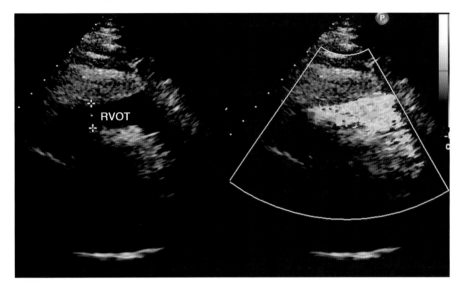

图 51-3　右室流出道狭窄

图左心底短轴切面见右室流出道局限性增厚,而使流出道变窄(RVOT);图右 CDFI 显示起源于右室流出道的高速血流信号

隔膜性狭窄和局限性肌性狭窄者在狭窄部位与肺动脉瓣之间形成相对宽大的部分,称为第三心室。弥漫性管状狭窄者无明显第三心室形成。

3. 肺动脉主干及分支狭窄　于主肺动脉长轴切面可显示主肺动脉局部狭窄处室壁增厚或向腔内凸起,管腔变狭小。远侧扩张或整个主肺动脉明显变细,管腔变狭小,或显示左和(或)右肺动脉近段管腔局限或从起始部即有狭窄。左右肺动脉远侧段及其分支由于被肺气遮盖,超声无法显示。

(二)间接征象

1. 右室壁不同程度的肥厚,室间隔亦可增厚。晚期右室腔扩大。

2. 伴有房间隔缺损者,出现房间隔回声中断。

二、超声多普勒

(一)右室流出系统出现收缩期高速射流信号

肺动脉瓣狭窄时,彩色多普勒可显示血流在收缩期通过狭窄的肺动脉瓣口时,突然变细,形成蓝色的射流束,在肺动脉内延续一段距离后散开形成五彩镶嵌的涡流。射流束的宽度取决于狭窄的程度,瓣口面积越小,射流束越细。射流束在肺动脉干中形成明显的涡流。狭窄较轻时,涡流较局限;狭窄较重时,涡流可充满整个肺动脉干。M型彩色多普勒观察肺动脉血流时,使 M 型取样线通过肺动脉瓣置于肺动脉内。收缩期于肺动脉瓣口处的肺动脉瓣曲线 CD 段见蓝色血流从右室流出道穿过 CD 段进入肺动脉,在 CD 段的下方(即肺动脉内)可见五彩镶嵌的湍流信号。连续多普勒显示全收缩期负向湍流频谱,流速明显增快。脉冲多普勒将取样容积由右室流出道向肺动脉瓣环、肺动脉瓣口、肺动脉移动时,血流速度逐渐加快,于肺动脉瓣处明显加快呈射流频谱,而于肺动脉内则呈湍流频谱

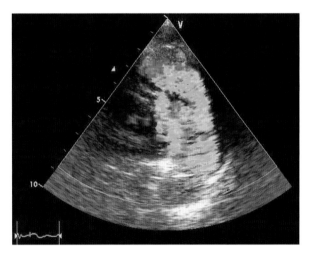

图 51-4　肺动脉瓣狭窄

彩色多普勒血流显像于肺动脉瓣口见高速射流信号

(图 51-4,图 51-5)。

肺动脉瓣环狭窄时,表现与肺动脉瓣狭窄相似,但异常血流起自肺动脉瓣环。

肺动脉主干及分支狭窄时,彩色多普勒于狭窄处出现收缩期五彩镶嵌的血流信号,频谱多普勒可探及高速紊乱的负向湍流频谱。

右室流出道狭窄时,彩色多普勒显示右室流出道狭窄处血流变细,其远侧有多彩镶嵌湍流,频谱多普勒可探及高速紊乱的负向湍流频谱。

(二)心房水平分流

若伴有房间隔缺损或卵圆孔开放时,在胸骨旁四腔或剑突下四腔切面彩色多普勒可显示心房水平双向分流,即收缩期为左向右分流,舒张期为右向左分流,于该处 M

51

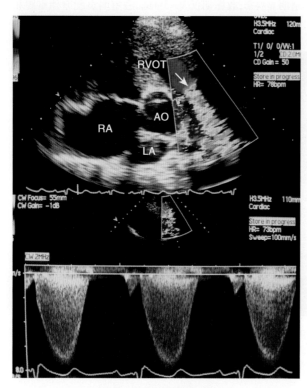

图 51-5　肺动脉瓣狭窄

连续多普勒于肺动脉内探及收缩期高速血流信号

型取样并与心电图同步扫查可显示彩色分流时相及持续时间。脉冲多普勒在房缺口处取样,可显示分流速度及时相。

(三) 三尖瓣反流

由于右心扩大,常导致三尖瓣反流,于三尖瓣的右房侧出现收缩期高速紊乱的血流信号。M 型超声在收缩期见有蓝色的血流信号从右室穿过三尖瓣口反流入右房。连续多普勒取样线置于三尖瓣的反流束中可记录到收缩期负相的频谱,多为高速血流,其峰值取决于肺动脉的狭窄程度:肺动脉狭窄的程度越重,右室收缩压越高,三尖瓣反流的速度也就越快。

通过测量三尖瓣反流频谱,可计算出右室的收缩压。将所测量的三尖瓣反流的最大血流速度按简化的 Bernoulli 方程计算出最大跨瓣压差,此即右室-右房压差,再加上由颈静脉充盈高度估测的右房压即为右室收缩压。如肺动脉狭窄程度轻,则右室收缩压低;如肺动脉狭窄程度重,则右室收缩压高。

(四) 肺动脉狭窄的评估分级

由于难以通过二维平面勾画的方法来计算面积,使用连续多普勒测量跨肺动脉瓣处的峰值血流速度并按 Bernoulli 方程计算出峰值压差是评估肺动脉狭窄程度的主要手段。肺动脉狭窄程度越重,上述压差就越大。按照 2006 年 EAE/ASE 的推荐,使用该峰值流速和峰值压差,可以对肺动脉狭窄的情况进行分级(表 51-2),该分级与心导管测量所得的结果有较好的相关性。但对于是否需要手术干预,目前尚无具体的超声多普勒指标。

此外,值得注意的是,如果患者同时存在多处狭窄,

如肺动脉瓣狭窄引起继发右室肥厚导致的流出道狭窄。脉冲多普勒可能有助于确定不同的梗阻部位,对于程度较轻的梗阻也可作出更全面的评估。肌性的流出道狭窄常表现为收缩期血流频谱峰值延迟出现,呈"匕首"状的特征,而固定型的瓣膜梗阻收缩期峰值流速的出现较早,易于区分。

表 51-2　肺动脉狭窄的分级(EAE/ASE 标准)

	轻度	中度	重度
峰值流速(m/s)	<3	3 ~ 4	>4
峰值压差(mmHg)	<36	36 ~ 64	>64

三、右心声学造影

于外周静脉注入声学造影剂,右房、右室显影后,右室内造影剂排空延缓,狭窄近端造影剂浓密,远端造影剂稀疏。伴有房间隔缺损或卵圆孔开放时,可见造影剂微泡由右房进入左房内,左心内出现明显造影剂微泡回声。

四、经食管超声心动图

经食管超声心动图探查肺动脉狭窄的临床意义在于:

(一) 确定肺动脉狭窄的部位及程度

右室流出道长轴切面上可清晰地显示整个右室流出道和肺动脉的情况,可进一步确定肺动脉狭窄的部位及程度(图 51-6)。

(二) 判断卵圆孔开放

房间隔位于声束的远场,且与声束平行,有时显示欠清晰或出现回声失落等现象而误诊。卵圆孔开放者心房水平的分流速度多较慢,彩色多普勒检查时亦可能漏诊。声学造影虽然可以判断心房水平的分流,但难以区分该分流是由于房间隔缺损或卵圆孔开放所致。经食管超声可清晰显示房间隔的结构,对二者进行鉴别。

(三) 监测肺动脉球囊扩张成形术

在肺动脉狭窄的介入性治疗术中进行监测,判断疗效。

五、三维超声心动图

三维超声心动图主要是对肺动脉和房间隔进行三维成像,观察肺动脉狭窄和卵圆孔开放或房间隔缺损的三维立体病变情况。

对于肺动脉瓣狭窄,三维超声心动图可直观地显示瓣口的大小并判断其狭窄程度。尤其是对于同时合并有右室流出道狭窄的患者,三维超声心动图在确定其狭窄部位及程度方面更为准确。

三维超声心动图可显示房间隔的立体结构,可更为准确地判断房间隔缺损的部位和大小,卵圆孔开放的程度等。三维超声心动图可以用于鉴别房间隔缺损和卵圆孔开放。房间隔缺损时在房间隔上见一明确的缺损,可为圆形或椭圆形;而卵圆孔开放时在房间隔上无缺损,却见房间隔的原发隔和继发隔分离,二者间存在有较大的缝隙。

51

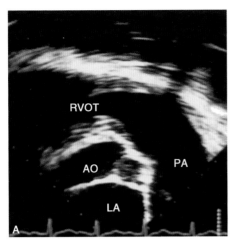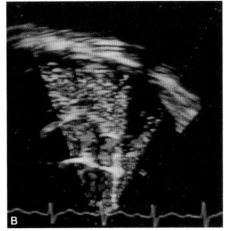

图 51-6　右室流出道狭窄的经食管超声
A. 右室流出道长轴切面见流出道明显狭窄；B. 彩色多普勒血流显像示流出道内收缩期
紊乱的血流信号

六、血管内超声

血管内超声主要可用于肺动脉分支狭窄的诊断。应用 30MHz 的导管探头，直径为 1～3mm，送入肺动脉内，显示系列肺动脉横切面图像，用于左、右肺动脉主要分支，显示狭窄处腔径。同时用 X 线透视监测可了解狭窄部位。

临 床 意 义

经胸二维及彩色多普勒可显示右室漏斗部、肺动脉瓣环及瓣膜、主肺动脉及其左、右分支近段有无狭窄、所在部位、程度与范围，并可确定诊断及类型。同时可显示心脏各腔室的大小、瓣膜活动、心壁厚度及各结构的连续关系，对心脏形态的观察比较全面。彩色多普勒结合声学造影可清楚地了解其血流动力学变化，故对肺动脉狭窄的诊断有较高的准确性。

部分患者由于肋骨和肺的遮盖，且超声的近场分辨力较差，肺动脉狭窄的部位及程度不能清晰显示，同时，心房水平的分流是由于房间隔缺损所致还是由于卵圆孔开放所致难以明确。成人患者则可采用经食管超声心动图亦可获得较为满意的图像，提高诊断的正确率。近几年采用新的超声技术提高近场分辨力和使用较高频率的儿童专用探头可克服此局限性。

对于肺动脉分支远段及肺内动脉常规超声心动图则无法显示和明确诊断。血管腔内超声虽可观察肺内动脉，也只局限于三级分支，不如 X 线肺动脉造影能显示肺动脉全貌。

第52章

特发性肺动脉高压
IDIOPATHIC PULMONARY HYPERTENSION

◎穆玉明

病理分型、血流动力学改变及其临床表现 ………… 706	四、超声多普勒 ……………………………… 709
一、病理分型 ……………………………… 706	五、经食管超声心动图 ……………………… 712
二、发病机制 ……………………………… 707	六、心脏声学造影 …………………………… 712
三、肺动脉压的分级 ……………………… 707	诊断要点与鉴别诊断 ………………………… 712
四、血流动力学 …………………………… 707	一、诊断要点 ……………………………… 712
五、临床表现 ……………………………… 707	二、鉴别诊断 ……………………………… 713
超声心动图检查 ……………………………… 707	临床价值与存在问题 ………………………… 713
一、M 型超声心动图 ……………………… 707	一、临床价值 ……………………………… 713
二、二维超声心动图 ……………………… 708	二、存在问题 ……………………………… 713
三、三维超声心动图 ……………………… 709	

　　特发性肺动脉高压(idiopathic pulmonary artery hypertension,IPAH)又称原发性肺动脉高压(primary pulmonary hypertension,PPH),是一种原因不明,以广泛肺小动脉内膜增厚,管腔变小,肺小动脉阻力增大而导致肺动脉高压、右心室肥大的疾病,该病以肺动脉压力持续升高为特征。早在1901年,Ayerza首次描述了显著的发绀与原因不明的肺动脉硬化相关这一现象。1951年,Dresdale等人首次提出肺动脉高压这一概念。1973年,世界卫生组织将原发性肺动脉高压定义为:在海平面状态下,安静状态时,肺动脉收缩压>30mmHg,或肺动脉平均压>25mmHg,或在运动状态时肺动脉平均压>30mmHg,排除各种原因引起的肺动脉高压,即可诊断为原发性肺动脉高压。本病主要发生于年轻人,其中女性多见。1974年,Nanda等人最早应用 M 型超声心动图诊断肺动脉高压。此后,超声心动图检查作为一种无创、简便、准确的手段,广泛应用于肺动脉高压的诊断。

　　2003年,在威尼斯举行的第三次世界肺动脉高压会议建议不再采用"原发性肺动脉高压"这一名称,而改用特发性肺动脉高压,即指没有发现任何原因,包括遗传、病毒、药物,而发生的肺动脉高压(也需要排除肺静脉压力增高)。应用特发性肺动脉高压是为了防止误用"继发性肺动脉高压(Secondary pulmonary hypertension)"引起概念混乱。在引入特发性肺动脉高压的同时,会议决定将肺静脉闭塞症和肺毛细血管瘤归入肺动脉高压。

病理分型、血流动力学改变及其临床表现

一、病 理 分 型

　　PPH 依据病理结构改变的不同,分为以下三种类型:

(一) 原发性丛源性肺动脉病(primary plexogenic pulmonary ateriolopathy)

　　此型在临床诊断上所占比例甚大,其特点是近端肺动脉多明显扩张,而远端肺动脉分支管壁异常增厚,小肺动脉和毛细血管前动脉内膜增厚、纤维化,形成所谓洋葱皮样改变。动脉中层增厚,平滑肌组织增加,肺小动脉周围有胶原纤维、网状组织和外皮细胞包绕,毛细血管基膜增厚,可出现动脉炎和类纤维素性坏死,最终出现内皮增生和丛样病变。多数有动脉硬化和明显的右心室肥厚,但肺静脉和肺组织一般没有异常。

(二) 血栓性肺动脉病变(thrombotic pulmonary ateriolopathy)

　　约占本病患者的1/3,主要见于成年人,肺动脉内有微血栓形成,出现偏心性内膜纤维化,中膜肥厚,肺动脉内可有陈旧性机化血栓,来源多不明确。

52

（三）肺静脉阻塞性病变（pulmonary veno-occlusive）

极少见，病因不明，主要见于儿童和年轻人，无明显性别差异。肺静脉内出现机化的纤维组织，造成肺静脉狭窄与阻塞。

二、发 病 机 制

（一）因子表达异常

PPH组织学特征为内皮和平滑肌细胞增殖，中膜肥厚和原位血栓形成。在PPH的发病过程中，由于局部产生血管舒张和血管收缩物质之间的不平衡导致肺血管阻力增高，该因素起着重要的作用。

1. 前列环素（PGIS） Christman等首先报道在原发性和继发性肺动脉高压患者的尿中，缩血管物质血栓素的代谢产物增多，说明前列环素（PGI_2）和血栓素代谢物失衡是形成肺动脉高压的重要因素。

2. 内皮素 内皮素-1（ET-1）主要由血管内皮细胞产生，是强力的缩血管物质和促生长介质，在循环系统中起到保持血管张力的作用。肺是内皮素产生和清除的主要部位，在所有肺动脉高压的动物实验中，血浆ET-1的水平均增加，同时肺组织内皮素肽的表达也增加。

3. 5-脂加氧酶 在PPH丛状损害的肺血管内皮细胞以及炎性细胞中，5-脂加氧酶和5-脂加氧酶活化蛋白均过度表达，提示这种与炎症介质有关的酶其过度表达在PPH的发病机制中可能起着重要的作用。

4. 血管内皮生长因子 在动物实验中发现血管内皮生长因子（VEGF）对肺血管内皮细胞的生存和死亡起着关键的作用。对幼年或成年小鼠用VEGF受体阻滞剂进行处理时发现：慢性低氧（3周）联合使用VEGF受体阻滞剂，可以使内皮细胞增生，增生的内皮细胞堵塞血管腔，导致毛细血管前小肺动脉闭塞，最后形成严重的肺动脉高压。

（二）遗传性易患因素

PPH发生的另一个重要的原因可能是有基础遗传性易患因素者，在某一特殊刺激物作用下发生原发性肺动脉高压，该刺激成为触发因素。此外，易发生肺动脉高压者在不同的疾病状态下肺脉管系统有较高敏感性。

（三）危险因素

肥胖、门脉高压、食欲缺乏、人类免疫缺乏病毒、体循环高血压和慢性肺血流量的增加，都被认为是肺动脉高压的危险因子。

三、肺动脉压的分级

正常人平均肺动脉压（MPAP）为（14±3）mmHg。根据静息状态下平均肺动脉压的水平可分为轻度肺动脉高压（26~35mmHg）、中度肺动脉高压（36~45mmHg）和重度肺动脉高压（大于45mmHg）。需要强调的是，上述标准为右心导管数据，并非无创检查手段估测的数据。

四、血流动力学

由于长期持久的肺动脉高压，使右心室阻力负荷过重，而引起右心室肥厚。随着病情进一步发展，右心室随之扩大。右心室肥厚，顺应性降低，扩张受限。于是右心室舒张末压升高，右房代偿性收缩增强，右房增大；若右心室失代偿，右心室舒张末压明显增高，右房压亦随之升高，而导致右心衰竭。

五、临 床 表 现

（一）症状

表现多样化，通常没有特异性，诊断十分困难。最早出现的症状是活动后气短，通常不能引起重视，因此难以早期诊断。随着病情的发展，可有进行性劳力性呼吸困难、乏力、心悸、心绞痛或胸痛，运动时头晕、晕厥，偶尔有咳嗽、咯血、声音嘶哑、水肿，甚至猝死。而晕厥或眩晕是本病的特征性症状，它的出现提示患者心搏出量已经明显下降。

（二）体征

最常见的是第二心音的肺动脉瓣成分增强（93%），40%伴三尖瓣反流，32%伴周围水肿。胸片上90%示肺动脉扩张，心电图上87%有右心室肥大。同时发现肺动脉高压和右心室压力负荷过重相一致：胸骨左缘隆起（右心室增大）、扩张及紧张的肺动脉在左侧第二肋间产生一收缩期搏动，同区域可听到喷射性喀喇音和血流性杂音、第二心音窄分裂且肺动脉瓣成分增强、右心室起源的第四心音。疾病晚期出现右心室衰竭的表现（肝大、周围水肿和腹水）。由于三尖瓣关闭不全，严重肺动脉高压者可在颈动脉搏动图上见到明显的V波，还可闻及右心室起源的第三心音、肺动脉瓣关闭不全的高调舒张早期杂音、三尖瓣关闭不全的全收缩期杂音。发绀是PPH的晚期表现，发绀的原因包括心排出量明显降低，体循环血管收缩，肺通气-灌注比例失调。另外，由于扩张肺动脉压迫引起左喉返神经麻痹者少见。

超声心动图检查

一、M型超声心动图

肺动脉高压时，肺动脉瓣M型有比较特殊的运动曲线，具体特点如下：M型超声肺动脉瓣曲线a凹低平或者消失，肺动脉瓣收缩中期关闭或有切迹。肺动脉瓣开放曲线呈W形或V字形，EF段抬高呈弓形，斜率降低，a波缩小或完全消失，bc斜率增大等（图52-1，图52-2）。同时可显示右心室壁增厚，室间隔运动异常。左心室短轴的M型超

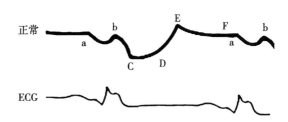

图52-1 正常人肺动脉瓣左瓣M型曲线

52

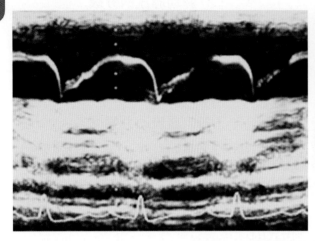
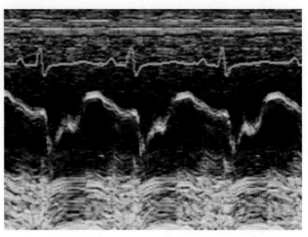

图 52-2 肺动脉高压患者肺动脉瓣 M 型曲线图

胸骨左缘肺动脉长轴切面肺动脉瓣开放曲线呈"V"型,可见 a 凹消失(左图);肺动脉瓣开放曲线呈"W"型(右图)

声心动图显示右心室增大。部分患者还可观察到其他一些比较细微的 M 型表现,如随心动周期缩短出现的右心室射血前期时间(right ventricle pre-ejection period, RPEP)矛盾性延长、舒张充盈期延长时重新出现 a 波等,比较罕见。

二、二维超声心动图

在左心室长轴、心尖四腔以及大动脉短轴切面,可显示右心房、右心室增大,右心室前壁增厚,右心室流出道增宽(图 52-3)。右心室流出道和大动脉短轴切面,可显示主肺动脉及左右肺动脉内径扩张,重度肺动脉高压者主肺动脉可呈瘤样扩张,肺动脉瓣向右心室流出道膨出。在主肺动脉长轴切面上可见肺动脉瓣关闭不全的征象。

在正常情况下,左心室舒张压略大于右心室舒张压,室间隔凸面朝向右心室侧。若右心室压大于左心室压,可出现舒张期室间隔凸向左心室侧。双心室短轴切面可见收缩期室间隔扁平、左心室呈 D 字形。收缩期开始,左心室收缩压超过右心室,此时室间隔又凸向右心室侧。如果收缩期室间隔扁平或凸向左心室侧,常提示右心室收缩压等于或大于左心室收缩压(图 52-4)。

Rihei Shimada 等分析了 91 例房间隔缺损患者,在左心室短轴切面下,按照收缩末期的室间隔形态以及右室收缩压(systolic right ventricular pressure,SRVP),将其分为四种类型:A、B、C 和 D 型(表 52-1 及图 52-5)。

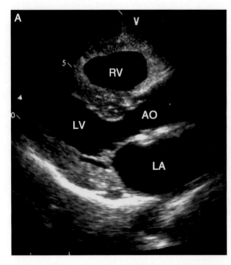
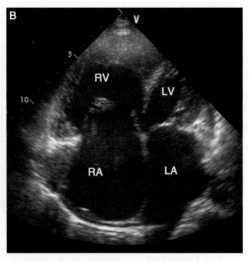

图 52-3 肺动脉高压患者的二维超声心动图

A. 左心室长轴切面显示右心室增大,右心室流出道增宽,右心室前壁增厚;B. 心尖四腔心切面显示右心房及右心室腔增大。LA:左心房,LV:左心室,RA:右心房,RV:右心室

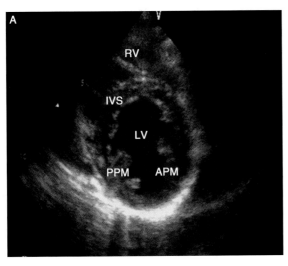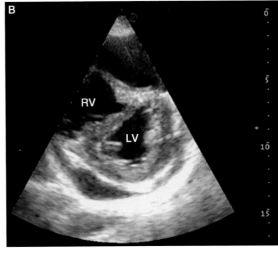

图52-4 肺动脉高压患者的二维超声心动图

A. 左心室短轴正常对照;B. 左心室短轴切面显示右心室扩大,室间隔变平直失去正常的圆弧形,左心室呈"D"字形。LV:左心室,RV:右心室,APM:前外侧乳头肌,PPM:后内侧乳头肌,IVS:室间隔

表52-1 室间隔形态分型与右室收缩压的关系

分型	例数	室间隔(IVS)形态	右室收缩压(SRVP)范围	均值±标准误
A型	67例	收缩末期室间隔弯曲度比舒张末期更为显著	18～55mmHg	34±1mmHg
B型	9例	收缩末期弯曲度与舒张末期形态相比,保持不变甚至更为扁平	46～55mmHg	50±1mmHg
C型	9例	收缩末期的室间隔形态接近平直	60～76mmHg	66±2mmHg
D型	6例	室间隔凸向左心室侧	72～118mmHg	93±7mmHg

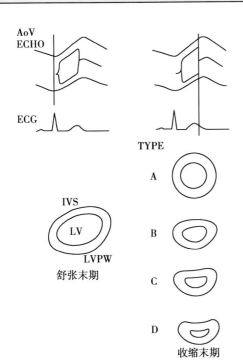

图52-5 肺动脉高压患者的左心短轴切面

二维超声心动图左室短轴切面显示,舒张末期(左图)左室形态和收缩末期(右图)室间隔的四种曲度。LV:左心室,LVPW:左心室后壁,IVS:心室间隔,AoV:主动脉瓣叶活动曲线,ECG:心电图

三、三维超声心动图

精确定量右心室腔容积和游离壁质量对研究肺动脉高压引起的右心功能损害具有重要的临床意义。由于右心室是一个既不对称,又极不规则的腔室,具有一个相对独立的流出道,不能以简单的几何模型来描述,故采用二维超声心动图测定右心室容积是一项难度极大的工作。超声三维重建的出现,使完善地重建及测定右心室功能成为可能。

四、超声多普勒

(一)彩色多普勒

肺动脉高压常伴有三尖瓣、肺动脉瓣反流。并可于心尖四腔切面显示收缩期右房内自三尖瓣口反流的蓝色反流束,可达房中部甚至房顶部。主肺动脉长轴切面于舒张期肺动脉瓣下及右室流出道内可见肺动脉瓣口反流的红色反流束,频谱显示为舒张早、中期或全舒张期正向湍流频谱(图52-6)。

(二)频谱多普勒

1. 脉冲频谱多普勒(PW) 正常人的肺动脉血流频谱通常呈圆钝的倒三角形,血流频谱的上升支和下降支基本对称,即血流峰值速度出现于收缩中期。随着肺动脉压增加,肺动脉血流加速时间(acceleration time,AcT)也相应变短,甚至出现收缩中期切迹。

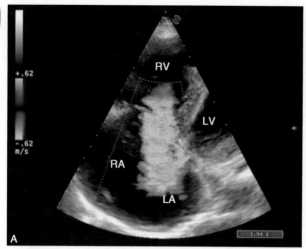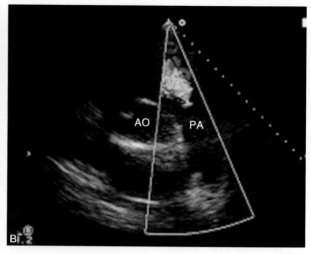

图 52-6 肺动脉高压患者三尖瓣和肺动脉瓣反流

A. 胸骨旁四腔切面显示三尖瓣口收缩期反流;B. 大动脉短轴切面彩色多普勒示肺动脉瓣舒张期反流

PPH 患者肺动脉瓣血流频谱显示收缩早期突然加速,加速支陡直,峰值流速前移至收缩早期,而后提前减速,峰值降低并前移。有时可于收缩晚期血流再次加速,出现第二个较低的峰。肺动脉血流频谱参数显示加速时间与血流持续时间缩短,射血前期/射血期比值增大,这些参数与肺动脉压力相关。肺动脉下降支出现顿挫,致频谱形如"匕首"状,加速时间(AcT)缩短,肺动脉血流减速时间(deceleration time,DcT)延长,致使 DcT 大于 AcT(图 52-7)。

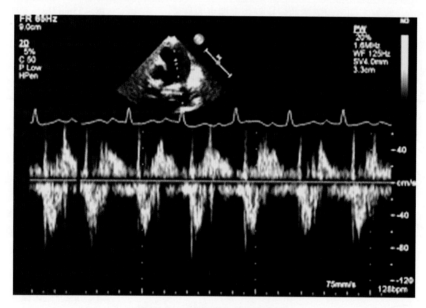

图 52-7 主肺动脉内血流频谱

PW 显示主肺动脉内血流频谱呈典型的倒三角形,收缩期血流加速时间缩短,加速度增快,峰值前移,射血时间缩短,峰值速度较低

AcT≤106 毫秒预测异常肺动脉高压的敏感性约为 79%,特异性为 100%。由于 AcT 受到心率和心输出量的影响,当右心室容量负荷过重时,即使存在肺动脉高压 AcT 也可能正常。

2. 连续频谱多普勒(CW) 根据三尖瓣和肺动脉瓣反流频谱,利用简化的伯努力方程计算出肺动脉收缩压、舒张压和平均压。PPH 患者肺动脉各压力均显著升高,甚至可超过主动脉的压力。

3. 肺动脉高压的肺动脉血流频谱的主要特点

(1) 肺动脉血流加速时间(AcT)缩短,正常值为 80~120 毫秒,肺动脉高压时 AcT<80 毫秒。

(2) 右心室射血前期时间(RPEP)延长。

(3) 右心室射血时间缩短,正常值为 300~400 毫秒。

(4) AcT/RVET(右心室射血期)比值缩短,肺动脉高压时<0.2。

(5) AcT/RPEP(右心室射血前期)比值缩短,肺动脉高压时<0.9。

(6) RVEP/RVET 比值增大,肺动脉高压时>0.35。

根据以上情况,肺动脉高压时其血流的多普勒频谱呈"匕首"状,即收缩早期频谱的加速度很快,呈近似垂直的直线,达峰值后因射血时间缩短,波峰斜向后,短时间迅速即降至零位。

4. 估测肺动脉压的方法

（1）肺动脉收缩压的测量方法：

1）根据三尖瓣瓣口反流计算肺动脉收缩压法：依据简化的伯努力公式计算跨瓣压差（ΔP）。

$$\Delta P = 4V_{max}^2$$

ΔP 代表右房和右室间的压差，V 代表三尖瓣瓣口反流峰值速度。已知右室收缩压与肺动脉收缩压近似相等，以此来估测肺动脉收缩期压力（Pulmonary artery systolic pressure, SPAP），公式如下：

$$SPAP = 4 \times V_{max}^2 + RAP$$

RAP 代表右房压力，吸气末下腔静脉塌陷程度是评估右房压的主要指标。

观察最佳切面是在剑突下下腔静脉长轴切面，距右房入口 0.5～3cm 测量下腔静脉内径（吸气末）。当下腔静脉内径<2.1cm，吸气末内径塌陷>50% 时，右房压正常为 0～5mmHg，当下腔静脉内径<2.1cm，或>2.1cm，吸气末内径塌陷>50% 或<50% 时，右房压可疑增高 5～10mmHg，当下腔静脉内径>2.1cm，吸气末内径塌陷<50% 时，右房压增高约 15mmHg（图 52-8）。

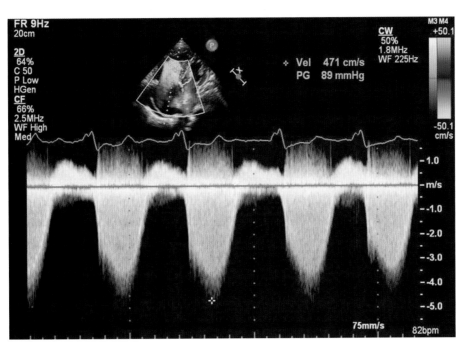

图 52-8　三尖瓣反流的血流频谱
CW 于三尖瓣瓣口测三尖瓣反流峰值速度约 4.7m/s，据此估测肺动脉收缩压约为 100mmHg，提示重度肺动脉高压

2）根据异常分流计算肺动脉收缩压法：室间隔缺损时，左向右分流的峰值速度换算压差 ΔP 代表两心室之间的压差。

$$\Delta Pvsd = LVSP - RVSP$$

左心室收缩压（LVSP）已知 ≈ 主动脉收缩压（AOSP），即 SBP（肱动脉收缩压），因此计算 RVSP（≈PASP）的公式：

$$PASP = SBP - \Delta Pvsd$$

以上两种计算方法必须注意：当肺动脉本身的收缩期血流速度大于 1m/s 时，计算时需减去肺动脉血流速度换算的压差 ΔP。

动脉导管未闭时，将连续多普勒取样线置于二维图像的动脉导管开口处或主动脉远端左侧部分（未显示导管者），测定分流速度，可估测肺动脉压力。肺动脉收缩压 = 主动脉收缩压（以肱动脉收缩压代表）- 主、肺动脉分流压（$4V^2$），V 为最大分流速度。

（2）肺动脉舒张压（The pulmonary artery diastolic pressure, PADP）的测量方法：通过测量肺动脉瓣反流速度计算肺动脉舒张压（PADP）。

$$PADP = 4 \times 舒张末期肺动脉瓣反流速度^2 + 右房压$$

（3）肺动脉平均压的测量方法：

肺动脉平均压 = 1/3（SPAP）+ 2/3（PADP）

肺动脉平均压 = 4 × 舒张早期肺动脉瓣反流速度² + 右房压

肺动脉平均压 = 79 - （0.45 × AT）

当 AT<120 毫秒，肺动脉平均压 = 90 - （0.62 × AT）

AT 为收缩期肺动脉血流频谱加速时间，需心率在正常范围（60～100 次/分）。

（4）肺血管阻力（PVR）的测量：

PVR = （三尖瓣反流速度/右室流出道血流速度积分）× 10 + 0.16

当每博量过高或过低导致肺动脉收缩压过大时 PVR 可帮助鉴别判断。但不能替代心腔内漂浮导管测量 PVR，正常 PVR<1.5wood 单位，PVR>3wood 单位，提示肺动脉压高。

（三）组织多普勒

由于肺动脉高压可导致右心室功能障碍,因此右心室功能的准确评估对 PPH 患者病情的评估和预后判断具有重要的临床意义。然而,右心室形态复杂,常规超声一直缺乏很好评估右心室功能的方法。多普勒组织成像测定三尖瓣环运动速度可定量评估右心室长轴收缩和舒张功能。将系统设置于彩色 TDI 速度脉冲方式,取心尖四腔切面,取样容积放置于三尖瓣前叶与三尖瓣环连接处,记录

三尖瓣环的运动频谱。应用定量组织速度成像技术获取三尖瓣环右心室游离壁处组织速度曲线,测量收缩期峰值运动速度(Vs)、舒张早期峰值运动速度(Ve)和舒张晚期峰值运动速度(Va)。肺动脉高压患者 Vs、Ve、Va 和 Ve/Va较正常人显著降低(图 52-9)。但是,此技术与多普勒血流显像有相似的局限性。多普勒超声束与心肌运动方向间的夹角、心脏在心动周期中的整体运动、呼吸运动等均可影响其测量结果的准确性。

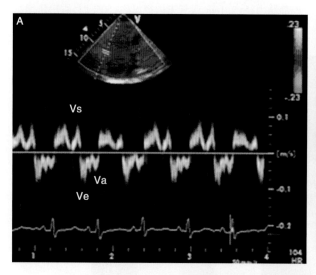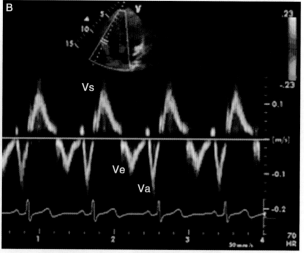

图 52-9　三尖瓣瓣环处的组织多普勒频谱图

A. 肺动脉高压患者心尖四腔切面上三尖瓣处的组织多普勒频谱图;B. 正常对照

五、经食管超声心动图

此技术可避免肋骨、胸骨以及肺脏的阻挡,图像较经胸超声心动图清晰,并且能显示深层解剖结构和完整的房间隔、房室瓣和肺静脉的病变。此项技术有望在诊断该疾病发挥更大的作用。

六、心脏声学造影

经周围静脉行右心声学造影,一方面可发现此类患者增宽的肺动脉内造影剂出现旋转现象和右心、肺动脉显影时间延长等征象,同时还可借此排除伴有继发性肺动脉高压的先天性心脏病,如房间隔缺损、室间隔缺损及动脉导

管未闭等。

GiuseppeGullace 等应用 M 型超声造影观察 28 例肺动脉高压患者和 10 例正常人的肺动脉瓣时,可见正常人造影剂运动轨迹与 b-c 斜线平行,并贯穿整个收缩期。而肺动脉高压患者的造影剂运动轨迹在收缩期与d-e 斜线平行,但在收缩晚期和舒张早期造影剂运动轨迹与 e-f 斜线方向相反。肺动脉高压患者因肺动脉收缩压的不同而表现各异:当肺动脉收缩压<50mmHg 时,在收缩早期可见造影剂,而无回弹(rebound)。当肺动脉收缩压>50mmHg 时,在收缩早期可见造影剂运动轨迹与 b-c 斜线平行,但在收缩中期造影剂随肺动脉瓣切迹的轮廓而出现回弹。

诊断要点与鉴别诊断

一、诊断要点

排除继发因素(先天性心脏病、二尖瓣狭窄等),在海平面水平,静息状态下肺动脉收缩压>30mmHg,或肺动脉平均压 > 25mmHg,或在活动状态下肺动脉平均压>30mmHg。此外,诊断肺动脉高压,除了上述肺循环高压的标准之外,尚需包括肺毛细血管楔压(PCWP)<15mmHg。需要强调,上述标准为右心导管数据,并非无创检查手段

估测的数据。多项研究显示,超声所测量的肺动脉收缩压(PASP)与右心导管所测值具有很好的相关性($r = 0.57 \sim 0.93$)。

右心室收缩压随着年龄和体重指数的增加而增加。对 PASP 超声测量值为 36 ~ 50mmHg 或三尖瓣反流速度介于 2.8 ~ 3.4m/s 的受试者可定义为轻度肺动脉高压(设定正常右房压为 5mmHg)。为减少诊断的假阳性率,必须结合临床和其他检查判断是否为肺动脉高压,

特别是在老年患者以及有症状、需要右心导管测压证实的患者（纽约心功能 Ⅱ～Ⅲ级）。对于无症状患者于 6 个月后复查超声心动图。此外心脏超声还可以发现一些有助于诊断、临床分类、评估病情的异常表现，如：左、右心室直径和功能，三尖瓣、肺动脉瓣和二尖瓣的异常，右心室射血分数和左心室充盈情况，下腔静脉直径以及心包积液等。

二、鉴 别 诊 断

　　PPH 的鉴别诊断包括许多已明确病因的继发性肺动脉高压，要排除二尖瓣狭窄、先天性心脏缺损、肺血管栓塞和肺静脉阻塞，有时心导管检查和血管造影术是绝对需要的。没有特征性舒张期杂音者可根据超声心动图上二尖瓣的活动以及没有跨瓣压差予以排除。

临床价值与存在问题

一、临 床 价 值

　　多普勒超声心动图在原发性肺动脉高压诊疗中的主要作用有：①定量测定肺动脉压，估测肺动脉压的严重程度；②有效排除各种左向右分流的先天性心脏病和瓣膜性心脏病所引起的继发性肺动脉高压，配合声学造影可确诊或排除艾森曼格尔综合征；③评估病情、预后以及疗效：可通过观察肺动脉压、右心扩张的程度、主肺动脉直径、室间隔运动以及左右心室射血分数变化来评估病情及预后。可在随诊时反复测量上述指标判断治疗效果，并依此调整治疗方案。

二、存 在 问 题

　　超声心动图评价肺动脉压严重程度的可靠性，依赖于超声声束与探查血流束的平行与否。因此，必须注意采用多切面探查三尖瓣反流频谱，并注意与二尖瓣反流频谱相区别。据三尖瓣反流压差估测肺动脉压时，应注意观察右心室漏斗部和肺动脉瓣以排除双腔右心室、右心室流出道以及肺动脉瓣的狭窄。超声还应考虑到所有患者均有可能出现肺动脉压的低估，特别是多普勒信号不理想或多普勒资料与临床表现不符合时，过低估测右房压力也是造成肺动脉压测定值偏低的主要原因。

第53章

肺动脉闭锁

PULMONARY ATRESIA

◎李 越

室间隔完整的肺动脉闭锁·················· 714
　　一、病理解剖与血流动力学改变········ 714
　　二、检查方法及注意事项·············· 716
　　三、超声心动图表现·················· 716
　　四、诊断和鉴别诊断·················· 718
　　五、临床价值与存在问题·············· 718

肺动脉闭锁伴室间隔缺损················· 718
　　一、病理生理和血流动力学改变········ 718
　　二、检查方法及注意事项·············· 720
　　三、超声心动图表现·················· 720
　　四、诊断和鉴别诊断·················· 721
　　五、临床价值和存在问题·············· 721

　　肺动脉闭锁(pulmonary atresia)是指右心室与肺动脉之间完全梗阻,没有血流交通的先天性畸形。闭锁的部位可发生在右室流出道直至左、右肺动脉分支的任意节段,可为局限性的肌性或膜性闭锁,也可为较长段的管腔闭锁,其中最常见的是肺动脉瓣闭锁。根据肺动脉闭锁是否合并室间隔缺损可分为两类,即室间隔完整的肺动脉闭锁(又称单纯肺动脉闭锁)和伴有室间隔缺损的肺动脉闭锁,两者在胚胎发育和血流动力学方面有明显不同。由于上述两种病变的主要病理异常为肺动脉闭锁,现在相关专著多将这两个病变放到同一章节予以介绍讨论,本书亦采取这样的安排。但两种病变在多方面都不尽相同,故分两节阐述。

室间隔完整的肺动脉闭锁

　　1783年Hunter首次报告了室间隔完整的肺动脉闭锁(pulmonary atresia with intact ventricular septum)病例。1956年Greenwold等提出可根据右心室大小、形态不同将本病分为两种类型:①右室发育不全型(约占85%);②右心室大小正常或扩大型(约占15%)。前者又分轻度、中度和重度,其中重度右室发育不良者往往需分期手术,且手术效果较差,死亡率高。由于本病多合并其他畸形或是其他畸形的并发症,1963年Williams等认为这是一组预后很差的发绀型复杂先天畸形,建议将其划归为右心发育不良。1969年Khoury等提议将其命名为右心发育不良综合征。室间隔完整的肺动脉闭锁发病率低,约占存活新生儿先天性心脏病的0.5%。患儿发绀症状出现早,仅凭临床诊断比较困难。自从二维超声心动图问世后,特别是配合彩色多普勒和声学造影技术对该病的诊断有极大帮助。

一、病理解剖与血流动力学改变

　　本病的胚胎学发生基础与肺动脉狭窄相同只是程度不同而已。在圆锥动脉干分割成两个大动脉瓣环过程

中,近端动脉干间隔,即心球动脉干交界处的隆起发育过程异常会导致半月瓣形状、数目和交界区的发育畸形,轻者狭窄,重者发生肺动脉瓣闭锁(pulmonary atresia)。如果同时存在远端动脉干间隔发育异常,则可导致主肺动脉干、肺动脉分叉部、左右肺动脉远端发育异常,而构成肺动脉闭锁的不同类型。

　　有学者将肺动脉闭锁依累及部位不同分为四型:

　　Ⅰ型:单纯肺动脉瓣闭锁。

　　Ⅱ型:肺动脉瓣和主肺动脉干闭锁,左右肺动脉仍存在。

　　Ⅲ型:肺动脉瓣,主肺动脉和一侧肺动脉闭锁。

　　Ⅳ型:肺动脉瓣,主肺动脉和两侧肺动脉均闭锁。

　　如果同时存在圆锥间隔的发育异常,则还伴有右室流出道的狭窄或闭锁。因此也有从闭锁的肺动脉瓣解剖形态和右室发育状况的角度对肺动脉闭锁进行分类:其一,肺动脉瓣已基本成形,由三个增厚的瓣叶组成,但瓣叶未分开,瓣膜的联合嵴线在中央辐合,可有2~3条切迹,肺动脉瓣环和主肺动脉多发育不良,少数伴有右室流出道重度狭窄或完全闭锁,并可伴有明显三尖瓣反流,常合并三尖

瓣下移;其二,瓣膜中部光滑无孔,瓣膜联合嵴线只见于周围,多数圆锥部仍通畅,右室的三个组成部分(流入道部、肌小梁部及流出道部)仍存在或轻度发育不良;其三,右室漏斗部闭锁,肺动脉瓣基本上或完全没有形成,瓣环严重狭窄甚至完全没有形成,部分患者的主肺动脉到肺动脉分叉完全闭锁呈条索状结构。极少数右室漏斗部闭锁者的肺动脉瓣发育不良,但本身并未完全闭锁。无论哪一型肺动脉闭锁,右室流入道和小梁部多存在不同程度的发育不良(图53-1),三尖瓣发育几乎都较小,部分有畸形。总体统计右心室发育不良发生率接近90%,严重右心室发育不良占54%。因此,现主张将本病变归类为右心发育不良的一种先天性心脏病。其一般规律是肺动脉瓣发育较好者,右心室发育程度也较好。

也有学者依右室发育状态将肺动脉闭锁分为两型(图53-2):Ⅰ型为右室发育不良,占80%~85%;Ⅱ型为右室腔大小尚正常或略大,占15%~20%。后者多合并三尖瓣关闭不全,可能是右室腔不良的原因之一。

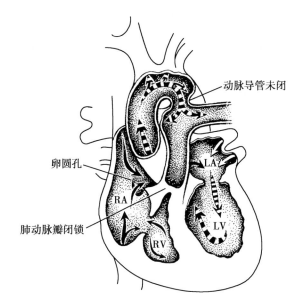

图53-1　室间隔完整的肺动脉闭锁示意图

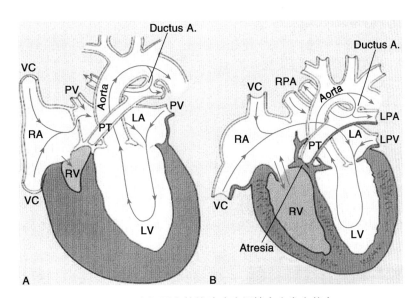

图53-2　室间隔完整的肺动脉闭锁右室发育状态
A. 右室发育不良;B. 右室发育正常。VC:腔静脉,RA:右房,RV:右室,PT:肺动脉干,PV:肺静脉,LA:左房,LV:左室,Ductus A.:动脉导管,LPA:左肺动脉,RPA:右肺动脉,LPV:左肺静脉(引自 Gould SE,ed. Pathology of the Heart. 2nd ed. Charles C Thomas,Publisher,Ltd.,Springfield,Illinois,1960)

本病多数心脏位置正常,心房-心室连接、心室-主动脉连接关系一致,极个别为右位心、心房反位、大动脉转位,心外畸形少见。男女发病率差异不大。但是室间隔完整的肺动脉闭锁如能存活必须具备两个条件:其一,心房水平的右向左分流,即存在房间隔缺损或卵圆孔未闭,极少数为冠状静脉窦型房缺,也称为无顶冠状静脉窦;其二,大动脉水平的左向右分流,即动脉导管未闭或其他体肺侧支循环,动脉导管未闭占多数且多为细小迂曲的动脉导管。另外,由于右室高压使胚胎期心肌供血的窦状隙无法关闭,因此右室与冠状动脉可能残留直接通道,出现舒张期血流自主动脉流向冠状动脉,收缩期血流自右室向冠状动脉逆灌注的现象,本病47%~60%保持着这种胎儿期右心室心肌内窦状隙与冠状动脉相通的状况。

本病右心室血液无排出通道,右心室的功能丧失,右心房血液淤滞、压力升高,所以绝大多数右心房明显扩大。此类患者胎儿期的主要循环通路仍畅通,故出生时尚存活,体格发育尚可且肤色正常,但由于肺动脉闭锁,胚胎期的房水平右向左分流始终存在,出生后一天或数日内很快出现青紫和气促。如果房水平右向左分流不畅,则出现静脉淤血,肝大,周围水肿。主动脉水平左向右分流量大小也与青紫和气促程度密切相关。本病多数有动脉导管发育不良,故早期死亡率较高。如果未获得及时有效治疗,

85%在出生后6个月内死亡,能存活到1岁以上者多数合并巨大房间隔缺损和粗大的动脉导管未闭。

二、检查方法及注意事项

本症的早期诊断和及时治疗对预后影响很大,如能在新生儿甚至在胎儿阶段作出正确诊断,并根据右室、三尖瓣、肺动脉发育状态选择合适的手术或介入治疗方案(肺动脉瓣再通、Gleen、Fontan、双向Gleen术),可以使5年和10年存活率明显提高。二维超声结合彩色多普勒可显示肺动脉瓣闭锁,右心室腔大小和室壁厚度以及三尖瓣的形态和启闭功能,同时可了解肺动脉主干及分支起始段发育的程度,并观测卵圆孔和房间隔缺损的大小,评估心房水平分流的程度,因而对本病的确诊和治疗方案的制订有重要价值。但超声心动图对于心外结构,特别是对于肺动脉整体(肺内分支)发育情况的观测有局限,有时因肺血较少声窗欠佳对主肺动脉结构的观测也较困难。因此,对本病确切的评估往往还需进一步心血管造影、CTA或MRI检查,以全面了解闭锁部位、动脉导管未闭情况、肺内动脉的发育和冠状动脉畸形等。

三、超声心动图表现

(一) M型超声心动图

仅有辅助诊断作用,主动脉波群显示主动脉内径增宽,右室流出道狭小,右室壁和室间隔增厚,连续扫查室间隔无回声缺失。

(二) 二维超声心动图

从右室发育不良综合征角度讲,本病是心脏各部位特异或非特异表现的组合:

1. 肺动脉瓣与肺动脉　正常婴幼儿肺动脉瓣显示清晰,易于观察,而肺动脉瓣闭锁者不能探及活动的肺动脉瓣,取而代之是隔膜状或团块状回声。肺动脉主干近端为盲端,其位置、基本构形与正常相似,单纯肺动脉瓣闭锁者,其肺动脉主干和左右肺动脉的发育可正常(图53-3)。

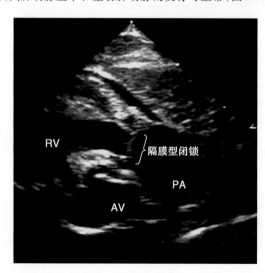

图53-3　肺动脉闭锁

大动脉短轴切面,右室流出道远端呈盲端,仅见一带状回声取代了活动的肺动脉瓣(属单纯肺动脉瓣闭锁型)。
AV:主动脉瓣,PA:肺动脉,RV:右室流出道

是否能观察到肺动脉瓣活动征象是隔膜型肺动脉闭锁与肺动脉瓣狭窄鉴别的关键。

2. 右室　大多数右室呈壁厚的小腔,部分患者圆锥部亦可见闭锁现象,使右室流出道漏斗部盲端到肺动脉起始部之间的分隔距离增大。腔小、壁厚、活动度甚低的右室内常可见附壁血栓,大小不等,可单个或多发。少数患者右室腔正常或略大。

3. 右房　所有患者皆有右房扩大,呈负荷过重表现,且其大小与心房水平分流的大小成反比,与三尖瓣反流程度成比例。

4. 三尖瓣　多数三尖瓣活动幅度较低、收缩期对合不严密;5%～10%伴有三尖瓣下移畸形。少数右室腔正常或增大者的三尖瓣活动幅度增大并多伴关闭不严。通常认为,三尖瓣口直径达到正常值的70%以上,右心室三个部分均存在者,可行肺动脉切开扩张术,手术成功率及术后存活率较高;如果三尖瓣口直径小于正常值的55%,则只能行Fontan手术,效果多不理想。

5. 冠状静脉窦　部分房间隔完整或房间隔缺损过小者,可见不同程度的冠状静脉窦扩大,可能存在无顶冠状静脉窦。

6. 左房、左室　因存在心房水平的右向左分流和大动脉水平的左向右分流,左心房和左心室容量负荷过重,均存在不同程度的左心腔增大,部分患者可能因室间隔肥厚导致不同程度左室流出道狭窄,二尖瓣活动正常或幅度增大。

7. 房间隔　所有患者均存在房间隔缺损或卵圆孔未闭,超声观察房间隔中部有连续中断或原发隔与继发隔之间存在缝隙。当房缺或卵圆孔未闭较小或房间隔完整,房间隔中部多菲薄向左房膨出。

8. 冠状动脉　少数患者可观察到冠状动脉近段存在异常,包括冠状动脉缺如或起源异常,冠脉异常者多存在右心室壁发育不良及呈网格状改变的窦状间隙。

9. 动脉导管　存活患儿绝大多数可在胸骨旁心底短轴或胸骨上凹观察到粗细不等的动脉导管未闭。极少数动脉导管未闭纤细迂曲或仅存在支气管动脉侧支循环,必须辅以彩色多普勒才能检出。

10. 其他　本病主动脉前后壁与室间隔及二尖瓣前叶的延续关系仍正常,无主动脉骑跨现象,主动脉弓位置正常,这些征象是与肺动脉闭锁伴室间隔缺损的重要鉴别点。

(三) 多普勒超声

频谱和彩色多普勒表现是本病诊断、鉴别诊断、预后的必备依据:

1. 肺动脉血流消失　根据闭锁部位的不同,无论频谱还是彩色多普勒都存在肺动脉近端或远端前向血流信号消失。

2. 心房水平右向左分流　这是存活的基本条件,因右房与左房间存在明显压差,彩色多普勒多色泽明亮易辨认。这不但是定性、定位诊断的依据,还可大致估计心房水平分流量及体静脉回流有无受阻。

3. 三尖瓣反流　本症27%存在严重的三尖瓣反流,彩色

多普勒和频谱多普勒可评估反流的严重程度及跨瓣压差。

4. 动脉导管未闭或支气管动脉侧支循环　存活者必定存在动脉导管未闭或其他形式的主-肺动脉间的左向右分流,彩色多普勒具有重要定性和定位诊断作用(图 53-4)。特别是在分流路径纤细迂曲二维图像难以确定时,彩色多普勒尤为重要。

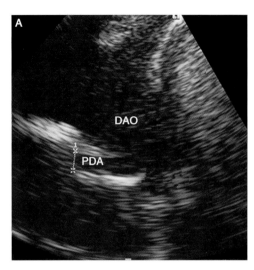
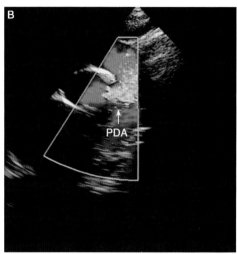

图 53-4　肺动脉闭锁伴动脉导管未闭
胸骨上窝主动脉弓长轴切面,降主动脉起始部与肺动脉之间存在未闭的动脉导管。A. 二维图像;B. 彩色多普勒显示由主动脉向肺动脉的左向右分流。DAO:降主动脉近端,PDA:动脉导管未闭

(四) 心脏声学造影

对于常规超声心动图检查难以确诊者,右心声学造影往往可以起到重要的辅助诊断作用。患婴因肺动脉瓣闭锁、室间隔完整而右室丧失功能,右房血液经房间隔缺损直接进入左房,故显影的先后顺序是右房、左房、左室和升主动脉、主动脉弓及肺动脉。各部位显影时注意:①右房、左房、左室与主动脉各部位的造影剂浓度一致,造影剂从右房进入左房的位置、宽度和速度对了解心房水平分流状况有帮助;②右心室为一盲管,大多数心腔明显偏小,不含造影剂或显影浓度低;③肺动脉干显影出现时间较主动脉弓为迟,胸骨上凹声窗可观测主动脉向肺动脉分流的部位和大小;④如发现心室水平存在分流或右心室与肺动脉之间存在细小交通,则本病的诊断(指室间隔完整的诊断)不成立且上述特征消失。

(五) 胎儿超声心动图

胎儿超声心动图的广泛开展和经验积累,使本病在生前即可得到明确诊断。胎儿四腔心切面表现为左房、室腔增大、右室明显偏小、发育不良、右室前壁与室间隔增厚、室间隔连续性完整、卵圆孔瓣开口大小及开放活动尚正常。三尖瓣多增厚,开放关闭活动不同程度减弱,舒张期仅能探及稀疏过瓣血流,收缩期存在相应的反流。右室流出道切面显示为盲端,肺动脉瓣明显增厚、回声增强,无开放关闭活动和过瓣血流,肺动脉不同程度发育不良,动脉导管弓可能探及主动脉向肺动脉方向逆灌注血流(图 53-5)。

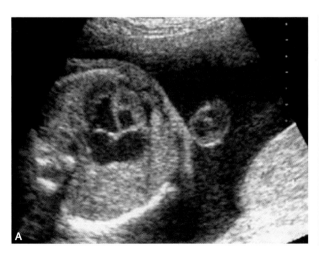
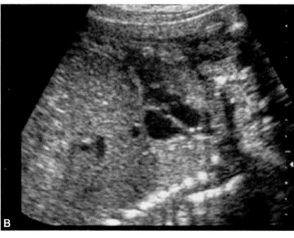

53

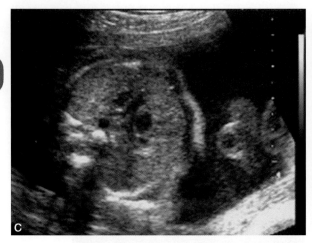
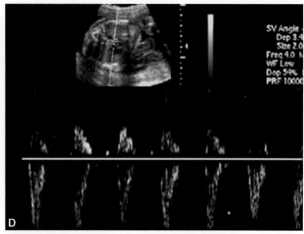

图 53-5 胎儿超声心动图诊断肺动脉闭锁
A. 四腔切面显示发育不良的右心室；B. 左心室长轴切面显示增宽的主动脉；C. 肺动脉长轴切面显示肺动脉发育差；D. 动脉导管弓可能探及主动脉向肺动脉方向逆灌注血流

四、诊断和鉴别诊断

室间隔完整的肺动脉闭锁在常规超声心动图检查中主要通过有无室间隔缺损、右心室发育状况与合并室间隔缺损的肺动脉闭锁相鉴别。必要时根据右心声学造影各心腔显影顺序和浓度状态与之鉴别。另外，还应注意与三尖瓣闭锁、重度法洛四联症、合并肺动脉狭窄的单心室等病变鉴别。三尖瓣闭锁虽然也表现为右心室发育不良，但绝大多数合并室间隔缺损，且肺动脉瓣仍有血流通过是鉴别要点。重度法洛四联症与本症鉴别要点为存在室缺和主动脉骑跨、仍有少量过右室流出道和肺动脉瓣的血流。合并肺动脉狭窄的单心室与本症的鉴别点在于残留的右室漏斗腔有血流进入肺动脉，

如果合并大动脉转位，则在单心室腔可分别找到主动脉和肺动脉出口。

五、临床价值与存在问题

超声心动图是本病无创性检查的首选方法。但超声心动图对心脏与周围血管相互关系的观测还有一定局限性，特别是当声窗欠佳时对肺动脉的形态结构和与主动脉之间交通的观察还存在不足。本症出生后早期死亡的直接原因是进行性低氧血症和心力衰竭。外科治疗多根据病变亚型酌情选择房间隔分流口扩大、经导管或手术肺动脉瓣切开、肺动脉扩张、改良 Fontan、Gleen 和双向 Gleen 等手术。术后可选用经胸或经食管超声心动图根据手术方式进行有针对性地复查随访。

肺动脉闭锁伴室间隔缺损

肺动脉闭锁伴室间隔缺损（pulmonary atresia with ventricular septal defect）曾被认为属于 Fallot 四联症的最严重型，又称为极重度 Fallot 四联症或假性共同动脉干，1888 年由法国医学家 Fallot 首先总结报道。Fallot 四联症的肺动脉狭窄根据部位和程度不同可分为局限性狭窄、管状狭窄和肺动脉闭锁三种类型。后者仅占 Fallot 四联症比率约 2%，是一种很少见的病变。现在认为 Fallot 四联症主要是由于胚胎发育中期圆锥间隔（即漏斗部间隔）向前移位所致，这种移位造成了室间隔缺损、漏斗部狭窄和主动脉骑跨，右室肥厚是前三种病理畸形的继发改变。而肺动脉闭锁伴室间隔缺损的肺血管树存在复杂的病理改变，与 Fallot 四联症有较大区别，难以用相同的胚胎发育异常解释。因而，也有学者将本病归类为永存动脉干的第Ⅳ型，但从Ⅳ型共干的胚胎发育角度讲，不应该存在主肺动脉干的结构。所以，本症既不同于 Fallot 四联症也不同于第Ⅳ型永存动脉干。本病的发病率占所有先天性心脏病的比率 <1.0%，属于少见先天性心脏病。从肺血少表现这一角度

看，肺动脉闭锁伴室间隔缺损血流动力学类似于 Fallot 四联症，虽然肺动脉瓣区无收缩期喷射样杂音，但有可能闻及连续性杂音（动脉导管或体-肺动脉侧支分流所致），仅凭临床表现诊断和鉴别诊断有困难。超声心动图结合彩色多普勒与声学造影不仅能显示形态结构的异常，而且能判明分流血液的方向和路径，是本病变的首选检查方法。

一、病理生理和血流动力学改变

本病的胚胎学发病机制与圆锥干发育畸形所致永存动脉干和 Fallot 四联症完全不同。正常胚胎早期肺部存在体循环系统（成双的背主动脉）和肺循环系统（第六对主动脉弓及其发育成的左、右肺动脉），胚胎早期两部分血管均与肺内血管相通，随着胚胎发育，左右肺动脉与圆锥干动脉干分化成的肺动脉主干相接，由体循环背主动脉而来的血管则逐渐萎缩，仅存留支气管动脉，最终形成肺动脉单一来源血供的肺循环系统。如果上述胚胎发育过程出现异常，肺内肺动脉与肺外动脉（肺动脉主干）未能相接，构成肺动脉闭锁而

保留了体循环来源的血供,如动脉导管、体-肺动脉之间的侧支循环等。同时由于右室血液无正常出路,胎心发育早期的室间孔无法关闭而残留室间隔缺损(图53-6)。

本病大多数为左位心,心房正位,房室连接关系一致。心室与大动脉连接关系可分为正常和异常两种。心室与大动脉连接关系正常者往往被认为是极重型 Fallot 四联症。本症肺动脉闭锁的发生范围不一,仅从肺外动脉闭锁就可分为四种类型:①主肺动脉和左右肺动脉起始部闭锁;②主肺动脉和左肺动脉肺外段闭锁;③主肺动脉和右肺动脉肺外段闭锁;④仅主肺动脉近端闭锁。如果考虑两侧肺内动脉的解剖结构和连接异常,则分型更为复杂。有解剖结构不一定存在血流连通,无血液连通时两侧肺分别有不同的血液供应来源。

本症的室间隔缺损多位于膜周部或漏斗部,综合缺损和肺动脉闭锁部位可分为不同亚型(图53-7)。通常主动脉较粗且骑跨,50% 为右位主动脉弓,半数伴有房间隔缺损。多数患者右心房、右心室扩大,右室漏斗部呈盲端,左心房一般正常。可能伴发的畸形有左位上腔静脉、冠状静脉窦异常、锁骨下动脉迷走、肺静脉异位引流、大动脉转位、心内膜垫缺损、永存左上腔、冠状动脉畸形等。

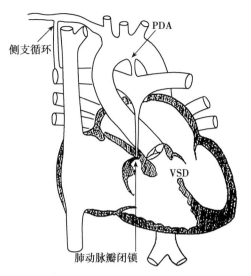

图 53-6　伴室间隔缺损的肺动脉闭缩
PDA:动脉导管未闭,VSD:室间隔缺损

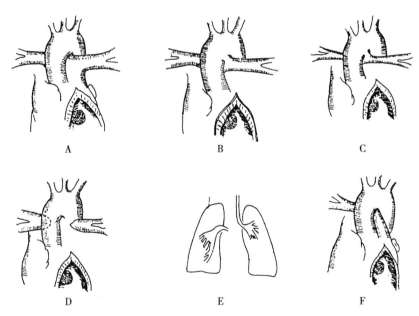

图 53-7　伴室间隔缺损肺动脉闭锁的类型
A. 右室流出道、肺动脉瓣闭锁,肺动脉发育良好;B. 肺总动脉闭锁,左右肺动脉分叉存在,肺动脉分支发育良好;C. 左右肺动脉分叉存在,但肺动脉分支均发育不良;D. 无左右肺动脉分叉,左右肺动脉远端发育良好;E. 肺门处肺动脉分支发育不良,在肺实质内分布不均;F. 左侧肺动脉缺如

本病的肺内血管分布错综复杂,与其供血来源有关。供应肺部的侧支多数来自主动脉、主动脉弓、动脉导管或胸主动脉,少数来自锁骨下动脉、左冠状动脉、肋间动脉、支气管动脉或腹主动脉。两侧肺部的侧支循环可来自相同或不同的主-肺动脉侧支或主动脉分支。侧支循环的数量和粗细不等,多为 1～6 支,内径为 1～20mm。40% 的侧支循环在肺门与肺外动脉连通,60% 与肺内动脉直接连通。肺外动脉与肺内动脉可相互连通或不连通。

肺动脉闭锁合并室间隔缺损存活者,心室与肺动脉之间无直接血流通路,所有周围静脉回流的低氧血液必经室间隔缺损和部分患者存在的房间隔缺损进入左心和主动脉,然后经动脉导管和(或)主动脉-肺动脉侧支进入肺循环。患者发绀和缺氧的程度与肺循环血流量的大小成反比。多数患者左右心腔压力相等,如果室间隔缺损较小,可导致右心和体静脉压较高,肝大,周围水肿以及发绀程度较重。室间隔缺损较大以及肺侧支循环丰富者,左心室负荷较重,加上缺氧因素,容易出现心功能衰竭。本病预后差,未经手术治疗者多在 10 岁内死亡。预后主要取决于肺血供应情况,个别患者可存活到40岁。

二、检查方法及注意事项

对于多数婴幼儿患者,通过超声心动图可以对本症作出定性诊断,但对于声窗欠佳特别是与重度法洛四联症或永存动脉干鉴别有困难的患者,为了全面了解肺外和肺内血管情况以确定治疗方案,还应进一步作心血管造影或其他影像学检查才能确定诊断和手术方案。

三、超声心动图表现

(一)M型超声心动图

仅有辅助诊断作用,表现与法洛四联症相似。主动脉波群显示,主动脉内径增宽,前壁前移,连续扫查可见室间隔连续中断,并有骑跨现象。右室流出道狭窄呈闭塞状。

(二)二维超声心动图

起主要诊断作用。

1. 主动脉与肺动脉　大动脉关系正常型,左室长轴见主动脉明显增宽,骑跨于室间隔之上。心底短轴切面虽可见右室流出道,但为一盲端,多个切面探测看不到肺动脉瓣和肺动脉主干近端。而在相应解剖部位仍能探查到主肺动脉远端与左、右肺动脉分支,其管径依肺血来源充分与否正常或变细(图53-8)。大动脉关系异常型,主动脉可起源于右心室或骑跨于室间隔之上。大动脉短轴见增宽的主动脉位于右前或正前方,肺动脉位于左后或正后位。

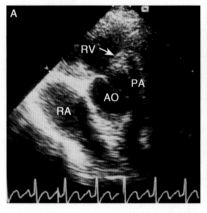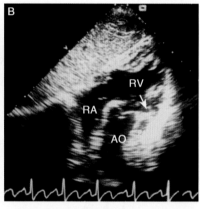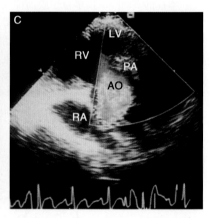

图53-8　肺动脉闭锁伴室间隔缺损

A. 大动脉短轴切面,主动脉根部横断面位于中央,内径增宽;右室流出道远端(箭头所指)、肺动脉瓣环和肺动脉干近端发育不良闭锁。B. 剑下右室流出道切面,示较宽的主动脉、右室流出道远端为盲端(箭头所指),以及明显变细闭锁的肺动脉起始段;C. 非标准切面,彩色多普勒示左室与右室间存在室间隔缺损,收缩期两心室血流进入骑跨在室间隔上的主动脉内,而狭小的肺动脉近端探及较细束血流,肺动脉干远端血流消失

合并室间隔缺损的肺动脉闭锁,术后成活最重要的因素是左、右心室峰值压力的比值,而肺动脉的粗细是决定术后这一压力比值的重要因素。一般常用麦氏(McGoon)比率来预测术后左、右心室峰值压力比。麦氏比率等于左、右肺动脉近心端直径之和除以膈肌水平胸腹主动脉的直径。一般McGoon比>1.2时,术后左、右心室压力比值较低,可考虑根治术;McGoon比<1.0时,应采用姑息术。因此,本病患者进行超声检查时都应测算McGoon比率。

2. 室间隔缺损　超声所见室缺形态类似于Fallot四联症或永存动脉干,多位于主动脉瓣下,通常为膜周部大室缺累及到漏斗部,缺损的面积较大。

3. 肺动脉血流来源　有多种来源及组合形式,如动脉导管供应肺动脉分叉及左、右肺动脉,胚胎残存的主肺动脉侧支供应肺外肺动脉,主肺动脉侧支直接供应肺内肺动脉,动脉导管供应右肺动脉而侧支供应左肺动脉,双动脉导管分别供应两侧肺动脉,支气管动脉供应局部肺内动脉等。一般超声心动图可探查到动脉导管未闭,在心底短轴或胸骨上凹显示导管的走行、内径、长度等;少数患者可探查由胸降主动脉分出的部分体-肺动脉侧支。

4. 各房、室腔的改变　因肺动脉闭锁,右心排血受阻,大室缺导致右心室与左心室压力相等,常见右心室增大,右室壁增厚,右心房也相应扩大。左房、左室的大小与体-肺动脉之间分流量的大小有关。多数患者左心大小尚正常,其中肺血较多者,随病程延长可渐出现左心扩大,心功能衰竭。

5. 合并畸形　较多见的有房间隔缺损和右位主动脉弓,其他还可见左位上腔静脉、肺静脉异常连接、大动脉转位等。根据畸形的不同超声心动图有相应表现。

(三)多普勒超声

心尖长轴切面彩色多普勒表现与Fallot四联症相似,即收缩期左、右室血流经室间隔骑跨处进入主动脉内,显示为两股蓝色血流在主动脉骑跨处汇合通过主动脉瓣进入主动脉。舒张期则可见心室水平的双向分流,通常由于室间隔缺损较大,左、右心室两侧压力差不大,分流速度慢,与Fallot四联症不同的是心底部短轴切面右室漏斗部为盲端,血流至此终止,看不到正常情况下右室流出道与肺动脉相延续的征象;主肺动脉远端相应解剖位置仍可见肺动脉分叉和左、右肺动脉结构,但无正常的前向血流,如存在血流信号则是来自动脉导管未闭的左向右分流。彩色多普勒对判断各部位血流的时相、方向和梗阻与否及梗阻程度至关重要。同时还可了解房室瓣和动脉瓣的反流情况,测定反流的程度。有助于判断是否合并存在房间隔缺损、肺静脉异位引流、大动脉转位。

（四）心脏声学造影

本症右房、右室顺序显影。因右室流出道为盲端，血流回旋随心室收缩通过室间隔缺损进入左室，再进入主动脉。胸骨上凹探查，能清晰显示肺动脉干及主动脉弓，显影首先出现于主动脉弓，而后才见肺动脉干显影，如果切面角度合适可显示动脉导管和（或）主-肺动脉侧支的走行部位和宽度。如合并房间隔缺损则心房水平也可见右向左分流。

四、诊断和鉴别诊断

本症容易与法洛四联症相混淆，关键是仔细寻找观察是否存在肺动脉口的正向血流，当法洛四联症肺动脉狭窄很重时，其肺动脉口的正向血流细小迂曲，彩色多普勒和频谱多普勒表现可不典型，必须反复多角度，多切面观测，必要时要采用右心声学造影才能确定。另外要注意与共同动脉干Ⅰ、Ⅱ、Ⅲ型鉴别，关键是从能探及升主动脉长轴的切面仔细寻找，是否有主肺动脉或左右肺动脉自升主动脉或主动脉弓发出。当常规超声检查有困难时需进一步安排声学造影或心导管或 CT 等项检查以明确诊断。

五、临床价值和存在问题

二维超声心动图能显示本症的解剖结构特征，彩色与频谱多普勒能从血流状态显示相应的分流、右心室与肺动脉连通与否、肺动脉的血供来源，两者的结合多能对本病作出诊断。图像质量清晰、青紫严重仅考虑进行姑息性分流术的幼婴患者，多根据超声报告即可手术。但对于鉴别诊断有困难而且打算进行根治手术的患者，则必须进一步心血管造影、CT 或磁共振检查以确定病变性质和全面了解肺血管结构和侧支循环状况。手术后，超声心动图是最简便易行的随访手段，可了解分流手术的分流管道通畅与否、根治手术的肺动脉有无残存狭窄及程度、室缺修补有无残余漏，各心腔大小和压力负荷状态以及心功能状况。

第54章

主-肺动脉间隔缺损与肺动-静脉瘘

AORTO-PULMONARY SEPTAL DEFECT AND PULMONARY ARTERIO-VENOUS FISTULA

◎刘　俐　杨亚利

主-肺动脉间隔缺损 …………………………………… 722
一、病理解剖与血流动力学改变 ……………………… 722
二、检查方法与注意事项 ……………………………… 723
三、超声心动图 ………………………………………… 723
四、超声多普勒 ………………………………………… 727
五、经食管超声心动图 ………………………………… 728
六、心脏声学造影 ……………………………………… 728
七、诊断要点与鉴别诊断 ……………………………… 728

八、临床价值与存在问题 ……………………………… 729
肺动-静脉瘘 ………………………………………… 729
一、病理解剖及血流动力学改变 ……………………… 729
二、检查方法与注意事项 ……………………………… 730
三、超声心动图与超声多普勒 ………………………… 730
四、心脏声学造影 ……………………………………… 730
五、临床价值与存在问题 ……………………………… 731

　　主-肺动脉间隔缺损(aorto-pulmonary septal defect,APSD)和肺动-静脉瘘(pulmonary arteriovenous fistula,PAVF)是两种比较少见的先天性大血管畸形。前者主动脉血流经间隔缺损直接进入肺动脉,加重左、右心室的负担;后者系肺动脉的血流未经肺毛细血管交换氧气,由不同部位,直接回流肺静脉,故而导致发绀。现就其病理学改变与超声诊断要点等分述如下:

主-肺动脉间隔缺损

　　主-肺动脉间隔缺损系胚胎第5~8周动脉干发育过程中,主动脉与肺动脉之间的部分间隔分隔异常导致升主动脉与主肺动脉之间遗留的先天性缺损,又称主肺动脉窗(aorto-pulmonary window,APW)或主动脉瘘(aorto-pulmonary fistula,APF),是一种少见先天心脏畸形,发病率约占先天性心脏病的0.15%。该病于1830年由Elliotson首例报道,于1949年Dodds和Hoyle临床成立诊断。国内1981年首例手术矫治成功。

一、病理解剖与血流动力学改变

　　主-肺动脉间隔缺损表现为升主动脉与主肺动脉间隔上的圆形或类圆形孔洞,一般为单个,偶尔为两个缺损或筛孔样缺损。本病50%左右为单发畸形,其他常见合并畸形包括法洛四联症、主动脉缩窄或离断、室间隔缺损、动脉导管未闭、房间隔缺损、右位主动脉弓等,偶尔可合并冠状动脉起自主肺动脉、肺动脉闭锁、主动脉闭锁、三尖瓣闭锁或大动脉转位等畸形。

　　1978年Mori等根据缺损部位将APSD分为三种类型:Ⅰ型:近端缺损型,矢状方向间隔受累,缺损紧邻半月瓣上方,此型最常见;Ⅱ型:远端缺损型,斜行方向间隔受累,缺损位于升主动脉远端与主肺动脉分叉处之间;Ⅲ型:混合型,主-肺动脉间隔几乎完全缺如。动脉干呈囊状扩张,几乎或完全未分隔开,但两套半月瓣完整。

　　1982年Berry等依据右肺动脉的起源对Mori分型进行了补充,提出Ⅱ型有两个亚型——ⅡA型和ⅡB型(图54-1):ⅡA型:右肺动脉解剖学上仍与肺动脉主干及左肺动脉相连,其血流可部分来自升主动脉,主动脉弓可正常或峡部缩窄。主动脉狭窄与否视胎儿期主动脉向肺动脉分流的流量和动脉导管未闭的粗细而定;ⅡB型:右肺动脉异常起源于升主动脉,在解剖学上和血流动力学上均与主动脉有关,左、右肺动脉起始端分开,但其后壁仍相连。该型易合并主动脉弓发育不良或离断,其原因是由于胎儿期主动脉血液大量流入右肺动脉,远端主动脉供血不足导致"失用性"狭窄(disuse stenosis)或离断。Berry等同时提出Ⅱ型APSD,右肺动脉起源于升主动脉、动脉导管未闭、主动脉峡部发育不良并室间隔完整常同时出现,有其独特的胚胎发育异常、病理解剖和血流动力学改变,应视为一种综合征,因此上述组合畸形又被称为Berry综合征(Berry syndrome）。该综合征为罕见复杂畸形,发病率仅占先天性心脏病患者的 0.046%。Kutsche 等报道的一组 207 例主-肺动脉间隔缺损患者中主动脉弓离断的发生率约占所有患者的 13%。

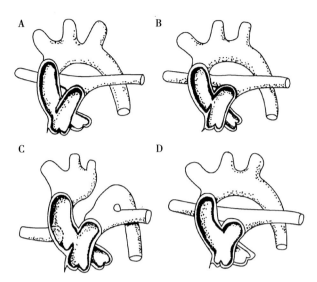

图 54-1　主-肺动脉间隔缺损分型解剖示意图

A. Ⅰ型,近端间隔缺损;B. Ⅱ_A 型,远端间隔缺损,右肺动脉正常起源于自肺动脉主干;C. Ⅱ_B 型,远端间隔缺损,右肺动脉异常起自升主动脉,常合并主动脉弓发育不良及动脉导管未闭;D. Ⅲ型,间隔近乎缺如

该病存在的主要病理改变为升主动脉与肺动脉主干之间存在缺损,因此主动脉血液通过缺损进入肺动脉,分流量的大小和方向取决于缺损口的大小及主动脉与肺动脉之间的压力阶差。由于升主动脉压力在整个心动周期均高于肺动脉,升主动脉内血液可以连续地通过缺损进入肺动脉,引起肺循环血流量增加,导致动力性(或称容量性)肺动脉高压。当肺动脉压超过主动脉压时,即产生肺动脉水平双向或右向左分流,引起发绀。继续发展可逐渐出现肺小动脉内膜增厚、肺动脉肌层和纤维组织增生等肺血管病理变化,最终导致阻力性肺动脉高压,即 Eisenmenger 综合征(Eisenmenger syndrome)。左向右分流导致左心容量负荷增加,引起左心室增大和充血性心衰,肺血流量增加和肺动脉高压,引起右心室增大、肥厚和右心衰。

主-肺动脉间隔缺损的血流动力学类似动脉导管未闭、大室缺或共同动脉干。由于缺损通常较大,常于新生儿期或婴儿早期即出现肺动脉高压,如不手术矫治,预后较差,约 50% 于幼年即死于充血性心力衰竭、肺炎。

二、检查方法与注意事项

检查时患者取左侧卧位或平卧位,重点通过胸骨旁大动脉短轴切面、右室流出道切面,观察主-肺动脉间隔是否完整及间隔缺损的大小、部位;于左侧高位肋间切面(胸骨左缘第一、二肋间)及肺动脉干长轴切面扫查肺动脉分支与升主动脉的关系;于胸骨上窝主动脉弓切面探查主动脉弓降段发育状况等。另外应注意有无合并其他心血管畸形。

APSD 患者一般缺损较大,超声表现具有特征性,根据缺损的位置进行基本的 Mori 分型并不困难。但对于Ⅱ型 APSD 缺损患者,要提高观察主动脉弓发育的警惕性,尤其是Ⅱ_B 型患者,因为肺动脉血流主要供应左肺动脉,导致扩张的左肺动脉使主动脉弓降段移位。部分患者可能因肺动脉扩张导致主动脉弓后移而显示欠佳,导致动脉导管未闭漏诊,应仔细观察。

应该提出的是,Berry 分型法不仅特别指出了右肺动脉与主动脉及肺动脉的解剖关系,同时也指明了右肺动脉起源对主动脉弓发育的影响,对操作者全面评估畸形程度和部位进行了有力的提示,对外科医师制订手术方案有更大的帮助,值得向临床推荐。

三、超声心动图

(一) M 型超声心动图

表现为左心容量负荷过重,无特异性,包括主动脉波群显示主动脉壁运动幅度增大,二尖瓣波群显示左室增大,二尖瓣前叶的 DE 幅度增高、EF 斜率加快等。

(二) 二维超声心动图

1. 主-肺动脉间隔连续中断　二维超声可显示 APSD 的特异性征象,即升主动脉与主动脉之间的间隔出现连续中断。根据缺损部位的不同可进行分型,其中Ⅰ型缺损紧邻肺动脉瓣上方,Ⅱ型缺损邻近肺动脉分支移行处,Ⅲ型主、肺动脉融合呈共同腔,主-肺动脉间隔近乎缺如。

Ⅰ型 APSD 患者的缺损部位比较低,位于肺动脉瓣上,不累及肺动脉分叉部,左心长轴切面及大动脉短轴切面显示较佳。左心长轴切面上可见升主动脉近端部分向外突起,突出部分为与升主动脉相通的主肺动脉。大动脉短轴切面可见肺动脉瓣上间隔部分连续中断,致升主动脉与主肺动脉相通。右室流出道切面是观察缺损与肺动脉瓣关系的最佳切面,可清楚地显示缺损边缘距瓣环的距离。心尖五腔心切面基础上探头继续向左旋转,部分患者可出现双动脉流出道长轴切面,显示两组半月瓣和两根大动脉,半月瓣上方可见主动脉与肺动脉间的间隔缺损(图 54-2)。

Ⅱ型 APSD 患者的缺损较高,位于升主动脉远端,左心长轴切面通常不易显示,若在左心长轴切面的基础上将探头上移一个肋间,即左高侧切面,可观察到升主动脉远端部分向外突起,突起部分即为与主动脉相通的肺动脉管腔。在大动脉短轴切面,能进一步显示远端主-肺动脉间隔连续中断,邻近肺动脉分叉部,将探头上移一个肋间显示肺动脉干长轴切面,可更好地显示缺损的部位及右肺动脉与主动脉间的关系(图 54-3)。

Ⅲ型 APSD 患者主-肺动脉间隔近乎缺如,升主动脉与肺动脉融合呈一扩张的动脉干,从动脉干远端发出主动脉弓与肺动脉分叉部。由于间隔缺损范围大,右室流出道切面、大动脉短轴切面、主动脉弓长轴切面等均可以很好地显示其缺损部位(图 54-4,图 54-5),不易漏诊。但此型需与永存动脉干Ⅰ型鉴别。永存动脉干Ⅰ型患者在大动脉短轴切面仅见一组瓣环和半月瓣,表现为单个圆环结构;而Ⅲ型 APSD 大动脉短轴切面可见两组瓣环和半月瓣,表现为两个圆环结构,且主动脉瓣环及肺动脉瓣环方位通常正常。

54

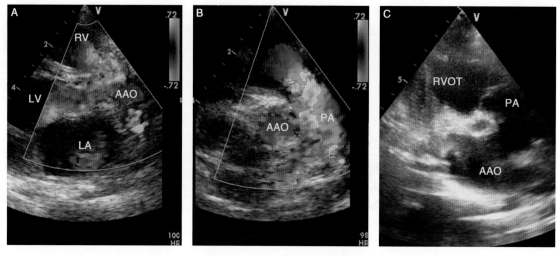

图 54-2　Ⅰ型主-肺动脉间隔缺损

A. 左心长轴切面显示升主动脉近端部分向前突起；B. 大动脉短轴切面显示肺动脉瓣上近端主-肺动脉间隔缺损，中断处可见双向分流；C. 右室流出道切面更好地显示了肺动脉瓣与间隔缺损的距离。AAO：升主动脉，LA：左房，LV：左室，PA：肺动脉，RV：右室，RVOT：右室流出道

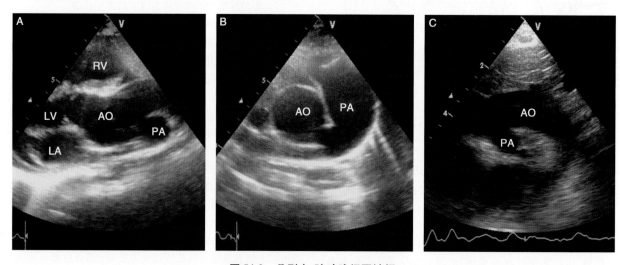

图 54-3　Ⅱ型主-肺动脉间隔缺损

A. 升主动脉长轴切面显示升主动脉远端与肺动脉相通；B. 大动脉短轴切面显示远端主-肺动脉间隔缺损，邻近肺动脉分叉部；C. 主动脉弓长轴切面同时显示间隔缺损的部位和主动脉弓发育状况

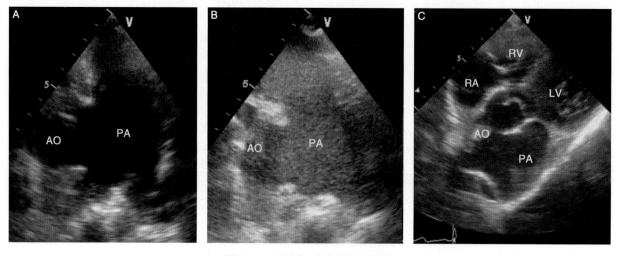

图 54-4　Ⅲ型主-肺动脉间隔缺损

A. 大动脉短轴切面显示主-肺动脉间隔近乎完全缺如；B. 右心造影示造影剂经主肺动脉间隔连续中断处进入主动脉腔，使主动脉显影；C. 五心腔切面显示主-肺动脉间隔近乎完全缺如

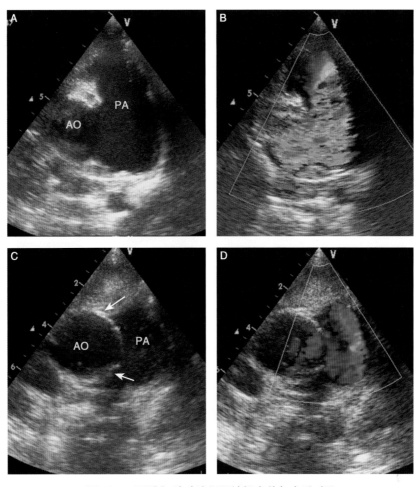

图 54-5　Ⅲ型主-肺动脉间隔缺损术前与术后对照

A. 术前大动脉短轴切面显示主-肺动脉间隔近乎完全缺如,以远端缺损为主;B. 彩色多普勒显示升主动脉与主肺动脉间的双向分流信号;C. 同一患者术后见主-肺动脉间隔补片回声(箭头);D. 彩色多普勒显示补片水平无残余分流信号

2. 右肺动脉起源与主动脉弓发育情况　APSD 患者,尤其是Ⅱ型一定要明确有无合并右肺动脉起自升主动脉及主动脉弓发育不良。

(1) 右肺动脉起源于升主动脉:左高侧切面探查可显示升主动脉全程,异常起源的右肺动脉表现为升主动脉后壁发出的异常血管,右肺动脉一般发育良好或扩张,少数可发育不良。

大动脉短轴切面和肺动脉干长轴切面是显示右肺动脉与升主动脉关系的最佳切面:Ⅱ_A 型患者右肺动脉近心段的右侧壁与残存的主-肺动脉间隔有良好的延续性,若沿残余的主-肺动脉间隔作延长线,可将右肺动脉开口隔于肺动脉侧;Ⅱ_B 型 APSD 患者右肺动脉近心段的右侧壁与残存的主-肺动脉间隔对位不良,若沿残余的主-肺动脉间隔作延长线,可将右肺动脉开口大部分或完全隔于主动脉侧(图 54-6)。对于Ⅱ_B 型患者,远端主肺动脉间隔缺损的边缘总是直达肺动脉分叉部,左右肺动脉分别起自肺动脉主干和升主动脉,左右分支开口起于同一水平,紧邻或相对分开。尽管右肺动脉从解剖上起自升主动脉,但左、右肺动脉后壁仍然相连,此为Ⅱ_B 型 APSD 患者的特征性表现。若右肺动脉不与肺动脉主干及左肺动脉相通,则应诊断为

单纯右肺动脉起源于升主动脉,不属 APSD 范畴。

(2) 主动脉弓发育不良或离断:胸骨上窝主动脉弓长轴切面是显示主动脉弓发育情况的最佳切面。声窗条件好的患者甚至可以显示两根大动脉的全程,并在同一切面上同时显示间隔缺损、主动脉弓及肺动脉分支。

Berry 综合征患者主动脉弓发育不良通常表现为峡部缩窄或 A 型离断,尚未见合并 B 型或 C 型离断的报道。A 型离断表现为胸骨上窝探查主动脉弓及分支向头侧直行,而不是正常的弧形,主动脉弓发出三支分支后呈盲端,反复探查不能显示主动脉弓降段,三支分支开口之间的距离明显缩短,呈鹿角状,极具特征性。大动脉短轴或肺动脉长轴切面基础上调整探头,可显示降主动脉经动脉导管起自肺动脉分叉部(图 54-7,图 54-8)。尽管降主动脉血供也可能全部或部分来自于侧支血管,但目前尚未有 Berry 综合征主动脉弓离断时无动脉导管未闭的报道。与 Berry 综合征不同,APSD、主动脉弓离断合并主动脉瓣闭锁和室间隔缺损时,通常为 B 型离断。

3. 左心容量负荷过重　表现为左心增大,左室流出道和升主动脉增宽,室壁运动幅度增强。合并肺动脉高压时可见右心增大,肺动脉增宽,部分患者肺动脉呈瘤样扩张,肺动脉高压较重时右室壁肥厚。

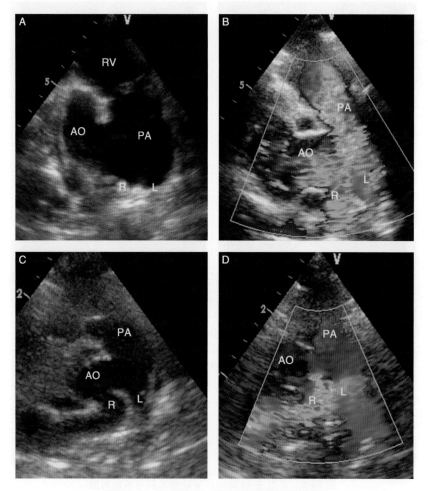

图 54-6 Ⅱ_A 型和Ⅱ_B 型主-肺动脉间隔缺损

A. Ⅱ_A 型患者,沿残余的主肺动脉间隔作延长线,可将右肺动脉开口隔于主肺动脉侧;B. Ⅱ_A 型患者,彩色多普勒可显示右肺动脉血流主要来自肺动脉主干;C. Ⅱ_B 型患者,沿残余的主肺动脉间隔作延长线,可将右肺动脉开口隔于主动脉侧;D. Ⅱ_B 型患者,彩色多普勒可显示右肺动脉血流主要来自升主动脉。L:左肺动脉,R:右肺动脉

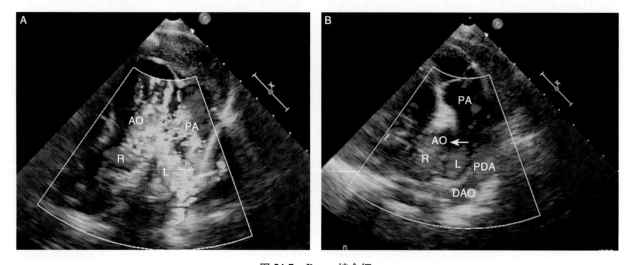

图 54-7 Berry 综合征

A. 肺动脉干长轴切面示远端主-肺动脉间隔缺损,右肺动脉起自升主动脉;B. 主动脉弓离断,降主动脉经粗大动脉导管起自肺动脉,箭头示间隔缺损。DAO:降主动脉,PDA:动脉导管

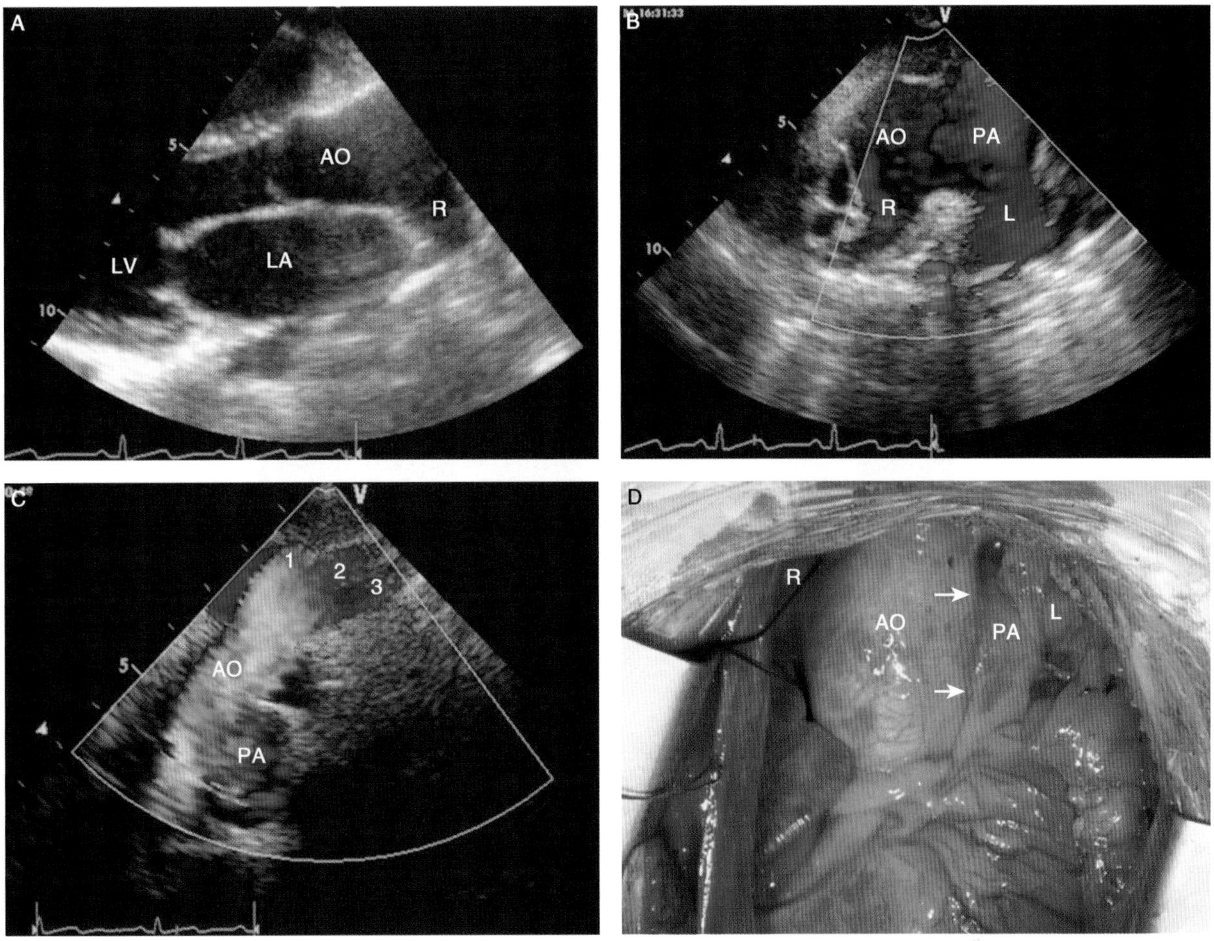

54

图 54-8　Berry 综合征

A. 左心长轴切面示右肺动脉起自升主动脉后壁;B. 主肺动脉间隔近乎缺如,左右肺动脉开口相距较远,但后壁相连;C. 胸骨上窝探查示间隔缺损和 A 型主动脉弓离断;D. 术中照片,系黑线处为异常起源的右肺动脉起始段,箭头所示为间隔缺损部位

四、超声多普勒

APSD 一般缺损较大,缺损处探及的血流通常呈层流状态,分流方向取决于肺动脉压力,可出现双向分流或右向左分流,通常峰速<2.5m/s。肺动脉压力不高时为连续性左向右分流,呈五彩镶嵌状。

大动脉短轴切面和肺动脉干长轴切面上,彩色多普勒可显示 II_A 型患者右肺动脉血流主要来自肺动脉主干,有时可少部分来自升主动脉;II_B 型患者右肺动脉血流大部分或全部来自升主动脉,而肺动脉血流主要射入左肺动脉(见图 54-6)。

胸骨上窝主动脉弓长轴切面上,降主动脉内可见舒张期红色的逆流信号(图 54-9)。合并峡部缩窄时见弓降段收缩期射流加速,呈五彩镶嵌状,峰速>2m/s,合并主动脉弓离断时,彩色多普勒不能显示弓降段血流信号,并可见动脉导管内右向左为主的双向分流。

此外,彩色多普勒还可显示合并的房室瓣和(或)半月瓣不同程度的关闭不全。频谱多普勒可评估肺动脉压力。

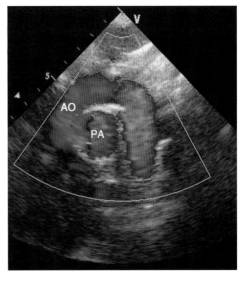

图 54-9　降主动脉内逆流

远端主-肺动脉间隔缺损患者,胸骨上窝切面显示通过缺损处的层流信号及降主动脉内红色的逆流信号

54

五、经食管超声心动图

主-肺动脉间隔缺损通常较大,一般经胸超声即可诊断。当缺损较小显示欠清或患者经胸图像质量欠佳需要与回声失落伪像等鉴别时,可应用经食管超声(TEE)进一步检查。TEE能显示主动脉的各段,图像清晰,是诊断本病的较佳方法。

显示缺损的最佳切面为大动脉短轴切面和肺动脉干长轴切面。将探头置于食管中段,距门齿深度约31cm,角度为30°~60°,可显示大动脉短轴切面。管体回撤,探头置于食管上段,距门齿深度约25cm,角度为0°~40°,可显示肺动脉干长轴切面。缺损表现为升主动脉与主-肺动脉间隔上的连续中断,彩色多普勒提示通过连续中断处的过隔分流信号。根据缺损所在的部位,可进一步分型。尤其是肺动脉干长轴切面,因为能同时显示升主动脉、肺动脉干及左右分支,因而为诊断Ⅱ型缺损及明确有无合并右肺动脉起源异常的最佳切面(图54-10)。

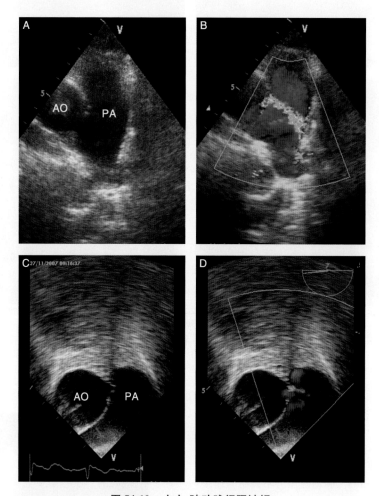

图54-10　小主-肺动脉间隔缺损
A,B. 经胸超声肺动脉长轴切面显示主-肺动脉间隔小缺损及过隔连续分流信号;C,D. 经食管超声肺动脉长轴切面更清晰的显示了小缺损的部位及大小

六、心脏声学造影

大动脉短轴切面上主-肺动脉间隔与声束平行,加之APSD患者大多数分流速度较低,过隔分流信号不明显,需与回声失落造成间隔回声中断的假阳性表现鉴别。右心声学造影的微气泡作为血流的示踪剂,可显示心内各种分流,尤其是右向左分流,十分适用于主-肺动脉间隔缺损的鉴别诊断。一般于大动脉短轴切面或肺动脉干长轴切面观察造影微泡在主动脉及肺动脉内的显影部位和顺序。若APSD患者表现为左向右分流,则造影提示肺动脉腔内出现负性造影区,若合并较重的肺动脉高压,肺动脉压接近或超过主动脉压时可产生右向左的分流,造影提示造影微气泡通过间隔缺损在主动脉内显影,嘱患者用力咳嗽或屏气加重肺动脉压力,可使其在主动脉内显影更为充分(见图54-4)。

七、诊断要点与鉴别诊断

依据上述二维和多普勒的征象即可做出APSD的诊断,必要时进行声学造影或经食管超声心动图可明确诊断。但有时需与以下几种疾病及现象鉴别:

54

（一）回声失落伪像

主-肺动脉间隔与超声声束方向走行近似平行时，易出现回声失落，而误认为APSD。应多切面多角度观察，如胸骨旁、剑突下、胸骨上窝等，结合彩色及频谱多普勒分析鉴别，必要时进行声学造影或经食管超声心动图可明确诊断。

（二）Ⅰ型永存动脉干

APSD与Ⅰ型永存动脉干均表现为动脉干呈囊状扩张，部分或完全未分隔，但Ⅰ型永存动脉干在心底短轴切面仅见一粗大的大血管起源于室间隔连续中断之上，右室流出道为一盲端，心底仅一组半月瓣，而APSD患者有两组独立的半月瓣，右室流出道及肺动脉瓣均发育完整。

（三）动脉导管未闭

动脉导管未闭与APSD均表现为肺动脉腔内的分流信号，但动脉导管未闭分流束来自降主动脉，分流束起点位于左肺动脉起始处，在大动脉短轴切面上一般沿肺动脉前外侧缘走行，而APSD分流束来自主-肺动脉间隔，分流束起点位于肺动脉内侧壁，一般沿肺动脉内侧缘走行，二者不难鉴别。但是当动脉导管未闭患者合并重度肺动脉高压时，就应该继续探查肺动脉主干，由于此时APSD分流不明显，操作人员容易忽略，应留心是否二者合并存在，以免漏诊。

（四）高位室间隔缺损

Ⅰ型APSD还应与高位室间隔缺损鉴别。高位室间隔缺损的分流束经室缺后可直接贴肺动脉瓣进入肺动脉主干内，表现为肺动脉根部的高速血流，但室缺口一定在肺动脉瓣下，而APSD的缺口一定在肺动脉瓣上，二者容易鉴别。

八、临床价值与存在问题

APSD在临床表现、杂音听诊、心电图和X线胸片上与PDA、主动脉窦瘤破裂、室缺伴肺动脉高压等左向右分流疾病相比较均无明确特异性，以前经常需要依赖升主动脉造影作出确诊。目前通过二维、彩色多普勒超声心动图及心脏声学右心造影等技术的应用，超声可清晰、直观、可靠地对此病作出直接诊断，而不必作心脏导管和造影检查，并可明确缺损的大小、部位、左心负荷情况、心功能等，同时对其伴发的其他心血管畸形也能作出可靠诊断，是诊断主-肺动脉间隔缺损的首选方法。目前超声心动图已基本取代心血管造影，但对于右肺动脉起源及主动脉弓显示欠清的患者，仍应建议MRA或心血管造影等进一步检查。

肺动-静脉瘘

肺动-静脉瘘（pulmonary arteriovenous fistula，PAVF）指肺动脉与肺静脉间存在异常血管直接相通的肺血管病变，使部分肺动脉血不经肺泡直接回流至左房，产生心外右向左分流，系一种少见的发绀型心血管疾病。超声检查尤其右心声学造影具有敏感、简便、无创的诊断特征，特在此予以介绍。

一、病理解剖及血流动力学改变

肺动-静脉瘘又称肺动静脉畸形（pulmonary arteriovenous malformation），发病率为 $(2 \sim 3)/10^5$，男/女为 $1/(1.5 \sim 1.8)$。本病最初由 Ghurtro 于 1897 年报道，80% 以上 PAVF 为先天性，由于胚胎期共同血管复合体中肺动、静脉丛之间的血管间隔形成障碍，毛细血管发育不全或退化，造成动静脉短路。并可因单支肺动静脉瘘之间缺乏末梢毛细血管样，形成大腔薄壁的血管囊。继发性 PAVF 较少，原因可见于胸部外伤、肺部炎症、肿瘤、寄生虫、淀粉样变、腔肺血管吻合术及肝肺综合征等。先天性者可能为不完全性常染色体显性遗传，常合并遗传性出血性毛细血管扩张症（56%），即 Osler-Rendu 病，临床表现有颜面及口腔黏膜毛细血管扩张，鼻出血及消化道出血等。偶有家族性 PAVF 报道。

PAVF 可呈单发（34%）或多发（64%）、单肺或双肺受累。典型的 PAVF 常为单支，好发于右肺中叶和两侧肺下叶。根据瘘管的部位和形态，主要分为两型：

弥漫性肺小动静脉瘘（diffuse capillary PAVF）型：靠近毛细血管的终末肺小动静脉普遍呈不规则的柱状或囊状扩张，之间呈弥漫性多发瘘孔样吻合，吻合口径一般为 0.2～1.2mm。终末肺小动静脉瘘间或呈树枝状直接连通，或不规则相互蜷曲成团，扭接在一起而连通。病变范围可遍布一侧全肺，甚至两侧肺叶，有学者称之为多发性毛细血管扩张型。由于病变范围广，分流量大，患者有明显的发绀和杵状指（趾）。弥漫型较为少见。

囊状肺动静脉瘘（saccular PAVF）型：发生于近心侧较大的肺动静脉分支。由于近心端肺动脉压力较高，使吻合瘘处呈瘤样扩张的囊腔。又分为单纯型（单个扩张的血管瘤连接伴行的一条动脉和一条静脉）和复杂型（扩张的血管瘤和两根以上的肺动脉和（或）两个以上的肺静脉相连）两个亚型。此类型多为单发，可见于各个肺叶，以下肺尤其是右下肺的发生率较高。若瘘管直接与左房连接，称为肺动脉-左房瘘。由于多为孤立性病变，分流量比弥漫型少，临床表现较轻，出现症状较晚。由于瘘管壁薄易破裂，可引起肺含铁血黄素沉着症和血胸，破至支气管可引起咯血；如有血栓形成，可致脑栓塞；若合并感染，引起周围转移性脓肿、心内膜炎、脑脓肿等。

本病的基本病理改变为动脉和静脉在肺部的直接交通，血流动力学改变及临床症状轻重取决于通过肺动静脉瘘的血流量大小。由于肺动脉血液未经毛细血管氧合而直接通过短路瘘管进入肺静脉并回流入左房，造成与其他先天性心脏病右向左分流相同的后果，左心系统内血氧饱和度降低。右向左分流量较少时通常不产生明显的心脏异常，分流量大时（瘘口直径>2cm 或分流量>肺血流量的 20%）明显增加心脏负担，患者出现轻重不等的中央型发绀、杵状指、红细胞增多症等（图 54-11）。妊娠期间血容量增大,经瘘管的分流量可明显增加,有可能导致危及生命的低氧血症。由于缺氧和红细胞增多症,血液黏滞度增加,血流缓慢,肺血管内易形成血栓。

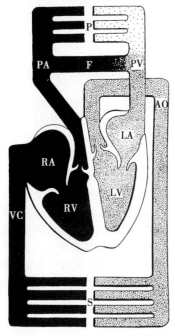

图 54-11 肺动-静脉瘘血液循环示意图
显示肺-动静脉间异常交通,导致心外右向左分流

由于通过瘘管的血流压力与阻力均较低,故肺动脉压力往往正常,心脏多不增大,有严重的右心肥厚或右心衰竭者亦不多见。

临床约有 10% 病灶范围极小的患者可不出现症状。分流明显者可出现心悸气促、发绀、胸痛、头晕乏力等,甚至出现晕厥、缺氧性发作或心衰等,部分患者有伴发的鼻出血、咯血等症状。听诊常无心前区杂音,如肺动静脉瘘位置表浅,可于瘘管部位胸壁上听到较粗糙的连续性血管杂音。体格检查时常找不到发绀意料中的应有体征,此为诊断本病的重要线索。

另有少数肺动静脉瘘的输入动脉可以来源于体动脉系统如支气管动脉等,血流动力学改变为已氧化的血流入肺静脉而不产生发绀及红细胞增多等,暂不列入本章讨论范围。

二、检查方法与注意事项

本病行声学造影时,应选择同时能观察左右心系统的波群与切面(如二尖瓣波群、心底波群与左心长轴切面、四腔切面等),借以了解两侧心腔出现造影剂的先后时间程序,并测量左心系统出现造影剂的延迟时间。这些改变对估计畸形的性质及血流动力学改变的类型有一定帮助。

由于声学造影检查的目的在于检出是否存在不通过肺毛细血管网的肺动-静脉通路,因此强调使用传统的右心声学造影剂。而目前开发的新型造影剂多用于左心造影及心肌灌注研究,不宜在此使用。

三、超声心动图与超声多普勒

由于发绀乃动静脉系统"短路"引起,循环血量可无明显改变,本病常规超声心动图与超声多普勒上可无任何特殊异常,心内无明显解剖异常和分流。

位于肺表面的肺动脉瘘,探头置于胸壁病灶处可见形态不规则的低回声或无回声区,其内可有分隔,并可有搏动。病灶周围为正常肺组织的气体干扰声影,彩色血流多普勒可显示病灶内湍流信号。但位于肺内的病灶超声难以显示。

四、心脏声学造影

对于常规临床资料无法解释的发绀、超声心动图未见心内异常及心内分流、即超声所见与临床发绀症状极不相符的病例,应高度疑及本病,并进行声学造影检查。经外周静脉注入造影剂后,本症患者因右心系统血液进入肺动脉后直接与肺静脉交通,经短路回流左房,故造影剂未经肺组织"滤过",直接出现于左心系统。此与房室间隔缺损的造影表现不同之处在于右心系统先顺序显影,4~6个心动周期后左心系统顺序显影,且心内观察不到造影剂穿过中隔的现象(图 54-12,图 54-13)。

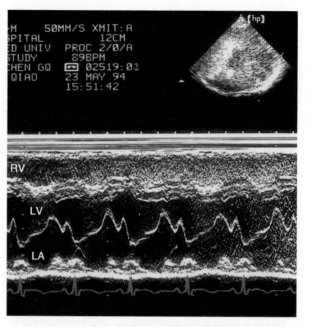

图 54-12 肺动-静脉瘘右心声学造影 M 型图像
经周围静脉注射声学造影剂后,二尖瓣波群上显示右室内首先出现造影剂反射,4个心动周期后出现于左房,而后穿过二尖瓣到达左室

有报道结合 TEE 及声学造影可进一步显示造影剂来自肺静脉,有助于明确诊断。

对于右心声学造影阳性病例,提示存在肺动-静脉瘘,但具体血管畸形的部位及范围尚需进一步检查。

声学造影在本病的进一步治疗中也具有价值。如介入治疗术中可使用声学造影评价即时疗效,手术治疗后也可使用造影了解有无残存的分流。

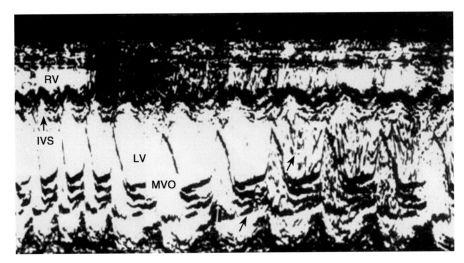

图 54-13　肺动-静脉瘘右心声学造影 M 型图像

50% 声振葡萄糖造影时,胸骨旁五腔图上放置 M 型取样线,可见造影剂首先在右室出现,
而后经较长的延迟(3~4 个心动周期)再出现于左房,随之穿过二尖瓣到达左室

五、临床价值与存在问题

(一) 肺动静脉瘘的比较影像学及其评价

1. 肺动脉造影　自 1939 年 Smith 和 Horton 首次应用心血管造影术诊断肺动静脉瘘以来,该方法一直是诊断肺动静脉瘘的理想方法和"金标准",不仅能对各心腔、血管的血氧、压力等生理参数进行评价,而且选择性肺动脉总干及左、右肺动脉造影,可直观显示肺动静脉瘘的大小、部位,通常可见受累侧肺静脉较正常肺静脉显影早,局部扩张、扭曲或呈瘘瘤,同时对于适当病例可以进行介入治疗。但其作为一种创伤性检查方法,存在一定危险。随着影像技术的飞速发展,微创或无创性检查方法逐渐扩大应用。

2. 胸部透视和平片　典型肺动静脉瘘在透视时可见肺动脉增宽,搏动增强,肺部出现单个或多个结节状血管影,通常有搏动性,与肺血管相连接,多见于肺下叶。X 线片上表现为边缘清楚的椭圆形、球形或伴分叶状的阴影,并有指向肺门的粗大血管影(图 54-14)。

3. 螺旋 CT　平扫病变呈圆形、椭圆形、条带状或团块状高密度影,增强扫描显示病灶明显强化,并见肿块与肺门侧粗大扭曲的血管影相连。肺部血管重建更可立体、精确地显示动脉囊瘤与供血肺动脉、引流肺静脉的关系(图 54-14)。所以,螺旋 CT 可能为最佳的无创性诊断方法。与肺动脉造影相比,螺旋 CT 最大缺点是不能进行栓塞治疗,但可以作为栓塞治疗后疗效评定和定期随访的有效手段。

4. MRI　可以多切面、多序列成像,能清楚地显示病变的范围、血管起始关系、边界、内部结构及与周围组织的关系。MRI 上见典型的动脉瘤及与其相连的引流血管呈流空信号,表现为低信号的管与环形相连,颇具特征。

5. 超声造影　由于发绀患者临床常首选超声心动图检查,因此,对于无预料中的心内结构异常及心内分流的患者,超声检查医师应高度怀疑本病,这种警醒是减少漏诊的重要环节。由于右心声学造影简单方便,即使对于少量肺动-静脉短路也具有较高的灵敏性,故超声造影成为极好的检出手段(见图 54-14)。当然尚需进一步的检查及治疗。

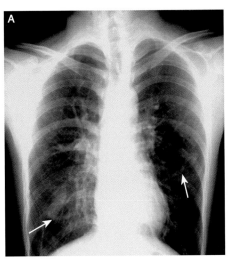
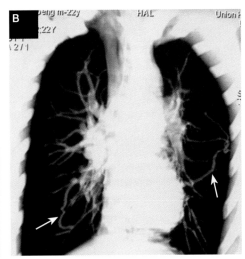

54

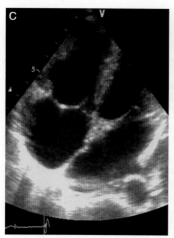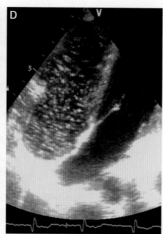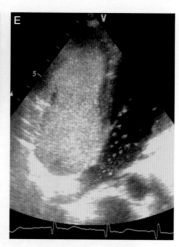

图54-14　同一肺动-静脉瘘患者各影像学检查比较

A. 胸片显示右肺下叶和左肺中部的扭曲血管阴影;B. CT血管造影三维重建图像清晰显示了两侧肺叶内肺动静脉瘘瘘管及其引流血管的部位、形态和范围;C~E. 超声图像,显示心脏形态无明显改变(C),右心声学造影见右心显影(D),约5个心动周期后左心显影(E),提示存在肺动-静脉瘘

　　值得提起的是,对于本病中的弥漫型肺小动静脉瘘,无论普通胸片还是CT、MRI均可能表现不典型引起漏诊,而超声声学造影却能敏感检出,不失为良好的筛查手段。此外,声学造影还能方便地在介入治疗过程中用以即时评价疗效,能减少X线造影剂的使用并降低X线曝光量。另据文献报道,手术中超声可准确找到肉眼看不到的微小的动静脉畸形病灶,协助定位切除病变组织。

　　综上所述,普通胸片对本病的诊断率较低,CT局部薄层扫描有利于瘤体及引流血管的检出,增强扫描有利于诊断。若不能进行增强,又不愿进行有创性的肺血管造影,MRI检查则尤为重要。值得提起的是,弥漫型肺小动静脉瘘可无典型X线征象,诊断仍有一定限度,特别是MRI扫描,对肺野小血管结构的显示还不如CT满意,这主要是由于MRI检查时间长、肺含气量大,又处于运动状态等所致。超声及声学造影是敏感的检出方法(即使对于弥漫型肺小动静脉瘘),可以初步明确肺动静脉瘘的存在并排除其他先天性心脏病,但发现的病变需要进一步检查明确部位与范围。肺血管造影仍是PAVF最可靠、最准确的诊断方法,是检查的"金标准"。

(二)　肺动-静脉瘘的治疗

　　多数情况下肺动-静脉瘘会逐渐增大,极少自发萎缩,且存在引起包括脑脓肿在内的中枢神经系统病变等严重并发症的可能。因此主张对于有症状及无症状但病变直径≥3mm的PAVF患者积极治疗。

　　既往对肺动-静脉瘘多采取局部或全肺叶切除术治疗,而对多肺叶受累不能手术者,1977年Porstmann首次应用弹簧圈堵塞治疗。目前经导管封堵术是主要治疗方法,有部分取代外科手术治疗的倾向,该方法操作简单、效果可靠、并发症较少,可多次或分次栓塞病变,同时最大限度保留正常肺组织及其功能,避免外科病变切除及术后肺功能恢复。栓塞材料包括上述弹簧钢圈、可脱落球囊、聚乙烯醇、吸收性明胶海绵以及近年使用的Amplatzer封堵器。

　　手术切除或介入栓塞各有其适应证。对多发性肺动-静脉瘘且局限于一叶肺叶、分流量大、肺功能差、复杂瘘等可行肺叶、肺段或局部切除。单发的分流小的肺动-静脉瘘或弥散多发的患者可行栓塞治疗。

第55章

左位上腔静脉及其他体静脉异常引流

PERSISTENT LEFT SUPERIOR VENA CAVA AND ANOMALOUS DRAINAGE OF SYSTEMATIC VENOUS

55

◎吕　清　杨亚利

病理解剖与血流动力学改变·············· 733
检查方法与注意事项 ···················· 735
超声心动图 ···························· 736
　一、M型超声心动图 ················· 736
　二、二维超声心动图 ················· 736
超声多普勒 ···························· 738
心脏声学造影 ·························· 739
诊断要点与鉴别诊断···················· 739

一、必要条件·························· 740
二、非必要条件························ 740
临床价值与存在问题···················· 740
其他类型的体静脉畸形引流·············· 741
　一、右上腔静脉畸形·················· 741
　二、反转型无名静脉·················· 741
　三、下腔静脉畸形···················· 741

　　左位上腔静脉(left superior vena cava, LSVC)是胚胎期左右前主静脉间的吻合支发育障碍，导致左前主静脉未能退化而形成。左位上腔静脉是最常见的体循环静脉畸形，在人群中的发病率约为0.3%，占先天性心脏病患者的2.8%~4.3%，多数引流入右房，对血流动力学无明显影响，约10%可直接或间接回流入左房，引起右向左分流，需手术矫治。本章将对左位上腔静脉的发生、血流动力学变化、超声图像特征与诊断要点进行论述，并对其他有关的体静脉异常引流作简要介绍。

病理解剖与血流动力学改变

　　上腔静脉在爬行类、鸟类及某些低等哺乳类动物中是成对存在的，但在人类胚胎发育过程中，左侧上腔静脉已退化，故出生后只有右侧上腔静脉。

　　胚胎发育至第8周时，左、右前主静脉间形成一条新的交通支，它从左上方斜向右下方，将左侧头颈部的血液引向右侧前主静脉，以后交通支尾侧的左前主静脉及与其相连的左总主静脉(又称左静脉导管)均退化，并于中间处消失，退化为一纤维条索状结构，仅留下两端。左前主静脉的一端形成左上肋间静脉(又称左肋间上静脉，最上肋间静脉)，左总主静脉的一端变为左房斜静脉。左侧静脉窦及左角演变为冠状静脉窦，在交通支尾侧的右前主静脉及右总主静脉组成上腔静脉注入右房(图55-1)。若交通支(即以后的左无名静脉)未发育或发育不良，左颈总静脉与左锁骨下静脉汇合后向右引流不畅，左前主静脉未能退化消失，则遗留为一下行管腔结构，即左位上腔静脉。

　　左位上腔静脉起始于左锁骨下静脉与左颈内静脉的交汇处，在主动脉前外侧向下并接受左上肋间静脉血流，于左侧肺门前下行，且常接受半奇静脉的回流血流，穿入心包，最后可与冠状静脉窦、左房、右房或左肺静脉连接。患者多同时有双侧上腔静脉，约60%患者两支静脉间有发育不良的无名静脉架桥，则左侧静脉较细小，若两支静脉分别入心房，互不相通，则二者粗细大致相等，极少数患者(约占0.1%)右侧静脉缺如，则左侧静脉扩张。

　　左位上腔静脉引流入右房有三种引流途径：①左位上腔静脉向下与冠状静脉窦相连续，再回流右房。由于冠状静脉窦内通过左侧头臂及心脏回流的静脉血，血流量明显增多，故其内径明显增粗。②冠状静脉窦闭锁(atresia coronary sinus)，左位上腔静脉作为逆行的引流血管(此时又称升静脉)，将因窦口闭锁不能直接回心的冠状循环静脉血或因肺静脉与左房不连通而畸形引流的动脉血向上引流，与左侧头臂静脉回流血汇合，再经左无名静脉及右位上腔静脉，最后到达右房。③左位上腔静脉直接引流入右房(图55-2)。第一种途径临床最常见，约占所有患者的90%，后两种引流途径临床罕见。

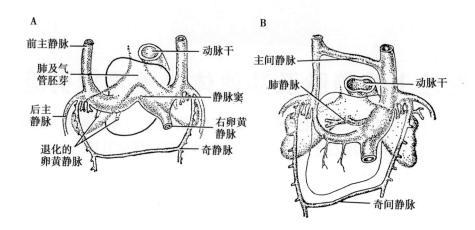

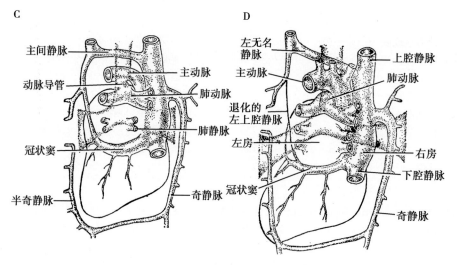

图 55-1　心底部大静脉的发育

A. 胚胎 4 周时，两侧的前、后主静脉分别汇合成左右总主静脉；B. 胚胎 7 周时，左右前主静脉间形成交通支，将左侧头臂静脉血流引流入右前主静脉；C. 12 周胎儿，左前主静脉及与其相连的左总主静脉逐渐退化，并于中间处逐渐消失；D. 成人型，交通支发育为左无名静脉，退化的左前主静脉两侧发育为左上肋间静脉和左房斜静脉，左侧静脉窦和左角演变为冠状静脉窦

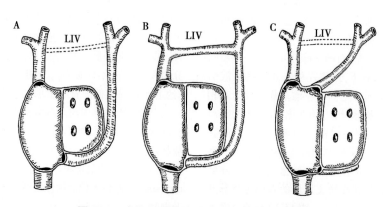

图 55-2　左位上腔静脉引流入右房解剖示意图

A. 左位上腔静脉经冠状静脉窦引流入右房；B. 冠状静脉窦口闭锁，左位上腔静脉作为引流血管，将血流引流入左无名静脉，再经右上腔静脉，最终回到右房；C. 双侧上腔静脉分别引流入右房，左位上腔静脉直接开口于右房后上壁。LIV：左无名静脉

这三种途径均不引起血氧改变的血流动力学改变,不出现发绀。如不伴其他心脏畸形,临床可无任何特殊表现。但如伴有其他畸形者,可出现相应的征象。

左位上腔静脉引流入左房约占所有患者的 10%,包括四种途径:①左位上腔静脉直接开口于左房,开口部位通常位于左心耳基底部与左上肺静脉入口之间。若同时合并冠状静脉窦缺如(absent coronary sinus)和冠状静脉窦口部位房间隔缺损,则称为 Raghib 综合征。该综合征由 Raghib 于 1965 年最早描述,是一种罕见心脏畸形,发病率仅为先天性心脏病的 0.1‰。由于冠状静脉窦缺如,左位上腔静脉无法经冠状静脉窦引流而直接开口于左房,冠状静脉直接开口于左、右心房壁,在冠状静脉窦口部位形成

房缺,或同时合并卵圆孔部位房缺形成一个较大的房缺,甚至形成单心房。②冠状静脉窦在到达正常开口部位之前的终端部分的顶壁缺如,致使冠状静脉窦开口于左房。窦口附近的房间隔缺损,左右心房相互交通。左位上腔静脉经残存的冠状静脉窦引流入左房。窦口多位于左房近下腔静脉开口附近,即左心房内二尖瓣后内交界的外下方。③冠状静脉窦间隔的中间段至上游段有一至数个缺损,致左、右房经冠状静脉窦相通,左位上腔静脉经缺损的冠状静脉窦壁引流入左房。④极少数左位上腔静脉经左肺静脉近心段入左房,十分罕见,多为术中意外发现或尸检结果,血流动力学类似于左位上腔静脉直接开口于左房(图 55-3)。

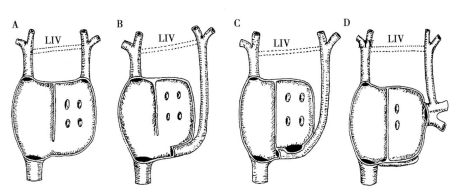

图 55-3　左位上腔静脉直接或间接流入左房解剖示意图
A. 左位上腔静脉直接开口于左房,可合并冠状静脉窦缺如;B. 冠状静脉窦终末段缺如,左位上腔静脉经冠状静脉窦引流入左房;C. 冠状静脉窦中间段缺损,左位上腔静脉经冠状静脉窦引流入左房;D. 左位上腔静脉开口于左肺静脉,经后者流入左房

左位上腔静脉直接或间接引流入左房,导致左上半身静脉血的右向左分流,大量静脉血进入左心系统,动脉内血氧饱和度减低,左心容量负荷过重,患者可出现不同程度的心悸、气短、发绀、杵状指(趾)等,活动时加重,尤其是全部引流入左房者发绀较重,可有发育不良、呼吸急促等。左位上腔静脉引流入左房时应手术结扎或建立内隧道(inner tunnel)引流至右心房。

检查方法与注意事项

90% 以上的患者左位上腔静脉经冠状静脉窦引流入右房,冠状静脉窦同时引流左侧上半身静脉血和冠脉循环静脉血而显著扩张,因此冠状静脉窦的明显增粗成为诊断的最初且为最重要的线索。但确诊依赖胸骨上窝探查显示出左位上腔静脉的解剖结构。探查时应注意手法,因静脉相对于动脉比较表浅,在主动脉弓长轴切面基础上声束平面需偏向患者左前方或于左锁骨上窝探查,左位上腔静脉表现为自扇尖下行的管道回声,在胸骨上窝声窗条件较差时右心声学造影可帮助确诊。

声学造影时除注意一般事项外,特别指出应从左侧肘部静脉注药,这样才能使造影剂经左锁骨下静脉、左位上腔静脉、最后进入冠状窦、右房及右室,使冠状窦内出现可供辩识的云雾状阴影。如由右侧肘部静脉注射,造影剂经由右位上腔静脉直接回流右房,冠状窦不能显影,故可造成漏诊。

左位上腔静脉直接开口于左房时,冠状静脉窦内径正

常或缺如,操作者若忽略了胸骨上窝的探查则极易漏诊。增加诊断正确率的关键在于提高警惕性。回顾文献报道,以下几种情况需常规排除左位上腔静脉引流入左房:①心内膜垫缺损(原发孔型房缺);②单心房;③发现左位上腔静脉但冠状静脉窦无扩张或冠状静脉窦不能显示者;④以及其他一些复杂先天性心脏病。若发现存在左位上腔静脉,可于胸骨旁左心耳切面基础上调整探头,观察左心耳根部与左肺静脉之间有无异常管腔开口。若引流部位显示欠清时声学造影可帮助确诊,需注意仍应经左侧肘部静脉给药,如由右侧肘部静脉注射,造影剂经由右位上腔静脉直接回流右房,不会出现左心耳根部附近最先显影的特殊征象,从而导致漏诊。

左位上腔静脉经冠状静脉窦间接与左房相通者,由于冠状静脉窦容量负荷过重而扩张,容易让操作者联想到左位上腔静脉的存在,但若仅满足于左位上腔静脉引流入冠状静脉窦的诊断而忽略了冠状静脉窦的发育异常亦容易

导致漏诊。对于冠状静脉窦扩张的患者,应常规观察其窦壁有无中断,以排除冠状静脉窦中间段缺损,发绀患者尤其如此。冠状静脉窦终末段缺如则常见于原发孔房缺、下腔静脉型房缺、单心房和复杂先天性心脏病患者,以上情况应格外提高警惕,应于左心长轴切面、心尖四腔切面或心尖冠状静脉窦长轴切面、剑突下冠状静脉窦长轴切面等多切面、多角度观察冠状静脉窦发育及开口部位。在引流途径显示不清时经左肘静脉声学造影可帮助确诊。

超声心动图

一、M 型超声心动图

M 型超声心动图对左位上腔静脉解剖结构不易显示。在二尖瓣波群中在房室交界处,可见二尖瓣后方的左房后壁曲线后侧有一较宽的暗区,此即冠状静脉窦。冠状静脉窦扩张时可见该暗区内径变宽。

二、二维超声心动图

胸骨上窝探查于主动脉弓长轴切面基础上探头声束偏向左前方,或直接于左锁骨上窝探查,左位上腔静脉表现为一下行的平行管腔回声,起于图像扇尖略偏左侧,于降主动脉左侧下行,内径多为 0.3 ~ 1.0cm,向上移动探头追踪血管起源可见该管腔由左颈总静脉与左锁骨下静脉汇合,其状如 Y 字征。同时还应观察右侧上腔静脉发育,于主动脉弓长轴切面基础上探头声束偏向右前方,或直接于右锁骨上窝探查可见右侧上腔静脉。多数患者两侧静脉内径大致相等,此时多无法探及左无名静脉,部分患者右侧上腔静脉内径较粗,于主动脉弓上方仔细探查可见发育不良(左无名静脉与无名动脉内径的比值≤0.45)的左无名静脉从左上方斜向右下方。由于左位上腔静脉从胚胎学上即因左无名静脉发育障碍引起,因此左位上腔静脉患者的左无名静脉或缺如,或发育不良,而不合并左位上腔静脉的患者则可显示正常发育的左无名静脉,应用此征象诊断左位上腔静脉的敏感性几达 100%。除心房反位者上腔静脉本呈左位以外,在心房正位时右侧上腔静脉缺如(absent right superior vena cava)合并左位上腔静脉者十分罕见,并多合并复杂畸形,此时无名静脉可正常发育,左位上腔静脉内径增宽。

左位上腔静脉经冠状静脉窦引流入右房时,冠状静脉窦扩张。在左心长轴切面上,于心后壁房室交界区房室沟处,可见到一孤立的环形结构,此即冠状静脉窦。它位于心后壁轮廓线以内,可随心脏舒缩而略有活动,收缩期稍向下行(即向足侧),舒张期稍向上走(即向头侧)。如将探头作 90° 转动,取二尖瓣水平短轴切面,见此结构变为新月形,环抱左侧房室沟,左端较窄,右侧变宽(前后径约 1cm),并在房间隔后上缘处开口于右房。于胸骨旁右室流入道切面,可显示冠状静脉窦管腔长轴,自右下向左上近邻三尖瓣环开口于右房下壁。于心尖四腔切面冠状静脉窦位于左侧房室交界区二尖瓣后叶附着处,呈环行结构,探头稍向后下方,显示左心后壁心肌回声,可见此结构变为横行的管腔,于左侧房室间向右房注入右房。正常冠状静脉窦成人内径为 0.7 ~ 1.1cm。冠状静脉窦扩张时左心长轴切面、心尖四腔切面静脉窦呈水疱状突入左房,左室短轴切面、右室流入道切面及心尖冠状静脉窦长轴切面等冠状静脉窦管腔增宽,内径多大于 1.2cm。在声窗条件好的患者,于左上肋间(胸骨左缘第一、二肋间)探查,可见左位上腔静脉与扩张的冠状静脉窦相延续(图 55-4)。

左位上腔静脉合并冠状静脉窦终末段或中间段缺损时,上腔静脉血经缺损处引流入左房。此类患者冠状静脉窦亦扩张,应多切面、多角度探查窦壁发育及窦口部位。中间段缺损者窦口仍开口于右房,窦壁可见连续中断,致左、右房相通,部分患者窦壁可见多处中断,甚至呈筛孔状。终末段缺损者冠状静脉窦长度变短,窦口位于左房内,多在二尖瓣前叶根部附近,靠近下腔静脉开口,而冠状静脉窦常规开口部位出现房间隔缺损。右室流入道切面、心尖及剑突下冠状静脉窦长轴切面为最佳观察切面(图 55-5,图 55-6)。

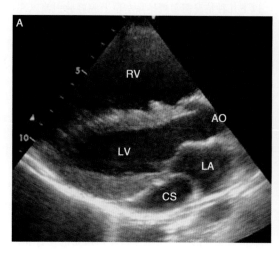

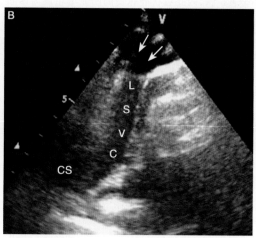

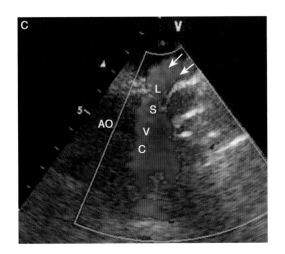

55

图 55-4　左位上腔静脉经冠状静脉窦引流入右房患者
A. 左心长轴切面示冠状静脉窦明显扩张；B. 胸骨上窝探查左位上腔静脉表现为主动脉左侧的下行血管，由左锁骨下静脉与左颈内静脉（箭头）汇合而成，形如"Y"字，向下引流入冠状静脉窦；C. 彩色多普勒显示其内的蓝色血流信号。AO：主动脉，CS：冠状静脉窦，LSVC：左位上腔静脉，LV：左室，RV：右室

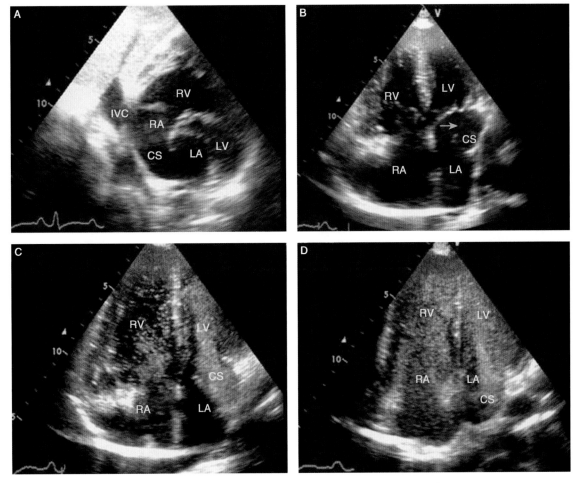

图 55-5　左位上腔静脉经中间缺损的冠状静脉窦引流入左房
A. 剑突下切面见扩张的冠状静脉窦壁连续中断，窦口仍开口于右房；B. 心尖四腔切面见冠状静脉窦扩张，窦壁连续中断，与左房相通；C. 右心造影见气泡从冠状静脉窦壁连续中断处进入左房，再经二尖瓣口入左室；D. 右心造影见冠状静脉窦内的气泡分别进入左房和右房。CS：冠状静脉窦，IVC：下腔静脉，LA：左房，LV：左室，RA：右房，RV：右室

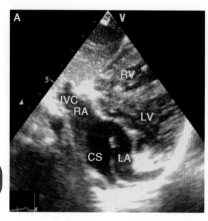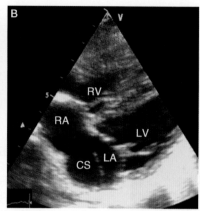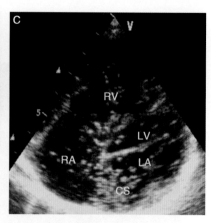

图 55-6　左位上腔静脉经中间段和终末段均有缺损的冠状静脉窦引流入左房

A. 剑突下切面见扩张的冠状静脉窦壁连续中断，窦口附近房间隔缺损，窦口开口于左房近下腔静脉开口处；B. 剑突下切面见冠状静脉窦终端部分顶壁缺如，致使冠状静脉窦开口于左房；C. 右心造影见冠状静脉窦先显影，其后气泡分别逸入左房和右房。CS：冠状静脉窦，IVC：下腔静脉，LA：左房，LV：左室，RA：右房，RV：右室

　　左位上腔静脉直接开口于左房时，于胸骨旁左心耳切面仔细探查可见左心耳基底部和左上肺静脉开口之间有异常管腔开口于左房（图 55-7）。有时探头上移至胸骨左缘第一、二肋间时显示更佳，婴幼儿患者甚至可于同一切面显示左位上腔静脉于主动脉左缘穿过胸腺下行并开口于左心耳根部的全部行程。若为 Raghib 患者，冠状静脉窦缺如，多切面反复探查不能探及，冠状静脉窦常规开口部位伴发房间隔缺损。

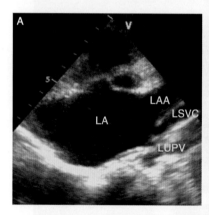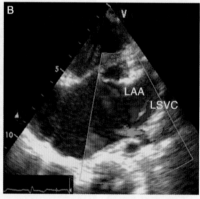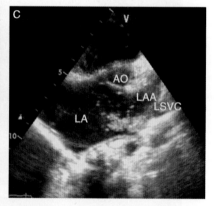

图 55-7　左位上腔静脉直接入左房（Raghib 综合征）

A. 二维超声示左位上腔静脉开口于左房顶部；B. 彩色多普勒示其内的蓝色血流信号，下方可见左肺静脉的红色血流；C. 右心声学造影见气泡从左心耳基底部附近逸出。LA：左房，LAA：左心耳，LSVC：左位上腔静脉，LUPV：左上肺静脉

超声多普勒

　　主动脉弓左前方下行管道内彩色多普勒示其内为蓝色连续层流信号，朝向心尖方向，脉冲式多普勒可记录到负向连续低速血流频谱，峰值随呼吸有一定变化。当冠状静脉窦口闭锁时，主动脉弓左侧的管腔内出现由下向上的红色连续层流信号，引流入左无名静脉。

　　右室流入道切面上冠状静脉窦长轴与声束平行，因此该切面为观察冠状静脉窦血流的最佳切面。左位上腔静脉经静脉窦引流入右房时，窦内血流仍为低速的红色层流信号，引流入右房，脉冲式多普勒显示正向低速血流频谱。若合并冠状静脉窦中间段缺损，则见左房血流经窦壁缺损处进入冠脉窦，随后引流入右房，窦口的分流信号频谱为舒张期为主的双期正向血流频谱，频谱形态和分流速度类似房间隔缺损，合并肺动脉高压时可逐渐出现右向左分流。合并冠状静脉窦终末段缺损时，彩色多普勒示冠状静脉窦内血流于二尖瓣前叶根部附近引流入左房内，窦内血流仍为低速层流信号，因多同时合并冠状静脉窦常规开口部位的房间隔缺损，可同时观察到窦内血流进入左房后，随即与房间隔缺损分流信号汇合进入右房。

　　左位上腔静脉直接开口于左房患者，左心耳基底部和左上肺静脉开口之间的异常管腔内可见低速蓝色血流信号引流入右房，脉冲式多普勒显示正向低速血流频谱。

心脏声学造影

在经胸超声心动图显示欠佳时,右心声学造影不仅能揭示左位上腔静脉的存在,而且能提示左位上腔静脉的引流途径,因此具有十分重要的临床意义。值得注意的是,造影剂均应经左肘静脉注射。

疑诊左位上腔静脉经冠状静脉窦引流入右房时,右心声学造影可帮助确诊。心尖冠状静脉窦长轴切面、剑突下冠状静脉窦长轴切面或右室流入道切面均为理想的观察切面。正常情况下注入造影剂后应右房最先显影,若造影剂气泡最先出现在冠状静脉窦内,而后进入右房,则可确诊(图55-8)。

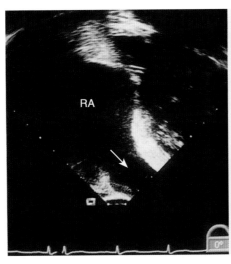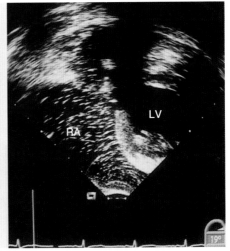

图55-8　左位上腔静脉经冠状静脉窦引流入右房的经食管超声图像
图左显示扩张的冠状静脉窦(箭头)引流入右房;图右显示经左肘静脉注入声振处理
的50%葡萄糖后,冠状静脉窦先于右房显影

疑诊左位上腔静脉直接引流入左房时,胸骨旁左心耳切面、心尖四腔切面和心尖两腔切面为造影的最佳观察切面。若气泡从左心耳基底部附近逸出,左房最先显影,则可确诊(见图55-7C)。

疑诊左位上腔静脉合并冠状静脉窦中间段缺损时,心尖和胸骨旁四腔切面、心尖和剑突下冠状静脉窦长轴切面为造影的最佳观察切面。若冠状静脉窦最先显影,其后左房、右房几乎同时显影,则可确诊(见图55-5C、D)。由于冠状静脉窦壁邻近二尖瓣环,造影剂进入左房后往往未能将左房完全充盈,即很快循二尖瓣血流进入左室,因此常表现为冠状静脉窦显影后,气泡经窦壁中断处逸出,再由二尖瓣直接进入左室,同时充盈左房和右房。

疑诊左位上腔静脉合并冠状静脉窦终末段缺如时,心尖及剑突下冠状静脉窦长轴切面、右室流入道切面为造影的最佳观察切面。若冠状静脉窦最先显影,其后气泡经冠状静脉窦逸入左房腔内即可确诊(见图55-6C)。

左位上腔静脉开口于左肺静脉时,左肺静脉亦邻近左心耳基底部,声学造影时气泡仍从左心耳根部附近逸出,因此可能与左位上腔静脉直接开口于左房的造影表现难以鉴别。

右位上腔静脉缺如合并左位上腔静脉时,双肘静脉造影可确诊。若双侧上腔静脉同时存在,则经右肘静脉注入造影剂右房最先显影,经左肘静脉注入造影剂依据引流途径不同,或冠状静脉窦先显影,或左房先显影,两侧显影结果不同。右位上腔静脉缺如时,因左、右上肢静脉血分别经左、右无名静脉回流,最终均引流入左位上腔静脉,因此分别经左、右肘静脉注射造影剂可获得同样的显影结果。

极罕见的情况下,左位上腔静脉可合并冠状静脉窦闭锁或直接引流入右房。左位上腔静脉合并冠状静脉窦闭锁时,由于左位上腔静脉血流向上汇入左无名静脉,因此造影剂不会沿左位上腔静脉逆流进入冠状静脉窦,而是直接经左无名静脉和右侧上腔静脉进入右房,声学造影结果仍为右房最先显影,与正常情况不能鉴别,故无诊断意义。左位上腔静脉直接引流入右房时,造影剂经左位上腔静脉回流入右房,右房最先显影,因而此时声学造影亦无意义。

诊断要点与鉴别诊断

对于左位上腔静脉经冠状静脉窦引流入右房,我们提出以下较完整的超声诊断标准:

一、必 要 条 件

1. 冠状静脉窦扩张。

2. 胸骨上窝探查示主动脉弓降段左侧的下行血管，起于扇尖，由左颈内静脉和左锁骨下静脉汇合而成，呈 Y 字形。彩色血流多普勒示其内充盈蓝色血流信号，频谱多普勒示静脉频谱。

3. 胸骨上窝探查显示欠清时右心声学造影可确诊，经左肘静脉注入造影剂示冠状静脉窦先于右房显影。

二、非 必 要 条 件

1. 胸骨上窝探查不能显示正常的左无名静脉图像，左无名静脉缺如或发育不良（左无名静脉与无名动脉内径的比值≤0.45）。

2. 左上肋间探查可以显示下行血管与扩张的冠状静脉窦相延续。

对于左位上腔静脉其他引流途径，诊断要点如前所述。在诊断中，左位上腔静脉应注意与以下疾病鉴别：

左位上腔静脉需与左上肋间静脉鉴别。左上肋间静脉由第 1、2（3、4）肋间静脉汇合而成，在主动脉弓左前方下行，汇入半奇静脉或副半奇静脉，胸骨上窝探查时也表现为主动脉弓左前方的下行静脉管腔。在右心压力增高时，冠状静脉窦常增粗，左上肋间静脉因与上腔静脉相通亦增粗，操作者易将左上肋间静脉误诊为左位上腔静脉。左上肋间静脉上行一段后弧形向右，然后于主动脉左前方下行，多汇入奇静脉。鉴别点为，左上肋间静脉较细小，追踪其来源，可发现为另一血管（第一肋间静脉）由左下至右上弧形转折而来，扇尖附近可见正常发育和走行的左无名静脉。而左位上腔静脉为起自扇尖的下行血管，较粗，追踪其来源由左无名静脉和左锁骨下静脉汇合而成，呈 Y 字征（图 55-9），左无名静脉或缺如，或发育不良。此外，右心声学造影亦可确诊。经左上肢静脉注入造影剂，左位上腔静脉引流入冠状静脉窦时冠状静脉窦最先显影，左位上腔静脉直接引流入左房时左房最先显影，若为左上肋间静脉则右房最先显影。

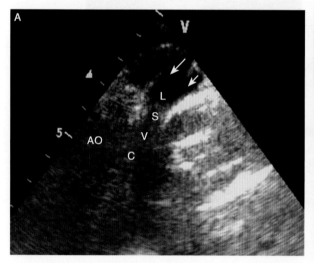
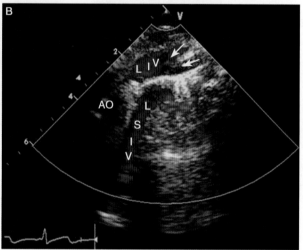

图 55-9　左位上腔静脉与左上肋间静脉

A. 左位上腔静脉由左锁骨下静脉（短箭头）与左颈内静脉（长箭头）汇合而成，形如"Y"字；B. 左上肋间静脉在左锁骨下静脉与左颈内静脉汇合处（箭头）的下方由第一肋间静脉由外向内转折而来，形如拐杖。AO：主动脉，LIV：左无名静脉，LSIV：左上肋间静脉，LSVC：左位上腔静脉

左位上腔静脉还需与完全性心上型肺静脉异位引流相鉴别，后者亦表现为降主动脉左侧的管道结构，但彩色多普勒超声显示为红色血流，并可观察到其向上注入左无名静脉，其他切面可显示肺静脉回流入共同肺静脉干，而左位上腔静脉彩色多普勒超声显示为蓝色血流，鉴别不难。在罕见的情况下，左位上腔静脉合并冠状静脉窦闭锁时，左位上腔静脉彩色多普勒超声也显示为红色血流信号并向上注入左无名静脉，但其他切面可显示肺静脉回流正常，冠状静脉窦口闭锁，不与右房相通。

临床价值与存在问题

左位上腔静脉引流入右房，虽不改变血流动力学，但对于合并需要手术矫治的心脏畸形或者需要心导管诊断及介入治疗的患者，超声的准确诊断仍具有重要意义：①左位上腔静脉在心外科手术体外循环建立过程中应予以处理（结扎或插管）；②左位上腔静脉给心导管操作带来麻烦，如进行起搏器安装、电生理检查等操作时常规经左臂行上腔静脉插管，导管不易经左上肢静脉、左无名静脉进入右侧上腔静脉；③心外手术行侧切口时左位上腔静脉的存在是个障碍；④合并右上腔静脉缺如时，术中应避免牵拉或损伤左位上腔静脉，以免引起心律失常或传导阻滞。

左位上腔静脉引流入左房是需要矫治的发绀型畸形，

其术前得到准确诊断的意义不言而喻。近年来随着超声技术的不断发展和超声工作者经验的积累,常规超声诊断技术结合声学造影多已能准确诊断并评估各种特殊的引流途径,取代心血管造影成为了术前诊断左位上腔静脉引流入左房的首选方法。提高诊断率的关键在于提高操作者对本病病理解剖的认识和对各种途径的特异超声表现及造影征象的掌握,以及在临床检查过程意识到该病变存在的警惕性。

其他类型的体静脉畸形引流

体静脉畸形引流(anomalous drainage of systemic venous)是一组包括上、下腔静脉的位置、起源及入口异常在内的先天性心血管畸形,占先天性心脏畸形的5%~8%,变异较多,解剖较复杂。可为孤立性畸形,也可合并其他心血管畸形,同一心脏亦可同时具有数种体静脉畸形,与左位上腔静脉一样,其他体静脉畸形引流的临床意义同样在于畸形的静脉最终引流入右房还是左房。多数患者最终仍进入右房,对血流动力学无明显影响,也无明确症状或体征,临床意义在于对手术和导管操作带来影响。若合并其他心血管畸形,预后取决于合并的心脏畸形能否得到矫治。若最终引流入左房,则临床表现为发绀、杵状指(趾)、活动后气短、发育不良等,需手术矫治。

一、右上腔静脉畸形

为罕见畸形,病理解剖与血流动力学改变主要包括以下几种情况:

1. 右侧上腔静脉缺如合并左位上腔静脉,右上半身静脉回血经桥静脉(无名静脉)引流入左位上腔静脉,最终注入右房或左房。

2. 右侧上腔静脉缺如,右上半身静脉不经过左位上腔静脉回血,而是经奇静脉引流入下腔静脉,最终注入右房。

3. 右上腔静脉直接入左房。

二、反转型无名静脉

左无名静脉通常走行于主动脉弓上方,极少数的左无名静脉位于主动脉弓之下,称为反转型无名静脉,此时常合并右位主动脉弓或法洛四联症。超声心动图表现为,胸骨上窝探查主动脉弓上方失去正常的左无名静脉影像,于主动脉弓下方及肺动脉上方可见异常管腔回声,追踪其来源由左无名静脉和左锁骨下静脉汇合而成,以较大的斜率从左上斜向右下汇入右侧上腔静脉。由于血流缓慢及周围动脉管腔的压迫,其内常可见自发造影声影。彩色多普勒可显示异常管腔内的蓝色连续血流信号,频谱多普勒提示为负向低速静脉频谱(图55-10)。

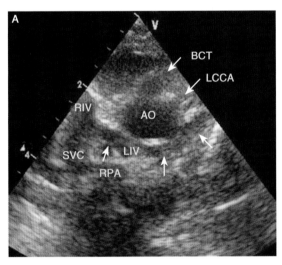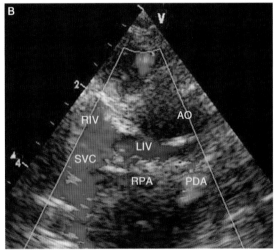

图55-10 反转型无名静脉

A. 左无名静脉(短箭头)在主动脉弓及右肺动脉间向右走行,与右无名静脉汇合;B. 彩色多普勒显示无名静脉及上腔静脉内的血流。AO:主动脉,BCT:头臂干,LCCA:左颈总动脉,LIV:左无名静脉,PDA:动脉导管未闭,RIV:右无名静脉,RPA:右肺动脉,SVC:上腔静脉

三、下腔静脉畸形

下腔静脉是全身血管发生中最为复杂的一支血管,它的形成不仅取决于胚胎期的后主静脉、下主静脉、上主静脉三对主静脉,而且和卵黄静脉、脐静脉密切相关。一般认为下腔静脉在胚胎期共由四段组成:①下腔静脉肝段:来自右卵黄静脉头端形成的右肝心管及其向下延伸的部分;②下腔静脉肾前段:来自主静脉吻合及其以上的右侧下主静脉;③下腔静脉肾段:由下主静脉吻合部右侧尾端和右上主静脉间发生的吻合支所形成,与之相对应的左侧吻合较狭小而成为左肾静脉;④下腔静脉肾后段:是由右侧上主静脉的尾端形成。由于上主静脉的尾端与髂总静

脉及其属支相连,于是下肢、盆腔脏器的全部血液经此静脉回流至心脏,同时也由于上述一系列变化,使下腔静脉正常位置偏右侧,于第4～5腰椎体前方由左、右髂总静脉汇合而成,沿脊柱右前方、腹主动脉右侧上行。右下主静脉与肝静脉汇合中断,导致下腔静脉与下肢及内脏的回流不连接,或在静脉形成过程中,静脉发育引流不良或吻合不良,都可能引起下腔静脉畸形或异常连接,下半身血液只能通过其他途径(多半为奇静脉或半奇静脉)回流,腹腔内脏静脉则经过肝静脉回流至右心房。

(一) 下腔静脉缺如(absent inferior vena cava)

从解剖上可分为近段缺如、远段缺如、全段缺如和直接进左房四种类型。

1. 下腔静脉近心段缺如　下腔静脉血不直接回右房,而是经扩张的奇静脉引流入右侧上腔静脉,最终注入右房,或在第3～4腰椎水平弯向左侧,连接扩张的半奇静脉引流入左侧上腔静脉,多数仍经冠状静脉窦回流入右房。肝静脉血常直接入右房。

2. 右侧下腔静脉远心段缺如　系胚胎期右下主静脉未与肝静脉融合,导致下腔静脉肝下段中断。下半身静脉血可经扩张的奇静脉或半奇静脉引流入上腔静脉,最终回流入心房,也可经左位下腔静脉回流。

3. 右侧下腔静脉全段缺如,下半身静脉血经左位下腔静脉回流　系胚胎期右侧后主静脉和上主静脉完全退化,而左侧后主静脉和上主静脉反而发育所致。左右髂总静脉约在第五腰椎水平脊柱左前方汇合成左位下腔静脉,下腔静脉于主动脉左后方上行,可直接向上穿膈开口于左房,或于第一或第二腰椎水平右转跨越腹主动脉前方至脊柱右侧上行,穿膈肌腔静脉孔入右房,也可经半奇静脉上行引流入左位上腔静脉回心,或经半奇静脉于膈肌上方向右与奇静脉汇合,注入右侧上腔静脉回心。

4. 右侧下腔静脉直接入左房　极罕见,系胚胎发育过程中残余静脉窦瓣异常增长,将下腔静脉开口隔入左房所致,常合并下腔型房间隔缺损伴右肺静脉畸形引流或单心房。房间隔下缘无房隔组织,与下腔静脉无明显的分界,下腔静脉向左后移位,使下腔静脉与左房后壁在同一平面相延续。

以上畸形中,临床相对常见的是下腔静脉近心段缺

如,又称下腔静脉近心段离断与奇静脉或半奇静脉异位连接(infra-hepatic interruption of IVC with azygos or semiazygos continuation)。该畸形发病率约占先天性心脏病的0.6%,可单独存在,不引起临床症状和体征,只是在手术或静脉造影时偶然发现。也可合并其他心血管异常,多数见于双侧左房异构(或称心房左同形位)患者,亦可见于内脏心房反位患者,约半数合并多脾症。下腔静脉近心段缺如时,肾静脉以下的下腔静脉基本正常,肝静脉引流入右房,下腔静脉接收肾静脉后,即连接脊柱右侧的扩张的奇静脉,在右房后方上行,穿过膈肌的主动脉裂孔入胸腔后,直至右肺门上方朝前入上腔静脉,开口于上腔静脉入右房前的部位。偶尔有些患者在第3～4腰椎水平弯向左侧,连接扩张的半奇静脉,半奇静脉沿脊柱左侧在左房后方上行,引流入左侧上腔静脉,多数情况下仍经冠状静脉窦回流入右房。

超声心动图表现:于剑突下腹腔大血管短轴切面,正常情况下应见腹主动脉呈圆环状位于脊柱左侧,下腔静脉呈椭圆状位于脊柱右侧,二者呈对称关系,在此切面上顺时针旋转探头约90°,显示腹腔大血管长轴切面,探头偏向腹腔左侧可显示腹主动脉长轴,探头偏向腹腔右侧则显示肝内行走的下腔静脉长轴,不能在同一切面上同时显示两支大血管的长轴。下腔静脉近心段缺如时,剑突下腹腔大血管短轴切面可见下腔静脉在此中断,腹主动脉位于脊柱前方,异常粗大的奇静脉或半奇静脉位于腹主动脉后方(位于脊柱右侧为奇静脉,位于脊柱左侧为半奇静脉),两支大血管失去正常的对称关系(图55-11A)。顺时针旋转探头约90°,左右略偏移扫查切面,显示腹腔大血管长轴切面,可于同一切面上同时显示这两支大血管的长轴管腔,前方为腹主动脉,后方为异常增粗的奇静脉或半奇静脉,二者近乎平行走行(图55-11B)。彩色多普勒可显示腹主动脉内的搏动性红色层流信号及奇(半奇)静脉内的连续性蓝色层流信号,频谱多普勒可显示主动脉腔内血流为收缩期正向高速血流频谱,奇(半奇)静脉内血流为连续性负向低速血流频谱。剑突下四腔心切面或剑突下下腔静脉长轴切面可见肝内段下腔静脉缺如,三支肝静脉在肝门处汇合入右房,或分别引流入右房(图55-11C)。

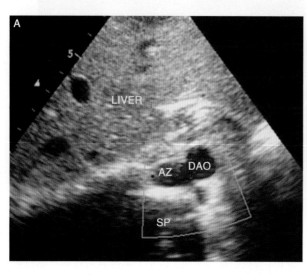

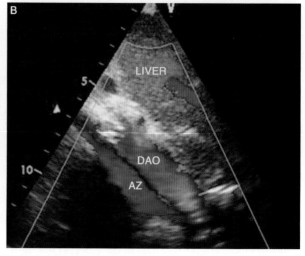

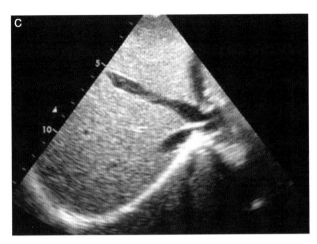
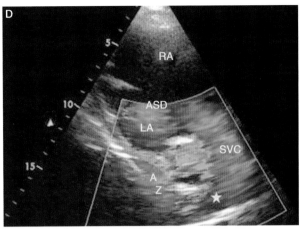

图 55-11　下腔静脉近心段离断

　　A. 剑突下大血管短轴切面示腹主动脉位于脊柱前方，奇静脉位于脊柱右侧，腹主动脉的后方；B. 剑突下大血管长轴切面可同时显示腹主动脉与后方的奇静脉；C. 下腔静脉肝内段缺如，肝静脉直接回右房；D. 奇静脉上行，开口于上腔静脉中段（星号），同时显示上腔静脉窦型房间隔缺损。ASD：房间隔缺损，AZ：奇静脉，DAO：腹主动脉，LA：左房，LIVER：肝脏，RA：右房，SP：脊柱，SVC：上腔静脉

　　在显示奇（半奇）静脉长轴切面的基础上探头向上追踪其走行，可显示奇（半奇）静脉穿过膈肌进入胸腔，于心脏后方上行，不与右房相接。剑突下上下腔静脉长轴切面为显示奇（半奇）静脉最终段的最佳切面，可见奇（半奇）静脉呈弓形向前注入扩张的上腔静脉中段（图 55-11D）。在声窗条件好的患儿，将探头标点指向 12 点钟方向并使声束朝向患儿右肩，然后从左向右缓慢逆时针扫查，可于某一切面上同时显示奇（半奇）静脉上行穿膈并最终注入上腔静脉的全部行程，手法类似于显示剑突下主动脉弓切面。彩色多普勒显示奇（半奇）静脉上行段内的蓝色层流信号和弓部的红色血流信号，上腔静脉近心段内可见明亮的红色血流信号，频谱多普勒提示其内血流速度增快（图 55-12）。此外，在胸骨旁左心长轴切面基础上顺时针旋转探头，向大动脉短轴切面移行过程中，心脏后方可显示胸主动脉长轴，探头左右略偏移，可显示奇（半奇）静脉长轴，于心脏后方上行。

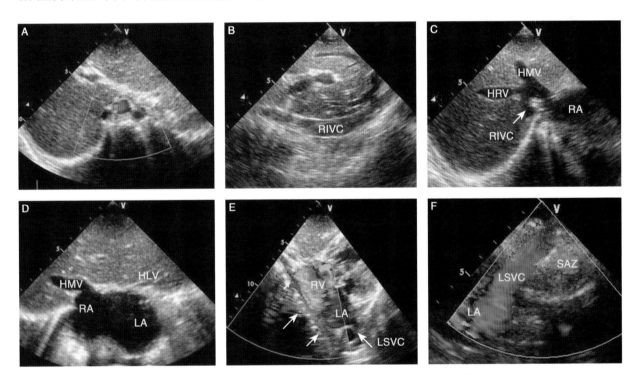

图 55-12　双下腔静脉畸形并双上腔静脉畸形，左下腔静脉近心段离断

　　A. 腹腔大血管横轴切面见肝脏呈水平位，脊柱前方有三个类圆形结构，从左至右依次为左下腔静脉、腹主动脉和右下腔静脉；B. 右下腔静脉近心段在肝内走行；C. 右下腔静脉与肝右静脉、肝中静脉汇合后入右房；D. 心房呈共同腔，肝左静脉异位引流入左房；E. 左下腔静脉近心段离断，经半奇静脉（短箭头）和左上腔静脉引流入左房；F. 胸骨上窝探查显示半奇静脉汇入左上腔静脉近心段。HLV：肝左静脉，HMV：肝中静脉，HRV：肝右静脉，LA：左房，LSVC：左上腔静脉，RA：右房，RIVC：右下腔静脉，SAZ：半奇静脉

以前此类畸形的诊断主要依靠心导管检查及下腔静脉或股静脉造影，现在随着经验的积累和诊断技术的提高，超声心动图可清晰显示下腔静脉异位连接的确切途径及其引流的终末部位，并可见肝静脉直接回右房，是临床诊断该病变的首选方法。

（二）双下腔静脉畸形（double inferior vena cava）

双下腔静脉畸形又称下腔静脉重复畸形，国内出现率为 0.6%~3.1%，国外为 0.2%~4.7%。胚胎早期如左主静脉肾下段未曾退化而与右主静脉一起发育，则演变为双下腔静脉畸形。此类患者左、右髂总静脉分别延续为左、右下腔静脉，在肾静脉下方水平分别于脊柱左右侧上行，左侧下腔静脉上升到肾静脉水平时向右绕过腹主动脉的前方汇入右侧下腔静脉，下腔静脉肝段正常，与肝静脉汇合后回流入右房。两支下腔静脉可等粗，通常左侧的较粗。

此途径不影响血流动力学，但由于静脉管壁较薄，压力较小，而动脉管壁厚，压力较高，因此，左下腔静脉跨越腹主动脉前方时，易出现静脉压迫现象，临床上则表现为盆腔和下肢的静脉血回流不畅等右心功能不全的表现。此外，术前的正确诊断可避免心导管检查时股静脉插管困难或心外科手术中误伤。

少数患者左下腔静脉不在腹腔与右侧下腔静脉汇合，而是两侧下腔静脉自膈肌穿出后分别入左右心房，造成左向右分流。患者常合并房间隔缺损，临床表现为发绀、杵状指（趾）、活动后气短等。需进行手术矫治，用自体心包或补片将左下腔静脉开口隔在右房。

超声心动图表现：在肾静脉注入下腔静脉以下的腹腔大血管横轴切面，可见脊柱前方有三个类圆形结构，中间为腹主动脉，左、右两侧分别为左、右下腔静脉。两侧腔静脉内径可大致相等，或一侧较粗。探头向上平移至肾静脉水平，可见左侧类圆形结构与左肾静脉汇合后呈膨大改变，在腹主动脉前方向右注入右侧上腔静脉的无回声区内。探头继续上移，在肾静脉注入下腔静脉以上的平面上，腹主动脉左侧类圆形结构消失。旋转探头显示腹腔大血管长轴切面，追踪左右类圆形结构的来源，可见分别由左、右髂总静脉延续而来。此外，肝内探查可显示正常的下腔静脉。彩色多普勒可观察腹主动脉内红色搏动性血流信号及下腔静脉内的蓝色连续血流信号，明确血管性质。在肾静脉水平横轴切面可显示左侧下腔静脉血流与左肾静脉血流汇合，其后向右汇入右侧下腔静脉，向上追踪提示肝内段下腔静脉内血流正常。

少数患者在肾静脉水平以上的腹腔大血管横轴切面，仍可见脊柱前方有三个类圆形结构。在腹腔大血管横轴切面基础上旋转探头 90°再左右偏移，可依次显示三根大血管长轴，左侧上腔静脉在肝外行走，右侧肝内段下腔静脉较正常变细，剑突下四腔心切面显示肝内段下腔静脉与肝静脉汇合后仍回右房。剑突下两房心等可显示左侧下腔静脉开口于左房。彩色多普勒可显示腹主动脉内红色搏动性血流信号及下腔静脉内的蓝色连续血流信号，并追踪其引流途径（见图 55-12）。

（三）下腔静脉骑跨（overriding inferior vena cava）

多伴有下腔型房间隔缺损，房间隔缺损下缘与下腔静脉无明显分界，下腔静脉左后移位，不同程度地骑跨在房间隔上，可同时合并肺静脉、冠状静脉窦或房室瓣的畸形。患儿多以继发孔房间隔缺损就诊，术前容易漏诊，常在修补房缺时意外发现。患儿轻度发绀、外周经皮血氧饱和度下降为其特点，是疑诊本症的重要线索。以往诊断有赖于心导管检查和造影，右心房水平左向右分流伴体循环动脉血氧饱和度降低，又无严重肺动脉高压，下腔静脉造影可见左右心房同时显影，提示下腔静脉骑跨或全部汇入左房可能。超声心动图检查心尖和剑突下四腔心切面可见房间隔顶部连续中断，剑突下上下腔静脉长轴切面可见下腔静脉开口骑跨于房间隔残端上，彩色多普勒显示房间隔连续中断处的红色过隔分流信号及下腔静脉血流分别进入左房和右房。

第56章

冠状静脉窦畸形

CORONARY SINUS MALFORMATION

◎谢明星　孙振兴

冠状静脉窦解剖……………………………………… 745
检查方法与注意事项………………………………… 745
　一、胸骨旁左室长轴切面………………………… 745
　二、心尖四腔及五腔切面………………………… 745
　三、冠状静脉窦长轴切面………………………… 745
　四、右室流入道切面……………………………… 745
冠状静脉窦扩张……………………………………… 746
　一、病理解剖及病因……………………………… 746
　二、临床表现……………………………………… 747
　三、冠状静脉窦扩张伴发疾病的

超声心动图表现…………………………………… 747
　四、不同病因引起冠状静脉窦
　　　扩张的鉴别诊断…………………………… 748
无顶冠状静脉窦综合征……………………………… 750
　一、病理解剖及病理生理………………………… 750
　二、临床表现……………………………………… 750
　三、超声检查方法………………………………… 750
　四、超声心动图表现……………………………… 750
临床价值与存在问题………………………………… 753

　　冠状静脉窦(coronary sinus,CS)有多种病理改变,如冠状静脉窦扩张、闭锁、缺如等,其中以冠状静脉窦扩张最为多见。冠状静脉窦畸形可单独存在。临床上,超声心动图是评价正常冠状静脉窦及相关病变的首选方法,在冠状静脉窦疾病诊断与现代心脏病介入治疗中发挥重要作用。本章主要介绍对冠状静脉窦扩张和无顶冠状静脉窦综合征(unroofed coronary sinus syndrome,UCSS)的超声心动图表现。

冠状静脉窦解剖

　　冠状静脉窦是心肌冠状循环的一部分,主要功能是汇集来自于心肌的静脉血,并将其引流回右心房。正常情况下,冠状静脉窦位于心脏的后部、二尖瓣环的后方,绕左心房与左心室之间的冠状沟(又称左房室间沟)从左向右走行,最终止于房间隔右房侧的冠状静脉窦开口,内径一般小于5mm。主要属支有心大静脉、心中静脉、心小静脉、左心室后静脉和左心房斜静脉。

检查方法与注意事项

　　应重点观察以下切面:

一、胸骨旁左室长轴切面

　　显示冠状静脉窦短轴,表现为左房室间沟内、二尖瓣后叶瓣环后方的圆形薄壁无回声区,并随心脏同步运动。此切面上可测量其前后径(图56-1A)。

二、心尖四腔及五腔切面

　　显示冠状静脉窦短轴,表现为二尖瓣环左外侧、左房室间沟内一圆形薄壁无回声结构(图56-1B),稍凸向左房。

三、冠状静脉窦长轴切面

　　即冠状静脉窦下角切面,在心尖四腔心切面基础上,探头向后、下倾斜,至左心房腔逐渐消失,声束由心尖指向左房室沟交界处,可见与左房室沟平行的冠状静脉窦长轴图像(图56-1C)。此切面可测量其横径及流速。正常冠状静脉窦横径应大于前后径。

四、右室流入道切面

　　左心长轴切面基础上声束向右前偏转,可显示右室流入道切面。此切面上，冠状静脉窦长轴由右下至左上行走，汇入右房，开口毗邻三尖瓣环（图56-1D）。

正常人冠状静脉窦管腔在左室长轴切面时不易显像，仔细观察后方能找到管腔位置，其内径也小于左室后壁的厚度。原因可能为冠状静脉窦血流量少，前后壁靠近致内径小。冠状静脉窦增宽时，左室长轴切面上可显示出明显的管腔回声，位于二尖瓣环后方的房室交界处，呈椭圆形或圆形，内径大于相应的左室后壁厚度。

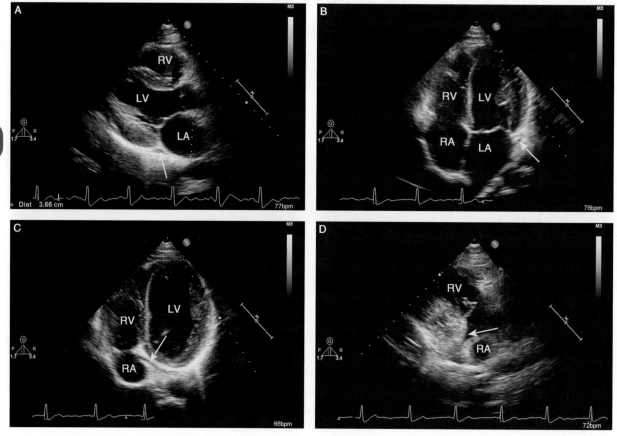

图 56-1　正常冠状静脉窦

A. 胸骨旁左室长轴切面，冠状静脉窦表现为左房室间沟内、二尖瓣后叶瓣环后方的圆形薄壁无回声区（箭头）；B. 心尖四腔及五腔切面，二尖瓣环左外侧、左房室间沟内圆形薄壁无回声结构（箭头）；C. 冠状静脉窦长轴切面，位于房室沟（箭头）；D. 右室流入道切面，冠状静脉窦汇入右房（箭头）。LA：左房，LV：左室，RA：右房，RV：右室

冠状静脉窦扩张本身无重要临床意义，但常伴发其他心血管病变，如对畸形原因不了解，易导致对原发疾病诊断的漏诊或误诊。因此，超声探查如发现冠状静脉窦畸形，应充分考虑是否合并其他心脏病变以免漏诊。例如，当冠状静脉窦管腔扩张且连至左房底部与肺静脉相通时，应考虑肺静脉异位引流，注意扫查全部肺静脉走向。当增宽的冠状静脉窦延续至左房室沟的左侧缘时，应于胸骨上窝扫查明确有无永存左位上腔静脉。当冠状静脉窦内出现动脉时相样血流时，则应观察冠状动脉的内径及走行，尤其是左回旋支，明确是否存在冠状动脉-冠状静脉窦瘘。

冠状静脉窦扩张

一、病理解剖及病因

正常冠状静脉窦内径<5mm。冠状静脉窦扩张多由冠状静脉窦血流量增加或右房扩大压力负荷增加所致。原因大致分三类：①静脉或动脉异位引流入冠状静脉窦，冠状静脉窦主干血流量增加，如永存左位上腔静脉、心内型肺静脉畸形引流、冠状动脉瘘等，此时冠状静脉窦内径明显扩张，可>11mm。②冠状静脉窦型房间隔缺损，即无顶冠状静脉窦综合征，左房血流经窦壁缺损引流入冠状静脉窦内，并经右房开口分流入右房，冠状静脉窦血流量增加。视缺损大小其内径可不同程度扩张，合并永存左位上腔静脉时扩张更为明显，一般>11mm。③右房压力增高或容量增加，冠状静脉窦及其右房附属静脉呈继发性淤血而扩张，如三尖瓣闭锁、肺动脉瓣狭窄、法洛三联症、Ebstein畸形、肺动脉高压及右心衰竭等，此时冠状静脉窦内径>6mm，收缩期与舒张期内径比值常小于1.8。此外，冠状静脉窦的扩张还可继发于冠状静脉窦梗阻、冠状静脉窦血栓形成或某些心律失常性疾病等少见病因。一般认为，冠状静脉窦的扩张标准为：回流性扩张时，内径>11mm，压力性扩张时，内径>6mm，内径缩/舒比<1.8。

二、临床表现

冠状静脉窦扩张本身并不引起临床症状，但常伴发其他先天性或后天性心脏病变。根据伴发心脏病变的不同，其临床症状及体征亦各不相同，如永存左位上腔静脉汇入冠状静脉窦时，并不导致血氧浓度改变，如不伴其他心脏畸形，临床可无症状。但如合并其他畸形，则可出现相应临床表现，如肺静脉畸形引流汇入冠状静脉窦时，患者可出现肝大、下肢水肿、发绀、呼吸困难等症状。当冠状动脉瘘入冠状静脉窦时，患者易出现劳力性呼吸困难、心悸、疲劳及心前区疼痛等症状。肺动脉狭窄致冠状静脉窦扩张时，右心压力增高，压力负荷使右心室肥厚，重者出现肝脾肿大、水肿、颈静脉怒张等右心衰竭表现。

三、冠状静脉窦扩张伴发疾病的超声心动图表现

（一）永存左位上腔静脉

永存左位上腔静脉（persistent left superior vena cava，PLSVC）是最常见的冠状静脉窦先天性畸形，约占所有冠状静脉窦畸形的75%，可单独存在或与其他先天性心脏病并存。根据血流动力学特点不同，此类畸形又可以进一步分为以下四个类型：A型：左上腔静脉引流入冠状静脉窦伴冠状静脉窦增粗，窦口扩大，右上腔静脉可同时存在或缺如；B型：左上腔静脉经冠状静脉窦与左心房交通；C型：左上腔静脉直接开口于左心房顶部；D型：冠状静脉窦缺如，左上腔静脉汇入左肺静脉再入左心房。其中A型和B型可引起冠状静脉窦扩张，又以A型临床最为常见，约占所有PLSVC患者的90%。

在常规超声心动图检查中，若发现冠状静脉窦扩张而无肺动脉高压或右心系统负荷过重的表现时，应高度怀疑永存左位上腔静脉引流入冠状静脉窦。此时二维超声显示冠状静脉窦扩张及降主动脉左侧下行管腔，彩色多普勒显示降主动脉左侧下行管腔内静脉血流信号，呈静脉频谱改变（图56-2）。右心声学造影对本病有确诊价值。经左肘静脉注入造影剂后冠状静脉窦首先显影，继而右心系统顺序显影，可作为诊断依据。

（二）肺静脉畸形引流

肺静脉畸形引流（anomalous pulmonary venous connection，APVC）是由于胚胎发育异常导致的部分或全部肺静脉直接和右房或体静脉相连，占所有先天性心脏病的1%~3%。目前通常分为四型，即心上型、心内型、心下型和混合型。其中心内型患者约占30%，其肺静脉总干可直

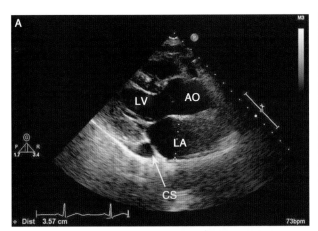

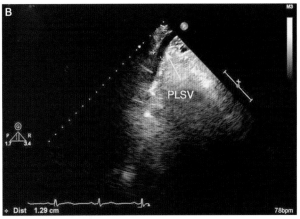

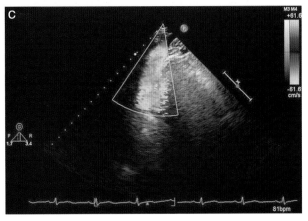

图56-2　永存左位上腔静脉

A. 左心长轴切面示冠状静脉窦扩张；B. 胸骨上窝探查降主动脉左侧下行管腔；C. 降主动脉左侧下行管腔内探及静脉血流信号。AO：升主动脉，LA：左房，LV：左室，PLSV：永存左位上腔静脉

接引入右房或汇入冠状静脉窦并最终引流入右房,后者可引起冠状静脉窦扩张。当异常肺静脉引入冠状静脉窦时,二维超声显示左房顶部部分或全部肺静脉汇合成一支共同静脉干注入冠状静脉窦,致冠状静脉窦扩张,且左房内未见上述肺静脉入口及血液回流。彩色多普勒示冠状静脉窦内血流丰富,呈连续性或双期频谱(图56-3)。

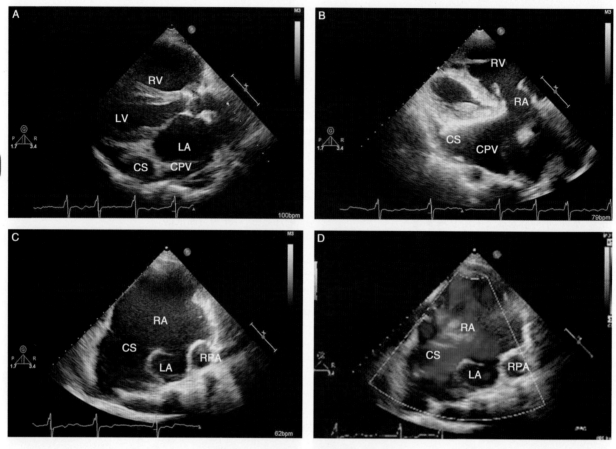

图56-3 心内型完全性肺静脉畸形引流

A. 左心长轴切面示冠状静脉窦扩张,左房后方见共同肺静脉干管腔;B. 右室流入道切面示短粗的共同静脉干注入扩张的冠状静脉窦;C. 剑突下两心房切面示房间隔缺损,显著扩张的冠状静脉窦开口于右房;D. 彩色多普勒示冠状静脉窦内血流丰富,房间隔水平见右向左分流。CPV:共同肺静脉干,CS:冠状静脉窦,LA:左房,LV:左室,RV:右室,RPA:右肺动脉

(三)冠状动脉-冠状静脉窦瘘

冠状动脉瘘是指冠状动脉与某一心腔或血管腔之间的异常交通,占先天性心脏病的 0.2%~0.4%,为罕见冠状动脉畸形,其中瘘入冠状静脉窦者更为少见。二维超声除显示冠状静脉窦扩张外,发出瘘支的冠状动脉也明显扩张,并可追踪瘘管走行,见其最终汇入冠状静脉窦。彩色多普勒示扩张的冠状动脉-瘘管-冠状静脉窦内连续性高速分流信号,呈五彩镶嵌状,频谱多普勒示分流为连续性频谱(图56-4)。

(四)肝静脉异常引流入冠状静脉窦

为罕见先天畸形。因为冠状静脉窦仍与右房相通,异常引流的肝静脉通过冠状静脉窦仍最终回流入右房,所以不引起血流动力学改变,临床无异常表现。其重要性在于需与心下型肺静脉畸形引流相鉴别,二者均表现为穿膈血管。肝静脉异常引流入冠状静脉窦时,剑突下切面可见肝静脉汇成一主干,向上穿过膈肌,引流入冠状静脉窦,使之扩张。

(五)无顶冠状静脉窦综合征

见本章后述章节。

(六)右心系统疾病

右心压力增高或容量增加,如三尖瓣闭锁、肺动脉瓣狭窄、法洛三联症、Ebstein 畸形、肺动脉高压及右心衰竭等,可使冠状静脉窦被动淤血扩张。除原发疾病的超声影像特征外,二维超声上都伴有冠状静脉窦不同程度的扩张。需指出,右心系统病变时冠状静脉窦的改变很长时间为人们所忽视,这是因为与上、下腔静脉相比,冠状静脉窦较细小,且位置隐蔽,不易探测。因此,右心系统病变时除探查其相应超声影像改变外,还应观察冠状静脉窦是否扩张。

四、不同病因引起冠状静脉窦扩张的鉴别诊断

超声心动图发现冠状静脉窦扩张时,其大小不能作为鉴别诊断根据,关键是寻找原发疾病的特异征象。例如,永存左位上腔静脉汇入冠状静脉窦时,经左肘静脉行右心声学造影,可见冠状静脉窦首先显影,继而右心系统顺序显影,可作为诊断依据。从血流动力学特征看,永存左位

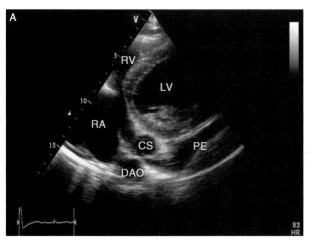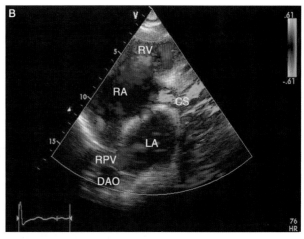

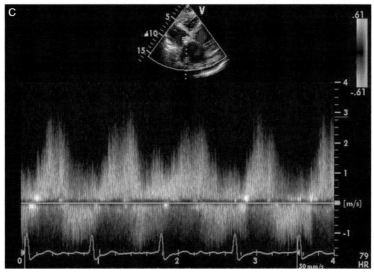

图 56-4　冠状动脉-冠状静脉窦瘘

A. 胸骨左缘冠状静脉窦长轴切面示冠状静脉窦扩张；B. CDFI 示冠状静脉窦内五彩镶嵌状血流信号，卵圆孔未闭；C：冠状静脉窦内血流呈连续性频谱。CS：冠状静脉窦，DAO：降主动脉，LA：左房，LV：左室，RA：右房，RV：右室，PE：心包积液

上腔静脉汇入冠状静脉窦时，扩张的冠状静脉窦内血流颜色暗淡，呈静脉频谱改变；肺静脉畸形引流入冠状静脉窦时，其内血流丰富，呈肺静脉频谱特征；冠状动脉瘘入冠状静脉窦时，其内可见五彩镶嵌血流，呈高速连续性频谱特征；右心压力增高时，其内血流暗淡，甚至可见反向血流信号。

　　引起冠状静脉窦扩张的各种先天及后天的因素复杂多样，关键是正确掌握其原发病变的诊断及鉴别诊断。例

如肺静脉畸形引流入冠状静脉窦与冠状动脉瘘入冠状静脉窦患者在超声心动图上均表现为冠状静脉窦扩张、血流量增加和右心容量负荷过重，当无法明确显示肺静脉开口时，需对两者进行鉴别。冠状动脉-冠状静脉窦瘘患者扩张的冠状静脉窦内血流速度异常增快，通常超过 3m/s，而肺静脉畸形引流患者窦内流速通常<3m/s，可资鉴别。此外，某些正常或异常结构有时可被误认为冠状静脉窦。冠状静脉窦扩张病因的鉴别诊断思路总结见表 56-1。

表 56-1　冠状静脉窦扩张病因超声诊断思路

	永存左位上腔静脉	肺静脉畸形引流	冠状动脉-冠状静脉窦瘘	无顶冠状静脉窦综合征	右心压高
冠状静脉窦内径（mm）	>11	>11	>11	>11	>6
冠状静脉窦回声	完整	完整	完整	缺损或缺如	完整
冠状静脉窦频谱	血流暗淡低速静脉频谱	血流鲜亮肺静脉频谱	五彩镶嵌高速连续性频谱	血流鲜亮流速加快	血流鲜艳可见反向充盈
右心造影特征	冠状静脉窦率先显影				

无顶冠状静脉窦综合征

无顶冠状静脉窦综合征（unroofed coronary sinus syndrome，UCSS）又称为冠状静脉窦型房间隔缺损，是由于胚胎期左侧心房静脉皱襞即冠状窦间隔完全性或部分性缺损，导致冠状静脉窦与左心房直接交通的一组少见综合性心脏畸形，仅占先天性心脏病的 0.1‰，多合并永存左位上腔静脉。

一、病理解剖及病理生理

国内学者根据冠状静脉窦顶部缺损的部位和程度，将其分为三型：Ⅰ型（完全型）：也称冠状静脉窦缺如，冠状静脉分支直接开口于左、右心房；Ⅱ型（中间部分型）：冠状静脉窦间隔的中间段至上游段有一至数个缺损，与左心房相通，左、右心房通过缺损相通；Ⅲ型（终末部分型）：冠状静脉窦在到达正常开口部位之前的终末端部分顶端缺如，其余部分冠状静脉窦间隔仍然存在，开口于左心房侧，左房内开口部位通常位于二尖瓣后内交界的外下方。此型常合并下腔静脉窦型或原发孔型房间隔缺损。以上三种类型又根据是否伴有永存左位上腔静脉再分为 a、b 两个亚型：a：伴发永存左位上腔静脉；b：不伴发永存左位上腔静脉。其中将冠状静脉窦型房缺、冠状静脉窦缺如和永存左位上腔静脉异位引流入左房称为 Raghib 综合征（即Ⅰa型）。

无顶冠状静脉窦综合征的血流动力学改变取决于：是否存在永存左位上腔静脉；冠状静脉窦开口是扩大、缩窄抑或闭锁；有无心房间交通；有无左侧或右侧房室系统内的血流梗阻等合并畸形。大多数病例伴有永存左位上腔静脉，其中Ⅰa型（Raghib 综合征）患者永存左位上腔静脉通常于左心耳和左肺静脉之间直接开口于左房，Ⅱa型和Ⅲa型患者汇入冠状静脉窦后再经冠状静脉窦窦壁缺损或左房侧异常开口引流入左房，均可产生右向左分流和动脉低血氧症，引起不同程度发绀。偶见冠状静脉窦开口闭锁而又无心房间交通，左房内的血液可经冠状静脉窦→左位上腔静脉→左无名静脉→右位上腔静脉回流入右房，形成左向右分流。少数病例不伴永存左位上腔静脉，Ⅰb型患者仅表现为冠状静脉窦缺如，冠状静脉分支血管直接开口于左房或右房顶部，由于回流血量较少，不会引起有临床意义的血流动力学改变，亦不需要手术矫正。Ⅱb型和Ⅲb型患者左房内的血液经冠状静脉窦壁缺损或窦口部位房间隔缺损回流入右房，形成左向右分流。如同时伴有右房压异常增高如右侧房室瓣闭锁等，则形成右向左分流。由于上述复杂的病理解剖基础及多变的血流动力学结构，无顶冠状静脉窦综合征的临床表现复杂而缺乏特异性，术前和术中诊断比较困难。为提高超声诊断准确性，加强对本病病理解剖和病理生理特征的认识，提高术前术中诊断的警惕性尤为重要。

二、临 床 表 现

单纯无顶冠状静脉窦综合征经冠状静脉窦壁缺损和（或）窦口部位房缺形成左右心房交通，血流动力学及临床表现类似于继发孔型房间隔缺损。虽然冠状静脉窦内的静脉血也可引流入左房，但静息状态下冠脉循环血量仅占心输出量的 4%～5%，故无明显血流动力学意义，临床也不会出现发绀。

无顶冠状静脉窦综合征合并其他异常引流途径，如永存左位上腔静脉、肝静脉畸形引流时，静脉血可直接引流入左房导致不同程度的发绀，合并其他心血管畸形时甚至可出现更加复杂的病理生理和临床表现。

三、超声检查方法

重点观察冠状静脉窦及有无合并永存左位上腔静脉。于胸骨旁扫查系列冠状静脉窦短轴切面，于心尖部和剑突下扫查冠状静脉窦长轴切面，胸骨上窝探查主动脉弓左前方有无下行血管。

合并永存左位上腔静脉时右心声学造影对本病有确诊价值。右心造影剂种类较多，推荐应用三通管振荡制备微泡，安全简便且价格低廉。方法为将两支注射器连接三通管，一支抽取数毫升空气，另一支抽取数毫升生理盐水或 50% 葡萄糖，手动反复快速推动振荡直至液体变成乳白色，然后快速静脉推注。注意应经左肘静脉注入造影剂，密切观察心腔内造影剂起始部位及分布变化。

四、超声心动图表现

（一）Ⅰ型（完全型）

Ⅰa型（Raghib 综合征）患者合并左位上腔静脉，超声上多切面反复探查不能显示冠状静脉窦管腔回声，于大动脉短轴左心耳切面基础上调整可显示左心耳基底部与左上肺静脉入口之间有一管道开口于左房。胸骨上窝探查主动脉弓左侧见一下行管道，彩色多普勒示开口于左房的异常管道及主动脉弓左侧下行管道内蓝色血流信号，呈静脉频谱。于左上肢静脉注入右心造影剂，可见气泡从左心耳基底部异常管道内逸出，左房最先显影（图56-5）。

Ⅰb型患者仅有冠状静脉窦缺如，超声在常规切面上无法显示冠状静脉窦管腔可提示诊断。但其他心脏畸形尤其是大房缺时心房的扩大导致房室沟移位可使冠状静脉窦管腔显示困难，不能排除假阳性。此型声学造影亦无帮助，因此超声诊断困难。

（二）Ⅱ型（中间部分型）

Ⅱa型和Ⅱb型超声均见冠状静脉窦明显扩张，窦口附近房间隔连续完整，窦口仍开口于右房，窦壁可见一处或多处连续中断。

经左上肢静脉行右心造影，Ⅱa型见冠状静脉窦最先显影，其后浓密的造影剂分别进入左房和右房（图56-6）。大多数情况下造影剂经冠状静脉窦进入左房后并不充填左房腔，而是立即通过二尖瓣口进入左室，使左室显影，考虑与冠状静脉窦位于二尖瓣环后方，气泡容易被二尖瓣口

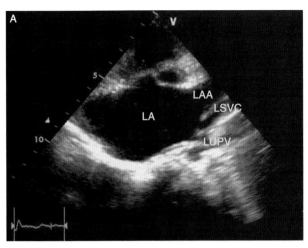

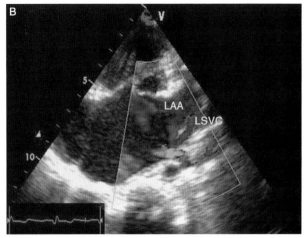

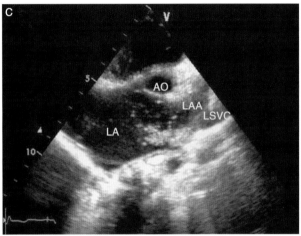

图 56-5　Raghib 综合征

A. 左心耳基底部与左上肺静脉入口之间有一管道开口于左房；B. 彩色多普勒示管道内蓝色血流信号和左上肺静脉血流；C. 右心造影见气泡从左心耳基底部异常管道内逸出，左房最先显影。LA：左房，LAA：左心耳，LSVC：左位上腔静脉，LUPV：左上肺静脉

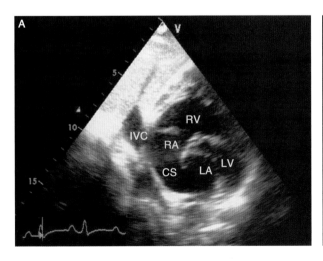

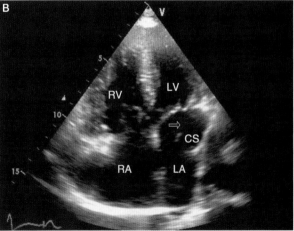

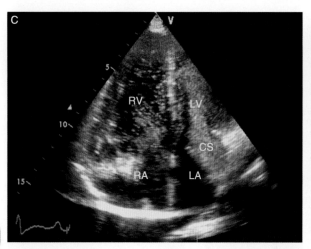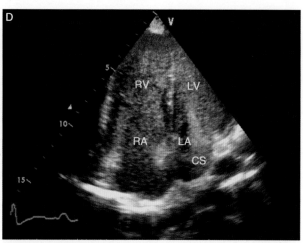

图 56-6　中间部分型无顶冠状静脉窦综合征(Ⅱa 型)

A. Ⅱa 型患者,剑突下切面示扩张的冠状静脉窦开口于右房,窦壁薄弱,其上可见多处连续中断;B. 剑突下切面见扩张的冠状静脉窦壁连续中断,窦口仍开口于右房;C. 心尖四腔切面见冠状静脉窦扩张,窦壁连续中断,与左房相通;D. 右心造影,见气泡从冠状静脉窦壁连续中断处进入左房,再经二尖瓣口入左室。LA:左房,LV:左室,RA:右房,RV:右室,CS:冠状静脉窦,IVC:下腔静脉

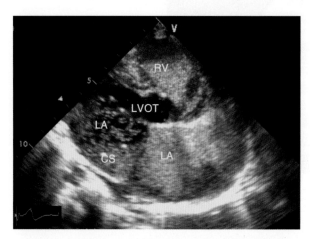

图 56-7　中间部分型无顶冠状静脉窦综合征(Ⅱb 型)

右心造影示右房最先显影,嘱患者咳嗽可见造影剂自冠状静脉窦壁连续中断处进入左房。LA:左房,LVOT:左室流出道,RV:右室,CS:冠状静脉窦

血流冲入左室有关。Ⅱb 型见右房最先显影,嘱患者咳嗽或作 Valsalva 动作时可见少量造影剂自冠状静脉窦壁连续中断处进入左房(图 56-7)。

(三)　Ⅲ型(终末部分型)

Ⅲa 型患者超声可见冠状静脉窦明显扩张,终末部分连续中断,开口于左房近下腔静脉开口处,原冠状静脉窦开口处房间隔缺损。左上肢静脉注入右心造影剂,冠状静脉窦先显影,其后气泡从二尖瓣前叶根部近房间隔侧逸入左房和右房则可确诊(图 56-8)。

Ⅲb 型患者冠状静脉窦若不合并其他异常引流途径则无扩张,但此型具有原冠状静脉窦开口部位的房间隔缺损。此类房缺常见于原发孔型和下腔静脉窦型,因此先天性心脏病患者出现以上类型房缺时应格外提高警惕,需反复探查冠状静脉窦口的开口部位。Ⅲ型窦口开口位置一般较固定,位于左房近下腔静脉开口附近,即左心房内二尖瓣后内交界的外下方。单纯的Ⅲb 型右心声学造影无帮助。

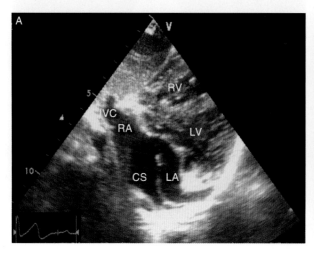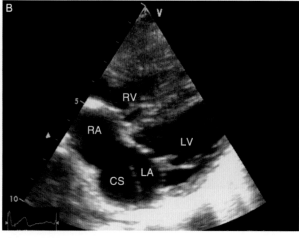

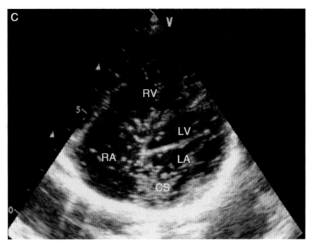

图 56-8 无顶冠状动静脉窦综合征(Ⅱa+Ⅲa 型)
A. 剑突下切面见扩张的冠状静脉窦壁连续中断,窦口附近房间隔缺损,窦口开口于左房近下腔静脉开口处;B. 剑突下切面见冠状静脉窦终端部分顶壁缺如,致使冠状静脉窦开口于左房;C. 右心造影见冠状静脉窦先显影,其后气泡分别逸入左房和右房。
CS:冠状静脉窦,IVC:下腔静脉,LA:左房,LV:左室,LVOT:左室流出道,RA:右房,RV:右室

临床价值与存在问题

无顶冠状静脉窦综合征属罕见畸形,其诊断正确率很大程度上取决于超声医生的警惕性和诊断经验。根据文献资料,在以下情形下应提高警惕,注意有无合并无顶冠状静脉窦综合征:①原发孔型房缺,包括心内膜垫缺损、单心房等;②下腔静脉窦型房缺;③复杂先天性心脏病患者;④冠状静脉窦扩张而未能发现其他引流入冠状静脉窦的异常途径者;⑤冠状静脉窦扩张,窦壁连续中断者;⑥心尖四腔切面、右室流入道切面、剑突下冠状静脉窦长轴切面等未能显示正常冠状静脉窦回流入右房者。以上情形下应将冠状静脉窦的观察作为重点项目,常规观察冠状静脉窦形态、开口部位和有无合并永存左位上腔静脉。

总之,超声心动图能显示无顶冠状静脉窦综合征患者冠状静脉窦扩张、窦壁的连续中断、窦口位置异常等特征性的超声征象,以及永存左位上腔静脉、肺静脉畸形引流等合并畸形,结合右心造影能准确诊断无顶冠状静脉窦综合征并进一步分型。不合并永存左位上腔静脉的完全型或终末部分型有时超声诊断困难,但不影响手术过程。超声心动图结合右心造影简便易行,能基本满足临床诊断要求,可将其作为无顶冠状静脉窦综合征诊断的首选和筛选方法。

第 57 章

冠状动脉畸形

ANOMALIES OF CORONARY ARTERY

◎杨亚利　张　静

冠状动脉起源异常	754	治疗及超声评价	765
一、病理解剖和血流动力学改变	754	冠状动脉瘘	767
二、检查方法和注意事项	757	一、病理解剖和血流动力学改变	767
三、经胸超声心动图	758	二、检查方法和注意事项	768
四、超声多普勒	761	三、经胸超声心动图	768
五、经食管超声心动图	762	四、超声多普勒	771
六、诊断要点和鉴别诊断	764	五、经食管超声心动图	771
七、临床价值和存在问题	765	六、诊断要点与鉴别诊断	773
八、左冠状动脉异常起源于肺动脉的外科		七、临床价值与存在问题	773

57

冠状动脉畸形大致可分为冠状动脉起源异常和冠状动脉瘘两大类型，这些疾病在临床上虽不常见，但能否及时发现和正确诊断对患者的健康及预后具有重要意义，故作较为详细的论述。

冠状动脉起源异常

冠状动脉起源异常（anomalous origin of coronary artery）是一种较为罕见的冠状动脉先天性畸形，冠状动脉造影检查中发生率为 0.3%~1%。部分冠状动脉起源异常的患者，由于其血流动力学没有改变，因而可没有任何临床症状。而另一部分患者则与心肌缺血、心肌梗死及猝死有密切联系。过去冠状动脉起源异常多由冠状动脉造影明确诊断。近年来，由于超声诊断技术的提高，超声心动图可以较准确地显示冠状动脉的起源部位，为冠状动脉起源异常的诊断提供了新的手段。

一、病理解剖和血流动力学改变

（一）正常冠状动脉解剖

冠状动脉由左、右冠状动脉组成，是升主动脉的第一对分支。左冠状动脉发生于左冠窦中 1/3 处，走行于肺动脉根部和左心耳之间，到达心脏的胸肋面。于室间沟的上部，距左冠状动脉开口约 2cm 处，分为左前降支及左旋支，有时分出第三支间隔支，多从前降支分出。偶有左前降支及左旋支分别开口于左冠窦而无冠状动脉主干。左前降支沿前室间沟下行到达心尖部。左前降支及其分支主要供应左室前壁、室间隔的前 2/3 及心尖等处。左旋支从左冠状动脉主干发出后，走行于房室沟，向左侧绕至膈面与

右冠状动脉吻合。左旋支及其分支主要供应左室前外侧壁、左室后壁及左房。

右冠状动脉自右冠窦的后 1/3 发出，走行于肺动脉和右心耳之间，至右侧房室沟下行，到达心脏右缘，以后转向膈面，继续走行于房室沟内，沿后纵沟下降。右冠状动脉及其分支主要供应左、右心室后壁、室间隔的后 1/3、左室膈面及窦房结和房室结等部位（图 57-1）。

（二）冠状动脉起源异常的分类、解剖特点及血流动力学改变

冠状动脉起源异常是指左、右冠状动脉不起自相应的左、右冠窦，而起自主动脉的其他部位或起自肺动脉。

1. 冠状动脉异常起源于主动脉的其他部位　左、右冠状动脉均可异常起源于主动脉的其他部位，冠状动脉造影其发生率为 0.5%。主要有以下几种情况：

（1）左冠状动脉主干起源于右冠状动脉或右冠窦：如左冠状动脉主干起源于右冠状动脉，此时仅有一支冠状动脉开口于右冠窦，左冠状动脉主干从右冠状动脉主干或其分支发出，偶尔前降支和左旋支分别起源于右冠状动脉近端和远端。如左冠状动脉主干直接起源于右冠窦，则右冠窦发出两支冠状动脉，多见于男性。异常起源的左冠状动脉可有以下几种走行途径：①主动脉和右室流出道的前

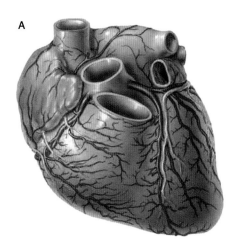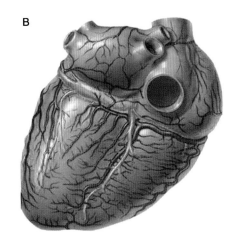

图 57-1　冠状动脉解剖图
A. 心脏前面观；B. 心脏膈面观（引自 Frank H. Netter. Atlas of Human Anatomy. 4th ed.）

57

方；②主动脉与肺动脉之间；③主动脉后方；④右室漏斗部下方的室间隔内。左冠状动脉主干走行于主动脉和右室流出道的前方时，一般不导致心肌缺血的改变。当左冠状动脉走行于主动脉和肺动脉之间时，与年轻人发生心肌梗死和猝死有密切的关系，尤其易发生于剧烈运动之后。其发病机制虽不十分清楚，但可能与以下因素有关：①异常冠状动脉起始处的角度。正常起源的冠状动脉口朝向主动脉的中央，血管与主动脉壁近于垂直，而异常起源的冠状动脉则沿主动脉壁向左走行，与起源处的冠状动脉弯曲成一锐角而影响冠状动脉血流灌注；②正常起源的冠状动脉开口为圆形，而异常起源的冠状动脉开口呈细小狭窄状。由于开口狭小，在运动时就难以增加冠状动脉的供血；③运动时主、肺动脉同时扩张而挤压行走于其间的冠状动脉导致其供血不足。左冠状动脉主干畸形起源时，起始段多走行于主、肺动脉之间，故可有严重的收缩期受压阻塞性改变，预后较差，猝死可能性大。

（2）右冠状动脉起源于左冠窦、无冠窦或左冠状动脉：右冠状动脉异常起源于主动脉时约 70% 起源于左冠窦，位于左冠状动脉主干开口的前方，20%～30% 起源于无冠窦。异常起源的右冠状动脉多于主动脉和肺动脉之间右行至右房室沟后下行，与正常右冠状动脉分布的区域相同。与左冠状动脉起自右冠窦者相似，患者亦可出现心绞痛、心肌梗死和猝死。其发病机制与左冠状动脉起源于右冠窦或右冠状动脉，经主动脉和肺动脉之间走行导致心肌梗死和猝死的机制相同。

少数情况下右冠状动脉亦可开口于左冠状动脉主干或左前降支、左旋支的近端，或左旋支远端直接延续成右冠状动脉。极少数患者的右冠状动脉从前降支中部发出。此时主动脉窦仅有左冠状动脉开口，右冠状动脉为左冠状动脉的一个分支，从左冠状动脉发出后，可走行于肺动脉干的前方或后方，亦可于主动脉的后方向右走行。

（3）左旋支起源于右冠状动脉、右冠窦或左冠窦：左旋支可起源于右冠状动脉或右冠窦，约各占左旋支起源异常患者的一半，前者患者有两个冠状动脉开口，后者有三个冠状动脉开口。左旋支亦可单独开口于左冠窦或升主动脉，患者有三个冠状动脉开口。异常起源的左旋支多经主动脉后方再分布到其正常分布的区域。此种畸形血流动力学没有改变，不影响心肌供血，如不合并其他畸形，患者可无任何临床症状，因而可将其视为正常变异。

（4）左前降支起源于右冠状动脉或右冠窦：左前降支可起源于右冠状动脉或右冠窦，相对少见。偶有左前降支与左旋支分别起自右冠窦形成右冠窦三个开口者，极为少见。

（5）冠状动脉起源于主动脉窦上的主动脉：一侧或两侧的冠状动脉主干或分支从主动脉窦上的主动脉干发出，称为冠状动脉口高位发出。亦可导致心肌缺血，机制与左冠状动脉主干异常起源于主动脉窦时相似，在此不再赘述。

冠状动脉异常起源于主动脉的畸形种类繁多，对心肌灌注有影响的主要有左冠状动脉起自右冠窦、右冠状动脉起自左冠窦等。在前述的多种机制中，畸形的冠状动脉走行路径是影响灌注的决定因素。一般说来，血管起始段的走行异常最为重要，而中远段血管走行和分布大多正常。起始段血管或走行于主动脉和肺动脉之间遭受挤压，或在贴绕主动脉或肺动脉壁前行过程中形成多处急转弯而使管腔呈裂隙状。在运动等耗氧量增加的情形下，主动脉和肺动脉随血流量增加而扩张，走行其间的冠状动脉受到钳夹导致动力性狭窄甚至闭塞，或在血管急转弯处发生扭结，从而造成心肌缺血，严重者可发生心肌梗死、恶性心律失常、晕厥甚至猝死。

2. 冠状动脉异常起源于肺动脉　冠状动脉异常起源于肺动脉患者中，左冠状动脉起自肺动脉者大概占 90%，而右冠状动脉起自肺动脉约占 10%。左、右冠状动脉均从肺动脉发出者罕见，新生儿期即致死亡。

（1）左冠状动脉异常起源于肺动脉（anomalous origin of the left coronary artery from the pulmonary artery, ALCA-PA）：左冠状动脉异常起源于肺动脉又称 Bland-White-Garland 综合征，发病率在新生儿为 1/30 万，占先天性心脏病的 0.24%～0.46%。多为单发疾病，5% 合并其他先天性心脏畸形，如室间隔缺损、房间隔缺损、法洛四联症、主动脉缩窄、主-肺动脉窗等。

发生机制尚不完全清楚,多数学者认为与胚胎时期冠脉胚芽移位异常或动脉干内螺旋间隔发育异常有关。胚胎发育过程中,左、右冠状动脉起源于原始动脉干左、右冠状动脉胚芽,以后动脉干内螺旋间隔形成,将动脉干分隔成主动脉和肺动脉,两个冠状动脉口都分隔在主动脉侧。若即将发育成左冠状动脉的棒状胚芽向上移位使其长到圆锥动脉干的肺动脉侧,或螺旋间隔发育有偏差,位置过于偏右,均可使左冠状动脉开口于肺动脉而导致此类畸形。其他类型冠状动脉起源于肺动脉的发病机制据此类推。

异常起源于肺动脉的左冠状动脉多数为主干,少数为左前降支、左旋支或圆锥支起源异常。一般主干异常起源预后最差,圆锥支异常起源可无明显影响。左冠状动脉多异常起源于肺动脉左后窦,其次为右后窦、左侧壁和后侧壁,起于前窦、前壁或右肺动脉者罕见。通常走行路径及分支与正常左冠状动脉大致相同。若同时合并大动脉转位,其冠状动脉起源及走行较大动脉位置正常的患者复杂多变。

根据左、右冠状动脉间有无侧支循环可分为两型(图57-2):

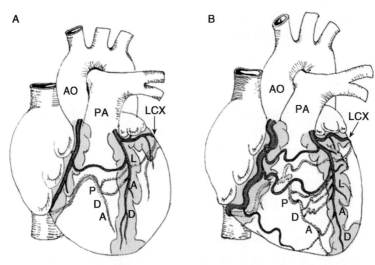

图 57-2　左冠状动脉异常起源于肺动脉解剖示意图

A. 婴儿型。左、右冠状动脉间无明显或充分的侧支循环形成,右冠状动脉内径正常或轻度增宽,左室明显扩张;B. 成人型。右冠状动脉迂曲扩张,左、右冠状动脉间可见丰富的侧支血管。AO:主动脉,PA:肺动脉,LAD:左前降支,LCX:左旋支,PDA:后降支

1)婴儿型:左、右冠状动脉间无明显或充分的侧支循环形成,若不手术治疗多将于1年内夭折,占80% ~90%。

2)成人型:有较好的侧支循环形成,可活过婴幼儿期。但若未经手术治疗,视侧支循环状况部分患者可逐渐出现心肌缺血症状,如胸痛、二尖瓣关闭不全、心肌梗死、心律失常、心功能不全或猝死等。未经手术治疗患者平均存活期35年,其中80% ~90%死于心源性猝死。

本病的血流动力学可分为四个时期:

1)肺动脉灌注期:出生后肺动脉内压力仍较高,畸形左冠状动脉内血供来自肺动脉。尽管肺循环血流血氧饱和度低,但由于血液供给充分,仍能满足心肌灌注需要。此期罕有临床症状。

2)心肌缺血期:出生1周后肺血管阻力逐渐下降,随着肺循环压力的降低,左冠状动脉开始通过侧支血管接受右冠状动脉逆向血流灌注,此时侧支循环尚不充分者,心肌血流灌注减少,引起左室心肌缺血症状,在婴儿期即可出现心绞痛、心肌梗死、充血性心力衰竭。多于出生后2~3个月开始出现症状,表现为易疲劳、易激惹、喂养困难、冷汗、皮肤发花、呼吸困难、尖叫、呕吐等,常以心功能不全就诊。

3)动-静脉瘘期:10% ~15%侧支循环充足的患者可存活至青少年或成人。左冠状动脉血供完全由右冠状动脉通过侧支循环供给,此时右冠状动脉明显迂曲扩张。右冠状动脉的血流经侧支循环到达左冠状动脉,一方面可改善左冠状动脉的供血,另一方面由于肺动脉阻力低于冠状动脉毛细血管床阻力,血流又经左冠状动脉逆向引流入肺动脉,在肺动脉水平形成左向右分流,产生冠状动脉"窃血"现象,导致心肌供血不足。若侧支循环程度适中,肺动脉内分流量较少,心肌受损程度较轻,收缩功能可基本正常,伴或不伴左室轻度增大。此期尽管无明显症状,但侧支循环低灌注仍可导致慢性心肌缺血和隐匿性心功能降低。Shivalker等研究认为畸形冠状动脉供血区心肌在亚细胞水平作出适应性改变。

4)冠状动脉盗血期:若左、右冠状动脉间存在广泛的侧支循环,冠状动脉内大部分血流分流入肺动脉,出现明显的冠状动脉"窃血"现象,则出现心肌缺血的各种表现,如劳力性胸痛、心肌梗死、充血性心衰、瓣膜反流及心律失常等。

(2)右冠状动脉异常起源于肺动脉(anomalous origin of the right coronary artery from the pulmonary artery,ARCA-PA):右冠状动脉起源于肺动脉根部左后窦或右后窦,沿右房室沟下行,多分布和走行正常,但血管扩张,管壁变薄。与左冠状动脉开口于肺动脉相似,左冠状动脉也迂曲扩

张,通过侧支循环供应右冠状动脉。此类患者预后多良好。在婴儿期,由于右室壁张力低,虽然右冠状动脉起源于肺动脉,尚能使心肌获得一定的血液供应。另外,侧支循环的建立亦可使右室的血液供应得到代偿,因此临床多无症状,多可存活至成年。随着与左冠状动脉侧支循环的发展,丰富的侧支循环也可产生冠状动脉"窃血"现象,使左冠状动脉分布的区域供血不足,严重者可引起心搏骤停。侧支循环亦可在肺动脉水平产生左向右分流,长期可导致充血性心力衰竭。因此尽管临床多无症状,但一旦确诊,为防止猝死和心力衰竭,仍应手术矫治。

(3)双侧冠状动脉异常起源于肺动脉(anomalous origin of the both coronary artery from the pulmonary artery, ABCAPA):此种畸形极为罕见,均因出生后肺动脉压下降,心肌缺氧,心力衰竭致死,很少有存活者。一般生后3天出现症状,60%死于2周内。

二、检查方法和注意事项

(一)检查方法

操作者应掌握冠状动脉扫查方法,其中许多扫查切面为非常规切面,包括:

左心长轴切面可显示右冠状动脉开口(图57-3)。在此基础上探头朝患者左肩上倾(介于左心长轴切面与右室流出道切面之间),可显示左冠状动脉主干及分叉。

右室流入道长轴切面于三尖瓣前、后叶瓣膜根部各有一个小的圆环状结构,分别为右冠状动脉主干远端和后降支的横断面。

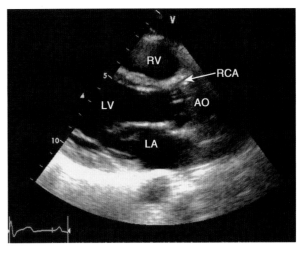

图57-3 左心长轴切面显示右冠状动脉起始段(箭头)
RCA:右冠状动脉,AO:主动脉,LA:左房,
LV:左室,RV:右室

主动脉根部短轴切面为观察冠状动脉的起源的最佳切面。于主动脉2~3点钟处可见左冠状动脉主干开口,向左行走一小段后分为向前行进的左前降支和向后走行的左旋支(图57-4A),探头朝向左肩上倾并顺时针旋转约15°,可显示左前降支远端;回到主动脉根部短轴切面约10点钟左右的方位可见右冠状动脉的开口(图57-4B),逆时针旋转约30°可显示右冠状动脉主干的中远端向右前方向走行。

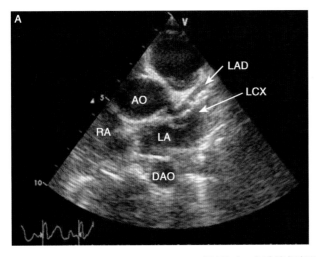

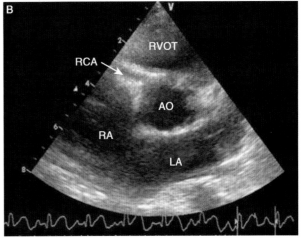

图57-4 主动脉根部短轴切面观察冠状动脉
A. 川崎病患者,于主动脉根部约2~3点钟方向可见左冠状动脉主干及前降支和左旋支近段;B. 于主动脉根部约10点钟方向可见右冠状动脉起始段。LAD:左前降支,LCX:左旋支,RCA:右冠状动脉,AO:主动脉,LA:左房,RA:右房,RVOT:右室流出道,DAO:降主动脉

在胸骨旁四腔心切面基础上上移一个肋间,将探头略下倾,显示左心后壁心肌,可见后降支呈线样沿室间沟下行(图57-5)。在显示后降支切面的基础上将探头略向右移,可显示右冠状动脉在后房室沟走行并移行为后降支(图57-6)。有时在剑突下四腔心切面基础上将探头向下略倾亦可显示后降支。

嘱患者右侧卧位,探头位于右侧胸壁第2、3肋间,标点指向12~1点钟方向,看到主动脉时探头朝患者右肩稍倾显示右冠状动脉起始段更远端。

(二)注意事项

由于异常起源的冠状动脉血管开口部位及走行途径多变,在观察时应从多个切面观察,以便尽可能清楚地显

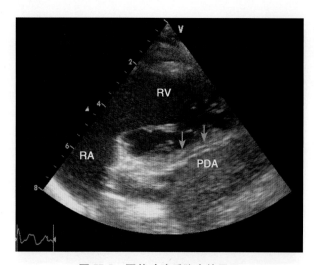

图 57-5　冠状动脉后降支的显示

在胸骨旁四腔心切面基础上,调整探头方向,显示左心后壁心肌,可见后降支呈线样沿室间沟下行。PDA:后降支,RA:右房,RV:右室

57

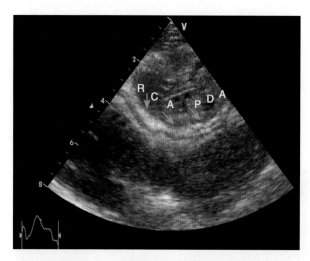

图 57-6　右冠状动脉及后降支的显示

在显示后降支切面的基础上将探头略向右移,可显示右冠状动脉在后房室沟走行并移行为后降支。PDA:后降支,RCA:右冠状动脉

示其开口部位及血管走向。在观察冠状动脉起源异常时,二维切面图像十分重要。首先应确定异常起源冠状动脉的开口部位,再追踪显示其血管走行。

由于冠状动脉内径较细,二维超声探查时应注意显示冠状动脉的开口。在正常冠状动脉起源部位未显示冠状动脉开口时,应仔细探查其他部位有无冠状动脉开口,并注意其血流动力学有无改变。部分患者经胸壁超声心动图对冠状动脉起源部位及走行途径显示不理想时,应采用经食管超声心动图观察。

三、经胸超声心动图

(一)二维超声心动图

1. 冠状动脉异常起源于主动脉的其他部位

(1)左冠状动脉主干起源异常:当左冠状动脉主干起源于右冠窦时,左冠状动脉的开口多位于右冠状动脉开口

的后方。于右冠窦内见两支冠状动脉开口,而左冠窦内无冠状动脉开口(图57-7)。

左冠状动脉亦可直接开口于右冠状动脉,此时在右冠窦内仅见一支冠状动脉开口,左冠窦内无冠状动脉开口。其血管走行较为复杂,可沿主动脉的后方向左行进,或于主动脉和右室流出道的前方向左行走,亦可于主动脉和肺动脉之间向左走行。

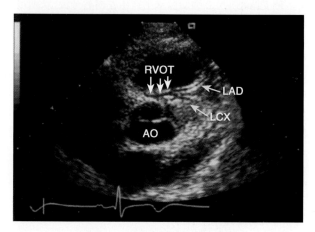

图 57-7　左冠状动脉起自右冠窦

大动脉短轴切面显示异常起源于右冠窦的左冠状动脉主干行走于主动脉根部与右室流出道之间的心肌内,随后分为左前降支和左旋支。LAD:左前降支,LCX:左旋支,AO:主动脉,RVOT:右室流出道

(2)右冠状动脉起源异常:右冠状动脉起源于左冠窦时,于左冠窦内可见两个开口,右冠状动脉开口位于左冠状动脉开口的前方,右冠窦内无冠状动脉开口。若右冠状动脉起源于无冠窦,则左冠窦及后方的无冠窦内分别见左、右冠状动脉开口,右冠窦内无冠状动脉开口(图57-8,图57-9)。

右冠状动脉亦可起源于左冠窦,此时左冠窦内仅有一支冠状动脉开口,右冠窦内无冠状动脉开口。右冠状动脉起源后,多于主动脉和肺动脉之间向右行至右房室沟。

(3)回旋支起源异常:左旋支开口于右冠窦时,于右冠窦内可见两个独立的开口,左旋支的开口位于右冠状动脉开口的后方,沿主动脉后壁向左经左心耳下方下行至房室沟处。于左冠窦内可见一个冠状动脉开口,此时为左冠状动脉前降支,而非冠状动脉主干。

左旋支亦可独立开口于左冠窦,于左冠窦内可见两个开口,冠状动脉主干不复存在,其血管走行与正常相似。右冠窦内仍有正常的右冠状动脉开口。

(4)左前降支起源异常:左前降支起源于右冠状动脉时,在左冠窦内仍可见左冠状动脉开口,较正常为细,多切面探查仅见主干延续为左旋支,不能探及分叉结构。右冠状动脉增粗,在主干近段可见一异常分支发出。

左前降支起源于右冠窦时,左冠窦内发出较细的左冠状动脉,右冠窦内可见两个开口,左前降支的开口多位于右冠状动脉开口的前方。左前降支异常起源后,通常在主动脉和右室流出道的前方向左行走。

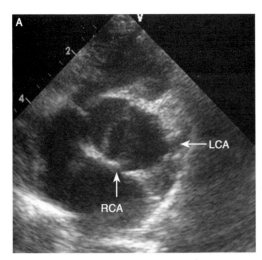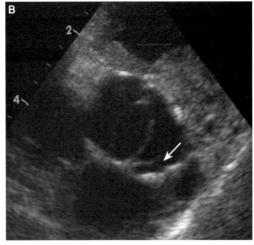

图57-8 主动脉瓣先天二叶畸形且左右冠状动脉均起自左冠窦

A. 大动脉短轴切面显示左、右冠状动脉均起自左冠窦;B. 右冠状动脉起始段(箭头示开口)于主动脉根部后方向右绕行

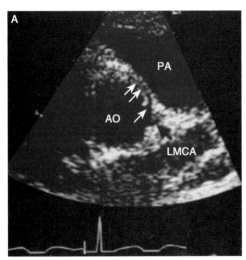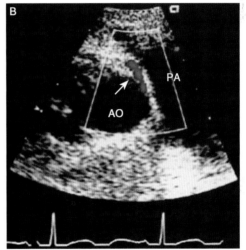

图57-9 右冠状动脉起自左冠窦

A. 大动脉短轴切面显示右冠状动脉起自于左冠窦,开口位于左冠状动脉主干开口前方,并走行于主动脉与肺动脉之间(白色箭头所示);B. 彩色多普勒显示右冠状动脉走行于主动脉与肺动脉之间的血流。LMCA:左冠状动脉主干,AO:主动脉,PA:肺动脉

(5)冠状动脉起源于主动脉窦上的主动脉:若冠状动脉主干高位开口,则在主动脉根部短轴切面上仅能探及一根冠状动脉起自主动脉窦,探头上移至主动脉窦上可见另一冠状动脉起自主动脉壁,应注意该冠状动脉开口内径,排除开口梗阻。

2. 冠状动脉起源于肺动脉

(1)左冠状动脉异常起源于肺动脉:

1)左冠状动脉与主动脉间无正常连接:主动脉左冠窦无左冠状动脉开口,或虽隐约可见开口,但不能显示正常血管走行和分支(警惕心包横窦干扰)。

2)左冠状动脉与肺动脉异常连接:近肺动脉瓣上于肺动脉左侧壁或后侧壁探及由两分支汇合而成的异常血管开口,两分支一为向前走行的前降支近段,一为向左走行的左旋支近段(图57-10)。异常血管开口于右肺动脉起

始部罕见。左冠状动脉主干内径可不宽或轻度增宽。

3)右冠状动脉与主动脉正常连接:右冠状动脉起自主动脉,成人型患者主干迂曲扩张(右冠状动脉与主动脉内径比值≥0.21)。婴儿型患者可不宽或轻度增宽。

4)心肌缺血表现:包括:①左室乳头肌纤维化:表现为乳头肌萎缩,回声增强,增厚率降低,尤其是前外侧乳头肌;②二尖瓣脱垂和关闭不全:心肌缺血及左室扩大、二尖瓣环扩张、心内膜增生等均可导致二尖瓣膜脱垂及程度不等的关闭不全;③室壁运动异常,尤以左室前壁、侧壁明显,部分患者可合并心尖部室壁瘤;④左室扩大,心功能低下;⑤婴幼儿期心肌缺血可继发心内膜弹力纤维增生,表现为心内膜增厚,回声增强,可累及前外侧乳头肌和腱索。婴儿型患者心肌缺血表现明显,成人型患者可无明显表现,亦可有不同程度的心肌缺血表现(图57-11)。

57

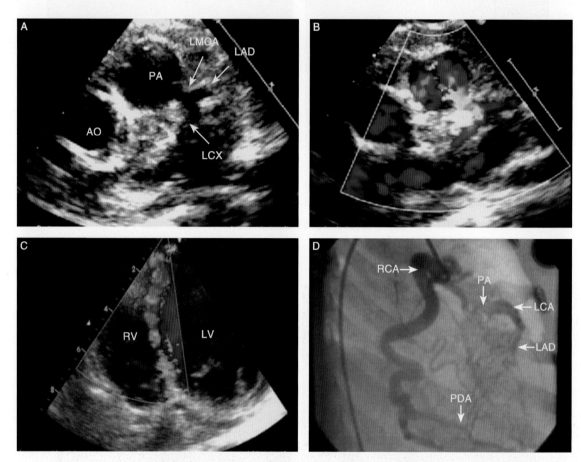

图 57-10　左冠状动脉异常起源于肺动脉的成人型患者

A. 左前降支与左旋支汇合成左冠状动脉主干异常开口于肺动脉左侧壁；B. 红色分流信号自左冠状动脉主干逆向分流入肺动脉；C. 左室短轴切面示自后向前丰富的冠状动脉侧支血流信号；D. 右冠状动脉造影示右冠状动脉迂曲增宽，经丰富的侧支血管逆行灌注左冠状动脉，其后主肺动脉显影。LMCA：左冠状动脉主干，LAD：左前降支，LCX：左旋支，LV：左室，PA：肺动脉，AO：主动脉，PDA：后降支，RCA：右冠状动脉，RV：右室

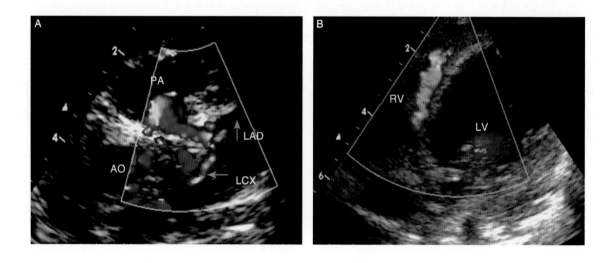

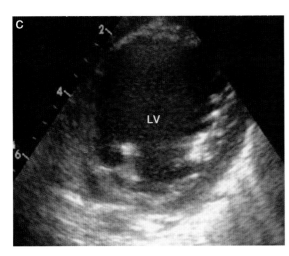
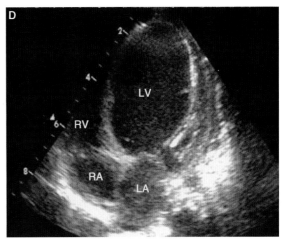

图 57-11 左冠状动脉异常起源于肺动脉的婴儿型患者

A. 左前降支与左旋支汇合成左冠状动脉主干开口于肺动脉左后窦,其内血流逆向灌注;B. 左室短轴切面示自后向前的冠状动脉侧支血流信号,侧支发育程度低于成人型患者;C. 左室短轴切面示乳头肌变薄,回声增强,以前外侧乳头肌明显;D. 心尖四腔切面示左室球形扩张,侧壁心内膜增厚,回声增强,累及前外侧乳头肌和腱索。

AO:主动脉,LA:左房,LAD:左前降支,LCX:左旋支,LV:左室,PA:肺动脉,RA:右房,RV:右室

（2）右冠状动脉异常起源于肺动脉:右冠状动脉异常起源于肺动脉时,右冠状动脉开口于肺动脉根部左后壁或右后壁,表现为一平行管道结构,于主动脉的前方向右下行走。左冠窦可见左冠状动脉开口,主干及分支多迂曲增宽,而右冠窦却无冠状动脉开口。亦可见心肌缺血表现,程度类似于左冠状动脉异常起源于肺动脉的成人型患者。

（二）三维超声心动图

三维超声心动图可更直观地显示异常起源的左冠状动脉开口及分叉结构,以及扩张迂曲的右冠状动脉主干近段(图 57-12)。

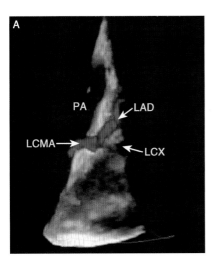
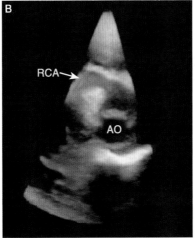
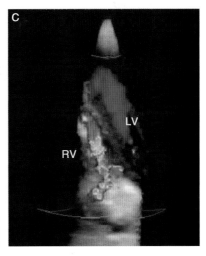

图 57-12 左冠状动脉异常起源于肺动脉患者的实时三维超声图像

A. 左前降支与左旋支汇合成左冠状动脉主干开口于肺动脉左后窦,其内血流逆向灌注;B. 右冠状动脉起自右冠窦,主干明显增宽;C. 室间隔心肌内见丰富的冠脉侧枝血流信号穿行。AO:主动脉,LAD:左前降支,LCMA:左冠状动脉主干,LCX:左旋支,LV:左室,PA:肺动脉,RCA:右冠状动脉,RV:右室

四、超声多普勒

（一）冠状动脉异常起源于主动脉的其他部位

冠状动脉异常起源于主动脉的其他部位时,冠脉内血流灌注途径未发生变化,无异常血流信号。彩色和脉冲多普勒可以探及冠状动脉内的血流,以舒张期为主。在观察血管走行时,由于与声束间存在较大角度,有时难以显示冠状动脉内的血流。

（二）冠状动脉异常起源于肺动脉

1. 左冠状动脉异常起源于肺动脉

（1）彩色多普勒:

1）左冠状动脉开口处分流:因主动脉内的压力总是高于肺动脉压力,右冠状动脉血液经侧支循环和左冠状脉逆流入肺动脉,产生连续性分流。彩色多普勒显示于肺动脉内冠状动脉开口处经左冠状动脉引流入肺动脉内的逆流信号,血流信号为连续性,以舒张期为主。

2）左冠状动脉内血流逆向灌注：彩色多普勒显示开口于肺动脉的异常冠状动脉及分支内血流方向与正常左冠状动脉主干及分支内的血流方向相反（图57-10B，图57-11A）。

3）左、右冠状动脉间侧支循环形成：由于左冠状动脉的血流系由右冠状动脉经侧支循环而来，因而在左、右冠状动脉分布交界区域的心肌内可显示明显的冠状动脉血流信号，表现为室间隔、心室前后壁左右室交界处及心尖部心肌内均可见舒张期为主的连续性血流信号，尤以左室短轴、心尖四腔等切面显示的室间隔心肌内由后向前、由心底向心尖的穿行血流最有特征性。由于侧支循环的血流速度较低，在探查心肌内血流时应适当减低彩色速度范围，以免遗漏。成人型患者侧支血流极为丰富，婴儿型患者侧支血流相对稀少（图57-10C，图57-11B）。

4）右冠状动脉血流加速：彩色多普勒显示主动脉血流进入右冠状动脉内，且血流速度增快，呈明亮的红色连续性血流。

5）其他心内异常血流：多数患者可有二尖瓣关闭不全，可能因左室扩大、乳头肌功能障碍所致。

三维彩色多普勒超声心动图可立体观察异常左冠状动脉及分支内的逆向灌注血流及从左冠状动脉开口射入肺动脉腔内的分流信号，较准确地测量肺动脉水平分流量，为临床医生评估病情严重程度及预后提供依据。此外，还可直观显示室间隔、心室前后壁左右室交界处及心尖部心肌内侧支血流的行程、迂曲扩张的右冠状动脉内血流加速等（图57-12）。

（2）频谱多普勒：肺动脉内分流信号的频谱多普勒显示为舒张期为主的连续性分流频谱，流速一般不超过2.5m/s（图57-13A）。

主动脉根部短轴切面显示左前降支内血流频谱多普勒表现为舒张期为主的负向连续血流频谱，左旋支内表现为舒张期为主的正向连续血流频谱，提示左冠状动脉分支内血流逆向灌注，左冠状动脉主干因与声束近乎垂直，频谱多普勒有时难以测量。此外，频谱多普勒还可提示右冠状动脉起始段内血流为正向连续血流频谱，速度增快。

左室短轴、心尖四腔等切面显示冠状动脉侧支血流频谱多普勒表现为舒张期为主的正向连续血流频谱（图57-13B）。

频谱多普勒还可用于测量二尖瓣反流，评估肺动脉压力等。

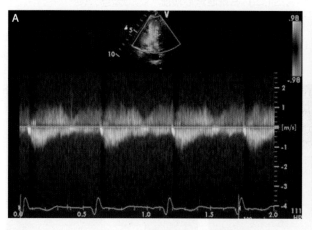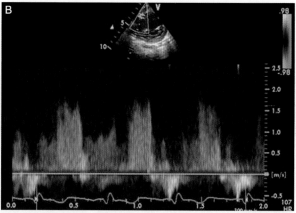

图57-13 左冠状动脉异常起源于肺动脉患者的频谱多普勒图像
A. 肺动脉内异常分流信号呈连续性频谱，以舒张期为主；B. 室间隔内冠状动脉侧枝血流信号
呈连续性频谱，以舒张期为主

2. 右冠状动脉异常起源于肺动脉　彩色多普勒于肺动脉内右冠状动脉开口处可显示自右冠状动脉逆流入肺动脉的分流信号，频谱多普勒提示为舒张期为主的连续性频谱，流速一般不超过2.5m/s。其余表现类似于左冠状动脉异常起源于肺动脉。

五、经食管超声心动图

经胸壁超声心动图检查时，由于受胸壁及肺组织的遮挡，加之分辨率不高，在显示冠状动脉时其图像质量较差。经食管超声心动图则避开了胸壁和肺组织的干扰，探头频率一般为5MHz，分辨率较高，多平面探头可行多方位扫查，在探查冠状动脉起源时明显优于经胸壁超声心动图（图57-14）。

（一）经食管超声心动图探查冠状动脉起源异常的特点

1. 冠状动脉异常起源于主动脉的其他部位

（1）显示冠状动脉异常起源部位：经食管超声心动图较易显示异常起源的冠状动脉开口，从主动脉根部短轴切面、左室长轴切面、五腔切面均可清晰地显示冠状动脉开口。多平面经食管超声心动图将探头置于食管的中段，扫查角度为30°～50°时显示主动脉根部短轴切面，略旋转转体和改变深度即可显示冠状动脉开口。无论是何种类型的冠状动脉起源异常，在确定冠状动脉起源部位异常的同时，于原冠状动脉正常起源的部位无冠状动脉的开口。

（2）探查异常起源冠状动脉的血管走行途径：左冠状动脉起源于右冠窦或右冠状动脉和右冠状动脉起源于左冠窦或左冠状动脉时，其血管走行较为复杂，可沿主动脉的后方向左行进，或主动脉和右室流出道的前方向左行走，亦可于主动脉和肺动脉之间走行。探查冠状动脉是否走行于主动脉和肺动脉之间，对预后的判断较为重要。

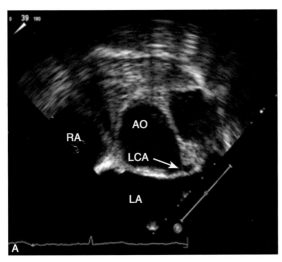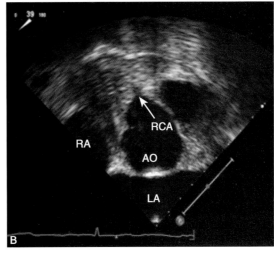

图 57-14 经食管超声心动图主动脉根部短轴切面观察冠状动脉

A. 57 岁女性心律失常患者,于主动脉左冠窦可见左冠状动脉主干起始段;B. 于主动脉右冠窦可见右冠状动脉起始段。AO:主动脉,LA:左房,RA:右房,LCA:左冠状动脉,RCA:右冠状动脉

57

2. 冠状动脉异常起源于肺动脉 经胸壁超声心动图检查正常情况下多数患者仅可显示肺动脉长轴,加之由于胸壁和肺组织的遮挡,有时对肺动脉的显示较为困难,导致在探查冠状动脉异常起源于肺动脉时,难以确定其血管起源部位及走行。经食管超声心动图横切面可显示肺动脉主干及左右肺动脉;纵切面可显示右室流出道及肺动脉长轴切面;多平面探头可改变扫描角度,全方位显示肺动脉,可准确显示冠状动脉起源部位及走行。

(1) 左冠状动脉异常起源于肺动脉:

1) 左冠状动脉开口于肺动脉:左冠状动脉开口于肺动脉根部的左后侧,于主动脉的左前方向下行走,再分为前降支和回旋支,其血管分布与正常相同。左冠窦处未探及冠状动脉开口。

2) 右冠状动脉代偿性扩张:由于左冠状动脉分布区域的心肌由右冠状动脉供血,因而右冠状动脉代偿性扩张。

3) 彩色及频谱多普勒可于肺动脉冠状动脉开口处显示经左冠状动脉引流入肺动脉内的逆流信号,在主动脉根部短轴切面显示主动脉血流进入右冠状动脉内。

(2) 右冠状动脉异常起源于肺动脉:

1) 右冠状动脉开口于肺动脉:右冠状动脉开口于肺动脉根部的右侧,于主动脉的前方向右下行走。左冠窦处可见左冠状动脉开口,而右冠窦处却无冠状动脉开口。

2) 左冠状动脉代偿性扩张。

3) 彩色多普勒及频谱多普勒于肺动脉内右冠状动脉开口处可显示逆流入肺动脉的血流信号,在主动脉根部短轴切面显示主动脉血流进入左冠状动脉内。

(二) 经食管超声心动图的诊断价值

过去冠状动脉起源异常多经冠状动脉造影确诊,近年来由于超声分辨率的提高,经食管超声心动图诊断技术的进展,及多平面探头的广泛应用,经食管超声心动图能够清晰显示异常起源冠状动脉的开口部位及血管走行途径,在诊断方面具有重要价值。

1. 确定异常起源冠状动脉的开口部位 诸多文献报道,经食管超声心动图能清晰地显示异常起源冠状动脉的开口部位。Fernandes 等描述了 9 例冠状动脉异常起源患者,其中 6 例为左冠状动脉起源于右冠窦或右冠状动脉,2 例为右冠状动脉起源于左冠窦,另 1 例为左冠状动脉起源于肺动脉,均经冠状动脉造影证实。9 例患者异常起源的冠状动脉近段均成功经食管超声心动图显像,而经胸超声仅检出 1 例。经食管超声心动图还能显示起源异常冠状动脉的走行及它们与大动脉的关系,而这在冠状动脉造影中常难以确定。Gaither 等报道 5 例冠状动脉起源异常患者,经食管超声心动图检查 4 例能够显示其起源部位,1 例右冠状动脉起源于左冠窦的患者,由于起始处呈一锐角,近端血管与主动脉和声束平行而未能显示其起源部位。经食管超声心动图亦可显示开口处冠状动脉的形态,多数为圆形,少数显示为细小狭窄状(Slitlike 等)。

2. 判断异常起源冠状动脉的走行途径 在探查异常起源冠状动脉的血管走行时,由于其走行途径多样,因而需要熟练的操作技术。经食管超声心动图虽然难以显示完整冠状动脉的血管走行,但对起源后近端大部分冠状动脉均可显示,并可判断其与主动脉和肺动脉的关系。Gaither 等报道 5 例冠状动脉起源异常患者,经食管超声心动图探查时对其近端血管均能显示。Fernandes 等报道 9 例冠状动脉起源异常患者,经食管超声心动图检查显示 7 例患者其冠状动脉走行于主动脉和肺动脉之间,后均经心血管造影证实。

3. 预后的判断 冠状动脉起源异常的类型及血管走行与其预后有十分密切的关系。左冠状动脉异常起源于肺动脉的预后极差,在婴儿期即可出现心绞痛,心肌梗死、心力衰竭而死亡。对于侧支循环建立较好者,可活至成年(成年型),但冠状动脉窃血使心肌的血流灌注量明显减低,导致心肌缺血。成人型患者多无明显症状,平均寿命35 岁,亦有活至 64 岁者。亦可有心绞痛发作或突然死亡者。右冠状动脉异常起源于肺动脉者常很好耐受,预后一般良好。但也有突发心肌梗死、猝死的报道。冠状动脉异常起源于主动脉者预后多良好。部分患者可发生心肌梗死和猝死,多发生于冠状动脉行走于主动脉和肺动脉之间者。经食管超声心动图可观察到主、肺动脉扩张时走行其间的冠状动脉受压的征象。经食管超声心动图还可观察冠状动脉开口狭小的改变和起始部血管与主动脉的夹角,这些改变亦与心肌梗死和猝死有关。

4. 引导冠状动脉造影时导管的插入 Aliabadi 等报道1 例右冠状动脉起源于左冠窦的患者在进行选择性左冠状动脉造影时很顺利,而行右冠状动脉造影时插管未能成功。多平面经食管超声心动图显示右冠状动脉开口于左冠窦左冠状动脉开口的前上方。在经食管超声心动图直接引导下,顺利地将导管插入右冠状动脉内。

六、诊断要点和鉴别诊断

(一)诊断要点

1. 冠状动脉异常起源于主动脉 心绞痛、心肌梗死、不明原因的心律失常尤其是室性心律失常的年轻患者,以及合并大动脉位置和起源异常的患者,均应注意仔细观察冠状动脉的起源和行程有无先天异常。诊断冠状动脉异常起源于主动脉的关键是冠状动脉的主干或分支开口部位异常,在正常部位未见冠状动脉的开口,彩色多普勒多无明显改变。

2. 冠状动脉异常起源于肺动脉

(1)左冠状动脉异常起源于肺动脉:肺动脉灌注期患婴罕有临床症状,亦无杂音,就诊者甚少。唯一的超声征象为异常血管开口于肺动脉(左冠状动脉主干及主要分支内血流前向灌注),不能引起操作者的警觉而极易导致漏诊。曾有文献报道一例左冠状动脉异常起源于肺动脉的患儿出生后 2 天超声仅提示二尖瓣轻度反流,于 37 天复查

发现异常血管开口于肺动脉、肺动脉内分流等特异性征象而确诊。

婴幼儿患者出现以下三条线索均强烈提示左冠状动脉异常起源于肺动脉(婴儿型):①肺动脉腔内以舒张期为主的连续性分流;②超声提示左室乳头肌缺血性纤维化;③心电图提示心肌缺血或左室前壁心肌梗死,如 I、aVL、$V_4 \sim V_6$ 导联异常 Q 波。一旦疑及冠状动脉异常应仔细观察左、右冠状动脉起源及走行,若发现开口于肺动脉根部的异常血管及其分支结构,彩色多普勒示其内的逆行血流即可确诊。

与婴儿型患者不同,稍年长儿童(>1 岁)或成人患者可无明显症状,超声心动图仅提示左心不大或轻度增大,可不伴室壁运动异常及心功能异常。患者心电图亦可完全正常或仅提示左室肥厚或高血压。成年型患者的缺血性心电图改变常被疑为后天性冠状动脉病变而未引起警觉。这些都给操作者疑及冠状动脉起源异常造成障碍。未疑及冠状动脉起源异常时,右冠状动脉增宽、肺动脉内异常分流和左冠状动脉开口于肺动脉的超声表现均有可能被操作者忽略,在声窗条件较差的患者尤其如此。因此,对成人型患者应高度强调室间隔内丰富的侧支血流这一特征性征象的意义。由于存活至 1 岁以后的患者均已拥有足够的侧支循环,超声检查无一例外可见室间隔内丰富的冠状动脉血流,因此该征象可作为 1 岁以后患者超声诊断冠状动脉起源异常的最显著标志。此外,肺动脉管腔内的异常分流信号也是比较显著的征象,两种征象同时出现已可基本诊断本病。在此基础上对冠状动脉进一步仔细观察应可发现右冠状动脉迂曲扩张、肺动脉瓣上异常血管开口及肺动脉内异常分流、左冠状动脉主干及分支逆行灌注等特异性征象而确诊。

婴儿型和成人型患者的临床和超声心动图表现总结见表 57-1。

表 57-1 不同类型左冠状动脉起源于肺动脉患者的临床和超声心动图表现

		婴儿型	成人型
	人群	占 80%~90%,多见于婴儿患者	占 10%~15%,见于少部分婴儿患者及几乎全部年长儿童和成人患者
	临床表现	婴儿期(<1 岁)即出现严重症状,多以心衰首诊	婴儿期无明显症状,多以杂音首诊。年长儿童或成人可无症状或劳力性心慌、胸闷等
超声心动图表现	心电图	心肌缺血或左室前壁心肌梗死表现,如 Ⅰ、aVL、$V_4 \sim V_6$ 导联异常 Q 波	可完全正常或仅提示左室肥厚或高血压,亦可出现心肌缺血表现
	右冠状动脉	不增宽或轻度增宽	明显增宽
	室间隔侧支循环	无或少	丰富
	左室乳头肌纤维化	明显	可见于婴幼儿和稍长儿童
	室壁运动异常	有,尤以左室前壁、侧壁显著,可合并心尖部室壁瘤	多无
	心内膜	可继发心内膜弹力纤维增生	正常
	左心形态	明显增大	正常或轻度增大
	心功能	低下	多正常

（2）右冠状动脉异常起源于肺动脉：右冠状动脉异常起源于肺动脉患者超声心动图表现除左冠状动脉正常起源且迂曲扩张以及开口于肺动脉的异常管腔无分叉结构外，其他表现类似于成人型左冠状动脉异常起源于肺动脉患者，诊断要点相似。

（二）鉴别诊断

冠状动脉异常起源于肺动脉主要与以下疾病鉴别：

1. 心内膜弹力纤维增生症　左冠状动脉异常起源于肺动脉婴儿型患者出现左心扩大、心功能降低、心内膜增厚等，若忽略冠状动脉检查或将患婴的心包横窦误认为是左冠状动脉则易误诊为单纯心内膜弹力纤维增生症。提高诊断率的关键在于操作者的高度警惕性。对于所有疑为心内膜弹力纤维增生症、心肌病的婴幼儿患者应常规排除左冠状动脉起源异常。单纯心内膜弹力纤维增生症患者右冠状动脉内径正常，左冠状动脉血流为前向，肺动脉内无异常分流束，心电图亦无特异性心肌缺血表现。

2. 冠状动脉瘘　对于左冠状动脉起源于肺动脉患者，可产生胸前区连续性杂音，右冠状动脉可明显扩张，肺动脉腔内亦见异常分流，诊断时应注意与右冠状动脉-肺动脉瘘相鉴别。冠状动脉瘘患者左冠状动脉起源正常且其内血流方向正常，开口于肺动脉的异常管腔常为单支而非由分支汇合而成，在婴幼儿期一般无明显的左心增大或室壁节段性运动异常表现。稍年长儿童及成人亦少有室间隔内侧支血流，二者不难鉴别。但与左前降支或左旋支单独起源于肺动脉较难鉴别，如超声提示左、右冠状动脉均增粗、冠状动脉血流加速及心肌内较丰富的侧支血流、开口于肺动脉的异常管腔由多个细小分支汇合而成时则更倾向于左冠状动脉分支起源于肺动脉的诊断，最终确诊需行心血管造影检查。

对于右冠状动脉异常起源于肺动脉患者，由于左冠状动脉明显扩张及肺动脉腔内异常分流，则应与左冠状动脉-肺动脉瘘鉴别。诊断要点为冠状动脉瘘患者右冠状动脉开口于右冠窦且其内血流方向正常，室间隔内无冠状动脉侧支血流，而右冠状动脉异常起源患者右冠窦内未探及冠状动脉开口，室间隔内可见丰富的侧支血流。

3. 肺动脉瓣关闭不全　冠状动脉异常起源于肺动脉者，于异常冠状动脉开口处可见逆流入肺动脉内的血流信号，起于肺动脉瓣上方，脉冲多普勒探测提示为舒张期为主的连续性血流信号。而肺动脉瓣关闭不全者于肺动脉瓣口见舒张期血流信号，流向右室流出道，无冠状动脉异常起源于肺动脉的其他特异征象，鉴别不难。

4. 动脉导管未闭　动脉导管未闭患者超声表现为左心增大，肺动脉增宽及肺动脉主干内异常分流，在声窗条件欠佳不易显示分流束起源时容易与冠状动脉起源于肺动脉者逆流入肺动脉的血流信号混淆。但动脉导管未闭分流有边缘分布特点，通常沿肺动脉外侧壁行走，频谱多普勒提示为收缩期为主的连续分流信号，胸骨上窝可显示降主动脉与左肺动脉间的异常管道。而冠状动脉起源于肺动脉者逆流入肺动脉的血流信号通常与肺动脉管壁呈一定夹角射入，频谱多普勒提示为舒张期为主的连续分流信号，并且动脉导管未闭患者并无冠状动脉异常起源于肺动脉者的其他特异征象，鉴别不难。

七、临床价值和存在问题

对于冠状动脉异常起源于主动脉，经胸壁超声心动图

有较强的提示作用，但多数情况下需经心导管造影确诊。冠状动脉造影可以确定冠状动脉的起源部位和整个冠状动脉的血管走行，目前仍作为诊断冠状动脉起源异常的"金标准"。但冠状动脉造影难以确定异常起源的冠状动脉与主动脉和肺动脉之间的关系。在探查右冠状动脉起源于左冠窦时，冠状动脉造影亦有一定困难，此时可以在经食管超声心动图的监测引导下进行冠状动脉插管。经食管超声心动图虽不能显示整个冠状动脉的走行，但对冠状动脉的起源部位和近端血管能够清晰显示，尤其是对走行于主、肺动脉之间的冠状动脉，经食管超声心动图可以明确判断其与大动脉之间的关系，并观察冠状动脉的受压征象，这对临床判断预后具有十分重要的价值。

对于冠状动脉异常起源于肺动脉，以往诊断多依赖心导管造影。以左冠状动脉起源于肺动脉为例，心血管造影能完整显示右冠状动脉→侧支→左冠状动脉→肺动脉的血流行程和冠状动脉主干、分支和侧支的形态及其交通（图 57-10D），影像直观，诊断明确，是公认的"金标准"。近年来由于超声技术的进展和诊断经验的积累，目前超声心动图的诊断价值已获得肯定。超声心动图不仅能显示冠状动脉异常起源的直接征象，而且能同时观察心肌灌注不足所致的左心增大、室壁运动异常、心内膜增厚、乳头肌缺血性纤维化所致二尖瓣关闭不全、心功能降低等，为临床手术方案的选择提供更多信息，加上超声检查无创，费用较低，能重复检查，是理想的术前诊断手段。缺点是诊断准确率依赖于操作者的经验。

婴儿型和成人型患者在超声上各有特点并有不同的提示线索。在掌握这些特异的超声征象和提高警惕性的前提下，超声心动图能正确诊断冠状动脉主干异常起源于肺动脉，可作为临床诊断的首选方法。

八、左冠状动脉异常起源于肺动脉的外科治疗及超声评价

左冠状动脉异常起源于肺动脉的术式主要包括冠状动脉单纯结扎术和冠状动脉重建术。前者尽管操作简便，但由于术后左心供血完全依赖右冠状动脉，且单支冠状动脉循环较易形成冠状动脉粥样硬化，仍有猝死风险，现已少用，主要用于侧支循环充分、危重患者的急救手术，日后再争取作冠状动脉重建术。冠状动脉重建术包括左冠状动脉再植术、肺动脉内隧道术（Takeuchi 术）和旁路移植术（冠状动脉搭桥术），均可重建双冠状动脉循环系统，达到解剖学和生理学根治。

左冠状动脉再植术是将左冠状动脉开口及周围肺动脉壁剪下，不游离或经过游离后牵拉左冠状动脉直接移植于升主动脉，再修补肺动脉壁。理论上讲再植术最符合人体生理，且重建冠状动脉又可随年龄增长，被认为是首选术式。适合于左冠状动脉异常开口距升主动脉较近者，尤其是婴幼儿。主要缺点是若吻合口张力过高可引起狭窄和闭塞，如果患者就医晚，年龄大，左冠状动脉异常开口距主动脉根部较远，则直接移植困难。有学者推荐冠状动脉延长再植术，方法是将左冠状动脉开口及周围的肺动脉壁矩形剪下，围绕开口作成管道，以延长冠状动脉长度到达主动脉壁，再修补肺动脉壁，认为该术式不受距离的限制，适用于不同年龄的患者。肺动脉内隧道术，又称 Takeuchi

术,是在主肺动脉间隔上人为做出一个"窗口",再用血管片、自体心包片或人工血管在左冠状动脉异常开口与人工"主-肺动脉窗"之间作一隧道,使主动脉血通过此隧道进入左冠状动脉的方法。优点是简单安全,远期疗效满意,肺动脉血管片做成的隧道具有生长潜力,适用于各年龄的患者。缺点是若手术不恰当,可导致内隧道狭窄、内隧道瘘、肺动脉瓣上狭窄、肺动脉瓣关闭不全等并发症。旁路移植术,又称冠状动脉搭桥术,方法是结扎左冠状动脉异常开口,利用自体大隐静脉、内乳动脉或锁骨下动脉、人工血管等将左冠状动脉主干与主动脉根部搭桥,或左冠状动脉主要分支与主动脉根部或主动脉弓分支之间搭桥。优点是适用于大部分成人患者,尤其是左冠状动脉开口靠前、近端血管瘤改变、前降支或左旋支有梗阻或起始部狭窄等情况较复杂的病例,缺点是婴幼儿自体动静脉细小,手术操作困难,阻塞风险较高,且旁路血管不能随年龄增长,故不适用于婴幼儿。一般而言,婴幼儿患者多数采用冠状动脉再植术,部分采用肺动脉内隧道术,成人患者多采用肺动脉内隧道术和旁路移植术,前者尤多。

无论何种术式,均有两个手术目标。一是中断左冠状动脉向肺动脉的窃血,以免发生进一步的心肌缺血性损伤,二是建立正常的冠状动脉系统,改善患者心功能,提高生活质量,防止充血性心衰和避免猝死的威胁。因此术后近期超声评估的主要目的在于观察手术目标是否达到,即主动脉向左冠状动脉的正常供血是否恢复及左冠状动脉到肺动脉的分流(冠状动脉窃血)是否阻断。

术后超声评估包括三个方面,即对重建冠状动脉系统的评估、对手术并发症的评估和对左室形态、功能的评估。

对重建冠状动脉系统的评估主要包括:①右冠状动脉及侧支血管的变化,包括增宽的右冠状动脉内径是否回缩,其内增快的血流是否恢复正常以及侧支血管是否变细、变少和侧支内血流方向是否由逆向转为前向。②重建左冠状动脉的通畅性,包括重建血管是否通畅,吻合口有无狭窄(图57-15,图57-16)。若冠状动脉血管恢复正常分布时再发生重建血管阻塞,由于右冠状动脉已不能满足左心血供,临床后果等同于左冠状动脉病变。重建左冠状动脉内血流应与正常冠状动脉血流相同,呈舒张期为主的双期血流,速度为0.5~1.5m/s。若血流加速,提示吻合口或人工管道狭窄。③重建冠状动脉的完整性,包括有无吻合口瘘,左冠状动脉结扎是否完全等。吻合口瘘多见于肺动脉内隧道术患者(图57-16)。

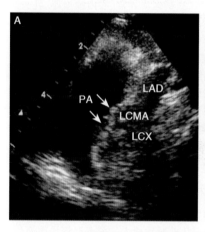
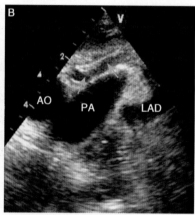
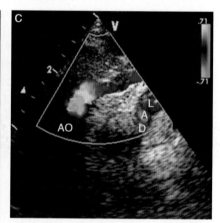

图57-15　左冠状动脉异常起源于肺动脉患者左冠脉结扎及升主动脉-前降支旁路移植术后
A. 左冠脉主干及分支明显增宽,肺动脉内壁于左冠脉异常开口处可见补片回声(箭头);B. 旁路血管(箭头)沿肺动脉根部左前侧绕行,与增宽的前降支近段吻合;C. 彩色多普勒示主动脉血流经旁路进入前降支,并逆向充盈前降支近段。AO:主动脉,LAD:左前降支,LCMA:左冠脉主干,LCX:左旋支,PA:肺动脉

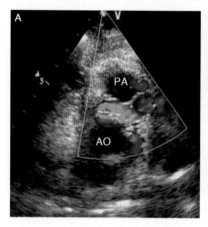
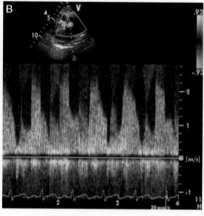
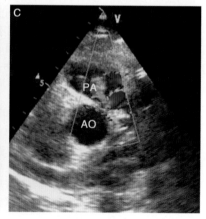

图57-16　左冠状动脉异常起源于肺动脉患者肺动脉内隧道术后少量吻合口瘘
A. 内隧道长轴切面显示内隧道为肺动脉内的平行管道,彩色多普勒示其内的前向血流信号,主动脉侧吻合口血流加速;B. 频谱多普勒示主动脉侧吻合口轻度狭窄,呈舒张期为主的双期血流信号;C. 内隧道短轴切面显示内隧道断面呈圆形,彩色多普勒示主动脉侧吻合口处少量分流信号从内隧道进入肺动脉腔内。AO:主动脉,PA:肺动脉

对于手术并发症的评估,除人工血管梗阻及吻合口瘘外,肺动脉内隧道术和冠状动脉延长再植术患者还应注意有无肺动脉瓣上狭窄和肺动脉瓣反流加重。旁路移植术和冠状动脉再植术患者则需注意重建血管有无扭曲,张力过高可引起狭窄和闭塞,加重心肌缺血。

重建冠状动脉的最终目的是改善心肌供血,恢复左室正常功能,因此左室形态和功能的改善情况是超声评估的又一重点。术后超声随访表明经手术恢复正常血供后,受损的心肌功能可逐渐恢复正常,但部分患者可遗留局部心内膜、乳头肌尖部及腱索的纤维化。恢复过程需要一定时间,年龄越小,恢复越快。另一方面,严重心衰是术后死亡的主要原因,超声对心功能的监测亦可帮助外科医生及时采取救治措施。此外,二尖瓣功能转归的超声评价亦十分重要。目前多数学者认为因缺血引起的二尖瓣反流在一期手术时不需要特殊处理,术后应进行超声随访。术后绝大多数患者二尖瓣反流程度可明显减轻甚至消失。部分患者术后反流也可持续加重,提示乳头肌和腱索已受到不可逆性缺血损害,应行二期手术。

冠状动脉瘘

冠状动脉瘘(coronary artery fistula)泛指左、右冠状动脉主干或分支与心腔、大血管或其他血管之间存在先天性异常交通。Krause 于 1866 年首先描述这种先天性畸形。该病的发病率较低,占先天性心脏病的 0.25% ~ 0.4%。近年来由于心血管造影及超声心动图诊断技术的进步,该病的文献报道明显增多。

一、病理解剖和血流动力学改变

(一)冠状动脉瘘的病因及发病机制

冠状动脉瘘多为先天性畸形,冠状动脉和心腔间的异常交通是由于胚胎期间心肌中血管窦状间隙的发育障碍所引起。胚胎期最原始的心脏血流是由心肌中许多内皮细胞组成的宽大的小梁间隙所供应。这些窦状间隙和心腔交通,并与心外膜血管相连。随着心脏的发育,冠状动脉从主动脉根部、冠状静脉由冠状窦生长而出,分布在心脏表面,而与心外膜血管和心肌中的血管窦状间隙相交通。窦状间隙是连接心腔与发育中的冠状动脉和冠状静脉间的通道。正常的发育生长使心肌中血管窦状间隙逐渐压缩成细小的管道,形成正常冠状动脉循环的组成部分。如果发育障碍,心肌中部分宽大的窦状间隙持续存在,则使冠状动脉系统和心腔产生异常交通。

至于冠状动脉与其他部位瘘的发生,可能是由于动、静脉的发育异常所致。

此外,医源性损伤亦可引起冠状动脉瘘,临床上最常见于右室流出道拓宽术后,由于手术需要剪除梗阻处的右室内层心肌,被剪除部位心肌内的小冠状动脉亦被切断,使其直接开口于右室流出道,小冠状动脉内的血流束在舒张期进入右室腔,形成小冠状动脉-右室瘘。此外,其他心脏手术,如冠状动脉旁路术累及冠状静脉、主动脉瓣置换术、经皮冠状动脉成形术、消融术以及反复心内膜心肌活检术等操作过程中均有可能导致冠状动脉瘘形成。

(二)冠状动脉瘘的病理解剖特点

冠状动脉瘘可发生于右冠状动脉或左冠状动脉,也可为双侧。以右冠状动脉瘘多见,占 50% ~ 60%,左冠状动脉瘘占 30% ~ 40%,双侧冠状动脉瘘较少见,仅有 2% ~ 10%。冠状动脉瘘可进入心脏和大血管的任何部位,其中引流入右心房、上腔静脉、冠状静脉、右心室、肺动脉等右心系统者最为常见,约占 90%。而引流入左心房、左心室等左心系统者仅占 10%。其常见引流进入部位的顺序为:右室(40%)、右房(25%)、肺动脉(17%)、冠状静脉窦(7%)、左房(5%)、左室(3%)、下腔静脉(1%)。

异常交通的冠状动脉显著扩张、粗大或扭曲,壁薄如静脉,有时形成梭形扩张或囊状动脉瘤。异常冠状动脉的开口较正常粗大,但末端瘘口较细小。冠状动脉瘘口进入心脏和血管有如下三种类型:①冠状动脉主支或分支末端瘘,一般为一个瘘口;②瘘支动脉有多个瘘口或形成网状血管丛样交通,极少数可形成弥漫性薄壁海绵状窦;③瘘口位于冠状动脉主干的侧面与心腔形成一侧壁交通,或冠状动脉明显扩张,形成冠状动脉瘤,从心脏表面不能确定瘘口的确切部位及大小。

冠状动脉瘘患者心脏可有不同程度的增大,其心脏腔室的大小与冠状动脉瘘所致的血流动力学改变密切相关。升主动脉亦可扩张。约有 20% 的病例合并有其他心脏畸形,如肺动脉瓣闭锁、主动脉瓣闭锁、动脉导管未闭、室间隔缺损等。半月瓣闭锁畸形者心肌内血管窦状间隙更易扩大,从而易于形成冠状动脉瘘,使发育极度不良的心室腔内血流可通过窦状间隙逆行进入冠状动脉和主动脉。

(三)冠状动脉瘘的病理分型

依据冠状动脉瘘的发生部位分为右冠状动脉瘘和左冠状动脉瘘,再根据冠状动脉瘘引流的部位分型。理论上可分为以下几型:

1. 右冠状动脉瘘

(1)右冠状动脉-右室瘘:此型较多见,瘘口多位于右房室沟行经的部位,亦可位于右室圆锥部和右室心尖部。

(2)右冠状动脉-右房瘘:包括引流入腔静脉、冠状静脉窦和左位上腔静脉,引流入右房的部位常为右房的前壁、房间隔附近和上腔静脉汇入处。

(3)右冠状动脉-肺动脉瘘:引流部位在肺动脉近端的前壁。

(4)右冠状动脉-左房瘘:包括引流入肺静脉,较为少见,引流部位在左房前壁。

(5)右冠状动脉-左室瘘:引流部位在左室的基底部。

2. 左冠状动脉瘘　其瘘口引流的部位与右冠状动脉瘘相似。

(1)左冠状动脉-右室瘘:较为常见。

(2)左冠状动脉-右房瘘:包括引流入腔静脉、冠状静脉窦和左位上腔静脉。

（3）左冠状动脉-肺动脉瘘：较为少见。

（4）左冠状动脉-左室瘘：较少见。

（5）左冠状动脉-左房瘘：包括引流入肺静脉，较为少见。

（四）冠状动脉瘘的血流动力学改变

冠状动脉瘘对血流动力学的影响主要取决于瘘口的大小和引流的部位及有无合并其他畸形。瘘管本身较细时，瘘口较小，分流量小，对血流动力学影响不大；长而扭曲的粗大瘘管或有多发瘘口时往往分流量也不大；瘘管较短粗时，瘘口多较大，分流量较多，若进入右侧心脏可增加右室负荷和肺血流量，导致肺动脉高压，若进入左侧心脏可加重左室负荷，出现左室扩大和心衰。

当冠状动脉引流入心房及静脉时，因心房及静脉压力低，扩容性大，而且房壁及静脉壁薄，瘘口不随心脏收缩变窄，其血液分流量比引流入心室者多。引流入右室者，其分流量亦比引流入左室者多，因为右室收缩时右室腔内压力亦较低，收缩期和舒张期均有左向右分流，右心负荷增加，肺血流量增多，长期左向右分流可形成轻度或中度肺动脉高压。引流入左室时，因收缩期左室腔内压力显著增加并高于主动脉压力，因而在收缩期瘘管内没有血液分流，心室舒张期，左室腔内压力明显减低，可有大量血液经冠状动脉瘘进入左室，使左心负荷增加。

冠状动脉瘘患者由于冠状动脉从面对高阻力的心肌血管床转向低阻力瘘道而直接回流入连接的心腔，大部分冠状动脉血流经瘘管分流，致使远端的冠状动脉血流量减少，可造成冠状动脉"窃血"现象而使心肌血流灌注减少，产生相应区域心肌缺血表现。

二、检查方法和注意事项

由于冠状动脉瘘的起源、走行及引流部位复杂多变，因此检查时必须全面仔细，除常规的标准切面外，还应从一些非标准的切面追踪显示其行程的全貌。二维超声主要显示扩张的冠状动脉，了解其起源、走行和瘘口。彩色多普勒主要用于探查瘘口的引流部位，脉冲及连续多普勒进一步探测瘘口处的血流速度及压差，判断分流量。

经胸超声心动图显像不理想的患者，可采用经食管超声心动图检查。在探查冠状动脉瘘的走行及引流部位等方面经食管超声心动图较经胸超声心动图优越。

三、经胸超声心动图

（一）二维超声心动图

1. 冠状动脉瘘的起源　病变冠状动脉近端明显扩张，可分别发生于左、右冠状动脉，亦可双侧同时发生。于主动脉根部短轴切面可显示右冠状动脉和左冠状动脉；主动脉长轴切面及五腔切面可显示右冠状动脉。正常冠状动脉主干内径多小于 0.5cm，而冠状动脉瘘患者病变冠状动脉近端内径一般均在 0.6cm 以上。

2. 冠状动脉瘘的走行　冠状动脉瘘的血管走行复杂多变，依病变类型的不同走行各异，超声心动图难于从几个标准切面显示其整个血管走行，应由起源处的冠状动脉开始观察，并不断改变探头的角度和方位，追踪显示迂曲增宽的冠状动脉直至瘘口。

3. 冠状动脉瘘的瘘口　追踪迂曲增宽的冠状动脉可以显示冠状动脉瘘的引流部位，对于较大的瘘口二维超声可以显示其形态，但对于较小且部位靠后的瘘口二维超声常难以显示，此时需借助经食管超声心动图方可显示清楚。

（1）冠状动脉瘘与心腔和大血管连接处瘘口的类型：

1）单发瘘，此为冠状动脉主干或分支末端瘘，此种类型最为多见。

2）多发瘘或网状血管丛样交通。

3）旁侧瘘，冠状动脉主干侧面与心腔形成侧壁交通。

（2）冠状动脉瘘进入心腔和大血管的部位：其引流部位复杂多变，但也有一定的规律。

1）冠状动脉引流入右房的部位多在三处：①右房前壁，来自右冠状动脉的分支；②右房横膈壁（后壁），来自右冠状动脉或左回旋支（图 57-17，图 57-18）；③上腔静脉入口处附近，来自右冠状动脉或左冠状动脉的窦房结分支。

2）引流入右室的部位亦常见于三处：①右房室沟行经部位，来自右冠状动脉分支；②右室圆锥部，来自右冠状动脉或左前降支的分支；③右室横膈壁，来自右冠状动脉和左旋支（图 57-19）。

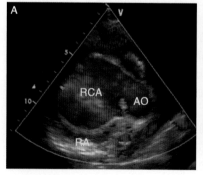
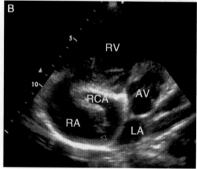
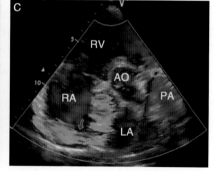

图 57-17　右冠状动脉-右房瘘患者

A. 右冠状动脉起始段瘤样扩张，压迫右心，其内可见漩流信号；B. 增粗的右冠状动脉沿后房室间沟走行，于十字交界区附近发出粗大的瘘管，上行开口于右房顶部（箭头）；C. 彩色多普勒显示五彩镶嵌状的分流信号经瘘口（箭头）进入右房内。AO：主动脉，AV：主动脉，LA：左房，PA：肺动脉，RA：右房，RCA：右冠状动脉，RV：右室

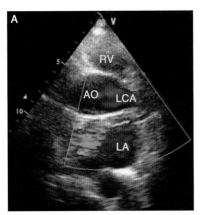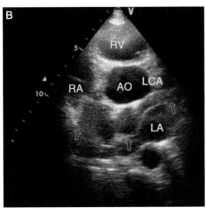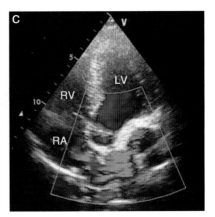

图 57-18　左旋支-右房瘘患者

A. 左冠状动脉主干增宽,左旋支起始段发出粗大的瘘管,瘘管绕向心脏后方,在主动脉与左房间走行;B. 瘘管中远段沿左房顶壁向右走行,呈串珠样改变(箭头),末端膨大呈静脉瘤样,突入右房;C. 彩色多普勒显示五彩镶嵌状的分流信号经瘘管进入右房内。AO:主动脉,LA:左房,LCA:左冠状动脉,LV:左室,RA:右房,RV:右室

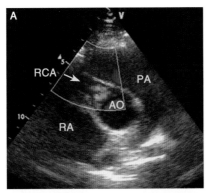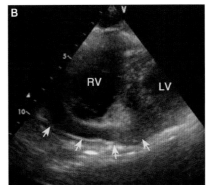

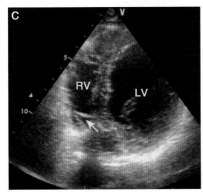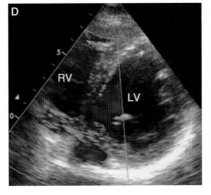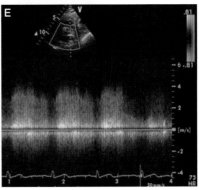

图 57-19　右冠状动脉～右室瘘患者

A. 右冠状动脉起始段均匀增宽,其内血流加速;B. 增粗的右冠状动脉沿后房室间沟走行(箭头),于十字交界区附近明显膨大;C. 右冠状动脉发出的短粗瘘管呈瘤样扩张,末端突入右室内,经破口(箭头)与右室相通;D. 彩色多普勒显示五彩镶嵌状的分流信号经瘘口进入右室内;E. 频谱多普勒提示连续性分流,为收缩期为主。AO:主动脉,LV:左室,PA:肺动脉,RA:右房,RCA:右冠状动脉,RV:右室

3)其他部位:引流入肺动脉的冠状动脉瘘主要是右或左冠状动脉的分支直接交通(图 57-20);亦有左、右冠状动脉的分支聚集成动脉瘤血管丛而汇入肺动脉。冠状动脉→左房瘘一般位于前壁,多来自左冠状动脉主支或左回旋支的分支。冠状动脉→左室瘘位于左室后基底部,多来自于右冠状动脉(图 57-21)。

(二)三维超声心动图

常规超声心动图,包括经胸和经食管超声心动图,均只能从不同的切面观察冠状动脉瘘的二维结构改变,然后再综合判断冠状动脉瘘的起源、血管走行方位及引流部位。如能成功地对冠状动脉瘘进行三维超声成像,立体地观察冠状动脉瘘的整体结构,则可与冠状动脉造影相比拟。

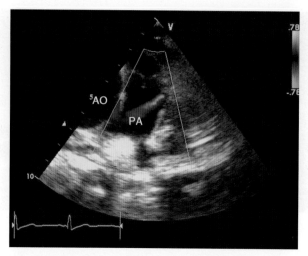

图 57-20　小冠状动脉-肺动脉瘘患者
彩色多普勒提示肺动脉瓣上细小分流信号自侧壁
射入肺动脉腔内,瘘管显示欠清。AO:主动脉,PA:
肺动脉

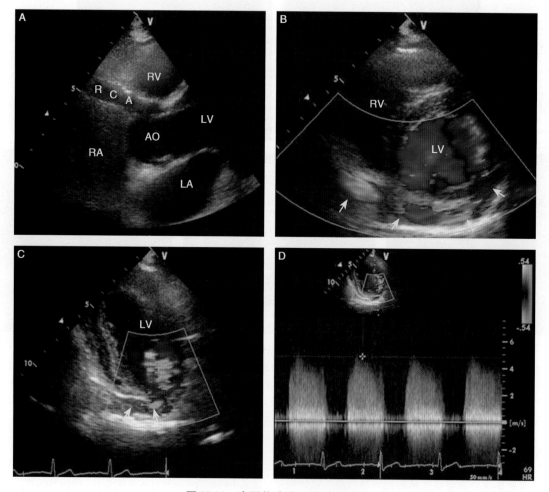

图 57-21　右冠状动脉-左室瘘患者
A. 右冠状动脉起始段均匀增宽;B. 增粗的右冠状动脉沿后房室间沟走行(右侧箭头),于十字交界区附近
发出粗大的瘘管(左侧箭头),瘘管沿左房室间沟走行,于左室后侧壁进入左室;C. 彩色多普勒显示五彩
镶嵌状的分流信号经末端瘘管(箭头)进入左室内;D. 频谱多普勒提示舒张期分流。RCA:右冠状动脉,
AO:主动脉,LA:左房,LV:左室,RA:右房,RV:右室

四、超声多普勒

（一）彩色多普勒

彩色多普勒血流图可显示冠状动脉瘘瘘管内及起止口处的血流（图57-22）。

1. **冠状动脉起始处血流**　右冠状动脉瘘时，主动脉长轴及心底短轴切面均可显示自主动脉根部流向增粗的右冠状动脉的血流信号，主要出现在舒张期，流速较均匀，较少出现色彩镶嵌的现象。左冠状动脉瘘起始处血流方向多与声束垂直，常难以显示其内的血流信号。

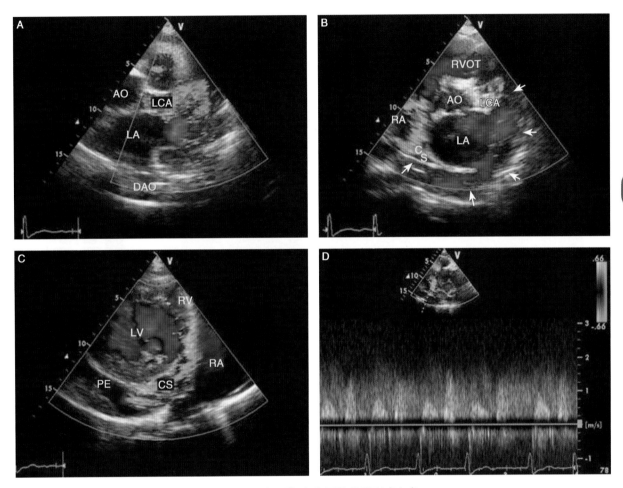

图57-22　左冠状动脉-冠状静脉窦瘘患者
A. 左冠状动脉起始段明显增宽，发出粗大的瘘管向左后方走行；B. 瘘管（箭头）沿左房向后绕行至左房室间沟处，汇入冠状静脉窦；C. 冠状静脉窦扩张，其内可见五彩镶嵌状血流信号；D. 频谱多普勒提示舒张期为主的连续分流。
AO：主动脉，CS：冠状静脉窦，DAO：降主动脉，LA：左房，LCA：左冠状动脉，LV：左室，PE：心包积液，RA：右房，RV：右室，RVOT：右室流出道

2. **瘘管内血流**　在跟踪显示瘘管的切面上，彩色多普勒血流成像可显示其内的血流信号，其颜色视瘘管内血流方向与探头位置而定，常有多彩镶嵌的表现。

3. **瘘口处血流**　彩色多普勒对终端瘘口的显示十分醒目，于瘘口处可见多彩镶嵌的血流信号，流速多较快。引流入右房、右室、肺动脉及左房时，由于上述部位压力较低，瘘口处为连续性分流信号；引流入左室时，由于收缩期左室内压力高于主动脉压，因而仅表现为舒张期的湍流信号。

4. **其他表现**　冠状动脉瘘使主动脉扩张，可致主动脉瓣反流；其引流所入腔室内径的增大亦可导致房室瓣的反流；肺动脉扩张也可致肺动脉瓣反流。彩色多普勒可较清楚地显示半月瓣和房室瓣的反流及其程度。

（二）频谱多普勒

冠状动脉瘘引流入左室者，于瘘口处仅在舒张期可探

及湍流信号（图57-21D）。引流入其他部位者，于瘘口处可探及连续性湍流信号，类似于动脉导管未闭及主动脉窦瘤破裂的频谱。频谱形态与瘘管的走行有关，如瘘管走行于心脏表面，缺乏心肌收缩时的挤压，则为连续性频谱（图57-19E，图57-22D），如瘘管穿行于心肌之间，收缩期瘘管受心肌挤压作用近乎闭塞，则分流频谱以舒张期为主，主要见于小的冠状动脉-肺动脉瘘。

五、经食管超声心动图

经胸超声心动图虽可清晰地显示冠状动脉瘘的起源及引流部位，但有时对冠状动脉瘘瘘管的走行和瘘口的形态显示欠佳。经食管超声心动图可弥补上述不足。

（一）经食管超声心动图探查冠状动脉瘘的优越性

过去对冠状动脉瘘的确诊仅能依赖于心血管造影检

查,近年来由于超声诊断技术尤其是彩色多普勒和经食管超声技术的发展,可以更为全面地观察冠状动脉瘘的起源、走行及引流入心腔和大血管的位置,对冠状动脉瘘的诊断具有十分重要的价值。

（二）检查时注意事项

由于冠状动脉瘘的起源、走行和终止部位形式多样,因此在使用经食管超声心动图探查时,除作常规的标准切面外,还应从不同角度、不同方向及不同深度探查,包括通过不典型或非标准切面追踪显示扩张的冠状动脉,利用彩色多普勒和频谱多普勒显示瘘管和瘘口引流处的血流状况。多平面经食管超声检查时,探头位于食管的不同深度,从0°~180°进行扫查,可全方位地显示冠状动脉瘘的起源、走行和瘘口,更有利于冠状动脉瘘的诊断(图57-23)。

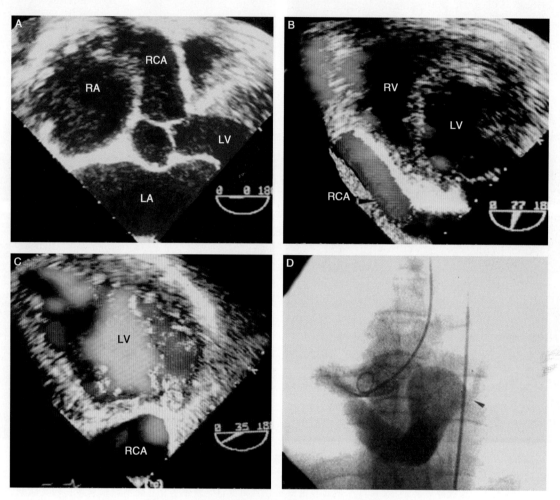

图57-23　右冠状动脉-左室瘘患者的经食管超声图像

A. 五腔心切面示右冠状动脉扩张;B. 经胃左室短轴切面显示右冠状动脉发出粗大的瘘管沿左室后下壁行走;C. 左室短轴斜切面示瘘管末端膨大呈瘤样,开口于左室后侧壁,彩色多普勒显示射入左室的分流信号;D. 冠脉造影显示右冠状动脉迂曲扩张,发出粗大的瘘管开口于左室侧壁。AO:主动脉,LA:左房,LV:左室,RA:右房,RCA:右冠状动脉,RV:右室

（三）经食管超声心动图与经胸超声心动图探查冠状动脉瘘的价值比较

1. 冠状动脉瘘的起源　经食管超声心动图与经胸超声心动图均可清晰显示冠状动脉瘘的起源,在我们所观察的一组病例中,二者无差异。

2. 冠状动脉瘘的走行　经食管超声心动图在显示冠状动脉瘘的血管走行方面较经胸超声心动图优越,能够较清晰地显示冠状动脉瘘的血管走行,尤其是多平面经食管超声心动图,通过调节超声扫查的角度,可全面追踪显示冠状动脉瘘的血管走行。

3. 冠状动脉瘘的瘘口　经胸超声心动图对瘘口的二维形态和类型显示欠佳,借助彩色多普勒经胸和经食管超声心动图均可较为准确地显示冠状动脉瘘瘘口的引流部位。对于某些特殊引流部位,如上腔静脉口附近,经胸超声探查时为盲区,而经食管超声心动图可显示上腔静脉长轴切面,对上腔静脉口及附近区域的瘘口显示极为清楚。

经食管超声心动图与经胸超声心动图探查冠状动脉瘘的价值比较见表57-2。

（四）经食管超声心动图与心血管造影观察冠状动脉瘘的价值比较

过去冠状动脉瘘的确诊仅能依赖于心血管造影检查。逆行性升主动脉造影或选择性冠状动脉造影可清晰显示冠状动脉的起源,整个瘘管的走行及引流部位。经食管超声心动图对冠状动脉瘘的这些病变亦能清楚显示,因而对冠状动脉瘘的确诊同样具有重要价值。经食管超声心动图作为一种无创性检查方法,虽不能完全取代心血管造影检查,但对疑有冠状动脉瘘的患者可作为首选检查方法,再通过心血管造影进一步了解其解剖及血流状态的改变。心血管造影对冠状动脉瘘的诊断并非十分完善,部分病例经食管超声心动图可弥补心血管造影的不足。Arazoza 等报道 1 例 56 岁患者进行冠状动脉造影发现有右冠状动脉瘘,但对其引流部位却不能确定,在经食管超声探查时则发现其引流部位在左房。

表 57-2　经食管超声心动图与经胸超声心动图的价值比较

	经食管超声心动图	经胸壁超声心动图
冠状动脉瘘的起源	清晰显示	清晰显示
冠状动脉瘘的血管走行	较清晰显示	显示欠佳
冠状动脉瘘瘘口引流部位	准确显示	较准确显示
冠状动脉瘘瘘口形态	准确显示	显示欠佳

六、诊断要点与鉴别诊断

(一) 诊断要点

1. 病变冠状动脉显著扩张　病变的冠状动脉主干或分支内径明显增宽,多大于 0.6cm。

2. 瘘口处异常湍流　彩色及频谱多普勒于瘘口处可探及高速的湍流信号。除引流入左室者为舒张期湍流外,余处均为连续性湍流。

3. 可有主动脉扩张和房室腔的扩大,并可合并房室瓣或半月瓣的关闭不全。

(二) 鉴别诊断

1. 冠状动脉瘤　先天性冠状动脉瘤是一种少见的先天性畸形,表现为冠状动脉的一段或多段呈瘤样扩张,通常位于冠状动脉的分叉处。可发生于一支冠状动脉主干和分支,也可多支同时发生,但以右冠状动脉为多见。与心腔或血管间无交通。冠状动脉瘘则为病变的冠状动脉全程扩张,局部可有冠状动脉瘤形成,并与心腔或血管相交通,彩色多普勒可清楚地显示瘘口处的异常血流。

2. 川崎病　详见川崎病一章。

3. 冠状动脉起源异常　详见冠状动脉起源异常一节。

七、临床价值与存在问题

(一) 明确冠状动脉瘘的诊断

经胸超声心动图诊断冠状动脉瘘主要依靠二维切面发现扩张的冠状动脉,继之利用彩色多普勒或频谱多普勒探查异常冠状动脉内和瘘口注入部位的血流状况。经验丰富的操作者通过多切面探查多能清楚显示大部分患者整个瘘管的走行。经食管超声心动图对冠状动脉瘘的血管走行及瘘口形态的显示更为清楚。

过去冠状动脉瘘的患者都是在冠状动脉造影后方行手术治疗,近来诸多文献报道认为超声心动图可较完整地显示冠状动脉瘘的病理解剖和血流动力学改变,已成为诊断冠状动脉瘘的首选方法,部分患者术前仅依赖超声心动图检查,而不行冠状动脉造影,其手术结果与超声诊断完全相符。

(二) 观察合并心脏畸形

约有 20% 的冠状动脉瘘患者合并有其他心脏畸形,如肺动脉瓣闭锁、主动脉瓣闭锁、动脉导管未闭、室间隔缺损等。超声心动图对这些合并畸形可清晰显示,尤其是对肺动脉瓣闭锁和主动脉瓣闭锁的患者,对病变瓣膜结构和血流动力学改变的显示较其他检查更为清楚。对于左冠状动脉-肺动脉瘘合并肺动脉瓣闭锁的患者,此时的冠状动脉瘘为肺动脉血流的主要来源。

(三) 并发症的观察及预后的评估

冠状动脉瘘的并发症包括肺动脉高压(引流入右心)、充血性心力衰竭(引流入左心)、冠状动脉瘤形成、冠状动脉内血栓形成、感染性心内膜炎、冠状动脉瘘破裂以及心肌缺血、心肌梗死等。

冠状动脉瘘患者预后一般较好,临床多无症状。但血流动力学变化和冠状动脉"窃血"现象常在较大儿童和成年期出现症状,并可合并前述各种并发症。并发症随着年龄的增加而增加,且冠状动脉瘘自然愈合的可能性极小,因而多主张手术治疗。

在合并感染性心内膜炎时,超声心动图可观察病变瓣膜结构的改变及赘生物形成的情况。感染性心内膜炎累及二尖瓣及主动脉瓣导致关闭不全时,经食管超声心动图可观察反流的范围,并估计反流的程度。

冠状动脉瘤形成时,可见局部冠状动脉呈梭形或囊样扩张,瘤内可有血栓形成。扩张的冠状动脉瘤可压迫心肌和远侧的冠状动脉导致心肌缺血。血栓脱落可引起远侧冠状动脉栓塞及心肌梗死。

经食管超声心动图由于其图像较经胸壁超声心动图清晰,对瘘口大小的显示及分流的估计更为准确,因而对冠状动脉瘘自然进程的观察有一定的价值。

(四) 手术疗效评价

冠状动脉瘘多行外科手术治疗,近来有文献报道经导管堵塞瘘口的方法。术后残余漏的发生较少,发生原因可能是修补不完善或有多个瘘口。彩色多普勒可观察残余漏,一般分流量较小,对血流动力学影响不大,可追踪观察,不必行再次治疗。

第58章

三　房　心

COR TRIATRIATUM

◎杨浣宜　郑春华

病理解剖和血流动力学改变 …………………… 774
　一、无分流型 …………………………………… 774
　二、左向右分流型 ……………………………… 775
　三、发绀型 ……………………………………… 775
　四、其他分型法 ………………………………… 775
检查方法和注意事项 …………………………… 775
经胸超声心动图 ………………………………… 775
　一、M 型超声心动图 ………………………… 775
　二、二维超声心动图 ………………………… 775

经食管超声心动图 ……………………………… 778
超声多普勒 ……………………………………… 778
　一、彩色多普勒 ……………………………… 778
　二、频谱多普勒 ……………………………… 778
右心声学造影 …………………………………… 779
诊断要点与鉴别诊断 …………………………… 779
临床价值与存在问题 …………………………… 779
附　右侧三房心 ………………………………… 779

58

　　三房心(cor triatriatum)是一种比较少见的先天性心脏畸形,于 1868 年由 Church 首先报道,1905 年由 Borst 命名为三房心。本病在先天性心脏病发病率中为 0.1% ~ 0.4%,男女之比为 1.5∶1。有作者认为应将该畸形称为左侧三房心,而将右侧静脉瓣永存,分隔右心房为两个腔的先天性心脏畸形称为右侧三房心。笔者仍将按多数作者的习惯将左侧三房心称为三房心。临床上三房心易和二尖瓣狭窄相混淆。目前,超声心动图技术已经可以为本病的诊断提供可靠依据。

病理解剖和血流动力学改变

　　三房心的主要病理改变是左心房内存在一纤维肌性隔膜,把左房分为右后上腔和左前下腔两部分。右后上腔与肺静脉连接,压力较高,称为副房(para-atrium)、附属腔(accessory chamber)或高压腔(high-pressure chamber);左前下腔与二尖瓣口相连接,称为固有左房(proper left atrium),其压力较低,又称为低压腔(low-pressure chamber)。副房与固有左房之间的隔膜上可无或有数目不等的缺口(图 58-1),缺口从 1 ~ 2mm 到 1 ~ 2cm 之间不等。大约 50% 以上的患者合并有房间隔缺损。

　　Marin-Garcia 等将三房心肌梗阻部位的形态分为三型:隔膜型、漏斗型和管型。由于三房心的解剖变异大,故临床分类亦相当繁杂。依据血流动力学血流分流的有无与方向,可以分为三种类型(图 58-2):

一、无分流型

　　此为三房心中最常见的一种,左房内的隔膜将左房分为两部分,隔膜上有孔,肺静脉回流血液经此孔由副房流入固有左房。由于房间隔完整,故无分流。如孔径过小,血流通过受阻,可产生类似二尖瓣狭窄的血流动力学改变。

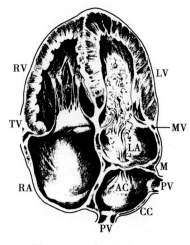

图 58-1　三房心解剖示意图

三房心左房内有一隔膜(M),将左房分为两部分:与肺静脉(PV)相连者为副房(AC),与二尖瓣口相连者为固有左房(LA)。隔膜上有一洞口,副房内血液经此孔可进入固有左房,而后再在舒张期进入左室(Navin Nanda 教授惠赠)

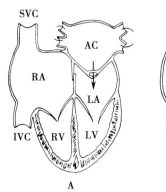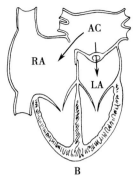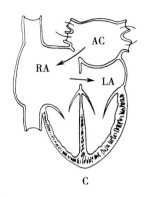

图 58-2 三房心血流动力学示意图

A. 无分流型,左房内的隔膜上有一小孔,肺静脉回流血液经此孔由副房流入固有左房;B. 左向右分流型,除隔膜上有一小孔外,另有房间隔缺损,故伴有心房水平有左向右分流,从血液动力学看,相当于部分型肺静脉畸形引流;C. 发绀型,较为少见,隔膜完全封闭,肺静脉不能进入左房,而是直接回流右房,与体静脉回流血液混合后,再经房间隔缺损由右房进入固有左房,相当于完全型肺静脉畸形引流

二、左向右分流型

除隔膜上有一小孔外,另在副房壁上存在房间隔缺损。因隔膜上的口径较小,副房压力升高,故伴有心房水平由左向右分流,从血流动力学上看,相当于部分型肺静脉畸形引流,患者无发绀现象。

三、发 绀 型

此型较少见,与前两者不同之处是隔膜完全闭锁,肺静脉不能回流左房,而是经副房穿过房间隔缺损处进入右房,与体静脉回流血液混合后,再经另一房间隔缺损由右房进入固有左房,故相当于完全型心内型肺静脉畸形引流,患者有明显发绀。

四、其他分型法

按肺静脉回流的部位,有的作者将三房心分为完全型

三房心和不完全型(即部分型)三房心两大类。

(一)完全型三房心

即副房接受全部四支肺静脉的回流血;该型中根据副房与固有心房交通情况又可分为四个亚型:

1. 副房与固有心房直接交通。
2. 副房与固有心房同时保持直接和间接的交通。
3. 副房引流入无名静脉。
4. 副房通过房间隔缺损与固有左房间接交通。

(二)不完全型三房心(incomplete cor triatriatum)

其副房只接受部分肺静脉回血,分为两种亚型:

1. 副房接受部分肺静脉回血并与固有左房直接交通。
2. 副房接受部分肺静脉回血,但并不与固有左房直接交通而是通过房间隔缺损相连接。

虽然三房心有很多类型,但在实际工作中,所能遇到的大多数病例是图58-2示的无分流型,其他类型均较为少见。

检查方法和注意事项

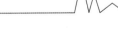

在经胸超声检查时,胸骨旁左心长轴和心尖四腔图是诊断该病的最有价值切面,在胸骨旁大动脉短轴切面及剑突下四腔图上也可以提供重要信息。检查时,应注意左房内有无异常线样回声反射,并重点观察线样回声的运动情况和是否存在连续中断或断端,再行彩色多普勒超声观察隔膜破口处及副房与固有心房内血流显像的差异。同时,全面探查心脏内外结构,以免遗漏其他合并的畸形,尤其注意肺静脉的畸形引流情况。声学造影及经食管超声心动图检查有助于判断心房水平分流情况及其他并存的畸形。

经胸超声心动图

一、M 型超声心动图

在M型超声心动图二尖瓣波群与心底波群可见左房内异常隔膜回声及其在心动周期中随血流运动的曲线(图58-3)。

二、二维超声心动图

二维超声检查时可有以下几种表现:①左心长轴切面与心尖四腔图上于左房腔内见一异常隔膜样回声,将左房分为上下两腔,上腔与肺静脉相连为副房,下腔与二尖瓣

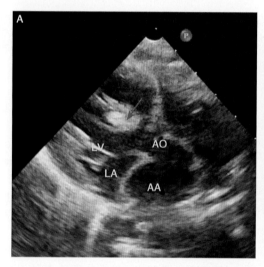

图 58-3 三房心二尖瓣波群
三房心患者的二尖瓣波群,可见二尖瓣曲线之后有一清晰的线样反射,随心脏舒缩出现有规律的小幅波动,此即左房内隔膜的回声。后者将左房分为固有左房和副房

口交通为固有左房,隔膜位于左房与卵圆窝后上方,回声可以是完整的,也可以是间断的,有一个或者数个窄孔,使副房与固有左房相通(图 58-4 ~ 图 58-6);②左房内径可能增大,右房、右室亦可增大;③部分三房心时,固有左房内可见部分肺静脉开口;④二尖瓣形态与活动正常,肺静脉内径增宽;⑤合并房间隔缺损者,可见房间隔回声中断(图 58-6)。

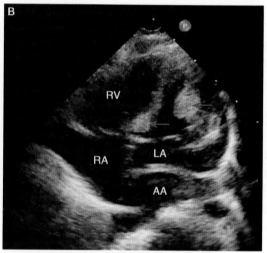

图 58-4 完全型三房心合并心脏横纹肌瘤的声像图
A. 胸骨旁左心室长轴切面显示左心房内异常隔膜将左心房分为两个腔,副房与真房,真房与二尖瓣相连,红色箭头示心肌横纹肌瘤;B. 心尖四腔切面显示左心房内异常隔膜将左心房分为两个腔,肺静脉全部汇入副房,真房与二尖瓣相连,红色箭头示心肌横纹肌瘤。AA:副房,LA:真房,RA:右心房,LV:左心室,RV:右心室,AO:主动脉

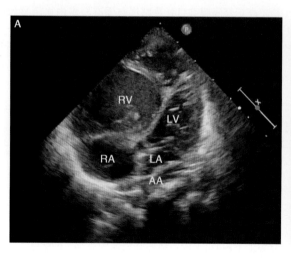

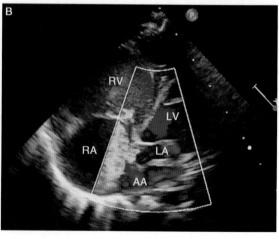

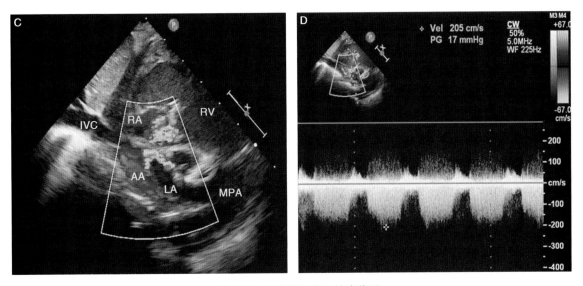

图 58-5 完全型三房心的声像图

A. 心尖四腔切面显示左心房内异常隔膜将左心房分为两个腔,肺静脉全部汇入副房,真房与二尖瓣相连,右心房室增大;B. 在 A 图的基础上叠加彩色多普勒(CDFI),三尖瓣重度反流,自副房至真房通过交通口存在高速花色血流,红色箭头示交通口;C. 剑突下不规则动脉短轴切面,CDFI 示自副房至真房通过交通口存在高速花色血流,红色箭头示交通口;D. 连续多普勒在交通口测得高速湍流频谱,提示此处梗阻。MPA:主肺动脉 IVC:下腔静脉

58

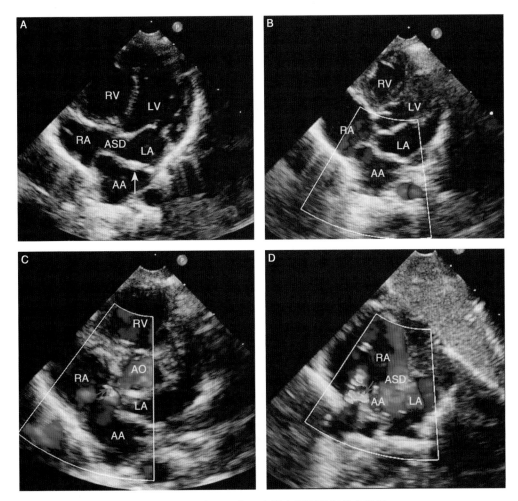

图 58-6 完全型三房心合并房间隔缺损的声像图

A. 心尖四腔心切面显示左心房内异常隔膜将左心房分为两个腔,肺静脉全部汇入副房,真房与二尖瓣相连,房间隔存在缺损,黄色箭头示隔膜;B. CDFI 显示异常的隔膜无交通口;C. 不规则大动脉短轴切面+CDFI 显示副房与右心房存在高速花色血流,提示存在交通,红色箭头示交通口;D. 剑突下双房切面+CDFI 显示副房的血流高速射入右心房,右心房血流通过房间隔缺损汇入真房。ASD:房间隔缺损

经食管超声心动图

经食管超声心动图检查可以获得高质量的二维结构图像,多平面扫描能更清楚全面地显示心房内隔膜回声的位置、有无破口,与肺静脉的关系,以及房间隔是否完整等信息。于心房内隔膜回声中断处,彩色多普勒血流显像可见背离探头的蓝色血流,脉冲多普勒可以记录到舒张期为主的双期血流频谱,弥补经胸超声检查的不足。

超声多普勒

一、彩色多普勒

显示副房腔内暗淡的红色血流,在隔膜破口处可见以红色为主的五彩镶嵌的射流束进入固有左房,使后者腔内显示明亮的红色血流(图58-7)。

二、频谱多普勒

隔膜破口处可记录到舒张期的高速射流频谱,合并房间隔缺损的患者还可以见到心房水平的左向右分流的血流信号,并可于右房侧记录到左向右分流频谱(图58-8)。

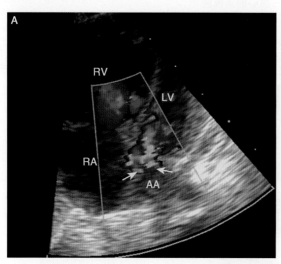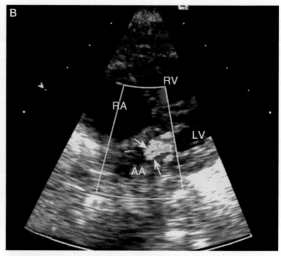

图58-7 三房心的彩色多普勒

A. 心尖四腔切面;B. 剑下四腔切面:均显示左房内有一隔膜,膜上有一小孔,彩色多普勒可见血流由副房进入固有左房。AA:副房;黄色箭头示隔膜上的孔

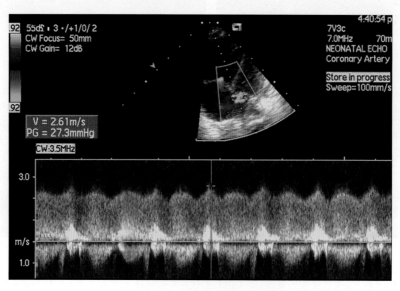

图58-8 三房心的频谱多普勒

连续多普勒在隔膜破口处可记录到连续的高速射流频谱

右心声学造影

可以判断房间隔缺损的有无和部位,了解心内血流和分流的途径。行右心声学造影时经肘静脉注入造影剂后重点于心尖四腔图上观察。右心顺序显影,如固有左房出现造影剂,说明右房与固有左房之间有缺口相交通,但副房内无造影剂显影。

诊断要点与鉴别诊断

本病的诊断关键是左房内异常的隔膜样回声光带将左房分为副房和固有左房,隔膜可有孔,可合并有房间隔缺损。彩色多普勒可见副房血流显色暗淡,隔膜孔可记录到高速湍流,固有左房血流显色明亮。本病需与二尖瓣瓣上隔膜,左房黏液瘤,二尖瓣前瓣裂,右房内欧氏瓣,心内壁褶皱以及心房内伪像等相鉴别。三房心的隔膜位于左心耳与卵圆窝后上方,距二尖瓣较远,与瓣膜不相连,而二尖瓣瓣上隔膜多位于瓣环水平附近,瓣裂的回声与瓣膜相连;黏液瘤多为致密的强或不均匀回声光团,无血流信号;欧氏瓣活动幅度较大,一般呈游离状漂浮于心房内,且位于右房侧,除非合并较大的房间隔缺损,一般容易鉴别;心房壁褶皱一般无血流障碍;使用窄声束或聚焦声探头减小增益和加大抑制或改变探头位置,可以减少或避免心房内伪像。

临床价值与存在问题

三房心临床多误诊为二尖瓣狭窄或房间隔缺损,或与肺静脉畸形引流,室间隔缺损等心脏畸形合并存在,心导管可检出房间隔缺损,肺动脉高压等非三房心的特异性改变,但左房内隔膜心血管造影很难显示。经胸超声心动图检查能实时,直观地显示左房内隔膜回声,是目前临床上本病的主要影像学诊断工具。右心声学造影和经食管超声心动图技术在明确其合并复杂畸形时,也对最终诊断提供相当有价值的信息。如前所述,本病的解剖变异相当多,在个别病例中,在治疗前获得更详细的心功能参数,可行心导管检查及心脏的磁共振检查(MRI)。

附 右侧三房心

右侧三房心(cor triatriatum dextrum)是指右房发育异常,但右房内有一隔膜,将其分为两腔,称为右侧三房心。

右侧三房心系由下腔静脉瓣(valve of inferior vena cava 又称 Eustachian 瓣)或冠状静脉窦瓣(valve of coronary sinus)过度发育,成为膜状物,将右房分割成两部分,与下腔静脉相连者为高压右房(即副房),与三尖瓣口相连者为低压右房(即固有右房)。

分割高压与低压右房的隔膜附着于右房壁,面积可大可小。隔膜上有缺口,形状不规整,二维图像上缺口似乎很小,几近封闭;但转动探头,仅见一残余的隔膜边缘,显示缺口甚大。由于高压右房与低压右房之间隔膜所形成的缺口大,血流可以顺利通过,在血流动力学上未出现明显障碍。

右侧三房心如伴有房间隔缺损,出现心房水平由左向右分流。血液由左房经高压右房、隔膜上的缺口、低压右房,再通过三尖瓣进入右室(图58-9)。有作者报道右侧三房心可伴右室发育不良,右房排血受阻,压力升高,故出现右向左分流。

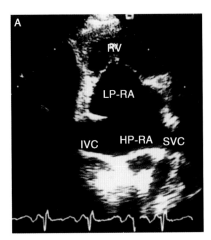
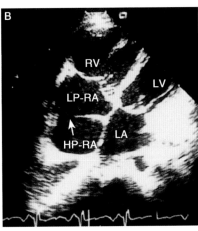
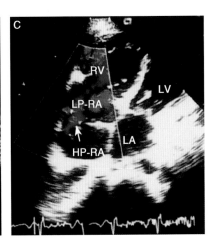

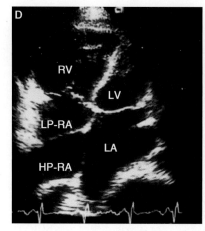
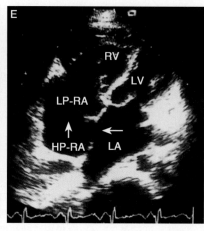
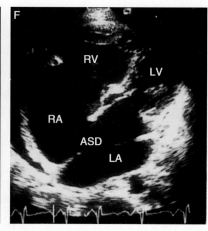

图 58-9　右侧三房心

右侧三房心患者不同方位所显示的二维图像。A. 此为右心二腔图,见下腔静脉入口与右房壁连接处有一反射,将右房分为副房(高压右房 HP-RA)和固有右房(低压右房 LP-RA);B. 四腔心图上见房间隔右房侧有一隔膜,隔膜上有一缺口(箭头所指);C. 与 B 为同一图像的彩色多普勒血流成像,图示血流由高压右房经缺口处进入低压右房(箭头所指);D. 四腔心图上见右房内隔膜较长,房间隔有连续中断;E. 探头方向稍变,见隔膜缺口较大,房间隔缺损更清晰(箭头所指);F. 仍为四腔心图,右房内未显示隔膜,房间隔缺损明显

58

第 59 章

三尖瓣下移畸形

EBSTEIN ANOMALY

◎ 杨浣宜　郑春华

病理解剖与血流动力学改变·············· 781
三尖瓣下移畸形的分型·················· 782
检查方法与注意事项···················· 782
经胸超声心动图························ 783
　一、M 型超声心动图················· 783
　二、二维超声心动图················· 783
经食管超声心动图······················ 784

超声多普勒··························· 785
　一、彩色多普勒···················· 785
　二、频谱多普勒···················· 785
心脏声学造影························· 786
　一、三尖瓣的反流·················· 786
　二、心房水平的右向左分流··········· 786
诊断要点与鉴别诊断··················· 786

59

　　三尖瓣下移畸形是一种少见的先天性三尖瓣解剖结构异常,1866 年由 Ebstein 首次报道,故又称之为 Ebstein 畸形(Ebstein anomaly)。本病占先天性心脏病的 1% 左右,男女比例相仿。本病主要累及三尖瓣和右心系统,其解剖形态及临床表现多变,目前已被充分认识。自 1969 年 Lundstrom 首次使用超声心动图成功诊断该病以来,迅速发展的超声成像技术对该病诊断基本取代了心导管造影检查。

病理解剖与血流动力学改变

　　本病起始于胚胎发育的早期,系由原始瓣膜内结缔组织和肌肉的退化、挛缩等发育异常所致。其主要的病理解剖改变特点为:①三尖瓣隔叶和后叶的附着点离开三尖瓣环下移至右室壁的心内膜上面,下移的瓣膜常发育不全、短小、粘连、融合、变形或缺如。②下移的隔叶和后叶将右室分为两部分:位于瓣膜上方的原右室流入道室壁变薄,称为"房化右室",与右房构成一巨大心腔,功能与右房一致;位于瓣膜下方的右室为功能右室,其心腔大小不等。③三尖瓣前叶一段仍在正常位置(严重者前叶也可发育不良、下移),但瓣叶发育宽大且冗长,可呈船帆样(sail-like)改变(图 59-1,图 59-2)。④前叶的腱索可能数量多,细小,乳头肌多不正常。后叶及隔叶的腱索短、细,分布异常,乳头肌短小,数目增加。

　　右室发育异常可累及传导系统,房室结受压可引起预激综合征或右束支传导阻滞等心律失常。

　　本病的血流动力学改变主要与三尖瓣关闭不全及功能右室大小有关。三尖瓣关闭不全可使右心室容量负荷加重,右心系统扩大,瓣环扩大,会进一步加重三尖瓣关闭不全。房化右室的矛盾运动可使右心室负荷进一步加大,右心室功能不全。合并房间隔缺损或卵圆孔未闭可因心房压力的变化而产生左向右或右向左分流。右向左分流

有产生低氧血症和红细胞增多及脑栓塞的危险。

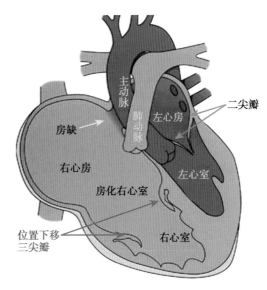

图 59-1　Ebstein 畸形示意图

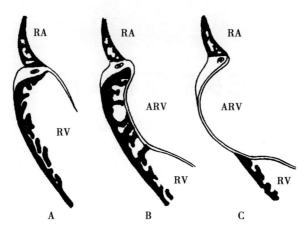

图 59-2　Ebstein 畸形右侧房室环断面示意图

三尖瓣下移畸形的分型

根据 Carpertier 分类法可以将 Ebstein 畸形分成四型（图 59-3）：

A 型：仍然具有足够大的右室腔，即右室的房化部分较小。

B 型：右室的房化部分较大，三尖瓣前叶活动性尚好。

C 型：除隔叶之外，前叶亦因与右室壁粘连而活动受限，并可引起漏斗部的狭窄。

D 型：整个右室几乎完全右房化，此即所谓 Uhl 综合征。

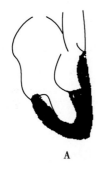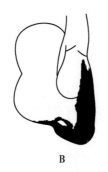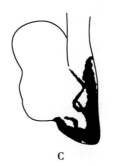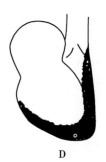

图 59-3　Ebstein 畸形 Carpentier 分类法

我国吴清玉认为 Ebstein 畸形可以不考虑房化右室的大小，而依据前叶是否下移和发育情况分为三种类型：

A 型：前叶位置正常，无下移，仅后叶及隔叶下移，功能右心室容量足够，房化右心室不很大。

B 型：前叶下移，且发育不良，瓣叶活动受限，后叶隔叶下移但一般瓣叶面积减少不严重。

C 型：瓣叶面积严重减少，如隔叶或后叶缺如，或仅为膜样残迹，前叶下移，瓣叶结构、腱索和乳头肌严重发育不全，前叶仅为条索状膜样组织且堵塞右心室流出道，房化右心室明显扩大，功能右心室发育不良，心脏显著扩大。

他认为这种分型方法比较简单，且对外科手术有帮助。一般 A 型和 B 型均可施行成形术。C 型可能需要行三尖瓣成形加双向格林手术或全腔静脉-肺动脉吻合术，或瓣膜替换术、心脏移植术。

根据畸形的程度、有无房室水平分流以及是否合并其他畸形，患者的临床表现有轻有重，各不相同。患者可有乏力、气短、呼吸困难、发绀甚至右心衰竭。体征方面心脏常明显扩大，由于三尖瓣前叶延迟关闭所致的第一心音分裂，故呈三音律。伴有明显的三尖瓣关闭不全时，三尖瓣听诊区可闻及全收缩期杂音。

检查方法与注意事项

在经胸超声检查时，能直接显示三尖瓣和二尖瓣瓣叶附着点的心尖四腔图是诊断该病最有价值的切面之一，观察的重点是三尖瓣隔叶与二尖瓣前叶附着点之间的距离，三尖瓣各瓣叶的形态、腱索及乳头肌的形态及发育情况，右心房、房化右室及功能右室的大小；胸骨旁右室流入道切面观察三尖瓣后叶及前叶的位置及发育情况；心底短轴切面上注意观察三尖瓣瓣叶的附着点位置及右室流出道情况。左心长轴切面上注意观察右室大小、室间隔和左室后壁的运动及左心室发育情况。在剑突下切面可观察功能右心室的大小,右心室流出道是否有梗阻。视病情需要,可以进行右心声学造影,注意观察有无由右向左分流,三尖瓣反流和下腔静脉内的收缩期造影剂显影现象。经食管超声心动图检查时,右室流入道切面和四腔图能够直接显示三尖瓣三个瓣叶的附着点,因而在诊断本病时具有重要价值。

经胸超声心动图

一、M 型超声心动图

(一) 三尖瓣关闭延迟

Ebstein 畸形患者三尖瓣关闭较二尖瓣关闭明显延迟(常常≥0.065 秒),此为该病在 M 型超声心动图上的特征性表现。延迟的原因有三个:①三尖瓣发育畸形、增宽或变长,其灵活性差,故关闭延缓;②合并狭窄和反流,其右室的顺应性差,右房排空延迟;③功能性右室缩小,也加剧了顺应性的下降。

在患者的胸前区三尖瓣的回声极易探及,且活动幅度明显增大,这在本病的诊断方面有一定的特异性。其原因主要是三尖瓣前叶发育畸形、变长和增宽(图59-4)。

(二) 室间隔运动异常
右心负荷过重致室间隔与左室后壁呈同向运动。

二、二维超声心动图

(一) 心尖四腔及胸骨旁四腔切面
心尖四腔图及胸骨旁四腔图可满意地显示三尖瓣的隔叶和前叶,正常情况下,三尖瓣隔叶附着点略低于二尖瓣前叶的附着点,但二者相距不会超过 10mm。而在 Ebstein 畸形的情况下,其下移距离往往超过这一限度;若达 15mm,或经体表面积纠正≥8mm/m²,则有肯定的诊断价值,也是目前较为公认的诊断标准(图 59-5,图 59-6)。

在此类患者中,约 12% 的患者合并隔叶缺如;隔叶发育异常的约占 60% 以上;而前叶的下移相对少见,大约 13%,受累患者中约 85% 前叶可以因粘连而活动受限。房化右室与右房合并,显示为一巨大的右房腔,其内可见附壁血栓。功能右室变小。

(二) 左室长轴和心底短轴切面
可进一步了解三尖瓣三个瓣叶的发育情况、右房和左室的大小等;另外,左室长轴切面还可显示右心负荷过重时的室间隔矛盾运动(图59-7)。

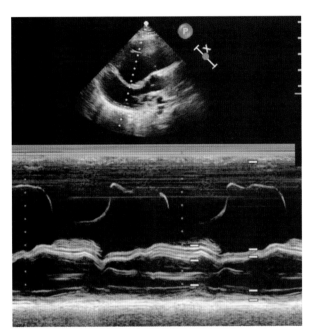

图 59-4 Ebstein 畸形 M 型超声心动图
可探及三尖瓣的回声,且活动幅度明显增大

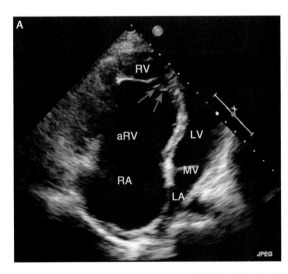
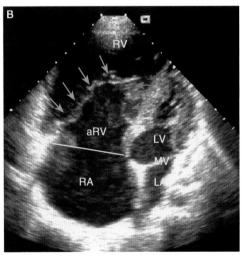

图 59-5 Ebstein 畸形心尖四腔图
A,B. 二图均为 Ebstein 畸形患者的心尖四腔图,右心房、右心室明显增大,三尖瓣隔叶卷曲,位置下移,前叶冗长;绿色箭头示三尖瓣前叶,红色箭头示三尖瓣隔叶。RA:右房,RV:右室,LA:左房,LV:左室,MV:二尖瓣,aRV:房化右室

59

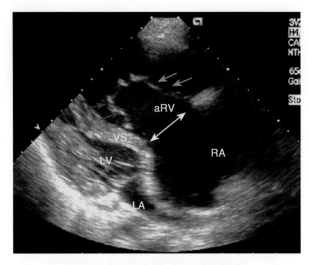

图 59-6　Ebstein 畸形胸骨旁四腔图

右心房、右心室增大，三尖瓣隔叶位置下移，前叶冗长；绿色箭头示三尖瓣前叶，红色箭头示三尖瓣隔叶。VS：室间隔

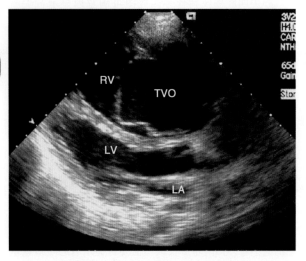

图 59-7　Ebstein 畸形左室长轴切面

右心室增大，室间隔向左心室偏移；三尖瓣口朝向右心室流出道（正常三尖瓣口应朝向心尖）。TVO：三尖瓣口

（三）胸骨旁右室流入道切面

在此切面可清楚显示三尖瓣后叶及前叶的发育、附着位置等（图 59-8）。

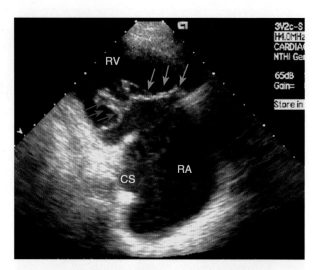

图 59-8　胸骨旁右心室流入道切面

右心房、右心室增大，三尖瓣后叶位置下移；绿色箭头示三尖瓣前叶，红色箭头示三尖瓣后叶位置下移。CS：冠状静脉窦

（四）剑突下切面

剑突下四腔及大动脉短轴切面对于评价三尖瓣、功能性右室及右室流出道的解剖与形态十分重要（图 59-9）。

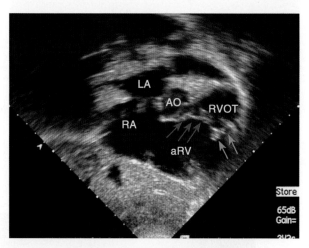

图 59-9　剑突下大动脉短轴切面

三尖瓣隔叶及前叶瓣叶发育不良，位置明显下移，已近流出道；绿色箭头示三尖瓣前叶，红色箭头示三尖瓣隔叶。RVOT：右室流出道

经食管超声心动图

通常情况下经胸超声心动图检查对三尖瓣下移畸形已可作出明确诊断，但遇年龄较大、图像质量较差以及合并较多畸形的患者，可行经食管超声心动图检查，进一步明确病变性质。对诊断本病最有价值的切面，仍是以四腔图和右室流入道长轴切面及两心房切面为主，弥补经胸检查的不足。另外，手术矫治时均应行经食管超声心动图监测，以判断术后的效果（图 59-10）。

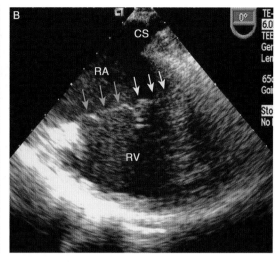

图 59-10 Ebstein 畸形的经食管超声心动图
A. 四腔图；B. 右室流入道切面。右心房、右心室增大，三尖瓣隔叶及后叶位置下移，前叶冗长；
绿色箭头示三尖瓣前叶，红色箭头示三尖瓣隔叶，黄色箭头示三尖瓣后叶。CS：冠状静脉窦

超声多普勒

一、彩色多普勒

由于瓣叶的发育畸形和下移所导致的对和不良，可造成严重的三尖瓣反流，彩色多普勒表现为收缩期自三尖瓣口反流入房化右室的反流信号，反流束的起源点位置较低，明显接近心尖，故反流束具有长、宽、面积较大等特点。根据彩色反流束的分布范围，可以提示反流程度的严重性。合并房间隔缺损时，由于右房压力较大，彩色多普勒可显示以右向左为主的分流束。当合并其他畸形时可见相应的血流动力学改变（图 59-11）。

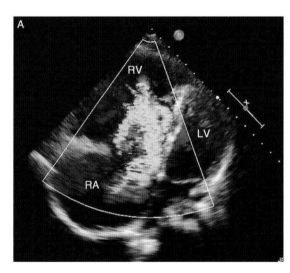
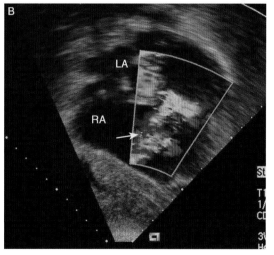

图 59-11 Ebstein 畸形的彩色多普勒
A. 心尖四腔图；B. 剑突下大动脉短轴切面。彩色多普勒取样置于下移的三尖瓣口，显示三尖瓣重度反流

二、频谱多普勒

可探及三尖瓣反流频谱。右房的排空延迟可使频谱增宽。根据反流的频谱进行右室收缩压和肺动脉收缩压的估测，可为临床治疗方案的选择，提供有价值的参考信息（图 59-12）。

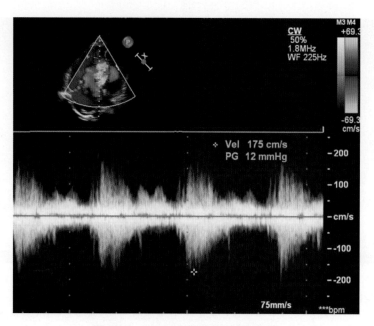

图 59-12 Ebstein 畸形的频谱多普勒
频谱多普勒取样置于下移的三尖瓣口,探及三尖瓣反流频谱,测定三尖
瓣反流速度不高,估测右心室收缩压在正常范围内

59

心脏声学造影

目前由于经胸超声常能明确诊断,心脏声学造影较少使用。但本病经常合并有卵圆孔未闭或房间隔缺损,为获得更详细的心功能参数,对透声条件比较差的患者进行心脏声学造影有时是必要的。右心声学造影中可能出现两种特异性改变。

一、三尖瓣的反流

造影剂于收缩期和舒张期在三尖瓣口往返穿梭和右心排空时间延迟,提示三尖瓣反流;大量的三尖瓣反流可使右房压升高,甚至导致上、下腔静脉的反流,故造影时在剑突下矢状切面上于下腔静脉和肝静脉内可见造影剂回声。

二、心房水平的右向左分流

大量三尖瓣反流和右心功能下降,导致右房压明显升高,在合并卵圆孔未闭或房缺时,除右心系统显影以外,左心以及主动脉也可见大量密集的云雾影,证明有右向左的分流。

诊断要点与鉴别诊断

本病的诊断主要是依靠经胸二维超声心动图检查时在四腔图上显示三尖瓣隔叶下移及与二尖瓣附着点之间距离加大,相差 15mm 以上。隔叶和(或)后叶下移,下移指数达≥8mm/m² 并伴有发育不全。右室房化,右房扩大,功能右室缩小。右室流入道长轴切面见后叶下移低于三尖瓣环及二尖瓣前叶附着点,明显靠近心尖部。根据此特点,应与三尖瓣发育不良、房间隔缺损、重度肺动脉高压、肺静脉异位引流及右心室心肌病等鉴别。

目前,超声心动图技术迅速发展,已经成为诊断此病最理想的检查方法。手术矫治时应行经食管超声心动图监测,对判断手术效果、有无漏误及是否需补救等均有重要价值。

第60章

房间隔缺损

ATRIAL SEPTAL DEFECT

◎任卫东

房间隔的胚胎发育、解剖与血流动力学特点 ……… 787
　　一、房间隔的胚胎发育 ……………………… 787
　　二、房间隔缺损的解剖学分型 ……………… 789
　　三、房间隔缺损的血流动力学改变及其
　　　　影响 ………………………………………… 790
房间隔缺损的超声心动图表现 ………………… 791
　　一、二维超声心动图 ………………………… 791

　　二、频谱多普勒 ……………………………… 798
　　三、彩色多普勒 ……………………………… 799
　　四、经食管超声心动图 ……………………… 803
　　五、心脏超声造影 …………………………… 804
　　六、三维超声心动图 ………………………… 806
　　七、监测和评价经导管房间隔缺损封堵术 … 807
　　八、诊断与鉴别诊断 ………………………… 809

　　房间隔缺损(atrial septal defect,ASD)是最常见的先天性心脏病之一,发病率占所有先天性心脏病的10%～15%。女性多见,女:男比例为(2～4):1。单纯的房间隔缺损患者在儿童期或成年人早期可无症状,未经治疗可存活至60～70岁。房缺患者较晚出现肺动脉高压(pulmonary artery hypertension,PAH),多数为轻至中度,很少出现重度肺动脉高压。部分较小的房间隔缺损在出生后一年内可自行闭合,未闭合或较大的缺损需采取治疗,包括外科治疗和介入封堵治疗,前者的30年存活率在70%以上,后者的远期效果尚无文献报道。

　　房间隔缺损可单独发生,也可与其他畸形同时存在,如室间隔缺损、动脉导管未闭、部分肺静脉异位连接、左房三房心、二尖瓣狭窄(Lutembacher综合征)等。作为复杂心脏畸形如法洛三联症、五联症、二或三尖瓣闭锁、完全肺静脉异位连接、大动脉转位、心室发育不全等的组成部分,房间隔缺损是二或三尖瓣闭锁、完全性肺静脉异位连接、大动脉转位等患儿生存的基础病变和条件。

　　超声心动图已成为目前临床诊断房间隔缺损的首选方法。大多数患者由经胸超声心动图获得房缺诊断,但少数患者由于房缺的解剖特性及透声条件较差等因素影响,经胸超声心动图无法明确诊断。此时应选择经食管超声心动图或声学造影技术以确定缺损的存在,前者的准确率可达100%。除定性诊断外,超声心动图还可以定量评估心房水平分流程度和肺动脉高压,有助于手术前分析、手术中监测和手术后效果的评定,尤其是介入性房间隔缺损封堵术。

　　超声诊断常见的继发孔房缺较容易,而特殊部位房缺的确诊存在一定难度。因此,了解和掌握房间隔的胚胎、解剖和血流动力学特点是正确诊断房间隔缺损的基础。

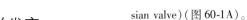

房间隔的胚胎发育、解剖与血流动力学特点

一、房间隔的胚胎发育

　　胚胎发育30～32天,原始左右心房向左右移位,在光滑的右房壁上出现三个相连的窦房开口,即上腔静脉开口、下腔静脉开口和冠状静脉窦开口,开口的左右边缘为两组静脉瓣结构。顶部静脉瓣相融合形成一过性的假隔结构,左侧的静脉瓣将参与后来的继发房间隔形成,形成卵圆窝的上、后、下缘。右侧的静脉瓣继续保留,后期将演变为下腔静脉瓣(eustachian valve)和冠状静脉窦瓣(thebe-

sian valve)(图60-1A)。

　　胚胎发育28天开始,在原始心房的顶壁正中线房壁向内凹陷,形成镰状隔膜,即原发隔(septum primum),又称第一房间隔。原发隔自上而下呈矢状位向房室管方向生长,同时房室管的背侧壁和腹侧壁分别形成前、后心内膜垫(endocardial cushion),随后二者对接、融合成为中间隔。由中间隔将房室管分隔成左、右房室口,由房室口边缘内膜垫发生二尖瓣及三尖瓣。在原发隔下缘与房室管内膜垫(即中间隔)之间,暂存一孔,即原发孔(foramen primum),又称第一

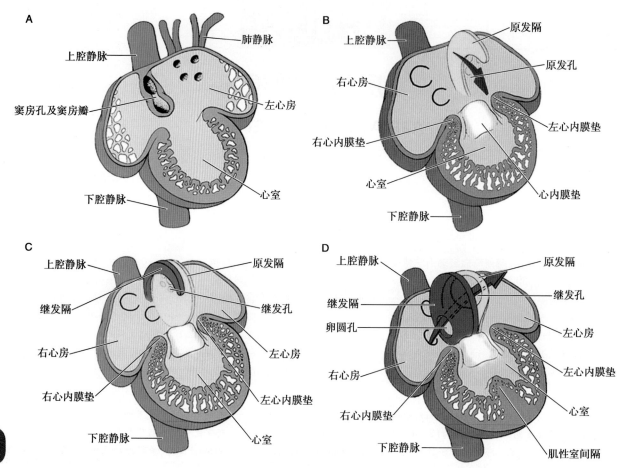

图 60-1 房间隔胚胎发育示意图

A. 窦房融合,窦房瓣形成;B. 原发孔形成;C. 继发孔形成;D. 卵圆孔形成,右房血经卵圆孔和继发孔入左房(原图引自 Schoenwolf GC,Bleyl SB,Brauer PR,et al. Larsen's Human Embryology. 4th ed. New York:Churchill Liverstone,2008)

房间孔,为房内血流通道(图 60-1B)。以后原发隔继续向下生长使原发孔逐渐变小,并与房室管内膜垫融合,最终封闭原发孔,将原始心房分隔成两部分,即左房与右房。在封闭之前,原发隔的顶部逐渐吸收而出现若干个孔,此即继发孔(foramen secundum),又称第二房间孔(图 60-1C)。

胚胎发育第 40 天左右,在原发隔的右侧,由心房顶壁又发生一隔膜,此即继发隔(septum secundum),又称第二房间隔。此隔向下生长,但不完整,呈新月状,其下缘围成一孔,称为卵圆孔(foramen ovale,FO)。卵圆孔位于房间隔的中下部,邻近下腔静脉入口,使氧饱和度较高的下腔静脉血易于直接进入左心房。卵圆孔和继发孔构成成熟胎心的房间通道(图 60-1D)。

原发隔以膜性结构为主,较薄,柔软有弹性,胚胎期呈瓣膜样结构位于卵圆孔的左侧,故又称为卵圆孔瓣。出生后左房压逐渐升高,卵圆孔瓣被压向继发隔和卵圆孔,形成功能性关闭。生后 3 个月内原发隔与继发隔解剖融合,使后者完全解剖封闭,并形成房间隔结构中最薄弱的区域,即卵圆窝(oval fossa),其厚度约为 2mm。三分之二的小儿在生后 12 个月内卵圆孔完全封闭,少数(25% ~ 30%)可延迟至 18 个月或成人阶段仍未完全解剖封闭,称之为卵圆孔未闭(patent foramen ovale,PFO)。

若原发隔发育质量较差或较长,在卵圆窝处可形成瘤样膨出,是房间隔瘤(atrial septal aneurysm)形成的基础。房间隔瘤由 Lang 和 Posseft 于 1934 年在尸解时首次报道,经食管超声的检出率为 3% ~ 16%。房间隔瘤多数凸向右房侧,可随心动周期和呼吸摆动,交替凸向右房侧或左房侧,常合并房间隔缺损和附壁血栓。

偶尔发育过长的原发隔伸入左房内或连接左房壁,是形成左房内隔膜的原因之一。

继发隔为肌性结构,较厚,较坚硬,从右房侧观在房间隔中下部形成了稍隆起的卵圆窝缘,称之为 vieussens 环,其厚度男性约为 7mm(4 ~ 13mm),女性为 6mm(5 ~ 8mm)。成人的卵圆窝 80% 为椭圆形,20% 为圆形,女性大于男性,女性卵圆窝平均面积约为 250mm²(110 ~ 510mm²),男性约为 190mm²(110 ~ 480mm²);女性卵圆窝平均长径为 18mm(12 ~ 25mm),男性为 16mm(10 ~ 25mm)。

解剖学上成人的房间隔为片状,尖端位于上腔静脉入右房口内,有前、后、下三个缘和房间部分及房室间部分。前后缘均为弧形,前缘中部由于受到主动脉无冠窦的后压而凹陷,后缘中部则向前凸出。下缘为较平直的房室环。房间部分为左右房之间的结构,卵圆窝为其最显著标志。卵圆窝前缘至房间隔前缘的部分为前峡部,卵圆窝后缘至房间隔后缘的部分为后峡部,卵圆窝下缘至房室环的部分为 Koch 三角(koch's triangle)。前峡部直径、卵圆窝长径和后峡部直径共同构成房间隔直径(前后径)。房间隔直径男性约为 26mm(18~32mm),女性约为 28mm(18~36mm)。房室间部分为右房和左室间的结构,位于三尖瓣隔瓣根部之上,二尖瓣前叶根部之下,表面为右房内膜,解剖学上属室间隔一部分,功能上为房间隔(图 60-2)。

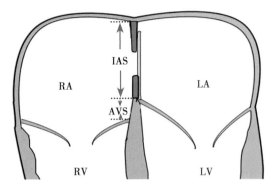

图 60-2 房间隔的房间部(IAS)及房室间部(AVS)
(原图引自 Schoenwolf GC,Bleyl SB,Brauer PR,et al. Larsen's Human Embryology. 4th ed. New York:Churchill Liverstone,2008)

二、房间隔缺损的解剖学分型

房间隔缺损的分型多依据缺损的解剖特征,有:①继发孔型房间隔缺损;②原发孔型房间隔缺损;③静脉窦型房间隔缺损;④冠状静脉窦型房间隔缺损(coronary sinus ASD,CSASD);⑤复合型房间隔缺损;⑥单心房;⑦筛孔型房间隔缺损;⑧卵圆孔未闭(图 60-3)。

(一)继发孔型房间隔缺损

继发孔型房间隔缺损最常见,又称 Ⅱ 孔型房间隔缺损,约占房间隔缺损的 70%,占所有心脏畸形的 6%~

10%。1739 年 Winslow 在有肺静脉异位连接的心脏中发现房间隔有缺损,但直到 1875 年才由 Rokitansky 首次报道。房间隔缺损的原因有原发隔发育不良、继发孔吸收过多或继发隔发育不良等,可导致原发隔与继发隔融合后前者不能覆盖卵圆孔,或后者不能覆盖继发孔,形成房间隔中部的结构缺失。缺损多发生于房间隔中部卵圆窝部位及其周围,形态多为椭圆形或月牙形,大小不等,小的缺损其长径可小于 1cm,大的缺损其长径可大于 5cm,多数为 1.5~3.5cm。较大的继发孔型房间隔缺损常伴有前峡部或后峡部的发育不良或缺如,是影响介入伞形封堵的原因之一。

(二)原发孔型房间隔缺损

原发孔型房间隔缺损又称之为 Ⅰ 孔型房间隔缺损、部分心内膜垫缺损或部分房室间隔缺损。1909 年 Keith 首次在《柳叶刀》报道该病变,占房间隔缺损的 10%~25%,男女发病率无明显差异。原发孔型房间隔缺损系胚胎期原发隔下缘与房室管心内膜垫未能融合所致。其原因可能有两个,一是原发隔下缘发育不良,另一个是原发隔下缘发育良好,而心内膜垫上移不够。此型缺损位于卵圆窝和冠状静脉窦口前下方和左、右房室环的上方,上缘为新月形嵴,是房间隔的底部,下缘是位置下移的房室瓣,后者一般只在瓣环处与房间隔连接,因此其形态为前后径较长的半月形或椭圆形。二、三尖瓣位于同一水平,二尖瓣前叶可异位附着于室间隔之上。同时由于上下心内膜垫融合不完全,形成二尖瓣前叶中部裂口,导致明显的二尖瓣反流。原发孔型房间隔缺损常单独存在,也可合并于 DiGeorge 和 Ellis-van Creveld 综合征等。

(三)静脉窦型房间隔缺损

上、下腔静脉及冠状静脉窦在右房入口之间的区域为壁光滑的右房窦部,若此处发育异常可导致静脉窦型房间隔缺损。该病变由 Peacock 1858 年首次报道,占所有房缺的 5%~10%,可分为上腔静脉型和下腔静脉型缺损两种亚型。上腔型缺损位于上腔静脉的入口处,多数缺损仅有

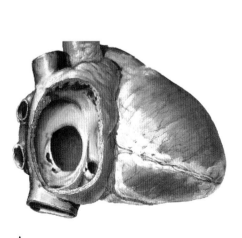

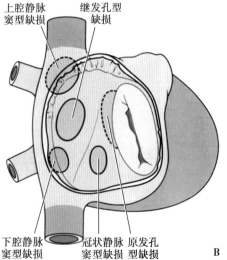

图 60-3 房间隔缺损解剖模式及其分型示意图
A. 房间隔缺损的解剖形态;B. 几种常见的房间隔缺损的分型示意图,可见继发孔型、原发孔型、上腔静脉窦型、下腔静脉窦型及冠状静脉窦型缺损等(原图引自 Schoenwolf GC,Bleyl SB,Brauer PR,et al. Larsen's Human Embryology. 4th ed. New York:Churchill Liverstone,2008)

前下缘,后方为右房游离壁,上方没有缘,上腔静脉骑跨于缺损之上,常合并右上肺静脉异位连接并引流到上腔静脉或右房。下腔型缺损位于卵圆窝后下方近下腔静脉入口处,或为Ⅱ孔型房缺向下腔静脉开口延伸的大缺损,较少见,约占2%。下腔静脉向左移位与左右房相通,常合并右下肺静脉异位连接并引流入右房或一支以上肺静脉向下异位连接下腔静脉。

(四)冠状静脉窦型房间隔缺损

冠状静脉窦型房间隔缺损又称之为无顶冠状静脉窦综合征或冠状静脉窦顶盖缺如(unroofed coronary sinus,URCS),极少见,1965年由Raghib首次报道,故有人称其为Raghib综合征,本病发病率不到房间隔缺损总数的1%,仅为先天性心脏病总发病率的0.1‰。冠状静脉窦的顶部缺如是由于胚胎期左侧心房皱襞发育不良所致,造成冠状静脉窦顶部与相对左房后壁之间的间隔缺损。

目前冠状静脉窦型房间隔缺损尚无统一的分型方法,较公认的分型方法为:

Ⅰ型(完全型):冠状静脉窦缺如,冠状静脉直接开口于左、右心房壁,在冠状静脉窦口部位形成冠状静脉窦型房缺,或同时合并卵圆孔部位房缺形成一个较大的房缺。

Ⅱ型(中间部分型):冠状静脉窦间隔的中间段至上游段有一至数个缺损,使冠状静脉窦与左房或双房相通。

Ⅲ型(终端部分型):冠状静脉窦在到达正常开口部位之前的终端部分的顶壁缺如,致使冠状静脉窦开口于左房,多在左房顶壁靠近下腔静脉开口处。由于窦口附近的间隔缺损,使左右心房相互交通。

每一型又根据有无合并永存左位上腔静脉(persistent left superior vena cava,PLSVC)再分为a、b两个亚型。其中将冠状静脉窦型房缺、冠状静脉窦缺如和永存左位上腔静脉引流入左房合称为Raghib综合征(Ⅰa型)。

(五)复合型房间隔缺损

临床上常见到上述四型房缺中的两型或两型以上的缺损同时存在,如继发孔型房间隔缺损与静脉窦型房间隔缺损或原发孔型房间隔缺损同时存在,称之为复合型房间隔缺损。两种缺损可互不相连或两缺损融为一个大的缺损,后者缺损面积往往很大,使左、右心房大部分交通,形成非限制性分流,其形态和血流动力学近似单心房样改变,也是影响介入伞形封堵的原因之一。

(六)单心房

单心房为房间隔完全缺如或仅残留2~3mm的肌性残端或肌束,该病变由Young和Robinson于1907年首次描述,可分为单纯性和合并型两种。单纯性单心房为单独存在,二尖瓣前瓣环和三尖瓣隔瓣环在同一水平,且有纤维连接,左右心房交界处可见自上而下的纵行肌肉束。二尖瓣和三尖瓣装置无严重畸形,一般不合并上腔静脉或完全型无顶冠状静脉窦,亦不伴有其他心脏畸形。合并型单心房至少合并一种其他心脏畸形,如室间隔缺损,大动脉转位等。

(七)筛孔型房间隔缺损

如果胚胎期原发隔发育不良,卵圆窝处可遗有大小不等、数目不一的筛孔型缺损,并可合并房间隔瘤。

(八)卵圆孔未闭

意大利外科医生Botali于1564年首次报道了生后卵圆孔未闭的存在。少部分青少年和成人可有卵圆孔未闭,

其大小为2~10mm,平均5~6mm。卵圆孔未闭可有少量分流,或暂无分流(功能性关闭),但在心房形态和(或)压力变化以后导致卵圆孔再开放时出现少量分流,如心房明显扩大或Valsalva动作时。分流方向取决于左右房的压差指向,一般为左向右分流,当肺动脉高压或右室流出梗阻导致右房压力明显高于左房时,可出现心房水平右向左分流,是形成矛盾性栓塞(paradoxical embolism)的解剖学基础。

显著的心房扩大过度牵拉卵圆窝缘,可导致原已封闭的卵圆孔再次开放,形成后天获得性房间隔缺损,称卵圆孔重开(foramen ovale reopening)。

三、房间隔缺损的血流动力学改变及其影响

房间隔缺损的主要血流动力学改变是缺损处的房水平分流,有左向右分流和右向左分流两种方式。房水平分流的方向、速度和分流量主要取决于缺损面积大小和两房之间的压差,而缺损面积大小又影响两房之间的压差。

面积较小的房间隔缺损为限制性分流,对房压差影响不大,分流速度一般较快,但分流量不大。如小于1cm缺损的分流速度可达1.5m/s以上,而右心系统可能无明显增大。面积较大的房间隔缺损,如其缺损面积超过了房间隔面积的50%~70%,为非限制性分流,可减小房压差,因此分流速度一般较低,但分流量较大,早期即可出现右心系统的明显增大。如房间隔几近缺如形成单心房时,两房血相融合,左右房完全沟通,分流速度进一步减低。

心房水平分流的方向和速度取决于房压差。正常生理状态下左房的压力为5~10mmHg,右房的压力为3~5mmHg,左房压力高于右房,因此单纯房缺时产生左向右分流。由于不同心动周期时相对房压差有一定影响,房水平分流的速度有一定的波动,是分流频谱形态产生的基础。

房水平分流的方向和速度还取决于其他影响因素。这些因素包括呼吸、肺动脉压力、右室流出道梗阻、咳嗽和心内畸形等。吸气时右房压力减低,左向右分流速度可加快,而呼气或Valsalva动作时,右房压力升高,左向右分流速度可明显减低或出现右向左分流。同样肺动脉压力升高和右室流出道梗阻也能明显升高右房压,使左向右分流速度减低或出现右向左分流。三尖瓣闭锁或完全肺静脉异位连接时,房间隔缺损的右向左分流是患儿生存的必需条件。

单纯房间隔缺损对人体的影响是房水平左向右分流导致右心容量负荷增加和肺血增多,其对患者的影响有很大的个体差异。这种差异体现在缺损大小和分流量、个体的代偿能力、病程和伴随心脏病变的不同。当房缺较小、分流量较小时,心脏结构和血流改变较小,临床症状无或较轻,直到中老年阶段才有明显的临床表现。当房缺较大、分流量较大时,心脏结构和血流改变出现较早、较明显,包括右房右室扩大、肺动脉增宽、肺动脉瓣相对狭窄、肺动脉高压和右室壁增厚等。持续的右心容量负荷增加和肺血增多早期会出现容量性肺动脉高压,此时如能得到有效的治疗,肺动脉压力会恢复至正常。长期的容量性肺动脉高压将引起肺小动脉内膜增生和管壁增厚,进而出现阻力性肺动脉高压,导致肺血管疾患,右心衰竭、体循环淤血和心房纤颤等,此时肺血管床容量变小,右向左分流可减轻肺血管的压力,若修补房间隔缺损,原本右向左分流的血液全部涌入肺部,

超过肺部承受能力,可造成急性肺水肿导致严重后果,因而不能进行缺损修补手术。有时,为了缓解临床症状,减轻肺血管压力,还需进行房间隔缺损扩大术。

一般情况下,单纯房间隔缺损的肺动脉高压出现在分流量较大、病程较长的患者,多为轻度和中度肺动脉高压。极少数的房间隔缺损患者会出现重度肺动脉高压,导致右向左为主的分流,在静息状态下出现发绀,即艾森曼格综合征(Eisenmenger's syndrome)。如果患者较早出现肺动脉高压和发绀,应考虑合并其他心脏畸形的可能。

单纯的冠状静脉窦型房缺有经冠状静脉窦和(或)房缺所形成的左右心房交通,形成类似于继发孔型房缺的病

理生理改变。虽然冠状静脉窦内的静脉血可引入左房,但静息状态下冠脉循环血量仅占心输出量的 4% ~ 5%,故无明显血流动力学意义,临床也不会出现发绀。但本病 75% 以上可合并永存左位上腔静脉引入左房或冠状静脉窦,右位上腔静脉一般较细小甚至缺如。有时可合并下腔静脉近心段缺如、肝静脉畸形引流等下静脉畸形及冠状静脉窦口缩窄、闭锁等畸形。冠状静脉窦型房缺合并其他异常引流途径如永存左位上腔静脉引入左房或冠状静脉窦时,静脉血直接引入左房,可导致不同程度的发绀,与合并的其他心脏畸形一起甚至可出现更加复杂的病理生理和临床表现。

房间隔缺损的超声心动图表现

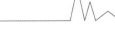

一、二维超声心动图

(一) 切面的选择

为了获得理想的房间隔缺损的直接和间接征象,应针对不同类型的房间隔缺损和不同的个体选择不同的二维切面。这些切面包括胸骨旁左室长轴切面、四腔切面、主动脉根部短轴切面、右心长轴切面、双室短轴切面,心尖四腔切面,剑突下四腔切面、主动脉根部短轴切面,心尖冠状静脉窦长轴切面和经食管上下腔静脉长轴和冠状静脉窦长轴等系列切面。有时为了更好地显示缺损部位及分流,也应用一些过渡切面和非标准切面。

事实上,由于患者的个体解剖特征和透声条件各不相同,临床实践中并无适用于所有个体的"最佳切面"。获得理想的二维切面取决于超声医生对缺损病理解剖及其立体空间关系的理解和检查手法的技巧。为了准确评价房间隔缺损的部位、大小和分流情况,多切面系统检查是十分必要的。

对检查大多数继发孔型、原发孔型缺损和单心房而言,常规的标准切面已足够,而对少数解剖部位特殊缺损的检查需要较特定的切面,其中靠近主动脉后壁的前峡

部缺损主要应用胸骨旁和剑突下主动脉根部短轴切面,静脉窦型缺损选择经食管上下腔静脉长轴切面或剑突下上下腔静脉长轴切面,有时胸骨右缘上下腔静脉长轴切面也颇有帮助。而无顶冠状静脉窦型缺损则在心尖和经食管冠状静脉窦长轴和胸骨旁右心两腔切面上显示。较小的卵圆孔未闭和筛孔型房间隔缺损在经食管主动脉根部短轴和上下腔静脉长轴等系列切面上显示的更真实和准确。

(二) 直接征象

房间隔缺损的直接征象就是房间隔的回声失落或冠状静脉窦顶盖的回声失落。回声失落的部位与缺损的类型相关,确定了回声失落的部位也就基本确定了缺损的类型:

原发孔型房间隔缺损:回声失落的部位在十字交叉处,缺损边缘与十字交叉之间没有任何残端。作为房室间隔缺损的一部分,常合并房室瓣畸形(如二尖瓣前叶裂等)和流入道型室间隔缺损(图 60-4)。

继发孔型房间隔缺损:回声失落的部位在卵圆窝处,缺损边缘与十字交叉间可见程度不等的残端(图 60-5)。如缺损位于前峡部,则回声失落位于主动脉后方,紧邻主

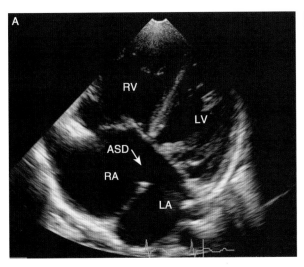

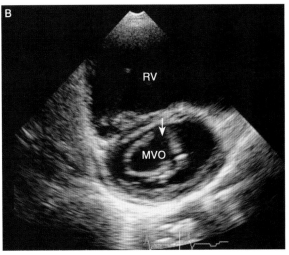

图 60-4 原发孔房间隔缺损合并二尖瓣前叶裂的二维超声图像
A. 箭头示原发孔房间隔缺损处回声失落;B. 箭头示二尖瓣前叶裂

动脉瓣环(图60-6)。筛孔型房间隔缺损作为一种特殊的继发孔型房缺,表现为卵圆窝纤细薄弱,其上可见多个大小不等的回声失落,形似筛孔而得名(图60-7)。部分患者可见卵圆窝呈瘤样膨出,膨向右房侧或随心动周期血流摆动于左右房之间。

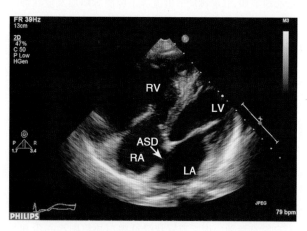

图60-5 继发孔房间隔缺损的二维超声图像
箭头示继发孔房间隔缺损处回声失落

腔静脉窦型房间隔缺损:由于回声失落部位位于上腔静脉或下腔静脉入口处,缺损在心房顶部,因此四腔心切面上可见房间隔顶部回声失落,与顶部的房壁间常常不能见到残端(图60-8)。但也不能一概而论,下腔型缺损若系大的继发孔型房缺向下腔静脉开口延伸形成,则心房顶部仍可见少许残端。由于缺损位置偏后偏上,小部分患者胸骨旁常规切面甚至不能显示回声失落部位或显示不清。诊断的关键在于剑突下或胸骨旁(胸骨左缘或右缘)上下腔静脉长轴切面或经食管上下腔静脉长轴切面显示回声失落的边缘与上腔静脉或下腔静脉入口之间无残端组织,此时应注意观察有无合并右上或右下肺静脉异位连接并引流入右房(图60-9,图60-10)。

单心房:房间隔完全缺如,或仅残留较小的房间隔断端,一般残端长度小于5mm(图60-11)。

冠状静脉窦型房间隔缺损:各型超声表现不同,较为复杂。

Ⅰ型(完全型):超声表现为多切面反复探查未能显示冠状静脉窦管腔回声,常见于房室间隔缺损、单心房、复杂先心病患者。如不合并左位上腔静脉(Ⅰb型),仅有冠状静脉窦缺如,超声在常规切面上无法显示冠状静脉窦管腔可提示诊断,但其他心脏畸形尤其是大房缺时心房的扩大导致房室沟移位可使冠状静脉窦管腔显示困难,不能排除假阳性,因此超声诊断困难。所幸此型不会引起有临床意义的血流动力学改变,不需要手术矫正。合并左位上腔静脉(即Raghib综合征)时,超声胸骨上窝探查主动脉弓左侧见一下行管道,于大动脉短轴左心耳切面基础上调整探头,可显示左心耳基底部与左上肺静脉入口之间有一管道开口于左房(图60-12)。

Ⅱ型(中间部分型):无论是否合并左位上腔静脉,超声均见冠状静脉窦明显扩张,窦口附近房间隔连续完整,窦口仍开口于右房,窦壁可见一处或多处连续中断(图60-13,图60-14)。

Ⅲ型(终端部分型):冠状静脉窦终末部分连续中断,开口于左房侧,常位于二尖瓣前叶根部附近,原冠状静脉窦开口处房间隔缺损(图60-15,图60-16)。不合并左位上腔静脉时,冠状静脉窦内径正常或略小于正常,合并左位上腔静脉时冠状静脉窦明显扩张。

以胸骨旁和心尖四腔心切面为例,位置最低的为原发孔型房间隔缺损的部位,中部的回声失落为继发孔型房间隔缺损,位于紧邻心房顶部的回声失落为静脉窦型房间隔缺损。前峡部缺损的回声失落位于主动脉根部短轴的主动脉后壁后方。无顶冠状静脉窦型缺损的回声失落较为特殊,表现为正常冠状静脉窦管状回声完全或部分缺失,冠状静脉窦与左房完全或部分相融合,可伴有冠状静脉窦入口处的房间隔回声失落。

房间隔缺损回声失落的大小个体差异较大,有些小的

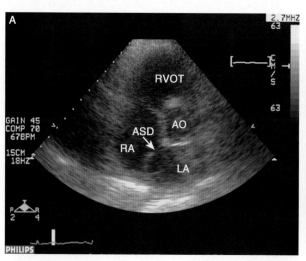
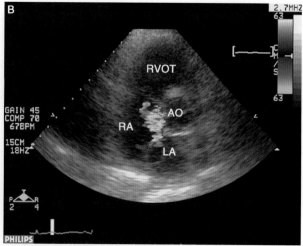

图60-6 主动脉后壁后方的房间隔缺损
A. 二维超声图像;B. 相应的彩色血流图像。由于患者透声条件限制,该回声失落
并不易识别,需结合彩色血流图像观察

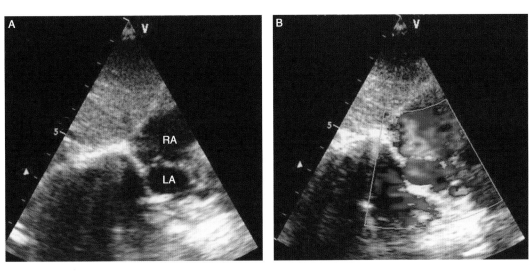

图 60-7 筛孔型房间隔缺损

A. 剑突下切面示卵圆窝处有多处细小的回声失落;B. 彩色多普勒显示多束过隔分流信号

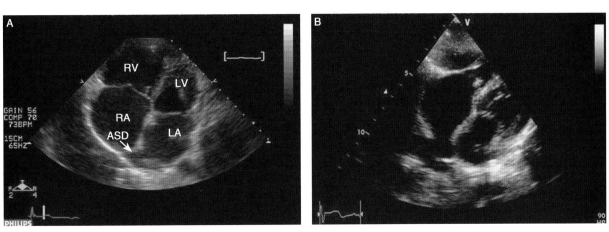

图 60-8 腔静脉窦型房间隔缺损

心尖四腔心切面(图 A)和剑突下四腔心切面(图 B)分别显示连续中断位于心房顶部

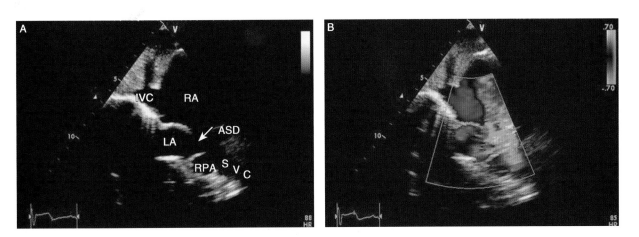

图 60-9 上腔静脉窦型房间隔缺损

A. 剑突下上下腔静脉长轴切面显示房间隔缺损边缘紧邻上腔静脉入口;B. 彩色多普勒显示房间隔过隔分流信号。ASD:房间隔缺损,IVC:下腔静脉,LA:左房,RA:右房,RPA:右肺动脉,SVC:上腔静脉

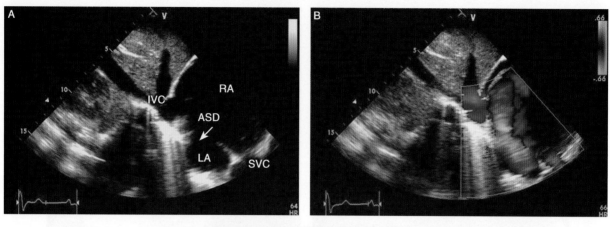

图 60-10　下腔静脉窦型房间隔缺损
A. 剑突下上下腔静脉长轴切面显示房间隔缺损边缘紧邻下腔静脉入口；
B. 彩色多普勒显示房间隔过隔分流信号

60

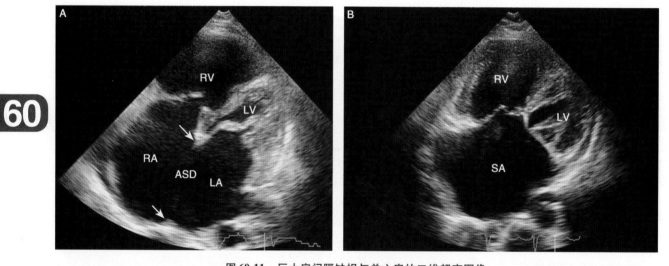

图 60-11　巨大房间隔缺损与单心房的二维超声图像
A. 巨大房间隔缺损，上下两端均可见较小的房间隔残端（箭头示）；B. 单心房未见房间隔结构

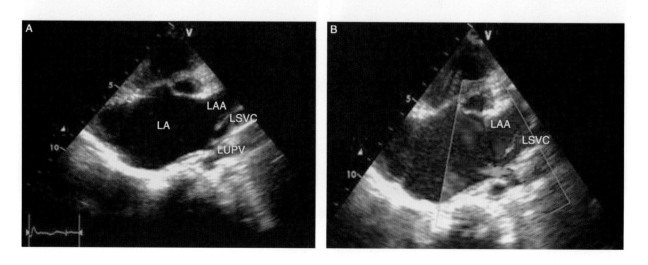

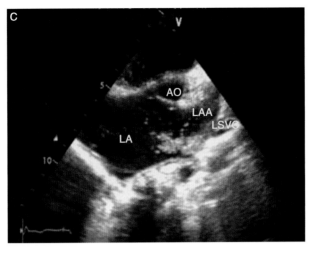

图 60-12　Raghib 综合征患者

A. 二维超声示左心耳基底部与左上肺静脉入口之间有一管道开口于左房；B. 彩色多普勒见管道内蓝色血流信号和左上肺静脉血流；C. 右心造影见气泡从左心耳基底部异常管道内逸出，左房最先显影。AO：主动脉，LA：左房，LAA：左心耳，LSVC：左位上腔静脉，LUPV：左上肺静脉

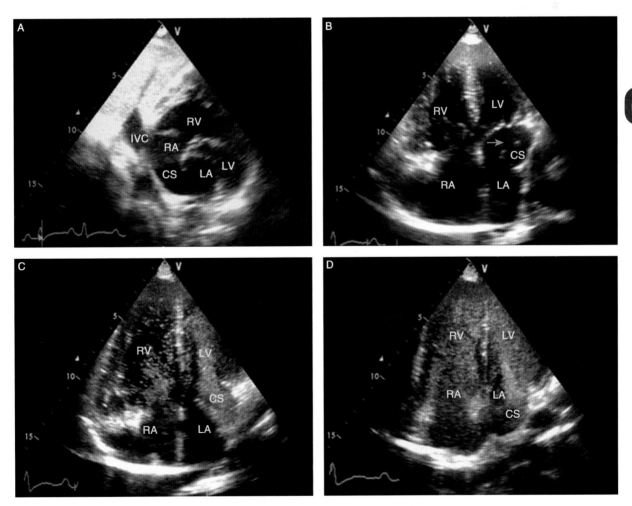

图 60-13　Ⅱa 型冠状静脉窦型房缺患者

A. 剑突下切面见扩张的冠状静脉窦（CS）壁连续中断，窦口仍开口于右房；B. 心尖四腔切面见冠状静脉窦扩张，窦壁连续中断，与左房相通；C. 右心造影见气泡从冠状静脉窦壁连续中断处进入左房，再经二尖瓣口入左室；D. 右心造影见冠状静脉窦内的气泡分别进入左房和右房

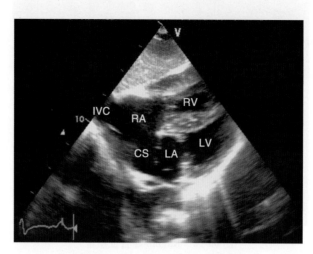

图 60-14　Ⅱa 型冠状静脉窦型房缺

剑突下切面示扩张的冠状静脉窦开口于右房,窦壁薄弱,其上可见多处连续中断

60

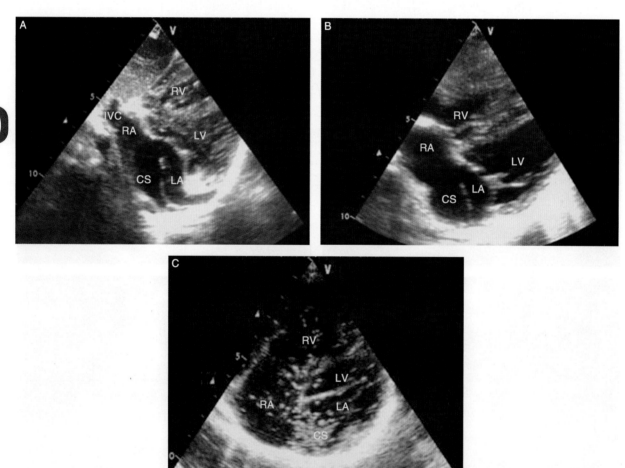

图 60-15　Ⅱa+Ⅲa 型冠状静脉窦型房缺

A. 剑突下切面见扩张的冠状静脉窦壁连续中断,窦口附近房间隔缺损,窦口开口于左房近下腔静脉开口处;B. 剑突下切面见冠状静脉窦终端部分顶壁缺如,致使冠状静脉窦开口于左房;C. 右心造影见冠状静脉窦先显影,其后气泡分别逸入左房和右房

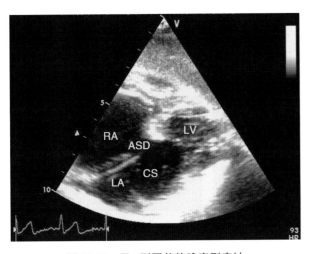

图 60-16 Ⅲa 型冠状静脉窦型房缺
剑突下非标准切面显示扩张的冠状静脉窦开口于
左房侧,位于二尖瓣前叶根部附近

回声失落在经胸超声切面图上难以显示,仅在经食管超声切面图上观测到,如 1～2mm 的卵圆孔未闭和筛孔型房间隔缺损(图 60-17)。较大的回声失落较易显示,常有较为明显的断端,其表面由于有纤维化呈较强的回声反射,呈"火柴梗"征。复合型缺损呈分离状态时,可显示两个以上回声失落;呈融合状态时显示为一个较大的回声失落。回声失落的大小在心动周期过程中有明显的差别,一般情况下收缩期的回声失落测值大于舒张期测值,与心室收缩牵拉瓣环向下运动,使房间隔被拉长有关。由于房间隔缺损的形态多为椭圆形,且最大径并不总是与声束完全平行或垂直,因此超声测量值常低于实际值。

许多因素可以影响回声失落的显示,导致超声检查的假阴性和假阳性,包括:

1. 房间隔的位置与探测切面 超声检查与其他影像检查的最大不同点就是超声医生不断地变换切面寻找和显示病变,因此探测切面的选择将决定能否准确显示回声失落的有无和大小。

2. 特殊解剖类型的房缺 卵圆孔未闭、筛孔型房间隔

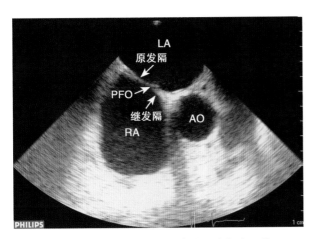

图 60-17 卵圆孔未闭的经食管二维超声图像
见原发隔与继发隔之间斜行细小回声失落,
箭头示 PFO

缺损可无回声失落,而静脉窦型缺损、前峡部缺损和无顶冠状静脉窦型缺损由于部位特殊不易显示回声失落。

3. 特殊体型或较差透声条件 某些个体心脏远离体表或透声条件较差,经胸超声很难明确有无回声失落,此时应选择经食管超声确定或排除有无房缺。

4. 复合型房缺 两个以上缺损同时存在时,显示一个回声失落后没有进一步检查其他的回声失落。

5. 仪器质量和条件设置 较差仪器的二维分辨力不够和增益及图像后处理等条件设置不理想均可显示假性回声失落。由于卵圆窝为房间隔结构中最薄弱的区域,是假性回声失落最常出现的部位。可以采用两种方法鉴别假性回声失落,一是尽可能增加增益至 100%,二是选择经食管超声检查。

6. 检查不当 包括检查者对房缺的认识和理解、检查手法与技巧和检查时间的多少等因素。

(三)间接征象

房间隔缺损的间接征象包括右室、右房扩大,右室流出道、肺动脉及其分支增宽,室间隔呈弧形凸向左室侧。当伴有肺动脉高压时,可出现不同程度的右室壁增厚、室间隔运动异常和下腔静脉增宽,偶见极少量的心包积液。

常规超声心动图检查时左室长轴切面上显示右室扩大是考虑房间隔缺损的第一信号,也是最主要的间接征象(图 60-18)。常规的 M 型和二维测量正常人右室前后径标准值的上限为 20mm,大于 20mm 可考虑有右室大。值得注意的是相对左室而言,右室的解剖形态个体间差异较大,其前后径变化较大,部分正常人的右室前后径可超过 20～25mm。准确判定右室扩大不仅取决于右室前后径,还应参考多切面的左、右室前后径和左右径比值。正常右室径小于左室径的 1/2～2/3,如果右室径接近或超过左室径可判定右室扩大。

右室扩大的程度取决于分流量大小和右室的代偿能力。卵圆孔未闭、筛孔型房间隔缺损及较小分流的房间隔缺损可不引起右心系统的扩大,或仅在中老年以后由于右室的代偿能力下降而出现轻度的右室扩大。较大量的房水平分流患者在儿童期即可出现明显的右室扩大,一般前后径大于 20～25mm,少数患者可超过 35mm,甚至右室前后径大于左室前后径。肺动脉高压、明显的右室流出道梗阻或三尖瓣反流可进一步加重右室扩大。

右房一般与右室同比例扩大,三尖瓣环扩张,明显的三尖瓣反流可进一步加重右房扩大,并可见下腔静脉扩张。

正常肺动脉主干内径小于主动脉内径,为主动脉内径的 2/3～3/4,明显的右心容量负荷过重可引起肺动脉主干和左右肺动脉分支的扩张,肺动脉增宽时主干内径大于主动脉内径。

右心容量负荷过重还可引起室间隔的形态和运动异常。正常人室间隔略呈弧形凸向右室侧,主要参与左室的收缩和舒张运动,运动方向与左室后壁运动方向相反,两者呈逆向运动。房间隔缺损时室间隔呈弧形凸向左室侧,部分参与右室的收缩和舒张运动,运动方向改变,M 型超声可显示收缩期向前、舒张期向后,与左室后壁运动方向相似的同向运动,同时与左室其他壁运动不协调(图 60-19)。明显的肺动脉高压可加重室间隔的运动异常。

三尖瓣和肺动脉瓣运动活跃,开放和关闭幅度增大,

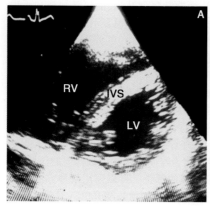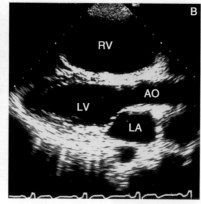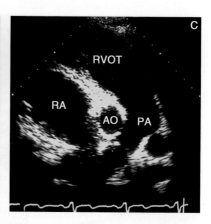

图 60-18　房间隔缺损的继发改变

A. 房间隔缺损患者,有明显右室容量负荷过重现象,右室明显扩大,左室相对变小,室间隔平直,左室轮廓接近于半圆形;B. 左室长轴切面示右室明显扩大,室间隔平直;C. 心底短轴切面见右房扩大,右室流出道和肺动脉明显增宽

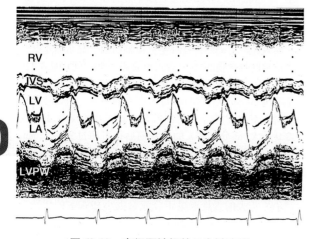

图 60-19　房间隔缺损的二尖瓣波群

图示右室明显扩大,室间隔收缩期向前,舒张期向后,与左室后壁呈同向活动。左房、左室未扩大,二尖瓣活动正常

用电影回放功能可观察到肺动脉瓣的关闭明显延迟于主动脉瓣的关闭(听诊肺动脉瓣第二心音分裂的产生原因)。

大量的左向右分流还导致左室左房内径的减小,左右心内径比值小于1。

二、频谱多普勒

主要应用脉冲波多普勒方法。在理想的二维超声图像上,一般在彩色多普勒血流图像的指引下将脉冲波取样容积设置在房间隔缺损处的右房侧或左房侧获得房水平的分流信号,在频谱图像上显示房水平的分流方向、分流速度和分流波形等。房水平的分流方向、分流速度和分流波形取决于缺损的部位、大小、房压差、探测切面和经胸或经食管超声检查方式。

经胸超声检查单纯继发孔和原发孔房间隔缺损的左向右分流的频谱形态呈基线上方的双峰或三峰波形,分别出现在心室收缩期、舒张早中期和舒张晚期,收缩期峰最高,舒张期次之,峰顶频带较宽,边缘不清,呈毛刺样,基线处仍可见中空的频窗(图 60-20)。在等容收缩期,右房压

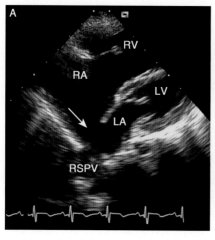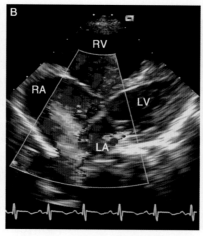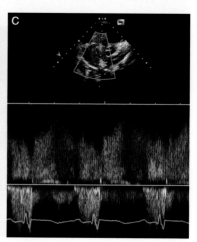

图 60-20　继发孔房间隔缺损

A. 见继发孔缺损位于房间隔顶部(箭头所指);B. 彩色多普勒显示由左向右分流;C. 频谱多普勒显示整个心动周期中均有分流

力可一过性高于左房,出现极短暂的右向左分流。明显的肺动脉高压或右室流出梗阻可改变分流的频谱形态,如在双向分流时频谱波形为分别在基线上方和下方的双峰波形。

多数继发孔和原发孔房间隔缺损的分流方向为左向右,在胸骨旁、剑突下四腔切面和主动脉根部短轴切面上获得的分流频谱在基线上方。当有明显的肺高压或右室流出梗阻时出现房水平的右向左分流时,其频谱在基线下方;出现双向分流时其频谱分别在基线的上方和下方。

卵圆孔未闭的分流方向一般仍为左向右分流,但在肺动脉高压时可为右向左分流。其血流走行取决于房间隔局部解剖结构,即原发隔与继发隔之间斜行缝隙的走向。多数的卵圆孔未闭的分流方向为朝向探头,其分流频谱在基线的上方;少数的卵圆孔未闭的分流方向为背离探头,其分流频谱在基线的下方。

多数的静脉窦型缺损和无顶冠状静脉窦型缺损的分流在常规切面上分流方向与声束方向的角度较大,接近60°~90°,其分流频谱可同时显示在基线的上方和下方,此时在二维切面上调整声束与分流束的角度小于60°是十分重要的,如无顶冠状静脉窦型缺损的分流在胸骨旁右心两腔切面上指向探头,角度为0°~15°。

频谱的峰速一般为1.1~1.3m/s,平均1.2m/s,较小的缺损或卵圆孔未闭的分流峰速度略快,可超过1.5m/s,较大缺损的分流峰速度略低,可在0.8~1.0m/s以下。肺动脉高压或右室流出道梗阻可减小左房与右房间压差,进而减低左向右分流峰速。

显著的右心容量负荷过重导致三尖瓣口、右室流出道和肺动脉瓣口血流速度明显加快,伴有一定程度的血流紊乱;二尖瓣和主动脉瓣瓣口血流速度明显减低。三尖瓣口和右室流出道的速度可超过1.0m/s,肺动脉瓣口血流速度可超过2.0m/s,后者需与肺动脉瓣狭窄相鉴别。

功能性肺动脉瓣狭窄与病理性肺动脉瓣狭窄的鉴别包括:①功能性肺动脉瓣狭窄无明显的跨瓣压差。病理性肺动脉瓣狭窄有明显的跨瓣压差,检测方法是先将脉冲波取样容积设置在肺动脉瓣下,逐步将取样容积过渡到瓣上,此时血流速度突然加快。②功能性狭窄的速度较低,一般不超过2.5m/s。病理性狭窄的速度多大于2.5~3m/s。③功能性狭窄的频谱顶部呈湍流特征,频谱近基线部分仍呈中空的层流特征。病理性狭窄的频谱整体呈湍流特征。④功能性狭窄在二维切面上无肺动脉瓣的粘连和开放受限。病理性狭窄的肺动脉瓣多明显增厚、粘连和开放受限。⑤彩色多普勒血流图像显示病理性狭窄的肺动脉瓣口血流束较窄,呈偏心流动,指向并沿肺动脉外侧壁向后流动,在主肺动脉内形成漩流。功能性狭窄时肺动脉瓣口血流束增宽,无偏心流动,不引起明显的主肺动脉内漩流。

三尖瓣反流峰速和肺动脉瓣反流峰速可用于间接估测肺动脉收缩压和舒张压。肺动脉收缩压$P=4V_1^2+RAP$,肺动脉舒张压$P=4V_2^2+RAP$,V_1为三尖瓣反流峰速,V_2为肺动脉瓣反流峰速,RAP为右房压,为5~15mmHg,常用10mmHg。肺动脉瓣反流舒张末速度可间接估测肺动脉平均压。

正常人肺循环血流量(Qp)与体循环血流量(Qs)相同,$Qp/Qs=1$,房间隔缺损时肺循环血流量明显增加,而体循环血流量明显减低,$Qp/Qs>1$。肺、体循环血流量可用肺动脉瓣口和主动脉瓣口的每搏量(SV)代表,通过肺动脉瓣口和主动脉瓣口的血流频谱分别计算$Qp\ SV$和$Qs\ SV$。$Qp\ SV=D_p^2\times0.785\times VTI_p$,$Qs\ SV=D_a^2\times0.785\times VTI_a$,$D_p^2$和$D_a^2$分别为肺动脉瓣口和主动脉瓣口的直径,$VTI_p$和$VTI_a$分别为肺动脉瓣口和主动脉瓣口的血流速度时间积分,$0.785=3.14/4$。这种测量方法得出的结果与导管法的结果有良好的相关性。房间隔缺损伴中等量以上分流的Qp/Qs值多为2~3。

三、彩色多普勒

彩色多普勒血流显像可在二维切面图像上直接显示房间隔缺损的分流束,便于直观地评价彩色分流束的起源、方向、走行、亮度和会聚等特征,同时可以显示三尖瓣口和肺动脉瓣口的血流特征和反流及伴随病变的血流异常。在胸骨旁及剑突下四腔切面、主动脉根部短轴切面上继发孔房间隔缺损的分流显示为红色的血流束,起始于房间隔中部缺损处的左房面,或显示直接起始于右侧肺静脉。多数可见到缺损处的血流会聚现象,动态观察血流束经缺损处进入右房,向右下斜行流向三尖瓣口(图60-21)。彩色分流束的亮度与缺损的大小有关,一般较小缺损的分流速度较快,其分流束较亮,少数超过Nyquist极限后出现色彩混叠;而较大缺损分流速度较慢,分流束的亮度较低。

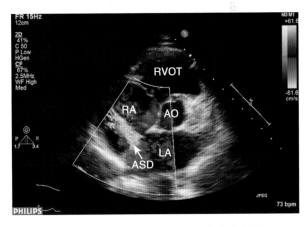

图60-21 主动脉短轴切面的继发孔房间隔缺损的彩色血流图像

箭头示房水平左向右分流

在心尖四腔切面,原发孔房间隔缺损的红色分流束起始于房间隔下部缺损处的左房面,紧邻二尖瓣前叶根部,自左向右水平方向经过缺损处进入右房,流向三尖瓣口(图60-22A)。原发孔型缺损常合并二尖瓣前叶裂,同时显示收缩期起源于前叶瓣体的二尖瓣反流束,由于反流速度较快表现为明显的色彩混叠(图60-22B)。

静脉窦型缺损位于房间隔的后部,处于声束的远场,一般在胸骨旁二维切面上回声失落显示的不理想,并且其分流

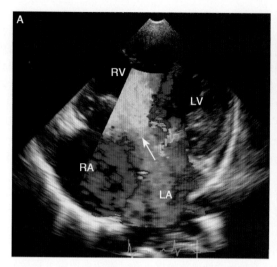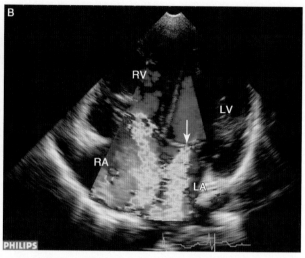

图 60-22　心尖四腔切面原发孔房间隔缺损合并二尖瓣前叶裂的彩色血流图像

A. 舒张期见有心房水平左向右分流(箭头示);B. 收缩期见有二尖瓣前叶裂
所致的二尖瓣反流(箭头示),另有三尖瓣反流

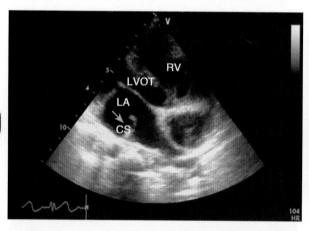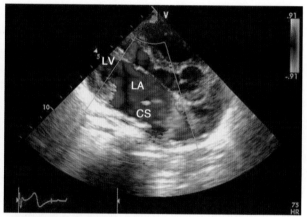

图 60-23　Ⅱb 型冠状静脉窦型房间隔缺损

A. 左心长轴切面显示冠状静脉窦(CS)扩张,窦壁中断(箭头所指),与左房相通;
B. 彩色多普勒显示冠状静脉窦内血流经窦壁中断处进入左房

束与声束方向的夹角较大,又受上下腔静脉血流的影响,因此常规切面上较难完整显示其彩色分流束。经胸检查时需结合患者的个体透声条件不同选择合适的二维切面、取样框大小和彩色增益。剑突下上下腔长轴切面上,分流束与声束方向夹角较小,一般能清楚显示静脉窦型缺损的彩色分流束(见图 60-9B,图 60-10B),若仍不能清楚显示或患者剑突下声窗条件欠佳可进一步行经食管超声心动图确诊。静脉窦型缺损常合并右侧肺静脉异位连接,若连接右房壁,可在右房内显示不同于上下腔静脉血流的附加血流束。

　　不同的冠状静脉窦型房缺患者其分流显示的最佳切面亦不同。Raghib 综合征患者胸骨上窝探查可见主动脉弓左侧左位上腔静脉内的蓝色血流信号,左心耳切面可同时显示左位上腔静脉左房开口处的蓝色血流及左上肺静脉的红色血流信号(见图 60-12B)。中间部分型可选择左心长轴切面、心尖四腔切面或胸骨旁右心两腔切面等,能较好地显示经窦壁中断处进入左房的分流信号(图 60-23 ~ 图 60-25)。终端部分型心尖四腔切面、胸骨旁右心两

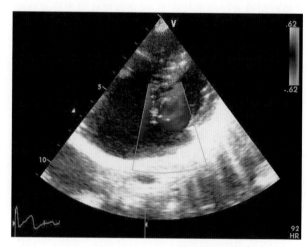

图 60-24　Ⅱb 型冠状静脉窦型房间隔缺损

与图 60-14 为同一患者,彩色多普勒显示冠状
静脉窦壁上多束分流信号

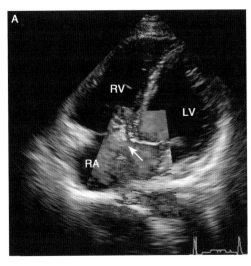
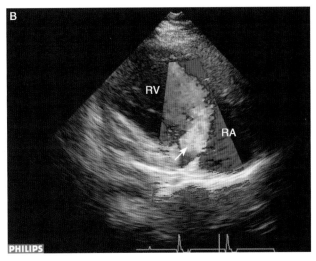

图 60-25　冠状静脉窦型房间隔缺损
A. 心尖四腔切面；B. 胸骨旁右心两腔切面。显示中间部分型冠状静脉窦型
房间隔缺损的彩色血流图像

腔切面或剑突下冠状静脉窦长轴切面可显示冠状静脉窦口的血流首先进入左房侧,合并原冠状静脉窦口部位房缺时,可见分流随即经缺损进入右房内。

卵圆孔未闭彩色分流束的方向和大小取决于房间隔的局部解剖结构,常规切面上既可以显示为朝向探头的红色血流(图 60-26A),也可以显示为背离探头的蓝色血流(图 60-26B)。彩色分流束的宽度小的仅有 1~2mm,大的有 3~5mm,多局限在房间隔附近的右房内。卵圆孔再开放伴有心房明显扩大和房间隔变长和变薄,卵圆窝边缘可见一束或两束以上的彩色分流束。

筛孔型房间隔缺损的彩色分流束多在 2~3 个以上,可在一个切面上同时显示,或在不同的切面上分别显示。在常规切面上多显示为红色,极少数可显示为蓝色(见图 60-7B)。

彩色多普勒血流显像是诊断卵圆孔未闭和筛孔型房间隔缺损的主要方法,但经胸超声检查的敏感性与准确率

明显低于经食管超声检查。

复合型房间隔缺损时可在一个切面上同时显示两个部位的彩色过隔血流束,或在不同的切面上分别显示两个不同的彩色过隔血流束,后者需要操作者的立体空间思维和操作手法。如继发孔型和原发孔型缺损同时存在,彩色多普勒显示在房间隔的中部和下部各有一股红色过隔分流束。

单心房时两房间没有隔膜,血液相互融合,彩色多普勒显示血流在心房内旋转(图 60-27)。

彩色多普勒显示的间接征象包括三尖瓣和肺动脉瓣口的彩色血流束明显增宽,亮度明显增加,而二尖瓣和主动脉瓣的彩色血流束变窄,亮度减低。同时彩色多普勒可显示不同程度的三尖瓣和肺动脉瓣反流。

彩色多普勒的临床应用大大提高了超声诊断房间隔缺损的敏感性和准确率,但同时也有许多失败的教训。究其原因是对假性彩色过隔血流现象认识不足,对许多影响

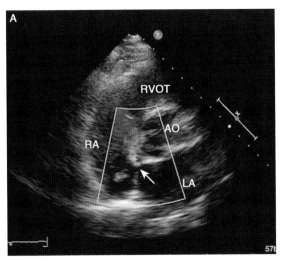
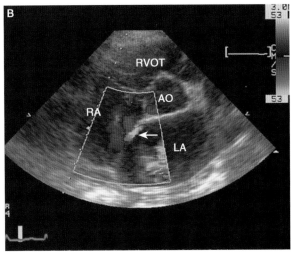

图 60-26　卵圆孔未闭的彩色血流图像
A. 当分流束朝向探头时显示为红色；B. 当分流束背离探头时显示为蓝色(箭头所指)

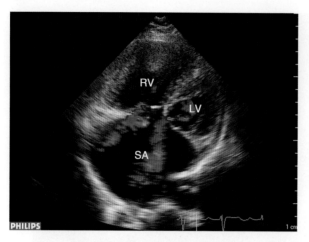

图 60-27　单心房的彩色血流图像

彩色分流束的因素认识不足。假性彩色过隔血流现象在日常工作中较常见,如不认真分析,可能将其视为诊断房缺的主要依据而误诊。若仔细分析,真性与假性彩色过隔血流有许多不同之处,见表 60-1。此外,心导管检查时如行房间隔穿刺,有时可留有微小的缺孔,出现微量分流,应注意和卵圆孔未闭相鉴别(图 60-28)。

下列因素可影响正确评估房水平的彩色分流束:

1. 探测切面　二维超声切面是完成彩色多普勒血流显像的基础,回声失落处指导设置彩色取样框,应依据患者的具体透声条件和缺损类型选择能清晰显示回声失落和与声束夹角较小的切面。

2. 房缺的部位和大小　继发孔与原发孔缺损及单心房的彩色流束在常规切面上较易显示,而静脉窦型缺损和无顶冠状静脉窦型缺损的分流束较难完整显示。卵圆孔未闭和筛孔型房间隔缺损的彩色分流束较细小,需仔细寻

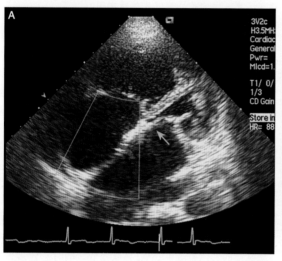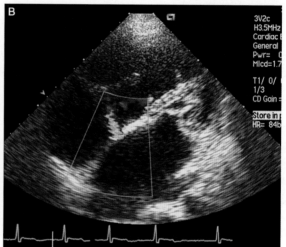

图 60-28　房间隔穿刺导致的微量分流

A. 心导管检查时行房间隔穿刺后留有小的瘘口,彩色多普勒显示在舒张晚期血流经此瘘口由右向左流动(蓝色);B. 同一部位,在舒张中期血流经此瘘口由左向右流动(红色)。分流量甚少,结合病史,易于和房缺及卵圆孔未闭鉴别

表 60-1　真假性彩色过隔血流鉴别点

鉴别点	真过隔血流	假过隔血流
位置	缺损处	弥散
起源	局限左房内	弥散
走行	成束,清晰	不成束,模糊不清
亮度	较亮	较暗
彩色梯度	有	无
彩色会聚	有	无

找。复合型房间隔缺损的第二股分流束较易被忽略。单心房显示心房内的血流旋转,而不是分流束。

3. 肺动脉高压和右室流出道梗阻　肺动脉高压和右室流出道梗阻升高右房压,轻者减低左向右的分流速度和分流量,表现为彩色分流束亮度的减低和宽度变窄;显著

的右房压升高可导致出现房水平的双向分流,表现为一个心动周期内分别出现红色和蓝色的分流束,或右向左分流,为蓝色分流束。

4. 呼吸影响　吸气可减低右房压,有助于显示左向右分流。深呼气和 Valsalva 动作可明显升高右房压,引起一过性的右向左分流,有助于显示卵圆孔未闭的右向左分流束。

5. 存在于复杂心脏畸形中　复杂心脏畸形改变了心脏的结构和空间关系,房缺的位置可能相对变化,检查时应注意。另外在三尖瓣闭锁和完全肺静脉异位连接的患者,房缺是其左右心沟通的必需途径,其分流方向与普通的房缺相反,为右向左分流,因此常规切面上表现为蓝色分流束。由于明显的右室流出道梗阻,法洛三联症和四联症患者的卵圆孔未闭或小房缺的分流束不易显示或被忽视。

6. 仪器分辨力和条件设置　诊断房缺时对使用仪器的彩色分辨力和条件设置要求较高。临床上彩超诊断仪的质量差别较大,较低档次的仪器彩色分辨力较低,不能

准确显示房水平彩色分流束或显示假性过隔血流束,尤其是在心房顶部。彩色取样框不易过大或过小,过大损失帧频和彩色分辨力;过小不能完整显示分流束。对处于远场缺损的显示需适当减低速度标尺和增大彩色增益(图60-29)。

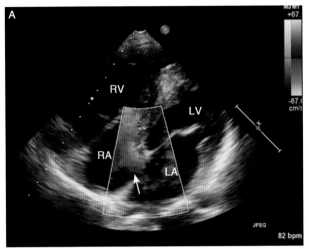 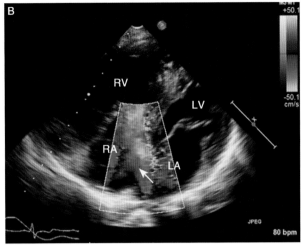

图60-29　远场的房间隔缺损的彩色血流图像

A. 彩色增益为67%,Nyquist极限67cm/s条件下彩色血流图像;B. 彩色增益为71%,
Nyquist极限50.1cm/s条件下彩色血流图像,分流束显示较A更完整

四、经食管超声心动图

多数房间隔缺损在经胸超声检查中能明确诊断,少数特殊类型的房缺如静脉窦型房缺、无顶冠状静脉窦、卵圆孔未闭和筛孔型房间隔缺损或由于各种原因而导致的透声条件较差,其诊断依据很难在经胸超声检查中获得,经食管超声心动图是明确诊断的最好检查手段。

成人的经食管超声探头频率多为5MHz,宽度为10～12mm,探头处有关节,导线外绝缘层有深度刻度,用cm表示。通过探头手柄的机械操作,可前后或左右弯曲探头,也可顺钟向或逆钟向旋转探头顶部的晶片和向外拉或向里送探头。早期的探头只能进行单平面和双平面扫查,有一定的局限性,现多应用多平面或全平面探头进行扫查。

食管内的超声探头位于心脏的后方,声束方向由后向前,与经胸超声正相反,心底部是其近中场,心尖部是其远场。经食管超声探查部位有心底部和心中部,二维切面与经胸切面既相似又不同,主要包括水平切面(0°或180°)、纵切面(90°)和过渡斜切面(0°～90°或90°～180°)。图像显示有两种方式,一种为探头和近场在图像的上方,心脏结构的前后位置关系与经胸检查相反;另一种为探头和近场在图像的下方,心脏结构的前后位置关系与经胸检查一致。本章采用的是前一种方法。

由于不受肺气、胸肋骨等因素的影响,在经食管超声切面上能十分清晰地显示心底大血管和房间隔结构,包括房间隔的上下径、前后径、原发隔与继发隔的厚度及两者的融合程度、回声失落的有无和大小及房间隔的运动情况等。同时经食管超声切面上房水平分流束和肺静脉血流方向与声束方向的夹角较小,彩色血流敏感清晰,因此,经食管超声对各种类型的房缺,尤其是静脉窦型房缺、无顶冠状静脉窦、卵圆孔未闭和筛孔型房间隔缺损及合并病变,如肺静脉异位连接等的诊断具有极高的敏感性和准确性。

探头位于心底部左房壁后方,水平切面显示四腔切面,观察原发孔与继发孔型回声失落及房室瓣结构等。心中部和胃内部水平切面显示冠状静脉窦长轴,观察冠状静脉窦结构及入口,用于诊断无顶冠状静脉窦。心中部纵切面显示上下腔静脉入右房口长轴图像、房间隔后部的上下径和前后位置的左右房结构,观察上腔静脉入口下方或下腔静脉入口上方的回声失落,用于诊断静脉窦型缺损。心中部纵切面还可显示房间隔的细微结构,如原发隔与继发隔的厚度、长度及两者的融合程度、原发隔的弹性及运动情况等。当有卵圆孔未闭和筛孔型房间隔缺损时可清晰地显示较小的回声失落,如1～2mm的斜行回声失落。

0°～90°的系列过渡斜切面能较完整地显示房间隔缺损的范围和轮廓,较准确地显示前峡部和后峡部及其与主动脉后壁和下腔静脉的连接,对异位连接的肺静脉也有较高的显示率。

经食管超声的彩色多普勒显示方向与经胸相反,左向右分流为蓝色,右向左分流为红色。由于Nyquist极限较低,血流显示比经胸检查敏感,彩色分流束较亮,常出现色彩混叠。

在上下腔静脉长轴图像上,静脉窦型缺损的彩色分流束紧邻上下腔静脉入右房口处,与声束方向基本平行,完全不同于与声束方向基本垂直的上下腔静脉血流,较易识别。分流束自左房进入右房,呈蓝色为主的多色镶嵌血流,较明亮(图60-30)。若有肺静脉异位连接时显示附加静脉样血流经右房壁进入右房(图60-31)。

无顶冠状静脉窦型缺损在水平切面冠状静脉窦长轴上显示,冠状静脉窦血流与左房血流融合成较宽的分流束,表现为蓝色为主的多色镶嵌血流在三尖瓣和二尖瓣根部的上方自左房进入右房(图60-32)。

60

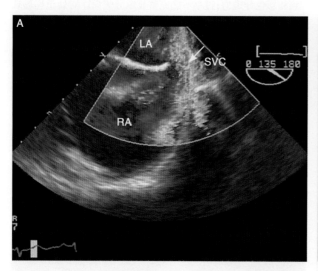
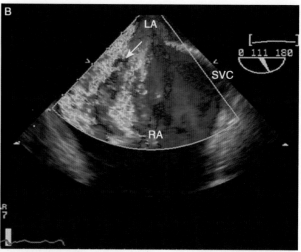

图 60-30　房间隔缺损的经食管超声彩色血流图像

A. 上腔型房间隔缺损的经食管超声彩色血流图像,箭头示分流束在上腔静脉下方进入右房;B. 下腔型房间隔缺损的经食管超声彩色血流图像,箭头示分流束在下腔静脉上方进入右房

卵圆孔未闭的彩色分流束在上下腔静脉长轴图像上多起始于原发隔与继发隔的结合处,可垂直房间隔走行或斜行,其宽窄和长度取决于卵圆孔未闭的解剖结构(图60-33)。

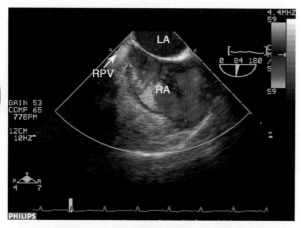

图 60-31　经食管超声彩色血流显示的肺静脉异位连接

箭头示肺静脉异位连接并引流入右房

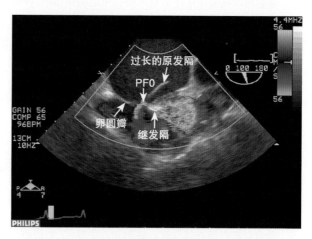

图 60-33　卵圆孔未闭的经食管超声彩色血流图像

箭头示卵圆孔未闭(PFO)的细小分流束,同时见过长的原发隔进入左房内形成附加膜样结构

筛孔型房间隔缺损常合并房间隔瘤,在上下腔静脉长轴图像及斜切面上显示在呈瘤样膨出的原发隔上有多个较小的分流束,分流束的大小、方向和走行略有不同(图60-34)。

与经胸超声频谱比较,经食管超声获得的房水平分流频谱方向相反,在基线的下方,形态相似,有两个或三个波峰构成,但峰速度可能略高,频谱的灰度明显增加,频带的边缘更加弥散,有较多的毛刺(图60-35)。

五、心脏超声造影

在没有彩色多普勒超声之前,心脏超声造影技术是观察和评价房水平分流的主要方法,由于彩色多普勒超声,

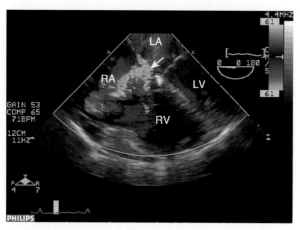

图 60-32　中间部分型冠状静脉窦型房间隔缺损的经食管超声彩色血流图像

箭头示冠状静脉窦入右房口处房水平左向右分流

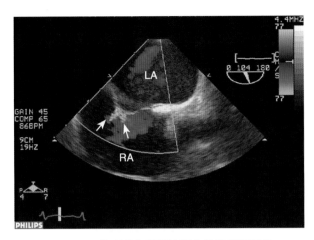

图 60-34 筛孔型房间隔缺损合并房间隔瘤的经食管彩色血流图像

箭头示房间隔瘤右房侧顶部多发细小房水平分流

尤其是经食管超声的应用已能准确诊断房间隔缺损,心脏超声造影技术现已较少应用于临床日常检查,但在没有经食管超声和彩色多普勒超声的情况下心脏超声造影仍是观察和评价房水平分流的敏感方法。

心脏超声造影(contrast echocardiography)是利用静脉内注入超声造影剂以达到心腔和心肌显影的技术,用于评价心内血流、结构和心肌灌注。超声造影剂是具有回声增强特性的微气泡,主要有右心造影剂和左心造影剂。

右心造影剂应用较早,20 世纪 60～70 年代就已应用到临床,包括靛青蓝绿、二氧化碳、过氧化氢溶液及声振生理盐水和葡萄糖溶液等,他们所产生的微泡直径较大,一般大于 8～10μm,不能通过肺循环,并在肺内随呼吸排出体外,其结果是右心显影,左心不显影。心脏超声造影技术正是利用右心造影这一特征来评价房水平左向右或右向左分流。

左心造影剂是近年来研发和应用的新型造影剂,包括 SonoVue、Levovist 和 Optison 等,他们所产生的微泡直径较小,一般小于 5μm,可通过肺循环进入左心腔,其结果是右心和左心相继显影,主要用于左室心腔和心肌显影,较少用于诊断房缺。

右心造影评价房水平分流时通常选择心尖或胸骨旁四腔切面,显示间隔回声失落处或感兴趣区,经静脉注入的造影剂首先呈云雾状强回声进入右房并迅速充满整个右房,衬托出与无造影剂回声的左房之间的完整房间隔结构(图 60-36)。

当房水平左向右分流时,不含造影剂的左房血经缺损处进入右房,冲走了房间隔右缘附近含有造影剂的血液,使该部位出现造影剂充填缺失的无回声区,称之为负性造影区,是右心超声造影诊断房间隔缺损的直接征象。负性造影区的大小取决于缺损的大小和分流量的多少,中等量以上的分流可见较明显的负性造影区,而较小的缺损和卵圆孔未闭的负性造影区可能并不清晰。

当房水平右向左分流时右房内无负性造影区,动态观察造影剂气泡经过缺损处进入左心房,使原本无造影剂回声的左房和左室相继显影。左房和左室内造影剂气泡的多少代表右向左分流量的多少,少量的右向左分流气泡需与左房内的自发显影相鉴别。肺动脉高压和右室流出道梗阻可升高右房压,增加左房和左室内造影剂气泡的量和显示浓度。根据左房和左室内造影剂气泡的量和显示浓度可间接估测肺动脉高压的程度。

当房水平双向分流时既可出现右房侧的负性造影区,也可在左房内显示有造影剂气泡(图 60-37)。

深呼气和 Valsalva 动作可明显升高右房压,引起一过性的右向左分流,使左房内出现造影剂气泡,有助于明确卵圆孔未闭的右向左分流。

右心声学造影对于冠状静脉窦型房缺的诊断,尤其是合并左位上腔静脉更是有其特殊价值。

不合并左位上腔静脉(b 型)时,Ⅰb 型仅有冠状静脉窦缺如,右心声学造影无甚帮助。Ⅱb 型左、右房血流经冠状静脉窦壁相通,在右心压力增高的前提下,右心造影可见右房、右室顺序显影,部分造影剂经过冠状静脉窦口入

60

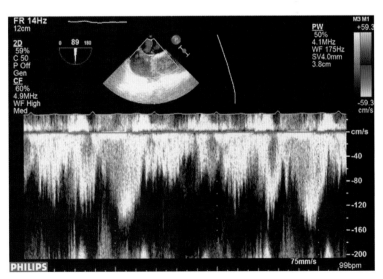

图 60-35 经食管超声的房间隔缺损的频谱图

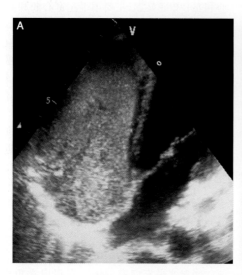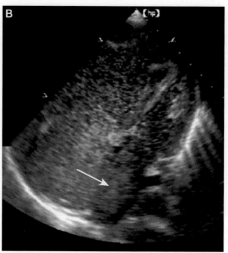

图60-36 正常人和房间隔缺损患者的右心超声造影图像
A. 正常人右心显影,左心未见显影;B. 房缺患者心房水平右向左分流(箭头),使左房左室显影

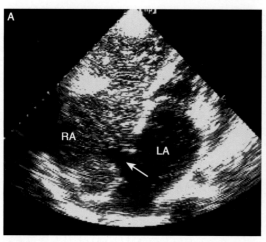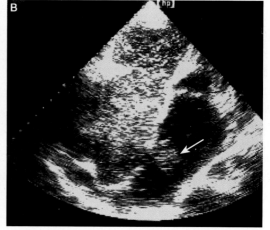

图60-37 房间隔缺损的右心超声造影图像
A. 显示房间隔上有小型缺损,心房水平有时出现左向右分流,在右房内形成负性造影区(箭头所指);
B. 为同一部位,有时呈现右向左分流,在左房内邻近缺损处见少量造影剂

冠状静脉窦,并进入左房使左心显影。若未能出现右向左分流则声学造影无帮助。Ⅲb型为终末段缺损,单纯的Ⅲb型声学造影无帮助。

对于合并左位上腔静脉(a型)的患者,右心声学造影具有极其重要的诊断价值。Raghib综合征患者于左上肢静脉注入声学造影剂,若见气泡从左心耳基底部最先逸出,其后左房显影则可以确诊(见图60-12C)。Ⅱa型患者于左上肢静脉注入造影剂,若见冠状静脉窦最先显影,气泡从冠状静脉窦内逸出进入左房使左心显影则可确诊(见图60-13C、D)。Ⅲa型患者于左上肢静脉注入造影剂,若见冠状静脉窦最先显影,其后气泡从二尖瓣前叶根部近房间隔侧逸入左房和右房则可确诊(见图60-15C)。在大多数情况下造影剂经冠状静脉窦进入左房后并不充填左房腔,而是立即通过二尖瓣口进入左室,使左室显影,中间部分型表现尤为明显,考虑与冠状静脉窦位于二尖瓣环后方,气泡容易被二尖瓣口血流冲入左室有关(见图60-13C)。

六、三维超声心动图

尽管二维超声能准确定位诊断房间隔缺损,但由于缺损的形态多为椭圆形和半月形,二维超声切面只能显示其某一径线,不同的探测切面会得到不同大小的回声失落,不能显示出缺损的轮廓和面积,是二维超声诊断方法的局限性。

自从1961年Baum等人提出了三维超声成像的概念以来,三维心脏超声技术的临床应用经历了几十年的发展和改进,已经从早期脱机静态的三维图像重建发展到现在的联机实时三维容积成像,成像的时间大大缩短,已基本满足临床工作需要。尽管目前实时三维容积成像技术还未完善,有一些不足之处,如切割的方法有待改进、过程应简化省时、空间分辨力尚不令人满意等,但初步临床应用的结果显示实时三维容积成像有许多优点:

(一)实时三维容积成像

能实时动态显示房间隔缺损及相关结构的立体图像,

具有独特的空间分辨力。通过切割三维超声显示的立体图像,超声医生可以从任意一个切面或视角观察房间隔缺损结构,如轮廓和面积,及其与邻近心血管结构的相互空间关系和缺损与过隔血流的空间关系。

(二)修正和指导二维超声显像

二维超声显像的立体空间图像是在超声医生头脑中建立的,其准确性完全取决于超声医生对病变的认识理解和形成空间立体图像的能力。因此,依赖二维超声显像的立体空间图像做出的临床判断往往是不准确的或错误的。三维超声显示的立体图像可以修正这种错误。

(三)拓展二维超声显像的范围

在三维超声显示的立体图像中可以进行任意切面的显像,增加了许多常规二维超声无法完成的切面,如可从左房面或右房面观察和测量缺损的轮廓和面积,进一步提高了对房间隔结构和缺损的显示和了解。

(四)有助于临床医生对超声图像的理解

常规二维超声图像不宜于临床医生的理解,而三维超声显示的立体图像接近人体解剖图像,使临床医生能快速准确地了解房缺的部位、形态和大小等,有助于房缺封堵术和外科手术的术前评估、术中监测和术后效果评价(图60-38)。

(五)体外模拟手术路径和结果

体外模拟手术路径和结果是三维超声临床应用方面极具特色和应用前景的内容之一。实时三维容积成像对术式的选择、手术路径的准确与否、损伤程度的预判及对心脏结构和血流动力学的影响等具有重要的参考价值。

国内外大量的实验和临床研究结果显示三维超声在测量房缺的最大长径、短径和面积与手术测值有很好的一致性,其准确度高于二维超声。同样,三维超声定量测量房缺患者肺、体循环血流量的结果更准确。

房缺的三维超声图像采集有不同的方法,以 Philips iE33 为例,首先在二维超声切面显示回声失落的部位和大小,调整最佳二维超声切面。选择和应用三维超声的显示方式,有 live 3D、full volume 显示和 color 显示,三者常交替采用。live 3D 显示由 Y 轴上 60°及 Z 轴上 30°扇

形容积块构成,分辨力较高,成像速度快,是三维超声最常用的立体图像显示方式。缺点是容积相对小,显示范围有限。full volume 显示由 Y 轴上 60°~90°及 Z 轴上 60°~90°扇形容积块构成,容积相对大,显示范围较大。缺点是分辨力略低,成像速度慢,易受心律和呼吸等影响。color 显示由 30×30°扇形容积块构成,用于显示血流的立体空间状态。

房缺的三维超声立体图像切割和观察是动态、静态交替进行的,切割方向有前后、左右、上下和任意方向,切割后旋转包括水平旋转和垂直旋转。通过电影回放显示对房间隔结构和缺损进行的全方位观察,从左房面或右房面观察可见缺损的轮廓和缺损面积的大小,动态观察显示缺损的轮廓和面积随心动周期有较大的变化,心室收缩期的面积明显大于舒张期的面积(图60-39)。color 显示可动态观察房水平彩色分流的立体走行方向(图60-40)。

七、监测和评价经导管房间隔缺损封堵术

经导管房间隔缺损封堵术目前已广泛应用于临床,心脏超声,尤其是经食管超声在术前筛选、术中监测和术后评价房间隔缺损封堵术效果方面起到不可或缺的作用。

术前筛选时超声检查的内容包括:①是否为单纯房缺,若同时有肺静脉异位连接等其他畸形则不适合封堵术;②确定房缺的类型;③确定房缺的大小;④判断残端的大小和厚度;⑤判断缺损与邻近结构的关系,如冠状静脉窦口、二、三尖瓣和上、下腔静脉等;⑥心内血流动力学。这些内容对合理选择术式或封堵伞大小有指导作用。

封堵过程中经食管二维超声清晰地显示房间隔结构和封堵伞结构,可指导调整和确定伞的位置和形态,判断伞是否有效包夹房间隔结构和缺损,位置是否恰当(图60-41,图60-42)。

显示和确定封堵伞是否对心脏其他结构造成影响,迅速发现术中心脏突发事件,如心脏破裂引起的急性心包积

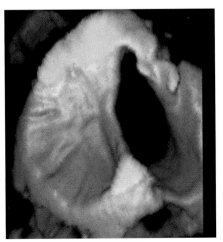
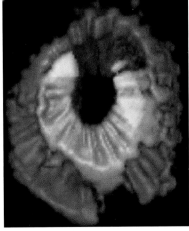
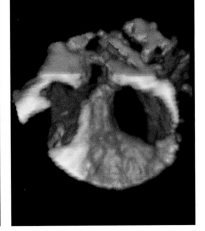

图60-38　房间隔缺损的三维超声图像

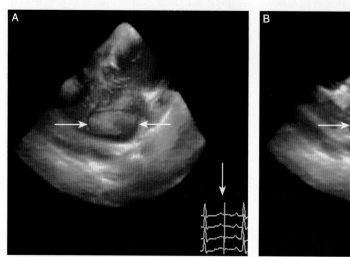
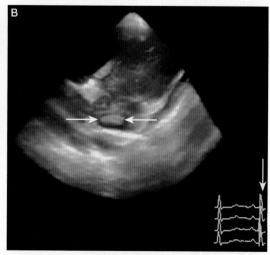

图 60-39　房间隔缺损的三维超声图像

A. 收缩末期,见房缺(箭头所指)的面积甚大;B. 舒张末期,见房缺面积明显缩小(箭头所指)

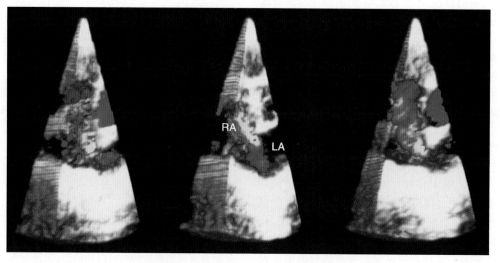

图 60-40　实时三维超声显示的过隔血流

左中右三图显示心动周期中血液由右房流向左房的过程

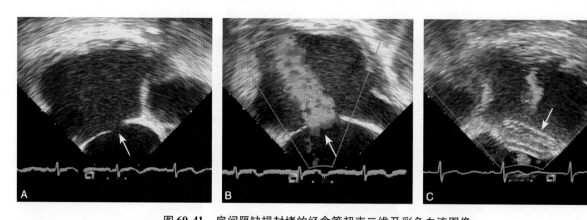

图 60-41　房间隔缺损封堵的经食管超声二维及彩色血流图像

A. 见房间隔上有连续中断(箭头所指);B. 彩色多普勒见分流血液由左房进入右房(箭头所指);

C. 房缺封堵之后,分流已不明显,箭头所指封堵器(closure)

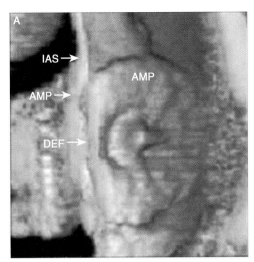
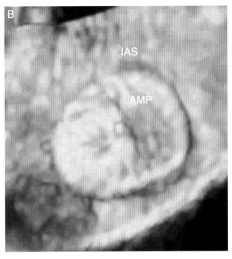

图 60-42 房间隔缺损封堵后的三维超声成像

A. 房间隔缺损 Amplatzer 双盘联腰封堵器置入之后,侧面观察,可见两层的圆盘覆盖缺损两侧,紧夹缺损的边缘,将缺孔闭合;B. 房间隔缺损用 Amplatzer 封堵器封堵后,鸟瞰图上见圆盘覆盖缺损之上。AMP:Amplatzer 封堵器,DEF:缺损部位,IAS:房间隔

液和心脏压塞。彩色多普勒显示封堵的效果,多数的分流被有效阻断,仅能显示极微量的分流。释放伞之前彩色多普勒血流显像确定心内血流动力学有无异常变化。

封堵术后右房右室均明显减小,三尖瓣和肺动脉瓣血流速度减低。定期的随访观察显示绝大多数患者的伞无异常变化,房水平无分流。极少数的患者可在一定时间内仍有极少量的房水平分流。偶尔可见到伞释放后 24 小时之内封堵伞脱落,较大的伞易嵌顿在右室流出道或部分嵌顿在肺动脉瓣口,较小的伞可进入肺动脉主干。

八、诊断与鉴别诊断

(一)诊断

超声诊断依据包括:①房间隔回声失落;②过隔血流频谱;③彩色过隔分流束;④右室右房扩大。

超声检查过程中获得上述所有诊断依据时可明确诊断房间隔缺损,当诊断依据不全或找不到某个依据时诊断房缺并不容易,需综合应用各种超声技术,尤其是经食管超声,并充分考虑诸多的影响因素。由于房间隔缺损常合并其他畸形或是复杂畸形中的一个组成部分,还应系统观察其他心脏结构和血流的异常,做出完整诊断。

(二)鉴别诊断

1. 正常腔静脉血流 部分成年人和多数儿童的上下腔静脉的血流速度较快,尤其是下腔静脉的血流直接指向卵圆窝并沿房间隔向三尖瓣走行,可引起右房内局部彩色血流混叠或出现假性过隔现象,有时与房缺相混淆。腔静脉血流起源于右房的下部或上部,易受呼吸影响,频谱中可见心房收缩后的反向波形。彩色血流显像可追踪血流的起源,如仍不能鉴别,可选择经食管超声检查。

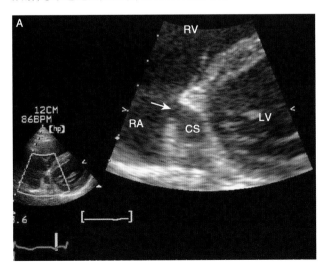
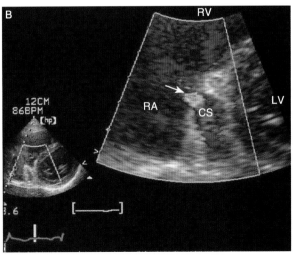

图 60-43 冠静脉瓣口狭窄的二维及彩色血流图像

A. 冠静脉(CS)长轴切面显示入口处膜样回声结构(箭头所指),其远心端弥漫扩张;B. 冠静脉入口处血流速度加快,呈彩色混叠并有彩色会聚现象(箭头所指)

2. 主动脉窦瘤破入右房　主动脉窦瘤破入右房后除导致右室右房扩大以外,在右房内可形成高速和全心动周期的湍流,速度一般超过 4~5m/s,呈明显的血流混叠并指向右房顶部。二维超声显示主动脉窦局限扩张呈瘤样结构突入右房,顶端可见破口。

3. 冠状动脉-右心房瘘　右冠状动脉常见,二维超声可显示冠状动脉扩张,追踪扫查见其瘘口位于右房壁,彩色血流显像可见瘘口处血流混叠信号。频谱表现分流速度较快,呈舒张期为主的双期连续性分流信号。

4. 部分或完全型肺静脉异位连接　完全型肺静脉异位连接时,二维切面显示右房右室显著扩大,左心系统发育较小,不能显示肺静脉开口于左房壁。可显示左房后方扁平的共同肺静脉结构,经不同途径引流至右房,房间隔缺损是其生存的必然条件,分流为右向左。部分型肺静脉异位连接时有不同程度的右房右室扩大,二维切面显示某支肺静脉开口于右房壁,彩色血流显示除上下腔静脉血流以外的第三股血流束,频谱为静脉样特征。

5. 肺动脉高压　许多原因引起的肺动脉高压导致右室右房明显扩大,房间隔较薄,卵圆窝处易出现假性回声失落而误诊为房缺。调整增益等条件或选择经食管超声检查进行鉴别。

6. 左室右房通道　二维切面显示缺损位于二尖瓣前叶根部下方与三尖瓣隔叶根部上方之间的房室间部分,频谱显示为收缩期高速湍流,速度超过 4~5m/s。彩色血流显示起始于左室的喷射状混叠样分流束进入右房,指向右房顶部。

7. 冠状静脉窦瓣口狭窄　二维切面显示冠状静脉窦瓣口膜性狭窄,彩色血流显示起始于冠状静脉窦瓣口的血流束,左向右方向走行(图 60-43)。

第61章

室间隔缺损

VENTRICULAR SEPTAL DEFECT

◎郭瑞强　周　青

病理解剖与血流动力学改变	811
一、室间隔的胚胎学演变	811
二、室间隔的解剖	812
三、室间隔缺损的分型	812
四、血流动力学变化	814
五、临床表现	814
检查方法与注意事项	815
一、检查方法	815
二、注意事项	816
经胸超声心动图	816
一、M型超声心动图	816
二、二维超声心动图	816
三、三维超声心动图	817
超声多普勒	818
一、彩色多普勒	818
二、频谱多普勒	823
三、组织多普勒	824
心脏声学造影	825
经食管超声心动图	826
室间隔缺损的并发症	826
诊断要点与鉴别诊断	828
一、定性诊断	828
二、定位诊断	828
三、定量诊断	828
四、鉴别诊断	829
临床价值与发展前景	829
一、超声心动图在室间隔缺损诊断和治疗中的价值	829
二、超声新技术在室间隔缺损诊断和治疗中的应用前景展望	829

61

　　室间隔缺损(ventricular septal defect, VSD)是最常见的先天性心脏病之一,在存活新生儿中的发病率为1.3‰~2.4‰。作为单独畸形,其发病率占先天性心脏病的20%~30%。室间隔缺损可单独存在,亦可是心脏复合畸形的一部分,如法洛四联症、大动脉错位、永存动脉干等,或与其他心脏畸形并存,如房间隔缺损、动脉导管未闭、肺动脉狭窄等。作为复合畸形,室间隔缺损约占所有先天性心脏病的50%。1879年Roger首次对室间隔缺损进行报道,1954年Lillehei等首次进行室间隔缺损心内修补术并获得成功,1957年Kirklin采用体外循环成功地进行大组病例的室间隔缺损心内修补术。随着超声技术的不断进步,尤其是彩色多普勒血流显像技术的普及与提高,绝大多数室间隔缺损患者在婴幼儿期间均能获得准确诊断。近年来,随着经食管超声心动图及三维超声心动图的发展,超声心动图对室间隔缺损及其合并畸形的诊断更为准确、全面。目前,超声心动图检查现成为临床上诊断室间隔缺损的首选方法。在成年前大多数中或大的VSD患者进行了VSD修补术,小的VSD可自发性闭合,因此成年人先天性室间隔缺损较为少见。成人室间隔缺损还可见于急性心肌梗死、感染性心内膜炎以及外伤所致的室间隔穿孔。

病理解剖与血流动力学改变

一、室间隔的胚胎学演变

　　胚胎早期,心室壁组织向上凸起形成一个较厚的半月形肌性嵴,称室间隔肌部(muscular part of interventricular septum)。此隔不断向心内膜垫方向伸展,上缘凹陷,与心内膜垫之间留有一孔,称室间孔(interventricular foramen),使左、右心室相通。胚胎发育第7周末,由于心动脉球内部形成左、右球嵴,对向生长融合,同时向下延伸,分别与肌性隔的前缘和后缘融合,如此关闭了室间孔上部的大部分;室间孔其余部分则由心内膜垫的组织所封闭,形成室间隔膜部。室间孔封闭后,肺动脉干与右心室相通,主动脉与左心室相通。当上述各部位间隔发育不全或融合失败,则形成室间隔缺损。

二、室间隔的解剖

正常室间隔为自心底向心尖处延伸,呈三角形凸向右心室的曲面结构,前2/3与胸壁约呈45°。在胚胎发育过程中,室间隔由心尖部形成的肌部间隔、漏斗部形成的圆锥间隔与心内膜垫形成的膜部间隔发育、融合而成(图61-1)。

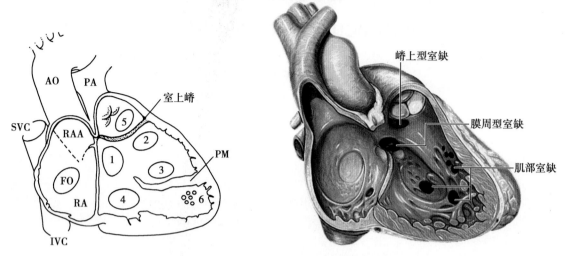

图61-1 室间隔缺损右心室面解剖结构示意图

PA:肺动脉,AO:主动脉,RA:右心房,RAA:右心耳,FO:卵圆孔,SVC:上腔静脉,IVC:下腔静脉,PM:乳头肌;1区:膜部室间隔,2区:流出道室间隔,3区:肌部室间隔,4区:流入道室间隔,5区:嵴上室间隔,6区:心尖多孔瑞士奶酪样室间隔缺损

(一) 膜部室间隔

较小,直径不足1.0cm,直接位于主动脉瓣下方。从右心室面观察,它邻近三尖瓣隔瓣;从左心室面观察,膜部间隔构成左心室流出道上方部分。三尖瓣环将膜部间隔划分为房室间隔和心室间隔,房室间隔缺损将导致左室-右房通道。除膜部室间隔外,余下的室间隔构成肌部室间隔。

(二) 肌部室间隔

由膜部室间隔朝下、朝前、朝心尖部扩展而成,约占整个室间隔面积的绝大部分。由三个部分组成:

1. 流入道室间隔(inlet septum) 位于膜部室间隔后方,二尖瓣与三尖瓣之间。

2. 肌小梁室间隔(trabecular septum) 由膜部室间隔朝心尖部伸展。

3. 流出道亦称漏斗部室间隔(outlet septum) 由膜部室间隔朝前伸展,位于肌小梁室间隔的上方与大动脉的下方,骑跨于室上嵴两侧。

尽管这三部分室间隔组织互相融合,但从右心室面观察,间隔边缘束(septomarginal trabecula)可作为区分流入道室间隔和流出道室间隔的标志。

三、室间隔缺损的分型

室间隔缺损的分类方法较多,但大同小异。按其解剖特点与部位主要可分为以下几种类型(图61-2):

(一) 膜周部室间隔缺损(perimembranous ventricular septal defects)

局限于膜部的室间隔缺损罕见,它常常向肌部室间隔延伸,累及到肌部室间隔的一部分,因此称为膜周部室间隔缺损,此类型的室间隔缺损最为常见,大约占室间隔缺损的80%。此型的解剖特点是缺损以膜部室间隔为中心,向周围的肌部延伸,缺损上缘由两组房室瓣间的纤维连接或由一组房室瓣与一组半月瓣之间的纤维连接构成。从右心室面观察,膜周部室间隔缺损位于室上嵴的下方,亦称嵴下膜周型室间隔缺损。从左室面观察,缺损的上缘为主动脉瓣瓣环,在主动脉瓣右冠瓣与无冠瓣结合部的下方。临床上有时可见室间隔膜部呈囊状向右室凸出,囊壁上有1个或多个孔构成两心室间的交通,称为室间隔膜部瘤样缺损。膜部缺损还可形成较罕见的左室-右房交通。根据累及肌部室间隔的部位可将膜周部室间隔缺损进一步分为:

1. 流入道膜周部室间隔缺损(perimembranous defects with inlet extension) 缺损由室间隔膜部向后下方延伸至右室流入道肌部。

2. 肌小梁膜周部室间隔缺损(perimembranous defects with trabecular extension) 缺损由室间隔膜部向前下方延伸至心尖肌小梁部。

3. 流出道膜周部室间隔缺损(perimembranous defects with outlet extension) 缺损由室间隔膜部向前上方延伸至右室流出道肌部。

当膜周部室间隔缺损累及上述一个以上部位时,称为膜周部融合性缺损(perimembranous confluent defects)。

(二) 肌部室间隔缺损(muscular ventricular septal defects)

肌部室间隔缺损不累及膜部,缺损周边均为肌性组织,缺损上缘与半月瓣和房室瓣之间由肌性组织分隔。肌部室间隔缺损约占室间隔缺损的20%。根据累及的部位

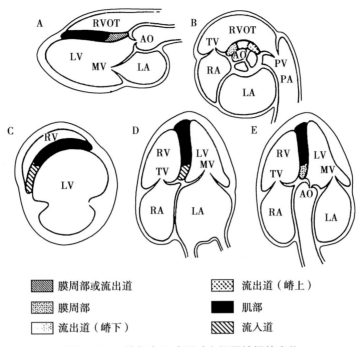

图 61-2 二维超声心动图对室间隔缺损的定位
AO:主动脉,LA:左房,LV:左室,RA:右房,RV:右室,RVOT:右室流出道,MV:二尖瓣,TV:三尖瓣,PV:肺动脉瓣

可分为:

1. 肌部流入道室间隔缺损(muscular inlet defects)占室间隔缺损的 5%~8%,缺损位于右室圆锥乳头肌之后,三尖瓣隔叶根部之下的右室流入道肌部,为肌性室间隔与心内膜垫未完全融合所致,此型缺损既往称为隔瓣后型室间隔缺损或流入道间隔缺损。此型缺损三尖瓣叶与室间隔连接点低于二尖瓣叶与室间隔连接点的正常解剖关系仍然存在,缺损上缘与中心纤维体之间有一肌性组织相隔。此种类型的室间隔缺损不应与房室隔缺损畸形中的室间隔缺损相混淆,后者缺损的上缘无肌性组织,而由二尖瓣环和三尖瓣环的纤维连接所构成,二尖瓣环和三尖瓣环处于同一水平,因而不符合肌部室间隔缺损的定义。孤立的肌部流入道室间隔缺损罕见,但可以是心内膜垫缺损的一部分。

2. 肌小梁室间隔缺损(muscular trabecular defects)此型在肌部室间隔缺损中最常见,其部位与大小常不固定,多为单个缺损,亦可为多个缺损。位于心尖部的多孔室间隔缺损呈蜂窝状,被形象地称为心尖多孔瑞士奶酪样室间隔缺损(multiple Swiss cheese septal defects)。小的肌部室间隔缺损又称罗杰病(Roger's disease)。

3. 肌部流出道室间隔缺损(muscular outlet defects)占室间隔缺损的 5%~10%,缺损位于右室流出道肌部室间隔。以室上嵴为界,室上嵴下方缺损称为嵴下(infracristal)型肌部流出道室间隔缺损,室上嵴上方缺损称为嵴上型(supracristal)肌部流出道室间隔缺损。嵴上型流出道肌部缺损(习惯简称为嵴上型室缺),多紧邻肺动脉瓣下,从左室面观察缺损位于主动脉右冠结合部下方,上缘为半月瓣瓣环纤维组织,下后为右室流出道室上嵴的肌性组

织,又称为干下型室间隔缺损。也有人认为嵴上型流出道肌部缺损不同于干下型室间隔缺损,前者缺损的上缘为肌性组织,没有瓣环纤维组织,而后者缺损的上缘为瓣环纤维组织,缺损与瓣环之间无肌性组织分隔。此型室缺常伴有主动脉瓣脱垂。

(三) 双大动脉干下型室间隔缺损(double-committed sub-arterial ventricular septal defects)

此型的解剖特点是缺损直接位于两条大动脉的瓣环下,缺损的上缘由主动脉瓣环和肺动脉瓣环的纤维连接所构成,缺损所在的位置最高。由左室侧观察,缺损位于主动脉左冠瓣与右冠瓣交界处的下方,由右室侧观察,缺损位于室上嵴上方,其上缘为肺动脉瓣瓣环。以往此种类型的室间隔缺损有多种命名,如嵴上型室间隔缺损、漏斗部间隔缺损、球间隔缺损、流出道间隔缺损、肺动脉瓣下间隔缺损及圆锥间隔缺损等。值得注意的是:不应将此型室间隔缺损与流出道肌部室间隔缺损混淆,前者缺损的上缘为肺动脉瓣环,后下缘可由肌性组织构成,但缺损周围并非由完整的肌性组织包绕,而后者缺损的上缘及周围均为肌性组织。

(四) 混合型室间隔缺损(mixed ventricular septal defects)

当上述三种类型的室间隔缺损有两型以上同时存在时,称为混合型室间隔缺损。

目前临床上通常采取 Kirlin 分型,将室间隔缺损分为四种类型:嵴上型、嵴下型、隔瓣后型和肌部室缺。Kirlin 分型所提到的嵴下型与嵴上型室缺,严格地讲,应为:①嵴上型流出道肌部缺损;②嵴下型膜周部缺损与嵴下型流出道肌部缺损。

61

上述解剖分类有着重要的实用价值，临床可以根据缺损部位与大小评价什么类型的缺损需施行外科修补术、评估缺损自发性关闭的可能性，手术修补累及传导系统的危险性，伴随瓣膜功能失调的可能性等。一般而言，较大的室间隔缺损往往需要手术修补，小的肌部与膜周部室间隔缺损有自发性闭合的可能性。流出道的室间隔缺损伴主动脉瓣反流的可能性较大。

四、血流动力学变化

正常情况下，左心室收缩压相当于周围动脉压，右心室收缩压为 18～30mmHg。心脏收缩时，左心室压明显高于右心室压。左心室舒张末压为 0～10mmHg，右心室舒张压为 0～5mmHg，心脏舒张时，左心室压与右心室压几乎相等，肺循环血流量（Qp）与体循环血流量（Qs）也保持相等。当存在室间隔缺损时，由于左心室收缩压明显高于右心室收缩压，心脏收缩时部分血液经室间隔缺损到右心室，然后经肺循环返回左心房，这一部分循环为无效循环。由于无效循环的存在，使肺循环血流量大于体循环血流量，二者不再相等。在这一情况下，流经肺动脉瓣与二尖瓣的血流量为肺循环血流量，流经主动脉瓣与三尖瓣的血流量为体循环血流量。此时从经肺动脉瓣或二尖瓣的血流量减去经主动脉瓣或三尖瓣的血流量即为分流量。其分流量的大小取决于缺损的大小与左右心室间的压力梯度。根据缺损的大小可分为以下三种情况：

（一）小室间隔缺损

即缺损小于 $0.5cm^2/m^2$。此时缺损面积远小于主动脉瓣口面积，缺损大小对左向右分流起限制作用，又称为限制性室间隔缺损（restrictive ventricular septal defect）。由于缺损小，左向右分流量少，肺循环血流量轻度增加，Qp/Qs<1.5，右心室与肺动脉压力正常，患者通常无肺动脉高压，左心室亦无舒张期容量负荷过重。在右心室或肺动脉抽取血氧标本，亦无明显血氧差，许多小的缺损存在自发性闭合的可能性，一般不需进行手术治疗。

（二）中型室间隔缺损

即缺损面积为 0.5～1.0cm²/m²。此时肺循环血流量明显增加，Qp/Qs 为 1.5～2.0，右心室压与肺动脉压中等程度升高，可致肺血管阻力增加，甚至引起一定程度的肺血管病变，轻度至中度的肺动脉高压可多年无发展。如果肺血管阻力显著增加，可使肺动脉压进行性升高，右心室收缩压明显升高，跨室间隔压力梯度变小，左向右分流减少，甚至会引起双向分流或右向左分流（图61-3）。中度室间隔缺损如果手术危险性较低，可以考虑手术治疗。

（三）大室间隔缺损

即缺损>1.0cm²/m²。其面积等于或大于主动脉瓣口面积，缺损大小对于左向右分流无限制作用，因此亦称为非限制性室间隔缺损（non-restrictive ventricular septal defect）。此时，左心室与右心室几乎自由相通，左心室、右心室、主动脉和肺动脉的收缩压基本相等，其血流动力学变化类似单心室。当心室收缩时，血液通过主动脉瓣口与肺动脉瓣口进入体循环与肺循环，其循环量与两个瓣膜口的阻力直接相关，凡能影响此种阻力的因素均能影响循环血

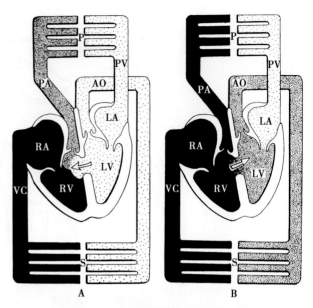

图 61-3 室间隔缺损的血液动力学
A. 当左室压力高于右室时，心室水平为左向右分流，左心系统血液氧饱和度正常，不出现发绀；B. 当右室压力高于左室时，心室水平为右向左分流，左心系统血液氧饱和度降低，故可能出现发绀

量的分布。

通常情况下，婴儿出生时，因其肺血管阻力高，故无明显的左向右分流。出生之后的最初几周（新生儿期）阻力开始减低，从而导致大量左向右分流。肺循环血流量明显增加，Qp/Qs>2，肺动脉扩张，肺静脉回流增加，左心房增大，左心室增大，左心室容量负荷过重，常导致左心功能衰竭。大多数大室间隔缺损的成熟婴儿，因肺血流量增加与肺动脉压力升高，致使肺血管阻力再次上升，左向右分流量减少，左心室容量负荷减轻，心功能有所改善，临床症状减轻。根据临床观察，大室间隔缺损幸存者右心室流出道的阻力必定增加。随着肺血管器质性病变的加重，当肺血管阻力等于体循环阻力时，便无血液分流或仅有少量血液双向分流。当肺血管病变进一步加重时，其内膜明显增生，血管舒张功能严重受损，肺循环阻力大于体循环阻力，出现右向左分流，Qp/Qs<1，临床上出现发绀，即称 Eisenmenger 综合征。

当 Qp/Qs>2 时，为大量分流，为了防止肺血管病变进一步加重，必须进行手术治疗。然而当 Qp/Qs<1 时，表明有右向左分流的存在，一般不宜进行手术治疗。

五、临 床 表 现

（一）症状与体征

室间隔缺损的症状取决于缺损的大小，小室间隔缺损患儿无明显的血流动力学改变，生长发育均正常，一般无症状，预后良好。大室间隔缺损，分流量大，肺循环与体循环血流比值超过 1.5：1 者则生长发育障碍，可出现心悸、气喘、乏力、咳嗽、反复肺部感染等症状。当出现肺动脉高压，呈现双向分流时，可在运动或体力活动时出现发绀。随着肺动脉高压进一步加重，出现右向左分流时，患儿有杵状指（趾），并在静息时可出现发绀。

室间隔缺损的典型体征是在胸骨左缘3、4肋间闻及响亮而粗糙的全收缩期杂音，几乎在所有的患者都伴有收缩期震颤。室间隔缺损的体征与缺损的大小及部位密切相关。

小室间隔缺损，脉搏正常，胸骨左缘3、4肋间一般可打及收缩期震颤，但心前区搏动正常。如果室间隔缺损太小，亦可无收缩期震颤。在收缩期左心室与右心室间存在压力梯度，因此全收缩期都有血液通过室间隔缺损处，产生全收缩期杂音。小的缺损杂音一般柔和，呈高频收缩早期递减型，终止于收缩中期。

大室间隔缺损，因左室收缩力增强，脉搏比较宏大，均可打及收缩期震颤，可闻及响亮、性质粗糙的全收缩期杂音。全收缩期杂音可呈一典型递减型、递增型或递增递减型。产生大量左向右分流的缺损，由于肺血流性杂音的重叠，可使杂音于收缩中期增强。此外，由于大量的左向右分流回到左心房，通过二尖瓣的血流量增多，速度增快，在心尖区可能闻及第三心音与舒张中晚期隆隆样杂音。肺动脉瓣区第二心音亢进与分裂，此种分裂在深吸气时可增强。

崎上型室间隔缺损分流血直接射入主肺动脉，震颤可位于第二肋间隙，甚至第一肋间隙，并往往向上、向左甚至向颈部传导。收缩期杂音在第二和（或）第一肋间隙最响，并向左锁骨上传导，偶尔亦可向胸骨上凹或左颈部传导。心音图上收缩期杂音往往为递增或递增递减型，菱峰位于收缩中期或晚期。

肌部室间隔缺损，由于肌肉收缩可在心脏收缩的后期将缺损关闭，此时杂音不是全收缩期杂音，而是收缩早、中期杂音。

肺动脉压力升高时，对收缩期杂音的响度和持续时间均有一定影响。随着肺动脉压的上升，全收缩期杂音的菱峰逐渐前移，杂音呈递减型或递增递减型，于收缩末期杂音消失。当肺动脉压超过体循环压力，出现右向左分流，典型的收缩期杂音可能消失，心尖部杂音亦消失。应该注意的是，大室间隔缺损伴肺动脉高压与小室间隔缺损，其左向右分流都发生在收缩早期，故两者的杂音均出现于收缩早期，且持续时间短而柔和，应结合临床其他资料加以鉴别，彩色多普勒超声心动图具有重要的临床价值。

肺动脉高压的听诊特征为胸骨左缘第二肋间闻及右室血液射入到扩张的主肺动脉所致的肺动脉喷射音及收缩中期杂音。舒张期肺动脉瓣区可闻及相对性肺动脉关闭不全所致的吹风样Graham-steel杂音。第二心音肺动脉成分的响度增加，收缩晚期杂音减弱，随着肺动脉压力进一步升高，第二心音分裂程度逐渐变轻，当肺动脉压超过主动脉压产生右向左分流时，第二心音重度亢进并呈第一心音。

室间隔缺损合并主动脉瓣关闭不全者，收缩期杂音一般为典型或收缩中期增强的全收缩期杂音，舒张期杂音开始于第二心音主动脉瓣成分，呈递减或递增递减型，菱峰不位于第二心音，借此可与连续性杂音相鉴别。

（二）心电图

小室间隔缺损的心电图一般正常。大室间隔缺损表现为左心房增大，在Ⅰ和Ⅱ导联上，P波增宽伴切迹，V1导联P波增宽，双向，表现为异常的Ptf-V$_1$。左心室增大，V$_5$～V$_6$导联呈现深窄的Q波，高大R波和高而尖的T波，Ⅱ、Ⅲ、aVF导联显示高大的R波和高而尖的T波。肺动脉高压者，可出现左心房、右心房均增大，Ⅱ和V$_1$导联P波高尖。右心室增大，右心前区导联示Rs、R或qR波群，亦可有不完全右束支传导阻滞。

（三）X线

X线表现与室间隔缺损的大小及其引起的血流动力学改变有关。小室间隔缺损患者，分流量小，X线无明显改变。大室间隔缺损，分流量大，则肺血增多，肺周边动脉与中心肺动脉成比例地粗粗。随着肺动脉压力增高，肺内周边动脉影缩小，致使周边肺动脉与中心肺动脉有明显差异。左心房增大，在肺动脉高压和充血性心力衰竭时，可见右心房增大。左心房增大，肺动脉高压致右心室压力负荷过重时，可产生右心室扩大，升主动脉正常或偏小。

检查方法与注意事项

一、检 查 方 法

（一）经胸超声心动图

经胸超声心动图无创、安全、重复性好，对绝大多数的室间隔缺损都能准确显示，是诊断室间隔缺损的首选方法。

由于室间隔缺损可以分布于室间隔的任何部位，加之室间隔本身为一向右侧凸突的曲面结构，任何一个平面切面内均不能显示室间隔结构的全貌。因此，检查时必须从多切面、多角度、多方位全面探查，完整显示室间隔的各个部位，尽量避免漏诊误诊。

经胸超声心动图能够从胸骨旁长轴切面、心底主动脉短轴切面、心尖四腔心切面等多个切面清晰显示室间隔缺损，并对缺损大小进行准确测量与分型。由于常见的漏斗部室间隔缺损与膜部室间隔缺损均分布于自肺动脉瓣环下至三尖瓣隔瓣下，与主动脉右冠瓣有密切关系，超声检查时应重点注意观察这些部位。常用扫查切面包括左室长轴切面，右室流出道长轴切面，主动脉根部短轴切面，胸骨旁、心尖、剑突下四腔及五腔切面。观察肌部室间隔缺损主要通过左室长轴切面、胸骨旁及心尖四腔心切面、心前区各短轴切面。

（二）经食管超声心动图

经食管超声心动图由于图像分辨力高，且能从多个方位显示组织结构，对各型室间隔缺损诊断的敏感性及特异性更高，特别有助于探查经胸超声心动图检查不易发现的肌部小室间隔缺损。近年来，随着经食管多平面探头的广泛应用，经食管超声心动图对室间隔缺损的诊断能力进一步增强。

经食管超声心动图检查时，患者取左侧卧位，常规方法插入经食管超声探头,首先将探头插至胃底,并使探头顶端前曲,取左心室心尖水平短轴切面,探查小梁部室间隔;然后将探头回撤,取左心室乳头肌水平短轴切面,探查心尖小梁部室间隔(前部室间隔)和流入道肌部室间隔(后部室间隔)。可利用右心室内的调节束(隔束)作为小梁部室间隔和流入道肌部室间隔的分界线;继续后撤探头至二尖瓣口水平左心室短轴切面,探查流出道肌部室间隔(前部室间隔)和流入道肌部室间隔(后部室间隔);后撤探头至食管下段,显示四腔心切面,探查流入道和小梁部的肌部室间隔,调整探头角度显示右心室内的调节束,作为区分流入道室间隔和小梁部室间隔的标志;继续后撤探头至食管中段,显示大动脉短轴切面,探查流入道肌部室间隔和流出道肌部室间隔,调节多平面经食管超声探头的晶片角度,显示位于室间隔上的三尖瓣内侧乳头肌,作为区分流入道室间隔和流出道室间隔的标志。在此深度调节探头晶片角度至90°~100°,显示左心室流出道长轴切面,探查主动脉瓣下的膜部室间隔、流出道肌部室间隔及小梁部室间隔。

在上述各切面中,当完成二维超声检查后,启用彩色多普勒血流显像技术可确定心室水平分流束的存在,同时明确分流束的起源、方向和速度。在彩色多普勒引导下,应用连续多普勒技术,可测量分流束的最大速度,并计算出跨隔压差和右心室收缩压。

二、注 意 事 项

1. 漏斗部室间隔缺损合并主动脉瓣脱垂时,缺损断端常被脱垂的主动脉瓣掩盖,容易导致室间隔缺损的漏诊或低估缺口的大小。此时应多切面、多方位仔细观察缺口的断端,必要时取剑突下右心室流出道切面有助于显示缺口的大小。

2. 干下型室间隔缺损时,血流在收缩期自左心室经缺损口直接射入肺动脉,彩色多普勒血流显像及脉冲多普勒频谱检测均可在肺动脉主干内发现高速血流信号,易误诊为肺动脉狭窄,此时应仔细观察高速射流的起源、肺动脉瓣的形态及活动,以排除肺动脉瓣狭窄。

3. 肌部室间隔缺损一般较少见,发生在小梁部时,常常为多发,表现为室间隔近心尖部的回声中断。检查时如不能全面、完整扫查室间隔,则极易出现漏诊。

4. 膜周部室间隔缺损合并右室流出道狭窄时很容易漏诊并发的肌部小室间隔缺损。基于肌部的小室间隔缺损发病较少,且当患者主要表现为膜周部室缺合并右室流出道狭窄时,由于右室压较高,因此心尖部的肌部室缺分流不明显,难以检测出。当手术修补膜周部室缺,疏通右室流出道后,右室压显著降低,此时可能检测到小肌部室缺的分流信号。

5. 巨大室间隔缺损伴肺动脉高压时,由于左右心室压力接近,分流信号不明显,此时若不仔细观察各部位的室间隔并结合心脏相应改变认真分析,则容易发生漏诊。

6. 对于临床上高度怀疑室间隔缺损,而常规经胸超声心动图不能确诊的患者,应常规进行经食管超声心动图检查,以提高室间隔缺损诊断的敏感性和准确性。

61 经胸超声心动图

一、M 型超声心动图

1. 在心前区沿左心室长轴连续扫查时,可见主动脉前壁与室间隔连接处回声中断,或室间隔本身回声中断。

2. M 型超声心动图受空间分辨率的影响,一般难以直接观察到缺损的回声中断,但可以观察到室间隔缺损所致的血流动力学改变。主要表现为:左心房增大,左心室增大,左心室室壁运动加强(图61-4)。

3. 当合并肺动脉高压时,右心室内径增宽或右室壁增厚,肺动脉瓣曲线呈现 a 波变浅或消失,ef 段变平坦,cd 段提前关闭呈 W 形或 V 形。

4. 高位室间隔缺损如合并主动脉瓣脱垂时,可见主动脉瓣关闭呈双线。

二、二维超声心动图

二维超声心动图的良好空间分辨率能较准确地检测室间隔缺损大小与部位。室间隔呈曲线形,并非是一个平面,因此需要从各切面观察室间隔。从多个二维切面上观察到室间隔连续中断是室间隔缺损最直接的诊断方法,通常假阴性多于假阳性。缺损边缘的特征(即断端回声增强)有助于区分是真缺损还是回声失落。二维超声心动图检测室间隔缺损的敏感性取决于缺损的大小与部位。中等大小的室间隔缺损,位于流入道或流出道,其检出率几

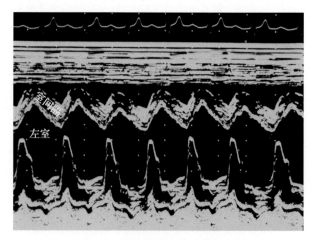

图61-4 室间隔缺损的二尖瓣波群

患者男性,22岁,二尖瓣波群见左室扩大,室间隔活动幅度明显增大,与左室后壁呈逆向活动。二尖瓣活动幅度亦有增大,超过30mm,开放与关闭速度增快,为左心容量负荷过重的表现

乎达100%,其次是膜周部,为80%~90%,肌部则仅为50%。这是由于肌部室间隔的面积大,缺损形态复杂,心肌收缩时易掩盖缺损口。图61-2 示多切面二维超声心动图观察对室间隔缺损的定位。胸骨旁左心室长轴切面能观

察到肌部、膜周部或流出道室间隔缺损。

由于膜周和流出道室间隔缺损均位于室上嵴之下，须采用主动脉根部短轴切面区分室缺类型。在此切面上能观察到膜周、嵴下型流出道与嵴上型流出道室间隔缺损。膜周型紧邻三尖瓣隔瓣，嵴下型常位于中线右侧，嵴上型位于中线的左侧邻近肺动脉瓣。嵴上型室间隔缺损多为

小缺损，二维超声心动图往往难以发现。一旦探查到流出道室间隔缺损，应仔细检查主动脉瓣是否存在脱垂、反流，以及主动脉右窦是否扩张。

图61-5显示大室间隔缺损伴肺动脉高压。于胸骨旁左室长轴切面可见室间隔回声中断约2cm，主动脉根部短轴切面显示主肺动脉明显扩张，内径达4.5cm。

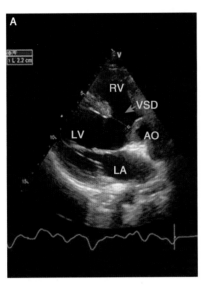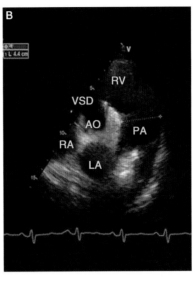

图61-5 室间隔缺损

A. 胸骨旁左室长轴切面示室间隔回声中断约2.2cm；B. 主动脉根部短轴切面显示主肺动脉明显扩张，内径达4.5cm。VSD：室间隔缺损，PA 主肺动脉

心尖四腔切面上能观察到流入道与肌部室间隔缺损。室间隔的流入道部分位于房室瓣之间。尽管在这一切面，室间隔平行于声束，但仍然是发现流入道室间隔缺损的理想切面。这一切面还可评估两组房室瓣的位置。在流入道室间隔缺损，两组房室瓣的位置正常，即三尖瓣稍低于二尖瓣。如果二、三尖瓣位于同一水平，表明存在房室通道型室间隔缺损。在心尖四腔切面我们还能观察到心内结构异常。一旦探查到流入道的室间隔缺损，必须仔细评估腱索附着房室瓣的情况，尤其需要鉴别骑跨房室瓣（overriding valve）与跨立房室瓣（stradding valve）。骑跨房室瓣系指一侧房室环跨置在室间隔上，该房室瓣的腱索只附着在已侧，没伸展到对侧心室。跨立房室瓣指一侧房室环跨置在室间隔上，该房室瓣的腱索不仅仅只附着在已侧，部分腱索穿过缺损处插入对面的心室。房室瓣腱索附着的异常不仅增加了外科修补术的难度，而且还易遮盖缺损，导致假阴性。

二维超声心动图对检查肌部的室间隔缺损存在困难，应多个切面仔细探查，以排除小肌部室缺。肌部室间隔缺损常常是不规则的，往往在室间隔一侧的孔，到另一侧却发生了位移。当肌部室间隔缺损被证实，必须仔细检查，是否存在多孔型室间隔缺损。

三、三维超声心动图

尽管二维超声心动图能够清楚显示室间隔缺损的部位、大小、血液分流及血流动力学改变与并发症，但无法显示室间隔缺损的空间立体形态和毗邻组织结构间的关系。实时三维超声心动图（real-time three-dimensional echocardiography，RT-3DE）是超声医学领域新近发展起来的一项新技术，它扩展了先天性心脏病的非侵入性诊断及治疗评价的能力，是超声医学中一项划时代的新突破。新一代RT-3DE技术由计算机控制，依据多方位声束快速扫描原理进行工作，瞬时获得立体金字塔形数据图形。其操作简便，不需要脱机处理，故成像快速，更因其免除了呼吸和位移的干扰，图像清晰，能逼真地显示心脏各结构的立体方位观与活动规律，可以从左心室面与右心室面观察缺损的准确部位、整体形态以及与邻近组织的空间定位、解剖结构关系，并动态显示室间隔缺损在心动周期中的大小变化；通过对分流束的三维重建可显示分流束的起始部位与空间走向。因此图像更为直观，更易于理解，提供的信息量更多，有利于获取更准确的定量资料，从而提高诊断准确性，为临床医师施行适宜的治疗方法提供有价值的信息，更好地满足临床的应用要求。不仅如此，RT-3DE可直接多角度模拟手术径路，全面显示缺损形态、大小、部位及其与邻近结构的关系，沿房、室间隔平行切割后，从与之垂直的方向进行观察，可获得室间隔缺损的位置、形状，从而有助于缺损类型判断（图61-6，图61-7）。Kardon等强调室间隔左室面观的优越性。即从光滑的室间隔左室面观察室间隔缺损，这样就不会受到右室粗大的肌小梁或三尖瓣的遮挡，且能够显示室间隔上、前部的复合肌部缺损，从而提高室间隔缺损检出率。张薇等认为肌部室间隔缺损多位于肌部室间隔的不同部位，且常为多发，由于右心室肌小梁的掩盖，故从左心室面

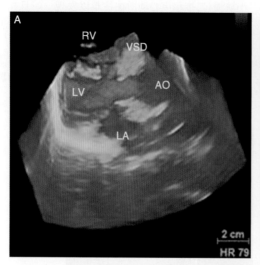
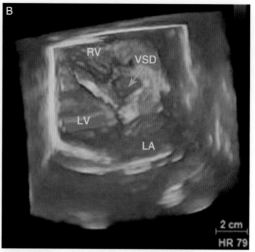

图 61-6　室间隔缺损三维超声成像

A. 心脏左室长轴立体剖面,箭头指处即缺损所在,呈管状;B. 旋转切割后的
室间隔平面,箭头指处为缺损的断面,呈圆环状

61

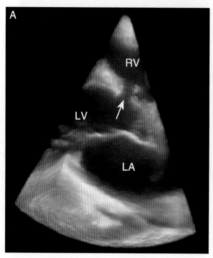
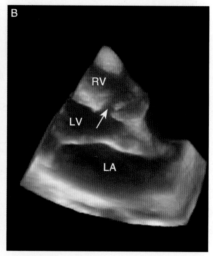

图 61-7　室间隔缺损三维超声成像

A. 左心长轴三维图,见室间隔上有一连续中断(箭头所指),清晰显示缺损的
部位和形态;B. 同一部位的三维图像,观察角度稍有改变,缺损仍很清晰

观察为单个缺损,而从右心室面观察则可能为 2 个或多个缺损。

章朝霞等发现,采用 RT-3DE 观察室间隔缺损多为椭圆形、类圆形、新月形等,大小随心脏舒缩活动而发生动态变化,缺损面积以收缩早期最大,收缩晚期最小。在定量诊断方面,张薇等对离体猪心制备肌部和膜部室间隔缺损,并对缺损进行了 RT-3DE 成像,测量缺损的纵径、横径

与面积,测值与直接解剖学测值进行比较,发现二者之间相关性良好。另有研究对人体室间隔缺损的二维所测回声失落的大小、RT-3DE 所测的最大径线与手术结果进行对比分析,研究表明:RT-3DE、二维与手术测值间均无显著差异,同时发现,二维测值虽与 RT-3 DE 测值呈正相关,但相关程度并不高,RT-3DE 与手术测值相关性则明显高于二维与手术测值相关性。

超声多普勒

一、彩色多普勒

(一) M 型彩色多普勒

M 型彩色多普勒血流图提供心动周期内血流分布的

时间-空间图,它具有彩色多普勒成像难以比拟的强大时间分辨率和速度分辨率,它可清楚显示短暂时相内容易忽略的右向左微量分流,判断双向分流比彩色多普勒更敏感。图 61-8 为 M 型彩色多普勒清楚地显示室间隔缺损所致双

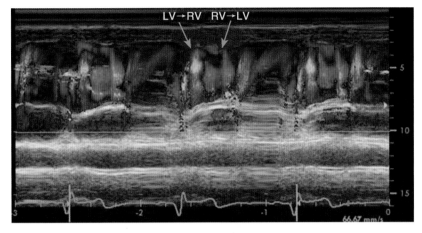

图 61-8 室间隔缺损
M 型彩色多普勒清楚地显示 VSD 发生肺动脉高压时的双向分流,箭头所指红色
表示左向右分流,蓝色表示右向左分流

向分流。

(二)二维彩色多普勒

当临床怀疑 VSD,但二维超声心动图显示欠清时,多为小缺损或缺损部位较为特殊,应用彩色多普勒观察明显增强检测敏感性。多切面彩色多普勒上观察:收缩期清楚显示五彩镶嵌血流束自左心室穿过室间隔到右心室,这种穿隔的高速血流信号是诊断 VSD 最敏感的方法。其形成是由于左右心室间的压差较高,通过室间隔缺损的血流速度增快导致色彩失真所致。一旦证实存在穿隔血流,就应用连续多普勒平行于穿隔血流束取样获取分流峰值流速。流速高表明收缩期左右心室之间存在高的压力梯度。

采用彩色多普勒技术可帮助准确定位室间隔缺损部位。三尖瓣隔瓣后室间隔缺损时,于四腔切面可见五彩血流束自左心室穿过室间隔缺损部于三尖瓣隔瓣后进入右心室,主动脉短轴切面上穿隔血流束位于 9~10 点处。隔瓣后型 VSD 常伴有三尖瓣反流。嵴下膜周型 VSD,在胸骨旁左心室长轴可显示五彩血流束穿过室间隔上部至右心室,主动脉短轴切面位于 10~11 点钟处。流出道的 VSD 亦称为嵴上或肺动脉瓣下型 VSD,这是由于其部位靠近主肺动脉的下方(图 61-9~图 61-13)。

主动脉根部短轴切面观察,穿隔血流位于 12~2 点钟处。图 61-14 显示肌部 VSD 的穿隔血流束。存在左心室-右心房交通的室间隔缺损,可分为三尖瓣上型与三尖瓣下型,三尖瓣下型为左心室血流经 VSD 分流到右心室,再通过三尖瓣反流至右心房(图 61-15)。三尖瓣上型则为左心室与右心房间的直接交通,主动脉根部短轴切面可见五彩血流来自于左心室直接进入右心房(图 61-16)。

左心室-右心房压力梯度较左心室到右心室压力梯度高 10mmHg 左右。左心室-右心房分流的 VSD 可导致右心室增大,甚至右心房增大。彩色多普勒亦是检测肌部 VSD 尤其是 Swiss cheese 缺损的最敏感方法。大 VSD 发生肺动脉高压时可产生双向分流,收缩期可见红色为主的五彩血流束自左心室经 VSD 到右心室(图 61-17),舒张期可见蓝色血流束自右心室经 VSD 到左心室(图 61-18)。

61

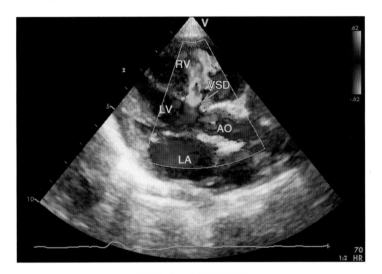

图 61-9 室间隔缺损
左心长轴切面,见室间隔与主动脉前壁有连续中断,彩色多普勒显示
有由左向右分流,方向清晰,流束起始处窄细,进入右室后扩散

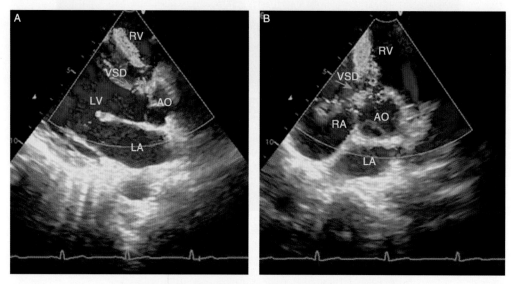

图 61-10　彩色多普勒血流显像示嵴下膜周型室间隔缺损

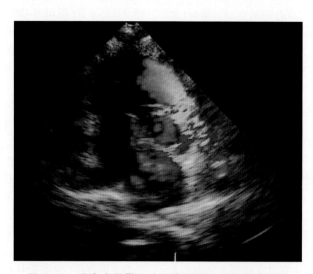

图 61-11　彩色多普勒血流显像示嵴上型室间隔缺损

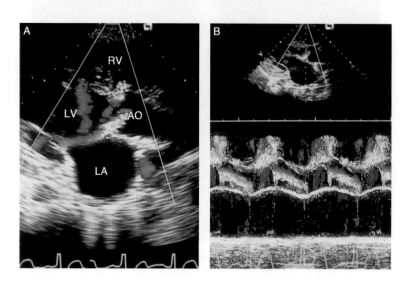

61

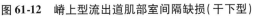

图 61-12　嵴上型流出道肌部室间隔缺损(干下型)

患者为干下型室间隔缺损合并动脉导管未闭及主动脉瓣关闭不全。A. 左室长轴切面于主动脉前壁和室间隔交界处见有连续中断,彩色多普勒显示该处有由左向右的分流信号,并见主动脉瓣反流信号;B. M 型彩色多普勒显示收缩期心室水平左向右的分流信号和舒张期主动脉瓣反流信号;C. 心底短轴切面上彩色多普勒显示有心室水平的分流信号,位于主动脉左前 1 点钟处,为嵴上型室间隔缺损;D. 彩色多普勒在肺动脉干内探及经动脉导管而来的分流信号

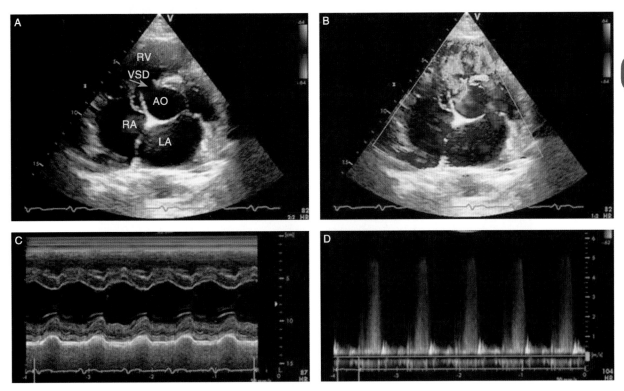

图 61-13　流出道膜周室间隔缺损(嵴下型)

A. 心底短轴切面显示室间隔连续中断(箭头所示);B. 彩色多普勒显示上述部位有分流信号;
C. 左室腱索水平 M 型超声见左室扩大;D. 连续多普勒探及心室水平收缩期的分流频谱

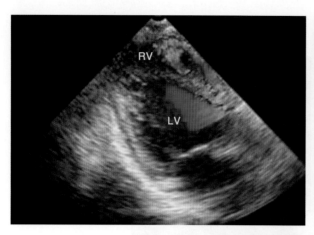
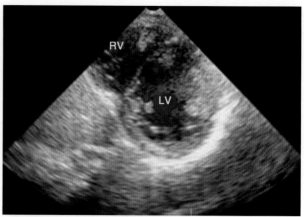

图 61-14　彩色多普勒血流显像示肌部室间隔缺损

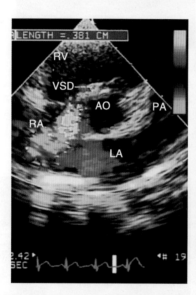
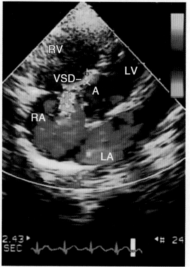

图 61-15　三尖瓣下型室间隔缺损
显示分流束自左心室到右心室,再通过三尖瓣反流至右心房

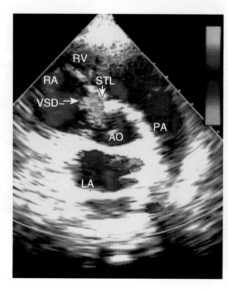
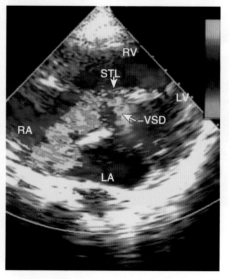

图 61-16　三尖瓣上型室间隔缺损
本图显示分流束自左心室直接到右心房

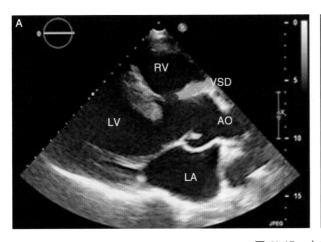
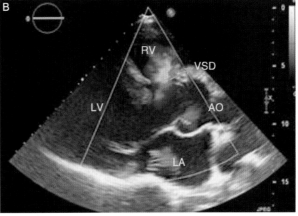

图 61-17 大室间隔缺损
A. 左室长轴切面示大室间隔缺损（收缩期）；B. 收缩期可见
红色为主的五彩血流束自左心室经 VSD 到右心室

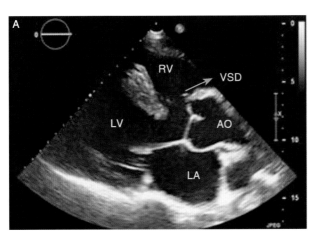
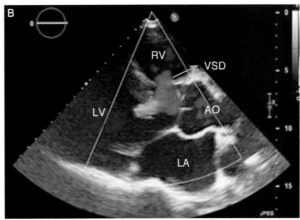

图 61-18 巨大室间隔缺损
A. 左室长轴切面示大室间隔缺损（舒张期）；B. 舒张期可见蓝色血流束自右心室经 VSD 到左心室

二、频谱多普勒

（一）脉冲型频谱多普勒

1. 脉冲多普勒结合二维超声心动图可以提高二维超声心动图对室间隔缺损诊断的敏感性。

2. 室间隔缺损左向右分流时，将多普勒取样容积置于缺损口右室侧，可探及全收缩期的正向高速频谱，一般达 4m/s，可出现频谱倒错；当肺动脉压升高或因右心室流出道梗阻引起右心室压力升高时，左、右心室压差减少，左向右分流速度减慢，脉冲多普勒显示为低速层流。

3. 室间隔缺损左向右分流量较大时，通过二尖瓣口的血流量增多，流速增快，通过肺动脉瓣口的血流量及流速也增多、增快。当引起左心容量负荷增加时，左心室及左心房扩大，此时脉冲多普勒可探及二尖瓣反流频谱；出现肺动脉高压时，还可探及肺动脉瓣的舒张期反流频谱。

4. 室间隔缺损出现右向左分流时，将多普勒取样容积置于缺损口的左室侧，可探及舒张中晚期至收缩早期的右向左分流频谱，表现为单峰或双峰负向频谱，血流速度一般较低，多小于 2m/s。

5. 室间隔缺损出现双向分流时，将频谱多普勒的取样容积置于缺损口，可同时记录到收缩期左向右分流频谱和舒张期右向左分流频谱（图 61-19），测量收缩期左向右分流速度时间积分（VTIs）和舒张期右向左分流速度时间积分（VTId）并计算二者的比值（VTIs/VTId），有助于判断室间隔缺损的分流情况：VTIs/VTId>1，为左向右分流为主；VTIs/VTId<1，为右向左分流为主。

6. 应用连续多普勒还可对室间隔缺损的分流量进行定量。室间隔缺损时，通过肺动脉瓣口和二尖瓣口测定的血流量代表肺循环血流量（Qp），通过主动脉瓣口和三尖瓣口测定的血流量代表体循环血流量（Qs）。如无明显的瓣口反流，且只有单纯性室间隔缺损所致的左向右分流，则分流量为肺循环量与体循环量的差，这样即可通过计算 Qp/Qs 来对室间隔缺损的分流量进行定量分析：

正常：Qp/Qs=1。

少量左向右分流：Qp/Qs<1.5。

中量左向右分流：Qp/Qs=1.5~2.0。

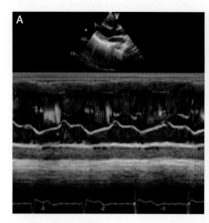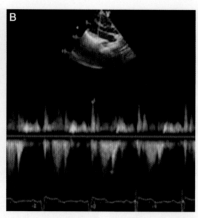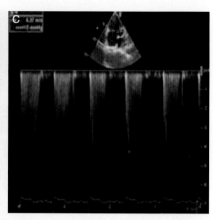

图61-19 室间隔缺损双向分流伴肺动脉高压

A. 胸骨旁长轴 M 型彩色多普勒图显示双向分流;B. 胸骨旁长轴脉冲多普勒取样容积置于室间隔缺损处,显示双向分流频谱;C. 连续多普勒探及三尖瓣反流峰值血流速度为 4.27m/s,估测肺动脉峰值收缩压 82mmHg(以右房压 10mmHg 计算)

大量左向右分流:Qp/Qs>2.0。

左向右分流量占肺循环血流量的百分比:(Qp-Qs)/Qp×100%。

少量左向右分流<30%。

中量左向右分流 30% ~ 60%。

大量左向右分流>60%。

(二)连续型频谱多普勒

频谱多普勒可准确评价 VSD 时左、右心室间的压力梯度,由于室间隔缺损分流速度较快,一般采用连续多普勒方法。左右心室间的压力梯度可用改良的伯努利方程推算,压力梯度=$4V^2$。在没有左心室流出道梗阻的情况下,肱动脉收缩压相当于左心室收缩压,因此可推算出右心室收缩压。右心室收缩压=左心室收缩压-跨隔压力梯度。在无右心室流出道狭窄的情况下,右心室收缩压相当于肺动脉收缩压,因此可以用于评价肺动脉高压的严重程度。右心室收缩压亦可根据三尖瓣反流的峰值流速推算:右心室收缩压=右心房压+$4V^2$(V 为三尖瓣反流峰值流速)。大多数患者用此法可正确估价右心室收缩压。

估价右心房压的最好方法是用二维超声心动图观察下腔静脉内径随呼吸的变化。其方法为:①下腔静脉内径正常(1.2 ~ 2.3cm),吸气时其内径减小达 50% 以上,右心房压为 0 ~ 5mmHg;②下腔静脉内径正常,吸气时其内径减小未达到 50%,右心房压为 5 ~ 10mmHg;③下腔静脉扩张,但吸气时其内径减小达 50% 以上,右心房压为 10 ~ 15mmHg;④下腔静脉扩张,吸气时其内径减小未达到 50%,右心房压为 15 ~ 20mmHg。用此法评价右心房压的前提为呼吸必须正常。

此外,还可以根据三尖瓣反流程度和右心房的大小估计右心房压:三尖瓣轻度反流,右心房大小正常,压力约 5mmHg;三尖瓣中度反流,右心房轻度扩大,压力约 10mmHg;三尖瓣重度反流,右心房显著扩大,压力为 15 ~ 20mmHg。

三、组织多普勒

室间隔缺损的传统左心舒张功能评价存在困难。二尖瓣口舒张期血流频谱主要从左室血流充盈的角度反映左室舒张功能,易受心脏负荷状态、左心房压力和心肌舒张率等影响,存在伪正常现象。左心室舒张早期充盈是一个主动过程,不仅依赖心室的容量负荷,更重要依赖左房-室间压差。一方面,室间隔缺损患者左心室容量负荷增加,可使 E 峰降低,另一方面由于左心房容量负荷增加,造成左房-左室间压差明显增大,使 E 峰增高,从而产生假性 E/A 比值正常,掩盖舒张早期左室功能的下降。

多普勒心肌组织成像技术(Doppler tissue imaging,DTI)是将多普勒频移原理应用于低速运动的心肌组织,从而获得关于心肌组织运动速度、方向、位移、时间等方面的信息,以便直观分析心肌功能的技术。1961 年,Yoshida 将多普勒方法用于获取心脏运动信息后,心脏功能的无创评估发生革命性的变化。

DTI 技术侧重于反映左室舒张运动的机械性因素,通过瓣环运动速度、时相和位移的改变,显示左心舒张组织结构运动特性变化,较少受心脏负荷影响,二尖瓣环运动是一个主动舒缩过程,DTI 参数 e 波是舒张早期二尖瓣环主动扩张和弹性回位形成的,较少受左室充盈状况影响,消除左房-室压力差增加所产生的代偿性机制,e 波明显降低,敏感、准确地提示室间隔缺损患者左室舒张早期功能下降。

心脏声学造影

正常情况下，左心室压明显高于右心室压，当存在室间隔缺损时，通常为左向右分流。小室间隔缺损，由于分流量少，由周围静脉注入造影剂时，仅在右心室出现造影剂回声，一般难以见到左向右分流造成的负性造影区；中度室间隔缺损由于分流量较大，可在右心室观察到不含造影剂的负性造影区。当肺循环血流量明显增加时，右心室压与肺动脉压升高，轻度升高时舒张期可存在少量右向左分流，此时少量造影剂可从右心室进入左心室流出道至主动脉。随着肺动脉压与右心室压的升高，跨室间隔压力梯度变小，左向右分流减少，甚至会引起双向分流或右向左分流，此时造影剂可在舒张期与收缩期从右心室经室间隔缺损进入左心室，在左心室与主动脉内可看见较多的声学造影剂（图61-20～图61-22）。

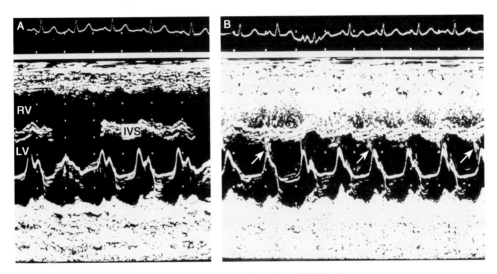

图61-20 室间隔缺损的二尖瓣波群

A. 注射过氧化氢溶液之前，各心腔清晰，无杂乱反射；侧动探头，可见室间隔曲线有中断现象；B. 注射过氧化氢溶液之后，见右室内出现密集的造影剂反射，左室流出道亦见造影剂，其量甚少，出现于舒张早期二尖瓣曲线E峰前后；二尖瓣漏斗部始终清晰，说明室间隔水平在舒张期有小量由右向左分流

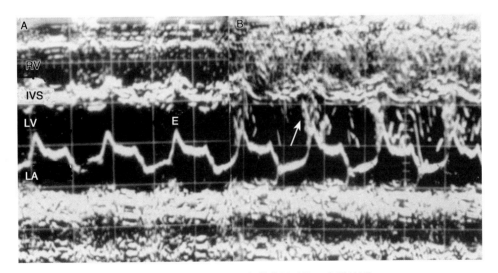

图61-21 室间隔缺损声学造影时的二尖瓣波群

A. 注射造影剂前，见右室、左室、左房及二尖瓣E峰清晰，无任何杂乱反射；B. 注射过氧化氢溶液后，见右室有浓密的造影剂回声，并于E峰前的等长舒张期穿过室间隔进入左室（箭头所指），说明室间隔缺损有少量由右向左分流

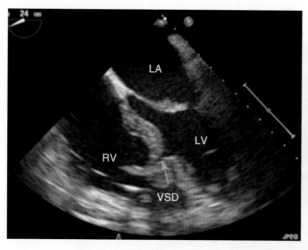

图 61-22　室间隔缺损的声学造影

四腔图见室间隔有一较大的缺损,注射造影剂后,见右房和右室相继出现造影剂回声,缺损右室侧见有一负性造影区(箭头所指),说明心室水平有由左向右分流

经食管超声心动图

　　鉴于经胸超声心动图能对绝大多数室间隔缺损作出准确诊断,故需要经食管超声心动图的病例较少。但有报道对于流入道肌部和小梁肌部小缺损经食管超声心动图比经胸超声心动图敏感性高(图 61-23)。此外,经食管超声心动图可监测室间隔修补术。术前在麻醉状况下插入食管探头可明确缺损部位、大小及心脏血流动力学状况以及并发症与复合畸形,指导手术医师选择手术切口及补片大小。术后可即时了解修补术是否成功,根据彩色多普勒分流束的宽度可准确评价残余分流的程度,对于较多的残余分流可立即进行再次修补,从而避免再次开胸手术。一般认为分流束宽度小于 3mm 多可自行愈合,不需重新手术修补。

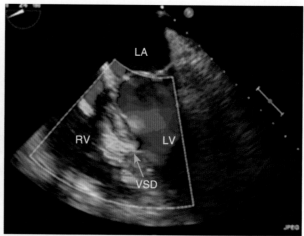

图 61-23　肌部小室间隔缺损

经食管超声心动图十分清晰地显示肌部小室间隔缺损及分流

室间隔缺损的并发症

　　室间隔缺损可以伴随其他并发症。超声心动图不仅能检测出室间隔缺损,而且能发现其并发症。最常见的

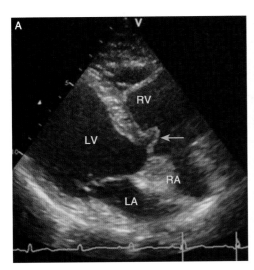
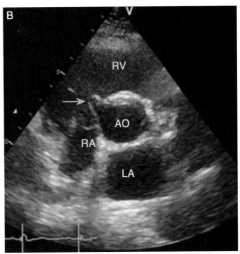

图 61-24 室间隔膜部瘤

A. 胸骨旁四腔切面示室间隔膜部瘤凸向右心室；B. 胸骨旁主动脉短轴切面
示室间隔膜部瘤凸向右心室

并发症为室间隔膜部瘤。室间隔膜部瘤为一较薄的组织膜，通常起源于缺损的边缘，有时与三尖瓣隔瓣的一部分融合，这种室间隔膜部瘤通常伴膜周室间隔缺损（图61-24）。有研究表明室间隔膜部瘤的存在增加了室间隔缺损自发性闭合的可能性。因此它可能是在室间隔缺损自发性闭合的过程中所形成。胸骨旁左心室长轴切面与心脏短轴切面是最常用于检测室间隔膜部瘤的切面。室间隔膜部瘤壁非常薄，常呈风袋状（windsock），室间隔膜部瘤活动度较大，在收缩期凸向右心室。一旦二维超声心动图发现室间隔膜部瘤，应采用多普勒技术包括彩色多普勒仔细检查，以确定室间隔膜部瘤是否存在瘤壁破口。如三尖瓣被累及，应评估三尖瓣反流程度。

室间隔缺损的另一常见并发症为主动脉瓣反流（图61-25）。它常发生于流出道室间隔缺损。此时由于主动脉瓣环下心肌组织缺乏，使其对主动脉瓣支撑作用降低。膜周型室间隔缺损亦可伴主动脉瓣反流，偶尔可以看到紧邻缺损部的主动脉瓣脱垂。室间隔缺损伴主动脉瓣反流具有重要临床意义。此时即使仅有少量左向右分流也应该进行外科手术修补，以防止主动脉瓣功能进一步降低，以及由此所致的危险性。

超声心动图对于发现室间隔缺损所致的感染性心内膜炎起着重要的作用。大多数病例，赘生物发生于室间隔缺损的右心室面，从高速血流至低速血流的部位。如果赘生物发生于三尖瓣，可伴严重的三尖瓣反流。超声心动图不仅能对室间隔缺损所致的感染性心内膜炎作出准确诊断，而且能对其进行追踪观察，为临床治疗提供了有价值的信息。

外科手术后超声心动图能准确评价室间隔缺损补片的位置与完整性（图61-26）。彩色多普勒是发现残余分流的最敏感方法，如果存在残余分流，彩色多普勒可探测到补片一端存在五彩高速血流束（图61-27），其血流束的大小与分流量相关性良好，可以判定是否需要再次手术。

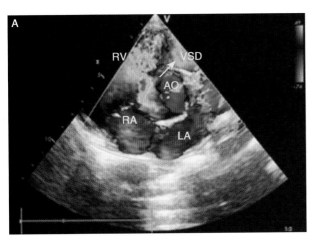
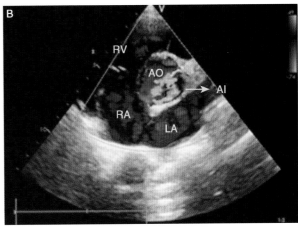

图 61-25 室间隔缺损伴发的主动脉瓣关闭不全

A. 彩色多普勒血流显像清晰地显示室间隔缺损；B. 伴发的主动脉瓣反流

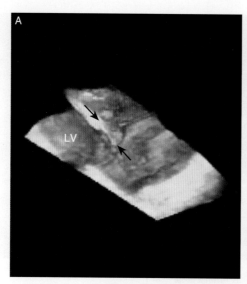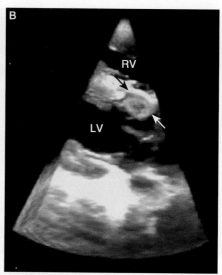

图 61-26　室间隔缺损修补术补片实时三维超声成像

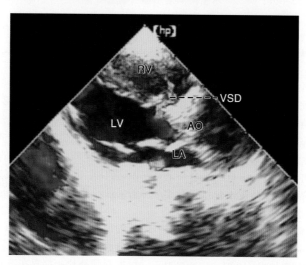

图 61-27　彩色多普勒血流显像示室间隔修补术后残余分流

诊断要点与鉴别诊断

一、定性诊断

超声心动图诊断室间隔缺损的直接征象为二维超声心动图上显示室间隔回声连续中断,彩色多普勒上显示穿过室间隔的分流束。对于小于 0.5cm 的室间隔缺损,有时二维超声心动图难以显示室间隔回声中断,因此彩色多普勒对诊断小的室间隔缺损起着重要的作用。室间隔缺损的间接征象主要为:左心室增大,左心房增大,肺动脉增宽,主动脉正常或偏窄。左心室右心房分流的室间隔缺损可以产生右心室增大,甚至右心房增大。

二、定位诊断

超声心动图不仅可以对室间隔缺损做出定性诊断,而且还可根据室间隔回声中断的部位与穿过室间隔的分流束部位对室间隔缺损作出定位诊断。因此一旦对室间隔缺损作出了定性诊断,就应该仔细进行多切面探查,以对室间隔缺损作出准确的定位诊断。

三、定量诊断

(一)肺循环血流与体循环血流量比值测定

在室间隔缺损的患者,通过肺动脉瓣或二尖瓣的血流量代表了肺循环血流量,通过主动脉瓣与三尖瓣的血流量代表了体循环血流量。鉴于三尖瓣口面积难以测量,一般采用通过主动脉瓣血流量代表体循环血流量。通过多普勒测量流速积分与二维超声心动图测量瓣口面积可以推算出肺循环血量与体循环血量,从而可计算出分流量(肺循环血量–体循环血量)、肺循环血量与体循环血量比值 Qp/Qs。有研究表明 Qp/Qs 与手术直视下测得的室间隔缺损大小明显相关。

当 Qp/Qs<1.5 时，缺损一般小于 0.5cm²/m²。

当 Qp/Qs 为 1.5～2.0 时，缺损为 0.5～1.0cm²/m²。

当 Qp/Qs>2.0 时，缺损大于 1.0cm²/m²。

通过主动脉与肺动脉测量 Qp/Qs 的前提为肺动脉瓣与主动脉瓣不能存在明显反流。如果肺动脉瓣存在明显反流，上述方法测量的 Qp/Qs 将出现高估，当主动脉瓣有反流时，Qp/Qs 将出现低估。

（二）彩色分流束的测量

室间隔缺损患者，缺损面积是决定分流量大小的主要因素，因此，利用彩色多普勒血流显像测量分流束的宽度，可提供估计分流程度的半定量方法。湖北医科大学附一院利用彩色多普勒血流显像测定了 88 例室间隔缺损患者穿隔分流束的起始宽度与手术直视下测值进行了相关性分析，相关系数为 0.88。这表明利用彩色多普勒血流显像测量分流束宽度可以准确反映室间隔缺损的大小。

四、鉴 别 诊 断

（一）与右心室流出道狭窄鉴别

彩色多普勒检查，室间隔缺损与右心室流出道狭窄均可在右心室流出道内出现收缩期五彩湍流，但结合二维超声心动图仔细观察，可明确显示两种射流的不同起源，右心室流出道狭窄无穿隔血流信号，并可清楚显示右心室流出道狭窄的部位与程度，平时需要警惕二者合并存在的可能。

（二）与右心室双腔心鉴别

右心室双腔心的病理解剖特点是右心室内出现一异常粗大肌束，从右心室前壁伸向邻近的室间隔，部位一般位于室上嵴处，将右心室腔分为近端的高压腔与远端的低压腔。用彩色多普勒探查亦可显示右心室腔内的射流束，但无穿隔血流信号。主动脉根部短轴切面探查可显示五彩血流束方向与右心室流出道平行。二维超声心动图可显示异常粗大的肌束以及肌束近端的右心室壁明显肥厚，室腔缩小，而肌束远端的右心室壁正常或变薄，室腔扩大，但主肺动脉并无扩张，右心室双腔心可伴有室间隔缺损。

（三）与主动脉窦瘤破入右心室流出道鉴别

二维超声心动图探查时，室间隔缺损的回声中断位于主动脉瓣下的室间隔，主动脉窦瘤破裂者可见主动脉瓣上扩张的主动脉窦瘤突入右心室流出道，并可见其破口。彩色多普勒可清楚显示两种射流信号的起源与时相不同，室间隔缺损的射流信号发生在收缩期，主动脉窦瘤破裂的射流信号占据整个心动周期。连续多普勒上，室间隔缺损的分流和峰值流速出现在收缩期，主动脉窦瘤破裂的分流频谱占据整个心动周期，其峰值流速取决于收缩压与右心室收缩压，主动脉舒张压与右心室舒张压之间的压力梯度，既可发生在收缩期，也可发生在舒张期。

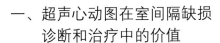

临床价值与发展前景

一、超声心动图在室间隔缺损诊断和治疗中的价值

超声心动图不仅能对室间隔缺损作出准确定性诊断，而且能准确判断缺损的大小与部位、右室压、肺动脉压、体循环与肺循环血流比值。因此，为临床制订合理的治疗方案提供有价值的信息。经食管超声心动图还可用于术中监测，防止残余分流的发生。超声心动图还可发现室间隔缺损的合并畸形如房间隔缺损、动脉导管未闭等，以及并发症如主动脉瓣反流、感染性心内膜炎等。同时，超声心动图还能准确评价心脏收缩功能与舒张功能。

随着超声仪器的革新发展，经验的不断积累，超声心动图已代替心导管检查成为临床诊断室间隔缺损的首选诊断工具，并在术中监测、术后随访，都起着十分重要的作用。

二、超声新技术在室间隔缺损诊断和治疗中的应用前景展望

经导管室间隔缺损封堵术（transcatheter closure of ventricular septal defects，TCVSD）目前已经在临床上得到较广泛的应用，超声心动图对适应证的选择、禁忌证的排除、术中监测时的注意事项、术后疗效的评价、并发症的预防和及时发现等，都发挥着越来越重要的作用。现就实时三维超声和心腔内超声在室间隔缺损封堵术应用的发展前景作简要介绍。

（一）实时三维超声在 TCVSD 中的应用

实时三维超声心动图开创了一个新时代，为超声工作者提供了一个全新视角。实时三维超声心动图为三维立体地观察 VSD 提供更丰富的诊断信息，其观察 VSD 形态及其与周边结构的关系将更加准确与直观。在三维图像中测量 VSD 径线大小也将更加准确。谢明星等的一组研究表明，实时三维超声对 ASD 与 VSD 面积和直径的测量与手术结果有着良好的相关性（r=0.91）。另有文献报道：实时三维超声心动图应用于室间隔缺损封堵术中，测量较二维更加精确，获得良好效果，RT-3DE 在 TCVSD 中有良好的应用前景。

（二）心腔内超声（intra-cardiac echocardiography，ICE）

ICE 是近来发展迅速的超声心动图新技术，在 ASD 封堵治疗中的监测引导取得了良好的效果。Bartel 等认为 ICE 在先天性心脏病介入治疗中应用比传统 TTE 或 TEE 有优势。相信在 TCVSD 中也可以有所作为，但其缺点是需要静脉插入带超声探头的导管，对设备要求较高，同时增加了手术成本和操作步骤。这些问题，有待进一步解决。

61

第62章

心内膜垫缺损

ENDOCARDIAL CUSHION DEFECT

◎王浩 江勇

胚胎、病理解剖特点 …………………… 830	一、诊断要点 …………………………… 835
一、胚胎发育异常 ……………………… 830	二、鉴别诊断 …………………………… 835
二、ECD 的分型及主要病理特点 ……… 831	临床价值及存在的问题 ………………… 835
血流动力学改变及其临床表现 ………… 831	附 左室右房通道 ……………………… 836
超声心动图表现 ………………………… 832	一、定义、解剖及血流动力学特点 …… 836
一、M 型超声心动图 …………………… 832	二、分型 ………………………………… 836
二、二维超声心动图 …………………… 832	三、临床特点及辅助检查 ……………… 836
三、三维超声心动图 …………………… 833	四、超声心动图 ………………………… 836
超声多普勒 ……………………………… 834	五、诊断要点及鉴别诊断 ……………… 836
右心声学造影 …………………………… 835	六、临床价值及存在的问题 …………… 836
诊断要点及鉴别诊断 …………………… 835	

心内膜垫缺损(endocardial cushion defect,ECD)是一组包括不同程度的低位房间隔,部分流入道室间隔和房室瓣的发育不完全造成的心脏畸形。ECD 又称房室管畸形(atrioventricular anomaly),房室隔缺损,房室通道(atrioventricular canal)等,是一类较为罕见的先天性心脏病,占先天性心脏病的 4% ~ 5%。发病率女性略高于男性。因为此病是由于心内膜垫的发育异常所致,故本书采用心内膜垫缺损一词。

心内膜垫缺损常常和一些先天畸形合并出现,如 DOWN 综合征、无脾或多脾综合征等。

1936 年 Maude Abbott 第一次正式对原发孔型房间隔缺损和共同房室通道畸形进行了描述;Wakai 和 Edwards 分别于 1956 年和 1958 年进一步详尽阐述了部分和完全性心内膜垫缺损的定义;Bharati 和 Lev 增加了中间型或过渡型的 ECD;Van Mierop 等描述了各型 ECD 的解剖特点。1966 年 Rastelli 等根据房室瓣(atrioventricular valve)与室腔附着的关系对完全型 ECD 进行分型,此种分型到目前仍广泛应用。1973 年 Bharati 和 Lev 根据两侧心室的发育情况,将心内膜垫缺损分为均衡、左优势和右优势三种类型。

胚胎、病理解剖特点

因为心内膜垫缺损是从胚胎发生异常上命名的术语,所以理解它的胚胎发生情况,和病理解剖特点对超声诊断及治疗方案的选择均具有重要意义。

一、胚胎发育异常

在正常的心脏胚胎发育中,心房和心室之间原是以狭窄的房室管道相连,大约在胚胎的 4 周,背部和腹部的心内膜垫增生,相对生长,并同时向两侧突出形成左右结节,左侧节结形成二尖瓣前叶,右侧节结形成三尖瓣隔叶,最终围成房室瓣口。如果心内膜垫发育异常会表现为房室瓣环中断,二、三尖瓣发育异常(常见二尖瓣前叶裂),四个房室腔相互交通。

原发孔(foramen primum)是由继发隔由上而下生长,与心内膜垫(endocardial cushions)融合,将其封闭,如继发隔封闭失败,将会造成原发孔型房间隔缺损;而室间孔由心内膜垫、肌部室间隔及圆锥间隔共同封闭的,如果室间孔闭合不完全,就会出现室间隔缺损。

ECD 的基本病理解剖包括房室间隔缺损及房室瓣的发育异常等。因此,原来相连的房间隔和室间隔不能相连,左右房室瓣环相似于眼镜的两个镜框,现在变成椭圆形的共环,这样原嵌在两环中间的主动脉根部移位到共环的前上部,左右房室瓣失去各自的房室瓣环,不能保持原来的形状,而形成二尖瓣前叶裂(anterior mitral leaflet cleft)和形成共同房室瓣。共同房室瓣通常为五个瓣叶,即左右前瓣,左右侧瓣和一个后瓣组成,也有文献报道,为六个叶:左上、下桥叶,左、右侧桥叶,右上、下桥叶。左和右上瓣叶通常被称为前桥叶(前共瓣)。

二、ECD 的分型及主要病理特点

1. 部分型 ECD(具有完整的室间隔,两组独立的房室瓣)

(1) 单纯原发孔型房间隔缺损。

(2) 原发孔型房间隔缺损伴二尖瓣前叶裂或三尖瓣隔叶裂或隔叶发育不良。

(3) 单纯二尖瓣前叶裂(罕见)。

(4) 左室右房通道(Gerbode 畸形)。

(5) 单心房。

2. 完全型 ECD 其特点是心内十字交叉结构消失,由原发孔型房间隔缺损、非限制型的流入道室间隔缺损及共同房室瓣构成(图 62-1)。本型又分三种:

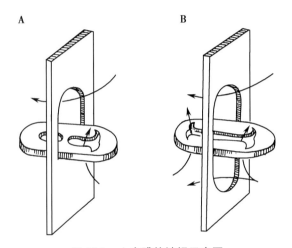

图 62-1 心内膜垫缺损示意图
A. 不完全性心内膜垫缺损,原发孔房间隔缺损合并二尖瓣前叶裂;B. 完全性心内膜垫缺损,原发孔房间隔缺损、室间隔缺损及共同房室瓣

Rastelli A:前共瓣有裂隙,可分成二、三尖瓣成分,前共瓣腱索附着于室间隔缺损的嵴上。

Rastelli B:前共瓣有裂隙,可分成二、三尖瓣成分,前共瓣腱索附着于室间隔右室面的异常乳头肌上。

Rastelli C:前共瓣没有裂隙,并且无腱索附着,形成漂浮瓣(flair valve)。

在完全型 ECD 中 A 型最多见。

3. 过渡型 ECD 具有以上两型 ECD 的特点,解剖特点主要包括原发孔型房间隔缺损、流入道的限制型室间隔缺损及两组异常的房室瓣。

4. 目前,对于将单纯性心内膜垫室间隔缺损是否应归于部分型 ECD 还有争议。

5. 其他分型方法

(1) Bharati 和 Lev 依据心室发育的大小不同分为以下三种类型,对于外科手术选择和预后具有重要的意义。

1) 均衡型:左右两侧心室均肥厚和扩大,房室瓣均衡分入左右两侧心室。

2) 右优势型:右房室孔明显大于左侧,右室肥厚扩大显著,左室萎缩小于正常。

3) 左优势型:左房室孔明显大于右侧,左室肥厚扩大显著,右室小于正常。

研究证明均衡型手术成功率较高,而左或右室发育不良者手术死亡率高。

(2) Anderson 分型:

1) 独立的房室瓣口和房水平分流(类似于部分型 ECD):包括原发孔型房间隔缺损和左侧房室瓣为三个瓣(所谓的二尖瓣前叶裂)。

2) 独立的房室瓣口和房、室水平分流(类似于过渡型 ECD):包括原发孔型房间隔缺损、左侧房室瓣分为上和下桥瓣、流入道型的室间隔缺损常常被房室瓣的纤维组织覆盖。

3) 共同房室瓣和房、室水平分流(类似于完全型 ECD):原发孔型房间隔缺损、共同房室瓣及非限制型流入道型室间隔缺损。

血流动力学改变及其临床表现

ECD 主要是一种左向右分流的先天性心脏病,由于其病理分型的差异较大,血流动力学变化也很大,其血流动力学改变和临床症状主要取决于房室间隔缺损大小和房室瓣反流情况。

部分型 ECD 的血流动力学表现为右心容量增加的改变,肺动脉血流量增加,由于左侧房室瓣存在不同程度的反流,也会表现为左室容量负荷的增加。决定房水平分流方向的主要因素是左右心室的顺应性和肺血管的阻力。

完全型 ECD:由于存在大的室间隔缺损并常伴有房室瓣反流,通常造成大量左向右分流和心脏容量负荷增加,最终导致充血性心衰和肺动脉高压。当出现双向分流和右向左分流(Eisenmenger 综合征)时表示存在较严重的肺动脉高压,一般预后不良。

过渡型 ECD:根据室间隔缺损的大小,出现介于以上两型之间的血流动力学表现。

临床表现:部分型 ECD 婴儿出生时可能表现为无症状,对于完全型 ECD 的病例,症状常在一岁内出现,表现为喂养困难、上呼吸道感染反复发作、肺炎、易于疲劳和生长缓慢,严重时表现为呼吸困难、肝脾肿大、周围水肿、晕厥和发绀等症状。

体格检查:部分型 ECD 具有第二心音固定分裂,当有二尖瓣反流时,可以看到心尖搏动增强,并于心尖部闻及全收缩期杂音。对于 Gerbode 畸形可以闻及左侧胸骨旁的收缩期杂音。过渡型 ECD 类似室间隔缺损的杂音。完全型 ECD 患者多伴发绀,只能听到单一的第一心音,胸前区广泛收缩期杂音。

62

其他辅助检查：

ECG：因房室结向后下移位和右房扩大，所以由窦房结至房室结的传导时间延长，表现为Ⅰ度房室传导阻滞，伴随着右室的扩张，可表现为部分或完全性右束支传导阻滞。其他表现还包括 QRS 电轴左偏等。

X 线：部分型 ECD 的表现为右心增大，肺动脉段膨突。而完全型 ECD 表现为全心增大，两者均表现为肺血增多。

心导管造影：选择性的左室心腔造影对疾病诊断帮助很大，包括发现房室间隔缺损，左室流出道的延长及主动脉移位形成特征性的"鹅颈征"。

超声心动图表现

一、M 型超声心动图

部分型 ECD：右室内径增大，室壁运动异常，可能会出现室间隔运动低平或室间隔与左室后壁呈同向运动等右心容量负荷增大的改变。左室流出道变狭长。如伴有二尖瓣前叶裂者，尚见二尖瓣前叶活动幅度增大，呈多重回声，二尖瓣前叶附着位置下移。

完全型 ECD：全心扩大，仅见一组房室瓣，或二、三尖瓣同时在一个室腔中出现，室间隔回声消失或断续（图 62-2）。

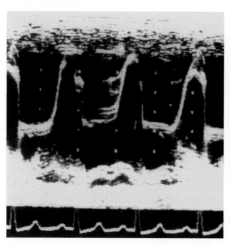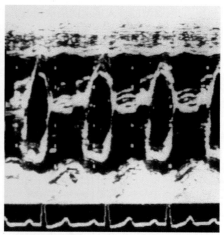

图 62-2 完全型心内膜垫缺损

完全型心内膜垫缺损患者的 M 型超声心动图，见共同房室瓣活动曲线幅度甚大。
左为单一的前叶曲线，呈蓬幕状；右为前后叶关闭与开放时的幅度，可达 4.5cm

当从心尖部至心底部扫查，部分型和完全型 ECD 均可探及舒张期二尖瓣穿过室间隔面的现象。

二、二维超声心动图

二维超声心动图是目前诊断 ECD 的主要方法，它可以直接显示 ECD 的解剖特征。心尖四腔心切面是观察 ECD 的最佳切面，仍然按照部分和完全两种类型进行评价。

1. 部分型 ECD（图 62-3 ~ 图 62-5）

（1）直接征象：

1）心尖及剑突下四腔心切面可观察到房间隔下部十字交叉处的回声中断，断端回声增强，并可在此处测量缺损大小。如见原发孔与卵圆孔之间大缺口中有条索存在，则可能为心房不定位。

2）二、三尖瓣房室瓣环位置处于同一水平。二尖瓣短轴及长轴切面可观察二尖瓣前叶裂，在左室二尖瓣短轴切面，可见二尖瓣失去正常椭圆形态，成为三角形。此外也可以观察到其他二、三尖瓣畸形，如二尖瓣狭窄、双孔二尖瓣及三尖瓣发育短小。其他异常可有房室瓣跨立（straddling）和骑跨（overriding）。

（2）间接征象：右房，右室增大，右室流出道增宽，肺

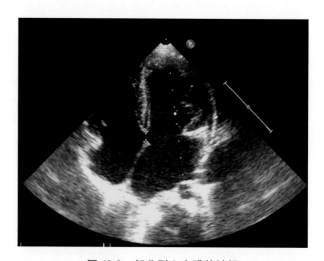

图 62-3 部分型心内膜垫缺损

心尖四腔切面显示原发孔处房间隔缺损

动脉增宽；由于主动脉瓣口的前移和右移，不再夹于两个房室瓣环之间，导致左室流出道变长，在剑突下左室流出道长轴观可见"鹅颈征"（goose-neck）。

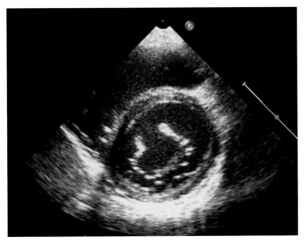

图 62-4　部分型心内膜垫缺损
二尖瓣短轴切面显示二尖瓣前叶连续性回声中断

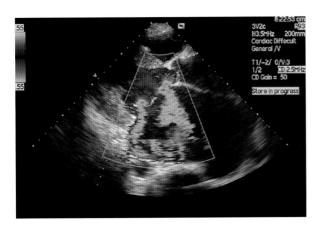

图 62-5　部分型心内膜垫缺损
彩色多普勒显示二尖瓣前后叶交界处及二尖瓣
前叶裂处共两处反流

2. 完全型 ECD　最典型图像是在心尖及剑突下四腔心切面观察到心脏的"十字结构"消失,左、右房室瓣位于同一平面;剑突下左室短轴切面是评价共同房室瓣的结构形态最好的切面,可以清晰地观察到瓣叶、乳头肌的数目和附着点。前共瓣通常在心尖四腔心切面上观察它附着的部位,对其进行分型;而后桥瓣在剑突下四腔心切面上显示较好(图 62-6～图 62-9)。

3. 过渡型 ECD　图像类似于完全型 ECD,但有所不同的是,它具有两组房室瓣,并且位于流入道的室间隔缺损通常较小,常规切面上不易观测,可选择右室流入道长轴或双流入道长轴切面探查。

三、三维超声心动图

部分型 ECD:在图像上裁切部分房室,从多个角度观察二尖瓣结构,通常可以比二维超声更清晰地观察二尖瓣前叶裂。特别是当二维图像无法确认是否存在瓣膜的病变时,三维超声可帮助确诊(图 62-10)。

完全型 ECD:可以分别从心房和心室面观察共瓣形态、瓣叶数及前共瓣与室间隔残端连接的情况,较二维超声能够提供更丰富的诊断信息。

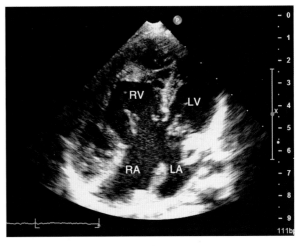

图 62-6　完全型 ECD
心尖四腔切面,可见一组房室瓣,室间隔缺损和房间隔缺损连为一体,即心脏中心的"十字交叉"结构消失。RA:右房,RV:右室,LA:左房,LV:左室

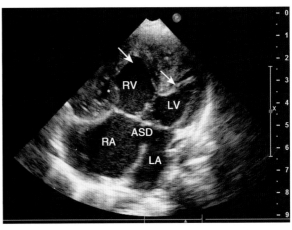

图 62-7　完全型 ECD(A 型)
心尖四腔切面,共同房室瓣附着于室间隔(箭头所示)。RA:右房,RV:右室,LA:左房,LV:左室,ASD:房间隔缺损

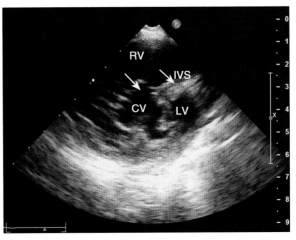

图 62-8　完全型 ECD
胸骨旁短轴切面可见共同房室瓣形成(箭头所示),房室瓣似有 5 个瓣叶。RV:右室,LV:左室,CV:共同房室瓣,IVS:室间隔

62

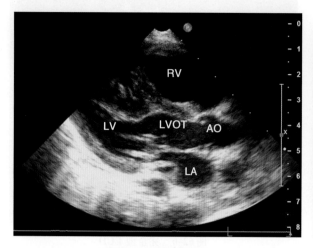

图 62-9　完全型 ECD
胸骨旁左室长轴切面,可见右室扩大,左室流出
道狭长。RV:右室,LV:左室,LA:左房,AO:主
动脉,LVOT:左室流出道

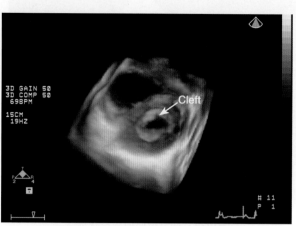

图 62-10　二尖瓣前叶裂三维图像
Cleft:前叶裂

超声多普勒

彩色多普勒:可以半定量观察到房室水平分流的方向
及分流量大小。包括于房室间隔处探及左向右的分流信
号,当合并肺动脉高压时分流可变为双向,甚至右向左分
流。可观察二尖瓣前叶裂的反流量及共同房室瓣的反流
情况(图 62-11,图 62-12)。

频谱多普勒:定量测定房室瓣的反流速度及其压差。
通过测定三尖瓣反流收缩期峰值压可用于估计肺动脉收
缩压。观察肺动脉的血流变化情况,一般出现肺动脉血流
增快,当肺动脉高压时,肺动脉血流速度减慢,并且峰值
前移。

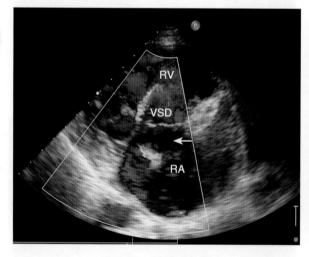

图 62-11　过渡型 ECD
右室流入道切面,可见小 VSD 位于流入道,属于
限制型 VSD。RV:右室,VSD:室间隔缺损,
RA:右房

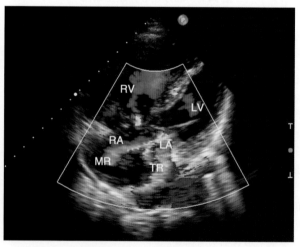

图 62-12　过渡型 ECD
心尖四腔切面,可见两组房室瓣,二、三尖瓣均
有反流,反流在心房内十字交叉。RA:右房,
RV:右室,LA:左房,LV:左室,MR:二尖瓣反流
束,TR:三尖瓣反流束

右心声学造影

由周围静脉(通常是肘静脉)注射声学造影剂后,右心房,右心室顺序出现云雾状的造影剂。

部分型 ECD:由于存在原发孔型房缺,心房水平左向右分流信号,故出现右房侧负性显影区。但出现肺动脉高压时,左房侧可出现造影剂回声。当存在房室瓣反流时,可出现声学造影剂在房室之间穿梭现象。

完全型 ECD:左右房室均出现造影剂回声,造影剂在四个房室腔内穿梭移动。

诊断要点及鉴别诊断

一、诊断要点

(一)部分型 ECD

1. 存在原发孔型房间隔缺损(房间隔的下部,近十字交叉处)。

2. 大多具有二尖瓣前叶裂。

3. 具有完整的室间隔。

4. 具有两组独立的房室瓣。

(二)完全型 ECD

Van Praagh 认为完全型心内膜垫缺损诊断标准必须包括三个条件:

1. 原发孔型房间隔缺损。

2. 共同房室瓣。

3. 流入道非限制性室间隔缺损。

(三)过渡型 ECD

具有以上两者的特征,主要表现为:

1. 存在原发孔型房间隔缺损。

2. 存在流入道的限制型室间隔缺损。

3. 两组异常的房室瓣(房室瓣可以部分融合)。

二、鉴别诊断

(一)部分型 ECD

继发孔型房间隔缺损:血流动力学及心脏形态改变类似于原发孔型房间隔缺损,但其房间隔回声缺失位于房间隔中部,而不是位于房间隔的下部。于心尖四腔观、剑突下四腔及双房心切面观察房间隔缺损的位置,可以明确鉴别这两种缺损。

冠状静脉窦扩张:当某些疾病造成冠状静脉窦明显扩张时,可出现类似房间隔下部回声缺失的表现,特别是在心尖四腔切面声束的方向偏后时。鉴别要点是在其他任意一个切面观测到房间隔下部完整,存在房间隔回声时,就需要考虑存在冠状静脉窦扩张。

二尖瓣反流:当房间隔缺损较小,且不易观察到房水平的分流时,可能将部分型心内膜垫缺损仅仅误诊为二尖瓣反流。此种情况,需要多切面观察,特别是存在右心增大时。

(二)完全型 ECD

完全型心内膜垫缺损需与单心室鉴别:此时需仔细探查区分心室内为粗大的肌束抑或残存的室间隔。

常合并其他复杂畸形,例如心房异构、法洛四联症、动脉导管未闭、继发孔型房缺、右室双出口、肺静脉异位引流等畸形,应注意合并畸形的诊断。

临床价值及存在的问题

超声心动图是目前临床上心内膜垫缺损首选的无创性影像学诊断方法,超声可以对各种心内膜垫缺损进行准确分型,为患者选择适当的手术方案及治疗方式提供信息,包括为手术提供缺损大小、心室大小及功能、肺动脉压力、房室瓣反流情况及房室瓣分布均衡情况等。此外超声心动图并可以对术中,术后心脏结构和功能情况进行随访评价,部分型 ECD 采用的手术方式一般是封闭原发孔型房间隔缺损,并缝合二尖瓣前叶裂;完全型 ECD 手术则分为两种:一种是姑息手术,包括对肺动脉进行 banding 术,减缓阻力型肺动脉高压的形成;一种是根治手术,包括单片和双片缝合法,即根据对房间隔缺损和室间隔缺损是采用单一补片修补还是两块补片分开修补进行的分类。术中超声可以即刻评价手术效果,譬如评价是否存在残余房室水平分流及房室瓣反流情况。术后超声可以有效对存在房室间隔残余漏、瓣膜反流及狭窄、左室流出道狭窄及肺动脉高压改善情况等进行动态随访。

应注意的问题:

室间隔缺损的检出:有无室间隔缺损对区分部分型或过渡型 ECD 较重要,尤其是伴有室间隔膜部瘤时,判断瘤壁有无缺损至关重要。此时需采用局部放大并应用彩色多普勒仔细观察。

分辨是否存在共瓣:多切面扫查,尤其是房室瓣短轴水平,未准确扫查到两房室瓣水平可能无法显示共瓣抑或仍为两组房室瓣。

笔者认为,超声心动图是诊断 ECD 的首选方法,但当 ECD 合并其他复杂大血管畸形者,需要进行心血管造影检查。

62

附 左室右房通道

一、定义、解剖及血流动力学特点

左室-右房通道(left ventricular-right atrium communication, LVRAC),也叫 Gerbode 畸形(Gerbode anomaly),是一种特殊类型的室间隔缺损,LVRAC 约占室间隔缺损的 5%,临床诊断存在一定困难。也有人认为是心内膜垫缺损的一种类型,目前其归类尚不统一。

三尖瓣隔叶附着于室间隔膜部,将膜部室间隔分为房室部和室间部。位于三尖瓣隔叶与二尖瓣前叶的附着点之间的膜间隔称为房室部,而三尖瓣以下的膜间隔为室间部。由于房室部缺损致左室血流可直接进入右房,称三尖瓣上的左室-右房通道,而更为常见的室间部缺损,缺损虽然位于三尖瓣环之下,但三尖瓣隔瓣根部贴附于室间隔缺损上,且有裂孔,使左室血流通过室缺的裂孔射向右房,称为三尖瓣上的左室-右房通道。

此畸形大多是先天性的,但最近研究发现有少部分是获得性的,通常继发于细菌性感染性心内膜炎,也见于创伤、二尖瓣及主动脉瓣置换术后及房室间隔修补术后的并发症等。

血流动力学的改变特点:是一种左向右分流的心脏畸形,血流由左室直接进入右房,在收缩期左室压力远远高于右房,出现收缩期高速分流,外科可见一个显著的特征是收缩期右房扩张;可以出现肺动脉高压,常伴三尖瓣反流。

二、分 型

Riemenschneider 与 Moss 根据缺损部位与三尖瓣的关系可将本病分为两种类型:

(一)三尖瓣环上型缺损

缺损位于房室部,在三尖瓣隔叶上方的右房侧,形成直接的房室通道,三尖瓣的结构一般正常。

(二)三尖瓣环下型缺损

缺损位于室间部,常累及三尖瓣隔叶。此型包括膜部室间隔缺损和不同程度的三尖瓣异常,包括三尖瓣穿孔、三尖瓣隔叶裂、隔叶与缺损处粘连或形成瘤样物等,造成左室的血流同时进入右室和右房。

三、临床特点及辅助检查

当缺损较小时,血流动力学变化较轻,对患者的生长发育影响较小,没有明显的临床症状。而大缺损,体格检查与室间隔缺损类似,但左室右房通道患者的心脏杂音传导范围广泛,通常在 4、5 肋间听到,而且可向右上方传导。临床症状为心衰和肺动脉高压的表现。

ECG 检查:由于右房扩大,表现为 P 波宽大,P-R 间期延长、不完全性右束支传导阻滞等。

X 线片:典型者表现为右房和左、右室增大,肺动脉干突出,主动脉弓较小,使心影呈球形。

心导管检查:由腔静脉进入右房即有血氧增高,但导管不能插入右房,即使从卵圆孔插入左房,但是左右房压差明显,提示并非真正房缺。

四、超声心动图

(一)二维超声心动图

可采用胸骨旁、心尖部四腔及心底大动脉短轴切面及其演变而来的改良切面,充分显示三尖瓣隔瓣上、下的膜部室间隔的回声中断,并确定合并或不合并三尖瓣发育异常。间接征象表现为右房左室增大,晚期可以表现为全心扩大。

(二)多普勒超声心动图

当缺损位于三尖瓣环上方时,彩色多普勒血流显像可见收缩期直接从左室至右房的蓝五彩过隔血流束。当缺损位于三尖瓣环下方时,可显示收缩期隔瓣之上穿过膜部间隔左向右的花色血流束,紧接着与三尖瓣反流混合,进入右房,血流束起始点可追踪到室间隔膜部。一般采用连续多普勒,可获得收缩期高速负向湍流频谱。

(三)右心声学造影

从肘静脉注射入声学造影剂后,右房室顺序显影,右房可以出现负性显影。

五、诊断要点及鉴别诊断

(一)主动脉窦瘤破裂入右房

主动脉窦瘤破裂入右房者主动脉窦呈瘤样扩张,瘤壁很薄,向右房内膨出,连续多普勒为双期湍流频谱。

(二)三尖瓣反流

主要通过辨别左室-右房通道分流与三尖瓣反流的起始点,三尖瓣血流束起始点在三尖瓣口,而左室-右房通道分流来自于膜部间隔或靠近三尖瓣根部。如在明确三尖瓣反流的同时还有另一股来自隔瓣侧的偏心性血流束,对诊断本病有决定性意义。

六、临床价值及存在的问题

超声心动图能直观显示左室右房通道的间隔缺损部位,显示血流分流方向,能较准确诊断有无左室右房通道,分辨左室右房通道的类型,为手术方式选择提供有用的信息。对于较小的缺损,可通过介入方式予以封堵治疗。

62

第63章

动脉导管未闭

PATENT DUCTUS ARTERIOSUS

◎吕 清 袁 莉 张 荔

病理解剖与血流动力学改变……………… 837	心脏声学造影……………………………… 844
检查方法与注意事项……………………… 839	经食管超声心动图………………………… 845
一、切面的选择………………………… 839	一、检查方法…………………………… 845
二、注意事项…………………………… 839	二、经食管超声心动图表现…………… 845
经胸超声心动图…………………………… 839	动脉导管未闭术后评价…………………… 845
一、M型超声心动图…………………… 839	诊断要点与鉴别诊断……………………… 845
二、二维超声心动图…………………… 840	一、诊断要点…………………………… 845
超声多普勒………………………………… 842	二、鉴别诊断…………………………… 845
一、彩色多普勒………………………… 842	三、动脉导管未闭的罕见并发症……… 846
二、频谱多普勒………………………… 843	临床价值与存在问题……………………… 847

动脉导管未闭(patent ductus arteriosus,PDA)是最常见的心脏外分流性先天性心脏病。最早由 Galen 于公元初描述,称之为连接肺动脉和主动脉的第三根小血管。1595 年 Aranzio 将其命名为动脉导管未闭。1888 年 Munro 首次在婴儿尸检中发现。1900 年 Gibson 描述了其特征性的连续性机器样杂音,并据此作出临床诊断。

文献报道的动脉导管未闭发病率不一,可能与地区、统计中早产儿比例等有关。孤立性病例的出现率占足月胎儿活产病例的 1/2000,占先天性心脏病的 5%~10%。秘鲁高原地区发病率达出生人数的 0.7%,而沿海地区仅 0.04%,两者差别达 18 倍。高原居民发病率较高,但我国世居高原的藏民发病率远较移居汉人为低。Abbott 分析先天性心脏病1000 例尸检中占 9.2%。我国 1963 年 1085 例先天性心脏病统计分析,动脉导管未闭发生率为 21.1%,仅次于房间隔缺损,居第二位。本病女性较男性多见,其比例为(2~3):1。约有 10% 并发心内其他畸形。有关遗传因素的影响屡有报道,头胎如患病,以后胎次的罹患几率约 2%。易见于母亲在妊娠早期有风疹病史者(20%~50%),此时期正为导管发育期,风疹病毒可影响其结构的演变。早产儿有较高的发病率,体重少于1000g 者可高达 80% 的发病率,这与导管平滑肌减少,对氧的反应减弱,以及血液循环中血管舒张性前列腺素水平升高等因素有关。早产儿出生后未能关闭者约 20%,出生数月内多可自然关闭。新生儿中 3 个月内 80% 闭合,7 个月的婴儿 95% 以上导管闭合形成动脉韧带(Arterial ligament)。

病理解剖与血流动力学改变

动脉导管是胎儿期连接主动脉与肺动脉的正常血管,一端起于肺动脉主干分叉处或左肺动脉近端的后侧壁,向后上方偏左走行,另一端和主动脉弓(左锁骨下动脉起始处的远端对侧 1cm 左右)相连。主动脉弓如为右位,动脉导管亦可由右肺动脉连于右侧的主动脉弓,偶见由左肺动脉连左锁骨下动脉或无名动脉。亦有报道左右皆具动脉导管且均未闭合者。双动脉导管较多见于肺动脉干闭锁和左、右肺动脉互不相连的心脏,这些病例的肺循环完全依靠双导管。

胎儿的动脉导管从第六主动脉鳃弓一支背侧发育而来,是胎儿血液循环主动脉、肺动脉间的生理性通道。胎儿期肺小泡全部萎陷,不含有空气,且无呼吸活动,因而肺血管阻力很大,故右心室排出的静脉血,大都不能进入肺内循环进行氧合。由于肺动脉压力高于主动脉,因此进入肺动脉的大部分血液将经动脉导管流入主动脉再经脐动脉而达胎盘,在胚盘内与母体血液进行代谢交换,然后纳入脐静脉回流入胎儿血液循环。

动脉导管的闭合分为两期。生理闭合期:一方面,婴儿出生啼哭后第一口吸气,肺泡即膨胀,肺血管阻力随之

63

下降,肺动脉血流开始直接进入肺,建立正常的肺循环,而不流经动脉导管。另一方面,虽然动脉导管的组织学结构与两侧的主动脉、肺动脉都分为内膜,中层和外膜三层。但动脉壁中层主要由同心排列弹性纤维组织构成;而未闭动脉导管管壁中层外侧主要为纵向排列的平滑肌,内侧为环状排列的平滑肌,其间散在有少量弹力纤维和小血管。未闭动脉导管管壁内膜亦不同于一般动脉,其血管内皮有一定数量的黏性物质。一般在出生后10~15小时内,由于血氧张力升高,作用于平滑肌,使之环形收缩,同时管壁黏性物质凝固,内膜垫突入管腔,阻断大部分的分流血液,营养障碍和细胞分解性坏死,因而导管发生生理性闭合,但在7~8天内有潜在性再开放的可能。解剖闭合期:导管内膜逐渐增厚,弥漫性纤维增生完全封闭管腔,部分病例管腔内有血栓形成,最终管腔闭合和形成导管韧带。导管纤维化一般起始于肺动脉侧,向主动脉延伸,但主动脉端可以不完成,因而呈壶腹状。纤维化解剖性闭合,88%婴儿于

8周内完成。如这闭合过程延迟称动脉导管延期未闭。动脉导管出生后半年至一年还未能闭合,将终生很难闭合,则称持续动脉导管未闭,临床上简称动脉导管未闭。

动脉导管的闭合受到许多血管活性物质如乙酰胆碱、缓激肽、内源性儿茶酚胺等释放的影响,但主要是血氧张力和前列腺素。后两者作用相反:血氧张力的升高使导管收缩,而前列腺素则使血管舒张,且随不同妊娠期而有所改变。成熟胎儿的导管对血氧张力相当敏感,未成熟胎儿则对前列腺素反应强。这些因素的复杂相互作用是早产婴儿有较多未闭动脉导管的原因。

未闭的动脉导管的大小及形态不一,长度多数为0.4~1.0cm,最短者仅0.2~0.3cm,最长者为3.0cm;管径多数为0.5~1.0cm,细者可仅0.2cm,最粗者可超过2.0cm(与附近主动脉管径相仿),此时管壁较薄,镜检可见平滑肌较少,而弹力纤维较多。动脉导管未闭的导管按形态可分五种(图63-1):

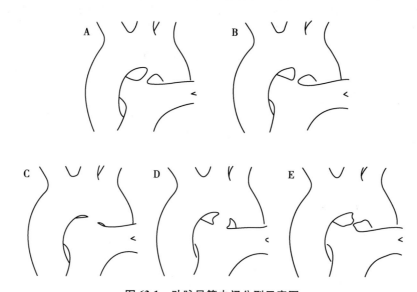

图63-1 动脉导管未闭分型示意图
A. 管型;B. 漏斗型;C. 窗型;D. 动脉瘤型;E. 哑铃型

63

1. 管型 又称圆柱形管,径较均等,导管较长,此型最常见,占所有病例的80%以上。

2. 漏斗型 导管的主动脉端粗,肺动脉端细,犹如漏斗状。

3. 窗型 导管极短,主肺动脉间有一窗孔相通,使主、肺动脉直接吻合。

4. 动脉瘤型 中段明显膨大,形成动脉瘤状,内可有血栓形成,肺动脉端可闭锁成盲管。

5. 哑铃型 中部细,两端粗,此型较少见。

动脉导管未闭常伴有其他先天性心脏畸形,如法洛四联症、室间隔缺损、大动脉转位、肺动脉瓣狭窄等。在某些肺血减少的心脏畸形中,未闭动脉导管具有维持生命的代偿作用,不能简单将其单独关闭。

由于动脉导管未闭的存在,构成了主动脉和肺动脉间的异常通路,血液自主动脉经动脉导管向肺动脉分流(图63-2)。分流量的大小取决于导管的粗细和主动脉与肺动脉之间的压差。由于主动脉压力(100/60mmHg)高于肺动脉(20/6mmHg),主动脉血液连续地经未闭导管进入肺动

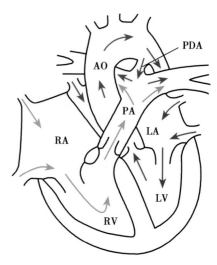

图63-2 动脉导管未闭血流动力学示意图
红色箭头代表动脉血流,蓝色箭头代表静脉血流

脉,分流的血液经肺动脉、肺毛细血管、肺静脉、左房、左室最后又回到主动脉,因而导致左房、左室增大,肺动脉及左、右肺动脉变粗。分流量的大小首先决定于导管的大小和肺血管的阻力:如导管较小,肺动脉压正常,主、肺动脉在整个心动周期保持压差,所以在收缩和舒张期都有左向右分流存在,但分流量不大,对心功能的影响很小;如导管的管径较大,肺循环阻力仍近于正常,肺动脉压仍低于主动脉压,由左向右分流量较大,肺血流量较多,回到左房左室的流量增多,所以左心容量负荷过重,左房左室增大,但右室并不增大。如导管很粗分流量很大,回至左心的血太多,左室可因超容而衰竭,左房和肺静脉压上升,引起后向性肺动脉压升高。粗大的导管如使主动脉压直接传至肺动脉,肺动脉压力上升使右室的压力负荷过重,此时导管内的血流方向决定于体、肺循环的阻力,如肺循环阻力低于体循环,则仍有大量的左向右分流,左室仍超容,左房左室增大,右室亦因超压而增大。如肺循环阻力高于体循环,左向右分流消失,而变为右向左分流,此时肺动脉压力

很高,右室有压力超荷,但左室并无超容,故仅有右室增大而左室不再有所增大。动脉导管未闭患者发生肺动脉高压的原因有两个:①动力性肺动脉高压(Dynamic pulmonary hypertension):主要因分流量较大,肺动脉内血流量增大而引起肺动脉高压。此时虽有反应性肺小动脉痉挛,继之引起管壁增厚,使肺动脉压逐步升高,但如能及时手术关闭导管,阻断分流,肺小动脉的病理变化能获改善,肺动脉压可逐步降低。②梗阻性肺动脉高压(Obstructive pulmonary hypertension):可由动力性肺动脉高压发展而成。由于导管未能及时手术关闭,引起肺小动脉内膜增生,血栓形成,管腔硬化变窄,阻力增高,成为不可逆性永久性病理改变。也可因出生后肺血管仍保持胎儿型肺小动脉(Fetal pulmonary artery)特征(即肺小动脉管径小,管壁肌层厚,管腔狭窄,肺血管床阻力高,早期即有肺动脉高压和右向左分流)而引起。梗阻性肺动脉高压发展到肺动脉压接近或超过主动脉压时,可产生肺动脉水平双向或右至左分流,即艾森曼格综合征(Eisenmenger' syndrome),临床上可出现发绀。

检查方法与注意事项

一、切面的选择

应用二维超声常规系列切面,特别是胸骨左缘标准或高位大动脉短轴,右心室流出道切面,胸骨上窝主动脉弓非标准长短轴切面,以充分显示动脉导管所在部位。首先检查左心长轴切面,注意房室大小及主动脉的宽度。其次检查心底短轴切面,除观察主动脉横断面外,注意肺动脉的情况,并在肺动脉的左肺动脉分支处,仔细寻找肺动脉与降主动脉之间有无未闭的动脉导管及主、肺动脉间有无异常通路,以便进行鉴别。第三为胸骨上窝探查,作主动脉弓长轴切面和短轴切面,或在纵切与横切之间旋转探头,仔细寻找,视主、肺动脉间有无异常通路。在进行二维彩色多普勒血流成像检查时,要注意使声束经过未闭的动脉导管,并寻找分流的部位,仔细调整探头的角度,以获得最佳的彩色多普勒图像。借助彩色二维血流导向,采用连续多普勒技术,记录最大分流速度。

二、注意事项

(一)动脉导管漏误诊情况

1. 重度肺动脉高压或动脉导管未闭继发艾森曼格综合征时,主、肺动脉分流时相与血流频谱失去典型形态,可呈双向分流,亦可只有右向左分流,应避免误诊及漏诊。

2. 肺动脉瓣狭窄、法洛四联症,或者室间隔缺损特别

是干下型时左向右分流造成肺动脉瓣相对狭窄时,肺动脉腔内的花色血流易掩盖动脉导管的红色血流束,应仔细探查避免漏诊。

3. 其他易误诊为动脉导管未闭的疾病包括冠状动脉-肺动脉瘘(Coronary-to-pulmonary fistula)、胃左动脉-左肺动脉交通、多支肋间动脉-静脉畸形引流等。为避免上述误诊,仔细探查分流血流,并结合临床表现、有无心脏杂音、房室增大、肺动脉增粗等征象。

(二)其他注意事项

1. 合并感染性心内膜炎时,肺动脉主干内或肺动脉瓣附近可存在小赘生物。

2. 特别要提示注意观察主动脉弓降部发育情况,避免漏诊合并的主动脉缩窄。

3. 当经胸探查时图像质量欠佳,动脉导管及分流显示不清时,可试用经食管超声或静脉声学造影检查,其适应证如下:

(1)胸骨左缘第2、3肋间可闻及连续性机器样粗糙杂音,多起于第一心音之后,分流量大者,多伴有震颤。

(2)胸片显示肺动脉段凸出,肺血增多,左心房室增大。

(3)部分分流量较小的动脉导管未闭,临床听诊可无明显杂音(临床称为哑型或沉默型动脉导管未闭),超声仍可进行诊断。

63

经胸超声心动图

一、M型超声心动图

M型超声心动图上见左室增大,左房有时亦大,主肺

动脉前后径增大,主波增高,重搏波一般不清。左、右肺动脉因分流的影响,亦明显增宽,并见摆动增强。

二、二维超声心动图

1. 左心长轴切面　可见左室增大，室间隔活动增强。主动脉增宽，左房稍大（图63-3）。

2. 心底短轴切面　除见主动脉横断面稍宽外，肺动脉亦明显增宽，且搏动增强，肺动脉分支处，常可见有异常通路和降主动脉相贯通（图63-4，图63-5）。

3. 胸骨上窝探查　经胸骨上窝检查时，超声声束经

过胸骨后方，近似垂直于导管长轴，避开了两侧肺气及肋骨的影响，而且此处探查深度较小，能较好显示导管的长度及内径，测量相对准确，分型可靠。主动脉纵切或横切均显示主动脉、肺动脉增宽。在纵切向横切过渡时，动脉导管未闭的患者可在肺动脉分出左肺动脉处见降主动脉与肺动脉间有一异常通道，搏动甚强（图63-6，图63-7）。

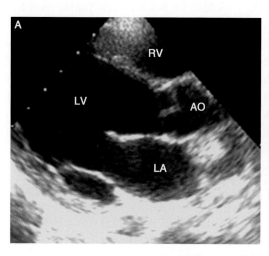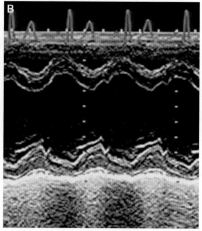

图63-3　动脉导管未闭

A. 动脉导管未闭患者的左心长轴切面，示左室明显增大；B. 左室的 M 型超声心动图，示左室明显增大，室间隔与左室后壁活动幅度较大，有左心容量负荷过重现象。AO：主动脉，LA：左房，LV：左室，RV：右室

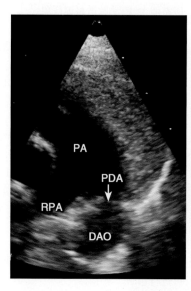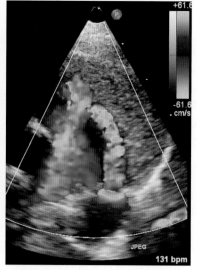

图63-4　动脉导管未闭

动脉导管未闭患者的心底短轴切面，同时显示肺动脉左右分支及导管。DAO：降主动脉，PA：肺动脉主干，RPA：右肺动脉，PDA：动脉导管未闭

63

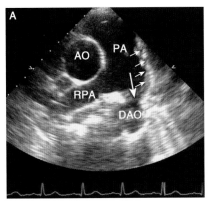
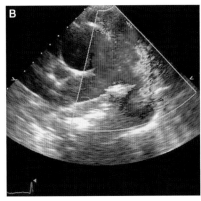
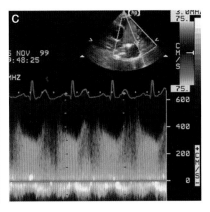

图 63-5 动脉导管未闭合并肺动脉赘生物形成

A,B. 心底短轴切面,示降主动脉与肺动脉间可见异常交通(长箭头所指),即动脉导管未闭所在;肺动脉外侧壁可见赘生物形成(短箭头所指);C. 在彩色多普勒血流图引导下行连续多普勒检查,示动脉导管的分流为连续性分流信号,峰速超过 4m/s

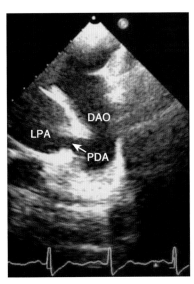
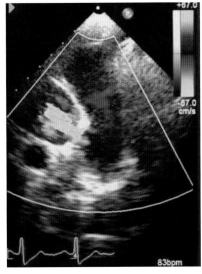

图 63-6 胸骨上窝切面

动脉导管未闭患者胸骨上窝主动脉弓长轴切面,可见肺动脉与降主动脉近端间有一无回声带相连,此即未闭的动脉导管(PDA)所在

63

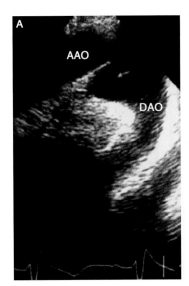
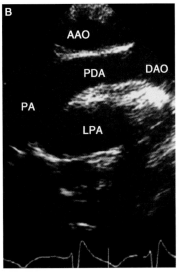
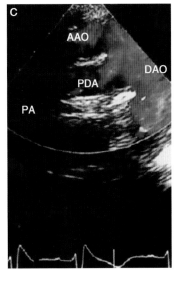

图 63-7 胸骨上窝切面

A. 动脉导管未闭患者的胸骨上窝主动脉弓长轴切面,见降主动脉起始部有宽大的导管开口(箭头所指);B. 同一切面,探头角度稍微调整,可见粗大的动脉导管与增宽的肺动脉相连;C. 彩色多普勒血流图检查,见动脉导管内彩色血流较暗淡,说明肺动脉压力较高,与主动脉之间压差较小,分流速度不快

超声多普勒

一、彩色多普勒

(一) 二维彩色多普勒血流成像

多普勒超声心动图诊断动脉导管未闭的依据是检出通过动脉导管的分流束。彩色多普勒血流显像可直接显示流经动脉导管的异常分流束。在胸骨上凹探查时,可见分流束起源于左锁骨下动脉开口远端的降主动脉前壁,进入未闭的动脉导管,再流向主肺动脉分叉处。在胸骨旁心底短轴切面上,分流束起源于降主动脉,进入左右肺动脉分叉前的主肺动脉。

分流量的大小主要取决于动脉导管的口径和主动脉与肺动脉之间的压差。动脉导管的口径越大,主动脉和肺动脉间的压差越大,则分流量越大。分流方向主要取决于心动周期中主肺动脉和主动脉之间压力差的变化。

1. 在大多数患者,主动脉压在整个心动周期中均明显高于肺动脉压,因此形成持续于整个心动周期的左向右分流,分流量较大。分流束主要显示为红色,分流速度较高时,可发生色彩倒错现象。如湍流显著,可呈多色斑点镶嵌的橘红色为主的图像。在左胸骨旁心底短轴切面上,分流束大多沿主肺动脉前外侧壁逆行至肺动脉瓣,形成红色血流区,然后折回与收缩期右室流出道来的前向血流混成蓝色血流带,沿主肺动脉内侧壁流向肺动脉分支。因此在主肺动脉内形成两股方向相反的漩流。分流量较大时,分流束在主肺动脉内所占面积明显增大。

2. 在肺动脉压明显升高的患者,左向右的分流时间缩短,可只占据舒张期;收缩期在主肺动脉内显示由右室流出道射入的蓝色血流。舒张期来自主动脉的左向右分流束显橘黄色血流。分流量多为中等量或少量(图 63-8)。

3. 当动脉导管未闭继发艾森曼格综合征时,收缩期肺动脉压力超过主动脉压力,产生右向左的分流,在舒张期时,肺动脉压力低于主动脉压力,产生左向右分流,因此呈双向分流的血流图像。舒张期左向右的分流束显示为红色,自降主动脉进入主肺动脉;收缩期右向左的分流束,起于主肺动脉进入降主动脉,背离探头显示为蓝色。如有重度肺动脉高压者,也可见只有右向左分流的病例,易漏诊,应特别注意。

文献报道,应用彩色多普勒血流成像诊断动脉导管未闭,特异性可达 100%,敏感性达 96%。当在心房和心室水平有大的分流,继发肺动脉高压时,诊断动脉导管未闭时可能出现假阴性。此外,值得重视的是动脉导管未闭彩色多普勒显示的分流束的起点宽度与导管口径密切相关($r = 0.90$),借此可判定导管的口径大小。

(二) M 型彩色多普勒血流图

必须对照二维彩色多普勒血流图像,沿分流束方向采样,才具有诊断价值。在左向右分流持续于全心动周期,分流量较大时,M 型彩色多普勒可见橘红色分流束持续于全心动周期,且在主肺动脉内充盈范围较大(图 63-9)。在分流量较小,左向右分流只限于舒张期时,M 型彩色多普勒显示由小分流束形成的细窄的橘黄色的血流线,断续出现在舒张期,收缩期显示右室流出道射入肺动脉的正常蓝色血流。

(三) 彩色多普勒定量评估

彩色多普勒血流会聚法(color Doppler flow convergence region,FCR)是以经典的流体力学为理论基础,结合彩色多普勒显像特点进行定量评估瓣膜反流、狭窄和心内分流研究的一种新方法。当血流通过一狭窄口时,在其近端形成一弧形等速度表面,且通过任一等速度表面的流量等于通过该狭窄口的流量。当血流速度超过尼奎斯特极限(Nyquist limit,NL)时,彩色多普勒可清晰地显示彩色倒错的等速度表面,即血流会聚区。通过调节 NL 速度值的大

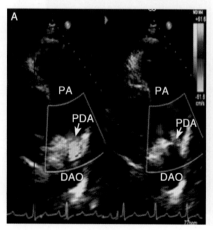
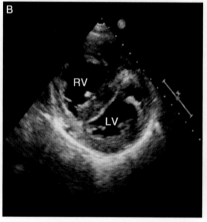
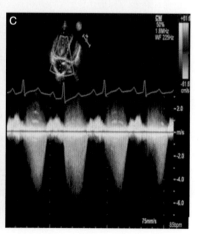

图 63-8 动脉导管未闭合并肺动脉高压

A. 心底短轴切面显示主肺动脉明显增宽,降主动脉与肺动脉间有粗大的动脉导管,彩色多普勒显示双向分流信号;B. 左室短轴切面,可见室间隔受压,左室呈"D"字型;C. 三尖瓣口反流峰速 5.6m/s,压差 126mmHg,提示重度肺动脉高压

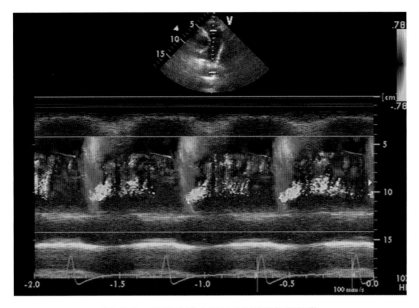

图 63-9　动脉导管未闭的 M 型彩色多普勒
分流量较大时,M 型彩色多普勒可见橘红色分流束持续于全心动
周期,且在主肺动脉内充盈范围较大

小,可使其形状接近半圆形,由于发生第一次倒错时血流会聚区最清楚,且该处的血流速度等于 NL 速度,故测量该会聚区半径 R,计算出半球形会聚区的表面面积 $2\pi R^2$,即可根据半球形假设公式计算出流率 $F = 2\pi R^2 \cdot NL$。彩色多普勒血流会聚法较传统的半定量方法更为准确、可靠,与频谱多普勒相比也更为优越。对评价先天性心脏病左向右分流程度的应用价值已在对室缺和房缺分流程度的评估研究中得以证实。对于动脉导管未闭患者,其左向右分流血流由降主动脉通过导管进入肺动脉,当清晰显示动脉导管时,可在导管的降主动脉端观察到血流加速形成的血流会聚区。当选择适当的 NL 速度时,血流会聚区的形状为半圆形,即可根据血流会聚区的半球形假设公式计算出分流率 F,由此可定量评估动脉导管未闭的分流程度。我院对 20 例动脉导管未闭患者应用该方法测定其分流率 F,结果表明 F 与频谱多普勒法所测得的 Qp-Qs 及 Qp/Qs 之间均有很好的相关关系(r 分别为 0.81 和 0.62,P 分别小于 0.001 和 0.005),而且根据 F 值计算的导管横截面积 A 与直接测得的导管内径 Dd 也具有良好的相关性($r=0.81,P<0.001$)。同时 Qp/Qs>2∶1 所对应的一组 F 值明显高于 Qp/Qs<2∶1 所对应的一组 F 值,两组间的差异具有极显著意义($P<0.005$)。以上结果表明 FCR 法可以较好地评估动脉导管未闭的左向右分流程度及动脉导管的粗细程度,而且能够将其分流的轻重程度明显地区分开来。

彩色多普勒血流会聚法评估动脉导管未闭分流率尚存在一定的局限性:

1. 血流会聚区的半径　R 值一般较小,故 R 值测量中很小的误差经过平方后计算出的分流率 F 值将会出现较大的偏差。

2. 动脉导管未闭的分流为连续性的,其在不同时相的分流率相差较大,故用整个心动周期中某一时相的最大的分流率来反映整个心动周期的分流率,会造成对实际分流率的高估。

3. 动脉导管未闭患者,其导管降主动脉端的血流会聚区位于较小的降主动脉腔内,血流会聚区较大时将受其限制。另外,动脉导管的迂曲,可与降主动脉壁之间成不同的角度,将影响分流血流的方向,从而影响导管近端会聚区的形状。这些因素均影响血流会聚法对其分流率的准确评估。

4. 部分动脉导管未闭患者,因导管的位置变异,在心底短轴切面上不能清楚显示动脉导管及降主动脉,影响血流会聚区的观察,而使该方法的应用受到限制。

二、频谱多普勒

(一)脉冲型频谱多普勒

将探头置于胸骨左缘,取样容积置于动脉导管开口处,可探及分流信号。若主动脉压力在全心动周期中均高于肺动脉压力,出现持续左向右分流时,则所探及的分流信号为连续性分流信号,持续整个心动周期,且保持较高的分流速度。当流速快时,脉冲多普勒出现频谱倒错,可记录到幅度较大曲线杂乱,零线上下均能见到的双向血流频谱。部分患者主肺动脉内血流呈漩流形式者,如将取样容积置于外侧壁附近时,呈快速的正向血流;而取样容积置于内侧壁附近,则呈快速的负向血流,此表现与二维彩色多普勒上所见相符。若动脉导管未闭继发艾森曼格综合征时,在收缩期,肺动脉压力高于主动脉压力,右向左分流时,频谱图示负向频移;在舒张期,肺动脉压力低于主动脉压力,左向右分流,频谱图示正向频移。双向分流的频谱一般为窄带波形,提示经动脉导管的双向分流为层流状态,流速较低。

(二)连续型频谱多普勒

在动脉导管未闭时,应用连续多普勒可在主肺动脉内记录到通过未闭导管的左向右的异常分流。当为全心动周期由左向右分流时,分流频谱呈连续性分布,占据整个心动周期,流速较高,多大于 4m/s(见图 63-5C)。

虽然分流频谱持续于全心动周期,但频谱辉度有明显变化。收缩期,右室射出血液在主肺动脉内所占成分较大,掩盖了来自动脉导管的分流,分流频谱辉度较浅淡;舒张期肺动脉瓣关闭后,异常分流血液在主肺动脉内占优势,故频谱辉度变亮。此外,正如在本章彩色多普勒一节所述,在胸骨左缘大动脉短轴切面时,分流束大多沿主肺动脉外侧壁逆行至肺动脉瓣,然后折回,与正常肺动脉前向血流混合沿主肺动脉内侧壁流向肺动脉分支,在主肺动脉内形成方向相反的两股血流。因此记录连续多普勒频谱,应特别注意声束方向。若使声束贴近主肺动脉内侧壁探查时,记录的是连续性负向血流,为折流束频谱;只有使声束贴近主肺动脉外侧壁探查时,才能记录到连续性正向分流束频谱。动脉导管未闭继发艾森曼格综合征,出现双向分流时,探查声束沿分流束走行,收缩期右向左分流时,为负向频谱;舒张期左向右分流时,为正向频谱。

(三)频谱多普勒定量评估

应用连续型和(或)脉冲型频谱多普勒可定量评估动脉导管未闭的分流程度和血流动力学状态。

1. 降主动脉逆向血流积分 在动脉导管未闭时,因降主动脉的血流于舒张期分入肺动脉,在降主动脉内形成舒张早期逆向血流,其分流量越大,则降主动脉内舒张早期逆向血流量越多,两者成正比关系。故应用连续多普勒测量其舒张早期逆向血流速度,并将整个舒张期的流速加以积分,该值与心导管测量 Qp/Qs 值密切相关。然而用此法计测分流量时也有一定限制:首先是动脉导管的分流不仅发生在舒张期,在收缩期亦可出现;其次舒张期进入肺动脉的血流既来自降主动脉,亦可来自主动脉弓的分支;第三,降主动脉的逆向血流不单取决于流速,而且也应考虑横截面积的大小。故此处提出的方法,由舒张早期降主动脉逆向血流速度积分估计动脉导管分流量只是粗略估测,不是真正的定量。但由于方法简便,故仍被沿用。

2. 肺循环与体循环比例 动脉导管未闭时,肺动脉接受来自右室和动脉导管两处的血流,经肺循环后到达并流经二尖瓣和主动脉瓣的血流量,则代表了肺循环的血流量。升主动脉的血流,一部分进入动脉导管,进入肺部,余者进入体循环,该部经体循环到达并流经三尖瓣和肺动脉瓣,其血流量代表了体循环的血流量。通过脉冲多普勒超声测量各瓣口的容积血流,即可算出 Qp/Qs 比值。Goldberg 通过 79 例左向右分流的先天性心脏病多普勒与心导管对比研究表明,其相关关系极好(r = 0.93),确证该法的可靠性和临床价值。

3. 肺动脉压力 应用连续多普勒技术所获得的血流频谱可估测其肺动脉压力,包括收缩压和舒张压。

(1)肺动脉收缩压的测定:主动脉收缩压(AOSP)、肺动脉收缩压(PASP)、动脉导管两端的收缩压差(ΔPs)三者之间的关系为:

$$\Delta Ps = AOSP - PASP \quad 或 \quad PASP = AOSP - \Delta Ps$$

通过简化的 Bernoulli 公式,将频谱图中记录的收缩期分流峰值速度,转化为收缩期主动脉与肺动脉间最大压差(ΔPs)。在无左室流出道狭窄时,可用肱动脉收缩压代替主动脉收缩压,代入上述公式,即可无创地估算肺动脉收缩压。

(2)肺动脉舒张压的测定:同理,在连续多普勒频谱图中测量舒张末期分流的峰值速度,按 Bernoulli 简化公式,转化为动脉导管两端的舒张期最大压差(ΔPd),用肱动脉舒张压代替主动脉舒张压(AODP),按 PADP = AODP - ΔPd,即可算出肺动脉舒张压(PADP)。

心脏声学造影

63

声学造影时,先用二维超声心动图扫查心底短轴切面,再将 M 型取样线置于肺动脉干并通过肺动脉分叉处。因心脏收缩时,主动脉内大量的无造影剂血液进入肺动脉,致使其内造影剂密度减低以至消失;舒张期分流较少,故肺动脉内造影剂较多。部分患者在二维切面上,由肺动脉分叉处沿主肺动脉外侧壁可见细长负性造影区,与彩色多普勒分流束相对应(图 63-10)。在极少数情况下,肺动脉高压超过主动脉时,可见后者出现造影剂(左房左室内仍无)。这些征象在诊断上有一定价值。

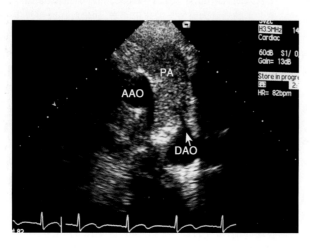

图 63-10 声学造影

无肺动脉高压者,周围静脉注入造影剂后,在大动脉短轴切面上显示主动脉(DAO)血液经动脉导管进入肺动脉(PA)内,可形成清晰的负性造影区(箭头所指),患者若有严重 PH(Eisenmenger),则降主、腹主动脉内可出现造影剂

经食管超声心动图

一、检 查 方 法

按常规方式进行患者的麻醉与插管,经食管超声探头在距切齿约 30cm 处,使探头对向降主动脉,在相控阵 0°方位显示降主动脉短轴切面,其后缓慢回撤探头,绕过左支气管造成的探查盲区直至前方出现左肺动脉,在此深度转动相控阵角度至 30°~60°可显示降主动脉斜切短轴与左肺动脉长轴间相通的动脉导管,继续旋转相控阵角度至 110°~130°可显示降主动脉长轴与左肺动脉斜切短轴间相通的动脉导管。在上述切面,多普勒声束与分流束方向大致平行,从而有利于分流速度和压力阶差的准确测量。用彩色血流显像搜索并显示从主动脉经动脉导管至肺动脉间的分流。

二、经食管超声心动图表现

(一)经食管超声二维显像

1. 于上述切面可见主动脉峡部小弯侧或略下方管壁回声缺失,并有管道与之相通。可显示导管的形态、粗细及长度。

2. 经食管超声的肺动脉长轴切面,可见肺动脉主干及其分支扩大,搏动增强。

3. 左室容量负荷过重 左室扩大,四腔心切面显示室间隔向右室侧凸出。左室壁活动幅度增大,运动增强。

(二)彩色多普勒成像

可显示经导管进入肺动脉的多色镶嵌的分流束,多沿主肺动脉左侧上行。分流束多出现在双期或以舒张期为主。肺动脉高压时,分流束仅出现在舒张期。M 型彩色多普勒可显示分流出现的时相及持续时间。

(三)频谱多普勒特征

在彩色多普勒血流图像的引导下,脉冲多普勒取样容积置于二维图像的动脉导管开口处或主肺动脉远端,可显示收缩期和舒张期连续的或全舒张期的湍流频谱。肺动脉高压者可能只有舒张期湍流频谱。应用连续波多普勒可测定分流的速度,估测肺动脉压力及 Qp/Qs。

动脉导管未闭术后评价

动脉导管未闭可行封堵术、导管结扎术、补片修补术、钳闭术和切断缝合术。术后超声需评价心腔大小、左室功能、肺动脉压力的变化,并判断有无残余分流。如行封堵器封堵,需确认封堵器放置位置、形态是否良好,封堵器置入后是否引起降主动脉或者左、右肺动脉狭窄。

检查是否存在术后残余分流是超声心动图的重要内容,出现残余分流的原因考虑:

1. 与术式有关,结扎术再通率显著高于钳闭术、切断缝合术,其原因可能由于结扎线松解或结扎不完全所致,部分与局部感染有关。

2. 封堵术后出现残余分流主要与封堵器型号选择不合适、贴壁不严有关。部分患者术后早期出现少量且低速的残余分流可能与封堵器上未完全形成血栓和内膜细胞未能完全覆盖封堵器有关,可观察一段时间。当然,少量残余分流也有引起细菌性心内膜炎的可能,介入治疗术后残余分流可增加溶血的风险。

诊断要点与鉴别诊断

一、诊 断 要 点

动脉导管未闭的超声诊断依据,主要是二维超声直接显示未闭的动脉导管和(或)多普勒超声检出经未闭导管的分流束。如分流量较大时较易诊断;如分流量较小,分流束较细窄,只局限于主肺动脉前外侧壁,有时可漏检,故应仔细调整取样容积的位置,在动脉导管的开口处并沿主肺动脉外侧壁作多点探查,可发现正向分流信号。彩色多普勒血流成像直观地显示分流束的起源和分布,诊断小分流量动脉导管未闭时,比脉冲多普勒更敏感和简便。

临床根据典型的连续性杂音作出动脉导管未闭的诊断并不困难。但如合并动脉高压或其他心内分流性病变时,心脏杂音不典型。此外,心前区连续性杂音尚需和主肺动脉间隔缺损、主动脉窦瘤破裂、冠状动脉瘘和肺动静脉瘘等疾病鉴别。

二、鉴 别 诊 断

(一)主-肺动脉间隔缺损

本病又称主-肺动脉窗、部分性主动脉干等。发生率约占先天性心血管畸形的 1%。它是由于胚胎发育过程中,动脉干间隔发育不全,升主动脉与肺动脉主干的分隔不全,遗留口径不等的缺损。主肺动脉隔缺损时,其病变的位置主要在主动脉瓣上方的升主动脉部位,为升主动脉的左壁与毗邻肺动脉主干右壁,右肺动脉开口近端处的交通。其特征表现为在心底短轴切面上,在肺动脉瓣远侧可见主动脉的断面环有一缺口和肺动脉干相通,主动脉和肺动脉均有增宽;脉冲多普勒和彩色血流显像可在肺动脉近端的瓣上处测及双期连续性异常血流。动脉导管未闭与主动脉-肺动脉间隔缺损鉴别的要点是分流的部位不同。动脉导管未闭是左肺动脉的近端与降主动脉间的分流，双期连续性异常血流出现在肺动脉的远端。此外，主肺动脉间隔缺损分流量大，很早即形成肺动脉高压。动脉导管未闭的分流量取决于导管的大小，通常肺动脉高压形成较晚。

（二）冠状动脉-肺动脉瘘

约占所有冠状动脉瘘的10%。瘘口均位于肺动脉主干内。肺动脉长轴切面显示扩张的肺动脉和肺动脉瓣上约1cm处的瘘口，脉冲多普勒可在肺动脉的瘘口处测及收缩期和舒张期双期连续性的湍流，彩色血流显像在肺动脉内呈现多色镶嵌的湍流图形。本病与动脉导管未闭鉴别的要点也在分流的部位。

（三）Valsalva 窦瘤破裂

临床表现与体征易与动脉导管未闭混淆。二维超声于主动脉窦处显示窦部呈囊样扩张，突入邻近心腔。可见窦壁破口及分流的信号。

（四）重度肺动脉瓣反流

此时可在主肺动脉内检出舒张期正向血流，此系舒张期肺动脉反流时，主肺动脉内血流逆流指向探头所致，与动脉导管未闭的逆向血流鉴别点为：

1. 两者血流的起源不同　重度肺动脉瓣反流时，反流信号起源于肺动脉瓣口，此处信号最强且在右室流出道内可检出明显的反流信号。动脉导管未闭的分流信号起源于动脉导管开口处，该处信号最强，而在肺动脉瓣口处明显减弱，右室流出道内也无舒张期反流。

2. 动脉导管未闭时，主动脉内的分流信号多为全心动周期或舒张期；而重度肺动脉瓣反流只见于舒张期。

3. 重度肺动脉瓣反流时，主肺动脉内血流流速较低，脉冲多普勒血流频谱显示层流窄带频谱；彩色多普勒血流成像示较单纯红色血流；而动脉导管未闭时，主肺动脉内分流流速较高，脉冲多普勒示湍流充填频谱，彩色多普勒

血流图为多色镶嵌的分流束。

三、动脉导管未闭的罕见并发症

未经及时诊断与治疗的动脉导管未闭，除了常见的并发症如肺动脉高压、艾森曼格综合征、充血性心力衰竭、感染性心内膜炎以外，尚可见罕见并发症，如肺动脉瘤和肺动脉夹层（Pulmonary artery dissection）。

肺动脉瘤为局限性的血管扩张性疾病，合并肺动脉壁的一层或多层的变性坏死。该病罕见，据1947年Deterling的尸检报告，肺动脉瘤的发生率为0.0073%。根据部位，肺动脉瘤分为中央型和周围型，累及肺动脉主干或左、右肺动脉者属于中央型，占80%的病例；根据形态，可分为梭形肺动脉瘤和囊袋样肺动脉瘤，后者为肺动脉侧壁局部向外瘤样扩张形成囊袋样结构，更容易见于动脉导管未闭的并发症。根据发病原因，可分为先天性及获得性，先天性原因主要为肺动脉壁的发育不良、肺动脉瓣狭窄、能够引起肺动脉高压的心脏畸形，如动脉导管未闭、室间隔缺损等。获得性的原因主要为结核、霉菌、梅毒等感染及损伤、血管炎性疾病、原发性或转移性肺部肿瘤侵犯肺动脉、医源性及外伤等。

肺动脉夹层是罕见的高致死性疾病，常见于先天性心脏病、肺动脉高压和心脏介入术后损伤，亦可见于右心的感染性心内膜炎，淀粉样变、创伤及严重粥样硬化患者。大部分患者因心源性休克或猝死，于尸检中发现肺动脉夹层。肺动脉夹层80%累及主肺动脉，亦可单独累及肺动脉分支。

在动脉导管未闭患者中，慢性肺动脉高压可导致肺动脉壁中层弹性纤维的减少和退行性变，加上血管内压力和腔内高速血流的剪切应力的增加，可导致肺动脉瘤甚至肺动脉内膜撕脱形成肺动脉夹层。动脉导管未闭合并肺动脉瘤常合并肺动脉高压，在严重肺动脉高压合并艾森曼格综合征的患者中，肺动脉瘤破裂和形成夹层动脉瘤的危险性大大增加（图63-11～图63-13）。

63

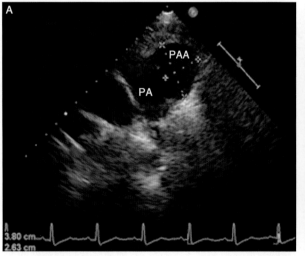
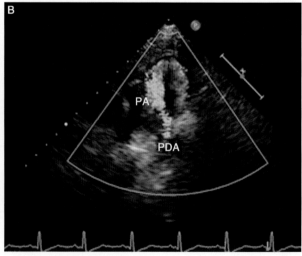

图63-11　动脉导管未闭合并肺动脉外侧壁囊袋样动脉瘤
A. 主肺动脉外侧壁见囊袋样动脉瘤结构凸向左前方，瘤深约2.6cm，基底宽约3.8cm；
B. 彩色多普勒显示左向右红色分流信号，经动脉导管进入肺动脉瘤内

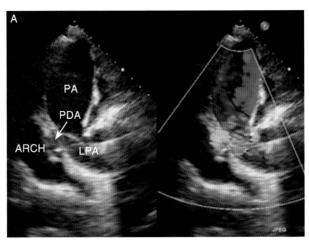
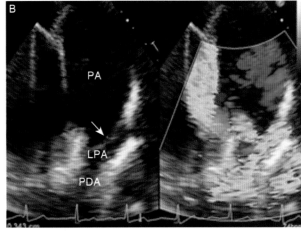

图 63-12　动脉导管未闭合并肺动脉夹层,夹层经动脉导管逆行撕入左肺动脉
A. 动脉导管内可见带状回声漂浮,延续至左肺动脉开口上方,并逆向撕入左肺动脉起始段内;B. 左肺动脉
起始段撕脱内膜上可见破口,彩色血流信号经破口入主肺动脉

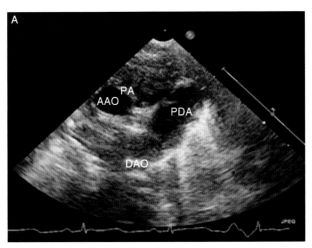
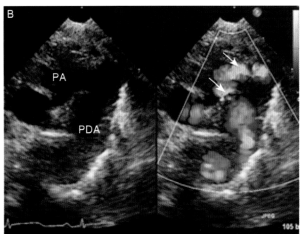

图 63-13　粗大动脉导管未闭(动脉瘤型位置变异)
A. 降主动脉胸段近外侧壁可见扩张的异常管道回声向上走行;B. 粗大的
动脉导管通过细小出口开口于肺动脉主干外侧壁

临床价值与存在问题

目前应用经胸壁超声心动图已能对多数单纯动脉导管未闭患者在术前获得正确的诊断而直接手术,不必经历创伤性的心导管检查。二维超声心动图可直接显示未闭动脉导管,儿童在胸骨旁心底短轴切面易于显示,检出率为90%~100%,但因操作技术问题或导管过细而不易探及,所能看到的主要是间接指征,故对此病的诊断有一定限制。

脉冲多普勒超声心动图的敏感性为98%,特异性达100%。彩色多普勒可直观,敏感显示异常分流束,对此病的诊断有显著的提高。对于二维超声不易显示的细小导管,彩色多普勒更有确诊价值。然而仍有一部分患者,因透声条件不佳或动脉导管未闭合并严重的其他心内分流和肺动脉高压,肺动脉压和主动脉压间的差异甚小,无论脉冲多普勒或彩色血流显像均无法在肺动脉内测及异常

血流,诊断仍感十分困难。此时加作经食管超声心动图和心脏声学造影可提高动脉导管未闭的检出率。

经食管超声心动图为经胸超声检查透声条件不好的动脉导管未闭患者的诊断提供了新途径,Takenaka 等用双平面经食管彩色血流显像技术对 8 例经心导管检查证实有动脉导管未闭的患者进行研究,结果显示,8 例动脉导管未闭者中,经胸超声对其中 4 例明确显示从降主动脉至肺动脉的分流,2 例只能在肺动脉中部和近端显示异常血流,但不能与主、肺动脉窗鉴别,另有 2 例因透声条件差而不能显示异常血流。与经食管超声显像比较,用横切面探测能对 8 例患者中的 5 例满意显示从主动脉经动脉导管至肺动脉间的分流血液信号;用垂直切面探测,则所有患者均能获得满意显示。说明双平面经食管超声诊断动脉导管未闭优于单平面经食管超声。目前多采用多平面经食

管超声探头,对研究动脉导管未闭更为方便有利。

　　心导管介入封堵术已成为一项成熟的治疗技术。超声心动图在动脉导管未闭封堵术术前、术中和术后均有重要临床意义。术前观察动脉导管未闭的位置、形态及其与周围结构的关系;测量动脉导管未闭的长度、导管的主动脉侧和肺动脉侧内径及导管的最窄处内径(图 63-14);观

察分流的方向及时相,并评估肺动脉压力。术中观察封堵器位置,封堵器对周围结构有无影响,有无残余分流等。术后随访评价闭合率及残余分流情况;监测心脏大小及左心功能变化。尽管经食管超声在确定双伞型治疗导管的位置方面,提供的信息有限,但是在监测导管治疗术后的残余分流方面十分有效,可及时发现细小的残余分流。

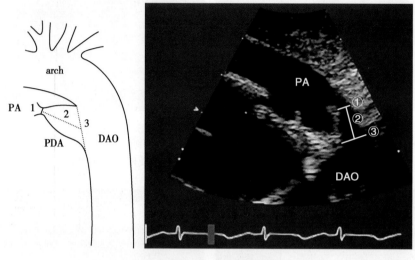

图 63-14　PDA 封堵示意图

63

第64章

Fallot 四联症
TETRALOGY OF FALLOT

◎张　丽　吴文谦

病理解剖与血流动力学改变	850
一、胚胎发育异常	850
二、病理解剖特点	850
检查方法与注意事项	851
经胸超声心动图	852
一、M 型超声心动图	852
二、二维超声心动图	853
三、三维超声心动图	854
超声多普勒	855
一、彩色多普勒	855
二、频谱多普勒	857
心脏超声造影	858
一、M 型超声心动图	858
二、二维超声心动图	859
经食管超声心动图	860
一、适应证	860
二、重点观察的项目	860
三、术中监测	861
诊断要点与鉴别诊断	861
一、轻型 Fallot 四联症与巨大室间隔缺损鉴别	861
二、重型 Fallot 四联症与永存动脉干鉴别	862
三、Fallot 四联症与右室双出口并肺动脉狭窄鉴别	862
临床价值与存在问题	863
一、明确 Fallot 四联症的诊断	863
二、Fallot 四联症的定量分析	863
三、术后疗效评价	863

Fallot 四联症(tetralogy of Fallot,TOF)是以主动脉骑跨、室间隔缺损、肺动脉狭窄和右室肥厚四种征象为主要病理特征的先天性心血管复合畸形(图 64-1),由法国学者 Fallot 于 1888 年较为详尽地描述。前三项为原发病变,而右室肥厚则为继发性改变,为上述畸形所导致的后果。Fallot 四联症是发绀型先天性心脏病中最为常见的一种病变,占发绀型先天性心脏病的 50%。其发病率占先天性心脏病的 12% ~ 14%,居先天性心脏病的第三、四位。

Fallot 四联症的诊断主要依靠超声心动图,可较为满意地显示其病理形态和血流动力学改变。对于成人患者

64

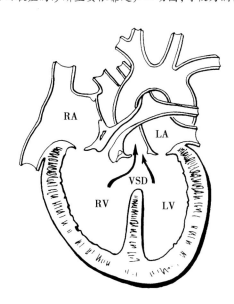

图 64-1　Fallot 四联症的病理解剖示意图
图中显示 Fallot 四联症的四个病理特征:
1. 肺动脉狭窄;2. 主动脉骑跨;3. 室间隔缺损;4. 右室壁肥厚

采用经食管超声心动图(TEE)可更为清楚地显示右室漏斗部、肺动脉干及其分支病变的情况。Fallot 四联症的超声心动图表现较为特异,可作为本病诊断和鉴别诊断的依据,基本上取代了右心导管和心血管造影检查。只是在重症 Fallot 四联症患者中,为进一步了解肺动脉及远端分支的发育情况才进行有创性检查。

病理解剖与血流动力学改变

一、胚胎发育异常

Fallot 四联症是由于胚胎时期漏斗部间隔移位和旋转异常所致。

正常胎儿第五周,管状的动脉干腔内,沿动脉干生长形成两个螺旋状纵嵴,称为动脉干嵴(truncus ridge)。同时心球内部也同样形成一对纵行的球嵴(bulbar ridge),动脉干嵴和球嵴相互延续成为一螺旋形隔膜,称为主肺动脉隔(aorticopulmonary septum)。主肺动脉隔将动脉干与心球分隔成主动脉和肺动脉干,二者相互缠绕。心球亦被分隔成右心室的肺动脉圆锥(conus arteriosus)(或漏斗部)和左心室的主动脉前庭(aortic vestibule),分别与肺动脉干和主动脉相连接。

胚胎时期,如果分隔主动脉和肺动脉的动脉干嵴,与分隔肺动脉圆锥和主动脉前庭的球嵴,在发育过程中向肺动脉干和肺动脉圆锥侧偏移而导致右室漏斗部和肺动脉狭窄,同时主动脉向右侧移位形成主动脉骑跨,圆锥室间隔移位与正常的窦部室间隔对位不良,不能融合则导致室间隔缺损,肺动脉狭窄又导致右室继发性肥厚,最终形成 Fallot 四联症。

二、病理解剖特点

(一)肺动脉狭窄

Fallot 四联症最基础的改变是圆锥动脉干的狭窄,按狭窄部位的不同大体上可分为右室体部狭窄、漏斗部狭窄、肺动脉瓣瓣膜和瓣环狭窄、肺动脉主干和分支狭窄以及混合性狭窄等类型。狭窄主要以漏斗部狭窄为主,多伴有肺动脉其他部位的狭窄,单纯的肺动脉瓣和肺动脉瓣环狭窄极为少见。

64

1. 漏斗部狭窄 漏斗部狭窄为典型 Fallot 四联症的必备特征。漏斗部狭窄是由于漏斗间隔向前向左移位,加之室上嵴、隔束及壁束肥厚而形成。其特征为肥厚的壁束和隔束及室上嵴环抱而形成狭窄。如漏斗部梗阻部位较高,靠近肺动脉瓣,漏斗腔较小,此时漏斗部室间隔发育不全,右室流出道的后壁即为室间隔缺损处,室缺为干下型。如梗阻部位较低,则在肺动脉瓣和右室腔之间形成一较大的漏斗腔,即形成第三心室(右室双腔)。如整个漏斗部发育均差,则形成弥漫性管状狭窄。弥漫性漏斗部狭窄多伴有肺动脉瓣和肺动脉瓣环狭窄。极少数患者漏斗部室间隔与前方的右室游离壁融合在一起,形成漏斗部闭锁。

2. 肺动脉瓣狭窄 在 Fallot 四联症患者中,约75%有肺动脉瓣狭窄。肺动脉瓣狭窄又以二叶瓣占多数。据北京阜外医院手术病理统计,Fallot 四联症二叶肺动脉瓣发生率为86.4%。肺动脉瓣有时为单叶,呈圆顶状,有的为

两个交界处融合或一个交界处融合而成,瓣口极细小,并可有赘生物形成。成人肺动脉瓣可有增厚及钙化。亦可出现肺动脉瓣闭锁。极少数病例肺动脉瓣发育极差,仅遗留瓣叶残迹,称为肺动脉瓣缺如,出现肺动脉血流自由往返并常见到主肺动脉呈瘤样扩张。

3. 肺动脉瓣环狭窄 Fallot 四联症患者其肺动脉瓣环多有不同程度的狭窄,在漏斗部呈弥漫性狭窄的患者中,瓣环的狭窄尤为严重。

4. 肺动脉主干及分支狭窄 肺动脉干内径明显变窄,其直径多不足主动脉的一半,多同时伴有漏斗部弥漫性狭窄。左、右肺动脉起始处狭窄亦很常见。少数 Fallot 四联症可合并一侧肺动脉缺如,左侧肺动脉缺如较多见,右肺动脉常代偿性扩张,患侧肺血供应依赖动脉导管或体肺侧支循环。右肺动脉缺如者极少,多伴右位心。

5. 根据肺动脉狭窄的发生部位,将其进行分型

(1)单纯漏斗部狭窄:占20%～26%。

(2)漏斗部及肺动脉瓣狭窄:占26%～39%。

(3)漏斗部、肺动脉瓣及肺动脉瓣环狭窄:约占16%。

(4)漏斗部弥漫性狭窄:约占27%,多伴有肺动脉瓣、肺动脉主干及其分支狭窄。

(5)单纯肺动脉瓣及肺动脉瓣环狭窄:较少见,仅为5%左右。

(二)室间隔缺损

Fallot 四联症的室间隔缺损是由于圆锥室间隔向前向左移位而与正常的窦部室间隔未对合而形成。Fallot 四联症的室间隔缺损多为嵴下型室间隔缺损,占86%～88%,亦有文献报道可高达92%。室间隔缺损位置较单纯型室间隔缺损靠前,多位于主动脉瓣下。部分为肺动脉干下型室缺,占12%～14%。Fallot 四联症的室间隔缺损多较大,一般为1.5～3.0cm,与主动脉口内径相近。

(三)主动脉骑跨(aortic overriding)

圆锥部室间隔向前移位,以致主动脉右移,部分起源于右室,骑跨于室间隔之上。同时主动脉根部多有不同程度的顺钟向转位,主动脉瓣右移,而致无冠瓣远离二尖瓣前叶根部,但二尖瓣前叶与主动脉瓣多有纤维连接,只在少数旋转严重者两者才失去纤维连接。主动脉骑跨程度与圆锥部间隔向前移位程度及狭窄类型有较强相关性,骑跨率为30%～90%,一般为50%左右,如骑跨率超过90%,则归为右室双出口,亦有学者认为骑跨率超过75%即应归为右室双出口。主动脉的骑跨程度和右室流出道的发育程度与漏斗部室间隔的偏移程度有关。

(四)右室壁肥厚

Fallot 四联症的右室壁肥厚为向心性,是肺动脉狭窄的后果,为继发性改变,与肺动脉狭窄程度及年龄呈正相

关,狭窄越重,年龄越大,右室增厚越显著。

(五) 合并畸形

1. 房间隔缺损或卵圆孔开放　为最常见的并发畸形,约为 55%。Fallot 四联症合并房间隔缺损或卵圆孔开放亦称为 Fallot 五联症(pentalogy of Fallot)。

2. 右位主动脉弓　约有 25% 的 Fallot 四联症患者合并右位主动脉弓,患者颈部大血管呈镜向反位,即第一支为左无名动脉,再分为左颈总动脉和左锁骨下动脉;第二支为右颈总动脉;第三支为右锁骨下动脉。

3. 左位上腔静脉(又称双侧上腔静脉)　亦较为常见。左位上腔静脉多经冠状静脉窦引流入右房,其血流动力学多无改变。亦有左位上腔静脉异位引流入左房,此时血流动力学发生明显改变。右位心的患者,其右位上腔静脉亦可异位引流入左房。

4. 其他合并畸形　还可合并冠状动脉起源异常(多为左前降支起于右冠状动脉,斜行越过右室漏斗部,其次为单发右冠状动脉)、冠状动脉瘘、肺静脉畸形引流、动脉导管未闭、右位心和心内膜垫缺损等。

Fallot 四联症的血流动力学改变主要取决于肺动脉狭窄和室间隔缺损两种畸形相互影响的后果,表现有两心室高峰收缩压相等、心内分流和肺血减少以及慢性低氧血症所致的红细胞增多症和肺动脉侧支增粗等。

由于肺动脉狭窄,右室排血阻力增加,故右室壁肥厚;同样由于肺动脉狭窄,血流很难进入肺动脉,肺血减少,回流左房者亦少,故后者容积显著减低,少数患者甚至可左室发育不良。肺血流的多少与肺动脉狭窄的程度直接相关,狭窄越重,肺血越少,呼吸困难和发绀出现的时间越早,程度越明显。肺动脉闭锁和严重狭窄病例,若无粗大的动脉导管或体肺侧支循环并存,患儿生存期一般不会超过 3 个月。当 Fallot 四联症患者合并动脉导管未闭或主-肺动脉间侧支循环时,肺血流增加,可改善肺动脉供血。

Fallot 四联症患者室间隔缺损面积较大,对左、右心室的分流已不起限制作用。心内分流方向和多少,取决于体循环阻力和右室射血阻力的比值。肺动脉重度狭窄时,仅舒张早期有少量左向右分流,舒张中晚期出现右向左分流,一直延续至心室收缩早期。心室射血期,则大量未经氧合的右室血液进入主动脉。在极度肺动脉狭窄甚而肺动脉闭锁患者,其血流动力学改变与第四型永存肺动脉干相似,有重度发绀,多数于生后不久夭折。肺动脉中度狭窄时,心室收缩早期和舒张期均可有左向右分流,心室射血期为右向左分流。肺动脉轻度狭窄时,心室射血期以左向右分流为主或完全为左向右分流。由于右向左分流量少,患者可无明显青紫。

慢性低氧血症是 Fallot 四联症血流动力学改变的后果,导致红细胞增多症和肺动脉侧支增粗。肺动脉侧支循环可以增加肺部血流,以补偿动脉血氧饱和度的减低。红细胞增多可以增加运氧能力,但严重的红细胞增多能导致血液黏滞度增加,加之肺部血流减少,易导致肺小血管血栓形成,从而进一步减少肺部血流,且脱落后可致栓塞。

Fallot 四联症突出的临床表现是发绀,出生后 4~6 个月即出现。患者还有杵状指(趾)、呼吸困难和蹲踞现象。蹲踞现象亦为 Fallot 四联症患者的特征性表现。蹲踞时,发绀和呼吸困难减轻,其发生机制可能与体循环阻力和静脉回流增加有关。

根据病理解剖、血流动力学和临床表现,将 Fallot 四联症分为三型:

Ⅰ 型:轻型 Fallot 四联症,心室水平以左向右分流为主,肺动脉瓣狭窄伴轻度漏斗部异常,临床发绀表现不明显,又称“无发绀”型四联症。

Ⅱ 型:中型或典型 Fallot 四联症,较重的漏斗部异常或兼有肺动脉瓣狭窄,伴有一定程度的肺动脉干发育异常,心室水平有明显的右向左分流,甚至以右向左为主,临床上具有发绀、蹲踞等典型的四联症表现。

Ⅲ 型:重型 Fallot 四联症,肺动脉闭锁或漏斗部-肺脉严重发育不全,心室水平分流基本为右向左,血流动力学上与永存动脉干相似,有“假性永存动脉干”之称,发绀甚深,病情极重。亦有学者认为肺动脉闭锁合并室间隔缺损是一种独立疾病。

检查方法与注意事项

患者取平卧位或左侧卧位,重点观察左室长轴、主动脉根部短轴和四心腔等切面,注意心脏形态、各房室大小及各结构的连续关系等。检查主动脉骑跨时,探头位置和方向应不时改变,以利于清晰显示有无连续中断。如探头于低位向上倾斜时,可使缺损变小,且位移较轻,而呈轻度骑跨现象的两个残端的光点互相连接,而出现假阴性。如声束垂直入射或探头位置较高,由上向下稍微倾斜时即可将骑跨征显示清楚。

由于肺动脉口有无狭窄及其部位高低、严重程度及范围大小对诊断、鉴别诊断、手术选择以及预后等有很大关系,故应仔细探查。必要时应改变发射频率、灵敏度,提高分辨率,以期获得最佳的图像。此外,还应注意探查有无合并畸形等。Fallot 四联症患者在行超声心动图检查时,尤其应重视经胸骨上窝探查,可判断主动脉弓的走行方向和肺动脉分支的发育情况。经食管超声心动图检查可获得较满意的图像。

应用彩色多普勒观察时,应注意分流的部位、方向、范围和所处的时相,并观察肺动脉狭窄所致的收缩期异常血流的宽度和起始部位等。还应注意探查有无其他合并畸形所致的异常血流。在频谱多普勒检查时,将取样容积或取样线准确地置于所探查的部位,声束的方向应与血流方向尽量平行,以显示最大频移,此外需注意频谱的性质、方向、时相、持续时间和速度等。

经胸超声心动图

超声心动图可清晰地显示心脏的形态、各房室大小，特别显示出各结构的空间关系、有无连续中断等，可较满意地显示出 Fallot 四联症的四个病理解剖特征，为诊断 Fallot 四联症的首选方法。

一、M 型超声心动图

（一）连续关系

正常人心前区滑行扫查时，可见心底波群中主动脉根部前后壁与二尖瓣波群的室间隔和二尖瓣前叶相连续，无中断现象。Fallot 四联症患者因有室间隔缺损和主动脉骑跨，故声束由心底波群转向二尖瓣波群时，见主动脉前壁反射突然消失，而室间隔的回声则出现于它的后侧，二者连续中断，又称前连续中断。室间隔的回声恰位于主动脉前后壁回声的中间，形成特异的主动脉骑跨征（图 64-2）。

骑跨的程度可用以下公式计算：

$$骑跨率 = \frac{主动脉前壁与室间隔的距离}{主动脉前壁与后壁间的距离} \times 100\%$$

正常人主动脉前壁与室间隔连续，其间距离为 0，即无骑跨。四联症患者二者连续中断，主动脉前壁至室间隔的距离增大，骑跨率多在 50% 左右，重症者骑跨率亦较大。利用该方法计算的骑跨率与手术结果基本相符，对估计位移大小有较大的帮助。

（二）主动脉根部与主动脉瓣

由心底部或胸骨上窝探查时均见主动脉明显增宽，且肺动脉狭窄愈严重，主动脉愈宽。主动脉瓣显示清晰，活动幅度增大，如伴有主动脉瓣关闭不全，可见二尖瓣前叶舒张期细小的颤动。

（三）右室、右室流出道和三尖瓣

二尖瓣波群与心室波群中，常见右室前后径增大，右室前壁增厚。有时因心壁上有增粗的肉柱，右室腔似乎较小，但如做声学造影，可发现造影剂能进入肉柱的间隙，显示出扩大的右室腔的真正轮廓。心底波群中右室流出道则有狭窄现象，主动脉前壁前移，与胸壁间的距离较正常人减少。

（四）左室与二尖瓣

由于患者左室负荷改变不大，故无明显扩大，二尖瓣仍见双峰曲线，无特异变化。当主动脉瓣反流冲击二尖瓣前叶时，则二尖瓣前叶舒张期出现细小的颤动。

（五）左房

由于肺静脉回流减少，且房间隔完整，无分流血液进入，故左房前后径明显减小。此种表现与有心房水平由右向左分流者（Fallot 三联症，Fallot 五联症）有明显差异，可资鉴别。

（六）室间隔

因右室压力负荷过重，表现为室间隔增厚。活动方向不定，有时为同向活动，亦可呈逆向活动。

（七）肺动脉瓣

由于肺动脉狭窄，血流量减少，故 M 型超声心动图常不易探及。随着仪器性能的改善，分辨率的提高，部分患者能见清晰的肺动脉瓣曲线。据我们观察，其形态可分为两种：

1. 收缩期快速颤动型　此多见于右室流出道狭窄者，因收缩期血流通过狭窄区域后产生涡流，冲击肺动脉瓣叶，使后者产生振动。

2. 舒张末期 a 波加深型　此多见于肺动脉瓣膜性狭窄者，因为瓣口狭窄，肺动脉充盈不良，舒张期肺动脉内压力较低，舒张末期时右房收缩，向右室排血，右室压力升高，将肺动脉瓣向远端推起，由于肺动脉内压力较低，瓣叶活动幅度增大，而出现加深的 a 波。

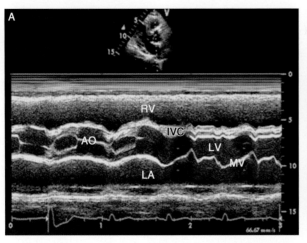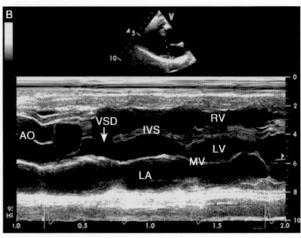

图 64-2　M 型超声示心底波群与二尖瓣波群的连续关系

A. 正常人，主动脉前壁与室间隔相连续（前连续），主动脉后壁与二尖瓣前叶相连续（后连续）；B. Fallot 四联症患者主动脉骑跨征象，二尖瓣前叶与主动脉后壁相连续，主动脉前壁与室间隔连续中断（箭头所示），室间隔位于主动脉前后壁的中间

二、二维超声心动图

切面上可清晰地显示心脏房室及大动脉的形态和连续关系,更形象地观察 Fallot 四联症的各种改变。

(一) 左心长轴切面

左心长轴切面上见主动脉明显增宽,其前侧的右室流出道变窄。右室扩大,右室壁增厚,常能见到清楚的心内膜回声(正常人因右室壁薄,心内膜心外膜面不易分清)。左室不大,二尖瓣活动正常。最具特征性改变的是主动脉前壁与室间隔连续中断,有一较大的缺损,室间隔残端在主动脉前后壁之间,此即切面上的主动脉骑跨征(图 64-3)。其骑跨程度的计算与 M 型的计算公式相同。二尖瓣前叶与主动脉后壁仍然连续。

(二) 主动脉根部短轴切面

主动脉根部的横切面位于图像的正中,可见明显增粗,主动脉瓣三个瓣叶位置正常,如无畸形和赘生物时,一般较菲薄,反射亦不强。其前方右室流出道变窄,右室前壁增厚,边缘轮廓较清晰。在主动脉左前侧可见肺动脉干及肺动脉瓣。根据肺动脉狭窄的类型不同,在主动脉根部短轴切面上的表现亦不一样。

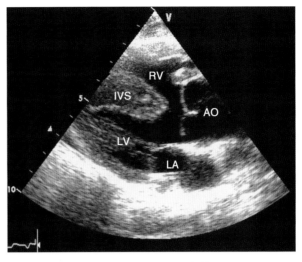

图 64-3　Fallot 四联症,左心长轴切面显示室间隔缺损和主动脉骑跨

1. 单纯漏斗部狭窄　仅见右室流出道(即漏斗部)室壁局限性肥厚,流出道变窄。而肺动脉瓣及肺动脉干无异常表现(图 64-4A)。

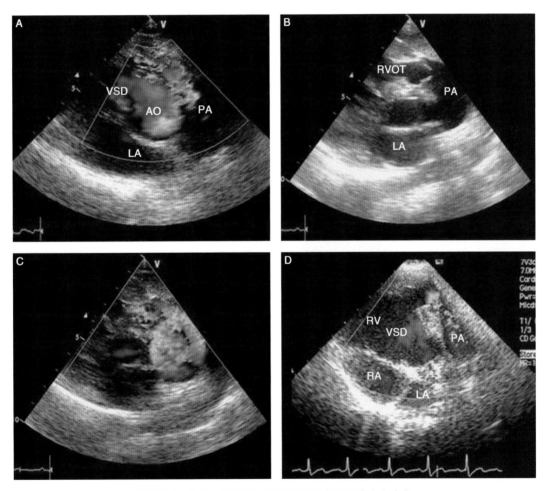

图 64-4　Fallot 四联症,显示室间隔缺损和肺动脉狭窄

A. 大动脉短轴切面显示室间隔缺损和漏斗部狭窄;B. 右室流出道长轴切面显示漏斗部和肺动脉瓣狭窄;C. 与 B 为同一患者,彩色多普勒显示漏斗部和肺动脉瓣口射流加速;D. 大动脉短轴切面显示漏斗部及肺动脉管状发育不良及室间隔缺损

64

2. 漏斗部及肺动脉瓣狭窄 除右室流出道变窄外,并见肺动脉瓣狭窄。肺动脉瓣狭窄的超声表现依病理改变的不同而呈多样化。有的肺动脉瓣较纤细,瓣体活动度较大,但瓣口较细小,呈蓬顶状改变。有的瓣叶增厚,回声增强,瓣体活动僵硬,开口明显减少(图64-4B,图64-4C)。但肺动脉瓣瓣叶的数目超声上较难确定,因超声探查时,多数患者仅能显示肺动脉的长轴切面,难以显示其短轴切面。

3. 漏斗部、肺动脉瓣及肺动脉瓣环狭窄 在漏斗部和肺动脉瓣狭窄的基础上,肺动脉瓣环内径亦明显变窄。

4. 漏斗部弥漫性狭窄 多伴有肺动脉瓣、肺动脉主干及其分支狭窄,此型狭窄程度较重,肺动脉主干内径亦明显变窄(图64-4D)。

5. 单纯肺动脉瓣及肺动脉瓣环狭窄 较少见,病变仅局限于肺动脉瓣和肺动脉瓣环,程度多较轻,此时肺动脉干可增宽,是由狭窄后扩张所致。

肺动脉分支的狭窄在此切面往往近段显示较好,远段则因肺气的遮盖而难以显示。可将探头上移一肋间,于左高侧切面探查能更好的显示肺动脉分支,此外亦可经胸骨上窝切面观察,右肺动脉显示尤佳(图64-5)。对于肺动脉干狭窄的患者,采用肺动脉干中点的内径与升主动脉内径的比值作为评价肺动脉发育的指标,简单可靠。当其比值小于1:3时,手术常需外通道或肺动脉切开补片加宽。

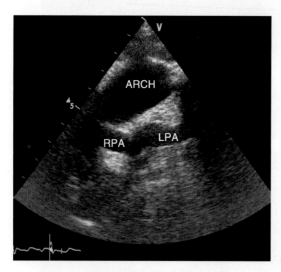

图64-5 胸骨上窝探查显示发育不良的
左右肺动脉分支

主动脉根部短轴切面上亦能见室间隔缺损,缺损多为嵴下型,多于9~1点钟处见连续中断。干下型室间隔缺损较为少见,缺损紧邻肺动脉瓣环。

（三）二尖瓣及乳头肌水平短轴切面

在此切面上左室及二尖瓣等可清晰显示,其周边轮廓大致呈圆形,内径不减小,室壁未增厚。右室位置正常,心腔可不同程度扩大,前壁及室间隔增厚,且有增厚的乳头肌和肌柱等(图64-6)。

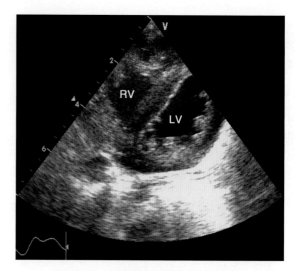

图64-6 左室短轴切面显示右室增大,
右室壁明显肥厚

（四）胸骨旁四腔图

左室不大,左房正常或稍小,右室壁肥厚,右室腔稍大。室间隔近十字交叉处均见有明显的连续中断,室间隔缺损一般较大,多为1.5~3.0cm。室间隔残端反射较强,边缘轮廓能明确识别。

（五）主动脉弓长轴及短轴切面

胸骨上窝探查时,在主动脉弓长轴及短轴切面上见主动脉根部及升主动脉明显增宽,但主动脉弓宽度则大致正常。肺动脉干和右肺动脉可变窄,部分患者显示不甚清晰。

（六）剑突下切面

胸骨左缘探查有时难以显示位于近场的漏斗部梗阻病变的全貌,在声窗条件较好的患者,应用剑突下右室流出道长轴切面可清楚显示漏斗部狭窄的程度和部位。将探头置于剑突下偏左,先探查辨认标准的剑突下大动脉短轴切面,探头顺钟向转动并将探头稍前翘,显示漏斗部和肺动脉的长轴切面,此切面可观察漏斗间隔偏移角度,从而判断漏斗部间隔前移梗阻右室流出道的程度。

三、三维超声心动图

三维超声心动图主要观察以下内容:

（一）室间隔缺损的大小及与主动脉和肺动脉的关系

在常规二维图像上,仅能观察到室间隔缺损的一个径线,而三维超声则能完整地显示室间隔缺损,可准确的测定室间隔缺损的面积。可同时建立主动脉和肺动脉的三维图像,从而可判断室间隔缺损与主动脉和肺动脉之间的关系,并进一步了解主动脉骑跨的程度(图64-7)。

（二）判断整个右室流出途径的狭窄程度

三维超声可建立整个右室流出途径的立体图像,可准确地判断其狭窄的部位和程度(图64-8)。

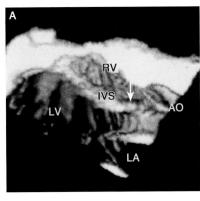
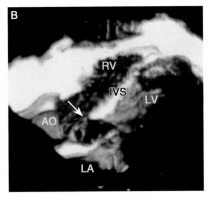
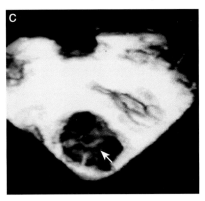

图 64-7　Fallot 四联症患者的经食管超声三维图像

A. 主动脉根部长轴切面示主动脉骑跨于室间隔残端(箭头)上；B. 五腔心切面示主动脉骑跨与室间隔缺损
(箭头)；C. 从主动脉朝左室流出道方向观察,示主动脉骑跨于室间隔(箭头)上

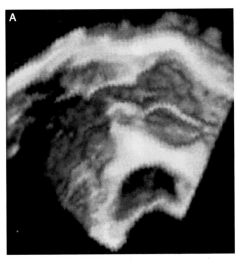
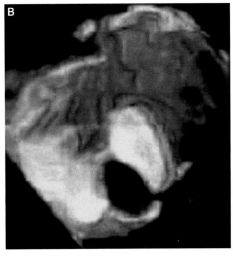

图 64-8　经食管三维超声显示右室流出道狭窄

A. 主动脉根部短轴切面显示右室壁肥厚,右室流出道肌性狭窄；B. 同一患者右室流出道
拓宽术后,示右室流出道及肺动脉均扩张,主动脉根部 9 ~ 11 点钟方向见室间隔补片回声

超声多普勒

64

一、彩色多普勒

(一) M 型彩色多普勒

1. 将取样线垂直于室间隔,且通过室间隔缺损处,可在一个心动周期里,观察到红、蓝色血流信号多次相间的现象。其分流方向与左右心室的压力密切相关。典型 Fallot 四联症患者心室水平的分流方向和时相如下(图 64-9)：

(1) 收缩早期,左室压略大于右室,有少量的左向右分流,故出现少许红色信号。

(2) 收缩中晚期,右室压力高,出现右向左分流,此时为蓝色信号。

(3) 舒张早期,左室压力低,仍为右向左分流,此时也为蓝色信号。

(4) 舒张中晚期,因左室顺应性高于肥厚僵硬的右室,接收较多的左房血液,压力高于右室,出现左向右分流,此为红色信号。

综合上述,在整个心动周期中左向右分流和右向左分流大致相当或以右向左分流为主。但在部分患者中,由于左、右室的压力差较小,二者稍有改变就导致血流方向的改变,因而其时相关系也不如此明确。压力差较小也使得双向分流的速度较低,因而红、蓝两种色彩较为暗淡。

2. 将取样点置于右室流出道,则在收缩期见右室流出道内有五彩镶嵌的血流信号,其宽窄随右室流出道的宽窄而定。由于流速较快,故色彩十分明亮。

(二) 二维彩色多普勒

1. 左心长轴切面　收缩期见左右室血流均进入骑跨的主动脉。左、右室的血液混合在一起,血容量增大,速度加快,故升主动脉内血流信号较为明亮(图 64-10)。

因右室压力增高,左、右室压力差明显减小。在整个心动周期中室间隔缺损处血液分流方向随左、右室压力差

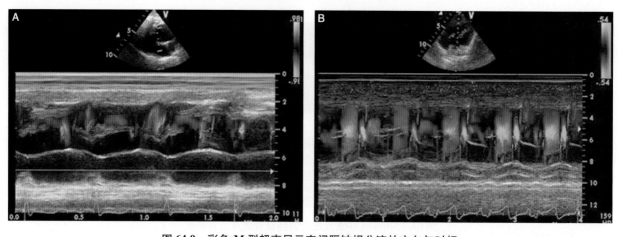

图 64-9 彩色 M 型超声显示室间隔缺损分流的方向与时相
A. 分流为双期双向,舒张中晚期与收缩早期为左向右,收缩中晚期与舒张早期为右向左;
B. 分流为右向左为主,仅舒张晚期或收缩早期见少许左向右分流

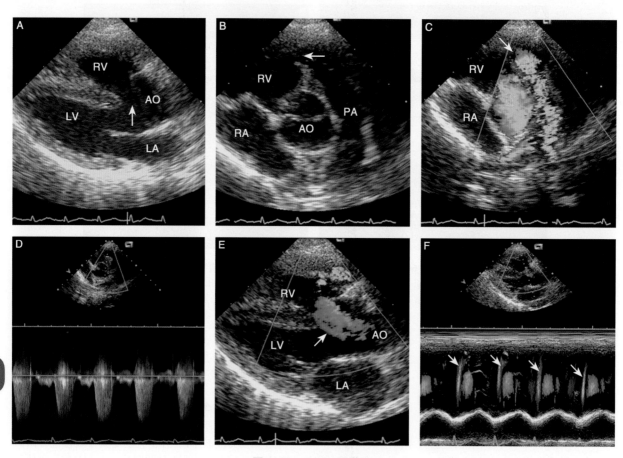

图 64-10 Fallot 四联症
A. 长轴切面显示主动脉增宽,骑跨于室间隔之上,箭头示室间隔缺损;B. 心底短轴切面显示室上嵴肥厚,右室流出道变窄(箭头);C. 箭头示收缩期经过狭窄右室流出道的高速血流,呈五彩镶嵌的彩色信号;D. 连续多普勒显示右室流出道的高速血流频谱信号;E. 箭头示收缩中晚期右向左进入主动脉的彩色血流信号;F. 缺损部位 M 型彩色多普勒显示收缩早期少量左向右分流信号(箭头)

的改变而变化,或左向右分流为主,或呈双向分流,有时则以右向左分流为主。其血液的分流方向和时相,用 M 型彩色多普勒观察较为准确。亦可采用电影回放装置,逐帧回放,观察血液的分流方向和时相。

2. 主动脉根部短轴切面　于收缩期右室流出道内见一束起自狭窄处的五彩镶嵌的异常湍流信号。在单纯漏斗部狭窄的患者,肺动脉干内亦可见性质同上的湍流信号。此为右室流出道狭窄后的快速湍流在肺动脉内产生血流紊乱所致。流出道内湍流信号的宽度与其狭窄程度有关。狭窄程度愈轻,湍流信号愈宽;狭窄程度愈重,湍流信号愈窄。如右室流出道过于狭窄,则右室流出道狭窄后的区域及肺动脉干内,因血流量少,血流信号不易探及。

如漏斗部狭窄合并有肺动脉瓣、肺动脉瓣环和肺动脉

干狭窄,此时肺动脉干狭窄多较重,肺动脉干内径较窄,其内充盈五彩镶嵌状高速血流信号。同样,若狭窄极重,因血流量太少,则血流信号不明显,有时与肺动脉闭锁难以鉴别(图64-11)。

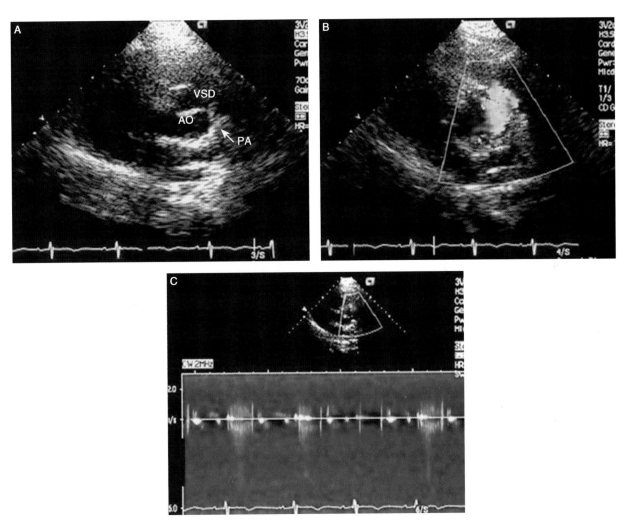

图 64-11 重症 Fallot 四联症

A. 右心明显增大,室间隔缺损紧邻肺动脉瓣下,肺动脉呈砂漏状,中段明显狭窄;B. 彩色多普勒显示室间隔水平右向左为主的分流信号及肺动脉腔内的高速射流;C. 频谱多普勒提示肺动脉腔内射流峰速约为 5m/s,因肺动脉内血流量较少,记录较困难

如为单纯肺动脉瓣环和肺动脉瓣狭窄,则收缩期异常血流信号起自肺动脉瓣环水平,其后在扩张的肺动脉主干内形成旋流,右室流出道内则无异常血流信号。此种情况在 Fallot 四联症患者中较为少见。

二、频谱多普勒

(一) 脉冲型频谱多普勒

主要用于测量室间隔缺损的分流。在左心长轴切面或主动脉根部短轴切面上,将取样容积置于室间隔的缺损处,由于左、右室的压力差相差不明显,因而频谱的离散度较小,呈窄带层流状。由于分流速度较低,因而频移幅度较小。收缩早期,左室压略大于右室,有少量的左向右分流,故出现向上的波形。收缩中晚期,右室压力高,出现右向左分流,此时为向下的波形。舒张早期,左室压力低,右

向左分流,此时也为向下的波形。舒张中晚期,因左室充盈较好,压力高于右室,出现左向右分流,此为向上的波形(图 64-12)。

由于右室壁肥厚,使右室舒张功能减低,心尖四腔切面将取样容积置于三尖瓣口,其频谱 A 峰高于 E 峰。

(二) 连续型频谱多普勒

主要用于测量右室流出道和肺动脉狭窄的高速射流信号。在主动脉根部短轴切面上将取样线通过右室流出道和肺动脉狭窄部位,尽量与血流方向平行,夹角愈小愈好。其频谱特征为收缩期双向或单向实填的频谱(图 64-13)。

在收缩早期,由于右室流出道横截面积较大,流速较小,频谱加速支上升缓慢;收缩中期,右室漏斗部横截面积迅速减小,因而流速增大,频谱的加速支急速上升至峰值;

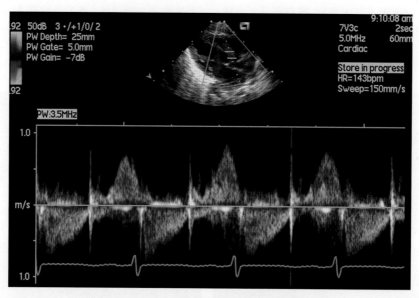

图64-12 频谱多普勒显示室间隔缺损处的分流讯号
舒张中晚期和收缩早期为左向右分流,波形向上,收缩
中晚期和舒张早期为右向左分流,波形向下

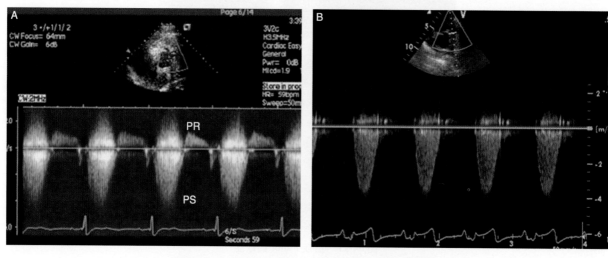

图64-13 右室流出道和肺动脉狭窄的高速射流信号
连续多普勒测量右室流出道和肺动脉狭窄的高速射流信号,表现为收缩期
双向(图A)或单向(图B)实填的频谱

64

收缩晚期,随着右室压力下降,流速迅速减至零。Fallot 四联症右室流出道和肺动脉射流峰速多较高,多数患者可在 4m/s 以上。但如狭窄过重,则记录困难。如肺动脉闭锁,则无血流信号。

有三尖瓣关闭不全的患者可探及三尖瓣的反流频谱,由于右室收缩压较高,故反流速度多较高。

心脏超声造影

Fallot 四联症患者右室压力升高,易于出现心室水平的右向左分流,故在声学造影时有比较特异的改变。值得注意的是,对重症发绀患者应严格控制造影剂的剂量(剂量减半),避免因过多气泡未经肺循环过滤直接进入主动脉而导致不良后果。造影过程中应注意造影剂出现的部位、起始时间、先后时间程序和造影剂分布的范围及密度,判断心室水平分流方向、分流程度等。

现分述如下:

一、M型超声心动图

(一)心底波群

正常人只在右室流出道出现造影剂,而 Fallot 四联症患者除此之外,增宽的主动脉内亦见明显的造影剂反射。有时可见造影剂在收缩期先出现于主动脉瓣口的盒样结

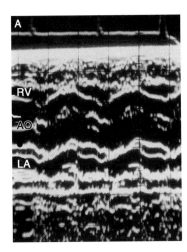
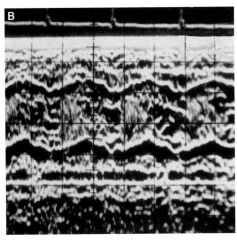

图64-14　Fallot 四联症心底波群声学造影图像

A. 心底波群见主动脉明显增宽,而右室流出道和左房则较窄,右室前壁内膜面清晰,示心壁增厚;B. 注射过氧化氢溶液后见右室流出道特别是主动脉内有浓密的造影剂,示有右向左分流

构中,而后再充盈整个主动脉根部。说明由右向左的分流血液系经主动脉瓣口进入主动脉内。由于分流水平不在心房水平,左房内无造影剂,故图像上为一很窄的无回声区(图64-14)。

(二)二尖瓣波群

右室出现造影剂后,左室流出道内亦可见造影剂回声,起始时间为等长舒张期,即二尖瓣开放的 DE 段之前已经出现。图像清晰时能见造影剂回声的流线,可见造影剂由上向下斜行,即由右室穿过室间隔向左室流动。这说明收缩期右室血液不向左室流动,待舒张期开始后,两侧心腔压力同时下降,由于右室负荷过重,舒张期压力稍高,故造影剂经缺损处进入左室。如量甚多,造影剂充满整个左室腔,则在整个心动周期中,左室流出道内均见造影剂回声。因此,根据左室内造影剂出现的时间、方向与多少,能了解分流血液的水平、途径和严重程度。左房内无分流血液,故二尖瓣漏斗部始终清晰,不出现造影剂,这和有心房水平由右

向左分流者有很大区别。利用 M 型超声观察造影剂出现的时间和流动方向较二维超声准确易辨(图64-15)。

(三)胸骨上窝心底血管波群

正常人经周围静脉造影时,只在肺动脉干及右肺动脉内出现造影剂。其上方的主动脉弓内始终为无回声区,不出现造影剂。Fallot 四联症患者右室血液能射入主动脉,故其内亦有造影剂。在部分患者可见主动脉弓亦明显增宽,造影剂出现早,光点浓密且消失晚,这与患者肺动脉口狭窄,右室血液流入困难,而主动脉增宽,右室血液易于进入有关。

二、二维超声心动图

(一)左心长轴切面

注射造影剂后可见右室内含造影剂,血液在舒张期经室间隔缺损处进入左室。收缩期左、右室含造影剂的血液同时进入主动脉。本症与一般的室间隔缺损不同之处是

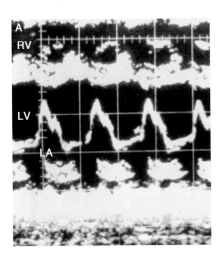
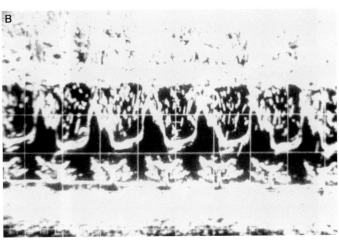

64

图64-15　Fallot 四联症二尖瓣波群声学造影图像

A. 二尖瓣波群显示右室稍大,其内可见增粗的肌小梁反射,左室及二尖瓣大致正常;B. 静脉注射过氧化氢溶液后右室和左室流出道出现密集的光点,而左房仍为清晰的无回声区,说明室间隔水平有右向左分流

收缩期左室内含造影剂血液一般不能返回右室,而是直接进入主动脉。

(二)心尖四腔切面

在此切面上可见右房造影剂进入右室,而后在舒张期经室间隔缺损处流向左室。由于右向左的分流量较大,左室内有较浓密的造影剂回声。与一般的室间隔缺损不同之处是收缩期不返右室,这种单向运动和分流血液能在缺损处作往返穿梭样运动的双向分流有一定区别,可视为Fallot四联症的一个特征。

因右室腔内有较多的肥厚肌束,有时难以确定右室壁的厚度,此时进行声学造影可以勾画出右室壁的轮廓,以判定右室壁的厚度。

经食管超声心动图

一、适应证

经胸壁超声心动图对Fallot四联症的诊断及术后手术疗效评价已具有重要价值,基本上取代了有创性的心血管造影检查。部分患者由于胸壁和肺组织的遮盖,对Fallot四联症的病变显示欠佳,成人患者可采用经食管超声心动图检查。经食管超声心动图在探查Fallot四联症时有其独特的优越性,其适应证如下:

1. 胸廓畸形,经胸壁探查不满意者。

2. 了解右室漏斗部、肺动脉干、肺动脉分叉及远端发育情况。

3. 疑合并房间隔缺损,而经胸壁探查未能明确者。

4. Fallot四联症术中监测。

二、重点观察的项目

(一)漏斗部病变

在食管中段水平右室流出道-肺动脉长轴切面上,可清晰地显示漏斗部狭窄的部位、测量其内径并观察狭窄的形态特征,确定为局限性狭窄还是为管状狭窄,是否有第三心室形成,并判断其狭窄程度。彩色多普勒于右室流出道可显示收缩期的涡流信号,由于狭窄所致的异常血流与声束的角度较大,多普勒难以进行定量测量(图64-16)。

(二)室间隔缺损

于四心腔切面、主动脉根部短轴切面和右室流出道-肺动脉长轴切面可显示室间隔缺损的部位、大小,彩色和频谱多普勒可探测其分流方向和时相。

(三)肺动脉及其分支病变

经食管超声心动图于食管中段和上段水平能较清晰地显示肺动脉瓣和肺动脉主干、分叉及分支的发育情况,可了解其狭窄程度。

右肺动脉在经食管超声心动图于食管上段和主动脉弓水平探查时可清楚显示,尤其是右肺动脉远端仅在经食管超声心动图探查时方可显示,而经胸壁超声心动图检查不能显示。但左肺动脉在经食管超声心动图和经胸壁超声心动图探查时均只能显示近端,远端显示欠佳。

(四)主动脉骑跨

于左心长轴切面可清楚地显示主动脉前壁与室间隔的关系,判断其骑跨的程度(图64-17)。

(五)合并畸形

最常见的合并畸形为房间隔缺损和卵圆孔开放,此时又称Fallot五联症,经食管超声心动图对房间隔缺损的部位、大小及分流血液的显示较为清楚,尤其是静脉窦型房间隔缺损明显优于经胸壁探查。还能准确的区分房间隔缺损和卵圆孔开放。

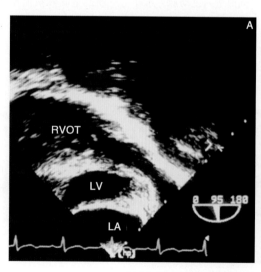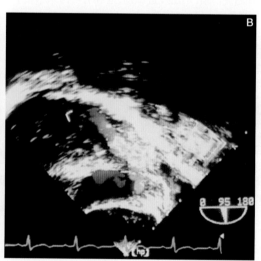

图64-16 Fallot四联症,经食管超声显示肺动脉干狭窄

A. 右室流出道-肺动脉长轴切面示肺动脉干狭窄;B. 彩色多普勒
显示肺动脉内的高速血流信号

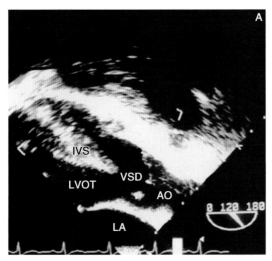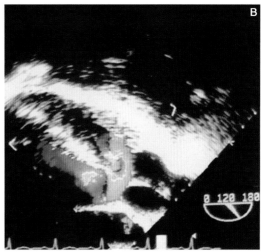

图 64-17　Fallot 四联症,经食管超声显示室间隔缺损与主动脉骑跨
A. 主动脉根部长轴切面显示室间隔缺损与主动脉骑跨;B. 彩色多普勒
示室间隔水平左向右分流信号

三、术 中 监 测

经食管超声心动图还可用于 Fallot 四联症的术中监测,主要用途如下:

1. 补充修正术前诊断　一些心内合并畸形,如筛孔型或小的房间隔缺损,有时术前经胸壁超声心动图和右心造影均难以发现,在行体外循环前可及时发现,以利治疗。

2. 观察室缺补片并判断有无残余分流及分流量,以便及时修正手术方案。对于有大量分流的补片旁漏,在关胸之前可及时行再次修补,避免第二次开胸手术;至于少量的左向右残余分流,则不必行再次修补,可于术后定期复查,多于几周内愈合。

3. 了解右室流出道重建的情况　探查右室流出道和肺动脉的宽度,判断血流是否通畅;对于外接通道的患者,可了解外接血管是否通畅。

4. 监测心功能,指导术中用药。

5. 指导心腔内排气,以免发生空气栓塞。

诊断要点与鉴别诊断

Fallot 四联症在超声检查时有比较特殊的改变,根据上述征象,特别是主动脉骑跨、前连续中断、肺动脉狭窄、心室水平有大量由右向左分流者不难肯定。在超声诊断 Fallot 四联症的同时还应注意是否合并有其他的畸形。常见的合并畸形有房间隔缺损或卵圆孔开放、右位主动脉弓、左位上腔静脉、动脉导管未闭、冠状动脉畸形等(图 64-18)。

同时,轻型 Fallot 四联症需与巨大室间隔缺损伴 Eissenmenger 综合征鉴别,重型 Fallot 四联症应与永存动脉干鉴别,Fallot 四联症在主动脉骑跨率较高时还需与伴肺动脉狭窄和主动脉瓣下型室间隔缺损的右室双出口鉴别。

一、轻型 Fallot 四联症与巨大室间隔缺损鉴别

二者均有较大的室间隔缺损及右室肥大,彩色多普勒和声学造影显示心室水平有右向左分流,巨大室间隔缺损亦可出现主动脉骑跨,如何鉴别,具有重要临床意义。其鉴别点见表 64-1:

表 64-1　轻型 Fallot 四联症与巨大室间隔缺损鉴别

	轻型 Fallot 四联症	巨大室间隔缺损
左心	不大	扩大
升主动脉	增宽	正常
室间隔活动	同向,幅度低	逆向,幅度大
漏斗部-肺动脉	不同程度的狭窄,收缩期示右室流出道和(或)肺动脉内五彩镶嵌状血流信号,连续多普勒记录到高速湍流频谱	增宽,收缩期示右室流出道和肺动脉内为单色层流信号,脉冲多普勒记录到层流频谱
肺动脉瓣反流	较轻或无,若有,多普勒频谱提示肺动脉舒张压降低	多明显,多普勒频谱提示肺动脉舒张压增高

64

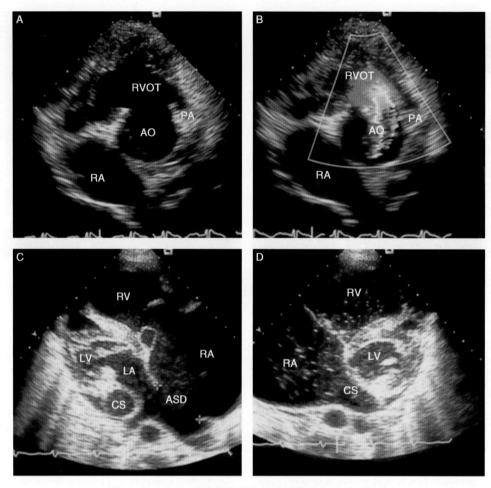

图 64-18 Fallot 四联症合并房间隔缺损及左位上腔静脉

A. 心底短轴切面见室间隔缺损和肺动脉狭窄；B. 彩色多普勒显示心室水平右向左分流信号；C. 房室间沟处见明显扩张的冠状静脉窦（CS），房间隔见较长的连续中断；D. 声学造影见造影剂由冠状静脉窦引流入右房

二、重型 Fallot 四联症与永存动脉干鉴别

二者均有室间隔缺损及心室水平低速双向分流信号，增宽的大动脉骑跨于室间隔残端上，且大动脉短轴切面均难以显示肺动脉瓣，二者鉴别点见表 64-2。

当超声心动图对二者确实难以鉴别时，应建议患者行心血管造影或磁共振检查以明确诊断。

三、Fallot 四联症与右室双出口并肺动脉狭窄鉴别

二者均有主动脉瓣下型室间隔缺损、主动脉骑跨、肺动脉狭窄和右室肥厚，解剖形态上极为相似，有时不易鉴别，在室缺较大导致肺动脉起源判断困难时尤其如此。二者鉴别点见表 64-3。

表 64-2 重型 Fallot 四联症与永存动脉干（persistent truncus arteriosus，TA）鉴别

	重型 Fallot 四联症	永存动脉干
右室流出道	存在	大动脉前壁与胸壁紧贴，其间无右室流出道
多切面多方向探查肺动脉	多能显示肺动脉瓣及管腔，肺动脉瓣开放明显受限或仅见隔膜样回声，可伴肺动脉近段闭锁，肺动脉自右室发出，彩色多普勒显示肺动脉管腔内收缩期或连续五彩血流信号	均不能显示肺动脉瓣，肺动脉自共同动脉干发出，彩色多普勒显示自共同动脉干入肺动脉的收缩期分流信号
大动脉关系	空间走行正常	只有一根共同的大动脉

64

表 64-3　Fallot 四联症与右室双出口合并肺动脉狭窄鉴别

	Fallot 四联症	右室双出口		Fallot 四联症	右室双出口
右心	轻或中度增大	明显增大	大动脉关系	空间走行正常	多数开口并列,起始段多平行走行
主动脉骑跨率	≤75%	>75%			
二尖瓣-主动脉连续	连续完整,为纤维连接	连续中断,主动脉瓣下可见圆锥组织	室间隔缺损处血流	左室血流直接入主动脉	左室血流经缺损入右室,再入主动脉

临床价值与存在问题

一、明确 Fallot 四联症的诊断

二维和 M 型超声心动图能很好地显示 Fallot 四联症的四个病理解剖改变,彩色多普勒可观察血流动力学变化尤其是心室水平分流方向和肺动脉狭窄的部位和程度,从而作出准确诊断。部分经胸壁超声心动图显示困难者经食管超声心动图可弥补其不足。Fallot 四联症患者的术前诊断主要依靠超声心动图,在判断主动脉骑跨的程度、肺动脉狭窄的部位及程度、室缺的大小等方面与手术对照的准确性均较高,使多数患者避免了有创性检查的痛苦。但在肺动脉重度发育不良尤其是肺动脉远端分支发育不良或肺动脉闭锁时,超声心动图显示有一定的困难,此时需采用心血管造影检查或 CT、磁共振成像显示肺动脉发育情况。

二、Fallot 四联症的定量分析

(一)评价心功能

术前采用 Simpson 公式和面积长度法计算左室功能,与 X 线左室造影对比具有良好的相关性。Fallot 四联症患者的左室舒张末期容积和收缩末期容积均小于正常人,但射血分数(EF)则正常。术中亦可采用经食管超声心动图监测心功能。

(二)测定肺动脉压力阶差

利用连续多普勒探测肺动脉的血流频谱,测量其峰值血流速度和平均血流速度,通过柏努利方程可计算出最大瞬时压差和平均压差。

(三)估测右室、右房和肺动脉压力

1. 右室收缩压的计算　通过室间隔缺损处的血流频谱和肱动脉压可计算出右室收缩压。

当收缩期心室水平无分流时,左、右室压力相等,此时肱动脉收缩压即为右室收缩压。

如收缩期心室水平为左向右分流时,左室压高于右室压,分流频谱向上,测量峰值血流速度,通过柏努利方程将其转化为最大瞬时压差,此时肱动脉收缩压减去最大瞬时压差即为右室收缩压。

如收缩期心室水平为右向左分流时,右室压高于左室压,分流频谱向下,测量峰值血流速度,通过柏努利方程将其转化为最大瞬时压差,此时肱动脉收缩压加上最大瞬时

压差即为右室收缩压。

2. 右房压力的计算　在有三尖瓣反流的患者,可利用连续多普勒探测三尖瓣反流的频谱,测量峰值血流速度并转化为压力差,此即右室-右房压力差。通过上述方法所计算出的右室收缩压减去右室-右房压力差即为右房压力。

3. 肺动脉收缩压　测定收缩期肺动脉压力阶差,此即收缩期右室-肺动脉压,用右室收缩压减去此压力差即为肺动脉收缩压。

三、术后疗效评价

对于已行根治术的患者,超声心动图应重点观察心室水平有无残余分流及右室流出道重建的情况。

(一)了解根治术后右室流出道的通畅程度

根治术后右室流出道及肺动脉多加宽,术后超声复查主要了解其宽度及血流是否通畅(图 64-8B)。在肺动脉重度狭窄而行同种带瓣肺动脉移植术(即四联症外通道)的患者,应观察所移植的血管是否通畅。

(二)根治术后心室水平残余分流的观察

Fallot 四联症患者由于室间隔缺损多较大,术后部分患者可发生补片旁漏而出现残余分流。因室间隔缺损较大,肌肉组织纤维化,组织脆弱,致使修补不完善,在缝线处撕裂而出现残余分流。发生残余分流的原因,除因修补不完善导致补片与室间隔间缝线处撕裂外,另一原因是因为缺损修补的补片贴于室间隔的右室面,而术后患者左室的压力大于右室,左室内压力较高的血流向右侧冲击补片,由于补片面积较大,致使补片与室间隔间相对易于出现较窄的缝隙,使血流从左室进入右室,而出现残余分流。这种残余分流并非缝线撕裂或修补不完善,患者可无任何临床表现。

彩色多普勒超声心动图观察残余分流敏感性较高,可直观地显示心内血流动力学变化,了解补片四周是否存在异常分流束,并可观察残余分流束的宽度,探测分流的血流速度,从而估计分流量的大小,为室间隔缺损术后确定有无残余分流及其程度提供了一项较为敏感的无创性检查方法(图 64-19)。

残余分流并非室间隔缺损修补术后严重的并发症,除因缝线撕裂分流量较大而有较严重的症状,如严重的血红蛋白尿、感染性心内膜炎或顽固性心衰等,可考虑选择时

64

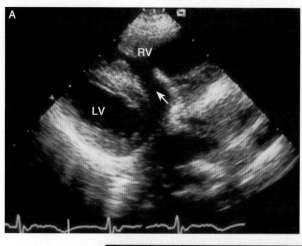
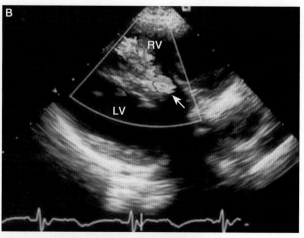
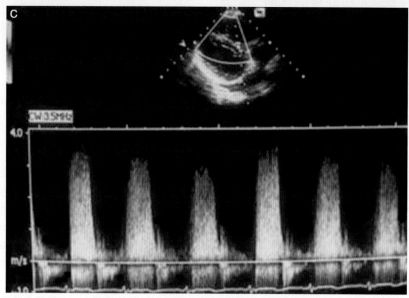

图 64-19　Fallot 四联症根治术后室间隔补片撕裂

A. 二维超声显示室间隔补片与室间隔分离,其间有一较大的裂隙(箭头);B. 彩色多普勒显示
血流经补片撕裂处进入右室(箭头);C. 连续多普勒探及收缩期心室水平有高速分流信号

机再次手术外,对症状较轻或无临床表现较小的残余分流者可继续观察,多于数周至一年内消失而自然愈合,可能与补片与室间隔间交接处形成血栓、缝线周围纤维化、或是膜部和膜周部的缺损术后三尖瓣与补片和室间隔粘连、融合等因素有关。至于一年后仍存在的细小分流,亦因分流量小,对血流动力学影响不大,而不需要再次手术。

64

第 65 章

Fallot 三联症

TRILOGY OF FALLOT

◎袁莉 王蕾

病理解剖与血流动力学改变…………… 865
检查方法与注意事项…………………… 866
经胸超声心动图………………………… 866
　一、M 型超声心动图………………… 867
　二、二维超声心动图………………… 867
　三、三维超声心动图………………… 868
经食管超声心动图……………………… 868
超声多普勒……………………………… 869
　一、彩色多普勒……………………… 869
　二、频谱多普勒……………………… 870

心脏声学造影…………………………… 873
　一、M 型超声心动图………………… 873
　二、二维超声心动图………………… 873
诊断要点与鉴别诊断…………………… 873
　一、Fallot 三联症与 Fallot 四联症的鉴别 ……… 873
　二、Fallot 三联症与轻度肺动脉瓣狭窄合并
　　　房间隔缺损的鉴别……………… 873
　三、Fallot 三联症的其他诊断注意事项 ………… 874
临床价值与存在问题…………………… 874

　　法国学者 Fallot 于 1888 年报道 37 例患者尸检时心脏标本的特征为：①肺动脉狭窄；②继发孔型房间隔缺损或卵圆孔开放，但室间隔完整；③右室肥厚。他认为这是一种独立的疾病，后人将其命名为 Fallot 三联症（trilogy of Fallot），这是一种较为少见的发绀性先天性心血管复合畸形。发病率占先天性心脏病的 4% ~6%，亦有报道为 6.3%，居第 6 位。在发绀型先天性心脏病中，其发病率仅次于 Fallot 四联症。Fallot 三联症多为散发病例，亦有家族聚集性发病的个案报道。由于患者有发绀和肺动脉狭窄等体征，故在临床上与 Fallot 四联症的鉴别有一定的困难，超声心动图能够较为满意地显示其病理解剖和血流动力学改变，对该病的诊断和鉴别诊断具有十分重要的价值。

病理解剖与血流动力学改变

　　Fallot 三联症中肺动脉狭窄多为肺动脉瓣狭窄（瓣膜型），偶有混合型（瓣膜狭窄合并漏斗部狭窄），程度多为中至重度。瓣膜型肺动脉狭窄的主要病变在肺动脉瓣，瓣膜可为一叶至三叶，其中一叶和二叶瓣较少见，三叶肺动脉瓣狭窄较为常见。通常肺动脉瓣三个瓣叶交界处相互融合成穹隆状，交界明显，呈圆锥状或圆顶状突向肺动脉，中央有圆形或不规则的小孔。常伴肺动脉瓣明显增厚，发育不良，短小并粘连于肺动脉壁上。由于狭窄较重，且肺动脉干组织结构薄弱，故多数患者肺动脉干可有不同程度的狭窄后扩张，肺动脉呈梭形，并常累及左肺动脉。混合型肺动脉狭窄在 Fallot 三联症患者中较为少见，表现为肺动脉瓣狭窄合并有右室流出道狭窄，右室流出道肌肉明显肥厚，使流出道呈局限性或管状狭窄，类似于 Fallot 四联症的肺动脉狭窄。

　　右室肥厚是继发性的改变。右室游离壁、隔束和壁束肥厚增粗，室上嵴和右室流出道的室壁肥厚可导致右室流出道狭窄。Fallot 三联症患者早期右室多为向心性肥厚，晚期右心衰时右室扩大并伴有三尖瓣关闭不全。

　　Fallot 三联症的另一特征为卵圆孔开放或继发孔型房间隔缺损，其中以卵圆孔持续开放（patent foramen ovale, PFO）较常见，约为 75%，而继发孔型房间隔缺损仅为 25%。卵圆孔开放和继发孔型房间隔缺损是由于房间隔的胚胎发育异常所致。Fallot 三联症患者由于有较重的肺动脉狭窄，故右室和右房的压力显著抬高，心房水平分流为右向左，因而临床上出现发绀。

　　在血流动力学上起主导作用的是肺动脉狭窄。由于有中重度的肺动脉狭窄，右心阻力增大，排血困难，右室收缩压显著升高，长期的右室压力负荷过重导致右室壁向心性肥厚，顺应性减低。右室血流动力学的改变常影响右房，使右房压力亦随之升高。同时由于肺动脉狭窄，经肺

静脉回流入左房的血液减少而使左房压力减低。Fallot 三联症患者由于右房压力高于左房,加之二者间存在卵圆孔开放和房间隔缺损,心房水平出现右向左分流而导致中央型发绀(central cyanosis)。随着病程的延长,过度的右室高压可导致右心衰竭,使右室扩大和三尖瓣反流,静脉血向右房回流受阻而出现周围型发绀。单纯性肺动脉瓣狭窄时 X 线检查显示肺毛细血管床正常,但若狭窄合并右向左分流时,尤其当伴明显三尖瓣反流时,肺毛细血管床减少。

肺动脉狭窄的严重程度决定了 Fallot 三联症的严重程度,肺动脉瓣口大小相等患者,其年龄越大,右心室肥厚越

严重,心肌硬化越重,心肌储备功能越低,手术难度增大。由于有较为严重的肺动脉狭窄,经肺静脉回流入左房的血流减少,但由于左房同时还接收经开放的卵圆孔或房间隔缺损由右房分流而来的血液,左房的容量并无明显改变,故其大小在正常范围。左室的血流无异常,其大小亦无明显改变(图 65-1)。

至于轻度的肺动脉狭窄伴有房间隔缺损的患者,由于右房压力升高不甚明显,心房水平的分流仍为左向右分流,临床上无发绀,这种血流动力学改变与 Fallot 三联症明显不同,不应归入 Fallot 三联症,而将其称为"房间隔缺损合并肺动脉狭窄"更为恰当。

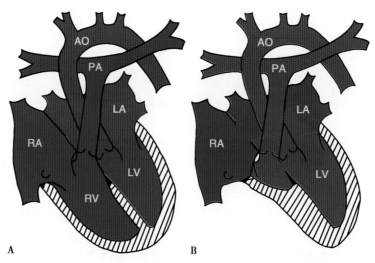

图 65-1　正常心脏和 Fallot 三联症血流动力学示意图
A. 正常心脏血流动力学;B. Fallot 三联症血流动力学改变示意图

检查方法与注意事项

患者一般取仰卧位或左侧卧位,先利用 M 型和二维超声心动图观察心脏整体形态和结构,重点观察房间隔和肺动脉,再利用多普勒检测血流的变化。

M 型超声心动图主要观察二尖瓣波群与胸骨上窝心底血管波群,视右室大小、右室壁厚度、室间隔活动及肺动脉的宽窄。

切面图上重点取四腔心切面和心底短轴切面,尤其是剑突下四腔心切面,注意房间隔有无连续中断及连续中断的位置、右室流出道的形态、肺动脉瓣的活动及肺动脉干有无改变。

彩色多普勒重点观察心房水平的分流信号和肺动脉狭窄所致的异常血流信号。频谱多普勒观察心房水平分

流血液出现的时间、速度、方向以及肺动脉狭窄的高速血流信号。由于通过肺动脉口的血流速度较快,超过了脉冲多普勒所能测量的范围,故多采用连续多普勒进行测量。

部分患者房间隔结构显示不清晰,利用多普勒技术观察心房水平分流不理想时,经周围静脉注射声学造影剂,必要时可配合 Valsalva 动作,增加右心压力,可清晰显示由右向左的分流情况,因而声学造影对本病诊断有重要意义。应注意房间隔缺损处有无分流、血液的流向、经过的部位和左室流出道内造影剂的起始时间等。

如果常规经胸壁超声心动图对本病的诊断不理想时,可采用经食管超声心动图检查。

经胸超声心动图

我院经心导管、心血管造影和(或)心脏手术证实的 Fallot 三联症患者,在超声心动图、彩色多普勒和声学造影

检查时发现右室、房间隔和肺动脉等结构和血流动力学均有明显改变。

65

一、M 型超声心动图

M 型超声心动图上主要表现为右室扩大,右室壁肥厚。肺动脉瓣活动曲线 a 波加深,有的患者肺动脉瓣亦可增厚,在右室流出道狭窄的患者,肺动脉瓣可见收缩期高速震颤。室间隔的活动方向可呈同向活动,亦可为逆向活动。三尖瓣仍呈双峰曲线,活动幅度常有增大。主动脉瓣和二尖瓣活动无异常。

二、二维超声心动图

(一) 肺动脉

肺动脉狭窄为 Fallot 三联症的特征之一,是确立诊断的必要条件之一。Fallot 三联症的肺动脉狭窄多为瓣膜狭窄。表现为收缩期瓣叶呈穹隆状(或称圆顶状或尖锥状)突向肺动脉,瓣口较小,瓣叶活动幅度较大。部分患者瓣叶增厚较为明显,开口较小,瓣叶活动幅度亦较小。肺动脉瓣瓣叶多为三叶,少数为二叶或一叶,但超声心动图上较难显示肺动脉瓣叶的数目。少数患者亦可合并有右室漏斗部的狭窄(图 65-2)。在单纯肺动脉瓣狭窄患者,肺动脉干可明显增宽,系肺动脉狭窄后扩张所致。部分患者因胸壁和肺组织的遮盖,加之肺动脉狭窄,肺动脉干和肺动脉瓣难以清晰显示。成人患者此时可行经食管超声心动图检查,以了解肺动脉狭窄的程度和类型。

(二) 房、室间隔

房间隔缺损或卵圆孔开放为 Fallot 三联症的另一个主要特征。房间隔缺损的患者于胸骨旁和剑突下四腔心切面均可见房间隔回声连续中断,左、右房相通。图像上缺损的位置及大小,与解剖上缺损的部位及孔径有密切的关系(图 65-3)。卵圆孔开放的患者在上述两个切面上表现为房间隔原发隔和继发隔分离,二者间有较大的缝隙。在观察房间隔缺损和卵圆孔开放时,剑突下四腔心切面上由于声束与房间隔垂直,对房间隔的形态结构显示得较为清晰。但在部分成人患者房间隔二维结构显示欠清晰,虽然借助彩色多普勒和声学造影可以观察心房水平的分流,但

难以将房间隔缺损和卵圆孔开放区别开来,此时需采用经食管超声心动图检查以资鉴别。

当右房压力较大时,可见房间隔因右房压力增高而向左房突出,同时下腔静脉和肺静脉亦可增宽。

Fallot 三联症患者室间隔完整,故超声心动图上无连续中断和骑跨现象。室间隔厚度平均为 10.40mm,与正常人(9.85±0.3)mm 无显著差异。

(三) 右室

患者因肺动脉狭窄、右室后负荷过重,右室在超声心动图上有一定程度的改变。其一是前后径稍增大,本院 Fallot 三联症患者统计平均值为 20.55mm,而正常人为 16.46mm。其二是右室壁厚度增大,三联症患者平均为 8.8mm,而正常人为 4mm。部分患者右室内有杂乱的带状回声,与右室壁界限不清,声学造影时见杂乱的带状回声之间填充有造影剂,从而清晰地显示出心壁的轮廓,证明杂乱回声为增粗的肉柱。此结果与 X 线右室造影所见相似。右室流出道狭窄的患者见流出道处室壁肌肉增厚,突向心腔,使流出道变窄,阻碍血流通过。

(四) 右房

Fallot 三联症患者由于肺动脉狭窄,右心排血受阻,右房血流淤滞,故四腔心切面上见右房增大。如合并有房颤,则于右房内较易形成血栓,此时可见附于右房壁的回声不甚均匀,呈团块状,无明显活动。

(五) 左室

Fallot 三联症时左室受累较小,故改变不明显。

(六) 左房

形态改变不大,原因前已述及,此与 Fallot 四联症左房明显减小者不同。

(七) 主动脉根部

患者主动脉内径平均为 27.56mm,在正常范围内,与 Fallot 四联症明显增宽不同。主动脉瓣多无异常改变。

(八) 房室瓣

Fallot 三联症患者的二尖瓣和三尖瓣形态结构多无异常。右心扩大较为明显的患者可见三尖瓣对合欠佳。

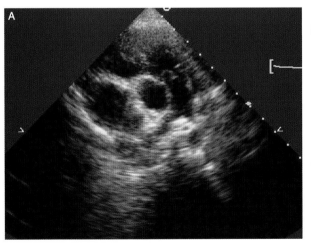
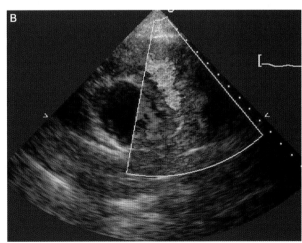

图 65-2　Fallot 三联症的肺动脉狭窄
A. 二维超声显示右室流出道和肺动脉瓣狭窄;B. 彩色多普勒显示
右室流出道和肺动脉内高速紊乱的血流信号

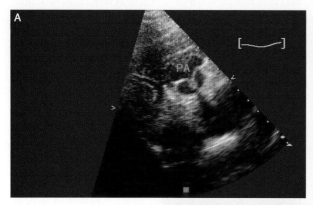
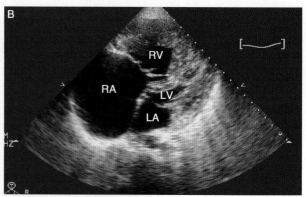

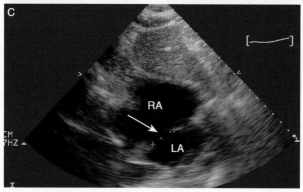

图 65-3　Fallot 三联症

A. 心底短轴切面显示肺动脉瓣和肺动脉主干狭窄；B. 四心腔切面见右房、
右室扩大，右室壁增厚；C. 剑突下切面见房间隔连续中断（箭头所示）

三、三维超声心动图

三维超声心动图主要是对肺动脉和房间隔进行三维成像，观察肺动脉狭窄和卵圆孔开放或房间隔缺损的三维立体病变情况。

对于肺动脉瓣狭窄，三维超声心动图可直观的显示瓣口的大小并判断其狭窄程度。尤其是对于同时合并有右室流出道狭窄的患者，三维超声心动图在确定其狭窄部位及程度方面更为准确。但由于三维超声仍然是基于二维超声基础上，因此经胸壁二维超声显示不清晰的患者，三维超声的应用也受到一定限制。

三维超声心动图能显示房间隔的立体结构，可更为准确地判断房间隔缺损的部位和大小，卵圆孔开放的程度等。三维超声心动图可以用于鉴别房间隔缺损和卵圆孔开放。房间隔缺损时在房间隔上见一明确的缺损，可为圆形或椭圆形；而卵圆孔开放时在房间隔上无缺损，却见房间隔的原发隔和继发隔分离，二者间存在有较大的缝隙。

经食管超声心动图

由于肋骨和肺的遮盖，且超声的近场分辨力较差，经胸壁超声心动图对部分患者肺动脉狭窄的部位及程度不能清晰显示。房间隔位于声束的远场，且与声束平行，常因显示欠清晰或出现回声失落等现象而误诊。Fallot 三联症心房水平的分流速度多较慢，彩色多普勒亦可漏诊。声学造影虽然可以判断心房水平的分流，但难以鉴别该分流是由于房间隔缺损所致，还是由于卵圆孔开放所致。成人患者采用经食管超声心动图可克服上述局限性，获得较为满意的图像，提高诊断的正确率。

经食管超声心动图在右室流出道长轴切面上可清晰地显示整个右室流出道和肺动脉的情况，可见肺动脉瓣狭窄征象。合并右室流出道狭窄的患者，可见右室流出道室壁局限性或弥漫性增厚而致流出道狭窄。肺动脉干多增宽，而左、右分支的远端则由于气管的遮挡难以显示。彩色多普勒可以显示右室流出道和肺动脉内的异常血流，但由于血流方向与声束间的夹角较大，频谱多普勒进行定量分析时有一定困难。

在经食管超声心动图探查时，由于房间隔处于声束的近场且与声束垂直，因而对房间隔的病变的显示尤为清楚。在四腔心切面、二房心切面、上腔静脉长轴切面等图像上可较为完整地显示房间隔病变的情况。房间隔缺损时可见房间隔的连续中断，彩色多普勒观察时，分流血液与声束平行，因而对穿过房间隔的分流信号的显示非常清晰。上腔静脉型的房间隔缺损在经胸壁超声心动

65

图探查时处于盲区,因而该部位的房间隔缺损在经食管超声心动图探测时有其独特的优越性。经食管超声心动图亦能将房间隔缺损与卵圆孔开放准确地区分开来。卵圆孔开放时表现为房间隔的原发隔和继发隔分离,其间

有一较大的裂隙,彩色多普勒显示血流信号由右房经该裂隙进入左房。声学造影对该处的分流显示得更为清楚,可见造影剂由右房经该裂隙流入左房的全过程(图65-4)。

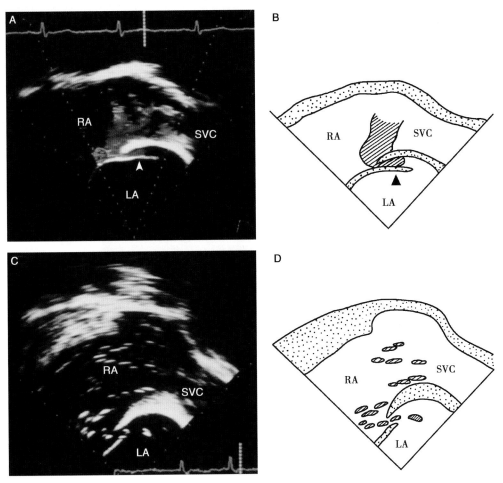

图 65-4　卵圆孔开放

A. 经食管超声显示房间隔原发隔与继发隔分离,其间可见缝隙;彩色多普勒显示血流信号由右房经开放的卵圆孔进入左房(箭头所示);B. 图 A 的示意图;C. 声学造影见造影剂由右房经开放的卵圆孔进入左房;D. 图 C 的示意图

超声多普勒

一、彩色多普勒

Fallot 三联症的彩色多普勒血流的改变主要表现在肺动脉血流的紊乱和心房水平的分流。

(一) M 型彩色多普勒

1. 肺动脉血流　用 M 型彩色多普勒观察肺动脉血流时,使 M 型取样线通过肺动脉瓣置于肺动脉内。收缩期于肺动脉口,即肺动脉瓣曲线 cd 段处见蓝色血流从右室流出道穿过 cd 段进入肺动脉,在 cd 段的下方(即肺动脉内)可见五彩镶嵌的湍流信号。Fallot 三联症患者通过肺动脉口的血流速度较快,在穿过 cd 段的蓝色血流中央出现红色信号的色彩倒错现象。逐渐提高重复频率,蓝色血流束中央

的红色信号逐渐消失,表现为全蓝色的血流束。

2. 心房水平的分流　用 M 彩色多普勒观察心房水平的分流时,使 M 型的取样线通过房间隔的连续中断处。Fallot 三联症心房水平的分流多为右向左分流,见蓝色的血流束从右房流向左房。双向分流时见有红色和蓝色的血流信号穿过房间隔(图 65-5)。

3. 三尖瓣反流　将 M 型的取样线通过右室及三尖瓣口,在收缩期见有蓝色的血流信号从右室穿过三尖瓣的关闭线反流入右房。由于收缩期右室压力较高,三尖瓣反流的速度较快,常为五彩镶嵌的湍流。

(二) 二维彩色多普勒

1. 肺动脉血流　由于有肺动脉狭窄,彩色多普勒可显

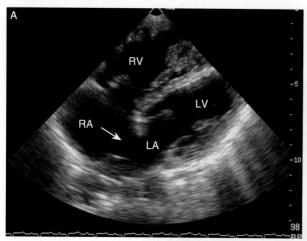

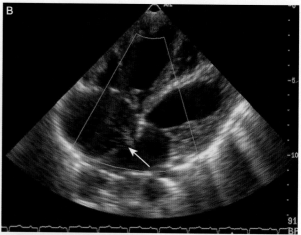

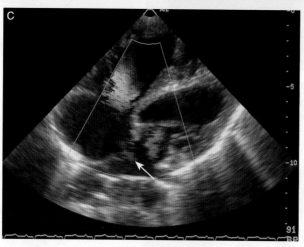

图65-5　Fallot三联症的房间隔缺损的连续中断

A. 四心腔切面见房间隔连续中断(箭头所示);B. 彩色多普勒显示血流信号由左房进入右房的红色分流
信号(箭头所示);C. 彩色多普勒显示血流信号由右房进入左房的蓝色分流信号(箭头所示)

示血流在收缩期通过狭窄的肺动脉口时,宽度突然变细,形成蓝色的射流束,在肺动脉内延续一段距离后散开形成五彩镶嵌的涡流。当肺动脉瓣狭窄较重时,通过肺动脉口的血流速度很快,肺动脉口的射流束可出现倒错现象,即在蓝色的射流束中央出现鲜亮的红色信号,提高重复频率可消除此现象。射流束的宽度取决于狭窄的程度,瓣口面积越小,射流束越细。当患者声窗差,难以扫查到狭窄肺动脉瓣最大开放间距时,可调节合适的彩色多普勒增益和速度标尺,通过测量过瓣口的窄束射流宽度判断狭窄程度。射流束在肺动脉干中形成明显的涡流。狭窄较轻时,涡流较局限;狭窄较重时,涡流可充满整个肺动脉干(图65-6)。当肺动脉干显著扩张时,在肺动脉干内不仅可形成涡流,而且可形成旋流,即通过肺动脉瓣的蓝色血流沿肺动脉的一侧(多为外侧)流向肺动脉的远端,在肺动脉的远端回旋,形成红色的血流束沿肺动脉的另一侧(多为内侧)向肺动脉的近端流动。此种血流状态与动脉导管未闭者相反。

如有右室流出道狭窄时,则在右室流出道内可见收缩期紊乱的湍流信号。该湍流信号与肺动脉瓣狭窄的湍流信号混在一起,不易区分开来。

2. 心房水平的血流　多数患者显示为右向左分流,蓝色的血流信号从右房经过房间隔连续中断处进入左房;亦有部分患者显示为双向分流,见红色和蓝色低速血流信号穿梭状通过房间隔。由于右向左分流速度较低,色彩较暗淡,加之房间隔处于声束的远场,有时心房水平的右向左分流不易清楚显示。此时可令患者深吸气并憋气或经腹部下腔静脉及肝区冲击触诊加压法以提高右房压,使通过房间隔右向左分流血流增加,以利于彩色多普勒对分流束血流信号的显示。采用声学造影和经食管超声心动图则可克服这一局限性。

3. 三尖瓣口血流　Fallot三联症患者多有三尖瓣关闭不全,在收缩期见有蓝色的血流信号从右室穿过三尖瓣口反流入右房。由于收缩期右室压力较高,三尖瓣反流的速度较快,常为五彩镶嵌的湍流。

二、频谱多普勒

(一)脉冲型频谱多普勒

1. 肺动脉血流频谱　将脉冲多普勒取样容积置于肺动脉瓣口,可获得肺动脉瓣口的收缩期射流频谱,由于射流速度较快,常可出现频谱倒错,将基线上移并提高重复频率可消除此现象。肺动脉口的射流频谱为负相,血流速

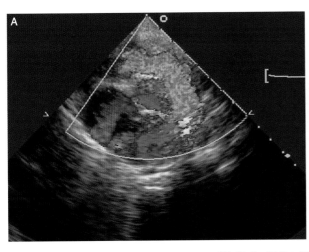
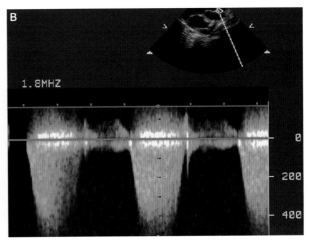

图 65-6　Fallot 三联症的肺动脉狭窄
A. 彩色多普勒显示右室流出道和肺动脉内高速血流信号；B. 连续
多普勒探及肺动脉内高速血流频谱

度快形成深而尖的频谱。在重度肺动脉瓣狭窄的患者，肺动脉口速度极快，频谱失真，频谱中出现双向实填的波形。取样容积置于肺动脉干内，可记录到双向实填的涡流频谱。如为单纯肺动脉瓣狭窄，将取样容积置于右室流出道内，可见向下的湍流或层流频谱；如同时有右室流出道狭窄，则于右室流出道内亦可记录到双向实填的涡流频谱。脉冲多普勒由于其测量速度有限，难以进行定量计算。

2. 心房水平的分流频谱　将取样容积置于房间隔缺损处，可记录到心房水平的分流频谱。心房水平的分流方向取决于左、右房的压力差。Fallot 三联症患者右房压力多高于左房，故为右向左分流向下的负相频谱；双向分流者则正负方向均有。

3. 三尖瓣反流频谱　将取样容积置于彩色多普勒所显示的三尖瓣反流束中，可记录到收缩期向下的实填频谱，难以记录到最大血流速度。

在脉冲多普勒不能测量最大血流速度时，则用连续多普勒探测，可克服上述局限性，进行定量分析。

（二）连续型频谱多普勒

1. 肺动脉血流频谱　将连续多普勒取样线通过肺动脉瓣口，可获得肺动脉瓣口和肺动脉干内的收缩期异常频谱。

频谱为单峰，负相，血流速度快，占据收缩期。由于频谱所记录的是声束所通过的右室流出道、肺动脉瓣口和肺动脉干内的综合血流信号，因而为实填的频谱。可在多个切面中通过连续多普勒记录到最大血流速度，进行一系列的计算，用以判断肺动脉的压力梯度及狭窄程度（图 65-7）。

通过肺动脉狭窄的血流频谱可测量其峰值血流速度和平均血流速度，按 Bernoulli 方程可计算出最大瞬时压差和平均压差。肺动脉狭窄程度愈重，上述压差就越大。研究表明，多普勒测量的峰值压差通常高于心导管值，但两者相关性良好。由于基本无法获取肺动脉瓣口短轴切面图用以描记瓣口解剖面积，肺动脉瓣狭窄的定量主要是通过跨肺动脉瓣压差评估（表 65-1）。

表 65-1　肺动脉狭窄分级（选自 2008 年 EAE/ASE瓣膜狭窄评估指南）

	轻度	中度	重度
肺动脉峰值速度（m/s）	<3	3~4	>4
肺动脉峰值跨瓣压差（mmHg）	<36	36~64	>64

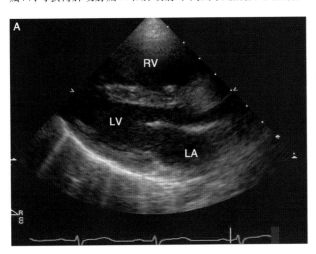
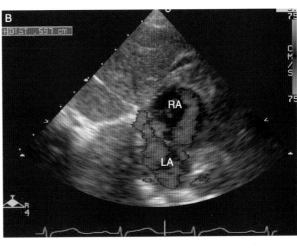

65

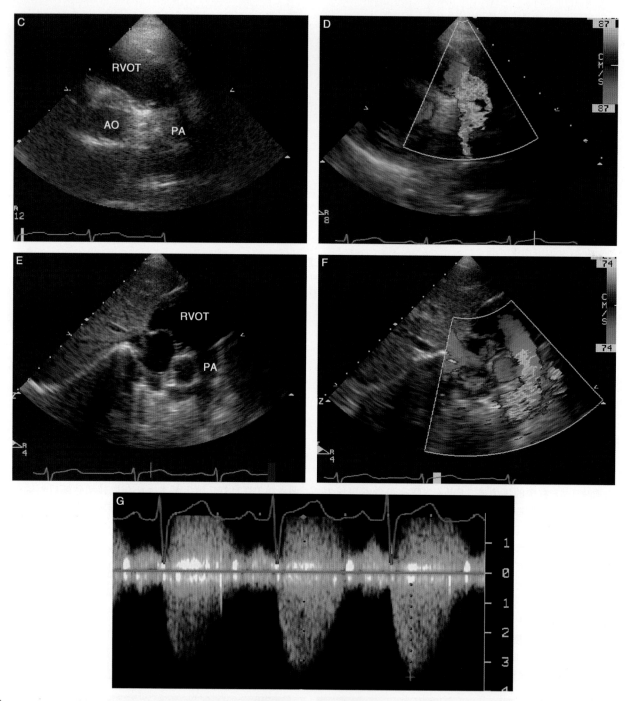

图 65-7　Fallot 三联症

A. 左室长轴切面见右室扩大；B. 剑突下切面彩色多普勒显示心房水平左向右分流信号；C. 心底短轴切面显示肺动脉瓣狭窄；D. 彩色多普勒显示肺动脉内高速紊乱的血流信号；E. 剑突下切面显示肺动脉瓣狭窄；F. 彩色多普勒显示肺动脉内高速紊乱的血流信号；G. 连续多普勒探及肺动脉内高速血流频谱

2. 心房水平的分流频谱　由于分流速度较低，脉冲多普勒即可较为完整地记录，而不用连续多普勒探测。

3. 三尖瓣反流频谱　将取样线容积置于彩色多普勒所显示的三尖瓣反流束中，可记录到收缩期负相的频谱，速度多较快。其峰值取决于肺动脉的狭窄程度。肺动脉狭窄的程度越重，右室收缩压越高，三尖瓣反流的速度也就越大。通常肺动脉压高于右房压，因此三尖瓣反流收缩期的最大速度高于肺动脉狭窄的最大血流速度。

通过所测量的三尖瓣反流的频谱，可计算出右室的收缩压。将所测量的三尖瓣反流的最大血流速度按简化的 Bernoulli 方程计算出最大跨瓣压差，此即右室-右房压差，再加上由颈静脉充盈高度估测的右房压即可计算出右室收缩压。如肺动脉狭窄程度轻，则右室收缩压低；如肺动脉狭窄程度重，则右室收缩压高。

心脏声学造影

经周围静脉注射造影剂后右心系统各部位出现造影剂。与此同时，左房（包括二尖瓣漏斗部）、左室及主动脉内亦见造影剂回声，呈现典型的心房水平右向左分流的图像。

一、M 型超声心动图

二尖瓣波群观察时，正常人仅在右室内有造影剂，二尖瓣漏斗部及左室则为无回声区。Fallot 三联症患者因有房间隔缺损，且右房压力升高（武汉协和医院心导管检查是发现大多为 14～20mmHg，明显高于正常），故心房水平有由右向左分流，二尖瓣漏斗部可见密集的造影剂回声，在舒张期由左房向左室快速流动，穿过二尖瓣前叶曲线进入左室，此与正常人和心室水平分流有明显的不同。

声学造影时在三尖瓣波群上可见造影剂先出现于右房，而后进入右室。由于有三尖瓣反流，故右室侧的造影剂流线可穿过三尖瓣曲线的 CD 段返入右房的造影剂。

剑突下探查时，将取样线通过房间隔缺损处，可见造影剂由右房穿过房间隔进入左房。心尖位四腔图探查时，将取样线通过左室、二尖瓣口和左房，可见造影剂从左房流经二尖瓣口进入左室，左房显影在左室之前。这与心室水平分流伴二尖瓣关闭不全所致左房、左室显影的不同之处在于左房和左室的显影顺序不一样，心室水平分流伴二尖瓣关闭不全者左室显影在左房显影之前。

胸骨上窝心底血管波群观察时，除肺动脉内有造影剂外，主动脉内亦有造影剂回声。

二、二维超声心动图

四腔心切面检查时，见造影剂首先出现于右房，其后一部分随心室舒张三尖瓣开放进入右室，另一部分经房间隔缺损进入左房，再随血流通过二尖瓣口到达左室。这种特异的血流类型在诊断与鉴别诊断上有重要意义。

左心长轴切面观察时见右室、左房、左室和主动脉内均出现造影剂，其流动方向是舒张期由右房进入左室，再随心室收缩进入主动脉。室间隔完整，无心室水平右向左的异常血流信号。

诊断要点与鉴别诊断

Fallot 三联症的特征为中重度肺动脉狭窄（主要为肺动脉瓣狭窄，亦可为右室流出道狭窄）、伴右向左分流的房间隔缺损（或卵圆孔开放）及右室壁肥厚。二维超声和 M 型超声可以显示这些病理改变；彩色多普勒可观察心房水平右向左的分流以及肺动脉狭窄所致的异常血流；频谱多普勒可探测心房水平的分流方向和速度，还可用于判断肺动脉狭窄的程度；声学造影可以判断心房水平的分流方向和分流量。将上述这些技术结合起来，既可以了解 Fallot 三联症的病理解剖改变，还可观察其血流动力学变化，因而可以对 Fallot 三联症作出明确的诊断。在经胸壁超声心动图显像困难的患者，通过经食管超声心动图可以弥补其不足。

诊断 Fallot 三联症时，在发绀型先天性心脏病中，应与 Fallot 四联症、艾森曼格综合征鉴别；在非发绀型先天性心脏病中，应注意与单纯肺动脉狭窄、单纯房间隔缺损和室间隔缺损等病变鉴别。

一、Fallot 三联症与 Fallot 四联症的鉴别

临床上 Fallot 三联症与 Fallot 四联症患者均有发绀及肺动脉狭窄的体征，常易混淆，应注意鉴别（表 65-2）。

二、Fallot 三联症与轻度肺动脉瓣狭窄合并房间隔缺损的鉴别

临床上，Fallot 三联症患者有发绀，轻度肺动脉瓣狭窄

表 65-2　Fallot 三联症与 Fallot 四联症的鉴别

	Fallot 三联症	Fallot 四联症
二维超声		
主动脉宽度	正常	明显增宽
室间隔与主动脉前壁	连续正常	连续中断
主动脉骑跨	无	有
肺动脉狭窄	多为肺动脉瓣狭窄	多为漏斗部狭窄
肺动脉主干宽度	多增宽	多变窄
左房前后径	正常	减小
房间隔反射	连续中断	连续正常
彩色多普勒		
心室水平分流	无	有
心房水平分流	有	无
声学造影		
左房	有	无
造影剂流向	由左房流入左室	由右室流入左室

65

合并房间隔缺损的患者无发绀,但二者二维图像上有相近的改变,而血流动力学改变则明显不同,亦应加以鉴别(表65-3)。

三、Fallot 三联症的其他诊断注意事项

1. 单纯继发孔型房间隔缺损时,可因大量左向右分流,通过肺动脉的血流量增加,导致相对性肺动脉狭窄,而显示肺动脉腔内花色血流。此时肺动脉流速仅轻度增加,通常峰值速度<2.5m/s。需要仔细辨别肺动脉瓣形态、活动,以及肺动脉发育情况,排除肺动脉狭窄。Fallot三联症通常合并中重度肺动脉狭窄,且存在心房水平的右向左分流。

2. 当肺动脉狭窄较重时,左、右室压力相等,此时房间隔过隔分流信号不明显,容易将房间隔缺损漏诊,仅诊断肺动脉狭窄。此时,当发现明显肺动脉狭窄合并完整的室间隔时,需要仔细甄别房间隔水平的分流,尤其提高对蓝色的右向左分流的敏感性。必要时可做 Valsalva 动作提高右心压力,增加瞬间的右向左分流量,还可行经食管超声检查或右心造影检查,或者多种检测方式联合应用,提高房间隔缺损的探测敏感性。

表65-3　Fallot 三联症与轻度肺动脉瓣狭窄合并房间隔缺损的鉴别

	Fallot 三联症	轻度肺动脉狭窄并房缺
二维超声		
肺动脉瓣狭窄	较重	较轻
右室漏斗部狭窄	可有	无
右室壁厚度	增厚	增厚不明显
彩色多普勒		
心房水平分流	右房分流入左房	左房分流入右房
频谱多普勒		
肺动脉口	速度明显加快	速度稍快
房缺处	频谱向下	频谱向上
声学造影		
左房	有造影剂	无造影剂
造影剂流向	由右房流入左房	由左房流入右房并在房间隔右侧见负性造影区

临床价值与存在问题

由于 M 型与切面超声心动图能显示心脏各腔室的大小、瓣膜活动、心壁厚度及各结构的连续关系,对心脏形态的观察比较全面。彩色多普勒结合声学造影可清楚地了解其血流动力学变化,故超声心动图对 Fallot 三联症的诊断有较高的准确性。在我们所观察的一组 Fallot 三联症的患者中,与心血管造影和(或)手术结果相比较,超声检查时83.3%完全符合,其余16.7%为部分符合。说明超声心动图对 Fallot 三联症的诊断具有重要价值。

由于肋骨和肺的遮盖,且超声的近场分辨力较差,对部分患者的肺动脉狭窄的部位及程度不能清晰显示。新的超声技术提高近场分辨力和使用较高频率的儿童专用探头可克服此局限性。成人患者则可采用经食管超声心动图亦可获得较为满意的图像,提高诊断的正确率。

在临床工作中,除对 Fallot 三联症提出正确诊断外,还应注意了解肺动脉狭窄的部位和程度,判断是否合并有右室流出道的狭窄,这些对选择手术方式有很大的帮助;对于心房水平的分流应明确是由于房间隔缺损所致还是由于卵圆孔开放所致;在行 Fallot 三联症矫治术后的患者亦应观察上述部位的解剖和血流变化,以判断手术疗效。

65

第66章

右室双出口

DOUBLE-OUTLET RIGHT VENTRICLE

◎唐　红　张晓玲

病理解剖 ······ 875
一、右室双出口的定义 ······ 875
二、右室双出口的胚胎学 ······ 876
三、右室双出口的分类 ······ 876
血流动力学改变 ······ 877
检查方法与注意事项 ······ 878
经胸超声心动图 ······ 878
一、M型超声心动图 ······ 878
二、二维超声心动图 ······ 878
三、三维超声心动图 ······ 880
经食管超声心动图 ······ 881
一、大动脉的起源、排列和走向 ······ 881
二、室间隔缺损的大小、部位和与大动脉的
关系 ······ 881
三、肺动脉狭窄的部位及其程度 ······ 881

四、合并的心脏畸形 ······ 881
五、术中经食管超声心动图 ······ 882
超声多普勒 ······ 882
一、彩色多普勒 ······ 882
二、频谱多普勒 ······ 883
心脏声学造影 ······ 884
诊断要点与鉴别诊断 ······ 884
一、诊断要点 ······ 884
二、鉴别诊断 ······ 884
临床价值与存在问题 ······ 885
一、明确右室双出口的诊断 ······ 885
二、确定其病理分型并了解血流动力学
改变 ······ 885
三、发现合并心脏畸形 ······ 885
四、术后疗效判断 ······ 886

右室双出口(double-outlet right ventricle,DORV),是一种心室-动脉连接异常的解剖畸形,为圆锥动脉干发育异常所致,占先天性心脏病的0.5%~1.5%。研究表明,右室双出口为多基因致病,而特定的染色体损伤将导致不同的亚型。如:Ⅱ型右室双出口与13及18号染色体为三倍染色体有关,而Ⅰ型右室双出口则见于22q11的缺失。右室双出口一直以来被认为是大动脉转位的一种类型,直到1952年Braun报告了一例右室双出口合并肺动脉狭窄的病例,首次应用了右室双出口这个名词。右室双出口常合并一侧心室发育不良,所以也为外科的双心室修复带来了挑战。本章将对右室双出口的病理解剖、血流动力学改变以及超声诊断的要点进行简要介绍。

病 理 解 剖

一、右室双出口的定义

右室双出口是介于法洛四联症和完全性大动脉转位之间的一组复杂的先天性心脏畸形,其主要的病理解剖特征为两条大动脉均起源于形态学右心室或一条大动脉完全起源于形态学右心室,而另一条大动脉大部分起源于形态学右心室,又称伴有肺动脉正常起始的主动脉转位(inversion of the aorta with normal origin of the pulmonary artery)。

1957年,Witham首先介绍了右室双出口的概念,并沿用至今。经典右室双出口的定义是:①主动脉和肺动脉都起源于形态学右心室;②两条大动脉瓣下有多少不等的圆

锥结构,半月瓣与房室瓣纤维的连续中断,被肌性圆锥结构分隔开来;③室间隔缺损为左心室的唯一出口。

但目前对右室双出口的解剖定义仍存在较多争议,①Robert依据50%原则,认为主动脉骑跨超过50%时可诊断为右室双出口;②Richard认为右室双出口是由于主动脉瓣下圆锥的存在,使得二尖瓣和主动脉间失去纤维连续;③Yves认为右室双出口是大血管错位所致;④Francois则依据200%原则,从外科角度认为两条大动脉均全部起自形态学右心室,方诊断为右室双出口。

目前多数学者采用50%原则,将右室双出口定义为两条大动脉完全起自形态学右心室或一条大动脉完全起自

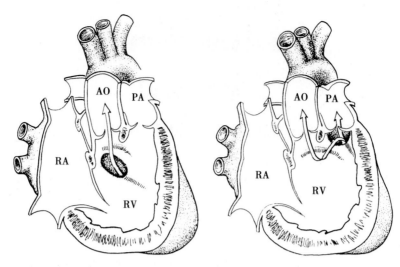

图 66-1　右室双出口的病理解剖示意图
主动脉和肺动脉均起源于右心室,室间隔缺损为左心室的
唯一出口,半月瓣与房室瓣间有圆锥组织相隔

形态学右心室,而另一条大动脉大部分起自于形态学右心室(图66-1)。

　　根据这一概念,右室双出口包括一系列畸形,从室间隔缺损伴或不伴肺动脉狭窄到 Taussig-Bing 综合征等。此外,少数文献报道发现有室间隔完整的右室双出口病例,但这一类患者通常合并二尖瓣和左心室发育不良,并且一个小的房间隔缺损成为唯一的左向右分流通道。

二、右室双出口的胚胎学

　　右室双出口属于"圆锥动脉干"发育异常的畸形之一。在胚胎发育过程中,若圆锥动脉干向中线移动不充分,主动脉瓣下圆锥吸收不充分,肺动脉瓣下圆锥发育不充分,则两条大动脉就可能保持在原始状态共同与右心室相连形成右室双出口。有关圆锥动脉干发育异常的胚胎学尚有一定的争议,有的认为是动脉圆锥近侧被吸收而远侧未能吸收,造成远侧圆锥并存,从而导致了右室双出口。有的则认为本病是法洛四联症患者圆锥部逆钟向旋转,主动脉瓣与二尖瓣之间的组织未能完全吸收的结果。Van Praagh 认为大部分右室双出口系主动脉瓣下和肺动脉瓣下圆锥部游离壁对称性发育而造成。右室双出口也可能是由于缺乏圆锥-动脉干转位加上圆锥-心室交换点向左移位失败,造成大血管主要从右心室发出的一系列畸形。因圆锥部发育异常或肺动脉瓣下圆锥和主动脉瓣下圆锥吸收程度上不同以及大动脉位置的变异,从而形成病理解剖上的多种位置关系。

三、右室双出口的分类

　　右室双出口的分类较为复杂,有 Van Praagh 命名法与 Steward 分类法等。无论何种分类方法,均应按照先天性心脏病节段分析法进行分类。首先判断内脏与心房的位置关系,然后确定心房与心室的连接关系,再明确大动脉的位置关系。在上述房室和大动脉的关系确定之后,再根据室间隔缺损的位置以及有无肺动脉狭窄进行分型。

　　(一)内脏心房位置关系

　　1. 心房与内脏位置关系一致　绝大多数右室双出口患者心房与内脏位置一致,即形态学右心房与肝脏在同侧,形态学左心房与胃泡和脾脏在同侧。此种类型又分为两种:①心房正位(situs solitus):即形态学右心房与肝脏同在右侧,形态学左心房与胃泡和脾脏同在左侧;②心房反位(situs inversus):即形态学右心房与肝脏同在左侧,形态学左心房与胃泡和脾脏同在右侧。

　　2. 心房与内脏位置关系不一致　极少数患者心房与内脏位置关系不一致,即形态学右心房与肝脏在异侧,形态学左心房与胃泡和脾脏在异侧。

　　(二)房室连接关系

　　1. 房室连接关系一致　较为常见,指形态学右心房与形态学右心室相连接,形态学左心房与形态学左心室相连接。心室右襻(D-loop)的患者,心房正位;心室左襻(L-loop)的患者,心房反位。

　　2. 房室关系不一致　较少见,指形态学右心房与形态学左心室相连接,形态学左心房与形态学右心室相连接。心室右襻(D-loop)的患者,心房反位;心室左襻(L-loop)的患者,心房正位。当房室连接关系不一致时,据文献报道其病理解剖特征较有规律:心脏位置多不正常,双侧上腔静脉占较高比例,室间隔缺损往往位于肺动脉瓣下且绝大多数合并肺动脉狭窄。

　　(三)大动脉的关系(great artery relationship)

　　右室双出口畸形中两条大动脉的相对关系有两种基本类型:

　　1. 螺旋型(spiraling)　大动脉位置关系相对正常,主动脉位于肺动脉的右后方,从心底部发出时两条大动脉呈螺旋状相互盘绕。

　　2. 平行型(parallel)　两条大动脉相互平行(没有螺旋盘绕),主动脉可以并排位于肺动脉右侧(dextro position),又称右位型大动脉关系异常,或者位于肺动脉右前方、正

66

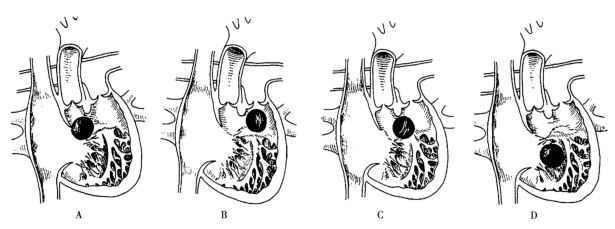

图 66-2 右室双出口室间隔缺损与大动脉的位置关系
A. 主动脉瓣下型室间隔缺损;B. 肺动脉瓣下型室间隔缺损;C. 双动脉下型
室间隔缺损;D. 无关型室间隔缺损

前方、左前方甚至在肺动脉左侧(levo position),又称左位型大动脉关系异常。

(四)室间隔缺损的位置

在分析房室连接关系和大动脉的关系之后,再根据室间隔缺损的位置进行分型(图66-2)。

1. 主动脉瓣下型室间隔缺损(Ⅰ型) 是右室双出口最常见的室间隔缺损类型,室间隔缺损位于主动脉瓣下或距离不超过1cm,位置偏后,离肺动脉瓣较远(多大于1cm),二者之间隔以肌性流出道。

2. 肺动脉瓣下型室间隔缺损(Ⅱ型) 此型主要指Taussig-Bing综合征,即主动脉完全起源于形态学右心室,肺动脉的大部分起自形态学右心室,室间隔缺损位于肺动脉瓣下或距离不超过1cm,位置偏前,离主动脉瓣较远(大于1cm),二者之间隔以肌性流出道。

3. 双动脉下室间隔缺损(double committed subarterial VSD) 此型较少见,室间隔缺损位置偏上,一般位于室上嵴上方,且紧挨两个半月瓣下方,漏斗部室间隔缺如,主动脉瓣环和肺动脉瓣环融合。主、肺动脉开口并列,且主动脉稍在前方。

以上三型室间隔缺损上缘均高于三尖瓣环上缘,半月瓣与左侧房室瓣有或无纤维连续。

4. 无关型/远离大动脉型室间隔缺损(uncommitted/remote VSD) 室间隔缺损位于流入道间隔即房室通道型但不向膜周延伸或者在小梁部间隔。缺损上缘与三尖瓣环上缘在同一水平或略低,与两条大动脉开口无关。室间隔缺损与两条大动脉开口的距离大于主动脉直径,主、肺动脉瓣下均有较长的肌性流出道,两条大动脉均起自形态学右心室而无骑跨。

(五)是否合并肺动脉狭窄

根据是否伴有肺动脉狭窄又可将右室双出口分为:

a组:不伴肺动脉狭窄。

b组:伴有肺动脉狭窄,狭窄最常位于漏斗部,但也可以是单纯瓣膜性狭窄,合并或不合并肺动脉瓣环和主肺动脉发育不良,甚至可以合并肺动脉闭锁(pulmonary atresia)。约有一半的右室双出口患者合并有肺动脉狭窄,最常见于主动脉瓣下或双动脉下室间隔缺损。

(六)合并其他心脏畸形

有30%的右室双出口患者合并有其他的心血管畸形,如房间隔缺损、动脉导管未闭、心内膜垫缺损、单心室、二尖瓣畸形、冠状动脉畸形、主动脉缩窄、左位上腔静脉、肺静脉畸形引流,也可合并右位主动脉弓。少数患者可合并主动脉瓣下狭窄(subaortic stenosis),多见于室间隔缺损位于肺动脉瓣下者,尤其常见于Taussig-Bing合并主动脉缩窄的患者。

右室双出口按照室间隔缺损与两条大动脉的关系以及可能的外科矫治方法加以归类,亦可分为以下四型:

1. 室间隔缺损型 主动脉瓣下或双动脉下室间隔缺损,不合并肺动脉狭窄。

2. 法洛四联症型 主动脉瓣下或双动脉下室间隔缺损,合并肺动脉狭窄。

3. 大动脉转位型 肺动脉瓣下室间隔缺损,见于Taussig-Bing综合征。

4. 远离大动脉型 无关型室间隔缺损。

Lev,Kirklin等从外科治疗观点出发,根据有无合并其他心脏畸形将右室双出口分为单纯型和复杂型两类,把除合并动脉导管未闭、房间隔缺损、主动脉缩窄以外的其他畸形均归类到复杂型当中。

血流动力学改变

右室双出口的血流动力学改变十分复杂,与房室连接关系、室间隔缺损的大小及其与大动脉的位置关系,以及是否伴有肺动脉狭窄等诸多因素密切相关。

当室间隔缺损较小时,左心室压力高于右心室,心室水平主要为左向右分流。当室间隔缺损较大时,左、右心室压力几乎相等。收缩期左心室压力稍高,心室水平为左

66

向右分流;舒张期左心室压力略低,心室水平为右向左分流,此时左心室的血液亦为动静脉混合血。右室双出口的室间隔缺损多较大,心室水平多为双向分流。

房室连接关系一致时,右心室所接收的是由右心房来的静脉血和左心室经室间隔缺损分流而来的动脉血。室间隔缺损位于主动脉瓣下时,由左心室射出的血液大部分经室间隔缺损进入主动脉,右心室的静脉血主要射入肺动脉,故动脉血的氧饱和度较高。患者虽有发绀,但较轻微。这种血流动力学类似于室间隔大缺损,易早期发生肺动脉高压。如同时合并有肺动脉狭窄,一方面,右心室向肺动脉排血受阻,右心室压力增高,右心室内亦有较多的静脉血进入主动脉,在心室水平出现大量的右向左分流,致使左心室的血氧饱和度减低;另一方面,肺动脉内血流量减少,肺内进行氧交换的血流减少,经肺静脉回流入左心室的含氧血流亦减少;两方面因素导致左心室内的血氧饱和度减低,从而导致主动脉的血氧饱和度降低,故患者发绀较重,其血液流动力学类似于法洛四联症。

室间隔缺损位于肺动脉瓣下时,左心室的血液通过室间隔缺损后,大部分进入肺动脉,而右心室的静脉血则主要排入主动脉,从而产生严重的低氧血症及肺动脉高压,类似于完全性大动脉转位的血流动力学改变。合并肺动脉狭窄时,虽然由室间隔缺损分流而来进入肺动脉的血流量减少,而流入主动脉的血流量增多,但因进入肺动脉氧合的血流量减少,发绀可进一步加重。

室间隔缺损位于双大动脉下时,由室间隔分流而来的血液进入主动脉和肺动脉的量几乎相等。室间隔缺损远离两条大动脉时,由室间隔缺损分流而来的血液进入右心室,在右心室内与静脉血混合后再进入主动脉和肺动脉。合并肺动脉狭窄时,上述两种病变的血流动力学改变进一步加重,发绀更为明显。

房室连接关系不一致时,即形态学右心室所接受的是左心房的动脉血,而形态学左心室所接受的是右心房的静脉血。此时形态学右心室在血流动力学上起着功能左心室的作用,因而其血流动力学改变类似于左室双出口,如主动脉接受较多的动脉血,则发绀较轻;如主动脉接受较多的静脉血,则发绀较重。

检查方法与注意事项

在右室双出口患者中,虽然绝大多数患者内脏与心房、心房与心室的连接关系一致,亦有少数患者上述连接关系不一致。因而在超声心动图检查时应注意分析内脏心房位置和房室连接关系,再判断两条大动脉的位置以及室间隔缺损与大动脉的关系,并观察是否合并肺动脉狭窄及其他心脏畸形等。

重点观察左心室长轴切面,视大动脉与室间隔前后的连续关系如何,并注意半月瓣与二尖瓣间有无圆锥组织等。着重探查两条大动脉起源的心室,在心底短轴切面上注意两条大动脉的排列与走向。

常规的标准切面难以完整地显示右室双出口的病理改变,必须从一些非标准的切面来探查,方能较完整的显示其形态结构改变。在成人患者,有时经胸超声心动图显示欠清晰,建议采用经食管超声心动图检查。

彩色多普勒可观察心室水平的分流情况和肺动脉狭窄的高速血流以及合并心脏畸形所致的异常血流。

经胸超声心动图

一、M型超声心动图

M型超声心动图在观察右室双出口患者房室大小、心脏结构连续关系和瓣叶的活动等方面具有一定的价值。但在判断心脏心房的方位、大动脉的位置及连接关系时存在较大的局限性。

二、二维超声心动图

M型曲线虽然可以发现前连续中断,但对后连续的观察仍有困难,易误诊为法洛四联症,而二维超声心动图因能显示大血管的起源、排列和走向,特别是能察及后连续有无圆锥组织等,故对右室双出口的正确诊断具有重要的价值。

二维超声检查时,首先判断内脏心房的位置关系,然后确定心房与心室的连接关系,再明确大动脉的位置及其与心室的连接关系。在上述房室和大动脉的关系确定之后,再观察室间隔缺损的位置和大小,以及有无肺动脉狭窄及其他合并心脏畸形等。

(一)大动脉的起源、排列与走向

右室双出口患者主动脉和肺动脉的位置关系较为复杂,多数患者主动脉位于肺动脉的右后方,二者接近正常排列,亦可位于肺动脉的右侧、右前方、正前方、左前方甚或左侧并平行排列。无论是否合并肺动脉狭窄,均不能以其宽度来判断何为主动脉、何为肺动脉,而应从其解剖结构上来判断才准确可靠。

在左心室长轴切面,或探头位置稍上沿心脏长轴方向扫查,见两条大动脉均开口于右心室,有时难以同时显示两条大动脉的开口,则须略微前后倾斜探头,方能逐一显示大动脉的起源。在心底短轴切面,正常人主动脉根部短轴圆环居中,右心室、室流出道、肺动脉干自右前方至左前方依次连续环抱主动脉。而此类患者两条大动脉根部的横断面并行排列,形成两个圆环。如将探头向上倾斜,可见肺动脉干远端分为左、右两支,借此可以区分何为主动脉何为肺动脉。如向下倾斜探头,可见主、肺动脉均与右心室相连接,即开口于右心室(图66-3,图66-4)。

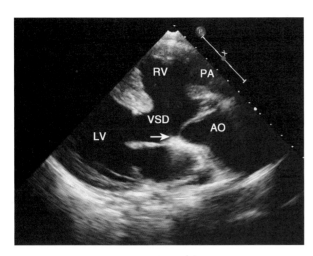

图 66-3　右室双出口

主动脉和肺动脉均起源于右心室,室间隔缺损,主动脉瓣与二尖瓣间有圆锥组织相隔(箭头所示)

(二)室间隔连续中断

左心室长轴切面显示左室流出道为一盲端,未与大动脉相连接,实际上通过一较大的室间隔缺损(前连续中断),使左、右心室相交通。其上端见一大血管,接收来自

两侧心室的血液。如将室间隔的残端作一延长线,可见此线将心底的两条大动脉划在右心室内。四腔心切面亦可显示室间隔缺损,有时甚至只见一室间隔的残端,几乎近似于单心室。在四腔心切面基础上,探头向上倾斜即可获得五腔心切面,显示一条大血管似乎骑跨于室间隔之上,如将室间隔的残端作一延长线,亦可见此线将该大动脉划在右心室内。

在判断室间隔缺损与大动脉的关系时,应从多切面、多方位综合判断。主动脉瓣下型室间隔缺损的患者,室间隔缺损的上方即为主动脉。肺动脉瓣下型室间隔缺损的患者,室间隔缺损的上方即为肺动脉。双动脉下室间隔缺损的患者,室间隔缺损的上方为主动脉和肺动脉。远离大动脉型室间隔缺损的患者,室间隔缺损的位置较低,多为房室通道型或小梁部缺损,远离两大动脉开口。由于右室双出口患者的大动脉排列走向较为复杂,室间隔缺损的位置亦较多变。因而,有时二维超声判断室间隔缺损与大动脉的关系有一定的困难,借助三维超声心动图则可弥补此不足。

(三)圆锥组织

所谓后连续中断并非二尖瓣前叶根部悬空无附着,而是指二尖瓣前叶与半月瓣之间的纤维连接消失,而被肌性

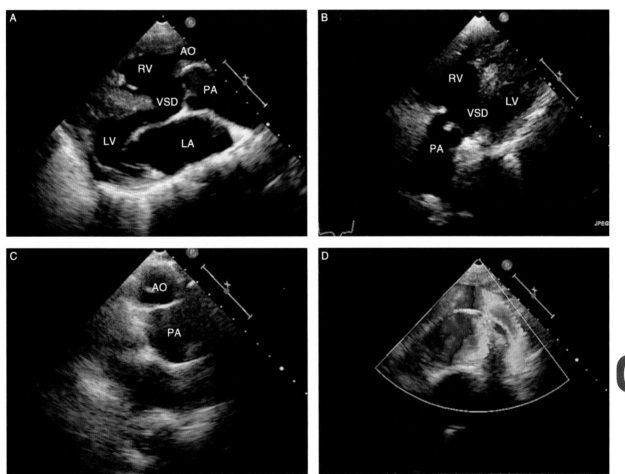

图 66-4　Taussig-Bing 综合征

A. 主动脉起源于右心室,肺动脉骑跨在室间隔之上;B. 室间隔缺损位于肺动脉瓣下;
C. 主动脉位于肺动脉的右前方;D. 胸骨上窝显示主动脉弓和肺动脉血流

66

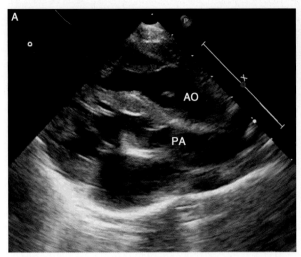
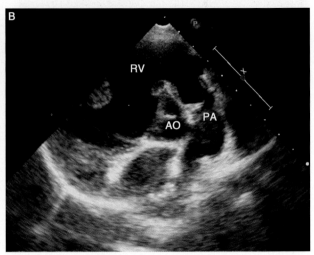

图 66-5　右室双出口
A. 主动脉和肺动脉平行走向,均起源于右心室,双动脉下圆锥组织;B. 肺动脉瓣增厚

圆锥组织所替代;在左心室长轴切面显示大动脉后壁与二尖瓣前叶之间有一明显增厚区域,此即圆锥组织(图 66-5A)。少部分患者此圆锥组织可不明显,因而不应将此作为诊断右室双出口的必备条件。

(四)肺动脉狭窄

约有一半的右室双出口患者合并肺动脉狭窄。心底短轴切面可见肺动脉内径明显变窄,肺动脉瓣增厚,活动受限。大动脉长轴切面除能显示肺动脉内径和肺动脉瓣的病变外,还可显示右室流出道的狭窄(图 66-5B)。剑突下右室流出道长轴切面亦可较清楚地显示右室流出道狭窄的情况。

(五)房室腔的大小

多数右室双出口患者的左心房和左心室大小可基本正常,但也有部分患者可合并左侧心室发育不良,右心室及右心房则多有扩大。

(六)其他合并心脏畸形

右室双出口患者可合并其他的心脏畸形,如房间隔缺损、动脉导管未闭、心内膜垫缺损、单心室、二尖瓣畸形、冠状动脉畸形、主动脉缩窄、左位上腔静脉、右位主动脉弓

等,因此在行二维超声心动图检查时还应注意有无上述病变所致的心脏形态和结构的改变。

三、三维超声心动图

二维超声心动图可较为准确地显示右室双出口的病理解剖改变,三维超声心动图在显示病变局部与整体以及毗邻的关系上较二维超声更有优势,可从立体的角度判断大动脉的起源、排列和走向,了解室间隔缺损的形态及大小和与大动脉的关系,确定有无合并肺动脉狭窄及其程度,进一步完善右室双出口的诊断(图 66-6)。

(一)大动脉的起源、排列和走向

三维超声可建立两条大动脉的立体图像,判断两条大动脉的空间排列方位及其走向。立体图像可显示主动脉和肺动脉互相平行,均起源于右心室。

(二)室间隔缺损的大小、部位和与大动脉的关系

三维超声可分别从左、右心室侧来显示室间隔缺损的形态及大小,确定缺损的部位,结合主动脉和肺动脉的空间方位,判断室间隔缺损与大动脉的关系,从而更为准确地分型。

66

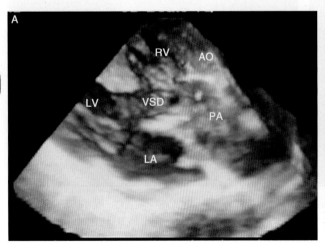
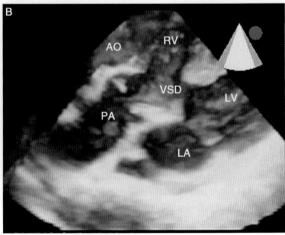

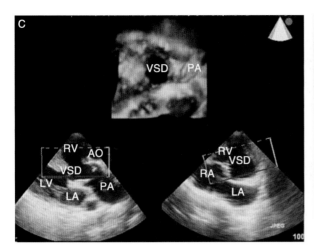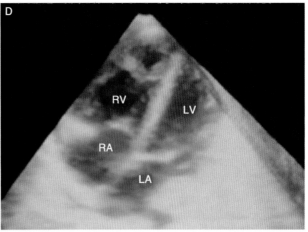

图66-6 右室双出口实时三维超声心动图

A,B. 实时双容积三维超声分别显示主、肺动脉均发自右心室,主动脉位于前方,肺动脉大部发自右心室,肺动脉瓣下室间隔缺损;C. 通过智能切割,从左心室观显示肺动脉瓣下室间隔缺损的立体图像;D. 实时三维超声四腔心观显示右心室增大

(三) 肺动脉狭窄的部位及其程度

三维超声可建立右室流出道和肺动脉的立体图像,从而可准确地判断其狭窄的部位及程度。

经食管超声心动图

成人患者在诊断右室双出口有困难时可采用经食管超声心动图检查,可更为完整地显示其病理改变;也可用于术中监测及术后即刻评估手术效果(图66-7)。

一、大动脉的起源、排列和走向

左心室长轴切面显示两条大动脉均起源于形态学右心室,双动脉下肌性圆锥组织;心底短轴切面判断两条大动脉的排列方位及其走向,依据大动脉根部有无冠状动脉开口以及分支情况,区分主动脉和肺动脉。

二、室间隔缺损的大小、部位和与大动脉的关系

可多角度显示室间隔缺损的大小,确定缺损的部位,

结合主动脉和肺动脉的位置,并综合彩色多普勒所显示的室间隔缺损处分流束的流向,判断室间隔缺损与大动脉的关系,从而更为准确地进行分型。

三、肺动脉狭窄的部位及其程度

心底短轴是显示右室流出道病变的最佳切面,可观察漏斗部狭窄的形态特征(属管状狭窄抑或为局部狭窄)。在显示心底短轴切面后,稍回抽探头,可显示肺动脉主干及分叉部,较清楚地显示肺动脉病变的情况,进一步判断其狭窄的部位及程度。

四、合并的心脏畸形

在观察合并心脏畸形,如房间隔缺损、二尖瓣畸形、主

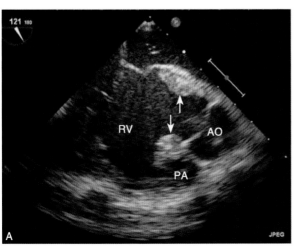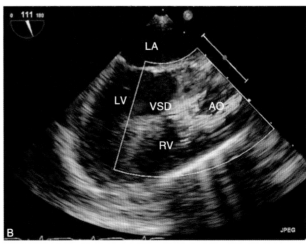

66

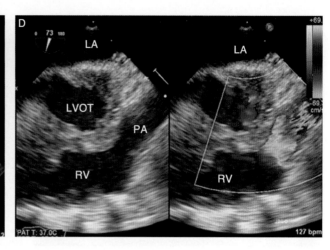

图 66-7　右室双出口经食管超声心动图
A. 主动脉和肺动脉均起源于右室,肺动脉狭窄,双动脉下圆锥组织(箭头所示);B. 彩色多普勒显示心室水平左向右分流;C. 矫治术后即刻显示主动脉被隔入左心室;D. 矫治术后即刻二维超声见肺动脉瓣下疏通,彩色多普勒显示跨肺动脉瓣口血流

动脉瓣下狭窄和冠状动脉畸形等,经食管超声心动图检查亦具有明显的优越性。

五、术中经食管超声心动图

右室双出口患者主动脉骑跨超过 50%,当心内隧道修补室间隔缺损后,术中经食管超声心动图(intra-operative tranesophageal echocardiography)将用于以下几个方面的评估:

1. 心室水平有无残余分流。

2. 左室流出道有无梗阻　因主动脉瓣下肥厚的肌性圆锥组织、限制性室间隔缺损小于主动脉内径未予以扩大、心内隧道过小或扭曲,均可能导致左室流出道梗阻,此时需要扩大修补室间隔缺损或重新做心内隧道进行室间隔缺损修补。

3. 右室流出道或肺动脉是否残余梗阻　由于漏斗部肌肉肥厚或心内隧道可能占用右心室腔内空间,从而引起右室流出道变窄。

4. 是否残留其他可矫治的心内畸形。

超声多普勒

在二维超声心动图显示心脏的形态结构之后,利用彩色多普勒探查心内的异常血流。在彩色多普勒的基础上,再利用脉冲波多普勒和连续波多普勒进行进一步的分析。

一、彩色多普勒

主要用于观察心室水平的分流,合并肺动脉狭窄时见肺动脉内有高速紊乱的血流,亦可见其他合并畸形的异常血流。

(一)M 型彩色多普勒

1. 心室水平的分流　M 型彩色多普勒可显示心室水平的分流方向和时相。将取样线通过室间隔缺损处,于收缩期显示红色的血流信号,表明血流由左心室流向右心室;舒张期显示为蓝色的血流信号,表明血流由右心室流向左心室。

2. 肺动脉内收缩期紊乱的血流　合并肺动脉狭窄的患者,将取样线通过肺动脉,于肺动脉内显示收缩期五彩镶嵌的高速紊乱的血流信号。

(二)二维彩色多普勒

1. 心室水平的分流　在左心长轴切面室间隔缺损处彩色多普勒可显示心室水平的分流信号,收缩期血流由左心室流向右心室,为红色血流信号;舒张期血流由右心室

流向左心室,为蓝色血流信号。由于左、右心室间的压力阶差较小,分流速度多较低,色彩较单一。

根据二维超声心动图可判断室间隔缺损与两条大动脉的关系,依据彩色多普勒的发现,可从血流动力学的角度推断室间隔缺损与两条大动脉的关系。当彩色多普勒显示由室间隔缺损分流而来的血液流向主动脉时,表明室间隔缺损位于主动脉瓣下;由室间隔缺损分流而来的血液流向肺动脉时,表明室间隔缺损位于肺动脉瓣下;由室间隔缺损分流而来的血液流向两条大动脉时,表明室间隔缺损与两条大动脉相关;如室间隔缺损的分流信号位置较低,直接进入右心室而与右心室血液相混合,则说明室间隔缺损远离两条大动脉。

2. 肺动脉内收缩期紊乱的血流　合并肺动脉狭窄的患者,于肺动脉内显示收缩期高速紊乱的血流信号。如狭窄位于右室流出道,则异常血流信号起源于右室流出道并延伸至肺动脉干;如狭窄位于肺动脉瓣口,则异常血流信号起源于该处,而右室流出道内则可无异常血流信号。多数患者右室流出道、肺动脉瓣及肺动脉干均有狭窄。

在无肺动脉狭窄的患者,通过肺动脉的血流量增多,则于肺动脉瓣口显示为宽阔明亮的血流带。

3. 其他合并心脏畸形的异常血流　在右室双出口的

血流改变显示清楚之后,还应仔细探查心脏其他部位,以便及时发现其他的合并畸形。如房间隔缺损、动脉导管未闭、二尖瓣畸形等,彩色多普勒均有相应的表现。

二、频谱多普勒

(一)脉冲波多普勒

1. 心室水平的分流信号 将脉冲波多普勒的取样容积置于彩色多普勒所显示的心室水平分流束处,可记录到分流信号。收缩期频谱向上,表明为左向右分流,舒张期频谱向下,表明为右向左分流。由于左、右心室间的压力阶差较小,分流速度较慢,多在脉冲波多普勒的测量范围内,而不需要采用连续波多普勒。

2. 肺动脉内异常血流 合并肺动脉狭窄的患者,将取样容积置于肺动脉干内,于收缩期可探及向下实填的频谱。如狭窄位于右室流出道,则异常的高速血流信号起源于右室流出道并延伸至肺动脉干内;如狭窄位于肺动脉瓣口,则异常血流信号起源于肺动脉瓣口,而右室流出道内则可无异常血流信号。由于速度较快,常难以探及到最大的血流速度,则须换用连续波多普勒。

(二)连续波多普勒

连续波多普勒主要用于探测肺动脉内高速异常血流并进行定量分析。

在用连续波多普勒探测时应注意取样线与肺动脉内血流的方向,尽量使二者平行。但由于右室双出口的大动脉排列和走向与正常人多有明显的区别,在连续波多普勒探测时二者间存在有一定的夹角,有可能会低估最大的血流速度。

合并肺动脉狭窄时其频谱与法洛四联症患者的肺动脉血流频谱类似,表现为收缩期高速的射流,加速支较慢,减速支较快。速度越高,说明狭窄程度愈重(图66-8)。通过该频谱可测量出收缩期最大血流速度,再按简化的 Bernoulli 方程计算出最大瞬时压差,此即收缩期右室-肺动脉压。由于主动脉开口于右心室,因此主动脉收缩压等于右室收缩压。利用袖带法测出肱动脉收缩压,此收缩压减去收缩期右室-肺动脉压即为肺动脉收缩压。

在肺动脉没有狭窄的情况下,由于主动脉和肺动脉均开口于右心室,因此收缩期右室压、肺动脉压和主动脉压均相等。利用袖带法测出肱动脉收缩压,即可知右室收缩压和肺动脉收缩压。

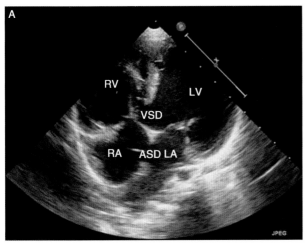
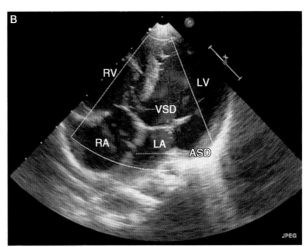
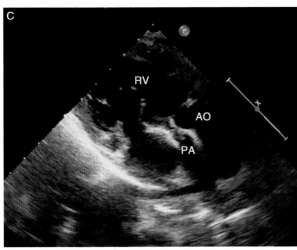
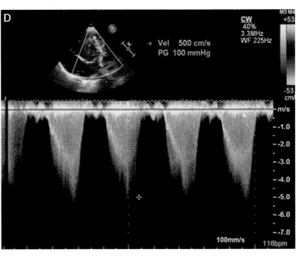

图66-8 右室双出口

A. 房室连接一致,隔瓣下室间隔缺损,合并继发孔型房间隔缺损;B. 彩色多普勒显示心室、心房水平左向右分流信号;C. 左心长轴切面见主动脉和肺动脉均起自右室,主动脉位于肺动脉的前方,肺动脉细窄;D. 频谱多普勒显示肺动脉瓣下及肺动脉内收缩期高速血流信号

66

心脏声学造影

右室双出口患者在右心声学造影时可有以下发现：

1. 右心房、右心室内出现浓密的云雾样造影剂回声。

2. 主动脉和肺动脉均接收来自右心室内含有造影剂的静脉血，故二者皆有云雾样造影剂回声。

3. 左心房内无分流血液，故始终清晰，为无回声区。

4. 左室流出道为一盲端，收缩期血液经室间隔缺损处流入右心室，舒张期因有右向左分流，故左心室内亦有造影剂微气泡。当室间隔缺损过大时，血液在两侧心室内汇合，已无明显界限，类似于单心室的改变，左心室内也有较多的造影剂微气泡。

诊断要点与鉴别诊断

一、诊断要点

1. 主动脉和肺动脉均起源于形态学右心室，这是诊断右室双出口的必备条件。

2. 主、肺动脉的解剖关系　主动脉位于肺动脉的右前或右后；主动脉位于肺动脉的右侧甚或左侧，主、肺动脉瓣在同一圆锥水平，为右室双出口典型的大动脉位置关系；主动脉位于肺动脉正前方，此种类型的室间隔缺损常位于肺动脉瓣下；主动脉位于肺动脉的左前方。

3. 几乎所有的右室双出口患者均有较大的室间隔缺损。

4. 二尖瓣前叶与半月瓣之间有一肌性圆锥组织隔阻，未直接连续，因而出现后连续中断，但有时圆锥组织可不明显。

5. 约有一半的右室双出口患者合并有肺动脉狭窄。

二、鉴别诊断

（一）大室间隔缺损合并艾森曼格综合征

室间隔缺损较大时，二维图像上似乎主动脉位置前移；彩色多普勒于心室水平亦为双向分流，有时易与右室双出口主动脉瓣下型室间隔缺损相混淆。但仔细分析室间隔的延长线，单纯大室间隔缺损的主动脉仍开口于左心室，心底短轴切面于圆形的主动脉前方见环绕的右室流出

道和肺动脉结构。而右室双出口两条大动脉均开口于右心室，心底短轴切面于圆形的主动脉前方失去环绕的右室流出道和肺动脉结构。

（二）法洛四联症

法洛四联症和右室双出口患者临床上均有较明显的发绀，病理上均有较大的室间隔缺损，约有一半的右室双出口患者合并有肺动脉狭窄，因此二者极易混淆，在超声检查时尤其应注意鉴别（图66-9，表66-1）。

对于主动脉骑跨程度较重的法洛四联症患者，其血流动力学改变与右室双出口相同。

（三）完全性大动脉转位

部分右室双出口患者其血流动力学改变与完全性大动脉转位相似，临床上均有较严重的发绀，较难鉴别。Taussig-Bing综合征的患者，肺动脉骑跨室间隔，如超声心动图检查时扫查切面不当，可能低估骑跨程度，从而误诊为完全性大动脉转位。关键在于判断大动脉的起源，Taussig-Bing综合征患者的主动脉起源于右心室，肺动脉骑跨室间隔，主动脉和肺动脉多呈并行排列；而完全性大动脉转位患者的主动脉起源于右心室，且多位于肺动脉右前方，肺动脉起源于左心室。

（四）单心室

单心室为解剖上只有一个具有流入部、小梁部及流出部的心室腔。流入道与两组或一组共同房室瓣相连，接受来自左、右心房的血液。当两条大动脉共同连于同一个

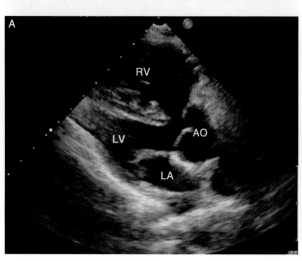

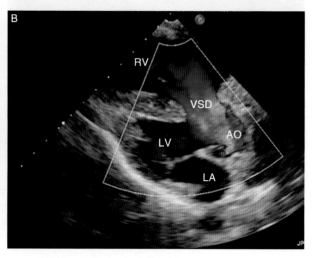

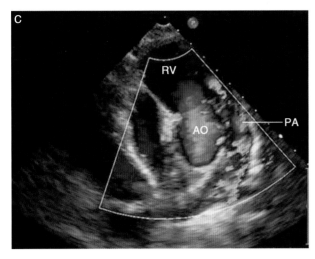

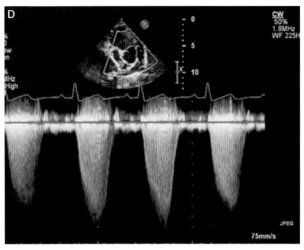

图 66-9　法洛四联症

A. 左心室长轴切面见主动脉明显增宽,骑跨在室间隔之上;室间隔连续中断;B. 彩色多普勒显示室水平右向左分流;C. 彩色多普勒显示右室流出道和肺动脉内收缩期高速血流;D. 连续波多普勒显示右室流出道和肺动脉内收缩期高速血流信号

表 66-1　法洛四联症和右室双出口的鉴别

	法洛四联症	右室双出口
主动脉	骑跨于室间隔之上	起源于形态学右心室
大动脉排列关系	正常,交叉走向	异常,交叉走向或平行走向
室间隔缺损与大动脉的关系	位于主动脉瓣下	不固定,可位于主动脉瓣下、双大动脉瓣下或远离两条大动脉
圆锥组织	无	大多数有
彩色多普勒	左心室血流直接进入主动脉	左心室血流经室间隔缺损再进入主动脉

心室,且主心室腔与附属心室腔间有肌块结构存在时,易误为伴大室间隔缺损的右室双出口。但单心室为心室双入口,两组房室瓣均开口到主心室腔,附属心室腔内无房室瓣活动,其肌块结构的延长线也不在两组房室瓣间。而在右室双出口,两心室腔各对应一组房室瓣;即使室间隔缺损较大,残余间隔较少,其延长线也在两组房室瓣间。

临床价值与存在问题

一、明确右室双出口的诊断

二维和三维超声心动图能较完整地显示右室双出口的病理解剖改变,可作出明确的诊断。部分成人患者经胸超声心动图显像困难,而经食管超声心动图可弥补其不足。

二、确定其病理分型并了解血流动力学改变

在确定内脏心房位置、房室连接关系、大动脉的位置及其连接关系、室间隔缺损与大动脉的位置关系以及是否合并有肺动脉狭窄等方面超声心动图具有独特的优点。其中,室间隔缺损与大动脉的位置关系是选择手术方案最重要的解剖条件。两条大动脉的排列关系亦与手术术式有关,大动脉位置异常尤其是左位型者增加了冠状动脉或其分支横过右室流出道的机会。另外,肺动脉瓣愈靠后,右室流出道的处理愈困难。彩色多普勒和右心声学造影可观察其血流动力学变化,对其分型亦有很大帮助。

三、发现合并心脏畸形

二维超声心动图结合彩色多普勒和右心声学造影,加上三维超声心动图以及经食管超声心动图,对右室双出口的合并心脏畸形可作出准确的判断。

66

四、术后疗效判断

右室双出口的自然预后较差,需行手术治疗。其手术方式复杂多变,依其病理解剖改变不尽相同,包括室间隔缺损修补,心内隧道,心外管道,右室流出道加宽,心房水平逆转血流,大动脉水平逆转血流等,其目的在于将肺静脉回流的血液导入主动脉,而将腔静脉回流的血液导入肺动脉。因此,术后行超声心动图检查时,既要观察其解剖结构修复的情况,同时也要观察其血流动力学矫正的情况。

66

第67章

大动脉转位

TRANSPOSITION OF THE GREAT ARTERIES

◎王　静　李玉曼　谢明星

完全型大动脉转位	887
一、胚胎学发生	887
二、病理生理与血流动力学改变	888
三、检查方法与注意事项	889
四、超声心动图特征	889
矫正型大动脉转位	894
一、胚胎学发生	894
二、病理生理与血流动力学改变	894
三、检查方法与注意事项	895
四、超声心动图特征	895
心脏声学造影	898
诊断要点与鉴别诊断	898
一、诊断要点	898
二、鉴别诊断	898
临床价值	898
一、术前确定诊断,指导手术方案的选择	898
二、术中监测及术后评估手术效果	898

大动脉转位(transposition of the great arteries,TGA)是由于胚胎期动脉干圆锥部反向旋转和吸收反常引起主动脉与肺动脉两支大动脉之间的空间位置关系以及与心室的连接关系异常。TGA 是小儿发绀型先天性心脏病中较为常见的畸形,发病率占先天性心脏病的 5% ~8%,居发绀型先天性心脏病的第二位,易并发心衰,病死率高。依据大动脉转位的不同程度,本病可分三种类型:完全型大动脉转位、不完全型大动脉转位及矫正型大动脉转位。不完全型大动脉转位可分为右室双出口(含 Taussing-Bing 综合征)及左室双出口两型,将在其他章节中介绍。本章着重介绍完全型大动脉转位、矫正型大动脉转位的胚胎学发生、病理解剖、血流动力学改变、超声声像图特征以及超声心动图对该类畸形的诊断和鉴别诊断中的应用价值。

完全型大动脉转位

一、胚胎学发生

完全型大动脉转位(complete transposition of the great arteries,C-TGA)的定义为心房与心室连接一致,而心室与大动脉连接不一致,主动脉与肺动脉空间位置互换,主动脉全部或者大部分起自右心室,肺动脉全部或者大部分起自左心室。该病由 1797 年 Matthew Baillie 在英国伦敦首次报道。据国外报道,本病发病率占先天性心脏病的 7% ~8%,新生儿中发病比例为 0.2/1000 ~ 0.4/1000,男、女患病比例为 2:1 ~ 3:1,10% 的患者伴有其他非心脏畸形。患有糖尿病母体的发病率较正常母体高达 11.4 倍,妊娠初期使用过激素及抗惊厥药物的妊娠妇女发病率较高,如不治疗,约90% 的患者在 1 岁内死亡。研究发现:几种基因突变与心室动脉连接不一致有关,有关的基因包括生长分化因子-1 基因,甲状腺激素相关受体蛋白-2 基因及编码隐藏蛋白的基因。

其胚胎学形成机制与胚胎早期圆锥动脉干发育畸形、动脉干下圆锥组织吸收反常造成圆锥部旋转异常有关。正常胚胎发育早期,两侧半月瓣下本皆有圆锥部,以后位于左侧的肺动脉下圆锥继续发育,使肺动脉瓣向左下生长与右室流出道相接,而位于右侧的圆锥部逐渐消退,使主动脉瓣向右后沉降与左室相接。而完全型大动脉转位时,肺动脉下圆锥组织被吸收而保留了主动脉下圆锥组织,造成圆锥部旋转方向与正常相反,使主动脉下圆锥(漏斗部)向前移位,与右室相接;肺动脉瓣下无肌性圆锥组织而被推向后下方与左室连接,由此造成异常的肺动脉-二尖瓣环纤维连接。完全型大动脉转位可分为多种亚型,最常见的为右位大动脉转位(SDD),即心房正位、心室右袢、主动脉右转位,约占80%;其次为左位大动脉转位(ILL),即心房反位、心室左袢、主动脉左转位。

二、病理生理与血流动力学改变

（一）病理生理

完全型大动脉转位的房室序列正常，右房与右室相连，左房与左室相连，而心室和大动脉连接不一致，导致体循环和肺循环成为两个截然分开的循环系统，即体循环来的经上、下腔静脉收集的外周静脉血经右房到右室，然后经主动脉到体循环；肺循环回来的氧合血经左房到左室，然后经肺动脉到肺循环，使体循环和肺循环各行其道，失去互交的生理原则。如果患儿能存活，必须存在心房水平、心室水平或者大动脉水平交通（图67-1）。因此临床上完全型大动脉转位经常伴发房间隔缺损，室间隔缺损或者动脉导管未闭等多种并发畸形。

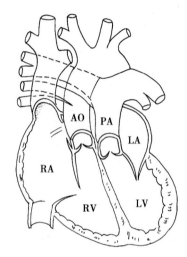

图67-1 完全型大动脉转位解剖示意图

心房正位，心室右袢，房室序列一致，大动脉起源异常，主动脉起源于解剖学右室，肺动脉起源于解剖学左室

患者的心房通常发育正常，约50%患儿单纯合并卵圆孔未闭，约5%患者合并继发孔型缺损。房室序列关系正常，右室位置正常，随着时间的推移可逐渐出现肥厚和扩大，流入道的组织结构基本正常，而房间隔和室间隔膜部面积较正常小。室间隔完整时通常较平直，失去正常时的"新月"形弯曲，因而右室流出道与左室流出道几乎平行，而主动脉下圆锥将主动脉瓣和三尖瓣环二者分开。于左室侧，正常的主动脉-二尖瓣间纤维连续代之以肺动脉和二尖瓣间的纤维连续，而无圆锥部组织存在。左室后壁的厚度和心腔形态改变与年龄以及其合并其他畸形有关，这都是选择动脉调转术（arterial switch）时必须考虑的因素。

主动脉的位置是完全型大动脉转位者最明显的外部特征。大多数心房正位和室间隔完整的病例，其主动脉位于肺动脉的右前方或正前方，少数可位于肺动脉干的左前方。完全型大动脉转位患者的冠状动脉起源和分布可有各种各样的解剖变异。左冠状动脉由左窦起源，而右冠状动脉起源于后窦。两侧冠状动脉总是起自朝向肺动脉的两个主动脉窦，约20%的左前降支起自左窦，右冠脉与回旋支起源于后窦。Pasquini等应用二维超声心动图和术中观察对照分析32例完全型大动脉转位患者的冠脉起源与

分布情况。结果表明20例（62.5%）具有正常冠状动脉解剖；7例（22%）左回旋支动脉起源于右冠状动脉；3例（9.5%）仅有单支右冠状动脉，左冠状动脉由右冠发出；1例（3%）仅有单支左冠状动脉，右冠脉由左冠发出；1例（3%）冠脉起源与正常时完全相反，右冠脉由左后窦发出，而左冠脉起源于右后窦（图67-2）。

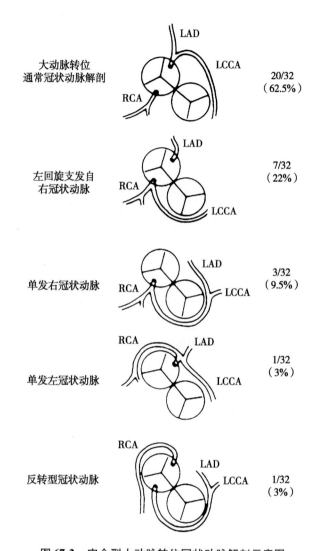

图67-2 完全型大动脉转位冠状动脉解剖示意图

一组32例右位型完全性大动脉转位患者的冠状动脉解剖超声心动图大动脉短轴切面示意图（摘自 Pasquini L, et al. Diagnosis coronary artery anatomy by two-dimensional echocardiography in patients with transposition of the great artery. Circulation, 1987, 75: 557-564.）

（二）合并畸形

1. **心房水平交通** 完全型大动脉转位者常常合并房间隔交通，约50%患儿单纯合并卵圆孔未闭，约5%患者合并有继发孔型缺损，这些交通容许体循环血和肺循环血在心房水平混合。

2. **室间隔缺损** 完全型大动脉转位患者中40%～45%存在室间隔缺损，其中对位不正型室间隔缺损最为常见，10%患者同时合并室间隔缺损和左室流出道梗阻。1/3的室间隔缺损为膜周型，较易合并肺动脉瓣下型狭窄，其

他类型室缺如心内膜垫型室缺、单个或多个肌部室间隔缺损较少见。

3. 动脉导管未闭 近半数完全型大动脉转位的新生儿可出现动脉导管未闭,但1个月后仅10%~15%持续存在。因动脉导管未闭的存在,肺阻力增加,心房水平的动-静脉血混合增加,促使早期发生阻力性肺动脉高压。

4. 左室流出途径梗阻 5%的完全型大动脉转位患者合并左室流出道梗阻而室间隔完整,10%的患者左室流出道梗阻与室间隔缺损同时并存。

完全型大动脉转位患者的左室流出道梗阻可为动力性,亦可为固定性,前者最为常见。出生后由于左室压力下降,右室仍保持体循环压力,使室间隔明显偏向左室。室间隔压迫左室流出道,可导致收缩期时二尖瓣腱索或瓣叶向室间隔贴近,类似于特发性主动脉瓣下肥厚时的"收缩期前移(systolic anterior motion,SAM)"现象。动力性左室流出道梗阻在出生后第一周内即可产生,但通常在手术后因体、肺循环血流比例均衡而减轻甚至消失。

固定性左室流出道梗阻最常见发生在肺动脉瓣下梗阻,肺动脉瓣狭窄最少见。肺动脉瓣狭窄通常伴随有肺动脉瓣环发育不良。

肺动脉瓣下肌性狭窄是最为常见的固定性狭窄类型,约占该病患者所有流出道狭窄中的40%,肺动脉瓣下肌性组织可源于后移的漏斗部室间隔亦或源于肺动脉下的残存圆锥组织。左室流出道部位膜样纤维隔亦是流出道梗阻的一种形式,这种组织可与二尖瓣前叶根部附着。另一种少见的流出道梗阻为室间隔膜部瘤突入到左室流出道。其他极少见原因如二尖瓣附属组织和(或)二尖瓣前叶裂的室间隔附着组织均可造成左室流出道血流阻塞。极少数患者因三尖瓣隔瓣组织冗长并通过室间隔缺损形成所谓"疝囊"而突入左室流出道,造成左室流出道梗阻。

5. 右室流出途径梗阻 右室流出途径梗阻是完全型TGA患者的一种罕见并发症,乃因漏斗部室间隔朝右室偏移所致。其直接后果为主动脉瓣下肌性狭窄,但主动脉发育不良、主动脉缩窄甚至主动脉离断等更为常见,这类并发症几乎总是与室间隔缺损同时存在。

6. 房室瓣异常 完全型大动脉转位少数患者存在三尖瓣异常,这种畸形在同时合并室间隔缺损的患者中发生率更高,三尖瓣腱索可异常连至膜部或流出道室间隔缺损的周缘,使手术中寻找室间隔缺损较为困难。极罕见者还可出现瓣环骑跨和(或)腱索跨立,亦可合并右室显著发育不良。尸检发现20%患者可出现二尖瓣装置解剖异常,如二尖瓣前叶裂、乳头肌和腱索异常等,但仅4%会引起二尖瓣功能异常。

7. 其他 其他较罕见并发畸形还包括右位心、静脉系统回流畸形,左侧心耳并列(juxtaposition of atrial appendages)以及三尖瓣闭锁等。左侧并列的心耳是指两侧心耳位于主动脉根部的同侧。心房位置正常时,右心耳经过横窦左移置于大动脉的下方及左心耳的上方,与左心耳毗邻并排。

(三)血流动力学改变

由于大动脉连接关系异常,导致血流运行方向发生严重障碍。体循环内,腔静脉的低氧血回流至右房后经右室排至主动脉;而肺循环内,肺静脉的高氧血回流至左房后经左心室排至肺动脉。如果这两套循环间无交通,则患儿不能生存。为了维持机体的最低要求,左、右心系统间必然存在交通(室间隔缺损、房间隔缺损、卵圆孔未闭或动脉导管未闭等),使两侧循环中的动静脉血得以混合,从而保证新陈代谢的进行。由于体循环中的动脉血内氧分压甚低,患儿会出现严重发绀,并常因缺氧、心衰、心肌梗死和肺梗死等导致死亡。同时应注意的是本病的病理生理会随年龄增加而不断演变,从而导致其相关血流动力学发生改变。现对其主要血流动力学改变分述如下:

1. 肺动脉由左室发出的方向自左向右倾斜,所以自左室泵出的血流大多向右肺动脉倾斜,导致左肺动脉的灌注量日益减少。

2. 室间隔缺损作为患婴体肺循环交通的门户,对维持生命至关重要,但与单纯性室缺相同,缺口亦可能自动缩小或自然关闭。

3. 伴有室缺者可发生日益严重的肺动脉瓣下(LVOT)狭窄或者早发肺动脉高压,使两循环之间的交通血量日益减少,青紫日益严重。

4. 本病早期即出现继发肺动脉高压。如伴有室缺,年过1岁者的肺血管的梗阻性病变已经达Heath-Edwards三级以上;如无室缺,梗阻性高压进展则稍缓,但仍早于其他先天性心脏病。

5. 室间隔向左室流出道膨出,或向流出道长出纤维(肌性)突起,影响左室流出道内的血流通畅程度。

三、检查方法与注意事项

常规需要多切面、多方位联合扫查,但需要强调的是剑突下声窗的扫查。剑突下扫查时,不仅能观察心脏和内脏方位,还可以同时显示大动脉(升主动脉、主肺动脉及其分支)方位及其与相应心室的连接关系,因而此扫查部位十分重要。对于右转位型患儿,剑突下四腔心切面即能显示右转位的所有特征;而在成人患者,临床上更常用的切面是胸骨旁短轴和胸骨旁四腔心、心尖四腔心切面,它们可提供大部分诊断信息。心尖四腔图或胸骨旁四腔图可通过大动脉分支情况识别位置靠后的肺动脉;胸骨上窝与高位胸骨旁切面则可追踪主动脉起源直至主动脉弓及其分支;心底大动脉短轴切面可显示大动脉空间方位及冠状动脉的开口起源和主干。由于患者多为年龄较小的婴幼儿,透声窗较好,术前一般用经胸超声心动图检查。当患者为成人,经胸检查图像显示欠理想时,可考虑行经食管超声探查。经食管探查还可用于大动脉转位的术中监测、指导手术过程,及时判断手术效果,监测心功能改变。由于完全型大动脉转位的类型繁多,病变复杂,超声心动图检查时应按心脏三节段分析法,仔细观察两侧心房、心室及大动脉位置及连接关系,判断各结构有无转位及转向,有无伴发严重畸形及心内分流和瓣膜反流等。

四、超声心动图特征

(一)M型超声心动图

M型超声心动图可判断大动脉和半月瓣的位置关系、

67

观察半月瓣与大动脉间的连续关系，但探头方位难以掌握，图像中的结构亦难以辨认，自二维超声心动图发展以来，M型超声心动图主要用于测量心腔和大动脉内径以及计算心功能。

（二）二维超声心动图

1. 心房水平

（1）心房位置的判定：超声判定心房位置主要依靠内脏位置、下腔静脉与心房连接、下腔静脉与腹主动脉之间的关系来确定心房位置，而不是单凭心房的左右侧位置来判定。与下腔静脉相连的为右房，右房可见冠状静脉窦开口。剑突下四腔心图可直观显示下腔静脉上段位置，从而确定心房位置。完全型大动脉转位患者绝大多数心房正位，少数患者内脏心房反位。

（2）合并畸形：室间隔完整的完全型大动脉转位者往往存在房间隔水平的交通。50%的患者合并卵圆孔未闭，5%患者合并继发孔型房间隔缺损。卵圆孔未闭和继发孔缺损于剑突下四腔心、双房切面或胸骨旁四腔心切面上均可清晰显示。因心尖切面上房间隔回声与声束平行，以及

卵圆孔处房间隔菲薄，房间隔容易出现回声失落，造成假阳性。剑突下切面声束与房间隔近于垂直，因此，应强调应用剑突下切面观察房间隔连续性。经食管超声心动图检查探头靠近房间隔，检查切面可与房间隔近于垂直，特别有助于明确有无房间隔连续中断。另外，在观察到右房、右室增大时，应注意房间隔回声完整性。

在胸骨旁长轴切面可见紧邻主动脉后方有一卵圆形无回声区，根据部位排除右肺动脉回声，提示心耳位置异常，可诊断左侧并列的心耳。位置异常的心耳使左房向后移位，使其中部屈曲。这种病变在胸骨旁短轴切面更为明显，正常时，房间隔垂直行于心房后壁和主动脉的下后壁之间。而左侧并列心耳时，房间隔自心房后壁起始后向前延伸约1/3距离，向左房弯曲，几乎与胸壁呈水平位，至左房边缘又向右折返与主动脉后壁相连，因而形成一种指状结构（图67-3）。

2. 心室水平

（1）心室位置的判定：依据其解剖形态上的特征来明确心室衬位置，即依据房室瓣类别、腱索、乳头肌、调

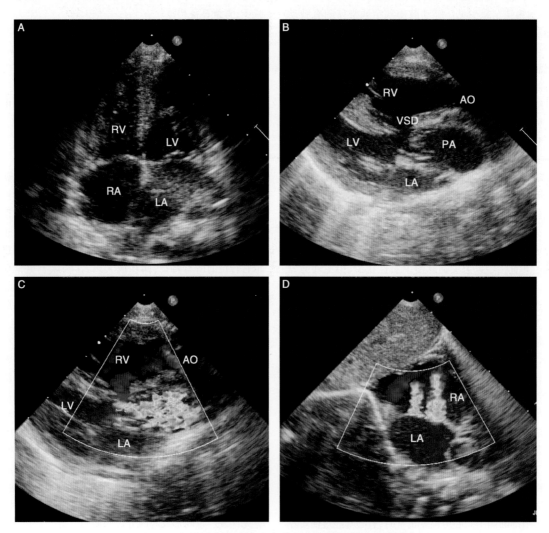

图67-3 完全性大动脉转位合并室间隔缺损和房间隔缺损

A. 心房正位，心室正位，房室序接正常；B. 主动脉起自右室，肺动脉起自左室，主动脉位于肺动脉的前方，并可见室间隔缺损；C. 彩色多普勒显示肺动脉狭窄，室间隔缺损处右向左分流信号；D. 彩色多普勒显示心房水平两束左向右分流信号

节束、肌小梁及心室形态来鉴别左、右心室,从而判定心室袢。

绝大多数完全型大动脉转位患者为心室右袢,极少数患者内脏心房反位,心室左袢。

（2）合并畸形:

1）室间隔缺损:多数完全型大动脉转位患者室间隔完整,但有30% ~40%存在室间隔缺损。在多个切面中可见室间隔回声连续中断。因室间隔缺损多为膜周型,且缺损面积通常较大,故在胸骨旁大动脉短轴、剑突下或心尖四腔心切面可清楚显示室间隔的连续中断,如在胸骨旁四腔心切面室间隔近十字交叉处连续中断(心内膜垫型室缺),应注意观察三尖瓣位置,有无骑跨于室间隔缺损之上。肌部室缺者则在多个切面上观察到室间隔中下段连续中断(图67-4)。

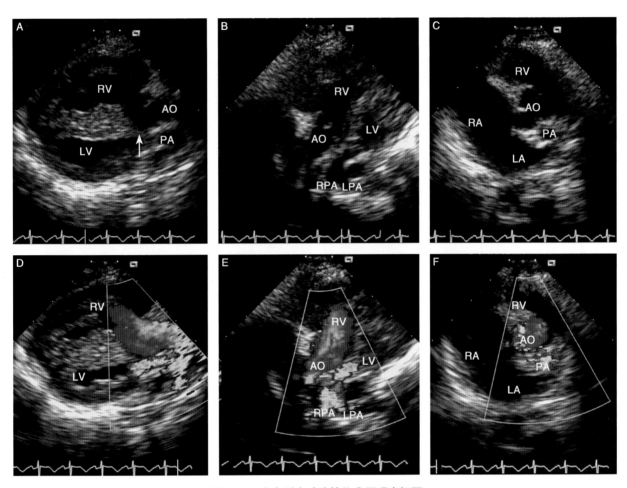

图 67-4　完全型大动脉转位常用观察切面

A. 左心长轴切面示狭窄的肺动脉与左心室相连,增宽的主动脉与右心室相连,箭头显示室间隔缺损;B. 心尖方位切面示大动脉与心室的反位连接;C. 大动脉的短轴切面同时显示主动脉与肺动脉的横切面,主动脉位于右前方,肺动脉位于左后方;D. 长轴切面显示进入主动脉与肺动脉的彩色血流信号;E. 心尖方位切面示进入狭窄肺动脉的五彩镶嵌的彩色血流信号;F. 大动脉短轴切面显示的彩色血流信号

2）左室流出道狭窄:20% ~30%患者合并左室流出道狭窄,它可以是固定性或功能性狭窄。该病变在剑突下左室流出道切面和胸骨旁左室长轴切面显示最佳。超声心动图可以确定左室流出道梗阻的类型。左室流出道部位的膜样纤维隔性狭窄在胸骨旁、心尖或剑突下观可显示肺动脉瓣下线形强回声。肌性狭窄则显示左室流出道变窄,梗阻部位为肌性组织回声。室间隔膜部瘤形成者导致流出道梗阻,超声心动图上可见特征性"囊袋"状纤维组织收缩期突入左室流出道。

3）右室流出途径梗阻:在胸骨旁切面可见主动脉瓣下存在肌性狭窄,在胸骨上窝区探查时可观察主动脉发育不良、主动脉缩窄或主动脉弓离断等,主动脉全程或局部明显变窄甚至管腔完全闭塞。

3. 房室序列关系

（1）房室序列关系的判定:如上所述,瓣膜连接关系是判断左、右心室位置的重要方面,与三尖瓣相连的为解剖右室,与二尖瓣相连的为解剖左室。胸骨旁左室短轴切面可显示房室瓣的活动情况,有助于判断瓣叶的形态、数目。于心尖四腔图上观察房室瓣的附着情况,亦有助于判定房室瓣的类型,附着室间隔上的房室瓣较长较高者为二尖瓣,较短较低者为三尖瓣。识别出心房和心室位置后,即可判断出二者的序列关系。

但值得注意的是,无论心房、心室位置如何改变,完全型大动脉转位患者心房-心室的序列关系总是正常、一致

67

的,即左房与左室相通,右房与右室相通。

（2）合并畸形:由于右室承担体循环的重任,完全型大动脉转位患者的三尖瓣瓣环可扩张,合并显著三尖瓣反流。如果三尖瓣发育不良可导致严重三尖瓣反流。二维超声心动图尤其在剑突下或心尖四腔图上能显示三尖瓣形态及其位置,确定腱索连接关系。因此,二维超声探查可发现合并的三尖瓣畸形,确定三尖瓣有无移位、有无骑跨(overriding)或跨立(straddling)。极少数患者亦可出现二尖瓣装置异常,如二尖瓣裂、二尖瓣腱索异常(如"降落伞"状二尖瓣)等。

4. 大动脉

（1）大动脉位置的判断,主动脉和肺动脉及二者位置关系的判断是诊断和鉴别大动脉转位类型的重要内容。大动脉的判断主要根据分支情况、有无冠状动脉开口等,而且当两条大动脉呈前后排列时,前面的一条几乎总是主动脉,位于后方的是肺动脉(图67-5,图67-6)。后方大动脉主干较短,较早分叉为左、右两支,无冠脉开口者提示为肺动脉,前面为主动脉,主干较长,分支后主干继续前行,仔细探查可见冠脉开口。

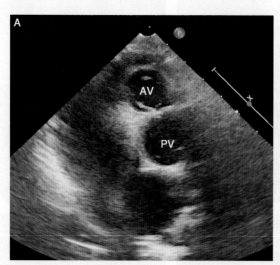
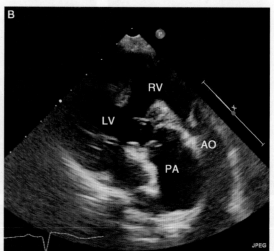

图 67-5　完全性大动脉转位的大动脉排列
A. 主动脉瓣环位于肺动脉瓣环的右前方;B. 主动脉与肺动脉两者起始部平行走行

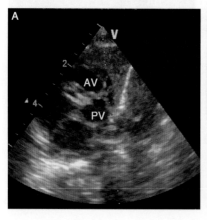
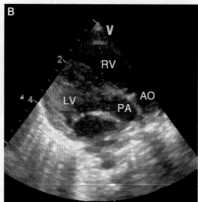
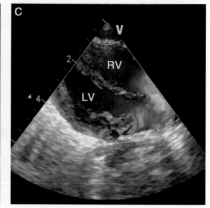

图 67-6　完全性大动脉转位的大动脉关系
A. 主动脉瓣环位于肺动脉瓣环的右前方;B. 主动脉起自右室,肺动脉起自左室,主动脉位于肺动脉的前方;
C. 彩色多普勒显示主动脉与肺动脉内收缩期射流未见加速

　　临床工作中,首先选择胸骨旁左室长轴切面和剑突下四腔观切面,可清楚显示两条前后平行(及并列)的大动脉长轴,其次选择胸骨旁大动脉短轴切面,显示两条大动脉的短轴切面,呈"双环"征。进一步证实两支大动脉的位置关系。

　　当大动脉右转位时,两个环状回声呈右前左后排列;当大动脉左转位时,及两个环状回声呈左前、右后排列。因此胸骨旁大动脉短轴切面根据两环相互位置关系可以比较判断大动脉转位的类型。

　　（2）合并畸形:完全型大动脉转位患者易合并肺动脉狭窄或肺动脉高压,在胸骨旁长轴切面和大动脉短轴切面将两个大动脉瓣环及主干内径对比可确定肺动脉有无狭窄及观察有无严重肺动脉瓣狭窄(图67-7)。同时,在胸骨旁大动脉短轴切面,当后方的环状回声内径明显小于前方回声内径时,应注意排除肺动脉狭窄。反之,当后方的环状回声内径明显大于前方回声内径时,则应注意排除肺动脉高压。另外,如新生儿患者两个环状回声的内径相等,则提示暂时没有肺动脉狭窄或肺动脉高压,但过了新生儿

67

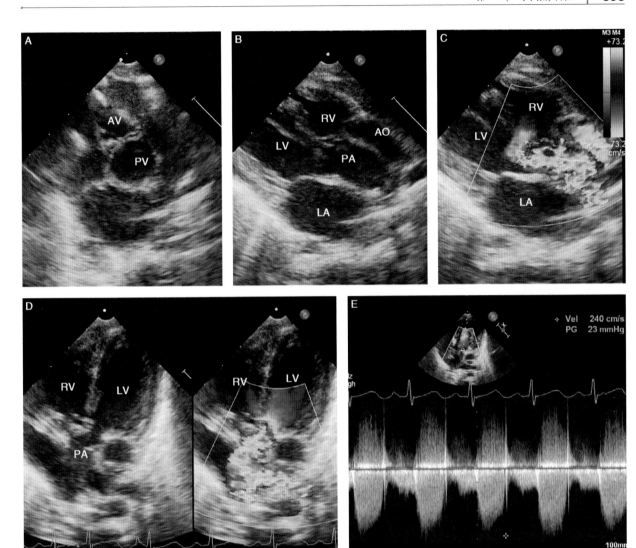

图 67-7 完全性大动脉转位合并肺动脉狭窄

A. 主动脉瓣环位于肺动脉瓣环的右前方；B. 主动脉起自右室，肺动脉起自左室，主动脉位于肺动脉的前方；C. 彩色多普勒显示肺动脉内五彩镶嵌血流信号；D. 心尖五腔切面显示肺动脉内五彩镶嵌血流信号；E. 频谱多普勒显示肺动脉瓣轻度狭窄

期后有很快出现肺动脉高压的可能，需要动态观察。

另外，若超声观察到降主动脉和肺动脉之间有一异常管道相通，则提示合并动脉导管未闭。

5. 大动脉-心室连接

（1）大动脉起源关系的判断：大动脉-心室连接关系的判定是大动脉转位的重要诊断要点之一。显示完全型大动脉转位患者的大动脉-心室关系的最佳切面为剑突下左室流出道切面和胸骨旁大动脉短轴切面。在上述切面上见肺动脉起源于解剖学左室，主动脉起源于解剖学右室。

（2）动脉圆锥的观察：Pasquini 评价了 119 例合并室间隔缺损的完全型大动脉转位患者的动脉圆锥解剖研究发现，105 例（88.2%）患者仅存在主动脉下动脉圆锥而肺动脉下无圆锥结构，既有主动脉下动脉圆锥又有肺动脉圆锥者共 8 例（6.7%），仅 4 例患者仅有肺动脉下圆锥而无主动脉圆锥。剑突下短轴、长轴切面以及胸骨旁长轴切面是观察有无动脉圆锥的良好切面。动脉圆锥存在者可在半月瓣和房室瓣之间观察到强回声的肌性组织分隔；若无

动脉圆锥，半月瓣和房室瓣间则直接为纤维连续。

（3）冠状动脉的起源及其走行的探查：由于完全型大动脉转位患者行大动脉调转术时需要剥离及种植冠状动脉，术后早期死亡与冠状动脉移植失败有关，因此术前准确评估冠状动脉的起源及走行十分重要。探查中可尽量使用高频探头，应用剑突下长轴、短轴切面和胸骨旁大动脉短轴切面。观察主动脉根部并仔细寻找左右冠状动脉的起源处是否发自左右冠状动脉窦部，明确分辨左前降支及回旋支与主冠状动脉的关系。回旋支仍常起源于左冠状动脉近端。单支右冠状动脉起自右冠状窦。单支左冠状动脉则多起自左冠状窦。

（三）三维超声心动图

左室长轴实时三维图像显示肺动脉干与主动脉干平行排列，呈典型的双管征，与正常迥异。主动脉行程长，肺动脉行程较短，旋即分为左右两支。如合并室间隔缺损，通过半月瓣可观察到室间隔缺损的残端，此观察方位为二维超声所不能探及。

67

（四）彩色多普勒血流成像

超声多普勒血流显像可定量观察大动脉转位患者合并的心内分流、瓣膜反流，确定左室流出道狭窄部位及狭窄程度。完全型大动脉转位者可观察到左房的血通过二尖瓣进入左室，然后进入后位的肺动脉，可支持二维超声作出的初步诊断，确诊完全型大动脉转位，同时还可确定合并畸形，从而提供血流动力学资料，为手术提供有力证据。

1. 室间隔缺损　彩色多普勒可以确定室间隔缺损部位、分流量大小以及分流方向。完全型大动脉转位的患儿在出生后数小时内，心室水平分流方向为由左室至右室或呈低速双向分流信号。数小时后，左室压力逐渐下降，心室水平分流方向主要为由右室至左室。M型彩色多普勒可帮助准确判定分流时相。

2. 房间隔交通　室间隔完整的患儿可观察到心房水平分流方向为收缩期由左房至右房，舒张期由右房至左房。如同时合并室间隔缺损或动脉导管未闭，肺动脉血流增加继而导致左房压力增加，左向右分流时间延长。M型彩色多普勒可确定分流持续时间以及分流起始时相。

3. 左室流出途径梗阻　彩色多普勒可显示收缩期肺动脉瓣下或肺动脉内血流加速，呈五彩镶嵌的湍流信号。

脉冲型和连续型频谱多普勒可探测到狭窄部位的射流束，并可测量峰值血流速度，估计狭窄程度。

4. 右室流出途径梗阻　多普勒检测可发现收缩期主动脉瓣下或主动脉内血流加速，呈五彩镶嵌的湍流信号，并记录到收缩期高速血流频谱。

5. 动脉导管未闭　彩色多普勒可显示血流经导管由主动脉向肺动脉分流，连续型频谱多普勒可探及连续性左向右分流信号，这一点也有助于确定两支大血管的关系。

6. 其他　合并二尖瓣、三尖瓣关闭不全、狭窄，Ebstein畸形都十分常见。关闭不全患者可在房室瓣口心房侧探及收缩期反流信号，狭窄患者可在房室瓣口舒张期探及高速血流，连续型频谱多普勒可帮助进一步测定瓣膜狭窄或反流程度。

（五）右心腔声学造影

经上肢周围静脉注射声振葡萄糖注射液后，完全型大动脉转位患者的右房、右室及主动脉内顺序显影，由于心房和心室水平存在交通或动脉导管未闭，左房、左室及肺动脉内亦可见造影剂反射，造影剂出现时间、先后顺序及浓密程度主要依赖于交通存在的部位和肺动脉压力增高的程度；如合并其他畸形，根据合并畸形的类型出现相应的改变。

矫正型大动脉转位

一、胚胎学发生

矫正型大动脉转位的定义为心房和心室对位关系不一致，心室与大动脉对位关系不一致，主动脉位于肺动脉左前方且发自左侧的解剖右心室。该病于1875年由Von Rokitansky在维也纳首次报道。矫正型大动脉转位是一种少见的先天性心血管畸形，约占整个先天性心脏病的0.7%。多伦多儿童医院对10 535例先天性心脏病的统计显示，该病仅占先天性心脏病患者的0.9%（101例）。

矫正型大动脉转位的病因不明。发病率研究表明与环境因素有关，例如染发剂及空气污染。近来研究表明在先前有矫正型大动脉转位病例的家族中发病率增加，再发风险为2.6%~5.2%。在矫正型大动脉转位的胚胎发育过程中，一端与静脉窦相连而另一端连接动脉干的原始心管向左弯曲而非向右，这种异常扭曲使解剖学右室位于左侧，成为体循环的心室（功能左心室），而解剖学左室位于右侧，成为肺循环的心室（功能右心室）。其病理解剖特征是房室连接与心室-大动脉连接的双重不一致。无论心房正位或反位，形态学右心房与形态学左心室相连接，然后与肺动脉相连，形态学左心房与形态学右心室相连接，然后与主动脉相连。这种节段序列连接的畸形使血液循环的生理功能得以矫正。如不并存其他心内畸形，可无心脏的功能异常。但本病绝大多数（98%）常合并有其他畸形。

二、病理生理与血流动力学改变

（一）病理解剖

绝大多数患者心房正位，右房位于右侧，左房位于左侧。而房室瓣反位，致使解剖学的左、右心室的位置左右

颠倒。右位心室（解剖学左室）的内部解剖结构同正常心脏的左室相同，而左位心室（解剖学右室）的内部解剖结构与正常时的右室相同。主、肺动脉呈平行走行而非正常时的互相交叉。肺动脉起源于右位的解剖左室，肺动脉瓣与二尖瓣以纤维相连续；主动脉起源于左位的解剖右室，主动脉瓣和三尖瓣间有动脉圆锥分隔。主动脉位于肺动脉的左前。亦有极少数患者，心脏为镜像右位心，内脏心房反位，右侧为左房、右室、主动脉，左侧为右房、左室和肺动脉。但无论心房方位如何，房室瓣反位，房室序列不一致，故心房正位时，心室反位，大动脉多为左转位；而心房反位时，心室正位，大动脉多为右转位。

根据心房、心室以及大动脉的方位，可将矫正型大动脉转位分为以下4种类型（图67-8）：

SLL型：心房正位，心室左襻（L-loop），主动脉位于肺动脉的左前。

SLD型：心房正位，心室左襻，主动脉位于肺动脉的右前。

IDD型：心房反位，心室右襻（D-loop），主动脉位于肺动脉的右前。

IDL型：心房反位，心室右襻，主动脉位于肺动脉的左前。

上述四型中以SLL型最为常见，其他类型均少见。同完全型大动脉转位一样，矫正型大动脉转位患者冠脉解剖亦有多种变异类型。

（二）合并畸形

单纯的矫正型大动脉转位本身无血流动力学异常，不需要治疗，但合并心内畸形者需行手术治疗。

1. 室间隔缺损　合并室间隔缺损的发病率最高，占

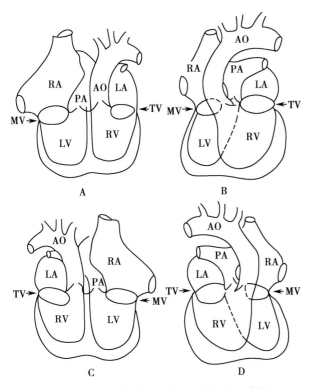

图 67-8　四种类型矫正型大动脉转位示意图
A. SLL 型；B. SLD 型；C. IDD 型；D. IDL 型。四种类型的矫正型大动脉转位的共同特征为房室序列不一致,大动脉起源异常,主动脉起源于解剖学右室,肺动脉起源于解剖学左室

60%~80%,其中 3/4 为膜周型,其余为对位不正型、流入道型和肌型。室缺面积通常较大,允许体、肺循环血在心室水平充分混合。

2. 肺动脉瓣狭窄或肺动脉瓣下狭窄　约 45% 患者合并肺动脉瓣狭窄或肺动脉瓣下狭窄。其中瓣下狭窄更为常见,可为纤维隔膜样狭窄、肌性狭窄,亦可为二尖瓣、三尖瓣的附属组织、膜部间隔瘤样结构或与二尖瓣收缩期前向运动有关。

3. 房室瓣异常　尸检发现 90% 患者存在三尖瓣异常,但多数终生无功能异常的表现。最常见的病理表现为三尖瓣增厚发育不良,其中 33% 伴有三尖瓣关闭不全。Ebstein 畸形是矫正性大动脉转位患者较为常见的并发症。位于左侧的三尖瓣向心尖移位,与右侧三尖瓣下移时不同,前者的前叶较短,不存在宽大冗长呈"帆状"的前叶,并可能有裂孔,当前瓣向心尖移位时,可造成右室内血流受阻,隔叶及后叶的附着点有限,房化右室也较小。少见可伴有三尖瓣骑跨或跨立。二尖瓣功能异常远较三尖瓣少见,但是在 55% 的病理样本中存在。这些包括瓣叶数目异常、瓣下装置异常,二尖瓣裂,二尖瓣发育不良。

4. 心房水平的交通　常可合并房间隔缺损或卵圆孔未闭,这些交通使体、肺循环血在心房水平充分混合。

5. 动脉导管未闭　因动脉导管未闭的存在,肺阻力增加,心房水平动-静脉血混合增加,促使早期发生阻力性肺动脉高压。

6. 冠状动脉可呈镜像分布,形态学左冠状动脉起自主动脉右侧窦,形态学右冠状动脉起自主动脉左侧窦。

7. 传导系统异常　矫正型大动脉转位患者传导系统解剖异常,房室结不能正常连接房室传导束,因此位于前方的次要房室结连接狭长的房室传导束,因此这些患者容易发生心脏传导阻滞及折返型心动过速。

8. 其他　80% 矫正型大动脉转位患者为左位心,20% 为镜像右位心、右旋心、心尖朝右。左旋心和心脏位置异常也较常见。

（三）血流动力学改变

患者虽左、右室的位置颠倒,但同时伴有心室-大动脉的连接异常,功能上得到矫正,肺静脉回心血流进入主动脉,腔静脉回心血流进入肺动脉,故在血流动力学上无明显障碍,可正常循环,不出现症状。但这类患者通常合并其他畸形,以室间隔缺损和肺动脉瓣狭窄最常见,患儿出现相应征象。

三、检查方法与注意事项

患者取平卧位和左侧卧位,重点扫查剑突下下腔静脉切面和四腔心切面,以明确上、下腔静脉与右心房的关系,明确心房位置;胸骨旁左室长轴切面、心尖四腔心等切面上确定心室位置。胸骨旁大动脉短轴切面明确心室和大动脉的连接关系及两支大动脉之间的相互关系,明确大动脉转位的分型,同时必须排除心内其他异常畸形存在。

四、超声心动图特征

本病在超声心动图检查时的特征性改变包括以下诸项:

（一）M 型超声心动图

M 型超声心动图可判断大动脉和半月瓣的位置关系、观察半月瓣与大动脉间的连续关系,但探头方位难以掌握,图像中的结构亦难以辨认,自二维超声心动图发展以来,M 型超声心动图主要用于测量心腔和大动脉内径及计算心功能。

（二）二维超声心动图

1. 心房水平

（1）心房位置的判定:具体判定方法同前所述。剑突下四腔图和腔静脉切面可直观显示下腔静脉上段位置,确定心房位置。矫正型大动脉转位患者中 SLL 型和 SLD 型的心房为正位,IDD 型和 IDL 型心房则为反位。

（2）合并畸形:矫正型大动脉转位患者可合并房间隔缺损,但较少见。胸骨旁或心尖四腔心切面、剑突下双房切面上可较清晰显示房间隔,有助于观察房间隔回声是否连续性完整。出现继发孔性房间隔缺损和卵圆孔未闭者,可在上述切面上观察到房间隔中部连续中断。若合并单心房者,则整个房间隔回声缺如。

2. 心室水平

（1）心室位置的判定:具体判定方法同前所述,主要在胸骨旁心尖四腔、胸骨旁大动脉短轴上依据其解剖形态上的特征来判定心室祥。心房正位时,胸骨旁大动脉短轴切面显示左侧房室瓣为三叶瓣结构,与其相连的心室即为右心室。心房反位时,左侧房室瓣为二叶瓣结构,与其相

67

连的心室即为左心室。矫正性大动脉转位患者中 SLL 型和 SLD 型者心室左祥,IDD 型和 IDL 型者心室右祥。

(2)合并畸形:

1)室间隔缺损:矫正型大动脉转位患者大多合并室间隔缺损,在多个切面中可见室间隔连续中断。因室间隔缺损多为膜周型,且缺损较大,故在胸骨旁左室长轴切面、剑突或心尖四腔切面可较清楚显示室间隔的连续中断(图67-9)。

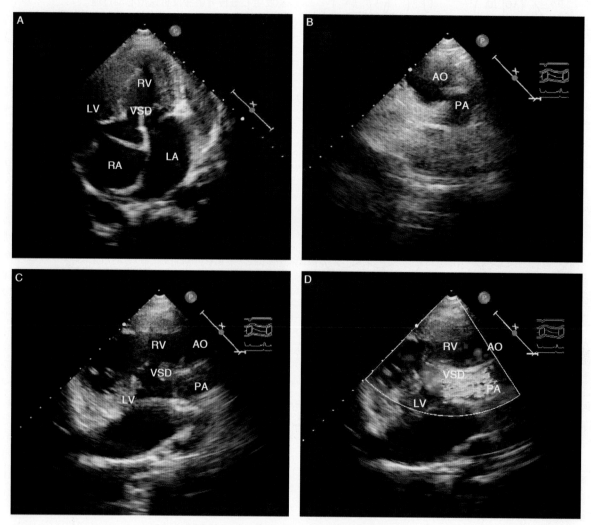

图 67-9 矫正型大动脉转位合并室间隔缺损

A. 心房正位,心室反位,房室序列连接不一致,左房接右室,右房接左室,并可见室间隔连续中断;B. 主动脉瓣环位于肺动脉瓣环的右前方;C. 大动脉与心室连接不一致,主动脉与右室相连,肺动脉与左室相连,室间隔连续中断;D. 室间隔缺损位于肺动脉瓣下,彩色多普勒显示肺动脉内五彩镶嵌的高速血流信号

2)肺动脉瓣狭窄和肺动脉瓣下狭窄:该病变在剑突下左室流出道切面和胸骨旁左室长轴切面显示最佳,虽难显示标准的左室长轴切面,可沿心房、心室顺序追踪,适当调整探头方位予以观察。肺动脉瓣狭窄者可见瓣叶增厚,常呈二瓣样畸形。与完全型大动脉转位一样,超声心动图可以确定矫正型大动脉转位左室流出道梗阻的类型。左室流出道部位膜样纤维隔型狭窄在胸骨旁、心尖或剑突下观可显示肺动脉瓣下线性强回声。肌性狭窄在二维超声心动图上可显示左室流出道变窄,梗阻部位为肌性组织回声处。

3)右室流出途径梗阻:在胸骨旁切面可见主动脉瓣下肌性狭窄、主动脉发育不良、主动脉缩窄或主动脉弓离断等畸形。胸骨上窝探查时可见主动脉全程或局部明显变窄甚至管腔完全闭塞。

3. 房室序列

(1)房室序列关系的判定:具体判定方法同前所述。无论心房、心室位置如何改变,矫正型大动脉转位者心房和心室关系总是房室序列不一致,左房与解剖右室相通,右房与解剖左室相通。

(2)房室瓣发育异常:三尖瓣发育异常较为常见,如三尖瓣发育不良、对合不全、Ebstein 畸形等。胸骨旁四腔心及心尖四腔心切面上显示三尖瓣回声增厚,开放受限或对合不良。在剑突下或心尖四腔图上能显示三尖瓣形态及其附着位置,确定腱索连接关系,排除三尖瓣隔叶和前叶下移,有无骑跨或跨立等。极少数患者亦可出现二尖瓣装置异常。

4. 大动脉

（1）大动脉位置的判断：具体判定方法同前所述。矫正型大动脉转位患者在胸骨旁大动脉短轴切面上，正常的右室流出道包绕主动脉根部的形态消失，呈现两个动脉的短轴切面，SLL 型和 IDL 型患者的主动脉位于肺动脉的左前方，而 SLD 型和 IDD 型主动脉位于肺动脉的右前方。

（2）合并畸形：易合并肺动脉瓣及肺动脉瓣下狭窄。在胸骨旁长轴切面和大动脉短轴切面上将两个大动脉瓣环及主干内径对比，可确定肺动脉有无狭窄。肺动脉瓣下

可见隔膜样强回声，部分随心动周期来回摆动。合并动脉导管未闭者，可在胸骨上窝主动脉弓短轴切面上清晰显示降主动脉与左肺动脉之间异常管道相通。

5. 大动脉-心室连接　大动脉-心室连接关系的判定是大动脉转位的诊断要点之一。矫正型大动脉转位的大动脉-心室连接关系在心尖五腔心图上显示较清晰。矫正型大动脉转位和完全型大动脉转位均可在上述切面上见肺动脉起源于解剖学左室，主动脉起源于解剖学右心室（图67-10）。

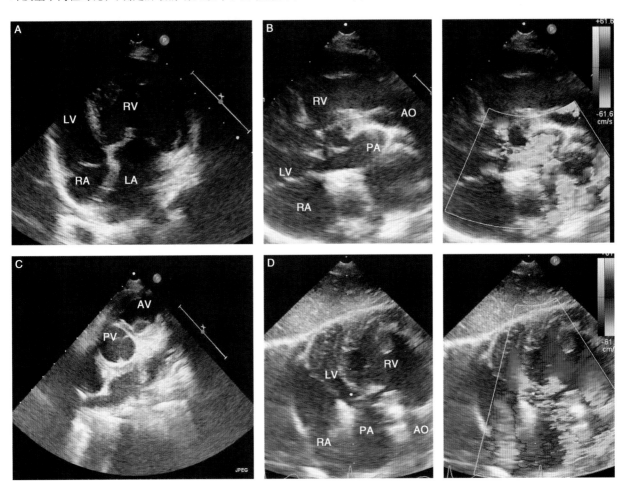

图 67-10　矫正型大动脉转位合并肺动脉狭窄

A. 房室序列连接不一致，左房连接右室，右房连接左室；B. 大动脉与心室连接不一致，主动脉起自右室，肺动脉起自左室，彩色多普勒显示肺动脉高速血流信号；C. 主动脉瓣环位于肺动脉瓣环的左前方；D. 剑突下切面显示主动脉起自右室，肺动脉起自左室，两者起始段呈平行走行

（三）彩色多普勒成像

1. 室间隔缺损　彩色多普勒可确定缺损部位、分流量大小以及分流方向。矫正型大动脉转位患儿心室水平间血流分流方向为由解剖右室至解剖左室。M 型彩色多普勒可以准确判定分流时相。

2. 肺动脉瓣及肺动脉瓣下狭窄　彩色多普勒可显示收缩期肺动脉瓣下或肺动脉内血流加速，呈五彩镶嵌的湍流信号。连续型频谱多普勒可探测高速血流峰值多大于3.0m/s（图67-11）。

3. 三尖瓣异常　存在三尖瓣发育异常的患者常于三尖瓣口收缩期左房侧探及鲜亮的反流束，连续多普勒可

测到高速血流信号。Hopkins 等结合彩色多普勒和频谱多普勒技术检查 14 例矫正型大动脉转位患者，发现所有患者均存在三尖瓣关闭不全，4 例患者检查时发现为重度三尖瓣关闭不全，还有 1 例因严重的三尖瓣关闭不全行三尖瓣人工瓣置换术。5 例患者存在 Ebstein 畸形，其中有 1 例瓣膜舒张期活动受限，舒张期右室侧可见射流束，频谱和连续型多普勒可见舒张期峰值流速明显加快，提示三尖瓣狭窄。

4. 房间隔交通　彩色多普勒可以确定缺损部位、分流量大小及分流方向。收缩期时分流方向由左房至右房，舒张期由右房至左房。M 型彩色多普勒可确定分流持续时

67

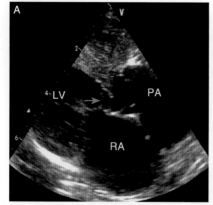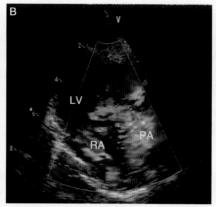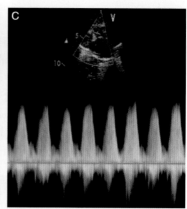

图 67-11　矫正型大动脉转位合并肺动脉瓣下狭窄
A. 房室序列连接异常,肺动脉瓣下狭窄;B. 肺动脉瓣下及瓣口收缩期见五彩的湍流信号;
C. 连续多普勒记录到收缩期高速血流信号

间以及分流起始时相。

5. 动脉导管未闭　彩色多普勒可显示血流经导管由主动脉向肺动脉分流,连续型频谱多普勒可探及高速连续性左向右分流信号。

心脏声学造影

经周围静脉注射过氧化氢或声振葡萄糖注射液后,矫正型大动脉转位者右房、解剖左室及肺动脉顺序显影,若未合并其他畸形,左房、解剖右室及主动脉内无造影剂充填。如合并其他畸形,根据合并畸形的类型出现相应的改变。

诊断要点与鉴别诊断

一、诊断要点

多方位的二维超声心动图探查可通过判定房室序列关系、大动脉方位以及大动脉和心室的起源关系明确诊断大动脉转位及其类型。若心房心室序列正常而大动脉的心室起源异常,且两支大动脉位置异常提示诊断为完全型大动脉转位;若房室序列关系不一致,大动脉的心室起源异常,且大动脉方位异常,可诊断矫正型大动脉转位。同时,对合并畸形的准确判定亦是重要的超声诊断方面。

二、鉴别诊断

完全型大动脉转位及矫正型大动脉转位主要应与右室双出口(含 Taussing-Bing 综合征)相鉴别,鉴别要点为:完全型和矫正型大动脉转位者肺动脉完全起源于解剖学左室,而右室双出口者肺动脉起源于右室或骑跨于室间隔之上。另外,大动脉转位还应与大动脉异位(malposition of the great arteries,MGA)相鉴别,大动脉异位时大动脉的心室起源关系保持正常,即主动脉起源于解剖学的左室,肺动脉起源于解剖学的右室。

临 床 价 值

一、术前确定诊断,指导手术方案的选择

二维超声心动图结合多普勒技术可明确大动脉转位的诊断,发现合并畸形。超声报告中应重点阐述:①大血管的位置关系;②左、右心室发育情况;③室间隔缺损的有无、大小及位置;④左室流出道有无狭窄;⑤肺动脉瓣(即成为术后的主动脉瓣)有无狭窄及反流,有无二瓣膜化畸形;⑥心脏其他各瓣膜功能;⑦冠状动脉起源及走行。冠状动脉解剖是手术方案选择时必须考虑的因素之一,准确确定冠状动脉的起源与途径至关重要。超声心动图能显示冠状动脉解剖,了解冠脉的变异类型。选择动脉调转术(arterial switch)须满足以下条件:左室内径正常、左室后壁无明显增厚、左室几何形态和室间隔弯曲提示左室峰值收缩压显著升高以及左室流入道和流出道内径和功能上相对正常等,超声可提供上述各方面的详细信息。

二、术中监测及术后评估手术效果

(一)完全型大动脉转位

1. 矫治手术　大动脉调转术(arterial switch operation,ASO)可完全达到解剖学及生理学矫正。通常在出生后一

67

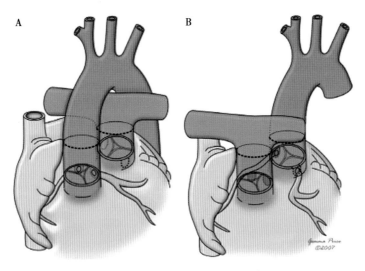

图 67-12　动脉调转术(ASO)示意图
主动脉与肺动脉在大血管窦部上方横断,将主动脉与原肺动脉根部吻合,
肺动脉与原主动脉根部吻合,再将冠状动脉从原主动脉窦部移栽至重建的
主动脉窦部(原肺动脉窦部)

个月内进行。在窦部上方横断主动脉及肺动脉,将主动脉与肺动脉调转,再将左、右冠状动脉移栽至肺动脉根部(即重建的主动脉根部)(图 67-12)。

应用经食管超声心动图在术中监测能迅速及时判定手术中情况:①心功能评估;②心脏瓣膜情况;③流出道是否存在狭窄和梗阻及伴发畸形的矫正情况;④移植中冠状动脉是否存在扭曲等。

术后并发症:

(1) 早期并发症:①由于手术操作,肺动脉分支位于主动脉根部的前方,瓣上肺动脉狭窄,尤其肺动脉分支狭窄是术后常见的并发症。高位胸骨旁短轴切面可更好观察肺动脉分支。正常肺动脉内血流速度应<2m/s,超过2m/s提示梗阻。②大血管吻合口狭窄罕见,可导致瓣上肺动脉狭窄及瓣上主动脉狭窄。这个并发症可在术后立即被发现。③冠状动脉缺血虽然少见,但是后果非常严重。有多个其他特征可怀疑这样的并发症,这些特征包括心动图异常、心律失常等。结合二维及多普勒可检查冠脉情况。术后早期探查胸骨旁声窗并不总是能获取满意的冠脉彩色多普勒图像,因此检查心肌收缩力,尤其是室壁运动异常很重要。由于急性冠脉并发症可影响整个右或左冠脉系统,导致局部心肌功能不全,并导致心输出量降低。超声检查者必须对此有足够认识。

(2) 后期并发症:①ASO 术后比心房挡板手术后出现心律失常少见。624 名 ASO 术后 1 年生存者中 9.6% 有显著心律失常,包括 2% 完全性房室传导阻滞,4% 室上性心动过速。②冠状动脉功能不全。患者术后很难识别冠状动脉功能不全表现。因为在调转过程中,大动脉横断时心脏是去神经的,因此患者出现重度心肌缺血及心肌梗死临床上不出现心绞痛症状;一项对 1198 名患者随访 59 个月的研究显示,其中 94 名患者发生冠状动脉事件(7.2%)。其发生率是双峰的,89% 冠状动脉事件发生在术后前 3 个月,然后消失,于术后 6 年缓慢上升。建议患者的长期随访

应包括系统的冠状动脉检查,CTA 是 ASO 术后患者随访的一种有力筛查工具。③重建的主动脉根部扩张及主动脉瓣反流;多数研究对主动脉瓣进展性反流进行干预,而不是对主动脉扩张本身进行干预。④右室流出道及肺动脉扭曲。

2. 心房调转术　Mustard 及 Senning 手术属心房水平纠治术。术中切除房间隔,将自体心包或其他人工材料做成折片置入心房内,将上、下腔静脉血流导入左心室,肺静脉血流导入右心室(图 67-13)。

术后并发症:

(1) 心律失常:房型缓慢性及快速性两种心律失常认

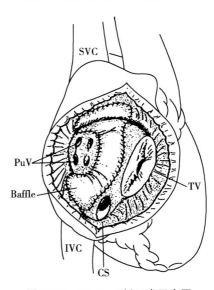

图 67-13　Mustard 矫正术示意图
大血管转位 Mustard 矫正术是将房间隔切除并缝以隔膜,使回流的体循环血液在隔膜之下,通过二尖瓣口进入左室,再流向肺动脉。肺静脉血液在隔膜之前通过三尖瓣口进入右室,而后流向主动脉。Baffle:隔膜,PuV:肺静脉,CS:冠状静脉窦

为是心房调转手术的后期并发症,随着随访时间延长发生可能性增大。窦房结功能不全在成人中常见。

(2)体循环右室功能不全及三尖瓣反流:由于 Mustard 和 Senning 心房调转手术(atrial switch)后,三尖瓣成为体循环瓣。右室承担体循环,后期右室可出现功能不全,多数情况下三尖瓣反流继发于右室衰竭引起的三尖瓣环扩张所致,尤其在三尖瓣发育不良时,出现严重三尖瓣关闭不全。

(3)心房挡板梗阻及漏:心房挡板瘢痕形成及狭窄是少见的后期并发症。术后二维超声心动图和彩色多普勒成像可直接观察房内挡板回声,并评价有无梗阻及梗阻程度。胸骨旁长轴观上,挡板在解剖左房内呈一斜形线样回声,肺静脉心房位于上后方,而体静脉心房与二尖瓣相通。调整探头可观察右心室与肺静脉心房的连接处。心尖和剑突下四腔心切面上大部分挡板区域都能够评估,这对探查该区梗阻很有帮助。挡板与上腔静脉内的梗阻更为常见,但可能观察起来会有困难,尤其是成人患者,选择剑突下和胸骨上窝切面上观察较为理想。如挡板功能正常,彩色多普勒成像可记录到腔静脉到体静脉心房的低速层流血流。小的挡板漏比梗阻常见,经常仅仅在 TEE 检查中发现。它们通常很小,无血流动力意义,但在快速性心律失常及心起搏器患者中可引起矛盾性栓塞及脑血管事件。

(4)肺动脉高压:是完全型大动脉转位患者行心房调转术后的严重并发症,发生于 7% 的成人患者。确切病因不明,但大于 2 岁手术患者倾向于发生肺血管病所致。肺动脉高压也可由肺静脉挡板梗阻引起。

(二)矫正型大动脉转位

1. 传统修补 相关畸形患者行传统手术修补,手术目的是修补心脏缺损、修补三尖瓣、减轻肺动脉血流梗阻。例如孤立型 VSD 修补、肺动脉瓣闭锁或狭窄患者 VSD 修补及左室内插入管道连接肺动脉。但这种方式修补后右室仍然承担体循环,长期体循环右室倾向于衰竭,进展性右室功能不全的问题应该受到重视。另外,进展性三尖瓣反流也很常见,通常与进展性右室功能不全密切相关,手术的长期结果令人失望。

2. 解剖矫治 解剖矫治的目的是使肺静脉血回流到形态学左室及主动脉,体静脉血回流到形态学右室及肺动脉,从而达到正常解剖方式循环。解剖矫治使左室承担体循环,因此可改善长期预后,但这些手术方式存在技术挑战。双调转术(double switch)是指在心房水平通过挡板使体静脉血回流到形态学右室,肺静脉血回流到形态学左室,再结合动脉调转术或心室间挡板(图 67-14)。双调转术的可行性依赖于相关畸形程度。合并肺动脉狭窄及 VSD 的患者,在心室间放置挡板使左室血流流向主动脉,在形态学右室与肺动脉之间放置带瓣管道。当不存在肺动脉狭窄时,用动脉调转术矫正心室-主动脉连接不一致。术后的成功结果依赖于左室对体循环压力的适应状况。矫正型大动脉转位患者存在大 VSD 可以使左室功能适应

体循环压力,但在无相关畸形患者中,左室适应于肺循环压力,左室通过肺动脉环缩再训练左室。肺动脉环缩的目的是增加左室压力负荷及促进左室肥厚。研究组建议左室适应体循环的条件:儿童期左室收缩压至少达到体循环压力的 70% ~ 80%;青少年期左室收缩压接近体循环压力;左室质量/容量比大于 1.5;左室壁厚度、质量达到超声或 MRI 测量的正常左室值;肺动脉环缩后左室功能正常。左室再训练过程中必须仔细监测左室,左室功能不全被认为是左室再训练失败。再训练失败的最好一个预测指标是年龄,多数成功再训练患者年龄小于十岁。

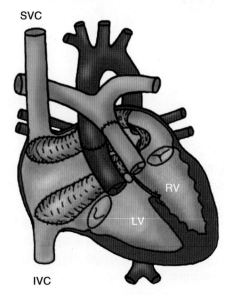

图 67-14 双调转术示意图

在心房水平实行 Mustard 心房调转术及大血管水平实行动脉调转术。室间隔缺损使用补片修补。这样使上、下腔静脉血直接进入右室然后流入肺动脉,肺静脉血直接进入左室然后流入主动脉

当左室适应于较高的压力时(例如存在大 VSD),多数中心认为解剖矫治优于传统修补。在无相关畸形患者,左室没有适应体循环但是存在右室功能不全及显著的三尖瓣反流,可考虑肺动脉环缩再训练左室。多数中心对于没有相关畸形且右室及三尖瓣功能正常患者不建议行预防性双调转术。

双调转术的相对禁忌证包括冠状动脉畸形、形态学左室发育不良、三尖瓣广泛跨立、二尖瓣畸形。这种手术的并发症与心房调转术有关,包括窦房结功能不全、室上性心律失常及挡板问题。如果使用心室间挡板,并发症包括主动脉梗阻,主动脉反流,管道梗阻及反流。如用动脉调转术,并发症包括冠状动脉梗阻或狭窄,主动脉瓣反流及肺动脉狭窄。如果使用同种移植管道连接右室与肺动脉,并发症为同种移植瓣退化需要置换。多数中心双调转术的中期结果好,早期死亡率为5%,10年生存率达到95%。但是双调转术的长期结果还尚未得到验证。

第68章

永存动脉干

PERISISTENT TRUNCUS ARTERIOSUS

◎王　浩　逄坤静

病理解剖与血流动力学改变 …………………… 901
　一、永存动脉干的分型 ……………………… 901
　二、解剖学病变的特点 ……………………… 902
　三、病理生理 ………………………………… 903
临床表现和辅助检查 …………………………… 903
　一、临床表现 ………………………………… 903
　二、辅助检查 ………………………………… 903
超声心动图检查 ………………………………… 904
　一、胸骨旁左室长轴切面 …………………… 904

　二、胸骨旁大动脉短轴切面 ………………… 904
　三、心尖四腔心切面 ………………………… 906
　四、心尖五腔心切面 ………………………… 906
　五、胸骨上窝切面 …………………………… 906
鉴别诊断 ………………………………………… 906
　一、主-肺动脉间隔缺损 ……………………… 906
　二、一侧肺动脉异常起源于主动脉 ………… 906
　三、合并 VSD 的肺动脉闭锁 ……………… 907

永存动脉干(persistent truncus arteriosus,TA)的发生率在先天性心脏病中占 0.4% ~2.8%。其解剖特点为一个位于瓣下的高位室间隔缺损(VSD)和起自两心室底部有一组半月瓣的一条动脉干,且肺动脉开口于此动脉干。1798 年由 Wilson 首先报道其解剖病例,1864 年由 Buchanan 首先描述其临床表现及尸检的病例解剖。1949 年 Collet 和 Edwards 根据肺动脉起源于共同动脉干的位置不同将其分型,至今仍在沿用。而后 Van Praagh 和 Gasul 以及 Tynan 和 Anderson 对本病的病理研究做出了贡献。

TA 属于预后极差的严重的先天性心脏病。在未治疗患儿的尸检报告中平均死亡年龄为几周至 6 个月(Marcelletti 等,1976)。那些活到 1 周岁以上的患儿肺血管多数已发生不可逆性阻塞性病变,丧失手术治疗机会。尽早发现并诊断本病,早期手术是提高本病存活率的关键。

最初对 TA 仅做一侧或双侧的肺动脉 Banding 手术。1962 年 Behrendt 首先成功用无瓣心外管道进行了矫治。1967 年 McGoon 首先报道用同种瓣外管道治疗本病。1973 年 Bawman 用带有牛心包主动脉瓣的涤纶管道治疗取得成功。TA 的手术治疗方式主要包括几个部分:游离两肺动脉,运用同种主动脉或肺动脉(目前临床上主要是应用同种主动脉)将其连接至右心室前壁切口上;修补共同动脉干壁与升主动脉;修补室间隔缺损等。术后肺动脉高压危象是造成死亡和发生并发症的主要原因。早期手术(6 个月以内)、术前严格评估肺血管病理改变程度是保证手术成功率的前提。Mayo Clinic 报道了大组儿童期 TA 修补术的住院死亡率为 28.7%。存活病例的 5 年和 10 年死亡率分别为 15.6% 和 31.2%。Ebert 等 1984 年报道一组外科手术治疗 106 例 TA 小婴儿,住院死亡率为 11%。目前对 TA 的治疗中废弃肺动脉的 Banding 术已达成共识。

部分 TA 患儿合并 DiGeorge 综合征,表现为胸腺和甲状旁腺发育不全、咽部畸形、免疫缺陷、易感染和低钙血症等。

病理解剖与血流动力学改变

一、永存动脉干的分型

永存动脉干的基本病变是一个高位室间隔缺损和一个起自两心室底部的动脉干,患者只有一组半月瓣,主动脉和肺动脉均起源于此动脉干(图 68-1)。

在胚胎发育早期,原始心室的出口经心球与动脉干连接。其后心球退化,动脉干内的主、肺动脉隔将主干分为主动脉与肺动脉,此间隔的近心端将与圆锥间隔相遇并融合,参与膜部室间隔的形成。如果动脉干间隔发育发生障碍,则将形成永存动脉干,不同程度地骑跨在并存的室间

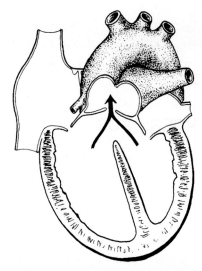

图68-1 永存动脉干病变特点示意图

隔缺损上,接受来自两侧心室的血液,而后输出至冠状循环、肺循环和体循环,这种畸形即称之为永存动脉干。由于半月瓣也同时形成,故可同时存在动脉干瓣膜畸形。此类患者半月瓣只有一组,瓣叶数目可为2~6个。此外,有关永存动脉干的分类最早由Collett和Edwards于1949年描述,根据肺动脉起始的部位不同分为四种类型(图68-2)。

Ⅰ型:肺动脉起自动脉干的左后侧壁,有一短小的肺动脉干,由此再分为左右肺动脉。

Ⅱ型:左、右肺动脉分别起自动脉干的后壁,互相分离但相距不远。

Ⅲ型:左右肺动脉分别起自动脉干的两侧壁。

Ⅳ型:肺动脉及动脉导管缺如,肺部血供来自增粗的支气管动脉。

1965年Van Praagh从胚胎学角度考虑,综合肺动脉起源与主动脉发育情况,提出一种新的分型方法,伴有室间隔缺损的动脉干称为A组,不伴有室间隔缺损者称为B

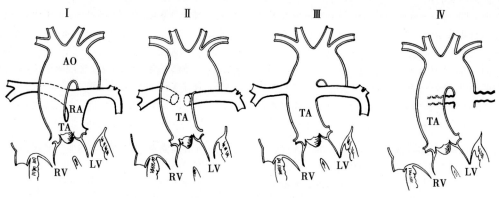

图68-2 永存动脉干 Collett 和 Ewards 分类
Ⅰ型(47%);Ⅱ型(29%);Ⅲ型(13%);Ⅳ型(11%)

组。A组占绝大多数(96.5%),再以肺动脉起源的不同分为四型(图68-3):

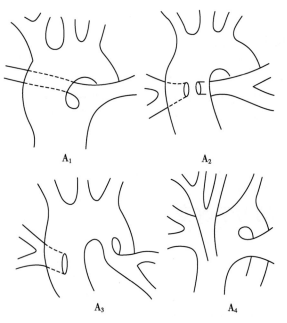

图68-3 永存动脉干 Van Praagh 分类

A₁型:短小的肺动脉干起自动脉干的后侧壁,由此再分为左右肺动脉(原Ⅰ型)。约占50%。

A₂型:左、右肺动脉分别起自动脉干的后壁或两侧壁,两开口相距或近或远(原Ⅱ型和Ⅲ型)。占25%~30%。

A₃型:一侧肺动脉起自动脉干,另一侧肺动脉缺如(多为左肺动脉),受累侧肺脏由侧支血管或动脉导管供血。此型最少见,约占8%。

A₄型:动脉干的主动脉成分发育不良,有主动脉缩窄或主动脉弓离断。一侧肺动脉从动脉干分支离开,降主动脉将由一大的动脉导管持续供血。约占12%。

原分类中Ⅳ型系先天的第六弓动脉未发育,目前认为不属于永存动脉干范畴,应归于肺动脉闭锁或缺如合并室间隔缺损中。

二、解剖学病变的特点

(一)半月瓣

TA根部仅一组半月瓣,称为共干瓣(truncal valve)。共干瓣位置同正常主动脉瓣,与二尖瓣有纤维连续。瓣叶数大部分为三瓣叶,占60%~70%,二瓣叶占5%,四瓣叶占25%。极少数为单瓣叶。新生儿瓣叶启闭功能可正常。但相当一部分幼儿瓣叶会出现增厚、冗长、松软、变形,造成闭合不全甚至狭窄。轻度闭合不全不会严重影响手术效果,但中度以上闭合不全会加重左心功能不全,是围术期死亡的一大主要原因。

(二) 冠状动脉

TA 的冠状动脉位置正常者约占 2/3,位置异常约占 1/3。正常冠状动脉左、右两支分别起自左、右冠窦,走行分布与正常心脏一致。异常者多见单冠畸形,占 4%~19%,单冠开口于一侧冠状窦或开口位于半月瓣交界处。个别病例前降支起源于右冠状动脉。冠状动脉异常走行如术前未诊断,术中不注意可能会造成冠脉损伤导致手术失败。超声心动图通过二维超声对冠状动脉开口位置及近端冠脉走行方向的探查,能够发现大部分冠脉走行异常病例,达到术前明确诊断。心血管造影可明确冠状动脉位置及走行,但目前除非患儿需要右心导管检查测量肺循环压力及阻力,心血管造影不作为本病的常规检查项目。

(三) 肺动脉起源位置

迄今为止,TA 的分型仍然根据肺动脉起自共同动脉干的位置来划分。主要是 Collet 和 Edwards 分型的第 Ⅰ~Ⅲ型,而其分型中的第 Ⅳ 型现在被认为是合并 VSD 的肺动脉闭锁,不属于 TA 范围。因此,目前公认的 TA 分型为 3 型,Ⅰ 型指左、右肺动脉通过主肺动脉与动脉干后方连接;Ⅱ 型指左、右肺动脉分别并排发自动脉干的后方;Ⅲ 型指左右肺动脉分别从不同水平与动脉干连接。其中 Ⅰ 型和 Ⅱ型占全部单一动脉干病例的 86%,Ⅲ型只占 2%,其余均为合并 VSD 的肺动脉闭锁,不属于 TA 诊断范围。

(四) 室间隔缺损

VSD 通常为干下型,上缘为共干瓣,其后缘可见两种类型。约 80% 的病例 VSD 的后缘为肌肉,与三尖瓣前叶完全分开,由心室漏斗部肌肉褶与隔缘肉柱融合构成,称干下漏斗部缺损。另外 20% 病例为膜周漏斗部缺损,后缘为三尖瓣前叶,缺损朝向漏斗部。共同动脉干骑跨于缺损之上,左右两心室各跨一半者约 60%,偏向左侧或右侧者各占 20%。

(五) 合并畸形

右位主动脉弓约占 30%。10% TA 患者合并主动脉弓离断,多为 B 型,离断位于左颈总动脉开口远端。其他合并的畸形包括房间隔缺损、动脉导管未闭、主动脉弓缩窄、双主动脉弓等。

三、病理生理

由于肺动脉起源于主动脉,肺循环与体循环承受相同的压力,TA 患者一定存在肺动脉高压,其程度取决于患者的年龄、肺血管对高流量灌注的反应性、肺小动脉发生病理改变的速度及程度,后两者是由患儿本身肺血管组织发育的遗传学特点决定的。肺循环面对动脉干的高压力、高流量的灌注,可能会出现两种反应。一种是肺循环压力升高,但阻力升高不明显,为动力型肺动脉高压。肺血管床管径变粗、血流量加大,肺循环处于极度高流量状态,患者出现肺充血、呼吸困难、左心衰竭等临床症状。另一种情况是伴随肺动脉压力增高,肺阻力也进行性增高,肺小动脉收缩、肺血管床管径变小,为阻力型肺动脉高压,肺血流量不增多甚至减少,患者不出现左心衰竭症状,而表现为缺氧、发绀。不管是动力型肺动脉高压时出现的左心衰竭表现,还是阻力型肺动脉高压出现的缺氧症状,均严重威胁患者的生命。即使出生时患儿表现为动力型肺动脉高压,随着患儿月龄增大,肺血管床仍可能发生阻力型改变,最终称为不可逆性改变,失去手术机会。患儿年龄越大,发生阻力型肺动脉高压的可能性越大。尽早发现并手术治疗是提高患者存活率的前提。有时,针对一个患者,很难十分肯定判断出是属于哪一种情况,也可能两种情况均存在。此时右心导管检查测量肺循环压力及阻力,并进行吸氧、扩血管实验等可以帮助判断。

共干瓣关闭不全会加重左心扩大和左心功能不全。合并主动脉弓离断时,降主动脉血流靠肺动脉供应,肺动脉高压情况会加重。两种情况均会导致术前及手术死亡率增高。

临床表现和辅助检查

一、临床表现

患儿出生后一周内即可出现左心功能不全、呼吸困难症状,易发生肺炎,肺炎严重可导致死亡。部分患者肺血管发生进行性的阻力性改变,出现缺氧、发绀。体检可发现双肺呼吸音粗,有湿啰音。肝脏大。有共干瓣关闭不全时,心脏听诊可以听到舒张期杂音。

二、辅 助 检 查

TA 诊断主要依靠超声心动图,但也应注意其他辅助检查,常用者有以下几项:

(一) 心电图

心电图表现无特异性,主要是双心室肥厚或左心室肥厚。

(二) 放射线胸片

可为临床诊断提供一些信息,尤其是帮助判断肺血管病变程度。胸片显示肺充血表现,双肺血增多提示动力型肺动脉高压。如胸片发现肺血不增多甚至减少,内带肺纹理紊乱,外带肺纹理稀疏则提示阻力型肺动脉高压。

(三) 心导管

在超声心动图及放射线胸片仍无法断定肺血管病变性质时,需右心导管检查来测量肺循环阻力并进行扩血管试验来帮助判断。

(四) 心血管造影

目前超声心动图可以诊断绝大部分 TA 患者。在怀疑可能存在一些合并大血管畸形如主动脉弓离断等时,心血管造影可以帮助诊断。对可疑有冠状动脉畸形的患者,造影也能够清晰显示冠状动脉的位置及走行。

(五) CT 扫描和磁共振

同样在显示大血管的发育及异常连接上有优势。目前临床上对 TA 诊断应用较多。在超声心动图诊断主动脉及肺动脉发育异常或连接异常时,通过 CT 检查可帮助诊断。在超声心动图对 TA 分型有困难时,CT 或 MRI 扫描可以确诊。

超声心动图检查

超声心动图诊断主要依靠二维超声及多普勒超声。M 型超声无法用于确诊本病,但可以用来帮助测量左室前后内径、左室收缩功能、间隔及左室壁厚度等,尤其对于有左室收缩功能减低患者,M 型的观察及测量很有意义。二维超声能够清晰显示 TA 的解剖结构特点,如肺动脉起始于共干的部位、共干瓣的数目、形态以及 VSD 的大小、部位等,能够确诊绝大部分 TA 患者,只有当合并有主动脉弓畸形时,二维超声诊断有时会有困难,需借助 CT 扫描或心血管造影帮助确诊。彩色多普勒可以显示共同动脉干分流入肺动脉血流,共干瓣反流情况、室水平分流,结合频谱多普勒可以提示肺动脉高压程度。

一、胸骨旁左室长轴切面

此切面是显示 TA 特征性的切面。增宽的共同动脉骑跨于高位室间隔缺损之上,类似于法洛四联症的特点(图68-4,图68-5)。共干瓣可类似正常主动脉瓣,启闭正常,相当一部分患者会有瓣膜增厚,闭合不佳。

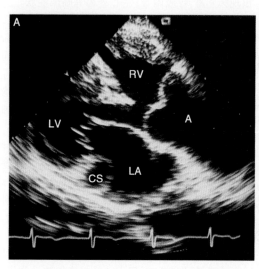
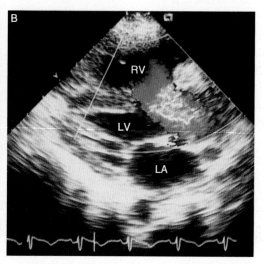

图68-4 永存动脉干

A. 左室长轴切面,示起自两心室底部的宽大动脉干(A)骑跨在缺损的室间隔上,同时伴有冠状静脉窦(CS)扩张;B. 同一切面,彩色多普勒显示收缩期右室血流通过室间隔缺口进入动脉干

Ⅰ型 TA,紧邻共干瓣上方即可出现主肺动脉发自共同动脉,向上方略调整探头则可显示出左、右肺动脉,见此结构基本能够确诊 TA。部分患者需将探头向上提高一个肋间才能显示完整肺动脉起源部位。彩色多普勒超声可以显示共同动脉分流至肺动脉血流,分流血流越明显,分流速度越高,说明肺动脉压力及阻力越低,如果分流变得不明显,分流流速很低,甚至显示双向分流则说明肺动脉压力很高,肺阻力高(图68-6)。彩色多普勒还可清晰显示共干瓣反流情况。Ⅱ型 TA,能够在此切面显示一根肺动脉起源于共同动脉干的部位。通常在标准胸骨旁长轴切面即可显示,部分患者需要前后调整一下探头才能显示清晰肺动脉的起始部位。另一根肺动脉则需在心尖五腔心切面探查。Ⅲ型 TA 非常罕见。理论上也能够在此切面显示出一根肺动脉的起始部位。另一根肺动脉则需到其他切面寻找,胸骨旁第二肋间部位有可能能显示距离共干瓣较近的一根肺动脉。

二、胸骨旁大动脉短轴切面

在胸骨旁左室长轴切面看到共同动脉干骑跨于室间隔缺损之上,考虑到 TA 的诊断以后,为进一步证实,在此

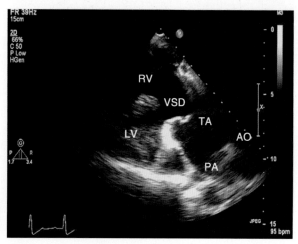

图68-5 永存动脉干Ⅰ型

左心长轴切面显示示动脉干骑跨于室间隔之上

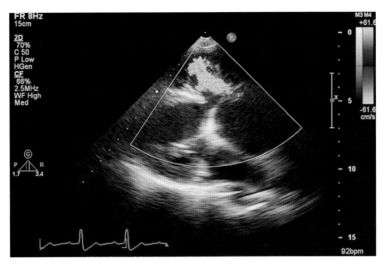

图 68-6 永存动脉干 Ⅰ 型

见动脉干瓣有反流

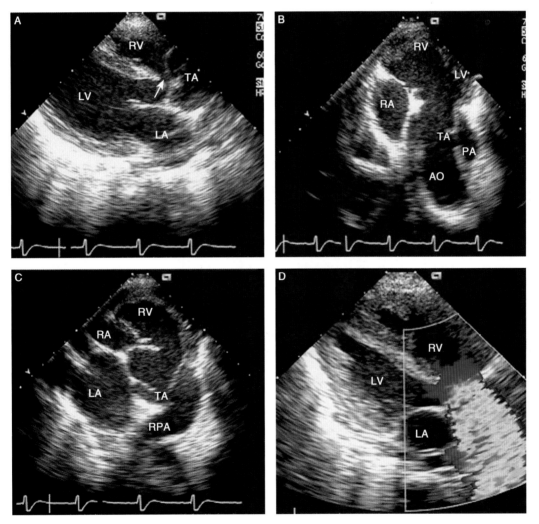

图 68-7 永存动脉干

A. 左心长轴切面方位显示单根增宽的动脉发自左、右心室,箭头示大动脉下的室间隔缺损;B. 心尖方位可清楚显示共干大动脉根部的长轴以及与心室的连接,见从其根部发出肺动脉,二者共一组房室瓣;C. 稍逆时钟旋转探头,可见分出的肺动脉为右肺动脉;D. 经室间隔缺损的交通,左右心室的血流均进入永存动脉干

68

切面无论怎样调整探头都无法找到肺动脉由右室发出，或者说没有另一根动脉由心底发出，证明仅一根动脉起自双心室，则基本肯定了 TA 的诊断。当然合并 VSD 的肺动脉闭锁（原 TA 分型的第Ⅳ型），也可有同样表现，其他切面发现肺动脉发自共同动脉干则可排除此诊断。

此切面也是显示共干瓣的最佳部位。尽量显示出完整共干瓣横切面，根据动脉窦数目、瓣交界的数目确定瓣叶数目，观察瓣叶开放形态，功能二瓣化时，开放呈二叶式。

此切面也是显示冠状动脉的最常使用切面。冠状动脉位置、走行正常时，此切面能清晰完整显示左、右冠状动脉起始部位及近端走行。冠状动脉单冠畸形时，则只能探查到一支粗大的冠状动脉自共干窦发出，通常起自右冠窦，很快则分成左、右冠状动脉，探查冠状动脉往往是在寻找到冠状动脉开口后，前后、左右调整探头沿冠状动脉展开切面，尽量显示出较长的冠状动脉段以分析冠状动脉走行。

三、心尖四腔心切面

肺血管阻力不高者，左室均有不同程度增大，右心不增大。室间隔居中，不偏移。肺阻力明显增高者，左室则正常大小，室间隔运动幅度减小，有时可能有摆动。房室瓣一般都发育正常，罕见房室瓣结构异常。

四、心尖五腔心切面

能够清晰显示共干左右骑跨于 VSD 之上，可判断左右骑跨程度（图 68-7）。沿着共同动脉长轴前后调整探头可发现肺动脉起自共干部位。Ⅰ型 TA 此切面也能显示主肺动脉及左右肺动脉。Ⅱ型 TA 则可在此切面寻找另一支肺动脉起始部位。总之在初步确定为 TA 的诊断之后，肺动脉的起始部位及走行需要在各个切面寻找，多数情况下可能不在常规的标准切面能显示清晰，而是在不断调整探头时的一些非常规切面能够完整显示。因此对于 TA 的超声检查需要灵活调整探头，扫查各个部位，边探查边诊断。

五、胸骨上窝切面

此切面能够完整显示整个主动脉弓，合并主动脉弓离断者，需在此切面发现主动脉弓无法延续至降主动脉，降主动脉与肺动脉靠动脉导管相连。同样合并弓缩窄患者，也可在此切面显示缩窄部位，多普勒彩色血流显示及流速测定可以帮助确诊。

在胸骨上窝主动脉弓长轴切面，向下倾斜探头尽可能显示主动脉根部，能够发现肺动脉发自共同动脉干，根据肺动脉发出部位，可以帮助对胸骨旁显示肺动脉困难的病例分型。如不能查及肺动脉，可能属于Ⅳ型永存动脉干，即肺动脉缺如（图 68-8）。

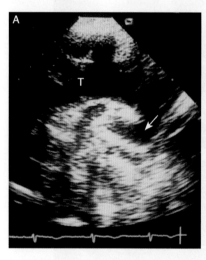
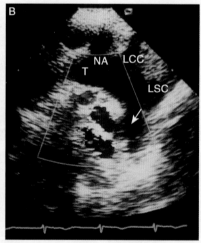
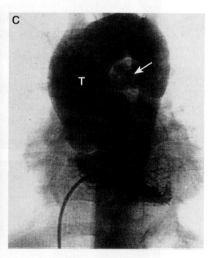

图 68-8　永存动脉干

A，B. 胸骨上窝动脉干长轴切面，见肺动脉缺如，动脉干（T）增宽，先后分出无名动脉（NA）、左颈总动脉（LCC）和左锁骨下动脉（LSC），而后分出增粗的支气管动脉（A 图上箭头所指，B 图上为红色血流区）；C. 左心 X 线造影与超声所见相同，动脉干（T）增宽，在胸主动脉起始处分出增粗的支气管动脉（箭头所指）

鉴 别 诊 断

一、主-肺动脉间隔缺损

主动脉与肺动脉之间间隔缺损，超声表现似一侧肺动脉从主动脉发出。但两心室流出道及动脉瓣发育正常，也就是有两组半月瓣，与 TA 可明确鉴别。

二、一侧肺动脉异常起源于主动脉

常见右肺动脉异常起源于升主动脉。超声心动图可以发现一支肺动脉起源于升主动脉，类似 TA 肺动脉由动脉干发出。但本病一侧肺动脉起自主动脉,另一侧肺动脉则与正常肺动脉一样由主肺动脉延续而来,故仍有两组正常的半月瓣,可与 TA 明确鉴别。

三、合并 VSD 的肺动脉闭锁

本畸形曾一度诊断为 Ⅳ 型 TA。近些年,临床上已经将其明确列为肺动脉闭锁一类。与 TA 区别是左、右肺动脉未从升主动脉发出,而是靠降主动脉发出侧支供应。患者表现为缺氧,肺血少,肺循环压力不高,极少数侧支粗大者,肺循环压力可能增高,但仍表现为肺循环血流量不足。

第69章

三尖瓣闭锁

TRICUSPID ATRESIA

◎李　越

病理解剖与血流动力学改变·················908
　一、发病机制·····························908
　二、三尖瓣闭锁的病理解剖···············909
　三、伴发畸形及血流动力学改变···········909
　四、三尖瓣闭锁的病理分型···············910
检查方法与注意事项·······················911
超声心动图表现···························912

　一、M型超声心动图······················912
　二、二维超声心动图······················912
　三、多普勒超声·························914
　四、右心声学造影·······················914
诊断要点与鉴别诊断·······················916
临床价值与存在问题·······················916

　　三尖瓣闭锁(tricuspid atresia)是一组较少见的复杂发绀型先天性心血管畸形。其定义是:三尖瓣包括瓣下装置缺如或发育不全,右侧房室之间没有直接交通的先天性心脏畸形。本病最早于1817年由Kreysig报道和系统描述。1906年Kuhne根据房室连接和心室与大动脉连接关系一致或不一致将三尖瓣闭锁分为四个类型。1949年Edwards-Burchell又增加了是否合并肺动脉狭窄的亚型。1966年Keith等综合上述分类上将三尖瓣闭锁分为无大血管转位、右型大血管转位、左型大血管转位三大类。1980年Rao更趋全面地修订并提倡使用新的分类,后者不仅保持了以前的基本分类原则,一旦发现新的异常可在基本分型基础上予以扩充,该分类一直沿用至今。本病发病率在先天性心脏病尸检中占3%,占所有先心病的1.4%,约占存活新生儿先心病的0.8%,属罕见先心病。其中约80%在1岁前死亡,能存活到10岁者不足10%。有认为三尖瓣闭锁发病率在发绀型先心病中居第3位(占5%),仅次于Fallot四联症和大动脉转位。

　　在20世纪60年代以前三尖瓣闭锁的诊断主要依赖于心血管造影。在以M型超声心动图为主的年代,虽有M型超声加声学造影诊断三尖瓣闭锁的报道,但尚不具备真正独立诊断的能力。20世纪70年代中期,自从二维超声应用于临床,特别是80年代初彩色多普勒问世后,超声心动图已成为三尖瓣闭锁的独立诊断工具。虽然目前不同的影像学技术对三尖瓣闭锁均可独立作出诊断,但每种技术各有优缺点。超声心动图的优势在于对心脏内部结构细微特征的显示和血流动力学的定性定量评估。心血管造影、CT、MRI的优势在于对心血管整体结构,特别是与外周血管的相互关系的全面观测把握。现认为,对复杂的先天性心血管畸形应联合使用不同影像学技术,以达到全面完整的诊断。

病理解剖与血流动力学改变

一、发病机制

　　三尖瓣闭锁的发病机制尚不十分清楚,目前仍以多因子遗传假说为主,即遗传因素加环境因素所致。当胚胎期房室管分化阶段,房室瓣开始发育,三尖瓣隔瓣主要来自于心内膜垫下部,三尖瓣前瓣和后瓣发生于心室肌的边缘组织。当上述三个部分发育伸展达到互相交界位置时,原始瓣叶的肌性组织成分被吸收形成正常的瓣叶和腱索。

　　在这一过程如果受某种因素影响造成肌性组织吸收不完全或根本不吸收,就会导致上述三个原始瓣叶的融合,表现为三尖瓣闭锁,在相当于三尖瓣口的解剖部位或位置略下移处,形成膜性或肌性或两者混合成分组成的凹陷状隔膜。也有认为三尖瓣闭锁的发生机制可能属房室管分割不均,即在房室管的分割过程中,右室窦部缺如,室间隔和中心心内膜垫显著右移,限制右房室孔发育,而导致三尖瓣闭锁。

二、三尖瓣闭锁的病理解剖

根据解剖形态特征分为五种类型(图 69-1):

1. 肌型闭锁,占绝大部分,为 76%~84%。特征是右房室瓣区无瓣叶组织,右房底部是主要以心肌组织构成的隔。肌纤维呈放射状向中心积聚,在右心房底部形成一个脐状的陷窝。

2. 膜型闭锁,占小部分,为 8%~12%。特征是右房室瓣区为纤维膜状组织,多与膜部室间隔相连。

3. 瓣膜型闭锁,又称无孔型三尖瓣或三尖瓣未穿通,少见,约 6%。特征是右房室瓣区存在发育不良的三尖瓣,瓣口融合未贯通,从右室仍可看到残存的瓣叶融合痕迹并有残存的腱索附着。

4. Ebstein 型闭锁,少见,约 6%。特征是融合在一起的瓣叶组织下移,贴附在狭小的右心室室壁上。

5. 房室隔型闭锁,罕见,约 1%。特征是存在房室通道畸形,共同房室瓣的瓣叶一部分封堵了右房室口。

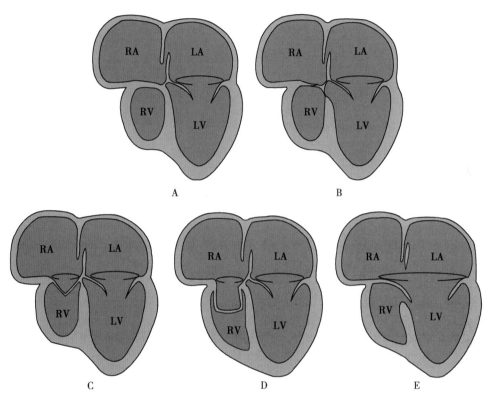

图 69-1　三尖瓣闭锁形态分类
A. 肌型闭锁;B. 膜型闭锁;C. 瓣膜型闭锁;D. Ebestein 型闭锁;E. 房室隔型闭锁

三、伴发畸形及血流动力学改变

由于三尖瓣闭锁患者右房室之间没有交通,存活者必定伴有心房水平以及心室和(或)大动脉水平之间的异常交通(图 69-2),同时还可能伴有大动脉位置关系以及半月瓣的发育异常。患者的血流动力学改变及临床表现与这些并存畸形的种类及其严重程度密切相关。

(一)不同水平的异常交通、分流

1. 心房水平　心房水平的交通和右向左分流是存活的先决条件。多数为卵圆孔未闭,约占 2/3。少数为房间隔缺损,约占 1/3。房间隔缺损多为继发孔型,少数为原发孔型,罕见房间隔完全缺如或冠状静脉窦型房缺。由于三尖瓣闭锁,右房压力增高、右房增大、右房壁增厚,体静脉血液经卵圆孔未闭或房间隔缺损从右心房进入左心房后与肺静脉血混合进入左心室,故一出生即有血氧饱和度降低和不同程度的发绀。如果卵圆孔未闭或房缺开口较小,则分流受限、体静脉压增高,表现为肝脏肿大、颈静脉怒张、腹水和外周水肿。同时,因静脉血流缓慢,易形成静脉系统的血栓,这种栓子可能通过心房水平右向左分流进入体循环而表现为"矛盾性血栓",导致卒中、肢体瘫痪、腹腔脏器梗死。

2. 心室和(或)大动脉水平　除了心房水平的右向左分流,存活者还必须存在室间隔和(或)大动脉水平的左向右分流以保证肺循环血供和血氧交换。本病多数合并室间隔缺损,进入左心室的血液的一部分经室缺进入右心室,再经肺动脉进入肺脏,个别患者室间隔完全缺如,表现为单心室。少数不伴室间隔缺损者则合并动脉导管未闭或异常的体-肺动脉侧支循环,进入主动脉的部分血液经上述通路分流回肺循环进行血氧交换。

(二)心脏的位置和左、右心室的发育

1. 心脏的位置　心室发育为双心室时,房室连接一般正常。绝大多数为左位心、心房正位和心室右袢,极少数为右位心、心房反位和心室左袢。

2. 左、右心房的发育　由于右房室口闭锁,右房压力增高,患者均有不同程度的右心房和右心耳扩大和房壁增厚。由于心房水平右向左分流,左心房因流量增加而多存在扩大,但左心房和左心耳的形态多正常。

69

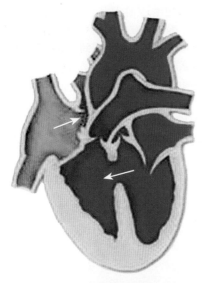

图 69-2 三尖瓣闭锁伴发畸形示意图
左右心房间箭头示房间隔缺损,左右
心室间箭头示室间隔缺损

3. 左心室发育 由于左心系统同时接受体循环与肺循环的血液,几乎完全承担体、肺循环的泵血工作,在功能上相当于单心室的功能。尤其在肺动脉发育尚正常的患者,常有肺血流增多,左室容量负荷加重,左心室腔明显扩大,易发生心肌病变,心功能减退。如果还合并主动脉缩窄或主动脉弓离断则更易发生左心室衰竭。左心室扩大常导致二尖瓣环扩大、二尖瓣关闭不全。

4. 右心室发育 与三尖瓣闭锁的瓣口解剖类型有关,瓣膜型三尖瓣闭锁,因有瓣膜发育但融合未连通、右室仍有"潜在"或发育不全的流入道,存在流入道和流出道两个区,属相对完整的右心室,即心室区存在左、右心室腔,又称为双室心(biventricular heart)。而肌型三尖瓣闭锁无三尖瓣结构发育,又称为右心房、室无连接,即右心室无流入道,仅有流出道区,属于残余心腔(rudimentary chamber)。即心室区只有一个形态完整的左心室,又称为单室心(univentricular heart)。另外,右心室腔的发育还取决于室缺的有无和大小、肺动脉的发育情况以及有无大动脉转位。三尖瓣闭锁的右心室腔常由漏斗部和残缺的窦部(即不完整的流入道)构成,此类患者的室间隔缺损多较小并往往位于漏斗部间隔。若右室窦部发育较好,室间隔缺损大,右室腔尚有一定容积,可见乳头肌。但即使合并大动脉转位者,右心室腔相对于正常人仍略偏小。总之,大多情况是右室腔明显发育不良,仅有数毫升的容积,特别在不合并室间隔缺损或肺动脉闭锁者,右室发育极差,可能仅有埋于右侧心壁间的残迹,近似一潜在的腔隙。

(三) 肺动脉发育异常

多数患者的肺动脉瓣环小于正常,约超过半数合并肺动脉瓣狭窄、肺动脉发育不良或肺动脉闭锁。故三尖瓣闭锁患者的肺循环血量多近似法洛四联症,属偏少型。肺循环血量的多少与发绀的程度关系密切。如果肺动脉口无狭窄,肺动脉发育正常,心房和心室水平的分流量大,肺血流量未受限者,发绀轻微,但相对过多的肺动脉血流易加

重左心负荷引发心衰,同时容易导致肺血管病变和呼吸系统感染,甚至肺动脉压力增高。反之,肺动脉口狭窄,甚至闭锁者,流经肺动脉的血流量减少,气体交换少,使左心房混合血的氧饱和度明显减低,发绀十分明显并存在相应低氧血症的各种表现,例如气促、发育迟缓、易患感染,甚至出现呼吸窘迫和充血性心衰。

(四) 大动脉位置关系

60%~70%大动脉位置关系正常。30%~40%大动脉转位,其中右转位占多数,约占25%;左转位占少数,占3%~7%。大动脉位置关系正常者常合并肺动脉口狭窄,而大动脉转位者则常合并体循环血流受阻,例如主动脉瓣下狭窄、主动脉发育不良、主动脉缩窄等。

四、三尖瓣闭锁的病理分型

病理分型对于明确诊断、治疗方案的制订以及预后都有重要的作用。Edwards-Burchell 1949 年依照三尖瓣闭锁时大动脉位置关系、肺动脉闭锁或狭窄与否以及室间隔缺损的大小提出的分类方法迄今仍在广泛应用,尽管这种分类没有包纳三尖瓣闭锁大动脉关系的全部形式。1980 年 Rao 提出更为合理的分类方法,主要补充了传统分类中遗漏的其他大动脉关系形式。这里以传统分类为基础对两者予以简介。

(一) Edwards-Burchell 分类

首先按大动脉相互关系正常与否将三尖瓣闭锁分为三型。其次再根据有无肺动脉异常分为出三个亚型,具体分型如下(图 69-3):

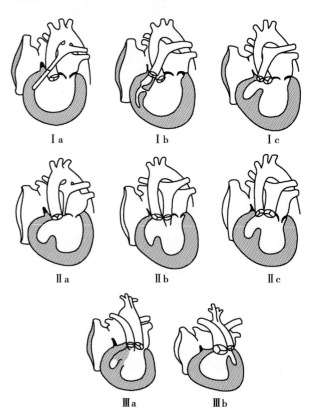

图 69-3 三尖瓣闭锁的 Edwards-Burchell 分类
Ⅰ型:大动脉位置关系正常;Ⅱ型:L-大动脉转位;Ⅲ型:D-大动脉转位。a、b、c 的含义在Ⅰ、Ⅱ型与Ⅲ型之间不尽相同,具体含义解释见正文

69

Ⅰ型:大动脉位置关系正常,占60%~70%。左心室血流通过室间隔缺损经漏斗部到肺动脉,升主动脉起源于左室。Ⅰa型:室间隔完整伴肺动脉闭锁,占本型中10%。肺血流来自未闭动脉导管或主动脉到肺动脉的侧支动脉,右室漏斗部仅呈一缝隙。Ⅰb型:小室间隔缺损伴肺动脉狭窄,占本型中75%。最常见的肺血流梗阻部位在漏斗口,也可在整个漏斗部。Ⅰc型:大室间隔缺损,肺动脉正常,占本型中15%。漏斗部较大,肺血流正常或增多。

Ⅱ型:D-大动脉转位,左心室血液通过室间隔缺损到右心室漏斗部和主动脉,肺动脉起源于左室。Ⅱa型:肺动脉闭锁。Ⅱb型:肺动脉狭窄。Ⅱc型:肺动脉正常。

Ⅲ型:L-大动脉转位。Ⅲa型:肺动脉瓣或瓣下狭窄。

Ⅲb型:主动脉瓣下狭窄。

（二）Rao分类

此分类不仅是在以往基础上对本病的扩大,且对每一具体病例亦可与心脏节段分类的命名统一。其最主要不同点在于:Ⅰ型和Ⅱ型的概念与上述一致,但Ⅲ型又分为五个亚型并增添了第Ⅳ型(图69-4)。

Ⅲ型根据大动脉转位的细节特点分为五个亚型:①L-大动脉转位;②右室双出口;③左室双出口;④D-大动脉转位不良,属于解剖矫正型大动脉右转位;⑤L-大动脉转位不良,属解剖矫正型大动脉左转位。第Ⅳ型:为永存动脉干(图69-4)。在Rao分类中,所有Ⅰ、Ⅱ、Ⅲ、Ⅳ个类型中的亚型统一按以下定义分型:a型=肺动脉闭锁;b型=肺动脉狭窄;c型=肺动脉无狭窄。

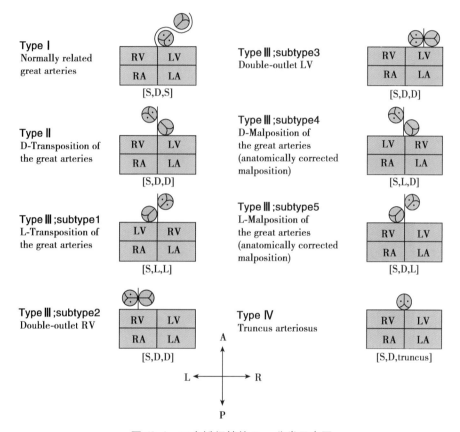

图69-4 三尖瓣闭锁的Rao分类示意图

Type Ⅰ~Ⅵ为Rao分类的四个型;Type Ⅲ中的Subtype 1~5为Rao分类第Ⅲ型中的5个亚型,各型具体含义解释见正文

检查方法与注意事项

三尖瓣闭锁患者就诊年龄多较小,应注意在检查前争取家长及患儿的配合。二维和多普勒成像是目前超声诊断本病的主要方法,因三尖瓣闭锁属于复杂先天性心脏病,应采用节段分析法。首先判定内脏、心房位置,心室襻类型。其次检查心房节段和房室连接关系,特别注意三尖瓣结构的有无、三尖瓣闭锁的解剖形态特点。一旦确诊为三尖瓣闭锁,应接着检查左、右心房间异常交通的类型,是卵圆孔未闭还是房缺,是继发孔缺损还是其他类型,注意心房水平分流的大小和右房压力,容量负荷状态。再下一步检查心室节段和心室与大动脉的连接关系,应注意观测心室和(或)大动脉水平的分流的有无、大小及左、右心室的大小和形态。在明确大动脉与心室连接关系的同时,注重肺动脉口有无狭窄及其程度的观测。必要时进行右心声学造影,造影剂出现的部位、血流方向,先后时间顺序都有助于诊断。仅在少数情

况下选用经食管超声心动图。例如，经胸检查不能断定三尖瓣完全闭锁或存在小孔，或对合并的房间隔缺损、肺静脉异位引流、肺动脉瓣或右室流出途径狭窄等细节观察欠清晰时。但要注意本病常有心房扩大，可能压迫食管，当插入食管探头时应格外慎重，动作轻柔，并严格掌握适应证。由于三尖瓣闭锁是涵盖了多种畸形、变化众多的一组复杂畸形，在术前需要进行仔细评估。为此 Rao 等专门提出，除了上述主要观察内容外，还需注意以下畸形的诊断和鉴别诊断：肺

动脉瓣缺如、房间隔膨出瘤、冠状动脉异常起源于肺动脉、左或右锁骨下动脉起源异常、主-肺动脉间隔缺损、主动脉缩窄、共同心房、右侧三房心、冠状静脉窦型房间隔缺损、冠状静脉窦异常引流入左心房、双主动脉弓、左室双出口、心耳并置、半动脉干(Hemitruncus)、升主动脉发育不良或主动脉瓣闭锁、羊皮纸样右心室、管型主动脉弓发育不良、永存左位上腔静脉、右位主动脉弓、主动脉瓣或瓣下狭窄、完全性肺静脉异位引流。

超声心动图表现

一、M 型超声心动图

对三尖瓣闭锁可提供诊断线索，由于右心室往往发育不良，心室波群表现为右室前壁紧邻室间隔，右心室腔狭小，甚至难以显示。由于二尖瓣口是体、肺循环血流的必经共道，故二尖瓣波群表现为二尖瓣活动幅度加大，开放

时间延长。在第Ⅴ区，即三尖瓣区探查时，看不到正常的三尖瓣叶活动曲线，而是表现为较粗的带状或纤细的带状回声曲线(图 69-5)。在主动脉波群，如大动脉关系正常，多显示右室流出道窄小甚至缺如。如大动脉关系异常，原主动脉位置显示为主肺动脉运动曲线，依肺动脉发育情况而宽窄不一。

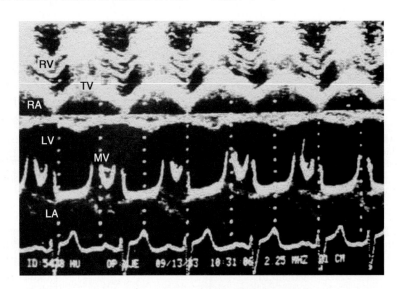

图 69-5　三尖瓣闭锁的 M 型超声表现
双通道 M 型超声心动图，上部为三尖瓣波群，可见三尖瓣表现为一增粗的强回声光带。下部为二尖瓣波群，可见二尖瓣运动幅度相对增大。RV：右心室；RA. 右心房，TV：三尖瓣，LV：左心室，LA：左心房，MV：二尖瓣

二、二维超声心动图

(一) 三尖瓣形态

是诊断三尖瓣闭锁的关键指标。在心尖、胸骨旁或剑突下四腔心切面，多数显示右房室口呈一粗厚致密的强回声带，正常三尖瓣结构形态消失(图 69-6)。三尖瓣环外侧肥厚呈三角状。少数显示右房室口呈一纤维隔膜样回声，其中央有凹陷，类似无孔的、异常短小的瓣膜，亦称膜型或瓣膜型三尖瓣闭锁，其右室侧罕有腱索(图 69-7)。

(二) 房间隔交通

多为宽大的卵圆孔未闭，约占 66%。部分为继发孔房缺，约占 33%。本病多在婴幼儿期就诊，剑突下声窗是观察上述畸形的最佳切面。卵圆孔未闭显示原发隔与继发

隔之间存在较宽的缝隙，因右房压力偏高，房间隔凸向左心房一侧。继发孔房缺时，则见房间隔回声的连续性中断(图 69-8)。极少数特殊部位房缺或年龄较大经胸声窗欠佳者，可采用经食管超声或右心声学造影检查。经食管超声可清晰显示房间隔结构特征，包括卵圆孔未闭的腔隙宽窄长短，以及特殊类型房缺的位置大小。右心声学造影，经静脉注入造影剂后，右心房充盈，可见大量造影剂通过心房水平分流进入左心房。

(三) 心房和心室形态

右房常有扩大，房壁增厚，伴静止的三尖瓣，成为一组特征性变化。左房因同时接受右房及肺静脉回流血液，也较正常扩大。同理，左心室接受体、肺静脉回流也有扩大的表现。由于左室容量负荷过重，多伴室间隔与左室后壁

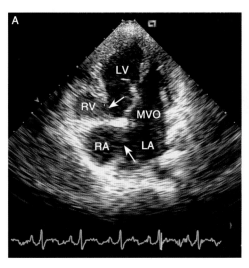
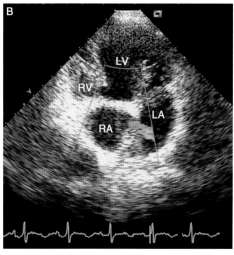

图 69-6 肌型三尖瓣闭锁

A. 心尖四腔图,三尖瓣位见一粗厚致密的强回声带,属肌型三尖瓣闭锁。右室小,左室大,
伴有房间隔及室间隔缺损,分别有箭头指示;B. 同一部位的彩色多普勒成像,见房间隔水平
有由右向左的分流。RV:右心室,RA:右心房,LV:左心室,LA:左心房,MVO=二尖瓣开口

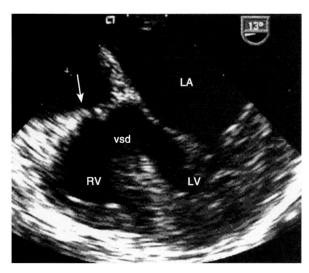

图 69-7 膜型三尖瓣闭锁

经食管超声心动图四腔切面,箭头标示处为纤维隔膜样
回声带,属膜型三尖瓣闭锁。三尖瓣环外侧肥厚呈三角
状。RA:右心房,VSD:室间隔缺损,LV:左心室,LA:左
心房

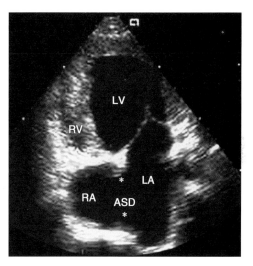

图 69-8 三尖瓣闭锁伴房间隔缺损

三尖瓣增厚呈一强带状回声,左右心房间存在
明显缺损。ASD,房间隔缺损,RV:右心室,RA:
右心房,LV:左心室,LA:左心房

逆向运动且幅度增大。

　　根据室间隔缺损的有无及大小,右室表现为不同程度
的发育不良(图69-9),其中室间隔完整型右室狭小或仅存
一潜在的腔隙,常不易显示;室间隔缺损较小或位于流出
道时,右室窦部或小梁部很小,右室漏斗部尚存在;室间隔
缺损较大时,整个右室发育接近正常。超声对于右室形态
及发育的评价有助于手术方案的选择,例如患者有良好的
漏斗部可考虑进行右房、右室的重建而不进行 Fontan 手
术。须注意右室腔明显减小,室间隔完整者,右室腔与大
动脉关系可能存在转位或肺动脉狭窄。

(四)心室和(或)大动脉水平的分流

　　两者必有其一或同时存在。多数患者为室缺,缺损一

般较小。室缺最多位于肌部,也可见膜周部和漏斗部缺
损,甚至为左室右房通道。室缺的大小不仅与右室发育有
关,且与右室发出的大动脉发育状况有关。在Ⅰb型三尖
瓣闭锁,室缺的大小常与肺动脉内径成正比关系。因为当
室缺很小时,右室发源的大动脉通过室间隔缺损接受的血
液少而发育低下。对室缺的检出和定位,需要在心尖五
腔、四腔、左心室短轴多角度,甚至非标准切面联合观测。
典型室缺为室间隔回声的连续性中断。但对于肌部隧道
型细小室缺,二维超声可能不易清晰显示,还需结合多普
勒或声学造影才能作出明确诊断。

　　少数合并肺动脉闭锁仍存活的三尖瓣闭锁患者,必定
存在经动脉导管未闭或经支气管动脉侧支的主动脉与肺
动脉之间的分流。这些大动脉水平的异常通道和分流多

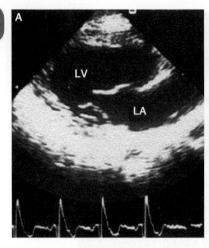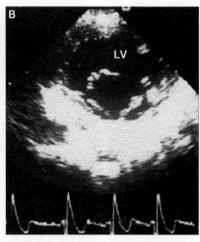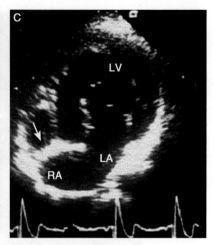

图 69-9　三尖瓣闭锁伴右室发育不良

A. 胸骨旁左室长轴显示左心室扩大，右心室狭小近乎消失；B. 左心室短轴亦显示左心室宽大，右心室狭小；C. 心尖四腔图显示左室右房扩大，三尖瓣呈一增强的回声带（箭头），室间隔中远段和房间隔回声连续性中断。RA：右心房，LV：左心室，LA：左心房

需从胸骨上凹声窗依赖彩色多普勒观测诊断。

（五）二尖瓣与半月瓣

多数三尖瓣闭锁患者的二尖瓣及主动脉瓣形态无明显改变，但由于左心系统容量负荷较重，二尖瓣及主动脉瓣的活动可增强。但肺动脉瓣形态结构变异较大，可以是正常、不同程度狭窄、乃至闭锁。多数存在不同程度的增厚、回声增强和开放异常，注意结合整个右心流出路径的结构和血流综合观察。与法洛四联症类似，肺动脉狭窄的程度往往与肺动脉发育程度成正比。

（六）大动脉位置关系

60%～70%三尖瓣闭锁的大动脉位置关系正常（Ⅰ型），其肺动脉起源于发育欠佳的右室，主动脉起源于扩大的左室。30%～40%三尖瓣闭锁伴大动脉转位，其中右型大动脉转位占大多数（Ⅱ型），左型大动脉转位较少（Ⅲ型）。Ⅰ型中常见肺动脉血流减少，受阻部位可位于室间隔缺损、右室漏斗部、肺动脉瓣，或以上部位的合并存在。三尖瓣闭锁合并大动脉转位时，体循环血流受阻很常见，包括主动脉瓣下狭窄、主动脉发育不良、主动脉瓣狭窄。二维超声对大动脉位置的关系主要从多切面、多角度，根据主动脉窦、冠状动脉开口、肺动脉分叉、大动脉与头臂干的延续关系等具有特征的解剖结构辨认主动脉和肺动脉。值得注意的是，当主动脉近端内径较小、未闭动脉导管较粗时，应高度怀疑并探查有无主动脉弓缩窄或离断。

三、多普勒超声

二维超声心动图能显示三尖瓣闭锁的病理形态以及各心腔、大血管的形态大小和位置关系，但对各节段分流和流出道狭窄的定性、定量诊断则需要多普勒超声的协助。多普勒超声在血流动力学改变的评估，对手术治疗时机、方案、途径的选择都起着重要作用。

（一）三尖瓣口无血流信号通过

正常右房室口、三尖瓣位置在心动周期的任一时相均

无血流信号显示，不能探及双峰频谱，此为本病的特征性血流改变。

（二）房间隔水平由右向左分流

右房血液不能通过三尖瓣口而经房间隔缺损或卵圆孔处由右向左分流。当房间隔缺损过小时，局部血流信号较明亮并呈轻度涡流状态，频谱多普勒显示血流速度增快。分流进入左房后与来自肺静脉的血流汇合，舒张期经二尖瓣口进入左室，瓣口流量相对增加，呈鲜亮的红色信号（图 69-10）。

（三）室间隔水平或大动脉水平由左向右分流

存在室缺时可见收缩期红色血流信号自左心室穿过室间隔连续性中断处进入发育不良的右室，而后进入与之相连的大动脉。分流信号的速度和跨隔压差，不仅与室间隔缺损的大小有关，还与右室流出道有无狭窄和狭窄程度以及是否继发肺动脉高压有关。一般缺损小又无肺动脉狭窄时，过隔流速大，反之则流速低。伴动脉导管未闭时，在降主动脉与主肺动脉之间可见左向右的连续性分流信号。

（四）主动脉或肺动脉狭窄

结合二维超声观察到的形态结构改变，应用彩色多普勒及频谱多普勒很容易判定右室漏斗部、肺动脉瓣下、肺动脉瓣有无狭窄及其程度。同样可确定有无主动脉瓣下、主动脉瓣、主动脉缩窄或主动脉弓离断。狭窄起始处血流加速呈五彩涡流，左、右室流出道狭窄频谱呈"匕首"状改变。

（五）其他伴发畸形

彩色多普勒及频谱多普勒还可协助诊断三尖瓣闭锁伴发的左位上腔静脉、肺静脉异位引流等其他畸形。

四、右心声学造影

在心尖位四腔切面进行右心造影时，能同时显示室间隔、房间隔、二尖瓣、三尖瓣等结构与右房、右室、左房、左室四个心腔，对观察血流的方向及先后顺序有很大帮助

69

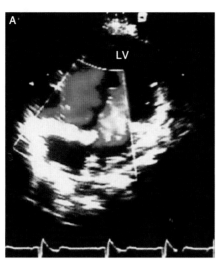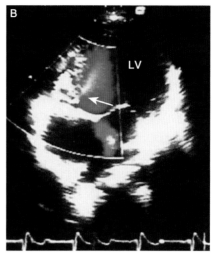

图 69-10　三尖瓣闭锁彩色多普勒成像

A. 心尖四腔图舒张期仅见过二尖瓣血流信号,因流量相对较大,流速增加而彩色多普勒信号明亮;B. 回流右房的血液经狭小房间隔缺损或卵圆孔未闭时流速也相对较快,彩色多普勒信号明亮,收缩期还可见过室间隔缺损的左向右分流(箭头处)。LV:左室

(图69-11,图69-12)。检查时于周围静脉注射造影剂,可见造影剂首先充盈右房,而后大量造影剂经过房间隔交通进入左房,当心室舒张时造影剂经二尖瓣口进入左室,心室收缩时,左室内造影剂同时射入右室和大动脉,后者在心尖五腔切面显示最好。在大动脉短轴可见进入右室的造影剂进入大动脉的情况。右心声学造影不但可显示三尖瓣闭锁的特异循环路径,还通过对心腔轮廓的衬托有助于对各部位分流口的具体位置、大小以及有无左、右室流出道狭窄以及有无大动脉位置关系异常的诊断和鉴别诊断。

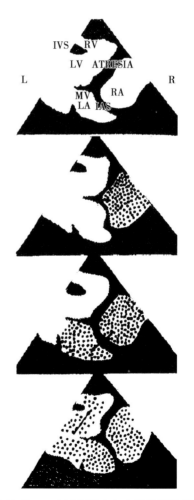

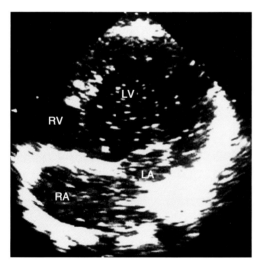

图 69-11　三尖瓣闭锁右心声学造影

心尖四腔图进行右心声学造影时,右房首先显影,而后造影剂经房间隔进入左心房,再经二尖瓣进入左心室。右心室显影与否取决与是否存在室间隔缺损,如存在室间隔缺损右心室将在左心室显影后才显影。RV:右心室,RA:右心房,LV:左心室,LA:左心房

图 69-12　三尖瓣闭锁右心声学造影模式图

各心腔的显影顺序依次为右心房-左心房-左心室-右心室。RV:右心室,RA:右心房,LV:左心室,LA:左心房,ATRESIA:三尖瓣闭锁,MV:二尖瓣,IVS:室间隔,IAS:房间隔

69

诊断要点与鉴别诊断

本病的诊断应结合病史、体征、症状、心电图、X线胸片、超声心动图及心导管造影综合进行。超声诊断要点是二维超声显示三尖瓣口部位仅见带状或隔膜状回声，正常的三尖瓣结构形态和运动消失，彩色多普勒或右心声学造影显示血流走行途径异常，表现为右心房→左心房→左心室→右心室→大动脉的顺序。主要应与之鉴别的病变为重度三尖瓣狭窄伴室间隔缺损，后者在舒张期仍可见三尖瓣的开放活动，尽管开口很小，但仍有血流通过。另外，不合并房间隔缺损、肺动脉正常或室间隔完整也都有助于鉴别诊断。

Roa曾提出对于疑诊三尖瓣闭锁进行鉴别诊断时，可从肺血减少和肺血增多两类改变分别考虑。肺血减少者应注意鉴别的疾病有：法洛四联症、合并室间隔缺损的肺动脉闭锁、室间隔完整的肺动脉闭锁或肺动脉重度狭窄、复杂心脏畸形合并肺动脉闭锁或狭窄。肺血增多者应注意鉴别的疾病有：大动脉右转位合并大室间隔缺损、主动脉缩窄合并室间隔缺损、多发左向右分流（室间隔缺损，房室间隔缺损，动脉导管未闭）、单心室、右室双出口、其他复杂畸形不伴肺动脉狭窄、不伴梗阻的完全性肺静脉异位引流、左心发育不良综合征。而所有这些疾病与三尖瓣闭锁鉴别的关键点是超声心动图或其他影像学方法观测三尖瓣的存在与否和右房与右室之间是否存在血流交通。

临床价值与存在问题

目前超声心动图是三尖瓣闭锁无创性诊断的首选方法。二维超声结合彩色多普勒及右心声学造影能观察到三尖瓣闭锁的几乎所有病理解剖特征，可以判定三尖瓣闭锁究竟为肌型、膜型、三尖瓣下移型抑或房室通道型，明确左右心房之间、左右心室之间抑或大动脉之间伴发的异常交通，明确房间隔缺损（或卵圆孔未闭）、室间隔缺损、动脉导管未闭的诊断，还包括对心腔和大动脉的大小、功能及相互位置关系观测以及其他并发症的检出。总之，超声心动图不但能确诊三尖瓣闭锁和相应的继发改变，并能提供大部分合并畸形如主动脉瓣下狭窄、主动脉缩窄、左位上腔静脉、心耳并置等的病理信息，同时还能进行血流动力学评估，如跨隔压差、跨瓣压差、定量瓣膜反流程度。但超声心动图难以观测肺动脉分支的内径和肺内血管的血流量。而X线检查可方便地观察肺血的多少，心血管造影或磁共振可明确肺内血管发育状况。与超声心动图比较，后面几种影像学技术对心内结构、分流、反流的观测效果相对逊色。因此，将超声心动图与心血管造影或磁共振等影像检查技术结合，互相取长补短，可作出更全面和准确的诊断。

对于三尖瓣闭锁外科处理分为两大类：一类为姑息手术，包括早期肺动脉环扎术、锁骨下动脉-肺动脉吻合术、扩大房间交通术等；另一类为生理性矫正手术，主要是改良Fontan术，近年来全腔静脉与肺动脉连接术亦有较好疗效。超声心动脉图可在术前为手术方案的选择提供重要的病理信息，如静脉引流情况、右心房容量、肺动脉与主动脉比值、左心功能、二尖瓣反流程度等，术后则可观察房缺的修补有无残余分流，右房与右室、右房与肺动脉或腔静脉与肺动脉通道的血流通畅情况。

单 心 室

SINGLE VENTRICLE

◎ 贺 林

病理特点与分型	917	四、大血管	920
检查方法与注意事项	919	五、流出道梗阻	921
M型与二维超声心动图	919	六、其他	921
一、心脏与内脏心房位置	919	彩色及频谱多普勒	921
二、主心室和附属心室	919	心脏声学造影	922
三、房室连接	919	临床价值与存在问题	922

　　单心室(single ventricle)是一种少见的复杂先天性心脏畸形,其特征是只具有一个有功能的大室腔。新生儿发病率约1:6500,在所有先天性心脏病中占1%~2%,在出生后第一年的发绀型先天性心脏病中约占10%,男女比例为(2~4):1。该畸形由Farre于1814年,Holmes于1824年先后报道,其后学者们对其认识一直存在很大的分歧。经过反复争鸣,至1979年以后,才取得了比较一致的看法。其名称较多,曾称为共同心室(common ventricle),三腔二房心(cor trilocular biatriatum),单室心(univentricular heart),或双入口心室(doubleinlet ventricle)等。单心室的临床表现、体征、胸部X线片等均不典型,易与法洛四联症、三尖瓣闭锁、二尖瓣闭锁、右室双出口、大动脉转位等相混淆。超声心动图可发现其特征性改变,评价其结构和血流动力学改变,为手术提供重要病变信息,具有重要的诊断价值。

病理特点与分型

　　单心室目前比较通用的定义是指两侧房室瓣或一个共同房室瓣开口于一个心室,但真正的单一心室腔很少,通常心室有两腔,包括与心房连接的主心腔和一个与主腔相连的残余心腔。仅有一个室腔不伴残腔者罕见,一般称孤立心室(solitary ventricle)。此外也有学者提出了功能性单心室的概念,主要是指室间隔大部分缺如时,左右室血基本混合。单心室通常伴有以下相关畸形:①内脏、心脏位置异常;②房室连接不一致和房室瓣闭锁;③心室-大动脉连接及大动脉排列关系异常;④其他并发畸形。

　　经典的Van Praagh分型按照心室解剖形态的特点将单心室分为四型(图70-1,图70-2):

　　A型:左心室型,主要心室表现为左心室的特性,通常位于心室区的后下部,而右室窦部或流入道通常缺如,但留有小的残余流出道,称"流出腔",可发出一个或多个大血管,"流出腔"与主要心室通过球室孔(bulboventricular foramen)相通。球室孔多为单个,少数为多个,可由肌束分隔而来。

　　B型:右心室型,主要心室表现为右心室的特性,左室窦部缺如,残存的左心室位于主要心室的左后部,称为"盲端小梁腔"。

　　C型:原始室间隔缺如,单心室由左右心室共同构成(左右侧心室肌各半),此型缺乏明确的附属心室。

　　D型:左右心室窦部及室间隔均未发育,单心室由原始心球壁构成,又称为原始心室,此型罕见。

　　上述每一种类型按大动脉关系又可分为三种亚型:Ⅰ型为大动脉关系正常;Ⅱ型为右型大动脉转位;Ⅲ型为左型大动脉转位(图70-3)。每一种亚型又可分为有或无肺动脉狭窄两种。

　　Elliott在之后也提出了相似的分类方法,不同之处是将上述C和D型合并为一型,即未定心室型,又称为孤立心室型。该型常合并双侧右房异构伴无脾症(存在先天性免疫缺陷)、大房缺或单心房、共同房室瓣、单一心室(即单房、单瓣、单室)及肺静脉畸形引流等畸形。

　　我院于2000年3月至2009年7月共收治单心室患者66例,分型及合并畸形情况如下(表70-1,表70-2):

70

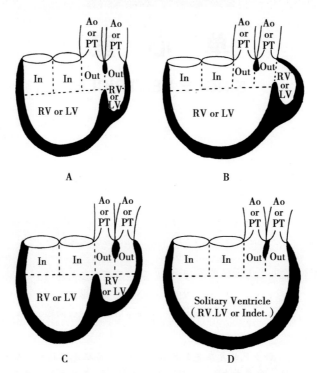

图 70-1　单心室畸形的各种房-室连接与心室-大动脉连接关系

A. 主要心室有双入口,主要心室与附属心室各有一出口;B. 主要心室有双入口与双出口;C. 主要心室双入口,附属心室双出口;D. 单个心室双入口与双出口。Indet:未定,PT:肺动脉干,Solitary Ventricle:单一心室,AO:主动脉,In:入口,Out:出口,LV:左室,RV:右室

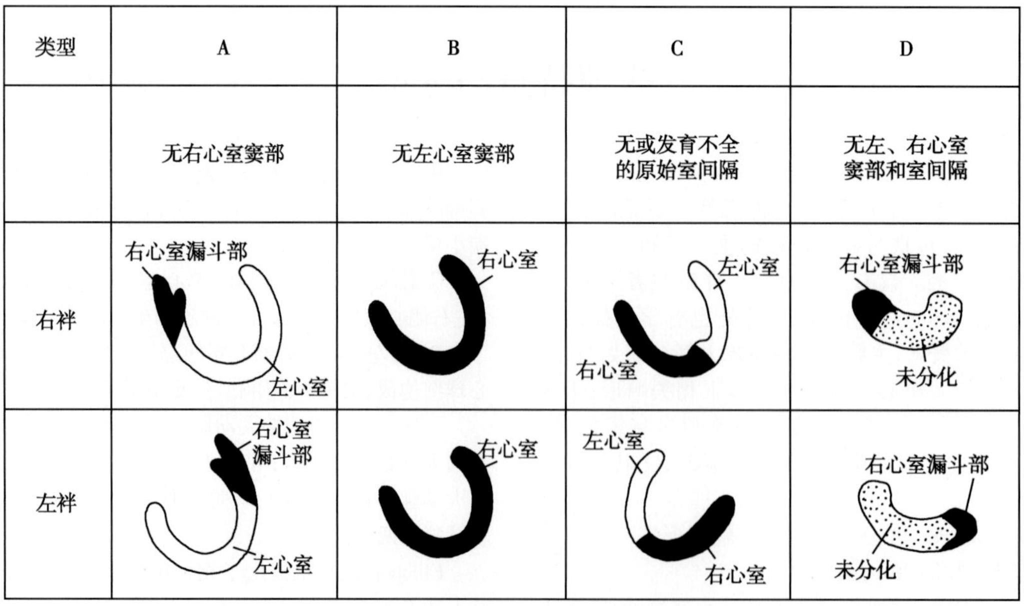

类型	A	B	C	D
	无右心室窦部	无左心室窦部	无或发育不全的原始室间隔	无左、右心室窦部和室间隔
右祥	右心室漏斗部 左心室	右心室	左心室 右心室	右心室漏斗部 未分化
左祥	右心室漏斗部 左心室	右心室	左心室 右心室	右心室漏斗部 未分化

图 70-2　单心室 Van Praagh 分类图解

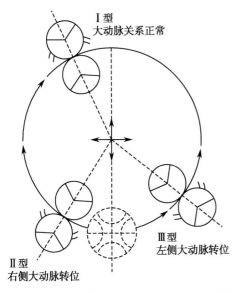

I 型
大动脉关系正常

III 型
左侧大动脉转位

II 型
右侧大动脉转位

图 70-3　单心室主动脉和肺动脉相互关系示意图

表 70-1　66 例单心室分型情况

分型	例数	比例（%）
左室型	19	28.8
右室型	38	57.6
不定型	9	13.6
合计	66	100

表 70-2　心房位置及房、室大动脉连接情况

心房位置	房室瓣	心室腔	大动脉
正位：40	两组房室瓣：24	右袢：40	正常：10
反位：11	共同房室瓣：13	左袢：19	左转位：15
不定位：15	二尖瓣闭锁：21	不定：7	右转位：16
	三尖瓣闭锁：8		主腔双出口：20
			残腔双出口：1
			共同动脉干：4

检查方法与注意事项

单心室畸形复杂而严重，患者发绀或心衰症状出现较早，因此大多数受检者年龄幼小，声窗条件较好，超声检查时可从剑突下、胸骨旁及胸骨上窝等多个切面进行。观察单心室最关键的问题在于对心室腔数目、性质以及位置的判断，判断室间隔的存在与否显得十分重要。正常室间隔易在胸骨旁短轴切面、心尖四腔切面、剑突下长轴或短轴切面中显示。

在超声扫查过程中应特别注意观察以下几方面：①附属心室的存在与否及其位置；②房室瓣的数目与功能状况；③大血管的数目、方位及其与主要心室或附属心室的连接关系；④流出道特别是肺动脉血流有无梗阻及其严重程度；⑤有无合并其他心血管畸形。

M 型与二维超声心动图

在 M 型与二维超声心动图观察时单心室的特异性表现如下（图 70-4）：

一、心脏与内脏心房位置

大部分单心室患者为左位心，少数可见于左旋心、右旋心、中位心和镜像右位心，甚至出现于胸外心。心室右袢多于左袢，内脏心房位置大部分正常，少数为反位或心房异构。

二、主心室和附属心室

单心室患者的功能心室只有一个（主心室），承担着体循环与肺循环的排血工作，负荷较重，内腔巨大，容量基本相当于正常人左右两心室之和，故二维超声探查时单心室最有代表性的表现是仅见一个大心室腔，而此大心室内未见明显正常室间隔结构。在观察主要心室时，应该注意以下几个方面：①确定主心室的性质，可通过观察心室的形态学特征——肌小梁、调节束、乳头肌数目等确定单心室为形态左室抑或形态右室；②对主心室内巨

大乳头肌和室间隔残端进行区别，检查时沿乳头肌横切面向心底侧连续追踪，可发现心室腔包绕着乳头肌头，其尖端可见腱索起始点，此可与室间隔区别开来；③无论大动脉关系如何，单心室均不会有正常的室间隔与大动脉之间的连续关系，而且最好于心尖四腔图或剑突下四腔图中仔细观察房间隔，其充分显示有助于了解室间隔的预期附着点和方位。

单心室大多数情况下存在附属腔，可在主要心室前方或后方，其内无瓣膜活动。附属腔与主心室之间可有一原始肌块的均匀低回声，为始基室间隔反射，此与正常室间隔的区别为前者的延伸线不在两侧房室瓣之间。

三、房　室　连　接

单心室房室连接方式有以下几种：①相互独立的两组房室瓣；②单组房室瓣伴另一组房室瓣闭锁或缺如；③共同房室瓣；④房室瓣骑跨或跨立。需要注意的是，从解剖上看二尖瓣或三尖瓣闭锁应包括两大类：一为左或右侧房室连接缺如，另一为左或右房室瓣未穿通。前者房室连接

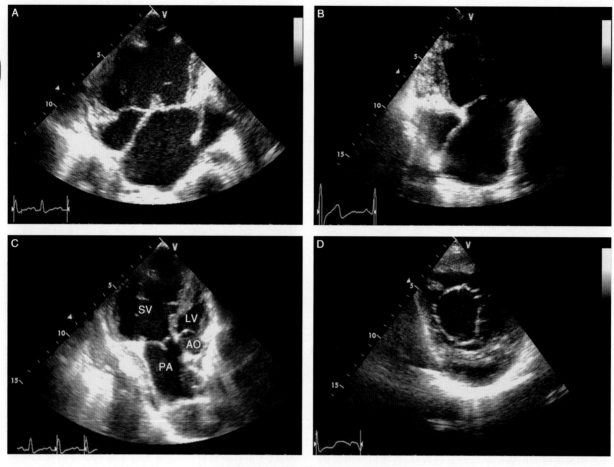

图70-4 二维超声图像显示单心室

A. 仅见共同心室回声,房间隔基本完整;B. 左室型单心室,右侧房室瓣闭锁;C. 右室型单心室,心室与动脉连接
正常;D. 短轴观仅见一组共同房室瓣开放。AO:主动脉,LV:左室,PA:肺动脉,SV:单心室

缺如侧心室的房室孔及房室瓣均缺如,心室的流入部也缺如,属单心室范畴;后者房室瓣未穿通侧房室孔和房室瓣仍存在,心室的流入部也存在,是由于该侧房室瓣发育畸形,粘连或融合,致使该侧房室不相通,而不属于单心室畸形。

以上房室连接方式中最常见者为"双入口",占55%~70%。但有时难以确定房室瓣的形态特征,只能称之左侧及右侧房室瓣。此时两组瓣的瓣叶及乳头肌数目多变,通常右侧房室瓣类似于三尖瓣,左侧房室瓣类似于二尖瓣,右侧房室瓣隔叶与左侧房室瓣大瓣之间无室间隔分隔。而"单入口"型单心室通常有一组正常房室瓣而另组房室瓣闭锁或缺如,如此与之相连的心房从功能上看相当于纤维性或膜性盲腔,两侧心房需借房间隔缺损交通静脉回血。如果是共同房室瓣,则可称为共同房室瓣的左右部分,而此类患者常无流出腔可见。此外,应扫查有无房室瓣跨立现象,如果有腱索结构附着于小的流出腔而且对侧乳头肌腱索牵拉于主要心室,这可能会影响对心室的手术分割。

四、大 血 管

大血管的方位与关系异常是单心室畸形的重要改变之一,其病理变化多样,有残余心室者可分为以下四类:

(一) 正常心室-大动脉连接

仅见于A型(左室型),肺动脉起自较小的流出腔,主动脉起自大的主要心室。

(二) 大动脉转位

如为A型(左室型)患者,主动脉起自小的流出腔,肺动脉起自主要心室,此时流出腔可转向右侧(右型转位)或左侧(左型转位)。如为B型(右室型)患者,则肺动脉起自小的流出腔,主动脉起自主要心室,此情况罕见。

(三) 双出口

两支大动脉均起源于主要心室或流出腔,大部分B型(右室型)属此情况。

(四) 单出口

一支大血管起源于主要心室或流出腔,另一支血管闭锁或者两支大动脉共干。

若无残余心室,则只有双出口和单出口两种情况。

单心室的主动脉和肺动脉排列关系可正常、镜像或转位,正常者即Holmes心脏,主动脉口位于肺动脉口右后,主动脉起自主腔,肺动脉起自残腔。余大部分情况均为转位改变。

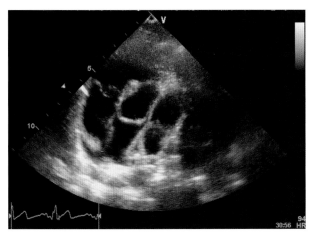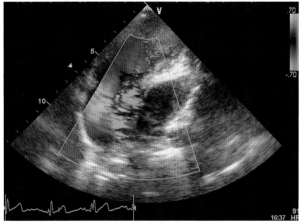

图 70-5 单心室畸形合并肺动脉狭窄

五、流出道梗阻

是否存在流出道梗阻在很大程度上影响单心室畸形的临床表现及预后。超声心动图能很好地判断梗阻的类型（狭窄或闭锁）、部位（瓣上或瓣下）和程度（图 70-5）。左室流出道梗阻中较特殊的是球室孔的梗阻。由于此时单心室的主动脉与小的流出腔相连，体循环血供依赖于流出腔与主要心室之间的球室孔，当其发育不良或因肺动脉狭窄导致主要心室室壁增厚而继发变窄时，体循环血供将明显受限。超声检查时一般以球室孔直径大于主动脉根部二分之一以上、多普勒取样在球室孔两侧无明显压差存在为其通畅的标准。

六、其 他

单心室还可能合并有心房反位、房间隔缺损、单心房、动脉导管未闭、左位上腔静脉及肺静脉畸形引流等畸形（图 70-6），心脏传导系统也常出现异常。

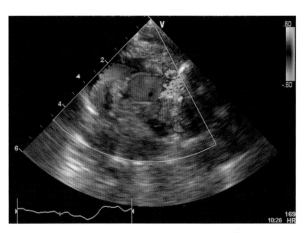

图 70-6 单心室合并心上型完全型肺静脉畸形引流，垂直静脉经左无名静脉汇入上腔静脉

彩色及频谱多普勒

彩色多普勒在四腔切面上可见两侧心房血流于舒张期通过房室瓣（红色血流信号）进入共同心室腔（图 70-7），混合后于收缩期进入大动脉；如果有残余心腔存在，可见主要心室与流出腔之间的球室孔有血流信号交通。合并房室瓣关闭不全时在心房内可发现收缩期反流信号；合并房间隔水平或大动脉水平的分流时，则存在相应分流信号；合并流出道狭窄时，在不同水平的狭窄处可探及收缩期湍流信号，当存在多部分狭窄时，湍流信号发生混叠，精确评价每一部位的狭窄程度有一定困难，但使用连续多普勒可判断流出道整体的梗阻程度及总压力差。

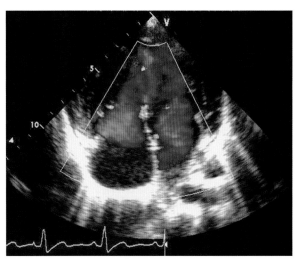

图 70-7 彩色多普勒示舒张期两侧心房血流进入共同心室

70

心脏声学造影

目前声学造影较少应用于单心室诊断,主要用于判断体静脉回流和心房水平分流状况。一般采用右心声学造影方法,从周围静脉注射造影剂(如50%声振葡萄糖溶液)后,首先应于右房腔内见造影剂反射,通过房室瓣进入巨大的共同心室腔内,最后通过动脉瓣进入大动脉内。若存在上腔静脉回流入左房,经左上肢静脉注入造影剂左房内最先探及造影剂回声。如存在心房水平分流,可见右房最先显影,其后造影剂通过缺损进入左房使其显影。

临床价值与存在问题

超声心动图作为一种无创性检查手段,对单心室的诊断有十分重要的临床价值。随着心脏外科技术的不断进步,单心室畸形的手术治疗获得极大的成功。根据不同的畸形类型,目前有以下不同的手术措施:包括主-肺动脉分流术、肺动脉环扎术、房间隔造口、Fontan 和 Glenn 系列手术及全腔静脉-肺动脉连接术等,这些均为姑息手术。此外还有较少患者接受根治手术,如心室分隔术和心脏移植手术。超声心动图在术前对各种畸形的判断和心脏血流动力学的评价可为手术提供重要的参考信息。而在术后又可对不同手术疗效进行评价,帮助外科医师明确手术效果和确定下步治疗或手术的方法和时机。

由于超声波的物理性质和超声仪器性能所限,超声心动图在诊断单心室时也存在一定的局限,比如患者图像欠清、大血管复杂畸形时超声心动图诊断困难,这时需要其他影像学检查如心血管造影、MRI 或 CTA 的帮助。

第71章

心 位 异 常

ECTOCARDIA

◎杨亚利

病理解剖与血流动力学改变……………… 923
　一、胸外心脏…………………………… 923
　二、胸腔内心脏………………………… 924
检查方法与注意事项……………………… 925
　一、剑突下扫查………………………… 925
　二、胸骨旁心尖四腔切面……………… 925
　三、胸骨旁切面扫查…………………… 925
　四、高位胸骨旁扫查…………………… 925
　五、胸骨上窝扫查……………………… 925
超声心动图………………………………… 926
　一、心脏位置…………………………… 926
　二、内脏-心房方位…………………… 926

　三、心室形态及房室连接……………… 928
　四、心室-大动脉连接及大动脉排列… 928
超声多普勒………………………………… 928
　一、彩色多普勒………………………… 928
　二、频谱多普勒………………………… 928
心脏声学造影……………………………… 928
诊断要点与鉴别诊断……………………… 928
　一、左位心、中位心和右位心的诊断要点……… 928
　二、各种类型左位心、右位心的鉴别… 928
临床价值与存在问题……………………… 929
附　心脏右移……………………………… 929

　　复杂先天性心脏病往往伴有心脏位置的异常,这是由于心脏在其胚胎发育过程中出现障碍所致。根据心脏在人体内所处的位置不同,常将心脏分为胸外心脏(extra-cardia)与胸腔内心脏(intra-cardia)。胸腔内心脏根据心脏在胸腔内的位置与其轴线指向不同,又分为左位心(levocardia)、中位心(mesocardia)和右位心(dextrocardia)。正常人的心脏大部分位于左侧胸腔,心尖指向左前下,为左位心。先天性的心位异常(ectocardia)包括胸外心脏、中位心和右位心,十分罕见,多合并较为复杂的心血管畸形。随着心外科手术的发展,临床对复杂心脏畸形的精细诊断提出了越来越高的要求。超声心动图是临床诊断心脏先天畸形的首选方法,对复杂先天性心脏病的诊断应常规采用三节段分析法,该分析法的第一步就是确认心脏位置及内脏心房方位(详见第46章)。

　　需要指出的是,许多后天性的疾病或治疗亦可导致正常心脏位置发生改变,使心脏位于右侧胸腔或左侧胸腔更偏左,如胸膜、肺部病变或肺叶切除术后等。这种情况下的心脏位置改变通常称为心脏移位(cardiac displacement),不属于先天异常,将于本章后段另作说明。

病理解剖与血流动力学改变

　　正常心脏位于胸腔内,两肺之间,横膈之上,约2/3位于左侧胸腔,1/3位于右侧胸腔,心尖指向左前下方。

一、胸外心脏

　　胸外心脏是指整个心脏或部分心脏位于胸腔之外,常常作为Cantrell五联症的一部分。Cantrell五联症又称胸腹异位心,包括下段胸骨裂、半月形前膈缺损、壁层心包缺损、脐疝和心内畸形五种畸形。发病率为百万分之五至七。

　　胸外心常见者有四种类型:①颈型:心脏位于颈部,极罕见,多见于死胎。②胸型:心脏位于胸壁之外,多伴有胸骨与心包缺如。如胸壁外心脏表面有皮肤覆盖,称被覆型,其心包可完整或部分缺如;如表面无皮肤覆盖,直接裸露于体外者,称裸露型,其心包完全缺如。③胸腹联合型:患者伴有胸骨、膈肌缺损,心包缺如,以及腹壁肌缺损,心脏部分位于胸腔,部分位于腹腔之外(图71-1)。④腹腔型:心脏位于膈肌以下的腹腔内,多伴有膈肌与心包缺如。

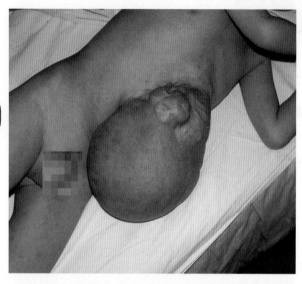

图 71-1 胸外心(胸腹型)患儿

二、胸腔内心脏

若心脏位于胸腔内接近正常部位,但心脏轴线指向或心尖所处的位置异常,可形成胸内心脏位置异常。

心脏轴线指连接心脏心底部和心尖部之间的轴线。依据心脏大部分在胸腔的位置以及心脏轴线方向可将胸腔内心脏位置分为左位心、右位心和中位心三种类型,参照心房与内脏位置等又可分为几种亚型(图 71-2):

(一)左位心(levocardia)

心脏大部分位于左侧胸腔,心脏轴线和心尖指向左下。根据心脏位置与内脏-心房方位(心房位通常与内脏方位一致)的关系,又可分为:

正常左位心:内脏及心房正位,心脏为左位心。

左旋心(levoversion):内脏及心房反位,心脏仍呈左位心,因其心脏位置、心房及内脏方位在解剖上与右旋心呈镜像而得名。又因内脏位置均反位,而仅心脏位置正常,又称为孤立性左位心(isolated levocardia)。

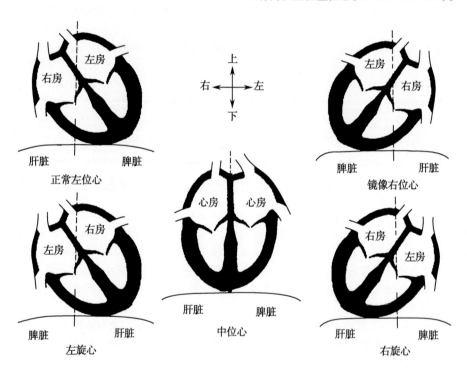

图 71-2 胸内心脏位置示意图

混合型左位心(mixed levocardia):内脏及心房不定位,心脏为左位心。

(二)右位心(dextrocardia)

心脏大部分位于右侧胸腔,心脏轴线和心尖指向右下。根据心脏位置与内脏心房方位的关系,又可分为:

镜像型右位心(mirror-image dextrocardia):内脏及心房反位,心脏亦为右位心。因内脏及心脏位置全部与正常左位心相反,如同镜像,因此得名。

右旋心(dextroversion):内脏及心房正位,心脏为右位心。因解剖上为内脏心房位置不变,仅心尖右旋形成,因此得名。又因内脏位置均正常,而仅心脏位置相反,又称

为孤立性右位心(isolated dextrocardia)。

混合型右位心(mixed dextrocardia):内脏及心房不定位,包括双侧左房异构和双侧右房异构,心脏为右位心。

(三)中位心(mesocardia)

心脏居中,位于胸骨后方,心脏轴线和心尖指向前下方(剑突)。室间隔几乎呈前后位,左右心室并列。内脏心房方位可正位、反位或不定位。

从前述可见,心位异常的特定名称仅与心脏位置及内脏-心房方位有关,与心室、大动脉方位无关。它们之间的关系总结见表 71-1。

现认为胚胎早期第 5、6 周时原始心管开始向右弯曲,

表71-1 心位名词与心脏位置、内脏-心房方位的关系

名称		心脏位置	心轴指向	内脏-心房方位
左位心	正常左位心	大部分位于左侧胸腔	左前下	正位
	左旋心/孤立性左位心			反位
	混合型左位心			心房异构
右位心	镜像型右位心	大部分位于右侧胸腔	右前下	反位
	右旋心/孤立性右位心			正位
	混合型左位心			心房异构
中位心		大部分位于胸骨后方	前下（剑突）	正位、反位或心房异构

71

若心管弯曲异常，则引起心位异常。如心管向左弯曲，形成的心脏则偏位于右侧胸腔，即右位心。

心位异常可为独立畸形，也可合并其他心血管畸形。据报道，其合并心脏畸形的发生率为镜像型右位心3%~5%，右旋心95%，左旋心96%，双侧右房异构90%，双侧左房异构99%~100%。

心位异常本身并不造成血流动力学异常，临床亦无特殊表现，其个体临床表现和预后取决于合并的心血管畸形。若心房、心室和大动脉位置序接正常且不合并其他畸形，则预后等同正常人。

不同类型的心位异常其较常合并的畸形亦有所不同。笔者曾对本院及文献报道的超声诊断资料完整并获证实的272例右位心患者进行综合分析，总结其心室-大动脉连接方式及相关心脏畸形的比例分布，结果镜像型右位心最常见为各节段序接正常，其次为矫正型大动脉转位；右旋心更易合并各节段序接的不协调，最常见为矫正型大动脉转位，其次为各节段序接正常和右室双出口；心房异构右位心患者单心室比双心室常见，而且左房异构多数心室与大动脉连接异常，少数连接正常，而右房异构则全部连接异常。镜像型右位心和右旋心最常合并的相关心脏畸形为室间隔缺损、肺动脉狭窄和房间隔缺损，心房异构则最常合并心内膜垫缺损、肺动脉狭窄或闭锁、双侧上腔静脉和肺静脉畸形引流。从畸形发生率及其严重程度看，合乎右房异构>左房异构>右旋心>镜像型右位心的大体规律。

检查方法与注意事项

若患者胸骨左缘常规部位无法显示左心长轴切面应考虑到右位心。此时检查均应严格按照三节段分析法，依次诊断心房、心室、大动脉结构及其连接，扫查声窗包括剑突下、心尖、胸骨右缘、胸骨左缘及胸骨上窝。注意右位心扫查时探头旋转方向应与正常左位心扫查方法相似，才能对方位进行正确判断。主要观察切面及观察内容如下：

一、剑突下扫查

患者平卧，首先剑突下扫查确定肝脏及脾脏位置。剑突下大血管横轴切面（探头标点指向3点钟方向）观察下腔静脉（或奇/半奇静脉）与腹主动脉短轴的位置关系，然后探头缓慢上斜，可先后显示下腔静脉与右房连接、四个心腔、部分心室-大动脉连接及上腔静脉。于剑突下四腔心切面观察心轴线指向。探头标点指向12点钟方向并置于腹中线，左右倾斜探头观察下腔静脉（或奇/半奇静脉）与腹主动脉长轴的位置关系。

二、胸骨旁心尖四腔切面

确认心脏位置后，左位心患者左侧卧位，心尖部切面的显示方法无特殊。右位心患者右侧卧位，探头置于心尖搏动处，标点指向3点钟左右方向，显示心室形态、房室瓣连接方式和房室序接，探头继续上斜可能显示心室与大动

脉连接。中位心患者由于心脏大部分位于胸骨后方，患者平卧、左侧卧位或右侧卧位可从不同方位显示心脏。多数情况下先选择左侧卧位显示心尖部切面，如显示不佳，再考虑右侧卧位。

三、胸骨旁切面扫查

右位心患者于胸骨右缘标点约指向2点钟方向可得左心长轴切面。然后探头顺时针旋转约90°，作缓慢上下倾斜，显示大动脉短轴、房室瓣水平及乳头肌水平左室短轴切面。此声窗对心室形态和排列以及心室与大动脉连接的诊断十分重要。

四、高位胸骨旁扫查

探头上移至第1、2肋间，可分别在胸骨左、右缘探查，有可能显示大动脉短轴方位，然后旋转探头至长轴方向，左右倾斜，可观察上腔静脉与心房连接。

五、胸骨上窝扫查

用于确定左侧和（或）右侧上腔静脉、体静脉引流的其他异常，并观察主动脉方位及肺动脉分支发育情况。

由于心位异常多合并多个心脏畸形，失去正常的心内结构，检查时需多角度转换探头方位并注重非标准切面的诊断价值。

超声心动图

心位异常患者进行二维超声心动图检查时可有以下发现：

一、心脏位置

右位心患者胸骨左缘常规部位无法显示左心长轴切面，于胸骨右缘旋转探头，标点指向 2 点钟左右可以显示。剑突下四腔心切面对心脏位置的判断至关重要，心尖朝左者诊断为左位心，心尖朝上（剑突）者诊断为中位心，心尖朝右者诊断为右位心。

二、内脏-心房方位

主要依靠肝脾及剑突下腹腔大血管的相对位置和下腔静脉引流位置确定。

（一）心房正位

肝脏大部分位于腹腔右侧，脾脏位于腹腔左侧，剑突下腹腔大血管短轴切面见腹主动脉与下腔静脉分别位于脊柱左、右侧，呈对称分布。旋转探头，标点指向 12 点钟方向，向右偏斜声束可显示下腔静脉长轴，向左偏斜声束可显示腹主动脉长轴，两根大血管的长轴不能在同一切面上同时显示。剑突下四腔心切面见下腔静脉与肝静脉连接后入右侧心房。左位心合并内脏心房正位为正常左位心，右位心合并内脏心房正位为右旋心（图 71-3）。

（二）心房反位

肝脏大部分位于腹腔左侧，脾脏位于腹腔右侧。剑突下腹腔大血管短轴切面腹主动脉与下腔静脉分别位于脊柱右、左侧，呈对称分布。旋转探头，标点指向 12 点钟方向，向右偏斜声束可显示腹主动脉长轴，向左偏斜声束可显示下腔静脉长轴，两根大血管的长轴不能在同一切面上同时显示。剑突下四腔心切面见下腔静脉与肝静脉连接后入左侧心房。极少数患者可表现为下腔静脉肝内段缺如，表现类似双侧左

房异构患者。左位心合并内脏心房反位为左旋心，右位心合并内脏心房反位为镜像型右位心（图 71-4）。

（三）双侧右房异构

肝脏位置不定，可表现为水平肝，亦可表现为正位或反位，绝大多数合并无脾症。剑突下腹腔大血管短轴切面见腹主动脉和下腔静脉位于脊柱同侧，且下腔静脉在前。旋转探头，标点指向 12 点钟方向，将声束略向左右偏转，可在同一切面上同时显示两条大血管，肝内段下腔静脉在腹主动脉前方近乎平行走行（图 71-5）。剑突下四腔心切面部分患者肝静脉与下腔静脉汇合后引流入一侧心房，部分患者可合并肝静脉异位引流，表现为下腔静脉与一侧心房相连，部分或全部肝静脉另行回流入另一侧心房。

（四）双侧左房异构

肝脏位置不定，可表现为水平肝，亦可表现为正位或反位，部分患者合并多脾症，少数患者可合并无脾症。剑突下腹腔大血管短轴切面见腹主动脉位于脊柱前方（多为正前方），扩张的奇静脉或半奇静脉位于腹主动脉后方（位于脊柱右侧为奇静脉，位于脊柱左侧为半奇静脉）。标点指向 12 点钟方向，将声束略向左右偏转，可在同一切面上同时显示两条大血管，奇（半奇）静脉在腹主动脉后方近乎平行走行。在显示奇（半奇）静脉长轴切面的基础上探头向上追踪其走行，可显示奇（半奇）静脉穿过膈肌进入胸腔，于心脏后方上行，与肝静脉及右房均无连接。剑突下上下腔静脉长轴切面为显示奇（半奇）静脉最终段的最佳切面，可见奇（半奇）静脉呈弓形向前注入扩张的上腔静脉中段（图 71-6）。剑突下四腔心切面或剑突下下腔静脉长轴切面可见肝内段下腔静脉缺如，三支肝静脉在肝门处或汇合成一支直接入一侧心房（或共同心房），或分别回流入两侧心房。左位心合并心房双侧左房异构或右房异构可诊断为混合型左位心，右位心合并心房异构可诊断为混合型右位心。

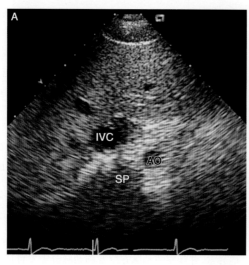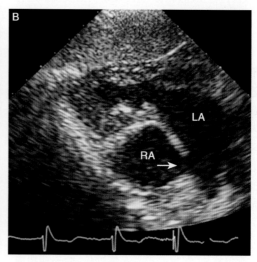

图 71-3　右旋心

A. 剑突下腹腔大血管短轴切面示肝脏大部分位于右侧腹腔，腹主动脉位于脊柱左侧，下腔静脉位于脊柱右侧，内脏及心房正位；B. 剑突下四腔心切面示心尖朝右。AO：主动脉，IVC：下腔静脉，LA：左房，RA：右房，SP：脊柱

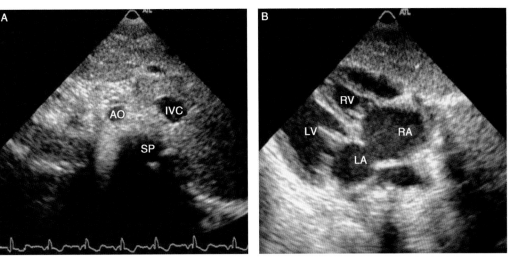

图71-4 镜像型右位心

A. 剑突下腹腔大血管短轴切面示肝脏大部分位于左侧腹腔,下腔静脉位于脊柱左侧,腹主动脉位于脊柱右侧,内脏及心房反位;B. 剑突下四腔心切面示心尖朝右。AO:主动脉;IVC:下腔静脉;SP:脊柱;RV:右室;RA:右房;LV:左室;LA:左房

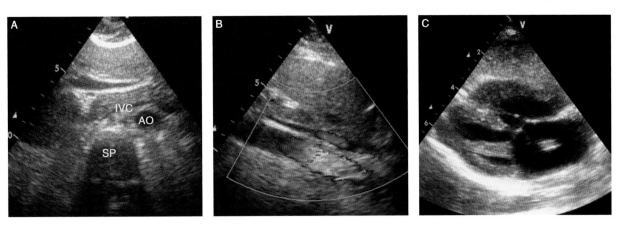

图71-5 右位心合并双侧右房异构

A. 剑突下腹部大血管短轴切面示肝脏呈水平位,腹主动脉与下腔静脉位于脊柱左侧,下腔静脉在前;B. 剑突下腹腔大血管长轴切面同时显示腹主动脉与肝内段下腔静脉,二者近乎平行走行,下腔静脉在前;C. 剑突下四腔心切面示心尖朝右,并显示完全型房室间隔缺损和继发孔型房间隔缺损。IVC:下腔静脉;AO:主动脉;SP:脊柱

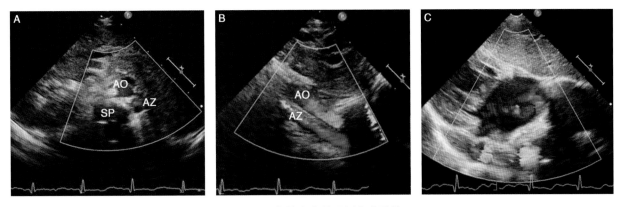

图71-6 右位心合并双侧左房异构

A. 剑突下腹部大血管短轴切面示肝脏位于腹腔左侧,腹主动脉与半奇静脉均位于脊柱左侧、肝脏后方,且腹主动脉在前;B. 剑突下腹腔大血管长轴切面同时显示肝脏后方的腹主动脉与半奇静脉,二者近乎平行走行,腹主动脉在前;C. 剑突下四腔心切面示心尖朝右。AO:主动脉,AZ:半奇静脉,SP:脊柱

71

三、心室形态及房室连接

心尖四腔观示双室心并双房室瓣时左、右房室瓣分别引流入两侧心室,左室内膜面光滑,二尖瓣离心尖部较远,右室内膜面粗糙,心尖部可见调节束;一侧房室瓣闭锁时瓣膜呈一带状回声,无开放运动,对应心室多数狭小肥厚;共同房室瓣时房室间仅见一组瓣膜活动。单心室患者左、右心房血流引流入同一大室腔,主室腔左或右侧可探及残余室腔,房室瓣连接仍以双瓣多见。心室短轴观示双室心室腔呈左右排列,而单心室或呈单一室腔,或于主腔前后探及狭小的残余室腔。

四、心室-大动脉连接及大动脉排列

各节段序接正常时,大动脉空间走行超声表现右旋心类似正常左位心,而镜像型右位心呈正常左位心的镜像,此外的心位异常患者均可见正常交叉结构消失,两条大动脉起始段近乎平行走行。主动脉几乎均匀管腔通畅,少数患者出现主动脉狭窄或闭锁。肺动脉发育异常(狭窄或闭锁)多见。肺动脉瓣闭锁表现为多切面探查均无法显示肺动脉瓣或肺动脉瓣不活动。胸骨旁大动脉短轴示两条大动脉呈两个环状回声,永存动脉干及绝大部分肺动脉闭锁仅见一个环状回声。

超声多普勒

一、彩色多普勒

彩色多普勒可显示腹主动脉内的搏动性红色层流信号及下腔静脉或奇(半奇)静脉内的连续性蓝色层流信号,帮助辨别腹腔大血管的位置及其引流部位,可显示各瓣膜口的射流有无加速,瓣膜有无异常反流信号并进行半定量评估,以及显示大动脉内的血流信号。大动脉(多数为肺动脉)狭窄时射流呈五彩镶嵌状,闭锁时不能显示通过瓣口或管腔的射流信号。此外,还可显示各种合并畸形的异常血流征象。在分流处用彩色 M 型多普勒可清楚地显示分流的方向和时相。

二、频谱多普勒

频谱多普勒可显示主动脉腔内血流为收缩期正向高速血流频谱,下腔静脉或奇(半奇)静脉内血流为连续性负向低速血流频谱。瓣膜狭窄和关闭不全以及大动脉狭窄时可用连续多普勒测量速度和压差,怀疑合并肺动脉高压时需测量三尖瓣及(或)肺动脉瓣反流压差用于估测肺动脉压力。此外还可用于测量各种合并畸形异常血流的速度和压差。

心脏声学造影

右心声学造影在心脏位置诊断中的作用主要包括:

1. 经下肢静脉注入造影剂,根据心房最先显影的部位判断下腔静脉的心房开口部位,以确定心房方位。此法不适用于下腔静脉肝内段缺如,此时下腔静脉并未开口于心房。

2. 观察心房、心室及大动脉水平分流。若为左向右分流则于右心腔及肺动脉相应部位见负性造影区,若出现右向左分流则左心腔及主动脉相应部位显影。在右心压力增高导致分流不明显时造影尤有诊断价值。

3. 合并双侧上腔静脉时观察异常上腔静脉的引流途径。心位异常合并复杂畸形时,应常规排除双侧上腔静脉,一旦发现双侧上腔静脉且冠状静脉窦未见明显扩张,需警惕异常上腔静脉开口于左房。心房正位时异常上腔静脉位于左侧,应经左肘静脉注入造影剂,心房反位时异常上腔静脉位于右侧,应经右肘静脉注入造影剂。

4. 造影可帮助诊断的其他合并畸形。

诊断要点与鉴别诊断

一、左位心、中位心和右位心的诊断要点

(一)左位心

患者胸骨左缘常规部位可显示左心长轴切面。剑突下四腔心切面示心尖朝左。

(二)中位心

患者胸骨左缘常规部位不能显示左心长轴切面,探头向胸骨方向移位可显示左心长轴切面或类似切面。剑突下四腔心切面示心尖朝上(剑突)。

(三)右位心

患者胸骨左缘常规部位无法显示左心长轴切面,于胸骨右缘可以显示左心长轴切面或类似切面;剑突下四腔心切面示心尖朝右。

二、各种类型左位心、右位心的鉴别

左位心、右位心的进一步分型主要依据内脏心房方位

分型,不受心室及大动脉方位的影响。以右位心为例,右旋心表现为右位心加上心房正位,镜像型右位心表现为右位心加上心房反位,混合型右位心表现为右位心加上心房双侧左房异构或双侧右房异构。因此,对左位心、右位心各种类型的正确判断依赖于对内脏心房方位的正确评估。内脏心房方位的诊断要点详见第46章相关内容。

临床价值与存在问题

根据剑突下四腔心切面心尖的指向,超声能准确诊断心脏的位置。但临床医师更关心的是心位异常患者各心脏节段的方位、序接及所合并的心血管畸形。超声心动图能较准确地评估心位异常患者的心房方位、房室序接及心室形态,对合并心内畸形的诊断价值极高,不受心脏位置的影响,在房室瓣的解剖和瓣膜相关畸形的显示上甚至优于 CT 和 MRI,对绝大部分的心外畸形亦能正确诊断,能基本满足临床诊断要求,是心位异常合并心脏畸形诊断的首选和筛选方法。但超声对某些心外畸形如大动静脉起源和形态异常、体肺侧支循环等有时显示受限。如确需进一步明确心外畸形,建议行 CT、MRI 或心血管造影检查。

附 心 脏 右 移

心脏右移(dextroposition of heart)又称为外因性右位心,为后天获得性。由于心脏周围组织结构如胸壁、膈肌、肺和纵隔等的异常:如肺发育不全,肺不张,大量胸腔积液,张力性气胸,大叶性肺气肿、膈肌膨升,食管裂孔疝,胸廓畸形等将心脏向右推移或牵拉,而导致心脏机械性右移而形成。超声上表现为胸骨左缘常规部位不能显示左心长轴切面,向右平移探头几近胸骨或胸骨右缘方能显示。剑突下四腔心切面显示心尖仍指向左下。此外,有时还能显示其原发病变,如左侧的大量胸腔积液或实变的肺叶组织(图71-7)。胸部 X 线片可清楚地显示心脏轴线和心尖仍指向左下,但心脏轮廓向右平移,大部分位于右侧胸腔。

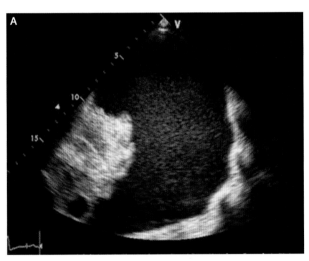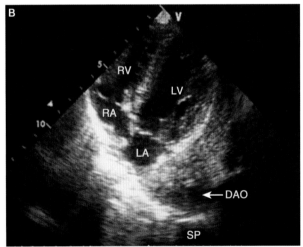

图 71-7 左侧大量胸腔积液导致心脏右移
A. 左侧胸腔大量液性暗区,肺组织被压缩成团;B. 心脏向右推移,左房与降主动脉及脊柱间可见压缩的肺组织

第72章

心律失常的超声心动图征象

ECHOCARDIOGRAPHIC SYMPTOM OF ARRHYTHMIA

◎王　蕾　王新房

72

超声图像与心电图同步显示的重要性……………… 930
正常人心电图与多种超声曲线的关系……………… 931
异位起搏点所致的心律失常………………………… 935
　一、期前收缩……………………………………… 935
　二、心房扑动……………………………………… 936
　三、心房颤动……………………………………… 941
房室传导阻滞………………………………………… 942
　一、第一度房室传导阻滞………………………… 943
　二、第二度房室传导阻滞（Wenckebach 型）…… 944
　三、第三度房室传导阻滞………………………… 944

心电图与组织多普勒在检测心肌激动程序上的
　应用………………………………………………… 945
　一、了解正常心室壁心肌激动顺序……………… 945
　二、检测室性心律失常异位起搏点……………… 946
　三、确定起搏心律时心肌收缩活动的先后
　　　程序与运动方向……………………………… 946
　四、检测束支传导阻滞…………………………… 946
　五、配合射频消融术……………………………… 946
　六、评价起搏器电极的起搏效果………………… 946
　七、局限性与前景………………………………… 946

　　超声心动图检查时所显示的主要是心脏的形态结构、腔室大小、心壁活动状态和血流方向速度等，这些征象对临床诊断和治疗具有重要意义。但需与心电图同步观察，方能准确判定在心动周期中的时相、活动起止时间等一类有关信息。有鉴于此，本章将较为详细地探讨超声心动图（echocardiography）与心电图（electrocardiogram）相互依存的关系。

超声图像与心电图同步显示的重要性

　　1. 正常心脏的激动起源于窦房结，并按一定顺序经心房、房室结、希氏束、浦肯野纤维而到达心室肌，使之除极，从而引起心脏的一系列机械活动。如果起搏点异常，或传导阻滞，则可引起心律失常。如果超声心动图能和心电图相互参照，由 M 型超声心动图记录心肌活动所产生的一系列结构界面的位移，推断心电除极、复极的电位变化，可进而判定心律失常（arrhythmia）的原因。

　　2. 组织多普勒可反映心肌运动速度变化，由此发现异位起搏点或异常传导途径。这些信息对于了解心脏结构的活动规律、识别心律失常的类型与判断异常起搏或传导途径有一定意义。

　　3. 目前广泛应用于心功能及心脏同步化治疗判定的多种达峰时间测定就是以心电图 R 波为起始点，观察 M 型超声、频谱多普勒、组织多普勒、组织斑点追踪曲线上最高

点或最低点而获取的。

　　4. 如果医师在进行超声心动图检查时未能连接心电图，常常不能正确判定超声频谱波形的时相和产生机制，因而漏误心律失常的诊断。在 M 型曲线和二维图像上因无心电图，常使人难以辨明其时相。

　　5. 与超声心动图并联的心电图常只有单程第二导联，其幅度应适当调节，勿使过高或过低。如有干扰或波形杂乱时，应擦净电极贴附区，放松肢体，减少肌紧张，使心电图平稳、清晰，易于观察和测量。

　　6. 目前多数超声仪器上尚不能将 M 型超声和频谱多普勒、组织多普勒等曲线同步显示，为了观察它们之间的互相时相关系，可将两种或多种曲线上下排列，用各个曲线上的 R 波作为标志，将不同的曲线相应点互相对准，进而分析比较各个波形的同步性（图 72-1）。

72

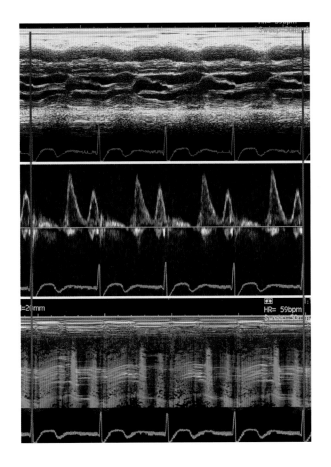

图72-1 三种不同曲线的对应比较方法

图中显示的上、中、下三曲线分别为M型超声二尖瓣波群、二尖瓣血流频谱多普勒和室间隔组织多普勒。以各个曲线上心电图第1和5个R波为标志上下互相对应,整合之后,即可观察三曲线间的时相关系

正常人心电图与多种超声曲线的关系

1. 以心电图为标准,显示心脏瓣膜活动曲线、各瓣口血流和间隔缺损分流的时相,有助于了解瓣膜活动与血流的时相,判定病变的性质和严重程度(图72-2,图72-3)。

2. 将心脏四组瓣膜曲线互相对照观察,了解其开闭时间,借以判断射血期、充盈期、等长收缩期、等长舒张期的起始点早晚,时间长短,这些信息对了解心功能等具有重要意义(图72-4~图72-6)。

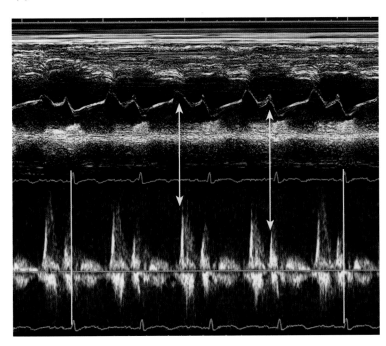

图72-2 二尖瓣前叶曲线与二尖瓣口频谱多普勒血流图的关系

图示二尖瓣前叶活动曲线上的E峰、A峰和瓣口血流频谱的E峰、A峰,借助心电图,同步对比观察两组曲线,可见二者时相完全一致

72

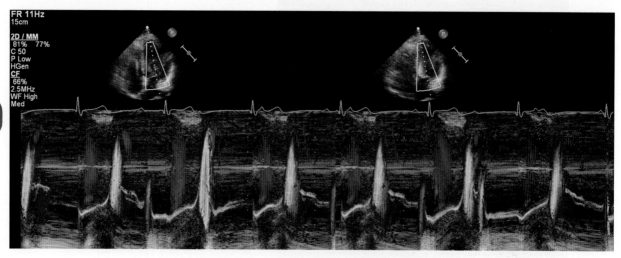

图 72-3　M 型二尖瓣口彩色多普勒血流图

此为正常人 M 型二尖瓣口彩色多普勒血流图,可见在心电图的每一 P 波之后,二尖瓣曲线上出现一速度较低的
A 峰血流,R 波后左室流出道有一缓慢的负向血流,而后随心脏舒张,在 E 峰处呈现较强的正向血流

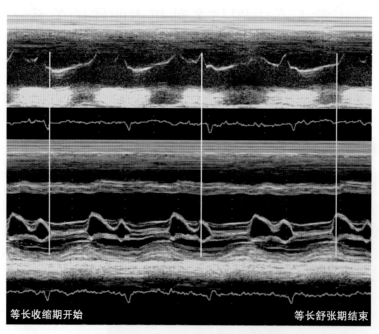

等长收缩期开始　　　　　　　　　　　　　　　　　　等长舒张期结束

图 72-4　三尖瓣前叶曲线(上图)和二尖瓣前叶曲线(下图)的关系

此图显示三尖瓣前叶关闭(C 点)、A 峰、E 峰和二尖瓣前叶相应活动点
及各个尖峰的时相,可见左室收缩和舒张起始时间较右室稍为提前

72

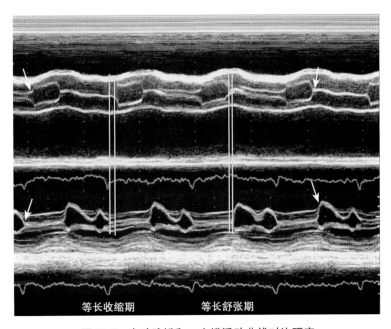

等长收缩期　　　　等长舒张期

图 72-5　主动脉瓣和二尖瓣活动曲线对比研究

上下二图分别为主动脉瓣和二尖瓣活动曲线,借助心电图确定时相,使二者
同步,由瓣膜开闭,确定左心的等长收缩期和等长舒张期

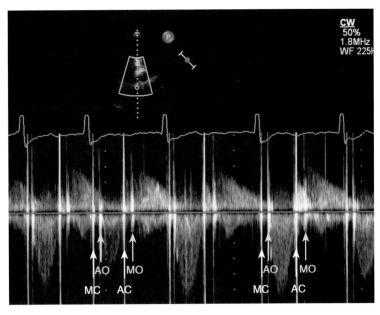

图 72-6　人工瓣频谱多普勒血流图

二尖瓣、主动脉瓣位金属瓣置换术后的频谱多普勒血流图,可见在
心电图的每一 R 波之后二尖瓣关闭(MC),继而主动脉瓣开放
(AO),其间为等长收缩期;T 波之后主动脉瓣关闭(AC),继而二尖
瓣开放(MO),二者之间为等长舒张期,借助 ECG 和频谱多普勒血
流图可以精确测定心动周期中各个时相

　　3. 多部位记录组织多普勒活动曲线,互相对比,了解　　标(图 72-7,图 72-8)。
心室各节段的时相和速度达峰时间,均应有心电图作为指

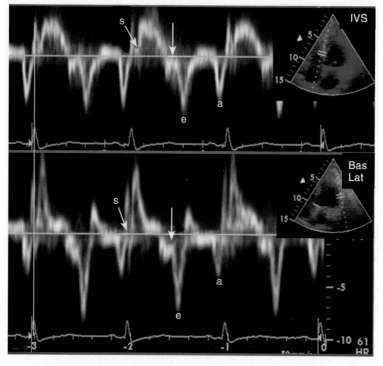

图 72-7　室间隔和左室外侧壁组织多普勒时相的比较
上下二图分别为正常人室间隔和左室外侧壁组织多普勒活动时相,
二者相比,说明其收缩和舒张起始时间无显著差异

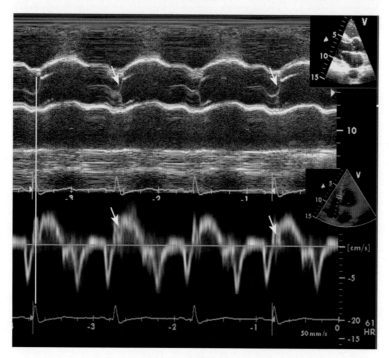

图 72-8　主动脉瓣 M 型超声和室间隔组织多普勒活动时相对比观察
上下二图分别为主动脉瓣 M 型超声和室间隔组织多普勒活动曲线,对比
观察瓣膜开放和射血期开始的时间(黄线和白色箭头所示),显示二者完
全一致

异位起搏点所致的心律失常

一、期前收缩

期前收缩(extrasystole)是一种常见的心律失常,系由窦房结以外的异位起搏点过早发生激动而引起的。常见类型分以下三类:

(一) 房性期前收缩

由心房的异位起搏点产生激动,向下传导,引起心脏提前收缩。

1. M型超声曲线上显示正常心动周期中A峰于心电图P波之后、CD段于QRS波后、E峰于心电图T波之后依次出现。而在房性期前收缩时,由于心房提前收缩,下传房室结而后使心室激动,但其顺序未变,故QRS虽前移,但形态如旧。心室收缩,压力升高,推开半闭合的二尖瓣,故在M型超声心动图二尖瓣曲线上见CD段提前,下降快速,其后的E峰等均较正常周期者提前出现,形态如旧,但幅度可能稍低。

2. 在房性期前收缩时,R波提前出现,M型超声曲线上的CD段及E峰随之提前,使其前的心动周期缩短。房性期前收缩之后,激动逆传窦房结,使产生P波(可能在ECG上未能显示)时间稍有前移,其后的P波与QRS波仍按原先的心动周期出现。由于房性期前收缩前的心动周期缩短明显,故在心电图上在房性期前收缩前后两个R-R间期小于正常两倍R-R间期。有作者统计房性期前收缩者前后相加为376毫秒+1105毫秒=1481毫秒;而正常心律时,两个心动周期之和为851毫秒+851毫秒=1702毫秒,相差比较明显(图72-9)。

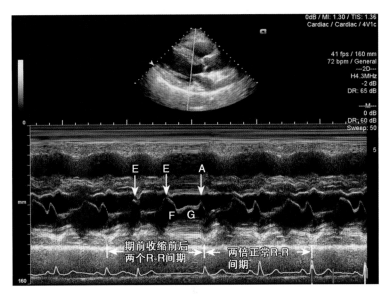

图72-9 房性期前收缩时二尖瓣前叶M型曲线

M型超声曲线上显示正常心动周期中E峰于心电图T波之后出现,A峰于心电图P波之后出现;而在房性期前收缩心动周期中,M型超声曲线上的A峰缺失,房性期前收缩后M型曲线F-G段延长。心电图上在房性期前收缩前后两个R-R间期之和小于两倍正常R-R间期

3. 心壁活动曲线上有一提前的收缩波,其后亦有一代偿期。

4. 主动脉根部曲线亦有类似现象,主动脉瓣提前开放,由于其之前的舒张期缩短,左心充盈血液不足,故主动脉瓣开放幅度可减小,射血期亦可能较正常短(图72-10)。但其后的舒张期较长,故P波激动后出现的A峰较高,R波激动心室收缩期的射血量亦较大。

(二) 室性期前收缩

室性期前收缩的起搏点可位于心室的任何部分,在超声心动图上主要改变如下:

1. 正常心动周期中M型超声曲线上显示A峰、CD段与E峰依次于心电图P波、QRS波和T波之后出现。而在室性期前收缩时,提前出现形态异常宽大的QRS波激动心室收缩,使二尖瓣提前关闭,故在M型二尖瓣曲线上CD段提前出现,而后出现一较低的E峰。

2. 由于心室的异位起搏点一般不逆传心房,窦房结未受干扰,仍按原来的节律产生P波,但因处于左室收缩期而被掩盖,使心房收缩无效,故未出现A峰。心室激动使收缩提前,从而使二尖瓣提前关闭,二尖瓣曲线上C点、CD段及E峰随之提前出现,故使这一心动周期缩短。待心室期前收缩之后,随着心室舒张,在延长的代偿期之后,下一次正常的P波与QRS波出现,M型曲线上随之显示A峰与CD段,测量时可发现室性期前收缩后的心动周期有所延长。与房性期前收缩不同之处是室性期前收缩前后两个R-R间期之和(420毫秒+1271毫秒=1691毫秒)与正常R-R间期两倍基本相等(834毫秒×2=1668毫秒)(图72-11)。

72

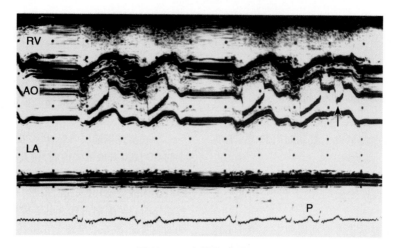

图72-10 房性期前收缩

房性期前收缩的心底波群,各个心动周期中主动脉瓣口开放幅度及射血期基本相同,但第5个P波及QRS综合波为房性期前收缩出现过早,其前的舒张期较短,心室充盈血液不足,故收缩期主动脉瓣口开放幅度小,射血期亦明显缩短(箭头所指)

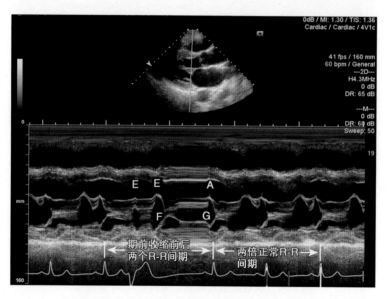

图72-11 室性期前收缩时二尖瓣口M型曲线

心电图上出现提前的宽大畸形的QRS波之后,二尖瓣口本该出现的A波消失,随后心室舒张,于心电图ST-T段再次出现一个E波,F-G段延长,在下一心动周期心电图P波之后出现二尖瓣A波。心电图上在室性期前收缩前后两个R-R间期之和等于正常R-R间期的两倍

3. 心室壁及主动脉壁的活动曲线上有一提前的突起。

4. 主动脉瓣活动曲线亦有异常,因位于期前收缩之前的舒张期变短,心室充盈不足,向主动脉排血减少,故瓣口开放幅度减小,射血时间变短。在室性期前收缩过早使舒张期过短者,瓣口开放极小甚或未开,形成无效收缩,出现脉搏短绌(图72-12)。

5. 频发室性期前收缩形成二联律(bigeminy)或三联律(trigeminy)者,其C点位置较高,CD段变短,E峰变宽,下降速度亦减慢(图72-13~图72-14)。

6. 连续三次室性期前收缩者可称室性心动过速,其特点是CD段变短,E峰变窄,无A峰(图72-15)。

二、心房扑动

当心房激动频率达250~350次/分者,心电图上出现快速的比较规则的锯齿样F波,此即心房扑动(atrial flutter, AF)。心房扑动时的F波可以部分下达心室而使之收缩,其比例不等,可2:1,此时心室率较快,亦可4:1~6:1,此时心室率较慢,R波清晰,但间距不等。在多数情况下,心室节律相对的整齐规则,临床上可借心电图检查而确诊。在超声心动图上亦有比较特殊的表现,对诊断有较大的帮助。

(一)心房扑动的特征

1. M型二尖瓣波群 二尖瓣波群上见前后叶在收缩

72

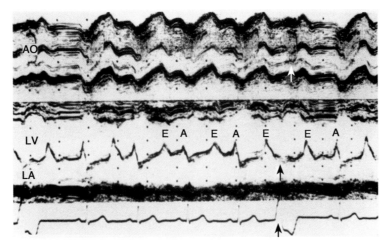

图 72-12 室性期前收缩

室性期前收缩患者,此为双通道 M 型记录,上为主动脉瓣曲线,下为二尖瓣曲线。图示室性期前收缩时二尖瓣曲线上 A 峰消失(黑箭头所指),其后的 EA 间期延长。主动脉瓣曲线上见相对应的主动脉口开放幅度稍小,射血期亦短(白箭头所指);其后因舒张期心室充盈时间较长,故主动脉口开放幅度大,射血期亦长

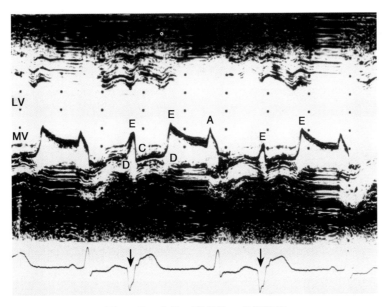

图 72-13 室性二联律的二尖瓣波群

患者心电图上窦性心律与室性期前收缩相间出现,构成二联律。P 波后出现 A 峰,R 波后出现 C 点,T 波后二尖瓣开放出现 E 峰,由于室性期前收缩,A 峰未出现,二尖瓣提前关闭(E 峰窄小),出现一时间提前的 C 点,而后心室舒张,出现另一 E 峰。在代偿期内,曲线平直,直到下一心动周期 P 波后又出现 A 峰

72

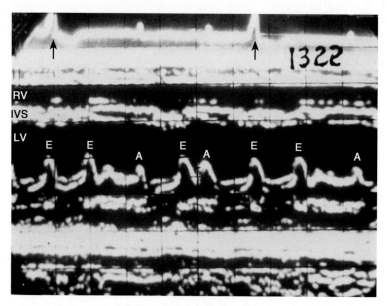

图 72-14　三联律的超声心动图

患者为窦性心律,伴多发性室性期前收缩,构成三联律。二尖瓣波群上见
二尖瓣前叶曲线在每一 R 波(包括室性期前收缩)之后均向后形成 C 点。
T 波之后随心室舒张,出现 E 峰。在正常状态下 P 波之后出现 A 峰,而当
期前收缩时,因心室除极在 P 波之前出现(箭头所指),故由心房收缩所引
起的 A 峰亦消失。而当期前收缩之后,心室代偿期较长,故 E 峰与 A 峰之
间时距较长,可出现小幅的波动

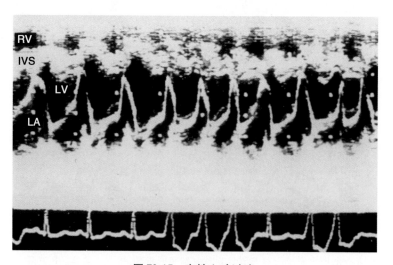

图 72-15　室性心动过速

窦性心动过速患者,时有短暂的室性心动过速发作。二者均为单峰(E
峰),但不同之处是窦性心动过速时舒张期较短,而室性心动过速时的舒
张期较窦性心动过速时更短

期合拢,形成一关闭线 CD 段,各周期中的长度及形态相似,无明显差异。舒张期瓣口开放,前叶曲线上 E 峰较高,其后又有多个尖峰,形态相似,幅度相等,每个尖峰的宽度与心电图上 F 波的宽度相同。尖峰数目与房室传导比例有密切关系,2∶1、3∶1、4∶1、5∶1传导者,在舒张期分别出现1个、2个、3个或4个尖峰(包括 E 峰)。后叶活动幅度较低,方向相反,呈镜像样曲线,尖峰宽度与数目和前叶相同(图 72-16 ~ 图 72-17)。

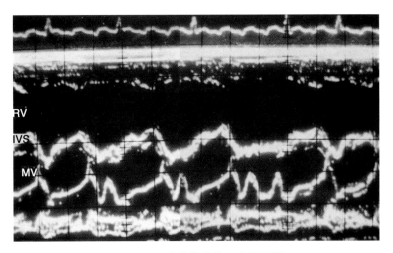

图 72-16　心房扑动的二尖瓣波群

心房扑动患者,超声心动图上见右室明显扩大,二尖瓣前叶曲线在收缩期为缓慢上升的平段,舒张期二尖瓣开放,曲线上有多个尖峰(包括舒张早期的 E 峰),数目多少与心房扑动下传的比例有密切关系。F 波与 R 波呈2∶1传导者,舒张期仅有一个尖峰(即 E 峰),3∶1传导者有两个尖峰,4∶1传导者则有三个尖峰。其波型特点与产生机制见正文

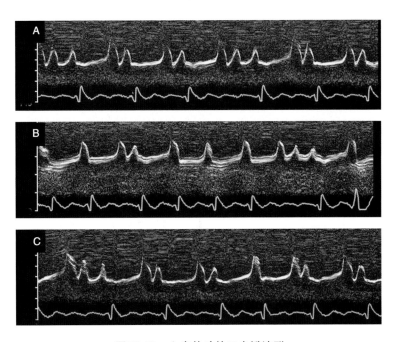

图 72-17　心房扑动的二尖瓣波群

心房扑动患者,心房扑动与心室率之比由2∶1、3∶1或4∶1变幻不已

2. 二尖瓣口血流频率　正常人舒张期二尖瓣口血流频谱在 P 波后出现 A 峰,T 波后显示 E 峰。而心房扑动者显示血流频谱有很大差异,P 波未出现,A 峰亦随之消失,整个舒张期由于左房向左室多次射血,其血流频谱上可见有多个与 F 波相对应的射血波峰(f 波)。将二尖瓣曲线和二尖瓣口血流频谱对比,两种曲线同步起伏、形态非常相似(图 72-18)。

3. 三尖瓣波群　三尖瓣波群上三尖瓣前叶活动与二尖瓣相似,舒张期亦有多个尖峰,且各尖峰的大小、宽度相同。

4. M 型心室波群　舒张期随 F 波的出现室壁可见有特异的活动,内径稍见扩大,说明心房扑动时左房的收缩有助于左室的充盈(图 72-19)。

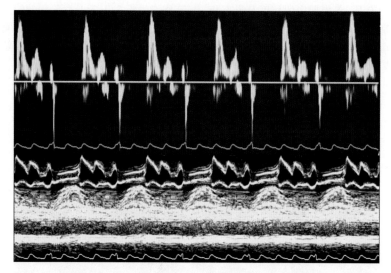

图72-18 心房扑动的二尖瓣波群及其血流频谱

4:1心房扑动患者,二尖瓣前后叶曲线在收缩期为缓慢上升的平段,舒张期二尖瓣开放,曲线上有多个小尖峰。二尖瓣口血流频谱上与瓣膜活动相似,亦有多个尖峰,二者的曲线起伏完全一致

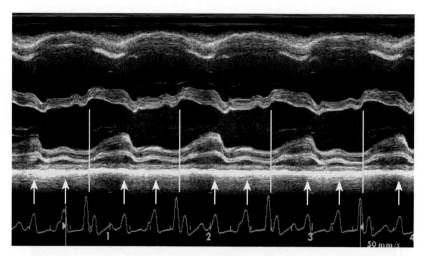

图72-19 心房扑动的心室波群

心房扑动患者,心室波群显示室间隔与左室后壁呈逆向活动,每一R波后(长线所指)左室收缩,前后径明显缩小;而每一F波后(箭头所指)由于左室充盈,前后径有所扩大。此征象说明心房扑动时的左房收缩在左室血流灌注方面具有一定作用

5. 室间隔M型超声活动曲线 同理,正常心律者在心前区左室长轴切面的心室波群上于T波之后心室扩张,室间隔向前移动,而后静止不动,必待P波激动,心房收缩,向左室主动排血,可在舒张末期显示小幅向前扩张。但心房扑动患者舒张期随心电图上P波消失,代之以连续出现的F波,心房多次收缩,向左室多次有效射血,使后者多次小幅扩张,故在室间隔与左室后壁间的垂直距离不时变化,在室间隔活动曲线上形成具有特征性的与心电图F波相对应的多个小幅波动,内径稍见扩大,说明心房扑动时左房的收缩有助于左室的充盈。

6. 组织多普勒曲线 由于舒张期心房多次向左室射血,左室多次扩张,使室间隔中段和基底段向心底移动,故其组织多普勒曲线上在舒张期出现与心电图及血流频谱上F波同步显现的f波。

(二)心房扑动时波形改变的机制探讨

心房扑动时房壁心肌的除极复极活动快速,但较规律,每分钟300次左右,可以激动心房作有规律的收缩活动。Zoneraich曾报告在心房扑动时,超声心动图上左房后壁呈快速规则的波动,并与心电图上F波同步出现,即每一F波引起一次左房收缩。由于左房收缩引起心房内压力升高,后者又推动二尖瓣,在曲线上形成尖峰。由于左房壁收缩与心电图上F波同步,故二尖瓣曲线舒张期的尖峰与F波同步。图中可见心房扑动时二尖瓣曲线上舒张期出现的尖峰之宽度和心电图上F波的宽度一致,尖峰和F波互相对应,与血流动力学改变相符。Tanaka报告一例完全性传导阻滞伴有心房扑动的患者,超声心动图上二尖瓣与三尖瓣在舒张期均有多个尖峰,图像与我们所见者相似。说明此种波形为心房扑动的特征。舒张期尖峰的数目与房室传导的比例有关,2:1、3:1、4:1或5:1传导者在舒张期分别只有1个、2个、3个或4个尖峰(包括E峰)。其他作者亦有类似的结果。推其原因,可能是由于收缩期室内压力超过左房,与此相比,左房压力的变化很小,不足以左右二尖瓣曲线的活动,故收缩期不能显示心房扑动的影响。但收缩期很短,从超声心动图上看,CD段的宽度约相当于一个F波的周期,因此舒张期二尖瓣曲线上尖峰的数目,较该心动周期心电图上的波少一个。

(三) 鉴别问题

心房扑动在E峰后出现多个尖峰,有时可和正常心律时EA两峰间的E'峰相混,除心电图上可清晰鉴别之外,在超声心动图上亦有区别。心房扑动的尖峰数目虽多,但形态一致,上升及下降速度较缓慢。正常心律时,EA间的E'峰一般仅有一个,且与A峰形态不一致,幅度较E峰与A峰为低,心率慢时出现,心率增快时即消失。

三、心 房 颤 动

心房颤动(atrial fibrillation,Af)是一种自发性异位节律,其激动次数较心房扑动更快,达350~600次/分,致使心房各部分肌纤维呈现不协调、无规则且速度极快的颤动,失去了有效的收缩能力。此激动向下传递,只有一部分能通过房室结到达心室,使心室出现快速且绝对不齐的收缩。心房纤颤远较心房扑动常见,其比例约为20:1。在超声心动图上亦有比较特异的表现。

(一) M型二尖瓣波群

1. 因P波消失,心房收缩快速,幅度小,且极不规则,不能有效地排血,故二尖瓣曲线上A波消失,而代之以细微、快速、幅度低小且不规则的小波。

2. 心室律绝对不齐,故收缩期二尖瓣闭合出现的CD段及其后舒张时二尖瓣开放出现的E峰高低不同,间距不等。

3. E峰的形态大致相同,下降速度亦可在正常范围,EF后的曲线如上所述(图72-20)。

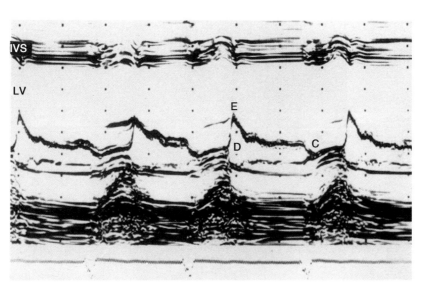

图72-20　心房颤动

心房颤动者的二尖瓣波群,心腔扩大,二尖瓣口开放幅度相对变小。各个心动周期中CD段大致相同,而E峰后曲线则有差异,A波消失,代之以不规则的小幅振动,此与心房颤动的血液动力学相符

4. 如有二尖瓣狭窄时,因E峰后下降速度缓慢,下降幅度不等,EA宽度长短不一,形态极其特异。当有快速纤颤时,舒张期短,故呈单峰波。

(二) 心底波群

1. 主动脉根部曲线主波间距绝对不一,高低不等。

2. 由于舒张期的长度不同,左室充盈血液的容量亦有变化。舒张期长者,充盈量多,故收缩期向主动脉排血量大,主动脉瓣开放幅度大,持续时间长。而舒张期短者,左室充盈量少,故收缩期向主动脉排血量少,主动脉瓣开放幅度小,持续时间亦短。有时因排血量过小,主动脉瓣几乎未开放。在节律快速且R波间距差异较大时,可见主动脉瓣开放时的幅度及时间变异甚大,与其前的舒张期持续时间有极密切的关系(图72-21)。

(三) 三尖瓣波群

三尖瓣曲线与二尖瓣曲线基本一致,但有二尖瓣狭窄者,二尖瓣E峰后下降缓慢,三尖瓣E峰后下降快速,二者对比,可见非常明显的差异。

(四) 室间隔M型活动曲线与组织多普勒频谱的变化

心房颤动患者当R波激动后,左室收缩,容积缩小,室间隔后移。T波后左室舒张,室间隔前移,但因P波缺失,心房壁细碎、杂乱、低幅、不协调的颤动,使左房在舒张中晚期不能有效排血,左室未能随之充盈扩张,故室间隔M型曲线上此期室间隔平直,无向前移动现象。组织多普勒频谱曲线上室间隔基底部在e波之后未能随之充盈扩张,无移动现象,故无明显的a波。

72

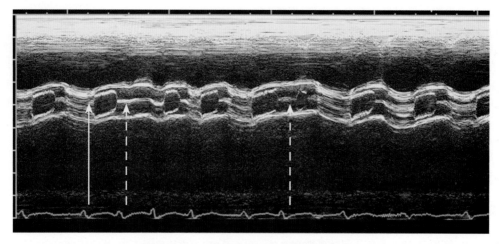

图 72-21　心房颤动时的主动脉瓣活动曲线

心房颤动时心动周期长短不一,舒张期长者,左室充盈较佳,下一射血期主动脉瓣口开放幅度较大,持续时间亦长(黄色实线所指)。舒张期短者,左室充盈较差,下一射血期主动脉瓣口开放幅度较小,持续时间亦短,甚至不能开放,形成脉搏短绌(黄色虚线所指)

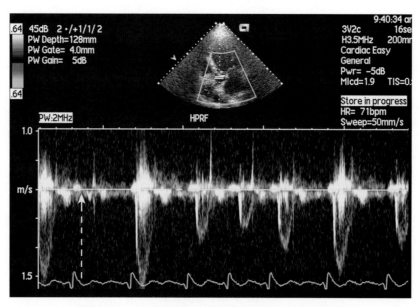

图 72-22　心房颤动时主动脉瓣口频谱多普勒血流图

心房颤动时舒张期长者,左室充盈较佳,下一射血期主动脉瓣口射血速度较快,持续时间亦长。舒张期短者,左室充盈较差,下一射血期主动脉瓣口射血速度较小,持续时间亦短,甚至不能射血(黄色虚线所指)

(五) 血流变化

心房颤动时舒张期长短不等,左室充盈时间有很大差异,收缩期向主动脉射血时多时少,故在血流频谱幅度亦有相应改变(图 72-22)。

(六) 鉴别问题

心房颤动时,E 峰后曲线上出现的快速波动,有时被误认为主动脉瓣关闭不全时二尖瓣前叶的舒张期波动。不同之处在于心房颤动时心动周期 E 峰的间距亦不等,波动极不规则,频率在 10 次/秒左右(即 600 次/分左右)。而主动脉瓣关闭不全时,心律多整齐,E 峰间距一般相等,二尖瓣前叶的波动幅度较低且快速,频率远较心房颤动的波动为高,在 50 次/秒以上,常需增快慢扫描之速度方能清晰显示。

房室传导阻滞

房室间传导时间正常不超过 0.20 秒,如因各种病因如器质性心脏病、心肌炎或受药物及迷走神经紧张的影响,使窦房结发出冲动传向心室的过程受阻,导致传导时间延长或传导中断者即为房室传导阻滞(atrioventricular block）。依据其程度不同,可分为三型。这些改变在超声心动图上均有明显的特点。

一、第一度房室传导阻滞

当窦房结发出的冲动下传受阻,房室间传导时间延长,心电图 PR 间期延长,致心室激动延迟,但每一 P 波均能下传到心室,故 R 波与 P 波的距离和数目一致,无脱漏现象,此称为一度房室传导阻滞。

正常人每个心动周期起始后,窦房结发出的 P 波激动心房,使之收缩,内含血液主动射向左室,推起二尖瓣前叶,故 M 型二尖瓣曲线呈现清晰的 A 峰。每一 P 波均能下传房室结,产生 QRS 波,使心室收缩,压力升高,二尖瓣关闭,曲线上顺序出现 C 点及 CD 段,待 T 波之后,心室舒张,二尖瓣开放,出现 E 峰,各个程序顺序呈现,无脱漏现象。但若有房室之间传导受阻,速度减慢,心电图上 PR 间期延长,超过 0.21 秒,使 M 型超声曲线上由 A 峰起点到 C 点之间周期亦有延长。因心动图上 P-P 间距相等,R-R 波间距亦相等,故 M 型超声曲线上 A-A、C-C 及 E-E 各自间距亦相等。

正常人 P 波之后随着 R 波出现心室收缩,二尖瓣关闭,A 峰的下降支直达 C 点,中间不停顿。一度房室传导阻滞时,因 P-R 期间增宽,AC 段期间不仅延长,而且出现明显 B 点。出现此种异常的原因是因为 A 峰的下降支 AC 段由两部分组成,上半段系左房舒张,压力下降,二尖瓣前叶后移所致;下半段系左室收缩,压力上升,向后推移二尖瓣,使曲线下降达最低 C 点。当房室传导阻滞而心室收缩滞后,A 峰下降支中间停顿,直到 R 波激动心室使之收缩,二尖瓣关闭,A 峰下降支才下达 C 点。AC 段上这一顿挫即所谓 B 点,是一度房室传导阻滞的特征。此时由于二尖瓣关闭时 B 点到 C 点的下降幅度甚小,心音图及听诊时将发现第一心音明显减弱。但需要说明的是,AC 段上出现 B 点者并非均由房室传导阻滞所致,部分心功能重度减退者亦可如此。

此种异常有以下特征:

1. 二尖瓣曲线上有清晰的 A 峰,均在 P 波之后。A-A 间距相等。

2. 每一 R 波后,二尖瓣关闭出现 C 点及 CD 段,而后心脏舒张二尖瓣开放,出现清晰的 E 峰,由于 C 至 E 的形态和正常相同,故 C-C、E-E 各自的间距相等。

3. 由 A 峰上升支的起点(F 或 G 点)至 C 点(二尖瓣关闭,第一心音产生处)之间的距离延长,常超过 0.25 秒,说明由心房收缩到心室收缩的时间超过正常人。

4. AC 间距延长在 0.2 秒以上,AC 段出现明显的 B 点,其后有一明显的台阶样改变,与正常人 AC 快速下降,其间无停顿波折的表现有明显差异。出现此种异常的原因是因为 AC 段由两部分组成,上半段系左房舒张,压力下降,二尖瓣后移所致;下半段系左室收缩,压力上升,向后推移二尖瓣,使曲线下降达最低 C 点。正常人 PR 较短,心房收缩后心室随之收缩,故 AC 的上下两段连续。当有第一度传导阻滞时,二者相距较远,心房舒张出现 AC 的上半段,但其后因为心室收缩延迟,不能立即关闭二尖瓣,故出现停顿的 B 点(图 72-23)。

5. 在心室波群及心底波群中无特异的改变。

6. 然而 AC 段上出现 B 点者并不能完全肯定是第一度房室传导阻滞。因为在部分心功能减退者,心室的顺应性差,舒张末期心室压力高,使心室充盈受阻,此时左房加强收缩,压力大大增加,使 A 峰提前出现;另由于左房压力增高,左室收缩时,其压力超过左房的时间延迟,故 AC 间期延长。有时 AC 段上可出现一停顿现象。二者的鉴别处在于第一度传导阻滞者 PR 间期延长,F(或 G)至 C 点之间期亦延长,而心功能减退者 AC 段虽有停顿的 B 点,但 PR 间期及 FC 间期均正常。

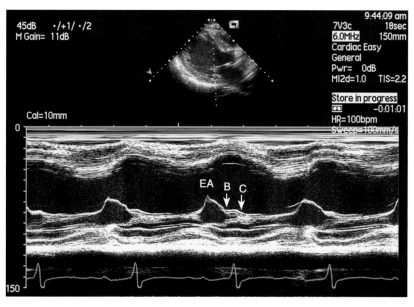

图 72-23　第一度房室传导阻滞

患者 PR 间期超过 0.21 秒,二尖瓣曲线显示 EA 二峰融合,AC 段延长,其间出现一 B 点,符合第一度房室传导阻滞

二、第二度房室传导阻滞
（Wenckebach 型）

患者心房激动多数正常，P-P 间距均等，但房室传导阻滞进一步加重，心房激动的 P 波下传心室的时间有变，P-R 间期长短不一，部分 P 波之后不能继随 QRS 波，形成心搏脱失，此即二度房室传导阻滞。在超声心动图上 A 波、CD 段及 E 峰亦有相应表现，兹以 Wenckebach 型为例进行解析。

（一）M 型二尖瓣曲线

P 波之后心房收缩推起二尖瓣前叶，使 M 型曲线上移，形成 A 峰，凡 P 波位于舒张期者此峰将规则出现。此后，心电图 QRS 激动心室收缩，M 型曲线上出现 C 点、CD 段。但因房室传导受阻，激动心室的 QRS 有无不定，影响 AC 段的间距，有时较短，如同正常，可无 B 点；有时 PR 间期延长，出现 B 点。但如受阻严重，QRS 脱漏，心室未能收缩，A 峰后曲线下降达 B 点处，但不能再降至 C 点，故无 CD 段。其后 T 波与 E 峰均消失。必待停顿片刻，在新的 P 波之后再现 A 峰、AC 段、C 点、CD 段及 E 峰。

（二）二尖瓣口多普勒血流频谱

凡 P 波位于舒张期者，随心房收缩即形成 a 峰，其后随 QRS 出现，心室收缩，瓣口关闭，血流暂停。必待 T 波之后，心室舒张，血流频谱上出现 e 峰。但若心房激动下传受阻，心室未搏，其后 e 峰将会缺失。

（三）心室波群

可见室壁的活动不规则，亦见停顿现象。

三、第三度房室传导阻滞

由于房室传导系统极度阻滞，所有心房激动均不能下传心室，心房收缩受窦房结或房性异位节律点所控制，而心室收缩则受室性异位起搏点所控制，心房心室收缩各自为政，互不关联。此时 P 波与 QRS 互不相关，心房与心室各自呈现其固有节律。患者心房 P-P 间期相等，约 80 次/分。心室自发激动，QRS 的时限和形状正常，R-R 间期均等，节律缓慢，为 30～45 次/分。在 M 型超声曲线和多普勒血流频谱上，P 波与 QRS 波之后各见相应的 A、E 峰（P 波处于心室收缩期者例外），完全呈分离状态。

（一）M 型二尖瓣曲线

心电图上每一 P 波之后，心房激动，主动向左室排血，二尖瓣前叶曲线上出现 A 峰，且 A-A 间期相等。如有心房纤颤，无 P 波，则二尖瓣曲线上亦无 A 峰，代之以大小不等的小幅振动。在心电图上每一 QRS 综合波后，心室收缩，二尖瓣关闭，M 型曲线上出现 C 点、CD 段。T 波之后，心室舒张，二尖瓣血流推起瓣膜而形成 E 峰，其形态宽度一致，E-E 间期相等，但节律甚慢，为 20～50 次/分。A 峰 E 峰二者之间毫无关系，但 A-A、E-E 各自间期相等。如 A 峰位置恰在心室收缩期（CD 段）时，则不能出现，如恰在 E 峰处，则二者重叠，波峰将增高（图 72-24～图 72-26）。

（二）二尖瓣口血流频谱

显示为 T 波后均有被动向左室灌注血流的 e 峰，P 波后见左房主动排血的 a 峰，各自独立，不相关联。

（三）M 型左室长轴波群

可见室间隔与左室后壁曲线活动缓慢，节律比较整齐，一般为 20～50 次/分。

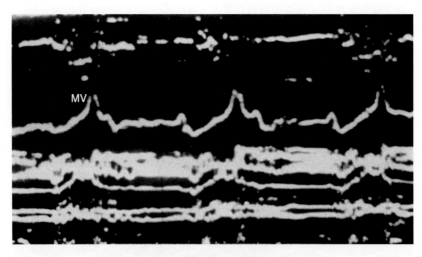

图 72-24　第三度房室传导阻滞

患者女性，18 岁，心电图有第三度房室传导阻滞，二尖瓣波群上亦见有明显的异常。图中心室律缓慢，每一 R 波后心室收缩，二尖瓣曲线上有一 CD 段。T 波之后，心室舒张，曲线上出现 E 峰。A 峰与 R 波 T 波无关，而与 P 波有密切关系，说明每次心房收缩，压力升高，推起处于半关闭状态的二尖瓣前叶，使重新开放，由此形成 A 峰。二尖瓣波群之后有一较宽的曲线，为房室环区左房后壁曲线

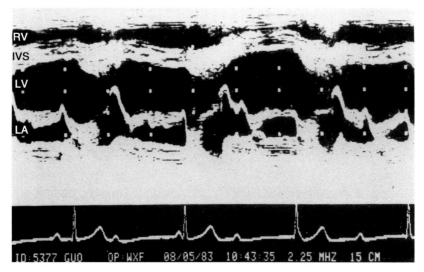

图 72-25　第三度房室传导阻滞

此图上为二尖瓣波群,下为心电图。由后者可看出 RR 间期均等,平均 1.27 秒,P-P 间期相等,平均 0.71 秒。心房心室激动互不相关,符合第三度房室传导阻滞。R 波后心室收缩二尖瓣曲线上出现关闭的 C 点。T 波后心室舒张,二尖瓣开放,曲线上升,出现 E 峰。P 波后心房收缩,推起二尖瓣,故曲线上出现 A 峰

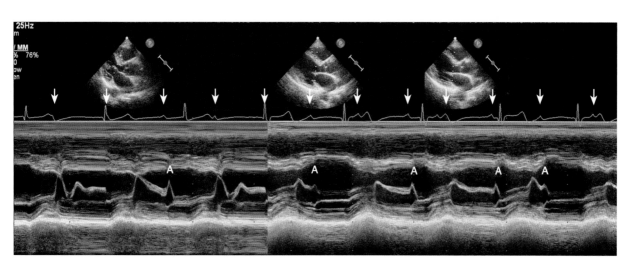

图 72-26　第三度房室传导阻滞

ECG 上,见 RR 间期均等,节律较慢;P-P 间期相等,但节律较快(箭头所指)。心房、心室激动互不相关,各自成律。M 型二尖瓣曲线上见 R 波后心室收缩,二尖瓣关闭,其后有一平段和二尖瓣开放的 E 峰。P 波后心房收缩,除位于左室收缩状态外,均在二尖瓣曲线上出现较低的 A 峰

心电图与组织多普勒在检测心肌激动程序上的应用

　　组织多普勒成像(Doppler tissue imaging, DTI)的原理已在第 10 章详细介绍。借助这种方法可以研究心肌加速度值的变化情况,分析和判断心动周期内各个不同时相加速度值变化的起始位置和变化过程,间接反映心室壁心肌的除极过程;速度模式则主要研究心室壁心肌运动的速度和方向,间接反映心室壁心肌的除极复极程序,故在心律失常的临床研究中有一定用途。

一、了解正常心室壁心肌激动顺序

　　正常心脏运动时,DTI 速度图显示不同心动时相中不同部位心肌随着运动速度和方向的变化而不断变换着色彩与亮度,加速度图中则随着心肌运动的加速度由低到高的变化而显示心肌色彩由蓝色向红色变换。对照心电图记录,分析多个心脏切面的 DTI 表现,可确定正常心肌的

激动顺序。如心尖四腔图上,为后间隔中上部左室面至侧壁心内膜下心肌和右室壁全部,然后是整个室间隔和整个侧壁,最后也是心尖部。左室长轴上,为前间隔上中部至前间隔上部和下壁上部,然后是整个前间隔和下壁,最后也是心尖部。这些观察结果与心肌传导的电生理研究结果基本相符,表明 DTI 能了解心肌传导上的差异,再现心肌激动的顺序,为评价心脏传导系统的疾病提供客观依据。

二、检测室性心律失常异位起搏点

通过记录速度模式或加速度模式的 DTI 表现,并同步对照心电图的室性心律失常改变,仔细寻找各切面上收缩期最先活动的心肌部位,可检测部分室性心律失常的异位起搏点。如室性期前收缩、室性心动过速等。

三、确定起搏心律时心肌收缩活动的先后程序与运动方向

起搏器电极一般放置于右室尖部和(或)右心耳内,嵌顿于肌小梁之间以后,即可发射脉冲,调整心律。超声可以观察导线、电极插入的进程,到达部位,并能协助对电极进行监测与定位。

安装起搏器前后,心电图能显示心电激动的程序有所不同,而用 M 型超声心动图观察时,心肌各个区域、节段收缩活动也有变化,有助于判断心肌收缩活动时先后程序与活动方向。作者在心尖四腔图上沿室间隔走向选取 M 型超声心动图,发现正常人接近房室结室间隔基部心肌先收缩,而后为室间隔中部,最后是室间隔心尖部(图 72-27)。然而在心室起搏患者,程序相反,邻近起搏电极室间隔心尖部先收缩,再为中段,最后是与电极相距较远的室间隔

基底部(图 72-28 ~ 图 72-30)。

四、检测束支传导阻滞

在 DTI 认识正常室壁激动时序的基础上,可识别束支传导阻滞。加速度模式可直视完全性左束支传导阻滞时心室壁心肌的反常的活动顺序(图 72-31)。但对于右束支传导阻滞或不完全左束支传导阻滞,由于加速度模式帧频难以提高,可适当参考速度模式进行观察。

五、配合射频消融术

射频消融术治疗预激综合征和顽固性室性心律失常,具有确切和肯定的疗效。DTI 加速度模式在标测旁道和异位起搏点的同时,可引导射频消融导管的电极放置位置进行射频消融,从而提高射频消融的效率,缩短手术时间。DTI 加速度模式还可对射频消融的效果进行即刻评价,帮助确认消融程度并协助指导终止治疗时机。

六、评价起搏器电极的起搏效果

DTI 加速度模式可以准确评价左室起搏电极的起搏效果。有效的起搏信号可以引起起搏电极周边心室壁心肌的加速度改变,并形成加速度在室壁心肌中的传导过程。起搏信号的强弱造成加速度改变值的不同。无效的起搏信号则不能导致电极周边室壁心肌的加速度改变,也不能引起随后的传导过程(图 72-32)。

七、局限性与前景

DTI 开辟了超声心动图认识心律失常的新窗口,尤其是识别预激综合征的预激部位及配合射频消融术等,具有无创伤、重复性好、检查过程快捷及价格相对低廉等特点,

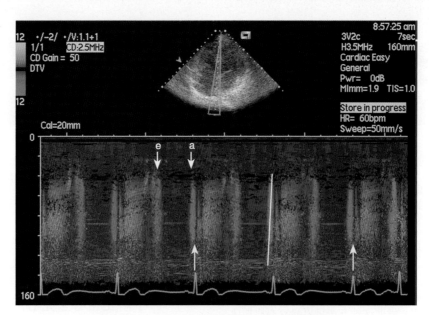

图 72-27 正常心律时室间隔组织多普勒活动方向

患者装有心室起搏器,心律正常时室间隔 M 型组织多普勒曲线上可见 e 峰与 a 峰,分别代表舒张早期和晚期室间隔向房室环的活动。心电图 P 波后,左房收缩,左室再次充盈,室间隔由心尖向基底部活动(a 箭头所示)。R 波(黄箭头所指)之后,心肌开始收缩,见室间隔由基底部起始,而后中段和心尖部依次收缩,先后程序如黄线所示

72

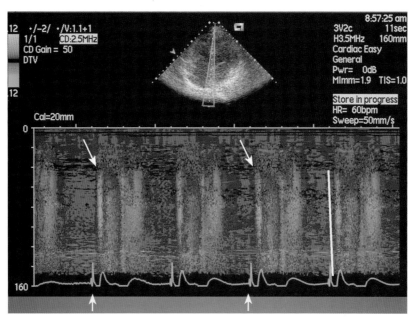

图 72-28　心室起搏时室间隔组织多普勒活动方向

与图 72-27 为同一患者,当心律转为 VVI 模式心室起搏时,室间隔组织多普勒曲线上 a 峰消失,R 波(黄箭头所指)之后,室间隔由心尖部起始(白箭头所指)活动,而后中段、基底部依次收缩,先后程序如黄线所示,恰与心律正常时相反

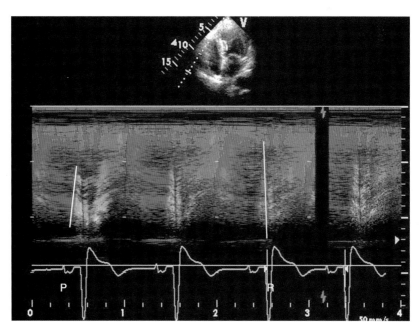

图 72-29　心房感知心室起搏时室间隔组织多普勒活动方向

VDD 模式心房感知心室起搏时室间隔组织多普勒活动方向,心电图 P 波之后,心房收缩,心室再扩张,见室间隔由基底部起始,而后依次为中段及心尖部活动,先后程序如白线所示,活动方向是由心尖朝向心底;R 波后室间隔由心尖部起始收缩,而后中段、基底部依次活动,先后程序如黄线所示,心肌运动方向是由心底朝向心尖

72

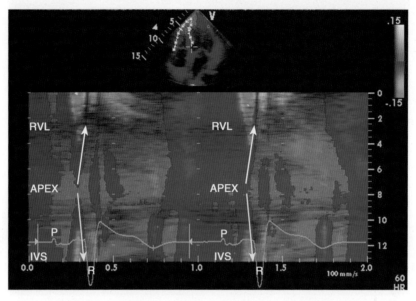

图 72-30 心房感知心室起搏时室间隔组织多普勒活动方向

与图 72-29 为同一患者的室间隔组织多普勒声像图,取样线沿右室侧壁-心尖-室间隔走行,VDD 模式心房感知心室起搏的 M 型心壁组织多普勒曲线上,自上而下分别代表右室侧壁(RVL)基底部、右室侧壁中段、心尖(APEX)、室间隔(IVS)中段和室间隔基底部。由活动曲线可以看出,R 波后心尖部收缩起始最早,而后分别为右室侧壁中段、右室侧壁基底部(白线所示)和室间隔中段、室间隔基底部(黄线所示)

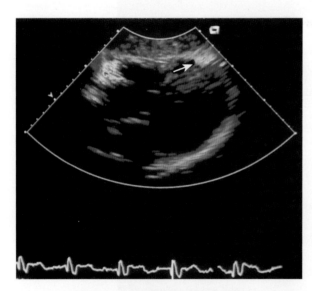

图 72-31 完全型左束支传导阻滞

完全型左束支传导阻滞患者剑下四腔切面加速度图。示 ECG Q 波后最早除极点不在正常的室间隔中部,而位于箭头所指的右室心尖处

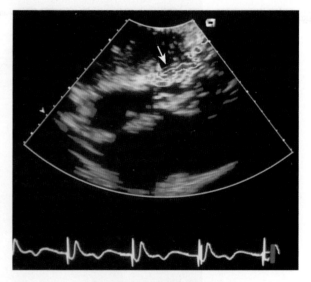

图 72-32 起搏器安装术后

起搏器安装术后第 7 天患者,剑下四腔切面加速度图显示 ECG 上起搏电信号后最早除极部位在起搏电极附近的右室前壁(箭头所指处)

对临床心律失常的研究有一定意义。但此法尚处初步研究阶段,还有一些不足。如:①加速度模式帧频难以提高是影响其观察的最主要因素。过低的帧频可漏过快速变化的加速度变化起始点和某些传导过程,使部分预激部位或异位起搏点无法鉴别,尤其在心率较快时。②心脏不同结构之间以及室壁不同层次心肌运动的作用均可能造成某些伪像,宜确定特定的观察时相以尽量消除伪像的影响。③由于DTI技术本身的局限性,隐匿性预激综合征中的房室结双径路、预激范围过小的旁路、多旁道预激中非主要的预激部位等均不能获得满意

观察,室性心律失常的R-on-T亦可能干扰异位起搏点的观察。在今后的研究中,应进一步提高仪器的图像采集帧频,改进信号的分辨能力,及加强信号处理的自动分析能力,以全面提高该项技术的时效性。同时,在可能的情况下,采用时间分辨率较高的M型速度模式,有助于识别细微的心肌活动时相差异。随着超声探测方法学的改善与成熟,测量方法和技术的提高,特别是组织斑点追踪技术的研制和应用,DTI必将能提供一种有效的、无创的、直观的了解心脏活动时序的有效观察方法和检测手段。

72

第73章

超声心动图在心脏外科手术中的应用

THE APPLICATION OF ECHOCARDIOGRAPHY IN CARDIAC SURGERY

◎王 浩 李永青

73

历史回顾⋯⋯⋯⋯⋯⋯⋯⋯⋯⋯ 950
设备及技术⋯⋯⋯⋯⋯⋯⋯⋯⋯ 950
　一、经食管超声心动图⋯⋯⋯⋯ 950
　二、心血管外膜超声心动图⋯⋯ 951
检查程序及方法⋯⋯⋯⋯⋯⋯⋯ 951
临床应用⋯⋯⋯⋯⋯⋯⋯⋯⋯⋯ 951
　一、心功能监测⋯⋯⋯⋯⋯⋯ 951
　二、心肌灌注监测⋯⋯⋯⋯⋯ 953
　三、冠心病⋯⋯⋯⋯⋯⋯⋯⋯ 954

四、主动脉疾患⋯⋯⋯⋯⋯⋯⋯ 954
五、先天性心脏病⋯⋯⋯⋯⋯⋯ 954
六、瓣膜病⋯⋯⋯⋯⋯⋯⋯⋯⋯ 955
七、梗阻性肥厚型心肌病⋯⋯⋯ 956
八、复合(hybrid)手术⋯⋯⋯⋯ 956
九、排气过程监测⋯⋯⋯⋯⋯⋯ 956
十、实时三维超声⋯⋯⋯⋯⋯⋯ 957
结语及展望⋯⋯⋯⋯⋯⋯⋯⋯⋯ 958

　　超声心动图技术较其他影像学方法的优点突出在于其检查内容全面、经济、无偿或微创,且仪器易于搬动,可以推到床旁,能够更加密切地结合临床实际工作和科研工作,非常有代表性的应用之一就是自其开放应用的初始阶段,就已进入手术室,应用于外科手术和麻醉进程中,做心脏的诊断或监测。这一应用丰富了我们对心脏病理生理学机制的认识,促进了超声心动图技术本身的发展,同时也对心血管外科及麻醉的发展起到了极大的促进作用,早已经成为心脏外科手术室内一种不可或缺的常规检查工具。

历 史 回 顾

　　超声心动图技术最早走入手术室是在20世纪70年代初期,当时仅为心外膜M型超声技术,用于二尖瓣交界切开术,评价手术效果和左室心功能。Matsumoto等在1979年最早在手术室中使用经食管超声心动图检查,探头为手工制造,也是仅有M型技术,用于心功能的监测。20世纪80年代初开始有了电子相控阵探头,80年代末出现的高频率双平面TEE探头,分辨率高、并具备彩色血流成像及连续波多普勒技术,90年代初出现了经食管超声动态三维成像技术。

设 备 及 技 术

一、经食管超声心动图

　　经食管超声心动图(transesophageal echocardiography,TEE)为目前最主要的应用方法。多像素相控阵TEE探头具备常规的二维、脉冲及连续多普勒、彩色多普勒图像摄取功能,且不干扰手术视野,可以很好地满足术中检查的需求。单平面及双平面探头除在低体重儿以外,多已为全平面探头替代,极大地方便了对心脏各部分的探查。目前小儿全平面TEE探头可安全用于4～5kg以上患儿,对3kg以下的患儿,可使用新生儿TEE微探头。12～14mm直径的成人探头可以安全地用于15kg以上的患儿。个案文献报道中,有作者将心腔内超声探头做TEE,用于1.4kg的患儿。

　　TEE具有不侵入手术野、不增加感染的机会、不打断手术过程、持续监测、不干扰心外膜起搏导线、不引起室性心律失常或心输出量下降等优点,易为外科医师接受。

　　术中TEE检查的绝对禁忌证有:食管病变(食管气管瘘、食管狭窄),气道可控性差。相对禁忌证有:食管手术史,血管环,口腔病变(口腔大面积溃疡),胃、食管出血等。

术中 TEE 检查的并发症发生率为 1%～3%,主要为咽痛 odynophagia、吞咽困难、牙齿损伤、气管插管异位,偶有胃底出血、食管穿孔等严重并发症。

二、心血管外膜超声心动图

使用体表探头,无菌处理后直接放置于心脏或大血管的表面等手术无菌区获取图像(图 73-1)。新近应用的胸骨下超声心动图是将小儿心脏探头通过一种特殊的纵隔胸管,放置在心脏表面,做心功能、外管道及心包积液的观察。

可选用频率为 3.5～12MHz 的探头,优点是分辨率高,Doppler 探查自如,对心脏前部结构探查好,对升主动脉和主动脉弓近端的探查无盲区,几乎无禁忌证和并发症。其主要缺点是打断手术进程、不能连续观察,侵入无菌区。

心血管外膜超声(epicardial echocardiography)的使用主要是作为 TEE 的补充或后备手段,用于低体重小儿、置入 TEE 探头禁忌或置入探头失败、心脏位置异常(如单发

右位心)等情况。另外,对于主动脉病变(如粥样硬化斑块的检出)和动脉血管桥的探查,主动脉外膜超声检查优于TEE。

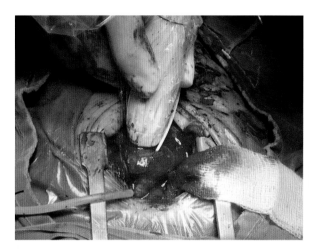

图 73-1　心外膜超声检查操作

检查程序及方法

心血管外膜超声检查只能在开胸后、心脏停跳前及复跳后、关胸前进行。也可自剑突下取图,作为广义的心血管外膜检查,因其毕竟也侵入无菌区内。具体操作方法是将体表探头表面涂以偶合剂,然后用无菌套囊包裹,或将探头直接消毒,或套入无菌套中,放置于手术无菌区使用。必要时在患者心包腔内注满温生理盐水,排出空气以增强透声,将探头放置于心包外扫查。在国内外较大的心脏中心里,图像扫描大多可以在超声/内科医师指导下,由外科医师完成。心外膜超声检查使用的无菌套囊在国内外均有专用的成品出售,但其价格偏高,我们近年来使用自行定制的聚乙烯透明膜,价格低廉且效果较好。

TEE 的检查程序及方法在众多的医院中大同小异。在探头表面涂以接触剂,麻醉诱导、气管插管后,首先放置开口器或口咽管,然后插入探头。插入时应使摆动旋钮处于松开状态,晶片面向上,并使探头保持于患者中线方向,通过咽喉部时往往会有阻力,需顺着咽喉部弯曲轻轻用

力,之后送置探头应无明显阻力。通过咽喉部困难时,可适当调整患者头或颈部以及身体的位置或姿势。在绝大多数患者可以盲插成功,必要时可考虑在气管镜引导下放置。有作者建议在插入探头失败时,试用较小型号的探头。彻底失败偶见于体重小于 4kg 或有咽部畸形者,如Down 综合征患儿。

术前检查应尽量在外科医师使用电刀之前,以避免图像干扰。严谨的检查程序要求术前检查的完整性和系统性,即在各标准及非标准切面详尽地显示心脏的结构及功能状况,并保留完整的记录。

术前常规检查完成后,在非心功能持续监测时,将探头送至胃底,按下超声仪冻结旋钮,以避免发射声波的热效应对食管-胃黏膜的损伤。亦有研究者对 10kg 以下的患儿,为保护食管-胃黏膜,在术前检查后将探头撤出;手术完成心脏复跳时,再次将其插入。

术后检查包括手术效果评价、心功能监测、容量判定及药物疗效观察。

临 床 应 用

术中超声应用在总体上可分为心功能监测、补充及纠正术前诊断、即刻手术效果的评价、侵入性操作的引导等几个方面。

一、心功能监测

心血管麻醉及手术中血流动力学的骤然改变、体外循环后的非生理状态、多种药物的使用、左右心间的相互作用关系等因素,常常使传统的监测手段一筹莫展,TEE 走

进手术室成为常规心功能监测手段,提供实时的左、右心室及瓣膜功能,极大地丰富和全面了对患者循环状况的分析和把握,迅速发现各种异常情况,如不能脱离心肺机、低血压、低心输出量的原因,指导用药、观察药效及协助选择机械辅助治疗(图 73-2～图 73-4)。另外在心脏病患者的非心脏麻醉和手术中 TEE 的监测也具有同样重要意义。

(一)左室前负荷

早期使用单平面 TEE 的研究中,使用胃底左室乳头肌

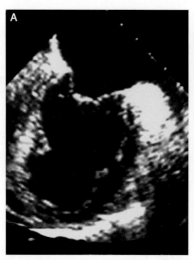
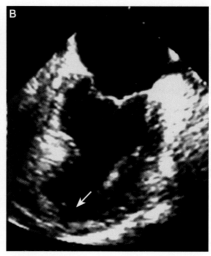

图73-2 冠心病术中检查

冠状动脉旁路移植术中,左室心尖部突发运动异常,考虑急性心肌缺血。
A. 舒张期;B. 收缩期

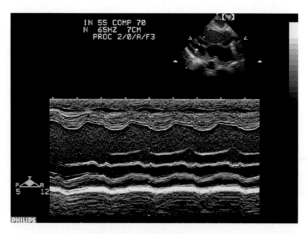

图73-3 心外膜超声检查

M型超声曲线显示左室后壁运动减低

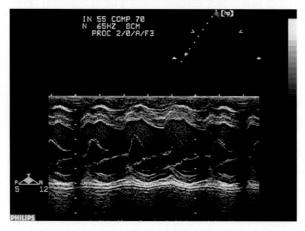

图73-4 心外膜超声检查

与图73-3为同一患者,经治疗后,左室壁运动明显改善

短轴切面舒张末面积估计左室前负荷。前负荷变化时,短轴内径较长轴变化明显,因此该切面较为理想。应用中以乳头肌的形态为标志,保持探查位置的稳定。该面积与核

医学、X线造影容量测值相关良好,与急性血容量减少引起的前负荷变化呈直线相关(0.3cm²/1%),且不受左室收缩功能的影响,检测阈值为估计血容量的2.5%,或1.75ml/kg体重,与漂浮导管相近。

TEE的左室舒张及收缩末容量测量可使用经胸超声检查的几种几何模型公式,如面积-长度法、Simpson法,其测值与X线左室造影及热稀释法测量结果相关性较好,但有低估倾向,选用食管下段两腔心与四腔心中长径较大的切面,使得图像通过真正的左室心尖部,从而减少对左室上下径的低估,可提高容量测量的准确性。

传统的血流动力学监测以肺毛细血管楔压估测前负荷,很多研究在二维及多普勒超声估测左心充盈压方面取得了很多有意义的结果,较一致的有以下参数:M型左房内径及容量、左房射血分数;等容舒张时间;二尖瓣血流频谱的E/A比值、E峰减速时间、A峰充盈分数、E峰最大加速度;肺静脉血流频谱的收缩期充盈分数、AR波峰值流速、AR波与A峰持续时间之差(PVa-A dur);组织多普勒所测二尖瓣环运动速度与E峰比值等。但显然这对于术中实时监测是不实用的。

(二)左室整体收缩功能

定量测量胃底乳头肌短轴的面积变化分数或在四腔心、两腔心切面测量射血分数以评价整体收缩功能,TEE射血分数测量的准确性好于容量的测量。目测法实时、简便,对有经验的检查者是更理想的方法。

术中TEE每搏量、心输出量的测量除可以在四腔心切面以Simpson法测量外,还可采用多普勒方法,测量位置可于左或右心室流出道,有研究为简化测量以每搏距离(stroke distance)估测每搏量。但文献报道准确性差异较大,主要原因为并非所有的患者均能获得标准切面、多普勒取样线与血流方向不能完全平行等。

手术过程中心脏功能及负荷状态往往在短时间内有较大波动,因此评价心功能的非负荷依赖参数更有意义。曾有研究尝试利用超声心动图的自动心内膜检测技术,结

合专门的计算机工作站,方便地测量非负荷依赖性参数,如弹性模量(elastance)、每搏功,用于冠状动脉旁路移植术中心功能的评价。

心室的形态与心功能间有密切关系,术中 TEE 可以提供这方面的信息,也是其优于传统监测手段之处。如在室壁瘤切除术的手术方式及其效果研究中,评价术后左室形态及功能改善的状况。

(三)局部室壁运动与心肌缺血

心肌缺血的超声改变为节段性室壁运动异常,表现为受累室壁的运动幅度的减低或消失、反常运动,伴收缩期增厚率减低。监测方法有目测法及多种计算机分析系统。多平面 TEE 探头的发展使室壁的各节段均可显示,因此可采用 TEE 的室壁运动节段划分和半定量计分法。持续监测多使用胃底乳头肌短轴切面,因该切面包含三支主要冠状动脉的供血区;这一监测较为费时,因此实际工作中可仅用于高危患者。

术中评价室壁运动应注意以下几点:麻醉诱导后立即开始监测,因这一时期为缺血高危阶段;内膜分辨率、侧壁回声失落等影响对室壁节段的显示;由于连带效应超声往往高估实际缺血区;心律失常、起搏心律对室壁运动的影响;心脏的旋转和在胸腔的移位;呼吸动度对探头位置的影响;前、后负荷变化;术后室间隔的异常运动可能与心肌缺血无关。急性发生的室壁运动减低或停止可以提示术中心肌缺血。

(四)左室舒张功能

超声心动图学的发展极大地促进了临床对心室舒张功能的认识和评价,由于 TEE 较 TTE 观察肺静脉血流的优势及心脏手术中可获得较丰富的左心压力参数、提供较大的容量变化环境,许多有关舒张功能的研究是在手术室中进行的。

(五)右心功能

右心功能不全(right ventricular failure, RVF)在心脏手术围术期的发病率并不低,其临床特征为:住院期死亡率高、伴或不伴左心衰的发生、PCWP 与右房压的改变对诊断帮助不是很大。其发生原因与严重的右冠状动脉病变有关(致右室心肌缺血及停跳液灌注不足)但不完全一致,其他原因有复跳后心肌顿抑、冠状动脉气栓或血栓、低温心肌保护不足等。右心功能不全的 TEE 表现为:较大面积的右室壁低运动或无运动、右室面积变化分数<25%、右室扩大(收缩期室间隔中部至右室游离壁的内径>3cm)。

需要强调的一点是,使用超声心动图技术做麻醉及手术中的心功能监测,要求检查者有熟练实践经验和全面的理论知识,掌握心脏各部分结构的功能及血流在不同麻醉及手术中及不同的进程时的超声表现,并熟知各种传统监测方法,能够很好地综合分析超声与超声之外的信息资料,以准确判断各种病理生理状况,为治疗提供可靠的依据。

二、心肌灌注监测

心脏外科手术中的心肌灌注(myocardial perfusion)监测包括两个方面:血流灌注(blood perfusion)和冷停跳液灌

注(cold cardioplegia perfusion)。术中评价血液和停跳液的灌注情况,对术中心肌保护及在冠心病血运重建术中保护存活心肌有很重要的指导作用。心肌声学造影如同超声心动图学的其他新技术一样,心肌声学造影在其研究应用之初便走进手术室,在心外科手术中发挥其独特作用。

(一)评价停跳液的分布

停跳液(cardioplegia)是在体外循环手术中心肌保护的最重要措施之一,严重的冠状动脉狭窄或主动脉瓣反流等,会影响停跳液在心肌内的分布,无疑会导致心肌保护不利。心肌声学造影所示停跳液分布有无异常可以预示心肌保护程度。Villanueva 等利用声振白蛋白研究了严重多支病变的冠心病患者冠状动脉旁路移植术中停跳液的分布,发现低/无灌注区,提示外科医师首先对该区域的供血冠脉行血管吻合,第二次灌注时,停跳液经成功的血管桥灌注心肌,其分布明显改善,从而使心肌保护更为充分。

停跳液的逆行灌注是经过冠状静脉窦(图 73-5),自静脉系统使停跳液进入心肌微循环,心脏静脉极少有狭窄性病变,灌注效果在冠心病患者优于经狭窄的动脉系统,在主动脉瓣反流患者可以避免漏入左心室。心肌声学造影在逆行灌注概念的提出及应用推进中有很大的贡献。

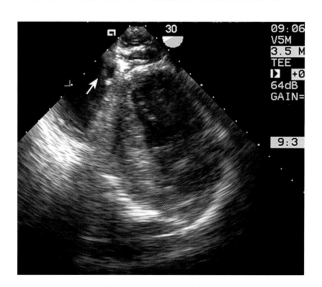

图 73-5 箭头示冠状静脉窦内逆行灌注管

Aronson 等的动物实验中,结扎冠状动脉分支引起相应区域的心肌声学造影顺行灌注缺损,但不影响逆行灌注效果。在对患者的逆行灌注研究中,他们在短轴切面观察到造影剂对左室心肌回声均有很好的增强作用,从而在组织灌注水平对逆行灌注予以肯定。Villanueva 等在顺行灌注与逆行灌注生理机制比较的实验研究中发现放射性标记微球和可弥散性示踪剂(^{201}Tl 和^{99m}Tc)显著低估逆行灌注速度、高估营养性血流量,而心肌声学造影与逆行灌注速度相关良好,且可以观察到流入心腔的造影剂。

(二)即刻评价冠心病再血管化手术效果

冠状动脉旁路移植术中心肌声学造影可以提供即刻信息评价血管桥的通畅与否、了解相应供血区的血流灌注改善情况。最早的研究是 Kabas 等将声振 Renografin-76 直接注入大隐静脉桥内。在这之后,使用各种声学造影剂、各种注入途径、显像方式的研究取得了很多有意义的结果。冠状动脉旁路移植术前后心肌声学造影所示心肌视频密度变化可呈三种类型:术前无增强-术后增强、术前及术后均增强、术前及术后均无增强。通常认为第二种情况见于静息状态血流量无明显减少的非严重冠脉狭窄;第三种情况是由于心肌细胞损伤、微血管完整性的破坏、心肌坏死所致的"无复流现象",提示远期左室整体或局部功能不佳。

(三) 评价灌注-收缩的匹配状况

根据心肌声学造影显示的血流灌注提供的信息判定心脏复跳后新出现的运动异常室壁是缺血损伤还是心肌顿抑。顿抑心肌表现为灌注-收缩的不匹配,即收缩不良但血流正常或相对正常,适当延长体外循环时间、加强循环辅助有利功能恢复;对灌注-收缩匹配(收缩及血流均低)的节段则应考虑进一步再血管化手术的可能性。

三、冠 心 病

超声心动图在冠状动脉旁路移植术术中的应用主要为上述心功能及灌注监测。另外高频探头心血管外膜超声检查用于术中观察狭窄的冠状动脉;评价移植血管的功能状态以确定是否适于移植,Tavilla 等对胃网膜动脉的研究认为流量小于 25ml/min 者不宜使用。即刻手术效果评价包括旁路血管的通畅性及血流量;血流灌注改善情况(前已述及);即刻室壁运动的改善,存活心肌功能在复跳后即有改善,表现为运动幅度或室壁增厚率的增加。

国外许多研究者在冠心病再血管化手术的监测方法选择上,认为 TEE 优于漂浮导管,可以作为液体输入、血管活性药物、正性肌力药物使用的指导性依据,尤其在高危患者,TEE 发现对外科治疗和麻醉处理的干预,可降低手术死亡率和围术期心肌梗死发生率。小剂量多巴酚丁胺负荷实验能够预测旁路移植术后室壁运动的可恢复性。近年来,常温非体外循环下的冠状动脉旁路移植术在很多心脏中心已成为成熟的手术方式,在这类手术中,在跳动的心脏表面的手术操作、低负荷状态使得血流动力学更加趋于波动,因而 TEE 心功能的检查更为重要。

冠状动脉旁路移植术同期的中度缺血性二尖瓣反流的处理上,争议较多,要给予足够的重视。受循环状态的影响,术中反流量较前、术后均减少,因此必要时可考虑激发实验。

四、主动脉疾患

(一) 胸主动脉夹层及动脉瘤

文献报道双平面和多平面 TEE 诊断主动脉夹层的准确性和特异性分别为 98%、95%,A 型和 B 型夹层的特异性分别为 97% 和 99%,主动脉壁内血肿的敏感性和特异性分别为 97%、99%。不仅如此,超声心动图技术可以提供几乎所有手术治疗所需信息,如夹层破口位置及交通性血流、假腔内有无血栓形成、主动脉瓣结构与功能、冠状动脉是否受累、心功能状况、心包和胸腔有无积液等。术中 TEE 在主动脉根部及升弓部病变手术中,尤其在涉及主动脉瓣的处理上,有较大的应用价值。协助判定主动脉瓣的结构与功能改变程度,确定有无保留或修复的可能,即刻评价修复效果和手术对保留瓣叶功能的影响。可根据术前超声检查[经胸超声心动图检查和(或)TEE]明确升主动脉夹层或动脉瘤近端累及部位、主动脉瓣结构及瓣口血流状况,作为术中 TEE 适应证的选择依据。

(二) 主动脉粥样硬化

体外循环后脑卒中的发生率为 1% ~5%,诸多研究认为,主动脉粥样硬化是术后中枢神经系统并发症的重要危险因素之一。

体外循环下手术升主动脉上的操作有:体外循环主动脉插管、停跳液灌注插管、主动脉阻断钳钳夹,冠状动脉旁路移植术中还有侧壁钳钳夹及血管桥吻合。这些操作应尽量避免在有硬化斑块和钙化的部位而造成斑块脱落引起体循环栓塞。术中超声可以敏感而特异地检出病灶,指导上述操作。

在方法学比较方面,超声检查优于外科医师的触诊。Katz 等的研究中,对心血管外膜超声检查所示大于 3mm 内膜增厚,触诊仅能检出 30%;TEE 所示大于 5mm 的斑块或有漂浮成分者,触诊仅能检出 17%。心血管外膜超声检查对于升主动脉,尤其是弓部的探查,优于 TEE。

较公认的病变程度分析分为五级:一级:内膜无增厚或轻微增厚;二级:内膜增厚但不突入管腔;三级:内膜增厚<5mm,突入管腔;四级:内膜增厚>5mm,突入管腔;五级:内膜增厚有飘动的成分。研究认为五级强烈预示术后卒中的发生。

在此有作者建议,以下情况应作为术中超声检查的适应证:高龄患者(65 岁以上);颈动脉有杂音或有严重狭窄;有高血压或糖尿病或高胆固醇血症史;有卒中或一过性脑缺血史;有外周栓塞史。

五、先天性心脏病

先天性心脏病矫治术是术中超声的最重要用武之地之一,目前在国外大的心脏中心,是所有先天性心脏病手术的常规检查。最重要的适应证选择多涉及流出道狭窄、瓣膜狭窄或反流、心内交通,如房室间隔缺损、房室瓣修复或替换、法洛四联症、主动脉瓣下或主动脉狭窄。

体外循环(extracorporeal circulation)前全面系统检查以进一步完善术前诊断,文献报道在 5.4% ~9.4% 的患者中有较重大发现,涉及以下疾病:室缺伴心室流出道梗阻、单发主动脉狭窄、房室瓣功能障碍、单心室、肺动脉狭窄等。但是,体外循环前的 TEE 检查不能替代术前经胸超声心动图检查,因为 TEE 的探查受食管的局限,先天性心脏病往往心脏的多部位并存畸形,经胸超声探查角度多,在全面性上,要远远优于 TEE。

需再次修复的残余畸形有:残余流出道狭窄(图 73-6)、中度以上房室瓣反流和(或)狭窄、Glenn 或 Fontan 手术失败、心室功能衰竭、残余明显左向右分流(图 73-7,图 73-8)、远端肺动脉狭窄、Ebstein 畸形修复失败等。以上异常由 TEE 直接发现或 TEE 探查到不能脱离心肺机的原因。疾病类型涉及室缺伴流出道梗阻、房室通道、单发房室瓣功能紊乱、单心室复杂畸形或内脏异位综合征等。文献报道重新转机在 7.4% ~8.7%。

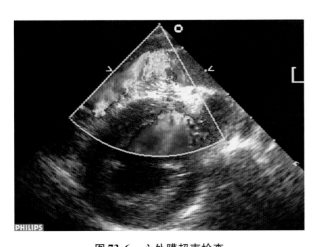

图 73-6　心外膜超声检查
室间隔缺损修补术后,右室流出道狭窄,血流呈高速湍流

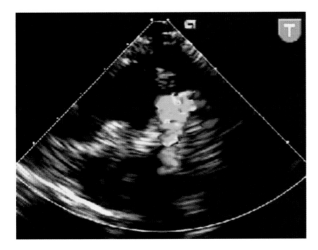

图 73-7　室间隔缺损修补后残余瘘
修补术后超声检查,发现有明显残余分流,
立即再次转机修补

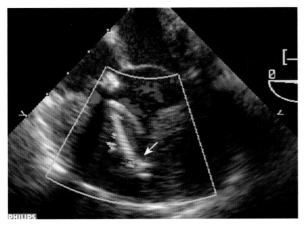

图 73-8　室间隔缺损修补后残余瘘
巨大室间隔缺损修补术后检查,见有极少量残余
分流(箭头所指),无需再次转机修补

小儿 TEE 检查过程中应密切观察呼吸和进行血流动力学监测,以便及时处理异常情况。

对先天性心脏病术中 TEE 检查者的要求高于其他疾

病。要求必须在先天性心脏病的超声诊断上有丰富的经验,并一直在此领域工作;术中必须专注 TEE 检查,不能同时兼顾其他工作;如是麻醉师从事该工作,必须具备应有的资质,并且不能同时担负着患者的麻醉。

六、瓣　膜　病

瓣膜病手术中的超声检查与术前检查的侧重点不同,应更强调结构的异常及其导致血流异常的机制,并且 TEE 往往不是瓣膜病术前的常规检查项目,术中 TEE 检查可以借此发挥分辨率高等优势,弥补术前诊断的漏误诊。

心脏复跳(cardiac rebeating)后超声心动图检查的主要内容是瓣膜功能,包括修复后的瓣膜和替换的各种瓣膜,如机械瓣、生物瓣、自体瓣膜、同种异体瓣膜等。瓣膜成形术的手术具有死亡率低、中远期效果可靠、无机械瓣及长期抗凝治疗相关之并发症等优势,因而是首选的术式。但瓣膜修复手术难度大,并非所有的患者均可获得成功的修复,TEE 及时发现并纠正手术修复的不足,可避免二次开胸手术,提高手术治疗效果。

(一)二尖瓣

利用 TEE 高质量的图像,观察瓣叶及瓣下结构的形态学改变,瓣环的扩张及血流的异常;分析结构与功能的关系,对术前诊断作补充和修正,协助外科确定成形术的可行性及制订最佳手术方案。后叶脱垂或连枷运动产生前向性反流束,在前叶则表现为后向反流束,两个瓣叶均呈过大幅度运动,瓣中心位置反流提示二者均有病变。瓣叶穿孔、瓣环扩张、乳头肌功能不全等引起的反流均有修复的可能。Sheikh 等的研究中由于术中超声检查结果对 11%～19% 的病例增加了二尖瓣的手术处理。

复跳后超声评价成形术效果(图 73-9,图 73-10),发现修复失败的原因,提示进一步修复或行人工瓣膜替换术。瓣叶修复不全、腱索修复与否或缝线撕脱等可以引起残余反流。

残余轻至中度反流并不少见,往往不需要再次修复,患者远期死亡率不高,但二次手术率高于无残余反流患者。残余重度反流者近期死亡率高,需再次修复或行瓣膜替换术。因此进一步手术需结合患者年龄、有无并发症等

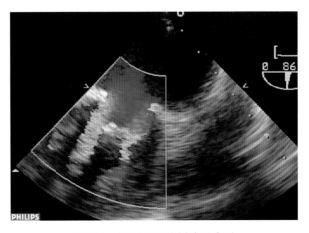

图 73-9　双孔法二尖瓣成形术后
TEE 图像显示舒张期见二尖瓣口有前向血流,
呈两束,流速正常

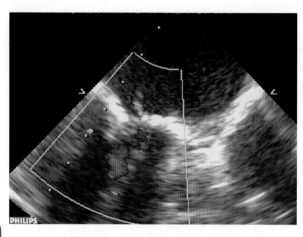

图 73-10 双孔法二尖瓣成形术后

与图 73-9 为同一患者,二尖瓣收缩期仅极少量反流

临床资料。左室流出道梗阻常见于二尖瓣黏液性变患者,由于修复后瓣叶闭合缘前移,出现 SAM 运动所致,提示术者缩短后叶,必要时取出人工瓣环,亦有研究者以"滑动瓣叶技术"解决这一问题。

二尖瓣反流量受容量、前后负荷、心率等影响,术中这些因素变化较大,术前、术后评价反流量时应尽量在相同的血流动力学条件下比较;多切面探查以显示最大反流束,而不需要考虑是否完整显示左房;反流束不规则时,肺静脉收缩期反向波有参考意义。

（二）主动脉瓣

术中超声同样用于主动脉瓣成形术,主要注意事项与二尖瓣成形术中多相似。在无支架瓣膜替换和同种瓣替换术,TEE 提供的主动脉根部各部位的形态、结构及大小资料,对手术方式的选择有决定意义。对于感染性心内膜炎的患者 TEE 高清晰度的图像在脓肿、瘘管的定位及手术的闭合情况的评价可以很好地协助手术治疗。

（三）三尖瓣

三尖瓣反流多继发于二尖瓣病变引起的瓣环扩张,以环缩术修复。有研究者将缝合线穿过右室游离壁,心脏复跳后,在超声引导下缩小瓣环,反流消失或明显减少而无狭窄时,结扎缝线。

（四）人工瓣

人工瓣功能评价包括瓣叶启闭情况、瓣口血流及跨瓣压差、有无瓣周漏。瓣周漏应与机械瓣的中心性反流相鉴别。瓣周漏反流束位于瓣环外侧;中心性反流:反流束位于瓣环内侧,包括固有孔反流和瓣叶闭合前瓣叶与瓣环间的功能性反流。

七、梗阻性肥厚型心肌病

术前检查包括室间隔肥厚部位、程度,二尖瓣器 SAM 运动、瓣叶反流。术后检查判断梗阻缓解及压差下降的程度、有无医源性室间隔缺损、二尖瓣功能状况等,对于压差仍明显者可再次疏通。

八、复合(hybrid)手术

结合介入治疗和外科手术优势的"复合"(hybrid)手术

是心脏病外科学一个崭新的分支,使得某些先天性心脏病、瓣膜病及冠心病有了新的治疗手段。超声心动图技术与心血管造影 C 形臂 X 线机一起,作为可靠的实时影像学技术,单独或联合,成为手术者的"眼睛",不仅引导整个手术过程,如球囊导管的大小选择、放置位置及充盈的形态(图 73-11),而且确认疗效以随时调整治疗策略。图 73-12 所示为一例先天性心脏病患儿,右位心、中心型房间隔缺损合并心下型部分型肺静脉异位引流,传统的治疗方法需在体外循环下行直视开心手术。复合手术治疗方法是:外科手术将异常回流的肺静脉切断、吻合至左房;超声引导下,应用封堵器堵闭房间隔缺损。这两种畸形的矫治均在非体外循环下实施,且手术时间短。由于食管下段向左侧走行,与心尖指向相反,TEE 探查受限,心外膜超声弥补了这一缺陷。

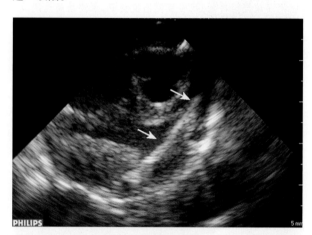

图 73-11 TEE 引导开胸后小婴儿重症肺动脉瓣球囊扩张术

超声检查时在大动脉短轴切面上,在右室流出道和肺动脉内见球囊导管(箭头所指)

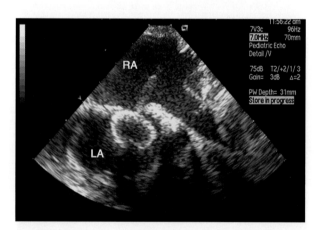

图 73-12 复合手术中心外膜超声引导房间隔缺损封堵术

术中超声检查,在双心房切面上,见左房伞已释放,详情见正文

九、排气过程监测

体外循环和开放心腔的直视手术中,心腔及肺血管内会存有气体。在心脏开始复跳后,外科医生有多种方法将

其排出,但很难做到完全排放干净,在心腔、大血管内残存,随血流进入器官或冠状动脉内,导致栓塞和器官功能障碍,最危险和严重的是入脑血管发生中枢神经系统并发症。

　　积气依据超声表现可分为两种类型:微泡型(microbubbles)(图73-13),超声表现为散在的小气泡,类似右心声学造影剂,可见于开心与非开心术后,持续时间长短差异可以很大;蓄积型(pooled aired)(图73-14,图73-15):心腔、大血管内的团块状强回声,仅见于开心手术后。TEE 可以监测整个排气观察,判断气体来源,确定气体类型、位置。

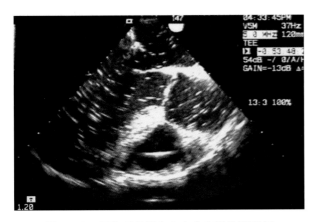

图73-13　开心手术后在左室内有微泡型积气

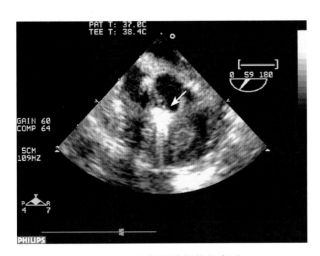

图73-14　室间隔缺损修补术后
超声检查,显示室间隔缺损补片的左室面有
蓄积型积气(箭头所指)

　　文献报道积气与手术后中枢神经系统并发症的关系不一,造成这些差异的一个重要原因是对中枢神经系统功能的测试方法的不同,但对此目前尚无公认的标准。残余积气毕竟是栓塞的危险因素之一,因此还是应重视 TEE 对排气过程的引导作用。日本有研究者用调整呼吸末二氧化碳分压($25 \sim 30mmHg$)和肺动脉压(术前的90%)的方法协助开放循环前的排气过程,称可以有效地减少残余气体。

十、实时三维超声

　　实时三维超声心动图(Real time three dimensional

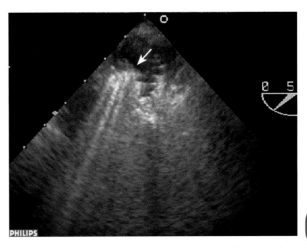

图73-15　双调转术后心房转流补片右房侧蓄积型积气

echocardiography, R-T3D)能快速成像,可在手术中实况直观显示心脏各个结构的轮廓,观察心脏瓣膜的形态,探测间隔缺损的部位、大小、形态,及时了解手术后病变矫正的效果(图73-16,图73-17)。外科医生并可以根据图像了解瓣叶的病变性质和程度,从而确定采用瓣膜置换抑或瓣膜修补。

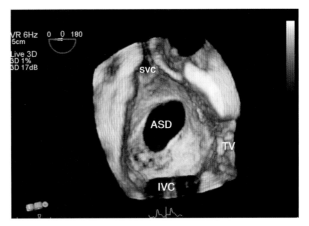

**图73-16　实时三维经食管超声显示房间
隔缺损(自右房面向左房侧观察)**

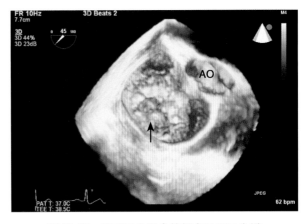

**图73-17　实时三维经食管超声显示二尖瓣
后叶脱垂(箭头所指,自心房面鸟瞰)**

结语及展望

超声心动图技术在手术及麻醉中的应用,为相关各学科提供了学习、交流和共同提高的平台。超声技术本身的进步必然进一步扩大其在这一领域的作用,而其他专业的发展也正在和不断地对超声检查提出新的要求、提供新的舞台。

73

第74章

复杂先天性心脏病术后超声心动图评价

THE APPLICATION OF ECHOCARDIOGRAPHY ON POSTOPERATIVE FOLLOW-UP OF COMPLEX CONGENITAL HEART DISEASE

◎谢明星　马小静　杨亚利　余正春

常见手术方式与术后超声评价要点⋯⋯⋯⋯⋯ 959	二、房室间隔缺损⋯⋯⋯⋯⋯⋯⋯⋯⋯⋯ 968
一、体-肺动脉分流术式⋯⋯⋯⋯⋯⋯⋯ 959	三、永存动脉干⋯⋯⋯⋯⋯⋯⋯⋯⋯⋯ 968
二、Glenn 术式⋯⋯⋯⋯⋯⋯⋯⋯⋯⋯ 961	四、主-肺动脉窗、Berry 综合征⋯⋯⋯⋯ 969
三、Fontan 术⋯⋯⋯⋯⋯⋯⋯⋯⋯⋯⋯ 962	五、完全性肺静脉畸形引流⋯⋯⋯⋯⋯ 969
四、Switch 手术⋯⋯⋯⋯⋯⋯⋯⋯⋯⋯ 962	六、三尖瓣下移畸形(Ebstein 畸形)⋯⋯ 969
五、Rastelli 手术⋯⋯⋯⋯⋯⋯⋯⋯⋯ 964	七、肺动脉闭锁⋯⋯⋯⋯⋯⋯⋯⋯⋯⋯ 969
六、Nikaidoh 手术⋯⋯⋯⋯⋯⋯⋯⋯⋯ 966	八、右室双出口⋯⋯⋯⋯⋯⋯⋯⋯⋯⋯ 972
常见复杂先天性心脏病术后超声心动图评价⋯⋯ 967	九、单心室、三尖瓣闭锁术后⋯⋯⋯⋯⋯ 972
一、Fallot 四联症⋯⋯⋯⋯⋯⋯⋯⋯⋯ 967	十、完全性大动脉转位⋯⋯⋯⋯⋯⋯⋯ 972

我国新生儿先天性心脏病(先心病)7‰~8‰,年手术量目前约4万余例,其中复杂先心病手术约占20%。复杂先心病一般指法洛四联症、右室双出口、肺动脉闭锁、大动脉转位、完全型心内膜垫缺损、单心室、主动脉弓离断等累及心脏与大血管多个结构的复杂畸形。手术治疗是达到解剖结构和(或)血流动力学矫治的主要治疗手段。超声心动图在先心病围术期对先心病的术前诊断、术中监测与术后疗效评价方面,有着极其重要的临床意义。针对不同的先心病结构病变与血流动力学改变,临床上有多种多样的手术方式。术中即时与术后随访对手术效果进行准确的超声心动图评价,需要超声医师了解手术矫正方法,其对准确识别超声图像特征,正确做出超声诊断至关重要。

常见手术方式与术后超声评价要点

一、体-肺动脉分流术式

在血流动力学意义上,体-肺动脉分流术(Systemic pulmonary shunt)是将部分体循环血流量直接分流至肺循环,主要目的是增加肺血流量,扩大肺血管床,促进肺血管发育与提高血氧饱和度,改善或消除发绀等症状,同时增强左室功能,为根治手术做准备。法洛四联症、室间隔完整的肺动脉闭锁、三尖瓣闭锁等肺血减少病变的姑息手术治疗常采用该术式。主要应用于需分期手术矫正的畸形、经姑息手术后再行根治术可获最佳疗效的畸形、目前尚无法根治的复杂畸形。

1945 年,Alfred Blalock 和 Helen Taussig 首先提出 B-T 分流术(Blalock-Taussig shunt),建立锁骨动脉至肺动脉吻合,此即经典 B-T 分流术,其为法洛四联症早期手术方式。术中需充分游离右锁骨下动脉至腋动脉处并于该处切断,

将其向下方牵拉,于右肺动脉近肺门处行右锁骨下动脉右肺动脉端侧吻合。1962 年,Klinne 首次于锁骨下动脉和肺动脉之间置入人工血管,达到体-肺动脉分流目的。Laks 和 Castraneda 使用了与主动脉弓同侧锁骨下动脉构建分流的方法。经典 B-T 分流术存在血管损伤大等缺点,有学者对其进行改良,游离右锁骨下动脉后,使用人造血管进行分流。人造血管一端与右锁骨下动脉近端吻合,另一端与右肺动脉近肺门处吻合,即改良 B-T 分流术。除 B-T 分流术外,1946 年 Potts 等报道了将降主动脉和左肺动脉建立吻合的方法。1955 年 Davidson 报道了经直接缝合进行主肺中央分流方法。1962 年 Waterson 实施了升主动脉至右肺动脉吻合的术式(图 74-1~图 74-5)。

目前临床大多采用改良的升主动脉与肺动脉间的分流术式,即使用人工血管,一端与升主动脉吻合,另一端与肺动脉吻合。术中与术后超声心动图重点观察内容:①吻

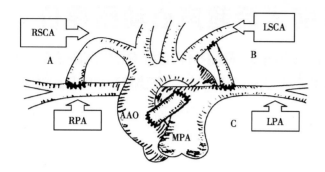

图74-1 体-肺分流术示意图
A. 右侧体-肺动脉分流术:经典术式,游离右锁骨下动脉(RSCA)与右肺动脉(RPA)行端侧吻合;B. 左侧体-肺动脉分流术:改良术式,左锁骨下动脉(LSCA)与左肺动脉(LPA)间人工血管吻合;C. 中央分流术:升主动脉(AAO)与主肺动脉(MPA)间人工血管相吻合

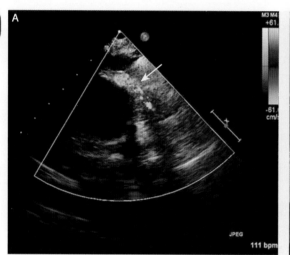
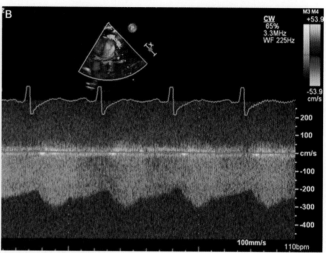

图74-2 B-T分流术后TTE
A. B-T分流术后,白箭头所指锁骨下动脉与肺动脉间的人工血管见血流通畅;B. 连续性多普勒(CW)显示人工血管内血流信号为连续性血流频谱

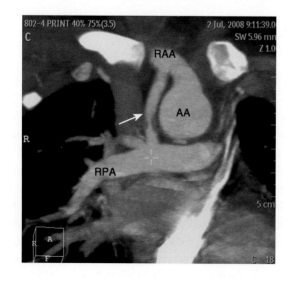

图74-3 B-T分流CT成像
CT示无名动脉(RAA)与右肺动脉(RPA)之间相连的人工血管,人工血管近右肺动脉端管腔内可见斑块致人工血管狭窄(箭头所指)

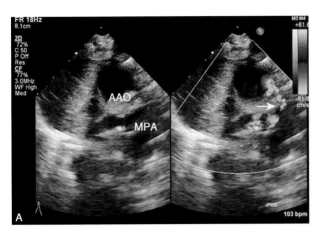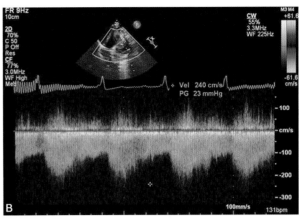

图74-4 中央分流术后TTE

A. 升主动脉(AAO)与主肺动脉(MPA)间人工血管相连(箭头所指),血流通畅;B. 频谱为连续性血流信号

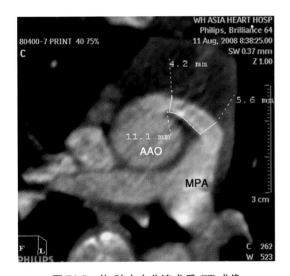

图74-5 体-肺中央分流术后CT成像

CT示自升主动脉(AAO)前壁与主肺动脉(MPA)之间的人工血管结构,人工血管长度11.1mm,管腔通畅

合口缝接与大小;②分流血管内径;③有无吻合口漏与狭窄;④分流血管内有无血栓形成与狭窄;⑤右心室压力与左心室功能评估等。因分流手术操作部位主要位于上纵隔,TEE显像存在一定局限性,有时需通过TTE评估。

二、Glenn术式

即上腔静脉与右肺动脉吻合术。血流动力学上,该术式是将上腔静脉血流绕过右心室直接进入肺动脉,部分"旷置右心室"。此术式增加肺血流量与体动脉氧饱和度,且不增加心室容量负荷。该方法广泛运用于三尖瓣闭锁病变(或单心室伴肺动脉狭窄),特别对年龄小于两岁,不宜Fontan手术的患儿尤为适用。

单向Glenn手术:1958年,William E Glenn建立了经典Glenn分流手术,即单向Glenn手术。该术式是将右肺动脉于肺动脉干分叉处切断,近端缝闭,远端与上腔静脉吻合。该手术疗效较好,左心室负荷不加重,不产生明显肺血管病变。但在临床上,6个月以下患儿手术死亡率较高,且手

术致左、右肺动脉不相互交通,其后手术重建时操作难度大。

双向Glenn分流术:上腔静脉横断后,近心端缝闭,远心端与右肺动脉端侧吻合,上腔静脉血流同时流向左、右肺动脉。其优点是保留了主肺动脉及分支的连续与完整。双向Glenn术减轻心室容量负荷,提高左心室射血功能和缓解缺氧症状,为后续手术创造有利条件(图74-6)。

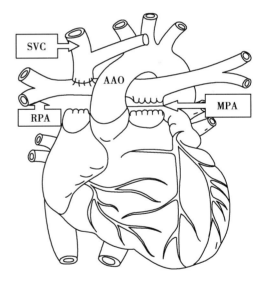

图74-6 双向Glenn术示意图

上腔静脉(SVC)离断,近心端缝闭,远心端与右肺动脉(RPA)行端侧吻合;主肺动脉(MPA)离断,分别缝闭近心端及远心端

20世纪50～60年代,许多患者在接受经典Glenn或双向Glenn分流术后,症状得到显著缓解。Glenn和其他学者认为,可对功能不全的右心室进行完全旷置(图74-7,图74-8)。

术后超声心动图观察的重点内容:①有无上腔静脉与肺动脉吻合口漏;②吻合口血流是否通畅;③上腔静脉内有无血栓形成与阻栓;④上腔静脉有无增宽与反向血流;⑤左心功能等。

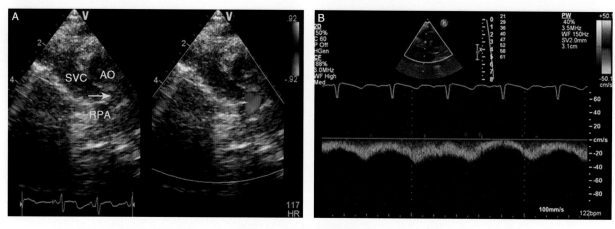

图 74-7 双向格林术后 TTE

A. 上腔静脉(SVC)与右肺动脉(RPA)吻合,吻合口(黄色箭头)血流通畅;B. 脉冲多普勒(PW)显示上腔静脉血流频谱形态正常

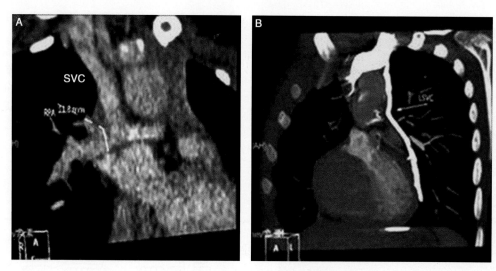

图 74-8 双向格林术后 CT 成像

A. 右侧上腔静脉(SVC)与肺动脉相连;B. 左侧上腔静脉(箭头)向下连于下腔静脉回流

三、Fontan 术

Fontan 手术是利用体静脉和肺动脉间的压差,引导体静脉血流不经功能右心室直接注入肺动脉,经肺部氧合后再回流入心室腔,由一个或两个心室将血液泵入体循环。该手术方式不作解剖结构畸形纠正,而是进行血流动力学意义上的功能纠正。

20 世纪 60 年代,Fontan 首先在经典 Glenn 分流手术基础上,用同种带瓣管道将右房连接到左肺动脉。80 年代中期,Hopkins 提出双向 Glenn 手术可作为单心室患者的辅助姑息手术。Mazzera 等和 Lamberti 等随后报道了单心室患者的分期手术策略,并将双向 Glenn 分流作为 Fontan 手术之前的一个手术步骤。直到此时,尽管创立了侧隧道方法,但 Fontan 手术死亡率依然居高不下。1989 年,Bridges 和 Castaneda 提出了板障开窗概念,建立心房水平右向左分流,维持 Fontan 术后心输出量。该术式使患者术后病情更加稳定,恢复也更快。

Fontan 手术是将体、肺循环分开,减轻左心室负荷的一种术式,主要应用于三尖瓣闭锁、重症三尖瓣下移畸形及

单心室等病变。目前更常用术式是全腔静脉-肺动脉连接手术(total cavopulmonary connection,TCPC)。TCPC 是将肺动脉主干横断,并分别缝闭断端。在心房内用人工血管将下腔静脉血流引流至上腔静脉,其后将上腔静脉从近右肺动脉外侧处横断,其断端两侧与分别与右肺动脉或肺动脉主干侧壁进行端侧吻合。另外,心房内人造血管上通常开一内径不超过 0.5cm 的小孔(图 74-9)。

术后超声心动图主要观察:①吻合口有无漏;②吻合口有无狭窄或血栓形成;③腔静脉与肺动脉腔内血流是否通畅;④腔静脉有无增宽;⑤右心房内人工血管窗口分流情况等。如肺动脉压增高,腔静脉压力则随之升高,并出现扩张及双向血流信号,其扩张程度与肺动脉高压程度相关(图 74-10)。

四、Switch 手术

Switch 手术即大动脉调转术,是针对 Taussig-Bing 型右室双出口和完全型大动脉转位病变的解剖矫治术。该手术主要过程如下:①于主动脉瓣上方切断主动脉,在肺动脉分叉前切断主肺动脉;②远段肺动脉及分支与升主动脉

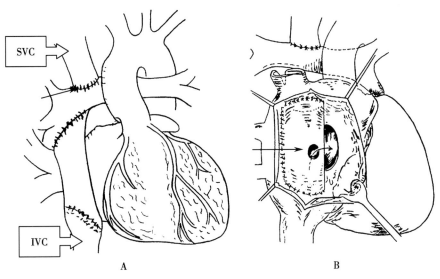

图 74-9　全腔肺动脉连接术示意图

A. 上腔静脉（SVC）离断，近心端缝闭，远心端与右肺动脉行端侧吻合（箭头所指）；下腔静脉（IVC）通过心房外管道向上走行，与右肺动脉行端侧吻合；B. 上腔静脉离断，远心端与右肺动脉行端侧吻合；下腔静脉通过右心房内管道向上走行，通过上腔静脉近心端，与右肺动脉吻合；心房内管道可见侧向开孔（箭头所指），与左心房形成交通

74

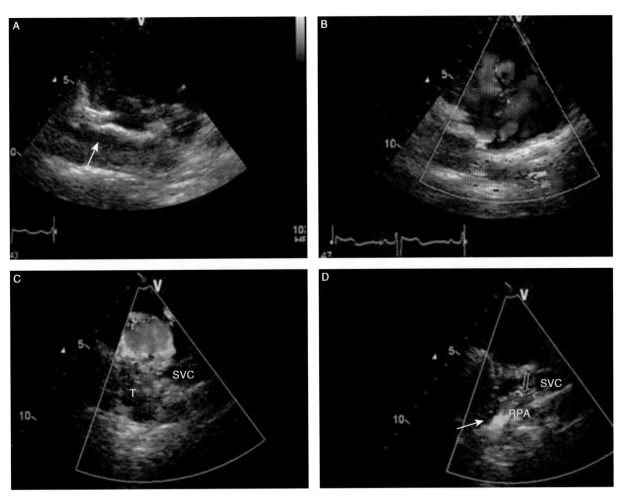

图 74-10　全腔肺动脉术后 TTE

A. 右房内人工管道（箭头所指）连接上腔及下腔静脉；B. 此人工血管壁上开孔进入左房的细小分流信号；C. 人工血管流向上腔静脉的血流信号；D. 上腔静脉-右肺动脉（白色箭头）的回流信号（黄色箭头）

位置掉转,将升主动脉与原肺动脉根部吻合形成"新"的主动脉,将截断的肺动脉与原主动脉吻合形成"新"的肺动脉;③将冠状动脉由主动脉根部呈纽扣状游离并移植至肺动脉根部,重建冠状动脉循环,用自体心包补片于原主动脉根部闭合冠状动脉切除后的缺损。手术效果是近乎完全的解剖学纠正(图74-11)。

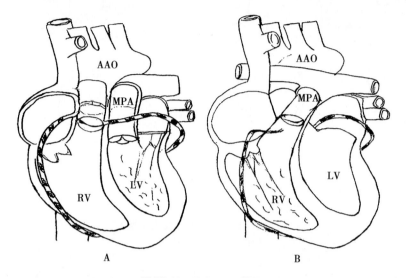

图74-11 Switch 示意图

A. 术前完全性大动脉转位,主动脉(AAO)起自解剖学右心室(RV),肺动脉(MPA)起自解剖学左心室(LV);B. 术后大动脉起始位置正常,主动脉(AAO)连接解剖学左心室(LV),肺动脉(MPA)连接解剖学右心室(RV)

术后超声心动图重点观察内容:①重建的主动脉及肺动脉有无狭窄及扩张;②吻合处血流是否通畅及有无吻合口漏;③主动脉瓣及肺动脉瓣功能;④冠状动脉吻合口情况;⑤左、右心室功能评价等。如术后患者心功能不全,应尽可能观察冠脉吻合处情况;如患者原合并有室间隔缺损,应观察心室水平有无残余分流以及流出道有无狭窄,室缺残余漏直径如大于5mm,应行再次手术治疗(图74-12,图74-13)。

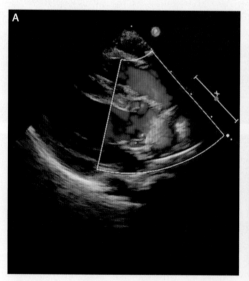
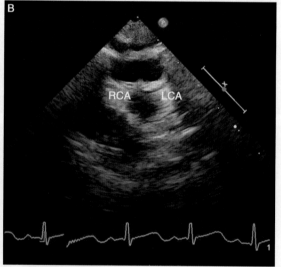

图74-12 Switch 术后TTE

A. 术后重建肺动脉及主动脉血流通畅;B. 术后左、右冠状动脉起源情况

五、Rastelli 手术

主要适用于右室双出口及大动脉转位伴室间隔缺损、肺动脉狭窄者。该手术主要过程:①室间隔缺损至主动脉瓣口间建立心内隧道,同时缝闭室间隔缺损,解剖左室收缩期血流进入主动脉;②采用人工血管或同种带瓣管道连接右心室及肺动脉主干,即"外管道",解剖右室收缩期血流进入肺动脉。该术式采用所谓"内隧道+外管道"方式,在一定程度上进行解剖结构矫正,在血流动力学上进行完全矫正(图74-14)。

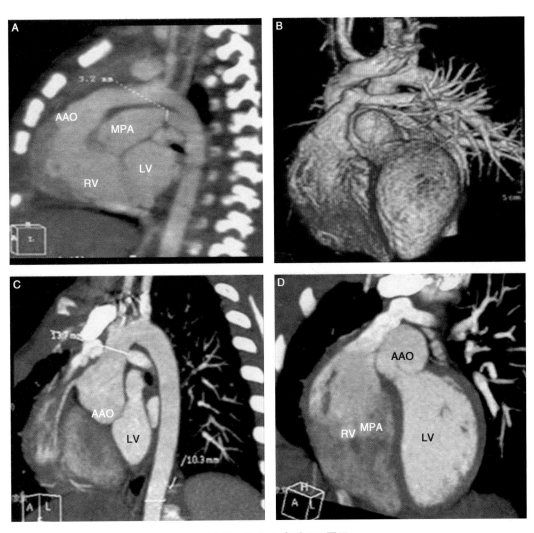

图74-13　Switch术后CT图示

A. 术前可见完全性大动脉转位,主动脉(AAO)起自右心室(RV),肺动脉(MPA)起自左心室(LV);
B. 术后CT三维重建可见大动脉起始位置正常;C. 术后升主动脉(AAO)起自左心室(LV);D. 术后肺动脉(MPA)起自右心室(RV)

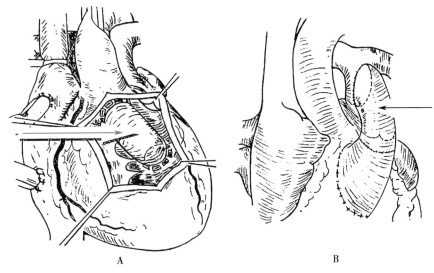

图74-14　Rastelli示意图

A. 红色箭头所指室间隔缺损至升主动脉瓣口间建立心内隧道;B. 黑色箭头所指同种带瓣管道连接右心室切口至肺动脉,重建右室流出道术后超声心动图观察：①心室水平有无残余分流；②主动脉瓣下、肺动脉瓣下流出道血流通畅与否；③人工血管管腔有无狭窄及血栓形成以及血流是否通畅；④各组瓣膜功能；⑤心功能。

六、Nikaidoh 手术

Nikaidoh 手术难度高，适用于完全型大动脉转位伴室间隔缺损和左心室流出道梗阻患者。1984 年，因

H. Nikaidoh 教授首次实施该手术而得名。主要手术方法是连同自体冠状动脉一并进行主动脉-肺动脉换位，同时对两侧心室流出道进行重建。手术目的是使左、右心室流出道分别与两条大动脉更好地进行空间对位，从而获得接近生理性的血流动力学矫正，降低术后远期右室流出道狭窄发生率。该术式出现后，不断有学者对其完善和改进，目前在国内已有少数医院成功开展（图74-15）。

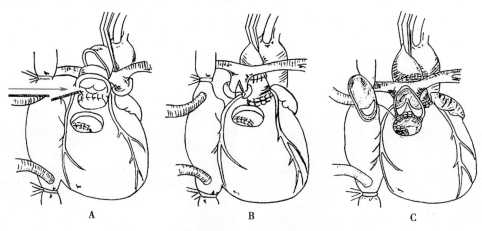

A   B   C

图 74-15　Nikaidoh 示意图

A. 主动脉瓣（红色箭头所指 AV）上及瓣下各自截断，保留左、右冠状动脉，离断主肺动脉；B. 保留了左、右冠状动脉的主动脉根部向后移植，后半部分直接与原肺动脉瓣环连续缝合，前半部分与室间隔缺损之间采用 Dacron 补片连续缝合关闭，远端升主动脉与新的主动脉根部端端吻合；C. 肺动脉后壁与右心室切口上缘直接连续缝合，然后采用心包补片覆盖动脉和右心室切口

术后超声心动图重点观察：①室水平有无残余分流；②大动脉起始位置正常与否；③主动脉瓣下、肺动脉瓣下流出道是否通畅；④各瓣膜功能；⑤心功能等（图 74-16，图74-17）。

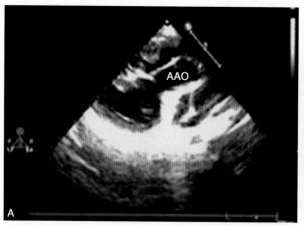

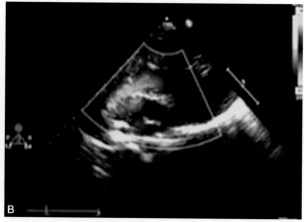

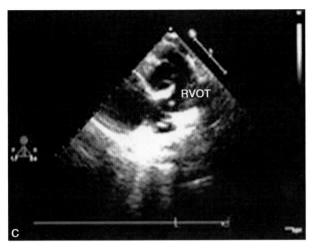
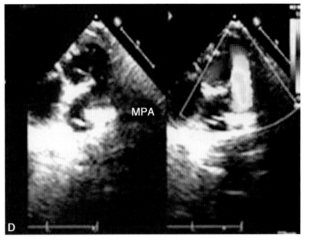

图 74-16　Nikaidoh 术后 TTE

A. 术后胸骨旁左心长轴切面主、肺动脉呈平行走向,起始位置正常。升主动脉(AAO)起自左心室(LV),肺动脉起自右心室;B. 左室流出道血流通畅,未见狭窄;C. 右室流出道(RVOT)通畅,未见狭窄;D. 肺动脉(MPA)腔内前向血流

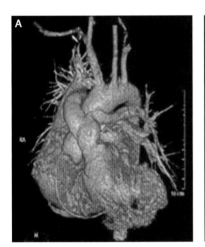
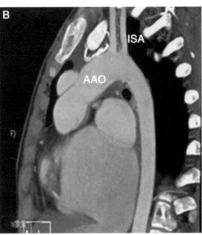
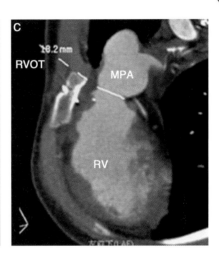

图 74-17　Nikaidoh 术后 CT 成像

A. 术后 CT 三维重建可见大动脉起始位置正常;B. 升主动脉(AAO)起自左心室;C. 肺动脉(MPA)起自右心室(RV),右室流出道未见明显狭窄

常见复杂先天性心脏病术后超声心动图评价

一、Fallot 四联症

(一)姑息手术

目前仅用于肺动脉发育极差并伴有其他严重心内畸形等,不适合一期根治术患者。

1. 锁骨下动脉-肺动脉分流术(Inferior clavicle artery-pulmonary artery shunt)　手术操作简单可靠,近期效果较好。临床多用于一期姑息手术,术后一段时间后即行二次手术拆除分流管并行根治手术。术后超声检查重点观察分流管道内径、血流情况及肺动脉发育情况,为根治手术时机选择提供依据。

2. 升主动脉与肺动脉分流术(Ascending aorta-pulmonary artery shunt)　多采用改良升主动脉与肺动脉分流术,用人工血管将升主动脉与肺动脉吻合。术后超声重点观察人工血管内径、血流情况及肺动脉的发育情况。

(二)根治手术

大多行右心房、右室流出道切口,再行右室流出道疏通、肺动脉拓宽和室间隔缺损修补。术后超声重点观察室间隔补片、右室流出道及肺动脉情况,评价有无室间隔水平分流、右室流出道及肺动脉有无狭窄,同时观察主肺动脉及左、右肺动脉分支发育情况。对右室流出道为双通道患者,术后应分别测量两处通道内径及血流速度。另外,术后应对心脏合并畸形的矫治一并进行评估(图74-18)。

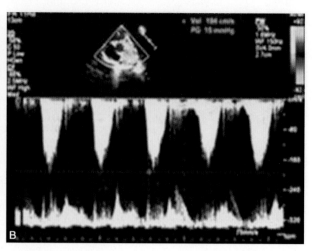

图 74-18　法洛四联症双通道矫治术后 TTE

A. 主动脉根部短轴切面可见室水平补片强回声,室水平未见分流信号;右室流出道处可见双通道,血流通畅;B. 连续多普勒(CW)显示右室流出道血流速度

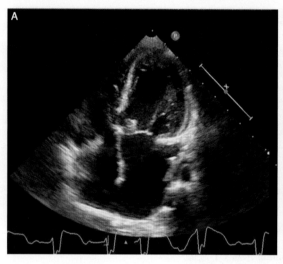

图 74-19　TECD 术后 TTE

A. 房、室间隔补片强回声;B. 三尖瓣口少量反流信号,二尖瓣口中量反流信号

二、房室间隔缺损

房室间隔缺损(Atrioventricular septal defect,AVSD)是由于心内膜垫发育障碍所致的一组心内解剖畸形,分为部分型(原发孔房间隔缺损,二尖瓣瓣裂)、过渡型(原发孔房间隔缺损、二尖瓣瓣裂、两组房室孔下限制性室间隔缺损)和完全型(原发孔房间隔缺损、二尖瓣瓣裂、共同房室瓣下室间隔缺损)。完全型又分为 Rastelli A、B、C 型。

手术重点是修补房、室间隔缺损,并行二、三尖瓣成形术。术后超声心动图重点评价:①房、室间隔水平有无残余分流;②二、三尖瓣活动及有无反流(图 74-19)。

三、永存动脉干

永存动脉干(Persistent truncus arteriosus,PTA)病变只有单一动脉干起源于心脏,骑跨在室间隔之上,供应体、肺及冠状动脉循环。I型永存动脉干患者,早期可通过肺动脉环缩术来为根治术做准备。根治方法主要是:①右心室至肺

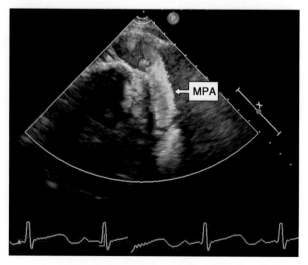

图 74-20　共同动脉干矫治术后 TTE

术后主动脉根部短轴切面示重建右室流出道及肺动脉(MPA)内血流通畅

动脉间不带瓣管道连接;②室间隔缺损修补。1967年,在Rastelli术式基础上,McGoon首次应用带瓣同种异体管道治疗共同动脉干。其后,右心室-肺动脉重建术的成熟应用,为本病根治提供了支持。术后超声观察重点如下:①房、室水平有无残余分流;②原共同动脉瓣(即术后的主动脉瓣)的活动及功能是否正常;③重建的右室流出道血流是否通畅;④肺动脉内径及肺动脉压(图74-20)。

四、主-肺动脉窗、Berry综合征

圆锥动脉干间隔发育不完全形成主肺动脉窗病变。

约50%主肺动脉窗合并其他畸形,如右肺动脉异常起源于升主动脉,主动脉弓离断和动脉导管未闭,且主动脉弓离断,此即Berry综合征。1952年,Robert E Gross实施了首例主肺动脉窗外科矫治术,采用结扎关闭的方法。随后,报道了其他闭合技术,如直接缝闭主动脉和肺动脉缺损的闭式离断技术。该手术方法主要是封闭主-肺动脉窗,将异常起源的一侧肺动脉与肺动脉主干直接吻合,再行主动脉弓-降主动脉连通。术后超声观察重点:①主-肺动脉间缺损处有无残余分流;②肺动脉分支起源是否正常及有无狭窄;③主动脉弓-降主动脉是否通畅等(图74-21)。

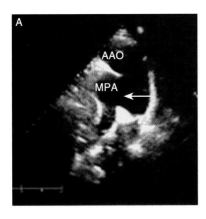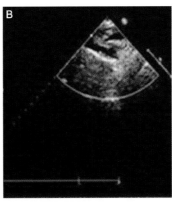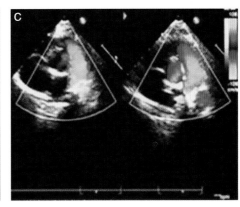

图74-21　主-肺动脉窗矫治术 TTE

A. 术前:短轴切面示主动脉(AAO)与主肺动脉(MPA)间回声连续中断(箭头所指),右侧肺动脉(RPA)异常起源于主动脉;B. 胸骨上窝切面显示主动脉弓离断(A型);C. 术后:主-肺动脉间未见分流信号,右肺动脉与主肺动脉相连

五、完全性肺静脉畸形引流

完全性肺静脉畸形引流(TAPVC)占先天性心脏病1%～5%,是少数需行急诊手术的儿科先心病之一。TAPVC分为以下几型:心上型,异常引流的肺静脉与左侧无名静脉、右侧上腔静脉相连;心内型,肺静脉直接与右心房或者冠状静脉窦相连;心下型,肺静脉与腹腔内静脉连接;混合型,至少一支肺静脉回流与其他肺静脉呈不同引流途径。TAPVC以心上型最多见,其次为心内型,心下型与混合型罕见。而肺静脉梗阻可发生在异常的肺静脉通路的任何部位,常见于心下型TAPVC。

心上型与心下型TAPVC手术方法主要是结扎垂直静脉,于肺静脉共同腔和左心房之间做一个宽大吻合口,吻合口需尽可能大,避免缝线荷包样收缩而致肺静脉吻合口残余梗阻。心内型TAPVC则是直接将肺静脉共同腔与左心房之间形成吻合。

术后超声心动图评价主要是:①肺静脉共同腔与左心房的吻合口是否通畅;②房间隔水平有无分流;③术后肺动脉压降低情况;④左室功能(图74-22,图74-23)。

六、三尖瓣下移畸形(Ebstein畸形)

Ebstein畸形是三尖瓣部分或全部瓣叶附着点呈不规则下移,其中以三尖瓣隔瓣和后瓣螺旋形下移最为多见。三尖瓣叶往往发育不良、增厚并粘连在右心室室壁。右心室则部分房化,室壁变薄、扩张。右心房扩大,卵圆孔常常开放或合并房间隔缺损。

Ebstein畸形外科常规处理步骤主要包括:①心室预激综合征旁路传导阻滞电生理定位;②关闭房间隔缺损;③修补姑息性分流和并发其他畸形,包括室间隔缺损、肺动脉闭锁和动脉导管未闭;④处理心律失常,包括手术离断旁路传导,房室结折返性心动过速冷冻消融或右侧迷宫手术;⑤必要时施行房化心室的折叠;⑥三尖瓣整形或置换;⑦右心整形减容。

术后超声心动图重点观察:①三尖瓣形态、附着位置、启闭活动与功能;②如为人工瓣置换,则需观察人工瓣叶活动、有无血栓形成及瓣周漏等;③右房、右室大小;④房间隔水平有无分流(图74-24)。

七、肺动脉闭锁

常将肺动脉闭锁合并室间隔缺损归入法洛四联症的病理范畴,外科治疗方法亦基本相同。该病变的基本特征是右心室和肺循环之间无管腔直接连续。肺动脉主干可完全闭锁或缺如,肺血供应来源于心外,常见是动脉导管或连接体循环和肺动脉之间的大型主肺侧支动脉。

(一)姑息手术

同Fallot四联症。

(二)根治手术

首先终止心外来源的肺动脉血流,包括姑息手术所做的分流、动脉导管和主肺动脉侧支。关闭房间隔及室间隔缺损。重建右室流出道。术后超声观察重点:①房、室水平有无分流;②重建右室流出道是否通畅;③肺动脉血流情况;④大动脉水平有无分流等(图74-25,图74-26)。

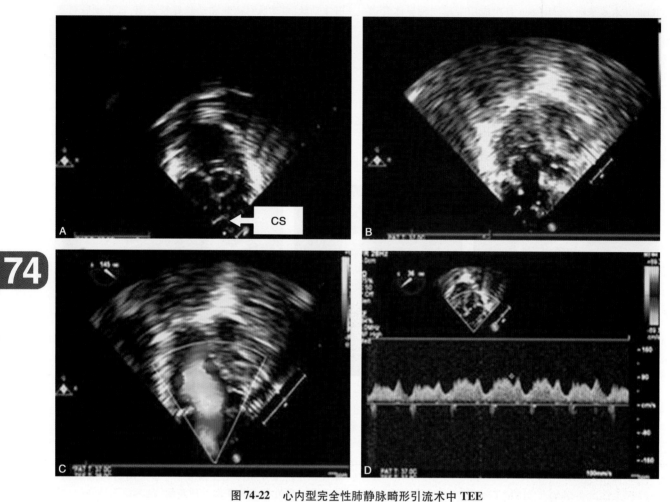

图 74-22 心内型完全性肺静脉畸形引流术中 TEE
A. 术前：共同肺静脉干与冠状静脉窦（CS）相连引流入右心房；B. 术后：肺静脉干与左心房交通口（箭头）；
C. 交通口血流通畅；D. 交通口血流速度

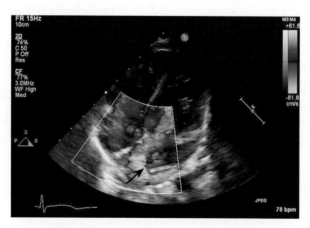

图 74-23 完全性肺静脉畸形引流术后 TTE
胸骨旁心尖四腔切面示术后肺静脉干引流入
左房处血流通畅（箭头所指）

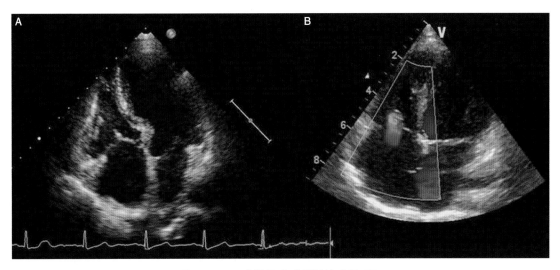

图 74-24　三尖瓣下移畸形矫治术后 TTE
A. 三尖瓣成形术后瓣叶附着点位置基本正常；B. 术后三尖瓣口少量反流信号

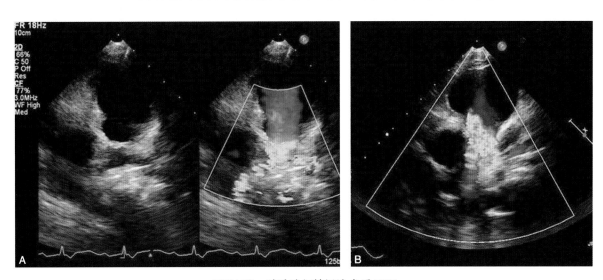

图 74-25　肺动脉闭锁矫治术后 TTE
A. 右室流出道至肺动脉腔内的血流通畅；B. 舒张期肺动脉腔内逆流信号

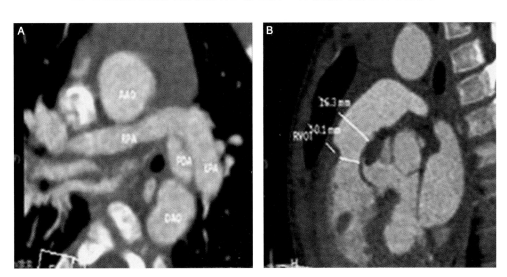

图 74-26　肺动脉闭锁 CT 成像
A. 术前：左、右肺动脉融合，考虑Ⅱ型 PA，肺循环血流由 PDA 供应；B. 术后：
室间隔缺损修补，右室流出道重建

八、右室双出口

形态学上,右室双出口(DORV)介于从 VSD 合并主动脉骑跨到大动脉转位(TGA)合并 VSD 之间的一系列不同程度病变,病理学特征是主、肺动脉完全或主要发自解剖学右心室。

右室双出口按室间隔缺损所处的位置及有无肺动脉瓣下流出道狭窄,采取不同手术方式。主动脉瓣下或双动脉瓣下 VSD 且无肺动脉狭窄者,只需行心室内隧道修补,将左心室连接至主动脉即可。主动脉瓣下或双动脉瓣下 VSD 合并肺动脉狭窄者,不仅需将心室内隧道连接左心室和主动脉,还需使用带瓣心外管道连接右心室和肺动脉,拓宽右室流出道。肺动脉瓣下 VSD 者,则需主动脉、肺动脉调转位置,常用手术方式为 Switch 手术、Rastelli 手术及 Nikaidoh 手术。

无论采用何种手术方式,术后超声观察重点:①主、肺动脉起始位置是否正常;②左、右室流出道是否通畅;③房、室间隔水平有无分流(图 74-27)。

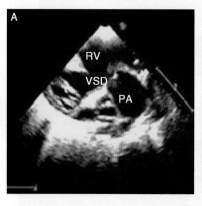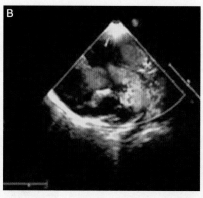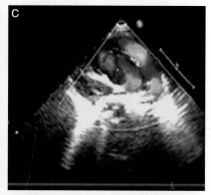

图 74-27　DORV(Taussig-Bing)矫治 TTE

A. 术前:图示主、肺动脉平行走向,均起自右心室,主动脉位于前方,肺动脉骑跨于室间隔之上;B. 彩色多普勒显示左心室血流经室间隔缺损分流至右心室,再至主、肺动脉;C. 矫治术后:主、肺动脉与心室连接正常,且血流通畅

九、单心室、三尖瓣闭锁术后

(一)姑息手术

单心室合并重度肺动脉狭窄者,肺血流明显减少,临床出现重度发绀。手术应首先选用改良锁骨下动脉与肺动脉分流术,增加肺动脉血流量,促进肺动脉发育,改善症状,为根治手术做准备。观察重点同前介绍。

(二)分期手术

1. 双向 Glenn 术　上腔静脉横断后,近心残端缝闭,远端与右肺动脉端-侧吻合,使上腔静脉血流同时流向左右肺动脉。术后超声观察重点是胸骨上窝切面上腔静脉内径及血流速度、方向,其与右肺动脉吻合口二维图像显示往往较困难,通过观察上腔静脉腔充盈程度及其血流速度,可推测其与肺动脉吻合口是否通畅。同时,应观察肺动脉的内径变化。

2. 全腔静脉与肺动脉连接手术　见前述。

十、完全性大动脉转位

(一)肺动脉环缩术(Pulmonary artery constriction 或 Banding)

最早用于 TGA 伴室间隔缺损患者的姑息治疗。适应证:①室间隔完整 TGA 患者,因某些原因无法在新生儿期行大动脉调转术并改善左心室功能;②Mustard 与 Senning 术后右心衰患者,为使其适合分期大动脉调转手术而用该手术。

(二)Switch 手术

20 世纪 80 年代晚期,动脉调转术已成为完全型大动脉转位病变解剖矫正的标准治疗手术。手术方法与超声观察见前。

(三)Rastelli 手术

随访表明,心房水平矫治的晚期死亡率显著高于动脉水平纠治。手术方法与超声观察见前。

(四)Mustard 手术

即心房内转换术,心房内通过心包补片将血流改道,使肺静脉回流入右房内,特别适合右心房较小患者。

(五)Senning 手术

手术方法类似于 Mustard 手术,原理相同。上、下腔静脉回流通过房间隔缺损至左心房,肺静脉经右心房外层回流至三尖瓣。

Mustard 与 Senning 手术方式因体循环供血仍由右心室承担,因此是生理矫治而非解剖矫治,其临床重复性好,死亡率低(<5%)。远期并发症中需考虑上腔静脉梗阻、板障漏、房性及室性心律失常、三尖瓣反流以及右心室功能衰竭等。动脉调转术的中、远期效果好,在大部分情况下已取代了心房板障术(图 74-28)。

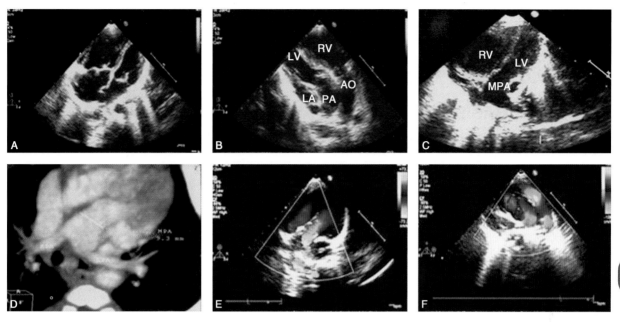

图 74-28　完全型大动脉转位矫治术后 TTE

A. 术前:心房正位,房室连接一致,心室右袢;B. 主动脉起自右心室,肺动脉起自左心室;C. 显示肺动脉起自左心室;D. CT图像显示肺动脉起自左心室;E. 术后:主动脉起自左心室,左室流出道未见狭窄;F. 肺动脉起自右心室,右室流出道未见狭窄

74

第75章

胎儿超声心动图基础、检查与分析方法

THE BASIS, EXAMINATION AND ANALYSE METHOD OF FETAL ECHOCARDIOGRAPHY

◎谢明星　周启昌　王新房　韩　伟　洪　柳　田志云　邓　京

75

胎心超声检查的基础 ·················· 974
　一、心脏的发生与发育 ·············· 974
　二、胎儿心血管生理的特点 ·········· 975
　三、先天性心脏病的病因及发病机制 ········ 975
　四、诱发胎儿先天性心脏病的有关危险
　　　因素 ······················ 976
　五、胎儿心脏病的筛查方法 ·········· 976
胎儿超声心动图检查与分析方法 ········ 976
　一、M 型超声心动图 ··············· 976
　二、二维超声心动图 ··············· 977
　三、彩色多普勒超声 ··············· 981
　四、实时三维超声心动图 ············ 981
　五、胎儿心脏的节段性分析 ·········· 982
常见胎儿心脏病的声像图改变 ·········· 983
　一、室间隔缺损 ·················· 983

　二、房室间隔缺损 ················· 983
　三、肺动脉狭窄 ·················· 984
　四、法洛四联症 ·················· 985
　五、右室双出口 ·················· 986
　六、大动脉转位 ·················· 987
　七、永存动脉干 ·················· 989
　八、三尖瓣下移畸形 ··············· 989
　九、左室发育不良综合征 ············ 990
　十、心脏肿瘤 ···················· 991
胎儿超声心动图进展 ················· 992
　一、早孕期胎儿超声心动图 ·········· 992
　二、胎儿心肌功能的超声评价 ········ 992
　三、胎儿三维超声心动图 ············ 994
　四、胎儿心血管铸型技术诊断胎儿复杂性
　　　大血管畸形 ················· 996

　　1963—1964 年我国王新房、周永昌两位教授分别报告 M 型超声心动图检测胎儿时发现胎心反射,认为对诊断早孕、确定胎儿是否存活、观察其心律有无异常、鉴别先兆流产与葡萄胎等方面具有重大价值,从而开创了胎儿超声心动图(fetal echocardiography)的新纪元。20 世纪 80 年代初,多位学者(Lang、Allan、Kleinman 等)几乎同时应用实时二维超声心动图显示正常胎儿心脏图像,并以此诊断胎儿心脏病和心律失常,使之进入临床实用阶段,成为胎儿超声心动图发展的第一个里程碑。随着二维胎儿超声心动图的不断发展与完善和彩色多普勒的临床应用,能进一步观察胎儿心脏和大血管的血流,瓣膜反流,鉴别正常层流与异常湍流,协助诊断有无室间隔缺损等。目前,二维超声,频谱多普勒和彩色多普勒血流显像已成为胎儿超声心动图检查的基本技术,成为胎儿超声心动图发展的第二个里程碑。近年开发的实时三维超声心动图,理论上可以直观显示胎儿心脏解剖结构的立体形态和二维超声不能或难以显示的部分心脏切面,显示出良好的应用前景,有望在不久的将来成为胎儿超声心动图发展的第三个里程碑。

胎心超声检查的基础

一、心脏的发生与发育

　　心脏作为人体内一个复杂器官,起源于胚胎第 3 周由中胚层分化形成的一个功能性泵管——原始心血管系统。心血管系统在第 3 周末即开始有节律性收缩和血液循环,使胚胎早期就能从母体获得养料和排泄废物。原始心血管系统经过心管分节、心室祥形成、流入道与流出道的重新排列、心房与心室以及动脉干的分隔、主动脉与肺动脉的发育等平行、重叠和改建过程而逐渐完善,大约在 8 周就形成了心脏的间隔。在此阶段如果出现发育异常,就可能发生严重的心脏畸形。大约在12周经过左右心室塑形、肌小梁发育成各自心室的形态。纤维房室瓣与半月瓣在第5~8周开始发育，也在第12周基本完成，仅三尖瓣隔瓣的发育稍晚。至此，心脏的发育基本完善。卵圆孔与动脉导管的闭合被认为是心脏发育的最后一个阶段，正常要到出生之后才能完成。如同婴幼儿一样，超声心动图也能观察到小的室间隔缺损在妊娠中晚期自行闭合。然而有些心脏畸形随着胎龄的增长却呈进行性加重，如主动脉和肺动脉狭窄可以越来越严重，发展为主动脉瓣闭锁或者肺动脉瓣闭锁，甚至发展为左心或右心发育不良综合征。胎儿心脏的发生、正常与异常发育的复杂变化过程究竟受何种因素控制，目前仍不十分清楚，但推测可能与遗传和局部血流动力学的变化等有一定的关系。随着分子生物学技术的不断进展，胚胎心脏研究的不断深入，人类对心脏的发生与发育机制的认识也在不断完善。人类基因组计划和动物的遗传学研究将使我们能够更好地理解人类心脏的发生与发育。

二、胎儿心血管生理的特点

胎儿心肌与成人心肌在许多方面存在不同，主要有以下区别：

（一）胎儿心肌特性

1. 胎儿心肌非收缩成分与成人不同 胎儿心肌纤维中含有高达60%的非收缩蛋白，而成人心肌纤维中仅含有30%的非收缩蛋白，因此胎儿心肌纤维伸长时比成人心肌纤维伸长时所产生的张力要小得多，但静息状态下胎儿心肌纤维的张力比成人要高。

2. 胎儿心肌细胞的复制与成人不同 胎儿期原始中胚层细胞分化为心肌细胞，但在出生时通过获得某一种指令，使中胚层细胞停止分化。因而在胎儿心脏的发育过程中，心肌细胞通过分化使细胞数量增多（增生），而成人成熟的心肌细胞不能分化，仅有体积增大（肥厚）。

3. 胎儿心肌细胞的舒张特性与成人不同 胎儿肌质网功能在很大程度上依赖 Na^+-Ca^{2+} 交换中 Ca^{2+} 的移动，胎儿心室顺应性低于成人，心肌僵硬度高于成人，胎儿房室瓣血流频谱 A 波大于 E 波，E/A 小于1，表明胎儿心肌不完善的舒张特性。心房主动收缩是胎儿心房排空、心室充盈的主要机制。

4. 胎儿心肌细胞能量代谢与成人不同 成人体内消耗的主要能量是长链脂肪酸——磷酸肌酸，胎儿由于缺乏转运长链脂肪酸至线粒体的酶——肉毒碱棕榈酰转移酶，心肌的主要能量来源是乳酸盐。

（二）胎儿血液循环特性

许多心内结构如卵圆孔、动脉导管和血管结构如静脉导管等是胎儿时期血液循环特有的结构，从而形成了胎儿特有的循环特点：

1. 平行的动脉循环与联合心排出量 右心室血液主要经主肺动脉及动脉导管入降主动脉，供应身体下半部分及胎盘循环，还有小部分血液流入血管阻力较高的肺血管床。左室血液主要经主动脉入冠脉循环及脑循环，还有一小部分经过主动脉峡部供应身体下半部分，从而形成膈下

与膈上两个平行的动脉循环，因此胎儿心排出量应以联合心排出量计算。由于胎儿平行血液循环的特殊性和特殊循环通路的存在，右心室每搏量大于左心室，右心室排出量占联合心排出量的60%~70%，左心室排出量仅占联合心排出量的30%~40%。来自静脉导管的血液含氧量较高，大部分通过卵圆孔供应尚在发育中的心脏和大脑。

2. 交通血管 由于胎儿两个平行循环通路中有交通血管存在，在某些病理状态下，一个循环通路出现故障，可以经由交通血管由另一个循环通路进行分流，成为一侧心室功能不全时胎儿宫内存活的关键。例如左心发育不良综合征的胎儿，由于主动脉缩窄或者主动脉瓣狭窄、左心室容积减小，左心功能不全，导致主动脉供血减少，此时只要右心室功能和周围血管正常，右心室的血液就能通过肺动脉、动脉导管和主动脉峡部转流至主动脉弓，再通过主动脉弓的分支灌注到胎儿颅脑与上肢，从而维持胎儿在宫内存活。

3. 左右心室压力基本相等 胎儿心室收缩压力孕16周时为15~20mmHg，孕28周时增加至30~40mmHg，36周时心室压力为60mmHg，而且左右心室压力相等。心室舒张压与此相似，16~18周时小于或等于5mmHg，在19~26周时小于或等于5~15mmHg。因此胎儿期心室游离壁与室间隔厚度基本相同。

4. 心脏做功 由于胎儿心室做功位于压力/容积功能曲线的顶部，即使增加心室舒张充盈压，心室每搏量的增加也十分有限，而且右室每搏量增加的能力较左室更差。因此，胎儿心脏做功并不完全遵循 Franke Starling 定律，尤其胎儿心律失常时更为明显。心率增加是胎儿联合心排出量增加的主要方式。

5. 胎儿生理性缺氧 正常胎儿脐静脉血氧分压为（39±4）mmHg，血氧饱和度为73%±6.4%。相对于成人而言，正常胎儿血氧分压与血氧饱和度达到缺氧程度，称为生理性缺氧，是胎儿心脏发生与发育必需的条件。如果血氧分压与血氧饱和度低于正常胎儿，称为病理性缺氧，是影响胎儿心血管系统生长与发育的重要原因之一。

三、先天性心脏病的病因及发病机制

（一）病因

基因异常可以导致胎儿先天性心脏畸形，已经发现越来越多的先天性心脏病与遗传有关。染色体异常包括染色体重新排序、染色体缺失（二者均可对许多基因产生影响）或者染色体的特殊位点变异。环境因素也是导致胎儿先天性心脏病发生的一个重要因素，这些环境因素可以干扰某些特殊基因的功能与活性。此外某些非特异性因素和细胞移行错误也可能导致各种各样的心脏先天性缺损或者使心脏病变更为严重。

1. 染色体畸形 染色体畸形（chromosomal abnormality）类型多样，既可以是整条染色体异常如染色体三体，或者是染色体单体，也可以是影响邻近基因的染色体缺失。常见的染色体异常有：21-三体、18-三体、13-三体和性染色体多体性（如 XXX 和 XYY），并且随着母体年龄的增加，染

色体畸形的发生率明显增加。

2. 基因异常 临床研究表明,单基因异常并非罕见,约占所有胎儿心脏病的 3%。随着现代基因技术的快速发展,这个比例可能还会迅速增长。某些基因突变可引起胎儿一个以上的器官系统发生畸形。如 Holt-Oram 综合征由于转录因子 TBX5 基因中的单倍体突变,表现为心脏室间隔缺损、桡骨或拇指畸形。在胎儿心脏发育的每一个过程中,均有大量的基因或基因产物的参与,其中任何一个基因的突变,都可能会导致心脏畸形的发生。因此,心脏畸形并不总是与某一个特定的基因有关。任何心脏畸形均可由一个基因突变所致,多个基因突变所导致的心脏畸形也可以表现为相似的表型。

3. 环境因素 先天性心脏病与多种环境因素或感染因素有关,但至今尚不清楚是否大多数环境因素是通过直接影响基因表达或是通过阻断基因产物的活性而起作用。但可以肯定没有一种环境因素是直接影响基因本身。苯丙酮酸尿症本身就是一种遗传性疾病,它主要是通过增加母体苯丙氨酸和苯丙酮酸的血液浓度来影响胎儿。在环境因素与基因异常之间存在某种联系,均与维 A 酸和它的代谢有关。例如在主动脉与肺动脉的发育过程中,动脉干间隔的形成就取决于神经嵴细胞向胚胎心脏的移行,如果在动物实验中去除这些神经嵴细胞,那么室间隔缺损、右室双出口和动脉干畸形的发生率将明显增高。因此,某些流出道畸形可能是基因所致,也可能是环境因素引起神经嵴细胞移行异常所致。

(二)发病机制

心血管发育是一系列复杂的过程,每一个发育过程中均有基因或基因产物参与调控。通过对心血管早期发育阶段的研究证明,胚胎发育阶段越早,基因异常对心脏结构的发育影响就越严重。心脏的发生首先是由一根单直的原始心管最终发育成为具有左、右心房,左、右心室,主动脉和肺动脉的心脏。单直的心管经过延伸、膨大和向右弯曲(心室右袢),最后使右室位于心脏的右侧,左室位于心脏的左侧,而且早期正常心脏是非对称性的。这些改变均有基因参与和早期表达(如成纤维细胞生长因子 8,zic3 等),如果基因的错误表达将导致右位心、心室左袢、内脏反位和复杂的先天性心脏病。心脏发育经过右袢过程以后,将来的心房仍然连接在左心室上,右心室连接动脉干,动脉干以后发育成为主动脉和肺动脉。心脏发育的另一个重要过程分别是心房和心室的分隔以及房室瓣环和半月瓣环的形成。这个过程使右房连接到右室、左房连接到左室,左室发出主动脉、右室发出肺动脉。这些过程除了有细胞移行和细胞外基质的形成外,同时也有基因的参

与。在此心脏发育阶段,如果基因表达错误,将导致严重的心脏结构畸形,如左室双入口(单心室)、右室双出口、动脉干畸形等。并且这些严重的心脏结构畸形常常伴有房室间隔缺损。

四、诱发胎儿先天性心脏病的有关危险因素

尽管先天性心脏病的病因仍不清楚,但目前的研究认为先天性心脏病的病因是多因素的,有几种妊娠情况患胎儿先天性心脏病的危险性明显增加,因此需要进行胎儿超声心动图检查。

(一)来自母亲的危险因素

1. 母亲代谢性疾病 糖尿病,苯丙酮酸尿症。
2. 母亲服用过已知的可致心脏畸形的药物。
3. 母亲自身抗体。
4. 母亲本身有心脏病。
5. 高龄妊娠妇女(>35 岁)。

(二)来自家族的危险因素

1. 父系有患先天性心脏病的病史。
2. 家族中有先天性心脏病的孩子或胎儿。
3. 家族中有单基因失调的病史,如努南综合征、马方综合征或 Willian 综合征等。

(三)来自胎儿本身的危险因素

1. 非免疫性胎儿水肿 心包积液、胸腔积液、腹水、皮肤水肿。
2. 胎儿心外畸形 脐疝、十二指肠闭锁、脊柱裂、包括染色体畸形。
3. 胎儿心律失常 不规则心律失常、心动过速、心动过缓、心房颤动、心房扑动。
4. 产科常规超声检查中怀疑胎儿先天性心脏病。
5. 颈项透明层增厚。
6. 四腔心切面异常。
7. 心轴异常。
8. 静脉导管血流频谱舒张期 A 波消失或反转。

五、胎儿心脏病的筛查方法

在我国胎儿超声心动图尚未完全普及的情况下,应用多种指标与方法筛查胎儿心脏病具有重要的实用价值。目前常用的筛查方法有:①11~14 周胎儿颈项透明层增厚>3.5mm;②11~17 周静脉导管血流频谱 A 波反转或消失;③心脏轴异常>57°;④心/胸比例异常>0.33;⑤心脏与大血管不对称;⑥四腔心与心室流出道切面异常。其中二维超声四腔心切面与心室流出道切面是最主要的筛查切面。

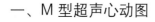

胎儿超声心动图检查与分析方法

一、M 型超声心动图

1963—1964 年武汉医学院附属第一医院(现华中科技大学同济医学院附属协和医院)及上海市第六人民医院应用超声观察妊娠时首先发现胎动反射(图 75-1)。受此启

发,进而试图探查胎心,经过反复实验研究和临床应用,终于获得成功,其结果分别发表于《中华妇产科杂志》[1964,10(4)]及《中华妇产科杂志》[1964,10(5)]。这一发现直到 30 多年之后才被国外杂志承认并给予很高的评价(*Ultrasound Obstet & Gynecol* 2001,18:401; *Prenatal Diagnosis*

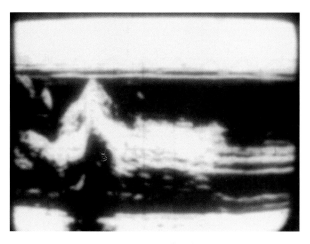

图75-1 胎动反射

1963年武医一院王新房等在进行妊娠子宫检查时，发现胎体有不规则的活动，结合临床触诊，证实为胎动反射

2002，22；280）。

（一）胎心反射的类型

1. 波浪形曲线（图75-2） 由于胎心活动方向与声束平行，反射界面距探头时远时近，在超声心动图上于胎体内心脏区域见一组亮度改变较小、上下起伏较大的光带（在A型上为前后摆动的反射波），形成波浪形曲线。

2. 串珠形光带（图75-3） 由于胎心活动方向与声束垂直，胎心进入声束时反射较强，离开声束时反射较弱，声能强度不时变化，故在M型超声心动图上在胎儿体内心脏区域见一条深度固定，起伏较小，灰度变化较大，忽明忽暗，强弱相间或断续出现的反射（在A型上为突隐突现，上下跳动之反射波），此种类型称为串珠形光带。

以上两种类型（波浪形曲线与串珠形光带）并非固定不变，常因胎儿浮游、胎心活动方向与声束的夹角改变，而由一型过渡为另一型。

（二）胎心反射出现的部位

胎心反射出现的部位随妊娠月份增长而有所不同。

早期因宫体小，胎儿位于耻骨上正中线附近，故胎心反射亦于此区发现。后期胎儿增大屈曲于子宫内，呈左枕前或右枕前位，故胎心反射多在两侧腹部。头位者在下腹，臀位者在上腹。胎心反射的部位相当于胎儿胸部，一般与胎心听诊点相符。

（三）胎心反射与胎心形体大小的关系

人类胚胎的心脏虽在6周时已具有排血功能，但因形体过小，活动微弱，超声波探查时活动幅度小，不易为检查者所发现。必待2个月前后，胎心形体较大，活动幅度增加时方易察及。

（四）胎心反射的速率

胎心反射的速率绝大多数为120～150次/分（占83%），罕有低于110或高于160次/分者（不包括临产的妊娠妇女），频率与妊娠月份无关。

（五）M型超声心动图（M-mode echocardiography）在胎儿心脏检查中的作用

随着超声检查技术的不断改进和超声诊断仪器分辨力的不断提高，M型超声在胎心检查中的作用已逐渐为二维超声、彩色多普勒和频谱多普勒所取代。但由于M型超声具有极高的时相分辨力，在胎心检查中仍有不可忽视的作用，其主要用途有：

1. 胎儿心脏结构径线大小的测量。

2. 胎儿瓣膜活动的评估。

3. 胎儿心脏功能的评估。

4. 心房与心室激动顺序的评估，分类诊断胎儿心律失常。

二、二维超声心动图

二维超声心动图（two-dimensional echocardiography，2DE）进行胎儿超声心动图检查时，首先要确定胎儿左、右、前、后、上、下的方位，一般情况下，胎儿脊柱是鉴别前后方位的最好解剖标志，胎儿胃泡位于胎儿左侧，是鉴别胎儿左右的最好解剖标志。但以上方法在内脏反位和右位心时容易误诊，本文介绍一种右手定位法：即以操作者的右手前臂掌侧代表胎儿腹侧，前臂背侧代表胎儿背侧，拳头

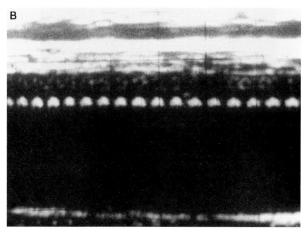

图75-2 胎心反射

A. 胎心活动方向与声束平行，时近时远，故胎心反射呈波浪形曲线；B. 胎心活动方向与声束垂直，时强时弱，故胎心反射呈串珠（光点）形曲线

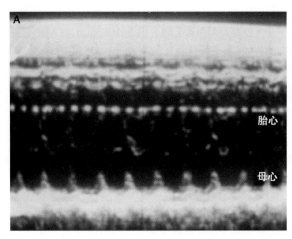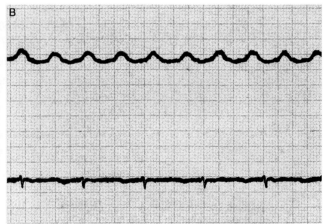

图 75-3 母体心跳与胎儿心跳及母体心电图与胎心反射的比较

在开展胎心超声检查的早期,为探索子宫区的快速规则的反射和母体心脏活动得关系,王新房等试将 M 型超声心动图上连接两个探头,其一置于孕妇心前区,显示母体心跳反射;另一置于腹部子宫区,对向胎儿心脏,可见快速活动的胎儿心跳,形成的串珠(光点)样曲线。母体心率慢,胎心心率快,二者不同步,证实子宫区所见确为胎心反射。其后,武医一院研制成功能同时显示心电图和单线超声反射的直接记录仪,将心率较慢的母体心电图(图中上线)和波浪形、整齐、率快的胎儿心脏活动的反射光带(图中下线)同时记录,证明后者与母体心跳不同步,非母体血管搏动,确为胎心反射。以上图 75-1、图 75-2、图 75-3 均为武汉医学院第一附属医院于 1963—1964 年早期研究胎心时所发现并拍摄记录的图像

代表胎儿头部,伸展大拇指所指方向即为胎儿左侧。此方法适应于胎儿任何方位与任何情况。确定胎儿左,右侧后,确认胎儿心脏是否位于胸腔左侧。

通常用于胎心检查的主要切面有:

(一) 胃泡水平腹部横切面

仔细分析上腹部的超声图像对于胎儿心脏检查能提供一些有价值的诊断线索,如确定胎儿是否为右位主动脉(图 75-4)。胃泡水平腹部横切面其要点如下:

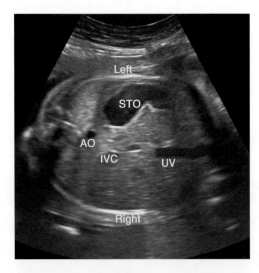

图 75-4 胎儿胃泡水平腹部横切面

1. 充盈的胃泡位于腹腔左侧,腹中线左侧。
2. 降主动脉位于脊柱的左前方。
3. 肝脏大部分位于腹部右侧。
4. 下腔静脉位于腹主动脉的右前方,腹中线的右侧。
5. 下腔静脉与主动脉内径大小相似,但主动脉具有搏动性。

(二) 四腔心切面

四腔心切面(four-chamber view)是所有胎心心脏切面中最容易获得的切面。首先纵切胎儿脊柱,然后在膈肌上方心脏水平探头旋转 90°,即可获得四腔心切面。四腔心切面可以是心尖投影位(心尖位四腔心切面),或者是侧向投影位(侧位四腔心切面)。在心尖位四腔心切面,脊柱可在心脏上方或下方,超声束几乎与室间隔平行;在侧位四腔心切面,超声束几乎与室间隔垂直,脊柱可在屏幕左侧或右侧。标准四腔心切面能显示肺静脉-左房连接、双侧心房、双侧心室、房室瓣、心脏左右侧的房室连接、房间隔、心室流入道和肌部室间隔(图 75-5)。需要特别指出的是,不能简单地认为可显示心脏四个房室的切面就是四腔心切面。

标准四腔心切面的超声要点如下:

1. 正常胎儿心脏大小约占胸腔的 1/3;心胸面积比值 <0.33。
2. 正常心脏位置为心尖朝向左侧胸腔,室间隔与胸腔中线呈大约 45° 的角度。
3. 两侧心房大小几乎相等;28 周后右房大于左房。
4. 卵圆孔径约为房间隔的 1/3,卵圆孔瓣位于左房。
5. 两侧心室大小、室壁厚度相等;28 周后右室内径大于左室。
6. 两组房室瓣开放关闭自如。
7. 房间隔、两组房室瓣、室间隔汇合处十字交叉中心纤维体完整。
8. 室间隔完整。
9. 三尖瓣隔叶附着点低于二尖瓣,更靠近心尖。
10. 至少显示两根肺静脉连接到左房。

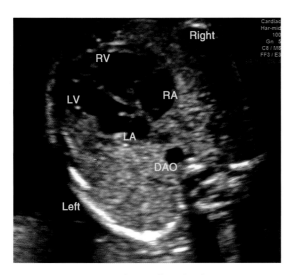

图 75-5　胎儿心脏四腔心切面

11. 右室心尖有节制束,使右室心尖显得饱满。
12. 二尖瓣连接到左室游离壁的乳头肌上。
13. 三尖瓣连接到右室游离壁和室间隔的乳头肌上。

(三) 五腔心切面

在四腔心切面稍向头侧扫描,即可获得五腔心切面(five-chamber view)(图 75-6),能够显示主动脉起源于左室及膜周部和肌部的室间隔,是显示膜部室间隔缺损的切面之一。同时,也是诊断主动脉狭窄的重要切面。五腔心标准切面超声要点如下:

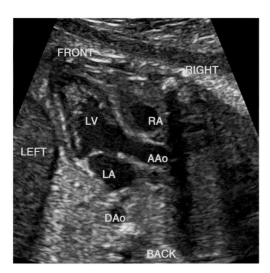

图 75-6　胎儿心脏五腔心切面

1. 主动脉起源于胸腔中心,也起源于心脏中心。
2. 主动脉起源于两个房室瓣之间。
3. 显示主动脉后壁-二尖瓣后连续。
4. 显示主动脉前壁-室间隔前连续。
5. 肌部与膜部室间隔完整。

(四) 三血管切面与三血管-气管切面

在四腔心切面的基础上,探头向头侧平行移动,即可获得三血管切面(three-vessel view)(图 75-7)或三血管-气管切面(three-vessel-trachea view)(图 75-8),显示率约为 98%。

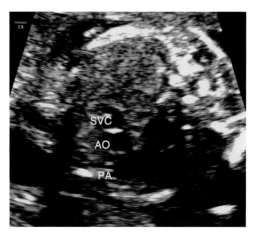

图 75-7　胎儿心脏三血管切面

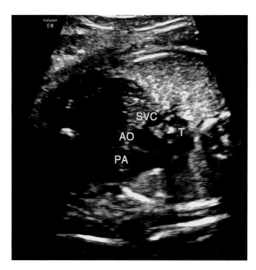

图 75-8　胎儿心脏三血管-气管切面

三血管切面显示的是肺动脉的长轴切面、主动脉与上腔静脉的横切面;从左至右依次为肺动脉、主动脉和上腔静脉,三者排列呈一直线,内径依次递减。三血管-气管切面是胎儿胸腔内位置最高的心脏切面,显示的是肺动脉的长轴切面、主动脉弓的斜切面、上腔静脉的横切面,三者从左至右依次为肺动脉、主动脉和上腔静脉,但排列不再呈直线,而是呈 V 形,在主动脉弓与上腔静脉后方之间可以显示气管呈圆圈或呈梭状的低无回声,应用彩色多普勒显像无血流信号,可以鉴别为气管声像。如果要显示左肺动脉,则必须将声束稍向头侧偏斜,但此时仅能显示左右肺动脉,动脉导管已不能显示。三血管/三血管-气管切面超声要点如下:

1. 三根血管从左至右依次为肺动脉,主动脉和上腔静脉。
2. 三根血管内径从左至右依次递减,肺动脉内径>主动脉内径>上腔静脉内径。
3. 三根血管排列依次靠后,肺动脉位于主动脉前方,主动脉位于上腔静脉前方。
4. 肺动脉靠近前胸壁。
5. 肺动脉瓣在主动脉瓣的前上方。
6. 肺动脉横跨主动脉的起始部。

7. 主动脉在脊柱的左侧垂直向下。

8. 在脊柱的前方，动脉导管连接肺动脉和降主动脉。

9. 可以显示肺动脉分支——右肺动脉和动脉导管。

（五）左室长轴切面

在胎儿真正的长轴和短轴之间，声束以一定的角度扫描，即从胎儿左侧腹部至胎儿右肩的连线，可以获得该切面（图75-9）。它可以显示主动脉的起始部和膜周部与肌部室间隔，可以显示左侧心室-大动脉连接，是检测胎儿心功能的重要切面。左室长轴标准切面超声要点如下：

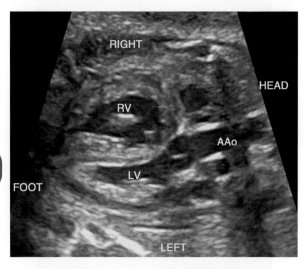

图75-9　胎儿心脏左室长轴切面

1. 主动脉发自左室，向前、向上、向右走行。

2. 主动脉与肺动脉比较，其内径稍小于肺动脉。

3. 显示主动脉后壁与二尖瓣的连续性（后连续）。

4. 显示主动脉前壁与室间隔的连续性（前连续）。

5. 肌部与膜周部室间隔完整。

6. 在此切面可应用M型超声观察左，右室壁运动幅度，测量心室纤维缩短分数和射血分数等心功能指标。

（六）大血管短轴切面

声束稍向胸骨左侧几乎与胸骨平行即获得该切面（图75-10），但显示率稍低。该切面是诊断右室流出道梗阻、肺动脉狭窄、肺动脉闭锁、法洛四联症、右室双出口、大动脉转位和永存动脉干的重要切面。大血管短轴切面超声要点如下：

1. 主动脉短轴呈圆圈状位于图像中央，右室流出道和肺动脉环绕主动脉。

2. 主动脉与肺动脉内径相似，或者肺动脉内径略大于主动脉内径。

3. 三尖瓣开放关闭自如。

4. 肺动脉瓣清晰，开放关闭自如。

5. 可显示主动脉瓣开放呈三角形，关闭呈Y形。

6. 右房与左房大小正常。

（七）左室短轴切面

在大血管短轴切面的基础上探头稍偏转，即可获得该切面，可显示肺动脉瓣和右室流出道位于左室前方，左室短轴呈圆形位于右室流出道的后方。这个切面可以显示右侧心室动脉连接、肌部室间隔和左室的短轴，是产前诊

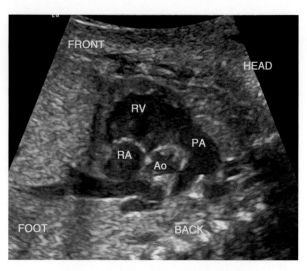

图75-10　胎儿心脏大血管短轴切面

断法洛四联症、右室双出口、大动脉转位、永存动脉干等复杂心脏畸形的重要切面。但临床实践表明，该切面正常胎儿显示率较低，在复杂心脏畸形时显示率更低或更难辨认。在此切面上声束轻微右偏，可显示二尖瓣口，轻微左偏，可显示左室乳头肌。左室短轴切面超声要点如下：

1. 右室位于机体的前方，呈管状。

2. 漏斗部连接肺动脉瓣。

3. 左室位于后方，呈圆形。

4. 左室内的二尖瓣显示为两个瓣膜，开放时呈鱼口状，关闭时呈一直线。

5. 左室内二尖瓣连接两个乳头肌。

6. 肌部室间隔完整。

（八）三尖瓣/主动脉切面

当胎儿脊柱位于母体腹部右侧或左侧并有一个肩部向上时最容易获得这个切面，可以显示三尖瓣、右室流出道和肺动脉瓣，升主动脉从左室发出。三尖瓣/主动脉切面超声要点如下：

1. 肺动脉瓣位于主动脉的左前上方。

2. 在此切面肺动脉内径大于主动脉内径。

3. 升主动脉呈弧形向头侧走行。

4. 三尖瓣开放与关闭自如。

5. 右室流入道与流出道大小正常。

6. 上腔静脉与下腔静脉连接到右房。

7. 上腔静脉与下腔静脉内径基本相同。

（九）动脉导管弓长轴切面

当显示动脉导管的长轴时，主动脉为短轴而成为一个圆圈状结构，将声束在胸骨处从右向左前后位扫描即可获得该切面（图75-11）。这个切面可以显示右侧的心脏连接，从下腔静脉到动脉导管，从左肺动脉到房间隔均可显示。动脉导管弓长轴切面超声要点如下：

1. 下腔静脉连接到右房。

2. 显示三尖瓣与肺动脉瓣关闭与开放。

3. 主动脉呈圆形状结构位于切面中央。

4. 肺动脉瓣位于主动脉的左前方。

5. 左房位于升主动脉和降主动脉之间。

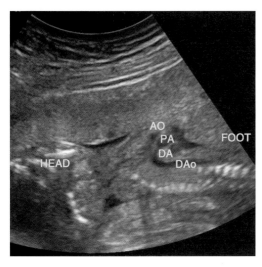

图 75-11 胎儿心脏导管动脉弓长轴切面

6. 肺动脉由动脉导管连接降主动脉形成一个大弓,形状类似于曲棍球棒。

7. 肺动脉向下可分为动脉导管和左肺动脉。

（十）主动脉弓长轴切面

声束以一定的角度从胸骨右侧扫描至脊柱左侧,即可获得该切面(图 75-12),可以显示主动脉弓及其三个分支,右肺动脉,两个心房和房间隔,有时也可显示下腔静脉连接到右房。主动脉弓长轴切面超声要点如下:

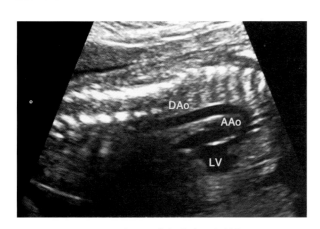

图 75-12 胎儿心脏主动脉弓长轴切面

1. 主动脉起始于胸腔中央。
2. 三根头颈血管发自主动脉的上方。
3. 主动脉弓较小,形同钩状或手杖形。
4. 右肺动脉在主动脉弓下方,约为主动脉的 1/3。
5. 左房位于升主动脉与降主动脉之间。
6. 卵圆孔瓣位于左房。
7. 彩色多普勒显示左侧肺静脉进入左房。
8. 下腔静脉进入右房。

（十一）下腔静脉和上腔静脉长轴切面

声束在主动脉弓切面由后向脊柱右侧扫描,即可获得该切面(图 75-13),可显示右侧静脉与心房连接。要点如下:

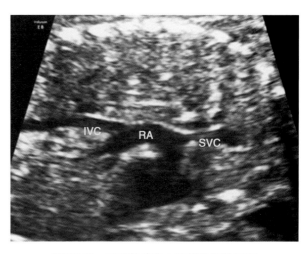

图 75-13 下腔静脉和上腔静脉长轴切面

1. 上腔静脉和下腔静脉连接到右房,呈海鸥展翅形状。
2. 上腔静脉和下腔静脉内径相等。
3. 可显示三尖瓣开放与关闭自如。

胎儿心脏检查的超声切面还可以有很多,特别是可以开发出许多小儿心脏超声检查所不能获得的切面,更有利于胎儿超声心动图检查。

三、彩色多普勒超声

如同彩色多普勒血流显像(color Doppler flow imaging)与脉冲多普勒超声应用于成人一样,彩色多普勒超声对于检测胎儿分流与反流性心脏病,检测房室瓣血流,检出肺动脉狭窄、主动脉狭窄,评估房室激动顺序,分类诊断胎儿心律失常等具有重要价值。但必须注意胎儿期心脏较小,左右心室压力基本相等,同时伴有胎儿的随意活动,即使将仪器调节到最佳状态,彩色多普勒超声在胎儿心脏检查中噪声干扰仍然较大,因而彩色多普勒血流显像和频谱多普勒在胎儿超声心动图中的作用相对减弱,二维切面超声在胎儿心脏检查中的作用更显得至关重要。由于胎儿心脏较小,再加上声束必须经过母体腹壁、子宫壁和胎儿胸壁,因此可能出现有些心脏切面太小或显示欠清楚,此时,可以通过使用仪器的局部放大功能和组织谐波显像,使二维切面图像更清晰。

四、实时三维超声心动图

常规二维超声心动图是目前产前诊断胎儿心脏病的首选方法,且具有较高的诊断准确性,但是仍具有下列局限性:①胎儿心脏检查需要由丰富经验的医师操作,而且费时;②受胎儿方位的影响,有时胎儿心脏某些切面难以显示;③二维超声心动图仅能显示二维超声所能显示的结构,后处理功能较弱,降低了胎儿心脏检查的诊断准确性。目前,胎儿三维超声心动图正处于临床研究阶段,与二维超声心动图相比,实时三维超声心动图(real-time three-dimensional echocardiography, RT3DE)克服了胎儿心脏三维重建所带来的伪像,比二维超声所显示的心脏结构更为直观(图 75-14),而且能显示二维超声所不能显示的某些切

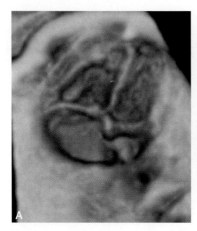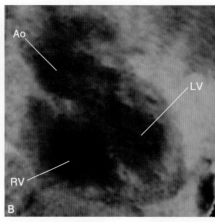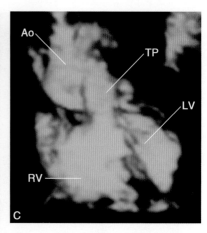

图 75-14　胎儿心脏三维超声四腔心切面
A. 胎儿心脏三维容积成像：表面模式；B. 胎儿心脏三维容积成像：玻璃体模式；C. 胎儿心脏三维容积成像：反转模式

面。实时三维超声心动图是容积扫描，不需要心电图触发，数据采集快速，耗时较短；其局限性是实时三维超声所用的容积探头帧频率较低、分辨力太低，图像质量较差。

胎儿实时三维超声心动图是最具发展和应用前景的新技术。尽管目前难以预测实时三维超声是否会取代二维超声，但将来三维超声的数据资料就像一个心脏的信息银行，容积显像几乎可以包含心脏结构和功能的所有信息，甚至心外结构的信息，目前二维超声不能或难以显示的心脏和周围血管的复杂结构，实时三维超声心动图都将会迎刃而解。实时三维超声心动图具有操作灵活、检查方便、缩短检查时间、可以脱机分析等优点，也可以请专家远程会诊。

五、胎儿心脏的节段性分析

与小儿先天性心脏病的节段性分析不同，胎儿超声心动图应根据心脏节段和连接顺序进行节段性分析。正常的心脏节段与心脏连接可以排除大多数严重的心脏畸形。根据每个房室连接成分的特征，心脏可以分为 3 个节段：心房、心室、大动脉；6 个连接分别为：右侧静脉-心房连接，左侧静脉-心房连接，右侧房-室连接，左侧房-室连接，右侧心室-大动脉连接，左侧心室-大动脉连接。

（一）心脏位置

正常情况下，心脏大部分位于左侧胸腔。通常根据心脏在胸腔位置与其轴向指向不同，分为三种类型：左位心、右位心、中位心。另外根据内脏心房方位的不同，又有两种特殊类型的心脏位置，即左旋心和右旋心。

（二）内脏与心房位置的分型与超声判定

胎儿先天性心脏位置异常与内脏位置的异常相关联，人体内脏位置通常有三类四型：

1. 内脏心房正位（situs solitus）　内脏正位、正常的心房与静脉连接。

2. 内脏心房反位（situs inversus）　内脏镜像反位、心房与静脉反向连接。

3. 内脏心房不定位（situs ambiguous）　此时，肝呈水平位，胃泡多位于中间，或稍偏左或右。可有多个脾或无脾。根据心耳形态，可以分为：双侧右房异构：双侧心房形态学上均为右房，常见于无脾综合征；双侧左房异构：双侧

心房形态学上均为左房，常见于多脾综合征。

当主动脉位于脊柱的左前方，下腔静脉位于脊柱的右前方时，心房的方位则基本为正位。当下腔静脉和降主动脉位于脊柱的同侧时，通常提示存在心房异构可能，需要进行下一步细致深入分析。

（三）心室袢的类型

正常情况下，心管向右扭曲，其结果是右室位于右侧，左室位于左侧，这种形式的扭曲称为右袢（D-loop）；异常情况下，心管向左扭曲，是指右室位于左侧，左室位于右侧，此时称左袢（L-loop）。

（四）房室连接有以下五种

1. 房室续接一致　为正常房室连接，右房与右室、左房与左室相连接。

2. 房室续接不一致　右房经二尖瓣和左室相接，而左房经三尖瓣与右室相接。

3. 房室续接不定　心房不定位时，心室有两个，可以是左袢或右袢。

4. 双入口或共同入口　两个房室瓣大部分或全部开口于一个心室，称为心室双入口。该心室可以为左室或右室，少数情况下为不定型心室。

5. 房室连接缺如　心房与一侧心室相连接，另一侧心房彻底闭锁，无房室口，亦无房室瓣，此闭锁侧称为房室连接缺如。

（五）心室与动脉连接可见以下四种

1. 心室与动脉连接一致　为正常心室与大动脉关系。主动脉起源于左室，主动脉瓣以纤维结构与二尖瓣相连。肺动脉起源于右室的圆锥，以圆锥肌肉将三尖瓣与肺动脉瓣相分隔。

2. 心室与动脉连接不一致　如 D 型大动脉转位，左室发出向后的大动脉，这一动脉分叉形成左右肺动脉，右室发出主动脉，位于肺动脉的前方。

3. 右室双出口　主动脉与肺动脉均由右室发出，多伴有室间隔缺损。由于缺失或对位不良的流出道间隔缺损，其中的一条大动脉可骑跨在间隔的上部。通常一条大动脉发自室间隔缺损之上，另一条发自右室。如果骑跨的动脉更偏向于右室，或如果二尖瓣与半月瓣失去纤维连续而

代之为肌性圆锥,这时畸形可称为右室双出口。

4. 单一动脉与心室连接 仅有一条大动脉发自心底,见于法洛四联症伴肺动脉瓣闭锁,永存动脉干(肺动脉可发自于动脉干),主动脉瓣闭锁。

(六)大血管的空间位置关系

1. 正常位置关系 肺动脉瓣位于主动脉瓣左前上方,主动脉瓣位于右后下方,二者起始段呈交叉走行。

2. 大血管关系异常

(1) D 位(dextro position):主动脉瓣在肺动脉瓣的右侧。

(2) L 位(levo position):主动脉瓣在肺动脉的左侧。

(3) A 位(anter position):主动脉瓣在肺动脉的正前方。

大动脉关系异常包括大动脉转位与大动脉异位两种,前者主要特征为大动脉起始关系异常,多为主动脉瓣下圆锥;而后者大动脉起始关系正常,仅有大血管之间的空间位置异常,主动脉与肺动脉之间失去了交叉走行的特征,呈平行走行,多为双瓣下圆锥。

常见胎儿心脏病的声像图改变

一、室间隔缺损

(一)病理解剖与血流动力学改变

室间隔缺损(ventricular septal defect,VSD)是一种常见的先天性胎心心脏病。因胚胎期心室间隔发育不全而形成的左、右心室间的异常交通,在心室水平产生分流的先天性心脏病,可以单独存在,也可以是心内复杂畸形的组成部分。目前高分辨力超声已能发现 5mm 以上的室间隔缺损,特别是胎儿处于枕后位,无椎骨声影干扰。胎龄在 18 ~ 30 孕周时,胎儿心脏结构能清晰显示室间隔回声失落,残端明显,如有过隔彩色血流信号和分流频谱,则能做出可靠的产前诊断。对于枕前位胎儿,如果在妊娠中期,可嘱妊娠妇女活动或变动检查体位,大多数也能避开椎骨声影,清晰显示室间隔结构。对于胎龄较小且为单发室间隔缺损,宜每隔 4 周反复追踪观察;因为胎儿与婴幼儿一样,部分单发室间隔缺损可以自然闭合。对于小于 3mm 的室间隔缺损,除非仪器分辨率达到 0.3 ~ 0.4mm,否则二维超声尚不能清晰显示,其产前诊断较为困难。

(二)超声心动图表现

单纯性室间隔缺损常常无明显血流动力学变化,因此心脏无明显增大,左室与右室比例仍为 1:1 左右,左室长轴或四腔心切面可见膜部或肌部室间隔回声失落,其主要超声表现如下:

1. 在超声束与室间隔垂直的切面上显示室间隔肌部回声连续性中断;显示膜部室间隔缺损的最佳切面是左室流出道切面或四/五腔心切面(图 75-15)。

2. 彩色多普勒血流显像可以显示室间隔缺损处有左向右分流,或右向左分流,或双向分流的血流色彩,颜色较淡;频谱多普勒在室间隔缺损处可以检测到分流频谱,但速度较低,一般在 2m/s 以下,呈层流频谱。

3. 房室大小多在正常范围。

(三)诊断与鉴别诊断

二维超声在宫内胎儿室间隔缺损的产前诊断中具有重要的临床价值,但需注意胎儿心脏较小,且受多种因素限制和干扰,超声检查未发现室间隔回声失落,并不能完全排除室间隔缺损的存在。由于胎儿血液循环的特点,卵圆及动脉导管的存在,胎儿左、右心室压力几乎相等或压

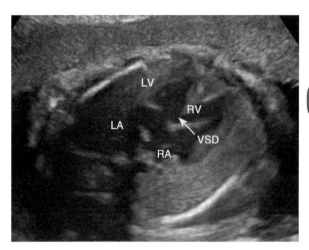

图 75-15 四腔心切面显示胎儿心脏室间隔缺损
显示胎儿心脏膜部室间隔缺损,室间隔
连续中断,心脏比例正常

力阶差较小,加上胎位的影响,因此有部分胎儿在二维超声上可以发现室间隔回声失落,但彩色多普勒并不能显示过隔彩色血流和分流频谱;有些虽可显示左、右室有彩色血流相通,但不能显示如小儿室间隔缺损存在五彩镶嵌的分流束,频谱多普勒不能检出高速分流速度;由于彩色多普勒本身也存在一定的噪声信号,容易与分流束相混淆。因此,应用彩色多普勒显示过隔彩色血流来诊断胎儿室间隔缺损,其结果并不可靠,仅能作为二维超声检查时的诊断参考。

二、房室间隔缺损

(一)病理解剖与血流动力学改变

房室间隔缺损(atrioventricular septal defect,AVSD)是胎儿时期较常见的先天性心脏病。如果包括房室间隔缺损的所有类型,占胎儿先天性心脏病的 17% ~ 21%。胎儿房室间隔缺损尽管存在房间隔缺损、室间隔缺损和中心纤维体消失等病理变化,但由于胎儿血流动力学的特点以及心房之间、心室之间压力阶差很小,这些病理变化在胎儿期并不会引起明显的血流动力学改变。导致胎儿房室间隔缺损血流动力学发生异常的关键是共同房室瓣关闭不全,收缩期共同房室瓣的大量反流引起心房和心室的扩

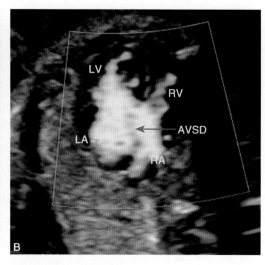

图 75-16　胎儿心脏四腔心切面显示房室间隔缺损
A. 下段房间隔与上段室间隔回声中断，中心纤维体消失；B. 彩色多普勒血流
显像显示共同房室瓣花色血流

75

大，导致充血性心力衰竭和胎儿水肿，在伴随其他的畸形时可以使血流动力学异常更为严重。

（二）房室间隔缺损超声心动图主要表现（图 75-16）

1. 房间隔下段回声中断（原发孔房间隔缺损）。

2. 室间隔上段回声中断（室间隔缺损）。

3. 二、三尖瓣形成一组共同房室瓣，房室连接为共同房室连接。

4. 位于心脏中央的中心纤维体消失。

5. 房室瓣附着点差异消失，左右侧瓣膜位于同一水平。

6. 主动脉发自心脏的中心位置。

7. 心脏房室增大，无合并其他心内畸形时，房室大小对称；主、肺动脉内径增宽。

8. 彩色多普勒血流显像显示共同房室瓣有反流血流信号。

9. 频谱多普勒检测房室瓣高速的反流速度。

10. 常伴有心功能不全，表现为室壁运动幅度减低，心包积液等。

（三）诊断与鉴别诊断

胎儿房室间隔缺损的产前超声诊断一般不难，但在诊断中仍要注意胎儿方位、胎儿活动、母体腹壁厚度、胎儿脊柱声影对胎儿心脏超声检查的干扰，更要特别注意有些小的室间隔缺损可能难以显示清晰，容易漏诊或被误诊为部分型房室间隔缺损。更为关键的是要警惕合并有其他心内畸形。因此，尽管四腔心切面可以满足胎儿房室间隔缺损产前诊断的需要，但仍应采用多切面做全面详细的胎儿心脏检查，以求获得全面正确的诊断。房室间隔缺损合并的心内畸形常见的有：内脏反位综合征、房室瓣狭窄、一侧心室发育不良、肺动脉狭窄、主动脉瓣下狭窄、主动脉缩窄、右室双出口、永存动脉干、法洛四联症和大动脉转位等。鉴别诊断包括大的继发孔房间隔缺损、大的膜周部室间隔缺损、单心室等，但由于上述疾病均存在中心纤维体，房室瓣附着点位置差异仍

然存在，因此产前超声鉴别诊断一般不难。唯有部分型房室间隔缺损的鉴别诊断有时可能较为困难，特别当正常胎儿在四腔心切面探头稍向后扫描能清晰显示冠状静脉窦进入右房的声像时，容易被误诊为部分型房室间隔缺损；如果有持续性左上腔静脉存在，冠状静脉窦扩张，其声像图更与部分型房室间隔缺损类似，应特别引起注意。

三、肺动脉狭窄

（一）病理解剖与血流动力学改变

肺动脉狭窄（pulmonary stenosis，PS）是一种较为常见的胎儿心脏病，既可单独存在，也可是复杂先天性心脏病的一部分，约占先天性心脏病的10%。肺动脉狭窄可以发生在肺动脉瓣本身，也可以是肺动脉瓣下漏斗部狭窄，或者是肺动脉主干发育不良，或者是肺动脉分支狭窄。其中以肺动脉瓣本身狭窄更为常见，狭窄的瓣膜可因瓣膜交界处融合使瓣口面积减小，或者由于肺动脉瓣发育不良，瓣膜增厚，开放受限，导致肺动脉梗阻。在胎儿期由于存在开放的卵圆孔，因此轻微的肺动脉狭窄通过压力传递，在右室流出道并不会产生明显的梗阻，在右室流出道和肺动脉之间无明显的压力阶差存在，右室壁亦不会增厚。但严重的肺动脉狭窄可在右室流出道产生明显的梗阻，在右室流出道和肺动脉之间有明显的压力阶差存在，右室壁肥厚，并且常发生三尖瓣反流，出现右房增大。由于肺动脉狭窄的发生过程是渐进性的，因此许多肺动脉狭窄胎儿在妊娠早、中期并无肺动脉梗阻的血流动力学变化，直到妊娠晚期，甚至出生后才有肺动脉狭窄的血流动力学变化。肺动脉分支狭窄虽可引起肺动脉主干扩张，一般不会引起明显的血流动力学变化，但可导致狭窄分支所对应供血的一侧肺组织发育不良。

（二）肺动脉狭窄超声心动图主要表现（图 75-17）

1. 肺动脉瓣叶增厚，回声增强，开放受限。

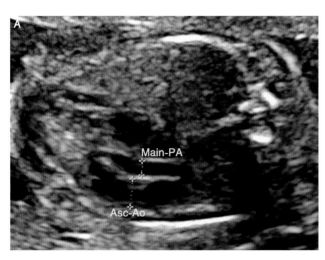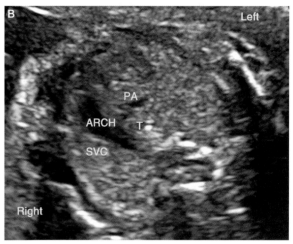

图 75-17　胎儿心脏流出道及三血管切面显示肺动脉狭窄

A. 胎儿心脏流出道切面,显示肺动脉起始段内径较主动脉起始段内径明显变窄;B. 胎儿心脏三血管切面,
显示肺动脉内径变窄,三血管排列正常,内径比例失常

2. 右室流出道或肺动脉瓣环处内径变窄。

3. 肺动脉主干可有狭窄后扩张。

4. 轻度肺动脉狭窄可无右室壁肥厚,重度肺动脉狭窄可出现明显的右室壁肥厚。

5. 严重的肺动脉狭窄可有右房和右室扩大;心功能减退。

6. 彩色多普勒有时可以显示肺动脉内有五彩镶嵌的射流信号和三尖瓣右房侧的反流信号。

7. 频谱多普勒检测肺动脉主干内有高速射流信号和明显的跨瓣压差。

8. 极为严重的肺动脉狭窄胎儿在动脉导管内可以显示血流反向,与主动脉血流方向不一致。

9. 肺动脉分支狭窄在大动脉短轴切面可显示一支或两支肺动脉分支内径变窄,彩色多普勒有时可显示狭窄的分支内有湍流色彩,并可检测到高速的血流信号。

(三)诊断与鉴别诊断

在胎儿期单纯的肺动脉狭窄较为少见,仅占胎儿先天性心脏病 1%,并且大多数为严重的肺动脉狭窄,其中部分到出生时已发展为室间隔完整型肺动脉闭锁。严重的肺动脉狭窄常伴右室壁肥厚或右室发育不良,因此在四腔心切面发现有右室壁肥厚,应认真检查右室流出道和肺动脉瓣有无狭窄,应用多普勒超声多能明确诊断。值得注意的是轻、中度肺动脉狭窄,常无右室壁增厚,四腔心切面表现为正常,如果不用多普勒超声检查,容易出现漏诊。还有一部分胎儿在妊娠早期肺动脉狭窄较轻,不但四腔心切面正常,而且肺动脉血流速度也在正常范围,因此早期无法诊断。随着病变的进展,胎儿超声心动图的定期追踪观察有利于这部分肺动脉狭窄的产前诊断。严重的单纯性肺动脉狭窄有时与室间隔完整型肺动脉闭锁两者间容易混淆,鉴别要点是狭窄的肺动脉内有前向血流;若肺动脉主干内无法检测到前向血流,则两者无法鉴别。肺动脉狭窄还应与法洛四联症相鉴别,后者有室间隔缺损和主动脉骑跨,胎儿期右室壁肥厚不明显。

四、法洛四联症

(一)血流动力学改变

法洛四联症(tetralogy of Fallot,TOF)是一种常见的先天性心脏病,约占分娩活婴的 2/1000。与小儿法洛四联症显著不同的是胎儿期法洛四联症不会发生明显有意义的血流动力学变化,因为肺动脉狭窄呈渐进性发展,早期狭窄程度较轻,胎儿体循环与肺循环压力基本相等;即使存在严重的肺动脉狭窄,右心室血流也可通过室间隔缺损,经由左心室、降主动脉和动脉导管(反流)供应躯体、下肢和肺。因此胎儿法洛四联症很少出现右心室壁肥厚和肺动脉内的高速血流。出生后,随着动脉导管的关闭,右心室压力负荷加重,才会逐渐导致右心室壁增厚。

(二)典型法洛四联症超声心动图主要表现

1. 四腔心切面正常(大多数)或右室稍大。

2. 在左心长轴切面或五腔心切面显示主动脉瓣下室间隔缺损(较大)。

3. 由于主动脉前移使主动脉骑跨在室间隔上(图 75-18)。

4. 主动脉内径增宽(妊娠晚期)。

5. 肺动脉内径变细,肺动脉内径/主动脉内径比例失调。

6. 漏斗部狭窄(妊娠晚期)。

7. 彩色多普勒血流显像显示肺动脉内有前向血流。

8. 右室流出道血流速度可有轻度增快。

(三)肺动脉闭锁型法洛四联症的超声心动图主要表现

1. 肺动脉内无前向血流。

2. 动脉导管内有反向血流。

3. 来自主动脉的侧支循环直接供应肺的血容量,CDFI可显示这些侧支循环。

4. 肺动脉分支可以正常,也可以发育不良,或者起源异常,有时甚至难以识别。

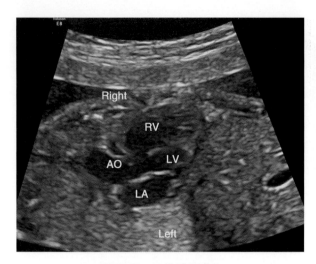

图 75-18 法洛氏四联症

流出道切面显示主动脉增宽前移,骑跨于室间隔残端

(四)诊断与鉴别诊断

法洛四联症的产前超声诊断具有一定的技术难度。在法洛四联症的产前超声诊断中,应注意:①胎儿时期法洛四联症的血流动力学与婴幼儿期不同,病理上多无右心室壁肥厚。②在胎儿期法洛四联症漏斗部狭窄的发病过程是渐进性的,早期往往无明显的右心室流出道或肺动脉狭窄。③尽管妊娠早期胎儿法洛四联症仅有室间隔缺损、主动脉骑跨,但对妊娠晚期怀疑法洛四联症的胎儿进行超声检查时应尽量显示室间隔缺损、主动脉骑跨和右心室流出道梗阻,部分胎儿可有轻度的右心室肥大。④尽管四腔心切面对于大多数胎儿心脏病的产前超声诊断具有重要的临床意义,但用于法洛四联症的产前筛查检查容易导致漏诊;左右心室流出道切面、三血管-气管切面、大血管短轴切面是显示法洛四联症主要病理改变的最佳切面。⑤由于法洛四联症肺动脉狭窄的病理过程在胎儿期是渐进性的,因此定期超声追踪复查(一般为 4 ~ 6 周)非常必要。除了检查测量胎儿的生长发育外,应重点观察右心室流出道梗阻的进展和肺动脉的发育情况。

由于法洛四联症与永存动脉干和右室双出口均有室间隔缺损和主动脉骑跨的病理改变,因此鉴别诊断十分重要。法洛四联症与永存动脉干的鉴别有时较为困难,因为二者心内解剖基本相似,以下几点可供鉴别:①永存动脉干的共同干瓣增厚,发育不良,通常为二瓣、三瓣或四瓣,可有狭窄或关闭不全;②永存动脉干的肺动脉分支多起源于干动脉的左后侧,内径相同;③永存动脉干多无动脉导管。法洛四联症与右室双出口的鉴别更为困难,理论上右室双出口可见主动脉和肺动脉均发自右心室,无左心室流出道存在;法洛四联症两根大血管位置基本正常,有左心室流出道存在。然而,在临床实践中,要清楚显示上述解剖结构与位置关系有时是非常困难的。

五、右室双出口

(一)病理解剖与血流动力学改变

右室双出口(double-outlet right ventricle, DORV)是一

种复杂的先天性心脏畸形,较为少见,占胎儿先天性心脏病的 1.5% ~ 2%。由于右室双出口类型复杂,超声表现变化多端,产前超声诊断较为困难。右室双出口以心脏的两根大动脉均起源于形态学右心室为特征,不管右室是位于右侧还是左侧(极为罕见),常常伴随室间隔缺损,使两个心室相互沟通。右室双出口还可伴随更为复杂的心内畸形和血管异常,如常发生左房或右房异构或内脏反位综合征。在这些内脏和心房位置异常的胎儿,间隔缺损常常为房室间隔缺损(AVSD)。在下腔静脉完整的情况下,肺动脉狭窄、右室流出道梗阻、完全性肺静脉异位引流、右房异构是最常见的;在下腔静脉离断时常伴心脏传导阻滞、左房异构。心外畸形如出现中位肝脏、胃泡位置异常和左侧脾脏缺如则能够帮助建立内脏反位综合征的诊断。

胎儿期右室双出口的血流动力学变化与小儿右室双出口不同,取决于右室双出口的解剖类型和伴随的心内畸形。因为右室双出口胎儿的心脏功能如同一个单心室,心室内的血液混合后排入大动脉。在无其他心内畸形的情况下,一般不会发生心功能不全,在宫内生存良好。若右室双出口伴有肺动脉狭窄、二尖瓣狭窄或闭锁,则容易产生严重的血流动力学异常,在胎儿期就出现明显的心功能不全,出生后血液循环立即发生改变。右室由于要负担体循环和肺循环的血液供应,工作负荷过重,容易导致严重的心力衰竭,预后不良。

(二)右室双出口超声心动图主要表现

1. **大动脉的排列** 右室双出口最明显的特征是流出道切面显示两根大动脉平行排列,均发自于形态学右室。即使主、肺动脉位置关系基本正常的右室双出口,由于主动脉的右旋,可使主动脉看起来似乎和肺动脉呈平行关系(图 75-19)。

2. **室间隔缺损** 右室双出口的室间隔缺损可以有多种类型,如果室间隔缺损较小,左室发育正常,则四腔心切面无异常发现;如果室间隔缺损较大,在四腔心切面常可显示。

3. **一侧大血管狭窄** 流出道切面显示平行排列的两根大动脉内径比例失调,常常是肺动脉内径变窄。频谱多普勒检测狭窄的流出道可发现血流速度稍快和压力阶差稍大,但不如小儿肺动脉狭窄明显。

4. **左室发育不良** 由于两根大血管均发自右室,左室可出现发育不良,表现为左室内径明显缩小,右室/左室比例失调。

(三)诊断与鉴别诊断

右室双出口的产前超声诊断较为困难,当出现一个心室内同时发出两根大动脉,不管主动脉与肺动脉位置如何,均应考虑右室双出口存在的可能性。由于伴随的畸形多、类型复杂,因均有室间隔缺损及主动脉骑跨室间隔残端,右室双出口的声像有时类似于法洛四联症,有时类似于大动脉转位。大动脉骑跨的不同程度和二尖瓣与主动脉瓣的纤维连续性是否消失此时就成为三者的鉴别要点之一。

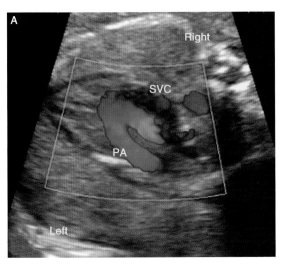
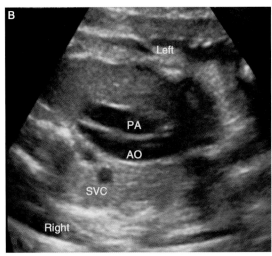

图 75-19

在同一超声切面上,可显示两根大动脉起始部平行排列,无相互交叉现象。A. 彩色显示;B. 二维显示

六、大动脉转位

(一) 病理解剖与血流动力学改变

大动脉转位(transposition of the great arteries,TGA)指心室-大动脉连接不一致。依据大动脉发出部位及走行方向分为完全性(右型)大动脉转位和矫正型(左型)大动脉转位。如果心房-心室连接正常,肺动脉起源于左室,主动脉起源于右室,称为完全性大动脉转位。如果大动脉转位伴有心室的转位(心房-心室连接不一致),称为矫正型大动脉转位(发生率约为 0.3%)。此时左侧的心室为解剖学右室,与主动脉相连,执行左室的功能;右侧的心室为解剖学左室,与肺动脉相连,执行右室的功能。虽然存在大动脉及心室的转位,但在生理上得到了矫正。

胎儿时期单纯的大动脉转位不会出现明显的血流动力学变化,因为体循环和肺循环为两个平行的循环系统。来自胎盘的氧合血经由脐静脉和下腔静脉达到右房后,分成两个途径:大部分经由卵圆孔进入左房和左室,左心排出量由肺动脉泵出后,经由动脉导管和降主动脉分布躯干

和下肢。位于右房内的另一少部分血液,加上来自上腔静脉的血液经右房进入右室,再由主动脉泵出供应头颈部血管。尽管在这个过程中高氧饱和度的血液优先达到了左室,供应肺动脉,取代了正常的主动脉,但这种氧差较小,加上在胎儿时期大动脉转位其房间隔处常常是双向分流,此时会有更多的氧合血到右室供应主动脉,所以此时,主、肺动脉内的血氧差减小。在不伴有其他畸形的情况下,大多数大动脉转位胎儿在宫内生长良好,甚至可能完全正常,但在出生后立即出现明显的血流动力学改变。大约有 5% 的病例由于限制性动脉导管和严重的卵圆孔狭小,出生后可导致严重的缺氧和酸中毒。

(二) 完全性大动脉转位的超声心动图表现

1. 大多数胎儿四腔心切面正常,少数可有右室轻度扩大。

2. 在同一超声切面上,可显示左、右室流出道和两根大动脉起始部平行排列,半月瓣在同一水平,无相互交叉现象(图 75-20)。

3. 三血管切面或三血管-气管切面显示　主动脉常常

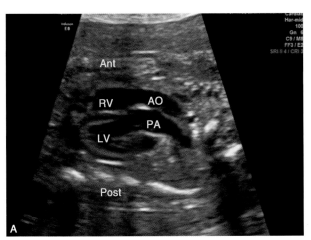
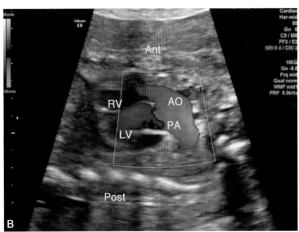

图 75-20

完全性大动脉转位时,三血管切面显示主动脉位于肺动脉右前方

位于肺动脉右前方;或呈两个平行排列的圆圈状结构;或仅能显示一条大血管。罕见大血管转位形式为主动脉位于肺动脉的左侧或后方(图75-21)。

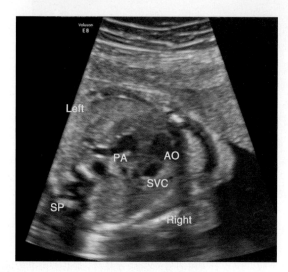

图75-21 三血管切面显示
主动脉位于肺动脉右前方

4. 主动脉瓣下有肌性圆锥组织,肺动脉瓣与二尖瓣呈纤维组织连接。

5. 肺动脉发自左室(肺动脉分叉可确认),20%伴有肺动脉狭窄。

6. 主动脉发自右室,主动脉弓较大(追踪主动脉弓发出三根头颈部血管可确认)。

7. 彩色多普勒血流显像可发现卵圆孔处有双向血流。

8. 常常伴有室间隔缺损,有时可伴完整室间隔。

(三) 矫正型大动脉转位的超声心动图表现

1. 四腔心切面显示左侧心室为解剖学右室(左侧房室瓣较右侧更靠近心尖,心室腔内有调节束存在),右侧心室为解剖学左室(图75-22)。

2. 主动脉起源于解剖右心室,肺动脉起源于解剖左心室。

3. 三血管切面显示主动脉位于肺动脉的前方或左侧。

4. 在同一超声切面上,可显示左、右室流出道和两根大动脉起始部平行排列,半月瓣在同一水平,无相互交叉现象。

5. 大约70%的胎儿伴有室间隔缺损,膜部缺损更为常见。

6. 左室流出道梗阻常见,可有肺动脉狭窄或者闭锁。

7. 左侧三尖瓣常常伴有瓣膜发育不良或关闭不全,甚至三尖瓣下移畸形。

(四) 诊断与鉴别诊断

尽管大动脉转位在胎儿期也较为常见,但产前检出率较低。造成漏诊的主要原因是检查者满足于四腔心切面正常,而没有检查左、右室流出道;或者虽显示左室流出道而没有追踪其大血管的分支,实际上其大血管已是肺动脉;或者因为大血管短轴切面难以显示而放弃。因此目前将胎儿心脏病筛查检查不再局限于四腔心切面,已经扩展到显示左、右室流出道,同时反复探查心底大血管短轴切面,明确主动脉与肺动脉的空间位置关系,是否存在大血管转位或者异位,相信会大大提高大动脉转位的产前检出率。

大动脉转位与右室双出口的鉴别诊断较为困难,特别是当大动脉转位伴有室间隔缺损时更为困难。在右室双出口中有一种特殊类型称 Taussig-Bing 综合征,其主动脉与肺动脉也呈平行排列,类似大动脉转位。仔细探查可以发现,主动脉与肺动脉均发自右心室有助于鉴别。

无合并心内畸形的矫正性大动脉转位的胎儿,出生后多无症状,并可长大成人。然而由于合并心内畸形的概率很高,大多数胎儿预后不良,新生儿死亡率可高达40%。因此,矫正性大动脉转位的产前诊断尤为重要。超声诊断的关键是识别左右心室。由于三尖瓣位置较低,右室心腔内有调节束,因此,在左侧的心室内如果发现这些解剖标志,应高度怀疑矫正性大动脉转位,对胎儿心脏进行进一步详细地检查,从而进一步识别大动脉的起源和有无合并室间隔缺损、三尖瓣下移和肺动脉狭窄。合并室间隔缺损的矫正性大动脉转位与完全性大动脉转位和右室双出口的鉴别有时非常困难,如果能在超声心动图上证明形态学的右室位于心脏左侧,则有利于矫正性大动脉转位的诊

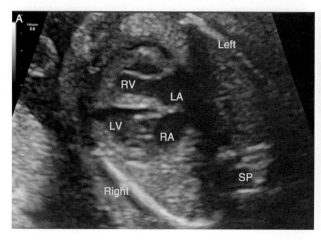

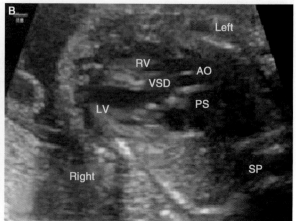

图75-22 矫正型大动脉转位四腔心及流出道切面
A. 左侧心室为解剖学右室连接左房,右侧心室为解剖学左室连接右房;B. 解剖右室连接主动脉,解剖左室连接肺动脉

断,如果两根大动脉平行排列,并且均起源于右室,则右室双出口的可能性大。

七、永存动脉干

(一) 病理解剖与血流动力学改变

永存动脉干(truncus arteriosus)的病理解剖为一条大血管干起源于心底,并分出体循环、冠脉循环和肺循环分支,此畸形常常合并较大的室间隔缺损。永存动脉干根据肺动脉的起源可以分为4种类型:Ⅰ型,肺动脉主干由干动脉发出,再形成左右肺动脉;Ⅱ型,两根肺动脉分支直接从干动脉的后壁发出,相互靠近;Ⅲ型,两根肺动脉分支分别从干动脉的侧壁发出,相距较远;Ⅳ型,肺动脉缺如,肺的血液供应由降主动脉发出侧支循环供应或为更严重的血管畸形。

由于肺动脉分支起源多种多样,胎儿方位不同,有时声像受到胎儿肋骨或椎骨声影的干扰,因此,超声心动图不可能满意显示所有病例的肺动脉分支起源。即便如此,如果多切面超声检查仅发现一组动脉瓣,也不影响永存动脉干的产前诊断。永存动脉干可伴有许多心内畸形:右位主动脉弓,主动脉弓离断、缩窄,冠状动脉畸形,一侧肺动脉缺如,少见的还有房室间隔缺损,单心室,房室瓣闭锁和双主动脉弓等。

胎儿时期,如果永存动脉干不合并其他心内畸形,其血流动力学变化的严重程度则与永存动脉干瓣正常与否密切相关。如果干动脉瓣正常,因为胎儿期心功能是以心脏为整体的,两侧心室的血液混合后再由干动脉排出,一般情况下,不会产生严重的血流动力学改变;但如果合并共同干动脉瓣关闭不全,产生大量的反流,则会导致严重的心功能不全和胎儿水肿,超声心动图上就会出现心室增大、室壁运动减弱和心包积液,还可合并胎儿心律失常,加重病变的发展。如果合并其他心内畸形,则根据合并的心内畸形,容易产生更为严重的血流动力学改变,导致宫内死亡。

(二) 永存动脉干的主要超声心动图表现

1. 四腔心切面可显示大的室间隔缺损。
2. 干动脉增宽并骑跨,骑跨程度大多相等。
3. 多切面检查心底仅能显示一只粗大血管,仅见一组干动脉瓣;干动脉瓣可正常或增厚,回声增强,开放时不能贴边,关闭时有裂隙。
4. 肺动脉主干或者分支起始于干动脉,有多种发生形式(图75-23)。
5. 主动脉弓由干动脉发出。
6. 多无动脉导管(约50%)。
7. 常见的伴随畸形　动脉弓畸形,房室间隔缺损(AVSD),一侧房室瓣闭锁,右位主动脉弓等。

(三) 诊断与鉴别诊断

永存动脉干主要应与法洛四联症、右室双出口、大动脉转位、肺动脉闭锁伴室间隔缺损进行鉴别。因为在超声心动图上均有大的室间隔缺损和主动脉骑跨。法洛四联症虽有骑跨,但正常位置仍可见内径变小的肺动脉,有两组半月瓣;肺动脉闭锁型法洛四联症也仍可见肺动脉位置

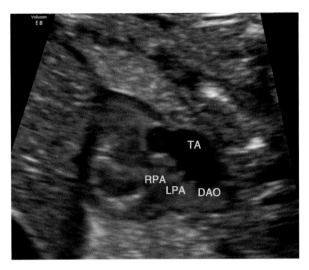

图75-23　永存动脉干
多切面检查心底仅能显示一只粗大血管,左右肺动脉分别发自共干血管

正常,动脉导管多存在并有反转血流,或有侧支循环。右室双出口、大动脉转位虽有主动脉骑跨和室间隔缺损,但均有2根大动脉自心室发出,并有2组动脉瓣。肺动脉闭锁伴室间隔缺损虽有主动脉骑跨和只有1组动脉瓣,但在大动脉短轴观或三血管观仍可见内径正常的肺动脉分支,动脉导管内有反转血流,室间隔缺损处为右向左分流。此外,永存动脉干还应与主肺动脉窗相鉴别,但后者仍有肺动脉瓣存在可资鉴别。

八、三尖瓣下移畸形

三尖瓣下移畸形(Ebstein's malformation)是一种罕见的先天性心脏病,约占分娩活婴的1/20 000。

(一) 病理解剖与血流动力学改变

病理解剖多为隔瓣及后瓣下移,隔瓣发育不良(增厚或融合)甚至缺失。由于瓣叶下移,右室被分为两个腔,下移瓣膜以上的右室腔与右房融合,为房化右室,其壁薄;而瓣膜以下至心尖部的右室,为功能性右室,较小。瓣叶下移的同时,可有狭窄和关闭不全。它可引起功能性右室发育不良并可伴有肺动脉狭窄。

由于三尖瓣本身瓣叶发育不良且位置下移,所以常常导致其关闭不全,于收缩期产生大量的三尖瓣反流,使右房和房化右室显著扩大,容易发生心功能不全和胎儿水肿,导致胎儿宫内死亡。由于胎儿心脏明显增大,可以影响胎儿肺的发育,导致许多三尖瓣下移畸形胎儿在刚刚出生时就因为不能适度通气,出现发绀和严重的心力衰竭死亡。一般认为,右室流出道梗阻常常是继发于三尖瓣的发育畸形。如果程度严重,可以形成巨大的右房,并可早在中期妊娠出现。极度增大的右房使肺组织移位并引起肺组织发育不全。

(二) 胎儿三尖瓣下移畸形的主要超声心动图表现

1. 四腔心切面显示三尖瓣隔瓣或后瓣较二尖瓣附着点明显下移(图75-24)。
2. 三尖瓣前瓣变长,活动幅度较大。

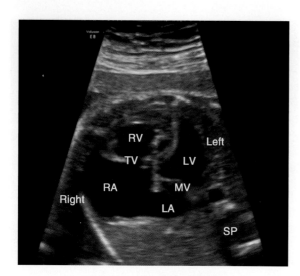

图 75-24　三尖瓣下移畸形
四腔心切面显示右心显著增大,三尖
瓣隔瓣附着点明显下移

3. 三尖瓣叶增厚、发育不良,收缩期关闭时有裂隙。

4. 右房和房化右室明显增大。

5. 功能右室很小,在心尖显示为一三角形的小腔。

6. 左室受压、较小。

7. 心胸比例明显增大。

8. 常伴肺动脉狭窄或闭锁(功能性或解剖性)。

9. 彩色多普勒血流显像显示三尖瓣右房面有大量的五彩镶嵌的反流,持续整个心动周期,可达心房底部,其起始部位明显低于二尖瓣环水平(图 75-25)。

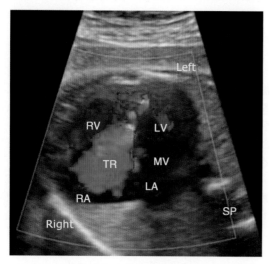

图 75-25　三尖瓣下移畸形号
四腔心切面 CDFI 显示三尖瓣口可见大量反流信号

10. 频谱多普勒在三尖瓣处可以检测到高速的反流信号,频谱包络线不光滑,内部充填,速度可达3m/s以上。

11. 妊娠晚期可出现各种不同类型的心律失常。

(三) 诊断与鉴别诊断

在四腔心切面发现三尖瓣隔瓣或后瓣明显低于二尖瓣瓣环水平(正常胎儿 36 周后隔瓣下移大于 7mm),右房

和房化右室明显增大,功能右室很小,即可怀疑本病。三尖瓣下移畸形主要应与单纯三尖瓣发育不良,三尖瓣隔叶缺如和三尖瓣反流鉴别。

1. 三尖瓣发育不良　三尖瓣发育不良在宫内胎儿中较为少见,可以与三尖瓣下移畸形有许多相似的临床表现。然而三尖瓣发育不良在解剖房室连接处有正常的瓣叶附着点,只有瓣叶增厚和畸形,解剖上三尖瓣增厚呈结节状,并有一个以上瓣叶较大。右室流出道梗阻也较为常见,多为肺动脉狭窄或闭锁,出生后可导致新生儿通气不良。

2. 三尖瓣隔瓣缺如　三尖瓣隔瓣发育不良是三尖瓣下移畸形病理解剖的一部分,然而在少数病例,隔叶不是下移而是完全缺如,导致大量的三尖瓣反流,因此很难与严重的三尖瓣下移畸形鉴别。鉴别的关键是要确认有无三尖瓣隔叶,三尖瓣下移畸形时隔叶仍然存在,只是位置下移而已。

3. 三尖瓣反流　三尖瓣反流在胎儿中较为常见,只要反流束面积较小,且持续时间较短,可以视为生理性反流,而无病理意义。只有重度的三尖瓣反流才需要追踪观察,以排除心脏的结构畸形和心功能异常,此时需要与三尖瓣下移畸形鉴别。三尖瓣下移畸形时的反流束起点明显低于单纯的三尖瓣反流时的反流束起点。

九、左室发育不良综合征

(一) 病理解剖与血流动力学改变

左心发育不良综合征(hypoplastic left heart syndrome, HLHS)是一种并非罕见的复杂先天性心脏病,在胎儿中发生率为(0.1~0.2)/1000。典型的左心发育不良综合征特点为左室流入或流出道某一部位极度梗阻或闭锁,导致左室发育不良,室腔狭小,甚至仅有一痕迹。此时右房右室可代偿性的增大、主肺动脉和动脉导管内径增粗,左、右心比例表现为极端的不对称。左心发育不良综合征常伴其他心血管方面及心外畸形,预后多不良,多在宫内或出生后死亡。一旦作出产前诊断,宜引产终止妊娠。

由于左室流入道或流出道的梗阻与闭锁,常常导致左心循环障碍,发育不全的升主动脉主要依靠来自动脉导管倒流的血液,这也成为冠状动脉血供的唯一来源。因此,胎儿身体上、下部的血液主要经由来自右室和动脉导管的血液供应。而肺静脉回流至左房的血液经卵圆孔反流入右房,使右室前负荷增大,可引起右室负荷过重,极易发生右心功能不全,导致宫内死亡。

(二) 左室发育不良综合征的超声心动图主要表现

1. 四腔心切面显示左室较小,呈狭缝样或呈一潜在的腔隙(图 75-26),左房可缩小或正常,左右心室大小极不对称;但需注意的是位于心脏左侧的心室并不一定是形态学左室,有时可能是形态学右室。

2. 右房、右室相对增大,右室流出道和肺动脉内径相对增宽。

3. 动脉导管粗大,内径增宽。

4. 当有二尖瓣闭锁时,在二尖瓣位置显示为增强的纤维回声,但无瓣膜的开闭活动,彩色多普勒显示左房与左

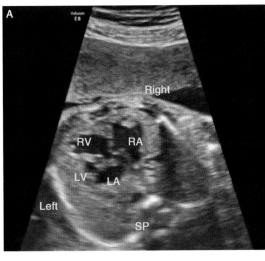
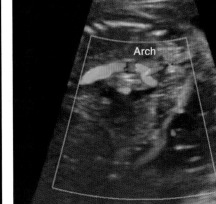

图75-26　左室发育不良综合征
A. 于四腔心切面显示左室较小,呈狭缝样,左右心室大小极不对称;B. CDFI显示主动脉弓
部细小而僵直,彩色显示可见血流反向

室之间未见血流交通。

5. 主动脉管径明显小于相应孕周正常胎儿,在主动脉瓣闭锁的病例,升主动脉常常难以显示。彩色多普勒显示主动脉瓣收缩期无血流通过,或者血流反向。

6. 肺静脉比正常胎儿更易显示,并呈轻度扩张。

7. 在角度较好、图像清晰的情况下,可见左房经卵圆孔至右房的血流,如果伴有卵圆孔受限,则左房轻度增大。

8. 主动脉弓管状亦发育不良,形态僵硬,彩色多普勒可显示自动脉导管倒流入主动脉内的血流,在心底三血管切面显示为主动脉内的血流色彩与肺动脉相反。

9. 三尖瓣口舒张期血流量增多,收缩期可伴三尖瓣大量反流。

（三）诊断与鉴别诊断

在胎儿心脏四腔心切面上发现左室腔明显缩小或呈狭缝状,左室发育不良的诊断一般不难;困难的是极少数的左室发育不良综合征表现为左室稍小或大小完全正常。该病需要与胎儿生理性右心优势区别。此外,还应努力寻找引起左室发育不良的原因,如主动脉狭窄、二尖瓣狭窄或闭锁。对于需要继续妊娠的胎儿,应密切注意动脉导管的血流反向灌注情况,以及是否存在卵圆孔分流受限等,需要测量动脉导管内径和测量卵圆孔大小。HLHS需要与胎儿生理性右室优势鉴别;需要与左室前向性梗阻和心腔内异常分流导致左室血容量减少等情况所导致的左室容积减小相互鉴别。上述几种情况下左室虽然表现为一定程度的容积减小,但是左室功能可以完全正常,且没有左室心内膜回声增强等表现。

十、心脏肿瘤

胎儿心脏肿瘤(cardiac tumors)是极为罕见先天性心脏畸形,可发生在心脏的任何部位,包括心内膜、心肌和心包。婴幼儿的发病率为0.08%,在各种年龄的尸体解剖中,其发病率为0.17/10 000～28/10 000。与成人心脏肿瘤不同的是,婴幼儿心脏肿瘤中,最为常见的是横纹肌瘤

(60%),其次为畸胎瘤(25%)和纤维瘤(12%)。

（一）病理解剖与血流动力学变化

胎儿心脏肿瘤的血流动力学变化与预后不但取决于肿瘤的病理性质,更重要的是取决于肿瘤发生的位置、大小和数量。如果肿瘤发生在流出道,则容易引起流出道血流梗阻;如果肿瘤发生在房室瓣附近,可以引起房室瓣关闭不全出现大量的血液反流;发生在室间隔和心房内的肿瘤可导致严重的心律失常;心包内的肿瘤常伴大量的心包积液,可导致心脏压塞;心肌内肿瘤可引起心脏运动障碍出现心功能不全。所有上述这些因素均可导致胎儿水肿,甚至胎儿宫内心力衰竭。

（二）心脏肿瘤超声心动图表现

1. 横纹肌瘤　表现为在心室或心房内出现一个或多个结节样肿块回声,多呈高回声,也可为等回声;肿块内部实质均匀,边界清晰,后方多无声影,肿块可大可小,最大的有报道超过4cm,几乎占据整个心室腔(图75-27)。

2. 畸胎瘤　多位于心包腔内,但也可发生在心室腔内。肿块可大可小,内部可以是实质性、囊性或混合性回声,囊性肿块可以是大小不等的多个囊性包块合并存在,实质性肿块内也可出现低回声的液化灶或高回声的钙化灶。肿瘤附于脏层心包上可随心脏运动而活动,多伴有大量心包积液。

（三）心脏肿瘤的继发性改变

1. 流出道血流梗阻　心房或心室内的肿瘤可以长得很大,占据整个心房或者心室;或者肿瘤虽小,但位于左、右心流出道,则可引起血流梗阻导致严重的血流动力学改变;此时,彩色多普勒血流显像可以发现流出道内五彩镶嵌的血流色彩,频谱多普勒可以检测到高速的射流频谱,部分胎儿还可出现受累心室肌的肥厚。

2. 房室瓣关闭不全与狭窄　发生在房室瓣附近的心脏肿瘤可影响房室瓣的功能,导致房室瓣关闭不全,出现明显的二、三尖瓣反流;或者导致房室瓣狭窄,使心房血液进入心室受阻。导致房室瓣关闭不全时,彩色多普勒血流

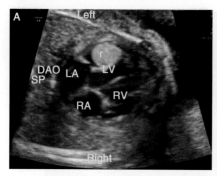
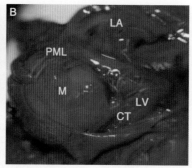
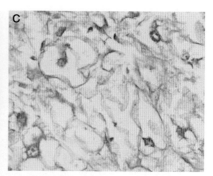

图 75-27　心脏肿瘤

A. 超声表现为左心室腔内有高回声,边界清晰,随心肌运动轻微移动;B. 大体解剖所见;
C. 病理切片检查证实为横纹肌瘤

显像可以显示房室瓣收缩期的反流,频谱多普勒可以检测到全收缩期的反流频谱,速度多在 2m/s 以上,部分胎儿可出现房室的扩大。

3. 心律失常　发生在心肌和室间隔的心脏肿瘤,可累及心脏的传导系统,出现多种严重的心律失常;以室上性心动过速、房室传导阻滞、期前收缩较为常见。持久的心律失常可以继发严重的胎儿心功能不全。应用 M 型超声同时记录心房和心室的运动曲线或者应用频谱多普勒同时记录左室流入道和流出道的血流频谱,可以初步分析胎儿心律失常。

4. 心功能不全　由于血流梗阻,房室瓣反流,严重心律失常,心包积液等因素,或者心脏肿瘤位于心肌内导致心肌运动障碍而出现心功能不全。M 型超声可见心室壁运动幅度明显降低,频谱多普勒检测到主动脉或肺动脉血流速度下降,心排出量减少,胎儿多在宫内死亡。

（四）诊断与鉴别诊断

在胎儿心房或心室内或心包腔内发现一个形态稳定、边界清楚的等回声、高回声或混合性回声的肿块,诊断多可成立。但一个完整的胎儿超声心动图除了发现心脏肿瘤外,还应描述肿瘤的部位、大小、数量,检测有无继发性改变和进行血流动力学评估。

心室内的肿瘤特别是较小的横纹肌瘤应与妊娠早期心室内的高回声结节相鉴别,高回声结节可能系腱索、乳头肌的钙化所致,此种钙化回声与较小的横纹肌瘤有时极为相似。但通过反复多次的追踪观察,可以显示结节性高回声附于腱索上或与乳头肌相连,或者随着胎龄增大,结节性高回声逐渐消失。有关这些高回声是否增加唐氏综合征的发病率曾引起争议,但目前的文献提示,这些高回声可能与唐氏综合征有一定的相关性。因此,如果在高龄妊娠妇女的胎儿超声心动图上发现有这种高回声结节,仍应当建议做羊水穿刺进行染色体检查。横纹肌瘤在胎儿期 32 周后一般不再长大,出生后有自行逐渐萎缩的倾向性,甚至部分病例可完全消失,操作者应熟悉横纹肌瘤这一特殊的自然病程,在临床处理与干预中应充分考虑这一特点。

胎儿超声心动图进展

一、早孕期胎儿超声心动图

胎儿心脏畸形的产前诊断通常在妊娠中期和晚期。随着腔内高频探头的问世,20 年前首次报道了一例孕龄 11 周的胎儿心脏畸形,随后相继报道了妊娠早期末期和中期初期采用经阴道和经腹部联合探查胎儿心脏畸形。在妊娠早期,颈项透明层的风险评估及其他超声指标的广泛应用对开展早期胎儿超声心动图检查具有重要意义。

妊娠早期发现的胎儿心脏畸形不同于妊娠中晚期。妊娠早期诊断的一些胎儿心脏畸形多与胎儿水肿和染色体遗传相关,从而使得有些胎儿在妊娠中期前期就已经死亡。与妊娠中晚期发现的心脏畸形相比,早期的胎儿心脏畸形更为复杂,并且与染色体异常更加相关。

早期胎儿超声心动图检测也存在一定的不足之处需要引起注意:由于有些心脏畸形如室间隔缺损,瓣膜轻微狭窄,肺静脉异位引流等需要到妊娠中期才可显示更加清晰,因此,即使妊娠早期检查胎儿心脏正常也需要在妊娠中期复查。

美国胎儿超声心动图协和操作指南中明确提出:只有存在明确医学指征时,才建议行早期胎儿超声心动图检测,并且超声的暴露时间尽量短。

二、胎儿心肌功能的超声评价

胎儿心功能也可以通过心胸比值、心腔的大小、血流动力学、心肌组织多普勒成像、速度矢量成像、三维容积定量分析等多种手段来判定。

（一）心腔的大小

正常情况下,心胸面积比在 0.35 左右,如果增大,提示可能存在心功能不全。正常胎儿从四腔切面观察比较左心和右心,右心略大于左心,但是相差不悬殊,若出现比例明显失调要考虑胎儿心功能不全可能。

（二）心肌的厚度及短轴缩短率

通过 M 型曲线可以获得胎儿左右心室壁及室间隔的运动曲线,由此可以了解胎儿心室壁的厚度及运动幅度,并计算出短轴缩短率及射血分数。

（三）主、肺动脉以及二、三尖瓣口血流频谱

当各瓣口血流速度减低，并出现大量三尖瓣反流合并胎儿水肿时应该考虑心功能不全。

（四）下腔静脉及肺静脉血流频谱

当心室收缩功能减低时，心房容量性负荷会增加，因此会增加收缩以排空心房淤滞的血液，心功能不全时，A峰会明显增高，A/V>1。

（五）静脉导管血流频谱

正常情况下，静脉导管血流频谱呈连续性同向波形，当出现A波反向时往往提示胎儿心功能不全（图75-28）。

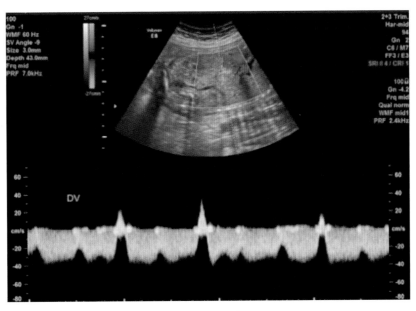

图75-28 胎儿心功能不全时，胎儿静脉导管血流频谱出现A波反向

（六）Tei指数也称心肌做功指数（myocardial performance index，MPI）

1995年日本学者Tei提出，Tei指数测量方法简单，因其不受心腔几何形态和心率影响，是一项检测胎儿心功能异常的敏感指标。可以通过频谱多普勒、TDI或M型超声获得。有研究显示左、右室Tei指数正常范围相对稳定，整个孕期无明显差异。IUGR胎儿Tei指数增加，提示胎儿心脏收缩及舒张功能同时受损。

（七）胎儿心血管整体评分（CVPS）

该系统对五项指标进行评分，分别是：胎儿水肿；心胸比值；二尖瓣口及三尖瓣口的血流频谱；脐动脉频谱；脐静脉及静脉导管频谱。每项满分为2，总评分8~9分为轻度心力衰竭；6~7分为中度心力衰竭；<5分为重度心力衰竭。

（八）速度向量成像技术（velocity vector imaging，VVI）

该技术能自动识别心肌组织中的超声微斑点并随心

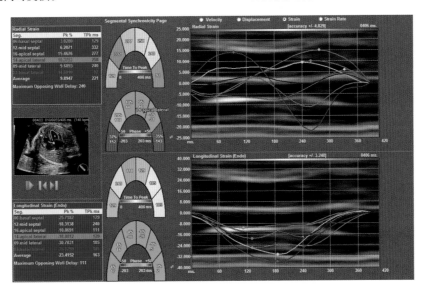

图75-29 利用VVI技术对心肌组织中各个斑点进行追踪，对心肌各个节段应变及应变率进行定量分析

动周期自动追踪其运动轨迹,以此原理来研究心肌运动力学,并定量分析各节段和整体的心肌运动速度、位移、应变及应变率等指标。VVI 能直观地显示心肌在纵向、径向和环向上的运动特征,能够无创、准确和快速评价心肌运动的协调性。国内外大量研究显示 VVI 能够提供整体和局部的心肌功能分析,显示心肌收缩、舒张运动特征,可以灵敏反应心肌功能早期的改变(图75-29)。

三、胎儿三维超声心动图

三维超声引入到胎儿心脏领域是超声成像技术的一个巨大进步,它通过探头内的元件扫描获得容积数据,并且在计算机快速处理后能够在毫秒级的时间内显示所获得的数据。所获得的 3D 容积数据可能在屏幕上以 2D 图像的形式进行多平面的显示,也能以空间结构的方式显示,并可同时显示其内外解剖结构的特点。

(一)静态三维

静态三维容积采集是指三维容积的非门控性静态采集模式,所获得的容积包含了大量的 2D 静态图像而无时间或空间运动。该技术不足之处是不能评价心脏周期时相、瓣膜运动以及心肌收缩。

(二)时间-空间关联成像技术(spatio-temporal image correlation,STIC)

STIC 数据采集是间接的运动门控的脱机模式,基于心脏运动同时产生的组织位移而抽取心动周期不同时相的信息。利用一定的采样角度和采样时间,所获得的容积数据进行内部分析,根据收缩峰值计算胎心率,然后根据心动周期不同时相重新排列容积图像,从而形成单心动周期的电影剪辑动态图像。该技术可以用于评价心房和心壁运动以及瓣膜活动,如果感兴趣区图像质量优良,STIC 容积采集可以在二维灰阶图像基础上联合应用其他成像模式,比如:彩色、能量或者高分辨率血流显像模式及 B-Flow 等。

(三)容积数据的显示

从容积中提取二维图像显示,称为多平面显示或者多平面重建;所获取容积的内外三维空间图像显示,称为容积重建。

1. 二维单平面或多平面正交显示 与二维切面显示相似,利用 STIC 技术采集的容积数据可以同时从三个相互垂直的切面显示心脏形态结构,通过旋转 A、B、C 平面,可以序列地显示众多诊断切面信息。一般操作方法是先移动 A 平面或者 B 平面的参考点到目标结构区,然后通过 x、y、z 轴的微调来进行显示(图75-30)。

2. 多平面断层超声成像(tomographic ultrasound imaging,TUI) 是容积区域内一系列多个相互平行的 2D 图像的同时显示,该技术类似计算机断层扫描和磁共振图像,能够比较全面地提供心脏解剖的整体图像,显示平面的数量和层间距可以进行调节。该项技术是自动化超声的一个重要组成部分,通过多平面的显示来了解胎儿心脏固有

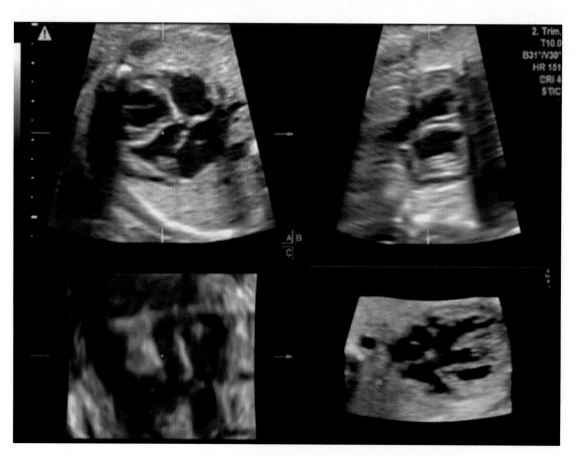

图75-30 利用 STIC 技术采集的容积数据可以同时从三个相互垂直的切面显示心脏
形态结构,通过旋转 A、B、C 平面,可以序列地显示众多诊断切面信息

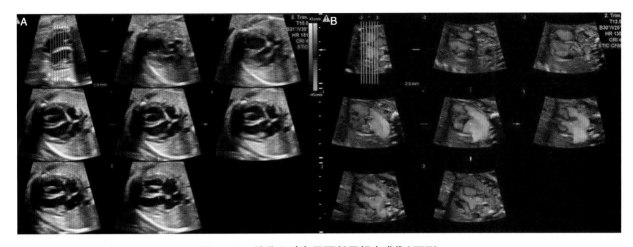

图 75-31　胎儿心脏多平面断层超声成像(TUI)
该技术能够比较全面地提供心脏解剖的整体图像。A. 容积区域内一系列多个相互平行的 2D 图像的
同时显示;B. 彩色图像的多平面显示

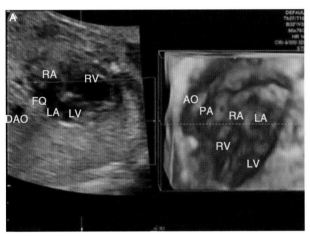
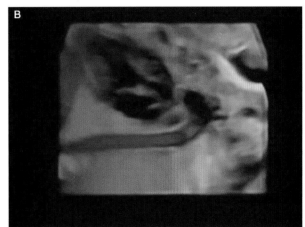

图 75-32　胎儿心脏容积重建
A. 自由解剖成像模式;B. 三维成像技术的表面模式

的解剖变异等(图 75-31)。

3. 容积重建显示　容积重建指对所获得容积进行外部或内部表面的显示,分为:表面模式、透明最小模式、反转模式及三维彩色和玻璃体模式。

(1) 表面模式可以显示典型的胎儿心脏的三维切面,相关区域内采样框的正确放置以及重建方位的设置能够帮助观察者理解心脏结构的空间位置关系(图 75-32)。

(2) 反转模式,它是最小模式所显示信息的反转,运用于胎儿心脏时,心腔结构和血流充填的大血管结果显示十分清晰,而室壁和管壁及肺组织结构消失。该模式的优点是,它具有比能量多普勒更高的帧频和分辨率,因此理论上图像质量更好(图 75-33)。

(3) 三维彩色多普勒和玻璃体模式:它能比较直观地显示心脏及心底大血管的空间位置关系,对于判断胎儿动脉圆锥及心底大血管发育畸形意义重大(图 75-34)。

(4) 三维 B-Flow 模式是不依赖于多普勒相应的血流成像模式,这项技术可以直接显示红细胞的反射回声,由

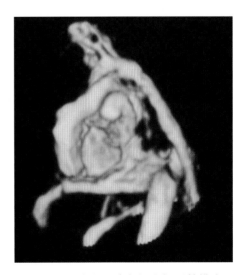

图 75-33　胎儿心脏容积重建:反转模式
利用反转模式显示的心腔结构和血流
充填的大血管信息

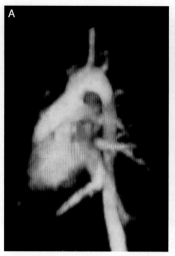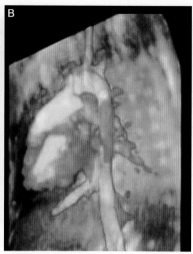

图 75-34　胎儿心脏容积重建

A. 三维彩色多普勒;B. 玻璃体模式。二者能比较直观地显示

心脏及心底大血管的空间位置关系

75

于无角度依赖,可以任意角度成像。

总而言之,三维超声技术相对于传统二维超声,增加人们对心腔复杂畸形空间关系的理解,这将大大提高胎儿心脏畸形的检出率。

四、胎儿心血管铸型技术诊断 胎儿复杂性大血管畸形

随着各种产前诊断技术的普遍开展,以及超声仪器分辨率的不断提高,胎儿心脏畸形的产前诊断准确率得到大大提高,尤其是针对心腔内部的结构畸形已被充分认识。但是由于受胎儿体位、孕周大小、羊水量、妊娠妇女腹壁厚度、超声分辨率、医生诊断经验等多种因素影响,对于胎儿高危复杂大血管畸形的诊断存在一定困难,其诊断准确率尚有待提高。基于此,我们试图利用心血管铸型技术来提高对该类型复杂畸形的认识,从而提高产前诊断准确率。

在获得华中科技大学同济医学院伦理委员会批准的前提下,家属自愿献出引产胎儿,我们将其制作成铸型标本。通过观察铸型标本,并与产前超声图像逐步对照,归纳并总结出铸型标本在诊断高危复杂大血管畸形中的临床应用价值。

通过前期的实验研究,发现胎儿心血管铸型技术给我们提供了极其丰富的诊断信息,可以将其视为诊断金标准以指导临床工作。例如,一例产前诊断为肺动脉吊带的胎儿,引产后铸型标本显示左肺动脉异常起源于右肺动脉,经气管后方绕行并环绕气管,证实了上述诊断(图 75-35)。

另外一例产前疑诊左心发育不良综合征的胎儿,引产后铸型标本显示主动脉瓣闭锁(主动脉根部与心室不连续),主动脉发育不良,二尖瓣闭锁,动脉导管增宽,亦证实了产前诊断(图 75-36)。

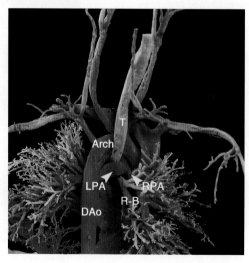

图 75-35　先天性心脏病胎儿铸型标本

铸型标本背面观,可见左肺动脉异常起源于右肺动脉,

经气管(蓝色)后方绕行

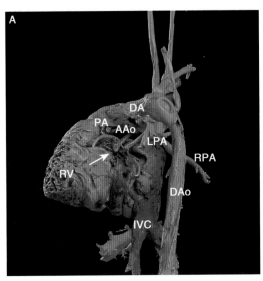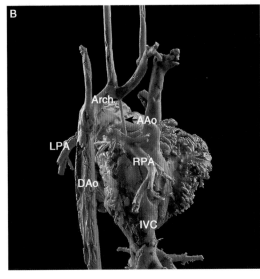

图 75-36　先天性心脏病胎儿铸型标本

A. 铸型标本左侧面观,可见主动脉瓣闭锁(主动脉根部与心室不连续,白色箭头);B. 铸型标本背面观,
主动脉发育不良(黑色箭头),动脉导管增宽

75

第 76 章

心脏再同步化治疗的超声心动图评价

ECHOCARDIOGRAPHIC EVALUATION OF CARDIAC RESYNCHRONI-ZATION THERAPY

◎舒先红

M 型超声心动图 …………………………… 998
频谱多普勒超声 …………………………… 999
组织速度显像 ……………………………… 999
组织同步化显像 …………………………… 1000

组织追踪显像及应变/应变率显像 ……………… 1000
斑点追踪显像 ……………………………… 1001
实时三维超声心动图 ……………………… 1002

76

超声心动图评价左室收缩同步性(left ventricular systolic synchronization)的方法主要是测量左室不同节段收缩参数达到峰值的时差及其标准差,其中应用到多种超声心动图方法,如 M 型超声心动图、频谱多普勒、组织速度显像、组织同步化显像、组织追踪显像、应变及应变率显像、斑点追踪显像、实时三维超声心动图等。

M 型超声心动图

M 型超声是临床应用最广泛便捷的一种方法,操作简便,时间分辨率较高。M 型超声所示间隔部和左心室后壁达到最大位移点的时差称为间隔-左心室后壁运动时差

(septal-to-posterior wall motion delay,SPWMD)。在心力衰竭特别是合并左束支阻滞者往往存在心室间收缩不同步,主要表现为右心室收缩早于左心室,使得室间隔首先左移,而左

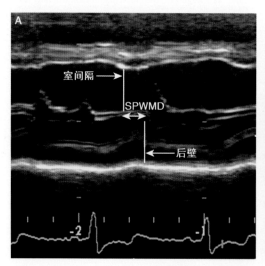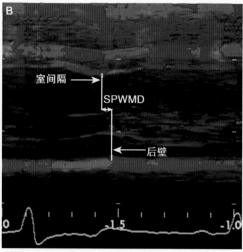

图 76-1　M 型超声测量心壁运动时差

A. 图示 M 型超声心动图测量室间隔-左心室后壁的运动时差(SPWMD),即胸骨旁左室长轴切面的乳头肌水平 M 型超声上室间隔达到最大位移的时间与左心室后壁达到最大位移时间的差值;B. 图示 M 型组织多普勒超声心动图所显示的运动时差,在室壁收缩活动减弱时仅根据 M 型超声难以判断达到最大位移的时间,而用组织多普勒进行观察和测量,可获得室间隔达到最大位移的时相(蓝色转换为红色)与左心室后壁达到最大位移的时相(红色转换为蓝色),二者间距为 SPWMD

心室收缩延迟,左室收缩时的压力再使室间隔右移,导致室间隔的矛盾运动。M型超声心动图这一常规技术可以识别节段达到最大位移时间,因此M型超声检测SPWMD是一项便于广泛开展的超声心动图技术(图76-1)。

SPWMD测量存在较大差异的原因与心衰患者的室间隔的收缩活动异常有关。①选择测量取样线的解剖标志不明确(仅仅定义为胸骨旁左心长轴切面的乳头肌水平),且M型超声的空间分辨率较低,因此选择不同的切面及取样线位置可能导致测量重复性差;②由于缺血或者心肌病引起室间隔或者后壁心肌纤维化,M型超声表现为该节段收缩活动消失呈直线,因此无法确定其达到最大位移点的时间;③室间隔运动受到左右心室的共同影响,在心衰患者出现心室间收缩不同步时,室间隔可以表现为收缩期抖动,因此测量SPWMD时难以确定室间隔的最大位移点;④由于室间隔活动也受到右心室影响,因此心室间和左室内收缩不同步均可影响SPWMD。

如果排除测量方法的准确性因素,仅从SPWMD识别心肌收缩同步性的原理分析,SPWMD可以用于判断收缩末期时相的收缩同步性。但由于受到仪器精密度、M型取样位置的限制,常规M型超声能够分析的节段较少,仅通过左室中间段的室间隔和后壁活动不能全面反映左室收缩同步性。解剖M型能够对更多节段进行分析,有助于识别适合心脏再同步化治疗(cardiac resynchronization thera-py,CRT)的患者并且个体化调节起搏部位。结合组织多普勒技术可以更精确反映室壁达到最大位移的时间点,提高SPWMD测量的准确性和重复性。因此根据目前的研究结果既不能完全否定SPWMD预测CRT疗效的可靠性,也不能以SPWMD作为判断心室间同步性的最佳指标,但该方法测量快速简易,便于临床开展,在今后的研究中可以进一步完善测量方法的标准化,并研究当测量方法改善后,SPWMD是否可以预测CRT疗效。

频谱多普勒超声

频谱多普勒超声心动图也是临床超声心动图常规检查内容之一,可以通过测定左室每搏输出量(stroke volume,SV)和心排出量(cardiac output,CO)、等容收缩期内左室压力变化速率(+dp/dt)等评价左室整体收缩功能,并广泛用于心衰治疗方面研究中观察急性期血流动力学改变。主动脉瓣及肺动脉瓣频谱多普勒可以反映左右心室间同步性(图76-2)。其中主动脉瓣血流频谱可测量QRS波起始到主动脉瓣血流开始时间的差值即左心室射血前时间。左心室射血前时间≥140毫秒可反映左室内收缩不同步,该参数与QRS时限无明显相关性;并可作为CRT疗效的独立预测因子,但频谱多普勒测量指标较简单,受观察即刻心率、血流动力学改变等因素影响,测量稳定性较差,也不能反映左室内传导阻滞的具体阻滞部位,常被更稳定的组织多普勒技术所取代。

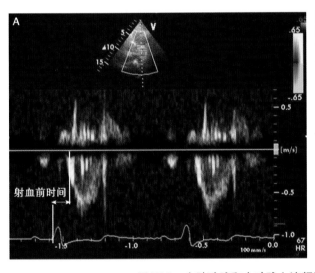
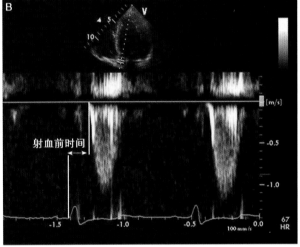

图76-2 由肺动脉和主动脉血流频谱所测左右室血流开始时间的差值
A. 肺动脉瓣血流频谱;B. 主动脉瓣血流频谱,由QRS波起始到血流开始时间的差值即为对应的心室射血前时间

组织速度显像

组织速度显像(tissue velocity imaging,TVI)技术能够测量不同节段心肌的收缩速度和时间。其主要测量指标为QRS波起始至某节段收缩S波达峰时间Ts,由此可测知各节段电机械关联的准确信息。Ts与QRS是否增宽无明显相关性,而主要反映该节段电活动与收缩早期机械活动的延迟时间。在PATH-CHF研究中,室间隔和左室侧壁运动时相延迟越明显,CRT植入后短期血流动力学改善越明显。室间隔和左室侧壁基底段达峰时差>60毫秒以及长轴方向前间隔和左心室后壁达峰时差≥65毫秒均可反映室内不同步并预测CRT疗效(图76-3)。

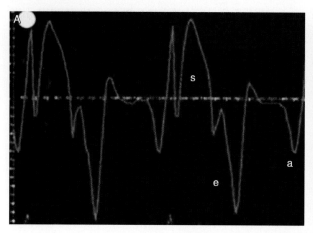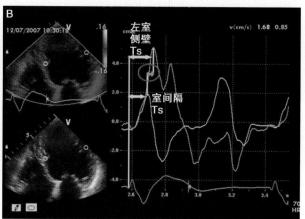

图76-3 组织多普勒测量收缩同步性时间的差异

A. 组织多普勒测量示意图,评价收缩同步性时主要测量S峰达峰时间的差异;B. 心尖四腔切面组织速度
显像,红色箭头所示为室间隔(黄色线条)Ts与左室侧壁(绿色线条)Ts的差值

除了同一切面的两对应节段间比较外,研究常需观察左室多壁段Ts,借以减少单个节段收缩异常对测量结果的影响,较全面地反映左室收缩同步性的情况。Bax等以左室基底段前壁、下壁、侧壁及室间隔Ts的最大差值>65毫秒作为左室收缩不同步的指标,可以预测CRT治疗的中期疗效,在预测6个月时左室重构的准确性达92%。

一些研究以多个节段Ts的标准差为指标,可以改善测量结果的稳定性。在CRT术后长期随访中发现CRT术前室间隔与左室侧壁收缩延迟时差及CRT后左室中间6段平均应变降低均可预测CRT后长期改善。Yu等通过系列研究发现,左室除心尖外12节段心肌收缩S波达峰时间的标准差(Ts-SD)>32.6毫秒也可作为室内不同步指标,该指标提示的左室机械收缩不同步,不仅是独立于QRS时限、病因、术前LVEF和腔室内径的预测CRT短期反应性的唯一因子,也是唯一的评价CRT长期疗效(左室负性重构,LVEDV减少>15%)的预测因子,无论是否合并室内传导阻滞,该参数提示左室收缩不同步的心衰患者,均对CRT有效。

组织速度显像还可用于指导CRT心室间延迟参数的程控调节,可调整心室间延迟参数,使左室各基底段的电机械同步参数Ts最大差值Ts(max-min)达到最小,获得最佳的心室间延迟时间,使主动脉瓣血流频谱的速度时间积分最大而LVEF也最大。

组织同步化显像

组织同步化显像(tissue synchronization imaging, TSI)技术来源于TVI显像技术,通过在机软件自动识别Ts,用从绿到红的不同颜色表示Ts,通常绿色表示20~150毫秒,橘黄色表示150~300毫秒,红色表示300~500毫秒。但是TSI显像提示的心肌收缩速度延迟存在一定的假阳性。缺血或者其他情况引起心肌病变时,在主动脉瓣关闭后仍可出现部分心肌收缩,在TVI显像中称为收缩期后收缩(post systolic shortening, PSS)。虽然PSS在正常人也可存在,但在心衰患者中明显多见,在线软件往往不能识别病变心肌速度较低的收缩期内Ts而识别PSS,因此显示为某节段收缩明显延迟。但PSS在预测CRT疗效中的价值低于收缩期内Ts,因此仅通过TSI直接观察心肌收缩同步性并不准确,需要定量测量研究。

TSI的定量测量指标与TVI相似。长轴方向前间隔-后壁TSI时差超过65毫秒可预测CRT的早期反应,其敏感性为87%,特异性为100%。TSI方法所示左室12节段Ts-SD>34.4毫秒可预测CRT后3个月左室重构和LVEF改善,敏感性为87%,特异性为81%。TSI显像技术可以显示心肌收缩速度延迟最晚的部位,因此可以指导左室电极的放置。在一项小规模研究中,接受CRT治疗的患者通过TSI指导左室电极置于心肌收缩速度延迟最晚的部位,6个月后随访发现LVEDV平均缩小23%,并且优于左室电极置于远离该指导部位的CRT患者,提示TSI指导左室电极植入位置有助于改善患者的左室重构。

组织追踪显像及应变/应变率显像

组织追踪显像(tissue tracing, TT)及应变/应变率显像(strain/strain rate imaging, SR/SRI)方法也属于组织多普勒技术。组织追踪显像用不同彩色显示心肌在心室长轴方向朝向心尖的位移大小和时相,所示左心室纵向延迟收缩(DLC)节段的数量超过30%可以预测CRT的疗效,有助于识别CRT无反应者。在长期预后评价中,应变率显像的DLC是室内不同步参数中预测心衰患者进行CRT治疗后1年LVEF增加的最佳指标(图76-4)。

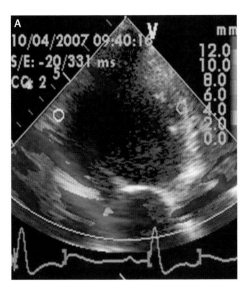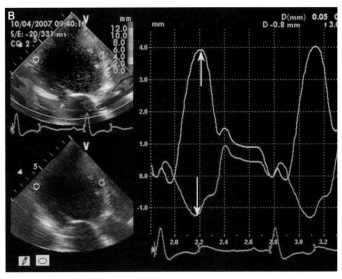

图76-4　组织追踪显像进行定量分析

A. 组织追踪显像示意图,在心尖三腔切面可见前间隔纵向延迟收缩。应用软件可对组织追踪显像进行定量分析;B. 前间隔(绿色线条)在收缩期呈负向位移(箭头所示),而正向位移峰值延迟至舒张早期出现,左室后壁(黄色线条)在收缩期呈正向位移(箭头所示)

应变及应变率显像可以反映心肌的主动收缩功能,区别心肌的主动收缩和受邻近节段牵拉的被动收缩。应变率显像观察到传统单心室起搏会加重心室不同步而双室起搏改善同步性。Dohi 等研究提示在心室短轴切面观察室间隔-后壁的轴向应变率达峰时间差>130 毫秒可预测 CRT 治疗的即刻血流动力学改变,敏感性为 95%而特异性

为 88%。

上述 TVI、TSI、TT、SR 等技术均属于组织多普勒技术,与传统的 M 型及多普勒超声心动图相比,对心肌组织的运动分辨率更高。但这些技术每次测量只能显示部分心肌节段,因此其测量值受到心率变化、切面准确性等影响。

斑点追踪显像

斑点追踪显像(speckle tracking imaging,STI)可以实时逐帧追踪二维超声图像上斑点运动轨迹,得到其位移和速度,显示和定量心肌在各个方向的运动,包括纵向、径向和环向上的位移、速度、应变和应变率,STI 无多普勒角度依赖性,并有较好的时间和空间分辨率,重复性好,可以更准确地评价心肌运动,是分析心室内同步性的非常有价值的新指标(图 76-5)。Matthew 用斑点追踪显像分析了一组 CRT 患者,并随访了 8 个月,以室间

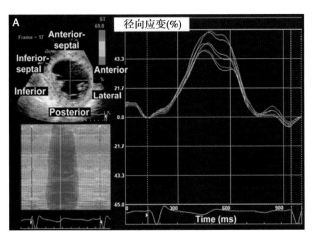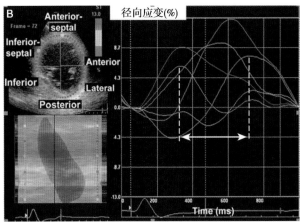

图76-5　斑点追踪显像评价心室收缩同步性

A 和 B 分别是正常人和扩张型心肌病患者的径向应变显像,显示扩张型心肌病患者的
应变降低,且曲线杂乱无章,提示患者收缩功能不全和收缩不同步

隔和后壁径向应变达峰时间之差≥130毫秒作为截值，预测 CRT 有效的敏感性和特异性分别是 89% 和 83%，如果起搏部位与斑点追踪显像发现的左室最晚部位一致，射血分数能够增加 10%，否则只增加 6%（P < 0.05）。还有研究认为联合纵向和径向应变率指标可以更好地预测 CRT 疗效。

实时三维超声心动图

实时三维超声心动图（real-time three-dimensional echocardiography）可以根据 16 节段容积-时间变化曲线来定量左心室内的不同步，评价左室机械收缩同步性的指标有节段达到最小容积时间（time to minimal segmental volume，TMSV）及其标准差 Tmsv-SD。为避免心动周期对测量结果的影响，一般计算 Tmsv-SD 占心动周期的百分率。由于不同三维测量软件对左室节段划分方法存在区别，多数研究应用 16 节段的 Tmsv-SD% 进行计算，少数表示为 17 节段

Tmsv-SD%（图 76-6）。以 Tmsv-SD% = 5.6% 为临界值，预测 CRT 有效的敏感性和特异性分别是 88% 和 86%。

在 Park 等人的研究中，与组织多普勒相比，实时三维超声心动图同样可以分析心衰患者的左室机械收缩同步性，Tmsv-SD% 与组织多普勒的 Ts-SD 的相关性达 r = 0.66，但其他研究未能提示三维超声与组织多普勒的相关性。从两个指标观测角度分析，二者存在一定区别：TDI 主要研究收缩早期心肌收缩速度的改变，而实时三维超声心动图

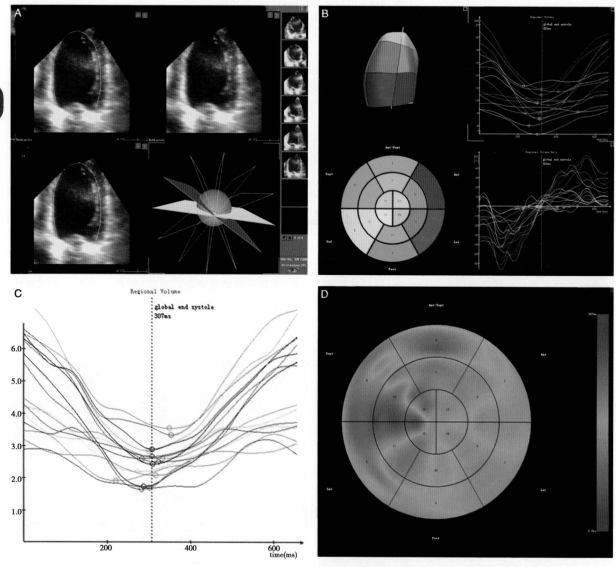

图 76-6　三维超声定量评价心室收缩的同步性

A. 应用三维超声采集左室全容积图像，在多切面描记左室心内膜缘获得各时相左室容积；B. 软件可自动将左室分解为 16-17 节段容积，并描记各节段容积-时间曲线；C. 以某节段达到最小容积时间点（圆点所示）为该节段收缩同步性测量指标，可定量评价收缩同步性；D. 牛眼图可见达到最小容积时间，较早的节段呈蓝色，而较晚的节段呈红色

主要研究收缩晚期心腔达到最小容积的改变,二者观察了收缩期的不同时相。但在左室机械收缩同步性中,理论上收缩早期速度达峰时间的改变将影响心肌收缩时程,并导致节段达到最小容积时间的改变,因此推测两测量结果存在一定联系,但不同研究中 TDI 技术测定 Ts 的方法不同,观察的节段数量也不同,因此研究结果尚不一致。

三维斑点追踪显像(three-dimensional speckle tracking imaging,3DSTI)是正在兴起的一项新技术。它结合了二维STI 和三维超声的优点,既能够不受超声角度的影响,反映心肌的主动运动和变形,又能够不受心肌运动方向限制,在三维空间内客观、准确地追踪心肌的运动轨迹。研究发现 3DSTI 可以有效地分析左室功能及左室同步性,有望成为筛选 CRT 患者、预测 CRT 疗效的新方法。

目前已有多种指标从不同角度测量心室肌的运动及其血流动力学改变,从而评价心脏收缩同步性。在已有的各种超声心动图指标中,究竟哪一个指标评价同步性最佳,哪一个指标最能够预测 CRT 疗效,目前尚不明确,需要大规模的临床研究进一步证实。

76

第77章

超声心动图在先天性心脏病介入治疗中的应用

THE APPLICATION OF ECHOCARDIOGRAPHY IN INTERVENTION TREATMENT OF CONGENITAL HEART DISEASE

◎张 军 李 军

超声心动图在房间隔缺损介入治疗中的
　应用 …………………………………… 1004
　一、超声心动图在房间隔缺损封堵
　　术前的应用 ………………………… 1004
　二、超声心动图在房间隔缺损封堵
　　术中的应用 ………………………… 1009
　三、超声心动图在房间隔缺损封堵术
　　后的应用 …………………………… 1011
超声心动图在室间隔缺损介入治疗中的应用 …… 1012
　一、超声心动图在室间隔缺损封堵
　　术前的应用 ………………………… 1012

　二、超声心动图在室间隔缺损封堵
　　术中的应用 ………………………… 1016
　三、超声心动图在室间隔缺损封堵
　　术后的应用 ………………………… 1017
超声心动图在动脉导管未闭介入治疗中的应用 … 1019
　一、超声心动图在动脉导管未闭封堵
　　术前的应用 ………………………… 1019
　二、超声心动图在动脉导管未闭封堵
　　术中的应用 ………………………… 1020
　三、超声心动图在动脉导管未闭封堵
　　术后的应用 ………………………… 1020

　　经心导管微创介入治疗（interventional therapy）先天性心脏病是目前医学领域的热点之一，近年来发展迅速，并已逐渐形成一门新兴的学科分支。超声心动图在经心导管微创介入性治疗先天性心脏病的术前选择病例、术中监测以及术后随诊方面具有较大的临床价值，与 X 线、心血管造影协同检查对提高经心导管介入性治疗先天性心脏病的成功率、减少并发症起到了重要的作用。现就房间隔缺损、室间隔缺损及动脉导管未闭三种先天性心脏病介入治疗中的应用分述如下：

超声心动图在房间隔缺损介入治疗中的应用

　　房间隔缺损（atrial septal defect）封堵成功与否与术前正确病例筛选、封堵器大小的选择以及术中监测等因素有着密切的关系。超声心动图在正确诊断房间隔缺损、测量缺损的大小、缺损残缘长短等方面具有其他诊断技术无可比拟的优越性，对房间隔缺损封堵术具有重要的指导意义。

一、超声心动图在房间隔缺损封堵术前的应用

　　超声心动图具有无创、分辨率高的优点，直观、实时地显示房间隔缺损，是目前房间隔缺损封堵术病例适应证筛选最为理想的检查方法。

（一）房间隔缺损封堵的适应证与禁忌证

　　1. 适应证　1974 年 King 和 Mill 开始进行 ASD 的介入治疗。此后，先后有 Sederis 伞、Cardio-Seal 伞等不同类

型的封堵器应用于临床。但上述封堵器的设计均有一定缺陷，并发症较多。

　　自从 1997 年 Amplatzer 房间隔缺损封堵器应用于临床以来，使房间隔缺损介入治疗的适应证范围有较大扩展，已基本上取代了上述房间隔缺损封堵器。该封堵器具有以下特点：①采用记忆合金，在体内温度下具有自膨胀特性、封堵器易于复原成原有形状；②封堵器由双盘及连接双盘的"腰部"三部分组成，易于在房间隔缺损及其周缘固定；③引导系统与封堵器间由螺丝连接，拉入、推出鞘管收放自如；如封堵器大小不合适，可更换封堵器（图 77-1）。

　　由于国内先天性心脏病发病率较高，在房间隔缺损封堵方面积累了更为丰富的经验。国内在房间隔缺损的大小的选择上通常较国外的标准稍大。房间隔缺损封堵术的适应证通常应满足以下条件：

　　（1）中央型继发孔房间隔缺损。

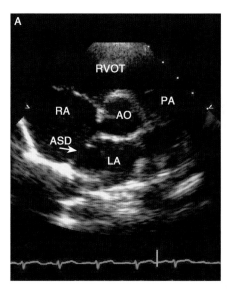

图 77-1　缺损封堵器

A. Amplatzer 房间隔缺损封堵器,可见双盘及中间的腰部结构;B. 封堵器收入鞘管内;C. 室间隔缺损封堵器;D. 动脉导管未闭封堵器

（2）外科手术后的残余缺损。

（3）房间隔缺损≤30mm（国外标准）,≤36mm（国内经验）。

（4）房间隔缺损距上腔静脉、下腔静脉及二尖瓣≥5mm。

（5）房水平左向右分流或以左向右为主的分流。

（6）无其他需外科手术矫治的心内畸形。

2. 禁忌证

（1）房间隔缺损合并严重肺动脉高压,出现明显的右向左分流。

（2）原发孔房间隔缺损。

（3）混合型房间隔缺损。

（4）下腔型及上腔型房间隔缺损。

（5）超出封堵器适用范围的大房间隔缺损。

（二）超声心动图术前病例与封堵器的选择

1. 经胸超声心动图

（1）扫查及观测内容:房间隔缺损封堵术要求准确测量房间隔缺损大小、了解房间隔缺损残留房间隔的长短及软硬情况,以便术前确定是否适合进行封堵介入治疗及选择合适型号的封堵器。尤其是房间隔缺损周缘的情况,是直接关系到房间隔缺损能否成功进行封堵的关键条件。常规超声心动图为二维切面成像,而房间隔缺损为空间结构;因此,正确理解二维超声心动图各切面与房间隔缺损及其边缘的位置关系、选择不同的切面显示房间隔缺损不同部位是做好房间隔缺损封堵术前选择病例的关键所在。

（2）主要观察切面:

1）大血管短轴切面:测量房间隔缺损前后径、房间隔缺损前缘至主动脉根部后壁的距离、房间隔缺损后缘距左房后壁的距离及房间隔总长度(图 77-2)。

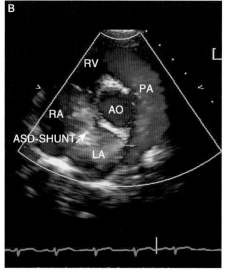

图 77-2　大血管短轴切面房间隔缺损及房水平左向右分流

A. 房间隔回声中断(ASD),断端回声增强;B. 彩色多普勒显示房间隔水平有左向右分流

2）胸骨旁四腔切面:测量房间隔缺损后上前下径、房间隔缺损前下缘至二尖瓣前瓣附着点的距离、房间隔缺损后上缘至左房后上壁的距离及房间隔(包括缺损)总长度(图 77-3)。

3）剑突下心房两腔切面:该切面主要测量房间隔缺

损上缘至上腔静脉入口处的距离,并测量房间隔缺损大小及房间隔总长度(图 77-4)。

4）剑突下腔静脉长轴切面:标准的剑突下上、下腔静脉长轴切面可显示上、下腔静脉、右房等,但通常不易显示房间隔及左房或仅显示很小部分房间隔及左房,影响房间

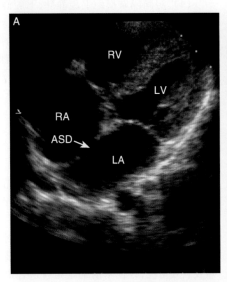
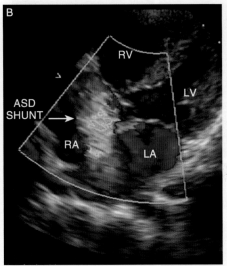

图 77-3　胸骨旁四腔切面房间隔缺损及房水平左向右分流

A. 房间隔回声中断（ASD），右房、右室扩大；B. 彩色多普勒显示房水平红色左向右分流。
LV：左室，LA：左房，RV：右室，RA：右房，ASD：房间隔缺损，ASD-SHUNT：房间隔缺损分流

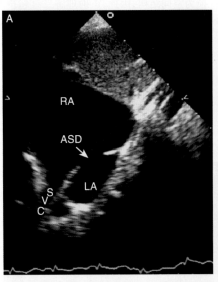
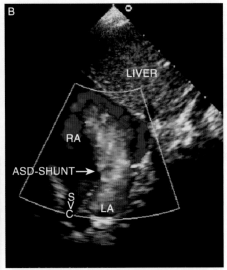

图 77-4　剑突下心房两腔切面房间隔缺损及房水平左向右分流

A. 房间隔回声中断（ASD），缺损上端距上腔静脉入口处有残缘，缺损下端距下腔静脉入口也较远，为中央型房间隔缺损；B. 彩色多普勒显示房水平红色左向右分流。LA：左房，RA：右房，ASD：房间隔缺损，SVC：上腔静脉，LIVER：肝脏，ASD-SHUNT：房间隔缺损分流

隔下部与下腔静脉结合处的观察。此时探头略向左偏，大部分患者可显示房间隔与下腔静脉结合部。该切面主要用于测量房间隔缺损下缘至下腔静脉入口处的距离。需注意，如果此切面显示房间隔缺损下缘直至下腔静脉入口处，则为下腔型房间隔缺损（图 77-5）。

（3）技术方法及注意事项：

1）扫查原则：房间隔缺损封堵术的切面扫查原则为多切面、多角度、连续摆动扫查，以求尽可能地观测房间隔缺损整个周缘情况及探测房间隔缺损最大径。此外，也可减少因扫查角度所致的假性回声失落。

2）尽可能用较高频率探头及利用组织谐波功能：对于小儿患者可用较高频率探头以提高分辨率、清晰显示房

间隔缺损边缘的情况。如有组织谐波功能可利用此功能提高对房间隔缺损边缘的显示清晰率、降低心腔内的噪声回声信号，此功能尤其对较胖患者可以有效地改善图像质量。我院自 1998—2005 年利用组织谐波功能经胸超声心动图术前选择、术中监测房间隔封堵术 500 余例，95% 以上患者术前筛选均只依靠经胸超声心动图完成。极少数患者因过于肥胖、胸廓畸形及心脏转位等原因经胸超声心动图图像不满意或观测受限制时可用经食管超声心动图。

3）注意合并畸形：房间隔缺损封堵术前超声心动图检查除需要了解房间隔缺损类型、大小及周缘情况外，还应注意合并畸形的检查。合并畸形分可介入治疗的合并畸形和需要外科治疗的合并畸形。前者包括肺动脉瓣狭

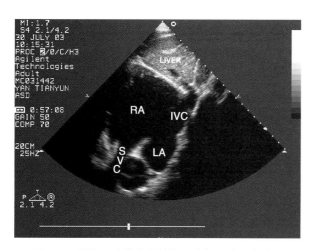

图 77-5　剑突下腔静脉长轴切面房间隔缺损声像图

剑突下腔静脉长轴切面显示房间隔回声中断。缺损下端距下腔静脉入口处无残缘,而上端距上腔静脉入口处有残缘,为下腔型房间隔缺损。LA:左房,RA:右房,SVC:上腔静脉,IVC:下腔静脉,LIVER:肝脏

窄、二尖瓣狭窄、室间隔缺损、动脉导管未闭。合并肺动脉瓣狭窄或二尖瓣狭窄者超声心动图术前应观察瓣叶狭窄程度、瓣叶厚度及有无钙化、肺动脉瓣环、主干及左右分支

有无狭窄等,以明确是否适合做房间隔缺损封堵术中同期以球囊扩张狭窄之瓣膜。合并室间隔缺损及动脉导管未闭者应观察室间隔缺损或动脉导管未闭大小及室间隔缺损周缘及其与瓣膜的距离,并测量有无肺动脉高压及分流方向。在确定合并这些畸形可以一并行介入治疗后再决定介入治疗,否则应行手术治疗。如发现房间隔缺损合并其他需手术矫治的畸形如完全型或部分型肺静脉异位引流,完全型大血管转位等,则应手术治疗。因此,有无合并畸形存在也是术前选择病例不容忽视的关键因素之一。

2. 经食管超声心动图

(1) 经食管超声心动图的优点:国外及国内部分医院房间隔缺损封堵术均采用经食管超声心动图检测。经食管超声心动图由于距心脏近,探头与心脏之间无其他干扰图像的结构,可以采用较高频率的探头清晰显示心内结构。

(2) 扫查切面、方法及观察内容:

1) 心房两腔切面:观测房间隔缺损上下径,尤其应注意房间隔缺损上、下腔静脉侧残缘(图 77-6),观察下腔静脉侧残缘时应在心房两腔切面的基础上将探头进一步向下插入至清楚显示下腔静脉入口或其血流后,逐渐轻轻回撤及轻微左右旋转探头,直至显示下腔静脉侧房间隔缺损残缘。

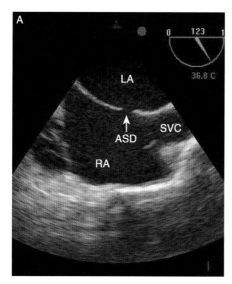
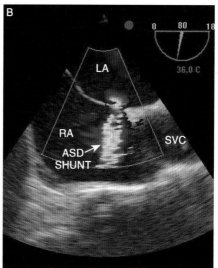

图 77-6　经食管超声心动图房间隔缺损声像图

A. 经食管超声心动图心房两腔切面清晰显示房间隔中上部近上腔静脉处回声中断;
B. 彩色多普勒显示房水平蓝色为主左向右分流。LA:左房,RA:右房,SVC:上腔静脉,ASD:房间隔缺损,ASD-SHUNT:房间隔缺损分流

2) 四腔心切面:观察房间隔缺损大小、缺损距二尖瓣隔瓣附着点的长度及后上方房顶部残余间隔的长度及软硬程度。

3) 大血管短轴切面:观察房间隔缺损大小及其距主动脉后壁和距心房后壁残余间隔的长度及软硬程度。

(3) 经食管超声心动图的不足:经食管超声心动图观察房间隔缺损也有其不足之处,操作者对此应有充分认识。

1) 由于经食管超声房间隔缺损位于图像近场,而近

场角度范围较小,扫查时要注意多角度、不同深度观察房间隔缺损各边缘情况。少数患者右房过大,能够显示的左房过小,甚至存在观察盲区。

2) 由于近场角度小,对于有些较大房间隔缺损不能完全地显示其全貌,影响其大小的测量。

3) 部分患者不适宜行经食管超声心动图检查,婴幼儿及小儿无麻醉条件下无法行经食管超声心动图。

4) 经食管超声心动图为半介入性检查,患者有一定痛苦。

经胸超声心动图不如经食管超声心动图显示心内结构清晰，但在有丰富的经食管超声心动图指导房间隔缺损封堵术经验的基础上，掌握适当的扫查手法和技巧，并采用组织谐波技术大部分患者可用经胸超声心动图代替经食管超声心动图。

（三）封堵器大小的选择

Amlpatzer 房间隔缺损封堵器为双盘联腰封堵器，其腰部大小即为封堵器型号的大小，封堵时靠其腰部卡住房间隔缺损。因此，选择合适大小的封堵器是封堵成败的关键。传统的方法是将测量球囊通过房间隔缺损，通过导管向其内推注生理盐水和 X 线造影剂的混合液充盈球囊待其出现切迹后用 X 线、经食管超声心动图测量房间隔缺损的伸展径；或者将球囊导管取出后在体外推注等量的生理盐水，用特制的卡尺测量其腰部大小代替房间隔缺损伸展径。在准确测量伸展径的基础上，再加 1～2mm 作为封堵器大小的选择标准。该方法选择封堵器大小准确、可靠；但对于大房缺较难测量（最大测量球囊为 34mm），且对于软缘房间隔缺损如操作不当易造成软缘撕裂。我院自 1998—2005 年行房间隔缺损封堵术 624 例。从早期经食管超声心动图测量球囊伸展径，与 X 线测量球囊伸展径及体外测量充盈球囊腰径比较；到经胸超声心动图测量球囊伸展径，与 X 线测量球囊伸展径及体外测量充盈球囊腰径比较；发展到最后直接用经胸超声心动图测量房间隔缺损（500 余例），选择封堵器大小，已形成一套成功的经验。我们认为部分大于 35mm 的硬缘房间隔缺损也可以封堵，但应具备以下条件：①房间隔缺损距二尖瓣环及上腔静脉或下腔静脉>5mm；②距主动脉后壁可无房间隔缺损缘，但对侧房间隔缺损缘需>5mm，且为硬缘；③如一侧缘为软缘，则此缘需要足够长，去除无支撑力的软缘后缺损径≤34mm。

对于软缘房间隔缺损的软缘支撑力度的判断，则有赖于配合介入封堵的超声心动图医师的经验。一般而言，较厚、回声较强而不动的缺损缘属硬缘，对封堵器有足够的支撑力；较薄而幌动的缺损缘较软，对封堵器支撑力不如硬缘，但对封堵器仍有一定的支撑力，需视其回声和幌动程度对封堵器支撑力作具体判断；而菲薄且来回飘摆的缺损缘则完全无支撑力。无支撑力的软缘测量时应予剔除。我院对 2002—2004 年进行封堵治疗的 298 例硬缘房间隔缺损和 62 例软缘房间隔缺损采用经胸超声心动图测量的缺损大小、残缘长短及软硬状况，并与选用的封堵器大小的关系进行了研究（表 77-1，表 77-2）；结果表明如果测量方法得当，经胸超声心动图对于绝大部分适合于房间隔缺损封堵患者的封堵器大小的选择具有重要的指导作用。在此需要提醒的是，虽然表 77-1、表 77-2 中所列部分房间隔缺损残缘为零（如后壁缘、下腔静脉侧缘等），但属于极少数病例，且房间隔缺损小、为零的残缘圆周范围小（<30°）；而对于短缘圆周范围的判断需要有丰富经验的配合介入封堵的超声心动图医师来进行。由于 Amplatzer 房间隔缺损封堵器采用周围一圈伞盘固定的特点，根据我们的经验，只要封堵器大小选择合适、术中检测封堵器牢固度的方法正确及推拉力度掌握恰当，对圆周范围较小的短缘

房间隔缺损同样可以取得良好的封堵效果。表 77-1、表 77-2 分别示 298 例硬缘房间隔缺损[男 126 例，女 172 例，年龄 10 个月至 67 岁，(21.1±15.9)岁]和 62 例软缘房间隔缺损[男 12 例，女 50 例，年龄 4～68 岁，(34.3±17.3)岁]经胸超声心动图测量的房间隔缺损大小、缺损残缘长短及选择的封堵器情况。

表 77-1　经胸超声心动图测量硬缘房间隔缺损及封堵器大小（mm）

项　目	范围	均数±标准差
大血管短轴 ASD	2～39	18.7±8.2
主动脉侧缘	0～24	3.1±3.5
后壁缘	0～33	10.4±6.9
胸骨旁四腔 ASD	3～38	18.2±7.7
二尖瓣侧缘	5～25	11.0±3.9
后上缘	0～31	10.6±5.1
剑突下两腔 ASD	2～40	18.1±7.8
上腔静脉侧缘	0～31	14.2±5.6
下腔静脉侧缘	0～41	12.3±7.6
ASD 最大径	3～40	20.0±8.5
封堵器大小	6～46	24.9±9.4
释放后封堵器腰径	3～40	20.5±8.6

表 77-2　经胸超声心动图测量的 62 例软缘房间隔缺损及封堵器大小（mm）

项　目	范围	均数±标准差
大血管短轴 ASD	8～35	19.2±5.5
主动脉侧缘	0～22	3.2±4.7
后壁缘	2～40	13.8±7.0
胸骨旁四腔 ASD	9～30	19.7±5.0
二尖瓣侧缘	5～30	13.2±4.7
后上缘	3～26	13.6±5.4
剑突下两腔 ASD	8～33	19.2±4.8
上腔静脉侧缘	0～29	14.0±4.8
下腔静脉侧缘	0～43	15.8±8.2
ASD 最大径	11～35	21.6±5.2
剔除 ASD 软缘后径	15～37	25.6±5.0
封堵器大小	18～44	30.7±5.5
释放后封堵器腰径	13～35	24.2±5.6

为了分析经胸超声心动图测量的房间隔缺损最大径与封堵器大小的选择之间的关系、以便为房间隔缺损封堵提供参考数据，我们将本组经胸超声心动图测量硬、软缘房间隔缺损最大径与所选的封堵器大小进行相关分析。

结果显示经胸超声心动图测量的硬缘房间隔缺损最大径与封堵器大小以及房间隔缺损最大径与封堵器释放后腰大小(房间隔缺损实际大小的验证值)高度相关;经胸超声心动图测量的软缘房间隔缺损最大径与封堵器大小以及房间隔缺损最大径与封堵器释放后腰大小也密切相关,但不如前者;超声心动图剔除房间隔缺损软缘后与封堵器大小以及房间隔缺损最大径与封堵器释放后腰大小的相关性较未剔除房间隔缺损软缘有所改善;上述结果对硬缘和软缘房间隔缺损封堵器大小的选择具有临床实际指导意义(表77-3)。

表77-3　经胸超声心动图测量的房间隔缺损与封堵器的相关关系

项　目	n	X	Y	直线回归方程	r	P 值
硬缘 ASD	298	ASD	封堵器	Y = 1.11X+2.67	0.98	<0.0001
	223	ASD	封堵器腰	Y = 0.99X+0.24	0.99	<0.0001
软缘 ASD	62	ASD	封堵器	Y = 0.89X+11.46	0.84	<0.0001
	46	ASD	封堵器腰	Y = 0.92X+4.60	0.86	<0.000
	46	ASD 剔软缘	封堵器	Y = 1.00X+5.07	0.90	<0.0001
	46	ASD 剔软缘	封堵器腰	Y = 0.94X−0.03	0.89	<0.0001

二、超声心动图在房间隔缺损封堵术中的应用

(一) 术中协助判断导管、鞘管是否穿越房间隔缺损

房间隔缺损封堵术的第一步是要判断导丝、导管是否穿越房间隔缺损。通常这一步骤是通过X线透视下观察导丝及导管前端是否进入肺静脉(导丝及导管前端越过心影进入肺部)来完成。如果介入医师术中需超声心动图进一步协助判断导管、鞘管的位置是否正确,超声检查则可以明确地观察到导管、鞘管是否穿越房间隔缺损。检查时应注意超声的扫查手法,逐步旋转探头发现导管或鞘管的长轴确实穿越房间隔缺损方可。通常大血管短轴切面容易确定导管、鞘管与房间隔缺损的关系。

(二) 观测球囊腰部的大小及有无分流

经食管超声心动图和经胸超声心动图均能在术中观察测量球囊的腰部大小以及球囊充盈房间隔缺损后是否还有分流存在,从而判断球囊充盈的合适程度、正确选择封堵器型号。充盈球囊腰部大小的测量包括X线、超声及撤出测量球囊后体外充盈等量盐水实测三种方法。我院通过三种方法比较研究,认为三种方法在决定选择封堵器大小方面具有相同的作用。而在确定球囊充盈合适程度(房水平分流消失、并且球囊出现切迹)方面超声心动图优于其他两种方法。利用超声心动图测量球囊腰的大小需注意超声切面的来回摆动扫查,以保证声束通过球囊中心、测量到球囊的最大腰部径。

(三) 观察封堵器左房侧盘释放后的位置正确与否

Amplatzer 房间隔缺损封堵器为双盘连接腰封堵器,型号大小即为其腰的大小。左房侧伞盘一周比腰部宽7mm,右房侧伞盘一周比腰部宽5mm,即左房伞盘直径比腰部直径大14mm,而右房侧伞盘直径约比腰直径大10mm。封堵时靠腰部卡住房间隔缺损。因此,对于<20mm的封堵器而言,可谓相对"小腰大边";而对于>20mm的封堵器而言,则是相对"大腰小边"。在>20mm的房间隔缺损,特别是>25mm的房间隔缺损封堵器操作过程中,当左房侧伞盘释

出鞘管后,拉近房间隔缺损处时,往往一侧伞盘容易越过缺损处(尤其是主动脉侧无缘者)。此时,如果盲目在X线下释出右房侧伞盘,则双盘释出后多不能分别位于房间隔缺损残缘的两侧,而拉入右房;或即使不拉入右房,由于一侧封堵器的双盘均进入或部分进入右房,导致封堵器的位置不正确而需收回封堵器重新操作。在封堵器左房侧伞盘释出后逐渐拉近房间隔缺损的过程中,利用超声心动图实时监测封堵器左房侧伞盘释出后的大小,是否接近房间隔缺损以及接近房间隔缺损后伞盘与房间隔缺损的关系对下一步是否释出右房侧伞盘及如何释出右房侧伞盘(释出时机、速度及鞘管后退速度等)具有明确而重要的指导作用(图77-7)。

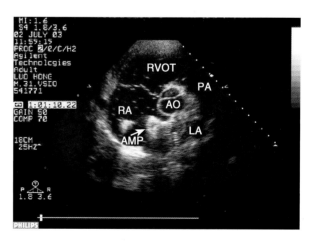

图77-7　大血管短轴切面监测封堵器释放
超声监测下释放封堵器左房侧伞盘,待拉近房间隔缺损处逐渐释放其腰部及右房侧伞盘。LA:左房,RA:右房,AO:主动脉,RVOT:右室流出道,PA:肺动脉,AMP:Amplatzer 封堵器

(四) 右房侧伞盘释出后封堵器的位置正确与否

在左房侧伞盘释出并贴近房间隔缺损或几乎接近房间隔缺损后,可在超声心动图观察下逐渐释出封堵器的腰

部,观察到其越过房间隔缺损后再释出右房侧伞盘。右房侧伞盘释出后,超声心动图应多切面扫查观察房间隔缺损一周,是否左、右侧伞盘均分别位于房间隔缺损两侧。经食管超声心动图可以清晰准确地对此作出判断。如左、右侧伞盘分别位于房间隔缺损两侧且封堵器两盘贴合紧密时,则房间隔缺损残缘与两盘之间延续;如封堵器两盘之间有间隙时,则可观察到房间隔残缘位于两盘之间。术者可以有意识地牵拉封堵器使两盘分开,更有利于观察两盘是否夹住房间隔残缘。经胸超声心动图由于声衰减、分辨率等原因观察此现象不如经食管超声心动图清晰、确切,尤其是对于位于封堵器远场一侧的伞盘更不易观察。但有经验的超声医师仍可以根据封堵器与房间隔缺损之间的位置关系、牵拉时有无封堵器各边缘的移动情况以及有无封堵器边缘的分流等情况作出正确的判断。部分介入医师习惯在 X 线下释出封堵器的左、右侧伞盘,再根据封堵器在 X 线下的位置大致判断封堵器释出的位置是否合适。由于 X 线不能观察房间隔,这种方法带有一定的盲目性。对于小房间隔缺损,由于缺损小、伞盘边大,伞盘不易越过缺损,此方法无困难。而对于较大的房间隔缺损,伞盘边较小,在 X 线下释放封堵器有时可致左房侧伞盘部分越过房间隔缺损或全部越过房间隔缺损而操作失败,需重新进行封堵。对于房间隔缺损残缘较软

者,盲目牵拉释放也易导致残缘的撕脱。

（五）确定封堵器的牢固性

封堵器双盘伞盘释出后,在超声心动图的监测下嘱术者适当用力牵拉、推挤封堵器。如封堵器固定牢固,牵拉时封堵器右房侧伞盘被牵拉开、离开房间隔,封堵器左房侧伞盘无移动,放松后右侧伞盘回至原位,恢复原夹于房间隔的形态;推挤时封堵器无移位(图 77-8)。若封堵器选择过小,则牵拉封堵器时封堵器移位,左房侧伞盘一边越过房间隔缺损或整个封堵器进入右房;推挤封堵器时右房侧伞盘一边越过房间隔缺损或整个封堵器进入左房。部分患者一侧房间隔残缘较软,牵拉封堵器时,较软房间隔残缘侧的封堵器伞盘也向右房侧移位,但其左房侧伞盘并未进入右房,放松后封堵器又回至原位,此种情况不是封堵器选择过小的原因。相当一部分患者房间隔缺损的主动脉侧无残缘,此时在大血管短轴切面显示封堵器左、右侧伞盘释出后其前缘需分别位于主动脉短轴的左、右房侧,封堵器呈 Y 形,前部"抱住"主动脉(图 77-9)。否则,如呈 I 形则封堵器固定不牢固,容易将封堵器拉入右房。但如主动脉侧房间隔残缘较长,则封堵器不呈 Y 形,而表现为 I 形,但这种情况较少见。推、拉封堵器确定封堵牢固后,最后旋下推送杆释放封堵器。

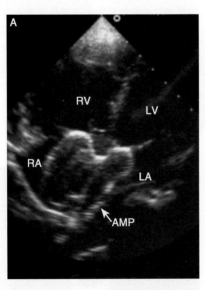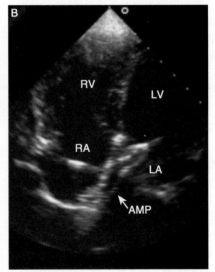

图 77-8　房间隔缺损封堵器牢固性检测

封堵器完全释放前,于胸骨旁四腔切面监测下牵拉(图 A)、推送(图 B)输送杆显示封堵器固定良好,无移位。LV:左室,LA:左房,RV:右室,RA:右房,AMP:Amplatzer 封堵器

（六）检测有无残余分流

封堵器双侧伞盘释出后,在无牵拉及牵拉状态下用彩色多普勒检测有无残余分流(图 77-10)。

由于封堵器仍连于推送杆、未完全释放,封堵器一侧双伞盘往往贴合不紧密;故有时于贴合不紧密的双伞盘之间可见起自封堵器腰部沿右房侧伞盘走行的小束分流。封堵器完全释放后,封堵器一边的双伞盘贴合,此分流可消失。如果封堵器选择偏大,即使封堵器完全释放后双侧伞盘也不能贴合紧密,可于伞盘间仍发现残余小分流,大部分患者待 3 个月后心内膜覆盖伞盘后,小分流可消失。

如封堵器选择过大,则左、右侧伞盘均较厚,不利于心内膜覆盖,此种残存小分流可能不消失。因此,封堵器的大小选择一定要合适,过小易出现封堵器移位甚至脱落,过大则封堵器过厚,不利于心内膜覆盖,出现残余分流,甚至微血栓。在超声心动图术后检测中如出现封堵器伞盘边缘与房间隔残缘之间的分流束,则多表示封堵器过小,应更换较大的封堵器。残余分流的定量以分流的起始宽度计算:微量<1mm,少量 1~2mm,中量 2~3mm,大量>3mm。

（七）检测有无二尖瓣反流

在房间隔缺损封堵术过程中,左、右房侧伞盘释出、封

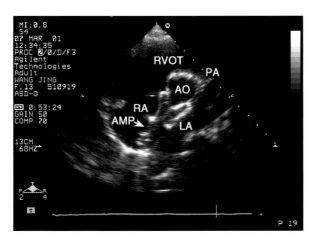

图 77-9　大血管短轴切面房间隔缺损封堵术后声像图

大血管短轴切面显示大房缺封堵后之 Amplatzer 封堵器回声,封堵器位置及固定良好,呈"Y"形"抱住"主动脉。LA:左房,RA:右房,AO:主动脉,RVOT:右室流出道,PA:肺动脉,AMP:Amplatzer 封堵器

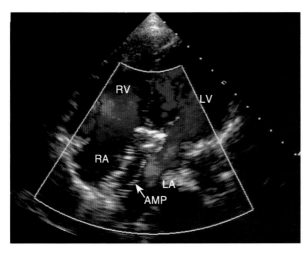

**图 77-10　胸骨旁四腔切面房间隔缺损
封堵术后彩色多普勒血流图**

胸骨旁四腔切面显示封堵器固定良好,彩色多普勒无房水平分流。LV:左室,LA:左房,RV:右室,RA:右房,AMP:Amplatzer 封堵器

堵器固定于房间隔但封堵器未释放前,必须用超声心动图检测有无封堵器导致的二尖瓣反流。这种情况往往发生于房间隔缺损距二尖瓣根部距离过近,封堵器左房侧伞盘顶压二尖瓣前瓣导致其关闭不到位所致,此时则要考虑撤出封堵器。根据我院经验,为避免此种情况的发生,在选择房间隔缺损封堵病例时缺损距二尖瓣根部距离最好大于 7mm,最少不能小于 5mm。部分房间隔缺损患者由于右室过大,室间隔向右室移位等原因可合并二尖瓣前瓣轻度脱垂而出现少量反流,故封堵术前应注意观察有无此种情况及反流量的多少。以免将已有的少量二尖瓣反流误认为封堵器所致。若术前二尖瓣反流已达中量,则不适合行封堵术,而应选择外科手术同时处理房间隔缺损及二尖瓣关闭不全的问题。

(八)术中特殊问题观察和处理

房间隔缺损封堵术中可能出现的急症主要有心脏压塞和封堵器脱落,超声心动图可以及时、有效地发现这些异常情况,有利于介入医师及时采取紧急处理措施。

1. 注意有无新出现的心包积液　在封堵术全过程中超声心动图医师都应注意有无新出现的心包积液,及时发现有无心包积液出现或原有的心包积液量增加。封堵术中由于操作等原因发生导管、鞘管甚至封堵器本身损伤心耳、心房壁等可导致心脏压塞,尽管发生率甚低(为 1% ~ 2%),但是一旦发生均为急症。急性心脏压塞的心包积液量不像慢性心包积液量那么大,一般超声心动图胸骨旁左室长轴观左室后壁后方 5mm 液性暗区时,患者即可出现明显症状,甚至血压下降等。急性心脏压塞积液量的增加速度与心壁损伤口大小直接相关。对于积液量增加较快、心包穿刺抽出积血治疗无效者,应立即手术。超声心动图在术前应观察有无心包积液及其量的多少,以便术中观察是否为新出现的心包积液或原有的心包积液量突然增加。如发现上述情况,立即通知介入医师,采取紧急救治措施。

2. 封堵器脱落　通常封堵器大小选择合适的患者,封堵器不会发生脱落。如封堵器选择过小、房间隔残缘较短的病例可能会出现封堵器脱落。主动脉侧无残缘的房间隔缺损,封堵时大血管短轴观主动脉侧双伞盘未明显呈 Y 形叉开,"抱住"主动脉则可能封堵器过小。这种图像如封堵器已释放,术后则可能出现封堵器脱落。脱落入右室的患者往往出现频发室性期前收缩,应急诊行超声心动图检查,较小的封堵器可进入肺动脉,而较大的可进入右室或位于右房室环处;极少数的封堵器可脱入左心系统。一旦发现封堵器脱落,封堵器较小者可尝试经导管取出,如失败应行外科手术取出;封堵器较大者一般不易经导管取出,应急诊外科手术取出。

三、超声心动图在房间隔缺损封堵术后的应用

超声心动图具有简便、易行、可重复检查的优点,对房间隔缺损封堵术后的疗效观察具有重要作用。可以对术后有无残余分流、封堵器有无移位、对瓣膜有无影响等作出明确的判断。国外曾有报道封堵术后一年半内超声心动图检查发现左房壁和主动脉窦壁磨破穿孔的报道,甚至发生猝死,考虑与房缺过大、边缘过短、封堵器选择过大有关。在房间隔缺损合并房间隔瘤封堵后如房间隔瘤壁过薄,封堵器边缘对瘤壁长期摩擦也可产生瘤壁磨破现象。

超声心动图在房间隔缺损封堵术后对心脏负荷改变的观察有利于判断封堵的疗效。西京医院超声科曾对 46 例大小为 8 ~ 36(24±7)mm 的房间隔缺损封堵(置入 12 ~ 40mm 的封堵器)后的心功能变化进行了超声心动图观测,发现术后 48 小时到 3 个月右心前负荷增大及右室壁运动明显改善(表 77-4,表 77-5)。

表77-4 房间隔缺损封堵术前、后右心腔大小的变化($\bar{x} \pm s$)

指标	术前	术后48小时	术后3个月
右房长径(mm)	53±8	48±10[b]	44±7[b]
右房横径(mm)	47±8	40±7[b]	36±6[b]
右室前后径(mm)	34±6	30±6[b]	24±7[b]
右室长径(mm)	73±8	69±8[b]	63±8[b]
右室横径(mm)	45±8	38±7[b]	32±7[b]
右室横截面积(cm²)	33±10	27±9[b]	21±8[b]

注:与术前比较,[b]$P<0.01$

表77-5 房间隔缺损封堵术前、后右室侧壁运动速度的变化($\bar{x} \pm s$,cm/s)

右室侧壁	S′			E′			A′		
	术前	术后48小时	术后3个月	术前	术后48小时	术后3个月	术前	术后48小时	术后3个月
基底部	17.6±3.0	15.1±2.5[b]	13.5±2.9[b]	16.4±4.1	14.5±2.7[b]	13.6±2.8[b]	15.7±3.3	13.6±3.4[b]	12.4±3.4[b]
中部	15.6±2.7	13.7±2.0[b]	12.3±2.1[b]	17.6±4.1	15.2±3.8[b]	14.1±3.9[b]	15.2±3.9	13.0±3.9[b]	12.5±4.5[b]

注:与术前比较,[b]$P<0.01$

77 超声心动图在室间隔缺损介入治疗中的应用

既往,外科手术是治疗室间隔缺损(ventricular septal defect,VSD)的唯一方法。目前,室间隔缺损的介入治疗已在临床广泛应用,并成为主要治疗方法之一。超声心动图检查方法具有无创、实时显示心血管内部结构、连接关系和血流动力学变化状态等优点,可用于室间隔缺损封堵术治疗前明确诊断、选择并确定适应证、禁忌证和治疗方案;术中实时监测引导介入治疗操作、准确判定治疗效果;术后定期动态随访观察近期和远期疗效。在室间隔缺损介入治疗中超声心动图与X线密切结合,以提高介入治疗的成功率、减少并发症的发生。

一、超声心动图在室间隔缺损封堵术前的应用

(一)室间隔缺损封堵的适应证和禁忌证

1. 适应证 不同类型的室间隔缺损,其周围的毗邻关系略有差异,超声心动图的适应证选择亦有所区别。

(1)膜部型室间隔缺损:

1)缺损口大小:左室侧最大径一般≤16.0mm,儿童患者缺损口最大径一般≤10.0mm。当左室缺损口最大径成人≥12mm、儿童≥8.0mm时,缺损口右室侧径应<左室侧径1/2,且右室侧孔周缘粘连牢固。缺损口左、右室侧最小径分别>3.0mm和2.0mm。

2)缺损残端距主动脉瓣距离:偏心型封堵器≥1.5mm,对称型封堵器>2.0mm。

3)缺损残端距三尖瓣距离>2.0mm。

4)无病理性主动脉瓣反流和中度以上三尖瓣反流。

5)年龄≥3岁。

6)心室水平左向右分流。

7)左心室有不同程度扩大。

8)无其他需要外科手术治疗的心脏畸形。

(2)嵴内型室间隔缺损:

1)缺损口大小:左室侧最大径≤8.0mm,儿童最大径≤6.0mm。

2)缺损残端距肺动脉瓣距离>3.0mm。

3)缺损残端距主动脉右冠瓣距离≥0mm(偏心型封堵器)。

4)无主动脉瓣脱垂及主动脉瓣反流。

(3)肌部室间隔缺损:

1)缺损口大小:最大径<14.0mm,儿童最大径<10.0mm。

2)缺损残端距心尖及室间隔与右室游离壁的前、后联合处的距离>5.0mm。

3)缺损口:单孔缺损。左室侧为单孔而右室侧因肌小梁分隔成数孔,且左室侧缺损不大于上述标准者也可考虑封堵治疗。

2. 禁忌证

(1)缺损类型:

1)干下型、隔瓣下型室间隔缺损。

2)部分嵴内型和部分肌部室间隔缺损。

(2)缺损大小:

1）≥9.0mm 的嵴内型室间隔缺损。

2）右室侧缺损口与左室侧相同的较大膜部型室间隔缺损（一般>10.0mm）。

3）超出封堵器适用范围的大室间隔缺损。

（3）缺损残端距瓣膜之间距离及瓣膜情况：

1）缺损残端距主动脉瓣或三尖瓣≤1mm（嵴内型室间隔缺损除外）。

2）主动脉瓣脱垂及主动脉瓣反流。

3）缺损边缘部分由三尖瓣瓣叶构成。

4）三尖瓣瓣叶的主要腱索附着于缺损缘。

（4）紧邻心尖及室间隔与右室的前、后联合处的肌部室间隔缺损。

（5）心室水平右向左或双向分流。

（6）感染性心内膜炎合并缺损周围赘生物。

（7）合并有需要外科手术治疗的其他心脏畸形。

（二）主要观察切面及测量内容

超声心动图检查室间隔缺损时，需根据患者的具体情况选择合适的检查部位，采用多切面、多方位、多角度的连续扫查，以进行综合判断。室间隔缺损的类型不同，超声心动图观察切面和内容亦不同。

1. 膜部型室间隔缺损

（1）非标准左心室长轴切面：在胸骨旁左心室长轴切面的基础上声束略向右扫查，观察和测量室间隔缺损残端距主动脉右冠状动脉瓣的距离（图77-11）。

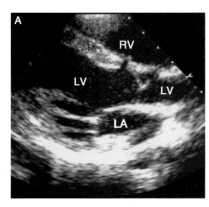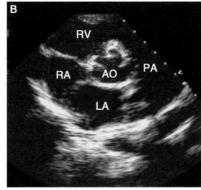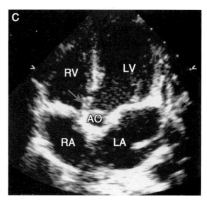

图 77-11　室间隔缺损与主动脉瓣及三尖瓣之间关系

A. 左心室长轴切面显示室间隔缺损残端与主动脉右冠瓣瓣之间距离（箭头）；B. 大血管短轴切面显示室间隔缺损残端与三尖瓣之间距离（箭头）；C. 心尖五腔切面显示室间隔缺损残端与主动脉无冠瓣瓣之间距离（箭头）。RV：右心室，LV：左心室，LA：左心房，AO：主动脉，RA：右心房

（2）大血管短轴切面：测量室间隔缺损残端距三尖瓣隔瓣的距离（图77-11）及缺损口左、右室侧大小。

（3）心尖五腔切面：测量室间隔缺损残端距主动脉右冠状动脉瓣及无冠状动脉瓣的距离（图77-11）及缺损口左、右室侧大小。

（4）大血管短轴、胸骨旁五腔等切面：观察三尖瓣叶及腱索的附着位置、运动状态；缺损周缘与三尖瓣瓣叶和（或）腱索粘连等情况；缺损口右室侧形态及左、右室侧缺损口的大小。

（5）在上述不同切面测量彩色血流分流束的多少、宽度及瓣膜反流情况。

由于膜部型室间隔缺损邻近三尖瓣瓣叶及腱索，缺损的右室侧常与三尖瓣瓣叶和（或）腱索粘连，加之分流血流的长期冲击，导致缺损周缘纤维组织增生，使缺损口右室侧粘连的形态各异，通常此种表现称为假性室间隔膜部瘤。根据西京医院超声心动图检查室间隔缺损的表现特征，将膜部室间隔缺损口形态大体分为四种类型（图77-12）：不规则型，缺损口左室侧径较大，通常中部径≤左室侧径，亦可>左室侧径，缺损口的右室侧有多个类似"花瓣样"局限性突起，突起处可呈单孔或多孔，此型发生率较高，占37.0%；漏斗型，缺损口右室侧径<中部径<左室侧径，此型发生率略低于不规则形为26.4%；瘤型，缺损口左室侧径与中部径相似，通常右室侧径<左室侧径，呈"球形"

突出，发生率为21.3%；管型（隧道型），缺损口左室侧径与中部径及右室侧径相似，此型发生率最低仅为15.3%。

超声心动图于大血管短轴、胸骨旁或心尖五腔等切面，可见缺损口呈瘤样或漏斗样向右室膨出，其右室侧可为单个或多个回声连续中断（缺损右室侧单孔或多孔）。由于膜部型室间隔缺损所在位置的特殊性及复杂性，缺损口右室侧的粘连形态变异较大，选择封堵器应根据缺损口形态及左、右室侧缺损口大小而定。超声心动图可根据假性室间隔膜部瘤壁的形态、厚薄、回声强弱及其活动度来判断缺损周缘粘连牢固与否，进而决定是否可以进行封堵及进行封堵器大小的选择。一般管型和漏斗型选偏心或对称型封堵器，瘤型选"小腰大边"封堵器，不规则型根据左室缺损口大小选择对称型封堵器。

2. 嵴内型室间隔缺损

（1）大血管短轴及右室流出道长轴切面：测量缺损口左、右室侧大小及缺损残端距肺动脉后瓣和三尖瓣隔瓣之间距离。

（2）胸骨旁左心室长轴切面：测量缺损口左、右室面大小及缺损残端距主动脉右冠状动脉瓣之间的距离。

（3）在上述不同切面测量彩色血流分流束的宽度。

由于嵴内型室间隔缺损位置较高，缺损的左室侧上缘常紧邻主动脉右冠状动脉瓣（图77-13），可伴有程度不同的主动脉右冠状动脉瓣脱垂，脱垂的右冠状动脉瓣或多或

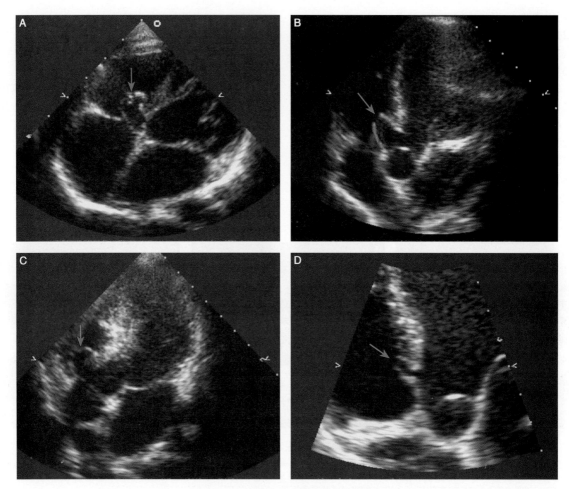

图 77-12 膜部室间隔缺损各种形态
A. 不规则型；B. 漏斗型；C. 瘤型；D. 管型（隧道型）

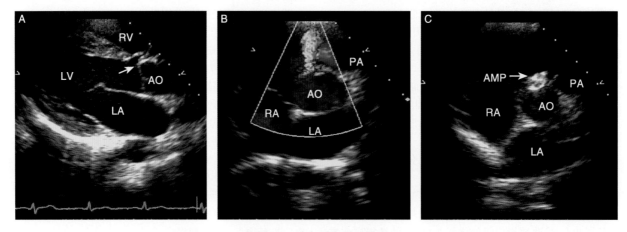

图 77-13 嵴内型室间隔缺损
A. 胸骨旁左室长轴显示室间隔缺损紧邻主动脉右冠瓣下（箭头）；B. 大血管短轴彩色多普勒显示室水平分流位于约 12 点处；C. 用偏心封堵器封堵后，可观察到封堵器距肺动脉瓣尚有距离。RV：右心室，LV：左心室，LA：左心房，AO：主动脉，RA：右心房，PA：肺动脉，AMP：Amplatzer 封堵器

少遮挡缺损口，导致超声测量时对缺损口大小的低估。大血管短轴切面脱垂的瓣叶可完全遮挡缺损口，影响室间隔缺损位置的判断和缺损口大小的准确测量。超声心动图检查时，应多部位、多切面、多角度连续扫查，观察有无主动脉瓣脱垂及其程度、主动脉瓣和肺动脉瓣与缺损口之间的关系，准确判断室间隔缺损的类型。根据二维超声心动图测量缺损口的大小，并结合彩色多普勒分流束的宽度，可较准确判断嵴内型室间隔缺损口的大小。

3. 肌部室间隔缺损　肌部室间隔缺损可发生于肌部室间隔任何部位，多数位于室间隔前部、中部和心尖部，肌部室间隔缺损位置不同,超声心动图在选择切面上变异较大,根据患者具体情况选择切面。通常采用左室系列短轴、胸骨旁左室长轴、胸骨旁四腔或五腔等切面观察。

(1) 测量缺损口左、右心室侧大小。

(2) 测量缺损残端与瓣膜间距离。

(3) 观察室缺的位置及与调节束、腱索和肌小梁的关系。

(4) 位于近心尖部的肌部室间隔缺损,注意测量缺损下缘残留室间隔的长度。

(5) 位于室间隔与右室的前、后联合处附近的肌部室间隔缺损,注意测量缺损边缘距室间隔与右室的前、后联合处的长度。

(6) 肌部室间隔缺损可为单发或多发缺损,应注意缺损左室侧为单个缺口、右室侧呈多孔与多发性室缺的鉴别。

(三) 技术方法及注意问题

1. 扫查原则　室间隔缺损封堵的超声心动图检查时,必须根据患者的具体情况选择合适的检查部位,提倡采用多部位、多切面、多方位、多角度的连续扫查法,以求尽可能的较全面观测室间隔缺损及其周围的毗邻关系。

2. 仪器条件的选择　根据受检者情况选择合适的探头频率,通常儿童患者可选用较高频率的探头(如 5MHz 或 8MHz),以提高分辨率,清楚显示室间隔缺损边缘情况。并可应用组织谐波功能,以降低心腔内的噪声回声信号,有效地改善图像质量。

3. 注意合并畸形　室间隔缺损封堵术前超声心动图检查时,应特别注意合并畸形的检查。合并畸形分为可介入性治疗的合并畸形和需要外科手术治疗的合并畸形。前者包括肺动脉瓣狭窄、房间隔缺损、动脉导管未闭、二尖瓣狭窄。超声心动图检查时,应明确瓣叶狭窄的程度、房间隔缺损类型及残端情况等,以确定是否在室间隔缺损封堵术同期进行合并畸形的介入性治疗。室间隔缺损封堵术前确定有无合并畸形及合并畸形的类型,对选择手术治疗方案极为重要。

4. 室间隔缺损合并主动脉瓣脱垂的鉴别诊断　干下型、嵴内型及膜周型室间隔缺损患者,常可合并不同程度的主动脉瓣脱垂。脱垂的瓣叶 56% ~ 77% 为右冠状动脉瓣,其瓣叶可部分或完全遮盖室间隔缺损口,造成超声心动图对缺损类型及大小判断和测量的误差。较小的膜周型或部分嵴内型室间隔缺损的患者合并轻微主动脉瓣脱垂、且不伴主动脉反流者多数可用偏心型封堵器进行封堵,而干下型室间隔缺损往往合并主动脉瓣脱垂、且不能行封堵术治疗。超声心动图需进行鉴别并准确分型。

超声心动图表现:脱垂的主动脉瓣超越瓣环连线水平脱入左室流出道,常部分或完全遮挡缺损口;大血管短轴切面彩色多普勒显示分流束由脱垂的主动脉瓣叶两缘穿隔进入右心室,或仅显示缺损下缘分流束、而其上缘由于脱垂瓣叶遮挡不显示分流从而造成对缺损部位和大小的误判(图 77-14)。

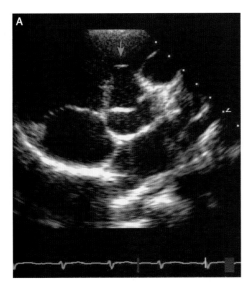
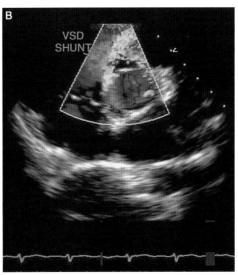

图 77-14　室间隔缺损合并主动脉瓣脱垂

A. 大血管短轴切面显示菲薄的主动脉瓣右冠瓣叶脱垂,由 11 点至肺动脉根部遮挡缺损口(箭头),为干下型室间隔缺损;B. 大血管短轴切面显示分流束由脱垂的主动脉瓣叶的右侧缘穿隔,如不注意结合左图仔细观察,则可能诊断为嵴下或嵴内型室间隔缺损。VSD-SHUNT:室间隔缺损分流

由于脱垂的主动脉瓣叶可部分或完全遮挡室间隔缺损口,二维超声心动图测量室间隔缺损大小通常小于手术测值。西京医院研究结果发现,术前超声测量缺损口大小为(10.6±6.5)mm,术中为(20.7±6.5)mm,两者差值范围为 5~21mm。超声心动图检查时,应仔细识别主动脉右冠状动脉瓣与室间隔缺损的关系,可参考彩色多普勒分流束宽度综合判定缺损口大小及与主动脉瓣之间关系。

(四) 封堵器类型及型号大小的选择

选择合适类型及大小的封堵器是封堵成功与否的关键。国外主要根据 X 线左心室造影及经食管超声心动图测量的缺损大小选择相应型号封堵器;国内则主要根据 X 线左心室造影观测的缺损大小、形态及与主动脉瓣的关系，并参考超声心动图测量的缺损大小及缺损残端与瓣膜之间的关系，选择封堵器的类型和大小。由于缺损口大小及形态各异、缺损口残端与瓣膜间距离不同以及缺损口周缘粘连的牢固性差别，在选择封堵器类型及大小时亦有不同。

1. 膜部型室间隔缺损　单纯膜部或膜周型室间隔缺损周缘解剖结构特殊而复杂，缺损口右室侧边缘增厚或粘连的形态各异，选择封堵器的原则不同。自 2002 年 6 月至 2005 年，西京医院行膜部型室间隔缺损封堵术患者 1000 余例，根据超声心动图检查显示的缺损口左室侧大小及出口情况、缺损口右室侧形态及分流口多少、缺损口周缘粘连的牢固性程度和缺损残端与瓣膜之间的距离，选择封堵器的类型和型号大小，已形成了一套较成功的经验。室间隔缺损封堵原则上按左室侧缺损口大小选择封堵器大小。较小的缺损通常选择封堵器大小与缺损口大小相接近；较大的缺损在超声所测缺损口径或分流宽度基础上加 1～2mm 选择封堵器大小；若缺损口较大、右室侧周缘粘连不牢固或为多出口者，在超声所测缺损口径或分流宽度基础上加 2～3mm。缺损口形态是封堵器选择的另一主要因素。管型或漏斗型、右室侧分流孔为单孔、缺损口周缘粘连牢固，选用对称型或偏心型封堵器；缺损口呈瘤型者可选用"小腰大边"的特殊封堵器，大小以左室侧伞盘能够占据整个瘤腔为原则；对于少数瘤型、而右室侧粘连牢固且为单一出孔者也可考虑采用普通对称型封堵器封堵右室侧出口，但需持谨慎态度，以防因术前对右室侧出口牢固度判断不准确而造成术后封堵器移位及残余分流。缺损口右室侧呈不规则型者，选用对称型封堵器封堵左侧缺损口。根据西京医院超声心动图研究结果：不同形态的缺损口，封堵器大小与缺损大小的差值最小者为管型，平均大 1.2mm；最大者为瘤型，平均大 2.3mm；室间隔缺损最大径（X）与封堵器型号大小（Y）的关系为 Y = 0.94X+1.92。

当缺损残端距主动脉瓣距离≤1.5mm 时，应选择偏心型膜部型室间隔缺损封堵器，其主动脉侧有 0～0.5mm 的边缘；若缺损残端距主动脉瓣距离<1.0mm 或无边缘，且同时伴轻度主动脉瓣脱垂，应选择偏心型主动脉侧无边缘的膜部型封堵器。

膜周型室间隔缺损形态及大小、缺损口残端与瓣膜间距离、缺损周缘粘连的牢固性、缺损左室侧底大小及右室侧分流口单孔或多孔的位置及分流方向、缺损口左室侧径与中部及右室侧径的比例等不同，在封堵器类型及型号大小选择方面亦会有差别，应根据每个患者的具体情况，作出个体化设计。

2. 嵴内型室间隔缺损　嵴内型室间隔缺损的左室侧上缘紧邻主动脉右冠瓣，多数缺损上端与主动脉瓣之间无距离，同时或多或少伴有主动脉瓣脱垂，因此应选择主动脉侧伞盘无边的偏心性封堵器类型。放置封堵器后左侧伞盘有可能"托住"主动脉右冠状动脉瓣，对瓣叶无明显影响，而不出现主动脉瓣关闭不全。封堵器大小选择，可根据二维超声心动图多切面所测缺损口左、右室侧大小及彩色多普勒血流束宽度，同时参考 X 线左心室造影分流宽

度进行综合判定。由于存在主动脉瓣脱垂，常可影响缺损大小的准确测量。根据西京医院对嵴内型室间隔缺损封堵的经验，若缺损口<5mm 时，通常在测量最大缺损径或分流束宽度基础上选择大 2mm；若缺损口≥5mm 时，则选择大 3mm 的封堵器。

3. 肌部室间隔缺损　先天性肌部室间隔缺损，其周缘均为肌性间隔组织，通常在超声所测舒张期缺损口径基础上大 2～3mm；较大的肌部室间隔缺损加 3～4mm。

二、超声心动图在室间隔缺损封堵术中的应用

（一）术中协助判断鞘管是否穿越室间隔缺损进入左心室

室间隔缺损封堵术的第一步是建立封堵轨道，通常是在 X 线下完成。当心脏位置有变异、旋转，介入医师对 X 线显示的鞘管位置有怀疑、不能确定其是否进入左心室时，超声心动图可以协助判断鞘管是否由右心室进入左心室（图77-15）。

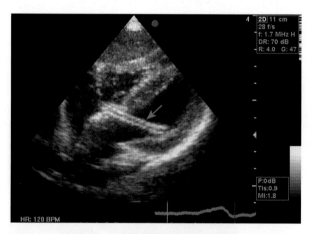

图 77-15　室间隔缺损封堵术中监测
胸骨旁五腔切面显示输送鞘管由右心室穿过室间隔进入左心室，并可显示鞘管前端的位置（箭头所指）

在判断鞘管位置时，应注意超声的扫查手法，通常选择胸骨旁五腔切面或剑突下五腔切面，逐步地连续摆动、旋转扫查找出导管、鞘管长轴影像，可以确定其与室间隔缺损口之间的关系。

（二）观察封堵器左室侧伞盘的位置

室间隔缺损封堵器的左室侧伞盘在左室内释出后逐渐拉近室间隔缺损的过程中，应用超声心动图可实时监测封堵器左室侧伞盘是否接近室间隔缺损口（图77-16）。若从主动脉瓣上释出封堵器（鞘管不易压向左室且封堵器小时采用），超声可确定封堵器左室侧伞盘与主动脉窦及瓣叶的关系，判断左室侧伞盘是否顺利地由主动脉瓣上至瓣下，以免损伤主动脉瓣叶。使用偏心型封堵器时，超声心动图可观察左室侧伞盘的短缘或无缘侧是否位于主动脉瓣侧、较长伞盘是否位于下方，协助介入医师调整封堵器上下的位置，避免因偏心型封堵器方向不佳造成的对主动脉瓣的影响。

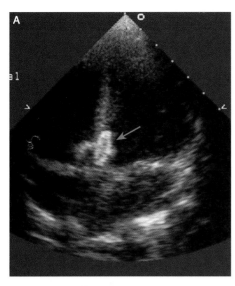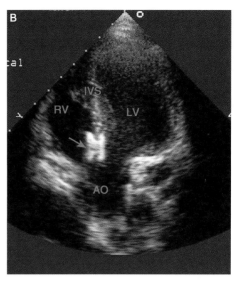

图77-16　室间隔缺损封堵术中监测封堵器释放

A. 封堵器左室侧伞盘平行于 VSD 并贴近缺损口(箭头所示);B. 右室内盘状回声为释出的封堵器右室侧伞盘(箭头所示),显示封堵器双盘分别位于室间隔两侧。RV:右心室,LV:左心室,AO:主动脉,IVS:室间隔

(三) 监测封堵器右室侧伞盘的位置

在左室侧伞盘平行于室间隔缺损并贴近缺损口后,可在超声心动图监测下逐渐释放封堵器腰部,观察到其越过室间隔缺损口后再释出右室侧伞盘(图77-16)。当右室侧伞盘释出后,观察封堵器左、右室侧伞盘是否分别位于室间隔缺损两侧、封堵器与三尖瓣叶和其腱索以及主动脉瓣的关系。超声心动图对左、右室侧伞盘释出后是否分别位于室间隔缺损两侧具有明确的指导意义。

(四) 判断有无残余分流

封堵器双侧伞盘释出后,彩色多普勒应监测封堵器周围有无残余分流(图77-17)。封堵器释放后,由于封堵器伞盘与室间隔缺损暂时贴合不紧密,可能出现封堵器腰部低速度、微量分流,此种分流大多数患者在1个月内心内膜覆盖封堵器表面后可消失。若伞盘边缘与缺损残端之间有残余分流,且残余分流速度≥3m/s,可能为封堵器型号

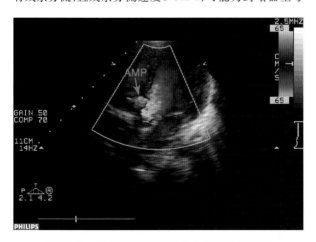

图77-17　室间隔缺损封堵术中监测有无分流

心尖五腔切面彩色多普勒血流图显示封堵器强回声,未见残余分流(箭头所示)。AMP:Amplatzer 封堵器

选择过小,若此时释放封堵器则可因高速血流冲击封堵器造成红细胞大量破坏而发生溶血。遇有这种情况应更换较大的封堵器。

(五) 检测主动脉瓣和三尖瓣有无反流

在封堵器左、右室侧伞盘释出,封堵器未释放之前,超声心动图应检测封堵器与主动脉瓣及三尖瓣的关系,确定封堵器有无影响瓣膜而导致主动脉瓣或三尖瓣反流。若封堵器影响瓣膜、其反流较明显,则应撤出封堵器。为避免此种情况发生,在室间隔缺损封堵术前筛选时,若缺损与瓣膜之间距离过短、主动脉瓣脱垂较明显或三尖瓣叶构成缺损口右室侧底,同时伴瓣叶中量反流时,应选择外科手术治疗。而对于因缺损口右室侧三尖瓣瓣叶和(或)腱索粘连导致缺损口分流方向发生改变、心室水平分流后即通过三尖瓣反流入右房、且反流量较大者,在缺损封堵后三尖瓣反流可能反而减少。

(六) 监测有无新出现的心包积液或原有的心包积液量增加

超声心动图在封堵术前应观察有无心包积液及其量的多少。在封堵术的全过程中,应特别注意有无新的心包积液出现或原有的心包积液量增加。若出现心包积液或原有的积液量增加且积液量增加速度较快,应立即进行心包穿刺抽出积血,并根据患者情况决定是否采用外科手术治疗。

三、超声心动图在室间隔缺损封堵术后的应用

(一) 评价封堵技术成功率及术后完全封堵率

在选择适应证和合适的封堵器类型及大小的前提下,经心导管闭合单纯膜部或膜周型室间隔缺损的技术成功率较高,不同类型封堵器技术成功率亦不同。文献报道,早期应用 Rashkind 封堵器技术成功率为86.0%;弹簧圈闭

合室间隔缺损技术成功率为 88.0%；术后 24 小时及 72 小时完全封堵率为 97.7%。Amplatzer 封堵器技术成功率为 98.0%~100%；术后即刻完全封堵率为 98.5%~100%。西京医院 1000 余例总结封堵技术成功率为 97.8%；术后即刻完全封堵率为 94.6%，72 小时完全封堵率为 98.9%，1 年完全封堵率为 99.8%。

（二）检测术后并发症

1. 封堵器移位及残余分流　室间隔缺损封堵后，通常在术后 3~4 天进行超声心动图复查，观察室间隔缺损封堵器位置固定情况、有无封堵器的移位及残余分流等。膜部型室间隔缺损，若缺损口右室侧三尖瓣和（或）腱索粘连不牢固、封堵器选择较小，可能会发生封堵器的微移位或明显移位，导致残余分流。选用偏心性封堵器封堵嵴内型

室间隔缺损时，由于封堵器主动脉侧无边，易进入室间隔缺损口，如封堵器选择过小则术后可发生封堵器移位；而选择封堵器过大则可能影响主动脉瓣造成主动脉瓣反流。通常嵴内型室间隔缺损选用偏心性封堵器大于左室侧损口 2~3mm，且室间隔缺损不宜>8mm。封堵器移位时，超声心动图可发现封堵器的形态及位置异常，彩色多普勒显示封堵器移位处可出现左向右分流（图 77-18）。室间隔缺损封堵术后不同时间残余分流发生率不同。Rashkind 和 Cardio-SEAL 封堵器闭合膜部室间隔缺损后 24 小时，残余分流发生率约 30.0%，随访至 66 个月时，残余分流发生率约 4.0%；Amplatzer 封堵器闭合膜部室间隔缺损 24 小时及 6 个月随访，残余分流约 1.0%。西京医院室间隔缺损封堵术后患者，72 小时残余分流为 1.1%，12 个月残余分流为 0.2%。

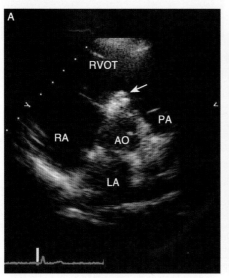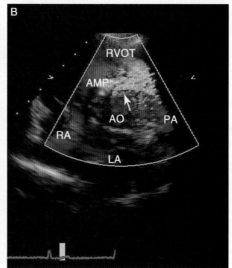

图 77-18　嵴内型室间隔缺损封堵术后残余漏

A. 大血管短轴切面显示嵴内型室间隔缺损封堵术后封堵器左上缘向右室移位（箭头所示）；B. 彩色多普勒血流图示封堵器移位处左向右分流（箭头所示）。RA：右心房，RVOT：右室流出道

当封堵器轻微移位时，二维超声心动图较难发现，但彩色多普勒敏感性较高、可发现残余分流的变化。一般来说，轻微移位不会影响封堵器的牢固性，如果没出现溶血等其他并发症，可以继续观察而不需进行其他处理；一些病例随术后封堵器周围组织的粘连、增生，残余分流可逐渐消失。如果封堵器移位明显、出现明显溶血表现，应外科手术取出封堵器，并修补室间隔缺损。

2. 三尖瓣反流、腱索断裂伴关闭不全　三尖瓣的关闭不全是单纯膜部或膜周型室间隔缺损较常见的并发症之一。Gu 等报道小型猪膜部室间隔缺损封堵后 4 只发生轻到中度的三尖瓣关闭不全。西京医院室间隔缺损患者封堵术后，三尖瓣关闭不全发生率为 2.6%。三尖瓣腱索断裂多由于介入医师早期对导丝、导管及鞘管缠绕及穿过腱索影像学特征认识不足、操作过度用力等原因所致。随着介入医师经验和操作熟练程度的增加，三尖瓣腱索断裂的发生概率将明显减少。另一个发生三尖瓣腱索断裂的可能原因为封堵器距离腱索附着点过近，封堵器释放后随心跳长期摩擦导致部分腱索断裂。超声心动图可确定三尖

瓣关闭不全原因，发现三尖瓣连枷样运动（图 77-19）或瓣叶明显脱垂，甚至呈甩鞭样运动的断裂的三尖瓣腱索等。三尖瓣关闭不全的存在，可影响封堵术后心脏大小的恢复和心功能的改善。当三尖瓣反流量较大时，可导致右心腔扩大及心功能障碍，应早期选择外科手术治疗。

3. 主动脉瓣反流　嵴内型室间隔缺损或较大的膜周部室间隔缺损封堵时，由于封堵器距主动脉瓣较近，封堵器选择过大时可影响主动脉瓣关闭、导致主动脉瓣反流。极少数患者虽然在封堵器释放前无主动脉瓣反流，而释放后出现少量主动脉瓣反流；发生原因可能为输送杆与封堵器松开前由于输送杆的牵拉封堵器未影响主动脉瓣，而输送杆与封堵器松开后封堵器位置发生改变，靠主动脉瓣侧封堵器缘触及主动脉瓣所致。西京医院室间隔缺损封堵术后，彩色多普勒显示有少量主动脉瓣反流者占 1%，经超声心动图定期随访观察，主动脉瓣反流无明显变化，左心室大小正常。

4. 假性动脉瘤、动-静脉瘘　心导管术穿刺操作不当可导致股动脉假性动脉瘤或动-静脉瘘。彩色多普勒可显

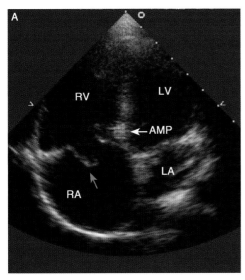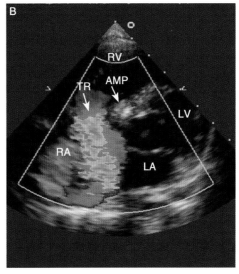

图 77-19　室间隔缺损封堵术后腱索断裂导致三尖瓣关闭不全

A. 胸骨旁四腔切面显示室间隔缺损封堵术三尖瓣前瓣因腱索断裂导致连枷样运动(箭头所示);B. 彩色多普勒血流图显示三尖瓣大量反流。RV:右心室,RA:右心房,LV:左心室,LA:左心房,TR:三尖瓣反流,AMP:Amplatzer 封堵器

示假性动脉瘤及动-静脉瘘口处的射流,确定其具体部位及大小,选择治疗方案及观察治疗后效果。较小的假性动脉瘤及动-静脉瘘可在彩色多普勒超声心动图指引下压迫瘤口或瘘口局部使其闭合,治疗效果明显优于常规盲压方法。较大的假性动脉瘤也可在彩色多普勒超声指引下向瘤内注射凝血酶治疗。

(三) 心脏大小及功能变化

室间隔缺损封堵术后,由于室水平分流消失,肺循环血流量减少,使左、右心负荷逐渐减轻,左心室大小随之有不同程度改善。有文献报道室间隔缺损封堵术前,舒张末期左室内径为 38～52mm,平均 44mm,封堵术后 24 小时缩小至 34～47mm,平均 38mm。西京医院研究结果表明,室间隔缺损封堵术后 3 天,左心室大小及容积开始缩小;1 个月时,左心室的前后径、左右径及容积与术前比较差异显著($P<0.05$)。一般而言,可行封堵治疗的室间隔缺损不会太大;较小的室间隔缺损封堵后心腔大小的改变不甚明显或比较缓慢,而较大一些的室间隔缺损封堵后心腔大小的改变较明显、恢复也较快。

超声心动图在动脉导管未闭介入治疗中的应用

动脉导管未闭(patent ductus arteriosus,PDA)传统的治疗方法是外科手术。1966 年 Porstmann 等首先应用经导管泡沫塑料塞子(ivalon)栓塞动脉导管未闭,并获得成功。继之有 Rashkind 双平面、纽扣式补片、弹簧圈、Amplatzer 等封堵装置应用于临床。20 世纪 80 年代中期我国上海、杭州、山东等地开展此项工作。1997 年 Amplatzer 封堵器引入我国。近年来国产动脉导管未闭封堵器已应用于临床,因其形态、性能及操作方法与 Amplatzer 封堵器相似,且经济实用,应用较为广泛。目前,动脉导管未闭封堵技术已成为成熟的介入治疗方法。

一、超声心动图在动脉导管未闭封堵术前的应用

(一) 封堵术的适应证及禁忌证

1. 适应证

(1) 单纯动脉导管未闭的最窄内径一般 ≤12mm,部分直径 ≥13mm 的导管亦可封堵,但需根据肺动脉压力,年龄等情况综合判断。

(2) 动脉导管未闭或合并有房间隔或室间隔缺损,且经济条件允许同时封堵治疗者。

(3) 导管未闭外科手术后存在较大的残余分流患者。

(4) 肺动脉高压患者,应以左向右分流为主,肺血管阻力应小于 8Woods 单位。

(5) 体重 ≥5kg。

2. 禁忌证

(1) 动脉导管未闭为复杂性先天性心脏病生存的主要通道。

(2) 肺动脉压过高,以右向左分流为主的患者。

(3) 感染性心内膜炎合并导管周围赘生物。

(4) 合并其他必须行外科手术的心脏及大血管畸形。

(二) 技术方法及注意问题

能否准确的测量动脉导管未闭的大小,是封堵术能否成功的关键因素之一,对于动脉导管未闭诊断方面应注意以下问题:

1. 主要观测项目

(1) 判断动脉导管未闭的位置和形态。

（2）测量动脉导管未闭的长度、导管的主动脉侧和肺动脉侧内径及导管的最窄处内径。

（3）测量彩色多普勒血流分流束的宽度，观察分流的方向及时相。

（4）测定动脉导管未闭的分流速度及压力阶差，估算肺动脉压力。

2. 多切面扫查　胸骨旁肺动脉长轴切面，由于动脉导管未闭与声束的角度问题，容易造成测量上的误差，尤其难以观测动脉导管未闭的长径；但此切面上彩色多普勒成像最好，因此可在该切面测量分流的彩色宽度，再结合二维超声图像进行判断。胸骨上窝主动脉弓长轴切面时，动脉导管未闭的走行与声束方向几乎垂直，此切面二维图像最佳，能显示动脉导管未闭的形态、大小、走行及与肺动脉、主动脉之间的关系。但彩色多普勒成像有时图像欠佳，测量应以二维图像为主，结合彩色多普勒成像进行观测。

3. 观测动脉导管未闭的形态及与周围结构的关系　动脉导管未闭的形态以及与周围结构的关系和选择封堵器的类型和大小密切相关，漏斗型动脉导管未闭选择的封堵器可以比管型动脉导管未闭略大，长径较大或窗型的动脉导管未闭应选择较大的封堵器。此外，动脉导管未闭与主动脉和肺动脉之间的夹角有可能影响到封堵器的释放后的形态；尤其是儿童患者选用较大封堵器时，主动脉侧伞盘可能影响到降主动脉血流。

4. 测量肺动脉压力　肺动脉压力的大小影响着封堵术适应证的选择和术后的恢复。对于肺动脉高压患者，可以利用频谱多普勒观测分流的时相和速度；应用收缩期的分流速度计算出主动脉和肺动脉之间的压力阶差。通常，左向右分流压力阶差≥20mmHg封堵效果较好。

（三）封堵器大小选择

超声心动图对动脉导管未闭诊断的符合率很高，但对于动脉导管未闭解剖类型的判断和大小的观测受患者自身的条件，诸如肥胖、肺气、切面的选择、测量的部位、仪器的调节等影响，与心血管造影对比有一定的差异。西京医院对148例进行封堵治疗的动脉导管未闭患者进行超声心动图与心血管造影检查，比较两者对导管大小的测量值，当导管2.5~10mm时，超声心动图所测值稍大于心血管造影测量值，但非常接近，平均差值为0.3mm；导管直径＞10mm，超声心动图测量值小于心血管造影测量值，平均差值为2.6mm。对于10mm以下的动脉导管未闭，术前超声心动图检查可以基本确定能否进行封堵术，并可帮助选择封堵器的大小；而对于10mm以上的动脉导管未闭，术前应行心血管造影检查，并与超声结果相结合进行综合判断，以确保封堵术成功。

Amplatzer封堵器直径应大于动脉导管最窄直径的2~6mm。成人一般应大于动脉导管最窄直径2~4mm；儿童则一般大于动脉导管最窄直径4~6mm；动脉导管未闭手术后残余分流患者，封堵器直径应大于残余分流处最窄宽度2~3mm。由于动脉导管未闭的大小、形态、走行个体差异较大，因此应根据患者的具体情况进行综合判断进行选择。

二、超声心动图在动脉导管未闭封堵术中的应用

（一）观察封堵器位置

观察封堵器两端是否分别位于未闭的动脉导管两侧（图77-20），若不合适可适当调整至最佳位置。可指导术者将封堵器送至未闭动脉导管内最窄处，并释放封堵器至动脉导管内。

（二）判断有无残余分流

一般情况下封堵即刻彩色多普勒血流图即可见降主动脉向肺动脉的分流消失（图77-20）。若发现残余分流，但分流量及分流速度不大，可以观察10~20分钟，超声心动图监测若发现分流消失或明显减少，可释放封堵器。若封堵器封堵后残余分流明显并呈射流则说明封堵器型号可能偏小，需更换封堵器的型号。若残余分流速度＞3m/s，封堵器释放后很有可能引起溶血。

（三）封堵器对周围结构有否影响

在封堵器未释放前，应多切面扫查观察封堵器是否影响降主动脉和左肺动脉内径，有无因内径变小而发生湍流。在年龄较小、动脉导管未闭较大的儿童患者尤应注意这一点。

三、超声心动图在动脉导管未闭封堵术后的应用

封堵术后可应用超声心动图定期对患者进行随访观测，以了解术后恢复情况及进程，判断是否出现并发症，帮助指导临床医师掌握病情进展以及改进手术方法。

（一）评价封堵术后闭合率及残余分流

动脉导管未闭封堵术后，不同的介入治疗方法其手术成功率及残余分流亦有差别。技术成功率：Amplatzer法及Coil弹簧栓子及Sideris法可达100%，Porstmann法和Rashkind法分别为92%及98.7%。即刻封堵闭合率：Amplatzer法为91.7%~98.6%，Coil法为97.2%，Sideris法封堵闭合率为85%，Porstmann法和Rashkind法封堵闭合率分别为100%及92.8%。术后彩色多普勒定期检查残余分流发现率：Amplatzer法术后24~48小时为4.3%~8.1%。Coil弹簧栓子法封堵动脉导管未闭，超声多普勒随访1个月残余分流率为20%。

（二）心脏大小及左心功能变化

文献报道，动脉导管未闭封堵术后一周左心室舒张末期内径（LVDd），左心房内径（LAD）及肺动脉内径（PAD）缩小，LVDd、LAD、PAD术前分别为：(57.5±7.3)mm、(36.7±4.8)mm及(26.0±2.8)mm；术后分别为：(50.4±5.4)mm、(33.1±4.0)mm及(24.4±3.2)mm。射血分数及短轴缩短率由术前的65.6%±5.0%、36.7%±3.3%下降至术后的59.9%±7.3%及32.2%±5.05%。说明动脉导管未闭封堵术后，由于降主动脉向肺动脉内持续性左向右分流阻断，左心高动力性血流状态得以纠正，使左心系统的容量负荷明显减小，各心腔大小也相应地恢复至正常水平。

（三）术后并发症

文献报道，动脉导管未闭封堵术后并发症发生率为

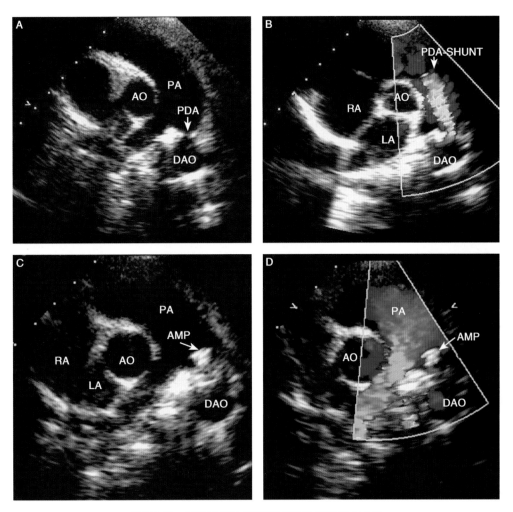

图 77-20 动脉导管未闭封堵术前后的超声心动图

A. 封堵术前,胸骨旁大血管短轴切面显示有动脉导管未闭(箭头所指);B. 彩色多普勒显示有分流由主动脉经导管进入肺动脉;C. 同一患者的胸骨旁大血管短轴切面,封堵术后显示封堵器位于降主动脉和肺动脉之间的动脉导管内,固定良好;D. 同一切面彩色多普勒显示分流消失。LA:左心房,RA:右心房,AO:主动脉,PA:肺动脉,DAO:降主动脉,AMP:Amplatzer 封堵器

2.4%。常见并发症有:

1. 溶血 溶血常与残余分流有关,通过封堵器(物)的分流速度越快,则越易发生机械性溶血。Tomita 等报道218 例弹簧栓子封堵患者有 5 例发生溶血,且均有残余分流。吕氏报道使用 Amplatzer 法封堵 130 例患者,仅出现 1 例溶血。对溶血患者,彩色多普勒检查可发现有残余分流,并可定期检观察残余分流量及分流速度的变化,以选择治疗方案。

2. 封堵器(物)的移位或脱落 若封堵器(物)型号选择不合适,可出现封堵器的移位和脱落。通常,弹簧栓子法封堵脱落较 Amplatzer 法多见,Akagi 等报道,多中心使用

弹簧栓子治疗 535 例患者,弹簧栓子脱落达 12%。

3. 降主动脉或左肺动脉狭窄 当选择封堵器过大或位置放置不当时,可导致降主动脉或左肺动脉狭窄。二维超声心动图检查表现为降主动脉或左肺动脉内径变小,彩色及频谱多普勒显示,降主动脉或左肺动脉内湍流,血流速度增快。

4. 血管损伤 系手术穿刺操作过程及术后所导致的并发症,二维超声心动图及彩色多普勒可发现血管损伤的部位、判断病变程度及大小、选择治疗方案、连续观察治疗后效果。

第78章

对超声心动图研究工作的几点期望
SEVERAL EXPECTATIONS FOR ECHOCARDIOGRAPHIC STUDY

◎王新房

充分发挥 M 型超声的潜力 …………………… 1022
心脏超声造影尚需深入研究 ………………… 1023
正在发展中的立体超声成像 ………………… 1023
开展经鼻咽食管超声心动图的研发工作 ……… 1024
　一、经口腔插入食管探头为何需要改进 …… 1024
　二、鼻饲插管给予的启示 …………………… 1025
　三、探头插入食管两种途径的解剖学特点 …… 1025
　四、试用小儿用食管超声探头经鼻
　　　咽腔插入食管 ………………………… 1025
　五、经鼻咽食管超声探头研制应充分考虑
　　　鼻腔的解剖学特征 …………………… 1026

六、检查方法 …………………………… 1026
七、经鼻咽食管超声心动图探查的优点及
　　存在问题 ………………………… 1026
八、经鼻咽食管超声心动图探查应用
　　现状及其前景 …………………… 1027
心脏手术和介入治疗时的超声监护问题 …… 1028
血管内超声检查与介入治疗相结合 ………… 1029
心肌组织纹理显示的研究与应用 …………… 1029
创立监测心内腔压力的新方法 ……………… 1029
多种影像技术综合显示——融合成像 ……… 1030
结束语 ………………………………… 1031

78

　　超声心动图自创始迄今已逾六十余载，随着声学基础理论研究的深入和计算机成像技术的进步，近年来又有飞速的发展，详细情况在本书相应章节中已做介绍。有关超声心动图研究的前景问题，不少学者曾作过论述或探讨，其中有些项目现已得到圆满解决，如经胸实时三维超声心动图的研发，在临床上推广之后，取得良好效果；经食管实时三维超声检查技术的推出，由于成像快速，图像清晰，对心脏外科术前方案制订、术中进程监护及术后疗效判定等已能发挥重要作用。但也有些问题或因难度较大、牵涉因素较多(如心内压超声测定)，或因认识不同，未被重视(如 M 型超声检查)，尚待进一步研探索和实践。现就目前在超声心动图研发领域内颇具潜力，需要理、工方面继续研究开发的技术，以及目前的仪器有此性能，但临床检查时"未尽其才，没有充分发挥其作用"的一些问题探讨如下，希望能够得到重视。

充分发挥 M 型超声的潜力

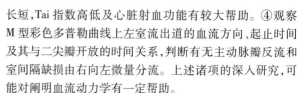

　　1. M 型曲线(M-mode curves)对感兴趣区的取样频率每秒可达两千次以上，其时相分辨力可用微秒计数，远较二维超声帧数及时相分辨力为高，建议临床进行超声检查时予以重视，使之发挥更大的作用。①M 型二尖瓣曲线能精确显示瓣叶活动的幅度、开口大小、E 峰与 A 峰起伏速度与幅度，对诊断二尖瓣口狭窄、判定左室舒张功能、观察主动脉瓣关闭不全和腱索断裂时二尖瓣的高速颤动等有很高的参考价值。②M 型超声结合声学造影，能准确地计测心腔内造影剂流线的活动轨迹和运行速度，从理论上看此法应较多普勒测值更为可靠。③将 M 型曲线和心电图、心音图同步描记，能准确探讨二尖瓣、主动脉瓣关闭开放活动及其与第一、第二心音、开瓣音的关系。这些信息对于准确判定等长收缩期、等长舒张期、左室射血期的时值

长短,Tai 指数高低及心脏射血功能有较大帮助。④观察 M 型彩色多普勒曲线上左室流出道的血流方向、起止时间及其与二尖瓣开放的时间关系，判断有无主动脉瓣反流和室间隔缺损由右向左微量分流。上述诸项的深入研究，可能对阐明血流动力学有一定帮助。

　　2. 双束或多束 M 型超声显示方式也有很大潜力：①在冠心病患者通过对多个区域室壁运动的同步分析，对比两个节段心肌运动的时相、方向与幅度，能提高 M 型超声对局部心肌运动异常的检出率；②双束 M 型超声能同步观察半月瓣和房室瓣的活动时态，精确计测心室等长收缩期和舒张期的时值，弥补频谱多普勒的不足，这对判断心肌收缩与舒张功能具有较大的意义；③如能以两条取样线分别将 M 型超声曲线和频谱多普勒或两个方向的频谱多

普勒(血流或组织)同步显示,对比 M 型曲线上 E 峰、A 峰和频谱型血流多普勒或组织多普勒上 e 波、a 波间的相互关系,对于曲线上各个波形和节段的形成机制及其在血流动力学的意义将有很大帮助。

3. 解剖 M 型超声(anatomic M-mode,AMM)和曲线解剖 M 型(curved M-Mode,CMM),能确保对所观察部位的心壁随意取样,提高了心腔内径和室壁厚度测量的准确性,

有助于了解多节段室壁心肌收缩先后顺序和速度。此法所显示的心肌空间与时间分布关系,直观反映室壁节段心内膜相位信息,有望成为临床观察心律失常异位起搏点、心壁运动失常及多节段心肌运动分析新的手段。但须指出,目前的解剖 M 型超声是在二维图像上取样,受帧频限制,扫描线稀疏(只有常用 M 型扫描线数十分之一),图像较为粗糙,尚待继续改进与提高。

心脏超声造影尚需深入研究

心脏超声造影可分右心系统造影和左心系统造影两类:

1. 右心声学造影是一项成熟的技术,曾广泛用于确定心脏解剖结构、勾画右心腔的边界和观察负性造影区等,特别在某些发绀型先天性心脏病只有少量且速度缓慢的右向左分流,彩色多普勒不易确诊时,通过右心超声造影(特别是用直径只有 30μm 左右的过氧化氢溶液微泡)细致观察腔静脉、右房、右室、肺动脉的轮廓,查看右心系统有无负性造影区,左心系统是否出现分流血液等,往往可以"一锤定音",确立诊断,其敏感性和准确性常常超过其他方法。另外,在排除永存左位上腔静脉和肺动静脉瘘等疾病方面,右心声学造影较彩色多普勒更具优势,其价值仍不容忽视。故超声工作者在临床上应予充分应用,发挥其应有的价值。

2. 左心造影现已初见成效,学者们提出的 Albunex、

PESDA、FX530、MRX-115、SHU-508A 和 Echogen 等在动物实验中能通过肺循环进入左心系统,甚至使心肌显影。但需指出:左心造影目前尚处实验阶段,一些造影剂被禁用于心肌造影,真正过渡到临床应用阶段,尚需进行冠状动脉内注射,通过观察毛细血管内是否充盈造影剂,了解心肌的收缩储备和血流灌注状况,提高检出率与鉴别冬眠、顿抑和梗死心肌的敏感性和准确性等,为冠心病治疗提供客观依据。

3. 超声造影除在诊断上有重要作用外,其巨大的潜力还在于:造影剂具有黏附特性,能早期评估微血管内皮功能;造影剂微泡在声场中产生的强烈振荡作用,可辅助溶栓;此外造影剂可携带药物或血管新生基因,经静脉注射,以期达到心肌靶向治疗或转基因治疗的目的,前景令人鼓舞。

正在发展中的立体超声成像

目前已经开展的三维超声检查虽有一些立体感,但毕竟是将二维图像在平面上压缩组合而成,如同现有的照片、电影、电视一样,是将所获取的三维信息被压缩在平面上显示的图像装置上,缺少真正的立体感。而在立体电影院所看到的形象逼真的立体影像与此大不相同,这是由于在摄制时采用左右两个方向稍有差异的镜头收集信息,汇合成一种特殊三维图像数据库。在电影放映时,观察者的左眼和右眼戴不同的色彩(或偏振光)的眼镜,两只眼睛分别通过彩色过滤镜所看见的只是接受适合它的图像成分,而后大脑将收集的信息,整合为非常清晰、真切、立体感极

强的电影图像。近时 GE 公司在实时三维超声基础上,参照立体电影的原理,将其多维星 Vivid 7 成像仪加以提高,成功地推出了 BT 08 "4D Stereo Vision" 技术。检查时使用单一的矩阵型换能器(matrix transducer)采集实时三维超声成像的原始数据,经数字化处理后,建立起两幅在视角上稍有差异的三维声像图(图78-1)。而后再将两图分别以左红右绿彩色编码形式互相叠加,显示在仪器荧光屏上,形成一全新的立体视觉超声图(图78-2)。

由于此图系由左右两幅视角稍有不同的画面融合而成,如裸眼视之,则觉图像模糊不清,边缘双影重叠,并混

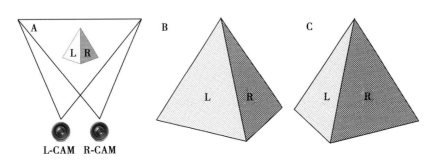

图78-1　立体三维成像的摄取
A. 左右两眼对物体观察时角度的差异;B. 左眼所见左侧面较大;C. 右眼所见右侧面较大

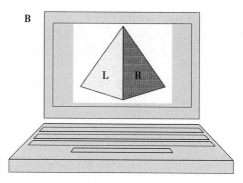

图78-2 立体三维成像的的叠加和观察

A. 左右侧不同视角的图像叠加后模糊不清;B. 而在戴红绿彩镜后,两眼分别看到不同
视角的画面,在视觉中枢会聚后,看到清晰的、立体感明显的图像

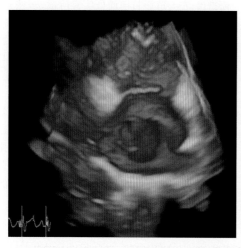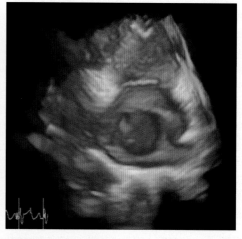

图78-3 立体三维成像显示的房间隔缺损

左图为普通的三维超声成像,可见二尖瓣下侧的房间隔上有一圆形的缺损。右侧为同一
切面显示的立体三维超声成像,裸眼视之,图像模糊不清,色彩杂乱,立体感不甚明显。
但如戴红绿彩色镜观察,发现各结构远近层次分明,缺孔清晰,深处为右房,有极强的立
体感

78

有一些杂乱的色带和瑕斑,立体感亦不甚明显。但如戴上左红右绿的滤色眼镜观察时,左右不同视角的画面分别成像于左右眼视网膜上,再经视神经传入大脑视觉中枢,根据二者视角差异的大小,将会在观察者头脑中形成一组轮廓结构清晰、远近层次分明、立体感极强的新型立体三维超声图像(图78-3)。

这种新的技术和检查方法,不仅可用于心血管疾病的观察,也可以用于其他部位和系统的诊断,对此种成像技术,我们建议命名为"立体三维超声成像法(stereo three-dimensional echo imaging)",口语可简称"立体超声"。

开展经鼻咽食管超声心动图的研发工作

自从1976年Frazin推出由口腔插入单晶体M型经食管的超声探头以来,经不断改进,已由二维发展为三维成像,结合彩色多普勒等先进技术,使此项检查得到迅速发展。目前经食管超声心动图技术日益成熟,对临床诊断和治疗发挥着巨大作用,应用更为广泛。但事物发展需要一分为二,应当看到此项技术有其优点,但也有不足之处,希望能加以改进,此即我们何以提出研制专用的经鼻咽食管超声心动图探头,进一步在临床上试用,其目的是为了提高此项检查在心脏疾患检查的作用和价值。

一、经口腔插入食管探头为何需要改进

目前开展的经食管超声心动图检查,对临床诊断和治疗虽有重要价值,得到较为广泛的应用,但由于所用探头直径较粗,系经口腔插入食管,刺激甚大,患者常有恶心呕吐,甚至有因难以忍受,中途自拔探头,拒绝检查。有些医院(国外更普遍)为减轻对患者的刺激,在检查时请麻醉医师先行全麻,但其费用甚高,增加患者的负担。此外,因经食管超声检查时,患者因刺激大难以耐受外,尚需侧卧位,

不宜在导管室与手术间长时进行监护,故在心脏手术和介入治疗应用中受到很大限制。

二、鼻饲插管给予的启示

众所周知,临床上对某些消化道疾患常需放置饲管补充营养,如经口腔、食管插入胃腔时,因患者常有恶心呕吐,难以耐受,不能长时维持。但将饲管经鼻腔、咽部、食管插入胃腔时,患者一般无明显痛苦,可长时放置,甚至多达数日、数周之久。经口腔和经鼻咽腔将导管通过食管将导管插入胃腔时,患者的反应何以有如此大的差异? 这与导管插入途径所处的解剖环境有何关系,值得我们进行深入探讨。

三、探头插入食管两种途径的解剖学特点

为了对经口腔和经鼻咽腔将探头插入食管出现刺激的原因进一步探讨,我们试将两种探头插入途径的解剖学特点进行比较,观察导管所经途径不同,何以引起的反应

有所差异。

由于口腔空间硕大,周围均为黏膜和软组织,除上颚外没有比较坚硬的骨质结构,故直径较粗的超声探头易于通过而进入食管。但当探头与管体通过咽部时,触及舌根,且反复刺激,故易于引起恶心、呕吐反应。我们如试将手指插入口腔,当触及舌尖、舌体时自己无何不适,但如再深及舌根时,就立即出现不适甚至恶心呕吐之感。说明插管触及舌根部是引起不适反应的主要原因。

而超声探头经鼻咽腔插进食管时,从解剖上看由于管体在软腭后下方沿咽后壁进入食管,受软腭的隔阻,未触及舌根,故患者反应较轻,能够耐受,因而可以较长时间进行观察与监护(图78-4)。

但需指出,由于鼻孔较小,鼻中隔居于鼻腔正中,两侧有鼻甲占位,故上下腔空间虽然较大,但鼻甲与鼻中隔间的距离则横径较窄,且鼻甲与鼻中隔内均有软骨或骨骼,活动度与扩张度较小,一般成人用的食管探头难以进入(图78-5)。

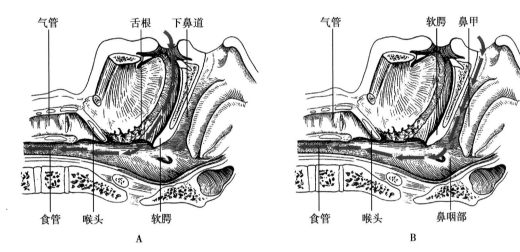

图78-4　探头经口腔和鼻腔插入食管的解剖途径示意图
A. 探头经口腔、咽部进入食管,因触及舌根,刺激较重,易于出现不良反应;B. 导管经鼻腔、咽部进入食管进行探查时,因软腭托垫隔阻,导管未触及舌根,故反应轻微

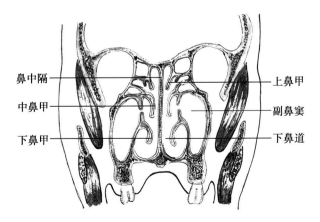

图78-5　经鼻腔冠状切面解剖示意图

四、试用小儿用食管超声探头经鼻咽腔插入食管

国外学者 Leisser 于1990年报告经口腔插入胃腔观察

胃壁的光学胃镜的方法加以改进,采用直径较小、长度加大的光学鼻咽镜经鼻咽腔、食管,插入胃腔进行观察,图像清晰,患者基本上无何不良反应,受到学界的重视。但需说明,此法所观察的是解剖结构表面的光学图像,与能透入深层观察组织内部结构的超声成像的原理并不相同。Cannesson 等2008年曾用 Acuson-Siemens 所制 AcuNav 直径3.3mm 经静脉插入心内的相控阵超声探头,为一出生3日的婴儿经右侧鼻腔插入进行检查,辅佐诊断一例复杂先天性心脏病。另外一些作者如 Fukuda,Spencer,Greim 等应用的形体减小的只能显示单一水平切面的小儿用经食管超声探头对成人经鼻咽插入食管,观察心脏结构形态和血流状况,有一定改进,故受到临床的重视,并希望进一步改善,以满足临床的需求。

对于将多平面超声探头经鼻腔插入食管进行心脏检查的问题,笔者曾于2008年提出,并在2009年出版的《超声心动图学》(第4版)第15章中作过的详细论述,由于当时国内条件限制,未能得以实施。

2010年在深圳 GE 公司召开的顾问会议与 2011 年 3 月在重庆召开的中国超声心动图会议上，笔者多次就"经鼻-咽-食管超声心动图"报告中阐述了的此项检查优点及发展前景。

由于目前尚无专为经鼻咽进行食管超声检查而研制的专用探头，Phillips 公司近时推出的 iE Elite X matrix S8-3t 小儿用的经口腔插入食管的多平面超声探头，形体较小，换能器晶片呈圆形，此种探头前端宽度为 7.8mm，厚度为 5.4mm。横截面为椭圆形，较成人用探头宽度、厚度明显减小，我们希望能借助此探头改经鼻咽腔插入食管对心脏进行观察，借以达到超声心动图检查的目的（图78-6）。

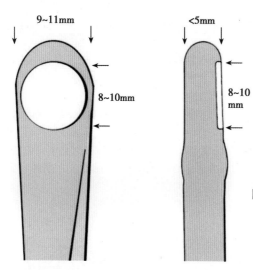

图78-6 我院设计的经鼻咽食管超声探头的外形
探头宽度 9～11mm，厚度小于 5mm，换能器晶片直径 8～10mm

2014年9月武汉协和医院超声科、导管室和耳鼻喉科几位专家组织讨论后，认为此法可行，并在他们的监护下，由我院超声科的医务人员作为志愿者自己试插，经鼻腔、咽部进入食管，由心后对心脏与进行探查，无何不良反应，并能获得比较满意的结果。目前我院正在扩大观察范围，进展比较顺利。2014 年 10 月在海口召开的中国超声医学工程学会第十二届全国超声心动图学术会议会议上，笔者在《开展经鼻咽食管超声心动图（transnasal-pharynx-esophageal echocardiography）的研究工作》的报告中介绍了我院所取得的初步结果，受到与会人员的好评。我们相信，如果将经口腔食管超声心动图探头的结构，按照以下所提出的注意事项加以改进，增加其换能器晶片的直径，减小探头厚度，研制成性能更优异的经鼻咽食管超声心动图的专用探头，一定能在心脏疾病检查中取得更好的效果。

五、经鼻咽食管超声探头研制应充分考虑鼻腔的解剖学特征

要想研制出能适用于经鼻咽食管超声检查的探头，应充分考虑鼻腔的解剖学特征，使之在其形体适当减小后，仍具有较高的图像质量，借以帮助临床获得准确的信息，现就成人用探头的研制提出应注意的几项要点：

1. 由于鼻道上下径较长，故仪器研究者应注意放置晶体片处探头的宽度可适当增大，供成人使用者可达 8～10mm，所包含的晶片数目可增至 128 个，借以改善探头发射与接收的性能，提高经鼻咽食管超声检查的成像质量。

2. 由于鼻中隔与鼻甲之间的下鼻道左右宽度即横径较窄，故探头的前后径即厚度应尽量减薄，成人使用者厚度小于 5mm。其横断面应呈光滑的椭圆形，使容易通过鼻腔，进一步提高探查的成功率。

3. 探头发射频率可达 5～10MHz，探查深度不小于 15cm，相控阵型换能器并可作 180°旋转，二维图像、三维图像、频谱多普勒与彩色多普勒图像均能清晰显示。

4. 探头连接的管体直径应尽量减小，且柔软光滑，以适应鼻腔通道的形态。

六、检 查 方 法

1. 在插管前最好用鼻腔镜进行观察，对有鼻炎、鼻出血、鼻道狭窄、鼻息肉与呼吸不畅者不宜进行此项检查。

2. 探头应常规消毒，插入前其表面需涂以滑润剂。

3. 插管之前，口腔、鼻腔与咽部应喷射表面麻醉剂。

4. 探头插入鼻道时应注意使其呈椭圆形截面与上下宽、左右窄的鼻腔解剖形态相适应。

5. 由于下鼻甲与鼻中隔之间的下鼻道空间稍大，故探头应在鼻腔内低位前进。

6. 探头进入咽后部时，探头稍向前曲，患者头部稍后仰，使探头走向与食管更接近。由于探头位于软腭后下方，受其遮挡，一般不会触及舌根，故反应轻微，易于沿咽后壁进入食管。

7. 检查时患者可取仰卧位，此时心脏位于食管之前，因重力作用，心脏后壁、食管前壁与探头换能器之间无气体隔阻，图像显示更为清晰。

七、经鼻咽食管超声心动图探查的优点及存在问题

将此类经过特殊改进较细的探头，经鼻咽腔插入食管

进行检查,将具有以下优点:

1. 由于所用探头能经鼻咽腔插入食管而不触舌根,刺激性小,患者能很好耐受,可较长时间侧卧或平卧进行检查与监护,有可能使经食管超声心动图技术在超声诊断科、心导管检查室、介入治疗监护室与心外手术间内得以较长时间观察。

2. 目前小儿用经食管超声探头,虽能经鼻咽插入食管,但图像质量仍有欠缺之处。希望在探头改进后能具有更高的灵敏度和分辨力,可在心导管室和心外手术室中从心后近距观察左房、左室和二尖瓣等结构,实时显示,图像清晰,能充分发挥监护作用,这将受到心外科和导管室医

师的欢迎。

3. 这种经过改进的新型探头能经鼻咽腔进入食管,从心室后侧近距观察左心各个结构如左室、左房、主动脉瓣、二尖瓣、左室游离壁、房室间隔、冠脉开口、肺静脉等解剖结构,及左侧腔室内血流动向等,显示非常清晰。而经周围静脉插入进入右心内的超声探头,对观察右侧房室及其心耳的形态、房室间隔完整性、三尖瓣、上下腔静脉以及冠状静脉口等较佳。但在操作复杂性、无菌要求和探头重复使用方面,尚存在一些问题,故经鼻咽食管超声检查则具有无可比拟的优越性(图 78-7)。

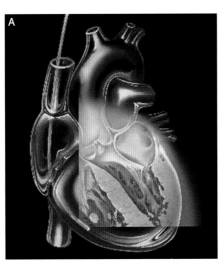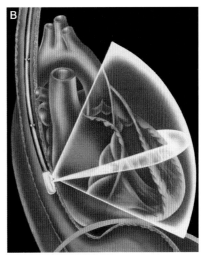

图 78-7　经静脉导管插入右心和经食管由心后对左心观察的示意图
A. 经右心腔检查左心各结构;B. 经食管由心后侧检查左心各结构图

78

4. 如能将鼻咽食管超声装置和组织多普勒、组织斑点追踪及实时三维成像等技术相结合,性能得以提高,将会取得更好的效果。

5. 由于小儿鼻孔很小、鼻道很窄,即使减小后的探头,也很难通过鼻腔进入食管,不宜贸然进行此项检查。

八、经鼻咽食管超声心动图探查应用现状及其前景

将此类较细的探头,经鼻咽腔插入食管进行检查,将具有以下优点:

1. 在房室间隔缺损封堵术中可借以判定缺损的部位、形状、数目、大小,是否适于封堵,并可帮助选择合适的封堵器,而且在术中可引导将封堵器左右两叶分别准确置于缺损两侧,防止封堵器脱落及残余瘘形成(图 78-8,图 78-9)。

2. 在心脏瓣膜手术时进行经鼻咽食管超声心动图检查,根据病变严重程度,为瓣膜进行置换抑或修复提供参考意见,并可在关胸之前观察有无瓣周漏及心腔内残余气体,提高手术质量。

3. X 线进行左右冠状动脉造影时,应用此项超声检查可精确显示左右冠状动脉口的位置、冠脉走向及可见的长度,对于指引导管的插入有很大的帮助。

4. 在心律失常异常兴奋点消融术中,应用经鼻咽食管超声心动图可显示导管尖端所在位置、插进冠状静脉窦的深度,辅助 X 线监护,缩短曝光时间,减少对于患者和手术者的辐射。

5. 在复杂先天性心脏病手术中,应用此项检查可更清晰地显示畸形的类型、范围与性质,有助于手术方式的选择。术中观察对病变矫正的效果,有无并发症及残余瘘等现象,以便及时修复,减少并发症。

6. 需要说明,直径较小后的经食管探头,在成人经口腔插入在触及舌根部时,由于反复刺激,恶心、呕吐反应可能稍微减轻,但仍未消除。

7. 目前国外有些医院为进行经口腔插入的经食管超声检查,常需进行全麻以减轻患者的痛苦、恶心和呕吐,在经鼻咽食管超声心动图检查顺利开展之后,可望在超声科内对多数患者取代经口腔食管超声检查,不需要全麻,减轻其经济负担,使此项检查得到更广泛的应用。

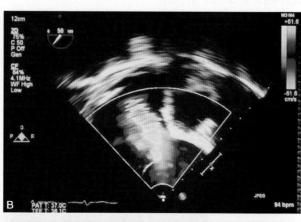

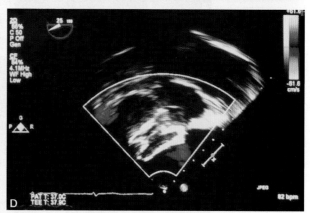

图 78-8 经鼻咽食管超声超声探及有房间隔缺损并已植入封堵器

A. 经鼻咽食管插管显示有房间隔缺损;B. 彩色多普勒见左房右房间有过隔分流;C. 经鼻咽食管超声监护下为房缺置入封堵器;D. 封堵后彩色多普勒显示房缺过隔血流消失

78

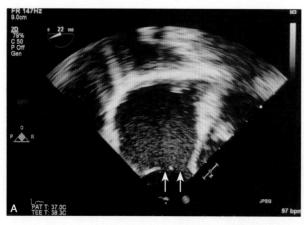

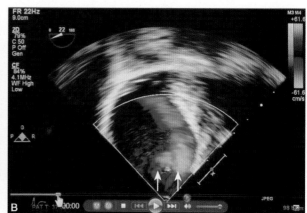

图 78-9 多孔型房间隔缺损的的经鼻咽食管超声图像

A. 经鼻咽食管超声显示房间隔有多个缺损;B. 彩色多普勒见左房右房间有多处过隔分流,不宜封堵,已转外科手术矫正,证实超声所见

心脏手术和介入治疗时的超声监护问题

国内在应用超声心动图对心脏外科手术(cardiac surgery)和介入治疗(intervention treatment)的监护方面虽已开展,但尚未普及推广,特别对一些不宜或拒绝进行腔内及经胸食管超声检查的患者,进行经鼻咽食管超声检查仍有必要,有待深入发展与应用:①在手术时探查心脏形态与血流,进一步确定畸形的类别,发现术前检查时遗漏的病变;②在

二尖瓣球囊扩张术中超声能替代 X 线检查,观察导管尖端和球囊所在的位置以及扩张的效果如何;③在间隔缺损封堵过程中监测封堵器放置的位置、效果,借以减少失误,提高手术成功率;④冠心病手术过程中观察心壁活动与心功能状态,及时发现心肌缺血与梗死,早期进行处理,避免病情恶化;⑤在肥厚性梗阻性心肌病患者经导管进行室间隔化学消融术中,超声心动图与冠状动脉分支声学造影互相结合,选择化学消融的部位,实时监测室间隔厚度变化、左室流出道压差降低的程度和病灶区的冠脉流速变化以及其储备能力等;⑥在人工瓣置换和房间隔、室间隔缺损修补之后,用超声

心动图观察瓣膜活动情况,各房室的血流动态及其功能状态,及时发现残余瘘并予以矫正,尽量减少失误;⑦在心脏手术结束时探测心腔及血管内有无残留气体,及时予以排除,防止气栓形成;⑧使用高帧频组织多普勒超声可于术前检测心脏异位起搏点,术中引导消融定位,并及时评价消融疗效等,这些观察对临床治疗效果判定具有重要意义;⑨今后可考虑用超声技术观察并引导输送夹具,把基因载体准确地送达心脏局部进行治疗;同理,借助超声可引导输送夹具,将新生长的细胞释放至心脏疾患(如心肌梗死)所导致的瘢痕区域,从而为瘢痕区补充有功能的心肌细胞。

血管内超声检查与介入治疗相结合

血管内超声(intravascular ultrasound, IVUS)技术近年来发展迅速并广泛应用于临床,能实时观察血管的切面图像,清晰显示管腔,管壁的结构、厚度、形态,以及粥样斑块的位置、数量、直径及性质,对了解血管腔的剖面形态、冠脉最小管径和面积、辨认钙化、纤维化和脂质池等病变,使术者能合理选择介入性治疗方案、放置适当型号的支架与球囊,对临床有很大帮助。同时应用IVUS 可及早发现冠脉成形术中行球囊扩张操作时可能出现的动脉内膜撕裂、夹层、血栓形成等并发症,有利于采取紧急措施,避免严重后果;而在安置冠脉内支架操作后,还可以实时观察和判断支架是否已紧贴血管壁,避免血栓形成和再狭窄发生,是诊断冠状动脉病变以及指导和判断冠状动脉介入治疗效果的又一

可靠手段。

另外,近来血管内超声(IVUS)与冠脉多普勒血流成像结合,术中可实时检测冠状动脉病变端的冠脉的血流储备有无改善以及其改善程度,从生理角度判断手术的效果。同时应用 IVUS 技术有望在评价血管内皮功能以及超声消融斑块,在冠脉狭窄治疗中发挥较大作用。将来如能将成像系统更微型化,将血管造影与介入装置结为一体,发展血管内实时超声三维成像,在临床诊断、治疗、全面准确的评价心血管疾病方面将能发挥更大作用。

近年来我国学者对超声的生物效应进行了广泛和深入研究,结果表明,如能将血管内超声和溶栓相结合,有可能在冠状动脉狭窄的治疗中取得良好效果。

78

心肌组织纹理显示的研究与应用

对组织纹理的观察,目前多采用灰度平均值、标准差、扭曲度以及反映直方图灰度分布混乱程度——"熵(entropy)"等多种指标进行检测,但这些数据比较抽象,正常与异常组织之间数据交叉,临床不易判定,很难用于诊断,有必要予以改进。

从组织结构上看心壁由多层排列方向不同的心肌所构成,超声通过时由于声束走向和肌纤维走向的变化,各层心肌间的反射强弱和类型有所不同。如果超声心动图仪经过改进,使其具有比较理想的纵深和侧向分辨力,同时又有足够的透入深度。当用这种仪器观察组织纹理时,

有可能在不同部位从不同方向,显示各层心肌纤维的分布走向,看到心肌纤维排列的方向,纹理的长度,光带的形态、宽度与连续性,以及纤维和间隙处灰度的比值等有无特异的表现。从理论上推测及临床初步观察表明,在超声探查时,正常心肌、缺血心肌、坏死心肌,以及心肌病或淀粉样变性者,在相应区域心肌的组织纹理有可能出现不同的特征性变化。如果这一设想能够实现,将会对心肌疾病乃至其他部位骨骼肌的炎症、萎缩、变性与撕裂的诊断发挥重要作用。

创立监测心内腔压力的新方法

心内压测定对心脏疾病诊断及预后判断有重要意义,但临床上必须借助心导管插入进行测量方能确定,因此很难广泛应用。如何用非损伤性方法测量心内压,是许多作者关心的问题。简化的 Bernoulli 方程,虽可估测腔室内不同区域间的压力差,但此法所测的压差系两个室腔间的相对值,并非心腔内的真正压力。重庆医大王志刚教授用声

学定量法进行左心造影进行观察时,发现收缩期心腔内微气泡的反射幅度减低,而舒张期反射幅度则增强,形成规律性极强的曲线。

何以如此?据推测可能是由于心室收缩时,心腔内压力增高,气泡受压,直径变小,总的回声面积减少,故反射较减弱;而舒张时相反,心腔内压力减低,气泡受压缓解,

直径变大,总的回声面积增加,故反射强度升高。

如果能创建连续发射谐振频率高低可变的宽频带新程序,当触及微气泡时而不涉及反射强弱,仅显示其发生谐振频率的变化。气泡直径大者,谐振频率较低;气泡直径小者,谐振频率较高,即直径大小直接影响谐振频率高低。由此可以推导出:心室舒缩时心内压力高低与造影剂微气泡直径大小呈负相关;而微气泡直径大小又与谐振频率的高低呈负相关,其结果是心内压与谐振频率的高低呈正相关,即谐振频率升高者反映心内压力升高,谐振频率降低者说明心内压力减低(图78-10)。

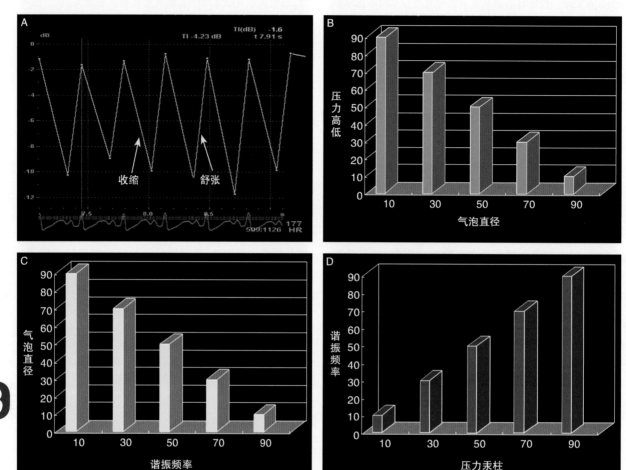

图78-10 创立监测心内腔压力的新方法
A. 声学密度定量时曲线的变化;B. 压力高低与气泡直径的关系;C. 气泡直径与谐波频率的关系;D. 由谐波频率转换为压力高低(mmHg)

在测知升主动脉内收缩与舒张期谐振频谱高低相对比值之后,再用普通的血压表外测肱动脉收缩与舒张压的实际高度(mmHg),将两种测定方法相互对比换算,即可由心脏各房室和大血管内的谐振频率高低,推算出该区域在心动周期中的压力数据(mmHg)的变化。

这是一种通过监测心腔内微气泡谐振频谱峰值的改变,从而推知感兴趣区压力的高低的新方法,此法将在临床上具有重要价值。诚望国内外学者和仪器制造厂家予以关注,精心研制,力求成功,使谐振频率测量心内压的设想早日获得成功。

多种影像技术综合显示——融合成像

目前临床上各种影像技术蓬勃发展,各有其独特之处:①二维超声纵深分辨力甚佳,有利于解剖结构层次的观察;②而X线横向分辨力极强,能准确判定脏器的边缘轮廓;③彩色多普勒能快速、简便、直观、清晰地显示心腔及血管内血流的分布、方向和速度;④而多层螺旋CT和MRI在心血管立体成像方面,对腔室形态、血管走向、连接关系、内径变化等已达出神入化的境地。如果今后能将三维超声、彩色多普勒、CT、MRI乃至核素显像等多种技术彼此融合,总体显示,取长补短,优势相加,创建集评估结构形态、功能活动、血流供应、代谢状况于一体的新型成像方式——"融合成像"(fusion imaging),将会在临床上发挥难以估量的作用。

结 束 语

　　超声心动图是一项发展迅速，充满活力，具有巨大潜能的新学科。世界各国学者、厂家无不全力以赴，以促进其提高和更新。我国超声工作者在各级领导的大力支持下，努力工作，取得了很大成绩，受到海内外专家和学者的称赞。但综观全局，我国目前超声研究工作大多处于模仿状态，真正属于自己创新且具有国际领先水平者为数尚少。再者，国外不少超声仪器性能优异，而国产的同类仪器的质量与之相比，尚有一定差距，有待进一步提高。其三，目前整个医学影像技术发展非常迅速，X 线检查、CT、磁共振、核医学也有很大提高，如果超声成像技术能与之相结合，取长补短，建立新的融合成像技术，必将在临床上发挥更大的作用。目前我国超声心动图研究已有长足的进步，只要理、工、医三方面能密切协作，互相帮助，吸取先进经验，改善图像质量，通过辛勤劳动，一定能使我国超声心动图的理论研究与临床实践方面快速前进。我国老一代专家在超声医学早期的开发和创建方面，曾作出过杰出的贡献。今天我国年轻一代精力旺盛，才华过人，基础理论扎实，受过良好的训练，由于他们掌握着新的动向，能提出独到的见解，高起点开展研究工作，一定能青出于蓝而胜于蓝，使更多的项目赶上、接近乃至超越国际先进水平，取得更加辉煌的成就。为此，我们一定要做到：新老专家，团结一心，群策群力，放眼世界，携手前进，夺取胜利，为民造福，为国增光。

78

缩略语

ABBREVIATION

ε：strain　应变

2D：two-dimensional　二维

3D：three-dimensional　三维

3DE：three dimensional echocardiography　三维超声心动图

4D：four-dimensional　四维

A：anterior　前侧

AAO：ascending aorta　升主动脉

AbAO：abdominal aorta　腹主动脉

ABD：automatic borderline determination　自动边缘检测

AC：accessory chamber　附属腔

ACS：acute coronary syndrome　急性冠状动脉综合征

AD：acoustic densitometry　声学密度定量

AII：average image intensity　平均图像强度

a$_m$：mean acceleration　平均加速度

AML：anterior mitral leaflet　二尖瓣前叶

AMV：anterior mitral valve　二尖瓣前叶

AN：aneurysm　动脉瘤

AO：aorta　主动脉

AoAR：aortic arch　主动脉弓

AoR：aortic root　主动脉根部

AoS：aortic sinus　主动脉窦

A-PD：anterior-posterior diameter　前后径

APF：aortopulmonary fistula　主-肺动脉瘘

APSD：aortopulmonary septal defect　主-肺动脉间隔缺损

APW：aortopulmonary window　主肺动脉窗

AQ：acoustic quantification　声学定量

AR：aortic root　主动脉根部

ARCH：aortic arch　主动脉弓

ARV：atrialized right ventricle　房化右室

AsAO：ascending aorta　升主动脉

ASD：atrial septal defect　房间隔缺损

ATL：anterior tricuspid leaflet　三尖瓣前叶

ATV：anterior tricuspid valve　三尖瓣前叶

AV：aortic valve　主动脉瓣

AW：anterior wall　前壁

AZ：azygos vein　奇静脉

C：conus　圆锥组织

CA：catheter　心导管

CABG：coronary artery bypass grafting　冠状动脉旁路血管移植术

CAMM：curved anatomical M-Mode　解剖 M 型

CC：closing click　关闭喀喇音

CDFI：color Doppler flow imaging　彩色多普勒血流成像

CDFM：color Doppler flow mapping　彩色多普勒血流成像

CFR：coronary flow reserve　冠状动脉血流储备

CIRC：circumflex coronary artery　冠状动脉旋支

CK：color kinesis　彩色室壁动态技术

CO：cardiac output　心输出量

CPT：carotid pulsed trace　颈动脉搏动曲线

CPV：common pulmonary vein　肺总静脉

CRT：cardiac resynchronization therapy　心脏同步化治疗

CS：coronary sinus　冠状静脉窦

CS：crista supraventricularis　室上嵴

CT：chordae tendineae　腱索

CV：common ventricle 共同心室

CW：continuous wave Doppler　连续型多普勒

DA：dissecting aneurysm　夹层动脉瘤

DesAO（DAO）：descending aorta　降主动脉

DM：diastolic murmur　舒张期杂音

DSC：digital scan conversion　数字扫描转换

DSE：dobutamine stress echocardiography　多巴酚丁胺负荷超声心动图

DTI：Doppler tissue imaging　多普勒组织成像

DV：ductus venosus　静脉导管

ECG：electrocardiogram　心电图

EF：ejection fraction　射血分数

EN：endocardium　心内膜

EP：epicardium　心外膜

EPSS：E point-septal separation　E 峰至室间隔的间距

ES：esophagus　食管

ET：ejection time　射血期

f：frequency　频率

FCR：flow convergence region　血流会聚区

FFT：fast Fourier transformation　快速傅立叶变换

FL：false lumen　假腔

FS：short-axis fractional shortening　短轴缩短分数

HPLA：high pressure left atrium　左房高压腔

HR：heart rate　心率

HV：hepatic vein　肝静脉

Hz：Hertz　赫兹

I：inferior　下侧

IAS：interatrial septum　房间隔

IBS：integral of backscatter　背向散射积分

IVC：inferior vena cava　下腔静脉

IVS：interventricular septum　室间隔

IVUS：intravascular ultrasound　血管内超声

IW：interior wall　下壁

KHz：kilohertz　千赫

L：left　左侧

LA：left atrium　左房

LAA：left atrial auricle　左心耳

LBBB：left bundle branch block　左束支阻滞

LCA：left coronary artery　左冠状动脉

LD：length diameter　长径

LIV：left innominate vein　左无名静脉

LPA：left pulmonary artery　左肺动脉

LPEP：left ventricular pre-ejection period　左室射血前期

LPLA：low pressure left atrium　左房低压腔

LPV：left pulmonary vein　左肺静脉

L-RD：left-right diameter　左右径

LSVC：left superior vena cava　左位上腔静脉

LV：left ventricle　左室

LVC：left ventricular cavity　左室腔

LVET：left ventricular ejection time　左室射血时间

LVIT：left ventricular inflow tract　左室流入道

LVOT：left ventricular outflow tract　左室流出道

LVPW：left ventricular posterior wall　左室后壁

LW：lateral wall　侧壁

m/s：meter/second　米/每秒

MCE：myocardial contrast echocardiography　心肌声学造影

MCLS：mucocutaneous lymph node syndrome　皮肤黏膜淋巴结综合征即川崎病

MGA：malposition of the great arteries　大动脉异位

MHz：megahertz　兆赫

MI：mechanical index　机械指数

M-LD：medial-lateral diameter　内外径

M-mode：motion mode　M 型（超声心动图）

MPA：main pulmonary artery　主肺动脉

MTEE：multiplane transesophageal echocardiography　多平面经食管超声心动图

MTI：motion target indication filter　活动目标滤波器

MV：mitral valve　二尖瓣

MVC：mitral valve closing　二尖瓣关闭

MVO：mitral valve orifice or mitral valve opening　二尖瓣口或二尖瓣开放

MVP：mitral valve prolapse　二尖瓣脱垂

NLVM：noncompaction of the left ventricular myocardium　左室心肌致密化不全

OC：outflow chamber or opening click　流出腔或开放喀喇音

OS：opening snap　二尖瓣开瓣音

P：posterior　后侧

PA Bif：pulmonary artery bifurcation　肺动脉分叉

PA：pulmonary artery　肺动脉

PAVF：pulmonary arteriovenous fistula　肺动-静脉瘘

PBMV：percutaneous balloon mitral valvuloplasty　经皮二尖瓣球囊成形术

PCG：phonocardiogram　心音图

PDA：patent ductus arteriosus　动脉导管未闭

PE：pericardial effusion　心包积液

PH：primary pulmonary hypertension　原发性肺动脉高压

PHT：pressure half-time　压差半降时间

PI：peak of intensity　峰值强度

PLE：pleural effusion　胸腔积液

PLSVC：persistent left superior vena cava　永存左位上腔静脉

PM：papillary muscle　乳头肌

PMV：posterior mitral valve　二尖瓣后叶

PPI：Peak-to-peak intensity　峰间强度

PPI：plane position indicator　平面位置指示器

PRF：pulsed repetition frequency　脉冲重复频率

PSS：post systolic shortening　收缩期后收缩

PTCA：percutaneous intraluminal coronary angioplasty　经皮冠脉腔内成形术

PTV：posterior tricuspid valve　三尖瓣后叶

Pulmo：pulmonary　肺

PV：portal vein, pulmonary valve or pulmonary vein　门静脉,肺动脉瓣或肺静脉

PW：pulsed wave Doppler　脉冲型多普勒

QTVI：quantitative tissue velocity imaging　定量组织速度成像

R：right　右侧

RA：right atrium　右房

RB：right bronchia　右支气管

RBBB：right bundle branch block　右束支阻滞

RCA：right coronary artery　右冠状动脉

RI：remodeling index　重构指数

RIV：right innominate vein　右无名静脉

ROI：region of interest　感兴趣区

RPA：right pulmonary artery　右肺动脉

RPEP：right ventricular pre-ejection period　右室射血前期

RPV：right pulmonary vein　右肺静脉

RSVC：right superior vena cava　右位上腔静脉

RULV：right low pulmonary vein　右下肺静脉

RUPV：right upper pulmonary vein　右上肺静脉

RV：right ventricle　右室

RVAW：right ventricular anterior wall　右室前壁

RVC：right ventricular cavity　右室腔

RVET：right ventricular ejection time　右室射血时间

RVOT:right ventricular outflow tract　右室流出道

RWMA:regional ventricular wall motion abnormality　节段性室壁运动异常

S/SRI:strain/strain rate index　应变/应变率指数

s:second　秒

S:superior　上侧

SAM:systolic anterior motion　二尖瓣收缩期向前运动

SDI:standard deviation of image intensity　图像强度的标准差

SHI:second harmonic imaging　二次谐波成像

SPWMD:septal-to-posterior wall motion delay　间隔-左心室后壁运动时差

SR:strain rate　应变率

SV:sample volume　取样容积

SV:stroke volume　每搏量

SVC:superior vena cava　上腔静脉

SVI:systolic velocity integral　收缩期血流速积分

T:tumor　肿瘤

TEE:transesophageal echocardiography　经食管超声心动图

TGA:transposition of the great arteries　大动脉转位

TH:thrombosis　血栓形成

ThAO:thoracic aorta　胸主动脉

Tip:尖端

TL:true lumen　真腔

TMLR or TMR:transmyocardial laser revascularization　激光心肌血运重建术

T-P:time-position scanning　时间-位置扫描

TR:trachea　气管

TR:tricuspid regurgitation　三尖瓣反流

TRI:transient-response imaging　瞬间反应成像

TSI:tissue synchronization imaging　组织同步成像

TT:tissue tracking　组织追踪

Tt:transit time　通过时间

TTE:transthoracic echocardiography　经胸超声心动图

TV:tricuspid valve　三尖瓣

TVI:tissue velocity imaging　组织速度显像

V:vegetation　赘生物

VC:vena cava　腔静脉

VSD:ventricular septal defect　室间隔缺损

VV:vertical vein　垂直静脉

VVI:velocity vector imaging　速度向量成像

W/cm^2:watt/cm^2　瓦/平方厘米

WDA:wall dynamic analysis　室壁动力学分析技术

WMSI:wall motion score index　室壁运动计分指数

λ:wavelenth　波长

μm:微米

参 考 文 献

1. Abaci A, Kabukcu M, Ovune K, et al. Comparison of the three different formulas for Doppler estimation of pulmonary artery systolic pressure. Angiology,1998,49:463-470.

2. Abbott MD. Atlas of congenital heart disease. New York: The American Heart Association,1936:34-35.

3. Abizaid AS, Mintz GS, Abizaid A, et al. One-year follow-up after intravascular ultrasound assessment of moderate left main coronary artery disease in patient s wit h ambiguous angiorams. J Am Coll Cardiol,1999,34:707-715.

4. Abizaid AS, Mintz GS, Methran R, et al. Long-term follow-up after percutaneous transluminal coronary angioplasty was not performed based on intravascular ultrasound findings. Importance of lumen dimension. Circulation, 1999, 100: 256-261.

5. Acar J, Cormier B, Grimberg D. Diagnosis of left atrial thrombi in mitral stenosis——usefulness of ultrasound techniques compared with other methods. Eur Heart J,1991,12 (Suppl B):S70-S76.

6. Acar J, Michel PL, Luxereau P, et al. How to manage patients with severe left ventricular dysfunction and valvular regurgitation. J Heart Valve Dis,1996,5:421-429.

7. ACC/AHA 2005 guideline update for the diagnosis and management of chronic heart failure in the adult——summary article: a report of the American College of Cardiology/ American Heart Association Task Force on Practice Guidelines. Circulation,2005,112:1825-1852.

8. Acherman RJ, Smallhorn JF, Freedom RM, et al. Echocardiographic assessment of pulmonary blood supply in patients with pulmonary atresia and ventricular septal defect. J Am Coll Cardiol,1996,28(5):1308-1313.

9. Adatia I, Gittenberger-de GA. Unroofed coronary sinus and coronary sinus orifice atresia. Implications for management of complex congenital heart disease. J Am Coll Cardiol, 1995,25:948-953.

10. Aeschbacher BC, Chatterjee T, Meier B, et al. Transesophageal echocardiography to evaluate success of transcatheter closure of large secundum atrial septal defects in adults using the buttoned device. Mayo Clin Proc,2000,75:913-920.

11. Agmon Y, Connolly HM, Olson LJ, et al. Noncompaction of the ventricular myocardium. J Am Soc Echocardiog,1999, 12:859-863.

12. Agmon Y, Khandheria BK, Gentile F. Clinical and echocardiographic characteristics of patients with left atrial thrombus and sinus rhythm: experience in 20 643 consecutive transesophageal echocardiographic examinations. Circulation,2002,105(1):27-31.

13. Alam M, Sun I, Smith S. Transesophageal echocardiographic evaluation of right atrial mass lesions. J Am Soc Echocardiogr,1991,4(4):331-337.

14. Alam M. Transesophageal echocardiography in critical care units: Henry Ford Hospital experience and review of the literature. Prog Cardiovasc Dis,1996,44(38):315-328.

15. Alizad A, Seward JB. Echocardiographic features of genetic diseases: part 7. Complex genetic disorders. J Am Soc Echocardiogr,2000,13(7):707-714.

16. Allen HD, Clark EB, Gutgesell HP, et al. Moss and Adams' heart disease in infants, children, and adolescents, sixth edition. Philadelphia: Lippincott Williams & Wilkins,2001:603-617.

17. Amano Y, Suzuki Y, van Cauteren M. Evaluation of global cardiac functional parameters using single-breath-hold three-dimensional cine steady-state free precession MR imaging with two types of speed-up techniques: Comparison with two-dimensional cine imaging. Comput Med Imaging Graph,2008,32(1):61-66.

18. American Society of Echocardiography Consensus Statement on the Clinical Applications of Ultrasonic Contrast Agents in Echocardiography. J Am Soc Echocardiogr, 2008,21(11):1179-1201.

19. Amo C, Revilla M, Hermandez ER, et al. Correlation of ultrasound bone velocity with dual energy X-ray bone absorptionmetry in rat bone specimens. Invest Radiol,1996, 31(2):114-117.

20. An S, An TH, An SY, et al. The use of pulsed ultrasound in clinical diagnosis. Chin Med J,1962,81(5):315.

21. Anderson. ANATOMY: Anatomic basis of cross-sectional echocardiography. Heart,2001,85:716-720.

22. Anderson NH, Poulsen AH. Evaluation of the longitudinal contraction of the left ventricle in normal subjects by

Doppler tissue tracking and strain rate. J Am Soc Echocardiogr,2003,16:716-723.

23. Anderson RH,Webb S,Brown NA. Clinical anatomy of the atrial septum with reference to its developmental components. Clin Anat,1999,12:362-374.

24. Anguera I. Aorto-cavitary fistulous tract formation in infective endocarditis:clinical and echocardiographic features of 76 cases and risk factors for mortality. Eur Heart J,2005, 26(3):288-297.

25. Anguera I. Clinical characteristics and outcome of aortic endocarditis with periannular abscess in the International Collaboration on Endocarditis Merged Database. Am J Cardiol,2005,96(7):976-981.

26. Ao M,Wang ZG,Ran HT,et al. Gd-DTPA-loaded PLGA microbubbles as both ultrasound contrast agent and MRI contrast agent—a feasibility research. J Biomed Mater Res B Appl Biomater,2010,93(2):551-556.

27. Applegate KE,Goske MJ,Pierce G,et al. Situs revisited: imaging of the heterotaxy syndrome. Radiographics,1999, 19(4):837-852.

28. April M. Chow,Kannie W. Y. Chan,Jerry S. Cheung,et al. Enhancement of gas-filled microbubble R2 by iron oxide nanoparticles for MRI. Magnetic Resonance in Medicine, 2010,63:224-229.

29. Arat N,Sokmen Y,Golbasi Z. Persistent left superior vena cava with absent right superior vena cava and coronary sinus dilation mimicking a paracardiac mass. Tex Heart Inst J,2007,34(4):492-493.

30. Araújo CG. Adult women with mitral valve prolapse are more flexible. Br J Sports Med,2005,39:720-724.

31. Armer RM,DeOlivera PF,Lurie PR. True truncus arteriosus. Review of 17 cases and report of surgery in 7 patients. Circulation,1961,24:878-890.

32. Arom KV,Richardson JD,Grover FL,et al. Pulmonary artery aneurysm. Am Surg,1978,44:688-692.

33. Arora P,Trehan V,Kumar A,et al. Transcathater closure of congenital ventricular septal defects:experience with various device. J Interven Cardiol,2003,16:83-91.

34. Arteaga-Solis E. Elastic and collagenous networks in vascular diseases. Cell Struct Funct,2000,25(2):69-72.

35. Arts MGJ,Roevros JMJG. On the instantaneous measurement of blood flow by ultrasonic means. Med Biol Eng, 1972,10:23-34.

36. Aschenberg W,Siglow V,Kremer P. Thrombi in the left atrial appendage in mitral defects despite adequate anticoagulation. The advantages of transesophageal echocardiography. Dtsch Med Wochenschr, 1987, 112 (17):663-668.

37. Ayres NA,Miller-Hance W,Fyfe DA,et al. Indications and guidelines for performance of transesophageal echocardiography in patient with pediatric acquired or congenital

heart disease,a report from the task force of the pediatric council of the American Society of Echocardiography. J Am Soc Echocardiogr,2005,18:91-98.

38. Badak O,Schoenhagen P,Tsunoda T,et al. Characteristics of atheroslerotic plaque distribution in coronary artery bifurcations:an intravascular ultrasound analysis. Coron Artery Dis,2003,14:309-316.

39. Balestrini L,Fleishman C,Lanzoni L,et al. Real-time 3-dimensional echocardiography evaluation of congenital heart disease. J Am Soc Echocardiography,2002,13(3):171.

40. Ball JJ,Proto AV. The variable appearance of the left superior intercostal vein. Radiology,1982,144(3):445-452.

41. Ballal RS,Nanda NC,Gatewood R,et al. Usefulness of transesophageal echocardiography in assessment of aortic dissection. Circulation,1991,84:1903.

42. Bangalore S,Yao SS,Chaudhry FA. Role of left atrial size in risk stratification and prognosis of patients undergoing stress echocardiography. J Am Coll Cardiol, 2007, 50: 1254-1262.

43. Bansal RC. Left ventricular outflow tract to left atrial communication secondary to rupture of mitral-aortic intervalvular fibrosa in infective endocarditis: diagnosis by transesophageal echocardiography and color flow imaging. J Am Coll Cardiol,1990,15(2):499-504.

44. Barnard CN,Schrire V. Surgical correction of ebstein's malformation with prosthetic tricuspid valve. Surgery, 1963,54:302-308.

45. Barratt-Boyes BG,Neutze JM. Primary repair of tetralogy of Fallot in infancy using profound hypothermia with circulatory arrest and limited cardiopulmonary bypass:a comparison with conventional two stage management. Ann Surg, 1973,178(4):406-411.

46. Barratt-Boyes BG, Simpson M, Neutze JM. Intracardiac surgery in neonates and infants using deep hypothermia with surface cooling and limited cardiopulmonary bypass. Circulation,1971,43(5 Suppl):S25-S30.

47. Barrratt-Boyes BG,Neutze JM,Harris EA. Heart Disease in Infancy. Edinbrugh:Churchill Livingstone,1973.

48. Bartram U, Wirbelauer J, Speer CP. Heterotaxy syndrome—asplenia and polysplenia as indicators of visceral malposition and complex congenital heart disease. Biol Neonate,2005,88(4):278-290.

49. Bascom PAJ. Influence of spectral broadening on continous wave Doppler ultrasound spectra:a geometric approach. Ultrasound Med Biol,1986,12:387-395.

50. Baspinar O,Alehan D. Dobutamine stress echocardiography in the evaluation of cardiac haemodynamics after repair of tetralogy of Fallot in children:negative effects of pulmonary regurgitation. Acta Cardiol,2006,61(3):279-283.

51. Bass JL,Kalra GS,Arora R,et al. Initial human experience with the Amplatzer perimembranous ventricular septal oc-

cluder device. Cathet Cardiovasc Interv, 2003, 58: 238-245.

52. Battatt-Boyes BG, Lowe JB, Watt WJ, et al. Initial experience with extracorporeal circulation in intracardiac surgery. Br Med J, 1960, 2: 1826-1835.

53. Baumgartner H, Hung J, Bermejo J, et al. Echocardiographic Assessment of Valve Stenosis: EAE/ASE Recommendations for Clinical Practice. JASE, 2009, 1: 1-23.

54. Bax JJ, Ansalone G, Breithardt OA, et al. Echocardiographic evaluation of cardiac resynchronization therapy: ready for routine clinical use? A critical appraisal. J Am Coll Cardiol, 2004, 44(1): 1-9.

55. Bayer AS. Diagnosis and management of infective endocarditis and its complications. Circulation, 1998, 98 (25): 2936-2948.

56. Becker AE, Anderson RH. Pathology of Congenital Heart Disease. London: Butterworth, 1981: 297.

57. Behrendt DM, Kirsh MM, Stern A, et al. The surgical therapy for pulmonary artery—right ventricular discontinuity. Ann Thorac Surg, 1974, 18(2): 122-137.

58. Beiser AS, Takahashi M, Bader AL. A predictive instrument for coronary artery aneurysm in Kawasaki disease. Am J Cardiol, 1998, 81(9): 1116-1120.

59. Bendick PJ, Bove PG, Long GW, et al. Efficacy of ultrasound scan contrast agents in the noninvasive follow-up of aortic stent grafts. J Vasc Surg, 2003, 37: 381-385.

60. Bendick PJ, Zelenock GB, Bove PG, et al. Duplex ultrasound imaging with an ultrasound contrast agent: the economic alternative to CT angiography for aortic stent graft surveillance. Vasc Endovascular Surg, 2003, 37: 165-170.

61. Berger M, Haimowitz A, Van Tosh A, et al. Quantitative assessment of pulmonary hypertension in patients with tricuspid regurgitation using continuous wave Doppler ultrasound. J Am Coll Cardiol, 1985, 6: 359-365.

62. Berry TE, Bharati S, Muster AJ, et al. Distal aortopulmonary artery, intact ventricular septum, ductus arteriosus and hypoplasia of the aortic isthmus: a new recognized syndrome. Am J Cardiol, 1982, 49: 108-116.

63. Bezante GP, Deferrari L, Molinari G, et al. Cor triatrium sinistrum and persistent left superior vena cava: an original association. Eur J Echocardiography, 2002, 3: 162.

64. Bharati S, Lev M, McAllister HA Jr, et al. Surgical anatomy of the atrioventricular valve in the intermediate type of common atrioventricular orifice. J Thorac Cardiovasc Surg, 1980, 79(6): 884-889.

65. Bharati S, Lev M. The spectrum of common atrioventricular orifice(canal). Am Heart J, 1973, 86(4): 553-561.

66. Bhudia SK, McCarthy PM, Kumpati GS. Improved outcomes after aortic valve surgery for chronic aortic regurgitation with severe left ventricular dysfunction. J Am Coll Cardiol, 2007, 49(13): 1465-1471.

67. Bichell DP. Evaluation and management of pulmonary atresia with intact ventricular septum. Curr Opin Cardiol, 1999, 14(1): 60-66.

68. Blalock A, Hanlon CR. The surgical treatment of complete transposition of the aorta and the pulmonary artery. Surg Gynecol Obstet, 1950, 90(1): 1-15.

69. Blalock A, Taussig HB. The surgical treatment of malformations of The heart in which there is pulmonary stenosis or pulmonary atresia. JAMA, 1945, 128: 189-202.

70. Bodiwala K, Miller AP, Nanda NC, et al. Live Three-Dimensional Transthoracic Echocardiographic Assessment of Ventricular Noncompaction. Echocardiography, 2005, 22: 611-620.

71. Boileau C. Molecular genetics of Marfan syndrome. Curr Opin Cardiol, 2005, 20(3): 194-200.

72. Bolling SF, Pagani FD, Deeb GM, et al. Intermediate-term outcome of mitral reconstruction in cardiomyopathy. J Thorac Cardiovasc Surg, 1998, 115: 381-386.

73. Bonow RO, Carabello BA, Kanu C, et al. ACC/AHA 2006 guidelines for the management of patients with valvular heart disease: a report of the American College of Cardiology. American Heart Association Circulation, 2006, 114: E84-E231.

74. Bonow RO, Dodd JT, Maron BJ, et al. Long-term serial changes in left ventricular function and reversal of ventricular dilatation after valve replacement for chronic aortic regurgitation. Circulation, 1988, 78: 1108-1120.

75. Bonow RO, Lakatos E, Maron BJ, et al. Serial long-term assessment of the natural history of asymptomatic patients with chronic aortic regurgitation and normal left ventricular systolic function. Circulation, 1991, 84: 1625-1635.

76. Bonow RO, Nikas D, Elefteriades JA. Valve replacement for regurgitant lesions of the aortic or mitral valve in advanced left ventricular dysfunction. Cardiol Clin, 1995, 13: 73-78.

77. Bonow RO, Rosing DR, McIntosh CL, et al. The natural history of asymptomatic patients with aortic regurgitation and normal left ventricular function. Circulation, 1983, 68: 509-517.

78. Bonow RO. Management of chronic aortic regurgitation (comment). N Engl J Med, 1994, 331: 736-737.

79. Bosch JG, Reiber JH, van Burken G, et al. Automated contour detection and acoustic quantification. Eur Heart J, 1995, 16(Suppl J): S35-S41.

80. Boyd LJ, McGavack TH. Aneurysm of the pulmonary artery. Am Heart J, 1939, 18: 562-578.

81. Brachlow A, Sable C, Smith S, et al. Fetal diagnosis and postnatal follow-up of an asymptomatic congenital left ventricular diverticulum. Pediatr Cardiol, 2002, 23(6): 658-660.

82. Brandestini MA. The synthesis of echo and Doppler in

M-mode and sector scan paper. Proceedings of AIUM NO, 1979, 704:125.

83. Braunwald E, Zipes DP, Libby P. Heart Disease. 6th ed. Philadelphia: W. B. Saunders Company, 2001:1538-1540.

84. Braunwald E. Heart disease. 4th. ed. Piladelphia: W B Saunders, 1992.

85. Bridges ND, Lock JE, Castaneda AR. Baffle fenestration with subsequent transcatheter closure. Modification of the Fontan operation for patients at increased risk. Circulation, 1990, 82(5):1681-1689.

86. Briguori C, Anzuni A, Airoldi F, et al. Intravascular ultrasound criteria for the assessment of the functional significance of intermediate coronary artery stenosis and comparison with fractional flow reserve. Am J Cardio l, 2001, 87: 136-141.

87. Brody WR, Mendel JD. Theoretical analysis of the CW Doppler spectra velocimetry for arbitary beam and flow configurations. IEEE Trans Biomed Eng, 1988, 35: 183-192.

88. Buda AJ. Prognostic significance of vegetations detected by two-dimensional echocardiography in infective endocarditis. Am Heart J, 1986, 112(6):1291-1296.

89. Burke A, Mont E, Kutys R, et al. Left ventricular noncompaction: a pathological study of 14 cases. Human Pathol, 2005, 36:403-411.

90. Burke RP, Rosenfeld HM. Primary repair of aortopulmonary septal defect, interrupted aortic arch, and anomalous origin of the right pulmonary artery. AnnThorac Surg, 1994, 58:543-545.

91. Burroughs JT, Edwards JE. Total anomalous pulmonary venous connection. Am Heart J, 1960, 59:913-931.

92. Burroughs JT, Kirklin JW. Complete surgical correction of total anomalous pulmonary venous connection: report of three cases. Proc Staff Meet Mayo Clin, 1956, 31(6):182-188.

93. Butany J, Ahluwalia MS, Munroe C, et al. Mechanical heart valve prostheses: identification and evaluation (erratum). Cardiovasc Pathol, 2003, 12(6):322-344.

94. Camilla S, Peter C, Bjorn O, et al. Tissue motion imaging of the left ventricle-quantification of myocardial strain, velocity, acceleration and displacement in a single image. Eur Echocardiogr J, 2004, 5:375-385.

95. Campbell M. Natural history of atrial septal defect. Br Heart J, 1970, 32:820-826.

96. Capelli H, Andrade JL, Sommerville J. Classification of the site of ventricular septal defects by 2-dimensional echocardiography. Am J Cardiol, 1983, 51:1474.

97. Carles D, Maugey-Laulom B, Habboud H, et al. (1995) Early prenatal diagnosis of ventricular diverticulum complicated by serous pericardial effusion. Prenatal Diag, 15: 778-780.

98. Carrel T, Pfammatter JP. Interrupted aortic arch, aortopulmonary window and aortic origin of the right pulmonary artery: single stage repair in a neonate. Eur J Cardiothorac Surg, 1997, 12:668.

99. Caruthers SD, Neubauer AM, Hockett FD, et al. In vitro demonstration using F-19 magnetic resonance to augment molecular imaging with paramagnetic perfluorocarbon nanoparticles at 1.5 Tesla. Invest Radiol, 2006, 41:305-312.

100. Carvalho JS, Ho SY, Shinebourne EA. Sequential segmental analysis in complex fetal cardiac abnormalities: a logical approach to diagnosis. Ultrasound Obstet Gynecol, 2005, 26(2):105-111.

101. Cass P, AscioneL, LangeA, et al. Diagnostic value of transesophageal echocardiography in the assessment of congenitally corrected transposition of the great arteres in adult patients. AmHeartJ, 1998, 135:43-48.

102. Castaneda AR, Lamberti J, Sade RM, et al. Open-heart surgery during the first three months of life. J Thorac Cardiovasc Surg, 1974, 68(5):719-731.

103. Castaneda AR, Norwood WI, Jonas RA, et al. Transposition of the great arteries and intact ventricular septum: anatomical repair in the neonate. Ann Thorac Surg, 1984, 38(5):438-443.

104. Castillo Dominguez JC. Short and long-term prognosis of prosthetic valve endocarditis in non-drug addicts. Rev Esp Cardiol, 2000, 539(5):625-631.

105. Cavalle-Garrido T, Cloutier A, Harder J, et al. Evolution of fetal ventricular aneurysms and diverticula of the heart: an echocardiographic study. Am J Perinatol, 1997, 14:393-400.

106. Cea-Calvo L, Lozano F, Pombo M, et al. Images in cardiovascular medicine. Uterine intravenous leiomyomatosis extending through the inferior vena cava into the right cardiac cavities. Circulation, 2000, 101(5):581-583.

107. Celermajer DS. Ebstein's anomaly: presentation and outcome from fetus to adult. J Am Coll Cardiol, 1994, 23: 170.

108. Celermajer DS. Outcome in neonates with Ebstein's anomaly. J Am Coll Cardiol, 1992, 19:1041.

109. Celermajer DS, Sorensen KE, Gooch VM, et al. Non-invasive detection of endothelial dysfunction in children and adults at risk of atherosclerosis. Lancet, 1992, 340:1111-1115.

110. Celermajer DS. Ebstein's anomaly: presentation and outcome from fetus to adult. J Am Coll Cardiol, 1994, 23: 170.

111. Celermajer DS, Sorensen KE, Gooch VM, et al. Non-invasive detection of endothelial dysfunction in children and adults at risk of atherosclerosis. Lancet, 1992, 340:1111-1115.

112. Censor D, Newhouse VL, Vontz T, et al. Theory of ultra-

sound Doppler spectra velocimetry for arbitrary beam and flow configurations. IEEE Trans Biomed Eng,1988,35: 740-751.

113. Chang RK,Alejos JC,Atkinson D,et al. Bubble contrast echocardiography in detecting pulmonary arteriovenous shounting in children with univentricular heart after cavopulmonary anastomosis. J Am Coll Cardiol,1999,33 (7):2052-2058.

114. Chang ST,Hung KC,Hsieh IC,et al. Evaluation of shunt flow by multiplane transesophageal echocardiography in adult patients with isolated patent ductus arteriosus. J Am Soc Echocardiogr,2001,15:1367-1373.

115. Chaoui R. The four-chamber view:four reasons why it seems to fail in screening for cardiac abnormalities and suggestions to improve detection rate. Ultrasound Obstet Gynecol,2003,22:3-10.

116. Chapuis JC,Schmaltz RM,Tsosie KS,et al. Carbohydrate dependent targeting of cancer cells by bleomycin-micro-bubble conjugates. J Am Chem Soc,2009,131(7):2438-2439.

117. Chen CA,Chiu SN,WU ET,et al. Surgical outcome of aortopulmonary window repair in early infancy. J Formos Med Assoc,2006,105:813-820.

118. Chen LX,Wang XF,Nanda NC,et al. Real-time three-dimensional myocardial contrast echocardiography in assessment of myocardial perfusion defects. Chin Med J, 2004,117:337-341.

119. Cheng TO,Wang XF,Zheng LH,et al. Three-dimensional transesophageal echocardiography in the diagnosis of mitral valve prolapse. Am Heart J,1994,128:1218-1224.

120. Cheng TO,Xie MX,Wang XF,et al. Evaluation of mitral valve prolapse by four-dimensional echocardiography. Am Heart J,1997,133:120-129.

121. Cheng TO,Xie MX,Wang XF,et al. Real-time 3-dimensional echocardiography in assessing atrial and ventricular septal defects:an echocardiographic-surgical correlative study. Am Heart J,2004,148:1091-1095.

122. Chessa M,Carminati M,Butera G,et al. Early and late complications associated with transcather occlusion of secundum atrial septal defect. J Am Coll Cardiol,2002,39: 1061-1065.

123. Cheung JS,Chow AM,Guo H,et al. Microbubbles as a novel contrast agent for brain MRI. Neuroimage,2009,46 (3):658-664.

124. Chirillo F,Ramondo A,Dan M. Successful emergency percutaneous balloon mitral valvotomy in a patient with massive left atrial thrombosis:utility of transesophageal echocardiographic monitoring. Cardiology,1991,79(2): 161-164.

125. Chirillo F,Scotton P,Rocco F,et al. Management strategies and outcome for prosthetic valve endocarditis. Am J

Cardiol,2013,112:1177-1181.

126. Chow AM,Cheung JS,Wu EX,et al. Gas-filledmicrobubbles—a novel susceptibility contrast agent for brain and liver MRI. Conf Proc IEEE Eng Med Biol Soc,2009: 4049-4052.

127. Christmen B,McPherson CD,Newman JH,et al. An imbalance between the excretion of thromboxane and prostacyclin metabolites in pulmonary hypertension. N Engl J Med,1992,327:70-75.

128. Cieszynski T. Intracardiac method for the investigation of structure of the heart with the aid of ultrasonics. Arch Immun Ter Dow,1960,8:551-557.

129. Ciraulo DA. Mitral valve fluttering;an echocardiographic feature of left atrial myxoma. Chest,1979,76(1):95-96.

130. Codispoti M,Mankad PS. One-stage repair of Interrupted aortic arch,aortopulmonary window,and anomalous origin of the right pulmonary artery with autologous tisses. Ann Thorac Surg,1998,66:264-267.

131. Comier B. Influence of percutaneous mitral commissurotomy on left atrial spontaneous contrast of mitral stenosis. Am J Cardiol,1993,71:842.

132. Copel JA,Pilu G,Green J,et al. Fetal echocardiographic screening for congenital heart:the importance of the four-chamber view. Am J Obstet Gynecol,1987,157:648-655.

133. Crawford MH. Mitral regurgitation//Crawford MH. Current Diagnosis and Treatment in Cardiology. 2nd ed. New York:Lange Medical/McGraw-Hill,2003:142-150.

134. Crenshaw BS,Granger CB,Binbaum Y,et al. Risk factors,angiographic patterns,and outcomes in patients with ventricular septal defect complicating acute myocardial infarction. Circulation,2000,101:27-32.

135. Cruz C. Congenital cardiopathy in adults. Part II—Cyanotic cardiopathy. Rev Port Cardiol,2001,20(7-8):775-782.

136. Currie PJ,Seward JB,Chan KL,et al. Continuous wave Doppler determination of right ventricular pressure:a simultaneous Doppler-catheterization study in 127 patients. J Am Coll Cardiol,1985,6:750-756.

137. D'hooge J,Heindal A,Jamal F,et al. Regional strain and strain rate measurements by cardiac ultrasound:principles,implementation and limitations. Eur J Echocardiogr, 2000,1:154-170.

138. Dajani AS,Taubert KA,Gerber MA,et al. Diagnosis and therapy of Kawasaki disease in children. Circulation, 1993,87(5):1776-1780.

139. Daniel W. Value of M-mode echocardiography for non-invasive diagnosis of Ebstein's anomaly. Br Heart J,1980, 43:38.

140. Daniel WG. Comparison oftransthoratic and transesophageal echocardiography for detection of abnormalities of

prosthetic and bioprosthetic valves in the mitral and aortic positions. Am J Cardiol,1993,71(2):210-215.

141. David EP,de Diego JJ,Avilés FF. Coronary sinus dilatation in an elderly patient with dyspnoea. Eur Heart J, 2010,31(6):683.

142. David TE. The Toronto SPV bioprosthesis: clinical and hemodynamic results at 6 years. AnnThorac Surg,1999, 68(3 Suppl):S9-S13.

143. Davidson JS. Anastomosis between the ascending aorta and the main pulmonary artery in the tetralogy of Fallot. Thorax,1955,10:348.

144. Dawn B,Talley JD,Prince CR,et al. Two-dimensional and Doppler transesophageal echocardiographic delineation and flow characterization of anomalous coronary arteries in adults. J Am Soc Echocardiogr,2003,16(12): 1274-1286.

145. De Groot-de Laat LE,Krenning BJ,ten Cate FJ,et al. Usefulness of contrast echocardiography for diagnosis of left ventricular noncompaction. Am J Cardiol,2005,95: 1131-1134.

146. De Leval MR,Mckay R,Jones M,et al. Modified Blalock-Taussig shunt. Use of subclavian artery orifice as flow regulator in prosthetic systemic-pulmonary artery shunts. J Thorac Cardiovasc Surg,1981,81:112-119.

147. De Maria E,Gallo P,Damiano M,et al. Predictive parameters of left ventricular reverse remodeling in response to cardiac resynchronization therapy in patients with severe congestive heart failure. Ital Heart J,2005,9(6):734-739.

148. De Paepe A,Devereux RB,Dietz HC,et al. Revised diagnostic criteria for the Marfan syndrome. Am J Med Genet,1996,62:417-426.

149. De Simone R,Glombitza G,Vahl CF,et al. Three dimensional color Doppler:a clinical study in patient s with mitral regurgitation. J Am Coll Cardiol,1999,3:1646-1654.

150. De Zorzi A,Colan SD,Gauvreau K,et al. Coronary artery dimensions may be misclassified as normal in Kawasaki disease. The Journal of Pediatrics,1998,133:254-258.

151. Dean JC. Management of Marfan syndrome. Heart,2002, 88(1):97-103.

152. Degano B,Prevot G,Têtu L,et al. Fatal dissection of the pulmonary artery in pulmonary arterial hypertension. Eur Respir Rev,2009,113(18):181-185.

153. Dekker DL,Piziali RL,Dong E Jr. A system for ultrasonically imaging the human heart in three dimensions. Comput Biomed Res,1974,7:544-553.

154. Deng CX,Sieling F,Pan H,et al. Ultrasound-induced cell membrane porosity. Ultrasound Med Biol,2004,30(4): 519-526.

155. Deng YB. Follow-Up in mitral valve prolapse by phonocardiography,M-mode and two-dimensional echocardiography and Doppler echocardiography. Am J Cardiol, 1990,65:349-354.

156. Deng YB,Matsumoto M,Munehira J. Determination of mitral valve area in patients with mitral stenosis by the flow-convergence-region method during changing hemodynamic conditions. American Heart Journal,1996,13:633-641.

157. Deng YB,Matsumoto M,Wang XF,et al. Estimation of mitral valve area in patients with mitral stenosis by the flow convergence region method:Selection of aliasing velocity. Journal of the American College of Cardiology, 1994,24:683-689.

158. Deng YB,Shiota T,Shandas R,et al. Determination of the most appropriate velocity threshold for applying hemispherical flow convergence equations to calculate flow rate:selected according to the transorifice pressure gradient. digital computer analysis of the Doppler color flow convergence region. Circulation,1993,88:1699-1708.

159. Deng YB,Sun Z,Dong N,et al. Congenital cardiac diverticulum in the subaortic valve area. J Thorac Cardiovasc Surg,2006,132(5):1087-1091.

160. Deng YB,Wang XF,Li CL. A new noninvasive method for evaluation of coronary endothelial function in hypertensive patients based on change in diameter of the left main coronary artery induced by cold pressor test using echocardiography. Clin Cardiol,2001,24:291-296.

161. Deng YB,Xiang HJ,Chang Q,et al. Evaluation of endothelial function in brachial artery after Kawasaki disease and the effects of intravenous administration of vitamin C by high-resolution ultrasonography. Circ J,2002,66:908-912.

162. Deterling RA,Clagett T. Aneurysm of the pulmonary artery:review of the literature and report of a case. Am Heart J,1947,34:471-499.

163. Dhillon R,Clarkson P. Endothelial Dysfunction Late After Kawasaki Disease. Circulation,1996,94:2103-2106.

164. DiDonato RM,Wernovsky G,Jonas RA,et al. Corrected transposition insitus in versus biventricular repair of associated cardiac anomalies. Circulation, 1991, 84 (Suppl Ⅲ):S193.

165. Dresdale DT,Schultz M,Michtom RJ,et al. Primary pulmonary hypertension:clinical and haemodynamic study. Am J Med,1951,11:686-705.

166. Du JB,Li SZ,Wang BL,et al. Doppler echocardiographic evaluation of pulmonary artery pressure in pneumonia of infants and children. Pediatr Pulmonol, 1991, 10:296-298.

167. Dujardin KS,Enriquez-Sarano M,Schaff HV,et al. Mortality and morbidity of aortic regurgitation in clinical practice. A long-term follow-up study. Circulation,1999, 99:1851-1857.

168. Ebert PA, Turley K, Stanger P, et al. Surgical treatment of truncus arteriosus in the first 6 months of life. Ann Surg, 1984, 200(4):451-456.

169. Ebstein W. Ueber einen sehr seltenen Fall von Insufficienz der Valvula tricuspidalis, bedingt durch eine angeborene hochgradige Missbildung derselben. Arch Anat Physiol Wiss Med, 1866:238-254.

170. Edler I, Gustavson A. Ultrasonic cardiogram in mitral stenosis. Acta Med Scand, 1957, 159:85.

171. Edler I, Lindstrom K. The history of echocardiography. Ultrasound in Med & Biol, 2004, 30(12):1565-1644.

172. Eduardo M. daCruz, Dunbar Ivy, James Jaggers. Pediatric and Congenital Cardiology. Cardiac Surgery and Intensive Care, 2008:2003-2017.

173. Edvardsen, T, Urheim, S, Skulstad, H, et al. Quantification of left ventricular systolic function by tissue Doppler echocardiography: added value of measuring pre-and post ejection velocities in ischemic myocardium. Circulation, 2002, 105:2071-2077.

174. Effert S, Domanig E. The diagnosis of intraatrial tumor and thrombi by the ultrasonic echo method. Med Meth, 1959, 4(1):32.

175. Effert S, Erkens H, Grosse-Brockhoff F. Über die Anwendung des Ultraschall-Echoverfahrens in der Herzdiagnostik. Dtsch Med Wochenschr, 1957, 82:1253-1257.

176. Eisenbrey JR, Dave JK, Merton DA, et al. Parametric Imaging Using Subharmonic Signals From Ultrasound Contrast Agents in Patients With Breast Lesions. JUM, 2011, 30(1):85-92.

177. Elif Seda Selamet Tierney, Levine JC, Chen Shan, et al. Echocardiographic Methods, Quality Review, and Measurement Accuracy in a Randomized Multicenter Clinical Trial of Marfan Syndrome. J Am Soc Echocardiogr, 2013, 26(6):657-666.

178. Emile R, Mohler III. Mechanisms of aortic valve calcification. The American Journal of Cardiology, 2004, 94(11):1396.

179. Enriquez SM. Functional anatomy of mitral regurgitation. J Am Coll Cardiol, 1999, 34:1129-1136.

180. Epstein S, Najil AF. Pulmonary artery aneurysm with dissection after Blalock operation for Tetrology of Fallot. Am J Cardiol, 1960, 5:560-563.

181. Erbel R, Alfonso F, Boileau C, et al. Diagnosis and management of aortic dissection. European Heart Jounal, 2001, 22:1642-1681.

182. Erbel R, Oelert H, Meyer J, et al. Effect of medical and surgical therapy on aortic dissection evaluated by transesophageal echocardiography implications for prognosis and therapy. Circulation, 1993, 87:1604-1615.

183. Erbel R. Atlas of tissue Doppler echocardiography-TDE. Steinkopff: Springer, 1995.

184. Eric WH. Mitral valve prolapse. Anesthesiology, 1996, 85(1):178-195.

185. Ernst H, Hahn ZG, Balzer T, et al. Color Doppler ultrasound of liver lesions: signal enhancement after intravenous injection of the ultrasound contrast agent: Levovist. J Clin Ultrasound, 1996, 24(1):31-35.

186. Faber L, Seggewiss H, Welge D, et al. Echo-guided percutaneous septal ablation for symptomatic hypertrophic obstructive cardiomyopathy: 7 years of experience. Eur Heart J Cardiovasc Imaging, 2004, 5(5):347-355.

187. Fei HW, Wang XF, Xie MX, et al. Validation of real-time three-dimensional echocardiography for quantifying left and right ventricular volumes: an experimental study. Chin Med J, 2004, 117:695-699.

188. Feigenbaum H, Armstrong WF, Ryan T. Feigenbaum's Echocardiography. 6th ed. Philadelphia: Lippincott Willams & Wilkins, 2005.

189. Ferrari E, Benhamou M, Bert hier F, et al. Mobile thrombi of the right heart in pulmonary embolism. Chest, 2005, 127:1051-1053.

190. Fishman AP. Clinical classification of pulmonary hypertension. Clin Chest Med, 2001, 22:385-391.

191. Fitzgerald PJ, Oscma A, Hayase M, et al. Final result of Can Routine Ultrasound Influence Stent Expansion(CRUISE) study. Circulation, 2000, 102(5):523-520.

192. Fontan F, Baudet E. Surgical repair of tricuspid atresia. Thorax, 1971, 26:240-248.

193. Forman R, Firth BG, Bamard MS. Prognostic significance of preoperative left ventricular ejection fraction and valve lesion in patients with aortic valve replacement. Am J Cardiol, 1980, 45:1120-1125.

194. Forsberg F, Li JB, Rawool NM, et al. Grayscale and color flow harmonic imaging with proteinaceous microsphers. Radiology, 1995, 197(P):403.

195. Foster E, Gerber IL. Masses of the heart: perfusing the "good" from the bad. J Am Coll Cardiol, 2004, 43:1420-1422.

196. Foster ED, Baeza OR, Farina MF, et al. Atrial septal defect associated with drainage of left superior vena cava to left atrium and absence of the coronary sinus. J Thorac Cardiovasc Surg, 1978, 76(5):718-720.

197. Franke A. Detection of abnormal aortic elastic properties in asymptomatic patients with Marfan syndrome by combined transesophageal echocardiography and acoustic quantification. Heart, 1996, 75(3):307.

198. Frankl WS, Brest AN. Valvular heart disease comprehensive evaluation and management. Philadelphia: F. A Davis Company, 1986.

199. Frederick JS, Robert JL. Tissue heart valves: Current challenges and future research perspectives. Journal of Biomedical Materials Research, 1999, 47(4):439-465.

200. Freed LA. Mitral valve prolapse in the general population: the benign nature of echocardiographic features in the Framingham Heart Study. J Am Coll Cardiol, 2002, 40:1298-1304.

201. Freeman RV, Otto CM. Spectrum of Calcific Aortic Valve Disease: Pathogenesis, Disease Progression, and Treatment Strategies. Circulation, 2005, 111(24):3316-3326.

202. Freixa X, Sitges M, Paré C. Left ventricular pseudoaneurysm complicating acute myocardial infarction: improved diagnosis by real time three dimensional echocardiography. Heart, 2006, 92:154.

203. French JW, Popp R. Variability of echocardiographic discontinuity in double outlet right ventricle and truncus arteriosus. Circulation, 1975, 51(5):848-854.

204. Frommelt PC, Frommelt MA. Congenital coronary artery anomalies. Pediatr Clin North Am, 2004, 51(5):1273-1288.

205. Frontera JA, Gradon JD. Right-side endocarditis in injection drug users: review of proposed mechanisms of pathogenesis. Clin Infect Dis, 2000, 30(2):374-379.

206. Fuessl RT, Kranenberg E, Kiausch U, et al. Vascular remodeling in atherosclerotic coronary arteries is affected by plaque composition. Coron Artery Dis, 2001, 12:91-97.

207. Fujii K, Mintz GS, Kobayashi Y, et al. Contribution of stent underexpansion to recurrence after sirolimus-eluting stent implantation for in-stent restenosis. Circulation, 2004, 109:1085-1088.

208. Fujimura Y, Katoh T, Koizumi S. Raghib's syndrome associated with cor triatriatum--a rare surgical case report. Nippon Kyobu Geka Gakkai Zasshi, 1989, 37(11):2417-2421.

209. Fukazawa M, Fukushige, Ueda K. Atrial septal defects in neonates with reference to spontaneous closure. Am Heart J, 1988, 116:123-127.

210. Garcia MJ, Rodriguez L, Ares M, et al. Differentiation of constrictive pericarditis from restrictive cardiomyopathy: assessment of left ventricular diastolic velocities in longitudinal axis by Doppler tissue imaging. JACC, 1996, 27:108-114.

211. Garcia-Fernandez MA, Zamorano J, Azevedo J. Doppler Tissue Imaging Echocardiography. Spain: McGraw-Hill, 1998.

212. Garot P, Pascal O, Simon M, et al. Time course and relation to local viability of microvascular function and volume after reperfused acute myocardial infarction. Am J Cardiol, 2002, 89:1341-1346.

213. Gaster AL, Slothuus U, Skjoldborg U, et al. Continued improvement of clinical outcome and cost effectiveness following intravascular ultrasound guided PCI: insights form a prospective, randomized study. Heart, 2003, 89:1043-1049.

214. Gatzoulis MA, Soukias N, Ho SY, et al. Echocardiographic and morphological correlations in tetralogy of Fallot. Eur Heart J, 1999, 20(3):221-231.

215. Ge J. Intravascular ultrasound imaging of arterial wallarchitecture. Echocardiography, 1992, 9:475.

216. Ge Z, Zhang Y, Fan D, et al. Simultaneous measurement of pulmonary artery diastolic pressure by Doppler echocardiography and catheterization in patients with patent ductus arteriosus. Am Heart J, 1993, 125:263-266.

217. Ge ZM, Zhang Y, Kang WQ, et al. Noninvasive evaluation of right ventricular and pulmonary artery systolic pressures in patients with ventricular septal defects: A simultaneous study of Doppler and catheterizarion data. Am Heart J, 1993, 125:1073.

218. Gelfand EV, Piazza G, Goldhaber SZ. Venous thromboembolism guidebook. Critical Pathway in Cardiology, 2002, 1:26.

219. Gersh BJ, Maron BJ, Bonow RO, et al. 2011 ACCF/AHA guideline for the diagnosis and treatment of hypertrophic cardiomyopathy: a report of the American College of Cardiology Foundation/American Heart Association task forceon practice guidelines. J Thorac Cardiovasc Surg, 2011, 142(6):E153-E203.

220. Gershoni-Baruch R, Gottfried E, Pery M, et al. Immotile cilia syndrome including polysplenia, situs inversus, and extrahepatic biliary atresia. Am J Med Genet, 1989, 33(3):390-393.

221. Giannuzzi P, Temporelli PL, et al. Doper-derived mitral deceleration time of early filling as a strong predictor of pulmonary capillary wedge pressure in postinfarction patients with left ventricular systolic dysfunction. J Am Coll Cardiol, 1994, 23:1630-1637.

222. Gidding SS, Duffy CE, Pajcic S, et al. Usefulness of echocardiographic evidence of pericardial effusion and mitral regurgitation during the acute stage in predicting development of coronary arterial aneurysm in the late stage of Kawasaki disease. Am J Cardiol, 1987, 60(1):76-79.

223. Ginzton LE. Natural history of tricuspid valve endocarditis: a two dimensional echocardiographic study. Am J Cardiol, 1982, 49(8):1853-1859.

224. Gleen WWL, Patino JF. Circulatory bypass of the right heart. Preliminary observations on the direct delivery of vena caval blood into the pulmonary arterial circulation. Azygous vein pulmonary artery shunt. Yale J Biol Med, 1954, 27:14.

225. Glenn WW. Circulatory bypass of the right side of the heart. IV. Shunt between superior vena cava and distal right pulmonary artery; report of clinical application. N Engl J Med, 1958, 259(3):117-120.

226. Godber B, Thompson KS, Rehak M, et al. Direct quantifi-

cation of analyte concentration by resonant acoustic profiling. Clin Chem JT-Clinical chemistry, 2005, 51 (10): 1962-1972.

227. Goldberg C. Neurocognitive outcomes for children with functional single ventricle malformations. Pediatr Cardiol, 2007, 28(6):443-447.

228. Goldman ME, Mindich BP. Intraoperative cardioplegic contrast echocardiography for assessing myocardial perfusion during open heart surgery. J Am Coll Cardiol, 1984, 4:1029.

229. Goldstein SA, Campbell AN. Mitral stenosis: Evaluation and guidance of valvuloplasty by transesoghageal echocardigraphy. Cardiol Clin, 1993, 11:409.

230. Gorcsan J, Gasior TA, Mandarino WA, et al. Assessment of the immediate effects of cardiopulmonary bypass on left ventricular performance by on-line pressure-area relations. Circulation, 1994, 89:180-190.

231. Gorcsan J, Tanabe M, Bleeker GB, et al. Combined longitudinal and radial dyssynchrony predicts ventricular response after resynchronization therapy. J Am Coll Cardiol, 2007, 50(15):1476-1483.

232. Goswami KC. Percutaneous balloon mitral valvuloplasty: analysis of echocardiographic and other variables related to outcome. Am Heart J, 1993, 126:1147.

233. Gould FK, Denning DW, Elliott TS, et al. Guidelines for the diagnosis and antibiotic treatment of endocarditis in adults: a report of the Working Party of the British Society for Antimicrobial Chemotherapy. Journal of Antimicrobial Chemotherapy, 2012, 67(2):269-289.

234. Greenberg B, Massie B, Bristow JD, et al. Long-term vasodilator therapy of chronic aortic regurgitation: a randomized double-blinded, placebo-controlled clinical trial. Circulation, 1988, 78:92-103.

235. Greenberg SB, Faerber EN, Balsara RK. Tetralogy of Fallot: diagnostic imaging after palliative and corrective surgery. J Thorac Imaging, 1995, 10(1):26-35.

236. Grimm RA, Stewart WJ. The role of intraoperative echocardiography in valve surgery. Cardiol Clin, 1998, 16:477-489.

237. Gross RE. Surgical closure of an aortic septal defect. Circulation, 1952, 6(5):858-863.

238. Guidelines for the diagnosis and treatment of Chronic. Heart Failure(update 2005). The Task Force for the diagnosis and treatment of CHF of the European Society of Cardiology. European Heart Journal, 2005, 26 (11): 1115-1140.

239. Gullace G, Savoia MT, Ravizza P, et al. Contrast echocardiographic features of pulmonary hypertension and regurgitation. British Heart Journal, 1981, 46:369-373.

240. Guo YI, Huang H, Chen W, et al. A case of pulmonary artery dissection. Eur J Echocardiogr, 2011, 12(4):E32.

241. Ha JW, Oh JK, Ommen SR, et al. Diagnostic value of mitral annular velocity for constrictive pericarditis in the absence of respiratory variation in mitral inflow velocity. J Am Soc Echocardiogr, 2002, 15(12):1468-1471.

242. Habib G, Hoen B, Tornos P, et al. Guidelines on the prevention, diagnosis, and treatment of infective endocarditis (new version 2009): the Task Force on the Prevention, Diagnosis, and Treatment of Infective Endocarditis of the European Society of Cardiology(ESC). Endorsed by the European Society of Clinical Microbiology and Infectious Diseases (ESCMID) and the International Society of Chemotherapy(ISC) for Infection and Cancer. Eur Heart J, 2009, 30(19):2369-2413.

243. Hagler DJ. Echocardiographic segmental approach to complex congenital heart disease in the neonate. Echocardiography, 1991, 8(4):467-475.

244. Hahm JK, Park YW, Lee JK, et al. Magnetic Resonance Imaging of Unroofed Coronary Sinus: Three Cases. Pediatr Cardiol, 2000, 21:382-387.

245. Hancock EW. Differential diagnosis of restrictive cardiomyopathy and constrictive pericarditis. Heart, 2001, 86:343-349.

246. Hancock EW. Diseases of the pericardium//Cheng TO. The International Textbook of Cardiology. New York/Oxford: Pergamon Press, 1987:776.

247. Harada Y, Sugawara M, Beppu T, et al. Principle of a noninvasive method of measuring Max(dp/dt) of the left ventricular: theory and experiments. Heart Vessels, 1987, 3:1-25.

248. Hardy KL, May IA, Webster CA, et al. Ebstein's Anomaly: A Functional concept and successful definitive repair. J Thorac Cardiovasc Surg, 1964, 48:927-940.

249. Hatle L, Brubakk AO, Tromsdal A, et al. Noninvasive assessment of pressure drop in mitral stenosis by Doppler ultrasound. Br Heart J, 1978, 40:131-140.

250. Hatle LK, Appleton CP, Popp RL. Differentiation of constrictive pericarditis and restrictive cardiomyopathy by Doppler echocardiography. Circulation, 1989, 79: 357-370.

251. Hauff P, Reinhardt M, Foster S. Ultrasound contrast agents for molecular imaging. Handb Exp Pharmacol, 2008, (185 Pt 1):223-245.

252. Hayashi H, Matsuoka Y, Sakamoto I, et al. Penetrating atherosclerotic ulcer of the aorta: imaging features and disease concept. RadioGraphics, 2000, 20:995-1005.

253. Hayek E. Mitral valve prolapse. Lancet, 2005, 365:507-518.

254. Henry WL, DeMaria A, Gramiak R, et al. Report of the American Society of Echocardiography Committee on nomenclature and standards in two-dimensional 13//Anderson RH. Anatomic basis of cross-sectional echocardio-

graphy. Heart,2001,85:716-720.

255. Henry WL. Report of the American Society of Echocardiography Committee on Nomenclature and Standards in Two-dimensional Echocardiography. Circulation,1980,62 (2):212-217.

256. Hightower BM, Barcia A, Bargeron LM Jr. Double-outlet right ventricle with transposed great arteries and subpulmonary ventricular septal defect. The Taussig-Bing malformation. Circulation,1969,39(5 Suppl 1):I207-I213.

257. Hild JS. Echocardiographic assessment of adults with tetralogy of Fallot. Echocardiography, 1993, 10 (6):629-640.

258. Hirooka S, Orita H, Shimanuki T, et al. Surgical correction for a case of partial anomalous pulmonary venous drainage with dextrocardia, situs inversus and azygos continuation of inferior vena cava. Kyobu Geka, 1990, 43 (4):296-299.

259. Ho SY, McCarthy KP, Rigby ML. Morphology of perimembranous ventricular septal defects: implications for transcatheter device closure. J Interv Cardiol,2004,17(2): 99.

260. Hofmann T, Keck A, Ingen GV, et al. Simultaneous measurement of pulmonary venous flow by intravascular catheter Doppler velocimetry and transesophageal Doppler echocardiography: relation to left atrial pressure and left ventricular function. J Am Coll Cardiol,1995,26:239-249.

261. Holen J. Determimation of pressure gradient in mitral stenosis with a non-invasive ultrasound Doppler technique. Acta Med Scand,1976,199:455.

262. Hopkins RA, Armstrong BE, Serwer GA, et al. Physiological rationale for a bidirectional cavopulmonary shunt. A versatile complement to the Fontan principle. J Thorac Cardiovasc Surg,1985,90(3):391-398.

263. Hornberger LK, Dalvi B, Benacerraf BR. Prenatal sonographic detection of cardiac aneurysms and diverticula. J Ultrasound Med,1994,13:967-970.

264. Houston A, Hillis S, Lilley S, et al. Echocardiography in adult congenital heart disease. Heart, 1998, 80 (Suppl 1):S12-S26.

265. Howard LP, Johnt han C, Alexander L, et al. Noninvasive assessment of angiogenesis by ultrasound and microbubbles targeted to alpha (v) beta3-integrins. Circulation, 2003,107:455-460.

266. Huang G, Pavan D, Antonini-Canterin F, et al. Asymptomatic isolated congenital left ventricular muscular diverticulum in an adult: a case report. Echocardiography, 2003,20(2):191-195.

267. Huhta JC, Hagler DJ, Seward JB, et al. Two-dimensional echocardiographic assessment of dextrocardia: a segmental approach. Am J Cardiol,1982,50(6):1351-1360.

268. Huhta JC, Smallhorn JF, Macartney FJ. Two dimensional echocardiographic diagnosis of situs. Br Heart J,1982,48 (2):97-108.

269. Hunt AC, Chow SL, Escaned J, et al. Evaluation of a theoretical Doppler index to noninvasively estimate peak dP/dt using continuous wave Doppler ultrasound of ascending aortic flow in man. Catheterization and Cardiovascular Diagnosis,1991,23:219.

270. Hunter SW, Lillehei CW. Ebstein's malformation of the tricuspid valve; study of a case together with suggestion of a new form of surgical therapy. Dis Chest,1958,33(3): 297-304.

271. Ichida F, Tsubata S, Bowles K R, et al. Nonvel gene nutations in patients with left ventricular noncompaction or Barth syndrome. Circulation,2001,103:1256-1263.

272. Ichikava K, Makino K, Futagami Y, et al. Isolated congenital left ventricular diverticulum in an adult. Angiology, 1994,45:743-747.

273. Ijas M, Suresh GN, Abraham C. Anomalous Origin of the Left Coronary Artery From the Right Pulmonary Artery Complicating a Case of Coarctation of the Aorta. J Cardiothorac Vasc Anesth,2004,18:327-331.

274. Iliceto S, Nanda NC, Rizzon P, et al. Color Doppler evaluation of aortic dissection. Circulation,1987,75(4):748-755.

275. Inayama Y, Nakatani Y, Kitamura H. Pulmonary artery dissection in patients without underlying pulmonary hypertension. Histopathology,2001,38:435-442.

276. Isaaz K, Thompson A, Ethevenot G, et al. Doppler echocardiographic measurement of low velocity motion of the left ventricular posterior wall. Am J Cardiol,1989,64:66-75.

277. Isaaz K. Two-dimensional echocardiography morphometric study of tetralogy of fallot. Eur Heart J,1999,20(22): 1681-1682.

278. Ivert TS, Dismukes WE, Cobbs CG, et al. Prosthetic valve endocarditis. Circulation,1984,69(2):223-232.

279. Jacobson RL, Perez A, Meyer RA, et al. Prenatal diagnosis of fetal left ventricular aneurysm: a case report and review. Obstet Gynecol,1991,78:525-528.

280. Jasti V, Ivan E, Yalamanchili V, et al. Correlations between fractional flow reserve and intravascular ultrasound in patients with an ambiguous left main coronary artery stenosis. Circulation,2004,110:2831-2836.

281. Jatene AD, Fontes VF, Paulista PP, et al. Anatomic correction of transposition of the great vessels. J Thorac Cardiovasc Surg,1976,72(3):364-370.

282. Jeetley P, Burden L, Greaves K, et al. Prognostic Value of Myocardial Contrast Echocardiography in Patients Presenting to Hospital With Acute Chest Pain and Negative Troponin. Am J Cardiol,2007,99:1369-1373.

283. Jenni R, Oechslin E, Schneider J, et al. Echocardiograph-

ic ang pathoanatomical characteristics of isolated noncompaction a step towards classification as a distinct cardiomyopathy. Heart,2001,86:666-671.

284. Jian J,Liu C,Gong Y,et al. India Ink Incorporated Multifunctional Phase-transition Nanodroplets for Photoacoustic/Ultrasound Dual-modality Imaging and Photoacoustic Effect Based Tumor Therapy. Theranostics,2014,10(4):1026-1038.

285. Jiang L,Morrissey R,Handschumacher MD,et al. Quantitative three-dimensional reconstruction of left ventricular volume with complete borders detected by acoustic quantification underestimates volume. Am Heart J,1996,131:553-559.

286. Jing XX,Wang ZG,Ran HT,et al. Evaluation of renal ischemia-reperfusion injury in rabbits using microbubbles targeted to activated neutrophils. Clinical Imaging,2008,32(3):178-182.

287. Johansson L,Michaelsson M,Westerholm CJ,et al. Aortopulmonary window. A new operative approach. Ann Thorac Surg,1978,25:564-567.

288. Johnson ML,Holmes JH,Spangler RD,et al. Usefulness of echocardiography in patients undergoing mitral valve surgery. J Thorac Cardiovasc Surg,1972,64:922-934.

289. Jonkaitiene R,Benetis R,Ablonskyte-Dudoniene,et al. Mitral valve prolapse:diagnosis,treatment and natural course. Medicina(Kaunas),2005,41:325-334.

290. Judge DP,Dietz HC. Marfan's syndrome. Lancet,2005,9501(366):1965-1976.

291. Jureidini SB,Hormann JW,Williams J,et al. Morphometric assessment of the innominate vein in the prediction of persistent left superior vena cava. J Am Soc Echocardiogr,1998,11(4):372-376.

292. Kanzaki Y. Evaluation of mitral valve lesions in patients with infective endocarditis by three-dimensional echocardiography. J Cardiol,1999,33(1):7-11.

293. Kardon RE,Cao QL,Masani N,et al. New Insight and Observations in Three-dimensional echocardiographic visualization of ventricular septal defects experimental and clinical studies. Circulation,1998,98:1307.

294. Kato H,Koike S,Yamamoto M,et al. Coronary artery aneurysms in infants and young children with acute febrile mucocutaneous lymph node syndrome. J Pediatr,1975,86:892-898.

295. Kato H,Sugimura T,Akagi T,et al. Long term consequences of Kawasaki disease:a 10 to 20 year follow up study of 594 patients. Circulation,1996,94(6):1379-1385.

296. Kato Y,Kotoh K,Yamashita A,et al. Evaluation of regional aortic distensibility using color kinesis. Angiology JT-Angiology,2003,54(3):345-351.

297. Katsuk i K,Nakatani S,Kanzak i H,et al. Clinical valida-

tion of accuracy of anatomical M-mode measurements:effect of harmonic imaging. J Cardiol,2001,37:35-42.

298. Kaufmann BA,Sanders JM,Davis C,et al. Molecular imaging of inflammation in atherosclerosis with targeted ultrasound detection of vascular cell adhesion molecule-1. Circulation,2007,116(3):276-284.

299. Kaul S,Senior R,Firschke C,et al. Incremental value of cardiac imaging in patients presenting to the emergency department with chest pain and without ST-segment elevation:a multicenter study. Am Heart J,2004,148:129-136.

300. Kawasaki T,Kousaki F. Febrile oculo-oro-cutaneoacrodesquamatous syndrome with or without acute nonsuppurative cervical lymphadenitis in infancy and children:Clinical observations of 50 cases. Jpn J Allergo,1967,16:178.

301. Keane MG,Pyeritz RE. Medical management of Marfan syndrome. Circulation,2008,117(21):2802-2813.

302. Keith J. Diseases of coronary arteries and aorta//Keith J,Rowe R,Vlad P. Heart disease in infancy and childhood. New York:Macmillan,1978:1013-1039.

303. Khattar RS,Fox DJ,Alty JE,et al. Pulmonary artery dissection:an emerging cardiovascular complication in surviving patients with chronic pulmonary hypertension. Heart,2005,91(2):142-145.

304. Kies P,Bootsma M,Bax J,et al. Arrhythmogenic right ventricular dysplasia/cardiomyopathy:screening,diagnosis,and treatment. Heart Rhythm,2006,3:225-234.

305. Kim HI,Choe YH,Park SW,et al. Partially unroofed coronary sinus:MDCT and MRI findings. AJR Am J Roentgenol,2010,195(5):W331-W336.

306. Kimura BJ,Russo RJ,Bhargava V,et al. Atheroma morphology and distribution on proximal left anterior descending coronary artery:in vivo observations. J Am Coll Cardiol,1996,27:825-831.

307. KimYJ,Song H,Lee JR,et al. Lecompte procedure for complete transposition of the great arteries with ventricular septal defect and pulmonary stenosis. Ann Thorac Surg,1994,57:876-879.

308. Kircher BJ,Himelman RB,Schiller NB. Noninvasive estimation of right atrial pressure from the inspiratory collapse of the inferior vena cava. Am J Cardiol,1990,66:493-496.

309. Kirklin JW,Barratt-Boyes BG. Cardiac Surgery. 2nd ed. New York:Churchill Livingstone Inc,1993:614-616,6645-679,1361-1364.

310. Kirklin JW,Daugherty GW,Burchell HB,et al. Repair of the partial form of persistent common atrioventricular canal:so-called ostium primum type of atrial septal defect with interventricular communication. Ann Surg,1955,142(5):858-862.

311. Kirklin JW, Dushane JW, Patrick RT, et al. Intracardiac surgery with the aid of a mechanical pump-oxygenator system(gibbon type): report of eight cases. Proc Staff Meet Mayo Clin, 1955, 30(10): 201-206.

312. Kirklin JW, Harp RA, Mcgoon DC. Surgical treatment of origin of both vessels from right ventricle, including cases of pulmonary stenosis. J Thorac Cardiovasc Surg, 1964, 48: 1026-1036.

313. Kirkpatrick JN, Wong T, Bednarz JE, et al. Differential diagnosis of cardiac masses using contrast echocardiographic perfusion imaging. J Am Coll Cardiol, 2004, 43: 1412-1419.

314. Kirsch ME. Clinical and hemodynamic performance of the 19-mm Medtronic mosaic bioprosthesis. J Heart Valve Dis, 2005, 14(3): 433-439.

315. Kisslo J, Firek B, Ota T, et al. Real-time volumetric echocardiography: the technology and the possibilities. Echocardiography, 2000, 17: 773-779.

316. Kitabatake A, Inoue M, Asao M, et al. None-invasive evaluation of pulmonary hypertension by a pulsed Doppler technique. Circulation, 1983, 68: 302-309.

317. Kleaveland JP, Reichek N, McCarthy DM, et al. Effects of six-month afterload reduction therapy with hydralazine in chronic aortic regurgitation. Am J Cardiol, 1986, 57: 1109-1116.

318. Klibanov AL, Rasche PT, Hughes MS, et al. Detection of individual microbubbles of ultrasound contrast agents: Imaging of free-floating and targeted bubbles. Invest Radiol, 2004, 39(3): 187-195.

319. Klings ES, Farber HW. Current management of primary pulmonary hypertension. Drugs, 2001, 61: 1945-1956.

320. Klinner VW, Pasisi M, Schaudig A. Anastomose zwischen system-und lungenarterie mit hilfe von kunststoffprothesen bei Cyanotischen Herzvitien. Thoraxchirugie, 1962, 10: 68.

321. Klinner W. Indikationsstellung und operative technik fur die korrektur der Fallotschen tetralogy. Langenbecks Archiv fur Klinische Chirurgie, 1964, 308: 40.

322. Kollmann C. New sonographic techniques for harmonic imaging-Underlying physical principles. Eur J Radiol, 2007, 64(2): 164-172.

323. Kolski BC, Khadivi B, Anawati M, et al. The dilated coronary sinus: utility of coronary sinus cross-sectional area and eccentricity index in differentiating right atrial pressure overload from persistent left superior vena cava. Echocardiography, 2011, 28(8): 829-832.

324. Konstantinides S, Geibel A, Kasper W, et al. Patent foramen ovale is an important predictor of adverse outcome in patients with major pulmonary embolism. Circulation, 1998, 97(19): 1946-1951.

325. Kopp WL, Green RA. Pulmonary artery aneurysm with recurrent thrombophlebitis. The "Hughes-Stovin Syndrome". Ann Intern Med, 1962, 56: 105-114.

326. Korneev NV. Transesophageal echocardiography in diagnosis of infectious endocarditis. Klin Med(Mosk), 1999, 77(5): 21-24.

327. Korosoglou G, Hansen A, Hoffend J, et al. Comparison of real2time myocardial contrast echocardiography for the assessment of myocardial viability with fluorodeoxyglucose-18 positron emission tomography and dobutamine stress echocardiography. Am J Cardiol, 2004, 94: 570-576.

328. Koschyk DH, Nienaber CA, Knap M, et al. How to guide stent-graft implantation in type B aortic dissection?: comparison of angiography, transesophageal echocardiography, and intravascular ultrasound. Circulation, 2005, 112: 260-264.

329. Kostis JB, Mavrogeorgis E, Slater A, et al. Use of a range-gated, pulsed ultrasonic Doppler technique for continuous measurement of velocity of the posterior heart wall. Chest, 1972, 62: 597-604.

330. Kosturakis D, Goldberg J, Allen D, et al. Doppler echocardiographic prediction of pulmonary arterial hypertension in congenital heart disease. Am J cardiol, 1984, 53: 1110-1115.

331. Kotani A, Hirano Y, Yasuda C. A newultrasonographic technique for diagnosing deep venous insufficiency—imaging and functional evaluation of venous valves by ultrasonography with improved resolution. Int J Cardiovasc Imaging, 2007, 23(4): 493-500.

332. Krause KJ. Marfan syndrome: literature review of mortality studies. JInsur Med, 2000, 32(2): 79-88.

333. Krim SR, Jiang AF, Vivo RP, et al. Gigantic coronary sinus associated with concurrent persistent left superior vena cava and right ventricular volume overload. Methodist Debakey Cardiovasc J, 2010, 6(4): 46-47.

334. Krishnamoorthy VK, Sengupta PP, Gentile F, et al. History of echocardiography and its future applications in medicine. Crit Care Med, 2007, 35(Suppl): S309-S313.

335. Kronzon I, Tunick PA, Rosenzweig BP, et al. Quantification of left-to-right shunt in patent ductus arteriosus with the PISA method. J Am Soc Echocardiogr, 2002, 15: 376-378.

336. Kuki S, Yoshida K, Suzuki K, et al. An experience of successful valve repair for acquired mitral and tricuspid regurgitation in dextrocardia, situs inversus, bilateral vena cava, and hemiazygos continuation. Kyobu Geka, 1994, 47(12): 1013-1015.

337. Kukulski, T, Jamal, F, Herbots, L, et al. Identification of acutely ischemic myocardium using ultrasonic strain measurements a clinical study in patients undergoing coronary angioplasty. J Am Coll Cardiol, 2003, 41: 810-819.

338. Kunichika H, Peters B, Cotter B, et al. Visualization of risk-area myocardium as a high-intensity, hyperenhanced "hot spot" by myocardial contrast echocardiography following coronary reperfusion: quantitative analysis. J Am Coll Cardiol, 2003, 42:552-557.

339. Kurt M, Shaikh KA, Peterson L, et al. Impact of contrast echocardiography on evaluation of ventricular function and clinical management in a large prospective cohort. J Am Coll Cardiol, 2009, 53(9):802-810.

340. Kutsche LM, Van Mierop LHS. Anatomy and pathogenesis of aorticopulmonary septal defect. Am J Cardiol, 1987, 59:443-447.

341. Kwak JG, Lee C, Choi EY, et al. Dilated unroofed coronary sinus mimicking cor triatriatum in cardiac-type total anomalous pulmonary venous connection. J Card Surg, 2012, 27(5):621-623.

342. La Canna G, Alfieri O, Giubbini R, et al. Echocardiography during infusion of dobutamine for identification of reversible dysfunction in patients with chronic coronary artery disease. J Am Coll Cardiol, 1994, 23:617-626.

343. Lacour-Gayet F. Biventricular repair of double outlet right ventricle with noncommitted ventricular septal defect. Semin Thorac Cardiovasc Surg Pediatr Card Surg Annu, 2002, 5:163-172.

344. Lacour-Gayet F. Intracardiac repair of double outlet right ventricle. Semin Thorac Cardiovasc Surg Pediatr Card Surg Annu, 2008, 11:39-43.

345. Laks H, Pearl J, Wu A, et al. Experience with the Fontan procedure including use of an adjustable intra-atrial communication//Crupi G, Parenzan L, Anderson RH. Perspectives in Pediatric Cardiac Surgery Pt 2. Mt Kisco, NY, Futura Publishing Co, 1989:205.

346. Laks H, Pearl JM, Haas GS, et al. Partial Fontan: advantages of an adjustable interatrial communication. Ann Thorac Surg, 1991, 52(5):1084-1094.

347. Laks H, Castaneda AR. Subclavian arterioplasty for the ipsilateral Blalock-Taussig shunt. Ann Thorac Surg, 17975, 19:319.

348. Lamas GA, Mitchell GF, Flaker GC, et al. Clinical significance of mitral regurgitation after acute myocardial infarction. Circulation, 1997, 96:827-833.

349. Lambert AS. Improved evaluation of the location and mechanism of mitral valve regurgitation with a systematic transesophageal echocardiography examination. Anesth Analg, 1999, 88:1205-1212.

350. Lamberti F, Calo L, Pandozi C, et al. Radiofrequency catheter ablation of idiopathic left ventricular outflow tract tachycardia: utility of intracardiac echocardiography. J Cardiovasc Electrophysiol, 2001, 12(5):529-535.

351. Lamberti JJ, Spicer RL, Waldman JD, et al. The bidirectional cavopulmonary shunt. J Thorac Cardiovasc Surg, 1990, 100(1):22-29.

352. Langeland S, D'hooge J, Wouters PF, et al. Experimental validation of a new ultrasound method for the simultaneous assessment of radial and longitudinal myocardial deformation independent of insonation angle. Circulation, 2005, 112:2157-2162.

353. Langier P, Proin P, Laval Jeantet Am, et al. In vitro assessment of the relationship between acoustic properties and bone mass density of the calcaneus by comparison of ultrasound parametic imaging and quantitative computed tomography. Bone, 1997, 20(2):157-165.

354. Lanza GM, Wallace KD, Scott MJ, et al. A novel site-targeted ultrasonic contrast agent with broad biomedical application. Circulation, 1996, 94(12):3334-3340.

355. Lanza GM, Yu X, Winter PM, et al. Targeted antiproliferative drug delivery to vascular smooth muscle cells with an MRI nanoparticle contrast agent: Implications for rational therapy of restenosis. Circulation, 2002, 106(22):2842-2847.

356. Larsen WJ. Human embryology. third edition. New York: Churchill Livingston, 2001:167-172.

357. Laux D, Houyel L, Bajolle F, et al. Total anomalous pulmonary venous connection to the unroofed coronary sinus in a neonate. Pediatr Cardiol, 2013, 34(8):2006-2008.

358. Leitman M, Lysyansky P, idenko S, et al. Two dimensional strain anovel software for real time quantitative echocardiography assessment of myocardial function. J Am Soc Echocardiogr, 2004, 17:1021-1029.

359. Lepper W, Hoffmann R, Kamp O, et al. Assessment of myocardial reperfusion by intravenous myocardial contrast echocardiography and coronary flow reserve after primary percutaneous coronary angioplasty in patients with acute myocardial infarction. Circulation, 2000, 101:2368-2374.

360. Lev M, Bharati S, Meng CCL, et al. A concept of double-outlet right ventricle. J Thorac Cardiovasc Surg, 1972, 64:271-281.

361. Lev M, Bharati S. Double outlet right ventricle. Association with other cardiovascular anomalies. Arch Pathol, 1973, 95(2):117-122.

362. Lev M. The architecture of the conduction system in congenital heart disease. I. Common atrioventricular orifice. AMA Arch Pathol, 1958, 65(2):174-191.

363. Lewis BS, Amitai N, Simcha A, et al. Echocardiographic diagnosis of pulmonary atresia with intact ventricular septum. Am Heart J, 1979, 97(1):92-95.

364. Lewis FJ, Varco RL, Taufic M, et al. Direct vision repair of triatrial heart and total anomalous pulmonary venous drainage. Surg Gynecol Obstet, 1956, 102(6):713-720.

365. Li JS, Sexton DJ, Mick N, et al. Proposed modifications to the Duke criteria for the diagnosis of infective endocarditis. Clin Infect Dis, 2000, 30(4):633-638.

366. Li P,Zheng YY,Ran HT,et al. Ultrasound triggered drug release from 10-hydroxycamptothecin-loaded phospholipidmicrobubbles for targeted tumor therapy in mice. Journal of Controlled Release,2012,162:349-354.

367. Li RJ,Yang Y,Zhang XS,et al. Transthoracic echocardiographic findings of pulmonary artery dissection. J Ultrasound Med,2010,29(9):1365-1368.

368. Li WZ,Du JB,Ma YW,et al. Pulmonary artery pressure evaluated by pulsed Doppler echocardiography in children with left-to-right intracardiac shunt. Pediatr Cardiol,1991,12:17-19.

369. Li XS,Wang ZG. Experimental research on therapeutic angiogenesis induced by Hepatocyte Growth Factor directed by ultrasound-targeted microbubble destruction in rats. J Ultrasound Med,2008,27:439-446.

370. Liang HD,Lu QL,Xue SA. Optimisation of ultrasound-mediated gene transfer(sonoporation) in skeletal muscle cells. Ultrasound Med Biol,2004,30(11):1523-1529.

371. Liao PK,Edwards WD,Julsrud PR,et al. Pulmonary blood supply in patients with pulmonary atresia and ventricular septal defect. J Am Coll Cardiol,1985,6:1343-1350.

372. Liebler GA,Magovern GJ,Park SB. Familial myxomas in four siblings. J Thorac Cardiovasc Surg,1976,71(4):605-608.

373. Lillehei CW,Cohen M,Warden HE,et al. Direct vision intracardiac surgical correction of the tetralogy of Fallot, pentalogy of Fallot,and pulmonary atresia defects;report of first ten cases. Ann Surg,1955,142(3):418-442.

374. Lillehei CW,Kalke BR,Carlson RG. Evolution of corrective surgery for Ebstein's anomaly. Circulation,1967,35(4 Suppl):I111-I118.

375. Lindstrom L,Wilkenshoff UM,Larsson H,et al. Echocardiographic assessment of arrhythmogenic right ventricular cardiomyophathy. Heart,2001,86:31-38.

376. Liu AM,Ghazizade H,Onouchi Z,et al. Ultrastructural characteristics of myocardial and coronary microvascular lesions in Kawasaki disease. Microvasc R,1999,58(1):10-27.

377. Liu J,Li J,Rosol T,et al. Biodegradable nanoparticles for targeted ultrasound imaging of breast cancer cells in vitro. Phys Med Biol,2007,52(16):4739-4747.

378. Loeys BL,Dietz HC,Braverman AC,et al. The revised Ghent nosology for the Marfan syndrome. J Med Genet,2010,47(7):476-485.

379. Lopez-Candales A,Kleiger RE,Aleman-Gomez J,et al. Pulmonary artery aneurysm:review and case report. Clin Cardiol,1995,18:738-740.

380. Lou YF,Shi XP,Song ZZ. Intravenous leiomyomatosis of the uterus with extension to the right heart. Cardiovasc Ultrasound,2011,9:25.

381. Loud PA,Kalg DS,Bruce DA,et al. Deep venous thrombosis with suspected pulmonary embolism:detection with combined CT venography and pulmonary angiography. Radiology,2001,219:498-502.

382. Lucas RV,Woolfrey BF,Anderson RC,et al. Atresia of common pulmonary vein. Pediatrics,1962,29:729-739.

383. Luchtrath H. Dissecting aneurysm of the pulmonary artery. Virchows Arch,1961,391:241-247.

384. Maclean LD,Culligan JA,Kane DJ. Subaortic stenosis due to accessory tissue on the mitral valve. J Thorac Cardiovasc Surg,1963,45:382-386.

385. Madison FN,Jurkevich A,Kuenzel WJ. Sex differences in plasma corticosterone release in undisturbed chickens (Gallus gallus) in response to arginine vasotocin and corticotropin releasing hormone. Gen Comp Endocrinol,2007.

386. Mady C. Left ventricular diverticulum:Analysis of two operated cases and review of the literature. Anagiology,1982,33:280-286.

387. Mahle WT,Martinez R,Silverman N,et al. Anatomy,echocardiography,and surgical approach to double outlet right ventricle. Cardiol Young,2008,18(Suppl 3):39-51.

388. Mahmood F,Kim H,Chaudary B,et al. Tricuspid Annular Geometry:A Three-Dimensional Transesophageal Echocardiographic Study. J Cardiothorac Vasc Anesth,2013,27(4):1-18.

389. Maikusa N,Fukami T,Tamura Y,et al. Fundamental study on subharmonic imaging by irradiation of amplitude-modulated ultrasound waves. J Acoust Soc Am,2007,122(1):672-676.

390. Malouf JF. Doppler echocardiography of normal Starr-Edwards mitral prostheses:a comprehensive function assessment including continuity equation and time-velocity integral ratio. J Am Soc Echocardiogr,2005,18(12):1399-1403.

391. Maltagliati A,Pepi M. Isolated noncompaction of the myocardium:multiplane transesophageal echocardiography diagnosis in an adult. Am Soc Echocardiogr,2000,13:1047-1049.

392. Mann JM,Roberts WC. Acquired ventricular septal defect during acute myocardial infarction:Analysis of 38 unoperated necropsy patients and comparison with 50 unoperated necropsy patients without rupture. Circulation,1988,77:33-36.

393. Mann RJ,Lie JT. The life story of Wilhelm Ebstein (1836-1912) and his almost overlooked description of a congenital heart disease. Mayo Clin Proc,1979,54(3):197-204.

394. Manrer G. Transesophageal Echocardiography. Inc. New York:McGraw-Hill,1994.

395. Marciniak M, Bijnebs B. Inter-Ventricular Interaction as a Possible Mechanism for the presence of a Bi-phasic Systolic Velocity Profile in Normal Left Ventricular Free Walls. Heart, 2007.

396. Marsan NA, Bleeker GB, Ypenburg C, et al. Real-time three-dimensional echocardiography permits quantification of left ventricular mechanical dyssynchrony and predicts acute response to cardiac resynchronization therapy. J Cardiovasc Electrophysiol, 2008, 19(4): 392-399.

397. Martínez-Pascual M, Vicente-Vera T, Villegas-García M. Right coronary artery fistula to the coronary sinus. Cardiol Young, 2013, 23(1): 114-116.

398. Marx GR, Allen HD, Goldberg SJ, et al. Doppler echocardiographic estimation of systolic pulmonary artery pressure in pediatric patients with interventricular communications. J Am Coll Cardiol, 1985, 6: 1132-1137.

399. Marx GR, Allen HD, Goldberg SJ. Doppler echocardiographic estimation of systolic pulmonary artery pressure in pediatric patients with aortic-pulmonary shunts. J Am Coll cardiol, 1986, 7: 880-887.

400. Matsumoto K, Tanaka H, Tatsumi K, et al. Left Ventricular Dyssynchrony Using Three-Dimensional Speckle-Tracking Imaging as a Determinant of Torsional Mechanics in Patients With Idiopathic Dilated Cardiomyopathy. Am J Cardiol, 2012, 109: 1197-1205.

401. Matsumoto M, Oka Y, Lin YT, et al. Transesophageal echocardiography for assessing ventricular performance. NY Sate J Med, 1979, 79: 19-21.

402. Maumenee IH. The eye in the Marfan syndrome. Trans Am Ophthalmol Soc, 1981, 79: 684-733.

403. Mazzera E, Corno A, Picardo S, et al. Bidirectional cavopulmonary shunts: clinical applications as staged or definitive palliation. Ann Thorac Surg, 1989, 47(3): 415-420.

404. McCarthy PM. Aortic valve surgery in patients with left ventricular dysfunction. Semin Thorac Cardiovasc Surg, 2002, 14: 137-143.

405. McGe on MD. The assessment of pulmonary hypertension. Clin Chest Med, 2001, 22: 493-508.

406. McGoon DC, Rastelli GC, Ongley PA. An operation for the correction of truncus arteriosus. JAMA, 1968, 205(2): 69-73.

407. McGoon MD. The assessment of pulmonary hypertension. Clin Chest Med, 2001, 22: 493-508.

408. McLeod AA, Monaghan MJ, Richardson PJ, et al. Diagnosis of acute aortic dissection by M-mode and cross-sectional echocardiography: a five-year experience. Eur Heart J, 1983, 4: 196-202.

409. Mehmood F, Vengala S, Nanda NC, et al. Usefulness of live three-dimensional transthoracic echocardiography in the characterization of atrial septal defects in adults. Echocardiography, 2004, 21: 707-713.

410. Mele D, Pedini L, Alboni P, et al. Anatomic M-mode: a new technique for quantitative assessment of left ventricular size and function. Am J Cardiol, 1998, 81: 82-85.

411. Menon SC, Hagler DJ, Cetta F. Rheolytic mechanical thrombectomy for pulmonary artery thrombus in children with complex cyanotic congenital heart disease. Catheter Cardiovasc Interv, 2007.

412. Meyer-Hetling K, Alexi-Meskishvili VV, Dahnert I. Critical subaortic stenosis in a newborn caused by accessory mitral valve tissue. Ann Thorac Surg, 2000, 69: 1934-1936.

413. Mihmanli I, Bulakbasi N, Kantarci F, et al. The value of ultrasonography in interrupted inferior vena cava with azygos continuation. Eur J Ultrasound, 2001, 14(2-3): 179-182.

414. Milewicz DM, Dietz HC. Treatment of aortic disease in patients with Marfan syndrome. Circulation, 2005, 111(11): E150-E157.

415. Mintz GS, Nissen SE, Anderson SD, et al. American college of cardiology clinical expert consensus document on standards for acquisition, measurement and reporting of intravascular ultrasound studies(IVUS). J Am Coll Cardiol, 2001, 37: 1478-1492.

416. Mirsky I, Parmley WW. Assessment of passive elastic stiffness for isolated heart muscle and the intact heart. Circ Res, 1973, 33: 233-243.

417. Mitani Y, Okuda Y, Shimpo H, et al. Impaired endothelial function in epicardial coronary arteries after Kawasaki disease. Circulation, 1997, 96: 454-461.

418. Mitchell GF, Lamas GA, Vaughan DE, et al. Left ventricular remodeling in the year after first anterior myocardial infarction: a quantitative analysis of contractile segment length s ventricular shape. J Am Coll Cardiol, 1992, 19(6): 1136-1144.

419. Mitchell ME, Litwin SB, Tweddell JS. Complex atrioventricular canal. Semin Thorac Cardiovasc Surg Pediatr Card Surg Annu, 2007: 32-41.

420. Miyake Y, Hozumi T, Mori I, et al. Automated quantification of aortic regurgitant volume and regurgitant fraction using the digital colour Doppler velocity profile integration method in patients with aortic regurgitation. Heart, 2002, 88: 481-484.

421. Miyamura H, Mat sukawa T, Maruyama Y, et al. Duplication of the tricuspid valve with Ebstein anomaly. Jpn Circ J, 1984, 48: 336-338.

422. Moodie DS. Diagnosis and management of congenital heart disease in the adult. Cardiol Rev, 2001, 9(5): 276-281.

423. Moore KL. The circulation system// WB Saunders. The developing human: clinically oriented embryology. 3ed. Philadelphia, 1982.

424. Moran AM, Geva T. Pediatric Anesthesiologists Should Not Be the Primary Echocardiographers for Pediatric Patients Undergoing Cardiac Surgical Procedures. J Cardiothorac Vasc Anesth, 2001, 15(3):15, 391-393.

425. Mor-Avi V, Lang RM. Use of contrast enhancement for the assessment of left ventricular function. Echocardiography, 2003, 20:637-642.

426. Morawski AM, Winter PM, Yu X, et al. Quantitative "magnetic resonance immunohistochemistry" with ligand-targeted (19) F nanoparticles. Magn Reson Med, 2004, 52:1255-1262.

427. Morera J, Hoadley SD, Roland M, et al. Estimation of the ratio of pulmonary to systemic pressures by pulsed-wave Doppler echocardiography for assessment of pulmonary arterial pressures. Am J Cardiol, 1989, 63:862-866.

428. Moret P, Covarrubias E, Coudert J, et al. Cardiocirculatiory adaptation to chronic hypoxia acta. Cardiol, 1972, 27:596.

429. Mori K, Ando M, Takao A, et al. Distal type of aortopulmonary window: Report of 4 cases. Br Heart J, 1978, 40:681-689.

430. Moses HW, Nanda NC. Real time two-dimensional echocardiography in the diagnosis of left atrial myxoma. Chest, 1980, 78(5):788-791.

431. Mousa SA, Bozarth JM, Edwards S, et al. Novel technetium-99m-Labeled platelet GP II b/III a receptor antagonists as potential imaging agents for venous and arterial thrombosis. Coron Artery Dis, 1998, 9:131-141.

432. Mügge A, Kühn H, Daniel WG. The role of transesophageal echocardiography in the detection of left atrial thrombi. Echocardiography, 1993, 10(4):405-417.

433. Mukherjee D, Eagle KA. Aoritc dissection-an update. Curr Probl Cardiol, 2005, 30:287-325.

434. Müller S. Comparison of three-dimensional imaging to transesophageal echocardiography for preoperative evaluation in mitral valve prolapse. Am J Cardiol, 2006, 98:243-248.

435. Muller WH Jr. The surgical treatment of transposition of the pulmonary veins. Ann Surg, 1951, 134(4):683-693.

436. Mulvagh SL, DeMaria AN, Feinstein SB, et al. Contrast echocardiography: current and future applications. J Am Soc Echocardiogr, 2000, 13:331-342.

437. Mulvagh SL, Rakowski H, Vannan MA, et al. American Society of Echocardiography Consensus Statement on the Clinical Applications of Ultrasonic Contrast Agents in Echocardiography. J Am Soc Echocardiogr, 2008, 21(11):1179-1201.

438. Munter WA, Stein PD. Newtonian behavior of blood at high rates of shear. Biorheology, 1973, 10:501.

439. Murphy JG, Gersh BJ, McGoon MD, et al. Long-term outcome after surgical repair of isolated atrial septal defect.
N Engl J Med, 1990, 323:1645-1650.

440. Mustard WT. Successful two-stage correction of transposition of the great vessels. Surgery, 1964, 55:469-472.

441. Mylonakis E, Calderwood SB. Infective endocarditis in adults. N Engl J Med, 2001, 345(18):1318-1330.

442. Nabel EG, Ganz P, Gordon JB, et al. Dilation of normal and constriction of atherosclirotic coronary arteries caused by the cold pressor test. Circulation, 1988, 77:43-52.

443. Nagaya N, Satoh T, Uematsu M, et al. Shortening of Doppler-Derived deceleration time of early diastolic transmitral flow in the presence of pulmonary hypertension through ventricular interaction. Am J Cardiol, 1997, 79:1502-1506.

444. Nagueh SF, Sun H, Kopelen HA, et al. Hemodynamic determinants of the mitral annulus diastolic velocities by tissue Doppler. J Am Coll Cardiol, 2001, 37:278-285.

445. Nakagawa T, Tanouchi J, Nishino M, et al. A diagnosis of venous anomaly with dextrocardia by magnetic resonance imaging and transesophageal echocardiography. J Cardiol, 1994, 24(5):411-416.

446. Nakamura Y, Yanagawa H, Ojima T, et al. Cardiac sequelae of Kawasaki disease among recurrent cases. J Arch Dis Child, 1998, 78(2):163-165.

447. Nanda NC, Kisslo J, Lang R, et al. Examination protocol for three dimensional echocardiography. Echocardiography, 2004, 21(8):763-768.

448. Nanda NC. Doppler echocardiography. 2nd Edition. Fhiladelphia: Lea & Febiger, 1993.

449. Nanda WS, Gramiak R, Robinson TI, et al. Echocardiographic evaluation of pulmonary hypertension. Circulation, 1974, 50:575-581.

450. Naqvi TZ, Zarbatany D, Molloy MD, et al. Intracardiac echocardiography for percutaneous mitral valve repair in a swine model. J Am Soc Echocardiogr, 2006, 19(2):147-153.

451. Nathani S, Parakh N, Chaturvedi V, et al. Giant coronary sinus. Tex Heart Inst J, 2011, 38(3):310-311.

452. Nauser TD, Stites SW. Diagnosis and treatment of pulmonary hypertension. Am Fam Physician, 2001, 63:1789-1798.

453. Nazzareno Galiè, Adam Torbicki. The task force on diagnosis and treatment of pulmonary arterial hypertension of the european society of cardiology. Guidelines on diagnosis and treatment of pulmonary arterial hypertension. European Heart Journal, 2004, 25:2243-2278.

454. Neskovic AN, Marinkovic J, Bojic M, et al. Early predictors of mitral regurgitation after acute myocardial infarction. Am J Cardiol, 1999, 84:329-332.

455. Neubauer AM, Caruthers SD, Hockett FD, et al. Fluorine cardiovascular magnetic resonance angiography in vivo at 1.5 T with perfluorocarbon nanoparticle contrast agents. J

Cardiovasc Magn Reson,2007,9(3):565-573.

456. Nishimura RA,Tajik AJ. Evaluation of diastolic filling of left ventricle in health and disease:Doppler echocardiography is the clinician's Rosetta stone. J Am Coll Cardiol,1997,30:8-18.

457. Nistri S,Soubo MD,Marin M,et al. Aortic root dilation in young men with normally functioning bicuspid aortic valves. Heart,1999,82:19-22.

458. Niu CC,Wang ZG,Lu GM,et al. Doxorubicin loaded superparamagnetic PLGA-iron oxide multifunctional microbubbles for du al-mode US/MR imaging and therapy of metastasis in lymph nodes. Biomaterials,2013,34:2307-2317.

459. Noto N,Ayusawa M,Karasawa K,et al. Dobutamine stress echocardiography for detection of Coronary-artery stenosis in children with Kawasaki disease. J Am Coll Cardiol,1996,27:1251-1256.

460. Noto N,Okada T,Yamasuge M,et al. Noninvasive Assessment of the Early Progression of Atherosclerosis in Adolescents With Kawasaki Disease and Coronary Artery Lesions. Pediatrics,2001,107:1095-1099.

461. Nuland SB,Glenn WW,Guilfoil PH. Circulatory bypass of the right heart. III. Some observations on long-term survivors. Surgery,1958,43(2):184-201.

462. O'Leary PW,Hagler DJ,Seward JB,et al. Biplane intraoperative transesophageal echocardiography in congenital heart disease. Mayo Clin Proc,1995,70:317.

463. O'Brien MF. The homograft aortic valve:a 29-Year,99. 3 % follow up of 1022 valve replacements. J Heart Valve Dis,2001,10(3):334-344.

464. Obeid AI,Marvasti M,Parker F. Comparison of transthoracic and transesophageal echocardiography in diagnosis of left atrial myxoma. Am J Cardiol,1989,63(13):1006-1008.

465. Oechslin EN,Attenhofer Jost CH,Rojas JR,et al. Long-term follow-up of 34 adults with isolated left ventricular noncompaction:a distinct cardiomyopathy with poor prognosis. J Am Coll Cardiol,2000.

466. Oh JK,Seward JB,Tajik AJ. The Echo Manual. 2nd edition. New York:Lippincott-Raven,1999.

467. Okereke OU I,Coo ley DA,F razier OH. Congenital diverticulum of the ventricle. J Tho rac Cardiovasc Surg,1986,91:208.

468. Olszowska M,Tracz W,Przewlocki T,et al. The value of myocardial contrast echocardiography compared wit h SPECT in detecting myocardial perfusion abnormalities in patients with anterior acute myocardial infarction. Kardiol Pol,2004,60:27-38.

469. Osler W. The bicuspid condition of the aortic valve. Trans Assoc Am Physicians,1986,2:185-192.

470. Otto C. Textbook of clinical echocardiography. 3rd Edition. Philadelphia,PA:Elsevier Saunders,2004.

471. Otto CM. Determination of the stenotic aortic valve area in adults using Doppler Echocardiography. J AM collCardiol,1986,7:509-517.

472. Pac FA,Ece I,Balli S. Dilated tortuous right coronary artery to coronary sinus fistula. Pediatr Cardiol,2011,32(8):1251-1252.

473. Pacifico AD,Kirklin JK,Colvin EV,et al. Intraventricular tunnel repair for Taussig-Bing heart and related cardiac anomalies. Circulation,1986,74(3 Pt 2):I53-I60.

474. Painter JA. Serial intravascular ultrasound studies fail to show evidence of chronic Palmaz. Am J Cardiol,1995,75:398.

475. Palka P,Lange A,Ferrington C,et al. Mean myocardial velocity mapping in quantifying regional myocardial contractile reserve in patients with impaired left ventricular systolic function:Doppler myocardial imaging study. J Am Soc Echocardiogr,2000,13:96-107.

476. Palmowski M,Huppert J,Ladewig G,et al. Molecular profiling of angiogenesis with targeted ultrasound imaging:early assessment of antiangiogenic therapy effects. Mol Cancer Ther,2008,7(1):101-109.

477. PasquiniL,SandersSP,ParnessIA,et al. Diagnosis of coronary anatomy by two-dimensional echocardiography in patients with TGA. Circulation,1987,75:557.

478. Patel CR,Judge NE,Muise KL,et al. Prenatal myocardial infarction suspected by fetal echocardiography. J Am Soc Echocardiogr,1996,9:721-723.

479. Patino JF,Glenn WWL,Guilfoil PH,et al. Circulatory bypass of the heart. II. Further observations on vena caval pulmonary artery shunts. Surg Forum,1957,6:189.

480. Pearson AC. Transesophageal echocardiographic screening for atrial thrombus before cardioversion of atrial fibrillation:when should we look before we leap? J Am Coll Cardiol,1995,25(6):1362-1364.

481. Pedra CA,Pedra SR,Esteves CA,et al. Percutaneous closure of perimembranous ventricular septal defects with the Amplatzer device:technical and morphological considerations. Catheter Cardiovasc Interv,2004,61(3):403.

482. Pellerin D. Degenerative mitral valve disease with emphasis on mitral valve prolapse. Heart,2002,88:iv20-28.

483. Penicka M,Bartunek J,De Bruyne B,et al. Improvement of left ventricular function after cardiac resynchronization therapy is predicted by tissue Doppler imaging echocardiography. Circulation,2004,109:978-983.

484. Perez deIsla L. Usefulness of real-time 3-dimensional echocardiography in the assessment of infective endocarditis:initial experience. J Ultrasound Med,2005,24(2):231-233.

485. Petros Nihoyannopoulos. Happy birthday echocardio-

graphy: Where do we go from here? Hellenic J Cardiol, 2003,44:363-365.

486. Petterson G, Bergström T. A case of ruptured diverticulum of the left ventricle with hemopericardium in a neonate, treated successfully by surgery. Scand J Thorac Cardiovasc Surg,1969,3:203-206.

487. Picchio FM, Catanzariti P, Bonvicini M, et al. Complex congenital cardiopathies in adults. Cardiologia, 1998, 43 (10):999-1010.

488. Pierard LA, Ashman JK, Oldstad B, et al. Dimensional quantification of cardiac anatomy, utilizing anatomical M-mode, a new post-processing technique uses on high frame rate two dimensional digitally stored cineloops. Eur Heart J,1995,16(suppl):510.

489. Pisani E, Tsapis N, Galaz B, et al. Perfluorooctyl bromide polymeric capsules as dual contrast agents for ultrasonography and magnetic resonance imaging. Adv Funct Mater,2008,18:2963-2971.

490. Pitzalis MV, Iacoviello M, Romito R, et al. Role of septal to posterior wall motion delay in cardiac resynchronization therapy. J Am Coll Cardiol,2006,48(3):596-567.

491. Porter TR, LeVeen RF, Fox R, et al. Thrombolytic enhancement with perfluorocarbon-exposed sonicated dextrose albumin microbubbles. Am Heart J,1996,132:964-968.

492. Porter TR, Xie F. Visually discernible myocardial echocardiographic contrast after intravenous injection of sonicated dextrose albumin microbubbles containing high molecular weight, less soluble gases. J Am Coll Cardiol, 1995,25:509-515.

493. Potts WJ, Smith S, Gibson S. Anastomosis of the aorta to a pulmonary artery. JAMA,1946,132:627-631.

494. Practice guidelines for perioperative transesophageal echocardiography. A report by the American Society of Anesthesiologists and the Society of Cardiovascular Anesthesiologists Task Force on Transesophageal Echocardiography. Anesthesiology,1996,84:986-1006.

495. Prakasa KR, Dalal D, Wang J, et al. Feasibility and variability of three dimensional echocardiography in arrhythmogenic right ventricular dysplasia/cardiomyopathy. Am J Cardiol,2006,97:703-709.

496. Pretre R, Tamisier D, Bonhoeffer P, et al. Results of the arterial switch operation in neonates with transposedgreatarteries. Lancet,2001,357:1826.

497. Prifti E, Frati G, Bonacchi M, et al. Accessory mitral valve tissue causing left ventricular outflow tract obstruction: case report and literature review. J Heart Valve Disease,2001,10:774-779.

498. Qichan Zhou, Jin Zhan, Qinghai Peng, et al. Utiliting ductus venosus Doppler waveform with four-chamber view to screen for fetal cardiac malformation in early of the second trimester pregnancy. Chin Med J, 2005,118:1791-1796.

499. Qichan Zhou, Pin Fan, Qinghai Peng, et al. Echocardiographic differential diagnosis of fetal cardiac tumor. Ultrasound Obetet Gynecol,2004,23:165-171.

500. Qu, Jason Z. Congenital Heart Diseases With Right-to-Left Shunts. International Anesthesiology Clinics, 2004, 42(4):59-72.

501. Radhakrishnan S, Singh M, Bajaj R. Discordance between abdominal and atrial arrangement in a case of complex congenital heart disease. Int J Cardiol,1992,36(3):361-363.

502. Rajagopalan N, Garcia MJ, Rodriguez L, et al. Comparison of new Doppler echocardiographic methods to differentiate constrictive pericardial heart disease and restrictive cardiomyopathy. Am J Cardiol,2001,87:86-94.

503. Rao PS. Dextrocardia: systematic approach to differential diagnosis. Am Heart J,1981,102:389-403.

504. Rao PS. Transcatheter occlusion of patent ductus arteriosus: which method to use and which ductus to close. Am Heart J,1996,132:905-909.

505. Rapoport N, Nam KH, Gupta R, et al. Ultrasound-mediated tumor imaging and nanotherapy using drug-loaded, block copolymer stabilized perfluorocarbon nanoemusions. Journal of Controlled Release, 2011, 153(1):4-15.

506. Rashkind WJ, Miller WW. Creation of an atrial septal defect without thoracotomy. A palliative approach to complete transposition of the great arteries. JAMA,1966,196(11):991-992.

507. Rashkind WJ. Tricuspid atresia: a historical review. Pediatr Cardiol,1982,2:85-88.

508. Rastelli G, Kirklin JW, Titus JL. Anatomic observations on complete form of persistent common atrioventricular canal with special reference to atrioventricular valves. Mayo Clin Proc,1966,41(5):296-308.

509. Reddy SC, Chopra PS, Rao PS. Aneurysm of the membranous ventricular septum resulting in pulmonary outflow tract obstruction in congenitally corrected transposition of the great arteries. Am Heart J,1997,133:112-118.

510. Reed KL, Sahn DJ, Scagnelli S, et al. Doppler echocardiographic studies of diastolic function in the human fetal heart: changes during gestation. J Am Coll Cardiol,1986, 8:391-395.

511. Reeder GS, Khandheria BK, Seward JB. Transesophageal echocardiography and cardiac masses. Mayo Clin Proc, 1991,66(11):1101-1109.

512. Reinhardt M, Hauff P, Briel A, et al. Sensitive particle acoustic quantification (spaq): A new ultrasound-based approach for the quantification of ultrasound contrast media in high concentrations. Invest Radiol, 2005, 40

（1）:2-7.

513. Ren JF,Callans DJ,Schwartzman D,et al. Changes in local wall thickness correlate with pathologic lesion size following radiofrequency catheter ablation: an intracardiac echocardiographic imaging study. Echocardiography, 2001,18（6）:503-507.

514. Ricciardi MJ,Meyers S,Choi K,et al. Angiographically silent left main disease detected by intravascular ultrasound: a marker for future adverse cardiac events. Am Heart J,2003,146:507-512.

515. Rinkevich D,Kaul S,Wang XQ,et al. Regional left ventricular perfusion and function in patients presenting to the emergency department with chest pain and no ST-segment elevation. Eur Heart J,2005,26:1606-1611.

516. Ritter M,Oechslin E,Sutsch G,et al. Isolated noncompaction of the myocardium in adults. Mayo Clin Proc, 1997,72:26-31.

517. Road JD,Jacques J,Sparling JR. Diffuse alveolar septal amyloidosis presenting with recurrent hemoptysis and medial dissection of pulmonary arteries. Am Rev Respir Diseases,1985,132:1368-1370.

518. Robert AL,Ehud S. Ischemic mitral regurgitation on the threshold of a solution: from paradoxes to unifying concepts. Circulation,2005,112（5）:745-758.

519. Robinson PJ,Sullivan ID,Kumpeng V,et al. Anomalous origin of the left coronary artery from the pulmonary trunk: potential for false negative diagnosis with cross sectional echocardiography. Br Heart J, 1984, 52: 272-277.

520. Robinson PN,Godfrey M. The molecular genetics of Marfan syndrome and related microfibrillopathies. J Med Genet,2000,37（1）:9-25.

521. Roelandt JRTC. The 50th anniversary of echocardiography: Are we at the dawn of a new era? Eur J echocardiography,2003,4:233-236.

522. Rosenedahl L,Blomstrand P,Heiberq E. Computer-assisted calculation of myocardial infarct size shortens the evaluation time of contrast-enhanced cardiac MRI. Clin Physiol Funct Imaging,2007.

523. Ross DN,Somerville J. Correction of pulmonary atresia with a homograft aortic valve. Lancet, 1966, 7479（2）: 1446-1447.

524. Rotter M,Sanders P,Jais P,et al. Prospective validation of phased array intracardiac echocardiography for the assessment of atrial mechanical function during catheter ablation of atrial fibrillation. Heart,2006,92（3）:407-409.

525. Rudino RR,Jackson RE,Godfrey GW,et al. Use of two-dimensional for the diagnosis of pulmonary embolus. J Emery Med,1998,16（1）:5-8.

526. Russo V,DeCrescenzo I,Ammendola E,et al. Giant coronary sinus in patient with double superior vena cava demonstrated by multislice computed tomography. J Cardiovasc Med（Hagerstown）,2007,12（8）:1080-1082.

527. Ryan T,Petrovic O,Dillon JC,et al. An echocardiographic index for separation of the right ventricular volume and pressure overload. J Am Coll Cardiol,1985,5:918-927.

528. Rychik J,Ayres N,Cuneo B,et al. American society of echocardiography guidelines and standards for performance of the fetal echocardiography. J Am Soc Echo,2004, 17:803-810.

529. Sakamoto T. J Cardiol,2006,48:17-38.

530. Sakata R,Lecompte Y,Batisse A,et al. Anatomic repair of anomalies of ventriculoarterial connection associated with ventricular septal defect. I. Criteria of surgical decision. J Thorac Cardiovasc Surg,1988,95（1）:90-95.

531. Saloux E,Labombarda F,Pellissier A,et al. Diagnostic value of three-dimensional contrast-enhanced echocardiography for left ventricular volume and ejection fraction measurement in patients with poor acoustic windows: a comparison of echocardiography and magnetic resonance imaging. J Am Soc Echocardiogr,2014,27（10）:1029-1040.

532. Santoro G,Pascotto G,Russo MG,et al. Early electrical and geometric changes after percutaneous closure of large atrial septal defect. Am J Cardiol,2004,93:875-880.

533. Savage RM,Lytle BW,Aronson S,et al. Intraoperative echocardiography is indicated in high-risk coronary artery bypass grafting. Ann Thorac Surg,1997,64:368-374.

534. Sawhney N,Demaria AN,Blanchard DG. Aortic intramural hematoma: an increasingly recognized and potentially fatal entity. Chest,2001,120:1340-1346.

535. Schaverien MV,Freedom RM,McCrindle BW. Independent factors associated with outcomes of parachute mitral valve in 84 patients. Circulation,2004,109:2309-2313.

536. Schiebler GL,Gravenstein JS,Van Mierop LH. Ebstein's anomaly of the tricuspid valve. Translation of original description with comments. Am J Cardiol, 1968, 22（6）: 867-873.

537. Schiller N. B. Recommendations of quantification of the left ventricle by two-dimensional echocardiography. Am Soc Echocardiogr,1989,2:358.

538. Schlant RC. The Heart. 8th Ed. New York:McGraw-Hill, Inc,1994:1681-1698.

539. Schumann PA,Christiansen JP,Quigley RM,et al. Targeted-micro-bubble binding selectively to GPIIbIIIa receptors of platelet thrombi. Invest Radiol, 2002, 37（11）: 587-593.

540. Schummer W,Schummer C,Reinhold L. Differential diagnosis of left-sided thoracic venous catheters: case report of a persistent left superior vena cava. Anaesthesist, 2002,51（9）:726-730.

541. Schwalm SA. Assessment of mitral valve leaflet perfora-

tion as a result of infective endocarditis by 3-dimensional real-time echocardiography. J Am Soc Echocardiogr, 2004,17(8):919-922.

542. Scipione C, Antonio M. Anatomical M-mode: a old new technique. Echocardiography,2003,20:357-361.

543. Scognamiglio R, Fasoli G, Ponchia A, et al Long-term nifedipine unloading therapy in asymptomatic patients with chronic severe aortic regurgitation. J Am Coll Cardiol,1990,16:424-429.

544. Scognamiglio R, Rahimtoola SH, Fasoli G, et al. Nifedipine in asymptomatic patients with severe aortic regurgitation and normal left ventricular function. N Engl J Med, 1994,331:689-694.

545. Scott HW Jr, Sabiston DC Jr. Surgical treatment for congenital aorticopulmonary fistula:experimental and clinical aspects. J Thorac Surg,1953,25(1):26-39.

546. Sechtem U, Pflugfelder PW, Cassidy MM, et al. Mitral or aortic regurgitation: quantification of regurgitant volumes with cine MR imaging. Radiology,1988,167:425-430.

547. Sedmera D, Pexieder T, Vuillemin M, et al. Developmental patterning of the myocardium. Anat Rec,2000,258:319-337.

548. Sega EI, Low PS. Tumor detection using folate receptor-targeted imaging agents. Cancer Metastasis Rev,2008,27(4):655-664.

549. Selskog P, Heiberg E, Ebbers T, et al. Kinematics of the heart:strain-rate imaging from time-resolved three dimensional phase contrast MRI. IEEE Trans Med Imaging, 2002,21:1105-1109.

550. Seminar, Romberg E. Ueber skierose der Lungen arterie. Dtsch Archiv Kli Med,1891,48:197-206.

551. Senbaklavaci O, Kaneko Y, Bartunek A, et al. Rupture and dissection in pulmonary artery aneurysms:incidence, cause, and treatment--review and case report. J Thorac Cardiovasc Surg,2001,121(5):1006-1008.

552. Sengupta PP, Mohan JC, Mehta V, et al. Accuracy and pitfalls of early diastolic motion of the mitral annulus for diagnosing constrictive pericarditis by tissue Doppler imaging. Am J Cardiol,2004,93(7):886-890.

553. Sepulveda W, Drysdale K, Kyle PM, et al. Congenital left ventricular aneurysm causing hydrops fetalis:prenatal diagnosis with color Doppler ultrasonography. J Ultrasound Med,1996,15:327-331.

554. Serruys PW, Degertekin M, Tanabe K, et al. Vescular responses at proximal and distal edges of paclitaxel-eluting stents:serial intravascular ultrasound analysia form the TAXUS II trial. Circulation,2004,109:627-633.

555. Seward JB, Khandheria BK, Edwards WD, et al. Biplanar transesophageal echocardiography:anatomic correlations, image orientation, and clinical applications. Mayo Clinic Proc,1990,65:1193-1213.

556. Seward JB, Khandheria BK, Oh JK, et al. Transesophageal echocardiography: technique, anatomic correlations, implementation, and clinical applications. Mayo Clin Proc, 1988,63:649-680.

557. Sheila KH, Paul AG. Doppler echocardiographic assessment of mitral regurgitation. Coronary Artery Disease, 2000,11(1):11-18.

558. Shi WT, Forsberg F, Raichlen JS, et al. Pressure dependence of subharmonic signals from contrast microbubbles. Ultrasound Med Biol,1999,25:275-283.

559. Shih WJ, Noonan JA, Mazzoleni A. Life-long follow-up in congenitally corrected transposition. Cardiol Young, 2007,17(6):681-684.

560. Shilkin KB, Low LP, Chen BT. Dissecting aneurysm of the pulmonary artery. J Pathol,1969,98:25-29.

561. Shimada R, Takeshita A, Nakamura M. Noninvasive assessment of right ventricular systolic pressure in atrial septal defect:analysis of the end-systolic configuration of the ventricular septum by two-dimensional echocardiography. Am J Cardiol,1984,53:1117-1123.

562. Shimoni S, Frangogiannis NG, Aggeli CJ, et al. Identification of hibernating myocardium with quantitative intravenous myocardial contrast echocardiograph, comparison with dobutamine echocardiography and Thallium-201 scintigraphy. Circulation,2003,107:538-544.

563. Shinataro B, Willem A, Samuel C, et al. Two-dimensional echocardiography in diagnosing tricuspid atresia. Differentiation from other hypoplastic right heart syndromes and common atrioventricular canal. Br Heart J, 1978, 40: 1174-1183.

564. Shinohara M, Sone K, Tomomasa T. Morphologic and functional dipyridamole of coronary aneurysm after Kawasaki disease by repeated. Am J Cardiol,1998,82(1):387-389.

565. Shipton B, Wahba H. Valvular heart disease:review and update. Am Fam Physician,2001,63:2201-2208.

566. Sideris EB, Walsh KP, Haddad JL, et al. Occlusion of congenital ventricular septal defects by the button device. Heart,1997,77:276.

567. Siemienczuk D, Greenberg B, Morris C, et al. Chronic aortic insufficiency: factors associated with progression to aortic valve replacement. Ann Intern Med, 1980, 110: 587-592.

568. Sievert H, Lesh MD, Trepels T, et al. Percutaneous Left Atrial Appendage Transcatheter Occlusion to Prevent Stroke in High-Risk Patients With Atrial Fibrillation Early Clinical Experience. Circulation, 2002, 105: 1887-1889.

569. Silka MJ. Double outlet ventricle//Garson A, Jr., Bricker JT, McNamara DG. The science and practice of pediatric cardiology. Philadelphia:Lea & Febiger, 1990: 1213-

1232.

570. Silverman NA. Primary cardiac tumors. Ann Surg, 1980, 191(2):127-138.

571. Silverman NH, Zuberbuhler JR, Anderson RH. Atrioventricular septal defects: cross-sectional echocardiographic and morphologic comparisons. Int J Cardiol, 1986, 13: 309-331.

572. Simek M, Cechakova E, Marcian P, et al. Pulmonary artery dissection: a potential pitfall of multi-detector tomography. Asian Cardiovasc Thorac Ann, 2012, 20(2): 206.

573. Simon P, Owen AN, Havel M, et al. Transesophageal echocardiography in the emergency surgical management of patients with aortic dissection. J Thorac Cardiovasc Surg, 1992, 103:1117-1118.

574. Simonneau G, Galie N, Rubin IJ, et al. Clinical classification of pulmonary hypertension. J Am Coll Cardiol, 2004, 43(12 Suppl):S5-S12.

575. Simonson JS, Schiller NB. Sonospirometry: a new method for noninvasive estimation of mean right atrial pressure based on two-dimensional echo graphic measurements of the inferior vena cava during measured inspiration. J Am Coll Cardiol, 1988, 11:557-564.

576. Simpson EL, L awrenson RA, Nigh tingale AL, et al. Venous thrombi embolism in pregnancy and the puerperium: incidence and additional risk factors from a London perinatal database. Br J Obstet Gynaecol, 2001, 108: 56260.

577. Singer JR. Blood flow rates by nuclear magnetic resonance measurements. Science, 1959, 130:1652.

578. Skyba DM, Price RJ, Linka AZ, et al. Direct in vivo visualization of intravascular destruction of microbubbles by ultrasound and it local effects on tissue. Circulation, 1998, 98(4):290-293.

579. Smith B, Frye TR, Newton WA. Total anomalous pulmonary venous return: diagnostic criteria and a new classification. Am J Dis Child, 1961, 101:41-51.

580. Smith GW, Thompson WM Jr, Dammann JF Jr, et al. Use of the pulmonary artery banding procedure in treating type ii truncus arteriosus. Circulation, 1964, 29(suppl): 108-113.

581. Smith MD. Evaluation of valvular regurgitation by Doppler echocardiography. Cardiol Clin, 1991, 9:193-228.

582. Snider AR. Echocardiography in pediatric heart disease. 2nd ed. St Louis: Mosby Inc, 1997.

583. Sogaard P, Egeblad H, Kim WY, et al. Tissue Doppler imaging predicts improved systolic performance and reversed left ventricular remodeling during long-term cardiac resynchronization therapy. J Am Coll Cardiol, 2002, 40:723-730.

584. Sohn DW, Kim YJ, Kim HS, et al. Unique features of early diastolic mitral annulus velocity in constrictive pericarditis. J Am Soc Echocardiogr, 2004, 17(3):222-226.

585. Southland GR, Stewart MJ, Groundstroem KW, et al. Color Doppler myocardial imaging: a new technique for the assessment of myocardial function. J Am Soc Echocardiogr, 1994, 7:441-458.

586. St John SM, Weyman AE. Mitral valve prolapse prevalence and complications: an ongoing dialogue. Circulation, 2002, 106:1305-1307.

587. Standring S, Ellis H, Healy JC, et al. Gray's anatomy. thirty-ninth edition. Philadelphia: Elsevier, 2005: 1029-1040.

588. Stanger P, Rudolph AM, Edwards JE. Cardiac malpositions. An overview based on study of sixty-five necropsy specimens. Circulation, 1977, 56(2):159-172.

589. Stellbrink C, Siebels J, Hebe J, et al. Potential of intracardiac ultrasonography as an adjunct for mapping and ablation. Am Heart J, 1994, 127(4):1095-1101.

590. Steurer J, Jenni R, Medici TC, et al. Dissecting aneurysm of the pulmonary artery with pulmonary hypertension. Am Rev Respir Diseases, 1990, 142:1219-1221.

591. Stone GW, Hodgon JM, Goar FG, et al. Improved procedural results of coronary angioplasty with intravascular ultrasound-guided balloon sizing: the CLOUT Pilot Trail. Clinical Outcomes with Ultrasound Trial(CLOUT) Investigations. Circulation, 1997, 95:2044-2052.

592. Story WE, Felner JM, Schlant RC. Echocardiographic criteria of the diagnosis of mitral-semilunar valve continuity. Am Heart J, 1977, 93(5):575-580.

593. Sugimura T, Kato H, Inoue O, et al. Intravascular ultrasound of Coronary Arteries in children: Assessment of the Wall Morphology and the Lumen After Kawasaki Disease. Circulation, 1994, 89:258-265.

594. Sugita M, Aikawa H, Fujimura S, et al. Usefulness of ultrasonography in operation for pulmonary arteriovenous fistula. Ann Thorac Surg, 1996, 61:1821-1823.

595. Summers KM. Challenges in the diagnosis of Marfan syndrome. Med J Aust, 2006, 184(12):627-631.

596. Sun Y, Zheng YY, Ran HT, et al. Superparamagnetic PLGA-iron oxide microcapsules for dual-modality US/MR imaging and high intensity focused US breast cancer ablation. Biomaterials, 2012, 33:5854-5864.

597. Sutaria N. Three dimensional echocardiography for the assessment of mitral valve disease. Heart, 2000, 84:ii7-10.

598. Suzuki A, Yamagishi M, Kimura K, et al. Functional behavior and morphology of the coronary artery wall in patients with Kawasaki disease assessed by intravascular ultrasound. J Am Coll Cardiol, 1996, 27:291-296.

599. Sweeney LJ, Rosenquist GC. The normal anatomy of the atrial septum in the human heart. Am Heart J, 1979, 98: 194-199.

600. Taraseviciene-Stewart L, Kasahara Y, Alger L, et al. Inhibition of the VEGF receptor 2 combined with chronic hypoxia causes cell death-dependent pulmonary endothelial cell proliferation and severe pulmonary hypertension. FASEB J, 2001, 15:427-438.

601. Tasu, JP, Jolivet, O, Bittoun, J, et al. From flow to pressure: estimation of pressure gradient and derivative by MR acceleration mapping. Magma, 2000, 11:55-57.

602. Tayama E, Ouchida M, Teshima H, et al. Treatment of acute massive/submassive pulmonary embolism. Circ J, 2002, 66:4792-4803.

603. Ten Cate FJ. Usefulness of ultrasound contrast for image enhancement during stress echocardiography. Echocardiography, 2002, 19:621-625.

604. Teske AJ, De Boeck BW, Melman PG, et al. Echocardiographic quantification of myocardial function using tissue deformation imaging, a guide to image acquisition and analysis using tissue Doppler and speckle tracking. Cardiovasc Ultrasound, 2007, 30:27.

605. Teske DW, McGovern JJ, A llen HD. Congenital fibrous left ventricular diverticulum. Am Heart J, 1993, 126:1233.

606. Thanavaro KL, Nixon JV. Endocarditis 2014: an update. Heart Lung, 2014, 43(4):334-337.

607. Thangaroopan M, Truong QA, Kalra MK, et al. Images in cardiovascular medicine. Rare case of an unroofed coronary sinus: diagnosis by multidetector computed tomography. Circulation, 2009, 119(16):E518-E520.

608. Thanigaraj S, Schechtman KB, Julio E, et al. Improved echocardiography delineation of left ventricular thrombus with the uUse of intravenous Second-Generation contrast Image Enhancement. J Am Soc Echocardiogr, 1999:1022-1025.

609. Thanopoulos BD, Karanassios E, Tsaousis GS, et al. Catheter closure of congenital/acquired muscular VSDs and perimembranous VSDs Using the Amplatzer devices. Interv Cardiol, 2003, 16:399-407.

610. The American Society of Echocardiography, the American College of Cardiology Echocardiography Committee, The Cardiac Imaging Committee Council on Clinical Cardiology, the American Heart Association, and the European Society of Cardiology Working Group on Echocardiography. Recommendations for Evaluation of the Severity of Native Valvular Regurgitation with Two-dimensional and Doppler Echocardiography. JASE, 2003(7):777-802.

611. Thomas T. Aneurysm of the pulmonary artery. Postgrad Med, 1971, 49:65-67.

612. Tiwari N1, Ganguly G, Garg A, et al. Pulmonary artery aneurysm with dissection and hemopericardium. Asian Cardiovasc Thorac Ann, 2013, 21(1):71-73.

613. Tleyjeh IM, Steckelberg JM. Changing Epidemiology of Infective Endocarditis. Curr Infect Dis Rep, 2006, 8(4):265-270.

614. Ton-Nu TT, Levine RA, Mark D. Handschumache MD, et al. Geometric Determinants of Functional Tricuspid Regurgitation: Insights From 3-Dimensional Echocardiography. Circulation, 2006, 114:143-149.

615. Torbicki A, Galie N, Covezzoli A, et al. Right heart thrombi in pulmonary embolism: results from the International Cooperative Pulmonary Embolism Registry. J Am Coll Cardiol, 2003, 41:2245-2251.

616. Tosoratti E, Badano LP, Gianfagna P, et al. Improved delineation of morphological of arrhythmogenic right ventricular cardiomyopathy with the use of contrast enhanced echocardiography. J Cardiovasc Med, 2006, 7:566-568.

617. Triposkiadis F, Tentolouris K, Androulakis A, et al. Left atrial mechanical function in the healthy elderly: new insights from a combined assessment of changes in atrial volume and transmitral flow velocity. J Am Soc Echocardiogr, 1995, 8:801-809.

618. Troughton RW, Asher CR, Klein AL. Pericarditis. Lancet, 2004, 28:717-727.

619. Tsujimoto H, Takeshita S, Kawamura Y, et al. Isolated congenital left ventricular diverticulum with perinatal dysrhythmia: a case report and review of the literature. Pediatr Cardiol, 2000, 21(2):175-179.

620. Tutar E, Uysalel A, Nacar N, et al. Anomalous origin of the left coronary artery from the main pulmonary artery detected on echocardiographic screening study of newborns. Int J Cardiol, 2004, 97:561-562.

621. Uçar O, Paşaoğlu L, Çiçekçioğlu H, et al. Persistent left superior vena cava with absent right superior vena cava: a case report and review of the literature. Cardiovasc J Afr, 2010, 21(3):164-166.

622. Unser M, Pelle G, Brun P. Automated extraction of serial myocardial borders from M-mode echocardiograms. IEEEE Trans Med Imaging, 1989, 8:96-103.

623. Urheim S, Edvardsen T, Torp H, et al. Myocardial strain by Doppler echocardiography. Validation of a new method to quantify regional myocardial function. Circulation, 2000, 102:1158-1164.

624. Vahanian A, Baumgartner H, Bax J, et al. Guidelines on the management of valvular heart disease: The Task Force on the Management of Valvular Heart Disease of the European Society of Cardiology. Eur Heart J, 2007, 28:230-268.

625. Valocik G. New quantitative three-dimensional echocardiographic indices of mitral valve stenosis: new 3D indices of mitral stenosis. Int J Cardiovasc Imaging, 2007, 23(6):707-716.

626. Valocik G. Three-dimensional echocardiography in mitral

valve disease. Eur J Echocardiogr,2005,6(6):443-454.

627. Vamava AM,Mllsp G,Daviesm J,et al. Relationship between coronary artery remodeling and plaque vulnerability. Circulation,2002,105:939-943.

628. Van den Bosch AE,Ten Harkel DJ,McGhie JS,et al. Characterization of atrial septal defect assessed by real-time 3-dimensional echocardiography. J Am Soc Echocardiogr,2006,19:815-821.

629. Van Praagh S,Davidoff A,Van Praagh R. Double outlet right ventricle:anatomic types and developmental implications based on a study of 101 autopsied cases. Coeur, 1982,13:389-440.

630. Vandenberg BF,Cardona H,Miller JG,et al. Estimation of Left Ventricular Ejection Fraction by Semiautomated Edge Detection. Echocardiography,1998,15:713-720.

631. Vannan MA,Pedrizzetti G,Li P,et al. Effect of cardiac resynchronization therapy on longitudinal and circumferential left ventricular mechanics by Velocity Vector Imaging:description and initial clinical application of a novel method using high-frame rate B-mode echocardiogramphic images. Echocardiography,2005,22:826-830.

632. VermesM,Guyon P,Weingrod M,et al. Assessment of left ventricular regional wall motion by color kinesis technique:comparison with angiographic findings. Echocardiography,2000,17(6 p t 1):521-527.

633. Vignon P,Spencer KT,Rambaud G,et al. Differential transesophageal echocardiographic diagnosis between linear artifacts and intraluminal flap of aortic dissection or disruption. Chest,2001,119:1778-1790.

634. Vilacosta I. Mitral valve aneurysm. Its diagnosis by transesophageal echocardiography. Rev Esp Cardiol, 1991,44(8):563-565.

635. Vincent GM. Role of DNA testing for diagnosis,management,and genetic screening in long QT syndrome,hypertrophic cardiomyopathy, and Marfan syndrome. Heart, 2001,86(1):12-14.

636. Visser CA,Kan G,Lie KI,et al. Left ventricular thrombus following acute myocardial infarction:a prospective serial echocardiographic study of 96 patients. Eur Heart J, 1983,5(4):333-337.

637. Vita A,Treasure CB,Nabel EG. Coronary vasomotor responses to acetylcholine relates to risk factors for coronary artery disease. Circulation,1990,81:491-497.

638. Vitale DF,Bonow RO,Gerundo G,et al. Alteration in Ultrasonic Backscatter during Exerciseinduced Myocardial Ischemia in Humans. Circulation,1995,92:1452-1457.

639. Vogt KN,Manlhiot C. Somatic growth in children with single ventricle physiology impact of physiologic state. J Am Coll Cardiol,2007,50(19):1876-1883.

640. von Ramm OT,Smith SW. Real time volumetric ultrasound imaging system. J Digit Imaging,1990,3:261-266.

641. Waggoner AD,Ehler D,Adams D,et al. Guidelines for the cardiac sonographer in the performance of contrast echocardiography:recommendations of the American Society of Echocardiography Council on Cardiac Sonography. J Am Soc Echocardiogr,2001,14(5):417-420.

642. Walsh KP,Abdulhamed JM,Tomet zki,et al. Importance of right ventricular outflow tract angiography in distinguishing critical pulmonary atresia. Heart,1997,77(5): 456-460.

643. Wang B,Wang L,Zhou XB,et al. Thrombolysis effect of a novel targeted microbubble with low-frequency ultrasound in vivo. Thromb Haemost,2008,100(2):356-361.

644. Wang XF,Deng YB,Nanda NC,et al. Live three-dimensional echocardiography:imaging principles and clinical application. Echocardiography,2003,20(7):593-604.

645. Wang XF. Biplane transesophageal echocardiography:An anatomic-ultrasonic-clinical correlative study. Am Heart J,1992,123(4):1027-1037.

646. Wang XF. Clinical application of three-dimensional transesophageal echocardiography. Am Heart J,1994,128 (2):380-388.

647. Wang XF. Contrast echocardiography with hydrogen peroxide. I. Experimental study. Chin Med J,1979,92(9): 595.

648. Wang XF. Contrast echocardiography with hydrogen peroxide. II. Clinical application. Chin Med J, 1979, 92 (10):693.

649. Wang XF. Left-sided heart contrast echocardiography by pulmonary wedge injection of hydrogen peroxide. Chin Med J,1985,98(2):121.

650. Wang XF. The relationship between intracardiovascular smoke-like echo and erythrocyte rouleaux formation. Am Heart J,1992,124:961.

651. Wang XF,Li ZA,Cheng TO,et al. Clinical application of three-dimensional transesophageal echocardiography. Am Heart J,1994,128:380-388.

652. Wang XF,Li ZA,Cheng TO,et al. Four-dimensional echocardiography: methods and clinical application. Am Heart J,1996,132:672-684.

653. Wang ZG,Ling ZY,Ran HT,et al. Ultrasound-mediated microbubble destruction enhances VEGF gene delivery to the infarcted myocardium in rats. Clin Imaging,2004,28 (6):395-398.

654. Wann LS. Echocardiography in bacterial endocarditis. N Engl J Med,1976,295(3):135-139.

655. Ward M,Wu J,Chiu JF. Experimental study of the effects of Optison concentration on sonoporation in vitro. Ultrasound Med Biol,2000,26(7):1169-1175.

656. Watkins E Jr,Gross RE. Experiences with surgical repair of atrial septal defects. J Thorac Surg,1955,30(4):469-487.

657. Watson AJ. Dissecting aneurysm of arteries other than the aorta. J Pathol Bacterior,1956,72(2):439-449.

658. Weidemann F,Dommke C,Bijnens B,et al. Defining the transmurality of a chronic myocardial infarction by ultrasonic strain-rate imaging. Implications for identifying intramural viability. An experimental study. Circulation, 2003,107:883-888.

659. Weidemann F,Jamal F,Sutherland GR,et al. Myocardial function defined by strain rate and strain during alterations in inotropic states and heart rate. Am J Physiol Heart Circ Physiol,2002,283:H792-H799.

660. Weiford BC,Subbarao VD,Mulhern KM. Noncompaction of the ventricular myocardium. Circulation, 2004, 109: 2965-2971.

661. Weinberg PM. Pathologic anatomy of tricuspid atresia// Rao PS. Tricuspid Atresia. 2nd ed. Mt Kisco,NY:Futura Publishing Co,1992:49-67.

662. Weller GE,Villanueva FS,Tom EM,et al. Targeted ultrasound contrast agents:in vitro assessment of endothelial dysfunction and multi-targeting to ICAM-1 and sialyl Lewisx. Biotechnol Bioeng,2005,92(6):780-788.

663. Weller GE,Wong MK,Modzelewski RA,et al. Ultrasonic imaging of tumor angiogenesis using contrast microbubbles targeted via the tumor-binding peptide arginine-leucine. Cancer Res,2005,65(2):533-539.

664. Wells P. N. T. History and development//Roelandt JRTC, Sutherland GR,Iliceto S,et al. Cardiac Ultrasound. London:Churchill Livingstone,Longman Group UK Limited, 1993.

665. Weyman AE,Dlllon JC,Felgenbaum H,et al. Echocardiograhic patterns of pulmonic valve motion with pulmonary hypertension. Circulation,1974,50:905-910.

666. Weyman AE. Principles and Practice of Echocardiography. 2nd edition. Philadelphia: Lea and Febiger,, 1994.

667. Widimsky J. Mechanisms in embolic pulmonary hypertension//Wagenvoort CA,Denolin H. Pulmonary Circulation, Advances and Controversies. Amsterdam:Elsevier,1989: 75-86.

668. Wilkinson JL. Double outlet ventricle//Anderson RH, Macartney FJ,Shinebourne EA,et al. Peadiatric cardiology, vol 2. Edinburth:Churchill livingstone, 1987:889- 911.

669. Williams TE,Schiller M,Craenen J,et al. Pulmonary artery aneurysm-successful excision and replacement of the main pulmonary artery. J Thoracic Cardiovasc Surg, 1971,62:63-67.

670. Willmann JK,Paulmurugan R,Chen K,et al. US imaging of tumor angiogenesis with microbubbles targeted to vascular endothelial growth factor receptor type 2 in mice. Radiology,2008,246(2):508-518.

671. Wilson J. A description of a very unusual formation of the human heart. Philos Trans R Soc Lond,1798,88:346.

672. Wilson K,Homan K,Emelianov S,et al. Biomedical photoacoustics beyond thermal expansion using triggered nanodroplet vaporization for contrast-enhanced imaging. Nat Commun,2012,3:618.

673. Winter PM,Caruthers SD,Kassner A,et al. Molecular imaging of angiogenesis in nascent VX-2 rabbit tumors using a novel αγβ3-targeted nanoparticle and 1.5 tesla magnetic resonance imaging. Cancer Res,2003,63(18): 5838-5843.

674. Winter PM,Morawski AM,Caruther SD,et al. Molecular imaging of angiogenesis in early-stage atherosclerosis with αγβ3-integrin-targeted nanoparticles. Circulation, 2003, 108(18):2270-2274.

675. Wolf M,Scott B. Left-sided high-flow arteriovenous hemodialysis fistula combined with a persistent left superior vena cava causing coronary sinus dilatation. Semin Dial, 2013,26(2):E13-E16.

676. Wollschlager H. Transesophageal echo computer tomography:a new method for dynamic three-dimensional imaging of the heart//Computers in Cardiology 1989. IEEE Computer Society,1990:39.

677. Wood MJ,Picard MH. Utility of echocardiography in the evaluation of individuals with cardiomyopathy. Heart, 2004,90:707-712.

678. Wright JL,Burchell HB,Kirklin JW. Symposium on physiologic,clinical and surgical interdependence in study and treatment of congenital heart disease;congenital displacement of the tricuspid valve (Ebstein's malformation):report of a case with closure of an associated foramen ovale for correction of the right-to-left shunt. Proc Staff Meet Mayo Clin,1954,29(10):278-284.

679. Wright L,Tuder RM,Wang J,et al. 5-Lipoxygenase and 5-lipoxygenase Activation protein (FLAP) immunoreactivity in lungs from patients with primary pulmonary hypertension. Am J Respir Crit Care Med,1998,157:219- 229.

680. Wu JC,Child JS. Common congenital heart disorders in adults. Curr Probl Cardiol,2004,29(11):641-700.

681. Wu W,Luo X,Wang L,et al. The accuracy of echocardiography versus surgical and pathological classification of patients with ruptured mitral chordae tendineae:a large study in a Chinese cardiovascular center. J Cardiothorac Surg,2011,29(6):94.

682. Wunderbaldinger P,Bernhard C,Uffman M,et al. Acute pulmonary trunk dissection in a patient with primary pulmonary hypertension. J Comput Assist Tomogr,2000,24: 92-95.

683. Xie F,Lof J,Matsunaga T,et al. Diagnostic ultrasound combined with glycoprotein Ⅱb/Ⅲa-targeted microbub-

bles improves microvascular recovery after acute coronary thrombotic occlusions. Circulation,2009,119(10):1378-1385.

684. Xie MX. Real-time 3-dimensional echocardiography:a review of the development of the technology and its clinical application. Prog Cardiovasc Dis,2005,48(3):209-225.

685. Xie MX,Fang LY,Wang XF,et al. Assessment of atrial septal defect area changes during cardiac cycle by live three-dimensional echocardiography. J Cardiol,2006,47(4):181-187.

686. Xie MX,Wang XF,Cheng TO,et al. Comparison of accuracy of mitral valve area in mitral stenosis by real-time, three-dimensional echocardiography versus two-dimensional echocardiography versus Doppler pressure half-time. Am J Cardiol,2005,95:1496-1499.

687. Xie MX,Wang XF,Cheng TO,et al. Real-time 3-dimensional echocardiography:a review of the development of the technology and its clinical application. Prog Cardiovasc Dis,2005,48(3):209-225.

688. Xie MX,Yang YL,Cheng TO,et al. Coronary sinus septal defect(unroofed coronary sinus):echocardiographic diagnosis and surgical treatment. Int J Cardiol,2013,168(2):1258-1263.

689. Xing W,Gang WZ,Yong Z,et al. Treatment of xenografted ovarian carcinoma using paclitaxel-loaded ultrasound microbubbles. Acad Radiol,2008,15:1574-1579.

690. Xu ZF,Yong F,Chen YY,et al. Uterine intravenous leiomyomatosis with cardiac extension:Imaging characteristics and literature review. World J Clin Oncol,2013,4(1):25-28.

691. Yacoub MH,Radley-Smith R,Maclaurin R. Two-stage operation for anatomical correction of transposition of the great arteries with intact interventricular septum. Lancet,1977,8025(1):1275-1278.

692. Yacoub MH,Radley-Smith R. Anatomy of the coronary arteries in transposition of the great arteries and methods for their transfer in anatomical correction. Thorax,1978,33(4):418-424.

693. Yagel S,Cohen SM,Achiron R. Examination of the fetal heart by five short-axis view:a proposed screening method for comprehensive cardiac evaluation. Ultrasound Obstet Gynecol,2001,17:367-369.

694. Yamada E,Matsumura M,Kyo S,et al. Usefulness of prototype intravascular ultrasound imaging in evaluation of aortic dissection and comparison with angiographic study, transesophageal echocardiography,computed tomography, and magnetic resonance imaging. Am J Cardiol,1995,75(2):161-165.

695. Yamakawa R,Ishii M,Sugimura T,et al. Coronary endothelial dysfunction after Kawasaki disease:Evaluation by intravascular injection of acetylcholine. J Am Coll Cardi-ol,1998,31:1074-1080.

696. Yamamoto ME,Jones JW,McManus BM. Fatal dissection of the pulmonary trunk:an obscure consequence of chronic pulmonary hypertension. Am J Cardiovasc Pathol,1988,1:353-359.

697. Yamashiro S,Kuniyoshi Y,Miyagi K,et al. Two cases of ventricular tachycardia with congenital left ventricular malformation in an adult. Ann Thorac Cardiovasc Surg,2004,10(1):42-46.

698. Yang F,Li L,Li Y,et al. Superparamagnetic nanoparticle-inclusion microbubbles for ultrasound contrast agents. Phys Med Biol,2008,53(21):6129-6141.

699. Yang F,Li Y,Chen Z,et al. Superparamagnetic iron oxide nanoparticle-embedded encapsulated microbubbles as dual contrast agents of magnetic resonance and ultrasound imaging. Biomaterials,2009,30(23-24):3882-3890.

700. Yilmaz AT,Arslan M,Demirkilic U,et al. Partially unroofed coronary sinus syndrome with persistent left superior vena cava,absent right superior vena cava and right-sided pericardial defect. Eur J Cardiothorac Surg,1996,11(10):1027-1029.

701. Yin LX,Belohlavek M,Packer DL,et al. Myocardial contraction maps using tissue Doppler acceleration imaging. Chin Med J(Eng),2000,113(8):763-768.

702. Yin LX,Cai L,Li CM,et al. Cardiac conductive system excitation maps using intracardiac ultrasound catheter with tissue Doppler imaging:multi-parametric imaging of electrical and mechanical activation. Chin J Ultrasonogr,2001,10(1):44-48.

703. Yin LX,Li CM,Fu QG,et al. Ventricular excitation maps using tissue Doppler imaging:potential clinical application. J Am Coll Cardiol,1999,33(3):782-787.

704. Yip HK,Wu CJ,Chang HW,et al. Cardaic rupture complicating acute myocardial infarction in the direct percutaneous coronary intervention reperfusion era. Chest,2003,124:565-571.

705. Yock PG,Popp RL. Noninvasive estimation of right ventricular systolic pressure by Doppler ultrasound in patients with tricuspid regurgitation. Circulation,1984,70:657-626.

706. Yong Y,Wu D,Fernandes V,et al. Diagnostic accuracy and cost-effectiveness of contrast echocardiography on evaluation of cardiac function in technically very difficult patients in the intensive care unit. Am J Cardiol,2002,89(6):711-718.

707. Yoo SJ,Houde C,Moes CA,et al. A case report of double orifice tricuspid valve. Int J Cardiol,1993,39:85-87.

708. Yoshikawa J. Value and limitations of color Doppler flow mapping in the detection and semiquantification of valvular regurgitation. Int J Card Imaging,1987,2:85-91.

709. Yu CM,Chan YS,Zhang Q,et al. Benefits of cardiac re-

synchronization therapy for heart failure patients with narrow QRS complexes and coexisting systolic asynchrony by echocardiography. J Am Coll Cardiol, 2006, 48（11）: 2251-2257.

710. Yu CM, Fung WH, Lin H, et al. Predictors of left ventricular reverse remodeling after cardiac resynchronization therapy for heart failure secondary to idiopathic dilated or ischemic cardiomyopathy. Am J Cardiol, 2003, 91（6）: 684-688.

711. Yu CM, Zhang Q, Fung JW, et al. A novel tool to assess systolic asynchrony and identify responders of cardiac resynchronization therapy by tissue synchronization imaging. J Am Coll Cardiol, 2005, 45（5）: 677-684.

712. Yu EHC, Skyba DM, Sloggett CE, et al. Determination of left ventricular ejection fraction using intravenous contrast and a semiautomated border detection algorithm. J Am Soc echocardiogr, 2003, 16: 22-28.

713. Yu W, Braz JC, Dutton AM, et al. In vivo imaging of atherosclerotic plaques in apolipoprotein E deficient mice using nonlinear microscopy. J Biomed Opt, 2007, 12（5）: 054008.

714. Yuce M, Davutoglu V, Yavuz S, et al. Coronary sinus dilatation is associated with left ventricular systolic dysfunction and poor functional status in subjects with chronic heart failure. Int J Cardiovasc Imaging, 2010, 26（5）: 541-545.

715. Zhang C, Wang YY. A reconstruction algorithm for thermoacoustic tomography with compensation for acoustic speed heterogeneity. Physics in Medicine and Biology, 2008, 53: 4971-4982.

716. Zhang J, Huang ZX, Sun HS, et al. Clinical analysis of unroofed coronary sinus syndrome with atrioventricular canal defect. Zhonghua Wai Ke Za Zhi, 2009, 47（11）: 845-848.

717. Zhang Q, Wang Z, Ran H, et al. Enhanced gene delivery into skeletal muscles with ultrasound and microbubble techniques. Acad Radiol, 2006, 13（3）: 363-367.

718. Zhao Y1, Li ZA, Henein MY. PDA with Eisenmenger complicated by pulmonary artery dissection. Eur J Echocardiogr, 2010, 11（8）: E32.

719. Zhou Y, Wang ZG, Chen Y, et al. Microbubbles from gas-generating perfluorohexane nanoemulsions for targeted temperature-sensitive ultrasonography and synergistic HIFU ablation of tumors. Advanced Materials, 2013, 25: 4123-4130.

720. Zhou ZY, Zhang P, Ran JL, et al. Synergistic effects of ultrasound-targeted microbubble destruction and TAT peptide on gene transfection: An experimental study in vitro and in vivo. Journal of Controlled Release, 2013, 170: 437-444.

721. Zhuang L, Wang XF, Xie MX, et al. Experimental study of quantitative a ssessment of left ventricular mass with contrast enhanced real-time three-dimensional echocardiography. J Cardiol, 2004, 43: 23-29.

722. Zoghbi WA, Enriquez-Sarano M, Foster E, et al. Recommendations for evaluation of the severity of native valvlar regurgitation with two-dimensional and Doppler echocardiography. Journal of the American society of echocardiography, 2003, 16: 777-802.

723. 安适, 汪道新, 安世源, 等. 超声波临床应用的初步报告. 中华医学杂志, 1960, 46（1）: 48.

724. 白姣, 邓又斌, 刘红云, 等. 心肌运动速度和应变率评价不同程度心肌缺血. 中华超声影像学杂志, 2004, 13: 774-776.

725. 白姣, 邓又斌, 杨好意, 等. 定量组织速度成像检测不同程度缺血心肌局部收缩功能. 中国超声医学杂志, 2004, 20: 241-243.

726. 毕小军, 邓又斌, 常青, 等. 应用定量组织速度成像技术结合小剂量多巴酚丁胺负荷试验评价心肌存活性. 中华超声影像学杂志, 2004, 13: 179-182.

727. 宾建平. 低剂量多巴酚丁胺超声心动图预测经皮腔内冠脉成形术后冬眠心肌功能改善的价值. 中国超声医学杂志, 1997, 13（10）: 48.

728. 宾建平, 刘伊丽, 查道刚, 等. 在静息血流无限制的慢性冠状动脉狭窄中静息心肌收缩功能与血流储备的关系. 中国循环杂志, 2000, 15: 302-303.

729. 曹期龄, 姜楞. 经食道超声心动图的标准切面及其临床应用. 中国医学影像技术, 1989, 5（2）: 8-11.

730. 曹铁生, 段友云. 多普勒超声诊断学. 北京: 人民卫生出版社, 2004.

731. 曹铁生. 主动脉根部超声心动图在临床心功能测定中的应用. 中华物理医学杂志, 1983, 5（2）: 158.

732. 曹铁生. 主动脉根部运动与左室射血（超声心动图研究）. 中华物理医学杂志, 1982, 4（2）: 75.

733. 查道刚, 陈小林, 宾建平, 等. 声学造影诊断无血流限制性冠脉狭窄的新方法. 中国超声医学杂志, 2004, 20: 644-647.

734. 查道刚. 声学造影剂的制备方法研究. 中国超声医学杂志, 1997, 13（1）: 9.

735. 查道刚, 刘伊丽, 黄晓波, 等. 一种新的心肌声学造影技术: 持续静脉滴注声振微泡的心肌声学造影方法研究. 中国超声医学杂志, 2000, 16: 241-244.

736. 查道刚, 谢志斌, 杨莉, 等. 声学造影评估心内占位性病变血流灌注状况的初步探讨. 临床超声医学杂志, 2006, 8: 633-635.

737. 查道刚, 张稳柱, 成官迅, 等. 心肌声学造影触发间期对"危险区"范围测定的影响. 中国超声医学杂志, 2001, 17: 14-16.

738. 查长松, 赵玉华, 李卫萍, 等. AQi 和 CK 检测冠心病和高血压病左心室功能. 中国超声医学杂志, 1997, 13（4）: 41-43.

739. 陈达生. 肺静脉血流的脉冲多普勒超声研究. 中华医

学杂志,1988,68:453.

740. 陈国伟.50例风湿性心脏瓣膜病的手术发现与术前超声心动图的对比分析.中华物理医学杂志,1980,4(2):203.

741. 陈海泉.从二尖瓣瓣环三维形态的研究探讨合理的瓣环成形术.中华胸心血管外科杂志,1995,11(5):257-260.

742. 陈汉荣.二尖瓣生物瓣膜置换术后的超声心动图.武汉医学院学报,1981,10(4):19.

743. 陈灏珠.多平面经食管超声心动图方法的建立和临床应用.上海医学影像杂志,1994,3:97-100.

744. 陈丽.彩色多普勒组织成像评价心壁运动和激动顺序的实验研究.中国超声医学杂志,1996,12(11):1.

745. 陈林,肖颖彬,陈柏成.右上腔静脉缺如伴永存左上腔静脉合并心内畸形2例.中华胸心血管外科杂志,2004,20(6):376.

746. 陈庆伟.多平面经食管三维超声心动图对二尖瓣狭窄的诊断价值.中华超声影像学杂志,1997,6(5):259-262.

747. 陈世波.冠状动脉瘘的类型及其超声心动图特征.中国超声医学杂志,1994,10(6):21-23.

748. 陈树宝.先天性心脏病影像诊断学.北京:人民卫生出版社,2004:283-285.

749. 陈树宝,朱铭,王荣发,等.超声心动图诊断心房对称位.中华心血管病杂志,1992,20(3):169-170.

750. 陈为敏.小儿双氧水心脏声学造影.广东医学,1982,3(3):18.

751. 陈小林,查道刚,贾满盈,等.相干对比成像技术评价心肌活性标准的确立.中国超声医学杂志,2004,20:105-108.

752. 陈小林.静脉心肌声学造影观察心肌微血管缺血再灌注的实验研究.第一军医大学学报,1997,17(4):302.

753. 陈彦,白云先,杨立君.双上腔静脉畸形一例.临床医学影像杂志,1997,8(2):137.

754. 陈之军.多巴酚丁胺负荷超声心动图.中国医学影像学杂志,1995,3(2):113.

755. 崔威,金兰中.超声心动图诊断小儿心脏横纹肌瘤1例.中国超声医学杂志,2002,18(11):814.

756. 崔晓通,周京敏,潘翠珍.无顶冠状静脉窦综合征的影像学诊断.中华临床医师杂志,2011,17(5):5069-5073.

757. 邓东安,候传举.先天性心脏病影像诊断学.沈阳:辽宁科学技术出版社,1988.

758. 邓东安.完全性大动脉转位二维超声心动图诊断.中华心血管病杂志,1989,17(4):227.

759. 邓东安.室间隔完整的肺动脉闭锁超声心动图诊断.中国超声医学杂志,1987,3(4):277.

760. 邓法权.置换猪瓣术后变性钙化的超声心动图诊断.中华物理医学杂志,1986,8(2):65.

761. 邓又斌.经食道彩色多普勒血流成像观察主动脉夹层动脉瘤.中国医学影像技术,1990,6(3):11.

762. 邓又斌.双氧水心肌灌注声学造影法的实验研究.中华物理医学杂志,1987,9(4):217.

763. 邓又斌.心肌灌注声学造影与切面超声观察室壁运动在估计实验性心肌缺血梗塞范围上的应用.中国医学影像技术,1988,4(2):4-7.

764. 邓又斌,王新房,王加恩,等.经食管彩色多普勒血流成像观察主动脉夹层动脉瘤.中国医学影像技术,1990,6:11-13.

765. 邓又斌.心肌灌注造影二维超声心动图.中国医学影像技术,1985,1(1):42.

766. 丁文祥,苏肇伉.小儿心脏外科学.济南:山东科学技术出版社,2000:447.

767. 董凤群,赵真.先天性心脏病实用超声诊断学.北京:人民军医出版社,2005:283-291.

768. 董建增,马长生,刘旭,等.合并永存左上腔静脉畸形的快速心律失常的经导管射频消融治疗.中国心脏起搏与电生理杂志,2001,15(5):324-326.

769. 段云友.120例正常学龄期儿童超声心动图初步分析.中华物理医学杂志,1988,10(2):117.

770. 范家骏,赵国欣.血液流变学基础与临床.西安:陕西科学技术出版社,1995:30-33.

771. 范觉新.声学定量和计算机技术自动描记左室压力-容量环.中华超声影像学杂志,1996,5:193.

772. 冯若.超声生物效应及诊断超声的安全阈值剂量.中国超声医学杂志,2000,16(2):193-195.

773. 傅向阳.右心导管左心声学造影方法探讨.中华物理医学杂志,1985,7(2):74.

774. 岗永赞,李翔.应用二维与多普勒超声心动图诊断法乐氏四联症的初步体会.中华物理医学杂志,1986,8(1):8.

775. 高晖,张桂珍,吴雅峰,等.心脏肿瘤的超声心动图诊断及分析.中国超声医学杂志,1994,10(5):49-50.

776. 高淑英.应用二维超声心动图观察陈旧性心肌梗塞.中国医学影像技术,1989,5(3):10.

777. 高晓慧,倪祝华,杨新春.血管内超声检测冠状动脉主干病变的临床研究现状.中华超声影像学杂志,2006,15:387-389.

778. 高浴,王新房.正常人超声心动图的特点及二尖瓣狭窄时的改变.中华内科杂志,1965,13(8):710.

779. 郜书敏.彩色多普勒血流会聚法评估先天性心脏病左向右分流的研究现状.中国医学影像技术,1995,11(1):21.

780. 郜书敏,李治安,王新房,等.彩色多普勒血流会聚法评估动脉导管未闭分流程度.中国超声医学杂志,1998,14:43-45.

781. 葛均波.血管内超声波多普勒学.北京:人民卫生出版社,2000.

782. 葛均波,吴鸿谊.血管内超声对急性冠脉综合征的认识.中国循环杂志,2006,21:69-72.

783. 耿洪业.少见心脏血管疾病.北京:人民卫生出版社,1998:439-446.

784. 耿建国.运动超声造影诊断左向右分流型心脏病.中华内科杂志,1988,27(12):738.

785. 龚方戚,白石裕比湖,桃井真里子.川崎病患儿冠状动脉病变的随访及超声与造影的对照研究.中华儿科杂志,2000,38(10):634-635.

786. 龚渭冰,徐颖.超声诊断学.北京:科学出版社,1997.

787. 古立暖,陈新国,刘桂海,等.先天性肺动静脉瘘的诊治.中华小儿外科杂志,2005,26(6):335-336.

788. 顾恺时.胸心外科手术学.第2版.北京:人民卫生出版社,1993:626-628.

789. 关欣,喻晓娜,吕增诚,等.冠心病患者胸廓内动脉的超声检测.中华超声影像学杂志,2003,12:49-50.

790. 郭瑞强.陈旧性心肌梗塞室壁不同部位运动异常对心功能的影响.中国超声医学杂志,1989,5(1):30.

791. 郭万学.实用超声诊断学.贵阳:贵州人民出版社,1985.

792. 郭万学.超声诊断学.北京:科学出版社,1978.

793. 郭徐林.经静脉心肌造影超声心动图剂量与心肌显影效果的实验研究.中国医学影像学杂志,1997,5(1S):S38.

794. 郭徐林.心肌声学造影、静息99m-锝心肌显偈评价区域性心肌灌注的对比研究.第一军医大学学报,1997,17(4):294.

795. 韩玲,杜嘉会,张桂珍,等.婴儿左冠状动脉起源于肺动脉的诊断研究.中国实用儿科杂志,1999,14:664-666.

796. 贺静芳.超声诊断老年性钙化性瓣膜病的价值.中国超声诊断杂志,2005,5(2):129-130.

797. 贺林,谢明星,王新房,等.先天性左心室憩室的超声诊断—附4例报告.中华超声影像学杂志,2006.

798. 洪舒拉.主动脉单叶瓣畸形的超声心动图诊断.中国超声医学杂志,2003,19:117.

799. 洪涛.动态三维超声重建定量测定主动脉瓣反流.中国超声医学杂志,1997,13(4):54.

800. 洪涛,沈学东,王敏生,等.动态三维超声重建定量测定主动脉瓣反流.中国超声医学杂志,1997,13:54-56.

801. 侯传举.先天性心脏病单心室的二维超声心动图诊断.中国超声医学杂志,1988,4(4):207.

802. 侯传举,邓东安,解丽梅.100例矫正性大动脉转位超声心动图诊断.中国临床医学影像杂志,1999,10:110-113.

803. 侯传举,邓东安,张玉威,等.彩色多普勒血流显像诊断法乐氏三联症(附62例心导管及手术对照分析).解放军医学杂志,1992,17(2):134.

804. 侯传举,邓东安,朱鲜阳,等.孤立性二尖瓣裂隙彩色多普勒超声心动图图像特征研究.中华超声影像学杂志,2007,16:272-273.

805. 候家声.超声显像亚型分类诊断完全性心内膜垫缺损.中国医学影像技术,1986,2(4):33.

806. 胡纲.动态三维超声心动图成像方法学.中华超声影像学杂志,1997,6(3):189.

807. 胡海波,蒋世民,徐仲英,等.Amplatzer封堵器治疗膜周部室间隔缺损的近期疗效评价.中华医学杂志,2004,84:1592-1596.

808. 胡小琴.心血管麻醉及体外循环.北京:人民卫生出版社,1997:907.

809. 胡晓波,张梅.血管内超声组织定征显像的研究现状.中华超声影像学杂志,2010,19(1):77-79.

810. 胡英.高血压左室肥厚心肌组织特征的超声研究.华中医学杂志,1997,21(6):24.

811. 胡正本.超声引导右心导管检查的临床应用.中华医学杂志,1988,68(9):526.

812. 华祖卿.碳酸氢钠醋酸造影剂心脏声学造影的实验研究及临床应用.中华物理医学杂志,1982,4(1):1.

813. 黄慧.多巴酚丁胺负荷试验对诱发心肌缺血患者室壁运动异常的研究.中国超声医学杂志,1996,12(12):15.

814. 黄美蓉,陈树宝,高伟,等.纠正性大动脉转位病理解剖类型分析.临床儿科杂志,2004,22:294.

815. 黄润青,王新房,谢明星,等.实时三维超声心动图在正常人左心室容积及其收缩功能检测中的应用.中华超声影像学杂志,2003,12:94-97.

816. 黄震东.经皮气囊导管风湿性二尖瓣狭窄成形术疗效观察—附26例二维多普勒超声心动图随诊分析.中华内科杂志,1988,27(1):21.

817. 黄宗勤.二尖瓣脱垂综合征9例临床及超声心动图分析.江苏医药,1980,6(5):14.

818. 贾如意.体外治疗性超声促进兔股动脉血栓溶解的实验研究.中国超声医学杂志,1997,13(9):5.

819. 简文豪.超声脉冲多普勒频谱测量1119例正常成人房室瓣口、半月瓣口血流速度.中国超声医学杂志,1986,2(1):54.

820. 简文豪,高雪英.二维超声心动图在室间隔缺损诊断中的应用.中华心血管病杂志,1987,15(1):12.

821. 姜楞.超声心动图诊断先天性右型大血管转位.中华心血管病杂志,1981,9(4):287.

822. 姜楞.先天性主动脉瓣上狭窄超声心动图特征.中华物理医学杂志,1983,5:24.

823. 姜楞.左心室壁瘤的二维超声显像特征及诊断价值.中华内科杂志,1987,26:11.

824. 姜楞,沈学东.二维脉冲多普勒超声心动图的临床诊断价值(附199例次检查和538处病损探测结果分析).中国超声医学杂志,1985,1(1):7.

825. 姜楞.经食道超声心动图.中华物理医学杂志,1989,11(4):242-244.

826. 姜霞,刘治晏.小儿心脏病临床超声诊断学.武汉:湖北科学技术出版社,1999.

827. 姜霞,付文瑾,郭瑞强,等.经食管超声对室间隔膜部瘤的诊断价值.中国超声医学杂志,1997,13(8):28.

828. 姜霞,刘治晏.小儿心脏病临床超声诊断学.武汉:湖北科学技术出版社,1998:220-226.

829. 蒋俊豪,王玉琦,符伟国,等.血管内超声显像在诊断主动脉夹层动脉瘤中的应用.中华外科杂志,2003,41(7):491-494.

830. 焦明德,田家玮.临床多普勒超声学.北京:北京医科大学中国协和医科大学联合出版社,1997.

831. 接连利,刘清华,吴乃森,等.彩色多普勒超声对胎儿心脏病的诊断研究.中华超声影像学杂志,2002,11:98-100.

832. 金元.超声脉冲多普勒在心脏病诊断中的应用.中华物理医学杂志,1983,5(3):171.

833. 金元,李翔.心脏瓣膜疾病的超声脉冲多普勒诊断.中华物理医学杂志,1985,7(1):44.

834. 金震东.现代腔内超声学.北京:科学出版社,2000.

835. 康维强,张运,葛志明,等.连续波多普勒定量测定跨室间隔缺损压差的准确性研究.中华心血管病杂志,1992,20:27.

836. 孔令秋,唐红.冠状静脉窦解剖及功能的临床再认识.四川解剖学杂志,2011,19(3):34-36.

837. 孔宪明,高海青,张筱赛.心脏血栓病学.北京:人民卫生出版社,2000:45.

838. 孔祥清.先天性心脏病介入治疗.江苏科学技术出版社,2003:145-163.

839. 李奥,王志刚,余进洪,等.液态氟碳纳米粒增强CT成像在兔VX2肝癌模型中的应用.中国医学影像技术,2010,26(5):809-811.

840. 李卜明,陈秀清,窦忠新.镜面右位心伴心内多处畸形1例.中国临床解剖学杂志,1999,17(2):152.

841. 李翠英,查道刚,杨莉,等.对比超声检测肾血管内皮炎症的初步研究.临床超声医学杂志,2006,8:9-11.

842. 李大动.多普勒超声测量肺动脉血流参数评价右室收缩功能的价值和限制性.中国超声医学杂志,1995,11:169.

843. 李得旺.心包积液压迫右心房——急性心脏填塞征的超声心动图新征象(动物试验及临床部分).重庆医药,1985,14(6):11.

844. 李冬蓓,黄云洲.超声心动图评价主动脉瓣反流程度.中国医学影像技术,2010,26(7):1383-1385.

845. 李建蓉,刘汉英.冠状动脉起源于肺动脉的超声诊断研究.中国循环杂志,1996,11:28-30.

846. 李军,张军,姚志勇,等.经胸超声心动图对室间隔缺损封堵术的选择标准和方法学研究.中国超声医学杂志,2003,19:584-587.

847. 李军,张军,周晓东,等.超声心动图对不同类型室间隔缺损封堵适应征的研究.中华超声影像学杂志,2005,14:85-88.

848. 李军.切面超声心动图检查左心耳及左心耳血栓.中华物理医学杂志,1989,11(1):71.

849. 李军,张军,钱蕴秋,等.无顶冠状静脉窦综合征的超声心动图表现.中国医学影像学杂志,2000,8(4):526-528.

850. 李军,张军,宋艳,等.室间隔缺损封堵术并发三尖瓣反流的原因分析.中华超声影像学杂志,2005,14:900-903.

851. 李莉,王红月,赵红,等.原发性心脏瓣膜肿瘤临床病理观察.中华病理学杂志,2006,35(3):144.

852. 李泉水,熊华化,许晓华,等.彩超对动脉导管未闭封堵术的治疗及疗效观察的价值.中国超声医学杂志,2002,18:114-115.

853. 李泉水.新编超声显像诊断学.南昌:江西科学技术出版社,1994.

854. 李榕生.主动脉瓣脱垂的二维超声心动图短轴切面特征.中华物理医学杂志,1985,7(3):157.

855. 李润南,陈尚恭.超声心动图评定左室舒张功能.中华心血管病杂志,1982,10(2):122.

856. 李守先,徐光亚.实用心脏外科学.济南:山东科学技术出版社,2000.

857. 李卫萍,秦永文,王尔松,等.超声心动图在室间隔膜周部缺损经导管封堵术中筛选病例的作用.中华超声影像学杂志,2003,12(5):269.

858. 李西有,金银云.二维超声心动图诊断诊断外伤性二尖瓣腱索断裂2例.中国超声医学杂志,1989,5(4):210.

859. 李翔.应用超声实时显像法诊断心房粘液瘤的初步体会.中华物理医学杂志,1980,2(3):141.

860. 李响,范宇,程克正,等.心肌背向散射积分检测的方法研究.生物医学工程学杂志,1998,15(4):377-382.

861. 李馨,高云华,谭开彬,等.携CD 54单抗的靶向超声造影剂增强兔腹主动脉内膜及粥样斑块显影的实验研究.中华超声影像学杂志,2005,7(3):229-232.

862. 李秀兰,邓又斌,杨好意,等.定量组织速度成像对肥厚型心肌病患者左心室局部收缩功能的研究.中华超声影像学杂志,2004,13:88-91.

863. 李益群,刘玉清,凌坚,等.先天性心脏病右室双出口的造影分型诊断及鉴别诊断.中华放射学杂志,1992,26(6):382.

864. 李英杰,于维汉,李天福,等.三维超声心动图.中国超声医学杂志,1987,4(3):288.

865. 李英杰.连枷二尖瓣叶(二尖瓣腱索断裂).中华物理医学杂志,1981,3(3):182.

866. 李永青,杨浣宜,李建蓉,等.心血管术中经食管超声心动图应用:205例分析.中国超声医学杂志,2000,16(5),376-379.

867. 李越.超声心动图新技术.北京:科学技术文献出版社,2001.

868. 李昭屏,中尾伸二,王金锐,等.经胸壁多普勒超声心动图对冠状动脉血流的检测—与冠状动脉造影对照研究.中国医学影像技术,2004,20:513-515.

869. 李治安.临床超声影像学.北京:人民卫生出版社,2003.

870. 李治安,栾姝蓉,裴金凤,等.超声心动图诊断急性肺栓塞的价值.心肺血管疾病杂志,2002,11(8):475-477.

871. 李治安,王新房.经食道超声心动图学.北京:人民卫生出版社,1997.

872. 李治安.彩色多普勒血流会聚法对于偏心性二尖瓣反流的临床价值.中华超声影像学杂志,1995,5(4):198.

873. 李治安.二维超声心动图和收缩时间间期评价冠心病患者左心室功能的对照研究.武汉医学院学报,1983,12(1):42.

874. 李治安.经食道彩色多普勒血流成像对心脏人工瓣的

估价. 中国医学影像技术,1990,6(3):15.

875. 李治安. 经食管超声心动图纵向扫描切面三维重建. 中华超声影像学杂志,1994,3(1):19.

876. 李治安. 食管超声心动图探查人工生物瓣二尖瓣撕裂三例. 中国循环杂志,1991,6(5):417.

877. 李治安. 双平面经食道超声心动图观察右室流出道-肺动脉狭窄. 中国医学影像技术,1991,7(4):15.

878. 李治安. 心内异常血流动态三维重建. 中华超声影像学杂志,1997,6(5):263.

879. 李治安,栾姝蓉. 急性肺血栓栓塞//李治安. 临床超声影像学. 北京:人民卫生出版社,2003:779-784.

880. 李治安,王新房,王加恩,等. 经食道彩色多普勒血流成像对心脏人工瓣的估价. 中国医学影像技术,1990,6(3):15.

881. 李治安. 临床超声影像学. 北京:人民卫生出版社,2003.

882. 李治安. 双平面经食道彩色多普勒血流成像的临床应用. 中华超声影像学杂志,1993,2(1):4.

883. 梁国芬. 马凡氏综合征的超声心动图诊断. 中华心血管病杂志,1983,11(2):123.

884. 梁海南,张少文,卢红. 原发性心脏横纹肌瘤 1 例. 中国超声医学杂志,1997,13(6):27.

885. 梁文华. 经静脉左心室腔声学造影剂的研究——与 Albunex 对比分析. 中国循环杂志,1996,11(10):614.

886. 林红. 血管内超声在冠状动脉疾病诊断及治疗中的应用. 华夏医学,2006,19:617-619.

887. 林贻梅. 二尖瓣关闭不全的超声分型改进和二尖瓣重建术前决策和术后疗效预测的关系. 中国超声医学杂志,1997,13(8):20-22.

888. 凌智瑜,王志刚,冉海涛,等. 超声微泡造影剂介导 VEGF 基因治疗大鼠心肌缺血的实验性研究. 中国超声医学杂志,2002,18(7):502.

889. 刘汉英,程克正. 心房黏液瘤的超声心动图诊断. 中华医学杂志,1980,60(4):227.

890. 刘汉英. 超声彩色多普勒血流图的应用研究. 中华医学杂志,1986,66(10):581.

891. 刘汉英. 超声心动图诊断部分型心内膜垫缺损. 中华心血管病杂志,1981,9(4):275.

892. 刘汉英. 超声心动图诊断单心室的价值. 中华物理医学杂志,1980,4(2):207.

893. 刘汉英. 先天性心脏病右室双出口的超声心动图诊断. 中华心血管病杂志,1981,9(1):25.

894. 刘汉英. 主动脉窦瘤破入右心室的超声心动图特征. 中华心血管病杂志,1980,8(2):108.

895. 刘汉英. 心脏与心旁无蒂肿瘤的超声心动图表现. 中华物理医学杂志,1983,5(2):71.

896. 刘吉斌. 现代介入性超声诊断与治疗. 北京:科学技术文献出版社,2004.

897. 刘健. 彩色多普勒血流会聚定量法评估二尖瓣反流严重程度的研究. 中国医学影像技术,1994,10(3):159.

898. 刘健,王伟民,崔嵬,等. 急性心肌梗死合并室间隔穿孔的临床分析. 中国介入心脏病学杂志,2004,12(6):332-334.

899. 刘江泽. 声学造影对肺心病右心功能的探讨. 中国超声医学杂志,1988,4(4):240.

900. 刘金耀. 大剂量多巴酚丁胺负荷超声心动图在分级心肌缺血中的应用价值. 中华超声影像学杂志,1997,6(1):28.

901. 刘锦纷. 先天性心脏病外科综合治疗学. 北京:北京大学医学出版社,2009.

902. 刘静华,邓又斌,杨好意,等. 应用组织速度成像和组织追踪法评价川崎病患儿左心功能. 中华超声影像学杂志,2005,14:113-115.

903. 刘俐. Valsalva 窦瘤破裂的动态三维超声心动图成像. 中华超声影像学杂志,1998,5(1):19.

904. 刘俐. 超声云雾影产生机制的实验室研究. 中国医学影像技术,1991,7(4):6.

905. 刘俐. 主动脉窦瘤的超声心动图诊断. 中华超声影像学杂志,1996,5(1):13.

906. 刘俐,王新房. 心血管腔内超声云雾影产生机制的动物实验研究. 中国医学影像技术,1991,4:7-8.

907. 刘俐,王新房. 二尖瓣疾患中左房超声云雾影形成的影响因素. 中国医学影像技术,1991,4:9-11.

908. 刘美珍,王京生. 心脏瓣膜疾病诊断治疗学. 北京:中国协和医科大学出版社,2001.

909. 刘明瑜. 正常新生儿超声心动图测值分析. 中华物理医学杂志,1983,5(2):77.

910. 刘奇河,钱蕴秋,李军,等. 单心室的彩色多普勒血流动力学分析. 中国超声医学杂志,2000,16(6):443-444.

911. 刘彤,黄体钢. 内皮功能损伤在心房颤动左房血栓形成中的作用. 天津医药,2006,(34)4:285-286.

912. 刘望彭. 超声心动图舒张晚期内径指数在估价左室舒张功能中的应用. 中国超声医学杂志,1986,2(1):21.

913. 刘望彭. 原发性充血型心肌病的 M 型超声心动图表现—附 25 例分析. 中华物理医学杂志,1980,2(1):17.

914. 刘文旭,李治安,孙琳. 经食管超声心动图与经胸超声心动图对风湿性心脏病左房血栓诊断价值的比较. 中华医学杂志,2003,17:80-81.

915. 刘文旭,李治安,孙琳,等. 心脏黏液瘤的超声心动图诊断(附 139 例手术对照). 中国医学影像技术,2003,10(5):607-608.

916. 刘夏天,谢明星,王新房,等. 实时三维彩色多普勒血流显像与磁共振定量心脏瓣膜反流束容积的对照研究. 中华超声影像学杂志,2007,16:193-197.

917. 刘兴钊,周志益,任建丽,等. 携抗 P-selecin 靶向超声造影剂犬体内超声分子成像. 中国医学影像技术,2014,30(8):1136-1140.

918. 刘娅妮,邓又斌. 心肌造影超声心动图与存活心肌的检测. 中国医学影像技术,2004,20:153-155.

919. 刘延玲,王浩,李澎,等. 超声心动图诊断右室双出口的价值(160 例与手术对比分析). 中国医学影像技术杂志,1998,6(3):209-211.

920. 刘延玲. 先天性心脏病 Ebstein 氏畸形的超声心动图诊断. 中华物理医学杂志,1981,3(2):68.

921. 刘延玲,熊鉴然.临床超声心动图学.第 2 版.北京:科学出版社,2007:903-911.

922. 刘延玲,戴汝平,王浩,等.经食管超声心动图引导房间隔缺损封堵治疗的研究.中华心血管病杂志,2001,29:12-14.

923. 刘延龄.彩色多普勒超声心动血流图诊断先天性心血管畸形的研究.中华心血管病杂志,1987,15(1):6.

924. 刘迎龙,李守军,萧明第.360 例五岁以下小儿法乐四联症根治术报告.中国循环杂志,1995,11(5):453.

925. 刘永民,吴清玉,胡盛寿,等.原发性右心系统肿瘤的外科治疗.中华外科杂志,1999,7:17.

926. 刘玉清.对《三尖瓣闭锁的 MRI 诊断(兼与超声心动图和心血管造影对照)》一文的评论.中华放射学杂志,1997,31(8):539.

927. 刘玉清.原发性心脏心包肿瘤影像学诊断的评价.中国医学影像学杂志,1993,1(0):1-5.

928. 刘豫阳.57 例完全性大动脉转位的临床诊断——附16 例尸检报告.中华心血管病杂志,1991,19(1):32.

929. 卢漫,唐红,贲可,等.超声心动图在降落伞状二尖瓣畸形诊断中的应用价值.中国医学影像技术,2005,21:1905-1907.

930. 卢晓芳 谢明星 王新房.超声心动图诊断肺动脉夹层——附3 例报告.中华超声影像学杂志,2006,15(3):186-189.

931. 卢晓芳,吕清,谢明星,等.实时三维超声心动图评价二尖瓣裂的初步研究.中国医学影像技术,2006,22:490-492.

932. 鲁成发,王新房.双氧水心脏声学造影在三尖瓣关闭不全诊断上的应用.武汉医学院学报,1982,11(3):37.

933. 陆凤翔.42 例黏液性水肿心脏改变的超声心动图观察.中华内科杂志,1982,21(5):292.

934. 陆欧伦.M 型超声心动图测定二尖瓣狭窄口径的价值.中华心血管病杂志,1980,8(2):127.

935. 陆应珍.超声造影诊断肺动静脉瘘.中国超声医学杂志,1991,7(2):142.

936. 栾姝蓉,李治安,何怡华,等.心肌声学造影超声心动图在肥厚性梗阻型心肌病化学消融术中的作用.中华超声影像学杂志,2002,11:709-712.

937. 栾姝蓉,李治安,陈小珠,等.超声检查在急性肺栓塞诊断中的价值.中华超声影像学杂志,2002,11(4):199-202.

938. 罗福成,施红.彩色多普勒超声诊断学.北京:人民军医出版社,2002.

939. 罗光生,吴先达,庄恒国.心包囊肿的外科治疗(1 例报告及文献复习).中国胸心血管外科临床杂志,1996,3(2):105-106.

940. 罗支农,宾建平.静注声振微气泡左心声学造影的实验研究.中国超声医学杂志,1995,11(5):378-379.

941. 吕清.彩色多普勒在二尖瓣球囊成形术中对疗效的及时评价.中国超声医学杂志,1994,10(2):41.

942. 吕清.二尖瓣位人工瓣的四维经食管超声心动图显示.中国超声医学杂志,1996,12(11):7.

943. 吕清.声振葡萄糖心脏声学造影与 CDFI 对心内分流的对比研究.中华超声影像学杂志,1997,6(1):4-7.

944. 吕清,卢晓芳,谢明星,等.实时三维超声心动图诊断先天性双孔二尖瓣畸形的初步研究.中国医学影像技术,2006,22:493-495.

945. 吕清,谢明星,王新房,等.主动脉瓣反流容积定量的实时三维彩色多普勒血流显像研究.临床心血管病杂志,2006,22(10):627-630.

946. 吕秀章,刘延玲.扩张型心肌病左心室血栓形成影响因素的超声心动图研究.中华超声影像学杂志,2001,10:20-22.

947. 马春艳,唐力,任卫东,等.经胸超声心动图诊断冠状动脉起源异常的临床价值.中国医学影像技术,2005,21:1500-1552.

948. 马小静.先天性心脏病 CT 诊断图谱.北京:人民卫生出版社,2010.

949. 马小静.先天性心脏病超声解剖学图谱.北京:人民卫生出版社,2009.

950. 孟庆兰,曹文强,金利新,等.近似左位下腔静脉双下腔静脉 1 例.中国临床解剖学杂志,1997,15(2):127.

951. 孟旭.四种人工机械瓣膜的临对比研究.中国胸心血管外科临床杂志,2001,8(4):269-271.

952. 孟旭.现代成人心脏外科二尖瓣修复理念.北京:北京出版社,2005.

953. 穆玉明,韩伟,汪师贞,等.超声引导 Amplatzer 伞闭合膜部室间隔缺损的价值.中华超声影像学杂志,2003,12(10):608.

954. 倪超.二维和多普勒超声心动图评价正常人静注多巴酚丁胺的生理反应.中国超声医学杂志,1997,13(1):13.

955. 倪显达,卢中秋,徐湘庭,等.超声心动图评价动脉导管未闭 Amplatzer 封堵器治疗前后心功能的变化.中国超声医学杂志,2002,18:749-751.

956. 牛海燕,智光,吴晓霞,等.声学造影评价左心室质量的实验研究.中国超声医学杂志,2006,22:324-326.

957. 牛海燕,智光.心肌声学造影的研究进展及应用.中国医学影像技术,2006,22:789-793.

958. 潘翠珍.经食管彩色血流显象诊断主动脉假性动脉瘤.中国超声医学杂志,1992,8(4):295.

959. 潘翠珍,舒先红,史浩颖.多普勒组织显像、组织同步显像及组织追踪技术评价心脏同步起搏治疗充血性心力衰减的疗效.中国超声医学杂志,2005,21:467-470.

960. 潘文明.经食道超声心动图诊断主动脉夹层分离.中华心血管病杂志,1992,20(6):346.

961. 裴金凤.二维和多普勒超声心动图评价同种主动脉瓣膜功能.中华心胸血管外科杂志,2000,16(1):44-45.

962. 裴秋艳,姜玉新,齐振红,等.正常孕 10～19 周胎儿静脉导管彩色血流频谱的初步探讨.中华超声影像学杂志,2005,14:914-917.

963. 裴秋艳,梁梅英,李建国,等.四腔心和流出道切面在常规产前先天性心脏畸形筛查中的意义.中国超声医学杂志,2007,23:538-540.

964. 戚兆清. 应用超声心动图法测定心脏周期中的各时相. 中华物理医学杂志,1980,2(1):48.

965. 钱菊英. 冠脉腔内超声显像在支架植入术中的初步临床应用. 中国超声医学杂志,1996,12(12):7.

966. 钱维源,胡红玲,郭建琼. 超声心动图诊断冠状静脉窦区病变. 中国超声医学杂志,2007,23(8):629-631.

967. 钱蕴秋. 彩色室壁运动(CK)分析评价节段运动的价值. 中国医学超声杂志,1997,13(增1):166.

968. 钱蕴秋. 二维超声心动图与声学造影诊断法乐氏四联症. 解放军医学杂志,1988,13(2):95.

969. 钱蕴秋. 心肌背向散射的研究进展. 中国超声医学杂志,1997,13(增1):8.

970. 钱蕴秋. 临床超声诊断学. 北京:人民军医出版社,1991.

971. 钱蕴秋. 实用超声诊断手册. 北京:人民军医出版社,2002.

972. 邱大学,曹文建,蒋国斌,等. 法洛四联症(非典型)永存左上腔静脉1例. 中国临床解剖学杂志,2001,19(4):294.

973. 裘佩春. 右心感染性心内膜炎的超声诊断. 中国超声医学杂志,1988,4(3):186.

974. 阙绪光,周令义. 二维超声心动图诊断不完全性心内膜垫缺损——附17例手术对照分析. 中华物理医学杂志,1987,9(1):11.

975. 冉海涛,王志刚,邹建中,等. 心脏超声组织定征研究:急性缺血与再灌注过程中心肌组织回声强度变化及其与心肌收缩力的关系. 中国超声医学杂志,1999,15(4):251-253.

976. 任焕忠. 心脏声学造影诊断房间隔缺损45例. 河北医药,1987,9(1):44.

977. 任建方. 二维和多普勒超声心动图评价慢性肺心病人右心形态的功能变化. 中华物理医学杂志,1989,11(1):5.

978. 任卫东,杨军,陈昕,等. 多平面经食管超声评价左心耳功能及左心耳血栓. 中国超声医学杂志,1999,10:16-18.

979. 上海第一医学院中山医院超声诊断室. 超声血管检测仪的临床诊断分析. 中华内科杂志,1977,16(1):61.

980. 申屠伟慧,邓又斌,刘红云,等. 定量组织速度成像技术对心肌致密化不全患者心肌同步性的研究. 中国超声医学杂志,2007,23(6):463-466.

981. 沈琪,吴梦琦. 超声心动图对肺动脉闭锁伴室间隔缺损的评价. 中国超声诊断杂志,2005,6(7):483-486.

982. 沈学东. 二尖瓣环非平面特性的超声心动图研究及其在二尖瓣脱垂诊断中的意义. 中国超声医学杂志,1994,10(1):2-5.

983. 沈学东. 冠脉造影正常者的腔内超声显像. 中国超声医学杂志,1995,11(1):2-4.

984. 沈学东. 连续波式多普勒从三尖瓣反流测定肺动脉收缩压的研究. 中华心血管病杂志,1989,17:348.

985. 沈学东. 脉冲多普勒超声心动图诊断动脉导管未闭. 中华心血管病杂志,1986,14(5):270.

986. 沈学东. 心血管病的多平面经食管动态三维超声显像. 中国超声医学杂志,1995,12(11):911-915.

987. 沈学东. 血管腔内超声显象对人体主动脉和腔静脉的初步研究. 上海医科大学学报,1993,20(2):100.

988. 施红,李黎. 右心导管肺小动脉嵌顿法左心声学造影对较小室间隔缺损的诊断价值. 中华物理医学杂志,1987,9(2):87.

989. 施怡声,王浩,李永青,等. 简单先天性心脏病室间隔缺损修补术后残余分流的超声心动图转归分析. 中国超声医学杂志,2007,23(11):823-825.

990. 施月芳. 双平面经食管超声心动图自动边缘检测评价左室腔面积的研究. 中国超声医学杂志,1994,10(5):13.

991. 舒先红,潘翠珍,施月芳,等. 实时三维超声心动图评价左心室心肌收缩同步性的初步临床研究. 中华超声影像学杂志,2005,14(9):645-648.

992. 舒先红. 超声消融动脉粥样硬化斑块的体外实验研究. 中国超声医学杂志,1996,12(1):3-6.

993. 宋艳. 老年退行性心脏瓣膜病超声心动图表现. 解放军医学杂志,2006,31(5):482.

994. 宋振才. 静脉推注微量双氧水心脏声学造影初步探讨. 贵州医药,1980,4(1):2.

995. 苏伟. 经静脉心肌声学造影定量心肌缺血的实验研究. 第一军医大学学报,1997,17(4):296.

996. 隋树建,姚桂华,张运,等. 彩色多普勒超声心动图诊断冠状动脉起源异常的价值. 中华超声影像学杂志,2004,13:645-648.

997. 孙海燕,黄瑛,黄福光,等. 超声心动图诊断三房心及其分型的价值. 中国超声医学杂志,2005,21(8):625.

998. 孙静平,詹姆斯·托马斯. 组织多普勒超声心动图. 北京:人民卫生出版社,2005.

999. 孙静平. 急性心肌梗塞患者多普勒超声心动图改变及其临床意义. 中华内科杂志,1989,28(12):708.

1000. 孙锟,陈树宝,江海,等. 复杂型先心病的三维超声心动图剖视诊断方法的研究. 中国超声医学杂志,1999,15(2):84-88.

1001. 孙琳,李治安,栾姝蓉,等. 超声心动图诊断右室双出口的价值(61例与手术结果对比分析). 中国医学影像技术,2002,18(10):995-997.

1002. 孙琪,智光,陈念. 经胸超声评价内乳动脉桥血管通畅性的研究进展. 中华超声影像学杂志,2006,15:233-235.

1003. 孙琪,智光,吴晓霞,等. 经胸超声评价冠状动脉旁路移植术后乳内动脉桥血管通畅性. 中华医学超声杂志(电子版),2006,3:145-147.

1004. 孙有刚,郭瑞强. 现代临床超声心动图学. 北京:科学出版社,2001.

1005. 孙有刚. 感染性心内膜炎的超声诊断. 中华物理医学杂志,1986,8(4):283.

1006. 唐红,曾静. 彩超诊断左室巨大黏液瘤一例. 临床超声医学杂志,2000,3(2):179-180.

1007. 唐力,马春燕,任卫东,等. 心内平滑肌瘤病的彩色多普勒血流成像诊断. 中国医学影像技术,2006,22(6):886-888.

1008. 唐胜才. 二维超声心动图和二维造影超声心动图诊断动脉导管未闭. 中国超声医学杂志, 1987, 4（3）: 270.

1009. 唐志宏. 心肌声学造影估测冠脉血流储备的实验研究. 中国超声医学杂志, 1997, 13（7）: 5.

1010. 田家玮. 心肌疾病超声诊断. 北京: 人民卫生出版社, 2002.

1011. 田家玮, 秦燕, 于波, 等. 超声心动图在室间隔缺损Amplatzer封堵术中的应用. 中国超声医学杂志, 2004, 13（1）: 20.

1012. 田津, 李治安, 杨娅, 等. 冠状动脉搭桥术前后内乳动脉桥及左前降支远段血流动力学改变的超声研究. 中国医学影像技术, 2004, 20: 221-223.

1013. 田志云. 二维超声显像在Ebstein畸形手术治疗中的价值. 中国超声医学杂志, 1989, 5（3）: 137.

1014. 汪曾炜, 刘维永, 张宝仁. 心血管外科手术学. 北京: 人民军医出版社, 1995: 404-424.

1015. 汪曾炜, 刘维永, 张宝仁. 心脏外科学. 北京: 人民军医出版社, 2003.

1016. 汪朝霞, 王志刚. 组织声学造影中的超声组织定征监控研究. 临床超声医学杂志, 2005, 7（6）: 407-409.

1017. 汪太平. AQ技术评价踏车试验阳性的冠心病心绞痛患者的左心功能. 中国医学超声杂志, 1997, 13（增1）: 199.

1018. 汪钟, 郑植荃. 现代血栓病学. 北京: 北京医科大学、中国协和医科大学联合出版社, 1997: 367-372.

1019. 王纯正, 徐智章. 超声诊断学. 第2版. 北京: 人民卫生出版社, 1999.

1020. 王红月, 宋来凤, 阮英茚. 心脏脂肪瘤的临床病理特点. 临床与实验病理学杂志, 2002, 18（1）: 44-45.

1021. 王鸿, 李慧忠, 耿丹明, 等. 多普勒超声评价胎儿房间隔瘤与房间隔缺损的相关性. 中华超声影像学杂志, 2000, 9: 610-612.

1022. 王惠玲. 小儿先天性心脏病学. 北京: 北京出版社, 1998: 1175-1193.

1023. 王慧芳, 熊奕, 吴瑛, 等. 胎儿心脏三血管气管平面在先天性心脏病筛查中的价值. 中华超声影像学杂志, 2006, 15: 120-122.

1024. 王加恩. 超声心动图诊断左室错构瘤一例. 中华心血管病杂志, 1986, 14（5）: 318.

1025. 王加恩. 二维彩色多普勒对先天性心脏病诊断的初步研究. 中华物理医学杂志, 1986, 8（4）: 209.

1026. 王加恩. 肺静脉血流的多普勒研究. 中华物理医学杂志, 1988, 10（2）: 70.

1027. 王加恩. 三心房的超声心动图诊断——附三心房并房间隔缺损一例报告. 中华物理医学杂志, 1982, 4（4）: 204.

1028. 王加恩. 生理性返流和病理性返流鉴别诊断的研究. 中华物理医学杂志, 1991, 13（2）: 73.

1029. 王加恩. 生理性返流的产生机制与鉴别. 中国医学影像技术, 1991, 7（1）: 8.

1030. 王建华, 尹洪宁, 袁雅东, 等. 组织多普勒超声评价肺动脉栓塞患者右室功能的研究. 中国医学影像技术,

2003, 12: 1676-1678.

1031. 王金瑜, 顾世明. 婴儿心脏横纹肌瘤的超声表现1例. 中国超声医学杂志, 2005, 21（11）: 879.

1032. 王金悦. 心肌纤维环运动的二维和M型超声心动图观察. 中国超声医学杂志, 1985, 2（1）: 110.

1033. 王静毅. 多普勒超声心动图观察巨大心房内云烟状态回声（附5例报告）. 中华物理医学杂志, 1985, 7（1）: 61.

1034. 王蕾, 王新房. 立体三维超声心动图的成像原理、应用概况及其发展前景. 临床心血管病杂志, 2010, 26（12）: 881-883.

1035. 王连生. 先天性心脏病动态三维超声心动图初步研究. 中华超声影像学杂志, 1997, 6（3）: 156.

1036. 王廉一, 李越, 温朝阳. 任意角度M型超声心动图对心肌梗塞患者的异常室壁分析. 中国超声医学杂志, 1998, 14: 11.

1037. 王廉一, 朱文玲, 郭丽琳, 等. 非瓣膜病心房纤颤左房血栓与栓塞的关系. 中华心血管病杂志, 1995, 4: 272-275, 312.

1038. 王佩显. 乙醚心脏超声造影. 中国医学影像技术, 1985, 1（1）: 17.

1039. 王荣发, 高伟, 余庆志, 等. 单心室的病理解剖特征和临床诊断. 临床儿科杂志, 2006, 24（5）: 372-373.

1040. 王荣发, 朱铭, 周爱卿. 12例房室不一致的右室双出口的病理解剖特征探讨. 临床儿科杂志, 1997, 15（8）: 327.

1041. 王善伯. 100例法乐氏四联症的超声心动图分析. 中华物理医学杂志, 1980, 3（2）: 129.

1042. 王士雯. 老年钙化性瓣膜病的病理学研究. 实用老年医学, 2000, 14（6）: 283-284.

1043. 王士雯, 钱方毅. 老年心脏病学. 第2版. 北京: 人民卫生出版社, 1998.

1044. 王新房, 张青萍. 中华影像医学——超声诊断学卷. 北京: 人民卫生出版社, 2002.

1045. 王新房. 超声心动图的临床应用—I. 超声心动图记录方法学. 中华医学会武汉分会超声学组1963年学术年会超声诊断论文集, 1963: 21.

1046. 王新房. 房间隔缺损的切面超声心动图——43例患者超声所见与手术结果对比研究. 中华物理医学杂志, 1983, 5（1）: 1.

1047. 王新房. 肺小动脉嵌顿注射双氧水进行左心系统声学造影的研究. 中华医学杂志, 1983, 63（10）: 593.

1048. 王新房. 切面超声心动图在漂浮导管气囊定位上的应用. 中国超声医学杂志, 1985, 创刊号: 2.

1049. 王新房. 双氧水心脏声学造影的实验研究. 中华医学杂志, 1979, 79（6）: 327.

1050. 王新房. 双氧水心脏声学造影在临床上的应用. 中华物理医学杂志, 1979, 1（1）: 2.

1051. 王新房. 四维超声心动图的临床应用. 中华心血管病杂志, 1996, 24（1）: 5.

1052. 王新房. 心血管腔内烟雾状回声形成与红细胞缗钱叠加的关系. 中华超声影像学杂志, 1993, 2（1）: 26.

1053. 王新房. 左位上腔静脉的超声心动图. 中华物理医学

杂志,1984,6(4):214.

1054. 王新房,李治安.彩色多普勒诊断学.北京:人民卫生出版社,1991.

1055. 王新房,肖济鹏.超声波在妊娠诊断上的应用——胎心超声检查法.中华妇产科杂志,1964,10(4):267.

1056. 王新房,张青萍.中华影像医学·超声诊断学卷.北京:人民卫生出版社,2004.

1057. 王新房.超声心动图学.第4版.北京:人民卫生出版社,2009:526-551.

1058. 王新房.经食道三维超声心动图的临床应用.临床心血管病杂志,1993,9(5):305.

1059. 王新房.经食管三维超声心动图.中国超声医学杂志,1994,10(2):5-6.

1060. 王新房.实时三维超声心动图——超声技术领域内的新突破.中华超声影像学杂志,2003,12:71-75.

1061. 王新房.实时三维超声心动图的成像方法、研究现状及其发展前景.中华心血管病杂志,2006,34:951-955.

1062. 王新房.实时三维超声心动图的演进、临床应用及其发展前景.中华医学超声杂志(电子版),2004,2(1):50-53.

1063. 王新房.四维超声心动图的成像方法与临床应用.临床心血管病杂志,1995,11(6):383-384.

1064. 王新房.有关实时三维超声心动图的几个问题.中国医学影像技术,2003,19(5):526-528.

1065. 王增伟,刘维永,张宝仁.心脏外科学.北京:人民军医出版社,2003:940-981.

1066. 王志刚,李兴升,李雪霖,等.超声微泡介导肝细胞生长因子促进大鼠梗死心肌血管新生.中国医学科学院学报,2008,30(1):5-9.

1067. 威廉斯.格氏解剖学.第38版.杨琳,高英茂,译.辽宁:辽宁教育出版社,1999:1045.

1068. 魏波,刘迎龙,刘永长.主-肺动脉间隔缺损及右肺动脉起源于升主动脉合室间隔完整型主动脉弓中断1例疗.中华胸心血管外科杂志,2002,18:141.

1069. 闻悝.二维脉冲多普勒诊断室间隔缺损.中国超声医学杂志,1988,4(4):209.

1070. 吴清玉.心脏外科学.济南:山东科技出版社,2003.

1071. 吴瑞萍,胡亚美,江载芳.诸福棠实用儿科学.第6版.北京:人民卫生出版社,1996:687-693.

1072. 吴玮.心脏超声造影诊断肺动脉瘘1例.中国超声医学杂志,1989,5(2):97.

1073. 吴晓霞,智光.冠心病超声诊断技术.世界急危重病医学杂志,2006,3:1219-1223.

1074. 吴晓霞,智光.心肌声学造影的相关成像技术及临床应用.中国医刊,2006,41:29-31.

1075. 吴雅峰,张桂珍.实用心脏超声诊断学.北京:中国医药科技出版社,1996.

1076. 吴雅峰.冠心病超声诊断.北京:人民卫生出版社,2002.

1077. 吴雅峰.胎儿心血管超声诊断.北京:人民卫生出版社,2004.

1078. 吴雅峰,胡大一,徐琳,等.多普勒超声心动图对急性肺动脉栓塞的诊断特点及分析.中华超声影像学杂志,2001,10(6):341-343.

1079. 吴瑛,刘涛,熊奕,等.胎儿心轴异常——先天性心脏病和胸腹病变的诊断线索.中国医学影像技术,2007,23:1059-1061.

1080. 吴瑛,王新房.二尖瓣生理性反流的彩色多普勒研究.中国超声医学杂志,1990,6(4):234.

1081. 吴瑛.彩色多普勒在瓣膜反流诊断中的应用.中国医学影像技术,1989,5(3):35.

1082. 吴瑛.主动脉瓣关闭不全的彩色Doppler诊断意义探讨.临床心血管病杂志,1988,4(4):243.

1083. 吴祖明.用A型超声示波法研究8种2D超声伪像的形成.物理实验,2002,22(8):12-16.

1084. 伍星,王志刚,李攀,等.叶酸靶向超声造影剂的制备及体外寻靶实验研究.中国超声医学杂志,2009,25(3):217-219.

1085. 伍于添,梁少华,杨灵,等.组织的超声背向散射频谱特性研究.中国超声医学杂志,1993,9(3):186-188.

1086. 武汉医学院第一附属医院.超声心动图学(内部发行).武汉:湖北省革命委员会卫生局,1975.

1087. 武汉医学院第一医院内科超声诊断小组.超声波在心包积液诊断上的应用.中华医学杂志,1973,7:411.

1088. 武汉医学院附属第一医院.超声心动图图谱.武汉:湖北人民出版社,1978.

1089. 武晋鸿,陆欧伦.心脏肿瘤的超声诊断.中国超声医学杂志,1986,3(2):134.

1090. 向慧娟,邓又斌.川崎病晚期心血管损害的超声研究进展.中国医学影像技术,2002,18(12):1324-1325.

1091. 向慧娟,邓又斌.超声评价川崎病后冠状动脉内皮功能及静脉输注维生素C的疗效.中国超声医学杂志,2003,19(12):910-913.

1092. 向慧娟,邓又斌.超声评价川崎病后静脉输注维生素C对肱动脉内皮功能的影响.中华超声影像学杂志,2004,13(2):115-117.

1093. 向慧娟,邓又斌.高分辨力超声评价川崎病后肱动脉内皮功能及静脉输注维生素C的疗效.临床儿科杂志,2003,21(11):688-691.

1094. 肖永祺.应用Amplatzer法行室间隔缺损封堵的临床应用.心血管病学进展,2006,27(3):312.

1095. 谢峰,Shapiro JR,Meltzer RS.心肌超声心动图造影冠状动脉内注射微泡造影剂剂量与效应的相互关系.中国超声医学杂志,1989,5(4):197.

1096. 谢峰.心肌超声心动图造影—冠状动脉内注射微泡剂剂量与效应的相互关系.中国超声医学杂志,1989,5(4):197.

1097. 谢峰.新型声学造影剂非损伤性估价正常心肌血流灌注的实验研究.中国超声医学杂志,1996,12(12):1.

1098. 谢峰.二次谐波显像估价正常心肌血流灌注.中国超声医学杂志,1997,13(10):1.

1099. 谢晋国.经静脉左心声学造影的临床应用价值.中国超声医学杂志,1996,12(9):15.

1100. 谢晋国,查道刚,宾建平,等.经静脉左心室声学造影对左心室附壁血栓的诊断价值.临床内科杂志,2005,12:175-176.

1101. 谢明星,王新房,吕清,等.实时三维超声心动图应用初步探讨.中华超声影像学杂志,2003,12(2):80-85.

1102. 谢明星,张静,王静,等.速度向量成像评价左束支传导阻滞患者左心室收缩同步性.中华超声影像学杂志,2007,16(7):553-557.

1103. 谢明星.动态三维超声心动图评价二尖瓣关闭不全.中国超声影医学杂志,1998,14(6):24.

1104. 谢明星.实时三维超声心动图测量二尖瓣狭窄瓣口面积的初步探讨.中华超声影像学杂志,2006,15(12):881-884.

1105. 谢明星.四维超声心动图显示房间隔缺损的临床研究.中华超声影像学杂志,1998,7(1):14.

1106. 谢明星,邓斌华,王新房,等.实时三维超声心动图结合声学造影测量犬左室容积.中国医学影像技术,2005,21:166-168.

1107. 谢明星,王新房,孙鲲,等.三维彩色多普勒重建评价二尖瓣偏心性反流.中华超声影像学杂志,2003,12:645-647.

1108. 熊华花,李泉水.超声在法洛四联症中的应用进展.临床超声医学杂志,2002,4(1):31-33.

1109. 熊长明,程显声.急性肺栓塞的早期识别和治疗.中华全科医师杂志,2003,2(2):80-82.

1110. 徐大地,王舒,陈秀玉.二维超声诊断法洛氏四联症伴肺动脉瓣缺如.临床超声医学杂志,2001,3(1):40-41.

1111. 徐南图.Pombo 和 Teichholz 公式超声心动图左心功能测定 1604 例报告.中国超声医学杂志,1988,4(增):26.

1112. 徐南图.造影超声心动图右心功能测定 2505 例报告.中国超声医学杂志,1988,4(4):198.

1113. 徐启彬.感染性心内膜炎的超声显像诊断.中国超声医学杂志,1986,2(1):17.

1114. 徐锐,杨学东,林吉征,等.单纯型肺动静脉瘘的影像学评价(附 5 例报告).医学影像学杂志,2003,13(5):363-364.

1115. 徐伟,诸骏仁.老年钙化性瓣膜病的临床表现及诊断.实用老年医学,2000,14(6):286-288.

1116. 徐勇,智光,杨庭树,等.实时三维超声心动图评价心肌梗死合并室壁瘤患者左心室容积及射血分数.第二军医大学学报,2006,27:649-651.

1117. 徐长新.用超声脉冲多普勒频谱图计算血流量的新方法—简化积分法.中华物理医学杂志,1986,8(1):11.

1118. 徐志伟,王顺民,苏肇伉,等.右室双出口解剖条件影响矫治手术选择和生存的危险因素分析.中华胸心外科杂志,2003,19(5):264-265.

1119. 徐智章,张爱宏.外周血管超声彩色血流成像.北京:人民卫生出版社,2002.

1120. 徐智章.超声实时扇形法诊断动脉导管未闭.中华物理医学杂志,1985,7:145.

1121. 徐智章.维生素丙和碳酸氢钠化合产生的二氧化碳用于超声心腔造影的研究.中华物理医学杂志,1981,3:193.

1122. 徐智章,丁红.新型超声照影非线性成像技术.上海医学影像,2002,11(4):314-316.

1123. 徐智章.超声波对心脏疾病诊断研究的初步报告 I.心波群反射的实验研究.上海第一医学院学报,1964,2(2):251.

1124. 徐智章.应用超声心动图法诊断风湿性心脏病二尖瓣狭窄初步报告.中华医学杂志,1964,50(6):353.

1125. 许燕施,仲伟,胡厚达.解剖 M 型超声技术检测左心室室壁运动的准确性.上海医学影像,2007,16:87-89.

1126. 许玉芳.超声心动图测定左室心肌重量的实验研究.临床医学影像杂志,1996,7(4):226.

1127. 薛清,韩林,张冠鑫.无顶冠状静脉窦综合征的诊断与外科治疗.第二军医大学学报,2010,31(3):306-309.

1128. 薛淦兴,吴清玉,吕锋.心脏黏液瘤的新概念.中华外科杂志,1995,33(6):323-324.

1129. 阎鹏.小儿超声心动图学指南.北京:人民卫生出版社,2000:206-209.

1130. 杨思源.小儿心脏病学.第 3 版.北京:人民卫生出版社,2005:378-387.

1131. 杨忠,邓学东,马建芳.超声心动图诊断胎儿冠状静脉窦扩张.中国医学影像技术,2012,28(11):2037-2040.

1132. 杨海涛,沈向前,周胜华,等.冠状动脉导引钢丝在多发性肺动静脉瘘封堵术中的应用.中国介入心脏病学杂志,2004,12(1):58.

1133. 杨好意,邓又斌,毕小军,等.定量组织速度成像测量二尖瓣环运动速度评价扩张型心肌病患者左室舒张功能.中国医学影像技术,2003,19:34-36.

1134. 杨好意,邓又斌,常青,等.定量组织速度成像和组织追踪法对扩张型心肌病患者左心室收缩功能的研究.中华超声影像学杂志,2003,12:203-206.

1135. 杨静,郭立琳,方理刚,等.心内平滑肌瘤病的临床及心脏超声特点.临床心血管病杂志,2011,27(11):852-855.

1136. 杨敏洁,夏黎明,江文涛,等.肺动脉闭锁伴室间隔缺损的多层螺旋 CT 诊断.放射学实践,2005,20(6):489-492.

1137. 杨亚利,谢明星,王新房,等.经胸超声心动图诊断先天性右位心 17 例及文献分析.中国超声医学杂志,2003,19(7):507-509.

1138. 杨娅.矫正型大动脉转位的彩色多普勒血流成像分析.中国医学影像技术,1992,8(1):2.

1139. 杨娅.室间隔缺损修补术后残余分流自然愈合的彩色多普勒超声心动图观察.中华超声影学杂志,1995,4(1):5.

1140. 杨娅.双平面经食道彩色多普勒显像观察冠状动脉瘘.中国医学影像技术,1995,11(4):241.

1141. 杨扬,王志刚,郑元义,等.新型液态氟碳纳米脂质微球超声造影剂的制备及显像实验研究.中华超声影像学杂志,2009,18(2):171-174.

1142. 杨扬,王志刚,郑元义,等.液态氟碳纳米脂质微球超声造影剂用于增强正常大鼠CT显像实验研究.中国医学影像技术,2008,24(9):1341-1344.

1143. 杨跃进,尤士杰,高润霖 等.中国人成人先天性孤立性左室憩室的临床和影像诊断特点.中华内科杂志,2000.

1144. 姚远,李胜利,陈琮瑛,等.大动脉转位的产前超声诊断.中华超声影像学杂志,2007,16:178-179.

1145. 姚直纯.低剂量多巴酚丁胺超声心动图检测心肌梗塞后可逆的功能障碍.中国超声医学杂志,1997,13(10):45.

1146. 尹立雪,蔡力,李春梅,等.心内组织多普勒超声显像标测心脏传导系统心肌兴奋——心肌电和机械兴奋多参数显像.中华超声影像学杂志,2001,10(1):44-48.

1157. 于小华,吴波,石群立,等.主动脉瓣乳头状弹力纤维瘤1例报道并文献复习.诊断病理学杂志,2004,11(6):396.

1148. 余芬,邓又斌.二维超声应变成像的临床应用.中华超声影像学杂志,2007,16(3):269-271.

1149. 余志庆,周爱卿,高伟,等.肺动静脉瘘的诊断与治疗:附8例报告.中国当代儿科杂志,2003,5(3):271-272.

1150. 袁光华.超声诊断仪技术进展与操作图.北京:北京医科大学中国协和医科大学联合出版社,1991.

1151. 袁光华,张武,简文豪.超声诊断基础与检查规范.北京:科学技术文化出版社,2001.

1152. 袁建军,田军.超声心动图临床应用.郑州:河南医科大学出版社,2000.

1153. 袁莉.实时三维超声心动图与手术测量二尖瓣狭窄瓣口面积的对照研究.中华超声影像学杂志,2006,15(4):258-261.

1154. 张爱宏.应用超声心动图诊断左室早期肥厚的探讨.中华物理医学杂志,1980,2(1):1.

1155. 张爱宏.两维超声心动图的人心断面解剖及临床探查图象.陕西新医药,1982,11(1):2.

1156. 张波宝.医学影像物理学.人民卫生出版社,2005:176.

1157. 张楚武,白玉茹.超声心动图诊断学.乌鲁木齐:新疆人民出版社,1978.

1158. 张楚武.150名正常人超声心动图分析.陕西新医药,1979,8(6):2.

1159. 张德军.医学超声成像新技术的物理声学基础.中国超声医学杂志,1999,15(11):875-878.

1160. 张棣,李智贤,龙伟吟,等.彩色室壁运动分析技术评价缺血性心肌病患者室壁运动异常.中国超声诊断杂志,2001,4(2):14-16.

1161. 张尔永,田子朴,安琪,等.单纯二尖瓣瓣上狭窄环的诊断和治疗.中华胸心血管外科杂志,1998,14(3):181-182.

1162. 张高星.超声心动图三维重建定量左室壁膨展容积的实验研究.中国超声医学杂志,1995,11(9):702-705.

1163. 张供,于建华,宋士秋,等.主动脉弓离断合并主-肺动脉间隔缺损1例(附文献复习).山东大学学报(医学版),2004,42:359-360.

1164. 张国辉.多普勒能量组织成像定量左室缺血和梗塞心内膜面积.中国超声医学杂志,1997,13(6):4.

1165. 张国如.用临床和超声心动图估价扩张型心肌病患者的预后.中华心血管病杂志,1989,17(4):232.

1166. 张汉京.二维超声心动图诊断房间隔膨胀瘤.中华物理医学杂志,1986,8(4):220.

1167. 张缙熙.彩色多普勒技术(CDFI)考试大纲辅导教材.北京,科技文献出版社,1999:74-75.

1168. 张晶,李立环.经食管超声心动图在心外手术心脏辅助中的应用.中华麻醉学杂志,2006,26(2):189-191.

1169. 张军,李军,钱蕴秋,等.彩色多普勒超声心动图诊断法洛氏三联症及其血流动力学特征分析.中国超声医学杂志,2001,3:33-36.

1170. 张军,李军,张玉顺,等.超声心动图指导Amplarzer封堵器在房间隔缺损封堵中的价值.中国超声医学杂志,2001,17:425-428.

1171. 张军,张玉顺,康云帆,等.心导管及经胸小切口两种路径房间隔缺损封堵比较及超声心动图监测的价值.中华超声影像学杂志,2002,11:147-150.

1172. 张开滋.实用心血管综合征学.北京:科学技术文献出版社,1999.

1173. 张开滋.Marfan综合征.临床荟萃,1992,7(3):97-99.

1174. 张龙江,祁吉.分子影像学探针的研究与进展.国外医学临床放射学分册,2006,29(5):289-293.

1175. 张梅.多普勒超声心动图测量右室舒张功能的新方法.中华医学杂志,1992,72:550.

1176. 张梅.声学定量技术评价左室舒张功能的价值.中国超声医学杂志,1993,9:94.

1177. 张梅,张运,赵玉霞,等.计算机定量分析二尖瓣反流患者左室功能.中华超声影像学杂志,1994,3:97-99.

1178. 张青萍,李泉水.现代超声显像鉴别诊断学.南昌:江西科学技术出版社,1999.

1179. 张庆桥,蒋世良,凌坚,等.主动脉弓离断合并主-肺动脉间隔缺损的心血管造影诊断.中国循环杂志,2002,17:377-379.

1180. 张仁福,汪曾炜,孙立志,等.56例单心室外科治疗经验.中华胸心血管外科杂志,1999,15(2):87-89.

1181. 张瑞安.80例正常人左心排血量超声心动图的测定.中华医学杂志,1976,56(11):714.

1182. 张善驷.二维超声心动图对部分复杂性先天性心脏病的鉴别诊断.中国超声医学杂志,1988,4(增):25.

1183. 张薇,张运,张梅,等.实时三维超声心动图对室间隔缺损诊断的实验研究.中华超声影像学杂志,2003,12(2):98.

1184. 张稳柱,查道刚,余梦菊,等.心肌声学造影定量心肌血流判断存活心肌的实验研究.中华心血管病杂志, 2003,31;216-219.

1185. 张武.124例正常超声心动图测量与分析.中华医学杂志,1977,57(5):287.

1186. 张武.主动脉夹层动脉瘤的无损影像诊断.中国医学影像技术,1987,3(3):27.

1187. 张晓明,姜华东,袁张根,等.下腔静脉变异及其临床意义.浙江大学学报(医学版),2000,29(5):234-235.

1188. 张啸飞,程显声.深静脉血栓形成流行病学及遗传流行病学研究进展.中国循环杂志,1999,14:123-124.

1189. 张永珍.超声显像诊断房间隔缺损.中华物理医学杂志,1986,8(2):75.

1190. 张玉金.彩色多普勒超声心动图诊断主动脉窦瘤破裂.中国医学影像技术,1994,10:212.

1191. 张玉萍.声学定量彩色室壁运动技术评价正常人左室壁收缩功能.中华超声影像学杂志,1997,6(5):245.

1192. 张玉萍,樊朝美,刘醒,等.声学定量彩色室壁运动技术评价正常人左心室壁收缩功能.中华超声影像学杂志,1997,6(5):245-247.

1193. 张玉顺,李寰,代政学,等.室间隔缺损介入治疗后并发封堵器移位的原因分析.心脏杂志,2005,17:172-174.

1194. 张玉顺,张军,李寰,等.超声心动图在介入治疗动脉导管未闭中作用的再评价.中国超声医学杂志,2002,18:685-687.

1195. 张玉顺,朱鲜阳,张军.先天性心脏病介入治疗与超声诊断进展.西安:世界图书出版公司,2005:129-144.

1196. 张运.连续波多普勒和双心导管同步测量肺小动脉嵌顿压的研究.中华超声影像学杂志,1994,1:10.

1197. 张运.多普勒超声心动图学.青岛:青岛出版社,1988.

1198. 张运.介入性超声心动图学.济南:山东科学技术出版社,2000.

1199. 张运.多平面经食管超声心动图的临床研究.中华超声影像学杂志,1995,4:1.

1200. 张运.多平面经食管三维超声心动图与左室造影测量左室收缩功能的对比研究.中国超声医学杂志,1997,13:1.

1201. 张运.连续波多普勒超声估测左室松弛时间常数的研究.中华心血管病杂志,1992,20:315.

1202. 张运,张梅,葛志明,等.连续波多普勒和心导管同步测量右室压力最大上升速率的研究.中华心血管病杂志,1993,21:284-285.

1203. 张运,张梅,张薇,等.实时三维超声心动图探测方法和切面显像的研究.中华超声影像学杂志,2003,12(2):76-79.

1204. 张运.超声心动图测量心功能的临床应用的研究进展.中国超声医学杂志,1992,8:89.

1205. 张运.对几种估测左室舒张功能技术的评价.中华心血管病杂志,1992,20:143.

1206. 张运.多平面经食道超声心动图的临床应用和研究进展.中国超声医学杂志,1994,10(2):6-7.

1207. 张运.三维超声心动图:从静态、动态到实时.中华超声影像学杂志,2003,12:69-70.

1208. 张治刚,于晓敏,刘新民,等.6例肺动静脉瘘并发脑脓肿的临床分析.心肺血管杂志,2004,23(1):26-29.

1209. 章朝霞,潘翠珍,舒先红,等.实时三维超声心动图定量评价左室容积及其收缩功能的研究.中国超声医学杂志,2004,20:265-269.

1210. 赵博文,姜卫香,杨园,等.时间-空间相关成像技术评价胎儿心脏形态结构的初步研究.中国超声医学杂志,2007,23(2):145-147.

1211. 赵博文,潘美,杨倩,等.胎儿实时三维超声心动图临床应用的初步研究.中国超声医学杂志,2006,22:543-545.

1212. 赵锋,张卓,王孝丽.心包囊肿的影像学诊断(附38例报告).中国医学影像技术,2001,17(4):342.

1213. 赵研峰.以二维超声心动图探查冠状动脉.中华物理医学杂志,1983,5(2):119.

1214. 赵砚峰.二维超声心动图对二尖瓣口面积的测定.中华物理医学杂志,1980,3(2):173.

1215. 赵玉华.风湿性二尖瓣病变的彩色多普勒超声表现.第二军医大学学报,1988,9(6):542.

1216. 赵玉华.马凡氏综合征心血管病变多晶体超声切面像及超声心动图的表现(3例报告).中华物理医学杂志,1979,2(1):65.

1217. 赵玉华,查长松,陈宁宁,等.正常心脏CK图像与AQi超声定量分析.中国超声医学杂志,1997,13(3):24-27.

1218. 赵玉华,姚伟,陈兰芳,等.实物声学密度定量的初步探讨.中国超声医学杂志,1998,14(7):1-3.

1219. 郑慕白,郭文彬.超声心动图综合解析与诊断.北京;科学技术文献出版社,2002:131-134.

1220. 郑元义,王志刚,冉海涛,等.自制高分子材料超声造影剂及初步实验研究.中国超声医学杂志,2004,20(12):887-890.

1221. 郑昭伦.多平面经食管三维超声心动图定量评价右心室收缩功能准确性的研究.中国超声医学杂志,1997,13:28.

1222. 郑兆通,张薇,黎莉.成人冠状静脉窦扩张原因的临床研究.中华超声影像学杂志,2004,13(7):500-504.

1223. 郑宗锷,杨亚利.王新房教授-中国超声心动图发展中的先驱者.临床超声医学杂志,2013,15(3):212-216.

1224. 郑宗锷.中国王新房教授:现代超声心动图之父.临床心电学杂志,2011,20(6):401-408.

1225. 智光.冠心病超声诊断学.北京:人民军医出版社,2001.

1226. 中国超声医学工程学会第二届超声诊断安全阈值及胎儿畸形研讨会会议纪要.中国超声医学杂志,2006,22(2):160-161.

1227. 中华医学超声杂志编辑部.专家访谈:我国超声心动图研究的先驱者王新房教授.中华医学超声杂志(电子版),2013,10(9):698-701.

1228. 中华医学超声杂志编辑部.专家访谈:我国超声诊断先驱者:著名的超声专家徐智章教授.中华医学超声杂志(电子版),2013,10(7):522-524.

1229. 中华医学超声杂志编辑部.专家访谈:中国超声医学的开拓者周永昌教授.中华医学超声杂志(电子版),2013,10(1):5-7.

1230. 钟敬泉.对超声心动图负荷技术的评价.中华超声影像学杂志,1997,6(1):43.

1231. 周爱卿.心导管术-先天性心脏病诊断与治疗.济南:山东科技出版社,1997.

1232. 周斌全,鲁端.风湿性心脏病二尖瓣狭窄患者左房血栓形成的多因素回归分析.临床心血管病杂志,2001,17(2):59.

1233. 周达新,葛均波,陈灏珠.室间隔缺损封堵治疗的疗效和安全性.中华心血管病杂志,2003,31:330-333.

1234. 周国宝.二尖瓣环的非平面特性对二尖瓣脱垂诊断的重要性.中国超声医学杂志,1995,11(2):55-56.

1235. 周立明,郭瑞强,周青,等.彩色多普勒超声对缩窄性心包炎和限制性心肌病的鉴别诊断.中华超声影像学杂志,2003,12(5):272-274.

1236. 周启昌,曹丹鸣,章鸣,等.三血管观在胎儿复杂心脏病超声诊断中的应用.中国超声医学杂志,2005,21:942-944.

1237. 周启昌,范平,高梅,等.胎儿心脏肿瘤的产前超声诊断.中华超声影像学杂志,2001,10:602-604.

1238. 周启昌,范平,高梅,等.心脏轴测定在胎儿先天性心脏病产前超声诊断中的临床意义.中华妇产科杂志,1999,34:228-230.

1239. 周启昌,范平,彭清海,等.产前超声筛查胎儿中晚期心脏病的临床研究.中华超声影像学杂志,2006,15:914-917.

1240. 周启昌,范平,章鸣,等.超声诊断胎儿永存动脉干.中华超声影像学杂志,2004,13:759-762.

1241. 周启昌,范平,章鸣,等.产前超声诊断胎儿法洛四联症.中华超声影像学杂志,2004,13:49-51.

1242. 周启昌,彭清海,章鸣,等.产前超声筛查胎儿早期心脏病的方法学研究.中华超声影像学杂志,2007,16:43-46.

1243. 周启昌,谈海英,鲁树坤,等.彩色多普勒超声在胎儿心脏病诊断中的应用.中华妇产科杂志,1996,31:474-476.

1244. 周启昌,章鸣,彭清海,等.胎儿房室间隔缺损的产前超声诊断.中国超声医学杂志,2004,20:311-314.

1245. 周永昌,郭万学.超声医学.第5版.北京:科学技术文献出版社,2006.

1246. 周忠江,刘伊丽,吴平生,等.超声介导微泡空化靶向传输血管内皮生长因子基因促血管新生的实验研究.中国病理生理杂志,2002,18:1684-1685.

1247. 朱慧君.肥厚型心肌病二维超声心动图的形态特征分析.上海医科大学学报,1993,20(1):77.

1248. 朱梅,张楠,冯娟.无顶冠状静脉窦综合症的超声心动图诊断.中国超声医学杂志,2011,27(7):663-665.

1249. 朱清於,金崇厚,吴波,等.先天性心血管畸形节段分析-文献复习与130例尸检材料.中国循环杂志,1991,6(1):51-53.

1250. 朱清於,金崇厚.先天性心脏病病理解剖学.第3版.北京:人民军医出版社,2001,2:159-165.

1251. 朱若燕,桂永浩,李丽蟾,等.三个心脏超声切面在常见先天性心脏病产前诊断中的作用.中华围产医学杂志,2006,9:404-407.

1252. 朱若燕,桂永浩,李丽蟾,等.胎儿心脏锥干畸形产前诊断评价.中华围产医学杂志,2006,9:84-88.

1253. 朱善良,陈树宝,孙锟,等.组织多普勒超声检测单心室心功能.中华超声影像学杂志,2006,15(4):273-276.

1254. 朱天刚,王新房.经周围静脉注射声振微泡进行左心声学造影.中国超声医学杂志,1991,7(3):199.

1255. 朱伟.超声心动图自动边缘检测评价左室收缩功能——与电磁流量计和X线造影的对照研究.中国超声医学杂志,1996,12(7):1-5.

1256. 朱文玲.M型超声心动图评定急性心肌梗塞左室功能的初步观察.中华心血管病杂志,1986,14(5):274.

1257. 朱晓东,薛淦兴.心脏外科指南.北京:世界图书出版公司,1990:261-262.

1258. 朱叶锋,冉海涛,张群霞,等.靶向纳米脂质超声造影剂制备及其体外寻靶能力实验研究.中国超声医学杂志,2009,25(3):220-222.

1259. 卓莉莎,李锐,华兴,等.前列腺癌靶向超声造影剂对荷瘤裸鼠靶向显像的研究.中华超声影像学杂志,2007,16(6):535-537.

1260. 邹利光.马凡综合征心血管病变的影像诊断.第三军医大学学报,2001,23(9):1120-1123.

索　引

3D 打印机　85

A

AcuNav V 三维心腔内超声系统　219

Aloka 公司　5

Arantius 结节　317

A 位(antero position)　660

A 位(anter position)　983

阿-斯综合征　590

艾森曼格综合征(Eisenmenger's syndrome)　791

艾森曼格综合征(Eisenmenger' syndrome)　839

B

Bernoulli 方程(Bernoulli equation)　104,270

Berry 综合征(Berry syndrome)　722

Bland-White-Garland 综合征　755

B 型超声(B mode ultrasonography)　41

靶点起搏(target pacing,TP)　225

靶向超声造影剂(targetable ultrasonic contrast agent)　6

斑点追踪显像(speckle tracking imaging,STI)　1001

斑块负荷(plaque burden,%)　242

斑块破裂(plaque rupture,PR)　244

半月瓣(semilunar valve)　317

半月现象(half-moon phenomena)　242

伴有肺动脉正常起始的主动脉转位(inversion of the aorta with normal origin of the pulmonary artery)　875

瓣口面积(valvular area)　451,452,461

瓣叶赝像(valvular artifact)　118

瓣周反流(paravalvular regurgitation)　456

瓣周漏(paravalvular leakage,periprosthetic leaks)　456,457

瓣周脓肿(paravalvular abscess)　461

背向散射(backscatter)　21

闭合回流(closure backflow)　455

壁冠状动脉　242

壁内血肿(intramural hematoma)　487,488

标准双平面经食管超声心动图探头(standard double-planed echocardiographic probe)　7

表层显像(surfacerendering display)　65

病毒性心肌炎(viral myocarditis)　589

波源(wave source)　87

泊肃叶方程(Poiseuille equation)　91

薄壳型(shell-like)　65

不均匀旋转伪像　243

不完全型三房心(incomplete cor triatriatum)　775

部分型肺静脉畸形引流(partial anomalous pulmonary venous connection,PAPVC)　691

C

Carpentier 分类　356

彩色编码数字型多道选通门多普勒(color-codes digital multigated Doppler)　4

彩色多普勒(color Doppler)　22

彩色多普勒经食管超声心动图探头(pediatric transesophageal color Doppler echocardiographic probe)　7

彩色多普勒血流成像(color Doppler flow mapping,CDFM or color Doppler flow imaging,CDFI)　4,110

彩色多普勒血流会聚法(color Doppler flow convergence region,FCR)　842

彩色多普勒血流显像(color Doppler flow imaging)　981

彩色多普勒窄角方锥形显示(color Doppler narrow angle pyramid display)　67

彩色零线(基线)的移动(color baseline shift)　114

彩色能量多普勒(color power Doppler imaging)　5

彩色能量多普勒(power color Doppler 或 Doppler power imaging)　119

彩色三维(3D color)　77

彩色室壁动力图(color kinesics,CK)　257

彩色室壁动态技术(color kinesis,CK)　21,544

彩色室壁运动幅度(color wall motion kinesis)　277

彩色血流图(color map)　110

彩色抑制(color rejection)　114

残余心腔(rudimentary chamber)　910

侧倾碟瓣(tilting disc valve)　441

层流(laminar flow)　112,115

层流流动(laminar flow)　91

差异性发绀(differential cyanosis)　684

长椭球公式(prolate ellipsoid formula)　284

长轴切面(long axis view)　47

超宽频带(ultrawide band)　59

超声波(ultrasound wave)　18

超声断层图(ultrasonotomogram) 3

超声心动图(echocardiography) 2,930

超声心脏断层图法(ultrasono-cardiotomography) 3

超声组织定征技术(ultrasonic tissue characterization,UTC) 592

城墙样曲线(图22-2) 332

川崎病(Kawasaki disease) 595

穿透性动脉粥样硬化溃疡(penetrating atherosclerotic ulcer) 487

纯净造影成像技术(pure contrast harmonic imaging) 167

错构瘤(hamartoma) 622

D

DeBakey 479

DeBakey 分型(DeBakey type) 480,490

Di-George 综合征(Di-George syndrome) 683

达峰值速度时间(time-to-peak velocity,Tp) 564

大动脉调转术(arterial switch operation,ASO) 898

大动脉关系异常(abnormally related great arteries,ANRGA) 660

大动脉关系正常(normally related great arteries,NRGA) 660

大动脉异位(malposition of the great arteries,MGA) 660,898

大动脉转位(transposition of the great arteries,TGA) 660,987

带瓣人工管道(artificial pipeline with valve) 442

单瓣叶主动脉瓣畸形(unicuspid aortic valve,UAV) 672

单纯性频率失真(simple aliasing) 95

单纯性舒张性心衰(diastolic heart failure,DHF) 546

单平面(uni-plane) 192

单室心(univentricular heart) 917

单心动周期全容积成像(single beat real-time full-volume three-dimensional echocardiography) 8

单心室(single ventricle) 917

弹丸式静脉注射(即团块注射 bolus injection) 167

弹性模量(elastance) 953

导丝伪像 243

倒错(又称混叠或倒置,aliasing) 117

电影回放(cine-loop) 58

电子扇形扫描(electronic sector scanning) 4

靛氰蓝绿(indocyanine green) 163

吊床型二尖瓣(hammock-like mitral valve) 362

定量组织多普勒速度成像(QTVI) 593

定量组织速度成像(quantitative tissue velocity imaging,QT-VI) 124

动-静脉血管瘤(arterio-venous hemangioma,或曲张动脉瘤 cirsoid aneurysm) 622

动力性肺动脉高压(Dynamic pulmonary hypertension) 839

动脉导管未闭(patent ductus arteriosus,PDA) 837,1019

动脉调转术(arterial switch) 888

动脉干嵴(truncus ridge) 850

动脉韧带(Arterial ligament) 837

动脉圆锥(Conus arteriosus) 658

动脉造影(arteriography) 486

动态三维超声心动图(dynamic three-dimensional echocardiography) 8,65

动态三维图像(dynamic three dimensional imaging) 8

窦房结(atrionector) 227

短轴切面(short axis view) 47

短轴缩短分数(short-axis fractional shortening,FS) 273

对比分辨力(contrast resolution) 24

多巴酚丁胺负荷国际协作试验(Echo Dobutamine International Cooperative,EDIC) 263

多道选通门脉冲多普勒法(multigated pulsed-Doppler method) 4

多孔瑞士奶酪样室间隔缺损(multiple Swiss cheese septal defects) 813

多模态(multi-mode) 184

多平面(multi-plane) 192

多平面断层超声成像(tomographic ultrasound imaging,TUI) 994

多平面经食管超声心动图(multiplane transesophageal echocardiography,MTEE) 205

多平面相控阵食管探头(phased array milti-planed echocardiographic probe) 7

多普勒(Christian Johann Doppler) 87

多普勒方程(Doppler equation,DE) 89,250

多普勒频移(Doppler shift) 87,90

多普勒室壁活动幻影信号(Doppler wall motion ghost signal) 118

多普勒效应(Doppler effect,DF) 1,21,87

多普勒心肌组织成像技术(Doppler tissue imaging,DTI) 824

多普勒组织成像(Doppler tissue imaging,DTI) 257

E

Ebstein 畸形(Ebstein anomaly) 781

Edler 2

Eisenmenger 综合征(Eisenmenger syndrome) 723,831

Erdheim-Chester 病(ECD) 630

E 峰和室间隔垂直距离(E-point septal separation,EPSS) 311

E 峰至室间隔距离(E-point septal separation,EPSS) 559

"鹅颈征"(goose-neck) 832

恶性间皮细胞瘤(malignant mesothelioma) 630

二瓣化主动脉瓣(bicuspid aortic valve,BAV) 479

二瓣叶式主动脉瓣畸形(bicuspid aortic valve,BAV) 674

二次谐波(second harmonic) 60

二次谐波成像(second harmonic imaging,SHI) 22,61,164

二次谐波成像技术(second harmonic imaging) 22

二尖瓣(mitral valve,MV) 309

二尖瓣瓣上狭窄环（supravalvular stenosis ring of mitral valve） 346,666

二尖瓣瓣叶裂（cleft of mitral valve,CMV） 668

二尖瓣波群（the echo pattern of the mitral valve） 33

二尖瓣附瓣（accessory mitral valve,AMV） 670

二尖瓣附瓣（accessroy mitral valve tissue,AMVT） 690

二尖瓣关闭不全（mitral regurgitation,MR） 354

二尖瓣后叶曲线（the curve of the posterior mitral leaflet） 33

二尖瓣腱索（chordae tendineae,CT） 291

二尖瓣膜瘤（mitral valve aneurysm,MVA） 390

二尖瓣前及后叶（posterior mitral leaflet,PML） 296

二尖瓣前叶（anterior mitral leaflet,AML） 296

二尖瓣前叶裂（anterior mitral leaflet cleft） 831

二尖瓣前叶曲线（the echo curve of the anterior mitral leaflet） 33

二尖瓣球囊扩张术（percutaneous balloon mitral valvuloplasty） 350

二尖瓣水平短轴切面（the short axis view at the mitral valve level） 50

二尖瓣脱垂（mitral valve prolapse,MVP） 355,377,429

二尖瓣位人工瓣 442

二尖瓣狭窄（mitral stenosis,MS） 330

二尖瓣叶裂（mitral valvular cleft） 362

二尖瓣装置（mitral apparatus） 377

二联律（bigeminy） 936

二维超声心动图（two-dimensional echocardiography,2DE） 41,977

二维回声仪（two-dimensional echoscope） 3

二维（或切面）超声心动图仪（two-dimensional or cross-sectional echocardiograph） 42

二维应变（two-dimensional strain） 133

二心房切面（bi-atrial view） 197

F

Fallot 三联症（trilogy of Fallot） 700,865

Fallot 四联症（tetralogy of Fallot,TOF） 700,849

Fallot 五联症（pentalogy of Fallot） 851

发射能（transmit power） 166

发射能量（emitted energy） 46

发射频率（transmit frequency） 46

法洛四联症（tetralogy of Fallot,TOF） 985

法向应变（normal strain） 135

反流区（jet area） 366

反射（reflection） 20

方位转向（azimuth steering） 44,66

房间隔（interatrial septum,IAS） 291

房间隔瘤（atrial septal aneurysm） 788

房间隔缺损（atrial septal defect,ASD） 351,787,1004

房间隔脂肪增多症（lipomatous hypertrophy of interatrial septum） 621

房室瓣（atrioventricular valve） 830

房室瓣跨立（straddling of atrioventricular valve） 658,832

房室瓣骑跨（overriding of atrioventricular valve） 658

房室传导阻滞（atrioventricular block） 942

房室管畸形（atrioventricular anomaly） 830

房室间隔缺损（Atrioventricular septal defect,AVSD） 968

房室通道（atrioventricular canal） 830

纺锤形（fusiform） 491

非典型主动脉夹层（Atypical aortic dissection） 487

非梗阻性肥厚型心肌病（nonobstructive hypertrophic cardiomyopathy） 568

非均匀流动（non-uniform flow） 90

非牛顿流体（non-Newtonian fluid） 90

非稳定流动（unsteady flow） 90

肥厚型心肌病（hypertrophic cardiomyopathy,HCM） 558,568

肺动静脉畸形（pulmonary arteriovenous malformation） 729

肺动-静脉瘘（pulmonary arteriovenous fistula,PAVF） 722

肺动脉瓣（pulmonary valve,PV） 325

肺动脉瓣闭锁（pulmonary atresia） 714

肺动脉瓣波群（the echo pattern of the pulmonary valve） 35

肺动脉瓣位人工瓣或带瓣人工管道（valved conduit） 444

肺动脉闭锁（pulmonary atresia） 714,877

肺动脉闭锁伴室间隔缺损（pulmonary atresia with ventricular septal defect） 718

肺动脉分叉（pulmonary bifurcation,PA Bif） 294

肺动脉高压（pulmonary artery hypertension,PAH） 787

肺动脉环缩术（Pulmonary artery constriction 或 Banding） 972

肺动脉夹层（Pulmonary artery dissection） 846

肺动脉夹层动脉瘤（dissecting pulmonary artery aneurysm） 494

肺动脉收缩期压力（Pulmonary artery systolic pressure,SPAP） 711

肺动脉舒张压（The pulmonary artery diastolic pressure,PADP） 711

肺动脉狭窄（pulmonary stenosis,PS） 984

肺动脉圆锥（conus arteriosus） 850

肺动脉主干或分支狭窄（Pulmonary artery trunk or branch stenosis） 701

肺静脉畸形引流（anomalous pulmonary venous connection,APVC） 691,747

肺静脉水平切面（horizontal view of pulmonary veins） 201

肺静脉阻塞性病变（pulmonary veno-occlusive） 707

肺栓塞（pulmonary embolism,PE） 513

肺血栓栓塞症（pulmonary thromboembolism,PTE） 513

分节段诊断法（segmental diagnosis） 649

分子探针（molecular probe） 182

分子影像学（molecular imaging） 182

风湿性心脏病（rheumatic heart disease,RHD） 355

峰间压差（peak-to-peak pressure gradient） 105

峰值密度(peak intensity,PI) 556
峰值造影强度(peak intensity,PI) 175
氟烷气体(halothane gas) 6
负荷超声心动图(stress echocardiography) 6,254
负性造影区(negative contrast areas,NCA) 156
附壁型反流(wall-impinging jets) 427
附壁型反流束(wall jet) 366
附壁血栓(mural thrombus) 483
复合性频率失真(complex aliasing) 95
副房(para-atrium) 774
腹主动脉(abdominal aorta,AbAO) 293

G

Ghent 标准 476
感染性心内膜炎(infective endocarditis,IE) 429
感兴趣区(region of interest,ROI) 134
感兴趣区域(region of interest,ROI) 193
高脉冲重复频率式多普勒(high pulse repetition frequency Doppler) 94
高频旋磨 245
高通滤波器(high pass filter) 113
格林公式(Gorlin formula) 401
梗阻性肥厚型心肌病(obstructive hypertrophic cardiomyopathy) 568
梗阻性肺动脉高压(Obstructive pulmonary hypertension) 839
功率型彩色血流成像(power CFM) 119
共干瓣(truncal valve) 902
共同肺静脉干(common pulmonary venous trunk) 691
共同入口(common-inlet) 657
共同心室(common ventricle) 917
共振(resonant) 166
孤立心室(solitary ventricle) 917
孤立性心室憩室(isolated ventricular diverticulum) 600
孤立性右位心(isolated dextrocardia) 924
孤立性左位心(isolated levocardia) 924
固有左房(proper left atrium) 774
冠脉血流储备(coronary flow reserve,CFR) 250,254
冠状动脉窦(coronary sinus) 499
冠状动脉-肺动脉瘘(Coronary-to-pulmonary fistula) 839
冠状动脉瘤(coronary artery aneurysm,CAA) 595
冠状动脉瘘(coronary artery fistula) 767
冠状动脉内多普勒血流速度描记(intracoronary Doppler flow mapping,IDFM) 238
冠状动脉起源异常(anomalous origin of coronary artery) 754
冠状动脉血流储备(coronary flow reserve,CFR) 177,533
冠状动脉造影(coronary angiography,CAG) 557
冠状动脉增殖性心脏病(coronary allograft vasculopathy,CAV) 467
冠状动脉粥样硬化性心脏病(简称冠心病,coronary heart disease,CHD) 529
冠状静脉窦(coronary sinus,CS) 295,745
冠状静脉窦瓣(thebesian valve) 787
冠状静脉窦瓣(valve of coronary sinus) 779
冠状静脉窦闭锁(atresia coronary sinus) 733
冠状静脉窦顶盖缺如(unroofed coronary sinus,URCS) 790
冠状静脉窦口(coronary sinus ostium,CSO) 222
冠状静脉窦缺如(absent coronary sinus) 735
冠状静脉窦型房间隔缺损(coronary sinus ASD,CSASD) 789
管腔面积狭窄率 242
光声成像技术(photo acoustic imaging technology) 188

H

海绵状血管瘤(cavernous hemangioma) 622
横纹肌瘤(rhabdomyomas) 623
横纹肌肉瘤(rhabdomyosarcoma) 625
横向分辨力(lateral resolution) 24
红移现象(red-shift) 87
后散射(backscatter) 4
厚度分辨力(thickness resolution) 24
环绕包裹现象(wrap-around phenomenon) 117
环晕伪像 243
环阵型超声扇扫描仪(annulus array ultrasonography) 43
换能器(transducer) 19
灰阶(gray scale) 46
灰阶显示(grayscale display) 46
灰阶血流(B flow) 109
混合型室间隔缺损(mixed ventricular septal defects) 813
混合型右位心(mixed dextrocardia) 924
混合型左位心(mixed levocardia) 924

I

Imagify 164

J

机械瓣(mechanical valve) 444,446
机械扇扫仪(mechanical sector-scanning sonoscope) 3
机械效应(mechanical effect) 26
机械性衰竭(mechanical failure) 462
机械指数(mechanical index,MI) 26,27,181
肌部室间隔缺损(muscular ventricular septal defects) 812
肌小梁室间隔(trabecular septum) 812
基波脉冲信号抵消技术(substracting out the fundamental signals) 166,167
基调谐波(fundamental harmonic) 60
畸胎瘤(teratoma) 624
急性冠状动脉综合征(acute coronary syndrome,ACS) 244
急性排斥反应 466
急性心肌梗死(acute myocardial infarction,AMI) 540
急性心内膜炎(acute endocarditis) 429

计算机体层摄影血管造影(computed tomography angiography,CTA) 490

继发隔(septum secundum) 788

继发孔(foramen secundum) 788

继发性肺动脉高压(Secondary pulmonary hypertension) 706

继发性心脏肿瘤(secondary cardiac tumors) 607

加速时间(acceleration time,AcT) 709

假腔(false lumen) 479

假性动脉瘤(pseudoaneurysm) 491

假性主动脉瘤(pseudoaneurysm) 488

尖峰形流速分布(peaked velocity profile) 91

间断触发成像技术(intermittent trigger imagging) 165

间隔-左心室后壁运动时差(septal-to-posterior wall motion delay,SPWMD) 998

间皮肉瘤(mesothelioma) 630

剪切应变(shear strain) 135

减速时间(deceleration time,DcT) 710

剑突下长轴左室流出道切面(the subcostal long axis view of the left ventricular outlet tract) 54

剑突下短轴主动脉弓切面(the subcostal short axis view of aortic arch) 56

剑突下短轴左室心尖切面(the subcostal short axis view of left ventricular apex) 56

剑突下冠状静脉窦切面(the subcostal long axis view of coronary sinus) 55

剑突下双房切面(the subcostal view of dual atria) 56

剑突下四腔心切面(the subcostal four chamber view) 54

剑突下下腔静脉长轴切面(the subcostal long axis view of the inferior vena cava) 54

剑突下下腔静脉短轴切面(the subcostal short axis view of inferior vena cava) 55

剑突下右室流出道长轴切面(the subcostal long axis view of right ventricular outlet tract) 56

剑突下右室流出道切面(the subcostal view of the right ventricular outlet tract) 55

降落伞样二尖瓣(parachute mitral valve,PMV) 346,667

降主动脉(descending aorta,DesAO) 293

降主动脉长轴切面(long axis view of descending aorta) 205

降主动脉短轴切面(short axis view of descending aorta) 201

接收器 87

节段性室壁运动异常(regional ventricular wall motion abnormality,RWMA) 254

节段性室壁运动异常(regional wall motion abnormalities,RWMA) 541

解剖 M 型超声(anatomic M-mode,AMM) 1023

解剖 M 型超声心动图(anatomic M-mode echocardiography,AME) 40,545

介入治疗(interventional therapy) 1004

界面前沿(leading-edge) 34

金属 85

近端等流速面(proximal isovelocity surface area) 367

经鼻咽食管超声心动图(transnasal-pharynx-esophageal echocardiography) 1026

经导管室间隔缺损封堵术(transcatheter closure of ventricular septal defects,TCVSD) 829

经食管超声心动图(transesophageal echocardiography,TEE) 191,435,950

经食管切面超声心动图(transesophageal cross-sectional echocardiography) 7

经向应力(meridional wall stress) 275

经胸壁超声心动图(transthoracic echocardiography,TTE) 191,435

径向(radial) 139

径向应变(radial strain) 139

静脉内平滑肌瘤病(intravenous leiomyomatosis,IVL) 630

静脉血栓栓塞症(venous thromboembolism,VTE) 513

静态三维超声心动图(static three-dimensional echocardiography) 8,64

镜像反射(mirror reflection) 118

镜像型右位心(mirror-image dextrocardia) 924

酒精性心肌病(alcoholic cardiomyopathy,AHCM) 567

局部半径缩短分数(regional radius shortening fraction) 277

局部加速度(local acceleration) 90,92,104

局部面积变化分数(regional area change fraction) 277

局部三维放大成像(3D zoom) 193

局部射血分数(regional ejection fraction) 278

局部心肌血流量(regional myocardial blood flow) 180

矩阵换能器(matrix array transducer) 66

矩阵型换能器(matrix array transducer) 8,44

矩阵型换能器(matrix transducer) 1023

矩阵型双平面经食管超声心动图探头(matrix double-planed echocardiographic probe) 7

距离不定(range ambiguity) 95

距离分辨力(range resolution) 95

距离选通(range gating) 95

均匀流动(uniform flow) 90

均值压差(averaged pressure gradient) 105

K

Koch 三角(koch's triangle) 789

卡-梅血管综合征(Kasabach-Merritt vascular syndrome) 622

卡尼复合肿瘤综合征(Carney's complex,CNC) 609

开放(patent foramen ovale,PFO) 865

开花征(blooming effect) 171

空化阈值(cavitation threshold) 26

空化作用(cavitation) 26

空间平均速度(spatial-mean velocity) 92

空穴(cavitation) 461

跨瓣反流(transvalvular regurgitation) 456

跨瓣压差 451,460

跨壁速度梯度(myocardial velocity gradient) 130

跨立(straddling) 892

快速傅里叶变换(fast Fourier transformation,FFT) 21,110

宽频带超声系统和探头(broadband ultrasound system/scanhead) 62,165

扩张型心肌病(dilated cardiomyopathy,DCM) 558,559

L

LAME 综合征(lentigines,atrial myxoma,mucocutaneous myxoma,and blue naevi) 609

L 位(levo position) 660,983

雷诺数(reynolds number) 92

棱锥体公式(pyramid formula) 284

冷停跳液灌注(cold cardioplegia perfusion) 953

理想流体(ideal fluid) 90

立体三维超声成像法(stereo three-dimensional echo imaging) 8,69,1024

连枷瓣(flail valve) 360

连枷样运动(flail motion) 415

连续波多普勒(continuous wave Doppler,CW) 4,94

连续静脉滴注(continuous intravenous infusion) 167

连续性方程 93

镰刀综合征(scimitar syndrome) 693

亮度调制型(brightness modulation) 41

灵敏度(sensitivity) 46

流出道亦称漏斗部室间隔(outlet septum) 812

流量(volumetric flow) 92

流入道室间隔(inlet septum) 812

流速 92

流速分布(velocity profile) 91

流速积分(velocity integral,VI) 93

流速-时间积分(velocity-time integral) 93

鲁登巴赫综合征(Lutembacher syndrome) 351

卵圆孔(foramen ovale,FO) 788,865

卵圆孔未闭(patent foramen ovale,PFO) 788

卵圆孔重开(foramen ovale reopening) 790

卵圆窝(oval fossa) 788

罗杰病(Roger's disease) 813

螺旋型(spiraling) 876

M

Marfan 综合征(Marfan syndrome) 417,469

McConnell 征 515

MTI 滤波器(motion target indication filter) 110

M 型超声心动图(M-mode echocardiography) 29,977

M 型经食管超声心动图(M-mode transesophageal echocardiography) 6

M 型组织多普勒曲线(M-mode Doppler tissue imaging) 39

脉冲倒转谐振法(pulse inversion harmonics) 62

脉冲多普勒仪(pulsed Doppler equipment) 4

脉冲反向技术 167

脉冲群(pulse packet) 95

脉冲型多普勒(pulsed wave Doppler,PW) 94

脉冲重复频率(pulsed repeated frequency,PRF) 26

脉冲重复频率(pulse repetition frequency,PRF) 95

毛细血管瘤(capillary hemangioma) 622

矛盾性栓塞(paradoxical embolism) 790

矛盾运动(dyskinetic) 257

每搏功(stroke work) 276

每搏距离(stroke distance) 102,952

每搏输出量(stroke volume,SV) 999

美国超声心动图学会(American society of echocardiography,ASE) 409

弥漫性肺小动静脉瘘(diffuse capillary PAVF)型 729

面积应变(area strain) 139

模式速度(model velocity) 102

膜周部室间隔缺损(perimembranous ventricular septal defects) 812

N

NAME 综合征(naevi,atrial myxoma,myxoid neuro fibromata,and ephelides) 609

Nyquist 极限 4

Nyquist 频率极限(Nyquist frequency limit) 95

囊状(saccular) 491

囊状肺动静脉瘘(saccular PAVF) 729

内隧道(inner tunnel) 735

内脏心房不定位(situs ambiguous) 651,982

内脏心房反位(situs inversus) 650

内脏心房正位(situs solitus) 650

能量调制成像技术(power modulation imaging) 167

能量多普勒(power Doppler) 109

能量造影谐波成像技术(power contrast harmonic imaging) 62

尼奎斯特极限(Nyquist frequency limit) 110

尼奎斯特频率极限(Nyquist frequency limit) 26

逆行性夹层(retrograde dissection) 480

黏性(viscosity) 90

黏性摩擦(viscous friction) 104

黏液瘤(myxoma) 609

黏液瘤细胞(liepidic cells) 609

牛顿流体(Newtonian fluid) 90

牛眼图(illustration of the bull's eye) 82

P

PPI(plan position indicator,即平面位置指示器) 3

P 位(postero position) 660

抛物线形速度分布(parabolic velocity profile) 91

膨胀性萎缩纹(striae distencae) 471

皮肤黏膜淋巴结综合征(mucocutaneous lymph node syndrome,MCLS) 595

漂浮瓣(flair valve)　831

频率失真(frequency aliasing)　95

频谱多普勒(spectral Doppler)　22

频谱型脉冲多普勒(spectral pulse Doppler)　94

频谱与色彩倒错(spectral and color aliasing)　117

频移(frequency shift)　112

平均加速度(meanacceleration,a_m)　92

平均压差(mean pressure gradient)　104,400

平面(plane)　79

平面位置指示器(plane position indicator,PPI)　43

平坦化流速分布(flattening velocity profile)　91

平行型(parallel)　876

Q

期前收缩(extrasystole)　935

骑跨(overriding)　832,892

迁移加速度(convective acceleration)　90,92,104

切面超声心动图(cross-sectional echocardiography)　41

球笼瓣(ball-cage valve)　441,444,450

球囊扩张血管成形术(balloon expansion angioplasty)　489

球室孔(bulboventricular foramen)　917

曲线解剖 M 型(curved anatomical M-mode,CAMM)　124

曲线解剖 M 型(curved M-Mode,CMM)　1023

取样频率(sampling frequency)　95

取样容积(sample volume,SV)　94,114

全容积(full volume)　77,193

全容积宽角三维成像(full-volume wide angle 3D imaging)　67

缺血性心脏病(ischemic heart disease,IHD)　566

R

染色体畸形(chromosomal abnormality)　975

绕射(衍射)(diffraction)　21

热效应(thermal effect)　26

热指数(thermal index,TI)　27

人工瓣感染性心内膜炎(prosthetic valve endocarditis,PVE)　461

人工瓣狭窄(prosthetic valvular stenosis)　458

人工瓣型号不匹配(patient-prosthesis mismatch,PPM)　462

人工瓣摇荡(prosthetic valve rocking)　461

人工机械瓣(mechanical valve prosthesis)　441

人工心脏瓣(cardiac prosthetic valve)　440

融合成像(fusion imaging)　82

融合成像(fusion imaging)　1030

乳头肌水平短轴切面(the short axis view at the papillary muscle level)　50

乳头状弹力纤维瘤(papillary fibroelastoma,PFE)　621

乳头状瘤(papilloma)　621

入口(entry)　479

入口效应(inlet effect)　91

S

Shone 综合征(Shone syndrome)　681

Steidele 综合征(Steidele syndrome)　683

STL　85

三房心(cor triatriatum)　774

三尖瓣(tricuspid valve,TV)　323

三尖瓣闭锁(tricuspid atresia)　908

三尖瓣波群(the echo pattern of the tricuspid valve)　35

三尖瓣关闭不全(tricuspid regurgitation,TR)　422

三尖瓣环收缩期位移(tricuspid annular plane systolic execution,TAPSE)　515

三尖瓣缺如(absence of tricuspid valve,ATV)　677

三尖瓣位人工瓣　443

三尖瓣狭窄(tricuspid stenosis,TS)　420

三尖瓣下移畸形(Ebstein's malformation)　781,989

三尖瓣装置(tricuspid valve apparatus)　323

三腔二房心(cor trilocular biatriatum)　917

三维斑点追踪显像(three-dimensional speckle tracking imaging,3DSTI)　1003

三维超声心动图(three-dimensional echocardiography,3DE)　64

三维打印　85

三维模型　85

三血管-气管切面(three-vessel-trachea view)　979

三血管切面(three-vessel view)　979

三叶瓣式主动脉瓣畸形(tricuspid aortic valve,TAV)　675

扫描深度(scanning depth)　46

闪烁干扰(flash artifact)　113

扇形超声扫描仪(sector-scanning sonoscope)　3

熵(entropy)　1029

上腔静脉(superior vena cava,SVC)　295,328

上腔静脉长轴切面(long axis view of SVC)　202

射流束狭径(vena contracta,VC)　424

射血分数(ejection fraction,EF)　273

射血期(ejective time,ET)　296

升主动脉(ascending aorta,AsAO)　293

升主动脉与肺动脉分流术(Ascending aorta-pulmonary artery shunt)　967

生物瓣(prosthetic biovalve)　440,445,446

生物瓣退化　462

生殖细胞瘤(germ cells tumors)　624

声波(sound wave)　18

声波振动(sonication)　163

声像仪(sonoscope)　3

声学定量(acoustic quantification,AQ)　21,38

声学造影剂(ultrasound contrast agent)　487

声振微气泡(sonicated microbubbles)　146

声阻(acoustic impedance)　20

"失用性"狭窄(disuse stenosis)　722

时间间隔直方图(time interval histography)　4

时间-空间相关成像（spatio-temporal image correlation，STIC）13，994

时间-位置扫描（time-position scanning，T-P）29

时间-运动扫描（time-motion scanning，T-M）29

时相分辨力（time resolution）24，38

实际流体（real fluid）90

实时 3D 心腔内超声导管 218

实时成像技术 167

实时切面超声仪（real-time sonoscope）3

实时三平面超声成像技术（real-time three plane echo imaging）68

实时三维（live 3D）77

实时三维超声成像技术（real-time or live three-dimensional echocardiography）8

实时三维超声心动图（real-time three-dimensional echocardiography，RT3DE）697，981

实时三维超声心动图（real-time three-dimensional echocardiography，RT-3DE）817

实时三维超声心动图（RT-3DE）337

实时三维成像技术（real-time three-dimensional echocardiography，RT-3DE）544

实时显示（real-time display）42

实时窄角显示（live narrow angle 3D）67

视角（perspective）79

视频强度（videointensity）164

视频信号强度（videointensity）163

室壁瘤（aneurysm）257

室壁心肌厚度减薄率（ventricular wall thinning ratio，VWTR）548

室壁运动计分指数（wall motion score index，WMSI）257，277，552

"室壁运动指数"（wall motion index，WMI）542

室间隔（interventricular septum，IVS）291

室间隔穿孔（perforation of IVS）549

室间隔肌部（muscular part of interventricular septum）811

室间隔夹层（interventricular septal dissection）500

室间隔曲线（the echo curve of the interventricular septum）34

室间隔缺损（ventricular septal defect，VSD）811，983，1012

室间隔完整的肺动脉闭锁（pulmonary atresia with intact ventricular septum）714

室间孔（interventricular foramen）811

收缩后收缩（post-systolic compression，PSC）546

收缩末期最大弹性模量（end-systolic maximal elastic modulus）276

收缩期峰值速度（peak velocity，Vp）564

收缩期后收缩（post systolic shortening，PSS）1000

收缩期前移（systolic anterior motion，SAM）889

收缩期前移现象（systolic anterior motion，SAM）568

收缩期室壁应力（systolic wall stress）274

收缩期向前运动（SAM）309

收缩期运动幅度（amplitude of exercise，AE）296

收缩期运动速度（systolic velocity，SV）296

梳状肌（pectinate muscles，PM）221

舒张末期瞬时压差（end-diastolic instantaneous pressure gradient）104

舒张期测量运动速度（diastolic velocity，DV）296

舒张期杂音（Austin-Flint murmur）404

舒张早期切迹（early diastolic notch）525

舒张早期血流播散速率（flow propagation velocity，FPR）546

术中经食管超声心动图（intra-operative tranesophageal echocardiography）882

数字扫描转换（digital scan conversion，DSC）59

双侧冠状动脉异常起源于肺动脉（anomalous origin of the both coronary artery from the pulmonary artery，ABCAPA）757

双侧右房异构 926

双侧左房异构 742，926

双大动脉干下型室间隔缺损（double-committed sub-arterial ventricular septal defects）813

双调转术（double switch）900

双动脉下室间隔缺损（double committed subarterial VSD）877

双工型脉冲多普勒回声扫描系统（duplex pulse-echo Doppler scanning system）4

双孔二尖瓣（double orifice of mitral valve，DOMV）362，664

双孔三尖瓣（double orifice of tricuspid valve，DOTV）677

双嘧达莫负荷国际协作试验（Echo Persantine International Cooperative，EPIC）263

双平面（bi-plane）192

双入口（double-inlet）657

双入口心室（doubleinlet ventricle）917

双室心（biventricular heart）910

双下腔静脉畸形（double inferior vena cava）744

双向喷射（Dual-origin jet）113

双氧水心脏声学造影法（hydrogen peroxide contrast echocardiography）13

"瞬间反射成像"（transient-response imaging，TRI）165

四腔心切面（four-chamber view）978

四心腔图（four-chamber view）197

四叶主动脉瓣（quadricuspid aortic valve，QAV）676

速度向量成像（velocity vector imaging，VVI）82，135

速度型彩色血流成像（velocity CFM）118

缩流直径（vena contracta）393

缩窄性心包炎（constrictive pericarditis）525

锁骨下动脉-肺动脉分流术（Inferior clavicle artery-pulmonary artery shunt）967

T

Taussig-Bing 畸形 659

Taussig-Bing 综合征　876

Tei 指数（Tei index）　277

trigeminy　936

调节束（Moderator Band）　620

胎儿超声心动图（fetal echocardiography）　974

胎儿型肺小动脉（Fetal pulmonary artery）　839

探头发射频率（probe transmission frequency）　90

陶瓷　85

特发性肺动脉高压（idiopathic pulmonary artery hypertension，IPAH）　706

体-肺动脉分流术（Systemic pulmonary shunt）　959

体静脉畸形引流（anomalous drainage of systemic venous）　741

体外循环（extracorporeal circulation）　954

停跳液（cardioplegia）　953

通过时间（transit time）　98

通过时间误差（transit time inaccuracy）　98

通过时间效应（transit time effect）　98

通过时间增宽（transit time broadening）　98

透射（transmission）　20

图像的几何扭曲　243

图像冻结（freeze）　58

图像组合（image alignment）　167

湍流（overfall flow）　115

湍流流动（turbulent flow）　91

脱机处理（off-line analysis）　179

V

Valsalva 窦（sinus of Valsalva）　499

Valsalva 窦瘤（aneurysm of sinus of Valsalva）　500

Valsalva 窦瘤破裂　500

Vieussens 环　530

W

Williams 综合征（Williams syndrome）　679

外因　929

完全型大动脉转位（complete transposition of the great arteries，C-TGA）　887

完全型肺静脉畸形引流（total anomalous pulmonary venous connection，TAPVC）　691,969

完全型三房心　775

晚期管腔丢失（late loss）　248

网格型（network-like）　65

"危险区"（risk area）　174

微泡空化（microcavitation）　166

微泡型（microbubbles）　957

微小阵元（elements）　66

微型凸阵（micro type convex array）　45

为 Stanford 分型法　480

围生期心肌病（peripartum cardiomyopathy，PPCM）　567

伪差（frequency aliasing）　26

伪像（pitfalls and artifacts）　117

吻合口瘘（anastomotic fistula）　490

紊流（turbulent flow）　115

稳定流动（steady flow）　90

无顶冠状静脉窦综合征（unroofed coronary sinus syndrome，UCSS）　750

无关型/远离大动脉型室间隔缺损（uncommitted/remote VSD）　877

五彩镶嵌（color mosaic）　112

五腔心切面（five-chamber view）　979

五心腔图（five-chamber view）　197

X

希阿利网（Chiari's network）　619

下降斜率（slope of decrease）　410

下腔静脉（inferior vena cava，IVC）　295

下腔静脉瓣（eustachian valve）　787

下腔静脉瓣（valve of inferior vena cava）　779

下腔静脉畸形　741

下腔静脉近心段离断与奇静脉或半奇静脉异位连接（infrahepatic interruption of IVC with azygos or semiazygos continuation）　742

下腔静脉骑跨（overriding inferior vena cava）　744

下腔静脉缺如（absent inferior vena cava）　742

先天性肺动脉瓣狭窄（congenital stenosis of pulmonary valve）　700

先天性心脏病（Congenital heart disease，CHD）　646

纤维瘤（fibroma）　621

显现力（discoverable ability）　23

限制型心肌病（restrictive cardiomyopathy）　558,576

限制性室间隔缺损（restrictive ventricular septal defect）　814

限制性心肌病（restricted cardiomyopathy）　526

线阵型（linear array type）　42

相对血流储备（RCFR）　251

相干图像形成（coherent image formation）　59

相干造影成像技术（coherent contrast imaging）　167

相控阵（phased array）　43

相控阵超声系统（phased array ultrasound system）　4

相控阵食管探头（phased array transesophageal transducer）　191

相位（phase）　59

谐波（harmonic）　163

心包（pericardium）　521

心包积液（pericardial effusion）　522

心包囊肿（pericardial cyst）　629

心搏量（stroke volume）　272

心搏指数（stroke index）　273

心底波群（the echo pattern of the heart base）　32

心底短轴切面（the short axis view of the heart base）　49

心电图（electrocardiogram）　930

心耳并列（juxtaposition of atrial appendages）　889

心房颤动(atrial fibrillation,Af) 941
心房调转手术(atrial switch) 900
心房反位(situs inversus) 876
心房扑动(atrial flutter,AF) 936
心房正位(situs solitus) 876
心房左同形位 742
心肌冬眠(myocardial hibernation) 260
心肌顿抑(myocardial stunning) 260
心肌梗死(myocardial infarction) 595
心肌灌注(myocardial perfusion) 953
心肌灌注超声造影(myocardial perfusion contrast echocardiography) 6
心肌活检(myocardial biopsy) 590
心肌僵硬度(myocardial stiffness) 393
心肌内囊肿(intramyocardial cyst) 511
心肌声学造影(myocardial contrast echocardiography,MCE) 174,532
心肌速度阶差(myocardial velocity gradient,MVG) 542
心肌血容量(myocardial blood volume) 180
心肌炎(myocarditis) 589
心肌运动速度(myocardial velocity gradient) 542
心肌组织运动定量技术(CMQ) 544
心尖二腔图(the apical two-chamber view) 53
心尖肥厚型心肌病(apical hypertrophic cardiomyopathy,AHCM) 573
心尖水平短轴切面(the short axis view at the apex level) 50
心尖位四腔图(the apical four-chamber view) 50
心尖位左心长轴切面(the apical long axis view of the left heart) 48
心尖五腔图(the apical five-chamber view) 52
心律失常(arrhythmia) 930
心内膜弹力纤维增生症(endocardial fibroelastosis) 578
心内膜垫(endocardial cushion) 787
心内膜垫(endocardial cushions) 830
心内膜垫缺损(endocardial cushion defect,ECD) 830
心内平滑肌瘤病(intracardiac leiomyomatosis,ICL) 630
心内型(intracardiac pattern) 501
心排出量(cardiac output,CO) 273,999
心腔内超声心动图(intracardiac echocardiography,IE) 217
心室波群(the ventricular echo pattern) 34
心室憩室(ventricular diverticulum) 600
心室重构(ventricular remodeling) 591
心外型(extracardiac pattern) 501
心位异常(ectocardia) 923
心血管外膜超声(epicardial echocardiography) 951
心源性休克(cardiac shock) 590
心脏超声造影(cardiac ultrasonic contrast) 144
心脏超声造影(contrast echocardiography) 805
心脏复跳(cardiac rebeating) 955
心脏声学窗口(cardiac acoustic window) 23
心脏声学造影(cardiac acoustic contrast) 5,144
心脏同步化治疗(cardiac resynchronization therapy,CRT)

131
心脏外科手术(cardiac surgery) 1028
心脏压塞(cardiac tamponade) 488
心脏移位(cardiac displacement) 923
心脏右移(dextroposition of heart) 929
心脏再同步化治疗(cardiac resynchronization therapy,CRT) 999
心脏指数(cardiac index) 273
心脏肿瘤(cardiac tumors) 991
胸腹异位心 923
胸骨旁四腔图(the parasternal four-chamber view) 53
胸骨旁右室流出道切面(the parasternal view of right ventricular outflow tract) 49
胸骨旁右室流入道长轴切面(the long axis view of the right ventricle inlet tract) 49
胸骨旁左室长轴切面(the long axis view of the left ventricle) 47
胸骨上窝左肺动脉长轴切面(the suprasternal long axis view of left pulmonary artery) 58
胸骨上窝左心房-肺静脉切面(the suprasternal view of left atrium and the pulmonary veins) 57
胸骨上主动脉弓长轴切面(the suprasternal long axis view of the aortic arch) 56
胸骨上主动脉弓短轴切面(the suprasternal short axis view of the aortic arch) 57
胸腔内心脏(intra-cardia) 923
胸外心脏(extra-cardia) 923
胸主动脉(thoracic aorta,ThAO) 293
虚拟组织学血管内超声成像(VH-IVUS) 239
旋流(circle or rotational flow) 115
旋转(rotational) 139
旋转晶片心腔内超声导管 217
选通门多普勒系统(range gated Doppler system) 4
血管瘤(hemangioma or angioma) 622
血管内超声(intravascular ultrasound imaging,IVUS) 15,238,486
血管肉瘤(angiosarcoma) 624
血浆提取(plasma skimming) 90
血流穿梭现象(to-and-fro) 427
血流灌注(blood perfusion) 953
血流会聚区(flow convergence region,FCR) 117,367
血流滤波(flow filter) 114
血流容积(volumetric flow) 102
"血流掩盖"效应(flow-masking effect) 212
血流增益(flow gain) 114
血栓形成(thrombosis) 341
血栓性肺动脉病变(thrombotic pulmonary ateriolopathy) 706
血栓性人工瓣阻塞(prosthetic valve thrombosis) 458
血栓性阻塞 459

Y

压差半降时间(pressure half-time,PHT) 106

压差减半时间法（pressure half time，PHT） 347

压电晶体（piezoelectric crystal） 19

压电效应（piezoelectric effect） 19

亚急性感染性心内膜炎（subacute infective endocarditis，SIE） 429

仰角转向（elevation steering） 44

氧化氢溶液心脏超声造影法（hydrogen peroxide contrast echocardiography） 146

药物负荷试验（pharmacologic stress echo） 255

药物洗脱支架（DES） 245

移植动脉病（transplant arteriopathy） 252

异位心脏移植（heterotopic heart transplantation） 464

音频信号（audio signal） 97

应变（strain） 278

应变率（strain rate，SR） 126,278

应变率成像（strain rate imaging，SRI） 542

应变/应变率显像（strain/strain rate imaging，SR/SRI） 1000

营养血管（vasa vasorum） 479

永存动脉干（persistent truncus arteriosus，TA） 862,901

永存动脉干（truncus arteriosus） 989

永存左位上腔静脉（persistent left superior vena cava，PLSVC） 747

游离气泡造影剂（free bubble） 163

游离微泡（free bubble） 163

有效反流口面积（effective regurgitant orifice area，EROA） 370

右侧三房心（cor triatriatum dextrum） 779

右侧上腔静脉缺如（absent right superior vena cava） 736

右房（right atrium，RA） 292

右房血栓（right atrial thrombus） 644

右冠状动脉异常起源于肺动脉（anomalous origin of the right coronary artery from the pulmonary artery，ARCAPA） 756

右袢（D-loop） 654,982

右上肺静脉额状切面（frontal view of right upper pulmonary vein） 204

右上腔静脉畸形 741

右室（right ventricle，RV） 292

右室流出道（right ventricular outflow tract，RVOT） 294

右室流出道长轴切面（long axis view of RVOT） 202

右室流出道狭窄（right ventricular outflow tract stenosis） 700

右室前壁（right ventricular anterior wall，RVAW） 296

右室容量（right ventricular volume） 284

右室收缩压（systolic right ventricular pressure，SRVP） 708

右室双出口（double-outlet right ventricle，DORV） 875,972,986

右位大动脉转位（SDD） 887

右心功能不全（right ventricular failure，RVF） 953

右旋心（dextroversion） 924

预射期（preejective period，PEP） 296

原发隔（septum primum） 787

原发孔（foramen primum） 787,830

原发性丛源性肺动脉病（primary plexogenic pulmonary ateriolopathy） 706

原发性肺动脉高压（primary pulmonary hypertension，PPH） 706

原发性心脏淋巴瘤（primary cardiac lymphoma，PCL） 626

原发性心脏肿瘤（primary cardiac tumors） 607

原位双腔法 464

原位心脏移植（orthotopic heart transplantation） 464

圆盘相加法（disc summation method） 271

圆周（circumferential） 139

圆周方向应变（circumferential strain） 139

云雾影反射（smoke-like echo） 341

运动减弱（hypokinetic） 256

运动扫描型（motion scanning） 29

运动消失（akinetic） 256

Z

再入口（reentry） 479

造影超声心动图（contrast echocardiography） 5,144

窄角成像（live 3D） 193

折射（refraction） 21

真腔（true lumen） 479

振荡（oscillation） 166

振幅（amplitude） 59

整体纵向应变（global longitudinal strain，GLS） 277

正常或亢进（normal or hyperkinetic） 256

正红负蓝（positive-red/negative-blue） 111

正蓝负红（positive-blue/negative-red） 111

帧频（frame rate，FR） 46

脂肪瘤（lipoma） 621

脂肪肉瘤（liposarcoma） 626

脂质肉芽肿病（lipogranulomatosis） 630

致心律失常性右室发育不良（arrhythmogenic right ventricular dysplasia，ARVD） 587

致心律失常性右室心肌病（arrhythmogenic right ventricular cardiomyopathy，ARVC） 558

中位心（mesocardia） 924

中心纤维体（central fibruos body，CFB） 222

中央型发绀（central cyanosis） 866

重复频率（pulsed repeat frequency，PRF） 114

重构指数（remodeling index，RI） 242

周向室壁应力（circumferential wall stress） 275

蛛状指症（arachnodactyly） 469

主动脉瓣（aortic valve，AV） 317

主动脉瓣瓣口面积（aortic valve orifice area，AOA） 319

主动脉瓣关闭不全（aortic regurgitation，AR） 403

主动脉瓣环（aortic annulus） 293

主动脉瓣曲线（the echo curve of the aortic valve） 32

主动脉瓣上狭窄（supravalvular aortic stenosis） 679

主动脉瓣脱垂（aortic valvular prolapse，AVP） 414

主动脉瓣位人工瓣（prosthetic aortic valve） 443

主动脉瓣下瘤膨入左房（annular subaortic aneurysm extending into left atrium） 512

主动脉瓣下幕(subaortic curtain) 381

主动脉瓣下狭窄(subvalvular aortic stenosis) 687

主动脉瓣叶(aortic valve, AV) 293

主动脉壁内膜(aortic intimal flap) 482

主动脉窦(aortic sinus, AoS) 293

主动脉窦(又称 Valsava 窦) 317

主动脉根部(aortic root, AR) 293

主动脉根部长轴切面(long axis view of aortic root) 202

主动脉根部短轴切面(short axis view of aortic root) 197

主动脉根部扩张(annuloaortic ectasia) 491

主动脉根部曲线(the echo curve of the aortic root) 32

主动脉弓(aortic arch, AoAR) 293

主动脉弓离断(interruption of aortic arch, IAA) 683

主动脉夹层(aortic dissection) 478

主动脉假性动脉瘤(aortic pseudoaneurysm) 488

主动脉瘤(aortic aneurysm) 478,491

主动脉骑跨(aortic overriding) 850

主动脉前庭(aortic vestibule) 850

主动脉缩窄(coarctation of the aorta, CoA) 479,680

主动脉血流流速积分(systolic velocity integral, SVI) 274

主动脉中层囊性坏死(cystic medial necrosis of aorta) 470

主肺动脉(main pulmonary artery, MPA) 294

主肺动脉窗(aorto-pulmonary window, APW) 722

主肺动脉隔(aorticopulmonary septum) 850

主-肺动脉间隔缺损(aorto-pulmonary septal defect, APSD) 722

主肺动脉瘘(aorto-pulmonary fistula, APF) 722

转动声束(steering) 117

赘生物(vegetation) 430

自发性对比回声(spontaneous contrast echo) 637

自发性显影(spontaneous echo contrast) 461

自然组织谐波成像(native tissue harmonic imaging) 61

自相关技术(autocorrelation technique) 4,110

纵向(longitudinal) 139

纵向分辨力(longitudinal axis or depth resolution) 24

纵向应变(longitudinal strain) 139

组织斑点追踪(tissue speckle tracing) 133

组织多普勒成像(tissue Doppler imaging, TDI) 122,542, 945

组织速度成像(tissue velocity imaging, TVI) 278,999

组织同步显像(tissue synchronization imaging, TSI) 127, 564,1000

组织追踪(tissue tracking, TT) 125

组织追踪成像(tissue tracking imaging, TTI) 279,545,1000

最大瞬时压差(peak instantaneous pressure gradient) 104

最大速度梯度(peak velocity gradient) 399

最小容积时间(time to minimal segmental volume, TMSV) 1002

左房血栓(left atrial thrombus) 632

左冠状动脉异常起源于肺动脉(anomalous origin of the left coronary artery from the pulmonary artery, ALCAPA) 755

左及右肺动脉(left pulmonary artery, LPA; right pulmonary artery, RPA) 294

左袢(L-loop) 654,982

左室的长径(length diameter, LD) 291

左室等容舒张时间(isovolumic relaxtion relaxtion time, IVRT) 281

左室短轴切面(short axis view of left ventricle) 202

左室后壁(left ventricular posterior wall, LVPW) 291

左室后壁曲线(the echo curve of the left ventricular posterior wall) 34

左室腔(left ventricular cavity, LVC) 296

左室容量(left ventricular volume) 270

左室射血力(ejection force) 274

左室收缩同步性(left ventricular systolic synchronization) 998

左室心肌致密化不全(noncompaction of left ventricular myocardium, NLVM) 580

左室心腔造影技术(left ventricular opacification, LVO) 582

左室血栓(left ventricular thrombus) 640

左室-右房通道(left ventricular-right atrium communication, LVRAC) 836

左室左右径(left-right diameter, L-RD)或内外径(medial-lateral diameter, M-LD) 291

左位大动脉转位(ILL) 887

左位上腔静脉(left superior vena cava, LSVC) 733

左位心(levocardia) 924

左心超声造影(left heart ultrasonic contrast) 13

左心耳切面(view of left atrial appendage) 200

左心发育不良综合征(hypoplastic left heart syndrome, HLHS) 990

左心矢状切面(sagittal view of left heart) 204

左心水平切面(horizontal view of left heart) 200

左旋心(levoversion) 924

06检